U0199579

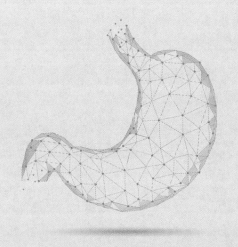

# 整合胃生态学

## 幽门螺杆菌
## 基础与临床

主　审　樊代明　Barry J. Marshall
主　编　胡伏莲　张万岱
副主编　张声生　袁杰力　成　虹　杨桂彬

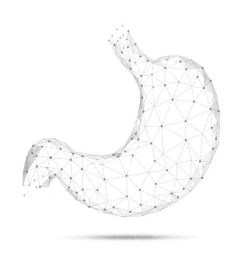

人民卫生出版社
·北京·

**图书在版编目（CIP）数据**

整合胃生态学：幽门螺杆菌基础与临床 / 胡伏莲，
张万岱主编 . 一北京：人民卫生出版社，2021.7
ISBN 978-7-117-31748-1

I.①整… Ⅱ.①胡…②张… Ⅲ.①幽门螺旋菌 –
螺杆菌感染 – 诊疗 Ⅳ.①R573.6

中国版本图书馆 CIP 数据核字（2021）第 117769 号

整合胃生态学——幽门螺杆菌基础与临床
Zhenghe Wei Shengtaixue——Youmen Luoganjun Jichu yu Linchuang

| | |
|---|---|
| 主　　编 | 胡伏莲　张万岱 |
| 出版发行 | 人民卫生出版社（中继线 010-59780011） |
| 地　　址 | 北京市朝阳区潘家园南里 19 号 |
| 邮　　编 | 100021 |
| 印　　刷 | 北京华联印刷有限公司 |
| 经　　销 | 新华书店 |
| 开　　本 | 889 × 1194　1/16　　印张：57 |
| 字　　数 | 1341 千字 |
| 版　　次 | 2021 年 7 月第 1 版 |
| 印　　次 | 2021 年 8 月第 1 次印刷 |
| 标准书号 | ISBN 978-7-117-31748-1 |
| 定　　价 | 318.00 元 |

E – mail　pmph @ pmph.com

购书热线　010-59787592　010-59787584　010-65264830

打击盗版举报电话：010-59787491　　E-mail：WQ @ pmph.com

质量问题联系电话：010-59787234　　E-mail：zhiliang @ pmph.com

# 编 者

（按姓氏汉语拼音排序）

Barry J. Marshall　澳大利亚西澳大学

曹伟军　南京市第一医院

陈　烨　南方医科大学南方医院

成　虹　北京大学第一医院

迟　雁　北京大学第一医院

崔梅花　航天中心医院

丁松泽　河南省人民医院

董锦沛　北京大学第一医院

董欣红　北京大学第一医院

杜奕奇　海军军医大学第一附属医院

段本松　同济大学附属同济医院

段丽萍　北京大学第三医院

樊代明　空军军医大学西京医院

范如英　中国人民解放军总医院第七医学中心

房殿春　陆军军医大学西南医院

冯桂建　北京大学人民医院

冯　硕　首都医科大学附属北京中医医院

高　文　北京大学第一医院

高子芬　北京大学医学部

郜恒骏　同济大学附属同济医院

耿岚岚　广州市妇女儿童医疗中心

龚四堂　广州市妇女儿童医疗中心

关　月　南京市第一医院

郭　刚　四川大学华西医院

郭　涛　北京协和医院

韩　英　中国人民解放军总医院第七医学中心

何承志　同济大学附属同济医院

何春萌　复旦大学附属儿科医院

胡　蓓　北京协和医院

胡伏莲　北京大学第一医院

胡文杰　北京大学口腔医学院

黄　煌　郑州大学第五附属医院

黄象谦　天津医科大学总医院

黄　瑛　复旦大学附属儿科医院

纪开宇　济爱医疗北京济爱通惠诊所

贾　燕　中国人民解放军总医院第七医学中心

江　骥　北京协和医院

姜　葵　天津医科大学总医院

金　哲　北京大学第一医院

康　白　大连医科大学

李　红　四川大学华西医院

李慧雯　广州市妇女儿童医疗中心

李　晶　中国疾病预防控制中心传染病预防
　　　　控制所

李　静　南方医科大学南方医院

李立群　南昌大学第一附属医院

李　明　大连医科大学

李培彩　首都医科大学附属北京中医医院

李　荣　中南大学湘雅三医院

李思雨　北京大学第一医院

| | | | |
|---|---|---|---|
| 梁翠萍 | 广州市妇女儿童医疗中心 | 王姝娟 | 北京大学人民医院 |
| 梁伟强 | 香港中文大学医学院 | 谢 勇 | 南昌大学第一附属医院 |
| 林桐榆 | 中山大学肿瘤防治中心 | 徐采朴 | 陆军军医大学西南医院 |
| 刘晨晨 | 南京市第一医院 | 徐灿霞 | 中南大学湘雅三医院 |
| 刘芳勋 | 北京大学国际医院 | 徐 严 | 吉林大学中日联谊医院 |
| 刘冠伊 | 北京大学第一医院 | 徐智民 | 南方医科大学南方医院 |
| 刘绍能 | 中国中医科学院广安门医院 | 许朝晖 | 广州市妇女儿童医疗中心 |
| 刘文忠 | 上海交通大学医学院附属仁济医院 | 杨桂彬 | 航天中心医院 |
| 刘 尧 | 深圳市药品检验研究院 | 杨 佳 | 香港中文大学医学院 |
| 刘懿萱 | 北京大学第三医院 | 杨 林 | 青岛大学附属医院 |
| 刘玉兰 | 北京大学人民医院 | 杨友鹏 | 航天中心医院 |
| 刘志强 | 深圳市龙岗中心医院 | 杨 悦 | 航天中心医院 |
| 龙小华 | 上海交通大学医学院附属仁济医院 | 于 君 | 香港中文大学医学院 |
| 陆 红 | 上海交通大学医学院附属仁济医院 | 袁杰力 | 大连医科大学 |
| 吕有勇 | 北京大学临床肿瘤学院 | 张国新 | 江苏省人民医院 |
| 马继征 | 中国中医科学院广安门医院 | 张建中 | 中国疾病预防控制中心传染病预防 |
| 马振坤 | 丹诺医药(苏州)有限公司 | | 控制所 |
| 牟方宏 | 航天中心医院 | 张静宜 | 中国人民解放军总医院第七医学中心 |
| 钱家鸣 | 北京协和医院 | 张淋芳 | 中南大学湘雅三医院 |
| 沈祖尧 | 香港中文大学医学院 | 张声生 | 首都医科大学附属北京中医医院 |
| 孙 涛 | 海军军医大学第一附属医院 | 张万岱 | 南方医科大学南方医院 |
| 孙兆金 | 清华大学医院 | 张馨梅 | 南京市第一医院 |
| 滕贵根 | 北京大学第一医院 | 张学智 | 北京大学第一医院 |
| 田字彬 | 青岛大学附属医院 | 张亚历 | 南方医科大学南方医院 |
| 汪春莲 | 中南大学湘雅二医院 | 张月苗 | 北京大学第一医院 |
| 王崇文 | 南昌大学第一附属医院 | 张振书 | 南方医科大学南方医院 |
| 王洪涛 | 深圳市药品检验研究院 | 张振玉 | 南京市第一医院 |
| 王化虹 | 北京大学第一医院 | 郑鹏远 | 郑州大学第五附属医院 |
| 王 慧 | 南昌大学第一附属医院 | 郑小丽 | 北京医院 |
| 王继德 | 南方医科大学南方医院 | 周殿元 | 南方医科大学南方医院 |
| 王嘉敏 | 南方医科大学南方医院 | 周 颖 | 复旦大学附属儿科医院 |
| 王江滨 | 吉林大学中日联谊医院 | 朱诗玮 | 北京大学第三医院 |
| 王蔚虹 | 北京大学第一医院 | 邹全明 | 陆军军医大学 |
| 王晓梅 | 丹诺医药(苏州)有限公司 | | |

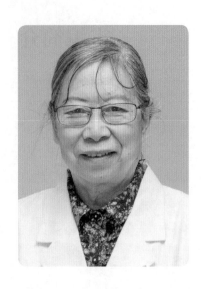

**胡伏莲**

北京大学第一医院消化科教授，原消化内科副主任。历任中华医学会消化病学分会常务委员兼秘书；中华医学会消化病学分会全国幽门螺杆菌学组组长；北京医学会消化病学分会副主任委员。曾兼任《中华医学杂志》等10余种核心期刊编委或副主编。

于1986年分离出幽门螺杆菌，是我国幽门螺杆菌研究领域学科创始人之一及学术带头人；近30多年来致力于幽门螺杆菌与上消化道疾病的基础和临床研究；主持和组织国内同道进行了一系列关于幽门螺杆菌治疗的全国大型多中心临床研究及耐药研究课题。发表论文及述评270余篇。因论文被引频次高而先后获《中华医学杂志》创刊90周年"金笔奖"和创刊105周年"金笔奖"及"金策奖"。有关科研成果多次获卫生部科学技术进步奖和北京市科学技术奖。

主编了《幽门螺杆菌感染的基础与临床》（已修订至第3版，并获卫生部科学技术进步奖）、《幽门螺杆菌感染诊疗指南》（已修订至第3版）和2020年出版的《曲径通幽：揭开幽门螺杆菌神秘面纱》等一系列著作。参编了《中华医学百科全书》等著作5部。

胡伏莲团队与北京医学会共同创立了"全国幽门螺杆菌及消化疾病诊治临床论坛"暨"全国幽门螺杆菌与胃肠生态中西医整合高峰论坛"，并由胡伏莲担任论坛主席。该论坛已办成高品质学术会议，成为了广大临床医生和幽门螺杆菌学者重要的学术交流平台，并由此获北京医学会创立90周年"北京医学会工作突出贡献奖"。为了使论坛扩展与延伸，又创立了"中国幽门螺杆菌信息中心"。

在国内首先提出"难治性幽门螺杆菌感染"和"幽门螺杆菌治疗新路径"的新理念。为了促进多学科合作研究，在北京医学会高度重视和大力支持下，于2016年与中医学专家张声生教授牵头组织国内多学科知名专家共同创立"全国幽门螺杆菌防治联盟"，由多学科专家共同制定的我国首个《全国中西医整合治疗幽门螺杆菌相关"病-证"共识》于2018年正式发表。

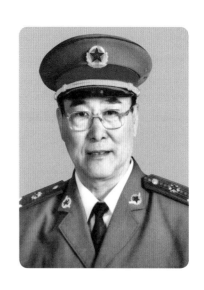

张万岱

南方医科大学南方医院消化研究所博士生导师、教授、主任医师。全国著名消化病学、中医脾胃病学和中西医结合医学专家。

在幽门螺杆菌研究领域、脾胃病研究领域成绩显著,先后发表论文 260 余篇,主编《中西医结合消化病学》等 4 部专著,参编《现代消化病学》等 9 部专著。并多次获得国家科学技术进步奖二等奖,全军医学科学技术大会二等奖、三等奖等多个奖项。

从医 60 余年,主攻慢性胃病,结合自己丰富的临床经验,研制新药"三九胃泰""胃必宁",30 多年来使千万患者受益。

由于科研成绩和学术声誉卓著,先后担任中华医学会消化病学分会 4 届委员,全国幽门螺杆菌学组组长、名誉组长,广东省医学会消化病学分会主任委员、名誉主任委员,中国中西医结合学会理事、中国中西医结合学会消化系统疾病专业委员会副主任委员和名誉主任委员,广东省中西医结合学会副会长、名誉会长、资深专家委员会主任委员;中国医疗保健国际交流促进会荣誉常务理事、胃病专业委员会会长、名誉会长。同时被聘任为《现代消化及介入诊疗》主编,《世界华人消化杂志》《中国中西医结合消化杂志》副主编,《中华消化杂志》《医学与哲学》等 10 余家杂志编委,获《世界华人消化杂志》特别贡献奖、《医学与哲学》杂志突出贡献奖。

序 一

以人体某一器官写医学专著，通常先写该器官的结构，再写功能，之后写该器官结构和功能发生的变化或异常，即所致的相应疾病及诊治和预防。但是这本《整合胃生态学——幽门螺杆菌基础与临床》主要不是写胃的结构和功能，也不写有结构和功能变化所致的疾病，而是专门写胃腔内存在的微生态状况及其异常所致的疾病。目前，医学界专门写肠道、呼吸道、泌尿生殖道、皮肤，甚至外耳道等器官微生态的专著不少，但写胃微生态的专著却不多，我印象中这可能是第一本。因为长期以来人们认为，胃处于强酸状态，一般细菌是难以生存或生长的。

高度全面重视胃微生态是从 20 世纪 80 年代开始的，因为 Warren 和 Marshall 在研究中发现了幽门螺杆菌（*Helicobacter pylori*，*H. pylori*）及其在胃病中的作用，后来因此获得了诺贝尔生理学或医学奖。从那以后，*H. pylori* 逐渐成了细菌的明星，研究 *H. pylori* 的人成了名人，生产抗 *H. pylori* 药品的厂商成了名商，不过还有很多事情没说明白。比如，*H. pylori* 的疫苗至今尚不理想，于是相关疾病的预防还成问题；又如，*H. pylori* 抗药性致使三联、四联用药都难获理想效果；再如，*H. pylori* 与胃癌的关系事实上并无定论。世界卫生组织（WHO）把 *H. pylori* 定义为胃癌的第一致癌因素，可有胃癌无 *H. pylori*、有 *H. pylori* 无胃癌的临床案例比比皆是。更重要的是，*H. pylori* 与胃内其他微生态之间的关系，胃微生态与全身生理状态，特别是其与全身各系统疾病之间的关系，都需要研究，因为这些问题一个套一个，一环扣一环，剪不断，理还乱，动一发而及全局。所以需要多角度、全因素考虑的整合医学研究。

怎样解决这样的问题，急需整合医学研究。整合医学是整体整合医学（holistic integrative medicine，HIM）的缩写。整合医学是从人的整体出发，将医学各领域最先进的理论知识和临床各专科最有效的实践经验分别加以有机整合，并根据社会、环境、心理的改变进行修正、调整，使之成为更加符合、更加适合人体健康和疾病诊疗预防的新的医学知识体系。《整合胃生态学——幽门螺杆菌基础与临床》正是基于这样的认识论和方法学写成的，所以在"胃生态学"之前加了"整合"二字。

胡伏莲教授长期从事 *H. pylori* 的研究，她作为大会主席已先后举办了十五届全国性 *H. pylori* 相关学术大会，是我国 *H. pylori* 基础研究和临床实践的重要贡献者。她组织全国相关学者编写的这本《整合胃生态学——幽门螺杆菌基础与临床》，立意新颖、内容丰富、思维深邃、视野广阔。既有基础研究中的最新成果，又有临床实践中的丰富经验，是一本非常重要、非常有用的专著，我有幸先睹为快，乐意推荐给相关学者。

是为序。

樊代明

中国工程院院士

美国国家医学科学院外籍院士

原第四军医大学校长

西京消化病医院院长

2021 年 3 月

# 序 二

我国是上消化道疾病高发地区,消化性溃疡、慢性胃炎、胃癌等都是最常见的疾病,危害很大。幽门螺杆菌的发现,以及内镜、抑酸剂等临床应用大大改善了这些疾病的诊断和治疗效果,但发病机制和预防仍相差甚远。幽门螺杆菌发现虽已 30 多年,对其认识不断加深,但面临的科学问题和实际挑战依然严峻。人体微生态,尤其是消化道微生态是生物医学领域的研究热点,近年研究发现人胃中的微生物除螺杆菌属外,还有数以百种的其他细菌、古细菌、真菌等,是一个复杂的系统。胃的微生物群落与螺杆菌、局部环境、免疫、胃黏膜等相互作用,对胃黏膜病变的发生发展起着重要作用,将胃的微生态、螺杆菌、胃黏膜病变三者整合研究是一个新的高度和新的方向。

《整合胃生态学——幽门螺杆菌基础与临床》书名新颖,主编和编者是长期从事幽门螺杆菌和相关研究的国内外著名学者,本书从基础到临床,内容丰富、系统,反映了最新的学术进展,是一本有价值的研究和临床参考书。我为本书作序,感到十分荣幸,愿将本书推荐给从事该方面研究和临床工作的同道,以及科普爱好者,共同学习、互相勉励。

杨云生

中国人民解放军总医院第一医学中心主任医师、教授

全军消化内科研究所所长

中华医学会消化病学分会第十届主任委员

中华医学会消化病学分会微生态学组组长

2021 年 3 月

# 前 言

《幽门螺杆菌感染的基础与临床》于1997年问世,2002年和2009年先后修订再版之后,承蒙广大读者厚爱,使其在临床、教学、科研等领域得到广泛的交流和应用,我们备受鼓舞。随着对幽门螺杆菌(*Helicobacter pylori*,*H. pylori*)研究的不断深入,人们对*H. pylori*又有了新认识,特别是如何认识*H. pylori*与胃内微生态的关系,如何从整合医学角度来认识和处理*H. pylori*相关性疾病等,在某些问题上又达成了新共识。

新著《整合胃生态学——幽门螺杆菌基础与临床》不同于《幽门螺杆菌感染的基础与临床》,本书特点是:①从整合医学角度来看*H. pylori*与临床疾病的关系,以整合医学理念来处理*H. pylori*相关疾病;②探索*H. pylori*与胃生态和胃肠生态的关系,以指导*H. pylori*感染的治疗。

胃生态学是新近提出的人类微生态学的一个分支,人们对胃生态的了解远不如对肠道微生态熟悉。过去认为胃内强酸而无菌的观念被*H. pylori*的发现所颠覆。随着对*H. pylori*研究的深入,人们开始逐渐关注胃内其他细菌。近10余年来,关于胃生态的研究报道越来越多,发现胃内并非*H. pylori*独有领地,还存在上百种其他细菌。*H. pylori*与胃内其他细菌存在什么关系? 哪些属于*H. pylori*的"朋友"? 哪些属于*H. pylori*的"敌人"? 如何从整合医学角度来处理"难治性幽门螺杆菌感染"? 如何从整合医学角度来看待和处理*H. pylori*与胃肠生态之间的平衡? 幽门螺杆菌治疗中如何合理应用抗生素? 什么是"幽门螺杆菌治疗新路径"? 如何进一步探索和研究*H. pylori*治疗新策略? 这些都已经成为*H. pylori*学者目前关注的热点问题。以上问题将在本书不同章节一一解读。

基于从整合医学理念对胃生态学进行研究,标志着目前对*H. pylori*的研究已经更深入和更广泛,也标志着对*H. pylori*的研究进入了一个新阶段。新著《整合胃生态学——幽门螺杆菌基础与临床》也应运而生。随着研究的不断深入,将来人们也会像熟悉肠道微生态一样了解胃生态。

本书共有九十三章。阐述了胃生态学及*H. pylori*研究现状、胃内菌群特点、检测方法及其演变、与临床疾病的关系等有关胃生态及*H. pylori*基础研究的进展,以及*H. pylori*感染诊治及其相关临床疾病研究进展,涵盖了国内外最新研究动态及*H. pylori*处理最新共识和意见。

参与本书编写的作者都是全国胃肠病、微生态、中医、分子生物学等方面的著名专家及国内*H. pylori*研究著名学者,在此特向各位专家和学者的大力支持表示由衷的感谢。本书承蒙我国著名胃肠病学家、整合医学创始人樊代明院士主审和作序。也特此表示感谢。

《整合胃生态学——幽门螺杆菌基础与临床》是国内首部整合胃生态学专著,具有权威性和实用性,欢迎读者学习和参考。书中若有疏漏之处,恳请同道批评指正。

胡伏莲

2021年5月

# 目 录

# 绪 论

## 第一篇　胃生态学

## 第二篇　幽门螺杆菌的基础研究

# 绪论

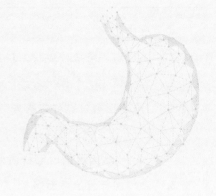

# 从整合医学角度诠释"难治性幽门螺杆菌感染"处理原则和策略

## 一、概述

目前幽门螺杆菌(*Helicobacter pylori*, *H. pylori*)感染的治疗面临着挑战,如何提高 *H. pylori* 根除率是当前幽门螺杆菌研究的聚焦问题[1]。基于 *H. pylori* 感染的治疗通常是按 *H. pylori* 共识意见处理,本文旨在阐明如何正确理解和运用共识[2],如何界定"难治性幽门螺杆菌感染"[3],其处理原则和策略是什么;什么是"幽门螺杆菌治疗新路径"[4];如何从整合医学角度来处理 *H. pylori* 感染中的问题[5],等等。这不仅是当前 *H. pylori* 研究的聚焦问题[1],也是临床医生最关注的问题。

## 二、幽门螺杆菌治疗现状与挑战

随着 *H. pylori* 治疗的广泛开展,其耐药性增加,根除率逐渐降低,如何有效地治疗 *H. pylori* 感染面临着挑战[6,7]。近20年来,*H. pylori* 治疗方案从三联变成四联,疗程从7天、10天延至14天。为了克服甲硝唑耐药性,又将其剂量增至1.6g/d,随着疗程延长,剂量增加,不仅疗效提高有限,而且副作用也随之增加。现在推荐的疗程14天标准四联方案,几乎已经成为了当今治疗 *H. pylori* 的"准则",尽管如此,但仍有少数患者治疗反复失败。基于随着剂量增加和疗程的延长,其副作用随之增加,所以最新的 Maastricht(马斯特里赫特)Ⅴ 共识[8]和多伦多的 *H. pylori* 共识[9]都仍然推荐标准四联疗法,疗程仍然为14天。即使失败,也难以增加抗生素剂量和疗程。目前 *H. pylori* 治疗已处在瓶颈期。寻求符合中国特色的 *H. pylori* 治疗方案,开创"幽门螺杆菌治疗新路径"[4]是 *H. pylori* 治疗的必由之路。

## 三、"共识"与"个体化治疗"

在未涉及"难治性幽门螺杆菌感染"[3]问题之前,需要首先阐明"共识"与"个体化治疗"之间的对立和统一性[2]。

"共识"的重要依据是循证医学,是临床诊断和治疗的基本原则。"共识"与"个体化治疗"从字面看是两个不同的概念,但之间却蕴藏着深刻的内在联系,如果理解或运用有误,可能会导致对患者处理不当。

"共识"本身内含"异议",所谓"共识"是指将那些存在"异议"的"临床问题",根据其循证医学证据级别进行"陈述",然后决定其"推荐等级"而达成"共识"。由于"共识"是具有较高级别的循证医学证据,又得到多数专家的推荐或认可,所以对临床医生具有重要指导作用,尤其对基层医生更为重要。然而在"共识"运用中仍会有不同意见甚至争议[10],因为"共识"只符合较多的这部分人,并不涵盖所有人。对不符合"共识"意见的患者就应该根据患者的具体情况进行"个体化治疗"。

"个体化治疗"是针对个体施治,基于存在个体差异和地区差异,按"共识"治疗失败者,也证明了"共识"并没有涵盖所有人,而个体化治疗才是成功的关键。

"共识"与"个体化治疗"存在对立性,从整合医学角度应将两者看成对立而统一[5],将"个体化治疗"看成是"共识"的补充和发展。鉴于"共识"存在地区和人群差异,所以国外共识也不能照搬,必须符合国情,因地制宜,对于按"共识"治疗反复失败患者则应该按照《全国中西医整合治疗幽门螺杆菌相关"病-证"共识》[11]中的"个体化整体治疗"。

## 四、"难治性幽门螺杆菌感染"的治疗原则和策略

### (一) 什么叫"难治性幽门螺杆菌感染"[3,11]

*H. pylori* 感染处理的基本原则通常按照"共识",但是,并非所有按"共识"治疗者都能成功,少部分患者虽然按照"共识"治疗仍然反复失败,这些按"共识"治疗反复失败者可归属为"难治性幽门螺杆菌感染"[3]。

如何界定"难治性幽门螺杆菌感染"?由于地区和个体差异会出现难治程度的不同,因此很难下一个确切定义,但整体而言必须遵循以下几个原则:①在 1~2 年内按"共识"中的"标准四联疗法"治疗失败至少 3 次以上(包括 3 次);②每次使用不同抗生素,疗程 10~14 天(至少有一次疗程是 14 天);③每次都按"共识"要求完成全疗程;④治疗之前必须经过胃镜检查,符合治疗适应证。

为什么将失败次数界定为 ≥ 3 次?其理由是:①首次治疗,一般选用根除率高、安全性好、符合

多数人的方案;②补救治疗,系第 2 次治疗,通常更换抗生素,疗程增至 14 天;③个体化处理,系第 3 次治疗,需要根据药敏试验选择敏感抗生素。

治疗 3 次失败之后,抗生素调整有限,疗程已延至极限,治疗非常困难,因此,将"难治性幽门螺杆菌感染"界定为治疗失败 ≥ 3 次。

## (二)"难治性幽门螺杆菌感染"处理原则和策略

对"难治性幽门螺杆菌感染"者怎么办?这时应该改变治疗策略,进行"个体化治疗"。所谓"个体化治疗"是针对每一个体辨证施治,不是千人一方,万人一药,应该按照《全国中西医整合治疗幽门螺杆菌相关"病 - 证"共识》[11]进行"个体化整体治疗"。

1. "难治性幽门螺杆菌感染"患者于治疗前必须进行"个体化整体评估"[11]。

对治疗反复失败的患者,由于 *H. pylori* 对抗生素的自我保护而球形变,因而导致根除失败,为了使其恢复活性,应暂停抗 *H. pylori* 治疗 3~6 个月(所谓刹车),但除了暂停抗 *H. pylori* 治疗之外,还必须同时进行"个体化整体评估",以做好下一次根除 *H. pylori* 的治疗前准备,然后进行标准的抗 *H. pylori* 治疗。"个体化整体评估"是下次治疗方案的选择原则,是经验治疗的依据。

评估内容包括宿主因素、菌株因素、治疗因素、环境因素及生活习惯等,尤其以下应逐个评估:①主要失败原因(如细菌耐药性、患者依从性、对常用抗生素过敏史,特别是青霉素、不良生活习惯等);②是否高龄或存在严重躯体疾病等;③是否存在反复治疗而导致的胃肠道菌群失衡、明显消化道症状;④是否存在明显的胃黏膜病变(萎缩、肠化、上皮内瘤变);⑤是否存在 *H. pylori* 球形变而发生的生物学行为改变,特别定植在胃体 *H. pylori* 不易被根除;⑥既往治疗方案、治疗时机是否恰当;⑦其他因素如:宿主 *CYP2C19* 基因多态性对质子泵抑制剂代谢的影响、药物相互作用、*H. pylori* 菌株类型及毒力的影响等。

2. "难治性幽门螺杆菌感染"相关疾病的"个体化的整体治疗"[11]。

对"难治性幽门螺杆菌感染"的经验治疗是"标本兼治的分阶段综合疗法"[11,12]。

第一阶段:治疗前准备,此阶段治疗目的是梳理患者不利于接受标准治疗的状况,如患者有肠道菌群失调应调整菌群,有明显消化道症状者,应缓解症状,以便增加患者接受标准治疗时的依从性。也可服用中药辨证论治。在准备阶段用药时间和药物因人而异,但一律不可使用抗生素及任何对 *H. pylori* 有抑制作用的药物。患者症状缓解后停药至少 2 周,于治疗前必须重复 $^{13/14}$C- 尿素呼气试验($^{13/14}$C-UBT)检测,确定为阳性者才能进入第二阶段治疗。

第二阶段:含抗生素的标准治疗。

第三阶段:巩固疗效的个体化治疗,对仍有症状者应对症治疗,对治疗中发生过肠道菌群失调者可以服用益生菌 2 周。

## 五、幽门螺杆菌治疗新路径

治疗 *H. pylori* 有两个途径[4]:一是含抗生素四联疗法直接杀灭作用;二是非抗生素药物的治疗作用:"幽门螺杆菌治疗新路径"是指中医中药[11-14]、益生菌[11,15-17]、胃黏膜保护剂[11,18-20]等非

抗生素类药物对 *H. pylori* 的治疗作用,目前已有一系列基础和临床研究证实非抗生素类药物在 *H. pylori* 相关疾病治疗中具有良好作用[4,11]:联合含抗生素的标准三联或四联能提高 *H. pylori* 根除率,减少治疗中的不良反应,缩短抗生素疗程,联合非生素类药物的个体化整体治疗也符合整合医学理念[11,21]。在当前 *H. pylori* 治疗面临着挑战的情况下,尤其对"难治性幽门螺杆菌感染"治疗更显示其重要性。《全国中西医整合治疗幽门螺杆菌相关"病 - 证"共识》于 2018 年 8 月 4 日正式发布[11],该共识是中西医整合治疗 *H. pylori* 的第一个共识,也是整合医学领域中的第一个共识,该共识是 *H. pylori* 治疗旅程的一个拐点,标志着 *H. pylori* 治疗已进入一个新阶段。当然新共识还需要更多的基础和临床研究证实或验证,使其合理应用于临床。

## 六、小结

1. 按"共识"治疗反复失败 ≥ 3 次者,归属为"难治性幽门螺杆菌感染"[3]。

2. 对"难治性幽门螺杆菌感染"于治疗前必须进行"个体化整体评估",而后进入"个体化整体治疗",这才是治疗成功的关键[11]。

3. 《全国中西医整合治疗幽门螺杆菌相关"病 - 证"共识》[11]不仅是"难治性幽门螺杆菌感染"治疗的主要策略,而且符合整合医学理念[5],体现了中国治疗 *H. pylori* 的特色。

4. "幽门螺杆菌治疗新路径"[4]是 *H. pylori* 治疗必由之路,不仅提高 *H. pylori* 根除率,减少治疗中的副作用,缩短抗生素疗程,而且也是对 *H. pylori* 耐药性的挑战。

(胡伏莲)

## 参 考 文 献

[ 1 ] 胡伏莲 . 幽门螺杆菌研究聚焦和进展 . 胃肠病学 , 2015, 20 (12): 705-707.

[ 2 ] 胡伏莲 . 论幽门螺杆菌感染的 "共识" 意见与 "个性化治疗" . 中华医学杂志 , 2016, 96 (4): 241-243.

[ 3 ] 胡伏莲 . 难治性幽门螺杆菌感染处理原则和策略 . 中华医学杂志 , 2017, 97 (10): 721-723.

[ 4 ] 胡伏莲 . 幽门螺杆菌感染治疗的新路径 . 中华医学杂志 , 2012, 92 (10): 649-651.

[ 5 ] 樊代明 . 整合医学——医学发展新时代 . 中华医学杂志 , 2016, 96 (22): 1713-1718.

[ 6 ] Gao W, Cheng H, Hu F, et al. The Evolution of Helicobacter pylori Antibiotics Resistance Over 10 Years in Beijing, China. Helicobacter, 2010, 15 (5): 460-466.

[ 7 ] Hu Y, Zhang M, Lu B, et al. Helicobacter pylori and Antibiotic Resistance, A Continuing and Intractable Problem. Helicobacter, 2016, 21 (5): 349-363.

[ 8 ] Malfertheiner P, Megraud F, O'Morain C A, et al. Management of Helicobacter pylori infection-the Maastricht V/ Florence Consensus Report. Gut, 2016, 66 (1): 6-30.

[ 9 ] Fallone CA, Chiba N, Van Zanten SV, et al. The Toronto Consensus for the Treatment of Helicobacter pylori Infection in Adults. Gastroenterology, 2016, 151 (1): 51-69.

[ 10 ] 胡伏莲 . 从医学哲学角度看幽门螺杆菌问题争鸣 . 中华消化杂志 , 2014, 34 (12): 862-863.

[ 11 ] 胡伏莲 , 张声生 . 全国中西医整合治疗幽门螺杆菌相关 "病 - 证" 共识 . 胃肠病学和肝病学杂志 , 2018 (9): 1008-1016.

[ 12 ] 马继征 , 冯硕 , 胡伏莲 . 分阶段综合治疗难治幽门螺杆菌感染 63 例临床观察 . 中国中西医结合杂志 ,

2018, 38 (1): 20-24.

［13］胡伏莲, 成虹, 张学智, 等. 多中心临床观察荆花胃康联合三联疗法治疗幽门螺杆菌相关性十二指肠溃疡和胃炎疗效及耐药分析. 中华医学杂志, 2012, 92 (10): 679-684.

［14］成虹, 胡伏莲, 盛剑秋, 等. 荆花胃康胶丸联合含呋喃唑酮三联或四联疗法补救治疗幽门螺杆菌感染的多中心随机对照研究. 中华医学杂志, 2016, 96 (40): 3206-3212.

［15］Zou J, Dong J, Yu X. Meta-Analysis: Lactobacillus Containing Quadruple Therapy Versus Standard Triple First-Line Therapy for Helicobacter pylori Eradication. Helicobacter, 2009, 14: 97-107.

［16］胡伏莲. 以菌制菌——益生菌对幽门螺杆菌抑制作用的探讨. 中华医学杂志, 2011, 91 (29): 2017-2018.

［17］Du YQ. Adjuvant probiotics improve the eradication effect of triple therapy for Helicobacter pylori infection. World Journal of Gastroenterology, 2012, 18 (43): 6302-6307.

［18］Lei L, Fandong M, Shengtao Z, et al. Efficacy and Safety of Wei Bi Mei, a Chinese Herb Compound, as an Alternative to Bismuth for Eradication of Helicobacter pylori. Evidence-Based Complementary and Alternative Medicine, 2018, 2018: 1-10.

［19］Bei T, Han-Qing L, Hong X, et al. Polaprezinc combined with clarithromycin-based triple therapy for Helicobacter pylori-associated gastritis: A prospective, multicenter, randomized clinical trial. PLoS One, 2017, 12 (4): e0175625.

［20］崔梅花, 魏红, 雷晓燕, 等. 含复方尿囊素四联疗法治疗幽门螺杆菌感染慢性胃炎的疗效. 中华消化杂志, 2014, 34 (5): 297-301.

［21］杨志平, 樊代明. 整合医学的理论解析. 中华医学杂志, 2016, 96 (4): 247-249.

绪论二

# Barry J. Marshall 关于幽门螺杆菌两个争议问题的观点

---

一、关于 *H. pylori* 是否对人类有益的观点

二、关于开发 *H. pylori* 疫苗的观点

---

## 一、关于 *H. pylori* 是否对人类有益的观点

这个问题之所以产生，是因为至少在 7 万年前人类在走出非洲大陆时，*H. pylori* 就已经感染人类了[1]，并且有来自大型猫科动物中的 *H. pylori* 基因组的证据表明，这些 *H. pylori* 是大约 20 万年前这些大型动物开始猎食人类时获得的[2]（绪图 2-1）。我们可以推测在此很久之前，人类与 *H. pylori* 之间就存在长期联系。还有一项关于黑猩猩的研究表明它们在野外并不携带 *H. pylori*，这意味着人类在 500 万年前到 20 万年前这段时间感染了 *H. pylori*[3]。据推测，这个感染可能源自 100 万年前就存在于非洲的一种类似螺杆菌的微生物。这种微生物可能来自反刍动物，因为许多反刍动物胃内的细菌在代谢过程中会产生大量的尿素酶，这有助于氨的生成和其他厌氧瘤胃细菌的生长[4]。

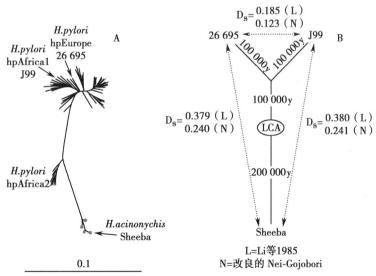

绪图 2-1　人类 *H. pylori* 与大型猫科动物的 *H. acinonychis* 之间的进化关系（引自 Eppinger 等人[2]，2006 年）A. 基于来自 58 株 *H. pylori* 和 4 株 *H. acinonychis* 的 3 406bp 序列的 GTR+G+I 进化模型的邻接树。该树显示了 *H. acinonychis* 与 *H. pylori* 种群之间的进化关系，箭头分别表示目前可获得基因组序列的三种菌株 J99、26695 和 Sheeba。这个进化树表明 *H. pylori*（线）和 *H. acinonychis*（加红点的线）密切相关，但这并不能解决祖先 - 后代关系的方向问题。遗传距离比例尺在底部。B. 距离共同祖先（LCA）年代的计算基于由 Li 等人 1985 年发表的方法，以及改良的 Nei-Gojobori 方法计算出的 612 个保守基因的同义相互距离。

这一事实的依据是,每个种族都存在 *H. pylori* 感染,并且感染的菌株反映了已知的种族从非洲迁徙的路线[5]。因此,在南美洲的偏远部落携带的 *H. pylori* 菌株让人联想起在东亚发现的菌株[6]。同样的,毛利人和太平洋岛屿的 *H. pylori* 菌株来源于大约 1 万年前的台湾菌株,这也反映了亚洲人在太平洋的迁徙路线[7]。

Blaser 也考虑过这个问题,他认为胃窦 *H. pylori* 定植的年轻人基础胃酸分泌较高,这在肠道病原体暴露时有保护作用。高胃酸分泌可能会改善饮食的消毒情况,因此有这种类型 *H. pylori* 感染的个体对肠道感染更具抵抗力。

我自己的理论来自对 *H. pylori* 基因组的分析,这些基因组中包含叶酸生产所需酶的完整序列。因此,感染 *H. pylori* 的人更不容易缺乏叶酸,并且可能对缺乏新鲜蔬菜更具耐受性,冰河时期人类横穿亚洲的迁徙过程中可能会出现这种情况。因此,在多个冰河时期 *H. pylori* 可以提高人类的生殖能力和总体存活率。

此外,Chen 和 Blaser 在纽约的研究表明感染 *H. pylori* 患儿的免疫反应性较低,这至少可以通过 *H. pylori* 降低了儿童湿疹或哮喘患病风险来证明[8]。因此,也许 *H. pylori* 确实会引起轻微的免疫抑制,降低了现代人对环境抗原的过度反应。考虑到早期人类进化发生在东非(例如奥杜威峡谷),人类很可能被困在这个地方数百万年[9]。也许,当人类在这个地方进化时,他们只会暴露在该地区有限的植被和动物群中。而一旦迁徙后,人类到达亚洲,这可能不利于人类对新的多样化的动植物群做出反应。因此,*H. pylori* 的存在可以使感染的个体更具冒险性,迁徙得更远,并且对新环境更具耐受性,从而更可能完成他们的迁徙。

这个理论还有待验证,因为有些论文与此矛盾,没有显示 *H. pylori* 具有免疫抑制作用[10,11]。然而,*H. pylori* 本身或其组分可能对过敏易感家系具有有益作用这一设想是诱人的。儿童从这个作用中的获益可能最大,这有待时间验证。然而,我们认为在当下的 21 世纪,尤其是成年人,*H. pylori* 的益处不大,因为我们的饮食中含有足量的新鲜蔬菜和叶酸,成人也可能不再从 *H. pylori* 的免疫抑制作用中受益。因此,*H. pylori* 感染的危害仍然促使我们寻找更好的根除或预防 *H. pylori* 感染的途径,这就将我们带到下一个问题。


## 二、关于开发 *H. pylori* 疫苗的观点

我认为从某种意义上来说,*H. pylori* 疫苗是 *H. pylori* 研究的圣杯,这是因为 *H. pylori* 疫苗对感染者的益处,以及该领域药物治疗长期缺乏进展[12],即便当下也是如此。

最终的 *H. pylori* 疫苗将以某种方式刺激免疫系统来消除慢性感染,从而达到消除 *H. pylori* 的目的[13]。这看起来是一个困难的目标,因为人的一生中,正常的人体免疫系统无法根除慢性 *H. pylori* 感染。由此可见,体液免疫甚至分泌出的抗体都不足以消除 *H. pylori* 感染。在某种程度上,这似乎是由于 *H. pylori* 对免疫系统具有下调作用,我们现在了解到这种作用主要是由调节性 T 细胞介导[14,15],尽管也有其他通路参与其中。虽然可能也有抗体产生,但是总体的免疫应答是静默的,并且通常是无效的。

免疫系统对慢性感染的作用也可能受损,因为胃黏膜是不通透的。这种不通透性很大程度上是针对胃腔反流的胃酸,但同时也可能对免疫系统不通透,使得没有足够的抗体和免疫细胞到达 H. pylori 黏附的表面。这可能是一个保护机制,因为如果胃黏膜通透性增加,那么糜烂、溃疡和可能致命的出血会更常见。然而,它确实意味着完整的胃黏膜不允许充足的免疫反应透过黏膜本身以根除 H. pylori。我们看到在急性 H. pylori 感染中,机体可以自发根除 H. pylori[16,17],这支持了上述论点。炎症的胃黏膜已经进化出胃酸缺乏的保护机制,因此不太可能发生危险的溃疡。

但是在 21 世纪,当强大的质子泵抑制剂(proton pump inhibitor,PPI)可以造成胃酸缺乏状态时,以某种方式刺激免疫系统,导致免疫系统组分大量进入胃黏膜从而根除 H. pylori 可能是非常安全的。因此,我对治疗性疫苗可以在酸阻断剂的保护下安全地用于慢性 H. pylori 感染者持积极的态度。我认为这有着令人振奋的前景,我希望将来能参加到这些研究中。

此外,从保护性和预防性疫苗的价值角度看,H. pylori 疫苗的前景也令人兴奋。这种类型的疫苗也可能更可行,这是因为免疫系统可能更容易有效地对抗新的 H. pylori。由于 H. pylori 感染后可以下调免疫系统,开发针对已经定植感染的 H. pylori 的疫苗相对更困难。然而,预防性疫苗可能不像治疗性疫苗那样具有商业可行性。原因是可能从这种疫苗中受益的人通常是 H. pylori 高感染地区的感染者家庭或者幼儿,在这种情景下,公共卫生解决方案在降低患病率方面可能同样有效,并且可能比广泛接种疫苗的成本更低。然而,有些地方似乎很难清除 H. pylori 的环境来源,例如供水污染。中国的 H. pylori 流行病学研究表明,有些省份绝大多数人感染了 H. pylori,推测感染可能源自受污染的家庭环境和/或供水。在西藏 80% 左右的人受到感染。毫无疑问,随着生活标准的提升,水质的改善和家庭的小型化,我们将看到未来几代人的 H. pylori 感染率的逐渐降低。安全有效的疫苗可以加快 H. pylori 感染率的降低速度。

2015 年,重庆邹全明团队在《柳叶刀》描述了这种疫苗[18]。他们使用尿素酶 B 亚基与热不稳定肠毒素(heat-labile enterotoxin,LT)B 亚基融合,开发了一种口服疫苗。他们在儿科人群的研究中显示,这种疫苗能够将降低 72% 的 H. pylori 感染率。然而,他们必须给大量的儿童接种疫苗,才能看到这种效果。比较两组 2 232 名儿童,他们能够将 3 年感染率从安慰剂组的 50 例减少到接种组的 14 例。听起来令人印象深刻,但是,为了避免 36 例感染,需要超过 2 000 名儿童接种疫苗,从这个结果看疫苗的商业可行性很有限。在儿童中,H. pylori 感染的症状并不严重,实际上大部分都没有症状。换个角度看,这种疫苗的应用可以实现 H. pylori 的快速减少。然而,只是通过培养合适的卫生习惯、家庭小型化、更好的水质等,这些在社区推行的措施,日本儿童的感染率已经下降到几乎为零(绪图 2-2)[19],强烈显示这是一个有效的替代疫苗的策略。

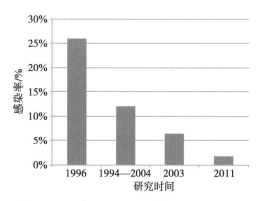

绪图 2-2　过去 20 年来日本多个研究中儿童 H. pylori 感染率下降情况

数据来源:1996 年的数据来自日本中部的一个城镇[21];1994—2004 年的数据来自青森县的 Tsurita 镇[22];2003 年的数据来自东京[23],2011 年的数据来自距离大阪 60km 的乡镇筱山[19]。

此外,Sutton 最近复审了这个《柳叶刀》杂志上的临床试验的报告,肯定了该研究作为概念验证的价值,同时也强调了目前疫苗形式上的一些不足[20]。例如,疫苗剂量非常大,并且由于抗体和保护水平下降,必须每年补充接种以维持最大保护效果。该疫苗含有已经证明在鼻腔给药疫苗中存在问题的热不稳定肠毒素 B 亚单位(LTB),但在该试验中口服给药时显然是安全的。总的来说,疫苗可以被认为是安全的,因为除了腹胀这一罕见的不良反应外之外,在其他所有类别的不良反应上,疫苗组与安慰剂组是一致的。最重要的是,研究中没有出现疫苗相关的严重不良反应。

总之,一旦疫苗进一步改进,我们可以预期,使用新的口服重组 H. pylori 疫苗会带来显著的益处,当然许多人已经愿意在他们的家庭中使用它,我认为这没有问题,因为它显然没有害处。在一些 H. pylori 染率较高的地区,当局也可以明智地选择为所有儿童提供疫苗。然而,是否能为疫苗提供经费有赖于当地事务的优先顺序及当地财政状况,因此我们可能看不到这种疫苗的普遍使用。

(Barry J. Marshall 撰文　杨悦译　孙兆金校)

# 参 考 文 献

［1］ Linz B, Balloux F, Moodley Y, et al. An African origin for the intimate association between humans and Helicobacter pylori. Nature, 2007, 445 (7130): 915-918.

［2］ Eppinger M, Baar C, Linz B, et al. Who ate whom?Adaptive Helicobacter genomic changes that accompanied a host jump from early humans to large felines. Plos Genet, 2006, 2 (7): 1097-1110.

［3］ Moodley Y, Linz B, Bond RP, et al. Age of the Association between Helicobacter pylori and Man. Plos Pathog, 2012, 8 (5): e1002693.

［4］ McCowan RP, Cheng KJ, Costerton JW. Adherent bacterial populations on the bovine rumen wall: distribution patterns of adherent bacteria. Applied and Environmental Microbiology, 1980, 39 (1): 233-241.

［5］ Falush D, Wirth T, Linz B, et al. Traces of human migrations in Helicobacter pylori populations. Science, 2003, 299 (5612): 1582-1585.

［6］ Ghose C, Perez-Perez GI, Dominguez-Bello MG, et al. East Asian genotypes of Helicobacter pylori strains in Amerindians provide evidence for its ancient human carriage. Proceedings of the National Academy of Sciences of the United States of America, 2002, 99 (23): 15107-15111.

［7］ Moodley Y, Linz B, Yamaoka Y, et al. The Peopling of the Pacific from a Bacterial Perspective. Science, 2009, 323 (5913): 527-530.

［8］ Chen Y, Blaser MJ. Helicobacter pylori colonization is inversely associated with childhood asthma. The Journal of Infectious Diseases, 2008, 198 (4): 553-560.

［9］ Stringer C. Modern human origins: progress and prospects. Philosophical Transactions of the Royal Society of London Series B, Biological Sciences, 2002, 357 (1420): 563-579.

［10］ Graham DY. Helicobacter pylori Update: Gastric Cancer, Reliable Therapy, and Possible Benefits. Gastroenterology, 2015, 148 (4): 719-U307.

［11］ Lionetti E, Leonardi S, Lanzafame A, et al. Helicobacter pylori infection and atopic diseases: Is there a relationship?A systematic review and meta-analysis. World J Gastroentero, 2014, 20 (46): 17635-17647.

［12］ Ruggiero P, Censini S. Helicobacter pylori: A Brief History of a Still Lacking Vaccine. Diseases, 2014, 2 (2): 187.

［13］ D'Elios MM, Czinn SJ. Immunity, inflammation, and vaccines for Helicobacter pylori. Helicobacter, 2014, 19 (Suppl 1): 19-26.

［14］ Sutton P, Chionh YT. Why can't we make an effective vaccine against Helicobacter pylori?Expert Review of Vaccines, 2013, 12 (4): 433-441.

［15］ Zawahir S, Czinn SJ, Nedrud JG, et al. Vaccinating against Helicobacter pylori in the developing world. Gut Microbes, 2013, 4 (6): 568-576.

［16］ Marshall BJ, Armstrong JA, McGechie DB, et al. Attempt to fulfil Koch's postulates for pyloric Campylobacter. The Medical Journal of Australia, 1985, 142 (8): 436-439.

［17］ Klein PD, Gilman RH, Leon-Barua R, et al. The epidemiology of Helicobacter pylori in Peruvian children between 6 and 30 months of age. The American Journal of gastroenterology, 1994, 89 (12): 2196-2200.

［18］ Zeng M, Mao XH, Li JX, et al. Efficacy, safety, and immunogenicity of an oral recombinant Helicobacter pylori vaccine in children in China: a randomised, double-blind, placebo-controlled, phase 3 trial. Lancet, 2015, 386 (10002): 1457-1464.

［19］ Okuda M, Osaki T, Lin Y, et al. Low Prevalence and Incidence of Helicobacter pylori Infection in Children: A Population-Based Study in Japan. Helicobacter, 2015, 20 (2): 133-138.

［20］ Sutton P. At last, vaccine-induced protection against Helicobacter pylori. Lancet, 2015, 386 (10002): 1424-1425.

［21］ Miyaji H, Azuma T, Ito S, et al. Helicobacter pylori infection occurs via close contact with infected individuals in early childhood. Journal of gastroenterology and hepatology, 2000, 15 (3): 257-262.

［22］ Urita Y, Watanabe T, Kawagoe N, et al. Role of infected grandmothers in transmission of Helicobacter pylori to children in a Japanese rural town. Journal of paediatrics and child health, 2013, 49 (5): 394-398.

［23］ Naito Y, Shimizu T, Haruna H, et al. Changes in the presence of urine Helicobacter pylori antibody in Japanese children in three different age groups. Pediatrics international: official Journal of the Japan Pediatric Society, 2008, 50 (3): 291-294.

# 微生态学的发展和用途

## 一、微生态学的定义

微生态学是一门新兴的生命科学分支,以研究正常菌群与其宿主相互依赖、相互制约关系的生命学科[1]。微生态学萌芽于 19 世纪末,崛起于 20 世纪 70 年代,其发展得益于悉生生物学、厌氧培养技术、电镜技术、细胞分子生物学等现代科学技术的发展。1977 年联邦德国的 Volker Rush 博士在德国建立了第一个微生态学研究所,他首先提出微生态学(microecology)概念,指出"微生态学是生态学的微观研究层次,是细胞水平或分子水平的生态学"。这就是说,微生态学是生态学的微观层次。

中国著名微生态学专家康白教授提出:微生态学是研究正常菌群与其宿主相互依赖、相互制约关系的生命学科分支[2]。

微生态与宏观生态是一个事物系列的两端,实际上,其中间并无明显的界限。但在哲学上我们可以认为从低级到高级、从简单到复杂,微观到宏观是逐渐从量变到质变的发生、发展过程。这个过程是由不同阶段构成的。我们把人类或哺乳动物个体作为分界线。高于个体为宏观生态,低于个体为微观生态。微观生态可分为系统、器官、组织、细胞、分子及亚分子等层次。每个层次都有其自身的特殊生态规律,但都在总的、一般的生态规律支配之下[3]。因此,一般细胞层次的生态学称微生态学,分子层次的微生态学称分子生态学[4]。目前这两个学科分支迅速发展起来了。宇宙是统一的,一切事物都是统一的。这样的区分是人类认识客观世界方法学上的需要。

以上是按个体发育的层次区分的。实际上,还可按系统发育来研究不同层次的生态学规律。例如,生命物质、病毒、细菌、真菌、阿米巴及多细胞生物等层次也同样存在着其自身特殊的生态规律。把生物体进行个体发育与系统发育的区别是为了研究和认识其不同层次的特殊规律,再由特殊规律上升到一般规律,然后由一般规律指导特殊规律,如此反复无穷,逐渐加深人类对客观世界的认识。

## 二、正常微生物群的定义

正常微生物群(normal microbiota)是微生物与其宿主在共同的历史进化过程中形成的生态系(ecosystem)。这个生态系是由微生物与宏生物共同组成的。

从这个定义出发,微生态学的定义,也可以认为是"研究正常微生物群的结构、功能,以及与其宿主相互关系的学科"。正常微生物群,对其宿主非但无害,而且有益,不仅有益,而且是必需的。

人体内的正常微生物群有上万种;正常菌群总量有 100 万亿个以上,正常病毒颗粒总数高达 1 000 万亿个以上;主要分布于皮肤、口腔、消化道、呼吸道、泌尿生殖道等黏膜部位。

正常微生物群包括微植物区系(microflora)、微动物区系(microfauna)与病毒区系(viralflora)。按来源分类分为内源性菌群(endogenic flora)和外源性菌群(exogenic flora);按生境分类分为原籍菌群(antochthonous flora)和外籍菌群(allochthonous flora);按定位分类分为常驻菌(resident flora)和过路菌(transient flora)。总之,正常微生物群应包括生物宿主(人、动物、植物及微生物)体表与体内的一切微生物,包括细菌、真菌、古细菌和病毒。对这些微生物的"菌际关系",对这些微生物与其宿主的关系,以及这些微生物与其宿主构成的统一生态系对外环境(生理的、化学的及生物的)的关系,都是微生态学研究的范畴[5-7]。

人体微生物群的种类及其基因和基因组总和又称人体微生物组(microbiome)。人体疾病和健康与人体微生物组的关系研究是目前国际医学领域的热点。美国人类微生物组计划(HMP)、欧盟人体肠道元基因组研究计划(MetaHIT)、国际人类微生物组研究联盟(IHMC)等都是目前国际上最为热门的微生态研究计划。其研究重点是通过宏基因组学的方法研究人体的微生物群与人体健康的关系。人体本身的基因组编码的基因大约有 2.5 万个,而人体上千种的共生微生物总和叫"微生物组",又称宏基因组(metagenome),它们编码的基因超过 100 万个。微生态平衡时人体内的两个基因组互相协调,和谐统一地保障人体的健康。

## 三、微生态学发展的几个历史阶段[8]

微生态学作为一门独立学科的历史并不长,一般可以认为是近 20 年的事。但是,有关微生态学的理论与实践却早见于其他学科。如微生物生态学(microbial ecology)、悉生生物学

(gnotobiology)、微生物学、生物化学及其他学科等。作为以正常微生物群为主要研究对象的微生态学,在其学科名称出现之前,已具有悠久历史。它的起源,与微生物学(细菌学)是同时期的,甚至早于微生物学。为了从历史中汲取经验和智慧,现将这段历史作如下评述。

（一）微生态学的萌芽阶段

1. **启蒙时期**　这段历史时期从 1676 年至 1910 年,其间经历了 234 年。在这漫长的岁月中,人们认识了细菌与其他微生物,并进行了启蒙研究。这段时期的研究,主要是在形态上认识了细菌,同时对细菌在自然环境(栖息地)内的分布情况作了描述。

荷兰人 Antony van Leeuwenhoek(1632—1723)在 1676 年,用他自己发明的世界上第一台显微镜,以扩大 300 倍的倍数直接或在暗视野下观察自然生境中微生物的形态、运动和分布情况。他观察的标本有人和动物的大便,人的痰、牙齿和唾液,污水及其他外环境物体,甚至还有植物种子。因此,Leeuwenhoek 是世界上第一个以直接制片法(悬滴)观察人、动物及植物标本正常微生物群的人。他不仅发现了微生物形态,而且发现了微生物生态,即微生物在自然生境内的种类、数量、分布及相互关系。

2. **混合培养时期**　自 Leeuwenhoek 报道细菌的形态与生态以来,到 19 世纪末叶,经历了 200多年之久。在这段时间里,许多学者除了继续观察球菌、杆菌、螺菌、丝状体、螺旋体及支原体外,还进行了培养。在当时并不懂纯培养的技术,只能在液体内进行混合培养。混合培养不能建立起种的概念,这对微生物学的发展,无疑是一个障碍。但是,混合培养对生态学研究却是必要的,因为在自然条件下微生物本来就是混合的,并不能单独存在。许多微生物只有在混合培养时才能生长,而在纯培养条件下,就不能生长。这是受生态规律支配的。很可惜,在当时由于没有建立起种的鉴定标准,尽管混合培养对生态学有重要意义,但并不能发挥其真正的优势。这种初级的混合是科学发展的必然的历史阶段,它为在微生物生态学和微生态学中建立的现代的混合培养方法奠定了基础。在 1880 年以前,纯培养技术尚未出现,法国的 Louis Pasteur(1822—1895)就以液体培养的方法,亦即初级混合培养方法解决法国酿酒业的酸败问题,同时也解决了乳酸、乙酸及丁酸发酵问题。这些发酵技术和理论,实际上就是根据初步的微生物生态学知识进行的。

3. **纯培养时期**　纯培养技术的创建,是微生物学发展的重要里程碑。纯培养技术的核心是德国细菌学家 Robert Koch(1843—1910)发明的固体培养基。有了纯培养技术,才能进行科学的生物学与分类学的研究,才能把生物学推向新的高度。

从生态学观点出发,纯培养技术却忽视了微生物在自然生境中是混合存在的客观事实。现在已经知道,有许多微生物,在纯培养条件下是很难生长的。例如某些梭杆菌与螺旋体迄今仍无法单独分离培养,还有许多共栖(commensalism)和互生(mutualism)的微生物也都是比较难单独培养的。这是因为在自然生境内,这些菌有着固有的能量交换、营养互助和氧的需求等互助关系;此外,微生物之间还存在着相互拮抗的关系,彼此相互制约。只有这样,才能保持微生物之间的生态平衡。纯培养技术对这些生态学现象是无能为力的。在纯培养盛行的岁月里,英国的 Alexander Fleming(1928),还是无意识地从污染的血平板上发现了青霉素的产生菌——青霉菌,这说明混合培养实际上具有另外的优势。

上述事实说明,纯培养技术具有不可磨灭的功绩,但不可讳言也具有忽视微生物生态学研究的弊端。

**4. 对正常微生物群的初步认识** 从 1676 年到 1900 年共 200 多年,人们根据直接制片、混合培养及纯培养技术所取得的信息,对正常微生物群已有了初步的认识。不同科学家从不同角度对肠道正常菌群提出了自己的看法。

法国的巴斯德(L. Pasteur,1822—1895)从他从事的发酵工业所取得的知识出发,认为肠道菌群是有益的。在他看来,人或动物必须具有正常菌群,人或动物在消化食物时,需要通过细菌和真菌的作用,将淀粉、多糖降解为单糖,然后才能被利用。巴斯德在当时不仅是一个卓越的细菌学家,而且是一个卓越的化学家。他的理论,很受一些人支持,但也有反对者。

俄国的梅奇尼科夫(E. Metchnikoff,1845—1916)认为肠道菌群,特别是大肠杆菌,具有腐败作用。一个人每天随粪便排出的细菌大约占粪便总成分的 1/3。通过这些细菌使未消化的食物分解了,产生大量腐败产物如靛基质、硫化氢、胺类等。这些物质可使机体慢性中毒,引起动脉硬化,促进衰老。这就是他的正常菌群有害说的根据。

从现代观点来看,正常微生物群,在正常条件下,与宿主保持生态平衡。生态平衡(eubiosis)就意味着对宿主是有益的,或者对双方都是有益的。但是如果发生了生态失调(dysbiosis),则就可能变得对双方都是有害的了。

**(二) 微生态学的停滞时期**

这段时间,大约从 20 世纪初期到 40 年代中期。对正常微生物群的研究,一方面处于停滞时期,另一方面又在酝酿着新的发展的出现。为新的发展准备了技术、理论和知识。停滞的原因包括:

**1. 烈性传染病的大流行** 进入 20 世纪,一个封闭的地球,彼此隔绝的区域,渐趋沟通了,特别是第一次世界大战,由于交往频繁,从而促进了传染病的大流行。霍乱、鼠疫、天花、流感、肠伤寒、斑疹伤寒、回归热等都发生过大流行,并大部分席卷了全球,夺去了亿万人民的生命。严酷的现实迫使人们不得不把视线集中在病原微生物方面。由于这种原因,对刚刚被认识的正常微生物群的意义,在微生物界又被冷落了。因此,在 20 世纪初期到 40 年代中期,微生物学家研究的目标,主要是病原微生物,而对正常微生物群的研究暂处于停滞状态。

**2. 认识的片面性** 从 19 世纪末叶到 20 世纪初,在 Pasteur 和 Koch 的光辉业绩指导下,国际上形成追逐病原微生物的热潮。大部分传染病的病原体都被发现了,因而形成了一种观念:“微生物主要是有害的”。把微生物的本质看作有害的观点是片面的。微生物,对其宿主(人类、动物和植物)在本质上或在主要方面是有害的。

由于观念上的错误,在很大程度上也阻碍了对正常菌群的研究。病原微生物学与生理微生物学在理论、方法和指导思想方面不同,因而在病原微生物学兴旺的时期,自然会对在 20 世纪初刚刚露面的生理微生物学,当时称为“生理细菌学(physiological bacteriology)”,有所冲击。直到今天,还有很多人依然用病原微生物学的观点来看待正常微生物群、微生物生态学和微生态学。这对微生态学的发展无疑是一个阻力。

3. **方法学的缺陷**　自 Leeuwenhoek 以来,人们就已发现人的大便内存在着大量的微生物,大便的 1/3 是细菌。这些菌,以往一直认为是死的,只有少数能培养出来。德国自由大学的 Haenel 在 1957 年利用各种现代化的厌氧培养法联合培养发现,这些菌 90% 以上都是活的。革兰氏阳性无芽孢杆菌和球菌,革兰氏阴性无芽孢杆菌和球菌都占绝对优势。过去认为厌氧菌主要是芽孢杆菌的观点是错误的。无论成人还是婴儿,大便内的厌氧菌占绝对优势,占总数的 95% 以上,而传统的和我们熟悉的需氧菌和兼性厌氧菌如大肠杆菌、肠球菌、葡萄球菌、铜绿假单胞菌、变形杆菌、酵母菌等总和也不超过 1%~5%。这一现象说明,在 20 世纪 50 年代以前,人们对正常菌群的知识是贫乏的。贫乏的原因是方法学上的缺陷。

(三) 微生态学的发展时期[9]

这个时期,在 1945 年至 1970 年之间。在这段时间内,对正常微生物群的研究有两件大事值得重视,因为其对微生态学的发展起了重大促进作用。

1. **抗生素的问世**　抗生素对人类历史的功勋是应该永垂青史的。它挽救了亿万人民的生命,在与各种传染病斗争中起了不可磨灭的作用。但是,任何好的事情,都难免有不足的一面。抗生素的弊端之一就是引起菌群失调,引起二重感染、自身感染、菌群失调。这些都与正常微生物群在定性、定量、定位或定主的生态学变化有关,一个新的感染机制被发现了。抗生素的应用,在各国都遇到了类似情况,因此,唤起了人们对正常微生物群的生态平衡和生态失调问题的注意。这无疑对微生态学研究发展起到促进作用。

2. **无菌动物饲养**　无菌(germ free)动物的饲养,需要一系列现代化技术的配合,从 19 世纪末到 20 世纪 40 年代,经过多年的探索,终于获得了成功。无菌动物的出现,对正常微生物的研究产生了极为重要的推动作用。对正常微生物群的生理作用、营养作用、生物拮抗作用与宿主关系的研究,无菌动物都是一个不可缺少的实验模型。这在解决正常微生物群的有益说和有害说的问题上明显也起了决定性作用。

(四) 现代时期

微生态学,自 1970 年以来已进入现代时期,知识量剧增。由于具有重大理论意义和实际意义,特别是对生命奥秘的探索,健康长寿的研究,而受到生命科学界的极大关注。微生态学的现代特征有以下方面:

1. **现代生命科学分支的融合**　微生态学是研究微生物在细胞水平或分子水平上与其宿主相互关系的科学。因此,微生态学与细胞学、分子生物学、基因工程学、免疫学、系统论、信息科学、自动控制(计算机)等有联系。与这些学科互相渗透,互为基础,互为联系,从而使微生态学进入现代生命科学分支行列。

2. **电镜和内镜技术**　微生态学研究,最需要在原位(*in situ*)观察微生物与宿主细胞、组织或器官上(内)的分布状态。内镜技术的发展为直接在原位观察、取样带来便利。借助高倍电子显微镜,可以看到肠上皮细胞的微绒毛与微生物之间的密切联系,如能量转移、物质交换和基因传递等重要微观现象。同时病毒与细胞或亚细胞结构,也进入了我们的视野。这一进展,对微生态学的研究无异于如虎添翼,使其飞跃起来了。

3. **悉生生物学** 悉生生物学是 1945 年 J. A.Reynier 博士为了概括无菌动物的研究而提出的一个替代性术语，其内容主要是对无菌技术和由无菌技术取得的科学信息的概括。

4. **微生物分类学的新发展**[10] 现代分类技术包括原核细胞分类、数据分类、核酸分类、遗传学分类，以及血清学与化学分类。这些分类法为微生物分类提供了前所未有的条件。特别是现代微生物组学技术的发展为微生态学研究建立了强大研究手段。只有明确植物、动物与人类都带有哪些微生物，才能进一步研究生态学作用。

5. **生态学观点的引入** 把生态学观点引入对正常微生物群的研究，虽然在 20 世纪 60 年代以前的文献中偶然见过，但真正广泛应用还是在 20 世纪 60 年代以后。这里必须提到的是美国哈佛大学 R.J.Dubos 等人的功绩。他们通过对小鼠肠黏膜的精心研究发现，在正常肠黏膜内有大量的革兰氏阳性杆菌，但不能培养出来。后来经证实是厌氧的双歧杆菌（*Bifidobacterium*）。这一发现，使他们提出了一个假说："正常微生物群在固有生境内是不致病的，只有转移到外生境才能致病。"前者叫原籍菌群，后者叫外籍菌群。其实从生物学来说就是同一种菌，只因生境改变了，就变成了两种不同类型的菌了。这种情况只能用生态学观点来解释。因此，Dubos 等人就把大量的生态学观点和术语引入了正常微生物群研究的领域。

6. **现代组学技术和医学生物信息学的发展** 宏基因组学、转录组学、代谢组学、蛋白组学、模拟人体的连续发酵系统、类器官学、人源化菌群动物、悉生生物学、生物信息学和拓扑学等平台和技术，通过这些技术探讨不同年龄和不同健康状态人群肠道微生态平衡与失衡的动力学变化，以及免疫、代谢、基因表达网络变化，为人体微生物与人类健康和疾病的关系进行更深入全面的研究提供了可能。

## 四、微生态学的用途

微生态学不仅是一门理论科学，而且是一门应用科学。近年来，这门科学愈来愈显示出其重要作用与用途。

### (一) 认识生命的本质

生命不是孤立的，是与其环境的统一体。生命不仅与外环境是统一体，与内环境也是统一体。宏观生态的无生命环境如大气、水、食物、土壤等和有生命环境如动物、植物及微生物等，都会对人类的生存有影响，而微观生态的正常微生物群对宿主也有影响，并且宏观影响必将通过微观影响而起作用。

一个成年人大约有 10 万亿个细胞，而其体表与体内所携带的正常微生物竟有 100 万亿个，这就是说人体携带的全部细胞中，人自身的细胞只占 10%，90% 是微生物细胞。这些微生物绝大多数对宿主有利。正常微生物群对宿主具有消化、吸收、营养、免疫、生长刺激、生物拮抗等生理作用。

这些事实说明，微生态学的研究，必然与其他现代生命科学相配合，在揭示生命的奥秘方面，做出重大贡献。

### (二) 认识疾病的本质

一切干扰宿主的因素，无论是物理的、化学的，还是生物的都会引起微生态失调；一切疾病，都存在着正常微生物群的紊乱,既是原因,也是结果,或者互为因果。

许多正常菌群成员,可能每隔 15~20min,繁殖一代。某种异常状态,包括手术、外伤、感染、情绪激动、肿瘤及外环境变化,都可引起菌群失调或生态失调。以腹泻病为例,能分离出的病原体有痢疾杆菌、沙门菌、耶尔森菌、弯曲菌、致病性大肠杆菌、产毒大肠杆菌、霍乱弧菌、螺旋体、支原体、轮状病毒及原虫等。患者有,健康人也有,只是分离率有高低、菌量有多少之分。究竟哪个是病原菌,很难确定。从微生态学出发,这些问题就可能得到圆满解决。

对微生物从定性、定量和定位等方面来检查,就会发现,许多微生物由于量上的差别,宿主转换,定位转移就可从不致病转为致病。从生物种属来看是一样的,只是生态条件变了就可引起疾病。

正常微生物群因定位转移或易位(translocation)和宿主转换或易主(transversion)就可能致病。在动物是正常菌群,转移到人类就可能致病。对这种动物是正常菌群,转移到另一种动物就是致病菌。这样的实例,在自然感染中,或人工感染中,都可遇到。

上述事实证明,传统的感染论,单一的、孤立的、绝对的或纯种的感染机制,在微生态学的研究进程中必将予以修正。

(三) 生理学监测

从生态学观点出发,正常微生物群是动物、植物及人类个体重要的生理学组成部分。任何个体反应都可能在正常微生物群的定性、定量及定位方面表现出来。因此,正常微生物群、正常微生物群的代谢产物,以及正常微生物群与其宿主相互作用的反应,都可作为植物、动物及人类个体生理功能检测指标。

1. **植物生理的监测** 植物根瘤及叶瘤的共生关系,植物的菌根(mycorrhiza),根际微生物生态系(rhizosphere microecosystem)和植物的附生微生物,甚至植物种子的内外正常微生物群,都是植物生理的主要组成部分。

如果植物生长发育条件有所改变,这个植物生态系,就会发生改变,就会从生态平衡转为生态失调。例如,在农药(除草剂和杀虫剂)和化肥应用中,这个生态究竟有何作用,这种变化有何意义,都是重要研究课题。国外有人以悉生植物为模型研究杀虫剂在土壤中的变化。在我国,中国农业大学曾从各种植物分离出有益菌,制成微生物制剂,喷洒于植物,获得 40 余种作物增产 10%~30% 的好成绩。这些都与植物的生理学和微生态学有关。

2. **动物生理学监测** 任何动物都与正常微生物群有关。无菌动物、无特定病原动物(specific pathogenic free animal)、悉生动物、普通动物在生理学上(营养、免疫、消化、吸收、胚胎等)都表现出彼此的差异。因此,对正常微生物群的监测,将是对其宿主的生理功能重要的监测指标。

在畜牧兽医方面,对微生态学的研究,可提高畜产品的质量和卫生标准,使动物保持一个微生态平衡状态,可以预防许多潜在的传染病。因此,正常微生物群的监测,可以作为家畜和家禽生理性的或健康指标。

在抗生素等药物广泛应用的情况下,动物存在微生态失调是经常的。抗生素有时不但不能解决感染问题,反而增加了肉、蛋、奶等畜产品抗生素含量,并进而在人类消费者中蓄积,造成重大的公共卫生问题。因此,在畜牧业生产中,也要运用这个生理学或病理学指标。

**3. 人类的医学监测和研究** 现代医疗措施如诊断、治疗和预防,无不对机体产生这样或那样的影响。这些影响无论作用于人体还是作用于微生物都将破坏微生态平衡。因此,除了对人体本身的生理性或病理性指标的检测外,还必须监测各系统正常微生物群的指标,亦即现代的医学监测应当包括这两个方面的内容。在当前亟需开展监测的有以下方面:

(1)抗生素应用:抗生素应用很易引起微生态失调。如果在应用后,不进行监测,不采取生态调整疗法,势必治甲病,引起乙病,即通常所谓的菌群失调。

(2)外科手术:各种手术,特别是胃肠手术,常常引起严重的微生态失调。许多手术后的后遗症如盲袢综合征(blind loop syndrome)、憩室综合征、空肠细菌过生长综合征(bacterial overgrowth syndrome)等才是生态失调的表现,对这些不仅要监测,而且要从微生态学规律出发予以处置。

(3)放射诊断和治疗:无论诊断,还是治疗,只要暴露于放射线,就会破坏微生态平衡。

(4)各种药物:任何一种药物都具有一定效应,无论直接对机体,还是通过机体间接对微生物,或直接对微生物,都可能引起微生态失调,正常微生物群的结构与功能,就会表现出来。因此,各种药物应用后,都应考虑其对微生态平衡的影响。

(5)疾病评估:各种急慢性疾病,特别是慢性疾病如肿瘤,老年病,慢性呼吸道、代谢性疾病与肠道感染等,除了其他原因外,正常微生物群的变化一直存在,有的是原因,有的是结果,或因果关系的相互转化。

(6)保健措施:各种保健措施如体育锻炼、太极拳、刷牙、生活习惯等对微生态平衡都可起到良性或不良影响。从微生态学角度对这些保健措施进行监测,将验证其科学依据。

(7)中医中药:舌象检查证明,不同舌象,有不同菌群结果。通过中医、中药疗法,可改变舌象,菌群结构也同步改变。这说明中医、中药的科学研究,特别是一些名方、验方的研究,完全可借助于微生态学的研究。

(8)健康长寿:国内外都有对长寿老人菌群的研究。现在已发现这些老年人肠道内的双歧杆菌较对照组明显增高。

(9)正常病毒群:正常病毒群(normal viral flora)的研究表明,细胞内的超微生态学规律在支配着正常病毒的释放与整合(integration)。许多慢性病毒可长期(几十年,甚至终身)存在于人的脑细胞内,只在超微生态平衡失调时才引起疾病。因此,有人认为正常病毒与人的胚胎发育、肿瘤发生、聪明才智和健康长寿有密切关系。所以,研究微生态与超微生态规律,将对人类的健康长寿有很大贡献。

(10)宇航员及极地人员健康监测:已经证明宇航员及极地人员的肠道菌群有定性与定量的变化。在环境极端变化时,人体的微生态平衡必将发生变化。对这种变化如何看待,又如何处置,是今后重要的研究课题。

(11)微生态工程的建立:和基因工程一样,生态工程也是现代生命科学的重要组成部分。在动物、植物及人类的生态防治中,国内外已出现一批为调整微观生态平衡而设计和研制的活菌制剂和其生长促进物质,并且已取得较好效果。

如何使不同对象(老人、小儿、成人、宇航员、极地人员等)保持最佳微生态平衡,是微生态工程的重要任务之一。

## 五、微生态学在中国的发展

中国微生态学的发展起步很早。在 20 世纪 50 年代初期,魏曦教授就进入了这个领域。抗生素于 1945 年首先在美国生产,先生产青霉素,随后又生产链霉素。此时抗生素刚刚进入临床,疗效神奇,为疾病防治立下了不朽的功勋。1950 年,当时在大连医科大学微生物教研室工作的魏曦教授遇到一例诊断为鼠咬热(rat bite fever)的病例,用青霉素治疗病情迅速缓解,随后又用链霉素治疗,以期加强疗效,结果病人由好转变为恶化,最终死亡。这是一例典型的菌交替症或二重感染(superinfection)。与此同时,法国的 Brisoun(1956)、日本的秋叶朝一郎(1954)和美国的 Weinstein(1956)相继报道了类似的病例。因此,20 世纪 50 年代我国和其他国家已经认识到了抗生素应用引起的菌群失调。这就是在当时中国或国际上对微生态学研究的初级阶段。

人体正常菌群为什么会失调?怎样预防这种失调?失调后怎么办?这一系列新问题是作为医学工作者要回答的。魏曦教授以其渊博的学识、丰富的经验,在中华医学会 1950 年年会上,高瞻远瞩地指出:"在光辉的抗生素来临之际,我们必须注意其给人类带来的阴影,即抗生素的应用中可能带来的菌群失调或菌交替症。"

20 世纪 50 年代后期,康白等人提出了一整套菌群调整疗法,并在临床上证明具有良好疗效。菌群调整疗法包括 3 个方面:

(1)营养调整:利用营养选择性地对肠菌群进行调整,例如用乳糖促进大肠杆菌生长,利用叶酸促进肠球菌生长等,目的是恢复肠道的微生态平衡。

(2)抗菌调整:合理使用抗生素,避免滥用或盲目使用。在进行药敏试验的指示下,对肠菌群实行"多抑少补、先抗后调及清扫扶正"三原则。实践证明,此种抗菌调整疗法是行之有效的。

(3)活菌制剂:从 20 世纪 50 年代末到 20 世纪 60 年代初,已经研制出由正常肠菌群成员制成的活菌制剂,有以下 7 种:成人正常肠菌群混合制剂、婴幼儿正常肠菌群混合制剂、大肠杆菌制剂、肠球菌制剂、双歧杆菌制剂、拟杆菌制剂及枯草杆菌制剂。上述制剂均系液体,仅供灌肠之用。利用活菌制剂调整疗效,对慢性腹泻 80% 以上有效,50% 得到治愈。同时,对急慢性肠炎及婴幼儿腹泻也有明显疗效。1980 年以来,国内多家单位研制成功芽孢杆菌活菌制剂、双歧杆菌活菌制剂、乳杆菌活菌制剂、酪酸菌制剂等一大批药用微生态制剂产品应用于临床。

进入 21 世纪,微生态学在我国有了长足的进步,在基础研究方面[9],2010 年 3 月 4 日出版的国际顶尖科学期刊 *Nature* 以封面故事着重介绍了由中国深圳华大基因研究院主要承担的"人体肠道菌群元基因组参考基因集的构建工作"。该研究属于欧盟第七框架资助项目——人体肠道元基因组研究计划(MetaHIT)的一部分。近十年来,国家已启动了一大批有关微生态研究的国家自然科学基金项目。在应用领域,目前已有 20 余个微生态制剂药品应用于临床,而保健食品、动物微生态调节剂、植物微生态制剂更是层出不穷,国家在重大应用研究领域向微生态方面倾斜,已启动了多个有关微生态的重大科研课题项目。

目前,正在进行中的微生态人体健康和疾病的研究方向包括如下几个方面:人体微生态演替与宿主代谢、免疫和发育机制的研究;人体微生态演替与饮食、环境的机制研究;人体微生态演替与抗衰老的机制研究;肠道微生态重建与慢性疾病的预防和控制的机制研究;不同健康人群和疾病人群微生态基本结构数据库的建设;人体微生态综合评价方法建立及关键仪器的研制;微生态调节剂对人体健康干预机制研究及产品研制。

(袁杰力　康　白)

## 参 考 文 献

［1］魏曦.正常菌群与健康——人体微生态学.上海:上海科学技术出版社,1985.
［2］康白.微生态学.大连:大连出版社,1988.
［3］魏曦.微生态学刍议.中国微生态学杂志,1989 (1): 4-5.
［4］向近敏,林雨霖,周峰.分子生态学.武汉:湖北科学技术出版社,2001.
［5］光冈知足.腸内菌叢の分類と生態.食生活研究会.東京:中央公論事業出版,1986.
［6］Rosebury T. Microorganisms Indigenous to Man. New York: McGraw Hill Book C Inc., 1962.
［7］Dubos R, Shaedler RW, Castello RI, et al. Indigenous, normal, and autochthonous flora of the gastrointestinal tract. J EXP Med, 1965, 122: 65-76.
［8］康白.微生态学发展的历史轨迹.中国微生态学杂志,2002, 14 (6): 311-314.
［9］康白.微生态学的崛起与观念革命.中国微生态学杂志,1993 (1): 63-67.
［10］康白.微生态学应继续进行观念更新.中国微生态学杂志,1999, 11 (4): 193-194.

# 胃生态学

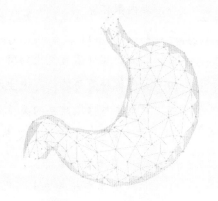

第一章
# 胃生态学概述

胃内存在强酸环境，曾经一直被认为是一种无菌器官，1982 年幽门螺杆菌（*H. pylori*）的发现颠覆了这个传统的消化病理学的观点。在过去的几十年中，有关微生态的研究方法取得很大进展，过去这方面的研究依赖于细菌培养，现在发展出很多不需要细菌培养的方法，包括温度梯度凝胶电泳、新一代测序技术、代谢组学和蛋白质组学技术等。这些技术可以更广泛地描述胃内微生物群落的结构和功能，极大地促进了对胃微生态的了解。*H. pylori* 不再被认为是胃中唯一的微生物，胃内还有很多其他微生物菌种，并发挥着重要作用。这些细菌可能同样与消化性溃疡、胃癌等胃十二指肠疾病有密切的关系，只有更好地了解胃微生物群的结构、功能及其与胃肠道的相互作用，才能更全面地理解胃病的发病机制。

## 一、胃内微环境

胃有着独特的解剖学、组织学及生理学特征，这些特征使得胃内微生态的组成与消化道的其他部分有着巨大的差异。强酸环境、胆汁反流、黏液厚度和胃蠕动等多种因素协同作用使得胃内形成一个强烈的抗菌环境。直到 1982 年 *H. pylori* 的发现才终结了传统的胃内无菌观。

其他环境因素，如饮食习惯以及药物，也是胃生态组成的重要影响因素。有关饮食对肠道微生物群结构的影响研究较多，而有关饮食对胃生物多样性的影响则知之甚少。有研究发现功能性消化不良患者胃内微生物群存在显著的失衡，用酸奶治疗可以纠正胃生态失衡，并且能缓解消化不良的症状。

质子泵抑制剂（PPI）是影响胃微生物多样性的一个重要因素[1]，PPI 治疗会导致胃 pH 升高，允许更多的微生物群落定植于胃环境中。有研究表明 PPI 使用者的细菌清除率降低,另外,有荟萃分析(meta 分析)发现抑酸药物与胃癌风险增加有关[2],这可能与抑酸药物改变了胃生态有关。

抗生素可以杀死胃生态中的细菌,从而改变正常的胃生态。有研究表明抗生素减少胃内细菌,但对真菌生物多样性无明显影响[3],这为保护胃内健康微生物组提供了新的方向。

## 二、幽门螺杆菌

当感染 *H. pylori* 时,*H. pylori* 成为胃生态中相对丰度最高的细菌[4,5]。*H. pylori* 的发现改变了长期以来胃内无菌的传统观点,并提高了我们对微生物群落在恶劣的酸性环境中如何存活的理解。*H. pylori* 具有螺旋形态,其鞭毛具有运动能力,*H. pylori* 产生的黏附因子、尿素酶和氨有助于细菌在不利的酸性环境中渗透、定植和存活。*H. pylori* 的这些特征,可以使其定植于胃黏膜上皮,并产生致病作用。一旦定植,就会产生复杂的炎症反应,损伤胃黏膜,并可能导致相关的疾病。

*H. pylori* 的另一个重要特征是其巨大的遗传多样性,这源于 *H. pylori* 自身的高突变率及其与宿主不断交换遗传物质的特性[6]。从世界不同地点分离出的不同菌株表明,*H. pylori* 在人类的整个历史进程中与人类共同进化。细菌、宿主和环境之间的相互作用会导致不同的临床结局,可能产生致病或保护作用。

## 三、非幽门螺杆菌胃微生物群

*H. pylori* 曾被认为是唯一能够在恶劣的胃环境中生存的生物,近年研究表明还有很多其他的微生物群落存在于胃和十二指肠中。胃内微生物密度为 $10^2 \sim 10^4$ CFU/ml,其胃内 pH、食物、药物等因素都会影响胃内细菌密度。胃腔中的 pH 中位数为 1.4,胃内的微生物密度显著低于结肠的 $10^{10} \sim 10^{12}$ CFU/ml。

胃液培养和黏膜活检是传统的研究胃内微生物的方法,由于大部分细菌无法培养[7],这些技术低估了胃内细菌的生物多样性。目前已经开发了如全基因组测序、荧光原位杂交、细菌的代谢组学和转录组学分析等现代微生态研究技术,这些技术的应用可以帮助更深入地了解胃生态系统组成及其在健康和疾病中的作用,更好地理解微生物与宿主之间复杂的相互关系。使用聚合酶链反应(polymerase chain reaction,PCR)扩增的 16S rDNA 片段的温度梯度凝胶电泳研究表明,胃内存在丰度较高的肠球菌、链球菌、葡萄球菌、假单胞菌和口腔球菌等菌属[8]。

## 四、幽门螺杆菌与其他胃微生物的关系

人体内的微生物群落不仅与宿主相互作用,微生物群落之间也相互作用。*H. pylori* 与其他胃微生物群之间存在错综复杂的关系。*H. pylori* 能够改变自身的微环境,*H. pylori* 产生大量尿素酶,可以分解尿素产生氨和碳酸氢盐,这不仅可以改变周围微环境的 pH,还可以作为其他微生物群落

的代谢底物。*H. pylori* 还诱导细胞因子和抗菌肽的产生,这些细胞因子和抗菌肽会引起慢性胃炎,并可能抑制胃环境中的其他微生物[9]。

胃生态中的其他细菌也会影响 *H. pylori* 的生长,乳杆菌对 *H. pylori* 的生长有拮抗作用[10],链球菌是胃生态中的共生菌,可以拮抗 *H. pylori* 的生长,并且诱导其球形变[11]。由于胃生态系统的结构影响因素很多,因此需要进一步的实验来确定 *H. pylori* 与其他胃微生物群之间的确切关系,更好地了解其在健康和疾病中的功能。

## 五、胃生态与临床疾病的关系

### (一) 胃生态与慢性胃炎和消化性溃疡

*H. pylori* 与慢性胃炎及消化性溃疡之间的病因学联系已得到充分证实[12]。胃生态中的其他微生物在胃、十二指肠疾病中的作用的研究较少,但是,有研究提示即使在没有 *H. pylori* 的情况下,其他的胃微生物群落,例如链球菌属,过度增殖也可能导致胃炎[13]。另外,有研究表明,胃内链球菌与消化性溃疡之间存在显著相关性。这都提示胃内非 *H. pylori* 细菌通过复杂的机制和相互作用,在胃、十二指肠疾病的发病机制中发挥作用。

### (二) 胃生态与胃癌

几个大规模前瞻性流行病学干预研究[14-16]证实了 *H. pylori* 与胃癌的病因学关系。近年来发表的国内外共识均推荐通过根除 *H. pylori* 降低胃癌发展的风险。有研究表明除了 *H. pylori* 外,宿主和环境因素也与胃癌易感性增加有关[17],*H. pylori* 与人类共同存在了数千年,只有 1%~2% 的感染者会发展为胃癌。胃癌可能是特定的 *H. pylori* 菌株、宿主遗传易感性、高血糖、吸烟、饮食和其他微生物群共同作用的结果。

越来越多的研究表明,胃生态中其他非 *H. pylori* 微生物群落在胃癌的发生中起着重要作用。这些群落在胃腔内过度增长,通过各种机制,如促进炎症、刺激细胞增殖、产生有毒代谢物等加强 *H. pylori* 致癌作用。有研究表明,在胃癌患者中胃微生物群的多样性是减低的,进一步的研究表明,胃微生物群的多样性随着从非萎缩性胃炎到肠上皮化生和肠型胃癌的进展而减少。但是,这方面的研究结果并不一致,有些研究并未发现 *H. pylori* 以外的细菌在胃癌的发生中起重要作用。由于新型生物计算工具在评估胃微生物群结构和相互作用方面的不断应用,未来对此问题的理解可能有突破性的进展。

### (三) 胃生态与其他上消化道外疾病

胃微生物群与上消化道外疾病之间的相互关系越来越受到关注。有研究表明急性胃肠道感染是感染后肠易激综合征和感染后功能性消化不良的病因[18]。过去几年的多个大规模研究提示 *H. pylori* 与结直肠肿瘤之间具有相关性[19],证实 *H. pylori* 感染会增加结肠肿瘤的风险。

另外,有研究发现胃微生物群(尤其是 *H. pylori*)与血液系统疾病,如特发性血小板减少性紫癜和贫血、心血管疾病、神经系统疾病、内分泌疾病,以及皮肤病之间可能存在关联,根除 *H. pylori* 可以促进这些疾病的缓解。

## 六、小结

1. 在过去的几十年中,对胃生态的认识取得了很大进展,从胃内无菌的观点进展到更加复杂和动态的胃生态系统的观点,胃内常驻的微生物群落彼此相互作用并与宿主相互作用。如果存在 *H. pylori* 感染,*H. pylori* 是胃生态中最主要的菌落,但肯定不是唯一的菌落。

2. 越来越多的证据表明 *H. pylori* 和胃内其他细菌可能具有一定保护作用。胃内原籍微生物菌群的丧失可能增加过敏性疾病、代谢性疾病,以及肿瘤的发生率,有研究发现 *H. pylori* 感染可能与食管腺癌、哮喘和肥胖呈负相关[20-22]。

3. 胃生态具有致病和保护两个方面的作用,即便是胃生态中明确的"罪魁祸首",也可能在维持胃生态动态平衡时发挥其作用。这提示我们应该按照整合医学理念[23]对干预胃生态的组成持谨慎态度,理想的干预应该只针对导致炎症和疾病的细菌,并且应该仅限于其不利影响。

(杨桂彬　胡伏莲)

参 考 文 献

[ 1 ] Fisher L, Fisher A. Acid-Suppressive Therapy and Risk of Infections: Pros and Cons, Clinical Drug Investigation, 2017, 37 (7): 1-38.

[ 2 ] Ahn JS, Eom CS, Jeon CY, et al. Acid suppressive drugs and gastric cancer: A meta-analysis of observational studies. World Journal of Gastroenterology, 2013, 19 (16): 2560-2568.

[ 3 ] Rosenvinge ECV, Song Y, White JR, et al. Immune status, antibiotic medication and pH are associated with changes in the stomach fluid microbiota. The ISME Journal, 2013, 7 (7): 1354-1366.

[ 4 ] Bik EM, Eckburg PB, Gill SR, et al. Molecular analysis of the bacterial microbiota in the human stomach. Proceedings of the National Academy of Sciences of the United States of America, 2006, 103 (3): 732-737.

[ 5 ] Schulz C, Schütte K, Koch N, et al. The active bacterial assemblages of the upper GI tract in individuals with and without Helicobacter infection. Gut, 2018, 67 (2): 216-225.

[ 6 ] Correa P, Piazuelo MB. Evolutionary History of the Helicobacter pylori Genome: Implications for Gastric Carcinogenesis. Gut and Liver, 2012, 6 (1): 21-28.

[ 7 ] Vartoukian SR, Palmer RM, Wade WG. Strategies for culture of 'unculturable' bacteria. Fems Microbiology Letters, 2010, 309 (1): 1-7.

[ 8 ] Monstein HJ, Tiveljung A, Kraft CH, et al. Profiling of bacterial flora in gastric biopsies from patients with Helicobacter pylori-associated gastritis and histologically normal control individuals by temperature gradient gel electrophoresis and 16S rDNA sequence analysis. Journal of Medical Microbiology, 2000, 49 (9): 817.

[ 9 ] Mustapha P, Paris I, Garcia M, et al. Chemokines and Antimicrobial Peptides Have a cag-Dependent Early Response to Helicobacter pylori Infection in Primary Human Gastric Epithelial Cells. Infection and Immunity, 2014, 82 (7): 2881-2889.

[ 10 ] Tyagi AK, Prasad S. Commentary: Probiotic and technological properties of Lactobacillus spp. strains from the human stomach in the search for potential candidates against gastric microbial dysbiosis. Frontiers in Microbiology, 2015, 6: 433.

[ 11 ] Yalda K, Yakhya D, Fai LM, et al. Streptococcus mitis Induces Conversion of Helicobacter pylori to Coccoid Cells during Co-Culture In Vitro. PLoS One, 2014, 9 (11): e112214.

［12］ Vries ACD, Kuipers EJ. Helicobacter pylori infection and Nonmalignant Diseases. Helicobacter, 2010, 15 (Supplement s1): 29-33.

［13］ Li XX, Wong GL, To KF, et al. Bacterial microbiota profiling in gastritis without helicobacter pylori infection or non-steroidal anti-inflammatory drug use. PLoS One, 2009, 4 (11): e7985.

［14］ Forman D, Newell DG, Fullerton F, et al. Association between infection with Helicobacter pylori and risk of gastric cancer: evidence from a prospective investigation. BMJ, 1991, 302 (6788): 1302-1305.

［15］ Nomura A, Stemmermann GN, Chyou PH, et al. Helicobacter pylori Infection and Gastric Carcinoma among Japanese Americans in Hawaii. N Engl J Med, 1991, 325 (16): 1132-1136.

［16］ Hsu PI, Lai KH, Hsu PN, et al. Helicobacter pylori Infection and the Risk of Gastric Malignancy. The American Journal of Gastroenterology, 2007, 102 (4): 725-730.

［17］ Brawner KM, Morrow CD, Smith PD. Gastric Microbiome and Gastric Cancer. The Cancer Journal, 2014, 20 (3): 211-216.

［18］ Futagami S, Itoh T, Sakamoto C. Systematic review with meta-analysis: post-infectious functional dyspepsia. Alimentary Pharmacology & Therapeutics, 2015, 41 (2): 177-188.

［19］ Zhang Y, Hoffmeister M, Weck MN, et al. Helicobacter pylori Infection and Colorectal Cancer Risk: Evidence From a Large Population-based Case-Control Study in Germany. American Journal of Epidemiology, 2012, 175 (5): 441-450.

［20］ Whiteman DC, Parmar P, Fahey P, et al. Association of Helicobacter pylori Infection With Reduced Risk for Esophageal Cancer Is Independent of Environmental and Genetic Modifiers. Gastroenterology, 2010, 139 (1): 73-83.

［21］ Xiaoying Z, Junbei W, Guoxin Z. Association between Helicobacter pylori and asthma: a meta-analysis. European Journal of Gastroenterology & Hepatology, 2013, 25 (4): 460-468.

［22］ Vo HD, Goli S, Gill R, et al. Inverse Correlation Between Helicobacter pylori Colonization and Obesity in a Cohort of Inner City Children. Helicobacter, 2015, 20 (1): 64-68.

［23］ 杨志平, 樊代明. 整合医学的理论解析. 中华医学杂志, 2016, 96 (4): 247-249.

第二章
# 胃微生态学研究

## 一、胃微生态学的概念

中国的生态学家马世骏于 1979 年提出："生态学是一门多学科性的生态科学，它是研究生命系统与环境系统之间的相互作用规律及其机制的科学。"医学微生态学作为生态学的一个重要分支，也是一门新兴的交叉学科，是研究人体内共生微生物群与其宿主相互关系的生命学科，是细胞水平或分子水平的生态学。

任何生物的生存都不能脱离环境，必须与环境相适应。在一定生态环境内，有一定的生物群体，其生命活动与其所处的环境形成的统一体叫生态系统。生态系统可大可小，大如森林、沙漠、草原、湖泊和海洋，小则在不同的生物体表面和体内，如人的皮肤、口腔、呼吸道、消化道、泌尿生殖道均与其所共生的微生物群形成各自不同的子微生态系统。胃肠道系统与其所共生的微生物群就是一个典型的消化道微生态系统。

消化道微生态系统其各个器官生境特点有所不同，其所共生的微生物群有较大的差异，又可分为口腔、食管、胃、小肠和大肠微生态系。胃作为消化系统的一个器官，在和微生物共生的生境特点上，与其他相邻或相隔器官既有相似性，又有较大不同。我们又可以将胃作为一个相对独立的微生态子系统。

胃微生态学就是研究胃内微生物与其所处宿主相互关系的一个学科[1]。

胃微生态系统和消化系统一样，具有如下特点：

（1）具有特定的时间性和空间性：在人一生的各个阶段，人体肠道中各部位的微生物及环境，与摄入的食物及药物互相作用、互相影响，构成特定时间和特定空间的胃肠道微生态系统。

（2）具有开放式的特点：人体消化道本身即为一开放体系，与外界直接相接触，与机体的相应器官相沟通。因此胃微生态系统随时都可与外界环境及其他器官系统进行物质、能量和信息的交流。

（3）处于动态平衡之中：人的生长、发育、繁殖、衰老都会影响胃肠道的生理活性。日常生活，如摄食、消化、吸收，以及地理环境、心理因素等都会影响到胃肠道生态系统，胃和肠道的微生态平衡始终处于不断变化之中。但是这种变化不是杂乱无章的，每一阶段都有一定规律可循，处于相对稳定的变化状态，形成一种动态平衡的关系。

由微生物、宿主、环境三者之间呈生态平衡时所组成的统一体即为微生态系统。经过一百多年的研究现在终于认识到，对人体共生微生物群的观念认识，应从病理学观念向生理学观念转变。人体共生微生物群不是可有可无，而是绝对必需的。从进化的观点出发，一切生命都是在共生（symbiosis）过程中发生、发展和消亡的。现代研究指出，人体正常微生物群参与宿主的全部生理和病理过程，没有微生物群的参与生命的存在就不可能。

2002年在日本东京召开的"21世纪国际肠内细菌学"会议上一位资深的微生态学家 Dwayne C. Savage 宣称：人体正常微生物群（共生菌）是自然中的人（或高等动物）生存必需的生理器官，人（或高等动物）是动物真核细胞和微生物原核细胞的综合体。

上述两点已得到大多数科学家的认可。在人体已有的几个生理系统中应该把微生态系统列入第13个生理系统。这个系统是人类必须承认的全部生理系统的一部分，和免疫系统一样，都是与全身生理系统不可分割的组成部分[2]。

## 二、人体胃微生态研究历史

胃微生态系统就是消化道微生态系统内一个相对独立的系统。由于胃内环境的特殊性,胃是消化道微生态系统中一个特别的区域。胃内微生态研究的真正起步时间较晚,直到近几年才被人们关注。

### (一)早期胃内微生态学研究

胃内微生态学研究最早可以追溯到 19 世纪 90 年代(表 2-1)。1893 年[3],研究者 Bizzozero[3]就在狗胃内发现了螺旋状的细菌。1906 年,Krienitz[4]在胃癌患者胃内也发现了类似的螺旋状细菌。但是,在此后相当长的时间内人们普遍相信胃是近乎无菌的荒凉器官,其理由如下:①由于胃酸的产生使胃内微环境 pH 偏低(<4),细菌难以存活;②胃黏液层的厚度和胃蠕动的有效性都可能阻碍细菌在胃内的定植;③唾液和食物中所含的硝酸盐被乳酸菌还原成亚硝酸盐,果汁类可在胃内转化成一氧化氮,胆汁可反流入胃,这些物质都起到抗菌剂的作用。因此,人们普遍认为健康人胃部没有微生物长期定植。1915 年至 1975 年间,研究者陆续在消化性溃疡患者胃部发现了细菌或来源于细菌的尿素酶,因此进一步推断胃部在疾病状态下可能有微生物定植。

表 2-1　胃内微生态研究史上的主要事件

| 时间 | 作者 | 事件 |
| --- | --- | --- |
| 1893 年 | Bizzozero 等[3] | 在狗胃内发现螺旋状细菌 |
| 1906 年 | Krienitz 等[4] | 在人胃内发现"螺旋体"微生物 |
| 1915 年 | Rosenow 等[5] | 在消化性溃疡患者胃内发现"螺旋体"微生物 |
| 1921 年 | Luger 等[6] | 证实胃癌患者胃内有"螺旋体"微生物存在,健康人则没有 |
| 1924 年 | Luck 等[7] | 在狗胃内发现有尿素酶活性 |
| 1932 年 | Applmans 等[8] | 在消化性溃疡和胃癌患者胃内同时发现了螺旋状微生物 |
| 1950 年 | Fitzgerald 等[9] | 消化性溃疡患者胃内尿素酶产生的氨可以中和胃酸 |
| 1959 年 | Lieber 等[10] | 用四环素治疗后的尿毒症患者胃内尿素酶活性降低 |
| 1968 年 | Delluva 等[11] | 动物研究证实胃内尿素酶来源于细菌 |
| 1975 年 | Steer 等[12] | 在 80% 胃溃疡切除标本上发现有细菌 |
| 1981 年 | Meshkinpour 等[13] | 从胃液中分离培养出革兰氏阴性细菌和假单胞菌属(*Pseudomonas*) |
| 1981 年 | *Lancet* 杂志[14] | 在溃疡患者胃液内可检测出大量具抗药性的细菌菌株,其中包括链球菌属(*Streptococcus*)、奈瑟菌属(*Neisseria*)和乳杆菌属(*Lactobacillus*) |
| 1983 年 | Marshall 等[15] | 报道从胃黏膜上成功分离出细菌,即幽门螺杆菌(*H. pylori*) |
| 1988 年 | Sjöstedt 等[16] | 胃液中分离培养出链球菌属(*Staphylococcus*)、双歧杆菌/乳杆菌属(*Bifidobacteria/Lactobacillus*)、微球菌/葡萄球菌属(*Micrococci/Staphylococcus*) |
| 2000 年 | Monstein 等[17] | 以瞬时温度梯度凝胶电泳法检测了胃黏膜微生物种类,发现了肠球菌属(*Enterococcus*)、假单胞菌属(*Pseudomonas*)、链球菌属(*Streptococcus*)、葡萄球菌属(*Staphylococcus*)和口腔球菌(*Stomatococcus*) |
| 2006 年 | Bik 等[18] | 以 16S rDNA 测序法检测胃黏膜微生物,发现了变形菌门(*Proteobacteria*)、厚壁菌门(*Firmicutes*)、放线菌门(*Actinobacteria*)、拟杆菌门(*Bacteroidetes*)和梭杆菌门(*Fusobacteria*)的细菌 |
| 2009 年 | Li 等[19] | 16S rDNA 测序结合定量 PCR(qPCR)法检测了胃黏膜菌群,发现胃内主要菌群为厚壁菌门(*Firmicutes*)及链球菌属(*Streptococcus*) |

此外,样本采集、分离纯化等技术方面的困难也在长时间内阻碍了胃内菌群的研究。直到 20 世纪 80 年代,科学家[13]以分离培养的方式分析了胃液里的微生物,发现了假单胞菌属(*Pseudomonas*)的存在。同年,*Lancet* 杂志[14]报道在溃疡患者胃液内可检测出大量具抗药性的细菌菌株,其中包括链球菌属(*Streptococcus*)、奈瑟菌属(*Neisseria*)和乳杆菌属(*Lactobacillus*)。这些细菌的检出并未引起人们的惊讶,因为胃上通食管、口腔,下接十二指肠,因此,口、咽、鼻、呼吸道、食管以及小肠等部位的细菌均可进入胃内,例如,在这些患者胃内检出的微生物大部分在他们的口腔中也能检出,因此,人们认为这些微生物可能是来源于食物或其他器官的过路菌。

(二) 幽门螺杆菌的发现与胃内微生态的研究

幽门螺杆菌[15]的发现推翻了胃内无长期定植菌的信条。*H. pylori* 产生的尿素酶可以中和胃酸,从而使细菌穿透黏液层,诱发上皮细胞产生复杂的炎症反应,损伤胃黏膜,导致慢性胃炎或消化性溃疡(10%),甚至是胃恶性肿瘤(约 2%)。它们在胃内的定植及所产生的这些后果逐渐受到研究者的关注。

通常情况下一些过路菌可以在胃内建立小的菌落,但并不能定植于胃黏膜组织,且无法与宿主相互作用。因此在那个年代,以分离纯化方式发现的非 *H. pylori* 类微生物是否可以定植于胃黏膜并影响宿主尚不得而知。1988 年,Sjöstedt 等人[16]分析了胃癌患者胃黏膜及胃部肿瘤组织,在这些样本中均发现了微生物的定植,并分离培养出了链球菌属(*Staphylococcus*)、双歧杆菌 / 乳杆菌属(*Bifidobacteria/Lactobacillus*)和微球菌 / 葡萄球菌属(*Micrococci/Staphylococcus*)等。但他们所采用的方法仍然是传统的分离纯化法,这种传统的研究方法具有很大的局限性,因为 80% 以上的微生物不能够被分离培养。

随着基于 16S rRNA 基因的分子生物学方法的不断发展,荧光原位杂交、斑点杂交、变性梯度凝胶电泳、温度梯度凝胶电泳和测序等技术逐渐被应用到微生态学的研究当中。2000 年,Monstein 等人[17]首次采用了瞬时温度梯度凝胶电泳(temporal temperature gradient gel electrophoresis,TTGE)结合 16S rDNA 测序的方法,分析了健康人和 *H. pylori* 相关性胃炎患者的胃组织,发现在胃炎患者胃内 *H. pylori* 数量增加,而健康人胃内也存在一定数量的 *H. pylori*,它与肠球菌属(*Enterococcus*)、假单胞菌属(*Pseudomonas*)等均属于胃内正常菌群。这是首次以不依赖于分离培养的方式分析胃内菌群的一项研究。

2000 年以后,人类微生物组计划及高通量测序技术的发展也推动了胃内微生态学的研究。2006 年,Bik 等[18]研究者首次以 16S rDNA 片段克隆文库测序的方法,对 23 例健康成人胃黏膜定植的菌群进行了分析。他们发现了 1 056 个非 *H. pylori* 的克隆,分属 127 个种系和五大类优势菌属——链球菌属(*Streptococcus*)、普雷沃菌属(*Prevotella*)、罗氏菌属(*Rothia*)、梭杆菌属(*Fusobacterium*)和韦荣球菌属(*Veillonella*)。几年后(2009 年),Li 等[19]以 16S rRNA 基因克隆及测序法分析了 10 名健康受试者的胃内微生物,确定了 1 223 个非 *H. pylori* 克隆,分属 133 个种系和五大类优势属——*Streptococcus*、*Prevotella*、*Neisseria*、嗜血杆菌属(*Haemophilus*)和卟啉单胞菌属(*Porphyromonas*)。同年,Dicksved 等人[20]以末端限制性片段长度多态性分析(T-RFLP)结合 16S rDNA 测序法分析了胃黏膜微生物,发现了 *Streptococcus*、*Lactobacillus*、*Veillonella* 和 *Prevotella*。

2009 年朱鸣[21]针对老年人胃内菌群 16S rRNA 法鉴定胃液及胃组织细菌进行研究,发现约 46%~48% 的老年人细菌培养阳性,约 25% 的老年人有胃内细菌过度生长,与非老年人比较,虽有增多的趋势,但无统计学差异。共分离胃内细菌 69 株,革兰氏阳性球菌及需氧兼性厌氧菌占多数。老年人胃内常见的细菌是:链球菌、大肠杆菌、奈瑟菌,非老年人胃内常见的细菌是:链球菌和大肠杆菌。在胃内分离到的细菌均为口咽部和胃肠道常见菌群,仅分离出 1 种真菌,为白念珠菌。

2011 年,Stearns 等[22]以 16S rDNA 测序法分析得出胃黏膜主要存在厚壁菌门(*Firmicutes*)、变形菌(*Proteobacteria*)门、拟杆菌门(*Bacteroidetes*)、放线菌(*Actinobacteria*)门和 SR1 五大菌门的微生物。2013 年,Engstrand 等[23]通过焦磷酸测序技术分析了 13 例健康人的胃内菌群,发现了 200 个种系的微生物,分属五大势菌属——*Streptococcus*、*Prevotella*、*Rothia*、巴氏杆菌属(*Pasturellaceae*)和 *Veillonella*,并且发现这些菌属在不同个体间差异不大。von Rosenvinge 等[24]以 16S rDNA 测序结合转录测序的方法发现胃液中的微生物包括 *Firmicutes*、*Bacteroidetes*、梭杆菌门(*Fusobacteria*)、*Actinobacteria*、*Proteobacteria* 等。同年,Delgado 等[25]也通过焦磷酸测序法分析了 12 名健康人的胃液和胃黏膜活检标本,发现胃内最丰富的菌属分别为是 *Streptococcus*、丙酸杆菌(*Propionibacterium*)和 *Lactobacillus*。虽然这些研究对象来自不同人群(美裔非洲人、西班牙人、中国人和欧洲人),且个体间差异较大,但其胃内菌群在门和属水平上却具有惊人的相似性。

近 3 年来,随着人们对消化道菌群与宿主相互作用关系的高度关注,胃内微生态的研究也逐渐转向了菌群结构改变与疾病关系的深入分析,特别是与 *H. pylori* 感染、胃癌、胃息肉等疾病相关的胃内菌群改变。

## 三、人体胃内生境与菌群分布

### (一)人体胃肠生境

整个人体是一个总生态系,而胃肠道是这个总生态系的一个组成部分,亦叫大生态系或综合生态系。胃肠道或消化道虽在解剖学上是一个系统,但从微生态学来看,却是一个综合的、复杂的、包括许多物理学和化学方面迥然不同的区域。这些区域就是生态区,而生态区又可分为许多生境、生态点和生态位,甚至还应包括细胞表面上的受体。胃肠道的生态空间结构包括以下方面:

消化道的宏观结构包括口腔、食管、胃、十二指肠、空肠、回肠、盲肠和结肠八个部分。除口腔外,其余各部分都属胃肠道生态系。

1. **食管** 食管长 25cm,具有一般消化管各层的特征。食管黏膜厚 500~800μm,复层扁平上皮从咽部延至食管,在食管与贲门的连接处,复层扁平上皮变为单层柱状上皮,肉眼可见平滑白色的食管黏膜和粉红色胃黏膜的交界处呈锯齿状。

食管黏膜内有两种腺体:食管固有腺和食管贲门腺。

2. **胃** 胃并不是一个单一的生境。不同部位,其生物化学与生物物理学的特性不同。许多动物实验证明,不同部位有不同的微生物定植。按胃内腺体细胞不同,可将胃黏膜划分为三个区域:第一区贲门的环形狭窄区,约为 5mm×30mm,称贲门区,含有贲门腺;第二区域为胃体,含有胃腺或胃底腺；第三区为幽门区,占胃远侧 1/3,含幽门腺。胃黏膜第二区为泌酸区。泌酸区含有壁细胞、主细胞和黏液细胞。此区分泌盐酸、蛋白酶、黏液和内因子等。此区 pH 一般不低于 2~3。其余两区 pH 较高可达 4~5。由于区域的生态学特征不同,其生物群落也不同。

3. **小肠** 小肠是大肠与胃之间的消化管,包括十二指肠、空肠及回肠。

小肠由黏膜、黏膜下层、肌层及浆膜组成。小肠有环状皱襞称为 Kerckring 瓣,即肉眼所见的新月状皱褶,长达肠腔周径的 1/2~2/3。较大的皱襞高达 8~10mm,厚 3~4mm,长 5cm。十二指肠第一段无环状皱襞。皱襞开始于幽门以远约 5cm 处。十二指肠最后一段及空肠近侧部皱襞发达,往下逐渐变小,数量减少,至回肠中部以远即很少见到。

肠黏膜上有无数绒毛,绒毛覆盖于整个黏膜表面,在新鲜状态下,黏膜呈现特有的天鹅绒般的柔软而光滑的外观。绒毛的数量每平方厘米为 10~40 个,以十二指肠及空肠近端最多。

覆盖黏膜面游离的上皮为单层柱状上皮,上皮可分为三种柱状细胞:肠吸收细胞、杯状细胞及基底颗粒细胞。

4. **大肠** 大肠包括盲肠、结肠与直肠。大肠,除直肠外,均不形成与小肠的环状皱襞相类似的皱襞,也不形成绒毛。大肠内部表面光滑,其表面衬贴具有细纵纹缘单层柱状上皮。在大肠中,Lieberkuhn 隐窝(利伯屈恩隐窝)为直管腺,较大,可达 0.5cm,而在直肠则可达 0.7cm。

生境不仅取决于解剖结构,而且也取决于相应解剖结构的生物物理与生物化学性质。胰腺的分泌是受外源生化物质的影响,而胃酸、肠液、各种肠腺的分泌是受内源因素的影响。肠道的生理功能,如肠蠕动、回盲瓣开闭,以及消化、吸收功能也在影响生境的特点。肠内容物的通过速度,直接影响微生物的存在和繁殖。

在这些影响因素中,胃酸、肠蠕动和回盲瓣的作用最突出。小肠上部微生物少,被认为与胃酸将来自口腔及食物的微生物杀灭了有关。此外,与空肠蠕动速度快、微生物停留时间短有关。当然也与胆汁的杀菌作用有关。

在回盲部有大量微生物存在,这与回盲瓣周期性开闭有关。由于肠内容物停留时间长,利于微生物的繁殖。

胃肠道生境可分为以下部分:

按解剖学的区分:①食管:上段、下段;②胃:分泌区、非分泌区;③小肠:十二指肠、空肠、回肠(上段、下段及回末);④大肠:盲肠、结肠。

在上述解剖学的区分中,包括肠黏膜生境与肠腔生境。黏膜生境多为原籍菌定植,肠腔生境则包括原籍菌与外籍菌两方面。

在胃内,个体间胃内细菌差异较大;胃内微生物群落构成与口腔、咽喉部、鼻腔和肠道菌群构成也存在显著不同;胃体和胃窦黏膜因酸性不同可能会导致不同的菌落定植,但研究表明这两个位置上的大部分菌群差别不大。胃黏膜菌群总量高于胃液,而胃液中菌群多样性更高并且两者菌群结构存在明显差异。

按组织学区分:①绒毛生境:绒毛生境是微小生境如生态点或生态位,其中包括微绒毛和糖须。这些生态空间,都拥有微生物定植,如微菌落的形成。② Lieberkuhn 隐窝:隐窝也是一个可以形成微菌落的生态位。

以上是胃肠道生态空间总的概述，具体的生境还有许多微细特征。

（二）正常人体胃内菌群组成与分布

胃肠道各段的微环境不尽相同，在胃肠道各段的微生物定植情况也大相径庭。在结肠内，环境相对温和（pH 5.5~7.0），该部位定植的细菌数量甚至可达 $10^{10}$~$10^{12}$CFU/ml；在小肠内，pH 5.0~7.0，该部位定植的细菌数量达 $10^3$~$10^5$CFU/ml；在胃内，pH 极低（约为 2.0），过去认为胃是一个无菌器官。现在多数研究认为：该部位定植的细菌达 $10^2$~$10^4$CFU/ml。随着 H. pylori 的发现，研究表明胃内存有超过 100 多种的细菌，不同菌种间的相互作用，维系着胃内微生物生态系统的平衡。

目前已有一系列关于胃内非 H. pylori 细菌种类的报道，在门类水平上检测到有厚壁菌门（Firmicutes）、放线菌门（Actinobacteria）、变形菌门（Proteobacteria）、梭杆菌门（Fusobacteria）、拟杆菌门（Bacteroidetes）和芽单胞菌门（Gemmatimonadetes）等细菌。在种属水平上，则是以乳杆菌属（Lactobacillus）、链球菌属（Streptococcus）、普雷沃菌属（Prevotella）、韦荣球菌属（Veillonella）、罗氏菌属（Rothia）、嗜血杆菌属（Haemophilus）、奈瑟菌属（Neisseria）等为主的 69 个种属的细菌，这些细菌和 H. pylori 一起被称为胃菌群（gastric microbiota）。值得注意的是，胃肠道中细菌在胃内定居最少，胃液中细菌浓度为 $10^2$~$10^4$CFU/ml，而结肠内细菌则高达 $10^{10}$~$10^{12}$CFU/ml，这可能是由于胃的快速蠕动和低 pH 等因素导致的。

在不同个体和研究中，胃黏膜菌群组成有差异。Zilberstein 等[26]从健康人体的胃黏膜培养出来的细菌主要是韦荣球菌属、乳杆菌属、梭菌属。利用 16S rRNA 基因测序技术发现胃内存在更多种类的细菌，除螺杆菌属外，主要是链球菌属、普雷沃菌属、韦荣球菌属和罗氏菌属，其中链球菌属最多，可能与该菌的嗜酸性有关，其能够在 pH 为 4 左右的环境中生存并产生过氧化氢[22]。分子方法显示在胃黏膜菌群中占主导地位的是厚壁菌门、变形菌门、拟杆菌门、放线菌门和梭杆菌门。胃黏膜样本中的优势菌门是厚壁菌门和变形菌门，而胃液中最多的门则是厚壁菌门、拟杆菌门和放线菌门。

已发现胃独特的解剖结构和生理条件明显影响胃内菌群，例如来自口腔的细菌可以通过唾液进入胃内。用 16S rRNA 克隆文库方法检测胃黏膜菌群，其中约 67% 的种系型也存在于口腔。同样，含有胆汁和革兰氏阴性杆菌的小肠液逆流到胃内，也可改变胃内环境进而影响菌群组成。理论上胃体和胃窦的酸性环境略有不同，适合不同种类的细菌生长和繁殖。然而，利用 16S rRNA 扩增技术并未发现两部位的细菌组成有明显差别。另外，性别、饮食、H. pylori 感染、抑酸药、抗生素等可能会直接或间接影响胃黏膜菌群的组成及多样性。目前，对胃黏膜菌群的认识仍处于初期阶段，高通量测序技术和宏基因组学方法的应用可以促进对胃黏膜菌群的组成及其特点的了解。

H. pylori 感染对受试者胃内菌群的组成影响较大。研究发现[2]，H. pylori 阳性受试者胃内菌群丰度和多样性下降，在变形菌门中，H. pylori 阴性受试者胃内菌群以 γ- 变形菌门和 β- 变形菌门为主，而 H. pylori 阳性受试者以 ε- 变形菌门为主[12,27]。H. pylori 阴性的受试者胃内存在圆柱状真杆菌（Eubacterium cylindroides）、普雷沃菌属、球形梭菌（Clostridium coccoides）和柔嫩梭菌

（*Clostridium leptum*），而这些细菌在 *H. pylori* 阳性受试者胃内并不存在[10]。此外，*H. pylori* 阳性受试者胃内变形菌门、螺旋菌和酸杆菌门（*Acidobacteria*）丰度增加，而厚壁菌门、放线菌门和拟杆菌门丰度下降[6,13]。除 *H. pylori* 外，其他螺杆菌感染也能改变受试者胃内菌群的组成，Peng 等[31]报道了猪螺杆菌（*H. suis*）、猫螺杆菌（*H. felis*）两种非 *H. pylori* 螺旋杆菌与 *H. pylori* 同时感染时，与 *H. pylori* 单独感染相比，产亚硝酸盐细菌（如链球菌属、奈瑟菌属、嗜血杆菌属、韦荣球菌属、梭菌属等）等感染率显著降低。而其机制与 *H. pylori* 感染相似，非 *H. pylori* 螺杆菌抑制胃酸分泌有关。由此可见，遗传背景对胃内菌群的影响较小，而 *H. pylori* 感染可能是影响胃内菌群组成的关键因素[28]。

## 四、胃肠道菌群的黏附、定植与演替

### （一）胃肠道菌群的黏附与定植

黏附（adhesion）是细菌与宿主细胞接近的第一步，微生物与细胞之间微生态学效应必然是从这第一步开始。黏附是细菌的黏附素与细胞上的特异性受体，在双方的基因决定下，综合产生的效果。黏附是长期历史进化过程中产生的生态学特性，其特点是特异性和生理性。

细菌与宿主细胞密切接触，通过黏附机制进行细菌与宿主细胞间信息传递，保持细胞和生物体的生态平衡和"三流运转"。

1. **黏附效应**　黏附效应非常广泛，就目前已确切认识到的事实有如下方面：

（1）细菌可以产生具有特异性的黏附素或黏附因子在黏附过程中发挥重要作用。如乳酸菌表面由脂磷壁酸（LTA）、完整肽聚糖（WPG）、多糖和表层蛋白（SLP）构成，这些物质在细菌黏附和定植中起到黏附素的作用。

LTA 是两性分子由 1,3- 二磷酸和黏质构成，能通过脂结构与细胞膜连接。SLP 是细菌表面排列整齐的蛋白质，有一些还被糖基化或磷酸化。SLP 的功能是保持细菌细胞外形、屏障防卫、分子筛作用、抗体形成、提供酶的附着结构和黏附于宿主细胞的作用。

（2）消化道上皮细胞具有的特异性的黏附素受体是除细菌具有特异性的黏附素外，还必须有宿主细胞相应的特异性黏附素受体，才能黏附成功的另一个必要条件。黏附物与受体结合是特异的。不同黏附素只能与其相对应的特异性受体才能产生。黏附作用经胰蛋白酶或过碘酸处理肠黏膜上皮细胞，双歧杆菌黏附能力大为下降，说明黏附素受体可能是糖类或黏蛋白。乳酸菌黏附受体与 D- 甘露糖有关。

（3）黏附还须具有足够的菌量，具有群体效应，黏附才能够牢固，乳酸菌黏附细胞的过程易受各种内外环境因素，如食物种类、服用药物、黏液和宿主健康状况、细菌动力、细菌自身凝集和疏水性等的影响。

2. **黏附对宿主生理功能的作用**　消化道益生菌的黏附和定植能够增加肠道对外界致病菌的抵抗力，防止条件致病菌易位，使宿主具有调整菌群平衡、控制内毒素血症、抗肿瘤、抗衰老、免疫和营养等生理作用。

（1）定植（colonization）：定植是益生菌生长发育的前提。定植是在黏附前提下发生的第一个生理功能。

（2）免疫：有机体适应环境在黏附事件发生后，宿主首先的反应是免疫，生物体不仅要产生正常的免疫反应，而且要发出避免产生的超敏反应或免疫力低下的信号。益生菌对不良的免疫反应、炎症反应及过敏反应有下调作用。

（3）保护消化道黏膜：细菌在定植后在黏附机制共同调控下形成肠黏膜表面微生物膜（microbial membrane），防止外籍菌入侵，保持肠黏膜健康。新生儿出生时胃肠道是无菌的，但出生后外界细菌逐渐进入体内，有的细菌和肠道黏膜细胞有一定的亲合力，通过黏附和定植，成为常驻菌。有的没有亲和力，不能黏附和定植，成为过路菌。肠道上皮细胞的表面空间被肠道正常菌群如厌氧菌占位，空间满了以后，后来的菌群如致病菌很难挤进进行黏附、定植而引发感染。已占位的正常菌群通常在肠黏膜表面形成一层菌膜，所以又称膜菌群。黏膜表面微生物膜通过阻止病原菌与黏膜受体结合发挥生物屏障作用。如果已经黏附和定植的膜菌群由于特殊原因，如外科手术、进行放化疗、使用激素和抗生素等因素，就会减少或全部被清除，这种情况下，会给致病菌或一些耐药菌可利用的空间，进而引发感染的发生。

消化道正常菌群能够长期生存必须对消化道黏膜具有黏附能力。黏附是细菌在消化道长期定植并存在的必要条件，益生菌其自身产生的黏附素帮助其与肠黏膜上皮细胞受体结合，然后占位定植。乳杆菌黏附定植于肠黏膜上皮细胞表面后，可以形成一层"膜菌群"，一方面，通过竞争性的占位与肠黏膜上层的黏蛋白以及肠黏膜上皮细胞受体结合，抑制其他条件致病菌和致病菌的黏附和侵袭，并且通过调节黏膜免疫系统，产生分泌型免疫球蛋白 A（secretory immunoglobulin A，sIgA）来除去病原菌的黏附与损伤；另一方面，黏附定植后的乳杆菌可以产生大量的有机酸、细菌素、过氧化氢以及小分子的抗生素等来抑制病原菌的黏附、生长和繁殖，从而发挥生物屏障效应。

（4）调整肠功能：益生菌对肠功能有调节作用。对消化、吸收、肠蠕动、解毒作用、通透性和防止感染等具有双向调节作用。

（5）黏附与细胞间信息传递：细菌和细胞之间，在黏附以后发生复杂的细胞通信，并形成通信网络。细菌本身要发生复杂的信号传递，细胞也要发生复杂的信号传递，两者形成网络系统，保持细菌与细胞间的动态平衡。细菌与细胞黏附后就打开了细胞通信通道，首先是通过第一信使激素样物质、$Ca^{2+}$ 通道诱导细胞内的第二信使（cAMP、cGMP），启动细胞的生理活性，体现益生菌的生态效应。主要表现在诱导细胞因子的产生。无论细菌因子还是细胞因子都是调节性的，并且都是在信号传递中完成的。

（6）乳酸菌对消化道黏膜的黏附与定植：乳酸菌的抑菌活性可以帮助该菌达到消化道定植的目的，而定植必须首先黏附于消化道黏膜表面。选择性黏附是消化道正常菌和致病菌的普遍性质之一，致病菌的致病机制与其黏附能力有关。乳杆菌的表面黏附性呈高度菌种专一性，不同的乳杆菌对消化道上皮细胞的黏附能力有很大不同，具有宿主特异性。从人粪便中分离出的双歧杆菌对人肠黏膜的黏附能力明显强于其对牛肠黏膜的黏附能力。从啮齿动物中分离的乳杆菌菌株只能黏附定植于啮齿动物的消化道上皮，从家禽中分离的乳杆菌菌株只能黏附定植于家禽消化道上皮，说明乳杆菌的黏附具有较强的宿主特异性。

乳杆菌主要通过菌的酸性多糖黏附于上皮细胞而发生定植。研究表明,大部分细菌的细胞壁和宿主细胞膜不直接接触,它们之间有几十皮米的间距,其间充满来源于细菌的细胞壁和宿主上皮细胞的纤丝状物。细菌和宿主通过这些丝状物保持密切接触。这些丝状物除菌毛以外,还有纤维样化学物质,从宿主细胞伸向细菌的周围,似将细菌包围起来,这些纤维样物质也称糖须或糖被。包容于糖须或糖被内的细菌与宿主肠黏膜上皮细胞紧密黏附在一起,细菌的生理和代谢活动与宿主细胞密切相关,甚至融为一体。

(二)胃肠道菌群的生态演替

婴儿出生后,肠道内细菌经历从"无"到"有",从"简单"到"复杂",在 2~3 岁时趋于稳定并接近成人水平。成年期非常稳定;老年期,肠道内的细菌多样性减少、优势菌种改变、有益菌比例减少、促炎细菌比例上升,被称为婴儿时期的"逆过程"。老年人各种生理功能的衰退、疾病易感性增加与胃肠道菌群改变关系密切。胃肠道菌群从出现到峰顶群落阶段,叫作胃肠道菌群初级演替(primary succession of intestinal flora)。

微观生态演替的定义是指正常微生物群,在自然和人工因素影响下,在其植物、动物及人类宿主机体解剖部位的生态空间中发生、发展和消亡的过程。

1. **演替的来源**　胃肠道微生物群落的来源是母亲、周围人及周围环境。据报道,阴道微生物群落是胎儿微生物群最常见的来源。

新生儿正常微生物的形成,与分娩方式有关。正常分娩肠道多为厌氧菌定植,而其中脆弱拟杆菌(是成人优势菌)占 61%,但在剖宫产分娩时,厌氧菌减少,而脆弱拟杆菌只有 9%。这说明,肠道的菌主要来源于母亲的阴道菌群(Simon 与 Gorbach,1986)。

2. **演替的途径**　胃肠道正常微生物群的演替途径为口腔与肛门。口腔是主要途径。有的报道指出,具有先天性肠梗阻的新生儿,其肠道近端先出现肠菌群,而远端却自然保持无菌。另外,有的报道发现,对先天性肛门闭锁的新生儿,在手术后发现结肠内已经发现双歧杆菌。这些实例说明,演替的途径,主要是经口,但也不能排除经肛门上行的可能性,因为出生后胎便内也常可发现双歧杆菌或其他肠道菌。

3. **演替的次序**　肠道正常肠菌群的演替次序是先需氧或兼性厌氧菌,然后才是专性厌氧菌。新生儿肠道内由于吞咽或肠黏膜毛细血管的弥漫而充满了氧气。在此时,专性厌氧菌是不能生长繁殖的。但是,需氧菌或兼性厌氧菌在这个生境内却可迅速生长。新生儿肠道内,在出生后早期,常有大量的大肠杆菌、肠球菌、葡萄球菌及念珠菌生长,其密度远远超过其在峰顶群落中的数量。这些菌生长后,消耗了生境内的氧气,降低了 pH 与氧化还原电势(Eh),从而为专性厌氧菌开了路,使之大量繁殖起来。在氧气极端减少时,许多兼性厌氧菌仍可存在或少量繁殖,但在氧气再度增加时又可大量繁殖,消耗氧气,促进厌氧菌生长。如此反复过程,逐渐形成峰顶群落。我们利用兼性厌氧菌的蜡样芽孢杆菌(*B. cereus*)研制的活菌制剂就是根据这一自然规律而制成的。许多兼性厌氧菌,除了消耗氧以外,还可作为机会菌感染(opportunistic infection)的原因菌,常常引起如腹泻等疾患,但用促菌生替代自然的随机的兼性厌氧菌,则既可完成演替过程,又可避免致病的可能性。

先产生的是大肠杆菌和肠球菌等兼性厌氧菌,而专性厌氧菌双歧杆菌(*Bifidobacterium*)、梭菌属(*Clostridium*)、拟杆菌属(*Bacteroides*)和韦荣球菌属(*Veillonlla*)都是后出现的[29]。这就是演替次序的具体表现。

**4. 微生态演替的过程**

(1)初级演替:宿主从出生时的无菌到其体表体内正常微生物群达到第一次高峰的阶段。

(2)次级演替:微生态系或微群落,如因自然的或社会的因素影响,正常微生物群被全部或部分排除,因而出现的微生态系或微群落的重建过程。自然次级演替,如一恶劣的自然环境(极地考察、外空飞行)条件下,引起正常微生物群的微生态失调和这种失调的恢复过程。社会次级演替(人工次级演替),如一切不利于动植物及人类的社会干预,都可引起正常微生物的演替。这些不利的社会干预如:使用农药、抗生素、同位素、机械作用等。

(3)生理性演替:人、动物及植物的一切生理变化,都会引起其正常微生物群的变化,这种变化就叫生理性演替。生理性演替是研究病理性演替的基础。

(4)演替峰顶(succession climax):演替峰顶是在一个单一的生境内微生物群落由初级演替、次级演替或生理性演替形成的,在一定时间内持续的稳定状态。峰顶是微生物群在一定时空中的持续和稳定的定性及定量结构,以及因而表现出来的功能结构的总和。

在微生态学中有生理性峰顶(physiological climax)及病理性峰顶(pathological climax)之分。以宿主解剖部位为生境的正常微生物群,在宿主机体正常时,就表现为生理性峰顶;在宿主机体异常时,就表现为病理性峰顶。例如,正常人类宿主机体的结构菌群多表现为生理性峰顶,如果患了慢性结肠炎,其肠菌群就形成了病理性峰顶。

峰顶是演替到最后阶段,微生物群落与其生境达到平衡,趋于稳定的动态状态。生理性峰顶群落有以下特点:①种群多:与群落初建阶段或峰顶前期相比,种群数多,即多样性高。②质量增加:峰顶前期质量低,而峰顶期质量高。③负反馈占主导地位:峰顶前期正反馈占主导地位,因而不稳定,峰顶期负反馈占主导地位,所以稳定。④生理功能最佳:对宿主的营养、免疫及生物拮抗等作用都处于最佳状态。⑤高度结构化和复杂程序:峰顶群落处于高度结构化,并且复杂而有程序。⑥峰顶是演替不是衰退。

**5. 演替的影响因素** 演替的影响因素很多,其中起主要作用的有以下方面:

(1)哺乳方式:哺乳方式的不同,常可影响肠菌群的组成。母乳营养儿较人工营养儿多的菌有双歧杆菌、优杆菌、乳杆菌、巨球形菌和葡萄球菌,较人工营养儿少的菌有拟杆菌、消化球菌、链球菌(肠球菌)、韦荣球菌、穿透梭菌及其他梭菌,详见表2-2所示。

母乳营养儿肠菌特征取决于双歧杆菌占优势。双歧杆菌可发酵葡萄糖产生乳酸与醋酸,降低肠内的 pH 与 Eh,利于厌氧菌生长。不利于需氧菌或兼性厌氧菌生长。双歧杆菌具有抗感染作用,故母乳营养儿不易患婴儿腹泻或肠炎。

影响婴幼儿肠菌群的演替与组成的重要因素之一是母乳。母乳中含有促进双歧杆菌生长的双歧因子(bifidus factor)。此物为 5 种含氨的葡萄糖。如果加在牛奶中,也可使牛奶具有母乳的性质。

表 2-2　母乳营养儿与人工营养儿粪便菌群比较(光冈,1979)(lgn/g)

| 菌群 | 母乳儿(30例) | 人工儿(30例) | 显著性 |
|---|---|---|---|
| 总菌数 | 10.9 ± 0.4 | 10.9 ± 0.3 | |
| 拟杆菌 | 9.0 ± 1.4(70) | 9.9 ± 1.1(100) | +++ |
| 优杆菌 | 9.7 ± 0.5(30) | 9.5 ± 0.7(77) | ++ |
| 消化球菌 | 9.6 ± 0.6(23) | 9.9 ± 0.7(80) | ++ |
| 双歧杆菌 | 10.7 ± 0.9(100) | 9.3 ± 0.8(87) | +++ |
| 链球菌 | 8.0 ± 1.5(100) | 9.8 ± 0.6(100) | ++ |
| 肠杆菌科 | 8.7 ± 1.3(100) | 9.5 ± 0.5(100) | ++ |
| 乳杆菌 | 7.1 ± 1.9(77) | 6.5 ± 1.9(77) | + |
| 韦荣球菌 | 7.2 ± 2.2(83) | 9.4 ± 0.7(63) | ++ |
| 穿透梭菌 | 8.9 ± 0.5(7) | 9.6 ± 0.7(7) | + |
| 其他梭菌 | 5.8 ± 1.6(17) | 9.0 ± 0.7(50) | +++ |
| 巨球形菌 | 9.1 ± 0.9(13) | 8.4 ± 0.8(13) | + |
| 葡萄球菌 | 6.0 ± 1.5(97) | 5.1 ± 1.8(100) | + |
| 棒状杆菌 | 3.9 ± 1.2(10) | 6.8 ± 3.1(33) | − |

(2)换食:幼儿断奶和改为固形食物时,菌群发生生理性更替,婴幼儿的菌群亦随之转为成人菌群,许多微生物只能定植于断奶之后。在小鼠与大鼠,酵母与乳杆菌定植于胃黏膜上皮细胞,分节的丝状菌定植于肠黏膜上皮细胞都是断奶之后。因此,可以认为断奶之前,初级演替并未完成,只在断奶之后才形成峰顶群落。

(3)年龄:年龄是胃肠道菌群演替的一个重要因素。各个年龄组的肠菌群不同,除了年龄增长本身的因素之外,食物、环境及其他宿主的生理因素都可影响演替的状态。青壮年在生理条件下其菌群比较稳定,但儿童和老年时期则有明显变化,这种变化应该说来源于年龄因素。儿童时期,双歧杆菌与乳杆菌多,而肠杆菌、肠球菌与梭菌少;老年人则相反。这种年龄波动,都属于肠菌群的生理性演替。

(4)其他生理因素:出牙、换牙、月经、妊娠、掉牙等生理变化,胃肠道生态系都有一定变化,肠道菌群和大便菌群也都表现出一定的生理性的生态演替。

## 五、胃肠道微生态平衡及其正常菌群的生理作用

### (一)胃肠道微生态系统及微生态平衡

1. **胃肠道微生态系统**　微生态系统(microecosystem)的概念是在一定结构的空间内,正常微生物群,以其宿主(人类、动物、植物)组织和细胞及其代谢产物为环境,在长期进化过程中形成的能独立进行物质、能量及基因相互交流的统一的微生态系统。这个定义的核心是生物与环境的对立统一。生物指的是宿主体内的所有正常微生物群,环境指的是人类、动物与植物的组织和细胞及其

代谢产物。这个统一体的内涵是物质、能源及基因交流。统一体的关键是"统一",统一是指生态系统是一个完整的整体。微生态学与宏生态学的一个重要区别在于,一个是以生物体为环境,另一个主要以外界(物理的、化学的和生物的)为环境。

生态系统这个概念,在生态学中是最重要的概念之一,在微生态学中,对一定部位的生理、病理生理、病理解剖、感染、免疫及疾病的防治,都必须考虑该部位生态系的功能与结构。正常微生物群与局部生理系统如消化、呼吸、循环、泌尿、生殖、口腔、阴道等系统或器官功能是相互依存的。许多口腔、呼吸道、消化道、泌尿道的炎症与感染也都存在着不同程度的生态系的生态失调或菌群失调。

人体微生态系统的特征表现是:①复杂的微生物群落(菌群);②存在于黏膜、皮肤等体表部位;③受宿主遗传背景影响或控制;④受栖居部位微生境特征的影响或控制;⑤其演变受微生态学规律的支配;⑥参与人体生命过程,使人体表现出"微生物相关特征"(MAC)。

2. **微生态平衡** 微生态平衡是微生态学中的核心问题,只有对微生态平衡有了正确的认识,才能正确地了解微生态失调,才能合理地采取生态防治措施,使微生态失调重新恢复平衡。现代农药、医药、食品及日常生活用品对微生态平衡的影响如何必须靠微生态学研究。同时,要想保持人、动物和植物的健康发育及最佳生理状态,也必须重视微生态平衡。

(1)微生态平衡的概念:微生态平衡是在长期历史进化过程中形成的正常微生物群与其宿主在不同发育阶段的动态的生理性组合。这个组合是指在共同宏观环境条件影响下,正常微生物群落各级生态组织结构与其宿主(人、动物和植物)体内及体表的相应生态空间结构正常的相互作用的生理性统一体。这个统一体的内部结构和存在状态就是微生态平衡。

这一概念从微生物与其宿主统一体的生态平衡出发,来考察与研究微生物与微生物、微生物与宿主,以及微生物与宿主和外界环境的生态平衡问题。生态平衡是具体的,不同发育阶段、不同年龄、不同种属、不同生态空间都有其特定的生态平衡。同时,生态平衡是生物生理性过程。这一过程是以宏观环境(化学、物理和生物的)为条件,微生物与宿主相互作用的结果。

(2)微生态平衡特点:稳定性(stable)、动态性(dynamic)、生理性(physiology)、联系性(correlational equilibrium)、阶段性(concrete equilibrium)

(3)微生态平衡的影响因素:影响胃肠微生物群落生态平衡的因素主要来自宿主、环境和微生物三个方面。

1)宿主方面:胃肠道大生态系的许多峰顶群落的种群水平和演替过程受宿主影响的因素很多,其主要方面如下:

①胃酸:胃酸是调节胃内微生物群落的重要因素。胃酸减少与胃内细菌增加是一致的。由于胃酸能将大部分来自口腔、呼吸道及食物的微生物有选择地抑制和杀灭,因而才形成胃内的特征性微生物群落,胃酸的多少或有无,还对近端小肠的微生物群落有影响。胃酸减少或无酸,都会使近端小肠的微生物含量增加。

质子泵抑制剂(PPI)可能存在着干扰菌群平衡和发生肠内感染和腹泻的风险,奥美拉唑能有效减少 *H. pylori* 相对丰度,增加变形杆菌属、厚壁菌门和梭菌属的相对丰度。PPI 使用者胃中 pH 升高,更易感染其他非 *H. pylori* 菌落。PPI 使用导致乳杆菌属(*Lactobacillus*)的减少,而酵母菌和其他真菌随之过度生长。

②蠕动：胃和小肠蠕动的速度直接影响上消化道微生物群落的定性与定量结果。

肠蠕动缓慢，不仅可导致小肠上部细菌过生长综合征，而且可引起局部感染。回盲瓣的开闭周期，明显影响肠菌群的生态平衡。过早或过迟开放都会引起肠菌群失调。

③胆汁：胆汁是调节肠菌群组成的因素之一。在试管内某些肠菌群成员可被低浓度的未结合的胆汁酸抑制。但是在体内胆汁酸的作用尚未明确。小肠内未结合胆汁酸含量较低。许多实验证明，调节肠菌群的主要应该是结合胆汁酸。但是，这方面尚缺乏实际证据。

结合胆汁酸对定植于小肠菌群组成的影响主要是对外籍菌的抑制，而对原籍菌尚未发现有抑制。结合胆汁酸对由食物及上部生境如口腔、胃，下部生境如回肠、盲肠和结肠来的外籍菌有抑制作用。在肝脏疾病时，由于胆汁分泌异常，常导致小肠上部细菌过生长综合征。

脱结合的胆汁酸，正常情况下主要存在于大肠，其调整肠菌群组成的作用也主要发生在大肠，但以何种方式起作用，尚待证实。

④黏液：胃肠道的菌群大部分存在于黏液中，因而其组成受黏液的调节。某些由人或动物肠道分离的细菌具有水解黏液的酶。这些菌可把黏液作为碳源和能源。无菌动物分泌在粪便中的黏液多于普通动物，说明细菌可以利用黏液，在上皮细胞表面有肠腔内的黏液都有大量的细菌定植，因而可以认为黏液是肠菌群组成的重要影响因素。

⑤免疫：宿主的免疫是控制胃肠道正常微生物群的重要因素。正常菌群可刺激宿主产生轻度免疫反应，从而给其本身的繁殖规模设下了限制。

非特异性免疫也在起调节肠菌群作用。巨噬细胞与多形核白细胞在普通动物的肠黏膜的基底层内大量存在。这些细胞在遇到不受欢迎的外籍菌时，将发挥强大的吞噬活力。在大鼠的 Lieberkuhn 隐窝内的帕内特细胞，在结构上与功能上都具有吞噬作用。无论特异性免疫，还是非特异性免疫都表现为保护原籍菌，抑制外籍菌的作用。

⑥肠菌群对性激素的代谢：肠菌密切地参与胆固醇的肠肝循环的代谢。与胆汁酸相同，这些激素也在肝脏结合，随胆汁分泌，经肠道菌脱结合后，在肠道再吸收，进行肠肝循环。在正常情况下，大约 60% 的循环雌激素是以葡萄糖醛酸形态被结合了，并排泄于胆汁中。在细菌的 β- 葡萄糖醛酸酶与硫化酶的催化下脱结合，然后才能进入黏膜上皮细胞的再吸收阶段。在黏膜细胞内游离的雌激素可以再结合成雌三醇 -16- 葡萄糖醛酸或雌三醇 -3- 葡萄糖醛酸。后者不进行肠肝循环，并迅速排泄于尿中。尿中的存在证明在肠道再吸收的存在，因为此化合物只在黏膜上皮细胞上有。肠道病变，势必将影响这一正常机制。

此外，黄体酮和雌激素也存在肠肝循环。这些激素的代谢可因口服氨苄西林、青霉素或新霉素等抗生素而被改变，检测指标下降。这说明肠菌群在起作用。因此，宿主的性激素代谢，也是生态平衡的一个影响因素。

2) 环境方面：环境的因素多半是通过改变宿主的生理功能，间接影响胃肠道微生物群落。环境、宿主和微生物三者动态的平衡是保持微生物种群组成的基本因素。一切极端的环境变化，都会影响菌群的变化。在航天人员和极地人员，都已证明肠道菌群的组成有变化。宇航员的肠菌群检查发现产物消化球菌（*Peptococcus products*）减少，而多形拟杆菌（*Bacteroides thetaiotaomicron*）却明显增加。极地驻地人员的肠菌群发现总菌数减少。这些事实说明，环境的作用是不可忽视的。

作为环境的一个因素，食物的影响作用是存在的，但是在一般情况下不明显。在胃内，胃酸能杀灭大部分外来菌群，但仍有少部分菌能适应这个酸性环境，并有机会定植于胃或肠道中，随着饮食成分的改变，胃内菌群结构也发生相应改变。给予大鼠非纯化饮食后，其胃黏膜 *Lactobacillus* 水平要比纯化饮食大鼠要高，并且与 Toll 样受体 2（Toll-like receptor 2，TLR2）mRNA 水平负相关。

长期或戏剧性地改变食物结构，肠菌群组成的变化，没有明显的差异。例如对大肠癌的研究证明，长期吃高牛肉含量食物的居民，其肠菌群中的拟杆菌有所增加，但不明显，或者说还不能确定这种差别有何意义。然而，这些居民的粪便的酶系统却有有意义的改变，亦即对高发大肠癌负有责任。在动物实验中发现，猪、小鼠在饥饿时，可改变其肠菌群的原籍菌在上皮细胞表面的定植状态。因此，可以认为食物对肠菌群是有影响的，但这方面的科学资料尚待积累。

3）微生物方面：微生物群落的各个种群在建立峰顶群落的组成上肯定起重要作用。这种作用包括保持群落的稳定性和结构性。具体说，正常微生物具有排除侵入原籍菌生境的外籍菌的作用，同时保持原籍菌的正常特性。

这些作用来源于细胞素、抗生素营养竞争，以及诸如挥发性脂肪酸和 $H_2S$ 等有毒的代谢终末产物和低的氧化还原电势（Eh）等。

细菌素可以排除种内的细菌，抗生素可以排除种间的细菌。挥发性或非挥发性的短链脂肪酸是专性厌氧菌的终末代谢产物，对外籍菌的需氧菌或兼性厌氧菌有抑制作用，这对肠道微生物群落演替或保持峰顶群落结构起重要作用。低的 Eh，也是支持厌氧菌抑制需氧菌的重要因素。由厌氧菌产生的 $H_2S$ 对大肠杆菌种群的规模有控制作用（Freter，1977）。

*H. pylori* 在胃内占绝对优势的样本中，非 *H. pylori* 序列显著降低，而且菌群多样性降低。螺旋体属与 *H. pylori* 间呈正相关，而拟杆菌门、绿弯菌门、蓝藻菌、梭菌属、浮微菌门、β- 变形菌和 γ- 变形菌及疣微菌门与 *H. pylori* 呈负相关[30]，也有研究认为胃内 *H. pylori* 存在与否，以及胃内 pH 水平，对胃内菌群种群构成并无影响，但可能提高个体间胃内菌群的变异性。

胃黏膜菌群和 *H. pylori* 之间可能通过竞争营养和空间或影响抑菌肽分泌、改变宿主胃生理环境等直接或间接相互影响。目前，关于胃黏膜菌群的研究仅局限于优势菌种组成及其与 *H. pylori* 的关系、一种或几种细菌在疾病中的作用，对菌群的整体组成及其在胃部疾病中的动态变化和作用机制仍不清楚；菌群（包括 *H. pylori*）、宿主和环境之间的相互作用亦不清晰，这些问题有待进一步研究探索。随着这些问题的解决，我们可以更加全面地认识胃黏膜菌群结构及其与胃部致病菌 *H. pylori* 之间的相互作用，这将为胃部疾病预防措施和治疗方法提供新思路。

（4）胃肠道微生态平衡的标准：微生态平衡应包括微生物与宿主两个方面。过去，长期以来侧重微生物群本身的表现不能全面反映微生态平衡的本质，这是不足的。

1）微生物方面：微生态平衡在微生物方面的标准应该包括定位、定性、定量三个方面。这三个方面不是彼此孤立的，而是同一事物的三维结构。

①定位标准：是指生态空间。对正常微生物群的检查首先要确定位置。微生态平衡的标准首

先应包括定位的检查结果。定位的标准极为重要,但实际上却很难获得可靠的定位标准的信息。

②定性标准:是指对微生物群落中各种群分离与鉴定,就是确定种群的种类。

③定量标准:是指对生境内总菌数和各种群活细菌数的定量检查。定量检查是微生态学的关键技术,可以说,没有定量检查,就没有现代化的微生态学。优势菌往往是决定一个微生物群生态平衡的核心因素。定量检查是确定原籍菌还是外籍菌的重要方法之一。

2)宿主方面:微生态平衡的标准必须与宿主不同发育阶段及生理功能相适应。这就是微生态平衡的生理波动。人类、动物和植物都存在年龄上的波动,确定标准时必须考虑到年龄特点,年龄因素是微生态平衡的重要参数。宿主的一定生理功能均伴随微生态平衡的变化,微生态平衡的标准明显受宿主生理功能的影响。

(5)对微生态平衡标准的评价:微生态标准的评价是综合的,评价已取得的标准必须考虑以下方面:

1)对正常值的评价:任何正常值均有许多条件限制,正常值的限制主要有以下三个方面:宿主因素(发育阶段及生理功能)、微生物因素(初级演替、次级演替、易位和易主)、方法因素。

2)对宿主的评价:宿主年龄、生理状态、病理状态、宿主对环境的适应性,都应考虑在微生态平衡的标准条件内。

3)评价方法

①胃肠道菌群的评价:不同种类的细菌在丰度和数量上的此消彼长构成了微生态系统演化的基础。通过对不同种类细菌定位、定性和定量的测定,可以很好地反映一个系统是否健康,是否需要人工干预等诸多的问题。

②黏膜状态评价:肠道通透性增高时,很可能发生细菌易位和内毒素易位,从而引起肠源性感染,多脏器功能不全等严重后果。通常可以检测尿乳果糖甘露醇比值(L/M)、血浆内毒素、血浆D- 乳酸、血二胺氧化酶(DAO)、肠上皮电阻(TEER)、组织学等用于肠黏膜状态的评价。

③菌群代谢物评价:检测肠内短链脂肪酸(SCFA)、肠道腐败物氨、硫化物、吲哚、粪臭素等。也可以通过代谢组学研究肠道菌群的代谢物构成、含量等。

④免疫状态评价:主要集中于对肠道免疫网络中一些重要因子和细胞的测定。在微生态研究的背景下,目前人们的选择主要集中于对 IL-2、IL-10、肿瘤坏死因子 -α(TNF-α)、sIgA、T 淋巴细胞亚群等进行测定;对于细胞因子和抗体,人们多使用酶联免疫吸附试验(ELISA)进行测定。如 $CD3^+$、$CD4^+$ 等。

⑤营养状态评价:对宿主的膳食底物如多糖、寡糖、营养素的摄入进行评价。

### (二)胃肠道菌群的生理作用

胃肠道大生态系对宿主胃肠道的组织胚胎、解剖结构及生理等都有明显影响。在普通条件下(有菌世界)生存的人或动物,与正常微生物群有联系的特征是宿主保持生态平衡、生长发育必需的条件。

1. **参与宿主的发育**　正常微生物与宿主的组织学与解剖学结构有密切关系。通过与无菌(germ-free,GF)动物的研究比较,至少以下特征是有意义的。

（1）盲肠：无菌动物的盲肠较普通动物明显增大，在啮齿类动物几乎可增大 10 倍，可占动物总体重的 30%。GF 大鼠盲肠（湿重）是无特定病原体（specific pathogen free，SPF）级大鼠 5 倍。其盲肠增大可能是由于肠道缺乏必需的微生物群降解大分子酸性蛋白，使肠腔内胶体渗透压升高，盲肠沉积水分，水分生成大于吸收所致。研究显示：与 SPF 级大鼠相比较，GF 大鼠肠道微绒毛更加细长、规则，隐窝细胞更浅；盲肠肌壁变薄；胸腺内淋巴细胞更少。这个现象的原因尚不清楚。有人提出可能是由于在正常动物可被微生物降解的一些化合物，在无菌动物则原样存在于肠道内，引起渗透压的改变，从而出现水的潴留所致，但目前尚缺乏充分的实验证据。

将有菌小鼠的盲肠细菌移植到 GF 小鼠肠道后发现，GF 小鼠出现体质量增加，说明肠道菌群在代谢及能量平衡方面有着非常重要的作用。肥胖是一种低度炎症反应，可以导致血清中炎症因子增多以及脂肪组织中炎症细胞浸润，究其原因，可能与血中脂多糖（lipopolysaccharide，LPS）增多有关。

（2）小肠黏膜：无菌动物的肠壁变薄，细胞数减少，肠绒毛变尖、变小，隐窝变浅，因而实际上黏膜表面积也减少了，重量也变轻了。在形态学上，黏膜细胞多由柱状变为杯状，而且大小与形态趋于一致。基底层只有少量淋巴细胞与巨噬细胞存在。由于没有微生物存在，免疫刺激小，浆细胞已消失，派尔集合淋巴结（Peyer's patches）变小，只有少量生发中心。与普通动物相比较，细胞转化速度降低。用 $^3$H 胸腺嘧啶标记的黏膜细胞由隐窝转入绒毛，需要普通动物的 2 倍时间。

（3）胃：研究者在研究 *H. pylori* 动物模型时发现，在相同实验条件下将 *H. pylori* 植入 GF 小鼠和 SPF 小鼠胃内，GF 小鼠体内有定植，而 SPF 小鼠体内无定植，由此证明以乳杆菌为主的正常优势菌群可有效地抑制 *H. pylori* 在胃内的定植。相似的研究成果也证明，GF 乳鼠服用干酪乳杆菌发酵乳后对轮状病毒所致腹泻具有保护作用，可以减轻轮状病毒接种后 2~5 天内小肠的感染以及减轻腹泻症状。运用 GF 动物进行细菌在上皮细胞表面附着机制的研究，了解细菌易位进入内脏器官以及促进或限制细菌在动物体内定植的规律，体现其在胃肠道微生态研究方面的重要性。

**2. 影响宿主的营养** 胃肠道正常微生物群对宿主的营养作用已得到广泛的认识。宿主的维生素、氨基酸、脂质和碳水化合物，都可从其正常微生物群获得。正常微生物的确参与了宿主的营养素的消化、合成与吸收。

（1）维生素：微生物可向宿主提供维生素 $B_1$、$B_2$、$B_6$、$B_{12}$，泛酸及叶酸等，还可提供维生素 K。

（2）碳水化合物：微生物具有几乎与宿主同样多的碳水化合物酶，而且有些酶宿主缺乏，微生物有，如溶纤维素酶等。无菌动物的盲肠内粪便量增加，主要是因为纤维性食物不能被降解，而且口服某些抗生素可使粪便量增加，这是因为消灭了能降纤维素的细菌。

反刍动物，80% 以上纤维素消化都是靠瘤胃内的微生物。在单胃动物的盲肠或人，微生物可向宿主提供 25%~35% 的因为细菌酶降解多糖而产生的营养物（Mcbee，1970、1971）。

（3）蛋白质：细菌除参与蛋白质的代谢外，菌体蛋白也可被宿主利用。

（4）脂类与固醇类：无菌大鼠较普通大鼠能更好地吸收不饱和的及饱和的脂肪酸。这两种动物大便内的脂肪酸类型是不同的。无菌动物大便内的胆固醇内容与普通动物也不同。

**3. 影响宿主的代谢和吸收** 肠菌群的代谢功能，通过对外源性的及内源性的物质代谢都证明，细菌的酶能引起广泛的化学反应。这些反应与宿主的生理学有着不可分割的关系。细菌的β-葡萄糖醛酸酶、硫化酶，对许多化合物的肠肝循环起重要作用。胆红素、胆汁酸、雌激素、胆固醇等的肠肝循环，肠道微生物参与了大部分过程。

无菌动物血胆固醇与甘油三酯的水平较普通动物高，而服抗生素后的普通动物与无菌动物表现也同样。这种情况已经证明肠菌群具有降解胆固醇、形成胆汁酸的作用。

细菌的酶在肠道内参与构成宿主的"酶池"（enzyme pool）。这些酶主要有β-葡萄糖醛酸酶、β-葡萄糖苷酶、β-半乳糖酶、硝基还原酶、偶氮还原酶、7-α羟基酶、胆固醇脱氢酶、蛋白酶及各种碳水化合物酶等。底物、酶及降解产物都可被宿主直接或间接利用。微生物合成的作为微生物自身个体结构组成部分的营养素，最终还会被宿主消化、吸收和利用。在肠道微绒毛和微绒毛上的微丝（即糖须）中的微生物与宿主在营养上已经沟通了。因此，胃肠道微生物群的营养作用是可以肯定的。

**4. 影响宿主的免疫** 无菌动物因缺乏微生物的免疫刺激，因而与免疫有关的器官如胸腺、淋巴结、脾脏、骨髓及黏膜等都发育不良。免疫活性细胞较普通动物少 1/3。因此，正常微生物群具有免疫刺激作用。从生理学的意义来讲，这种免疫是人或动物必需的。

**5. 生物拮抗** 正常肠道微生物群的生物拮抗作用，已为大量事实所证明。普通动物较无菌动物或口服抗生素的人或动物具有很高的抗外籍菌的能力。这种能力来源于胃肠道微生物群。

乳杆菌对 *H. pylori* 有明显的抑制作用，且抑制作用的效果与乳杆菌属相对浓度呈正相关；乳杆菌抑制 *H. pylori* 尿素酶活性，*H. pylori* 感染沙鼠模型进行灌胃后，乳杆菌菌株能在较短时间内（2 周）清除沙鼠胃内 *H. pylori* 的定植，清除率达到 60% 左右。单纯的乳杆菌灌胃治疗，并不能改善因 *H. pylori* 感染而破坏的胃内菌群结构。

益生菌在胃内产生保护作用的机制主要有：①产生有机酸、过氧化氢、细菌素等，影响细菌代谢或毒素的产生；②竞争性抑制细菌与肠道上皮细胞的结合位点；③与病原菌竞争营养物；④降解肠黏膜细胞上的毒素受体；⑤刺激宿主免疫反应。

人体内自然存在的益生菌，如乳杆菌属、双歧杆菌属、链球菌属和肠球菌属等，尤其是乳杆菌属，可以提高机体免疫力、改善胃肠道的炎症，也可抑制 *H. pylori* 的定植和繁殖，提高其根除率，改善因根除 *H. pylori* 引起的副作用。


## 六、微生态失调及影响因素

### (一) 微生态失调的概念

微生态失调是微生态平衡的反义词。Haenel 指出，一个健康的、自然发生的、可以再度组成的微生物群落的状态遭到破坏或紊乱，就是微生态失调。这个定义只涉及微生物本身的失调，对微生物群与宿主间的失调未予提及，因而并不全面。

正确的微生态失调的概念应该包括菌与菌、菌与宿主、菌和宿主与外环境的全部内容。微生态失调是正常微生物群之间及正常微生物群与其宿主之间的微生态平衡，在外环境影响下由生理性组合转变为病理性组合状态。

（二）微生态失调的分类

从微生态学理论和实际出发，微生态失调可分为以下几类：

1. **菌群失调** 是指在原微生境或其他有菌生境内正常微生物群发生的定量或定性的异常变化。这种变化主要是量的变化，故又称为比例失调。根据程度不同可分为三度：

（1）一度失调：只能在细菌定量检查时发现有变化，临床上往往没有表现或只有轻微反应。一度失调是可逆的，诱因去除后可自然恢复。

（2）二度失调：是不可逆的，诱因去除后仍然保留原来的失调状态，菌群内生理波动转变为病理波动。临床上多有慢性病表现。

（3）三度失调：又称为菌交替症或二重感染，表现为原来菌群大部分被抑制，只有少数几种菌占绝对优势状态。临床呈急性状态，病情凶险。

2. **定位转移** 或称易位。定位转移又有横向转移和纵向转移之分。

（1）横向转移：正常菌群由原位向周围转移，就是横向转移。例如小肠污染综合征就是明显下消化道菌向上转移的一个例证。

（2）纵向转移：正常菌群在皮肤及黏膜上是分层次的。一般上层是需氧菌，中层是兼性厌氧菌，下层是专性厌氧菌。如发生生态失调，上层细菌就可能转向深层，甚至进入黏膜下层，这样也会引起疾病。纵向转移又可分为四个阶段：

1）体表阶段：微生物在微生境内异常繁殖，发生菌群失调。临床上此时一般无体征或症状。

2）上皮细胞阶段：微生物在上皮细胞表面异常繁殖，发生明显菌群失调。临床表现为卡他症状、水肿与炎症。

3）淋巴组织阶段：微生物已侵入深部淋巴组织。临床表现为胸腺、淋巴结肿大，白细胞增多症及脾大。

4）网状内皮细胞系统阶段：微生物侵入网状内皮系统。临床表现为关节炎、胸膜炎、心包炎、脑膜炎、痈肿等。

3. **血行感染** 可出现在定位转移之前或之后。可作为易位菌传播的一种途径，本身也是一种易位感染。血行感染又可分为菌血症和脓毒败血症。

4. **易位病灶** 正常微生物群多因其他诱因所致，在远隔脏器或组织上形成病灶。

5. 从菌群的状态分有腐败型、发酵型、缺乏型及敏感型。

（1）腐败型菌群失调：这是最常见的类型，在体内的食物没有得到充分的消化。通常食用高脂肪、高动物蛋白、低纤维饮食容易发生这种菌群失调，造成体内大量腐败型细菌，如梭菌的繁殖，而双歧杆菌数量减少，同时胆汁的产生相应增加。人们会感到胃胀气、不适感和消化不良，粪便有恶臭，并伴有腹泻或便秘。双歧杆菌的减少可以使机体抵抗力下降，复合维生素 B 生成减少。研究证实腐败型菌群失调与乳腺癌及结肠癌具有相关性。腐败型细菌产生的酶可以把胆汁分解成多种有致癌作用的物质。补充益生菌，多吃高纤维食物、水果、蔬菜以及谷物，减少肉类及脂肪可以使腐败型菌群失调改善。

（2）发酵型菌群失调：主要症状是胃胀、便秘、腹泻、疲劳和产气。原因是这类菌群失调的患者对糖、水果、啤酒、葡萄酒、谷物和纤维类碳水化合物的消化不完全，为肠内发酵型细菌提供养料导致其大量繁殖，并产生氢气、二氧化碳和短链脂肪酸。粪便有酸腐气味。发酵型细菌一般是念珠菌和其他致病性微生物替代了正常微生物群，损伤肠微绒毛（刷状缘）并导致肠渗透性增加，造成腹泻等。这类腹泻应避免碳水化合物的摄入，同时可使用益生菌制剂使肠黏膜得以恢复。

（3）缺乏型菌群失调：肠道缺乏有益菌群如双歧杆菌、乳杆菌。应用抗生素和食用低纤维性食物是菌群缺乏的主要原因。缺乏型菌群失调常见于肠易激综合征和对食物过敏的患者。缺乏型菌群失调是与腐败型菌群失调同时发生，治疗也类似，可补充益生菌和高纤维碳水化合物。

（4）敏感型菌群失调：这种类型出现在免疫系统对消化道出现异常或强烈的反应时。肠道和食物中的微生物产生外毒素刺激肠壁，机体识别这些信号，将其看成异物而产生抗体发生免疫反应将其清除。不幸的是，过度的免疫反应可能导致自身免疫病的发生，包括：风湿性关节炎、强直性脊柱炎、银屑病、痤疮、结缔组织病等。敏感型菌群失调患者常对食物不耐受，出现肠渗漏综合征以及对食物和环境敏感性增加。敏感型菌群失调可以伴随发酵型菌群失调，因此采用类似的治疗会有所帮助。最根本的问题在于替代致病的菌群使已经失调的菌群恢复正常。

（三）引起宿主微生态失调的影响因素

影响微生态失调的因素很多，但对宿主主要是解剖结构改变、屏障功能破坏、免疫功能受损和患病的影响。一切破坏正常生理结构的措施都可引起微生境的破坏，因而引起微生态失调，在胃肠道外科，各种器官的手术干预或截除都导致微生态失调或菌群失调。在对微生态失调的影响的因素中，外科干预占有重要位置。

许多因素可直接或间接影响肠菌群的生长、繁殖、代谢与定植等生理特征，宿主对肠菌群有影响，肠菌群也反过来作用于宿主，两者之间相互影响，控制着肠内微生态状况。在健康状态下，只要健康的宿主所经受的环境压力与饮食保持恒定的话，肠菌群中的优势种群及数量就会保持相对稳定，使肠道菌群处于生态平衡状态。然而消化道生态系统并非一成不变，它本身是一个动态的开放系统。除内在因素影响外，外界环境（宿主因素）能够通过直接的（如通过进入消化道生态系统营养物的变化）或非直接的（如宿主的生理变化）方式作用于肠内菌群，使肠内菌群的生态平衡受到影响，其后果可能对宿主产生不良的效应，甚至导致疾病。

对肠内菌群的影响包括以下几个方面：

1. **抗生素**　几乎所有经口服的抗生素都会影响肠内菌群的平衡及生态状况。抗生素影响的强弱取决于药物的抗菌谱和到达肠管内药物的浓度。

由于抗生素引起的菌群总数量的减少，其后果可能是灾难性的。例如，在腹外科手术时，为防止手术后感染，给患者先服用了红霉素和新霉素，使体内需氧菌和厌氧菌的总数降至原来20%和35%的水平。结果服用抗生素患者术后伤口感染率为9%，未服用抗生素患者术后感染率为35%。这是一个好的方面，然而由于采用抗生素后引起有益菌减少的生态空间却很快被条件致病菌所充填并引发各种不良症状。

一个典型例子是当采用氨苄西林治疗时，导致有益菌下降，有害菌艰难梭状芽孢杆菌爆发性繁殖,最终引起假膜性结肠炎,再由该菌产生的毒素使得结肠黏膜表面破坏,发生溃疡、便血及严重的体重减轻等。

另一个类似的例子是由于采用广谱性抗生素,导致另一种致病菌金黄色葡萄球菌的大量增加,引起肠炎。

抗生素的大量使用同时杀灭胃肠道、口腔、阴道和皮肤中有害和有益微生物,为那些对抗生素有耐药性的细菌、寄生虫、病毒和真菌提供了生长空间。在正常肠道中,寄生虫的量很少,并不会引起症状,但是如果允许它们大量繁殖,则可以导致腹泻、炎症和体重下降。短期使用抗生素,多数人的菌群失调可以很快恢复正常,但是反复使用抗生素的情况下,恢复正常则非常困难。

2. **环境压力** 如饥饿、外科手术、疾病侵袭、情绪波动等都会通过某种方式导致肠内菌群的改变。通过对宇航员肠内菌群的研究发现,当其情绪不稳定或愤怒时,肠内菌群都会出现较大的波动。许多实验证明,日常工作紧张也可影响肠内菌群。痢疾感染、长时间旅行、大便干燥等情况下都会使肠内正常菌群遭受破坏。

3. **放射治疗** 在腹部进行 X 射线、γ 射线治疗以及服用具有放射活性物质,也能对肠内菌群造成破坏,其后果尤为严重。

4. **合成的皮质激素** 如可的松和泼尼松是两种有效的抗炎药物,它们被慢性患者长期使用。但是长期应用会抑制免疫系统,导致副作用如对感染和寄生虫的抵抗力降低、胃和十二指肠溃疡、骨质疏松和其他问题。类固醇类激素会为真菌提供营养,长期应用会造成严重的念珠菌感染,损害肠壁,导致各种症状如慢性疲劳、胃胀气、便秘、低血糖和月经前综合征等。

5. **食物变化** 是一个非常重要的影响肠内菌群的因素。例如肉食性饮食可使肠内腐败性细菌增加,导致便秘、粪便出现难闻的气味等,而富含纤维的食品,可使肠道内有害细菌难于生长,有利于机体健康。

6. 因食物中毒引起的急性腹泻,以及感染等都会影响肠内正常菌群的数量。从外部入侵的致病菌或由某些细菌产生的毒素都能使肠内正常菌群的数量变化。微生物产生毒素包括胺、氨盐类、硫化氢、吲哚类、苯酚和次胆酸等。这些物质可以通过破坏肠黏膜的刷状缘造成肠黏膜的损坏。

7. 一切破坏正常生理结构的措施都可引起微生境的破坏,从而引起微生态失调,在肠道外科各种器官的手术、干预或截除包括整形、插管,以及一切不利于宿主生理解剖结构的方法与措施,都导致微生态失调或菌群失调。小肠污染综合征、盲袢综合征、憩室、回肠侧通、结肠切除以及胃切除等,都对肠道微生态系有明显的破坏,因而导致一系列微生态失调现象,如脂肪泻、大细胞性贫血、碳水化合物吸收不良症、水与电解质吸收障碍,以及低蛋白血症等。

## 七、胃微生态失调相关性疾病

### (一)幽门螺杆菌感染与胃内菌群

*H. pylori* 感染作为慢性胃炎、消化性溃疡、胃癌等疾病的重要致病因素已被公认。胃内 pH 一般处于 2.0 左右,可以抑制大部分细菌的生长。深入研究发现,胃部具有独特的菌群结构,这一菌

群结构和其他理化因素一起构成了胃部微环境。研究发现,在胃溃疡的形成过程中,*H. pylori* 感染与其造成的胃部菌群变化之间可能有着密切的关系,说明胃内菌群的变化在 *H. pylori* 感染及其引起的相关疾病中可能起着重要作用,因此深入研究 *H. pylori* 感染和胃内菌群结构之间的关系对了解 *H. pylori* 致病的条件和机制有重要意义。

一些研究显示 *H. pylori* 感染严重影响胃内菌群变化,胃内菌群(特别是乳杆菌与厌氧菌)与 *H. pylori* 致病性密切相关。2010 年的一项研究采集了 *H. pylori* 阴性者、*H. pylori* 正常携带者和 *H. pylori* 感染患者的胃黏膜标本共计 220 例,采用多种选择性培养基分别在需氧、微需氧、厌氧情况下分离培养细菌,结合 *H. pylori* 感染情况,分析胃内主要菌群的结构组成及定植数量。结果显示 220 例胃镜受检者中,*H. pylori* 阴性 82 例,*H. pylori* 阳性 138 例,*H. pylori* 检出率为 62.73%;乳杆菌检出率在 *H. pylori* 阴性者(59.76%)和 *H. pylori* 感染患者(27.84%)中比较,差异有统计学意义($P<0.05$),其余细菌在 3 类人群中检出率差异无统计学意义($P>0.05$);细菌总量在 *H. pylori* 阴性者胃内的定植量显著高于 *H. pylori* 正常携带者和 *H. pylori* 感染患者($P<0.05$);*H. pylori* 阴性者中的乳杆菌、肠杆菌、链球菌所占比例分别为 41.39%、16.90%、18.28%,检出数量和所占比例明显均高于 *H. pylori* 感染患者($P<0.05$);厌氧菌在 *H. pylori* 感染患者的检出率最高,所占比例为 43.77%,显著高于 *H. pylori* 阴性者($P<0.05$)。分析其原因可能是随着 *H. pylori* 在胃内的定植,改变了胃内 pH,菌群之间相互竞争,相互抑制,使正常人胃内的优势菌乳杆菌数量显著降低,原来健康人胃内的弱势菌厌氧菌数量显著增高,成为 *H. pylori* 感染患者胃内的优势菌。*H. pylori* 定植后可能产生许多与炎症和免疫损伤有关的毒性因子,将激活免疫反应,通过多种途径协同作用,引起局部充血、水肿、渗出及微循环障碍,原籍菌数量下降,主要是乳杆菌减少,它的减少意味着胃内生物屏障功能降低,导致胃内微生态平衡破坏,加快疾病的发生。乳杆菌本身极耐酸,它是人体胃内正常菌群且是优势菌群。Isogai 等的研究也发现 *H. pylori* 感染后,小鼠胃内存在链球菌、乳杆菌等正常菌群,乳杆菌数量会有变化。

从以上研究可以看出,细菌比例在不同人群也存在很大差异,*H. pylori* 感染后,厌氧菌比例显著增高($P<0.05$),乳杆菌、肠杆菌、链球菌比例显著下降($P<0.05$),酵母菌数量较 *H. pylori* 阴性者没有明显变化,但由于胃内原籍菌数量减少,故比例也增高,造成菌群紊乱。主要原因可能是胃内正常菌所占比例下降,对胃黏膜的保护作用降低,*H. pylori* 定植后,大大抑制了益生菌的生长,从而引起一系列的病理改变使胃内正常菌群所栖居的生物环境和微环境改变,即微生态系统空间结构的改变,使劣势种群优势化。*H. pylori* 携带者与其他两种人群相比,肠杆菌和链球菌在数量上没有差异,但所占比例却明显变化;同是 *H. pylori* 阳性者,*H. pylori* 携带者中乳杆菌的数量和比例都显著高于 *H. pylori* 感染患者($P<0.05$),这说明对于感染 *H. pylori* 但无明显临床症状的患者来说,虽然随着 *H. pylori* 在胃内定植,益生菌数量有整体下降趋势,菌群比例也发生变化,但乳杆菌仍作为胃内优势菌群对胃黏膜起着保护作用,抑制其他细菌增殖。

彭贤慧[31]等研究者于 2017 年发表了基于 16S rDNA 测序的 *H. pylori* 感染者胃内菌群特征的分析结果。该研究对比了 30 例 *H. pylori* 感染者和 30 名 *H. pylori* 阴性健康志愿者胃黏膜标本中的微生态特征。结果显示与 *H. pylori* 阴性对照组相比,*H. pylori* 阳性组 α 多样性显著降低。

β多样性结果显示,组内的菌群结构相似度高,而组间的菌群相似度较低。H. pylori 阴性对照组内优势菌属为希瓦氏菌、链球菌、大肠杆菌、假单胞菌、普雷沃菌、奈瑟菌、示波螺菌(Shewanella、Streptococcus、Escherichia、Pseudomonas、Prevotella、Neisseria、Oscillospira); 而 H. pylori 阳性组内优势菌属为螺旋杆菌、普雷沃菌、假单胞菌、梭杆菌和链球菌(Helicobacter、Prevotella、Pseudomonas、Fusobacterium 和 Streptococcus)。H. pylori 阳性组内链球菌、普雷沃菌、梭杆菌、弯曲杆菌、卟啉单胞菌、罗氏菌、奈瑟菌、嗜热菌(普雷沃菌)、韦荣球菌、瘦肉杆菌、放线菌、牛痘[ Streptococcus、Prevotella、Fusobacterium、Campylobacter、Porphyromonas、Rothia、Neisseria、Heamophilus(Prevotella)、Veillonella、Leptotrichia、Actinomyces、Bulleidia ]相对丰度显著升高; 而阴性对照组希瓦氏菌(Shewanella)显著升高。结论是 H. pylori 能够显著影响胃黏膜菌群结构,H. pylori 可能与胃内菌群共同促进消化性溃疡、萎缩性胃炎、胃癌、胃黏膜相关淋巴组织(mucosal-associated lymphoid tissue,MALT)淋巴瘤的发生、发展[32]。

此外,小鼠实验显示 H. pylori 感染与胃黏膜菌群结构的变化密切相关,蒙古沙鼠胃内正常菌群发生变化,从而引起胃炎和胃溃疡发生。

(二) 萎缩性胃炎和消化性溃疡

H. pylori 感染和非甾体抗炎药(nonsteroidal anti-inflammatory drug,NSAID)的使用是导致萎缩性胃炎和消化性溃疡的两个主要原因。Li 等[19]从无 H. pylori 感染的胃炎患者的胃黏膜分离得到 8 个门类的 133 种细菌,这些细菌黏附于胃黏膜表面。进一步分析发现,与健康人相比,这些胃炎患者胃内厚壁菌门和链球菌属细菌的丰度相对较高。另有研究显示,萎缩性胃炎患者胃内相关细菌在属的水平上有从普雷沃菌属向链球菌属转变的现象。Lofgren 等采用胰岛素 - 胃泌素(INS-GAS)小鼠构建自发性萎缩性胃炎的模型,通过使用该模型发现仅感染 H. pylori 的无菌 INS-GAS 小鼠的高胃泌素血症相对温和,萎缩性胃炎减轻、胃肠道上皮瘤样变延迟[20]。尽管 H. pylori 可能是引起萎缩性胃炎的主要因素,但该研究表明,非 H. pylori 微生物菌群可能参与调节 H. pylori 的毒力或与 H. pylori 相互作用而共同参与萎缩性胃炎的发生发展。此外,萎缩性胃炎患者与非萎缩性胃炎患者相比,尽管细菌菌群的丰度和多样性无显著差异,但胃内细菌载量显著增加。两组受试者普雷沃菌属丰度有显著差异,且可能与抑制胃表皮细胞分泌一氧化氮(NO)有关[33]。

使用大剂量的抗生素对 H. pylori 进行根除是目前治疗胃溃疡的重要手段,但是该方法不仅会造成细菌的耐药性,还能导致胃菌群进一步被破坏。目前,胃酸分泌低下的患者胃酸屏障功能降低,从而导致更多的微生物在胃内定植,该观点虽已被广泛接受,但关于萎缩性胃炎和胃溃疡患者的胃菌群组成鲜有报道,因此,萎缩性胃炎患者胃内菌群领域还有待深入研究。

(三) 胃癌与胃内菌群

胃癌是全球第四大癌症,H. pylori 相关性慢性胃部炎症反应是胃癌最强的独立危险因素。胃癌可被分为弥漫型和肠型,前者较少,后者居多。肠型胃癌的组织学特点即从 H. pylori 相关性炎症细胞侵袭,发展到萎缩性胃炎、肠上皮化生、异型增生和最终的胃腺癌。然而,如前所述,H. pylori 感染者仅约 2% 最终发展为胃癌,可见 H. pylori 不是唯一的影响因素。而菌群组成、宿主免疫反应和环境因素被认为能够影响 H. pylori 感染患者的胃癌患病风险。越来越多的研究证实,胃菌群失衡在胃肠道肿瘤的发生、发展中具有重要作用[34]。非 *H. pylori* 微生物与 *H. pylori* 相互作用可影响宿主胃部免疫生物学，以及 *H. pylori* 感染的临床结局。相较 *H. pylori* 阴性患者，在 *H. pylori* 阳性胃癌患者中，胃内细菌 OTU（操作分类单元）数量、多样性显著下降，非 *H. pylori* 产尿素酶细菌丰度增加，非 *H. pylori* 硝酸盐还原菌丰度增加[35]。Thorell 等发现，*H. pylori* 丰度与弯曲菌（*Campylobacter*）属、奇异球菌属（*Deinococcus*）和硫黄单胞菌属（*Sulfurospirillum*）丰度呈正相关。另有报道指出，微生物还可以通过炎症刺激、细胞增殖、干细胞生理学失调、某些代谢物生成等机制促使和维持肿瘤发生途径的发展。非 *H. pylori* 微生物菌群的改变也是导致胃癌的关键因素。微生物培养分析发现胃癌患者胃黏膜微生物数量、厌氧菌（梭菌属、拟杆菌属等）数量较健康人明显增多，链球菌属包括假肺炎链球菌、副鳗链球菌和口腔链球菌（*S. pseudopneumoniae*、*S. parasanguinis* 和 *S. oralis*）、乳杆菌属、韦荣球菌属和普雷沃菌属丰度相对增加，而 *H. pylori* 数量减少。Aviles-Jimenez 等对处于非萎缩性胃炎（non-atrophic gastritis，NAG）、肠上皮化生（intestinal metaplasia，IM）和肠型胃癌（intestinal-type gastric cancer，GC）3 个逐渐发展的病理阶段患者的胃内菌群进行了分析，结果发现在这 3 个阶段中，胃内菌群是逐渐改变的，即菌群多样性逐渐降低，NAG 患者菌群多样性显著高于 GC 患者。进一步分析发现，卟啉单胞菌属（*Porphyromonas*）、奈瑟菌属和中华链球菌（*Streptococcus sinensis*）数量降低，而乳杆菌属和毛螺菌科（*Lachnospiraceae*）数量增加。有趣的是，假单胞菌（*Pseudomonas*）的丰度在 GC 患者中较 NAG 患者显著升高，而这与关于在胃腺瘤患者体内发现有卟啉单胞菌属样 DNA 整合进入体细胞的现象一致。此外，血清胃蛋白酶原 I / 胃蛋白酶原 II 比例降低被认为与胃癌诱发阶段相一致。有研究发现，上消化道（包括胃）菌群丰度降低是引起血清胃蛋白酶原 I / 胃蛋白酶原 II 比例降低的一个独立因素。由此可见，*H. pylori* 和其他胃内菌群成分都参与了胃癌的发生、发展，二者既可能单独发挥作用，也可能相互作用进而诱导胃癌的产生。新近有研究发现，对胃癌患者行根除 *H. pylori* 治疗，可改变胃内菌群组成，增加胃内菌群多样性和优势菌群种类。要确切地阐释二者在胃癌中的作用，还需要更深入的研究。

（四）胃息肉与胃内菌群

胃息肉多指胃黏膜上皮局限性隆起性病变。临床上常见的组织学类型有胃底腺息肉、增生性息肉及腺瘤性息肉。现阶段对胃息肉的系统研究不多，主要集中于胃息肉与癌变的关系以及 *H. pylori* 在其发生中的作用。与胃息肉发生、发展有关的可能因素有遗传性因素、胆汁反流和 *H. pylori* 感染等，但都缺乏直接证据；胃息肉的病因、生物学特征及其对机体的远期影响目前尚不清楚。有关胃息肉的研究远没有结肠息肉深入。基于细菌 16S rDNA 测序的研究发现，结直肠肿瘤患者群肠道菌群构成及其代谢产物较健康人群存在差异。但通过细菌 16S rDNA 高通量测序方法探讨胃内菌群构成与胃息肉发病机制的研究鲜见报道。

王子恺等采用细菌群高通量测序和生物信息学分析技术探讨胃癌、多发息肉患者及胃黏膜正常的健康人群内微生物群落构成和多样性特征，并比对分析了疾病显著相关性胃内菌群构成或差异种。结果显示：①基于细菌高通量测序分析证实人体胃内存在大群落，具有其独特的菌群特征和多样性。②健康人胃窦和胃体黏膜相关细菌群落构成多样性相似；腺癌患者的组织及其正常胃窦 / 体黏膜相关菌群结构相似，贲门癌和非患者胃体黏膜相关菌群结构相似，贲门癌和非患者的胃内细菌群落构成和多样性无显著差异；多发息肉患者的组织及其正常胃窦/体黏膜相关菌群结构相似，胃底腺息肉和增生性患者内多样性无显著差异，上述内容进一步提示胃细菌群落构成可能不受解剖学和组织病理等因素的影响。③胃癌患者与健康人群，多发息肉以及息肉患者间的胃内细菌群落结构和多样性均存在显著差异。④胃内菌群结构和多样性改变与胃癌、息肉的发生发展关系密切，下一步有必要基于测序数据对和息肉相关的特异性菌群或属/种进行深入挖掘并开展功能验证。

（五）胃内细菌过度生长

胃内细菌过度生长与残胃癌变引起胃内细菌过度生长（IBO）的原因如恶性贫血、应用抑酸剂是慢性胃疾病原因之一。新近的许多文献证明，胃手术后的 IBO 是导致残胃癌变的主要原因。

1. **胃内菌群及其与 pH 的关系**　正常人空腹胃液含数万菌落形成单位（CFU），一般在 $10^3$CFU/ml 以下，主要有链球菌、奈瑟菌、微球菌、乳杆菌、韦荣球菌和口腔产黑拟杆菌等。目前普遍认为，胃内 pH 是决定胃内菌群的主要因素。pH<4 时，胃内许多细菌被杀灭，细菌酶的活性受到明显抑制，这时胃液中只剩下那些随唾液和鼻腔黏液吞入并能在酸性环境中定植的细菌，其总菌数（total viable count，TVC）<$10^3$CFU/ml。pH>4 时，胃处于低酸或无酸状态，某些下消化道菌群定植胃内，与口腔菌群一起组成特殊的胃内定植菌群（resident mierobic flora），其 TVC 保持在 $10^3$CFU/ml 以上，通常称之为 IBO。胃内 pH 还影响着胃内菌群的生物化学活性。硝酸盐还原菌数（NRBC）在 pH 6 时达最高水平，不再随 pH 的升高而增加；硝酸盐还原酶（NRA）的最适 pH 则接近 7，胃液亚硝酸盐浓度几乎随 pH 的升高而直线上升。人体具有高度有效的机制保持胃处于无菌状态，但一个无菌的胃并非机体健康的必备条件，只要每天有几小时的胃内 pH<4，就足以阻止胃内菌群的大量繁殖。

2. **胃手术后的 IBO 与残胃癌变胃手术后 IBO 的原因**　胃大部切除术后的残胃适合细菌生长[27]，易发生 IBO。手术切除胃窦和部分胃体后，使胃泌素分泌下降，壁细胞群减少，胃黏膜受损并有萎缩倾向，胃酸减低；胃窦及幽门被切除后胃蠕动无力，排空障碍，胆汁反流，形成一个中性或偏碱性环境。食物或反流液把口咽细菌或下消化道细菌带入胃内，使各种微生物在该特殊环境内大量定植。残胃菌群具有显著的微生物学特征。几乎所有残胃都含菌，其空腹胃液的 TVC 和 NRBC 多在 $10^3$ CFU/ml 以上，且 TVC 随胃液 pH 的升高而上升。在细菌分类上，残胃菌群以含一定量的大便菌群为特征，如粪链球菌、粪拟杆菌和肠杆菌（大肠杆菌、变形杆菌和肺炎克雷伯菌）等。Enander 等随访毕式胃切除术后 20 年的 150 例患者，发现 149 例的空腹胃液有菌生长，平均每例检出 6.8 株，厌氧菌占 1/3，且多为大便菌群。残胃癌变机制残胃 IBO，特别是大便菌群定植，可引发胃内一系列生物化学反应，使之癌变。

首先，许多硝酸盐还原菌和某些非硝酸盐还原菌，如韦荣球菌和流感嗜血杆菌，能催化亚硝基反应，促进亚硝酸盐和 N- 亚硝基化合物的生成。Carboin 等报道，6 例残胃患者的 TVC 和 NRBC 均在 $10^3$CFU/ml 以上，12 例正常对照者的空腹胃液中却未检出细菌，残胃胃液的亚硝酸根浓度（5.73mmol/L）显著高于正常对照组。关于残胃内 N- 亚硝基化合物是否升高，尚有一些争论，这可能与持否定意见者的病例数较少和随访时间较短有关。Stockbruegge 等认为，感染性胃液的诱变性或 -N 亚硝基化合物只可能在残胃癌变的某一环节上起作用，不大可能成为整个癌变过程的主要原因。

其次,许多厌氧菌和大便菌群,还能分解反流入胃的结合型初级胆酸,生成既可损伤胃黏膜屏障又能致癌的游离型次级胆酸,如脱氧胆酸(DA,癌变始动因子)和石胆酸(LCA,癌变始动因子和诱变物)。特别是大肠杆菌、梭状芽孢杆菌和脆弱拟杆菌等,含有较高活性的$7\alpha$-羟基类固醇脱氢酶,其分解胆酸的作用尤为突出。因此,许多作者认为,胆汁肠-胃反流、N-亚硝基化合物形成和IBO是残胃癌变的三大因素,其中IBO通过辅助和协调其他两因素而发挥自己的作用。不同胃手术方式IBO的比较研究表明,由于降酸效果、胃切除范围及消化道重建方式等的不同,各种胃术式所致的IBO及胃环境改变有轻有重,术后并发症特别是胃癌变率必然有别。

(1)迷走神经切断术:因其降酸效能低,IBO不明显,胃液亚硝酸盐和N-亚硝基化合物水平相应较低。Poxon等报道,迷走神经干切断术加胃窦切除术(TV+A)组的胃液总胆酸(TBA)含量、游离胆酸(FBA)检出率和粪链球菌、韦荣球菌阳性率显著高于迷走神经干切断术加幽门成形术(TV+P)组和对照组,从而认为TV+A组易发生十二指肠液反流,造成一个适合次级胆酸生成的环境。

(2)胃大部切除术:Caboin等报道以厌氧菌和大便菌群,尤其是大肠杆菌为特征。Shlag等也发现毕Ⅱ组的残胃液亚硝酸盐含量明显高于毕Ⅰ组,毕Ⅰ组又明显高于近端胃迷走神经切断(PGV)组和对照组,且毕Ⅰ组的N-亚硝基化合物明显高于上述三组。因此不难看出,胃切除后按毕Ⅰ式重建的消化道,其IBO和胃癌变趋势最明显,毕Ⅰ式次之。

(3)IBO的临床意义:残胃普遍带菌,在有肿瘤时常伴厌氧菌感染,使术后感染的危险性增加。高pH的残胃再次手术时应预防性使用抗生素,以减少术后感染。

（六）胃菌群相关的其他疾病

胃食管反流能够引起食管炎症反应、化生、异型增生和食管癌。巴雷特食管(Barrett食管)是胃食管反流引起的,以食管鳞状上皮向柱状上皮转化为特征的远端化生性疾病,然而最新的研究发现,胃食管反流并非其唯一致病因素。定植于胃内的微生物也参与其形成,其中肠杆菌科在食管炎和Barrett食管患者的胃液中显著增多,且有研究者在伴胃炎的Barrett食管患者的胃内检出了之前未被描述的脆弱拟杆菌(*Bacteroides fragilis*)。有研究认为,*H. pylori*可能与食管腺癌有关,但越来越多的研究显示,在反流性食管炎和Barrett食管等癌前状态下,远端食管菌群的转变可能与食管腺癌有着更直接的关系,但这一领域还有待继续研究。功能性消化不良(FD)患者胃内菌群也发生改变。大部分健康人拟杆菌门/变形菌门比例(19/21)<1,而绝大部分FD患者拟杆菌门/变形菌门比例(19/24)>1,且FD患者酸杆菌门细菌消失。在属水平上,FD患者胃内埃希菌属/志贺菌属(*Escherichia/Shigella*)和长双歧杆菌(*Bifidobacterium longum*)丰度显著增高。从研究结果可见,大多胃部疾病都存在一定程度上的胃内菌群改变,提示研究者和临床医生在关注胃部疾病本身的同时,不能忽视患胃部疾病患者胃内菌群的作用。

（袁杰力 李 明）

# 参 考 文 献

[ 1 ] Yang I, Nell S, Suerbaum S. Survival in hostile territory: The microbiota of the stomach. FEMS Microbiol Rev, 2013, 37: 736-761.

［2］ Wu WM, Yang YS, Peng LH. Microbiota in the stomach: New insights. J Dig Dis, 2014, 15: 54-61.

［3］ Bizzozero B. Ueber die schlauchfoermigen drusen des magendarmkanals und die beziehunger ihres epithels zu dem oberfachenephithel der scleimhaut. Arch f Mikr Anat, 1893, 39: 433-442.

［4］ Krienitz W. Ueber das auftreten von spirochaeten verschiedener form im mageninhalt bei carcinoma. Ventricili Dtch Med Wochenshr, 1906, 32: 872.

［5］ Rosenow EC, Sanford AH. The bacteriology of ulcer of the stomach and duodenum in man. J Infect Dis, 1915, 17: 219-226.

［6］ Luger A, Nuebergder H. Upper spirochatebefunde im magensaft und deren diagnostische bedeutung fur das carcinoma ventriculi. Ztschrf Klin Med, 1921, 92: 54-55.

［7］ Luck JM, Seth TN. The physiology of gastric urease. Biochem J,. 1924, 18: 357-365.

［8］ Applmans R, Vassiliadis P. Etude sur la flore microbienne des ulcers gastroduodenaux des cancer gastriques. Rev Belge Sc Med, 1932, 4: 198-203.

［9］ Fitzgerald D, Murphy P. Studies in the physiological chemistry and clinical significance of urease and urea with special reference to the stomach. Ir J Med Sci, 1950, 292: 97-109.

［10］ Lieber CS, Lefevre A. Ammonia as a source of hypoacidity in patients with uraemia. J Clin Invest, 1959, 38: 1271-1277.

［11］ Delluva AM, Markley K, Davies RE. The absence of gastric urease in germ-free animals. Biochem Biophys Acta, 1968, 151: 676-650.

［12］ Steer HW, Colin-Jones DG. Mucosal changes in gastric ulceration and their response to carbonoxolone sodium. Gut, 1975, 71: 269-279.

［13］ Meshkinpour H, Thrupp LD, Shiffler P, et al. Reflux gastritis syndrome. Role of upper gastrointestinal microflora. Arch Surg, 1981, 116 (9): 1148-1152.

［14］ Anon. Bacteria in the stomach. Lancet, 1981, 2 (8252): 906-907.

［15］ Marshall BJ, Warren JR. Unidentified curved bacilli in the stomach of patients with gastritis and peptic ulceration. Lancet, 1984, 1 (8390): 1311-1315.

［16］ Sjöstedt S, Kager L, Heimdahl A, et al. Microbial colonization of tumors in relation to the upper gastrointestinal tract in patients with gastric carcinoma. Ann Surg, 1988, 207: 341-346.

［17］ Monstein HJ, Tiveljung A, Kraft CH, et al. Profiling of bacterial flora in gastric biopsies from patients with Helicobacter pylori-associated gastritis and histologically normal control individuals by temperature gradient gel electrophoresis and 16S rDNA sequence analysis. J Med Microbiol, 2000, 49: 817-822.

［18］ Bik EM, Eckburg PB, Gill SR, et al. Molecular analysis of the bacterial microbiota in the human stomach. Proc Natl Acad Sci U S A, 2006, 103: 732-737.

［19］ Li XX, Wong GL, To KF, et al. Bacterial microbiota profiling in gastritis without Helicobacter pylori infection or non-steroidal anti-inflammatory drug use. PLoS One, 2009, 4 (11): e7985.

［20］ Dicksved J, Lindberg M, Rosenquist M, et al. Molecular characterization of the stomach microbiota in patients with gastric cancer and in controls. J Med Microbiol, 2009, 58: 509-516.

［21］ 朱鸣, 吴本俨, 宫媛, 等. 老年人胃内菌群研究. 中国微生态学杂志, 2009, 21 (10): 891-895.

［22］ Stearns JC, Lynch MD, Senadheera DB, et al. Bacterial biogeography of the human digestive tract. Sci Rep, 2011, 1: 170.

［23］ Engstrand L, Lindberg M. Helicobacter pylori and the gastric microbiota. Best Pract Res Clin Gastroenterol, 2013, 27: 39-45.

［24］ von Rosenvinge EC, Song Y, White JR, et al. Immune status, antibiotic medication and pH are associated with changes in the stomach fluid microbiota. ISME J, 2013, 7 (7): 1354-1366.

［25］ Delgado S, Cabrera-Rubio R, Mira A, et al. Microbiological survey of the human gastric ecosystem using culturing and pyrosequencing methods. Microb Ecol, 2013, 65: 763-772.

［26］ Zilberstein B, Quintaniha AG, Santos MA, et al. Digestive tractmicrobiota in healthy volunteers. Clinics (Sao Paulo), 2007, 62 (1): 47-54.

［27］ Bornside GH, Rees R, Bornside BB, et al. Microbial flora of the diseased stomach at resection. Am Surg, 1978, 44 (4): 196-199.

［28］ Cho I, Blaser MJ. The human microbiome: at the interface of health and disease. Nat Rev Genet, 2012, 13 (4): 260-270.

［29］ Andersson AF, Lindberg M, Jakobsson H, et al. Comparative analysis of human gut microbiota by barcoded pyrosequencing. PLoS One, 2008, 3 (7): e2836.

［30］ Maldonado-Contreras A, Goldfarb KC, Godoy-Vitorino F, et al. Structure of the human gastric bacterial community in relation to Helicobacter pylori status. ISME J, 2011, 5 (4): 574-579.

［31］ Peng X, Zhou L, Gong Y, et al. Non-pylori helicobacters (NHPHs) induce shifts in gastric microbiota in helicobacter pylori-infected patients. Front Microbiol, 2017, 8: 1038.

［32］ Alarcón T, Llorca L, Perez-Perez G. Impact of the microbiota and gastric disease development by helicobacter pylori. Curr Top Microbio Immunol, 2017, 400: 253-275.

［33］ Yang I, Woltemate S, Piazuelo MB, et al. Different gastric microbiota compositions in two human populations with high and low gastric cancer risk in Colombia. Sci Rep, 2016, 6: 18594.

［34］ Jo HJ, Kim J, Kim N, et al. Analysis of Gastric Microbiota by Pyrosequencing: Minor Role of Bacteria Other Than Helicobacter pylori in the Gastric Carcinogenesis. Helicobacter, 2016, 21 (5): 364-374.

［35］ 刘素梅, 王正强, 于新娟, 等. 胃黏膜菌群与幽门螺杆菌的相关性. 中国微生态学杂志, 2014, 26 (5): 609-611.

第三章

# 胃内微生态研究方法及评价

## 一、概述

微生态学是研究生物体正常微生物群的结构与功能及其与宿主相互依赖、相互制约规律的科学。人体的微生物群分布在消化道、呼吸道、泌尿生殖道及皮肤等特定部位,构成机体重要的生物和化学屏障。胃肠道内的微生物群是人体最大的微生物群,它由多达 100 万亿的微生物组成,包括许多细菌、真菌、古菌和病毒[1],细菌是其中最主要的微生物,研究表明,成年人胃肠道中超过 99% 的基因都来自细菌[2]。

胃是消化道微生态系统中一个特别的区域,由于胃内存在较强的酸性环境,可极大地抑制微生物的生长繁殖,因此人类的胃长期被认为是无菌的[3]。随后一些基于传统培养方法的研究证实胃内存在大量的耐酸菌种,主要是链球菌、奈瑟菌及乳酸菌等,含量均在 $10^3$ CFU/ml 以下,考虑为来自口腔和食物的过路菌[4,5]。1982 年,Marshall 和 Warren 在胃内分离出幽门螺杆菌(*H. pylori*),开创了 *H. pylori* 与消化疾病研究的新纪元。随着一代测序技术、高通量测序技术以及宏基因组学的发展,对胃内微生物群的研究也不断发展。许多研究发现胃内存在更多种类的细菌,除螺杆菌属外,主要是链球菌属、普雷沃菌属、韦荣球菌属和罗氏菌属[6-8]。越来越多的证据表明,人类的胃可能存在一个独特且复杂的微生态系统。

胃内微生态研究的主要内容包括对胃内微生物进行定性、定量分析,对微生物的活性功能及微生物之间及其与宿主之间关系的研究。过去数十年中,我们对胃内 *H. pylori* 与人类宿主之间的关系研究较为深入,而对胃内其他的微生物构成认识仍有限,胃内微生物群落及 *H. pylori* 与胃内其他微生物之间的相互作用与人类健康和疾病的关系仍在进一步探索之中。

　　胃内的微生物具有空间分布的差异,胃液中的微生物群很容易受到饮食和其他因素的影响,因此,胃液中的菌群变化很大。相比之下,胃黏膜微生物群则相对稳定,较少受到干扰因素的影响。此外,胃黏膜微生物群对宿主的影响更为直接,与胃疾病的发病机制关系更为密切[9]。Li 等人的研究表明,彻底清洗后的胃黏膜活检样本,其胃黏膜微生物结构并未发生改变,证明除了 *H. pylori* 外,还有许多微生物可在人类胃黏膜定植,并不仅仅是过路菌,而是与胃黏膜连接紧密的常驻菌[10]。因此,对胃内微生态的研究主要集中在胃黏膜微生物群的鉴定和分析,以及胃黏膜微生物群与宿主之间的相互作用关系。近年来,随着新的核苷酸测序技术和先进的生物信息学工具的发展,开启了胃肠道微生物多样性和复杂性研究的新篇章。

## 二、胃内微生态的传统研究方法及评价

　　早期对微生物的研究主要依赖于染色镜检、细菌的分离培养、组织学及免疫学等传统方法。胃内微生物群落多样性及结构分析大多是将微生物进行分离培养后,然后通过一般的形态、生物化学性状,或者特定的生理特性来分析固体培养基上分离的微生物。

　　传统的培养方法无论是在过去还是现在,对研究微生物群落结构都有不可替代的作用。然而,传统分离培养方法的明显缺点是,由于细菌生长需要的未知性,许多细菌无法顺利地培养出来,目前 99% 的微生物未知或暂时无法体外培养,这就造成传统研究方法无法充分揭示胃肠道微生物的群落结构、空间分布、多样性及其动态变化等信息[2]。

## 三、分子生物学在胃内微生态研究中的应用及评价

### (一) 测序法

　　在生物进化的漫长过程中,rDNA 分子保持相对恒定的生物学功能和保守的碱基排列顺序,同时也存在着与进化过程相一致的突变率。16S rDNA 基因序列高度保守,其核苷酸位点的变化具有种的特异性。在此基础上发展起来了微生态研究中的测序技术,早期常用的是 Sanger 测序。

　　Sanger 测序的基本原理是利用微生物样本中的 16S rDNA 基因片段,通过克隆、构建文库后测序获得 16S rDNA 基因序列信息,通过与数据库中的序列进行比较确定其在进化树中的位置,从而鉴定样本中可能存在的微生物种类。2005 年 Eckburg 等利用 Sanger 测序法对健康人类的胃肠道微生物多样性进行了首次深入而系统的研究[11]。Sanger 测序在应用过程中最大的限制就是速度慢、通量低、成本高,由于测序克隆数量限制,无法全面真实地展现消化道微生物群落结构和多样性特征。

　　近年来高通量测序技术迅速发展,焦磷酸测序和 Illumina 高通量测序平台的应用较为广泛,其能提供更为广阔的微生物序列覆盖度,为胃肠道微生物多样性的研究方法带来了变革。焦磷酸测序技术通过扩增微生物菌群的小亚基核糖体 RNA 基因或 16S rRNA 基因的可变区域,然后对

PCR 产物直接测序,省去了传统 16S rRNA 全长基因测序所需的耗时的文库构建步骤,其通量是 Sanger 测序技术的 100 倍,一次测序运行 4h 即可获得 $2.5 \times 10^7$ 碱基的数据量,测序准确性达 99% 以上[12]。

基于 16S rDNA 测序方法的缺点:一方面,这些方法的精度取决于 16S rDNA 基因序列产生的比例是否准确地反映了原样本中细菌的组成和丰度。而 16S rDNA 基因序列产生的过程受几个因素的影响,包括在 DNA 提取过程中的细胞溶解作用、拷贝数变异、PCR 引物及扩增偏倚。另一方面,微生物的培养选择性地检测可培养的活的微生物,而 16S rDNA 测序检测的结果则并不一定反映目前存活的微生物,目前敏感的、高通量的测序检测方法仍无法有效区分具有活力和失活的细菌种属;同时,胃内存在短暂过路菌,可在胃内环境中短暂存活,胃内取材后其可继续生长繁殖,但其在胃内并不发挥主要的代谢活性和功能。除此之外,采集样本的部位和种类也很重要,因为微生物群落在粪便标本、黏膜活检标本和消化液中的组成是截然不同的[13]。尽管如此,人类对于人体微生态系统了解的飞速发展离不开 DNA 测序。

**(二)指纹图谱技术**

近年来指纹图谱技术被广泛应用于菌群组成的研究,该技术非常适合于对微生态系统中菌群变化的研究。指纹图谱技术反映菌群的多样性主要在定性方面。主要包括变性梯度凝胶电泳、温度梯度凝胶电泳(TGGE)、末端限制性片段长度多态性分析和核糖体基因间隔区分析等。

变性梯度凝胶电泳(DGGE)是常用的一种用于微生物群落结构研究的指纹技术。DGGE 技术是由 Fischer 和 Lerman 于 1979 年最先提出的用于检测 DNA 突变的一种电泳计数。Muzyer 等于 1993 年首次将 DGGE 技术应用于微生物学研究领域,是用于分析海水生态系统中的细菌组成,并证实了这种技术在揭示自然界微生物区系的遗传多样性和种群差异方面具有独特的优越性[14]。温度梯度凝胶电泳(TGGE)和单链构象多态性(SSCP)、末端限制性片段长度多态性分析(T-RFLP)等方法也常被用于消化道微生物群落构成研究。

上述这些研究微生物群落多样性的指纹图谱技术都是基于 PCR 基础上的,特异性的扩增产物代表着微生物多样性,在电泳胶上形成指纹的主要原理是:DGGE、TGGE 主要根据扩增产物不同的解链特性,SSCP 主要根据单链 DNA 的二级结构,而 T-RFLP 主要根据限制酶的特异性作用位点[15]。研究表明,DGGE、TGGE 最低能检测到占菌群总细菌数 1% 的细菌[16],故只能对挑选的集中优势菌进行分析,还需对每一条带构建克隆文库并筛选克隆进行测序,才能获得菌种信息。

**(三)微生物基因芯片技术**

微生物基因芯片技术,又称 DNA 微阵列,是通过设计特定的探针与样品中的核酸进行杂交来分析其中的微生物种类及基因。微生物基因芯片是基于核酸互补杂交原理设计的,该技术将大量 DNA 探针如基因、PCR 产物、人工合成的寡核苷酸等有序地固定在载体表面,形成储存有大量信息的高密度 DNA 微阵列,该微阵列与标记的核酸样品杂交后,能快速、准确、大规模地获取样品核酸序列信息。

基因芯片技术最关键的两个问题是探针的特异性和定量信号的灵敏性,Chandler 等构建了双探针体系,能有效防止空间结构(碱基堆积)对杂交的影响,并显著提高了单碱基错配的鉴别能力[17]。Busti 等设计了种特异性的连接酶检测反应探针能有效分辨各菌种间 16S rDNA 单个碱基的差别[18]。基因芯片技术具有快速、便捷的优点。其主要缺点与其他 PCR 分析技术一样，只能对已知的、有序列信息的微生物物种进行鉴定和分析。

### (四) 荧光原位杂交和实时荧光定量 PCR 技术

荧光原位杂交(fluorescence in situ hybridization,FISH) 和实时荧光定量 PCR(RTQ-PCR)也被经常用于消化道微生物群落构成分析。这两种方法可利用较少的引物对微生物的不同系统发育组分进行分析。

荧光原位杂交是根据不同种属细菌的 16S rRNA 中的特异性片段设计探针，以荧光作为信号，杂交后在荧光显微镜下对相应的细菌计数。该方法的优势在于可同时鉴定自然生态系统中的不同菌群，并且确定它们的定植位点。将 FISH 与流式细胞术相结合被证实是一种很有用的技术，因为该技术可以将不可培养的细菌分类继而进行分子技术研究[19]。

实时荧光定量 PCR 技术应用设计的微生物基因特异性引物或通用引物，进行 PCR 扩增，该技术能监测整个 PCR 过程中的产物含量，真正反映产物含量与模板浓度的直接关系，因而具有很高的准确度。该技术在很低模板浓度下就能进行准确定量这一特点是其他方法无法比拟的。

FISH 和 RTQ-PCR 经常被联合起来对结果进行验证。FISH 和 RTQ-PCR 只能利用 DNA 片段、探针和引物等进行扩增，仅能用于已知微生物的鉴定分析；此外，RTQ-PCR 结果需要参考菌株产生标准曲线，需面临无合适的可培养菌株的难题。

## 四、宏基因组学在胃内微生态研究中的意义

宏基因组是指环境样品中微生物群落的基因组总和，该技术不依赖于特定基因的克隆和测序，而是对某一特定微生物群落中所有基因的研究，着眼于微生物群落的结构组成和功能。

在宏基因组学研究中，借助于大规模序列分析，在基因序列分析的基础上，结合生物信息学工具，能够发现大量未知微生物新基因，对于了解胃内微生物的群落组成、进化历程、代谢特点，发现具有应用潜力的新基因等都具有重大意义。

宏基因组主要有两种应用特点：首先，高通量测序的 16S rDNA 变异度高的区域，可提供微生物群落的多样性和丰度的信息，而不能提供微生物群的功能基因信息，主要用于微生物群的分类、识别和比较[20,21]；其次，通过对整个微生物群落 DNA 的宏基因组测序，不仅可以提供关于微生物群结构和丰度的信息，还可以用于功能注释和代谢网络的构建，有利于对功能基因的深入研究和筛选[22-24]。

宏基因组学研究方法与宏转录组学、宏蛋白组学、宏代谢组学方法相结合，加之不断提高的高通量 DNA 测序技术及生物信息学分析技术，胃肠道微生物学研究已经进入一个新的时代。

## 五、结语

从传统的染色镜检、分离培养技术到现阶段快速发展的分子生物学技术及生物信息学分析技

术,微生态研究方法的进步使得人类对于微生态的研究得到了很大的进展。

消化道微生态研究一直备受重视,以肠道微生态系统的研究为重点,而胃内微生态对于人类健康和疾病的影响则研究的较少。随着研究方法的进展,胃内独特微生物群逐渐显现,其与人类宿主的相互作用逐渐进入研究者视线。近年来,高通量测序技术及生物信息学技术的发展,以及细菌、真菌基因库的不断完善,为我们研究健康及疾病状态下胃内微生物群落的多样性及丰度特征提供了可靠的保障。

未来,宏基因组学与人类全基因组关联分析、宏蛋白组学、代谢组学等研究方法相结合,可更深入地研究微生物群与宿主之间的相互作用关系,明确特定微生物群的功能及其与疾病之间的因果关系。

(陈 烨 王嘉敏)

## 参 考 文 献

［1］ NIH HMP Working Group, Peterson J, Garges S, et al. The NIH Human Microbiome Project. Genome Res, 2009, 19 (12): 17-23.

［2］ Junjie Q, Ruiqiang L, Jeroen R, et al. A human gut microbial gene catalog established by metagenomic sequencing. Nature, 2010, 464 (7285): 59-65.

［3］ Hill M. Normal and pathological microbial flora of the upper gastrointestinal tract. Scand J Gastroenterol, 1985, 111: 1-6.

［4］ Savage DC. Microbial ecology of the gastrointestinal tract. Annual review of microbiology, 1977, 31: 107-133.

［5］ Anon. Bacteria in the stomach. Lancet, 1981, 2 (8252): 906-907.

［6］ Bik EM, Eckburg PB, Gill SR, et al. Molecular analysis of the bacterial microbiota in the human stomach. Proc Natl Acad Sci U S A, 2006, 103 (3): 732-737.

［7］ Li XX, Wong GL, To KF, et al. Bacterial microbiota profiling in gastritis without Helicobacter pylori infection or non-steroidal anti-inflammatory drug use. PLoS One, 2009, 4 (11): e7985.

［8］ Andersson AF, Lindberg M, Jakobaaon H, et al. Comparative analysis of human gut microbiota by barcoded pyrosequencing. PLoS One, 2008, 3 (7): e2836.

［9］ ZiKai W, YunSheng Y. Upper gastrointestinal microbiota and digestive diseases. World J Gastroenterol, 2013, 19 (10): 1541-1550.

［10］ Li XX, Wong GL, To KF, et al. Bacterial microbiota profiling in gastritis without Helicobacter pylori infection or non-steroidal anti-inflammatory drug use. PLoS One, 2009, 4 (11): e7985.

［11］ Eckburg PB, Bik EM, Bernstein CN, et al. Diversity of the human intestinal flora. Science, 2005, 308 (5728): 1635-1638.

［12］ Margulies M, Egholm M, Altman WE, et al. Genome sequencing in microfabricated high-density picolitre reactors. Nature, 2005, 437 (7057): 376-380.

［13］ Cong H, Zhen Y, Nonghua L. Imbalance of Gastrointestinal Microbiota in the Pathogenesis of Helicobacter pylori-Associated Diseases. Helicobacter, 2016, 21: 337-348.

［14］ Muyzer G, de Waal EC, Uitterlinden AG. Profiling of complex microbial populations by denaturing gradient gel electrophoresis analysis of polymerase chain reaction-amplified genes coding for 16S rRNA. Applied and Environmental Microbiology, 1993, 59 (3): 695-700.

［15］ 苏勇, 朱伟云. 分子生物学技术在胃肠道微生态中应用研究进展. 生物技术通报, 2006, 4: 73-76.

［16］ Zoetendal EG, Akkermans ADL, de Vos WM. Temperature gradient gel electrophoresis analysis of 16S rRNA from human fecal samples reveals stable and host-specific communities of active bacteria. Appl Environ Microbiol, 1998, 64: 3854-3859.

［17］ Chandler DP, Newton GJ, Small JA, et al. Sequence versus structure for the direct detection of 16S rRNA on planar oligonucleotide microarrays. Appl Environ Microbio, 2003, 69 (5): 2950-2958.

［18］ Busti E, Bordoni R, Castiglioni B, et al. Bacterial discrimination by means of a universal array approach mediated by LDR (ligase detection reaction). BMC Microbiol, 2002, 20: 27.

［19］ Rigottier GL, Rochet V, Garrec N, et al. Enumeration of Bacteroides species in human faeces by fluorescent in situ hybridisation combined with flow cytometry using 16S rRNA probes. Syst Appl Microbiol, 2003, 26: 110-118.

［20］ Eckburg PB, Bik EM, Bernstein CN, et al. Diversity of the human intestinal microbial flora. Science, 2005, 308: 1635-1638.

［21］ Turnbaugh PJ, Hamady M, Yatsunenko T, et al. A core gut microbiome in obese and lean twins. Nature, 2009, 457: 480-484.

［22］ Qin J, Li R, Raes J, et al. A human gut microbial gene catalogue established by metagenomic sequencing. Nature, 2010, 464: 59-65.

［23］ Human Microbiome Project Consortium. Structure, function and diversity of the healthy human microbiome. Nature, 2012, 486: 207-214.

［24］ Peterson J, Garges S, Giovanni M, et al. The NIH Human Microbiome Project. Genome Res, 2009, 19: 2317-2323.

第四章

# 胃微生态与胃黏膜屏障

幽门螺杆菌（*H. pylori*）以其特有的生物学特性牢固地定植于胃黏膜，并且分泌毒素、产生的一系列致病因子，导致胃黏膜炎症损伤和免疫异常，破坏胃黏膜屏障，导致多种临床疾病。因此，从整合医学角度，应该将 *H. pylori* 的攻击因素和胃黏膜屏障的保护因素作为一个整体来研究，将 *H. pylori* 和胃黏膜屏障比喻成一个完整的"房屋系统"，是一个稳态，如果任何一方出了问题，打破既有的平衡，将会导致疾病发生。本章从 *H. pylori* 和胃黏膜屏障的角度来思考胃的微生态系统。

## 一、正常胃黏膜屏障的保护作用

胃十二指肠黏膜的完整性有赖于内、外源侵袭性因素同保护性机制之间达到平衡。胃十二指肠黏膜保护性机制的一个特点是，其既可以抵抗内源性的胃酸和蛋白酶的侵蚀，又可以抵抗酒精、吸烟和药物等外源性因素的损害。早在 1954 年，Hollander 等[1]提出胃黏膜双层屏障学说。尽管胃黏膜防御的具体机制尚未完全明确，但应当是多种因素共同作用的结果。

### （一）正常的胃黏膜屏障

胃黏膜保护性因素可在黏液层、黏膜表面上皮和黏膜脉管层等多水平发挥作用。尽管在正常情况下胃黏膜暴露于胃酸和胃蛋白酶的环境下,但其依靠一系列的防御机制保持黏膜的完整性。胃黏膜防御机制包括:①上皮前成分(黏液 - 缓冲液 - 磷脂层)组成的第一道防线;②在生长因子、前列腺素和生存素调节下,不断更新的黏膜上皮细胞和不断扩增的祖细胞形成的第二道防线;③黏膜脉管系统中不停流动的血液(提供氧和营养物质)和内皮微脉管屏障是第三道防线[2-4]。当这些防御功能降低或被破坏,就可能导致疾病的产生。

1. **黏液层保护因子** 黏液 - 缓冲液 - 磷脂层是附着于上皮表面的第一道防线。黏膜表面黏液与上皮细胞和隐窝细胞内分泌颗粒中的黏液形成动态平衡,组成"黏液屏障"。该层的保护性成分主要包括黏液蛋白(黏蛋白,mucin)、表面活性磷脂、前列腺素、碳酸氢盐缓冲液等。黏液胶质(mucus gel)由表面上皮细胞顶端外排黏蛋白颗粒形成,包含 95% 水,5% 黏蛋白(由黏蛋白基因 MUC2、MUC5AC、MUC5B 和 MUC6 合成)。黏液胶质层形成稳定的内部缓冲区以达到黏膜表面的中性 pH,并防止腔内胃蛋白酶分子弥散到达上皮细胞。另外,胃黏蛋白分子结构上与脂肪酸结合,使其更加疏水,减慢逆向弥散的速度。由中性脂质、糖脂和磷脂组成的脂质约占胃黏液干重的 25%,黏液表面有一层表面活性磷脂附着,其造成的疏水性减慢 $H^+$ 弥散。

胃黏液以两种形式存在,即附着于胃黏膜上皮层的不溶性凝胶层以及胃腔内水溶性的黏稠黏液。糖蛋白分子形成不溶于水的凝胶贴附于胃黏膜表面,当暴露于低 pH 环境时,凝胶溶解脱落于胃液中。附着于胃黏膜表面的黏液凝胶是防止胃酸、胃蛋白酶等各种有害因素对胃黏膜损害的第一道防线。但这道防线不足以维持黏膜上皮的 pH,黏膜尚能分泌少量的碳酸氢盐($HCO_3^-$),构成黏液 - 碳酸氢盐屏障,当 $H^+$ 逆向弥散时,与正向扩散的 $HCO_3^-$ 相遇,使 $H^+$ 得到中和,这样便形成了黏液层的 pH 梯度。当胃腔内的 pH 为 2~3 时,上皮细胞表面的 pH 保持在 6~7.5,胃蛋白酶不能透过这层屏障,使胃黏膜上皮不被消化。

2. **黏膜表面上皮保护性因素** 黏膜防御的第二道防线由不断更新的表面上皮细胞构成,这些细胞分泌黏液、碳酸氢盐,并合成前列腺素等保护因子[4]。表面上皮细胞由紧密连接和缝隙连接相连,形成选择性通透的屏障,防止胃酸和胃蛋白酶反向扩散,其通透性主要靠顶端的细胞间紧密连接调节[3]。由于表面磷脂的存在,上皮细胞具有疏水性,可以排斥胃酸和水溶性损伤因子[4]。在酸性胃液浸泡下 $H^+$ 不能向胃黏膜反渗,同时钠离子不能由浆膜面向黏膜及胃腔内弥散,因而胃腔内保持极高的 $H^+$ 浓度。血浆中 $H^+$ 浓度为 $5 \times 10^{-5}$ mmol/L(pH=7.4),而胃腔内 $H^+$ 浓度可达 150~170mmol/L(pH=1 左右),其浓度梯度高达 300 万:1。

3. **黏膜血流和酸碱平衡** 微血管中的血液持续流动对于维持消化道的功能和结构的完整性非常重要[3]。微循环的重要功能是给组织和细胞带来氧气和养分,并带走毒性代谢产物[5]。正常人胃黏膜血流约占心搏出量的 1%,其正常值为 59.8~11.4ml/(min·100g),胃黏膜血流不仅为黏膜供应营养物质和氧气,而且可以运走组织中的 $H^+$ 并向黏膜表面运送 $HCO_3^-$,从而对维持细胞内的酸碱平衡起重要作用。黏膜血管内皮细胞由黏附连接相结合,形成内皮屏障,防止细胞间弥散。血管内皮细胞还可产生血管扩张物质如 NO 和前列环素($PGI_2$),保护胃黏膜抵抗损伤和血管收缩性物质,如白三烯C4、血栓素 A2 和内皮素[6]。血管内皮细胞的保护性作用也受到前列腺素 $E_2$($PGE_2$)、一氧化碳(CO)、组织型纤溶酶原激活物(t-PA)、血管内皮生长因子(VEGF)和碱性成纤维细胞生长因子(bFGF)调节。这些保护性内皮调节因子抑制白细胞和血小板黏附,预防血栓形成,保持组织灌注,防止微血管壁急性损伤。在胃部,胃腔内酸性环境刺激黏膜微循环系统分泌碳酸氢盐以中和氢离子。这种保护性充血由辣椒素敏感的感觉神经纤维介导[7,8]。

**4. 细胞更新保护性因子** 持续的细胞更新是维持黏膜完整性的重要防御机制。在精确调节控制下,祖细胞增殖并取代损坏和衰老上皮细胞,完全替换胃上皮通常需要3~7天。促进间质上皮转变的细胞生长因子维持祖细胞活性并调节其增殖。当胃黏膜损伤后,数分钟内胃腺颈部保存的上皮细胞就开始向损伤部位迁移,重造黏膜和腺体[9]。

**5. 十二指肠黏膜屏障** 十二指肠pH接近中性,且十二指肠黏膜有吸收$H^+$的作用,所以$H^+$的逆向弥散对十二指肠黏膜的致病作用不如它对胃黏膜的作用重要。但刺激胃黏膜的损伤因素同样也可以损伤十二指肠黏膜,而且十二指肠球部经常暴露于由胃腔流入的酸性液体中,*H. pylori*感染时胃酸分泌异常、十二指肠内胃腺化生、*H. pylori*定植等因素都在十二指肠溃疡的发生中起重要作用。

**(二)胃黏膜损伤因素**

各种理化因素、药物因素,如胆盐、乙醇、浓茶及咖啡等,都有可能损伤胃及十二指肠黏膜,破坏其防御功能。

许多药物可以损伤胃黏膜,如解热镇痛药、抗癌药、某些抗生素、肾上腺皮质激素,特别是NSAIDs药物,长期摄入可以诱发溃疡,原有溃疡者可使溃疡不愈或增加溃疡的复发率,以及出血、穿孔等并发症的发生率。长期服用NSAIDs药物的患者中,约50%内镜观察有胃及十二指肠黏膜糜烂和/或出血,5%~30%有消化性溃疡。NSAIDs通过两个主要机制损伤胃黏膜:①破坏胃黏膜屏障,因为NSAIDs多系弱酸脂溶性药物,能直接穿过胃黏膜屏障导致$H^+$反向弥散造成黏膜损伤;②抑制前列腺素的合成,削弱黏膜的保护机制。

在消化性溃疡的发病机制中,*H. pylori*与NSAIDs是两个独立危险因素,在胃酸的作用下导致胃黏膜损伤或溃疡形成。消化性溃疡的发生是黏膜屏障破坏的结果。

## 二、胃微生态与幽门螺杆菌

### (一)胃微生态环境

胃内的极端酸性环境可以防止细菌的定植,然而,仍然有嗜酸菌可以耐受低pH(<4.0)环境。研究结果显示,除*H. pylori*外还存在胃相关微生物群,主要包括厚壁菌、变形菌、放线菌、梭杆菌、拟杆菌和芽单胞菌等。其中厚壁菌和变形菌主要分布于胃黏膜组织,而放线菌和拟杆菌等主要存在于胃液中[10]。尽管16S rRNA基因序列PCR检测提示胃液中*H. pylori*的存在,但其并不是胃液中的主要菌种[11]。而胃黏膜是*H. pylori*适宜的生长环境,*H. pylori*定植于胃黏膜层,黏附于胃黏膜上皮细胞[12]。

多种因素造成胃内的特殊环境,而其中的中心环节是胃酸分泌和胃的活动性[13]。胃的酸性环境(pH<4)被视为有效的胃杀菌屏障,防止微生物的过度繁殖[14]。上消化道的固有防御机制如肠-

唾液硝酸盐循环、移行复合运动（MMC）等，也增强胃液的杀菌作用[15,16]。定植于食管上端的细菌可以通过唾液进入胃。而移行复合运动异常经常导致小肠细菌过度增殖，在这种情况下，如果小肠液反流，则可能将菌群带入胃部[17]。

胃黏膜可以分为产酸区（主要位于胃体部）和非产酸区（主要位于胃窦部），因此胃体部黏膜表面酸性强于胃窦部。理论上，胃黏膜不同部位的不同 pH 为细菌的生长和繁殖提供了不同的生态微环境[18]。然而，16S rRNA 分析显示大部分菌种在两解剖位点（体部和胃窦）的分布并无区别[19]。

（二）幽门螺杆菌对胃微生态的影响

研究表明，啮齿类动物胃部微生态受到 H. pylori 感染的影响，长期的 H. pylori 感染可以影响蒙古沙鼠胃部微生态的细菌构成。在 H. pylori 阳性和 H. pylori 阴性的沙鼠胃黏膜均可检出肠球菌和乳杆菌，但是圆柱状真杆菌和普雷沃菌则仅在 H. pylori 阴性沙鼠中检出。另外，双歧杆菌、拟球梭菌和柔嫩梭菌在 H. pylori 阴性沙鼠胃黏膜数量也较低。H. pylori 对胃微生态的影响原因尚不明确，可能是 H. pylori 诱发炎症，引起胃黏膜萎缩，壁细胞数量减少，导致 pH 升高，从而使微生物易于定植[20]。H. pylori 引起胃微生态改变的其他可能原因包括：H. pylori 利用尿素产生氨和碳酸氢盐，可以被其他细菌用作养分，H. pylori 感染导致移行复合运动Ⅲ期活动减慢等[21,22]。H. pylori 感染有可能为正常情况下难以在胃内存活的细菌提供了机会。

## 三、幽门螺杆菌致病因子及其对胃黏膜的损伤

H. pylori 致病机制非常复杂，其对胃黏膜及对人体损伤机制尚未完全明了。目前认为 H. pylori 的致病机制包括：H. pylori 的定植，毒素引起的胃黏膜损害、宿主的免疫应答介导的胃黏膜损伤以及 H. pylori 感染后胃泌素和生长抑素调节失衡所致的胃酸分泌异常等。参与 H. pylori 致病的因子分为定植因子和毒力因子等。其中定植因子是 H. pylori 感染的首要条件。H. pylori 本身的动力装置、黏附特性、有毒性作用的酶以及多种毒素既有利于其定植，也有助于 H. pylori 在高酸环境下存活，最终是否致病，有赖于 H. pylori 菌株的不同及宿主的差异。

H. pylori 致病因子很多，按其致病机制及其特点，通常分为 4 大类：①与 H. pylori 定植相关的致病因子；②与胃黏膜损伤相关的致病因子；③与炎症和免疫相关的致病因子；④其他致病因子。H. pylori 致病因子与许多临床疾病关系密切，定植于胃黏膜的 H. pylori 如果不作根除治疗，通常不会自行消亡，它将伴随宿主终身，并引发多种临床疾病。

（一）与幽门螺杆菌定植相关的致病因子

H. pylori 在胃黏膜的定植与 H. pylori 的鞭毛、尿素酶及 H. pylori 本身的黏附特性密切相关。H. pylori 一端有 4~6 根单级带鞘鞭毛，是 H. pylori 的动力装置，对于其定植是必需的，使其能够快速穿过胃腔的酸性环境和黏液层而定居于胃黏膜表面[23]。动物实验表明，无鞭毛 H. pylori 突变株无法定植于猪胃黏膜[24]。H. pylori 的尿素酶位于 H. pylori 的表面和胞质内，其产生的"氨云"围绕在 H. pylori 的周围，使细菌周围呈中性环境，保护 H. pylori 免遭破坏，最终使 H. pylori 顺利通过胃黏液层，定植于胃黏膜表面并损伤胃黏膜[25-28]。尿素酶在 H. pylori 的定植中可能还存在其他机

制,包括:①尿素酶是细胞外膜蛋白,可作为黏附分子参与 H. pylori 定植;②尿素酶能产生电化学梯度,参与 ATP 合成,即与 H. pylori 的能量代谢有关,而促进其定植。H. pylori 定植于胃内的另一个重要因素是其具有黏附于胃黏膜的特性。H. pylori 能紧密黏附于胃黏膜表面,从而避免其与胃内食物一起排空和因表面上皮细胞及黏液层的脱落而被快速清除。研究显示,H. pylori 对黏膜的特殊黏附本身即能通过改变上皮细胞的骨架直接损伤胃黏膜,这可能与 H. pylori 黏附到上皮细胞后形成黏附垫(adherence pedestals)有关,使微绒毛减少或消失。

(二)与胃黏膜损伤相关的致病因子

多项研究证实了 H. pylori 毒素对胃黏膜的损伤。H. pylori 的空泡细胞毒素 A(vacuolating cytotoxin A,VacA)基因在所有 H. pylori 菌株中均存在,但仅有约 50% 菌株有 VacA 表达。VacA 对胃上皮有直接的毒性作用,损伤上皮细胞,使胞质内形成空泡,造成胃黏膜的损伤,并且延缓胃上皮的修复[29]。细胞毒素相关基因 A(cytotoxin-associated gene A,CagA)常在 VacA+ 菌株中出现,与 VacA 活性密切相关。几乎所有 cagA+ 阳性菌株均产生 CagA,损伤胃黏膜[30]。

H. pylori 分泌脂多糖(LPS),刺激胃黏膜上皮细胞分泌 IL-8,在感染宿主的胃黏膜诱导局部的炎症反应;LPS 还参与胃上皮细胞分泌胃蛋白酶原,胃蛋白酶的蛋白水解作用造成黏膜的损伤,与消化性溃疡的形成有关[31]。尿素酶具有毒性作用,损伤宿主胃黏膜屏障。尿素酶水解尿素产生的氨能降低胃黏液中黏蛋白的含量,损害其屏障功能。同时,氨消耗细胞的 α-酮戊二酸,影响三羧酸循环,干扰细胞的能量代谢。高浓度的氨可导致细胞产生类似于 VacA 所致的空泡变性[32,33]。H. pylori 可以合成和分泌蛋白酶和脂酶,损伤胃黏膜表面黏液层。蛋白酶使黏蛋白多聚体解聚,而脂酶尤其是磷脂酶 A2 使黏液脂质降解,最终导致溶血卵磷脂生成和黏膜疏水性保护层丧失[34]。H. pylori 溶血素也具有细胞毒性,能造成胃黏膜屏障的损害[35]。

(三)与炎症和免疫相关的致病因子

尿素酶可以作为白细胞的趋化因子,吸引炎症反应细胞,引起胃黏膜炎症,损伤胃黏膜上皮细胞。H. pylori 的脂多糖主要表达人类 Lewis 抗原 2 型抗原决定簇,这些抗原决定簇也分布于胃壁细胞和胃腺体。患者感染 H. pylori 后产生的抗 Lewis 抗原决定簇的抗体,可以通过自身免疫反应造成胃黏膜损伤[36]。CagA 可诱导胃上皮细胞产生 IL-8,形成强烈免疫反应,损伤胃黏膜[37]。H. pylori 还能分泌多种中性粒细胞和单核细胞的趋化因子。这些趋化因子穿过黏膜,进入组织后诱发趋化反应、氧化反应和中性粒细胞脱颗粒等免疫反应,引起胃黏膜损伤。H. pylori 的过氧化氢酶(触媒)和过氧化物歧化酶(SOD),这两种酶能使 H. pylori 免受中性粒细胞的杀伤,而发挥保护作用。新近研究发现,H. pylori 接触上皮后可诱生一种潜在的毒性因子,由 iceA 基因编码,iceA 基因功能尚不清楚,但与 Ⅱ 型限制性核酸内切酶有显著同源性,主要有两种等位基因变异 iceA1 和 iceA2,iceA1 基因表达意味着上调 H. pylori 与上皮细胞的接触,且与溃疡的发生密切相关,iceA 等位基因型是独立于 cagA 和 vacA 的一种毒力因子[38]。

(四)其他致病因子

H. pylori 感染后,中性粒细胞会迁移到黏膜上皮处杀灭 H. pylori。中性粒细胞的吞噬空泡中含有过氧化物,通过脂质过氧化和蛋白变性而杀灭细菌。H. pylori 的过氧化物歧化酶(SOD)能把中性粒细胞过氧化物转化为 $H_2O_2$,进一步被过氧化氢酶分解,从而避免被中性粒细胞杀伤[32]。其他 *H. pylori* 致病因子还包括醇脱氢酶、离子结合蛋白和生长抑制因子等。

## 四、从胃微生态与胃黏膜屏障角度探索幽门螺杆菌治疗的新思路

### (一) 抗幽门螺杆菌定植或黏附

*H. pylori* 之所以能黏附于胃黏膜的表层,基于 *H. pylori* 具有上述特殊的黏附因子,而人的胃黏膜又具有相应的黏附受体,以利于 *H. pylori* 牢固定植于胃黏膜而繁衍疾病。*H. pylori* 感染的治疗目前主要是以抗生素为主的治疗方案来进行根治,但新近研究还针对抗 *H. pylori* 黏附机制进行治疗。现在已有研究证实某些胃黏膜保护剂和一些抗溃疡药物具有抗 *H. pylori* 黏附的作用:①依卡倍特钠(ecabet sodium)是一种抗溃疡药,属于萜烯类衍生物,与胃黏膜又高度亲和能力,并能抑制胃蛋白酶活性。研究证实依卡倍特钠能直接影响 *H. pylori* 黏附于胃上皮细胞,能显著抑制 *H. pylori* 黏附于胃黏膜,也有临床研究证实依卡倍特钠能提高质子泵抑制剂(PPI)三联疗法的 *H. pylori* 根除率[39]。②瑞巴派特(rebamipide)也是一种抗溃疡药,具有抗氧化和清除自由基的活性,直接作用于胃上皮细胞而影响 *H. pylori* 的黏附,研究证实瑞巴派特能明显抑制 *H. pylori* 黏附于胃黏膜上皮细胞[40]。③硫糖铝是一种传统的黏膜保护剂,也能竞争性结合与 *H. pylori* 黏附有关的受体——乳酸基酰基鞘氨醇和 GM3 神经节苷脂,而抑制 *H. pylori* 黏附于胃上皮细胞[41]。由此可见,胃黏膜保护剂、抗溃疡药物不仅具有保护胃黏膜的作用,还可能具有一定的抗 *H. pylori* 作用。关于这类药物抑制 *H. pylori* 和影响 *H. pylori* 黏附定植的机制还有待更多的进一步深入研究。

### (二) 加强胃黏膜屏障保护

胃黏膜保护剂种类繁多,其胃黏膜保护作用的机制主要有以下几个方面:①增加胃黏膜血流;②增加胃黏膜细胞黏液分泌;③增加碳酸氢盐的分泌;④增加胃黏膜前列腺素的合成;⑤增加胃黏膜和黏液中糖蛋白的含量;⑥增加胃黏膜和黏液中磷脂的含量,从而增加黏液层的疏水性;⑦隔离胃酸、吸附毒素等。有动物实验证实 *H. pylori* 毒素可以引起小鼠胃黏膜损伤,而胃黏膜保护剂可以减轻或预防 *H. pylori* 毒素所致的胃黏膜损伤[42];动物实验还证实胃黏膜保护剂同样对乙醇、吲哚美辛、阿司匹林所致的小鼠胃黏膜损伤具有保护和预防作用[43]。但是应该强调的是,包括 *H. pylori* 在内的任何一种损害因素所致的胃黏膜损伤在应用胃黏膜保护药的同时必须首先考虑去除损伤因素,由 *H. pylori* 所致者必须根除 *H. pylori*。

(杜奕奇　孙　涛)

## 参 考 文 献

[ 1 ] Hollander F. The two-component mucous barrier; its activity in protecting the gastroduodenal mucosa against peptic ulceration. AMA Arch Intern Med, 1954, 93: 107-120.

[ 2 ] Tarnawski A, Ahluwalia A, Jones MK. Gastric cytoprotection beyond prostaglandins: cellular and molecular mechanisms of gastroprotective and ulcer healing actions of antacids. Curr Pharm Des, 2013, 19: 126-132.

［3］ Tarnawski AS, Ahluwalia A, Jones MK. The mechanisms of gastric mucosal injury: focus on microvascular endothelium as a key target. Curr Med Chem, 2012, 19: 4-15.

［4］ Laine L, Takeuchi K, Tarnawski A. Gastric mucosal defense and cytoprotection: bench to bedside. Gastroenterology, 2008, 135: 41-60.

［5］ Kawano S, Tsuji S. Role of mucosal blood flow: a conceptional review in gastric mucosal injury and protection. J Gastroenterol Hepatol, 2000, 15 (Suppl): D1-D6.

［6］ Tulassay Z, Herszenyi L. Gastric mucosal defense and cytoprotection. Best Pract Res Clin Gastroenterol, 2010, 24: 99-108.

［7］ Abdel-Salam OM, Debreceni A, Mozsik G, et al. Capsaicin-sensitive afferent sensory nerves in modulating gastric mucosal defense against noxious agents. J Physiol Paris, 1999, 93: 443-454.

［8］ Bi LC, Kaunitz JD. Gastroduodenal mucosal defense: an integrated protective response. Curr Opin Gastroenterol, 2003, 19: 526-532.

［9］ Lacy ER, Ito S. Rapid epithelial restitution of the rat gastric mucosa after ethanol injury. Lab Invest, 1984, 51: 573-583.

［10］ Bik EM, Eckburg PB, Gill SR, et al. Molecular analysis of the bacterial microbiota in the human stomach. Proc Natl Acad Sci U S A, 2006, 103: 732-737.

［11］ von Rosenvinge EC, Song Y, White JR, et al. Immune status, antibiotic medication and pH are associated with changes in the stomach fluid microbiota. ISME J, 2013, 7: 1354-1366.

［12］ Amieva MR, El-Omar EM. Host-bacterial interactions in Helicobacter pylori infection. Gastroenterology, 2008, 134: 306-323.

［13］ Martinsen TC, Bergh K, Waldum HL. Gastric juice: a barrier against infectious diseases. Basic Clin Pharmacol Toxicol, 2005, 96: 94-102.

［14］ Giannella RA, Broitman SA, Zamcheck N. Gastric acid barrier to ingested microorganisms in man: studies in vivo and in vitro. Gut, 1972, 13: 251-625.

［15］ Sjovall H. Meaningful or redundant complexity-mechanisms behind cyclic changes in gastroduodenal pH in the fasting state. Acta Physiol (Oxf), 2011, 201: 127-131.

［16］ Xu J, Xu X, Verstraete W. The bactericidal effect and chemical reactions of acidified nitrite under conditions simulating the stomach. J Appl Microbiol, 2001, 90: 523-529.

［17］ Zhang C, Liu ZK, Yu PW. Effects of bile reflux and intragastric microflora changes on lesions of remnant gastric mucosa after gastric operation. World J Gastroenterol, 2004, 10: 1537-1539.

［18］ Sachs G, Weeks DL, Melchers K, et al. The gastric biology of Helicobacter pylori. Annu Rev Physiol, 2003, 65: 349-369.

［19］ Li XX, Wong GL, To KF, et al. Bacterial microbiota profiling in gastritis without Helicobacter pylori infection or non-steroidal anti-inflammatory drug use. PLoS One, 2009, 4 (11): e7985.

［20］ Oh JD, Kling-Backhed H, Giannakis M, et al. Interactions between gastric epithelial stem cells and Helicobacter pylori in the setting of chronic atrophic gastritis. Curr Opin Microbiol, 2006, 9: 21-27.

［21］ Bury-Mone S, Mendz GL, Ball GE, et al. Roles of alpha and beta carbonic anhydrases of Helicobacter pylori in the urease-dependent response to acidity and in colonization of the murine gastric mucosa. Infect Immun, 2008, 76: 497-509.

［22］ Testoni PA, Bagnolo F, Colombo E, et al. The correlation in dyspeptic patients of Helicobacter pylori infection with changes in interdigestive gastroduodenal motility patterns but not in gastric emptying. Helicobacter, 1996, 1: 229-237.

［23］ Hazell SL, Lee A, Brady L, et al. Campylobacter pyloridis and gastritis: association with intercellular spaces and adaptation to an environment of mucus as important factors in colonization of the gastric epithelium. J Infect Dis, 1986, 153: 658-663.

［24］ Eaton KA, Morgan DR, Krakowka S. Motility as a factor in the colonisation of gnotobiotic piglets by Helicobacter pylori. J Med Microbiol, 1992, 37: 123-127.

[ 25 ] Mobley HL, Island MD, Hausinger RP. Molecular biology of microbial ureases. Microbiol Rev, 1995, 59: 451-480.

[ 26 ] Hu LT, Mobley HL. Purification and N-terminal analysis of urease from Helicobacter pylori. Infect Immun, 1990, 58: 992-998.

[ 27 ] Dunn BE, Campbell GP, Perez-Perez GI, et al. Purification and characterization of urease from Helicobacter pylori. J Biol Chem, 1990, 265: 9464-9469.

[ 28 ] Goodwin CS, Armstrong JA, Marshall BJ. Campylobacter pyloridis, gastritis, and peptic ulceration. J Clin Pathol, 1986, 39: 353-365.

[ 29 ] Leunk RD, Johnson PT, David BC, et al. Cytotoxic activity in broth-culture filtrates of Campylobacter pylori. J Med Microbiol, 1988, 26: 93-99.

[ 30 ] Ghiara P, Marchetti M, Blaser MJ, et al. Role of the Helicobacter pylori virulence factors vacuolating cytotoxin, CagA, and urease in a mouse model of disease. Infect Immun, 1995, 63: 4154-4160.

[ 31 ] Young GO, Stemmet N, Lastovica A, et al. Helicobacter pylori lipopolysaccharide stimulates gastric mucosal pepsinogen secretion. Aliment Pharmacol Ther, 1992, 6: 169-177.

[ 32 ] Marshall BJ. Helicobacter pylori. Am J Gastroenterol, 1994, 89: S116-S128.

[ 33 ] Xu JK, Goodwin CS, Cooper M, et al. Intracellular vacuolization caused by the urease of Helicobacter pylori. J Infect Dis, 1990, 161: 1302-1304.

[ 34 ] Slomiany BL, Nishikawa H, Piotrowski J, et al. Lipolytic activity of Campylobacter pylori: effect of sofalcone. Digestion, 1989, 43: 33-40.

[ 35 ] Wetherall BL, Johnson AM. Haemolytic activity of Campylobacter pylori. Eur J Clin Microbiol Infect Dis, 1989, 8: 706-710.

[ 36 ] Appelmelk BJ, Simoons-Smit I, Negrini R, et al. Potential role of molecular mimicry between Helicobacter pylori lipopolysaccharide and host Lewis blood group antigens in autoimmunity. Infect Immun, 1996, 64: 2031-2040.

[ 37 ] Ernst PB, Jin Y, Reyes VE, et al. The role of the local immune response in the pathogenesis of peptic ulcer formation. Scand J Gastroenterol Suppl, 1994, 205: 22-28.

[ 38 ] Peek RM Jr, Thompson SA, Donahue JP, et al. Adherence to gastric epithelial cells induces expression of a Helicobacter pylori gene, iceA, that is associated with clinical outcome. Proc Assoc Am Physicians, 1998, 110: 531-544.

[ 39 ] Wang Y, Wang B, Lv ZF, et al. Efficacy and safety of ecabat sodium as an adjuvant therapy for Helicobacter pylori eradication: a systematic review and meta-analysis. Helicobacter, 2014, 19: 372-381.

[ 40 ] Nishizawa T, Nishizawa Y, Yahagi N, et al. Effect of supplementation with rebamipide for Helicobacter pylori eradication therapy: a systematic review and meta-analysis. J Gastroenterol Hepatol, 2014, 29 (Suppl 4): 20-24.

[ 41 ] Santarelli L, Gabrielli M, Candelli M, et al. Post-cholecystectomy alkaline reactive gastritis: a randomized trial comparing sucralfate versus rabeprazole or no treatment. Eur J Gastroenterol Hepatol, 2003, 15: 975-979.

[ 42 ] 牟方宏, 胡伏莲, 杨桂彬. 温胃舒、养胃舒预防幽门螺杆菌培养上清液所致小鼠胃黏膜损伤. 世界华人消化杂志, 2007, 15 (13): 1505-1509.

[ 43 ] 金哲, 胡伏莲, 杨桂彬. 吉法酯对阿司匹林致大鼠急性胃黏膜损伤的保护作用. 中国新药杂志, 2004, 13: 401-403.

第五章

# 胃内微生态的影响因素

## 一、概述

目前最新观点认为，人是由人体和共生共栖微生物组成的"超级生物"，其中胃肠道的微生物是构成这一"超级生物"的重要组成成分。每个个体拥有独特的胃肠道菌群组成形式，由遗传、饮食习惯、药物作用、环境因素等多种因素决定。

## 二、正常人体胃内微生态

长久以来，人们做了大量的工作来揭示口腔[1]、食管[2]、肠道[3]等处的微生态组成，然而人们对胃微生态的组成始终知之甚少。其原因有多种。首先，在幽门螺杆菌（*H. pylori*）被发现之前，胃始终被认为是一个无菌环境，主要由于其 pH<4，不利于绝大多数微生物的生存。当 *H. pylori* 被发现后，人们开始逐渐对胃内是否还有其他微生物产生了疑问，然而由于缺乏有效的取样手段和培养技术，始终无法完全了解胃内微生态的情况。直至过去的十余年间，高通量的测序手段被发明和应用，Bik 等[4]第一次完成了胃内微生态分布的生物学地图，对 23 例胃病患者的胃内菌群进行 16S rDNA 高通量测序分析，鉴定出了 8 个门的 128 个种系，揭露了胃内微生态的奥秘。研究表明胃内细菌有上百种之多，分类至门为单位时目前已发现的有厚壁菌门、放线菌门、梭菌门、拟杆菌门、芽单胞菌门等，其中厚壁菌门和放线菌门的细菌在胃黏膜标本中最多，而厚壁菌门、拟杆

菌门及梭菌门的细菌在胃黏液中占大多数[5]。我国学者研究了2例正常人的胃微生态,一患者胃内以变形菌门为主(99.49%),其次为放线菌门、厚壁菌门和拟杆菌门等;另一患者胃黏膜菌群构成与患者A相似,由64个属的细菌构成,归属于19个门。黏质沙雷菌为正常胃黏膜菌群的优势主导菌[6]。

## 三、pH改变导致的微生态变化

### (一)萎缩性胃炎

萎缩性胃炎可导致胃酸分泌减少,pH上升,使原先因酸性环境而无法正常生长的菌群得以生长繁殖,有研究指出萎缩性胃炎时可见胃内主要菌群由普雷沃菌属转变为链球菌属[7]。在一项观察非萎缩性胃炎与肠化生患者胃内微生态变化的研究中,肠化生患者胃内微生态丰度明显下降[8]。

### (二)胃癌

胃癌可升高胃内pH,由此可引起胃内微生态的改变。通过培养技术发现双歧杆菌属、乳酸菌属、韦荣球菌属、链球菌属数量均有上升[9]。另一项调查研究显示胃癌患者胃内微生态在种水平上与消化不良患者相比并无明显差异,属水平上胃癌患者以双歧杆菌属、乳酸菌属、韦荣球菌属、链球菌属为主[10]。

### (三)质子泵抑制剂

质子泵抑制剂同样可以影响胃肠道微生态,具体机制可能有以下几种:①通过抑制胃酸分泌,升高胃内pH,从而导致胃内环境破坏,菌群失调,发生菌群移位等[11]。有研究提出,pH大于4时,可出现乳酸菌属和链球菌属的生长,pH大于5时则可出现其他细菌的生长[12],而细菌过度生长的程度则取决于一天中胃内pH大于4的时间长短[13]。②通过抑制胃酸分泌,增加蛋白质等未被分解吸收的营养物质,从而影响微生态的组成[14]。③通过降低胃内黏液的黏稠度,延长胃排空时间,影响肠道微生态[15]。

利用细菌培养的方法可见胃内微生态在使用PPI后发生了改变[16],但16S rRNA方法并未发现菌群之间的显著差异[5]。Garcia-Mazcorro等的研究发现,PPI可以降低感染*H. pylori*的犬类胃内*H. pylori*数量,并提高变形菌门、厚壁菌门和梭菌门的数量[17]。PPI对真菌的作用尚不甚明确,Perlin等[18]提出,有一些真菌外膜上存在提供能量的质子泵,因此PPI可通过抑制质子泵对真菌活动起到抑制作用。也有研究结果与上述内容相反,Altman等的实验发现PPI可剂量相关性地引起真菌的生长[19]。

## 四、幽门螺杆菌对胃肠道微生态的影响

*H. pylori*为第一种被发现的胃内微生物[20],主要分布于黏膜中,较少量分布于胃液中[21]。Maastricht IV共识已明确*H. pylori*感染与慢性胃炎、消化性溃疡、萎缩性胃炎、胃癌等多种疾病均

有相关性[22]。Bühling 等[23]指出 *H. pylori* 感染前后患者的肠道微生态可出现变化,嗜酸乳杆菌含量可有增加,也有研究发现 *H. pylori* 阳性患者胃内变形杆菌和梭杆菌门的数量高于 *H. pylori* 阴性患者,放线菌门和厚壁菌门的数量则低于 *H. pylori* 阴性患者[24]。另有研究发现当 *H. pylori* 感染时,胃内细菌培养以 *H. pylori* 为主,可达 93%~97%,厚壁菌门、放线菌门及拟杆菌门数量大幅降低[25],Li 等发现 *H. pylori* 阴性患者胃内变形杆菌门、拟杆菌门数量较少,普氏梭菌和链球菌数量较多[5]。动物实验中,*H. pylori* 感染的沙鼠胃内柱状真杆菌、普雷沃菌属数量上升,球状梭菌和柔嫩梭菌数量下降[26]。*H. pylori* 引起的胃内菌群改变可能与多种因素相关。长期 *H. pylori* 感染可引起萎缩性胃炎,从而引起胃内 pH 改变进而导致微生态的改变。此外,*H. pylori* 代谢过程中产生氨,可能被其他细菌作为生长所需的底物。同时 *H. pylori* 可引起胃动力改变,影响胃排空时间,从而影响胃内微生态[27]。目前 *H. pylori* 对胃内微生态的影响仍不确定,在研究时需充分考虑由 *H. pylori* 引起的炎症轻重,*H. pylori* 感染的时间长短以及具体感染的 *H. pylori* 菌株对研究结果造成的影响。

## 五、抗菌药物

抗生素可直接引起胃内微生态的变化,表现为抗生素敏感菌数量下降,耐药菌大量繁殖,各菌种数量和比例失调。此前的动物实验发现青霉素可降低乳杆菌门数量,同时增加酵母菌的定植[28]。另有研究显示,头孢哌酮可以引起胃内微生态长期改变,包括乳杆菌门数量下降,肠球菌数量上升[29]。

## 六、饮食

饮食改变对胃微生态的变化起重大作用。尽管大多数微生物无法在胃内高酸环境下生长,但是仍有部分微生物可于胃内定植;同时胃内现有的微生物也因摄入的食物不同而发生改变。有研究发现,高脂饮食时胃内拟杆菌门数量上升,变形菌门和厚壁菌门数量下降[30,31]。动物实验发现,给予纯天然食品的老鼠胃内乳杆菌门数量较给予加工食品的老鼠明显增加[32]。

## 七、展望

由于胃微生态系统庞大而复杂,影响因素较多,目前人们的认识还只是冰山一角。同时,在研究胃微生态影响因素时涉及不同人种、不同生活环境、*H. pylori* 的菌种、*H. pylori* 感染时间、使用药物种类、疗程、给药方式等因素,缺乏明确的同质性,给研究带来了一定困难。在未来的研究中亟须多中心随机对照研究和机制方面的研究,以利于进一步理解各疾病的成因,并通过改变胃内微生态进行辅助治疗。

(张振玉　张馨梅　关 月)

# 参 考 文 献

［ 1 ］ Diaz PI, Dupuy AK, Abusleme L, et al. Using high throughput sequencing to explore the biodiversity in oral bacte-rial communities. Molecular oral microbiology, 2012, 27 (3): 182-201.

［ 2 ］ Suerbaum S. Microbiome analysis in the esophagus. Gastroenterology, 2009, 137 (2): 419-421.

［ 3 ］ Arumugam M, Raes J, Pelletier E, et al. Enterotypes of the human gut microbiome. Nature, 2011, 473 (7346): 174-180.

［ 4 ］ Bik EM, Eckburg PB, Gill SR, et al. Molecular analysis of the bacterial microbiota in the human stomach. Proceed-ings of the National Academy of Sciences of the United States of America, 2006, 103 (3): 732-737.

［ 5 ］ Li X X, Wong G L H, To K F, et al. Bacterial microbiota profiling in gastritis without Helicobacter pylori infection or non-steroidal anti-inflammatory drug use. PLoS One, 2009, 4 (11): e7985.

［ 6 ］ 王莉莉, 董开芯, 周建华, 等. 正常胃黏膜菌群特征分析 2 例. 世界华人消化杂志, 2013, 21 (13): 1250-1255.

［ 7 ］ Engstrand L, Lindberg M. Helicobacter pylori and the gastric microbiota. Best Practice & Research Clinical Gastro-enterology, 2013, 27 (1): 39-45.

［ 8 ］ Aviles-Jimenez F, Vazquez-Jimenez F, Medrano-Guzman R, et al. Stomach microbiota composition varies between patients with non-atrophic gastritis and patients with intestinal type of gastric cancer. Sci Rep, 2014, 4: 4202.

［ 9 ］ Sjöstedt S, Kager L, Heimdahl A, et al. Microbial colonization of tumors in relation to the upper gastrointestinal tract in patients with gastric carcinoma. Annals of Surgery, 1988, 207 (3): 341.

［ 10 ］ Dicksved J, Lindberg M, Rosenquist M, et al. Molecular characterization of the stomach microbiota in patients with gastric cancer and in controls. Journal of Medical Microbiology, 2009, 58 (Pt 4): 509-516.

［ 11 ］ 胡可伟, 张振玉. 益生菌在防治幽门螺杆菌中的作用. 临床荟萃, 2012, 27 (1): 86-88.

［ 12 ］ Meuwissen SG, Craanen ME, Kuipers EJ. Gastric mucosal morphological consequences of acid suppression: a balanced view. Best Pract Res Clin Gastroenterol, 2001, 15: 497-510.

［ 13 ］ Hill M. Normal and pathological microbial of the upper gastro-intestinal tract. Scand J Gastroenterol, 1984, 20 (Suppl 111): 111-115.

［ 14 ］ 于成功, 吴寒. 质子泵抑制剂的临床应用与研究进展. 中华消化内镜杂志, 2007, 24 (1): 74-75.

［ 15 ］ 牟方宏, 胡伏莲, 杨桂彬, 等. 质子泵抑制剂四联疗法作为幽门螺杆菌根除治疗一线方案的临床研究. 胃肠病学, 2007, 12 (9): 531-534.

［ 16 ］ Williams C, McColl KEL. Review article: proton pump inhibitors and bacterial overgrowth. Alimentary Pharma-cology & Therapeutics, 2006, 23 (1): 3-10.

［ 17 ］ Garcia-Mazcorro JF, Suchodolski JS, Jones KR, et al. Effect of the proton pump inhibitor omeprazole on the gastrointestinal bacterial microbiota of healthy dogs. FEMS Microbiol Ecol, 2012, 80: 624-636.

［ 18 ］ Perlin DS, Seto-Young D, Monk BC. The plasma membrane H (+)-ATPase of fungi: A candidate drug target. Ann NY Acad Sci, 1997, 834: 609-617.

［ 19 ］ Altman KW, Chhaya V, Hammer ND, et al. Effect of proton pump inhibitor pantoprazole on growth and morphology of oral Lactobacillus strains. Laryngoscope, 2008, 118: 599-604.

［ 20 ］ Marshall BJ, Warren JR. Unidentified curved bacilli in the stomach of patients with gastritis and peptic ulcer-ation. Lancet, 1984, 323 (8390): 1311-1315.

［ 21 ］ Amieva MR, El-Omar EM. Host-Bacterial Interactions in Helicobacter pylori Infection. Gastroenter-ology, 2008, 134 (1): 306-323.

［ 22 ］ Malfertheiner P, Megraud F, O'Morain CA, et al. Management of Helicobacter pylori infection—the Maastricht IV/Florence consensus report. Gut, 2012, 61 (5): 646-664.

［ 23 ］ Bühling A, Radun D, Müller WA, et al. Influence of anti-Helicobacter triple-therapy with metronidazole, omeprazole and clarithromycin on intestinal microflora. Alimentary pharmacology & therapeutics, 2001, 15 (9): 1445-1452.

［24］ Maldonado-Contreras A, Goldfarb KC, Godoy-Vitorino F, et al. Structure of the human gastric bacterial community in relation to Helicobacter pylori status. The ISME Journal, 2010, 5 (4): 574-579.

［25］ Andersson A F, Lindberg M, Jakobsson H, et al. Comparative analysis of human gut microbiota by barcoded pyrosequencing. PLoS One, 2008, 3 (7): e2836.

［26］ Osaki T, Matsuki T, Asahara T, et al. Comparative analysis of gastric bacterial microbiota in Mongolian gerbils after long-term infection with Helicobacter pylori. Microb Pathog, 2012, 53: 12-18.

［27］ Zilberstein B, Quintanilha AG, Santos MA, et al. Digestive tract microbiota in healthy volunteers. Clinics, 2007, 62: 47-54.

［28］ Savage DC. Microbial interference between indigenous yeast and lactobacilli in the rodent stomach. J Bacteriol, 1969, 98: 1278-1283.

［29］ Mason KL, Erb Downward JR, Falkowski NR, et al. Interplay between the gastric bacterial microbiota and Candida albicans during postantibiotic recolonization and gastritis. Infect Immun, 2012, 80: 150-158.

［30］ Hildebrandt MA, Hoffmann C, Sherrill-Mix SA, et al. High-fat diet determines the composition of the murine gut microbiome independently of obesity. Gastroenterology, 2009, 137: 1716-1724.

［31］ Turnbaugh PJ, Bäckhed F, Fulton L, et al. Diet-induced obesity is linked to marked but reversible alterations in the mouse distal gut microbiome. Cell Host Microbe, 2008, 3: 213-223.

［32］ Sahasakul Y, Takemura N, Sonoyama K. Different impacts of purified and nonpurified diets on microbiota and toll-like receptors in the mouse stomach. Biosci Biotechnol Biochem, 2012, 76: 1728-1732.

# 胃内疾病的微生态演变

微生态学(microecology)的概念由 Volker Rush 于 20 世纪 70 年代提出,随着生物地理图(biogeographic map)、瞬时温度梯度凝胶电泳(TTGE)、聚合酶链反应(PCR)以及总微生物群落 DNA 全基因组学分析法(metagenomics)等技术与方法的不断发展,研究者对微生态的认识也日趋成熟[1]。微生态主要由细菌、真菌、病毒和寄生虫等微生物组成,然而基于细菌在数量上的显著优势,目前对微生态的研究主要集中于细菌。人体胃肠道是与外界相通的腔道,这为大量微生物在其中定植提供了前提,然而微生物的定植受到微环境的极大影响。因胃肠道各段的微环境不尽相同,从而在胃肠道各段的微生物定植情况也大相径庭。由于微环境相对温和,结肠位置定植的细菌数量甚至可达 $10^{10} \sim 10^{12}$CFU/ml,而在胃内定植的细菌仅 $10^2 \sim 10^4$CFU/ml[2]。胃液低 pH、低微生物量等因素导致胃内微生物的分离、培养、鉴定等技术应用受限,且超过 80% 的微生物是不可培养的,这使得目前胃内微生态的研究相对滞后[3,4]。随着研究的不断进展,人们发现尽管幽门螺杆菌(*H. pylori*)是与各种胃内疾病最相关的致病因素,但并非唯一,而胃内微生态的演变与慢性胃炎、胃溃疡、胃癌、胃食管反流病等多种胃部疾病都存在明显相关性[5]。维持胃内微生态的稳定及以胃内微生态为靶点的治疗策略在防治胃部疾病过程中尤其重要,本章将重点阐述胃内疾病的微生态演变,以期对该领域的研究工作提供帮助。

## 一、胃内微生态概述

研究发现,肠道菌群可定植于整个胃肠道,包括胃[5]。相较真菌、病毒等微生物,基于数量优势,细菌成为胃内微生态最主要的组成成分。由于胃液 pH 较低(<4.0)且富含各种消化酶类,大多数细菌很难在胃内定植,因此,在过去较长一段时间内,研究者认为"胃是一个无菌器官",然而正

如法国生物学家 Louis Pasteur 所言——"细菌无所不在",一些专性或兼性嗜酸菌却能够在这种极端环境中生存[6]。

革兰氏阴性菌 *H. pylori* 的发现颠覆了胃是无菌器官的传统概念,据估计,作为胃内的专性病原体,*H. pylori* 在全球 50% 左右人口的胃内定植,并被归为Ⅰ类致癌物[7-9]。研究发现 *H. pylori* 能够产生尿素酶以分解胃内尿素,在其周围形成"氨云",这个过程改变了胃黏膜酸性环境的特点,形成的新的胃微环境成为某些微生物的恶劣生存环境,同时也为其他胃内微生物提供了生态位[9]。

除 *H. pylori* 外,目前已有一系列关于胃内非 *H. pylori* 细菌种类的报道,在门类水平上检测到以厚壁菌门(*Firmicutes*)、放线菌门(*Actinobacteria*)、变形菌门(*Proteobacteria*)、梭杆菌门(*Fusobacteria*)、拟杆菌门(*Bacteroidetes*)和芽单胞菌门(*Gemmatimonadetes*)等为主的 59 个门类的细菌。在种属水平上,则是以链球菌属(*Streptococcus*)、普雷沃菌属(*Prevotella*)、韦荣球菌属(*Veillonella*)、罗氏菌属(*Rothia*)和嗜血杆菌属(*Haemophilus*)等为主的 69 个种属的细菌,这些细菌和 *H. pylori* 一起被称为胃菌群或胃微生态(gastric microbiota)[5,6]。由此可见,尽管胃内细菌的定植量较低,但其门类、种属分布依然很广。此外,定植于不同区域的细菌种类也有一定的差异,其中前两者是除 *H. pylori* 外在胃黏膜定植的细菌门类,而胃液中则以厚壁菌门、拟杆菌门和放线菌门的细菌为主,由于胃液为强酸性,因此大多数胃液菌群均为非常驻菌,胃黏膜菌群以 *H. pylori* 为主,其他菌群含量相对较少[1,6,10]。

## 二、胃微生态的来源

正常人胃肠道微生态的组成随年龄的增加有明显的改变。新生儿诞生后立刻就有微生物定植于胃肠道,通常肠细菌、肠球菌和乳杆菌等兼性厌氧菌率先定植,此后,双歧杆菌、拟杆菌属和梭菌属等严格厌氧微生物逐渐定植于胃肠道。一般来说,人体胃肠道微生态在 3 岁左右即已形成与成人相同的组成成分和菌群多样性,此后,胃肠道微生态可保持一个相对稳定的状态,随着人体的衰老,微生态的组成和多样性都会发生显著改变[11]。

饮食、呼吸等也是生理情况下微生物入胃的重要途径,即细菌通过口咽或鼻咽进入胃肠道[12]。人体进食时,来源于口腔和食物的微生物随食物一同入胃。这些一过性菌群的组成取决于进食的食物类型、进食细菌的数量、胃排空率以及胃对微生物入侵的防御能力(胃液酸性、黏膜完整性、溶菌酶活性以及免疫球蛋白活性等)[13]。呼吸道通过鼻咽管与消化道相连,呼吸道和消化道的微生态可以相互影响。Rosen 等人研究了质子泵抑制剂(PPI)使用对呼吸道或肺部微生态的影响,结果发现使用 PPI 后胃内葡萄球菌和链球菌过度生长,而无酸反流成为了肺内细菌过度生长的重要原因[14]。在非病理情况下,尽管与消化道连通的腔道内菌群是胃内菌群的重要来源,但实际上这些一过性菌群在胃部特殊的微环境作用下,形成的新的胃内菌群与其来源的菌群仍然存在明显的差异,有学者称之为"特异的微生态系统"[13]。

除口腔、呼吸道等来源外,病理状态下,下消化道细菌反流入胃、胃黏膜损伤、肠内营养导致肠道细菌入胃等也成为胃内菌群的重要来源。越来越多的研究表明,这些不同来源的胃内菌群能够增加人体胃部疾病的风险。人体感染 *H. pylori* 的途径仍不十分明确，而据报道其传播途径最有可能是口 - 粪传播和口 - 口传播[15,16]。目前，全球有约 50% 人口感染 *H. pylori*，却仅有约 2% 的感染者最终转化为胃腺癌（gastric adenocarcinoma，GAC），就此现象 Lertpiriyapong 等研究发现放线菌门、拟杆菌属、厚壁菌门，梭菌属和变形菌门等，在下消化道正常定植的细菌反流入胃，致使胃内微生态发生变化并与 *H. pylori* 相互作用，可能是造成该现象的重要原因[10,17]。

## 三、胃内菌群分类及对宿主的影响

胃内菌群由 *H. pylori* 和其他微生态成分组成。非 *H. pylori* 微生态成分主要包含益生菌和条件致病菌等菌群。

1. **益生菌对宿主的影响**　益生菌是指达到足够数量时对宿主的健康有益的某些活的微生物。厚壁菌门的乳杆菌和放线菌门的双歧杆菌是最常使用的益生菌。益生菌具有较强的代谢活性，尤其在于对抗胰酶和胆汁酸，这使其能在理化条件复杂的胃肠道存活，并在胃黏膜（或粪便）中达到一定的数量[18]。meta 分析数据表明，在服用足量益生菌时可以降低胃肠道感染病原体的风险，对避免艰难梭菌（*Clostridium difficile*）感染也可能有益，而这一论断近来亦得以证实[19-21]。此外，最新研究发现益生菌是提高三联疗法对 *H. pylori* 根除效果的一种重要选择，并且能够减少除食欲减退外的多种副作用[22]。目前，用益生菌治疗疾病在体内外动物模型、健康人和罹患胃肠道疾病的患者中均已得到证实，且发现其作用的发挥与调节胃肠道 pH、抑制有害微生物在胃肠黏膜黏附及通过分泌抑菌素类物质抑制病原菌有关[23]。益生菌还能有效预防 *H. pylori* 引起的胃肿瘤发生，其机制在于益生菌能附着于胃内，增加胃部免疫反应，同时减轻宿主胃黏膜炎症反应[24]。由此可见，益生菌调节胃肠功能的机制主要在于促进机体分泌抑菌物质、抑制有害病原体在胃肠黏膜黏附、改善机体免疫等方面。

尽管益生菌通过影响胃肠微生态环境在治疗胃肠疾病领域已被多项研究报道，但 Arnold 研究发现接受抗生素治疗同时使用益生菌辅助治疗的患者与无辅助治疗的患者间艰难梭菌感染和抗生素相关性腹泻的发生率并无显著性差异，而采用益生菌辅助治疗的患者肠胀气报告数量显著增加[25]。此外，有报道益生菌使用可能增加急性重症胰腺炎（SAP）患者致命性肠道局部缺血危险，然而其他研究却显示两者之间没有明确的联系[26-28]。可见，尽管益生菌在调节胃肠微生态方面具有明确的效果，但是在使用时仍需考虑适应证和可能存在的副作用，这方面还需进一步研究。

2. **条件致病菌对宿主的影响**　正常情况下，胃液和胃黏膜中都会存在少量细菌。胃液中的细菌多为非常驻菌群，在胃酸和胃蠕动波的作用下能很快从胃内清除，这些细菌包括链球菌、微球菌、葡萄球菌、韦荣球菌属等。胃黏膜菌群多为常驻菌群，除 *H. pylori* 外，还存在数量较少的其他黏膜菌群，如双歧杆菌、乳杆菌、白念珠菌和类酵母菌等。这些菌群通常不会导致胃部发生疾病，然而当 pH 升高、胃蠕动减弱、唾液产生减少或其他因素作用时，这类菌群剧烈增殖、代谢活性显著增加，将导致胃部疾病，因此被称条件致病菌。条件致病菌增殖将破坏胃内微生态，失衡的胃微生态是导致胃部疾病的重要因素[1,12,13]。

3. **幽门螺杆菌对宿主的影响**　*H. pylori* 是目前较为明确的胃内病原体,已被证明是消化性溃疡、胃黏膜相关淋巴组织淋巴瘤和萎缩性胃炎等疾病的致病因素,还可能与缺 $VitB_{12}$、铁性贫血、特发性血小板减少性紫癜等疾病有关[29]。*H. pylori* 感染相关的胃部恶性肿瘤主要有非贲门胃腺癌和黏膜相关淋巴组织淋巴瘤,据报道,65%~85% 的非贲门胃腺癌与 *H. pylori* 感染有关[30]。*H. pylori* 导致胃癌的产生可能与慢性胃炎、免疫以及细胞增殖和凋亡相关信号通路的调控有关,而其机制有待进一步阐明[31]。此外,也有研究认为 *H. pylori* 可能在预防胃食管反流病和食管腺癌等方面使人体获益[29]。但 *H. pylori* 感染的结局可能还受到胃内微生态的组成的影响,有研究发现,来自不同供应商的两组相同品系(C57BL/6N)小鼠在感染相同的 *H. pylori* 菌株后,炎症反应、胃炎和化生状况有显著差异,进一步分析发现两组小鼠胃内乳杆菌定植率有显著差异,可见胃内定植微生物的量可影响 *H. pylori* 的感染结局[32]。

## 四、胃肠道微生态对宿主的作用机制

健康人体胃肠道即有微生物定植,但肠道内微生物较胃内微生物在数量上具有显著优势,故通常研究胃肠道微生态对宿主的作用都是通过肠道菌群进行,极少单独讨论胃内微生态对宿主的作用。基于正常胃内微生态组成和肠道微生态组成具有一定的相似性[13,33,34],且无菌动物模型同时缺失胃部和肠道的微生态,因此目前探讨的肠道微生态对宿主的作用在一定程度也反映了胃内微生态对宿主的作用。

1. **正常共生微生物对宿主的作用**　利用无菌的模型动物研究微生态对宿主的作用,发现在缺失胃肠道微生物时,宿主免疫防御、营养、生长发育、维生素合成、物质代谢、细胞增殖、认知功能等受到较大影响。正常的微生态还具有维持胃肠道菌群平衡的作用,通过占领结合生态位、竞争氮源、产生抗微生物物质等,正常微生态能够抑制外来菌群,避免菌群失衡造成的各类胃肠道疾病[33]。

正常胃肠道微生态对宿主免疫系统具有重要影响[35]。脾脏、淋巴结是机体主要的免疫组织,研究发现无菌模型动物的脾脏和淋巴结、免疫细胞类型和免疫细胞产物形成异常,包括成熟淋巴滤泡数量减少,产 IgA 浆细胞数量降低,免疫球蛋白 IgA、IgG 分泌量降低,细胞因子分泌异常[35-37]。

正常胃肠道微生态通过影响宿主的物质代谢,达到"双赢"的目的。当人体无法吸收食物中的某些糖分(如乳糖、醇类等)时,细菌双糖酶能将这些糖分转化为短链脂肪酸并被宿主细胞用做能源物质[38]。一些胃肠道微生物可以生成叶酸、维生素 K、去共轭胆盐和代谢中间产物(如柳氮磺吡啶等),这些物质均可以被宿主细胞利用[39]。此外,某些共生微生物能够生成神经递质、神经调质等化学物质,调节机体的神经系统功能和生长发育[38,40]。

正常胃肠道微生态可以作为宿主抵抗外来微生物侵袭的物理屏障和生物屏障。首先,正常微生态能够通过占领生态位、消耗氮源等方式竞争性排除外来病原体。其次,正常微生态还能刺激宿主产生防御素、抗菌肽、C 型凝集素等抗微生物物质,以破坏自身共生微生物和外来病原体的表明结构,达到抵抗微生物侵袭的作用[33,41]。

正常胃肠道微生态还是影响胃肠道结构和功能的重要因素。研究发现,无菌小鼠可见胃肠道再生性和功能性障碍,体现在细胞周期增长和细胞再生能力下降,胃肠道蠕动功能障碍和屏障功能减退。此外,微绒毛毛细血管网减少,进而影响胃肠道营养物质的吸收[33,42]。

**2. 微生态失调对机体的影响**　过度使用抗生素和正常微生态对外来菌群的抑制作用减弱是导致胃肠道微生态失调的主要因素。当机体过度使用抗生素导致微生态失调时,要使微生态从失衡状态恢复到正常水平需要花费较长时间,因此失衡的微生态能在相当长的时间内对宿主多个器官功能产生副作用。此外,抗生素的使用还能使病原微生物对抗生素耐药,导致失衡的微生态更难恢复到正常水平[33]。各种原因引起胃肠道正常微生物量下降,从而对外来病原体的抑制作用减弱的现象在肠道微生态的变化尤其明显,其中抗生素相关性腹泻是微生态失调引起的最典型的并发症。抗生素的使用可引起正常微生态量减少,艰难梭菌病理性增长,进而导致患者发生腹泻。抗生素使用还能促进艰难梭菌孢子脱落,增加非感染人群的感染概率[43]。

免疫反应本来是机体抵御病原体入侵的一种保护机制,然而免疫过度引起的炎症反应致使肠道正常微生态的生存能力下降是外来病原体最终占领生态位并引起宿主感染的重要原因[44,45]。研究表明,变形菌门的病原微生物(如大肠杆菌、沙门菌)就是通过这种促进炎症反应的方式引起胃肠道正常定植的微生物数量降低,进而完成自身在胃肠道的定植[44,46]。也有学者认为外来病原体之所以更容易在发炎的胃肠道定植,是因为这些微生物更适应利用发炎的胃肠道中的营养物质[47]。

失衡的微生态成分还可产生多种有害物质,以致各类胃肠道疾病的发生。亚硝酸盐是引起胃癌较明确的因素。研究发现,当韦荣球菌属细菌数量增高时可使胃内亚硝酸盐累积量明显增加,进而促进胃癌的产生[2,48]。H. pylori 可通过尿素酶分解胃黏膜周围的尿素形成氨,在升高胃内 pH 的同时,还能为其他病原微生物创造适宜的生存环境[49]。此外,其他多种生物化学因素导致蛋白或非蛋白质巯基、NaCl、HCl 和 NaOH 等含量升高均能导致出血性胃黏膜损伤,进而引起各种胃部疾病[50]。

## 五、影响胃内微生态的因素

胃肠道正常定植的微生物本身就是一种机体抵御外来病原体入侵的机制。微生物间存在着一种占位效应,当胃肠道中有足够的共生微生物定植,外来病原体则很难占领适合自身生存的生态位[33]。除该效应以外,极端的胃内微环境也决定了微生物很难在胃内定植。由胃壁细胞分泌胃酸、胆汁酸反流入胃、一定厚度的胃黏膜屏障、胃的正常蠕动、肠 - 唾液硝酸盐循环、免疫反应和胃部抑菌物质等构成的胃内微环境能够有效地抑制胃内微生物[10]。此外,饮食习惯、PPI 和抗生素等药物使用和 H. pylori 感染等也是影响胃内微生态的重要因素。

**1. 胃内微环境对微生态的影响**　胃内微环境是一种动态的过程,其病理失衡是导致胃内微生态演变的一个重要因素。一些胃内因素能在一定程度上导致微生态的改变,如胃酸分泌减少导致 pH 升高引起胃液中菌群的变化;胃黏膜病变导致黏膜菌群的改变;移行复合运动(胃蠕动)坚守和机体免疫失衡导致胃内细菌定植总量增加等。除上述胃内部因素以外,饮食习惯、H. pylori 感染、抗生素和抑制胃酸分泌药等药物的使用等外部因素也会影响胃内微生态[1,13]。

pH 小于 4 时, 胃酸被认为是防止细菌定植的有效屏障。随着年龄的增长, 机体会出现生理性的胃酸分泌量减少的现象, 这会导致胃部微生物量显著升高, 进而出现一系列因微生物过度生长产生的胃部不适, 如胃胀、消化不良等[13]。移行复合运动是非进食期间在胃肠道内反复发生的前向移行运动, 其主要功能在于促进胃肠道排空, 防止微生物在胃肠道内过度繁殖、生长。当移行复合运动功能减弱时, 胃肠道菌群过度繁殖, 通常会出现胃轻瘫等症状[51]。肠 - 唾液硝酸盐循环是机体调控胃肠道微生物量的又一机制。食物中硝酸盐在进入口腔后被降解成为亚硝酸盐, 此后, 随唾液进入胃内的亚硝酸盐在胃酸的作用下产生 NO 和 $NO_2$, 进而杀灭多种外源性病原体(如大肠杆菌、鼠伤寒沙门菌、小肠结肠炎耶尔森菌、志贺菌、白念珠菌等), 从而避免多种胃肠道疾病的发生[52]。以上机制说明, 胃酸并非控制胃内微生态的唯一机制, 而是多种机制与胃内微环境的共同作用的结果。

**2. 机体免疫和抗菌物质对微生态的影响**　正常共生微生态是促进机体免疫对微生态影响的一个重要环节, 然而微生态失调时, 过度增殖的微生物可对机体造成伤害, 此时, 免疫系统可被机体动用, 以调节微生态相对稳态。当细菌过度定植, 刺激胃肠道黏膜的树突状细胞, 进而激活浆细胞可产生 IgA, 包裹于细菌表面以控制细菌数量[53]。不同种类的细菌对 IgA 的诱导作用也存在一定的差异, 如与乳杆菌(革兰氏阳性菌)相比, 拟杆菌(革兰氏阴性菌)对 sIgA 的诱导作用更强[54]。可见, 尽管微生态失调可以激活机体的免疫系统, 但不同的失衡的微生态成分对免疫系统的刺激程度也有一定的差异。

IgA 并非机体控制胃肠道菌群稳态的唯一机制, 当外源性病原体侵入机体时, 会刺激机体产生多种抗菌物质, 如防御素、抑菌肽、C 型凝集素等, 以调控微生态的稳态[33,55]。微生物细胞、微生物的结构蛋白是诱导机体产生抑菌物质主要效应物质, 然而, 除二者外微生物的代谢产物也能刺激机体产生抑菌物质。如短链脂肪酸是细菌双糖酶对机体不能利用的糖类的降解产物, 能够通过丝裂原活化胞外信号调节激酶(MEK)/胞外信号调节激酶(ERK)途径诱导机体产生 LL-37 抑菌肽[56]。这表明机体受到外来病原体的入侵时, 可以动用多种机制进行抵御。

**3. 饮食习惯**　如前所述, 饮食是胃肠道微生物的一个重要来源。胃肠道菌群最初被认为从青少年时期就始终保持着相对稳定的状态, 但越来越多的研究证实了饮食可以导致胃肠道微生态失调, 进而引起异常的免疫反应和多种临床结局(胃炎、胃癌、IBD、IBS、结肠癌、肥胖、糖尿病等)[57-61]。有研究表明, 与进食净化食物的小鼠相比, 进食未经净化食物的小鼠胃内总厌氧菌、总需氧菌和乳杆菌的数量明显较多。这种菌群数量升高的现象可能与 Toll 样受体 2(TLR2)mRNA 水平较低有关[62]。Fan 等将 6 个月左右的婴儿分为三组, 母乳喂养(BF)组、婴儿食品喂养(FF)组和混合喂养(MF)组, 检测饮食对婴儿粪便菌群的影响。研究发现, 在门系水平上, 厚壁菌门、变形菌门在三组婴儿粪便中均为优势菌群, 而 FF 组拟杆菌门和放线菌门显著减少。在科系水平上, 肠杆菌科在三组中为优势菌群, 而 FF 组与 BF、MF 组相比明显较高[63]。素食与肉食的饮食习惯不同也可在胃肠道菌群的差异中体现, 如素食动物胃肠道厚壁菌门(罗氏菌属、直肠真细菌、瘤胃球菌属等)相对丰富, 而肉食动物肠道耐胆汁微生物(嗜胆菌属、拟杆菌属等)丰度较高。不仅如此, 胃肠道菌群还能对饮食的不同做出迅速的反应, 以满足机体对不同生活方式需求[64]。

由此可见,饮食对微生态的影响尤其重要,而胃肠道微生态的改变也可能是利于宿主适应饮食变化的体现。

**4. 抑酸类药物和抗生素使用**　胃酸是抑制胃内微生物过度生长的关键。质子泵抑制剂(PPI)和 H₂ 受体拮抗剂的使用能强烈抑制胃酸的分泌,当胃液 pH 升高(>3.8)时,可引起胃内微生物过度生长[10]。有研究发现,与未使用抑酸类药物的患者相比,使用了 PPI 和 H₂ 受体拮抗剂的患者胃内口咽源性细菌(链球菌属、奈瑟菌属、棒状杆菌属等)和粪源性细菌(埃希菌属、变形杆菌属、克雷伯菌属等)均有显著升高[65]。

通常抗生素的使用主要是针对少数病原体,但抗生素的使用,能够迅速导致胃肠道菌群失衡,而微生态重新建立其多样性和稳定性将历时数月[66-69]。抗生素不仅杀灭微生态中的各类细菌,还能影响依赖被杀灭细菌而生存的各类物种[68]。如上文所述,抗生素导致微生态改变而致病最典型的例子是抗生素相关性腹泻,即胃肠道微生态失调、艰难梭菌病理性增长致患者发生腹泻[43]。

**5. 幽门螺杆菌感染**　*H. pylori* 能够与胃微生态的其他组成成分相互作用,但其作用仍未完全阐明[5]。目前已发现多种胃内菌群能够抑制 *H. pylori* 的生长,诸如乳杆菌属、轻型链球菌等[70,71]。而 *H. pylori* 感染也能影响胃内微生态,如 Andersson 等采用高通量测序方法对 *H. pylori* 阴性患者和阳性患者的微生态多样性进行分析比较,结果发现前者较后者具有更高的微生态多样性[72]。然而,Khosravi 等对马来西亚的 215 名受试者胃微生物分类群多样性进行分析,却发现 *H. pylori* 对胃微生态多样性无显著影响[73]。类似的现象在不同种源的小鼠模型中也有体现。在转基因胰岛素 - 胃泌素(INS-GAS)转基因小鼠中,*H. pylori* 感染能够提高厚壁菌门的丰度而降低拟杆菌属的丰度[74]。但在 C57BL/6 型小鼠模型中,*H. pylori* 感染对胃内其他微生态成分无显著影响[8]。由于 *H. pylori* 感染受到生活地位、经济水平、地理位置等多种因素的影响[29],这或许也决定了 *H. pylori* 对微生态影响的同时还有地理位置等外部因素的参与,且不同人种之间可能也存在差异。

## 六、疾病状态下的胃内微生态演变

胃微生态失调将诱发多种胃部疾病,诸如萎缩性胃炎、消化性溃疡、胃癌、胃食管反流病等。*H. pylori* 和其他微生物共同组成了胃内微生态,目前已经证实前者是引起各类胃部疾病的重要因素,但并非唯一因素,*H. pylori* 可能与其他微生态成分共同参与各类胃部疾病的病理生理过程[5]。

**1. 萎缩性胃炎和消化性溃疡**　*H. pylori* 感染和非甾体抗炎药(NSAIDs)的使用是导致萎缩性胃炎和消化性溃疡的两个主要原因[75]。

Li 等从无 *H. pylori* 感染的胃炎患者的胃黏膜分离得到 8 个门类的 133 种细菌,这些细菌黏附于胃黏膜表面。进一步分析发现,与正常人相比,这些胃炎患者胃内厚壁菌门和链球菌属细菌的丰度相对较高[75]。另有研究显示,萎缩性胃炎患者胃内相关细菌在属的水平上有从普雷沃菌属向链球菌属转变的现象[12]。Lofgren 等采用 INS-GAS 小鼠构建自发性萎缩性胃炎的模型,通过使用该模型,他们发现仅感染 *H. pylori* 的无菌 INS-GAS 小鼠的高胃泌素血症相对温和,萎缩性胃炎减轻、胃黏膜上皮内瘤变延迟[74]。尽管 *H. pylori* 可能是引起萎缩性胃炎的主要因素,但该研究表明非

*H. pylori* 微生物菌群可能参与调节 *H. pylori* 的毒力或与 *H. pylori* 相互作用而共同参与萎缩性胃炎的发生发展。

使用大剂量的抗生素对 *H. pylori* 进行根除是目前治疗消化性溃疡的重要手段，但是该方法不仅会造成细菌的耐药性，还可能导致胃微生态进一步被破坏[76]。目前，胃酸分泌低下的患者胃酸屏障功能降低，从而导致更多的微生物在胃内定植，该观点虽已被广泛接受，但关于萎缩性胃炎和消化性溃疡患者的胃微生态组成鲜有报道，因此，萎缩性胃炎患者胃内微生态领域还有待深入研究[5]。

2. **胃癌** 胃癌是全球第四大癌症，*H. pylori* 相关性慢性胃部炎症反应是胃癌的最强的独立危险因素。胃癌可被分为弥漫型和肠型，前者较少、后者居多。肠型胃癌的组织学特点即从 *H. pylori* 相关性炎症细胞侵袭，发展到萎缩性胃炎、肠上皮化生、异型增生和最终的胃腺癌。然而，如前所述，*H. pylori* 感染者仅约 2% 最终发展为胃癌，可见 *H. pylori* 不是唯一的影响因素。而微生态组成、宿主免疫反应和环境因素被认为能够影响 *H. pylori* 感染患者的胃癌患病风险[77]。越来越多的研究证实胃微生态失调在胃肠道肿瘤的发生发展中具有重要作用。非 *H. pylori* 微生物与 *H. pylori* 相互作用可影响宿主胃部免疫生物学以及 *H. pylori* 感染的临床结局。另有报道，微生物还可以通过炎症刺激、细胞增殖、干细胞生理学失调、某些代谢物生成等机制促使和维持肿瘤发生途径的发展[78]。

非 *H. pylori* 微生物菌群的改变也是导致胃癌的关键因素。微生物培养分析发现胃癌患者胃黏膜微生物数量、厌氧菌（梭菌属、拟杆菌属等）数量较正常人明显增多，链球菌属、乳杆菌属、韦荣球菌属和普雷沃菌属丰度相对增加，而 *H. pylori* 数量减少[79]。Aviles-Jimenez 等[80]对处于非萎缩性胃炎（non-atrophic gastritis，NAG）、肠上皮化生（intestinal metaplasia，IM）和肠型胃癌（intestinal-type gastric cancer，GC）三个逐渐发展的病理阶段的患者的胃内微生态进行了分析。结果发现在这三个阶段，胃内微生态是逐渐改变的，即微生态多样性逐渐降低，NAG 患者微生态多样性显著高于 GC 患者。进一步分析发现卟啉单胞菌属（*Porphyromonas*）、奈瑟菌属（*Neisseria*）和中华链球菌（*Streptococcus sinensis*）数量降低，而乳杆菌属和毛螺菌科（*Lachnospiraceae*）数量增加。有趣的是，假单胞菌（*Pseudomonas*）的丰度在 GC 患者中较 NAG 患者显著升高，而这与关于在胃癌患者体内发现有卟啉单胞菌属样 DNA 整合进入体细胞的现象相一致[81]。此外，血清胃蛋白酶原Ⅰ/胃蛋白酶原Ⅱ比率降低被认为与胃癌诱发阶段相一致。有研究发现，上消化道（包括胃）微生态丰度降低是引起血清胃蛋白酶原Ⅰ/胃蛋白酶原Ⅱ比率降低的一个独立因素[82]。

由此可见，*H. pylori* 和其他胃内微生态成分均参与了胃癌的发生发展，两者既可能单独发挥作用，也可能相互作用进而诱导胃癌的产生，但要确切地阐释两者在胃癌中的作用，还需要更深入的研究。

3. **胃微生态相关的其他疾病** 胃食管反流能够引起食管炎症反应、化生、异型增生和食管癌。Barrett 食管是胃食管反流引起的，以食管鳞状上皮向柱状上皮转化为特征的远端化生性疾病，然而最新的研究发现，胃食管反流并非其唯一致病因素。定植于胃内的微生物也参与其形成，其中肠杆菌科在食管炎和 Barrett 食管患者的胃液中显著增多，且有研究者在伴胃炎的 Barrett 食管的患者胃内检出了之前未被描述的脆弱拟杆菌（*Bacteroides fragilis*）[83,84]。有研究认为 *H. pylori* 可能与食管腺癌有关，但越来越多的研究显示，在反流性食管炎和 Barrett 食管等癌前状态，远端食管微生态的转变可能与食管腺癌有着更直接的关系，但这一领域还有待继续研究[84,85]。

## 七、其他微生态成分在胃部疾病中的作用

1. **胃内真菌**　真菌感染与胃溃疡等胃部疾病也具有重要关系。Sanguino 报道了可能提高胃部真菌感染的因素，如衰老、营养不良、糖尿病、外伤、外科手术、PPI 的使用、免疫抑制剂治疗和广谱抗菌药的使用等[86]。此外，食用固态食物[87]、血型[88]、内分泌功能障碍[87]也被认为与真菌感染有关。可见，影响真菌胃部定植的因素较多，但也有研究发现即使在不满足以上各种因素的健康人的胃内同样能检测出真菌，主要为念珠菌属，包括白念珠菌（*C. albicans*）、克柔念珠菌（*C. krusei*）、近平滑念珠菌（*C. parapsilosis*）、热带念珠菌（*C. tropicalis*）[87,89]。此外，毛真菌（*Mucorales*）[90,91]、隐球菌（*Cryptococcus spp*）[92]、组织胞浆菌（*H. duboisii*）[86]等真菌在胃部疾病中也有见报道。

2. **胃内病毒**　关于胃内病毒感染较多见于胃内 Epstein-Barr（EB）病毒感染。EB 病毒感染与多种类型的人类肿瘤相关，如淋巴瘤、表皮细胞瘤，其中就包括胃癌。统计数据显示，近 10% 的胃癌与 EB 病毒有关[93-95]。研究发现，EB 病毒促进肿瘤产生的作用与影响宿主蛋白、调节细胞凋亡和增殖相关通路有关[93]。此外，EB 病毒可持续感染人体的记忆性 B 淋巴细胞，并通过激活细胞增殖和存活相关信号通路，致使 B 细胞淋巴瘤发生[95]。除 EB 病毒外，也有见 HPV 和 HBV 等病毒感染对胃癌发生发挥作用的报道[96-98]。

## 八、展望

*H. pylori* 感染了全球约 50% 的人口，无疑在胃部疾病的发生发展中具有重要的作用。目前，人们已经十分明确，*H. pylori* 感染是萎缩性胃炎、消化性溃疡、胃癌等胃部疾病等最重要的独立危险因素。此外，*H. pylori* 感染还可能与黏膜相关淋巴组织淋巴瘤、免疫性血小板减少症、维生素 $B_{12}$ 和铁缺乏以及其他消化道疾病有关[29,99,100]。然而，*H. pylori* 感染也可能使人体受益，比如 *H. pylori* 可能会减少克雷伯菌（*Klebsiella*）、草绿色链球菌（*Streptococcus viridans*）、念珠菌（*Candida*）等条件致病菌对宿主的感染[29]。可见，在进行 *H. pylori* 根除治疗时，应慎重考虑治疗方案，避免因治疗不当引起各类并发症。

非 *H. pylori* 微生态成分与 *H. pylori* 的相互作用可能是影响 *H. pylori* 感染最终结局的重要因素。胃微生态由两者共同组成，其平衡对宿主的健康具有重要意义。当各种因素引起胃微生态紊乱时，能导致各种胃部疾病的发生。因此，在胃部疾病的治疗过程中，尤其需要关注胃微生态的变化情况。

抑酸类药物、微生态制剂和抗生素等药物是临床治疗多种胃部疾病时所采用的治疗方案。但这些治疗方案的应用通常会进一步导致微生态紊乱，而要使紊乱的微生态恢复正常则需要很长时

间。由此,临床使用能够影响微生态的药物时需要充分考虑用药后果,不可滥用。

　　健康人体的胃微生态始终处于动态平衡,越来越多的研究证明了胃微生态在胃部疾病的发生发展中扮演着重要作用,然而,胃部疾病的发生并非某种病原体单独作用的结果。"整合胃微生态学"的概念提示研究者需综合考虑所有的胃微生态成分的改变在疾病中的作用。随着生物地理图、TTGE、PCR 以及总微生物群落 DNA 全基因组学分析法等技术的不断发展,相信整合胃微生态学将迎来繁荣。

(刘玉兰)

## 参 考 文 献

[ 1 ] Wu WM, Yang YS, Peng LH. Microbiota in the stomach: new insights. J Dig Dis, 2014, 15 (2): 54-61.

[ 2 ] Wang LL, Yu XJ, Zhan SH, et al. Participation of microbiota in the development of gastric cancer. World J Gastroenterol, 2014, 20 (17): 4948-4952.

[ 3 ] Huber T, Faulkner G, Hugenholtz P. Bellerophon: a program to detect chimeric sequences in multiple sequence alignments. Bioinformatics, 2004, 20 (14): 2317-2319.

[ 4 ] Claesson MJ, Wang Q, O'Sullivan O, et al. Comparison of two next-generation sequencing technologies for resolving highly complex microbiota composition using tandem variable 16S rRNA gene regions. Nucleic Acids Res, 2010, 38 (22): e200.

[ 5 ] Ianiro G, Molina-Infante J, Gasbarrini A. Gastric Microbiota. Helicobacter, 2015, 20 (Suppl 1): 68-71.

[ 6 ] Delgado S, Cabrera-Rubio R, Mira A, et al. Microbiological survey of the human gastric ecosystem using culturing and pyrosequencing methods. Microb Ecol, 2013, 65 (3): 763-772.

[ 7 ] Kaparakis M, Laurie KL, Wijburg O, et al. CD[4+]CD[25+]regulatory T cells modulate the T-cell and antibody responses in helicobacter-infected BALB/c mice. Infect Immun, 2006, 74 (6): 3519-3529.

[ 8 ] Tan MP, Kaparakis M, Galic M, et al. Chronic Helicobacter pylori infection does not significantly alter the microbiota of the murine stomach. Appl Environ Microbiol, 2007, 73 (3): 1010-1013.

[ 9 ] Schulz C, Koch N, Schutte K, et al. H. pylori and its modulation of gastrointestinal microbiota. J Dig Dis, 2015, 16 (3): 109-117.

[ 10 ] Nardone G, Compare D. The human gastric microbiota: Is it time to rethink the pathogenesis of stomach diseases. United European Gastroenterol J, 2015, 3 (3): 255-260.

[ 11 ] Tojo R, Suarez A, Clemente MG, et al. Intestinal microbiota in health and disease: role of bifidobacteria in gut homeostasis. World J Gastroenterol, 2014, 20 (41): 15163-15176.

[ 12 ] Engstrand L, Lindberg M. Helicobacter pylori and the gastric microbiota. Best Pract Res Clin Gastroenterol, 2013, 27 (1): 39-45.

[ 13 ] McNulty CA, Wise R. Gastric microflora. Br Med J (Clin Res Ed), 1985, 291 (6492): 367-368.

[ 14 ] Rosen R, Amirault J, Liu H, et al. Changes in gastric and lung microflora with acid suppression: acid suppression and bacterial growth. JAMA Pediatr, 2014, 168 (10): 932-937.

[ 15 ] Megraud F. Transmission of Helicobacter pylori: faecal-oral versus oral-oral route. Aliment Pharmacol Ther, 1995, 9 (Suppl 2): 85-91.

[ 16 ] Cellini L, Dainelli B, Angelucci D, et al. Evidence for an oral-faecal transmission of Helicobacter pylori infection in an experimental murine model. APMIS, 1999, 107 (5): 477-484.

[ 17 ] Lertpiriyapong K, Whary MT, Muthupalani S, et al. Gastric colonisation with a restricted commensal microbiota replicates the promotion of neoplastic lesions by diverse intestinal microbiota in the Helicobacter pylori INS-GAS

mouse model of gastric carcinogenesis. Gut, 2014, 63 (1): 54-63.

[18] Mathipa MG, Thantsha MS. Cocktails of probiotics pre-adapted to multiple stress factors are more robust under simulated gastrointestinal conditions than their parental counterparts and exhibit enhanced antagonistic capabilities against Escherichia coli and Staphylococcus aureus. Gut Pathog, 2015, 7: 5.

[19] Videlock EJ, Cremonini F. Meta-analysis: probiotics in antibiotic-associated diarrhoea. Aliment Pharmacol Ther, 2012, 35 (12): 1355-1369.

[20] Evans CT, Johnson S. Prevention of Clostridium difficile Infection With Probiotics. Clin Infect Dis, 2015, 60 Suppl 2: S122-128.

[21] McFarland LV. Deciphering meta-analytic results: a mini-review of probiotics for the prevention of paediatric anti-biotic-associated diarrhoea and Clostridium difficile infections. Benef Microbes, 2015, 6 (2): 189-194.

[22] Gong Y, Li Y, Sun Q. Probiotics improve efficacy and tolerability of triple therapy to eradicate Helicobacter pylori: a meta-analysis of randomized controlled trials. Int J Clin Exp Med, 2015, 8 (4): 6530-6543.

[23] Russo F, Linsalata M, Orlando A. Probiotics against neoplastic transformation of gastric mucosa: effects on cell proliferation and polyamine metabolism. World J Gastroenterol, 2014, 20 (37): 13258-13272.

[24] Dylag K, Hubalewska-Mazgaj M, Surmiak M, et al. Probiotics in the mechanism of protection against gut inflammation and therapy of gastrointestinal disorders. Curr Pharm Des, 2014, 20 (7): 1149-1155.

[25] Arnold C. The pros and cons of probiotics. Lancet Infect Dis, 2013, 13 (7): 571-572.

[26] Besselink MG, van Santvoort HC, van der Heijden GJ, et al. New randomized trial of probiotics in pancreatitis needed？ Caution advised. Langenbecks Arch Surg, 2009, 394 (1): 191-192; author reply 193-194.

[27] Gou S, Yang Z, Liu T, et al. Use of probiotics in the treatment of severe acute pancreatitis: a systematic review and meta-analysis of randomized controlled trials. Crit Care, 2014, 18 (2): R57.

[28] Gu WJ, Liu JC. Probiotics in patients with severe acute pancreatitis. Crit Care, 2014, 18 (4): 446.

[29] Malnick SD, Melzer E, Attali M, et al. Helicobacter pylori: friend or foe. World J Gastroenterol, 2014, 20 (27): 8979-8985.

[30] Helicobacter and Cancer Collaborative Group. Gastric cancer and Helicobacter pylori: a combined analysis of 12 case control studies nested within prospective cohorts. Gut, 2001, 49 (3): 347-353.

[31] Fock KM, Graham DY, Malfertheiner P. Helicobacter pylori research: historical insights and future directions. Nat Rev Gastroenterol Hepatol, 2013, 10 (8): 495-500.

[32] Rolig AS, Cech C, Ahler E, et al. The degree of Helicobacter pylori-triggered inflammation is manipulated by preinfection host microbiota. Infect Immun, 2013, 81 (5): 1382-1389.

[33] Sekirov I, Russell SL, Antunes LC, et al. Gut microbiota in health and disease. Physiol Rev, 2010, 90 (3): 859-904.

[34] Yang I, Nell S, Suerbaum S. Survival in hostile territory: the microbiota of the stomach. FEMS Microbiol Rev, 2013, 37 (5): 736-761.

[35] Macpherson AJ, Harris NL. Interactions between commensal intestinal bacteria and the immune system. Nat Rev Immunol, 2004, 4 (6): 478-485.

[36] Bouskra D, Brezillon C, Berard M, et al. Lymphoid tissue genesis induced by commensals through NOD1 regulates intestinal homeostasis. Nature, 2008, 456 (7221): 507-510.

[37] O'Hara AM, Shanahan F. The gut flora as a forgotten organ. EMBO Rep, 2006, 7 (7): 688-693.

[38] Quigley EM. Gut bacteria in health and disease. Gastroenterol Hepatol (NY), 2013, 9 (9): 560-569.

[39] O'Hara AM, Shanahan F. Gut microbiota: mining for therapeutic potential. Clin Gastroenterol Hepatol, 2007, 5 (3): 274-284.

[40] Diaz HR, Wang S, Anuar F, et al. Normal gut microbiota modulates brain development and behavior. Proc Natl Acad Sci U S A, 2011, 108 (7): 3047-3052.

[41] Owyang C, Wu GD. The gut microbiome in health and disease. Gastroenterology, 2014, 146 (6): 1433-1436.

［42］ Kinross JM, Darzi AW, Nicholson JK. Gut microbiome-host interactions in health and disease. Genome Med, 2011, 3 (3): 14.

［43］ McFarland LV. Antibiotic-associated diarrhea: epidemiology, trends and treatment. Future Microbiol, 2008, 3 (5): 563-578.

［44］ Sokol H, Pigneur B, Watterlot L, et al. Faecalibacterium prausnitzii is an anti-inflammatory commensal bacterium identified by gut microbiota analysis of Crohn disease patients. Proc Natl Acad Sci U S A, 2008, 105 (43): 16731-16736.

［45］ Pedron T, Sansonetti P. Commensals, bacterial pathogens and intestinal inflammation: an intriguing menage a trois. Cell Host Microbe, 2008, 3 (6): 344-347.

［46］ Lupp C, Robertson ML, Wickham ME, et al. Host-mediated inflammation disrupts the intestinal microbiota and promotes the overgrowth of Enterobacteriaceae. Cell Host Microbe, 2007, 2 (2): 119-129.

［47］ Stecher B, Barthel M, Schlumberger MC, et al. Motility allows S. Typhimurium to benefit from the mucosal defence. Cell Microbiol, 2008, 10 (5): 1166-1180.

［48］ Hu Y, He LH, Xiao D, et al. Bacterial flora concurrent with Helicobacter pylori in the stomach of patients with upper gastrointestinal diseases. World J Gastroenterol, 2012, 18 (11): 1257-1261.

［49］ Szabo S. Mechanisms of gastric mucosal injury and protection. J Clin Gastroenterol, 1991, 13 (Suppl 2): S21-S34.

［50］ Nagy L, Nagata M, Szabo S. Protein and non-protein sulfhydryls and disulfides in gastric mucosa and liver after gastrotoxic chemicals and sucralfate: possible new targets of pharmacologic agents. World J Gastroenterol, 2007, 13 (14): 2053-2060.

［51］ Deloose E, Janssen P, Depoortere I, Tack J. The migrating motor complex: control mechanisms and its role in health and disease. Nat Rev Gastroenterol Hepatol, 2012, 9 (5): 271-285.

［52］ Xu J, Xu X, Verstraete W. The bactericidal effect and chemical reactions of acidified nitrite under conditions simulating the stomach. J Appl Microbiol, 2001, 90 (4): 523-529.

［53］ Macpherson AJ, Uhr T. Induction of protective IgA by intestinal dendritic cells carrying commensal bacteria. Science, 2004, 303 (5664): 1662-1665.

［54］ Yanagibashi T, Hosono A, Oyama A, et al. Bacteroides induce higher IgA production than Lactobacillus by increasing activation-induced cytidine deaminase expression in B cells in murine Peyer's patches. Biosci Biotechnol Biochem, 2009, 73 (2): 372-377.

［55］ Hooper LV. Do symbiotic bacteria subvert host immunity. Nat Rev Microbiol, 2009, 7 (5): 367-374.

［56］ Schauber J, Svanholm C, Termen S, et al. Expression of the cathelicidin LL-37 is modulated by short chain fatty acids in colonocytes: relevance of signalling pathways. Gut, 2003, 52 (5): 735-741.

［57］ Brown K, DeCoffe D, Molcan E, et al. Diet-induced dysbiosis of the intestinal microbiota and the effects on immunity and disease. Nutrients, 2012, 4 (8): 1095-1119.

［58］ Chan YK, Estaki M, Gibson DL. Clinical consequences of diet-induced dysbiosis. Ann Nutr Metab, 2013, 63 (Suppl 2): 28-40.

［59］ Anon. Diet-induced dysbiosis influences susceptibility to intestinal cancer. Cancer Discov, 2014, 4 (11): 1252.

［60］ Denou E, Lolmede K, Garidou L, et al. Defective NOD2 peptidoglycan sensing promotes diet-induced inflammation, dysbiosis, and insulin resistance. EMBO Mol Med, 2015, 7 (3): 259-274.

［61］ Goldsmith JR, Sartor RB. The role of diet on intestinal microbiota metabolism: downstream impacts on host immune function and health, and therapeutic implications. J Gastroenterol, 2014, 49 (5): 785-798.

［62］ Sahasakul Y, Takemura N, Sonoyama K. Different impacts of purified and nonpurified diets on microbiota and toll-like receptors in the mouse stomach. Biosci Biotechnol Biochem, 2012, 76 (9): 1728-1732.

［63］ Fan W, Huo G, Li X, et al. Impact of diet in shaping gut microbiota revealed by a comparative study in infants during the six months of life. J Microbiol Biotechnol, 2014, 24 (2): 133-143.

［64］ David LA, Maurice CF, Carmody RN, et al. Diet rapidly and reproducibly alters the human gut micro-biome. Nature, 2014, 505 (7484): 559-563.

［65］ Sanduleanu S, Jonkers D, De Bruine A, et al. Non-Helicobacter pylori bacterial flora during acid-suppressive therapy: differential findings in gastric juice and gastric mucosa. Aliment Pharmacol Ther, 2001, 15 (3): 379-388.

［66］ Scott KP, Antoine JM, Midtvedt T, et al. Manipulating the gut microbiota to maintain health and treat disease. Microb Ecol Health Dis, 2015, 26: 25877.

［67］ Moloney RD, Desbonnet L, Clarke G, et al. The microbiome: stress, health and disease. Mamm Genome, 2014, 25 (1-2): 49-74.

［68］ Lankelma JM, Nieuwdorp M, de Vos WM, et al. The gut microbiota in internal medicine: implications for health and disease. Neth J Med, 2015, 73 (2): 61-68.

［69］ Smith PM, Howitt MR, Panikov N, et al. The microbial metabolites, short-chain fatty acids, regulate colonic Treg cell homeostasis. Science, 2013, 341 (6145): 569-573.

［70］ Zaman C, Osaki T, Hanawa T, et al. Analysis of the microbial ecology between Helicobacter pylori and the gastric microbiota of Mongolian gerbils. J Med Microbiol, 2014, 63 (Pt 1): 129-137.

［71］ Khosravi Y, Dieye Y, Loke MF, et al. Streptococcus mitis induces conversion of Helicobacter pylori to coccoid cells during co-culture in vitro. PLoS One, 2014, 9 (11): e112214.

［72］ Andersson AF, Lindberg M, Jakobsson H, et al. Comparative analysis of human gut microbiota by barcoded pyro-sequencing. PLoS One, 2008, 3 (7): e2836.

［73］ Khosravi Y, Dieye Y, Poh BH, et al. Culturable bacterial microbiota of the stomach of Helicobacter pylori positive and negative gastric disease patients. Scientific World Journal, 2014, 610: 421.

［74］ Lofgren JL, Whary MT, Ge Z, et al. Lack of commensal flora in Helicobacter pylori-infected INS-GAS mice reduces gastritis and delays intraepithelial neoplasia. Gastroenterology, 2011, 140 (1): 210-220.

［75］ Li XX, Wong GL, To KF, et al. Bacterial microbiota profiling in gastritis without Helicobacter pylori infection or non-steroidal anti-inflammatory drug use. PLoS One, 2009, 4 (11): e7985.

［76］ Jakobsson H, Wreiber K, Fall K, et al. Macrolide resistance in the normal microbiota after Helicobacter pylori treatment. Scand J Infect Dis, 2007, 39 (9): 757-763.

［77］ Brawner KM, Morrow CD, Smith PD. Gastric microbiome and gastric cancer. Cancer J, 2014, 20 (3): 211-216.

［78］ Abreu MT, Peek RM Jr. Gastrointestinal malignancy and the microbiome. Gastroenterology, 2014, 146 (6): 1534-1546.

［79］ Dicksved J, Lindberg M, Rosenquist M, et al. Molecular characterization of the stomach microbiota in patients with gastric cancer and in controls. J Med Microbiol, 2009, 58 (Pt 4): 509-516.

［80］ Aviles-Jimenez F, Vazquez-Jimenez F, Medrano-Guzman R, et al. Stomach microbiota composition varies between patients with non-atrophic gastritis and patients with intestinal type of gastric cancer. Sci Rep, 2014, 4: 4202.

［81］ Riley DR, Sieber KB, Robinson KM, et al. Bacteria-human somatic cell lateral gene transfer is enriched in cancer samples. PLoS Comput Biol, 2013, 9 (6): e1003107.

［82］ Yu G, Gail MH, Shi J, et al. Association between upper digestive tract microbiota and cancer-predisposing states in the esophagus and stomach. Cancer Epidemiol Biomarkers Prev, 2014, 23 (5): 735-741.

［83］ Gutierrez-Escobar AJ, Bayona-Rojas M, Barragan-Vidal C, et al. Metagenomic analysis of the gastric micro-biota cultivable from a patient with gastritis concomitant with Barrett's esophagus. Rev Gastroenterol Peru, 2014, 34 (3): 229-235.

［84］ Yang L, Chaudhary N, Baghdadi J, et al. Microbiome in reflux disorders and esophageal adenocarcinoma. Cancer J, 2014, 20 (3): 207-210.

［85］ Blackett KL, Siddhi SS, Cleary S, et al. Oesophageal bacterial biofilm changes in gastro-oesopha-geal reflux disease, Barrett's and oesophageal carcinoma: association or causality. Aliment Pharmacol

Ther, 2013, 37 (11): 1084-1092.

［86］ Sanguino JC, Rodrigues B, Baptista A, et al. Focal lesion of African histoplasmosis presenting as a malignant gastric ulcer. Hepatogastroenterology, 1996, 43 (9): 771-775.

［87］ de Repentigny L, Phaneuf M, Mathieu LG. Gastrointestinal colonization and systemic dissemination by Candida albicans and Candida tropicalis in intact and immunocompromised mice. Infect Immun, 1992, 60 (11): 4907-4914.

［88］ Burford-Mason AP, Willoughby JM, Weber JC. Association between gastrointestinal tract carriage of Candida, blood group O, and nonsecretion of blood group antigens in patients with peptic ulcer. Dig Dis Sci, 1993, 38 (8): 1453-1458.

［89］ Mellado E, Cuenca-Estrella M, Regadera J, et al. Sustained gastrointestinal colonization and systemic dissemination by Candida albicans, Candida tropicalis and Candida parapsilosis in adult mice. Diagn Microbiol Infect Dis, 2000, 38 (1): 21-28.

［90］ Chhaya V, Gupta S, Arnaout A. Mucormycosis causing giant gastric ulcers. Endoscopy, 2011, 43 (Suppl 2 UCTN): E289-E290.

［91］ Saltmarsh G, Plurad D, Bricker S, et al. Gastric necrosis and recurrent small bowel perforation resulting from gastrointestinal mucormycosis. Am Surg, 2014, 80 (11): E293-E294.

［92］ van der Gaag I, van Niel MH, Belshaw BE, et al. Gastric granulomatous cryptococcosis mimicking gastric carcinoma in a dog. Vet Q, 1991, 13 (4): 185-190.

［93］ Nishikawa J, Yoshiyama H, Iizasa H, et al. Epstein-barr virus in gastric carcinoma. Cancers (Basel), 2014, 6 (4): 2259-2274.

［94］ Matsusaka K, Funata S, Fukayama M, et al. DNA methylation in gastric cancer, related to Helicobacter pylori and Epstein-Barr virus. World J Gastroenterol, 2014, 20 (14): 3916-3926.

［95］ Iizasa H, Nanbo A, Nishikawa J, et al. Epstein-Barr Virus (EBV)-associated gastric carcinoma. Viruses, 2012, 4 (12): 3420-3439.

［96］ Snietura M, Waniczek D, Piglowski W, et al. Potential role of human papilloma virus in the pathogenesis of gastric cancer. World J Gastroenterol, 2014, 20 (21): 6632-6637.

［97］ Ip S, Schaeffer DF, Yoshida EM, et al. Alpha Fetoprotein-Secreting Gastric Cancer in the Setting of Chronic Hepatitis B: The Role of Endoscopy. ACG Case Rep J, 2015, 2 (3): 152-154.

［98］ Wei XL, Qiu MZ, Jin Y, et al. Hepatitis B virus infection is associated with gastric cancer in China: an endemic area of both diseases. Br J Cancer, 2015, 112 (7): 1283-1290.

［99］ Yahalom J. Patients with H pylori-independent MALT lymphoma are curable with radiotherapy. Oncology (Williston Park), 2011, 25 (12): 1147-1149.

［100］ Owens SR, Smith LB. Molecular Aspects of H. pylori-Related MALT Lymphoma. Patholog Res Int, 2011, 2011: 193149.

# 幽门螺杆菌与胃微生态

## 一、概述

幽门螺杆菌（*H. pylori*）是一种革兰氏阴性菌，寄居于人体胃部进行繁衍增殖[1]。对于大部分个体而言，*H. pylori* 感染常发生于儿童时期，此时儿童免疫系统尚未发育完善，且容易通过进食 *H. pylori* 污染的食物和水、与已感染患者共餐，以及直接的嘴对嘴接触等途径感染该菌[1]。

虽然大部分 *H. pylori* 感染者无明显不适症状，但仍有部分患者会逐渐发展为活动性胃炎、胃十二指肠溃疡、萎缩性胃炎，甚至演变为胃癌、胃黏膜相关淋巴组织（MALT）淋巴瘤等恶性疾病[2]。据现有研究资料，*H. pylori* 慢性感染是发生远端胃腺癌的最大危险因素，大约有 1% 的感染者最终会发展为胃腺癌[3]。早在 1994 年，世界卫生组织国际癌症研究机构就已经将 *H. pylori* 列为 I 类致癌物[4]。随着卫生条件的改善以及 *H. pylori* 根除治疗方案成功率的提升，*H. pylori* 感染的发病率在发达国家已明显下降，但在发展中国家，尤其是有共餐习惯的东亚，*H. pylori* 感染的发病率仍居高不下[5]。

在过去很长的一段时间，胃曾被认为是个"无菌"的器官，直到部分细菌被发现且成功在体外培养。随着近年来高通量测序技术和宏基因组学的发展和运用，越来越多的胃内微生物被发现鉴定，有关胃微生态的研究变得炙手可热。目前研究发现胃内存在着细菌、真菌、病毒等多种微生物。由于胃内的高酸环境，胃内的菌群数量在消化道不同部位中居最少，仅为 $1 \times 10 \sim 1 \times 10^3 CFU/g$，远低于空回肠和结肠，这可能与胃内天然的酸性环境、致密的黏膜层、十二指肠胆汁反流等因素有关[6]。近年来有研究表明，*H. pylori* 感染可通过影响胃微生态、机械屏障和黏膜免疫等改变胃肠道黏膜菌群[7]。因此，*H. pylori* 导致疾病的发生除了其本身毒力因子的作用外，其诱导的胃肠道菌群失衡也可能参与了疾病的发生发展，同时胃肠道菌群亦可对 *H. pylori* 在胃黏膜的定植和致病产生影响。

## 二、人体胃微生态

细菌、病毒、真菌等微生物寄生于人体体表及多个器官，与人体新陈代谢、免疫调节等活动息息相关，该微生物总和称之为微生态[8]。人体微生态遍布于人体多个器官，包括皮肤、口腔、鼻腔、胃肠道等，其中肠道菌群研究最广最深。因胃内高酸环境，其微生物数量远少于肠道，因此增加了胃微生态研究的技术难度。

胃微生态研究的初期主要依赖于经典的微生物培养等手段对胃液、胃黏膜等进行体外培养、分离鉴定。但仅有约 30% 的菌株可以在标准培养基上生长，通常能依靠此类方法得到分离鉴定的菌属主要有：梭菌属、乳杆菌属、韦荣球菌属等[9]，体外培养成功率低这一问题很大程度上限制了早期的微生态研究。但近年来随着分子生物技术的突飞猛进，如高通量 DNA 焦磷酸测序、16S rDNA 测序和宏基因组学测序等测序手段的广泛应用，使得胃微生态研究取得了较大进展，胃微生态更多的生物多样性被发现认识[10]。基于先进的测序手段，目前已知的正常胃内主要菌属包括：普雷沃菌属、链球菌属、韦荣球菌属、罗氏菌属、巴斯德菌属、梭菌属、放线菌属、奈瑟菌属、嗜血杆菌属以及卟啉单胞菌属[11]。

### （一）胃微生态的分布

胃液：目前研究发现胃液标本中细菌主要以厚壁菌门、拟杆菌门、放线菌门占主导[12]，但也存在着部分少数如韦荣球菌、乳杆菌等常见于口腔微生态的细菌[13]，这些菌很有可能随着食物、水、唾液等到达胃部，成为胃液中的一过性菌，也有研究人员将其称为"过路菌"[14]。此类一过性菌很难在胃部定植，且易受食物、药物等因素的影响，对胃黏膜的影响有限，在胃部疾病的发生发展过程中胃液微生态的作用不及胃黏膜微生态的作用重要[15]。

胃黏膜：与胃液微生态不同的是，胃黏膜菌群吸附力较强，定植于胃黏膜，已适应胃内的强酸环境，所以胃黏膜菌群相对稳定，对胃黏膜的影响更直接更强，并与胃部疾病的发生发展息息相关。Bik 等[11]使用 16S rDNA 测序的方法对 23 例胃病患者胃黏膜活检标本进行细菌 DNA 测序，结果显示胃黏膜内主要有变形菌、厚壁菌、放线菌、拟杆菌和梭杆菌门。Li 等[16]用相同的测序方法对 *H. pylori* 阴性且无非甾体抗炎药服用史的胃炎患者胃黏膜组织进行分析得到 1 223 种非 *H. pylori* 细菌序列，它们分别属于 8 个门的 133 个种系，其中以厚壁菌门、拟杆菌门、梭杆菌门、变形菌门和放线菌门为主导。2013 年，Engstrand 和 Lindberg 等[17]对不同种族、不同地域的健康人群进行了胃黏膜菌群研究，发现不同地域的人群菌群组成结构相似，未见明显差异。2016 年，Llorca 等[18]对儿童胃黏膜组织进行测序，发现其菌群主要由假单胞菌、乳酸菌、拟杆菌、不动杆菌、丛毛单胞菌构成。可见，成人胃黏膜菌群较为稳定，而儿童由于其免疫系统尚未发展完全，其菌群结构较成人有所不同。

2016 年，Jo 等[19]对人体胃窦及胃体菌群进行了研究对比，发现胃体菌群在菌群丰富度方面较胃窦稍高（胃体菌群具有更高的 Chao1 值），而在 OUT 均值上两者没有差异。可见，胃内菌群结构相对稳定，不同部位无显著差异。

（二）胃微生态的影响因素

人群的胃微生态组成结构虽相对稳定，但对个体而言其构成仍可受饮食习惯、药物、年龄、疾病状态等多种因素影响[20-24]。

目前有许多研究探究饮食对肠道菌群的影响，但饮食与胃内菌群的关系研究仍有待开展，尤其缺乏临床实验结果。动物实验方面，有研究表明高脂饮食会引起小鼠胃内拟杆菌门减少，厚壁菌门和变形菌门数量增多[25]。而纯化饮食可以减少乳杆菌数量，帮助白念珠菌在胃内的定植[26,27]。Bashir 等[28]研究发现高剂量维生素 D 可以引起胃内假单胞菌、大肠杆菌等丰度降低，而对肠道菌群无明显影响。

药物方面，目前已有很多研究探究药物对胃肠道菌群的影响。对胃内菌群影响较大的药物主要有质子泵抑制剂（PPI）和抗生素两大类。2001 年，Sanduleanu 等[29]通过体外培养和镜检的方式发现经抑酸治疗后胃酸、胃黏膜组织中非 H. pylori 显著增多，且 PPI 较 H$_2$ 受体阻滞剂有更强的效果。2015 年，Tsuda 等[30]利用 16S rDNA 测序的方法发现长期服用 PPI 药物的患者较无 PPI 服用史的患者胃液中细菌明显过度生长。Freedberg 等[31]发现服用 4~8 周 PPI 后粪便中的微球菌、肠球菌、链球菌、葡萄球菌显著增加。在低胃酸分泌情况下，口腔中的某些定植菌如双歧杆菌等会更容易在胃液及胃黏膜组织中定植[32]。值得注意的是，长期服用 PPI 除了会引起胃酸分泌抑制的情况，也会带来艰难梭菌感染风险增高的问题，所以在临床长期应用 PPI 时应特别注意。除了 PPI 之外，抗生素是另一大类影响胃肠道微生态的药物。尽管抗生素都有其各自的抗菌谱，但只要系统性使用抗生素（非局部使用）都会对胃肠道菌群产生巨大影响。目前已有很多研究表明抗生素治疗期间及治疗后胃肠道菌群多样性会产生巨大波动[33,34]。长期大量使用抗生素可引起胃肠道微生态紊乱，致使肠球菌过度生长，减少乳酸菌的数量[15]。有大量临床研究表明 H. pylori 根除治疗（根除治疗方案内含抗生素）可以显著影响胃内菌群结构，增加菌群丰度，使得非 H. pylori 数量恢复至无 H. pylori 感染的健康人的水平，具体我们会在后述内容中详细介绍。动物实验方面，Savage 等[35]发现青霉素的使用可减少乳杆菌的数量，同时促进酵母菌在胃黏膜上皮的定植。2012 年，Mason 等[36]研究发现头孢哌酮可以改变小鼠胃微生态，使得肠球菌增多，乳酸菌含量明显下降。

此外，还有很多其他因素影响着胃内菌群结构及丰度，例如年龄、H. pylori 感染等。在众多因素中，H. pylori 感染对胃内菌群的影响最大，对此我们将在后述内容中着重论述。


三、幽门螺杆菌感染与胃微生态的关系

H. pylori 是引起胃十二指肠炎症甚至进一步导致萎缩性胃炎、胃肠化、胃癌的重要致病菌。然而除 H. pylori 外，胃内其他菌在 H. pylori 相关性胃炎、胃癌发生发展过程中的作用却知之甚少。近年来，随着二代测序技术的广泛应用，研究发现在疾病发生发展过程中 H. pylori 与胃内其他菌之间存在着复杂的互相作用影响。

（一）幽门螺杆菌感染对胃微生态的影响

尽管目前 *H. pylori* 与胃微生态的互相影响机制还尚未完全清楚，但现有的研究资料表明 *H. pylori* 感染的确会对胃微生态，尤其对胃内菌群产生较大的影响。

很多临床研究表明，*H. pylori* 感染患者的胃内菌群结构较健康志愿者有较大的不同，且在疾病的不同发展阶段均有影响。2011 年，Maldonado-Contreras 等[37]发现 *H. pylori* 感染者其胃内菌群存在变形菌、螺旋菌、酸杆菌门增多及放线菌、拟杆菌、厚壁菌门减少的情况。2017 年，Klymiuk 等[38]报道 *H. pylori* 在 *H. pylori* 阳性患者胃内菌群中占绝对优势地位，且与 *H. pylori* 阴性者相比，*H. pylori* 阳性患者同时伴有物种多样性明显下降的特征；两类人群中，放线菌、颗粒链球菌、韦荣球菌、梭形杆菌、奈瑟菌、螺旋杆菌、链球菌及普雷沃菌属存在明显的水平差异。Llorca 等[18]在儿童人群中也有类似的发现，*H. pylori* 阳性儿童的胃内菌群多样性明显不及 *H. pylori* 阴性儿童。在 *H. pylori* 阴性儿童中，胃内菌群主要以 γ- 变形菌、β- 变形菌、拟杆菌、梭状芽孢杆菌占主导。Dong 等[39]对双胞胎的胃内菌群进行了调查，发现双胞胎胃内菌群无明显相似，菌群结构与 *H. pylori* 感染状态具有更明显的相关性。该研究提示宿主的遗传因素对胃内菌群影响较小，胃内菌群更易受环境因素、*H. pylori* 感染影响。另一项来自印度的研究也发现 *H. pylori* 丰度与胃内菌群细菌多样性间存在负相关，网络分析显示非 *H. pylori* 之间存在着正相关作用，而 *H. pylori* 与非 *H. pylori* 之间却呈现出负相关作用[40]。Eun 等[41]利用 16S rDNA 测序技术对胃炎、癌前病变及胃癌患者的胃黏膜菌群进行测序发现，在 *H. pylori* 感染者中，胃癌患者胃内菌群谱与慢性胃炎患者存在明显差异，而癌前病变者介于两者之间。来自我国香港地区的 Coker 等[42]研究发现，在人体不同疾病阶段如慢性胃炎、肠上皮化生及胃癌，*H. pylori* 阴性的样本中胃部微生物相互作用协调，而 *H. pylori* 阳性标本胃部微生物相互作用的协调性被破坏。另一项同样来自我国香港地区的近期研究表明胃黏膜癌变过程中（包括胃炎、肠上皮化生、胃癌），*H. pylori* 感染与胃内菌群多样性呈负相关，且在 *H. pylori* 根除后，胃内菌群多样性得到恢复[43]。这些研究均说明 *H. pylori* 与胃内其他菌群的互相影响在 *H. pylori* 相关性胃癌发生发展过程中起重要作用。

（二）胃微生态在幽门螺杆菌致病过程中的作用

目前有研究表明胃内菌群在 *H. pylori* 致病过程中扮演了重要的角色，尤其是近年来的一系列动物实验研究支持这一观点。Lofgren 等[44]分别利用单一感染 *H. pylori* 的无菌（germ-free, GF）小鼠及单一感染 *H. pylori* 的 SPF 转基因胰岛素 - 胃泌素（INS-GAS）小鼠模型，发现相较 *H. pylori* 感染的 SPF 小鼠，单一感染 *H. pylori* 的无菌 INS-GAS 小鼠仅患轻度高胃泌素血症，胃部病变更轻，上皮内瘤变发生时间更晚，且促炎性细胞因子水平更低。此项动物实验结果表明胃内缺乏其他菌群可降低 INS-GAS 小鼠 *H. pylori* 感染胃炎的严重程度，并延缓上皮内瘤变的发生，提示胃内菌群参与了 *H. pylori* 致病过程。Lertpiriyapong 等[45]利用 INS-GAS 小鼠模型，分别给予不同干预分为无菌对照组、单一 *H. pylori* 感染组、*H. pylori* 合并少数菌感染组及 *H. pylori* 合并正常胃内共生菌组，结果发现 *H. pylori* 合并多种胃内共生菌组和 *H. pylori* 合并少数菌感染组小鼠的胃部病变最为严重，*H. pylori* 合并多种胃内共生菌组小鼠炎症反应最为严重，其中 40% 发展为浸润性胃上皮内瘤变,其次为 H. pylori 合并少数菌感染组,其中 23% 出现浸润性胃上皮内瘤变伴炎症因子水平升高。此结果表明胃内某些非 H. pylori 参与了 H. pylori 相关性胃癌的发生发展过程。

然而由于苛刻的实验条件设置,目前尚无类似临床实验数据以论证该观点。但不容否认的是,目前有许多动物实验证明 H. pylori 和胃内菌群间存在互相影响作用,胃微生态失调在胃部疾病的发生发展中起到了重要的作用。但值得注意的是,目前尚无证据证明是 H. pylori 改造了胃内微环境,使得其向微生态失调方向发展,还是改变了的胃内微环境给 H. pylori 提供了一个适宜快速生长的良好环境。笔者认为,很有可能两种情况同时存在,共同参与了胃部病变的发生发展过程,即 H. pylori 的感染促进了某些特定菌的生长,而这种改变了的胃内微环境又适宜 H. pylori 更好地定植于胃黏膜。可见,维持胃微环境的稳定是预防胃部病变的关键之一,而复原胃微环境稳态很有可能成为未来治疗胃部疾病的重要手段之一。

## 四、幽门螺杆菌根除治疗对胃微生态的影响

H. pylori 感染会诱发胃黏膜炎症反应,导致胃炎、胃十二指肠溃疡甚至引起胃黏膜癌变。因此,H. pylori 根除治疗势在必行。在中国,目前临床上常用两种抗生素 + PPI + 铋剂的四联抗菌方案根除 H. pylori,其有效根除率在 80% 左右[46]。根除 H. pylori 不仅可以使胃酸、胃泌素等分泌恢复正常,修复胃黏膜,还可以纠正胃内微生态紊乱,恢复正常胃内微环境。

多项研究表明根除 H. pylori 后胃内菌群多样性明显提升,菌群结构恢复正常。来自我国香港地区的学者[43]通过对比 H. pylori 根除前后慢性胃炎、肠上皮化生患者的胃黏膜活检组织细菌谱,发现根除治疗后 H. pylori 的相对丰度从 83.7% 降至 6.9%,非 H. pylori 变形菌丰度由 4.6% 升至 51.7%,其他主要菌如拟杆菌、梭杆菌、放线菌门等丰度也有不同程度提升。H. pylori 根除治疗后胃内菌群 Shannon 指数和系统发生多样性指数均有显著性提高。来自中国内地的 Li 等[47]发现 H. pylori 根除治疗后较治疗前,胃窦黏膜中乳酸菌亚群、柔嫩梭菌、大肠杆菌明显增多,拟球梭菌亚群在胃窦及胃体均明显降低。还有来自韩国的 Jo 等人[19]报道根除 H. pylori 可降低胃内非 H. pylori 亚硝基化或硝酸盐还原菌数量。

## 五、展望

尽管我们目前对胃微生态的认知有了质的飞跃,但仍存在很多问题亟待解决。例如,非 H. pylori 在胃部疾病,特别是胃癌的发生发展过程中的角色有待进一步研究,它们是否具有致病性,抑或是机会菌? 目前有临床研究发现部分 H. pylori 阴性的胃 MALT 淋巴瘤患者在经过 H. pylori 根除治疗后疾病得到缓解[48],这可能提示抗生素通过消除非 H. pylori 致病菌的途径而起作用。但另一方面,值得深入探究的是临床检测 H. pylori 是否存在假阴性,这部分获益患者其胃环境内是否仍存在处于临床检测下限的少量 H. pylori,这部分患者的受益是否得益于抗生素治疗根除 H. pylori。这些问题都有待医学科研工作者将先进的二代测序技术与临床试验相结合从而进行

回答。

尽管近年来借助二代测序技术,胃微生态研究蓬勃发展,但二代测序技术也存在其缺点。二代测序技术仅通过对细菌等微生物基因组 DNA 进行比对读取,但无法证明微生物在胃内的生存状态,所以亟须精确检测活菌的技术诞生应用于微生态研究,更好地开展关于菌群、菌群代谢和胃部疾病的关系研究。此外,虽然近年关于胃微生态的研究层出不穷,但大部分临床研究仍局限于小队列研究,部分甚至是回顾性研究,有关胃微环境对胃部疾病发生发展的作用仍有待大规模前瞻性研究去探索及验证。

(杨 佳 于 君)

## 参 考 文 献

[ 1 ] Chmiela M, Gonciarz W. Molecular mimicry in Helicobacter pylori infections. World J Gastroenterol, 2017, 23 (22): 3964-3977.

[ 2 ] Zhang XY, Zhang PY, Aboul-Soud MAM. From inflammation to gastric cancer: Role of Helicobacter pylori (Review). Oncol Letters, 2017, 13 (2): 543-548.

[ 3 ] Doorakkers E, Lagergren J, Engstrand L, et al. Helicobacter pylori eradication treatment and the risk of gastric adenocarcinoma in a Western population. Gut, 2018, 67 (12): 2092-2096.

[ 4 ] Moller H, Heseltine E, Vainio H. Working Group-Report on Schistosomes, Liver Flukes and Helicobacter-Pylori. Int J Cancer, 1995, 60 (5): 587-589.

[ 5 ] Burucoa C, Axon A. Epidemiology of Helicobacter pylori infection. Helicobacter, 2017 (Suppl 1). doi: 10. 111/hel. 12403.

[ 6 ] Hunt RH, Camilleri M, Crowe SE, et al. The stomach in health and disease. Gut, 2015, 64 (10): 1650-1668.

[ 7 ] 谢勇, 吕农华. 幽门螺杆菌感染与胃肠道微生态研究进展. 中华消化杂志, 2018, 38 (4): 219-221.

[ 8 ] Espinoza JL, Elbadry MI, Nakao S. An altered gut microbiota may trigger autoimmune-mediated acquired bone marrow failure syndromes. Clin Immunol, 2016, 171: 62-64.

[ 9 ] Ianiro G, Molina-Infante J, Gasbarrini A. Gastric Microbiota. Helicobacter, 2015, 20: 68-71.

[ 10 ] Hunt RH, Yaghoobi M. The Esophageal and Gastric Microbiome in Health and Disease. Gastroenterol Clin North Am, 2017, 46 (1): 121-141.

[ 11 ] Bik EM, Eckburg PB, Gill SR, et al. Molecular analysis of the bacterial microbiota in the human stomach. Proc Natl Acad Sci U S A, 2006, 103 (3): 732-737.

[ 12 ] Adamsson I, Nord CE, Lundquist P, et al. Comparative effects of omeprazole, amoxycillin plus metronidazole versus omeprazole, clarithromycin plus metronidazole on the oral, gastric and intestinal microflora in Helicobacter pylori-infected patients. J Antimicrob Chemother, 1999, 44 (5): 629-640.

[ 13 ] Kazor CE, Mitchell PM, Lee AM, et al. Diversity of bacterial Populations on the tongue dorsa of patients with halitosis and healthy patients. J Clin Microbiol, 2003, 41 (2): 558-563.

[ 14 ] Zilberstein B, Quintanilha AG, Santos MA, et al. Digestive tract microbiota in healthy volunteers. Clinics, 2007, 62 (1): 47-54.

[ 15 ] Nardone G, Compare D. The human gastric microbiota: Is it time to rethink the pathogenesis of stomach diseases？ United European Gastroenterol J, 2015, 3 (3): 255-260.

[ 16 ] Li XX, Wong GL, To KF, et al. Bacterial microbiota profiling in gastritis without helicobacter pylori infection or non-steroidal anti-inflammatory drug use. PLoS One, 2009, 4 (11): e7985.

[ 17 ] Engstrand L, Lindberg M. Helicobacter pylori and the gastric microbiota. Best Pract Res Clin Gastroen-

terol, 2013, 27 (1): 39-45.

［18］ Llorca L, Pérez-Pérez G, Urruzuno P, et al. Characterization of the Gastric Microbiota in a Pediatric Population According to Helicobacter pylori Status. Pediatr Infect Dis J, 2017, 36 (2): 173-178.

［19］ Jo HJ, Kim J, Kim N, et al. Analysis of Gastric Microbiota by Pyrosequencing: Minor Role of Bacteria Other Than Helicobacter pylori in the Gastric Carcinogenesis. Helicobacter, 2016, 21 (5): 364-374.

［20］ Chan Y, Estaki M, Gibson D. Clinical Consequences of Diet-Induced Dysbiosis. Ann Nutr Metab, 2013, 63: 28-40.

［21］ Fan W, Huo G, Li X, et al. Impact of Diet in Shaping Gut Microbiota Revealed by a Comparative Study in Infants During the First Six Months of Life. J Microbiol Biotechnol, 2014, 24 (2): 133-143.

［22］ Goldsmith J, Sartor R. The role of diet on intestinal microbiota metabolism: downstream impacts on host immune function and health, and therapeutic implications. J Gastroenterol, 2014, 49 (5): 785-798.

［23］ Korpela K, Flint HJ, Johnstone AM, et al. Gut Microbiota Signatures Predict Host and Microbiota Responses to Dietary Interventions in Obese Individuals. PLoS One, 2014, 9 (3): e90702.

［24］ David LA, Maurice CF, Carmody RN, et al. Diet rapidly and reproducibly alters the human gut microbiome. Nature, 2014, 505 (7484): 559-563.

［25］ de La Serre CB, Ellis CL, Lee J, et al. Propensity to high-fat diet-induced obesity in rats is associated with changes in the gut microbiota and gut inflammation. Am J Physiol Gastroint Liver Physiol, 2010, 299 (2): G440-G448.

［26］ Yamaguchi N, Sonoyama K, Kikuchi H, et al. Gastric colonization of Candida albicans differs in mice fed commercial and purified diets. J Nutr, 2005, 135 (1): 109-115.

［27］ Sahasakul Y, Takemura N, Sonoyama K. Different Impacts of Purified and Nonpurified Diets on Microbiota and Toll-Like Receptors in the Mouse Stomach. Biosci Biotechnol Biochem, 2012, 76 (9): 1728-1732.

［28］ Bashir M, Prietl B, Tauschmann M, et al. Effects of high doses of vitamin D3 on mucosa-associated gut microbiome vary between regions of the human gastrointestinal tract. Eur J Nutr, 2016, 55 (4): 1479-1489.

［29］ Sanduleanu S, Jonkers D, De Bruine A, et al. Non-Helicobacter pylori bacterial flora during acid-suppressive therapy: differential findings in gastric juice and gastric mucosa. Aliment Pharmacol Ther, 2001, 15 (3): 379-388.

［30］ Tsuda A, Suda W, Morita H, et al. Influence of Proton-Pump Inhibitors on the Luminal Microbiota in the Gastrointestinal Tract. Clin Transl Gastroenterol, 2015, 6: e89.

［31］ Freedberg DE, Toussaint NC, Chen SP, et al. Proton Pump Inhibitors Alter Specific Taxa in the Human Gastrointestinal Microbiome: A Crossover Trial. Gastroenterol, 2015, 149 (4): 883-885.

［32］ Mattarelli P, Brandi G, Calabrese C, et al. Occurrence of Bifidobacteriaceae in human hypochlorhydria stomach. Microb Ecol Health Dis, 2014, 25. doi: 10. 3402/mehd. v25. 21379. eCollection 2014.

［33］ Pérez-Cobas AE, Artacho A, Knecht H, et al. Differential Effects of Antibiotic Therapy on the Structure and Function of Human Gut Microbiota. PLoS One, 2013, 8 (11): e80201.

［34］ Dethlefsen L, Relman DA. Incomplete recovery and individualized responses of the human distal gut microbiota to repeated antibiotic perturbation. Proc Natl Acad Sci U S A, 2011, 108: 4554-4561.

［35］ Savage DC. Microbial Interference between Indigenous Yeast and Lactobacilli in Rodent Stomach. J Bacteriol, 1969, 98 (3): 1278-1283.

［36］ Mason KL, Erb Downward JR, Falkowski NR, et al. Interplay between the Gastric Bacterial Microbiota and Candida albicans during Postantibiotic Recolonization and Gastritis. Infect Immun, 2012, 80 (1): 150-158.

［37］ Maldonado-Contreras A, Goldfarb KC, Godoy-Vitorino F, et al. Structure of the human gastric bacterial community in relation to Helicobacter pylori status. Isme J, 2011, 5 (4): 574-579.

［38］ Klymiuk I, Bilgilier C, Stadlmann A, et al. The Human Gastric Microbiome Is Predicated upon Infection with Helicobacter pylori. Front Microbiol, 2017, 8: 2508.

［39］ Dong Q, Xin Y, Wang L, et al. Characterization of Gastric Microbiota in Twins. Curr Microbiol, 2017, 74 (2): 224-229.

［40］ Das A, Pereira V, Saxena S, et al. Gastric microbiome of Indian patients with Helicobacter pylori infection, and their interaction networks. Sci Rep, 2017, 7: 15438.

［41］ Eun CS, Kim BK, Han DS, et al. Differences in Gastric Mucosal Microbiota Profiling in Patients with Chronic Gastritis, Intestinal Metaplasia, and Gastric Cancer Using Pyrosequencing Methods. Helicobacter, 2014, 19 (6): 407-416.

［42］ Coker OO, Dai Z, Nie Y, et al. Mucosal microbiome dysbiosis in gastric carcinogenesis. Gut, 2018, 67 (6): 1024-1032.

［43］ Li TH, Qin Y, Sham PC, et al. Alterations in Gastric Microbiota After H. pylori Eradication and in Different Histological Stages of Gastric Carcinogenesis. Sci Rep, 2017, 7: 44935.

［44］ Lofgren JL, Whary MT, Ge Z, et al. Lack of Commensal Flora in Helicobacter pylori-Infected INS-GAS Mice Reduces Gastritis and Delays Intraepithelial Neoplasia. Gastroenterology, 2011, 140 (1): 210-220.

［45］ Lertpiriyapong K, Whary MT, Muthupalani S, et al. Gastric colonisation with a restricted commensal microbiota replicates the promotion of neoplastic lesions by diverse intestinal microbiota in the Helicobacter pylori INS-GAS mouse model of gastric carcinogenesis. Gut, 2014, 63 (1): 54-63.

［46］ 中华医学会消化病学分会幽门螺杆菌和消化性溃疡学组, 全国幽门螺杆菌感染研究协作组. 第五次全国幽门螺杆菌感染处理共识报告. 胃肠病学, 2017, 22 (6): 346-360.

［47］ Li L, Zhou X, Xiao S, et al. The Effect of Helicobacter pylori Eradication on the Gastrointestinal Microbiota in Patients with Duodenal Ulcer. J Gastrointestin Liver Dis, 2016, 25 (2): 139-146.

［48］ Asano N, Iijima K, Koike T, et al. Helicobacter pylori-negative gastric mucosa-associated lymphoid tissue lymphomas: A review. World J Gastroenterol, 2015, 21 (26): 8014-8020.

# 第八章

# 幽门螺杆菌根除对胃肠道菌群的影响

---

---

## 一、幽门螺杆菌感染对胃肠道菌群的影响

自 1982 年 Warren 和 Marshall 首次在胃内分离出幽门螺杆菌(*H. pylori*)后,30 多年来,根除 *H. pylori* 一直是研究的热点之一,在全世界范围内开展了广泛的 *H. pylori* 根除治疗。已经证实 *H. pylori* 与慢性胃炎、消化性溃疡、胃黏膜相关淋巴组织(MALT)淋巴瘤和胃癌等疾病之间有着非常密切的关系[1,2]。2017 年我国第五次幽门螺杆菌感染处理共识及 Maastricht Ⅴ共识均将质子泵抑制剂(PPI)联合抗菌药物的联合疗法作为 *H. pylori* 感染根除治疗的推荐方案[3,4]。

胃肠道微生态的变化受包括遗传、饮食、药物、环境等在内的多种因素影响。胃内细菌有上百种之多,主要包括变形菌门、厚壁菌门、放线菌门、拟杆菌门、梭菌门、芽单胞菌门等,胃黏膜标本中以厚壁菌门和放线菌门细菌数量最多,胃黏液中则多为厚壁菌门、拟杆菌门、梭菌门细菌[5]。肠道微生态为一极其庞大而复杂的系统,由细菌、真菌和真核生物组成,数量可达 $10^{12}$~$10^{14}$ 个,是人体自身细胞数量的 10 倍,质量可达 1.5kg。Arumugam 等采用宏基因组学高通量测序技术分析了欧洲、美国、日本等地 400 余人的肠道菌群组成,将人类肠道微生物群落分为以拟杆菌属、普雷沃菌属和瘤胃球菌属为代表的 3 种类型[6]。

胃肠道正常菌群主要的功能之一就是抵御外源性致病微生物在肠道内定植。胃肠道菌群与人体相互依存,构成了胃肠道的微生态系统,在促进食物消化、产生维生素等营养物质、抵御外来致病菌侵入、刺激免疫系统等方面有着重要作用。研究发现 *H. pylori* 感染可致肠道内嗜酸乳杆菌数量增多,胃内放线菌门、拟杆菌门和厚壁菌门数量减少。但在 *H. pylori* 感染根除治疗过程中,亦可影响胃肠道微生态,导致菌群失调[7]。

## 二、幽门螺杆菌根除对胃肠道菌群的影响

### (一) 质子泵抑制剂对胃肠道菌群的影响

PPI 强大的抑酸作用可削弱胃酸对外源性细菌的清除作用,减弱胃肠道自身的屏障作用,从而使病原菌容易侵袭并定植,打破胃肠道菌群稳态,增加了感染机会;而且,PPI 通过直接抑制胃肠道内细菌和真菌自身的质子泵,从而影响胃肠道正常菌群的繁殖和生长[8]。李荣富等[9]发现长期(8 周)使用 PPI 可致肠道内双歧杆菌属、乳杆菌属数量减少,且 PPI 的使用剂量、频率与难辨梭菌感染风险呈正相关。

### (二) 抗菌药物对胃肠道菌群的影响

抗菌药物的使用是肠道菌群失调的重要诱因之一,具体表现为抗菌药物敏感菌数量减少,耐药菌大量繁殖,各菌种数量和比例失衡,抗菌药物对胃肠道微生态的影响程度与其种类、疗程、给药途径等有关[10,11]。动物实验显示,予猪长效阿莫西林灌肠可致肠道内产丁酸菌和罗氏菌数量减少[12]。

### (三) 质子泵抑制剂联合抗菌药物对胃肠道菌群的影响

PPI 合并抗菌药物应用时,一方面可以使肠道正常菌群的定植抗力受损,使得外源性致病菌容易在肠道中定植;另一方面使抗菌药物敏感的厌氧菌减少,耐药菌株乘机形成优势菌群,导致肠道内耐药菌种和菌株的增加,严重时可引起肠道难辨梭菌感染[13,14]。Adamsson 等[15]证实,甲硝唑、阿莫西林和奥美拉唑根除 *H. pylori* 感染治疗期间,肠道内条件致病菌,如大肠杆菌、志贺菌属和肺炎克雷伯菌等明显增加,这些过度生长的细菌可取代肠道正常菌群而成为优势菌群,对肠道菌群生态环境产生负面影响,临床上出现如腹泻、腹痛、腹胀、恶心、呕吐等副作用。国内学者 Lou 等[16]对抗 *H. pylori* 治疗前后肠道菌群构成进行了分析,发现三联疗法抗 *H. pylori* 治疗后,患儿肠道内双歧杆菌、乳杆菌和拟杆菌属含量降低,肠杆菌科含量升高。Jakobsson 等[17]对以含克拉霉素和甲硝唑方案根除 *H. pylori* 患者治疗前后的口腔和下消化道菌群数量、种类进行了分析,发现治疗 1 周后两个部位的细菌多样性均降低,放线菌门数量明显减少,且菌群状态恢复至治疗前水平所需时间最长可达 4 年。总结目前临床随机对照研究和 meta 分析的结果,提示 PPI 联合抗生素可以有效改善肠道菌群紊乱,从而减轻诸如腹泻等消化道相关不良反应[18]。

### (四) 联合益生菌对胃肠道菌群的影响

近年来,由于 *H. pylori* 对抗菌药物的耐药率不断上升,以及 PPI 和抗菌药物联合治疗过程中药物不良反应出现频率和程度不断增加,人们开始关注其他治疗方案。欧洲的 Maastricht V 共识(2017)和我国的第五次共识(2017)均指出 PPI 与抗生素联合枸橼酸铋钾可作为 *H. pylori* 根除的一线方案,同时益生菌制剂可作为 *H. pylori* 根除的辅助用药。枸橼酸铋钾对 *H. pylori* 标准菌株及临床分离的 *H. pylori* 耐药菌株均有体外抑菌和杀菌作用,并且与甲硝唑或克拉霉素联用对标准菌株及临床分离的 *H. pylori* 耐药菌株具有体外协同抑菌或杀菌作用[19],但其对其他正常肠道菌群作用缺少研究支持。某些微生态制剂可以减轻或消除根除 *H. pylori* 治疗导致的肠道微生态失调,比如

益生菌制剂。联合益生菌治疗是指给予一定数量的、能够对宿主健康产生有益作用的活的微生物，益生菌制剂是临床应用最为广泛的微生态制剂。益生菌具有调节肠道菌群的作用，其制剂可用于治疗和辅助治疗各种临床疾病，尤其是消化系统疾病，如急慢性腹泻、抗菌药物相关性腹泻、肠易激综合征、新生儿黄疸、炎症性肠病以及急慢性肝病等。在临床试验中，益生菌制剂作为 *H. pylori* 根除常规疗法的辅助用药，可以提高 *H. pylori* 根除率，并且平衡胃肠道正常菌群，减少抗生素相关副作用。

## 三、展望

目前，胃肠道微生态系统庞大而复杂，影响因素众多，专门探讨 PPI 和抗菌药物联用根除 *H. pylori* 时导致肠道菌群紊乱的研究尚较少，而且关于益生菌制剂是如何调节肠道菌群种类和数量的，目前的研究尚未能提供全面、详细的肠道菌群构成变化的循证医学证据。研究如何选择 *H. pylori* 根除治疗的合理方案和辅助方案，减少不良反应的发生，纠正 PPI 和抗菌药物联合应用导致的肠道菌群紊乱将具有重要意义。今后需开展大样本多中心随机对照研究，以明确胃肠道微生态与 *H. pylori* 根除治疗的关系，从而有效提高 *H. pylori* 根除率，降低不良反应发生率。

（陈烨 李静）

## 参 考 文 献

［1］ Malfertheiner P, Megraud F, O'Morain CA, et al. Management of Helicobacter pylori infection-the Maastricht Ⅳ / Florence Consensus Report. Gut, 2012, 61 (5): 646-664.

［2］ 中华医学会消化病学分会幽门螺杆菌学组，全国幽门螺杆菌感染研究协作组. 第四次全国幽门螺杆菌感染处理共识报告. 中华内科杂志，2012, 51 (10): 832-837.

［3］ 中华医学会消化病学分会幽门螺杆菌和消化性溃疡学组，全国幽门螺杆菌感染研究协作组. 第五次全国幽门螺杆菌感染处理共识报告. 胃肠病学，2017, 22 (6): 346-360.

［4］ Malfertheiner P, Megraud F, O'Morain CA, et al. Management of Helicobacter pylori infection-the Maastricht Ⅴ / Florence Consensus Report. Gut, 2017, 66 (1): 6-30.

［5］ Bik EM, Eckburg PB, Gill SR, et al. Molecular analysis of the bacterial microbiota in the human stomach. Proc Natl Acad Sci U S A, 2006, 103 (3): 732-737.

［6］ Arumugam M, Raes J, Pelletier E, et al. Enterotypes of the human gut microbiome. Nature, 2011, 473 (7346): 174-180.

［7］ Eckburg PB, Bik EM, Bernstein CN, et al. Diversity of the human intestinal microbial flora. Science, 2005, 308: 1635-1638.

［8］ Howell MD, Novack V, Grgurich P, et al. Iatrogenic gastric acid suppression and the risk of nosocomial Clostridium difficile infection. Arch Intem Med, 2010, 170: 84-90.

［9］ 李荣富，李欣，吴姗姗，等. 长期使用质子泵抑制剂对肠道菌群的影响. 临床荟萃，2011, 26 (22): 1940-1943.

［10］ Sullivan A, Edlund C, Nord CE. Effect of antimicrobial agents on the ecological balance of human microflora. Lancet Infect Dis, 2001, 1: 101-114.

［11］ Jakobsson HE, Jernberg C, Andersson AF, et al. Short-term antibiotic treatment has differing long-term impacts on the human throat and gut microbiome. PLoS One, 2010, 5 (3): e9836.

［12］ Janczyk P, Pieper R, Souffrant WB, et al. Parenteral long acting amoxicillin reduces intestinal bacterial community diversity in piglet seven weeks after the administration. ISMEJ, 2007, 1 (2): 180-183.

［13］吴丽丽, 彭丽华, 杨云生, 等. 根除幽门螺杆菌疗法对肠道菌群影响的研究现状. 中华内科杂志, 2013, 52 (12): 1075-1076.

［14］Howell MD, Novack V, Grguric HP, et al. Iatrogenic gastric acid suppression and the risk of nosocomial Clostridium difficile infection. Arch Intern Med, 2010, 170 (9): 784-790.

［15］Adamsson I, Nord CE, Lundqvist P, et al. Comparative effects of omeprazole, amoxicillin plus metronidazole versus omeprazole, clarithromycin plus metronidazole on the oral. gastric and intestinal microflora in Helicobacter pylori-infected patients. J Antimicrob Chemother, 1999, 44: 629-640.

［16］Lou JG, Chen J, Huang XL, et al. Changes in the intestinal microflora of children with Helicobacter pylori infection and after Helicobacter pylori eradication therapy. Chin Med J, 2007, 120: 929-931.

［17］Jakobsson HE, Jernberg C, Andersson AF, el a1. Short term antibiotic treatment has differing long-term impacts on the human throat and gut microbiome. PLoS One, 2010, 5: e9836.

［18］Madden JA, Plummer SF, Tang J, et al. Effect of probioties on preventing disruption of the intestinal microflora following antibiotic therapy: a double-blind, placebo-controlled pilot study. Int Immunopharmacol, 2005, 5: 1091-1097.

［19］成虹, 李江, 胡伏莲. 枸橼酸铋钾对幽门螺杆菌耐药菌株体外抗菌活性研究. 胃肠病学及肝病学杂志, 2008, 17 (7): 543-546.

第九章

# "以菌制菌"——益生菌治疗幽门螺杆菌的机制

## 一、概述

全球超过 50% 的人感染幽门螺杆菌(*H. pylori*),我国 *H. pylori* 感染率在 42%~84%[1],属于 *H. pylori* 高感染率国家。*H. pylori* 感染不仅与已被确认的上消化道疾病,如慢性胃炎、消化性溃疡、胃黏膜相关淋巴组织淋巴瘤及胃癌等密切相关[2],而且还涉及许多胃肠道外疾病,包括心脑血管、血液、免疫、皮肤、口腔等多系统多学科疾病[2],所以 *H. pylori* 感染的治疗一直是胃肠病工作者最热门的研究课题。随着时间的移迁,*H. pylori* 对常用抗生素的耐药率越来越高,以致使 *H. pylori* 治疗方案"质子泵抑制剂(PPI)联合抗生素三联疗法"的根除率下降至 70% 或更低,距离理想的 *H. pylori* 根除率相差甚远[3],目前相关共识推荐含铋剂四联疗法,所以如何提高 *H. pylori* 根除率,如何寻找 *H. pylori* 感染治疗的新路径、新方法,如何找到一个符合国情的有效的治疗方案,是广大临床医生最关注和最感兴趣的研究课题。

抗生素是治疗 *H. pylori* 感染的主要药物,但是除抗生素之外,是否还存在其他药物可以抑制 *H. pylori* 呢? 这是近年许多学者提出的议题。近年来随着微生态医学的兴起,微生态制剂或益生菌在临床的广泛应用也为 *H. pylori* 感染防治提供了新思路。关于 *H. pylori* 感染的微生态治疗近年来国内外已有大量关于益生菌对 *H. pylori* 有抑制或杀灭作用的研究报道,包括体外研究以及动物实验和临床试验[4]:体外实验显示了多种益生菌(如乳酸菌和双歧杆菌等)对 *H. pylori* 有抑制作用,动物实验和临床研究显示了益生菌可以影响 *H. pylori* 在胃内的定植,联合益生菌的三联疗法可以提高 *H. pylori* 的根除率等都有来国内外的不少研究报道。Sheu 等[5]研究证实了三联疗法联合含乳酸菌和双歧杆菌的 AB- 酸奶治疗组的 *H. pylori* 根除率明显高于单用三联疗法组,*H. pylori* 根除率分别为 91% 对 78%(*P*<0.05),而且前者还可以明显减少三联疗法中的副作用发生率,其研究提示含益生菌的 AB- 酸奶不仅对 *H. pylori* 有抑制作用,而且还能提高患者对 *H. pylori* 根除治疗

的依从性。还有作者对一项纳入了 991 例 *H. pylori* 感染者的治疗研究表明[6]：在 PPI 三联疗法基础上加用酵母菌治疗 4 周能够有效地提高 *H. pylori* 的根除率，减少不良反应的发生，从而有助于完成 *H. pylori* 根除治疗，尤其对于依从性较差的儿童或老年人 *H. pylori* 感染的治疗有特别重要的作用。

## 二、"以菌制菌"——益生菌治疗幽门螺杆菌感染的机制

### （一）直接影响幽门螺杆菌的定植

*H. pylori* 对上皮细胞的黏附力是 *H. pylori* 能牢固定植于胃黏膜上皮的基本条件，也是 *H. pylori* 导致胃黏膜损伤的重要原因之一，而益生菌能抑制 *H. pylori* 的黏附，但确切机制并不清楚，其可能机制是：益生菌分泌某些具有抗细菌黏附作用的活性物质；某些益生菌可与 *H. pylori* 竞争黏附于胃黏膜结合位点，即所谓的"夺位"作用[4]。体外实验研究显示：约氏乳杆菌 La1、唾液乳杆菌、嗜酸乳杆菌可以抑制 *H. pylori* 对肠上皮细胞 HT29 或胃上皮细胞 MKN45 的黏附[7]。在体外研究中某些种类的乳杆菌可以通过竞争黏附位点干扰 *H. pylori* 与胃上皮细胞的黏附。动物实验也证实，预先给予乳杆菌可以阻止或减少无菌鼠的 *H. pylori* 的定植，这可能与乳杆菌阻碍了 *H. pylori* 的黏附有关[8]。

益生菌可以在胃黏膜上皮细胞定植，通过与 *H. pylori* 竞争结合位点、增加黏蛋白的表达影响 *H. pylori* 的黏附和定植[9]。在酸奶中补充益生菌能提高三联疗法的 *H. pylori* 根治率是一个非常有趣而且具有探讨价值的课题，有研究表明，摄入乳酸菌能够抑制动物和人感染 *H. pylori*，补充含有乳酸菌和双歧杆菌的酸奶有助于提高人 *H. pylori* 的根治率。Wang 等[10]研究显示在体外证实了双歧杆菌 Bb12 能够抑制 *H. pylori* 的生长，同时对 *H. pylori* 阳性患者在餐后给予服用含有乳杆菌 La5+ 双歧杆菌 Bb12 的酸奶治疗 6 周，采用 $^{13}$C- 尿素呼气试验来评估 *H. pylori* 负荷量，结果显示酸奶组的 *H. pylori* 定植密度明显低于服用牛奶的对照组，提示益生菌的存在影响 *H. pylori* 定植。益生菌还可以分泌某些脂类或蛋白类成分竞争螺杆菌粘连的部位，实现在胃上皮的定植，从而影响 *H. pylori* 的定植。研究发现，罗伊乳杆菌株分泌的唾液酸神经节苷脂和硫脂能够抑制 *H. pylori* 的糖脂连接，影响 *H. pylori* 的定植[11]。Chen 等[12]在体外将植物乳杆菌和加氏乳杆菌与 *H. pylori* 共同培养，结果显示其可降低 *H. pylori* 的活力，抑制 *H. pylori* 黏附于胃黏膜上皮细胞。

### （二）抑制幽门螺杆菌的生长

研究发现，益生菌可以分泌抗 *H. pylori* 物质，从而抑制 *H. pylori* 的生长[13]。不少研究显示益生菌中的乳酸菌对 *H. pylori* 有抑菌作用，但乳酸菌种类很多，到底何种最有效？ Lin 等[14]进行了一项乳酸菌对抗 *H. pylori* 活性的体外研究，筛查了 10 种乳酸菌株的抗 *H. pylori* 作用，通过检测发酵乳耗尽培养上清液中的杀菌活性和有机酸含量进行分析，结果表明，3 种乳酸菌株 LY1、LY5 和 IF22 的抗 *H. pylori* 作用优于其他菌株。含发酵 LY5-SCS 和人工 LY5-SCS 乳酸菌的酸奶均能显著降低 *H. pylori* 的感染和尿素酶活性，其研究不仅为 *H. pylori* 感染治疗开辟了新路径，也为乳品工业中的益生菌提供了理论依据。此外，体外研究发现植物乳杆菌 ZDY2013 同样可以降低尿

素酶的活性,抑制 *H. pylori* 的生长[15]。益生菌还可以分泌乳酸、短链脂肪酸、过氧化氢、细菌素等代谢产物直接杀灭或抑制 *H. pylori* 的生长。研究发现乳酸菌分泌的抑菌素、蜡样芽孢杆菌分泌的敏化肽和抑菌肽,可直接抑制 *H. pylori* 的生长[16]。益生菌分泌的乳酸、醋酸等酸性产物可以降低 *H. pylori* 周围的 pH,抑制 *H. pylori* 的生长[17]。

## (三) 改善机体的免疫调节作用

益生菌可以抑制 *H. pylori* 感染产生的免疫应答。研究显示,*H. pylori* 感染时可通过释放多种炎症因子引起胃黏膜的炎症反应,常见的炎症因子有 IL-6、IL-8、IL-17、转化生长因子 -β (transforming growth factor-β,TGF-β)等,其在胃黏膜组织中的水平与炎症的严重程度成正比。益生菌可以增强中性粒细胞、淋巴细胞、浆细胞、巨噬细胞等免疫细胞的趋化而直接杀灭 *H. pylori*。研究发现,益生菌可通过调节宿主胃肠道微生物群影响机体的免疫稳态,从而提高宿主的免疫反应[18]。Yu 等[19]研究发现,乳酸菌辅助治疗 *H. pylori* 感染是通过抑制 IL-8 等炎症反应因子的表达而提高 *H. pylori* 的根除率;双歧杆菌、乳酸菌、粪球菌能够抑制核因子 -κB(nuclear factor-κB,NF-κB)、丝裂原活化蛋白激酶(mitogen-activated protein kinase,MAPK)信号通路、抑制 TNF-α、IL-1β、粒细胞集落刺激因子(G-CSF)和巨噬细胞炎症蛋白 -2(MIP-2)的表达,从而减轻炎症反应。

## 三、展望

益生菌主要通过影响 *H. pylori* 定植、分泌抗 *H. pylori* 物质、抑制 *H. pylori* 生长、改善机体免疫调节等机制辅助治疗 *H. pylori* 感染。目前关于益生菌对 *H. pylori* 的作用机制远未阐明,是益生菌产生了某些抑制 *H. pylori* 的物质而影响 *H. pylori* 定植?还是一种所谓的"夺位"作用?或者是益生菌产生的某些活性物质可以抑制 *H. pylori* 感染的炎症及免疫反应?这些都不清楚。现已有研究显示[20]:益生菌可能通过活化 *H. pylori* 感染中细胞因子信号抑制物(SOCS)的表达和信号转导来发挥抗炎作用,其研究结果提示益生菌的抗炎作用有可能是通过抑制 *H. pylori* 感染中产生的炎症介质表达来实现的。关于益生菌对 *H. pylori* 抑制作用的确切机制尚需要做深入细致的基础研究来揭示和阐明。

国内也有不少关于益生菌对 *H. pylori* 抑制作用的基础和临床研究:有学者[21]采用从健康人胃肠道分离的乳杆菌治疗 *H. pylori* 感染 Balb/c 小鼠胃炎,结果显示:分离的乳杆菌菌株能有效地抑制小鼠体内的 *H. pylori*,减轻感染小鼠胃黏膜组织的炎症反应。在临床研究方面有一项对 320 例 *H. pylori* 阳性患者以 PPI+ 铋剂 + 克拉霉素 + 益生菌的治疗研究,疗程无论 1 周还是 2 周都能使 *H. pylori* 根除率提高到 90% 以上[22]。

关于益生菌对 *H. pylori* 的抑制作用能否提高 *H. pylori* 根除率还需要更多设计严谨的多中心临床研究来证实,还有何种益生菌最有效?在抗 *H. pylori* 感染中如何应用更合理?由于益生菌通常不宜与抗生素同时使用,在联合三联疗法时应该在三联疗法之前还是其后应用?在临床应用中还有许多关键性问题都值得研究和探索。

在当今 *H. pylori* 对常用抗生素耐药的情况下,*H. pylori* 根除率越来越低的形势迫使我们必须

去寻找更好的治疗 *H. pylori* 感染的新方法或新方案,以菌制菌——益生菌对 *H. pylori* 抑制作用的探讨是一个具有十分重要研究价值的课题,在三联(或四联)疗法上联合益生菌治疗 *H. pylori* 有助于提高 *H. pylori* 根除率,这是 *H. pylori* 感染治疗的新思路或新路径,也许今天的新思路会成为明天治疗 *H. pylori* 的新手段。

(滕贵根　胡伏莲)

## 参 考 文 献

[1] 胡伏莲. 中国幽门螺杆菌研究现状. 胃肠病学, 2007, 12 (9): 516-518.

[2] 胡伏莲. 幽门螺杆菌感染与临床疾病 // 胡伏莲, 周殿元. 幽门螺杆菌感染的基础与临床. 3 版. 北京: 中国科学技术出版社, 2010.

[3] Graham DY, Lu H, Yamaoka Y. A report card to grade Helicobacter pylori therapy. Helicobacter, 2007, 12 (4): 275-278.

[4] 汪春莲. 幽门螺杆菌感染的微生态治疗 // 胡伏莲, 周殿元. 幽门螺杆菌感染的基础与临床. 3 版. 北京: 中国科学技术出版社, 2010.

[5] Sheu BS, WU JJ, Lo CY, et al. Impact of supplement with Lactobacillus-and Bifidobacterium containing yogurt on triple therapy for Helicobacter pylori eradication. Aliment Pharmacol Ther, 2002, 16: 1669-1675.

[6] Song MJ, Park DI, Park JH, et al. The effect of probiotics and mucoprotective agents on PPI-based triple therapy for eradication of Helicobacter pylori. Helicobacter, 2010, 15 (3): 206-213.

[7] Nam H, Ha M, Bae O, et al. Effect of Weissella confusa strain PL9001 on the adherence and growth of Helicobacter pylori. Appl Environ Microbiol, 2002, 68: 4642-4645.

[8] Kabir AM, Aiba Y, T akagi A, et al. Prevention of Helicobacter pylori infection by lactobacilli in a gnotobiotic murine model. Gut, 1997, 41: 49-55.

[9] Emara MH, Elhawari SA, Yousef S, et al. Emerging Role of Probiotics in the Management of Helicobacter pylori Infection: Histopathologic Perspectives. Helicobacter, 2016, 21 (1): 3-10.

[10] Wang KY, Li SN, Liu CS, et al. Effects of ingesting Lactobacillus-and Bifidobacterium-containing yogurt in subjects with colonized Helicobacter pylori. Am J Clin Nutr, 2004, 80 (3): 737-741.

[11] Mukai T, Asasaka T, Sato E, et al. Inhibition of binding of Helicobacter pylori to the glycolipid receptors by probiotic Lactobacillus reuteri. FEMS Immunol Med Microbiol, 2002, 32 (2): 105-110.

[12] Chen X, Liu XM, Tian F, et al. Antagonistic activities of lactobacilli against Helicobacter pylori, growth and infection in human gastric epithelial cells. J Food Sci, 2012, 77 (1): M9-M14.

[13] Techo S, Visessanguan W, Vilaichone RK, et al. Characterization and Antibacterial Activity Against Helicobacter pylori of Lactic Acid Bacteria Isolated from Thai F ermented Rice Noodle. Probiotics Antimicrob Proteins, 2019, 11 (1): 92-102.

[14] Lin WH, Wu CR, Fang TJ, et al. Anti-Helicobacter pylori activity of fermented milk with lactic acid bacteria. J Sci Food Agric, 2011, 91 (8): 1424-1431.

[15] Zhao K, Xie Q, Xu D, et al. Antagonistics of Lactobacillus plantarum ZDY2013 against Helicobacter pylori SS1 and its infection in vitro in human gastric epithelial AGS cells. J Biosci Bioeng, 2018, 126 (4): 458-463.

[16] Sassone-Corsi M, Raffatellu M. No vacancy: how beneficial microbes cooperate with immunity to provide colonization resistance to pathogens. J Immunol, 2015, 194 (9): 4081-4087.

[17] 郭广安, 孙方利, 吴军, 等. 益生菌辅助治疗幽门螺杆菌感染的研究进展. 齐鲁医学杂志, 2015, 30 (4): 499-501.

[18] Turroni F, Ventura M, Buttó LF, et al. Molecular dialogue between the human gut microbiota and the host: a Lactobacillus and Bifidobacterium perspective. Cell Mol Life Sci, 2014, 71 (2): 183-203.

［19］ Yu HJ, Liu W, Chang Z, et al. Probiotic BIFICO cocktail ameliorates Helicobacter pylori induced gastritis. World J Gastroenterol, 2015, 21 (21): 6561-6571.

［20］ Lee JS, Paek NS, Kwon OS, et al. Anti-inflammatory actions of probiotics through activating suppressor of cytokine signaling (SOCS) expression and signaling in Helicobacter pylori infection: A novel mechanism. J Gastroenterol Hepatol, 2010, 25 (1): 194-202.

［21］ 王学红, 汪春莲, 卢放根, 等. 乳酸杆菌 CL22 菌株治疗 Balb/c 小鼠幽门螺杆菌感染性胃炎模型的有效性研究. 中南大学学报 ( 医学版 ), 2007, 32 (2): 341-346.

［22］ 赵保明, 赵曙光, 李慧艳, 等. 益生菌提高幽门螺杆菌根除率的临床研究. 胃肠病和肝胆病学杂志, 2010, 19 (11): 1016-1018.

第十章

# 微生态制剂治疗幽门螺杆菌的动物实验

一、概述

二、微生态制剂抑制幽门螺杆菌体外及动物实验研究

    （一）乳杆菌抑制幽门螺杆菌体外及动物实验

    （二）双歧杆菌抑制幽门螺杆菌体外实验

    （三）其他微生态制剂抑制幽门螺杆菌体外及动物实验

三、微生态制剂治疗幽门螺杆菌感染动物体内试验研究

    （一）微生态制剂对幽门螺杆菌感染动物模型建立的影响作用

    （二）微生态制剂治疗幽门螺杆菌感染动物体内试验

    （三）微生态制剂改善幽门螺杆菌感染动物相关症状的作用研究

四、问题与展望

## 一、概述

　　幽门螺杆菌（*H. pylori*）是一种人类常见的致病菌，流行病学资料显示发展中国家人群 *H. pylori* 的感染率达 60%~90%，发达国家人群感染率接近 50%[1]。研究表明 *H. pylori* 感染是慢性活动性胃炎、消化性溃疡、胃癌及胃黏膜相关淋巴组织淋巴瘤（MALT 淋巴瘤）的致病原因，世界卫生组织国际癌症研究机构将其列为 Ⅰ 类致癌物[2-4]。目前根除治疗 *H. pylori* 的方法仍是以质子泵抑制剂联合抗生素的三联和四联疗法为主，但联合大量应用抗生素可导致耐药菌株的逐年增加，*H. pylori* 的根除率明显降低[5,6]。同时，大量联合抗生素的使用，杀灭的不仅是 *H. pylori*，还包括胃内的正常菌群，可引起菌群失调，导致胃肠道对致病菌的抗定植能力减弱，相当于更进一步破坏了胃内微生态环境，这就为细菌的二重感染和 *H. pylori* 的复发提供了良好的环境。如果能够重建并保持胃内微生态环境稳定，则可长期抑制 *H. pylori* 生长，预防 *H. pylori* 相关疾病的发生，还可避免 *H. pylori* 感染复发。近年来微生态学的兴起和研究的深入，为此提供了可能。

　　微生态学是研究正常微生物群的结构、功能及其与宿主相互依赖和相互制约关系的一门新兴学科。微生态疗法通过补充对人体有益的活菌制剂，恢复正常菌群的生态平衡，以抵御病原菌的定植侵袭[7]。胃内微生态是胃肠道微生态系统的主要组成部分，由于正常胃内胃酸的作用，整个微环境的 pH 在 2.0 左右[8]，绝大多数细菌无法在正常胃内定植甚至停留，因此以前大部分学者认为胃内是没有细菌定植的，但国内外大量研究证实，胃内并不是无菌的，存在着多种微生物定植的情况，

且常驻菌的浓度能达到 $10^3 CFU/ml$ [9],由于胃内胃酸的作用,只有能够耐酸的细菌才能在胃内定植或停留,因而胃内菌群结构拥有自身的特点。

目前 *H. pylori* 的高感染率和其相关疾病的发病率明显不一致,且感染 *H. pylori* 后,发病者可出现不同的临床表型和临床转归,其机制仍然不清楚[4,10]。有研究表明,菌株、宿主等多方面因素均在其间发挥作用,特别是胃内具有特殊的微环境,*H. pylori* 在动物体内的定植与胃内菌群状态关系非常密切,提示胃内微生态影响着 *H. pylori* 的定植及相关疾病的发生[11]。因此,将治疗重点转向重建胃内正常微生态环境,抑制 *H. pylori* 生长从而治疗 *H. pylori* 相关疾病是防治 *H. pylori* 感染相关疾病的关键。

## 二、微生态制剂抑制幽门螺杆菌体外及动物实验研究

近年来国内外对胃内的菌群结构与 *H. pylori* 感染的相关性,以及利用微生态制剂抑制 *H. pylori* 感染及治疗 *H. pylori* 感染相关性疾病等方面都进行了大量的研究,从体外抑菌试验、益生菌动物体内接种试验、防治 *H. pylori* 感染的体内有效性试验等各个层面进行了大量的报道;而寻求胃内拮抗菌株,不破坏胃内微生态环境的治疗方法成为研究的热点。

大量研究已证实人的胃内存在多种微生物定植,包含厌氧菌、兼性厌氧菌和需氧菌等,细菌浓度约为 $10^3 CFU/ml$ [9],主要有乳酸菌属(乳杆菌、双歧杆菌、粪肠球菌、粪链球菌、枯草杆菌);芽孢杆菌属(蜡样芽孢杆菌、地衣芽孢杆菌);非常驻菌属(丁酸梭菌、酪酸梭菌)等[12,13]。目前的研究报道能够拮抗 *H. pylori* 的益生菌主要有嗜酸乳杆菌、干酪乳杆菌、罗伊乳杆菌、唾液乳杆菌、鼠李糖乳杆菌等十多株菌株。对于益生菌体外对 *H. pylori* 抑制作用的机制,已有研究认为可能与益生菌的代谢产物有关,益生菌通过代谢抗菌物质(乳酸、过氧化氢、细菌素等),分泌 *H. pylori* 竞争性黏附受体,刺激黏蛋白的表达和稳定胃黏膜作用来增强 *H. pylori* 定植[14,15]。另外,这些细菌能够产生多种细菌素,有高度特异的抑菌或杀菌作用[16,17]。

益生菌拮抗 *H. pylori* 的体外研究主要集中在益生菌的活菌及其代谢物对 *H. pylori* 生长的抑制作用以及对 *H. pylori* 黏附胃上皮细胞的影响等方面。在体外筛选对 *H. pylori* 有抑制作用的益生菌试验中,乳杆菌和双歧杆菌作为益生菌的主要成员,备受关注。多数研究集中于耐酸性较好的乳杆菌属,尤以嗜酸乳杆菌和约氏乳杆菌 La1 研究得比较多。

### (一)乳杆菌抑制幽门螺杆菌体外及动物实验

乳杆菌是目前研究最多的一种益生菌,乳杆菌是人体胃内微生态的重要组成部分,是正常菌群中的优势菌,当其达到一定数量时,能调节改善宿主微生态平衡,增强机体免疫力,抑制胃内病原菌增长,对保持胃内微生态平衡、维持胃的正常生理功能具有重要作用。已有的文献报道和体外实验研究表明,乳杆菌属对 *H. pylori* 有明显的抑制作用,且作用的效果与乳杆菌属相对浓度呈正相关[18]。通过分离培养筛选出的优势乳杆菌菌株与 *H. pylori* 混合培养后发现,乳杆菌对 *H. pylori* 毒力株有明显拮抗作用,乳酸浓度越高对 *H. pylori* 的抑制作用越强,可使存活的 *H. pylori* 减少甚至消失[19,20]。

Khulusi 等[21]证实,当 *H. pylori* 在胃窦部的密度小于 $10^5 CFU/g$ 时,并不足以导致胃及十二指肠

溃疡的形成,故他认为导致溃疡形成的 *H. pylori* 并无严格的菌株区别,疾病的活动度和严重程度与胃内 *H. pylori* 数量有关系,更与胃内微生态环境和宿主机体因素密切相关。Chatterjee 等[22]体外研究发现当乳杆菌和 *H. pylori* 细菌混悬液的浊度比例 ≥ 1.0 时,对 *H. pylori* 生长定植有明显的抑制作用。

Kabir 等[23]用 GF 鼠和无特定病原体(SPF)鼠连续 3 天经口种植 *H. pylori*,1 周后 GF 小鼠的胃内 *H. pylori* 定植量约 $10^5$CFU/g,而 SPF 鼠几乎未定植,分析 SPF 鼠胃内菌群为乳杆菌、肠球菌和葡萄球菌,为优势菌群。该发现极有力地证明了 SPF 鼠中的乳杆菌可抑制 *H. pylori* 定植。Nam 等[24]研究表明用乳酸菌上清液处理 *H. pylori* 后,*H. pylori* 由杆状变成球状,且其细胞坏死,这些导致 *H. pylori* 失去感染性。

1. **嗜酸乳杆菌和约氏乳杆菌 La1 抑制 *H. pylori* 体外实验** 嗜酸乳杆菌 LB 株是 Pierre Boucard 博士于 1907 年从人的粪便中分离出来的,是第一个用于治疗腹泻的益生菌,除了具有其他一些乳酸菌的特征如加强免疫力、调节微生态平衡外,嗜酸乳杆菌 LB 株还具有其本身的特殊性,如抑制多种病原菌对胃黏膜上皮细胞和肠道内容物的黏附,产生可以对抗病菌的酸性氨基酸且不破坏微生态环境等[25,26]。

Vilaichone 等[27]在体外研究中发现嗜酸乳杆菌对分离自消化性溃疡患者的 *H. pylori* 有抑制作用,当两种细菌菌悬液密度相同时,乳杆菌对 *H. pylori* 抑制作用最大,而且此菌能提高抗生素根除 *H. pylori* 的疗效。Chatterjee[22]等发现当嗜酸乳杆菌 DDS-IJ 和 *H. pylori* 为 1:1 或更高的比率时前者对 *H. pylori* 的生长有抑制作用。Coconnier 等[28]将嗜酸乳杆菌菌株 LB 株的培养上清液(LB-SCS)与 *H. pylori* 共育后,*H. pylori* 发生一系列超微结构的变化,仅黏附于细胞表面,LB-SCS 可显著降低 *H. pylori* 的存活力而不依赖于其中的乳酸水平和 pH。Shobna 等[29]发现当 *H. pylori* 和嗜酸乳杆菌共同培养超过 24h,乳杆菌可明显抑制螺杆菌,且乳杆菌液体培养的上清液也有此作用。

Michetti 等[30]为检测乳杆菌的分泌产物引起的细菌间干扰作用能否用于抗 *H. pylori*,选择约氏乳杆菌 La1,在其序列稀释液中加入 *H. pylori*($10^7$CFU)在厌氧环境中共同培养 1~2h。结果表明,无论 *H. pylori* 黏附于上皮细胞与否,La1 的培养上清液都对其生长有抑制作用。Lorca[20]等通过研究 17 株乳杆菌与 10 株 *H. pylori* 之间的相互作用,发现乳杆菌培养上清液对 *H. pylori* 有不同的拮抗作用,这种抑制作用也是与酸性产物、低 pH 有关。

Midolo 等[15]精确量化了乳酸浓度与抑制 *H. pylori* 效果之间的关系,采用平板打孔法观察了不同有机酸和乳酸对 *H. pylori* NCTC11637 菌株生长的抑制效果,结果显示嗜酸乳杆菌和干酪乳杆菌鼠李糖亚种均可抑制 *H. pylori*,而这些菌株产生的乳酸浓度为 50~156mmol/L,且乳酸浓度与抑制 *H. pylori* 作用呈正相关。乳酸、乙酸和盐酸对 *H. pylori* 生长的抑制亦呈浓度依赖性,且在 0.5mol/L 时,乳酸较乙酸和盐酸的作用更强,提示代谢产物中的乳酸是抑制 *H. pylori* 的重要因素。

邓学杰等[31]观察并比较人源乳杆菌及嗜酸乳杆菌标准株 ATCC 4356 黏附胃腺癌 SGC7901 细胞的能力和抑制 *H. pylori* SS1 黏附细胞的能力,发现人源乳杆菌可能通过竞争结合位点实现对 *H. pylori* 黏附胃黏膜上皮细胞的抑制作用。三株人源乳杆菌与嗜酸乳杆菌标准株 ATCC 4356 相比较,具有较强的黏附作用,黏附作用最好的是 Lac22。乳杆菌的种类较多,大量的实验研究证实了不同种类乳杆菌对 *H. pylori* 的抑制作用。

**2. 干酪乳杆菌抑制 *H. pylori* 体外实验**　　干酪乳杆菌普遍存在于发酵肉制品、乳制品及泡菜中,具有抗肿瘤、刺激宿主机体免疫的功能以及抗菌活性。它可引起机体迟发性超敏反应,促使宿主细胞免疫,从而增强宿主对病原菌的抗性。Sgouras 等[32]用来源于发酵乳产物的干酪乳杆菌 Shirota 菌株对 *H. pylori* SS1 和 9 株 *H. pylori* 临床株行体外抑菌试验,发现 Shirota 活菌对 *H. pylori* SS1 和所有临床株均有抑制作用,而不含细菌的培养上清液虽然对 *H. pylori* 尿素酶活性有很强的抑制作用,但无抑菌活性。并用干酪乳杆菌喂食感染 *H. pylori* 1 周的小鼠 9 个月,采用 *H. pylori* 定量培养和 *H. pylori* 特异性定量 PCR 检测 *H. pylori* 密度,结果显示第 2 个月开始小鼠胃内 *H. pylori* 数量明显减少,并延续至整个观察周期;小鼠胃内 *H. pylori* 密度平均为每克胃组织 $10^4 \sim 10^5$ CFU,部分小鼠检测不到 *H. pylori*,而未经益生菌处理的对照组 *H. pylori* 密度平均为每克胃组织 $10^5 \sim 10^6$ CFU 且无未检测到 *H. pylori* 的情况。

Cats 等[33]亦证实干酪乳杆菌 Shirota 体外可抑制 *H. pylori* NCTC11637,且此菌生长在牛奶中比在 DeMan-Rogosa-Sharpe 培养基中对 *H. pylori* 的抑制作用更强,其培养液经过滤除菌对 *H. pylori* 无抑制作用。Midolo 等[15]用平板打孔法测定有机酸和乳酸菌对 *H. pylori* NCTC11637 生长的抑制,结果显示嗜酸乳杆菌和干酪乳杆菌鼠李糖亚种可抑制 *H. pylori*,而双歧杆菌、戊糖片球菌和保加利亚乳杆菌无此作用。

**3. 其他乳杆菌抑制 *H. pylori* 体外实验**　　罗伊乳杆菌是普遍存在于人体肠道的有益乳酸菌,其重要特性是产生独特的抑菌素罗伊氏素(reuterin),reuterin 是一种低分子量的非蛋白、中性、可溶性的细菌素。它具有很宽的抑菌谱带。可以有效抑制多种有害菌的生长。Mukai 等[34]研究表明罗伊乳杆菌可以与 *H. pylori* 竞争黏附 asialo-GM1 和硫苷酯,从而预防早期 *H. pylori* 定植。

Aiba 等[35]发现唾液乳杆菌 WB1004 和美国典型培养物保藏中心提供的干酪乳杆菌(No.393)、嗜酸乳杆菌(No.4356)和 *H. pylori* 体外混合培养前者可完全抑制 *H. pylori* 生长。Bazhenov 等[36]用平板打孔观测抑菌圈的方法,研究乳酸菌属细菌对 9 株 *H. pylori* 临床株的体外拮抗作用。发现干酪乳杆菌 925、植物乳杆菌 8RA-3、发酵乳杆菌 BL-96 和 L.90265 均有此作用。另有发现益生菌 Weissella confusa 菌株 PL9001 活菌可抑制 *H. pylori* 与人胃细胞株 MKN-45 的黏附,死菌也有此作用。而且,PL9001 的培养上清液可使 *H. pylori* 细胞壁破裂从而迅速降低 *H. pylori* 的活力。这些结果表明 PL9001 菌株对 *H. pylori* 存在双重抑制作用:杀菌活性和阻止 *H. pylori* 与胃黏膜细胞的黏附。体外试验发现某些菌株如 *L. reuteri* 与 *H. pylori* 都结合于糖脂结合蛋白表面,这样在宿主体内就可以与 *H. pylori* 竞争结合位点[24,36]。

Kabir 等[23]预先予 4 周龄无菌小鼠口服唾液乳杆菌,5 周龄时接种 *H. pylori* No.130,在接种 *H. pylori* 之前,接种 *H. pylori* 后 1 周、3 周和 6 周时定植在胃内的唾液乳杆菌数量均约为 $10^8$ CFU/g。对照组是只接种 *H. pylori* No.130 的 5 周龄无菌小鼠。结果对照组小鼠胃内有大量 *H. pylori* 定植,而实验组小鼠未检测到 *H. pylori*。并发现 SPF 级小鼠胃内有大量乳杆菌。预先予无菌级小鼠唾液乳杆菌 WB1004,再用 *H. pylori* 感染,未发现有 *H. pylori* 定植。Coconnier 等[28]用猫螺杆菌(*H. felis*)感染普通鼠模型,口服嗜酸乳杆菌 LB 株可保护小鼠抵抗 *H. felis* 感染,在用 LB 上清液治疗后 8 天和 49 天(即感染 29 天和 70 天)可观察到 *H. felis* 在胃内定植受抑制,且未发现胃内组织病理学改变,治疗组小鼠被感染组织的尿素酶活性下降。

Johnson-Henry 等[37]用鼠李糖乳杆菌和嗜酸乳杆菌混合物预处理健康小鼠 1 周后再喂食 *H. pylori*,结果小鼠的 *H. pylori* 感染率从 100% 降至 50%。Boyanova 等[26]研究了 6 株保加利亚乳杆菌对 30 株 *H. pylori* 菌株的抑制作用,发现保加利亚乳杆菌能对部分 *H. pylori* 具有抑制作用,其抑制力依赖菌株特异性。Ryan 等[11]研究表明唾液乳杆菌通过调节 CagA 致病岛的基因表达从而减缓炎症。由此可见,乳杆菌减轻 *H. pylori* 感染所致炎症的机制因乳杆菌的菌株特异性而不同。

肠球菌为广义的乳酸菌,能在低 pH 和高浓度胆盐中生长,普遍应用于胃肠道感染和急性肠炎的防治。Tsai 等[38]研究发现肠球菌 TM39 对 *H. pylori* 具有抗性,该菌不仅能产乳酸,显著抑制其尿素酶活性,还能分泌出一种热稳定、抗蛋白酶酶解的抗菌物质。体外实验表明,其发酵上清液能显著抑制 *H. pylori* 的生长,阻止 *H. pylori* 与人类胃癌细胞(TSGH9201)和 Hela 细胞的连接,上清液中抑菌物质的活性不受 pH 和乳酸浓度影响。

龙敏等[39]选择能广泛定植于胃肠道的乳杆菌作为拮抗 *H. pylori* 的目的菌,从健康人胃肠道中分离鉴定出 26 株乳杆菌菌株,对 CagA 阳性 *H. pylori* 毒力株进行体外拮抗实验,筛选出 4 株对 *H. pylori* 毒力株有明显拮抗作用的嗜酸乳杆菌,而且这种拮抗作用不依赖于乳杆菌分泌的乳酸。用乳杆菌、双歧杆菌和 DL 菌三株菌共生发酵液对 *H. pylori* 生长进行体外抑制实验,结果显示三株菌共生发酵液对 *H. pylori* 有一定的抑制作用。

(二)双歧杆菌抑制幽门螺杆菌体外实验

Wang 等[40]在接种 *H. pylori* 的平板上接种嗜酸乳杆菌 La5 或双歧杆菌 Bb12 行体外抑制 *H. pylori* 的试验,结果显示 Bb12 在体外对 *H. pylori* 有抑制作用,而 La5 无该作用。Collado 等[41]从人粪便中分离得到 24 株不同的双歧杆菌,其中 6 株对分离自人胃黏膜标本的 *H. pylori* 临床株有抑制作用。此作用与热稳定的蛋白质复合物有关。这种蛋白质复合物可以耐受 100℃高温 10min,但对蛋白酶很敏感。

游宇等[42]从健康成人胃内分离、鉴定出 50 株益生菌株,体外抑菌实验发现 3 株具有拮抗 *H. pylori* 的作用,是能耐酸、耐胆汁的胃原籍益生菌,1 株为双歧杆菌,2 株为乳杆菌。Chenoll 等[43]发现分离的双歧杆菌 CECT 7366 菌株体外有抑制 *H. pylori* 的作用,其上清液抑制水平达到 81.94%,使用逆向阳离子交换方法对上清液净化后抑制水平甚至达到 94.77%。

(三)其他微生态制剂抑制幽门螺杆菌体外及动物实验

除乳杆菌属和双歧杆菌属常用益生菌外,其他益生菌在体外对 *H. pylori* 的拮抗作用亦有报道。

Pinchuk[44]发现枯草杆菌 3 体外亦可抑制 *H. pylori*。不含枯草杆菌的培养上清液抑制 *H. pylori* 的活性与 pH 和有机酸浓度无关,该菌对热稳定,对蛋白酶不敏感,通过薄层色谱法检测并经高性能液相色谱分析证实,至少有两种抗生素在枯草杆菌抗 *H. pylori* 活性中发挥作用,且两者具有叠加作用。Takahashi[45]等将丁酸梭菌 MIYAIRI588 培养上清液 pH 调至 7.4 时体外仍可抑制 *H. pylori* 生长,表明丁酸对 *H. pylori* 的杀菌作用强于乳酸、醋酸和盐酸。丁酸梭菌和 *H. pylori* 与胃上皮细胞 MKN45 共同培养可抑制 *H. pylori* 对细胞的黏附。

Tsai 等[38]从分离自婴儿粪便的乳酸菌株中筛选具有抗 *H. pylori* 作用的菌株。首先根据它们黏附于人肠道上皮细胞(Int-407)、结肠腺癌细胞(Caco-2)、人宫颈癌上皮样细胞(Hela)和人胃癌细胞(TSGH9201)的能力初筛。选择具有黏附能力的菌株,行耐酸和耐胆汁酸盐试验,检查对酸和胆汁耐受性良好的菌株对 H. pylori 生长的抑制能力和从 TSGH9201 细胞竞争排除 H. pylori 的能力。发现屎肠球菌 TM39 的培养上清终液在体外具有抑制 H. pylori 的活性,TM39 培养上清液或细菌均可降低 H. pylori 与 TSGH9201 的结合。该菌株对万古霉素无耐药性,经体外侵袭实验和连续 28 天高剂量饲喂 Wistar 大鼠都证明是安全的。

感染 H. pylori 小鼠经喂食益生菌后,会出现胃内的 H. pylori 定植密度下降,也会伴随 H. pylori 尿素酶活性下降。Coconnier 等[28]将感染猫螺杆菌(Helicobacter felis,Hf)小鼠用嗜酸乳杆菌处理 7 天,第 8 天发现胃内 Hf 数量明显减少,尿素酶活性下降 50%。用唾液乳杆菌 $10^8$CFU 喂食感染 H. pylori 的小鼠连续 3 周(1 次/周),第 4 周益生菌组胃内 H. pylori 定植量降至对照组的 1%。

Pinchuk 等[44]发现枯草芽孢杆菌发酵上清液不仅能抑制肠杆菌科等多种致病菌,还能抑制 H. pylori 的生长。其上清液抑菌活性耐高温,经过分析至少有两种活性物质能抑制 H. pylori 生长,其中一种抗菌物质为抗生素——amicoumacin A。

## 三、微生态制剂治疗幽门螺杆菌感染动物体内试验研究

经体外试验筛选出对 H. pylori 有抑制作用的益生菌菌株,为确定它们在体内能否发挥同样作用,需进一步进行动物体内有效性实验。相关研究主要包括两方面:建立 H. pylori 感染动物模型,然后用益生菌干预治疗和预先接种益生菌,再用 H. pylori 感染;通过与对照组比较动物体内 H. pylori 定植量和胃部炎症程度,确定益生菌在动物体内对 H. pylori 的抑制作用。

### (一)微生态制剂对幽门螺杆菌感染动物模型建立的影响作用

建立与人类 H. pylori 感染病理损伤和免疫反应相似的 H. pylori 感染动物模型,是研究 H. pylori 相关疾病的发病机制,观察 H. pylori 对胃黏膜的毒性作用,观察疾病演变过程,筛选有效根除 H. pylori 药物以及研制抗 H. pylori 疫苗的关键。

目前国内外研究者已成功地在裸鼠、豚鼠、蒙古沙鼠、悉生乳猪、悉生比格尔犬、猫和猴等动物中建立了人工感染 H. pylori 动物模型[46-48]。多数研究者采用临床分离到的 H. pylori 新鲜毒力株重复经口感染 4~6 周龄的小鼠,进行 H. pylori 感染动物模型的研究[49,50]。已转染成功的小鼠品系包括 C57BL/6、C3H、BALB/C、CD1、ICR、Swiss 等。在用各种动物制备 H. pylori 感染性疾病模型时人们发现,不同品系的小鼠对 H. pylori 的易感性不同,而不同 H. pylori 菌株的致病性也存在着差异。研究发现 H. pylori 在无菌动物或免疫缺陷动物和基因敲除动物如裸鼠、悉生乳猪、悉生比格尔犬、C57 免疫缺陷鼠等某些特定的动物体内,较易定植并引起 H. pylori 感染的相关疾病,或者将一些动物预先用药物或者化学的手段造成其胃黏膜损伤后再灌注细菌,也较易观察到典型 H. pylori 感染病理改变,而在普通饲养环境下的普通动物体内 H. pylori 却较难定植形成 H. pylori 感染模型[51]。更进一步的研究则发现,胃内优势菌为乳杆菌的普通小鼠,可明显拮抗 H. pylori 的定植。提示胃内的菌群状态与 H. pylori 在动物体内的定植关系非常密切。

Kabir 等[23]报道 H. pylori 接种于无菌小鼠可在胃内大量定植继而引起活动性胃炎,但在经口感染唾液乳杆菌的悉生鼠胃内 H. pylori 不能定植。Karita[52]等人用 H. pylori 悬液灌胃造模,通过比较无菌小鼠和普通小鼠的成模率发现,H. pylori 在无菌小鼠胃黏膜内可长期定植,而在普通小鼠胃黏膜内只是暂时定植。因为模型由动物和 H. pylori 两部分组成。不同的菌株对动物的感染及诱发炎症存在差异。自 1997 年 Lee 等[53]用临床分离株使小鼠长期感染,经动物选择,逐步培养出适应小鼠胃环境的驯化株,命名为悉尼株(SS1),用来建立标准化的动物模型以来,现在大部分文献报道的 H. pylori 感染模型都使用 H. pylori 的标准株[54,55],但有的标准株经过动物胃内的传代驯化,难以模拟野生株的致病性。选用野生临床株建模,可能更加接近感染人胃的真实情况。这些动物模型建立的研究为进一步研究 H. pylori 奠定了良好的基础。

**(二)微生态制剂治疗幽门螺杆菌感染动物体内试验**

应用于抗 H. pylori 治疗的微生态制剂主要有乳杆菌、双歧杆菌、酵母菌等,它们在体外实验具有较好的抗 H. pylori 活性[56-59]。目前对 H. pylori 感染的微生态治疗的研究,大多数都采用单一的菌株制剂,用细菌混悬液或片剂,少部分采用复合制剂或发酵乳制剂以保护菌株,并有一定的中和胃内酸性环境以协助其定植的作用。

**1. 单一微生态治疗 H. pylori 感染动物体内实验** Sgouras 等[32]研究了干酪乳杆菌 Shirota 菌株对 H. pylori SS1 感染小鼠的体内疗效。小鼠分 3 组:乳杆菌治疗组,H. pylori 感染但不治疗组和未感染组作为对照,治疗组小鼠在感染 H. pylori 的第 2 周每日通过饮用水摄入 Shirota $10^8$CFU/ml,分别在 H. pylori 感染后 1、2、3、6 和 9 个月观察 H. pylori 定植和胃炎发展情况。通过 H. pylori 培养发现治疗组小鼠胃窦和胃体黏膜的 H. pylori 定植水平较感染对照组显著下降,伴随着观察阶段各时间点胃黏膜慢性炎症和活动性炎症的下降。治疗组小鼠血清抗 H. pylori IgG 水平较感染对照组有下降趋势,但无显著性差异。Sgouras 等[60]利用 C57BL/6 小鼠进行动物实验,验证了嗜酸乳杆菌 La1 可以降低 H. pylori 感染相关性胃炎炎症因子的含量,减轻小鼠胃黏膜的淋巴细胞和巨噬细胞的浸润。Aiba 等[35]用 H. pylori 感染 4 周龄小鼠,每周口饲一次,每次菌量为 $1 \times 10^9$CFU,在 12 周龄时处死小鼠。结果提示唾液乳杆菌能有效抑制 H. pylori 定植,并明显减轻炎症程度。Takahashi[45]观察到 H. pylori 持续感染无菌小鼠胃黏膜 5 周,再用丁酸梭菌接种小鼠,发现此菌对 H. pylori 感染有抑制作用。Kabir 等[23]发现无菌小鼠已有 H. pylori 感染时,再予唾液乳杆菌干预,小鼠胃内的 H. pylori 数量下降到不及未干预鼠的 1%,比用干酪乳杆菌 393 和嗜酸乳杆菌 4356 两种 ATCC 新型菌株治疗 H. pylori 感染更有效。国内王学红等[61]采用从健康人胃肠道分离的乳杆菌治疗 H. pylori 感染性 Balb/c 小鼠胃炎模型,结果显示:分离的乳杆菌株能有效地抑制 Balb/c 小鼠 H. pylori 感染性胃炎模型体内的 H. pylori,减轻小鼠胃黏膜组织的炎症反应。

Brzozowski 等[62]给蒙古沙鼠 cagA+vcaA+ 的 H. pylori 菌株灌胃,给予奥美拉唑、阿莫西林、替硝唑三联治疗,加或不加益生菌治疗,观察胃黏膜组织学改变,H. pylori 的定植,血清胃泌素和促生长抑素的测定,观察环氧合酶(cyclooxygenase,COX)-2,凋亡 Bax、Bcl-2 的表达。研究结果显示长期感染 H. pylori 可引起胃黏膜腺体异型增生,有丝分裂增加,凋亡小体形成,会导致胃分泌受抑制,表现为基础胃酸显著下降,胃内血流和胃泌素 - 生长抑素分泌受到影响,抑制凋亡的 Bcl-2 蛋白表达降低,促进凋亡的 Bax 蛋白表达上升,环氧合酶 -2(COX-2)过度表达。而这些效应均能被三联疗法逆转,或被乳杆菌削弱,提示某些乳杆菌可改善 H. pylori 感染引起的胃酸分泌和胃内血流变化,并可能存在逆转 H. pylori 感染引起的细胞凋亡作用。

Kaur 等[63]采用经体外实验证实乳酸片球菌 BA28 对 H. pylori 有抑制作用。实验给予预先感染 H. pylori 的 6~8 周龄的 C57BL/6 小鼠口服含乳酸片球菌 BA28 的饮水 24 周,观察其对 H. pylori 的抑制作用及对 H. pylori 感染引起的消化性溃疡的治疗作用,寻找替代治疗消化性溃疡的方法。研究发现,益生菌能够显著减轻 H. pylori 感染症状,减轻胃黏膜的炎症,促进愈合溃疡,故认为乳酸片球菌 BA28 可以作为传统抗生素的复合调节剂使用。提示消化性溃疡可以通过饮食调整来控制。

Kuo 等[64]对感染 H. pylori 的蒙古沙鼠给予长达 52 周的酸奶酪进行 H. pylori 抑制作用的观察,研究发现长期给予酸奶酪可以降低蒙古沙鼠 H. pylori 的感染率,减轻其胃黏膜的炎症反应,提示长期服用酸奶酪将是人类预防 H. pylori 感染的一个有效和安全的方法,而且要尽可能地在早期使用酸奶酪。

Chenoll 等[43]利用体外实验证实对 H. pylori 有抑制作用的双歧杆菌 CECT7366 进行动物体内实验,研究表明双歧杆菌 CECT7366 可以减轻 H. pylori 感染引起的 BALB/c 小鼠胃组织的损伤及减少 H. pylori 的发病率。

**2. 复合微生态制剂治疗 H. pylori 感染动物体内实验** Chapman 等[65]提出联合菌株效果优于单种菌株,可能是多种微生态菌株的应用较单一菌株更不易引起对抗生素的耐药,同时各个菌株产生的抑制 H. pylori 作用可以相互补充;这一推断也有先前动物实验的依据,益生菌灌注可使小鼠胃内的 H. pylori 密度下降 50%[37]。Cui 等[66]将感染 H. pylori 的小鼠分别给予三联疗法、发酵乳杆菌处理、嗜酸乳杆菌处理 10 天,3 组 H. pylori 根除率分别为 70%、60%、50%;Giemsa 染色显示 H. pylori 密度下降。

Yu 等[67]为了观察三联活菌培菲康(含有粪肠球菌、长双歧杆菌、嗜酸乳杆菌)对 H. pylori 诱发的胃炎的保护作用及阐明可能的机制。采用 6~8 周龄的 C57BL/6 雌性小鼠进行实验,实验前先给小鼠饮用含有 0.6g/L 青霉素和链霉素的水 8 天,然后给小鼠灌注 H. pylori 菌株 SS1 $10^9$CFU 每 48h 一次,共 6 次,感染 2 周后,给予 BIFICO(粪肠球菌 $10^7$CFU、长双歧杆菌 $10^7$CFU、嗜酸乳杆菌 $10^7$CFU)每天 1 次,共 7 天,感染后第 3、4、5 周处死小鼠,未感染的作为对照组。研究结果显示 BIFICO 可以通过抑制胃黏膜上皮细胞的炎症反应来改善由 H. pylori 感染引起的胃炎。

Lammers 等[68]用商业用益生菌活菌混合制剂(鼠李糖乳杆菌 R0011 菌株和嗜酸乳杆菌 R0052 菌株)对 H. pylori 标准株 SS1 感染 C57BL/6 小鼠进行 H. pylori 定植抑制实验,实验结果显示用乳杆菌预处理可减少小鼠胃内的 H. pylori 定植数量,改善胃黏膜的炎症程度,但不能预防 H. pylori 感染诱导的胃黏膜的细胞凋亡。认为益生菌制剂的应用为减少 H. pylori 的定植和减轻 H. pylori 相关胃黏膜的炎症提供了一个安全、新颖的治疗方法。

**(三)微生态制剂改善幽门螺杆菌感染动物相关症状的作用研究**

目前临床上微生态制剂用于 H. pylori 的研究主要关注于能否提高 H. pylori 根除率上,国内外的研究结论不一。一些动物研究提示,虽然益生菌在根除 H. pylori 和下调炎症反应方面不如抗生素,但在恢复胃肠动力、改善黏膜分泌、缓解症状方面能够发挥独特作用。许多研究都表明辅助使用微生态制剂可减少各种根治方案的不良反应,并减少抗生素相关腹泻的发生率[69,70]。同时可较好地缓解腹胀、腹痛、反酸等消化道症状等,提高患者的依从性[71,72]。

一些动物实验研究显示小鼠感染 H. pylori 后可表现为胃排空减慢,进食次数增加,每次进食量降低,进食时间由夜间转至白天,且胃排空延迟程度与胃 CD3$^+$ 细胞的数量相关。即使根除 H. pylori 后 2 个月的小鼠 CD3$^+$ 细胞数量未能减少,进食模式也未改善[73,74],而给予益生菌能改善相关症状。Verdu 等[73]给予 H. pylori 根除治疗后的小鼠益生菌和安慰剂 2 周,根除后 2 个月益生菌组胃排空更快,24h 进食模式和进食次数恢复正常,胃体和胃窦的 CD3$^+$ 细胞数量下降至感染前水平,而安慰剂组胃的 CD3$^+$ 细胞数量、进食模式和进食次数仍异常。这可能是由于 H. pylori 相关胃内炎症反应上调了中枢神经通路而导致饮食模式异常,益生菌通过改善胃部炎症反应来间接调节中枢神经通路,但不排除直接调节的可能。根除 H. pylori 后立即给予益生菌可加快胃动力和饮食行为的恢复,提示某些益生菌可能对改善人类 H. pylori 根除治疗后的症状有益处。

另有研究发现益生菌可降低动物的内脏痛觉反应。Duncker 等[75]应用大鼠心脏对胃部扩张(GD)的自主反应模型,建模前给大鼠每日服用乳杆菌或安慰剂 9 天,建模时在麻醉的大鼠胃部装入压力可控的气囊,当压力增加到 60mmHg 时,大鼠心率明显减慢,而服用乳杆菌可明显抑制这种反应,说明大鼠对内脏痛的感觉下降。GD 模型是一种用于研究人类胃部疼痛的动物模型,这种自主反应部分体现了人体消化不良和非心源性胸痛的病理生理状态,通过抑制 GD 大鼠的心率反应,提示益生菌对胃功能性消化不良可能存在治疗价值。目前其机制尚不清楚,可能涉及直接调节神经的机械敏感通路。

Plummer 等[70]研究显示,每日在抗生素治疗前后补充适量的益生菌可降低肠道菌群失调程度以及耐药菌株的发病率。Atsushi 等[76]为了观察加氏乳杆菌是否可以替代治疗克拉霉素耐药的 H. pylori 感染,进行了体外抑菌实验和小鼠体内实验,发现加氏乳杆菌对克拉霉素敏感和克拉霉素耐药的 H. pylori 生长均有抑制作用,并可显著减少 H. pylori 定植和抑制由 H. pylori 感染引起的小鼠 IL-8 的产生。认为加氏乳杆菌作为益生菌可以用于治疗克拉霉素耐药的 H. pylori 感染。

尽管目前对微生态制剂是否可提高 H. pylori 的根除率看法不一致,哪些菌株具有抗 H. pylori 活性以及对于是单用一种还是联合多种菌株治疗 H. pylori 等问题没有明确的、一致的看法,但微生态制剂在抗 H. pylori 感染方面的益处得到大多数研究的证实[77,78]。我国近年的 H. pylori 感染处理共识及欧洲 Maastricht 共识均指出微生态制剂可用于辅助治疗 H. pylori 感染[79-82]。

## 四、问题与展望

根除 H. pylori 可达到治疗其相关性疾病的作用,但至今仍无理想的根除方法。H. pylori 感染胃黏膜是一个复杂的过程,受多种因素的影响,诸如胃部微环境、应激、宿主的遗传背景、菌株菌型毒力等。目前,更多研究开始重点关注宿主因素和 H. pylori 的关系,特别是胃内菌群因素所起的作用。这些研究结果加速了重新定位 H. pylori 和用益生菌防治 H. pylori 感染的发展进程。重建胃内正常菌群,尤其是引入拮抗 *H. pylori* 的胃内固有益生菌可能达到防治 *H. pylori* 的目标。但微生态制剂的应用尚存在一些问题,例如,在微生态制剂根除 *H. pylori* 的应用中,微生态制剂的使用时间,是在三联疗法之前、之中或后期使用更好? 其作用及益处是否有差异? 而且益生菌种类众多,菌株的选择及益生菌治疗的最佳剂量等都需要做更进一步的研究。

　　动物实验的最终目的是为人体应用提供参考和新思路,但还存在动物和人体之间转化的问题,这些有益发现能否在人体应用中得到验证还须进行更多更深入的研究。虽然多方面研究证实,益生菌可直接作用于病原菌并发挥抑菌活性,然而在临床运用阶段,微生态制剂治疗还不能完全替代传统的抗生素疗法,但可与抗生素联合使用,特别是在抗生素耐受的情况下,可以平衡胃肠道正常菌群,减轻抗生素的副作用。这些均提示,微生态制剂治疗 *H. pylori* 感染具有广阔的应用前景,但应用于临床治疗领域还有很多问题需要解决。

(汪春莲)

# 参 考 文 献

［1］ Everhart JE. Recent developments in epidemiology of Helicobacter pylori. Gastroenterol Clin North Am, 2000, 29: 559-578.

［2］ Hatakeyama M, Brzozowski T. Pathogenesis of Helicobacter pylori infection. Helicobacter, 2006, 11 (Suppl 1): 14-20.

［3］ Leung WK, Ng EK, Lam CC, et al. Helicobacter pylori infection in 1st degree relatives of Chinese gastric cancer patients. Scand J Gastroenterol, 2006, 41 (3): 274-279.

［4］ Rathbone M, Rathbone B. Helicobacter pylori and gastric cancer. Recent Results Cancer Res, 2011, 185: 83-97.

［5］ Song MJ, Park DI, Park JH, et al. The effect of probiotics and mucoprotective agents on PPI-based triple therapy for eradication of Helicobacter pylori. Helicobacter, 2010, 15 (3): 206-213.

［6］ 胡伏莲. 幽门螺杆菌感染治疗中的困惑与共识. 中国实用内科杂志, 2005, 25 (3): 281-283.

［7］ Turnbaugh PJ, Ley RE, Hamady M, et al. The human microbiome project. Nature, 2007, 449 (7164): 804-810.

［8］ Hu Y, He LH, Xiao D, et al. Bacterial flora concurrent with Helicobacter pylori in the stomch of patients with upper gastrointestinal disease. World J Gastroenteral, 2012, 18 (11): 1257-1261.

［9］ Bit EM, Eckburg PB, Gill SR, et al. Molecular analysis of the bacterial microbiota in the human stomach. Proc Natl Acad Sci U S A, 2006, 103: 732-737.

［10］ Blaster MJ. Helicobacters are indigenous to the human stomach: duodenal ulceration is duo to changes in gastric microecology in the modern era. Gut, 1998, 43 (5): 721-727.

［11］ Ryan KA, Jayaraman T, Daly P, et al. Isolation of lactobacilli with probiotic properties from the human stomach. Lett Appl Microbiol, 2008, 47: 269-274.

［12］ Ljungh A, Wadström T. Lactic acid bacteria as probiotics. Curr Issues Intest Microbiol, 2006, 7 (2): 73-89.

［13］ Lyte M. Probiotics function mechanistically as delivery vehicle for neuroaction compounds: Microbial endocrinology in the design and use of probiotics. Bioessays, 2011, 33: 574-581.

［14］ Gorbach SL. Probiotics in the third millennium. Digest liver dis, 2002, 34 (suppl 2) 21: s2-s7.

［15］ Midolo PD, Lambert JR, Hull K, et al. In vitro inhibition of Helicobacter pylori NCTC11637 by organic acids and lactic acid bacteria. J Appl Bacteriol, 1995, 79 (4): 475-479.

［16］ Yasar B, Abut E, Kayadibi H, et al. Efficacy of probiotics in Helicobacter pylori eradication therapy. Turk J Gastroenterd, 2010, 21: 212-217.

［17］ Boirivant M, Strober W. The mechanism of action of probiotics. Curr Opin Gastroentral, 2007, 23: 679-692.

［18］ Gotteland M, Brunser O, Cruchert S. Systematic review: are probiotic useful in controlling gastri colonization by Helicobacter pylori？ Aliment Pharmacol Ther, 2006, 23: 1077-1086.

［19］ Lionetti E, Indrio F, Pavone L, et al. R ole of probiotics in pediatric patients with Helicobacter pylori infection: a comprehensive review of the literature. Helicobacter, 2010, 15 (2): 79-87.

［20］ Lorca GL, Wadstron T, Valdez GF, et al. Lactobacillus acidophilus antolysins inhibit Helicobacter pyloyi in vitro. Curr Microbiol, 2001, 42 (1): 39-40.

［21］ Khulusi S. Helicobacter pylori and surgery Helicobacter pylori in merely suppressed by bile. BMJ, 1998, 317 (7159): 679; author reply 680.

［22］ Chatterjee A, Yasmin T, Bagchi D, et al. The bactericidal effects of Lactobacillus acidophilus, garcinol and Protykin compared to clarithromycin, on Helicobacter pylori. Mol Cell Biochem, 2003, 243 (1-2): 29-35.

［23］ Kabir AM, Aiba Y, Takagi A, et al. Prevention of Helicobacter pylori infection by lactobacilli in a gnotobiotic murine model. Gut, 1997, 41: 49-55.

［24］ Nam H, Ha M, Bae O, et al. Effect of weissella confuse strain PL9001 on the adherence and growth of Helicobacter pylori. Appl Environ Micorobiol, 2002, 68 (9): 4642-4645.

［25］ Zhang L, Su P, Henriksson A, et al. Investigation of the immunomodulatory effects of Lactobacillus casei and Bifidobacterium lactis on Helicobacter pylori infection. Helicobacter (Oxford, Online), 2008, 3 (3): 183-190; 2690-2697.

［26］ Boyanova L, Stephanova-kondratenko M, Mitov I. Anti-Helicobacter pylori activity of lactobacillus delbrueckii subsp bulgarricus strains: preliminary report. Lett Appl Microbiol, 2009, 48: 579-584.

［27］ Vilaichone RK, Mahachai V, Tumwasorn S, et al. Inhibitory effect of lactobacillus acidophilus on Helicobacter pylori in peptic ulcer patients: in vitro study. J Med Assoc Thai, 2002, 85 (Suppl 1): S79-S84.

［28］ Coconnier MH, Lievin V, Hemery E, et al. Antagonistic activity against Helicobacter infection in vitro and in vivo by the human Lactobacillus acidophilus strain LB. Appl Environ Microbiol, 1998, 64: 4573-4580.

［29］ Shobna J, Bhatia, Neena Kochar, et al. Lactobacillus acidophilus inhibitis growth of Campylobacter pylori in vitro. Journal of Clinical Microbiology, 1989, 2328-2330.

［30］ Michetti P, Dorta G, Wiesel PH, et al. Effect of whey-based culture supernatant of Lactobacillus acidophilus (johnsonii) La-1 on Helicobacter pylori infection in humans. Digestion, 1999, 60: 203-209.

［31］ 邓学杰, 马洪升, 余倩, 等. 体外人源乳酸杆菌与乳酸杆菌标准株对幽门螺杆菌生长及其对细胞黏附作用的影响. 四川医学, 2015, 36 (9): 1256-1260.

［32］ Sgouras D, Maragkoudakis P, Petraki K, et al. In vitro and In vivo Inhibition of Helicobacter pylori by Lactobacillus casei Strain Shirota. Applied and Environmental Microbiology, 2004, 70 (1): 518-526.

［33］ Cats A, Kuipers EJ, Bosschaert MA, et al. Effect of frequent consumption of a Lactobacillus casei-containing milk drink in Helicobacter pylori-colonized subjects. Aliment Pharmacol Ther, 2003, 17 (3): 429-435.

［34］ Mukai T, Asasaka T, Sato E, et al. Inhibition of binding of Helicobacter pylori to the glycolipid receptors by probiotic Lactobacillus reuteri. FEMS Immunol Med Microbiol, 2002, 32: 105-110.

［35］ Aiba Y, Suzuki N, Kabir AM, et al. Lactic acid-mediated suppression of Helicobacter pylori by the oral administration of Lactobacillus Salivarius as a Probiotic in a gnotobiotic murine mode. The American Journal of Gastroenterology, 1998, 93 (11): 2007-2101.

［36］ Bazhenov LG, Bondarenko VM, Lykova EA, et al. The antagonistic action of Lactobacilli on Helicobacter pylori. Zh Microbiol Epidemiol Immunobiol, 1997, 3: 89-91.

［37］ Johnson-Henry KC, Mitchell DJ, Avitzur Y, et al. Probiotic reduce bacterial colonization and Gastric inflammation in H. pylori-infected mice. Digestive Disease and Sciences, 2004, 49: 1095-1102.

［38］ Tsai CC, Huang LF, Lin CC, et al. Antagonistic activity against Helicobacter pylori infection in vitro by a strain of Enterococcus faecium TM39. Int J Food Microbiol, 2004, 96 (1): 1-12.

［39］ 龙敏, 龙北国, 别平华, 等. 体外拮抗幽门螺杆菌的人嗜酸乳杆菌菌株的选育. 中国微生态学杂志, 2000,

12 (6): 317-330.

［40］Wang KY, Li SN, Liu Cs, et al. Effects of ingesting Lactobacillus and Bifidobacterium-containing yogurt in subjects with colonized Helicobacter pylori. AM J Clin Nutr, 2004, 80 (3): 737-741.

［41］Collado MC, González A, González R, et al. Antimicrobial peptides are among the antagonistic metabolites produced by Bifidobacterium against Helicobacter pylori. International Journal of Antimicrobial Agents, 2005, 25: 385-391.

［42］游宇, 刘玉晖. 抗幽门螺杆菌的胃原籍益生菌株的筛选. 江西医药, 2012, 47 (6): 5-7.

［43］Chenoll E, Casinos B, Bataller E, et al. Novel Probiotic Bifidobacterium bifidum CECT 7366 Strain Active against the Pathogenic Bacterium Helicobacter pylori. Appl Environ Microbiol, 2011, 77: 1335-1343.

［44］Pinchuk IV, Bressollier P, Verneuil B, et al. In vitro anti-Helicobacter pylori activity of the probiotic strain Bacillus subtilis 3 is due to secretion of antibiotics. Antimicrobial Agents and Chemotherapy, 2001, 45: 3156-3161.

［45］Takahashi M, Taguchi H, Yamaguchi H, et al. Studies of the effect of Clostridium butyricum on Helicobacter pylori in several test models including gnotobiotic mice. J Med Microbiol, 2000, 49 (7): 635-642.

［46］Nakagawa S, Osaki T, Fujioka Y, et al. Long-Term Infection of Mongolian Gerbils with Helicobacter pylori Microbiological, Histopathological, and Serological Analyses. Clinical and Diagnostic Laboratory Immunology, 2005, 12 (2): 347-353.

［47］McGee DJ, Langford ML, Waston EL, et al. Colonization and Inflammation Deficiencies in Mongolian Gerbils Infected by Helicobacter pylori Chemotaxis Mutants. Infection and Immunity, 2005, 73: 1820-1827.

［48］Fujioka T, Kodama R, Honda S, et al. Long-term sequslae of experimental gastritis with Helicobacter pylori: A 5-year follow-up study. J Clin Gastroenterol, 1997, 25: S8-S12.

［49］Ohkusa T, Okayasu I, Miwa H, et al. Helicobacter pylori infection induces duodenitis and superficial duodenal ulcer in Mongolian gerbils. Gut, 2003, 52: 797-803.

［50］Konturek PC, Brzozowski T, Konturek SJ, et al. Functional and morphological aspects of Helicobacter pylori-induced gastric cancer in Mongolian gerbils. Eur J Gatroenterol Hepatol, 2003, 15 (7): 745-754.

［51］Wang X, Sjunnesson H, Sturegård E, et al. Dietary factors influence the recovery rates of Helicobacter pylori in a Balb/c a mouse model. Zentralbl Bakteriol, 1998, 288 (2): 195-205.

［52］Karita M, Li Q, Cantero D, et al. Establishment of a small animal model for human Helicobacter pylori infection using germ-free mouse. Am J Gastroenteral, 1994, 89: 208-213.

［53］Lee A, O'Rourke J, De Ungria MC, et al. A standardized mouse model of Helicobacter pylori infection: introducing the Sydney strain. Gastroenterology, 1997, 112 (4): 1386-1397.

［54］Nolan KJ, McGee DJ, Mitchell HM, et al. In vivo behavior of a Helicobacter pylori SS1 nixA mutant with reduced urease activity. Infect Immun, 2002, 70 (2): 685-691.

［55］Sutton P, Danon SJ, Walker M, et al. Post-immunization gastritis and Helicobacter infection in the mouse: a long term study. Gut, 2001, 49: 467-473.

［56］Sawada Y, Ota H, Sugiyama A, et al. Pathological change in glandular stomach of Helicobacter pylori infected Mongolian gerbil model. J Gastroenterol, 1998, 33 (Suppl 10): 22-25.

［57］Varbanova M, Schulz C, Malfertheiner P. Helicobacter pylori and other gastric bacteria. Dig Dis, 2011, 29 (6): 562-569.

［58］Lin WH, Lin CK, Sheu SJ, et al. Antagonistic activity of spent culture supernatants of lactic acid bacteria against Helicobacter pylori growth and infection in human gastric epitheli-al AGS cells. J Food Sci, 2009, 74 (6): M225-M230.

［59］Felley C, Michetti P. Probiotics and Helicobacter pylori. Best Pract Res Clin Gastroenterol, 2003, 17 (5): 785-791.

［60］Sgouras DN, Panayotopoulou EG, Martinez-Gonzalez B, et al. Lactobacillus johnsonii La1 attenuates H. pylori-associated gastritis and reduces levels of proinflammatory chemikines in C57BL/6 mice. Clin Diagn Lab Immunol, 2005, 12: 1378-1386.

［61］王学红, 汪春莲, 卢放根, 等. 乳酸杆菌 CL22 菌株治疗 Balb/c 小鼠幽门螺杆菌感染性胃炎模型的有效性研究. 中南大学学报 ( 医学版 ), 2007, 32 (2): 341-346.

［62］Brzozowski T, Konturek PC, Mierzwa M, et al. Effect of Probiotics and Triple Eradication Therapy on the Cyclooxygenase COX-2 Expression, Apoptosis, and Functional Gastric Mucosal Impairment in Helicobacter pylori-Infected Mongolian Gerbils. Helicobacter, 2006, 11 (1): 10-20.

［63］Kaur B, Garg N, Sachdev A, et al. Effect of the oral intake of probiotic pediococus acidilactici BA28 on H. pylori causing peptic ulcer in C57BL/6 mice models. Appl Biochem Biotechnol, 2014, 172: 973-983.

［64］Kuo CH, Wang SS, Lu CY, et al. Long-Term Use of Probiotic-Containing Yogurts Is a Safe Way to Prevent Helicobacter pylori: Based on a Mongolian Gerbil's Model. Biochemistry Research International, 2013, 2013: 594561.

［65］Chapman CM, Gibson GR, Rowland I. Health benefits of probiotics: are mixtures more effective than single strains？ Eur J Nutr, 2011, 50 (1): 1-7.

［66］Cui Y, Wang CL, Liu XW, et al. Two stomach-originated Lactobacillus trains improve Helicobacter pylori infected murine gastritis. World J Gastroenterol, 2010, 16: 445-452.

［67］Yu HJ, Liu W, Chang Z, et al. Probiotic BIFICO cocktail ameliorates Helicobacter pylori induced gastritis. World J Gastroenterol, 2015, 21 (21): 6561-6571.

［68］Lammers KM, Vergopoulos A, Babel N, et al. Probiotic therapy in the prevention of pouchitis onset: decreased interleukin-1beta, interleu-kin-8, and interferon-gamma gene expression. Inflamm Bowel Dis, 2005, 11 (5): 447-454.

［69］Grangette C. Bifidobacteria and subsets of dendritic cells: friendly players in immune regulation. Gut, 2012, 61 (3): 331-332.

［70］Plummer SF, Garaiova I, Sarvotham T, et al. Effects of probiotics on the compeosition of the intstinal microbiota following antibiotic therapy. Int J Antimicrob Agents, 2005, 26 (1): 69-74.

［71］Oh Y, Osato MS, Han X, et al. Folk yo-ghurt kills Helicobacter pylori. J Appl Microbiol, 2002, 93 (6): 1083-1088.

［72］Ojetti V, Bruno G, Ainora ME, et al. Impact of Lactobacillus reuteri supple-mentation on anti-Helicobacter pylori levofloxacin-based second-line therapy. Gastroenterol Res Pract, 2012, 2012: 740381.

［73］Verdu EF, Bercik P, Huang XX, et al. The role of luminal factors in the recovery of gastric function and behavioral changes after chronic Helicobacter pylori infection. Am J Physiol Gastrointet Liver Physiol, 2008, 295: G664-G670.

［74］Bercik P, Verdu EF, Foster JA, et al. Role of gut-brain axis in persistent abnormal feeding behavior in mice follow in geradication of Helicobacter pylori infection. AM J Physiol Regul Integr Comp Physiol, 2009, 296 (3): R587-R594.

［75］Duncker SC, Kamiya T, Wang L, et al. Probiotic lactobacillus reuteri alleviates the response to gastric distension in rats. J Nutr, 2011, 141: 1813-1818.

［76］Atsushi U, Kazuo T, Yuji A, et al. Lactobacillus gasseri OLL2716 as a probiotic in clarithromycin-resistant Helicobacter pylori infection. Journal of Gastroenterology and Hepatology, 2003, 18 (8): 986-991.

［77］Lesbros-Pantoflickova D, Corthésy-Theulaz I, Blum AL. Helicobacter pylori and probiotics. The Journal of Nutrition, 2007, 137 (3 Suppl 2): 812S-818S.

［78］Patel A, Shah N, Prajapati JB. Clinical application of probiotics in the treatment of Helicobacter pylori infection—A brief review Journal of Microbiology. Immunology and Infection, 2014, 47 (5): 429-437.

［79］中华医学会消化病学分会幽门螺杆菌学组, 全国幽门螺杆菌研究协作组. 第四次全国幽门螺杆菌感染处理共识报告. 中华消化杂志, 2012, 32 (10): 655-661.

［80］Malfertheiner P, Megraud F, O'Morain CA, et al. Management of Helicobacter pylori infection-the Maastricht Ⅳ/Florence Consensus Report. Gut, 2012, 61 (5): 646-664.

［81］中华医学会消化病学分会幽门螺杆菌和消化性溃疡学组, 全国幽门螺杆菌感染研究协作组. 第五次全国幽门螺杆菌感染处理共识报告. 胃肠病学, 2017, 22 (6): 346-360.

［82］Malfertheiner P, Megraud F, O'Morain CA, et al. Management of Helicobacter pylori infection-the Maastricht Ⅴ/Florence Consensus Report. Gut, 2017, 66 (1): 6-30.

# 胃炎与胃生态

## 一、概述

  人体消化道是一个巨大的细菌库,在这个特殊的微生态环境内寄居着 400~500 种微生物,其中包括细菌、真菌和原生生物等。这些微生物的总质量约为 1kg,其体积相当于 1 个人的肝脏,其数量约为 $10^{14}$ 个,相当于人体体细胞总数的 10 倍[1]。胃肠道微生物细胞在宿主出生后不久(1~2h)就开始出现,逐渐形成一个微生态系统,它们共同生长,相互依赖和制约,在人体构成微生态平衡。若这种平衡被破坏,出现菌群失调,将会引起许多相关疾病。胃肠微生态系和宿主其他生理系统一样,都是宿主不可或缺的生理结构的一部分。定居于胃肠道的菌群按照对宿主的作用可分为 3 类:①共生型:为专性厌氧菌,是微生态中的优势菌群,这些菌对宿主是有益无害的;②条件致病菌:在正常情况下,由于微生态环境的平衡状态,这些细菌数量少,不会致病,而且是保持微生物群落生态平衡的必要组成部分,但在病理情况下,其数量异常增多,就可致病;③病原菌:大多为外籍菌群,长期定植的机会少,生态平衡时这类菌数量少,不会致病,但数量超出正常水平,就会使人体发病。

胃是消化道微生态系统中一个特别的区域,由于胃酸的分泌而构成了其独特的生态环境和特征性的微生物群落,胃内菌群数量约为 $10^2 \sim 10^3$ CFU/ml。目前认为胃内正常菌群主要包括 5 大类:普雷沃菌属(*Prevotella*)、链球菌属(*Streptococcus*)、韦荣球菌属(*Veillonella*)、罗氏菌属(*Rothia*)和巴氏杆菌属(*Pasturellaceae*)等。胃内菌群可促进胃黏膜细胞的分化成熟和食物的消化吸收,抵御病原菌的入侵,拮抗病原菌的黏附与定植,以及调节机体免疫等,在维持胃正常功能及保持胃微生态平衡中发挥重要作用[2]。

胃内菌群由胃液相关菌群及黏膜相关菌群组成,前者容易受到饮食和其他因素的影响而出现较大变异,而后者较为稳定,与胃黏膜作用紧密,不容易洗脱,与疾病发生、发展及治疗关系更为密切。胃内菌群的组成主要受胃肠道疾病状态、遗传、种族、饮食、年龄、地域、药物治疗等影响而发生改变[3-5]。机体只有在生态平衡时各器官功能才能维持在正常状态,生态失衡则可引起宿主疾病的发生,许多慢性炎症的发生即被认为与各种原因导致的菌群失调有关[6]。

胃炎是指各种原因引起的胃部急慢性的炎症反应,其主要病因包括:感染所致胃生态异常、应激、饮酒、药物、吸烟、咖啡等,胃生态异常包括细菌、病毒、真菌等感染,以及其引起的胃内菌群种类和数量改变,其中以幽门螺杆菌(*H. pylori*)感染最常见。

## 二、细菌相关性胃炎

### (一) 幽门螺杆菌与胃炎

人胃组织被认为是 *H. pylori* 的天然宿主,自从 60 000 年前以来,*H. pylori* 即与人类共生,并被认为与人类共同进化[7,8]。然而因 *H. pylori* 亦对胃黏膜有侵袭破坏作用,并引起机体的免疫反应,*H. pylori* 的存在与胃炎、消化性溃疡及胃癌的发生密切相关,被认为是引起胃癌的 I 类致癌物[9]。胃内菌群参与并调节 *H. pylori* 引起的胃黏膜炎症及免疫反应的类型、强度,不同的胃内菌群状态与胃部疾病不同的结局相关[10]。

1. ***H. pylori* 相关性急性胃炎**　*H. pylori* 的初次感染多发生在儿童时期,急性感染时期因无明显症状或短暂轻微地表现为上腹部疼痛和恶心,且大部分临床表现在 2 周内可自行缓解,往往不会引起人们的注意。因临床症状隐匿,关于 *H. pylori* 感染引起的急性胃炎的研究较少,目前仅有的数据是基于研究者或志愿者自愿口服 *H. pylori* 后观察所得。感染初期,*H. pylori* 引起胃内中性粒细胞为主的炎症反应,其后逐渐被其他炎症细胞浸润,部分可最后演变为淋巴细胞占优势,表现为慢性炎症改变。同时 *H. pylori* 感染及细胞因子的改变,可导致短暂的胃酸分泌下降,在 *H. pylori* 感染后的 4 周左右,外周血即可检测到抗 *H. pylori* 抗体的产生,4 个月之内炎症消退,胃酸分泌恢复正常,部分可发生自发性清除,这种情况在儿童及老人中更为常见[11]。临床上,尿素呼气试验阳性而血清 *H. pylori* 抗体阴性,伴或不伴有上消化道症状,即可诊断为 *H. pylori* 相关性急性胃炎[12]。

2. ***H. pylori* 相关性慢性胃炎**　*H. pylori* 被认为是引起慢性胃炎最主要的病因[13]。它的致病因子很多,致病机制非常复杂,其对胃黏膜的损伤机制至今尚未完全明了,目前普遍接受的致病因子及机制包括以下方面[12]：

（1）*H. pylori* 定植相关因子：*H. pylori* 的鞭毛既是其特殊的动力装置，也是其定植到胃黏膜表面不可缺少的结构；*H. pylori* 的尿素酶可分解尿素产氨而中和菌体周围胃酸，从而为 *H. pylori* 的定植及繁殖提供合适的 pH 环境。另外，它还可能作为膜蛋白参与黏附作用。*H. pylori* 主要通过黏附素黏附于胃上皮细胞和维持其长期定植，其中 N-乙酰基神经胺基乳糖结合的外源性纤维凝集素与宿主细胞膜表面受体结合而起主要黏附作用。*H. pylori* 与胃黏膜上皮细胞间可形成紧密连接，保护其不被与食物一起排空及黏液的代谢而脱落等。这些因素促进了 *H. pylori* 在胃内的长期定植，为发挥其致病作用奠定基础。

（2）黏膜损伤相关因子：空泡细胞毒素 A（VacA）可直接损伤上皮细胞，导致细胞空泡化，从而促进胃黏膜上皮细胞凋亡，胃组织腺体结构破坏或消失，导致大量的炎症细胞浸润，细胞间紧密连接消失，并阻碍、延缓组织的修复过程。*H. pylori* 还诱导产生脂多糖（LPS），促进 IL-8 的分泌，促进胃黏膜炎症的发生。另外，LPS 还参与胃蛋白酶原的合成与分泌，促进其蛋白水解作用，参与胃黏膜的破坏过程，导致炎症或溃疡的发生。*H. pylori* 还分泌溶血素，介导炎症反应，参与胃黏膜的损伤过程；同时，它能阻止吞噬细胞的吞噬功能，对 *H. pylori* 具有保护作用。*H. pylori* 分泌的脂酶和蛋白酶，能降解胃上皮的黏液层，使其失去保护特性，因此破坏胃黏膜屏障。

（3）炎症及免疫相关因子：CagA 毒力因子是最常见的 *H. pylori* 致病因素之一，它与胃炎、消化性溃疡、胃癌的发生密切相关。Cag 毒力岛（PAI）由约 30 个基因组成，其转录产物（T4SS）可充当"注射器"作用将毒力蛋白 CagA 注射入胃黏膜上皮细胞内，宿主细胞识别 CagA 信号，并与 SH2 结构域酪氨酸磷酸酶（Src homology 2 domain tyrosine phosphatase，SHP-2）相互作用，激活 MAP 激酶信号转导通路，导致胃黏膜上皮细胞的异常运动及增殖，或者与 Grb2、ZO-1 相结合诱导细胞表型转化。磷酸化的 Cag 还可与 Crk 蛋白相结合，破坏细胞间的紧密连接，进一步引起组织损伤。东亚型 CagA+ *H. pylori* 比西方型更多地引起 SHP-2 激活，更容易促进胃萎缩的发生。另外，T4SS 可刺激促炎性细胞因子的释放，引起胃炎的发生；并通过对癌基因、抑癌基因及 DNA 损伤等作用影响胃黏膜细胞的增殖与凋亡的平衡，同时通过胞外信号调节激酶（ERK）激活 NF-κB 通路，促进 IL-8 的分泌，加剧胃炎的程度。免疫炎症反应是病原菌感染引起机体最初的改变，以抵御细菌的侵袭和黏附。*H. pylori* 直接作用于胃黏膜上皮细胞，激活机体固有免疫系统，其中 Oip A 可刺激 IL-8 的释放，IL-8 可募集和激活中性粒细胞，中性粒细胞被活化可释放大量的氧自由基及硝基化合物［活性氧类（reactive oxygen species，ROS）、活性氮类（reactive nitrogen species，RNS）］，引起 DNA 损伤和信号转导的异常。氧自由基对细胞核及细胞膜均有明显的破坏作用，而硝基化合物则削弱了细胞的自我修复能力，从而导致黏膜上皮细胞破坏、萎缩[14]。IL-8 还可引起胃泌素的分泌，后者可以引起 D 细胞的减少，G 细胞及壁细胞的增多[15]，导致胃酸分泌过度，促进胃黏膜上皮细胞破坏，最终导致萎缩性胃炎的发生[16]。随后引起的 T 细胞、B 细胞、巨噬细胞及组织细胞活化等介导的免疫反应，在释放相关细胞因子的同时，机体抗炎系统被激活以减轻损伤，然而感染的持续存在，导致对胃的持续刺激，胃腺体萎缩、消失甚至异型增生，最终导致慢性胃炎、胃溃疡及胃癌的发生。*H. pylori* 感染后，机体会分泌大量细胞因子，如 IL-6、IL-12、TNF-α 等表达上调。在 *H. pylori* 感染引起 IL-1β 和 TNF-α 显著升高的个体,其发展为胃癌的风险明显大于不升高者。另外,宿主遗传基因多态性在 *H. pylori* 感染的转归中也起重要作用[17,18]。

## (二)非幽门螺杆菌与胃炎

**1. 非 *H. pylori* 相关性急性胃炎**　各种原因引起的胃内过多的病原菌,往往可以引起急性单纯性胃炎和急性化脓性胃炎。前者主要是由细菌菌体及其毒素引起,如沙门菌、嗜盐菌、致病性大肠杆菌等,常见毒素为金黄色葡萄球菌毒素或肉毒杆菌毒素,多因饮食不洁,导致大量细菌及其毒素进入胃内,导致一过性胃生态失衡。后者主要由致病强的细菌(如链球菌、金黄色葡萄球菌及大肠杆菌等)侵入胃壁内增殖,而导致胃壁的化脓性炎症。前者大多恢复快、预后好,不遗留后遗症。后者发病少,仅见于体质较弱老年人、使用免疫抑制药物或免疫功能低下人群,预后差。

**2. 非 *H. pylori* 相关性慢性胃炎**　目前有关慢性胃炎菌群分析的研究较少。有研究认为,病原菌移位或者过度繁殖的肠道菌群可促进或加重胃炎及胃癌的发生[19,22]。非 *H. pylori* 细菌如肠道细菌、洛菲不动杆菌(*A. lwoffii*)、猫螺杆菌(*H. felis*)等均可导致胃炎的发生[19,20],药物等所致胃内 pH 升高或抑制机体正常免疫时,使得某些正常菌群或条件致病菌过度增殖,进而促进慢性胃炎的发生。

(1)*Acinetobacter* 即不动杆菌属,是一种革兰氏阴性的需氧杆菌。该菌属营养需求简单,在水、油、潮湿或干燥的环境中均丰富存在。其生存能力强,甚至许多经加工处理的禽类、肉制品中均可被检测到[21,22]。不动杆菌属是人类的条件致病菌群,正常状态下不具有致病力,但在免疫力下降的重症监护病房(ICU)患者中,因各种原因导致的菌群失调至其过度繁殖,而引起相关性感染,如肺炎、心内膜炎、脑膜炎、尿路感染和败血症等。最常见引起院内感染的菌株是鲍曼不动杆菌(*A. baumannii*),其次是 *Acinetobacter sp.3*、约氏不动杆菌(*A. johnsonii*)以及洛菲不动杆菌(*A. lwoffii*)。尽管 *Acinetobacter* 也有不同程度的尿素酶活性,但其多在低酸或无酸环境中生存,而在正常胃生态中少见[23]。

*Acinetobacter* 感染可以引起胃泌素及 IL-8 的升高[14,15],其中 *A. lwoffii* 感染或与 *H. pylori* 的共同感染均可以破坏胃黏膜,导致胃炎的发生[14]。其作用机制为:① *A. lwoffii* 通过菌毛黏附、定植于胃黏膜上皮,引起炎症反应;② *A. lwoffii* 也类似于 *H. pylori*,通过表达人类共同抗原或分子突变等以躲避免疫攻击,菌体表面的多聚糖可帮助其不被巨噬细胞吞噬,而脂多糖则可增加细胞毒力、酯酶及芳基酰胺酶等引起黏膜组织脂质的破坏;*Acinetobacter* 亦可产生肠毒素及溶血毒素等对胃黏膜产生破坏作用,而引起慢性炎症反应[22]。另外,80% 的 *Acinetobacter* 有各种不同组合方式的质粒,以编码不同的外膜蛋白,引起抗原变异而躲避免疫清除[24]。外界环境改变刺激不同的合成方式,保护机体不被破坏,而保持其螺旋体活力,引起慢性炎症[25]。

类似于 *H. pylori*,免疫炎症反应在 *A. lwoffii* 相关性胃炎中起重要作用,*A. lwoffii* 的 DNA 亦可直接通过 Toll 样受体 9 而引起胃炎的发生[26]。在不动杆菌属中,质粒及转座子引起不同抗生素抵抗性的传播,对多种常用及新用的抗生素不敏感,是导致病原菌难以清除和胃炎慢性化的重要原因[27,28]。

(2)非 *H. pylori* 螺杆菌属(non-Helicobacter pylori Helicobacters,NHPH):NHPH 包括猪螺杆菌

（*H. suis*）、猫螺杆菌（*H. felis*）、同性恋螺杆菌（*H. cinaedi*）、胆汁螺杆菌（*H. bilis*）和犬螺杆菌（*H. canis*）等，除引起胃部炎症外，还可引起菌血症、蜂窝织炎、皮肤病变、不明原因发热等[29,30]。NHPH 在动物体内常见，其中 *H. suis* 及 *H. felis* 在胃部的感染中最为常见。有少量案例报道 *H. felis* 可引起儿童结节性胃炎的发生，并认为其与动物接触有关[20]。*H. felis* 感染亦可引起小鼠胃炎、不典型增生及癌变，但与 *H. pylori* 不同的是，*H. felis* 定植于黏液层，而 *H. pylori* 则紧密黏附于黏膜上皮层，且 *H. felis* 并没有 VacA 及 CagA[31]。免疫因素是其发病的关键因素，CD4$^+$ T 细胞可促进胃黏膜上皮细胞的转化，通过 Fas/FasL 或 TNF-α 介导的凋亡促进胃黏膜上皮细胞破坏、脱落；活化的 CD4$^+$ T 细胞可释放大量细胞因子，可诱导已分化的胃黏膜上皮细胞及干细胞分化及生长，同时中性粒细胞、巨噬细胞、树突状细胞及 NK 细胞均参与其中；调节性 T 细胞在减轻 *H. felis* 引起的胃炎程度的同时，也可导致炎症慢性化；固有免疫细胞也在 *H. felis* 相关性胃炎中起重要作用；另外，*H. felis* 表面有自身抗原，诱发自身免疫[32]。快速尿素酶试验及尿素呼气试验阳性，而粪便及血清中 *H. pylori* IgG 抗体阴性可拟诊，可用类似分离 *H. pylori* 的方法得到 *H. felis* 而确诊。常规的三联抗 *H. pylori* 疗法（PPI/铋剂 + 阿莫西林 + 克拉霉素）治疗 1 周可以治愈 *H. felis* 感染[20,33]。

## 三、病毒相关性胃炎

有研究曾采用 PCR 技术检测到胃炎黏膜中存在巨细胞病毒（CMV）、Epstein-Barr 病毒（EB 病毒，EBV）、Ⅰ/Ⅱ型疱疹病毒、乙型或丙型肝炎病毒等多种病毒，而临床症状多隐匿。

### （一）Epstein-Barr 病毒相关性胃炎

EBV 为疱疹病毒科嗜淋巴细胞属的成员，广泛分布于健康成人，由于其大多感染青少年患者，此类人群多较少进行胃镜检查并取样检验，因此临床上往往低估了 EBV 相关性胃炎的发病率。以往认为，EB 病毒感染可能与胃癌的发生有关，主要为大部分的淋巴上皮瘤样胃癌及胃腺癌。有研究发现，10%~30% 的胃炎组织标本中亦可检测到 EB 病毒的感染[34]。

EBV 参与胃相关疾病的致病机制尚不十分清楚。目前认为可能的原因为：①通过病毒繁殖，刺激慢性炎症反应，导致组织损伤；② EBV 长期潜伏在上皮细胞内，刺激病毒原癌基因的表达。同时研究发现，EB 病毒往往与 *H. pylori* 混合感染，可加重 CagA$^+$ *H. pylori* 单独感染引起的胃黏膜炎症，明显提高 IL-8 和 IL-1β 水平[35]。

EBV 相关性胃炎类似于其他类型胃炎，临床症状隐匿，无特异性，甚至缺如，有些可伴乏力、厌食、肌肉酸痛、咽痛、低热等病毒感染全身表现，在内镜下可呈结节样改变、溃疡形成等，显微镜下可见异型淋巴细胞，其胃镜下改变有时需与淋巴瘤等血液系统疾病相鉴别。然而，许多胃恶性疾病，如恶性淋巴瘤、胃癌等均常见合并 EBV 感染，因此，诊断时需提高警惕。超声内镜可应用于 EBV 相关性胃炎的诊断，其在超声下可见胃壁的第二层和第三层均增厚，而在淋巴瘤患者的胃黏膜往往表现为第一层增厚明显。另外，免疫组织化学及原位杂交均被应用于 EBV 相关性胃炎的诊断[34,36]。

### （二）巨细胞病毒相关性胃炎

CMV 感染呈全球性分布，在人群中十分普遍，我国成人 CMV 抗体阳性率高达 90%。CMV 的胃肠道感染在免疫缺陷或免疫抑制的人群中多见,在异体器官移植的患者中大约有 1%~2% 可出现 CMV 相关性胃炎。其症状多无特异性,包括上腹痛、发热、恶心、呕吐等。然而,有研究显示体位性上腹部疼痛(仰卧位减轻,坐位加重,站立或行走进一步加重)是 CMV 相关性胃炎的典型表现[37,38]。内镜下表现各异,可表现为正常胃黏膜、弥漫充血、结节样改变、假瘤形成或者糜烂、溃疡,显微镜下检查可有炎症细胞浸润,在上皮或者基质细胞中可见典型的枭眼细胞改变的病毒包涵体[37]。

巨细胞病毒相关性胃炎的诊断依据为通过苏木精 - 伊红(HE)染色或免疫组织化学鉴定有 CMV 包涵体或 CMV 抗原。然而有 37.5% 的患者不能被确诊,因 CMV 常出现在溃疡底部而溃疡边缘少见[39]。

### (三)人类免疫缺陷病毒相关性胃炎

长期以来胃肠道被认为是人类免疫缺陷病毒(HIV)感染患者一个主要受累的病变部位。在 HIV 感染早期,HIV 即可侵犯消化道黏膜屏障,高达 90% 以上的 HIV 阳性患者在病程中可表现出消化道症状。较多 HIV 患者胃镜下有慢性胃炎,以胃窦及胃体胃炎为主,其临床表现多有吞咽困难、恶心、腹痛、腹泻等消化道症状并伴有消瘦、发热等全身症状。

体外研究也发现消化道上皮细胞对 HIV-1 感染敏感。HIV 感染者胃黏膜萎缩较重,凋亡在其中可能起到重要的作用。目前仍缺少有关 HIV 直接导致胃黏膜改变的研究,但 HIV 能感染体外培养的肠上皮细胞,影响其功能,凋亡细胞比 HIV 感染的细胞数量多,提示未受到感染的细胞也受到影响而发生凋亡。HIV 能通过细胞因子上调肠道黏膜的离子流,导致上皮细胞的凋亡,而且 HIV-1 产物 Tat 蛋白能影响人结肠黏膜的分泌活动并抑制细胞分裂。胃黏膜的结构与肠道黏膜的结构具有相似性,且解剖位置相近,推测在胃黏膜上皮细胞内可能发生了类似的反应,导致细胞凋亡增高,从而促进萎缩性胃炎的发生发展。有研究发现 HIV 阳性患者体内 *H. pylori* 较 HIV 阴性对照组少,可能原因是 HIV 感染患者胃黏膜上皮细胞凋亡多,不利于 *H. pylori* 定植;在 HIV 感染状态下,胃酸分泌减少,胃内低酸环境不适宜 *H. pylori* 生存,同时其他非耐酸菌繁殖抑制 *H. pylori* 的生长[40]。

### (四)其他病毒相关性胃炎

如丙型肝炎病毒、B 型流感病毒、麻疹病毒均可在胃内被检测到。丙型肝炎通常也被认为参与胃 B 淋巴细胞相关增生性疾病。B 型流感病毒在急性感染后多月仍能保留在胃黏膜。麻疹病毒可在胃上皮表面产生多核细胞聚集。然而,其感染频率、致病机制及临床意义尚不明确。

## 四、真菌相关性胃炎

真菌是胃肠道条件致病菌,胃内的正常微生态处于相互拮抗、抑制状态,从而抵御病原菌的过度繁殖而引起疾病的发生,但当使用质子泵抑制剂(PPI)等抑酸治疗、长期服用抗生素或机体免疫抑制等情况时,可引起真菌过度繁殖相关性疾病,其中白念珠菌是引起真菌性胃炎最常见的病原体[41]。低 pH 环境并不能有效阻止真菌的侵入,在 pH 为 2~3 时,白念珠菌仍能存活并入侵胃黏膜。有报道,*H. pylori* 与白念珠菌共同存在,其可能与使用 PPI 或 $H_2$ 受体拮抗剂或根除 *H. pylori*

时使用抗生素有关[42]。

胃正常菌群可产生挥发性脂肪酸和次级胆汁酸拮抗白念珠菌的黏附、菌丝的转变及菌体的侵袭能力[43]，如正常状态下，乳杆菌拮抗白念珠菌在胃上皮的黏附，抑制菌丝的形成，减少其对胃上皮的损害及全身感染的机会。然而，当抗生素治疗时，可以明显减少乳杆菌的数量，削弱其拮抗其他病原菌的作用，促进真菌感染。在无菌小鼠体内，因为无胃内正常菌群的存在，故对白念珠菌极为敏感，容易引起相关性疾病。可见胃生态失衡可使得胃黏膜组织对真菌易感[41]。

曲霉也是常见的导致胃部病变的病原菌，通常引起假膜性胃炎。曲霉属是内源性病原菌，可产生多种毒素，常见于谷类、小麦、大麦、花生、核桃等。其中黄曲霉素是研究最为深入的，它在土壤、农作物及谷物中广泛存在，对胃癌高发地区的消化性疾病患者胃内的胃液进行分析，发现存在高滴度的黄曲霉素。在动物模型内，黄曲霉素可显著加重小鼠慢性炎症，促进不典型增生和癌变的发生[44]。

## 五、寄生虫相关性胃炎

寄生虫的寄生定植过程，虫体释放的毒素，以及宿主免疫等均可导致胃炎的发生[45]；寄生虫的感染可引起嗜酸性粒细胞等炎症细胞的蓄积，而嗜酸性粒细胞和肥大细胞的持续作用可引起慢性胃炎及胃癌的发生[46,47]。

异尖线虫（*Anisakis*）是线虫的代表，可引起嗜酸性粒细胞性胃炎。如进食未煮熟的海产动物等极易受到感染，导致严重的上腹部疼痛、恶心、呕吐、腹泻，或者持续数周或数月的慢性间歇性腹痛等。胃镜下可见红斑、渗出等改变，血常规可见嗜酸性粒细胞增多，皮肤过敏原检测及特异性 IgE 和组胺释放试验可协助诊断[48]。然而，寄生虫感染在 *H. pylori* 感染相关性胃炎中又扮演着保护性的角色。如在幼年时期感染蠕虫，可以调节 *H. pylori* 感染引起的固有免疫反应，并可能降低以后的胃癌发病风险。线虫感染可以促进 IL-4、IL-10 及 TGF-β 的释放，可以抵消 IFN-γ、IL-1β 等的作用，减轻 *H. pylori* 感染所致的胃炎，延缓其萎缩的发生[49]。

另外，隐孢子虫、弓形虫、微丝蚴和绦虫也可引起胃炎。

## 六、胃炎与胃生态改变

胃炎的发生伴随着胃生态的改变，胃酸是影响胃内菌群种类及数量的关键因素，当 pH 下降到 4 以下时，99.9% 的胃内菌群将在 30min 之内被杀灭[50]，但当各种原因导致的胃炎引起胃酸分泌减少，胃内 pH 上升时，可以导致大量的细菌定植、繁殖（如条件致病菌、肠道细菌及病原菌、真菌等）。链球菌属（*Streptococcus*）、普雷沃菌属（*Prevotella*）、卟啉单胞菌属（*Porphyromonas*）、奈瑟菌属（*Neisseria*）及嗜血杆菌属（*Haemophilus*）5 种菌种的增加最为常见[6]，其中 *Streptococcus* 是最常见的优势菌群[51]，在大多数胃生态测序鉴定的 *Streptococcus* 种系型是甲型溶血性链球菌，它们是潜在的病原体，因此进一步促进胃部疾病的进展[6]。

在使用 PPI 治疗的 *H. pylori* 感染胃窦胃炎患者体内亦常可见大量的非 *H. pylori* 细菌增殖,但在同样使用抗酸治疗的 *H. pylori* 阴性患者的胃内却未观察到这个现象,提示胃 *H. pylori* 感染协同 pH 的改变,影响胃内菌群的生长[52]。

关于 *H. pylori* 感染对胃内菌群的影响,目前尚存在争议。有研究认为 *H. pylori* 感染可以导致乳杆菌的下降,影响菌群的多样性;或者增加变形菌门(*Proteobacteria*)、螺旋菌门(*Spirochetes*)及酸杆菌门(*Acidobacteria*),而减少放线菌门(*Actinobacteria*)和拟杆菌门(*Bacteroidetes*)[53]。但也有研究认为 *H. pylori* 感染并不能影响、改变胃内菌群[54]。随着疾病的进展,胃内环境的逐渐变化,将不再利于某些细菌的生长。因此,胃内的细菌种类可能越来越少[55],而其他菌种则进一步增殖,如 *Staphylococcus*、*Lactobacillus*、*Prevotella* 及 *Neisseria*,它们可将食物中的硝酸盐还原为亚硝酸化合物,后者可以通过诱导突变、妨碍 DNA 的修复及产生毒力因子而加速胃炎的发生,以及萎缩和不典型增生的产生[56-58],是强烈的促胃癌因子[59,60]。而 *H. pylori* 则无此作用,因此在许多关于胃癌的研究中发现 *H. pylori* 在胃癌组织的检出率往往比胃炎低,一方面是由于 *H. pylori* 并不是导致胃癌发生的直接原因,另一方面是大量其他细菌的增殖,改变了胃内环境,不利于 *H. pylori* 生存,从而导致其数量下降[61,62]。

## 七、微生态制剂在胃炎治疗中的作用

### (一) 微生态制剂在胃炎治疗中的临床疗效观察

几乎所有 *H. pylori* 感染者的胃均可产生慢性炎症,但只有少部分患者会出现消化不良等临床症状,更少的人会发展为胃癌或 MALT 淋巴瘤。研究表明,*H. pylori* 的定植、感染可以被胃内其他细菌抑制,其胃炎程度可被减轻[63,64]。目前根除 *H. pylori* 的治疗是应用以 PPI+ 抗生素为主的联合用药方案。这类疗法在根除 *H. pylori* 的同时,也杀灭了其他正常菌群,破坏了机体微生态环境,并面临着 *H. pylori* 耐药等问题[65];同时,在胃萎缩发展到一定程度时,由于胃内低酸环境引起的细菌过度繁殖,导致亚硝胺等有害物质的蓄积无法通过根除 *H. pylori* 改变。众多研究发现,双歧杆菌等益生菌可通过各种机制抗 *H. pylori*,国内外关于 *H. pylori* 感染处理的共识意见均已提及将微生态制剂作为辅助根除 *H. pylori* 治疗的建议[66,67]。然而,关于益生菌在根除 *H. pylori* 的临床疗效方面,仍存在较多争议。

单独使用微生态制剂能达到 20%~30% 的 *H. pylori* 根除率,辅助使用益生菌可改善目前根除方案的疗效。有 meta 分析研究显示,益生菌的使用可提高三联疗法治疗 *H. pylori* 感染儿童的疗效,并减少腹泻等相关副作用的发生[68]。另一项包含 10 个临床试验的 meta 分析,一共纳入了 1 469 名患者(益生菌补充组 708 例和对照组 761 例),结果显示包含乳杆菌或双歧杆菌的微生态制剂可明显提高现有疗法的 *H. pylori* 根除率,并明显降低副作用的发生率[69]。Zhu 等[70]的研究则评估了微生态制剂在标准三联疗法中的作用,该研究进一步分析了微生态制剂在不同种族人群的 *H. pylori* 感染者中所起的作用。结果表明,相对于白种人的感染人群,补充微生态制剂对黄种人的疗效更好,可明显改善根除率,并降低副作用的发生率。Gong 等[71]认为,额外补充微生态制剂可改善 H. pylori 的根除率(72.26% vs 80.74%,OR = 0.58),并且在改善标准方案相关副作用方面效果明显,如恶心、腹泻、腹痛、呕吐、味觉紊乱和皮疹,但对食欲减退改善效果欠佳。

然而,并非所有微生态制剂均能提高抗生素的 H. pylori 根除率,Dang[72] 的 meta 分析共包含了 33 个临床对照试验研究,一共有 4 459 个研究对象符合纳入标准,分析了 20 个相关副作用,研究认为仅包含乳杆菌、双歧杆菌的微生态制剂能够提高根除率,但并不能得到联合使用微生态制剂可缓解或减少副作用的结论。另外,Manfredi 等[73] 对 227 位 H. pylori 感染成人进行了一个为期 2 年的临床观察,结果显示额外补充益生菌组的 H. pylori 根除率与对照组并没有显著性差异,且对不良反应无明显改善作用。更有研究表明联合含有多种益生菌的酸奶(嗜酸乳杆菌、干酪乳杆菌、长双歧杆菌和嗜热链球菌)不能增加三联疗法的 H. pylori 根除率,也无法缓解该方案所带来的药物副作用[74]。Scaccianoce 等[75] 研究显示,联合益生菌治疗可将三联疗法的 H. pylori 根除率从 53% 提高到 71%,药物副作用的发生率降低到 6%,但这些差异无统计学意义,认为益生菌的使用并不能提高疗效或减少副作用的发生。

(二) 微生态制剂治疗胃炎的机制

体内外实验均证明,微生态制剂可以抑制 H. pylori 的生长,促进胃生态恢复,减轻胃黏膜的炎症反应,可单独根除 H. pylori 感染或增强其他药物的抗 H. pylori 功效,减轻抗 H. pylori 治疗的消化道反应及相关副作用。甚至有研究认为,口服微生态制剂可减少 H. pylori 感染率,起到预防 H. pylori 感染的作用。其主要作用机制为:①益生菌作为胃内菌群可拮抗 H. pylori 与胃黏膜上皮黏附、定植[76];②益生菌与 H. pylori 竞争营养物质,影响 H. pylori 的生长;③益生菌的代谢产物如乙酸、丙酸等可抑制 H. pylori 的生长。益生菌主要是通过结合非特异性结合位点而发挥拮抗作用[77]。

微生态制剂还参与 H. pylori 感染引起的免疫调节过程。首先,益生菌可以增加黏膜组织 sIgA 的分泌,增强黏膜抵御病菌能力[78];其次,益生菌可增强巨噬细胞等细胞的抗原提呈功能,调节 T 细胞免疫,减轻胃黏膜炎症反应[79];另外,体内外研究表明,微生态制剂的应用可明显减轻 H. pylori 感染引起的 TNF-α、IL-2 尤其是 IL-8 的水平增高,减轻中性粒细胞浸润,同时明显增加 IL-4、IL-10 的水平,提高局部及全身的抗炎能力,而发挥其免疫调节作用。目前认为,益生菌本身或在其代谢过程中产生某些物质影响 NK-κB 等而调节 Smad7 及 STAT3 信号通路,从而减轻胃黏膜炎症反应程度[80,81]。益生菌代谢产物如短链脂肪酸、甲酸、乙酸、丙酸等可抑制 H. pylori 的活性。

联合根除 H. pylori 方案及补充微生态制剂,有助于维持胃生态平衡,缓解抗生素相关性副作用如腹泻、恶心、腹胀、反酸等。益生菌必须耐受酸、胆汁等作用,目前主要有乳杆菌、双歧杆菌、酵母菌等在临床广泛应用。其中研究最多的是乳杆菌,作为胃内的益生菌,它在极酸的环境中可以生存并繁殖。乳杆菌是否抑制 H. pylori 的生长尚有争议,但可明确的是它可明显减轻胃炎程度[63,76,82-84],主要是由于经乳杆菌作用产生的甲酸、乙酸、丙酸及乳酸等产物可以降低胃内 pH,抑制其他非耐酸菌群;同时,乳杆菌还有拮抗尿素酶等的作用[85-87]。还有研究显示单独使用乳杆菌(Lactobacillus)的效果比联合使用其他微生态制剂的效果好,但目前仍存在争议[68,69,88],这其中的

差异还要考虑到 *H. pylori* 菌株、宿主遗传多态性、年龄、饮食方式、感染的程度等影响[89,90]。

## 八、展望

胃生态自 20 世纪 *H. pylori* 的发现开始被认识，随着微生态研究技术的不断发展，胃生态的组成、相互间的作用逐渐被研究工作者们深入探索，微生态制剂的应用也在改善根除 *H. pylori* 等的治疗现状中崭露头角，为探索胃部疾病的发生发展机制及新的治疗策略提供了全新的视角。

（徐灿霞　李荣）

## 参 考 文 献

[ 1 ] Guarner F, Malagelada JR. Gut flora in health and disease. Lancet, 2003, 361 (9356): 512-519.

[ 2 ] Rigby RJ, Knight SC, Kamm MA, et al. Production of interleukin (IL)-10 and IL-12 by murine colonic dendritic cells in response to microbial stimuli. Clin Exp Immunol, 2005, 139 (2): 245-256.

[ 3 ] De Filippo, Cavalieri CD, Paola MD, et al. Impact of diet in shaping gut microbiota revealed by a comparative study in children from Europe and rural Africa. Proc Natl Acad Sci U S A, 2010, 107 (33): 14691-14696.

[ 4 ] Sartor RB. Gut microbiota: Diet promotes dysbiosis and colitis in susceptible hosts. Nat Rev Gastroenterol Hepatol, 2012, 9 (10): 561-562.

[ 5 ] Aron-Wisnewsky J, Dore J, Clement K. The importance of the gut microbiota after bariatric surgery. Nat Rev Gastroenterol Hepatol, 2012, 9 (10): 590-598.

[ 6 ] Li XX, Wong GL, To KF, et al. Bacterial microbiota profiling in gastritis without Helicobacter pylori infection or non-steroidal anti-inflammatory drug use. PLoS One, 2009, 4 (11): e7985.

[ 7 ] Linz B, Balloux F, Moodley Y, et al. An African origin for the intimate association between humans and Helicobacter pylori. Nature, 2007, 445 (7130): 915-918.

[ 8 ] Maldonado-Contreras A, Goldfarb KC, Godoy-Vitorino F, et al. Structure of the human gastric bacterial community in relation to Helicobacter pylori status. ISME J, 2011, 5 (4): 574-579.

[ 9 ] Humans IW, Biological agents. Volume 100 B. A review of human carcinogens. IARC Monogr Eval Carcinog Risks Hum, 2012, 100 (Pt B): 1-441.

[ 10 ] Aviles-Jimenez F, Vazquez-Jimenez F, Medrano-Guzman R, et al. Stomach microbiota composition varies between patients with non-atrophic gastritis and patients with intestinal type of gastric cancer. Sci Rep, 2014, 4: 4202.

[ 11 ] Everhart JE. Recent developments in the epidemiology of Helicobacter pylori. Gastroenterol Clin North Am, 2000, 29 (3): 559-578.

[ 12 ] Graham DY. Community acquired acute Helicobacter pylori gastritis. J Gastroenterol Hepatol, 2000, 15 (12): 1353-1355.

[ 13 ] de Vries AC, Kuipers FJ. Helicobacter pylori infection and nonmalignant diseases. Helicobacter, 2010, 15 Suppl 1: 29-33.

[ 14 ] Ofori-Darko E, Zavros Y, Rieder G, et al. An OmpA-like protein from Acinetobacter spp. stimulates gastrin and interleukin-8 promoters. Infect Immun, 2000, 68 (6): 3657-3666.

[ 15 ] Zavros Y, Rieder G, Ferguson A, et al. Gastritis and hypergastrinemia due to Acinetobacter lwoffii in mice. Infect Immun, 2002. 70 (5): 2630-2639.

[ 16 ] Weigert N, Schaffer K, Schusdziarra V, et al. Gastrin secretion from primary cultures of rabbit antral G cells: stimulation by inflammatory cytokines. Gastroenterology, 1996, 110 (1): 147-154.

[ 17 ] Posselt G, Backert S, Wessler S. The functional interplay of Helicobacter pylori factors with gastric epithelial cells

induces a multi-step process in pathogenesis. Cell Commun Signal, 2013, 11: 77.

[18] Egan BJ, Holmes K, O'Connor HJ, et al. Helicobacter pylori gastritis, the unifying concept for gastric diseases. Helicobacter, 2007, 12 (Suppl 2): 39-44.

[19] Lertpiriyapong K, Whary MT, Muthupalani S, et al. Gastric colonisation with a restricted commensal microbiota replicates the promotion of neoplastic lesions by diverse intestinal microbiota in the Helicobacter pylori INS-GAS mouse model of gastric carcinogenesis. Gut, 2014, 63 (1): 54-63.

[20] Rathinavelu S, Zavros Y, Merchant JL. Acinetobacter lwoffii infection and gastritis. Microbes Infect, 2003, 5 (7): 651-657.

[21] Menard A, Pere-Vedrenne C, Haesebrouck F, et al. Gastric and enterohepatic helicobacters other than Helicobacter pylori. Helicobacter, 2014. 19 (Suppl 1): 59-67.

[22] Gardner GA. Microbiological and chemical changes in lean Wiltshire bacon during aerobic storage. J Appl Bacteriol, 1971, 34 (3): 645-654.

[23] Kantor LT, Kominos SD, Yee RB. Identification of nonfermentative gram-negative bacteria in the clinical laboratory. Am J Med Technol, 1975, 41 (1): 3-9.

[24] Saunders JR. Genetic mechanisms for modulating virulence determinants on the bacterial surface. Sci Prog, 1990, 74 (295 Pt 3): 79-90.

[25] Borst P, Greaves DR. Programmed gene rearrangements altering gene expression. Science, 1987, 235 (4789): 658-667.

[26] Hemmi H, Takeuchi O, Kawai T, et al. A Toll-like receptor recognizes bacterial DNA. Nature, 2000, 408 (6813): 740-745.

[27] Gallego L, Towner KJ. Carriage of class 1 integrons and antibiotic resistance in clinical isolates of Acinetobacter baumannii from northern Spain. J Med Microbiol, 2001, 50 (1): 71-77.

[28] Kay E, Vogel TM, Bertolla F, et al. In situ transfer of antibiotic resistance genes from transgenic (transplastomic) tobacco plants to bacteria. Appl Environ Microbiol, 2002, 68 (7): 3345-3351.

[29] Kim SK, Cho EJ, Sung H, et al. A case of Helicobacter cinaedi bacteremia in an asplenic patient. Ann Lab Med, 2012, 32 (6): 433-437.

[30] Abidi MZ, Wilhelm MP, Neff JL, et al. Helicobacter canis bacteremia in a patient with fever of unknown origin. J Clin Microbiol, 2013, 51 (3): 1046-1048.

[31] Smet A, Van Nieuwerburgh F, Ledesma J, et al. Genome Sequence of Helicobacter heilmannii Sensu Stricto ASB1 Isolated from the Gastric Mucosa of a Kitten with Severe Gastritis. Genome Announc, 2013, 1 (1): e00033-12.

[32] McCracken VJ, Martin SM, Lorenz RG. The Helicobacter felis model of adoptive transfer gastritis. Immunol Res, 2005, 33 (2): 183-194.

[33] Goji S, Tamura Y, Sasaki M, et al. Helicobacter suis-Infected Nodular Gastritis and a Review of Diagnostic Sensitivity for Helicobacter heilmannii-Like Organisms. Case Rep Gastroenterol, 2015, 9 (2): 179-187.

[34] Sujino T, Ebinuma H, Hosoe N, et al. Epstein-barr virus-associated gastritis: a case report. Dig Dis Sci, 2013, 58 (3): 883-886.

[35] Martinez-Lopez JL, Torres JM, Camorlinga-Ponce, et al. Evidence of Epstein-Barr virus association with gastric cancer and non-atrophic gastritis. Viruses, 2014, 6 (1): 301-318.

[36] El-Zahabi LM, Jamali FR, El H, et al. The value of EUS in predicting the response of gastric mucosa-associated lymphoid tissue lymphoma to Helicobacter pylori eradication. Gastrointest Endosc, 2007, 65 (1): 89-96.

[37] Kakugawa Y, Kami M, Matsuda T, et al. Endoscopic diagnosis of cytomegalovirus gastritis after allogeneic hematopoietic stem cell transplantation. World J Gastroenterol, 2010, 16 (23): 2907-2912.

[38] Li W, Fan H, Yiping L. Postural epigastric pain as a sign of cytomegalovirus gastritis in renal transplant recipients: a case-based review. Transplant Proc, 2009, 41 (9): 3956-3958.

［39］ Vitini E, Alvarez S, Medina M, et al. Gut mucosal immunostimulation by lactic acid bacteria. Biocell, 2000, 24 (3): 223-232.

［40］ Noone P, Hamza M, Tang J, et al. Standards of yellow fever vaccination and travel medicine practice in the Republic of Ireland: A questionnaire-based evaluation. Travel Med Infect Dis, 2015, 13 (5): 409-414.

［41］ Mason KL, Erb Downward JR, Falkowski NR, et al. Interplay between the gastric bacterial microbiota and Candida albicans during postantibiotic recolonization and gastritis. Infect Immun, 2012, 80 (1): 150-158.

［42］ Karczewska E, Wojtas I, Sito E, et al. Assessment of co-existence of Helicobacter pylori and Candida fungi in diseases of the upper gastrointestinal tract. J Physiol Pharmacol, 2009, 60 (Suppl 6): 33-39.

［43］ Yamaguchi N, Sonoyama K, Kikuchi H, et al. Gastric colonization of Candida albicans differs in mice fed commercial and purified diets. J Nutr, 2005, 135 (1): 109-115.

［44］ Kusunoki M, Misumi J, Shimada T, et al. Long-term administration of the fungus toxin, sterigmatocystin, induces intestinal metaplasia and increases the proliferative activity of PCNA, p53, and MDM2 in the gastric mucosa of aged Mongolian gerbils. Environ Health Prev Med, 2011, 16 (4): 224-231.

［45］ Gorgani-Firouzjaee T, Farshid AA, Naem S. First ultrastructural observations on gastritis caused by Physaloptera clausa (Spirurida: Physalopteridae) in hedgehogs (Erinaceus europeaus). Parasitol Res, 2015, 114 (10): 3693-3698.

［46］ Caruso RA, Fedele F, Zuccala V, et al. Mast cell and eosinophil interaction in gastric carcinomas: ultrastructural observations. Anticancer Res, 2007, 27 (1A): 391-394.

［47］ Piazuelo MB, Camargo MC, Mera RM, et al. Eosinophils and mast cells in chronic gastritis: possible implications in carcinogenesis. Hum Pathol, 2008, 39 (9): 1360-1369.

［48］ Esteve C, Resano A, Diaz-Tejeiro P, et al. Eosinophilic gastritis due to Anisakis: a case report. Allergol Immunopathol (Madr), 2000, 28 (1): 21-23.

［49］ Whary MT, Sundina N, Bravo LE, et al. Intestinal helminthiasis in Colombian children promotes a Th2 response to Helicobacter pylori: possible implications for gastric carcinogenesis. Cancer Epidemiol Biomarkers Prev, 2005, 14 (6): 1464-1469.

［50］ Giannella RA, Broitman SA, Zamcheck N. Gastric acid barrier to ingested microorganisms in man: studies in vivo and in vitro. Gut, 1972, 13 (4): 251-256.

［51］ Engstrand L, Lindberg M. Helicobacter pylori and the gastric microbiota. Best Pract Res Clin Gastroenterol, 2013, 27 (1): 39-44.

［52］ Sanduleanu S, Jonkers AD, De Bruine A, et al. Double gastric infection with Helicobacter pylori and non-Helicobacter pylori bacteria during acid-suppressive therapy: increase of pro-inflammatory cytokines and development of atrophic gastritis. Aliment Pharmacol Ther, 2001, 15 (8): 1163-1175.

［53］ Lofgren JL, Whary MT, Ge Z, et al. Lack of commensal flora in Helicobacter pylori-infected INS-GAS mice reduces gastritis and delays intraepithelial neoplasia. Gastroenterology, 2011, 140 (1): 2102-2120.

［54］ Tan MP, Kaparakis M, Galic M, et al. Chronic Helicobacter pylori infection does not significantly alter the microbiota of the murine stomach. Appl Environ Microbiol, 2007, 73 (3): 1010-1013.

［55］ Khosravi Y, Dieye Y, Poh BH, et al. Culturable bacterial microbiota of the stomach of Helicobacter pylori positive and negative gastric disease patients. ScientificWorldJournal, 2014, 2014: 610421.

［56］ Touati E. When bacteria become mutagenic and carcinogenic: lessons from H. pylori Mutat Res, 2010, 703 (1): 66-70.

［57］ Meira LB, Bugni JM, Green SL, et al. DNA damage induced by chronic inflammation contributes to colon carcinogenesis in mice. J Clin Invest, 2008, 118 (7): 2516-2525.

［58］ Whary MT, Muthupalani S, Ge Z, et al. Helminth co-infection in Helicobacter pylori infected INS-GAS mice attenuates gastric premalignant lesions of epithelial dysplasia and glandular atrophy and preserves colonization resistance of the stomach to lower bowel microbiota. Microbes Infect, 2014, 16 (4): 345-355.

［59］ Stockbrugger RW, Cotton PB, Eugenides N, et al. Intragastric nitrites, nitrosamines, and bacterial overgrowth during cimetidine treatment. Gut, 1982, 23 (12): 1048-1054.

［60］ Wang LL, Yu XJ, Zhan SH, et al. Participation of microbiota in the development of gastric cancer. World J Gastroenterol, 2014, 20 (17): 4948-4952.

［61］ Clyne M, Labigne A, Drumm B. Helicobacter pylori requires an acidic environment to survive in the presence of urea. Infect Immun, 1995, 63 (5): 1669-1673.

［62］ Neithercu, WD, Williams C, Hossack MS, et al. Ammonium metabolism and protection from urease mediated destruction in Helicobacter pylori infection. J Clin Pathol, 1993, 46 (1): 75-78.

［63］ Zaman C, Osaki T, Hanawa T, et al. Analysis of the microbial ecology between Helicobacter pylori and the gastric microbiota of Mongolian gerbils. J Med Microbiol, 2014, 63 (Pt 1): 129-137.

［64］ Nakagawa S, Osaki T, Fujioka Y, et al. Long-term infection of Mongolian gerbils with Helicobacter pylori: microbiological, histopathological, and serological analyses. Clin Diagn Lab Immunol, 2005, 12 (2): 347-353.

［65］ Jakobsson HE, Jernberg C, Andersson, AF et al. Short-term antibiotic treatment has differing long-term impacts on the human throat and gut microbiome. PLoS One, 2010, 5 (3): e9836.

［66］ Malfertheiner P, Megraud F, O'Morain CA, et al. Management of Helicobacter pylori infection-the Maastricht IV/Florence Consensus Report. Gut, 2012, 61 (5): 646-664.

［67］ 中华医学会消化病学分会幽门螺杆菌和消化性溃疡学组, 全国幽门螺杆菌感染研究协作组. 第五次全国幽门螺杆菌感染处理共识报告. 胃肠病学, 2017, 22 (6): 346-360.

［68］ Li S, Huang XL, Sui JZ, et al. Meta-analysis of randomized controlled trials on the efficacy of probiotics in Helicobacter pylori eradication therapy in children. Eur J Pediatr, 2014, 173 (2): 153-161.

［69］ Wang ZH, Gao QY, Fang JY. Meta-analysis of the efficacy and safety of Lactobacillus-containing and Bifidobacterium-containing probiotic compound preparation in Helicobacter pylori eradication therapy. J Clin Gastroenterol, 2013, 47 (1): 25-32.

［70］ Zhu R, Chen K, Zheng YY, et al. Meta-analysis of the efficacy of probiotics in Helicobacter pylori eradication therapy. World J Gastroenterol, 2014, 20 (47): 18013-18021.

［71］ Gong Y, Li Y. Sun Qrobiotics improve efficacy and tolerability of triple therapy to eradicate Helicobacter pylori: a meta-analysis of randomized controlled trials. Int J Clin Exp Med, 2015, 8 (4): 6530-6543.

［72］ Dang Y, Reinhardt JD, Zhou X, et al. The effect of probiotics supplementation on Helicobacter pylori eradication rates and side effects during eradication therapy: a meta-analysis. PLoS One, 2014, 9 (11): e111030.

［73］ Manfredi M, Bizzarri B, Sacchero RI, et al. Helicobacter pylori infection in clinical practice: probiotics and a combination of probiotics + lactoferrin improve compliance, but not eradication, in sequential therapy. Helicobacter, 2012, 17 (4): 254-263.

［74］ Yoon H, Kim N, Kim JY, et al. Effects of multistrain probiotic-containing yogurt on second-line triple therapy for Helicobacter pylori infection. J Gastroenterol Hepatol, 2011, 26 (1): 44-48.

［75］ Scaccianoce G, Zullo A, Hassan C, et al. Triple therapies plus different probiotics for Helicobacter pylori eradication. Eur Rev Med Pharmacol Sci, 2008, 12 (4): 251-256.

［76］ Che X, Liu XM, Tian F, et al. Antagonistic activities of lactobacilli against Helicobacter pylori growth and infection in human gastric epithelial cells. J Food Sci, 2012, 77 (1): M9-M14.

［77］ 周方方, 吴正钧, 王荫榆, 等. 数学模型法研究 L. casei LC2W 对 H. pylori SS1 黏附 MKN-45 细胞的抑制作用. 中国微生态学杂志, 2008, 20 (6): 558-561, 565.

［78］ Macpherson AJ, Gatto D, Sainsbury E, et al. A primitive T cell-independent mechanism of intestinal mucosal IgA responses to commensal bacteria. Science, 2000, 288 (5474): 2222-2226.

［79］ Grangette C. Bifidobacteria and subsets of dendritic cells: friendly players in immune regulation! Gut, 2012, 61 (3): 331-332.

［80］ Lee JS, Paek NS, Kwon OS, et al. Anti-inflammatory actions of probiotics through activating suppressor of cyto-kine signaling (SOCS) expression and signaling in Helicobacter pylori infection: a novel mechanism. J Gastroen-terol Hepatol, 2010, 25 (1): 194-202.

［81］ Rossi DC, Munoz JE, Carvalho DD, et al. Therapeutic use of a cationic antimicrobial peptide from the spider Acan-thoscurria gomesiana in the control of experimental candidiasis. BMC Microbiol, 2012, 12: 28.

［82］ Peek RM. Helicobacter pylori infection and disease: from humans to animal models. Dis Model Mech, 2008, 1 (1): 50-55.

［83］ Johnson-Henry KC, Mitchell DJ, Avitzur Y, et al. Probiotics reduce bacterial colonization and gastric inflammation in H. pylori-infected mice. Dig Dis Sci, 2004, 49 (7-8): 1095-1102.

［84］ Schulz C, Koch M, Schutte K, et al. H. pylori and its modulation of gastrointestinal microbiota. J Dig Dis, 2015, 16 (3): 109-117.

［85］ Gotteland M, Brunser O, Cruchet S. Systematic review: are probiotics useful in controlling gastric colonization by Helicobacter pylori ? Aliment Pharmacol Ther, 2006, 23 (8): 1077-1086.

［86］ Sgouras D, Maragkoudakis P, Petraki K, et al. In vitro and in vivo inhibition of Helicobacter pylori by Lactoba-cillus casei strain Shirota. Appl Environ Microbiol, 2004, 70 (1): 5185-5126.

［87］ Lesbros-Pantoflickova D, Corthesy-Theulaz T, Blum AL. Helicobacter pylori and probiotics. J Nutr, 2007, 137 (3 Suppl 2): 812S-818S.

［88］ Zheng X, Lyu L, Mei Z. Lactobacillus-containing probiotic supplementation increases Helicobacter pylori eradica-tion rate: evidence from a meta-analysis. Rev Esp Enferm Dig, 2013, 105 (8): 445-453.

［89］ Persson C, Canedo P, Machado JC, et al. Polymorphisms in inflammatory response genes and their association with gastric cancer: A HuGE systematic review and meta-analyses. Am J Epidemiol, 2011, 173 (3): 259-270.

［90］ Ruggiero P. Helicobacter pylori and inflammation. Curr Pharm Des, 2010, 16 (38): 4225-4236.

第十二章

# 胃癌与胃生态

## 一、概述

胃癌是世界第二大致死性肿瘤,每年新发病例约 70 万,5 年生存率为 20%~40%[1]。胃癌的危险因素包括幽门螺杆菌（*H. pylori*）感染、吸烟、不良饮食习惯等[2],其中 *H. pylori* 感染是胃癌的独立危险因素。曾经认为胃内高酸性环境不适合细菌生长,但二代 DNA 测序技术结果显示,胃内除了 *H. pylori* 外还有很多其他细菌,胃内菌群的种类远远超过传统培养方法所检测的范围[3]。多项研究显示,胃内除了 *H. pylori* 以外的其他细菌可能也参与了胃癌的发病。

## 二、幽门螺杆菌在胃癌中的作用

*H. pylori* 有明确的致炎和致癌作用,被列为 I 类致癌物。影响胃癌发病的因素包括 *H. pylori* 菌株的毒力、感染时间的长短、宿主的遗传背景、饮食等[4]。*H. pylori* 的种系差别是胃癌风险的强烈提示因素,与亚洲种系的 *H. pylori* 相比,欧洲种系的 *H. pylori* 与高分化胃癌的相关性更强[5]。*H. pylori* 主要是通过其毒力因子如空泡细胞毒素 A（VacA）、细胞毒素相关基因 A（CagA）、脂多糖以及感染后引起炎症和免疫反应等参与胃癌的发病[6]。

VacA 蛋白存在于所有 *H. pylori* 菌株中,VacA 通过干扰线粒体的功能而促进胃黏膜上皮细胞凋亡,进而诱导宿主细胞形成空泡,VacA 可以结合 CD4$^+$ T 细胞,内化后阻碍激活的 T 细胞转录核因子（NFAT）的脱磷酸化作用；磷酸化的 NFAT 位于胞液中,无法激活其靶基因及其受体基因,抑制了抗原依赖性 T 细胞的增殖[7]。VacA 通过诱导树突状细胞表达及释放抗炎因子如 IL-10

和 IL-18,这些炎症因子可以促进 Treg 细胞分化而产生免疫抑制作用。VacA 的免疫抑制效应促进 *H. pylori* 躲避宿主免疫系统的攻击,促进了胃癌细胞的存活[8,9]。而 Cag 毒力岛中的基因只存在于部分 *H. pylori* 菌株中,其编码的蛋白形成Ⅳ型细菌分泌系统,可以将细菌成分注入宿主细胞。CagA 蛋白可以引起胃黏膜上皮细胞伸长、排列不规则、细胞极性丧失等畸变。转 *cagA* 基因小鼠胃黏膜上皮细胞增殖增强,促进胃癌发生;因此 CagA 被列为细菌性致癌蛋白[10]。除了 CagA 蛋白自身外,Ⅳ型细菌分泌系统还将 *H. pylori* 的肽聚糖注入胃黏膜上皮细胞中,激活磷脂酰肌醇 3 激酶(phosphoinositide 3-kinase,PI3K)信号通路,促进细胞迁移和肿瘤发生[11]。

## 三、胃内其他菌群在胃癌中的作用

胃内菌群可能通过影响胃的生理和免疫功能而影响疾病的进程,*H. pylori* 感染及其他因素如自身免疫性胃炎导致的胃黏膜萎缩是胃癌发病过程中的重要环节[12]。尽管根除 *H. pylori* 可以推迟胃黏膜已经萎缩的患者发生胃癌的时间,但不能完全阻止此类患者胃癌的发病;而在胃黏膜发生萎缩之前根除 *H. pylori* 可能阻止胃癌的发病[13]。因此,一个关键的、仍未阐明的问题是胃内其他菌群与 *H. pylori* 之间是如何相互作用的。

### (一)相关的体外研究证据

*H. pylori* 可以加速转基因 INS-GAS 小鼠胃上皮内瘤变的进程;转基因 INS-GAS 小鼠于注射 *H. pylori* 后 8 周给予抗生素的抗肿瘤效果明显好于 12 周和 22 周;同样的根除 *H. pylori* 疗法在未感染 *H. pylori* 的转基因 INS-GAS 小鼠中起到了明显延缓肿瘤进程的作用[14]。在感染 *H. pylori* 和未感染 *H. pylori* 的小鼠中早期应用抗生素能更有效预防胃癌,原因可能是早期应用抗生素也杀灭了其他有致癌潜能的微生物。

Lertpiriyapong 等[15]在转基因 INS-GAS 无菌小鼠中仅定植改良琼脂培养(ASF)的 3 种细菌,即 ASF519 梭菌属、ASF361 乳杆菌属和 ASF 拟杆菌属,形成限菌(rASF)小鼠模型;与无菌转基因 INS-GAS 小鼠相比,rASF 小鼠胃黏膜中有明显的病理变化过程,包括胃窦部炎症、上皮增生和不典型增生。尽管两组小鼠在注射 *H. pylori* 7 个月后都没有发展成胃癌,rASF 小鼠与无特定病原体(SPF)未感染 *H. pylori* 的小鼠有相似的病理变化。46% 的 rASF 小鼠、53% 注射肠道细菌和 *H. pylori* 的小鼠在菌群定植 7 个月后发展成了胃癌,而单独感染 *H. pylori* 的小鼠则没有发展成胃癌。定植 *H. pylori* 的雄性小鼠,无论是 rASF 小鼠还是定植肠道细菌的小鼠都出现了胃黏膜局部和全身性促炎性细胞因子及癌症相关基因表达增强的现象。提示单独 *H. pylori* 感染并不足以使胃癌发病,也不是胃癌发病的必要条件,其他菌群亦参与了胃癌的发病。

Lofgren 等[16]的研究显示,无菌转基因 INS-GAS 小鼠发生萎缩性胃炎和上皮内瘤变的时间比 SPF 级转基因 INS-GAS 小鼠要迟;与始终无菌的小鼠相比,小鼠单独感染 *H. pylori* 加速了胃黏膜萎缩和癌变的进程,但是与混合感染 *H. pylori* 和其他细菌的小鼠相比,单独感染 *H. pylori* 的小鼠胃炎程度较轻、肿瘤发生的时间较迟。而且雄性转基因 INS-GAS 小鼠比雌性转基因 INS-GAS 小鼠的胃内病变程度重,胃癌发生时间也较早,这点与人群中胃癌男性多于女性的现象类似。以上研究结果提示胃内其他菌群与 *H. pylori* 可以协同促进胃癌发病,胃内其他菌群也参与了胃癌的发病过程。

（二）相关的临床研究证据

Mowat 等[17]比较了根除 *H. pylori* 疗法中常用的质子泵抑制剂奥美拉唑在感染 *H. pylori* 和未感染 *H. pylori* 人群中的作用,服药期间,与未感染人群相比,感染 *H. pylori* 的人群胃内 pH 较高,胃内定植的非 *H. pylori* 菌群比例较高。一些非 *H. pylori* 菌群,包括产生亚硝基的菌群,能够将胃液中的亚硝基和含氮化合物转化成有潜在致癌作用的亚硝基化合物。健康人胃内由于胃酸的作用亚硝酸盐水平很低而检测不到,但是在胃酸过少时亚硝酸盐水平增加。这可能是胃黏膜萎缩性病变和胃癌的联系之一,潜在机制可能是胃内菌群可以产生的具有 DNA 损伤作用的活性氧和活性氮,从而促进了胃癌的发病。

最近韩国 Eun 等[18]分析了胃癌、肠上皮化生和萎缩性胃炎之间胃内菌群组成的差异。发现,包含有 *H. pylori* 的艾普西隆变形杆菌（*Epsilon proteobacteria*）所占比重最大。与萎缩性胃炎组相比,胃癌组中的杆菌含量也相对的增加。通过分析 *H. pylori* 阳性的病例,与慢性胃炎和肠上皮化生组比较,胃癌组的艾普西隆变形杆菌和螺杆菌显著减少,而杆菌类和链球菌显著增加。

我国香港地区 Li 等[19]首先比较了 *H. pylori* 阳性患者和 *H. pylori* 阴性个体间的胃内菌群组成,发现两者差异明显,*H. pylori* 阴性组的菌群种类多样性更加明显。然后,该研究又比较了 *H. pylori* 阳性患者根除 *H. pylori* 治疗前后胃内菌群的差异,结果发现,治疗后除一例根除失败的样本外,其余样本细菌多样性明显增加。根治 *H. pylori* 后,非 *H. pylori* 变形菌门、梭杆菌门和拟杆菌显著增加。最后,该研究评估胃癌发展不同组织阶段胃内菌群情况,聚类分析发现,他们按是否有 *H. pylori* 感染聚类,而不是按胃癌的不同的组织阶段聚类,胃癌组的细菌多样性明显减少。胃癌与肠黏膜化生菌群亦明显不同,而正常组织和肠黏膜化生间菌群无显著差异。

## 四、益生菌与胃癌的关系

Mahkonen 等[20]应用乳杆菌、双歧杆菌刺激人胃腺癌细胞（AGS 细胞）和转移性人胃癌细胞 NCI-N87,并检测环氧合酶 -1（COX-1）、COX-2、COX-1-IR 表达,结果显示乳杆菌刺激 NCI-N87 细胞后 COX-1 表达增加,而双歧杆菌刺激 AGS、NCI-N87 细胞后 COX-1、COX-2、COX-1-IR 表达无明显改变,提示乳杆菌可通过诱导具有细胞保护作用的 COX-1 产生,从而抑制转移性胃癌细胞生长。Kuo 等[21]对蒙古沙鼠研究发现,长期食用含双歧杆菌、乳杆菌等益生菌的酸奶可减轻 *H. pylori* 诱发的炎症反应,并抑制肠上皮化生,其机制可能与益生菌诱导 IL-10 表达升高和 TNF-α 表达降低有关。

## 五、机制探讨

胃内其他菌群与 *H. pylori* 之间如何相互作用目前仍未完全阐明。Brawner 等[22]认为,当胃内

没有 *H. pylori* 时，胃内菌群与胃黏膜和平共处。一旦 *H. pylori* 定植，即启动与胃内其他菌群的交叉对话（cross-talk）。经过数年的共同定植，胃黏膜萎缩，进而引起胃内 pH 的升高、营养物质吸收异常和先天免疫反应。这些作用促进一些细菌的过度增殖，也使得另一些细菌无法适应胃内的环境。*H. pylori* 和某些增殖的微生物诱发强烈的先天的和适应性的炎症反应，损伤上皮细胞层、建立促癌条件。定植几十年后胃内微生态失调，*H. pylori* 可能被清除，但是萎缩和外来微生物及其致癌潜力持续存在。*H. pylori* 与胃内其他菌群长期相互作用可以促进更多致癌性细菌的生长，例如可产生亚硝胺的细菌增多。同时，胃内其他菌群可使 *H. pylori* 更具有致癌潜力。

## 六、展望

近来，随着高通量测序技术的兴起，与人类健康息息相关的胃肠道微生态领域逐渐被关注，胃内其他菌群在胃癌中的作用逐渐被重视。胃内微生态在胃癌发病中的作用研究还处于起步阶段，更多的关于胃内微环境 - 宿主 - 环境之间相互作用的研究亟待进行，阐明这一作用必将为胃癌的诊断和治疗提供新的思路和希望。

（张振玉　曹伟军　刘晨晨）

## 参 考 文 献

[1] Jemal A, Bray F, Center MM, et al. Global cancer statistics. CA Cancer J Clin, 2011, 61 (2): 69-90.

[2] Kim J, Cho YA, Choi WJ, et al. Gene-diet interactions in gastric cancer risk: A systematic review. World J Gastroenterol, 2014, 20: 9600-9610.

[3] Bik EM, Eckburg PB, Gill SR, et al. Molecular analysis of the bacterial microbiota in the human stomach. Proc Natl Acad Sci U S A, 2006, 103: 732-737.

[4] Harris PR, Smythies LE, Smith PD, et al. Role of childhood infection in the sequelae of H. pylori disease. Gut Microbes, 2013, 4: 1-13.

[5] de Sablet T, Piazuelo MB, Shaffer CL, et al. Phylogeographic origin of Helicobacter pylori is a determinant of gastric cancer risk. Gut, 2011, 60 (9): 1189-1195.

[6] Sun X, Zhang M, El-Zataari M, et al. TLR2 mediates Helicobacter pylori-induced tolerogenic immune response in mice. PLoS One, 2013, 8 (9): e74595.

[7] Gebert B, Fischer W, Weiss E, et al. Helicobacter pylori vacuolating cytotoxin inhibits T lymphocyte activation. Science, 2003, 301: 1099-1102.

[8] Oertli M, Sundquist M, Hitzler I, et al. DC-derived IL-18 drives Treg differentiation, murine Helicobacter pylori-specific immune tolerance, and asthma protection. Clin Invest, 2012, 122: 1082-1096.

[9] Kao JY, Zhang M, Miller MJ, et al. Helicobacter pylori immune escape is mediated by dendritic cell-induced Treg skewing and Th17 suppression in mice. Gastroenterology, 2010, 138: 1046-1054.

[10] Murata-Kamiya N. Pathophysiological functions of the CagA oncoprotein during infection by Helicobacter pylori. Microbes Infect, 2011, 13: 799-807.

[11] Kaparakis M, Turnbull L, Carneiro L, et al. Bacterial membrane vesicles deliver peptidoglycan to NOD1 in epithelial cells. Cell Microbiol, 2010, 12: 372-385.

[12] 李琳，张国新. 胃肠道微生态与胃癌关系的研究进展. 胃肠病学，2014,(7): 432-435.

［13］ 王子恺, 杨云生 . 胃内菌群与胃部疾病关系研究现状及展望 . 中华消化杂志 , 2014, 34 (3): 210-211.

［14］ Lee CW, Rickman B, Rogers AB, et al. Helicobacter pylori eradication prevents progression of gastric cancer in hypergastrinemic INS-GAS mice. Cancer Res, 2008, 68: 3540-3548.

［15］ Lertpiriyapong K, Whary MT, Muthupalani S, et al. Gastric colonization with a restricted commensal microbiota replicates the promotion of neoplastic lesions by diverse intestinal microbiota in the Helicobacter pylori INS-GAS mouse model of gastric carcinogenesis. Gut, 2014, 63: 54-63.

［16］ Lofgren JL, Whary MT, Ge Z, et al. Lack of commensal flora in Helicobacter pylori–infected INS-GAS mice reduces gastritis and delays intraepithelial neoplasia. Gastroenterology, 2011, 140 (1): 210-220.

［17］ Mowat C, Williams C, Gillen D, et al. Omeprazole, Helicobacter pylori status, and alterations in the intragastric milieu facilitating bacterial N-nitrosation. Gastroenterology, 2000, 119 (2): 339-347.

［18］ Eun CS, Kim BK, Han DS, et al. Differences in gastric mucosal microbiota profiling in patients with chronic gastritis, intestinal metaplasia, and gastric cancer using pyrosequencing methods. Helicobacter, 2014, 19 (6): 407-416.

［19］ Li TH, Qin Y, Sham PC, et al. Alterations of Human Gastric Microbiota in Patients With H. pylori Infection and Different Stages of Gastric Carcinogenesis. Gastroenterology, 2015, 148 (4): S158-S159.

［20］ Mahkonen A, Putaala H, Mustonen H, et al. Lactobacillus acidophilus 74-2 and butyrate induce cyclooxy-genase (COX)-1 expression in gastric cancer cells. Immunopharmacol Immunotoxicol, 2008, 30 (3): 503-518.

［21］ Kuo CH, Wang SS, Lu CY, et al. Long-Term Use of Probiotic-Containing Yogurts Is a Safe Way to Prevent Helico-bacter pylori: Based on a Mongolian Gerbil's Model. Biochem Res Int, 2013, 2013: 594561.

［22］ Brawner KM, Morrow CD, Smith PD. Gastric microbiome and gastric cancer. Cancer J, 2014, 20 (3): 211-216.

第十三章

# 如何以基因组数据与简单线性实验诠释幽门螺杆菌与胃癌发病风险的生物学意义及临床价值

## 一、引言

胃癌作为一类系统性疾病,由于其生物学行为和临床病理学特征的多样性,导致其临床表现极为复杂。基于我们目前认识和技术水平的限制,现有的诊疗手段难以获得满意的防治效果。因此,用系统生物医学或整合医学的观点及研究方法认识胃癌发生发展的规律不仅是肿瘤生物学研究的主要内容,也是未来医学发展的基础[1,2]。

在以往临床和实验研究工作的基础上,人们逐步认识到胃癌的发生与发展是环境与遗传因素相互作用的结果。我们针对胃癌的环境致病因素,如叶酸缺乏、幽门螺杆菌(H. pylori)感染、放射性损伤与细胞的相互作用,利用基因组测序获得基因突变数据结合体外培养细胞和肿瘤组织标本中基因表达调控的变化,确定机体的遗传背景与这些因素的相互作用,在 DNA、RNA 和蛋白水平上分析其与肿瘤发生发展的规律。

已有的大量研究结果表明,环境致病因素是先决致病条件作用于遗传物质,造成 DNA 的损伤,机体的反应是致病的必备条件,特别是基因表达的异常与生物学行为密切相关。细胞或机体生物学特性改变的基础是 DNA 损伤后的基因表达调控异常[3,4]。其中 H. pylori 感染与胃癌的关系,以往的多数研究聚焦流行病学和临床对 H. pylori 的清除方面。随着基因组学、蛋白质组学和代谢组学研究工作的开展及其在消化系统疾病研究领域的渗透,我们通过临床问题与科学兴趣的整合,技术与资源的集成,实验室研究与社会化技术服务体系的运行相结合开展工作。

我们通过构建胃癌差异基因表达谱和全外显子测序数据的整合分析,对 H. pylori 感染在胃黏膜病变演化和细胞癌变中的作用及机制进行了比较系统的分析。鉴定出一组分子标志物,MT-2A、MUC17 和 ATP4B 的异常表达与胃黏膜病变演化和细胞癌变密切相关,并确定 H. pylori 感染可导致包括黏蛋白 MUC17 在内的一组重要基因或蛋白表达变化参与炎症相关的信号通路调控。

在此基础上,我们进一步利用胃癌基因突变谱与基因表达谱的数据分析了 *H. pylori* 感染与 MUC17 基因表达调控的关系,其中对基因突变和表达调控异常与胃黏膜病变演化以及在细胞癌变中的作用机制进行了系统阐述,为认识 *H. pylori* 感染与胃黏膜病变演化的关系及胃癌的有效防治提供理论依据。现从以下几个方面阐述并探讨这一问题。

## 二、不同临床病理学特征胃癌基因组变异谱分析

通过胃癌综合治疗临床方案的优化和研究队列的建立及资料数据化管理,建立了多中心的胃癌临床研究队列,完善了临床研究数据的标准化、规范化采集。通过系统的比较分析,初步明确了 WHO 组织学分型、分级及 Lauren 分型与临床预后的关系,进一步针对传统病理学分型存在的问题,提出了修改意见和建议方案,为推进分子分型研究的发展奠定了基础。通过系统分析整理临床病理资料,明确了胃癌组织学分型的特征与不同组织学分型标准之间的对接转换标准;统一了本项目胃癌组织学类型的 WHO 和 Lauren 分型标准,为资源和数据的整合奠定了重要的基础。通过系统的比较分析,明确了 WHO 组织学分型、分级及 Lauren 分型与临床预后生存的关系,为进一步确认传统病理学分型存在的问题,提出修整意见和方案,做了基础性的工作,同时也验证了我们制定的胃癌病理学分型建议的临床指导性意义[5]。

构建了基于自然人群和临床研究队列的胃黏膜不同阶段病变基因表达谱,确定参与黏膜屏障、分泌功能、应激反应的一组分子标志物在胃癌早期防治中具有重要意义。采用基因组和蛋白组学的技术方法,分别在 mRNA 和蛋白水平克隆或鉴定出一组新的肿瘤相关基因 *MMP11*、*P42.3/TS/MDEP*、*AMP-18* 和 *CYR61*。这些基因已初步确定具有重要的生物学功能并在肿瘤的发生发展中起作用。利用蛋白质组学技术和资源的优势,通过整合临床问题和实验室长期的研究积累,发现 AMP-18/GKN 可能是一个胃癌特异性分子标志物,以及胃黏膜上皮细胞特异性表达蛋白 AMP-18 在细胞癌变中的作用及调控机制。利用功能蛋白质组学研究方法,系统阐述了 AMP-18 是一个胃黏膜上皮细胞特异性表达的自分泌蛋白,通过与一个已鉴定的膜受体复合物发挥作用并具有组织特异性。AMP-18 在胃癌组织和细胞系中表达明显下调,外源性 AMP-18 具有抑制胃癌细胞体外和体内的增殖能力,这一作用主要是通过诱导细胞老化实现的,并与细胞中激活的 p16/Rb 信号通路密切相关。这一结果为系统阐述胃黏膜病变演化、转归,细胞癌变和肿瘤的发生发展的关系提供了重要线索和思路。根据 AMP-18 的生物学作用具有较特异的选择性并有可能成为个体化肿瘤防治的分子靶标[6-9]。依据这些简单的线性实验观察结合基因表达谱分析确定胃黏膜细胞病变演化过程中参与的异常基因表达及相关信号通路,特别是黏膜屏障、分泌功能、应激反应几类基因在胃黏膜病变的早期即有明显的改变,这一结果提示任何外界的致病因素只是导致发病的先决条件,而不一定是必备的条件[10]。

## 三、个体基因突变与幽门螺杆菌感染风险的关系

已有的资料表明,在我国随着冰箱的普及和食品的标准化,胃癌的发病率可能趋于稳定或下降,或由于其他肿瘤发病率的上升导致胃癌发病率的相对变化。但是,目前关于胃癌的研究主要集中在流行病学和 *H.pylori* 方面。基于我国农村人口数量巨大,卫生条件和聚餐习惯未改变这一状况,*H.pylori* 感染率较高并考虑 *H.pylori* 作为一个潜在的胃癌危险因素已有一些与肿瘤相关的研究资料,但是关于 *H.pylori* 在致癌过程中的作用机制缺乏足够的实验证据。另外,胃癌作为一种环境与遗传因素交互作用导致的动态演化性疾病,无论是基于自然人群还是临床病例的研究工作都需要加强生物学作用和分子机制的阐述。

我们以往的研究表明,叶酸缺乏与胃黏膜病变和肿瘤的发生发展密切相关。在此基础上,我们利用基因表达谱分析发现胃癌细胞系和组织中叶酸受体基因的表达水平明显降低。通过进一步分析叶酸受体基因的变异和多态性,在非编码区发现了一个新的多态位点 1314G,通过病例对照多因素分析研究,确定携带 1314AG 和 1314AA 基因型的个体发生胃癌的风险比 1314GG 基因型的个体高 1.54 倍。这一位点可能与叶酸受体基因的表达有关。我们的结果也提示大蒜素可能通过上调叶酸受体基因表达而增加机体对叶酸的摄入以防止叶酸缺乏,进而发挥对肿瘤的预防作用[11]。

我们的研究发现,DNA 损伤修复基因 *polβ* 在人类胃癌细胞系、原发性胃癌及不同阶段胃癌前病变中存在高频率的点突变,其中主要的热点突变是 889 位核苷酸的 T 变 C,导致其编码的 259 位氨基酸由亮氨酸变为丝氨酸。生物信息学分析提示二级结构已发生了改变。该突变形式分别存在于胃癌细胞系及在原发性胃癌、不典型增生和肠化生组织中检测到。提示 *polβ* 基因变异可能是胃癌的早期分子标志之一。以上研究的结果提示,该基因的变异导致细胞对 DNA 损伤的修复异常。其结果是导致多基因变异并造成累积效应。这可能是细胞癌变的一个必备条件。无论是从基因的量变还是质变来看,这一过程受体内和体外诸多因素的调节,基因表达谱能够较全面地反映其中的生化代谢和生理活动,由此可以了解细胞增殖与分化平衡的维持是如何通过多种类型基因表达网络的调控来实现的[12]。

最近,我们通过胃癌全外显子测序分析观察到 A(A>C)G 的突变与 *H.pylori* 感染相关。在上皮来源的肿瘤细胞中,特定的突变谱常与某种刺激因素有关,因此 Alexandro 等将癌症根据突变类型分为了 21 种突变特征,并分析了与其相关的因素,如年龄、吸烟等。我们将胃癌按近端、远端、肠型、弥漫性分为四个亚型,测序与分析数据显示,胃癌与 C(C>T)G 和 A(A>C)G 的突变类型相关,*H.pylori* 和 EBV 感染是胃癌的主要病因之一,在我们的队列中,*H.pylori* 和 EBV 的感染率分别为 10.1% 和 24.0%。进一步分析显示,A(A>C)G 的突变与 *H.pylori* 感染有关($P=0.001$),但与 EBV 感染无关($P>0.05$)。进一步,我们在 4 种胃癌亚型中分析了基因突变类型,发现 A(A>C)G 的突变在胃窦 - 肠型胃癌中较其他 3 型胃癌更为显著,说明这一型的胃癌与 *H.pylori* 的关系更为密切。该结果与流行病学报道一致,即 *H.pylori* 是远端肠型胃癌(包括胃窦癌)的危险因素。Alexandro 等报道在肝癌和食管癌中也存在这种突变特征,其他研究也表明 *H.pylori* 感染是肝癌和食管癌的致

病因素,进一步说明(A>C)G的突变与 *H. pylori* 感染相关;这一结果的生物学机制有待深入分析。

## 四、MUC17基因突变及调控与幽门螺杆菌感染的关系

黏蛋白家族(MUCs)是胃黏膜屏障的主要组成部分,是一类高分子量糖蛋白,通过特殊的上皮细胞表达。黏蛋白家族分为分泌型黏蛋白和跨膜型黏蛋白。*H. pylori* 通过利用黏附素或非黏附素的途径结合胃上皮细胞,定植于胃黏膜表面。黏蛋白作为胃黏膜保护屏障的主要成分,它们可以限制细菌对上皮细胞表面的黏附或侵入。目前针对黏蛋白家族和 *H. pylori* 之间关系的研究主要集中在分泌型黏蛋白上,跨膜型黏蛋白和 *H. pylori* 交互作用是否在胃癌中发挥作用仍不明确。本研究探讨了黏蛋白17(MUC17)在胃癌中异常表达和调控与 *H. pylori* 感染的关系。

我们采用定量PCR(qPCR)、蛋白质印迹法(Western blotting,又称Western印迹法)和免疫组织化学等检测分析 *H. pylori* 感染的胃癌组织细胞中MUC17和CEACAM1的表达,以及检测 *H. pylori* 感染过表达或干扰MUC17或CEACAM1后,细胞中MUC17与CEACAM1表达的变化;通过甲基化特异性PCR、硫化测序及染色质免疫共沉淀-qPCR分析 *H. pylori* 感染的胃癌组织细胞中MUC17基因的DNA甲基化状态;应用MTT和克隆形成实验检测MUC17对 *H. pylori* 的胃癌细胞生长的影响,探讨MUC17在胃癌中的生物学功能。

我们通过体外细胞模型实验结果观察到 *H. pylori* 感染促进胃癌细胞增殖,下调MUC家族成员MUC13、MUC17和MUC20表达,其中MUC17最为明显。MUC17在 *H. pylori* 感染的胃癌组织中呈低表达状态且与不良预后相关。其中,*H. pylori* 感染的胃癌组织MUC17普遍低表达或不表达,启动子区CpG岛呈现DNA高甲基化状态。去甲基化药物5-氮杂-2'-脱氧胞苷(5-aza-2'-deoxycytidine,5-Aza)处理可逆转上调MUC17在 *H. pylori* 感染的胃癌细胞中的表达。同时确定在 *H. pylori* 感染的人胃癌细胞系BGC823和SGC7901中干扰MUC17,可导致细胞的增殖能力较空载对照显著增强,细胞内 *H. pylori* 表达明显增加($P<0.01$)。而过表达截短型MUC17后,可导致细胞的增殖能力较空载对照显著减弱,细胞内 *H. pylori* 表达明显减少($P< 0.01$)。

进一步通过分子调控机制的分析,发现在胃癌细胞中干扰MUC17、CEACAM1的表达明显增加($P<0.01$)。而过表达截短型MUC17后,CEACAM1的表达显著减少($P<0.01$)。MUC17负调控胃癌中CEACAM1主要的表达剪辑变异体CEACAM1-3S的表达。在胃癌细系中下调或过表达MUC17与CEACAM1-3S,经 *H. pylori* 感染后,相比于单独干扰MUC17的胃癌细胞,联合干扰MUC17和CEACAM1-3S的表达阻止 *H. pylori* CagA转运进入细胞。相反,相比于T-MUC17过表达的胃癌细胞,联合过表达T-MUC17和CEACAM1-3S的胃癌细胞中检测到的 *H. pylori* CagA信号明显增强。发现在胃癌细胞中干扰MUC17后导致p65在细胞核的表达增加,而过表达截短型MUC17后在p65的表达细胞质中增加。双荧光报告基因和染色质免疫共沉淀分析提示p65与CEACAM1基因的启动子区活性有明显相关性。

我们的结果表明,*H. pylori* 感染后MUC17表达下调,并呈现表观沉默现象,受其启动子区DNA甲基化调控;MUC17通过阻止 *H. pylori* CagA转位而抑制其促进胃癌细胞增殖的作用;在胃

癌细胞中,MUC17 通过下调 NF-κB 介导的 CEACAM1-3S 的表达从而抑制 *H. pylori* CagA 转运[13]。

## 五、大蒜素调控 MT-2A 对黏膜屏障和炎症信号通路的影响

为了明确胃黏膜病变演化和肿瘤发生发展的分子机制,利用基因组学、蛋白质组学、生物信息学分析方法和传统的实验室研究技术,在系统生物学观点的指导下进行了系统的研究。通过对胃癌及癌前病变组织和经大蒜素处理胃癌细胞中一组重要生物学功能的基因变化进行了分析,鉴定出一组在胃癌、癌旁形态学正常和非癌患者正常胃黏膜组织比较的差异表达基因,确定参与细胞黏膜屏障和应激的基因发生了明显的改变,其中 MT-2A 基因表达水平降低与胃黏膜病变演化和肿瘤的生物学行为密切相关。

确定胃癌中 MT-2A 基因低表达可能是细胞癌变的起始靶点,金属硫蛋白(MT)是广泛存在于生物界、参与生命活动的低分子量蛋白质,具有储存、转运重金属和清除氧自由基等生物学效应。在建立胃癌基因表达谱的基础上,确定基因表达水平在癌组织中明显低于癌旁组织。通过组织微阵列技术对胃癌、肠上皮化生和正常胃黏膜组织中彝族基因表达的分析,确定胃癌组织中 MT-2A 和 IκB 和表达水平明显低于癌旁正常胃黏膜组织。这一结果也在胃癌细胞系中得到证实。基因表达谱的结果显示癌旁形态学正常组织中 MT-2A 表达水平高于非癌患者正常胃黏膜组织,其中肠上皮化生和癌旁形态学正常组织中 MT-2A 基因表达水平的趋势一致。这一结果提示 MT-2A 基因可能是细胞癌变的一个起始靶点,这一结果为进一步阐明 MT 基因表达水平改变与胃黏膜损伤修复、应激反应和黏膜屏障功能的关系提供了重要的线索。为进一步明确 MT-2A 基因下调与胃癌细胞分化程度和预后的关系,我们通过系统的研究,确定在胃癌组织和细胞系中 IκB 和 MT-2A 表达水平低于正常胃黏膜组织,这一结果提示 MT-2A 基因的表达下调可能与 IκB 的降解有关。我们的结果提示大蒜素通过诱导 MT-2A 基因的表达而影响 NF-κB 通路起作用,导致细胞周期蛋白 D1 (cyclin D1)表达下调。同时进一步确定在胃癌组织中 MT-2A 表达明显低于正常胃黏膜组织,特别是通过比较晚期胃癌 MT-2A 表达的变化,发现表达 MT-2A 的病例 5 年存活率明显高于不表达组。有关 MT-2A 与细胞增殖、分化和癌变的关系在学术上争议较大,特别是近年来 MT-2A 是机体抗病保护性因素的报告不断增加,我们近期的研究结果表明 MT-2A 的异常表达在胃癌的发生发展中起重要作用[14-16]。

我们发现大蒜素通过 MT-2A 调控多条代谢通路发挥其抗肿瘤的生物学作用,胃癌细胞受大蒜素处理后 48h,细胞出现明显的形态学改变时 MT-2A 表达水平明显增加并导致 NF-κB 活性降低。进一步明确了大蒜素通过影响 MT-2A/NF-κB、cyclin D1、Bcl-2/caspase3 等靶点起作用。这些基因的改变与诱导胃癌细胞的周期阻滞和凋亡有密切关系。进一步的实验观察到 MT-2A 表达水平与化疗药物的敏感性有关。以上结果为我们进一步深入研究细胞癌变和胃癌发生的分子机制提供了重要的线索,目前的研究重点是明确 MT-2A 基因与 *H. pylori* 损伤胃黏膜过程中胃黏膜的应激反应和黏膜屏障功能的关系,有待进行深入探讨。

## 六、展望

我们通过整合分析外显子测序数据,构建了4种亚型的胃癌(近端肠型和弥漫型胃癌、远端肠型和弥漫型胃癌)的基因突变图谱。发现(A>C)G的突变特征与 *H. pylori* 感染相关,且这一特征在近端肠型胃癌最为明显。这一结果提示4个亚型的胃癌各具特征突变基因和信号通路,表明这4种亚型的胃癌发病机制存在差异。基于生活水平低的时候,*H. pylori* 感染率较高,胃癌多发于远端;当生活水平快速提升,*H. pylori* 感染率明显下降,近端胃癌的比率有明显增加的趋势。另一方面,中国人群和西方人群的胃癌突变特征存在差异,且这些差异基因多参与"压力应答过程",提示在胃黏膜细胞癌变和胃癌的发生过程中,*H. pylori* 可能是一个先决条件,是否为必备条件有待深入探讨。特别是基于中医的认识,内伤脾胃、百病由生。因此,胃黏膜屏障功能与 *H. pylori* 感染的关系需要高度关注。

(吕有勇)

## 参 考 文 献

[1] 吕有勇. 从幽门螺杆菌感染与机体的相互作用认识其致病的分子机理. 中华医学杂志, 2002, 82 ( 增刊 ): 20-21.

[2] 吕有勇. 关于我国胃癌基础与临床研究模式的思考. 中华医学杂志, 2006, 86 (46): 3245-3248.

[3] Zhang L, Jia G, Li W, et al. Alteration of ATM gene occurs in cell lines and primary tumors associated with cellular response to DNA damage of human gastric cancer. Mutation Res, 2004, 557: 41-51.

[4] Tang Z, Zhao M, Ji J, et al. Overexpression of gastrin and c-met protein involved in human gastric carcinomas and intestinal metaplasia. Oncology Report, 2004, 11: 333-340.

[5] 于颖彦, 吕有勇, 等. 胃癌病理分型和诊断标准的建议. 中华病理学杂志, 2010, 39 (4): 266-269.

[6] Zang SZ, Guo RF, Zhang L, et al. Integration of statistical inference methods and a novel control measure to improve sensitivity and specificity of data analysis in expression profiling studies. J Biomed Inform, 2007, 40: 552-560.

[7] 安娟, 郭瑞芳, 张亮, 等. 早期生长反应因子1在消化系统肿瘤中的异常表达及其生物学意义. 中华医学杂志, 2008, 88 (20): 1384-1389.

[8] 严志, 臧师竹, 郭瑞芳, 等. 基于胃癌基因表达谱的肿瘤分化程度标志基因的鉴定. 中华检验医学杂志, 2010, 33 (11): 2054-1060.

[9] Xing R, Zhang J, Kang B, et al. Gastrokine 1 induces senescence through p16/Rb pathway activation in gastric cancer cells. Gut, 2012, 61 (1): 43-52.

[10] Zang S, Guo R, Xing R, et al. Identification of Differentially-expressed Genes in Intestinal Gastric Cancer by Microarray Analysis. Genomics Proteomics Bioinformatics, 2014, 12: 276-283.

[11] Zhang G, Zhang Q, Miao X, et al Polymorphisms and mutations of the folate receptoralpha gene related with risk of gastric cancer in Chinese population. Inter J Mol Med, 2005, 15 (4): 627-632.

[12] Tan X, Zhao M, Pan K, et al. Frequent mutation related with overexpression of DNA polymerase beta in primary tumors and precancerous lesions of human stomach. Cancer Letters, 2005, 220: 101-114.

[13] Lin S, Zhan Y, Hu Y, et al. Epigenetic downregulation of MUC17 by H. pylori infection facilitates NF-κB-mediated expression of CEACAM1-3S in human gastric cancer. Gastric Cancer, 2019, 22 (5): 941-954.

[14] Pan Y, Huang J, Xing R, et al. Metallothionein 2A inhibits NF-kappaB pathway activation and predicts clinical

outcome segregated with TNM stage in gastric cancer patients following radical resection. Journal of Translational Medicine, 2013, 11: 173.

［15］ An J, Pan Y, Yan Z, et al. MiR-23a in Amplified 19p13. 13 Loci Targets Metallothionein 2A and Promotes Growth in Gastric Cancer Cells. Journal Cell Biochem, 2013, 114 (9): 2160-2169.

［16］ Pan Y, Lin S, Xing R, et al. Epigenetic Upregulation of Metallothionein 2A by Diallyl Trisulfide Enhances Chemo-sensitivity of Human Gastric Cancer Cells to Docetaxel through Attenuating NF-kappaB Activation. Antioxid Redox Sign, 2016, 24 (15): 839-854.

第十四章

# 中医与胃生态

## 一、概述

　　中医药作为中华民族独特的传统医学，其理论博大精深，实践简便验廉，数千年来作为驱除病邪、维系健康的重要手段，不仅造福广大华夏子孙，同时也逐渐为国际社会所瞩目，成为现代医学深入挖掘的宝库。中医药理论基于长期的实践经验，中医药物取材源自丰富的自然资源，植物、动物、矿物、菌类及某些代谢产物，加之复方的配伍，使得中药作用机制十分复杂。近年来，胃肠微生态研究持续保持热度，通过对胃肠道内定植菌、过路菌以及它们同宿主之间相互作用的研究，人们逐渐认识到人体健康的稳态、疾病的发生和转归与之息息相关[1,2]，胃肠道菌群及其代谢产物与宿主和环境共同构成了一个动态平衡的系统，深入影响人体的代谢、免疫，并且参与或干扰药物代谢[3]。

　　中医药因其人与自然的整体观、阴阳消长的平衡观等理念，与胃肠微生态的联系越来越紧密。中药一般以口服的形式进入体内，在胃肠道内不可避免与菌群相互作用，中药的成分必须经过胃肠道菌的作用才能被吸收[4]。胃肠道菌群对口服中药的药理作用的发挥起着重要作用，同时中药有助于维持机体胃肠道菌群的平衡。近年来，有关胃肠微生态的中医认知，中医药调节胃肠微生态及人体状态、治疗疾病的基础和临床研究层出不穷，胃肠道微生态不仅成为解读中医理论的切点、中药干预的靶点，同时也成为解答中医药作用机制的重要路径。

## 二、胃生态的中医认识

### （一）整体观念与胃生态

中医理论认为人体以及人与自然和社会环境均是统一的整体，这是中医理论的核心之一。这种整体性、统一性是处在阴阳平衡的动态变化之中的，是在不断适应自然、社会环境的过程中动态调节的，即"天人相应"。微生态学是研究生物体与其内环境的微生态平衡、微生态失调及微生态调整的理论与实践的学科[5]。其中消化道作为与外界相通的窍道，既是水谷纳入、腐熟、去糟取精的通路，也是最主要的微生物寄居场所。各类微生物不但在消化道内形成相对稳定的群落，并且与过路菌、外源致病菌、条件致病菌间相互影响，保持动态恒定。人体自身的生活起居习惯、所摄入的饮食及药物、生活环境的不同，造就了体内微生态多样性的同时，微生物也同时参与人体营养、代谢、免疫及内分泌调控等多种生理过程[6]。消化道微生态是构成人体微生态的重要部分，同时也是连接人体与外部环境的主要桥梁。因此，人体与体内微生物是一个相互影响的整体，人体与环境微生物亦构成一个互为依存的平衡系统，二者之间整体而有机统一。

### （二）阴阳理论与胃生态

中医阴阳理论是认识一切事物和现象的矛盾双方的概括，是中医理论的辨证性纲领。"阴阳者，天地之道也，万物之纲纪，变化之父母，生杀之本始"（《素问·阴阳应象大论》），阴阳相互对立、相互依存、互为消长、互相转化的观点，应用于人体组织结构、生理功能、病理变化的认识，同时亦用于疾病的诊断和指导治疗用药。正常人体应当保持"阴平阳秘，精神乃治"的健康状态，一旦平衡被破坏而出现阴阳的偏盛偏衰，都会引起疾病，"阴胜则阳病，阳胜则阴病""阳损及阴，阴损及阳"。胃肠微生态中各类微生物保持此消彼长的动态平衡，微生态失调、紊乱是人体内微生物致病的基本原因，如抗生素所导致的菌群紊乱，以及免疫功能或胃肠道感染性疾病、自身免疫病所造成的菌群比例失调等。因此，胃肠不同微生物群落构成了胃微生态的"阴阳"属性，即菌群之间有差异，且存在相互依存、相互竞争的关系，同时其动态平衡状态是保持机体健康稳态的要素，即"阴平阳秘"。

### （三）正邪理论与胃生态

正邪是中医理论对人体和致病因素之间关系的概括。正气主要指人体正常的生理功能，尤其是对内外界环境的适应、防御、调节及康复能力；邪气则泛指各类致病因素[7]。发病即是正邪交争、博弈的过程，即所谓"正气存内，邪不可干，邪之所凑，其气必虚"，扶正祛邪是防治疾病的重要原则。在人体与微生态的关系中，无论是人体自身微生态，还是外环境与人体，均存在着正邪理论与微生态平衡的互通。胃肠道内定居的正常菌群随着人体的生长发育，从参与早期生理调节起，逐步参与营养、免疫及抵抗病原体的生理功能[8]，即可视为人体"正气"的一部分；外源性致病菌侵袭如幽门螺杆菌感染，胃肠道内某些微生物在特定条件下过度繁殖或其产生的有害物质蓄积，造成菌群失调，均可引起疾病，即"邪气"的一种表现。邪气既可以是外邪，如经口传播的幽门螺杆菌，亦可以是内生邪气，如胃肠道内定居的条件致病菌。正常菌群占优势，致病菌及条件致病菌被免疫功能清除或处于劣势,则"正气存内,邪不可干";而有害菌群处于优势,正常菌群种类、数量受到影响,疾病发生,则"邪之所凑,其气必虚"。这种微生态系统正常菌和有害菌之间的平衡或失调,即中医正邪理论的微观机制。

对于胃肠微生态失调,目前主要采用清除有害菌或补充微生态制剂治疗的方法。在幽门螺杆菌感染的治疗中,除进一步优化根除治疗方案外,益生菌的作用也日益受到关注。研究发现,幽门螺杆菌感染可改变胃内微生物的组成、丰度和多样性,根除幽门螺杆菌后同样引起胃内微生态的改变[9],而补充益生菌尽管在直接根除幽门螺杆菌方面作用有限,但有益于提高根除率、减少不良反应[10]。以抗生素为主的根除治疗和补充益生菌的疗法与中医"扶正祛邪"的治疗理念相通。

### (四) 脾胃学说与胃生态

脾胃学说是中医对脏腑生理病理认识的重要部分,其源于《内经》《难经》,成于金元时期,随后不断充实和发展。脾胃为后天之本,为"气血生化之源","脾胃之气既伤,元气亦不能充,而诸病之由生,扶正必先补脾土",即脾胃虚弱或功能失常,食物不能得到充分的腐熟,食物中的精微营养不能得以输布周身,则导致各种疾病。恢复正常的脾胃功能,可以恢复机体正气,从而充养五脏六腑,维系人体健康。

人体胃肠道内正常菌群亦如同脾胃生成和运化水谷精微一般,参与人体营养及消化吸收的生理过程,如维生素合成、脂代谢调节、短链脂肪酸合成、胆盐降解等[11]。胃肠道微生态失调,也会引起消化、吸收功能的障碍,并且与多种疾病的发生和发展有关,即"脾胃虚弱、百病由生"[12]。目前研究认为,脾虚证、脾胃湿热证与菌群失调关系密切,其不仅体现在患者及模型动物中上述两个证候的肠道菌群存在双歧杆菌等益生菌数量减少而条件致病菌数量增多,同时也体现在健脾和清热化湿药物能够恢复菌群平衡,因此微生态也被认为是中医脾虚证生物学基础研究潜在的突破点[13]。亦有观点总结认为,中医脾胃健运与胃肠道微生态在生理上共健共调共平衡,在病理上共弱共衰共失衡,在治疗中脾胃健运是调理微生态失调的基本治法[14]。

对于幽门螺杆菌感染患者而言,外邪侵袭导致脾胃疾病,其胃内菌群多个分类水平存在不同程度的失衡[15,16],在初次治疗过程中补充益生菌能够提高根除率,并减少不良反应[17]。脾胃湿热证是幽门螺杆菌感染后最主要的证候[18],是正邪交争最剧烈的阶段[19],因此清热化湿是幽门螺杆菌感染活动期最常用的中医治法。但根除治疗可影响胃肠微生态,使某些条件致病菌如大肠杆菌、志贺菌比例上升;根除治疗后口腔和下消化道菌群完全恢复至治疗前水平最长所需时间可达4年[20]。可以看出,抗生素作为清除细菌的"祛邪"药,在根除幽门螺杆菌的同时,在一定程度上损伤脾胃正气的重要部分——胃肠道正常菌群平衡。因此,通过健脾益气治法,如六君子汤及其加减方以恢复脾胃运化、重建菌群平衡[21],是中医药治疗幽门螺杆菌感染相关疾病的另一重要切入点。


## 三、中医药调节胃生态的基础研究进展

由于胃内的高酸环境,以往认为胃内并无细菌定植,直至幽门螺杆菌的发现将这一认知打破。随着高通量测序等新技术的应用,研究者发现胃内还有诸多细菌,构成胃内微生态环境。中医药作

用于消化道微生态的基础研究多关注不同功效中药及其复方对健康和疾病状态下肠道菌群多样性的影响，以及中药药效的微生态机制。近年来，随着幽门螺杆菌感染、胃生态在上消化道疾病中作用的认识逐渐深入，中医药研究也逐渐着眼于胃内微生态，发现不同功效药物对胃生态的调节作用。

一方面，具有健脾益气功效的中药或复方能够促进有益菌群的增长，恢复菌群平衡，体现了中药"扶正"作用。实验发现，正常动物灌服健脾益气中药后，肠道乳杆菌、双歧杆菌数量较灌服前明显增加，肠球菌数量明显减少[22]；疾病模型动物如脾虚证模型大鼠肠道菌群多样性较造模前显著下降，健脾益气代表方四君子汤能够提高肠道菌群多样性，尤以提高双歧杆菌和乳杆菌数量为主[23,24]；对于克拉霉素造成的实验动物菌群失调，四君子汤能扶植肠道正常菌群生长，促进肠黏膜损伤修复[25]。在幽门螺杆菌感染造成的菌群失衡中，六君子汤可以通过扶植胃内正常菌群，改善胃内微生态环境，来有效地阻止幽门螺杆菌在胃内定居或增殖。单味健脾中药如山药、薏苡仁可提高双歧杆菌和乳杆菌数量，减少肠杆菌与肠球菌，使肠道微生态趋于平稳[26,27]。

另一方面，与"扶正"法相对的，具有"祛邪"作用的中药及其复方，也表现出对胃肠道菌群的调节作用。如源自《伤寒论》的清热泻下经典方剂大承气汤、小承气汤和调胃承气汤均能显著降低便秘小鼠大肠杆菌菌量，调胃承气汤能够显著增加双歧杆菌、乳杆菌、拟杆菌的菌量，对于恢复肠道菌群失调有意义[28]。具有清热杀虫功效的土荆芥可以改善幽门螺杆菌感染对肠道菌群的影响，增加菌群多样性[29]。治疗寒热错杂证的代表方剂半夏泻心汤能够促进幽门螺杆菌感染后双歧杆菌和乳酸菌的增长，并促进纤维素酶及淀粉酶活性的恢复[30]。但也有研究发现，清热解毒类方剂如黄连解毒汤对肠道益生菌有抑制作用，尤其是大剂量和中剂量使小鼠肠道双歧杆菌和乳杆菌等益生菌数量下降[31]，这可能与药物剂量有关，提示大量使用苦寒祛邪类中药损伤正气，会抑制正常菌群的生长，反而造成菌群失调。

## 四、中医药调节胃生态的临床研究进展

中医药调节胃肠道微生态的临床研究涉及诸多疾病，在消化系统疾病领域，主要关注功能性胃肠病、炎症性肠病，以及幽门螺杆菌感染。

研究发现，慢性腹泻及老年功能性便秘患者以脾胃虚弱为主，常伴有优势菌群比例失调，常驻菌群明显减少，其中厌氧菌数量下降最为显著。中医药辨证施治在改善临床症状的同时，对胃肠道菌群具有调节作用。祝丽超等[32]招募虚寒型泄泻患者60例，随机分为2组，以真人养脏汤合参苓白术散加减联合蒙脱石散、甲硝唑治疗，对照组给予蒙脱石散、甲硝唑，试验组临床症状及体征评分，肠杆菌、肠球菌、乳杆菌、双歧杆菌改善情况均显著优于对照组。张双喜[33]将118例慢性功能性便秘老年患者随机分为两组，同时给予膳食管理、运动指导、建立良好排便习惯，药物治疗上治疗组给予济川煎联合琥珀酸普芦卡必利，对照组给予麻仁胶囊联合琥珀酸普芦卡必利，结果治疗后肠道厌氧菌群（乳杆菌、双歧杆菌等）数量较治疗前均明显增加，需氧菌群（酵母菌、肠杆菌等）数量较治疗前均明显降低，观察组较对照组改善更明显。中药神曲水煎液口服联合蒙脱石散治疗肠易激

综合征,粪便中乳杆菌明显增多,双歧杆菌增加,肠杆菌减少,表明中药神曲有调节肠易激综合征患者肠道菌群的作用,能增加肠道有益菌的数量[34]。

目前临床关于中药对于幽门螺杆菌感染后胃肠微生态的研究相对有限。近期一项研究发现,中药益气活血汤联合三联疗法治疗幽门螺杆菌相关性消化性溃疡,不仅能够提高根除率,且其肠道内的阳性杆菌、阴性杆菌及阴性球菌的稀释培养计数均少于三联对照,提示改善患者肠道菌群生态状况[35]。尚需要更多的临床研究来探索中医药在幽门螺杆菌感染治疗的不同环节对胃肠道微生态的影响。

## 五、展望

微生态学研究的快速进展不断为我们打开新的图景。人体同环境的相互影响、机体各系统间微生态的动态平衡、微生态在健康和疾病状态下扮演的不同角色以及药物对微生态的干预作用和微生态对药物代谢的影响等,共同构成了动态而复杂的微生态系统。中医天人合一、整体论治以及对病因正邪因素的认识,与微生态学的某些理念具有共通之处,且越来越多的研究从基础和临床出发,不断丰富中医、中药的微生态内涵。作为药物探索的重要资源库,同时作为重要的非抗生素治疗方法,中医药在幽门螺杆菌感染等直接与微生态相关的疾病中具有极大的潜力,成为相关疾病防治的新路径之一。

目前,关于胃生态的中医药研究仍然多处于效应观察和简单机制研究阶段。一方面,由于胃生态及中药复方均为多因素系统,其交互作用机制更为复杂;另一方面,胃黏膜菌群的研究仍局限于优势菌种构成探究及其在健康/疾病状态下的构成变化,具体发挥怎样的致病机制仍不清楚。中医药效应的观察也多集中在肠道微生态,对于胃生态的研究数量还不多、深度还不够。此外,中药通过何种途径调节肠道菌群的失调状态?经过肠道菌群代谢后,中药的哪些有效成分发生了变化?有哪些中药的毒性会增强?另外,肠道菌群种类和生物学特征十分复杂,很难找到完全模拟人肠道内环境的实验模型[36]。因此,中医胃生态的研究应在充分结合二者理念、思路下,在进一步完善胃生态系统研究的基础上,尝试以中医理论为指导(如肺与大肠相表里等脏腑理论、证候学),从新的角度探讨胃生态在疾病中的作用,同时从微生态平衡角度寻找中药作用靶点、揭示中药作用机制,并开展相应的循证医学研究,为中医药作为防治幽门螺杆菌感染等疾病的重要手段提供依据。

（张学智）

## 参 考 文 献

[1] Nicholson JK, Holmes E, Kinross J, et al. Host-gut microbiota metabolic interactions. Science, 2012, 336 (6086): 1262-1267.

[2] Postler TS, Ghosh S. Understanding the Holobiont: how microbial metabolites affect human health and shape the immune system. Cell Metab, 2017, 26 (1): 110-130.

[3] 金莎莎,王琪珍,凤娇,等.肠道微生态对药物代谢的影响.上海医药,2018, 39 (15): 22-24, 28.

[4] 钱麟.肠道菌群与中医药治疗疾病相关性研究进展.浙江中西医结合杂志,2018, 28 (7): 606-610.

［5］黄穗平.微生态学与中医学关系及肠道菌群对中药药效影响作用.兰州:中华中医药学会脾胃病分会第二十次全国脾胃病学术交流会, 2008.

［6］刘乐,陈烨.肠道微生态的生理学研究进展.临床内科杂志, 2016, 33 (10): 653-655.

［7］刘又嘉,龙承星,贺璐,等.中医正邪理论的微生态学思考.中国微生态学杂志, 2017, 03: 367-369, 373.

［8］Dominguez-Bello MG, Godoy-Vitorino F, Knight R, et al. Role of the microbiome in human development. Gut, 2019, 68 (6): 1108-1114.

［9］王欢,何丛,吕农华.胃肠道微生态与幽门螺杆菌相关疾病的研究进展.基础医学与临床, 2018, 38 (11): 1611-1614.

［10］Goderska K, Agudo Pena S, Alarcon T. Helicobacter pylori treatment: antibiotics or probiotics. Send to Appl Microbiol Biotechnol, 2018, 102 (1): 1-7.

［11］Harmsen HJ, de Goffau MC. The Human Gut Microbiota. Adv Exp Med Biol, 2016, 902: 95-108.

［12］Lankelma JM, Nieuwdorp M, de Vos WM. The gut microbiota in internal medicine: implications for health and disease. Send to Neth J Med, 2015, 73 (2): 61-68.

［13］张北华,王凤云,卞兆祥,等.证候表型与肠道微生态的相关性.中医杂志, 2018,(59) 1: 21-25.

［14］高旅,李侠,史正刚.浅析中医脾运与肠道菌群的相关性.中医儿科杂志, 2017,(13) 2: 21-23.

［15］Brawner KM, Kumar R, Serrano CA, et al. Helicobacter pylori infection is associated with an altered gastric microbiota in children. Mucosal Immunol, 2017, 10: 1169-1177.

［16］Schulz C, Schutte K, Koch N, et al. The active bacterial assemblages of the upper GI tract in individuals with and without Helicobacter infection. Gut, 2018, 67 (2): 216-225.

［17］Wang ZH, Gao QY, Fang JY. Meta-analysis of the efficacy and safety of Lactobacillus-containing and Bifidobacterium-containing probiotic compound preparation in Helicobacter pylori eradication therapy. J Clin Gastroenterol, 2013, 47: 25-32.

［18］陈瑶,刘庆义,叶晖,等.幽门螺杆菌相关性胃病中医证型及证候要素演变规律的多中心研究.现代中医临床, 2015, 22 (02): 12-16.

［19］罗晓韵,李贺元.脾胃湿热证与幽门螺杆菌相关性研究.河南中医, 2011, 31 (10): 1090-1091.

［20］陈烨.幽门螺杆菌根除治疗能否影响胃肠微生态平衡.疾病监测, 2018,(33) 4: 282-284.

［21］王平,田维毅,何光志,等.六君子汤对幽门螺杆菌感染小鼠胃内微生态环境的影响.时珍国医国药, 2011, 22 (2): 379-380.

［22］陈琛,江振友,宋克玉,等.中草药对小鼠肠道菌群影响的实验研究.中国微生态学杂志, 2011, 23 (1): 15-17.

［23］孟良艳,陈秀琴,石达友,等.四君子汤对脾虚大鼠肠道菌群多样性的影响.畜牧兽医学报, 2013, 44 (12): 2029-2035.

［24］王卓,彭颖,李晓波.四君子汤对两种脾虚模型大鼠肠道菌群紊乱的影响.中国中西医结合杂志, 2009, 29 (9): 825-829.

［25］鞠宝玲,陆叶,唐小云,等.四君子汤及其纳米制剂对微生态失调小鼠的调整作用.中国微生态学杂志, 2007, 19 (1): 6-8.

［26］高启禹,赵英政,张凌波,等.山药多糖对昆明种小鼠生长性能及肠道菌群的影响.中国老年学杂志, 2015, 35 (20): 5685-5687.

［27］Guo M, Ding S, Zhao C, et al. Red ginseng and Semen Coicis can improve the structure of gut microbiota and relieve the symptoms of ulcerative colitis. J Ethnopharmacol, 2015, 162 (10): 7-13.

［28］唐铁军,别平华.三承气汤对里实证模型小鼠肠道菌群的影响.山东中医杂志, 2004, 23 (2): 104-105.

［29］史宗明,于靖,黄秋月,等.土荆芥对幽门螺杆菌感染小鼠肠道菌群多样性的影响.北京中医药, 2018, (37) 10: 932-937.

［30］尹抗抗,曹蓉,唐标,等.半夏泻心汤对幽门螺杆菌感染胃炎小鼠胃内微生物及酶的影响.世界华人消化杂志,

2014, 22 (21): 3067-3071.

［31］谭俊青，潘慧娟，钟力，等. 黄连解毒组方颗粒剂对小鼠肠道菌群的影响. 江西中医学院学报, 2012, 24 (3): 69-73.

［32］祝丽超，毕夏，陈晓杨. 真人养脏汤合参苓白术散加减对虚寒型泄泻患者免疫功能及肠道微生态的影响. 现代中西医结合杂志, 2018, 27 (31): 3451-3454.

［33］张双喜，张相安，安永康. 济川煎对老年慢性功能性便秘患者胃肠功能、血清肠神经递质及肠道菌群的影响. 中国实验方剂学杂志, 2018, 24 (22): 169-174.

［34］庄彦华，杨春辉，杨旭东，等. 中药"神曲"对肠易激综合征患者肠道菌群的调节和临床疗效的研究. 中国微生态学杂志, 2005,(1): 42-44.

［35］李淑红，唐艳萍. 中西医结合疗法治疗幽门螺杆菌相关性消化性溃疡效果及对肠道微生态改变影响分析. 中国中西医结合消化杂志, 2018, 26 (8): 673-676.

［36］Park CH, Lee AR, Lee YR, et al. Evaluation of gastric microbiome and metagenomic function in patients with intestinal metaplasia using 16S rRNA gene sequencing. Helicobacter, 2019, 24 (1): e12547.

第十五章

# 幽门螺杆菌感染与胃酸分泌及其对胃生态的影响

## 一、研究背景

胃内定植细菌——幽门螺杆菌（H. pylori）感染在一系列胃肠道疾病的发生和发展过程中起着重要的作用，包括胃炎、消化性溃疡、胃黏膜相关淋巴组织（MALT）淋巴瘤及胃癌。感染患者中大多数处于潜伏状态,只有少部分进展为严重疾病。目前认为,如此不同的临床预后受宿主、细菌及环境等多重因素的影响,但是其确切机制仍然不清楚。在细菌方面,*H. pylori* 的各种毒力因子也影响着感染者感染后的致病过程,包括 VacA、CagA、BabA 及 OipA,目前研究认为[1],上述各种毒力因子有可能加重黏膜的炎症反应,最终导致胃癌和十二指肠溃疡两者发生的风险均有所增高(尤其在西方国家和地区),但是其中没有一种毒力因子被明确认为与 *H. pylori* 感染所致某种疾病特异性相关。在宿主方面,宿主的免疫状态和酸分泌状态是 *H. pylori* 感染不同预后重要的决定因素[2],近年来研究表明[3],胃内共栖菌群的种类和构成也是另一个决定 *H. pylori* 感染结局的重要因素。因此,本章将重点讨论 *H. pylori* 感染与胃酸分泌的相关性及其对胃生态的影响。

## 二、胃酸分泌的外周调节

在探讨 *H. pylori* 感染是如何影响胃酸分泌之前,首先应了解胃酸分泌是一个极其复杂的调节过程,受到多种机制包括中枢神经系统、肠神经系统、激素、旁分泌物质以及胞内信使的调节。众多胃黏膜内分泌细胞如壁细胞、肠嗜铬样细胞(enterochromaffin-like cell,ECL 细胞)、G 细胞和 D 细胞,通过神经、体液、内分泌、旁分泌、自分泌和神经 - 内分泌间的相互作用,最终控制胃酸分泌的程度[4,5]。

(一) 壁细胞

胃体泌酸腺的壁细胞是酸分泌实现的最终靶细胞,其特有的质子泵 $H^+/K^+$-ATP 酶对酸分泌起着至关重要的作用。壁细胞膜上具有多种受体,各种调节因子可通过这些受体影响壁细胞的泌酸功能。①组胺 $H_2$ 受体:ECL 细胞分泌的组胺通过该受体介导刺激壁细胞酸分泌。②乙酰胆碱 $M_3$ 受体:肠神经系统节后纤维释放的乙酰胆碱通过该受体介导刺激壁细胞酸分泌。③胃泌素受体(CCK-B):G 细胞分泌的胃泌素可能通过该受体介导直接刺激壁细胞酸分泌,但目前认为胃泌素的主要靶细胞为 ECL 细胞。④生长抑素受体:D 细胞分泌的生长抑素通过该受体介导直接抑制壁细胞酸分泌。我们在国内外首次证明兔离体壁细胞存在生长抑素 II 型受体的基因表达,且该受体介导了生长抑素对组胺刺激的壁细胞酸分泌的抑制作用[6]。⑤表皮生长因子(EGF)受体:我们近来的研究显示,EGF 可能通过该受体介导发挥对组胺刺激的壁细胞酸分泌的双向调节作用。EGF 作用早期能抑制壁细胞酸分泌,而作用晚期则表现为刺激壁细胞酸分泌,尽管 EGF 能持续上调壁细胞 $H^+/K^+$-ATP 酶 mRNA 表达水平。⑥ IL-1 受体:我们的研究表明[7,8],IL-1β 可能通过该受体介导抑制组胺刺激的壁细胞酸分泌,同时伴有 $H^+/K^+$-ATP 酶 mRNA 表达水平的下调。⑦此外,在壁细胞表面证实还存在前列腺素、内皮素以及胰高血糖素样肽 -1(GLP-1)等抑制性受体。

(二) 肠嗜铬样细胞

胃体泌酸腺的 ECL 细胞能通过组氨酸脱羧酶(HDC)合成、储存和分泌组胺。组胺释放的调节机制也十分复杂,胃泌素及乙酰胆碱分别通过 ECL 细胞上的 CCK-B 受体和乙酰胆碱 $M_3$ 受体介导刺激组胺的释放;生长抑素通过 ECL 细胞上的生长抑素 II 型受体介导抑制组胺的释放。ECL

细胞上还存在组胺 H₃ 受体,组胺可通过该受体介导抑制自身的分泌,从而实现一种自分泌的负反馈调节机制。此外,垂体腺苷环化酶激活肽(PACAP)、血管活性肠肽(VIP)、γ - 氨基丁酸(GABA)及肾上腺素能通过 ECL 细胞上相应的受体介导刺激组胺的分泌,前列腺素 E₂、降钙素基因相关肽(calcitonin generelated peptide,CGRP)及甘丙肽(galanin)能通过 ECL 细胞上相应的受体介导抑制组胺的释放。

### (三) G 细胞

胃窦 G 细胞分泌产生的胃泌素是胃酸分泌的一种重要刺激物,其主要形式是 G-17。中枢或肠神经系统活动、胃窦扩张及食物化学成分可通过乙酰胆碱、促胃液素释放肽(GRP)、生长抑素及 CGRP 等调节 G 细胞胃泌素的释放而影响胃酸分泌。

### (四) D 细胞

D 细胞位于胃窦和胃底黏膜中,其分泌释放的生长抑素能作用于 G 细胞、ECL 细胞和壁细胞上的生长抑素受体,抑制胃酸的分泌,从而实现酸分泌的负反馈调节机制。乙酰胆碱、胆囊收缩素(CCK)、CGRP、促胰液素(secretin)、肠 / 胰高血糖素、VIP 及 P 物质等可通过调节 D 细胞生长抑素的释放而影响胃酸分泌。


## 三、幽门螺杆菌感染与高胃酸分泌

### (一) 幽门螺杆菌感染相关的高胃酸分泌

目前认为,*H. pylori* 感染继发的高胃酸分泌是导致十二指肠溃疡的主要原因。*H. pylori* 定植感染如局限于胃窦,*H. pylori* 及其相关的胃窦炎症反应可影响 G 细胞和 D 细胞功能,破坏正常的酸分泌负反馈调节机制,引起生长抑素释放减少、胃泌素分泌增多,致使胃酸分泌水平增高。同时由于过高的酸负荷可引起十二指肠发生胃上皮化生,易使 *H. pylori* 定植由胃窦向十二指肠移行,最终导致十二指肠黏膜受损及溃疡的形成。

### (二) 幽门螺杆菌感染促进胃酸分泌的可能机制

研究表明[9-12],十二指肠溃疡患者胃窦黏膜的 G 细胞和 D 细胞数目与 *H. pylori* 感染无明显相关性,*H. pylori* 及其相关的胃窦黏膜炎症反应激活产生的细胞因子对 G、D 细胞功能调节异常是引起胃酸分泌水平增高的主要因素。其主要表现为:

1. D 细胞生长抑素释放减少,阻断了其对胃泌素分泌的反馈抑制。其可能机制为:①*H. pylori* 感染产生的氨或单胺直接抑制 D 细胞功能;此外,这些碱性代谢产物可通过升高局部 pH,减轻胃酸对 D 细胞的刺激。②TNF-α 抑制 D 细胞分泌生长抑素。在正常胃组织中加入 TNF-α,可复制出类似 *H. pylori* 感染引起的胃泌素反馈抑制障碍。③*H. pylori* 产物 N α 甲基组胺可能通过 H₃ 受体抑制 D 细胞功能。

2. G 细胞胃泌素释放增多。其可能机制为:①*H. pylori* 产物 N α 甲基组胺经 H₂ 受体介导促进 G 细胞功能。②IFN-γ、TNF-α、IL-1β 及 IL-8 能直接刺激 G 细胞释放胃泌素。③H. *pylori* 产物与 IL-8 能协同刺激胃泌素的产生。

## 四、幽门螺杆菌感染与低胃酸分泌

### (一) 幽门螺杆菌感染相关的低胃酸分泌

临床观察发现[13-15]：奥美拉唑和雷尼替丁对 *H. pylori*(+)患者的酸分泌抑制作用较 *H. pylori*(−)患者强；奥美拉唑治疗后 *H. pylori*(+)患者的酸分泌恢复时间较 *H. pylori*(−)患者延长；十二指肠溃疡行 *H. pylori* 根除治疗后，奥美拉唑的抑酸作用较根治前减弱。此外，研究表明[16-18]：*H. pylori* 急性感染患者常伴有胃酸分泌的减低，根除 *H. pylori* 后酸分泌可恢复正常；*H. pylori* 感染患者的胃黏膜壁细胞的分泌小管中存在 *H. pylori*，同时伴有壁细胞形态学异常；除 *H. pylori* 外，*H. felis*、*H. mustelae* 及其他胃螺杆菌属细菌也能抑制胃壁细胞酸分泌功能，而空肠弯曲杆菌则对酸分泌无明显影响。因此推测，*H. pylori* 感染对胃酸分泌存在直接或间接的抑制作用，*H. pylori* 的抑酸活性可能是一种种属特异性，此能力是 *H. pylori* 为适应在胃内 pH 过低的环境中长期定植生存而进化产生的。

### (二) 幽门螺杆菌抑制胃酸分泌的可能机制

虽然 *H. pylori* 产生的氨或单胺能中和胃酸，但目前认为此作用可能有限。*H. pylori* 自身或其分泌产物可能通过以下机制进一步抑制胃酸的分泌[19-22]：① *H. pylori* 产物 N α 甲基组胺经 ECL 细胞上 $H_3$ 受体介导而抑制组胺释放，但是否通过 $H_3$ 受体抑制壁细胞酸分泌尚存在争议。② *H. pylori* 通过激活 NF-κB，增加 NO 合成介导壁细胞凋亡。③ *H. pylori* 产生的脂肪酸可通过阻断壁细胞 $H^+/K^+$-ATP 酶的活性而抑制胃酸分泌。④ *H. pylori* 分泌的 VacA 能使连接蛋白埃兹蛋白(ezrin)从壁细胞顶端膜脱离，干扰肌动蛋白丝在壁细胞顶端微绒毛的放射状排列，最终阻止含有 $H^+/K^+$-ATP 酶的管状囊泡聚集到壁细胞顶端膜，从而抑制壁细胞酸分泌。

体内或动物实验证明[23-25]，*H. pylori* 感染急性期和慢性期均能下调胃泌酸黏膜 $H^+/K^+$-ATP 酶表达，而在 *H. pylori* 根除后，$H^+/K^+$-ATP 酶 mRNA 水平上升，同时伴有胃液 pH 显著下降。因此推测，*H. pylori* 自身或其产物可能通过干扰胃壁细胞 $H^+/K^+$-ATP 酶基因的表达来实现对酸分泌的影响。我们的研究表明[26,27]，*H. pylori* 能持续抑制组胺刺激的离体壁细胞酸分泌，尽管 *H. pylori* 的急性作用能上调 $H^+/K^+$-ATP 酶 mRNA 表达，而慢性作用则表现为下调 $H^+/K^+$-ATP 酶 mRNA 表达，与国外相关报道一致，此作用可能是 *H. pylori* 通过 ERK1/2 途径激活的 NF-κB p50 同源二聚体结合 $H^+/K^+$-ATP 酶 α 亚单位启动子介导的[28,29]；此外，*H. pylori* 分泌的 VacA 也能通过下调壁细胞 $H^+$-$K^+$ATP 酶表达水平来抑制组胺刺激的壁细胞酸分泌[26,27]。

### (三) 幽门螺杆菌感染诱导的胃黏膜炎症反应与低胃酸分泌

研究显示，*H. pylori* 感染相关的低胃酸患者可不伴有泌酸黏膜萎缩；或在抗 *H. pylori* 治疗后几天，酸分泌开始恢复，且其恢复时间与胃黏膜多形核白细胞浸润消退时间一致；在 *H. pylori* 根除后，胃泌酸功能得到不同程度的恢复，与胃黏膜炎症改善相一致，而壁细胞数量无显著差异或不伴有萎缩黏膜的明显缓解。以上提示除 *H. pylori* 自身及其分泌产物外，*H. pylori* 感染诱导的泌酸黏膜炎症反应也可能是抑制胃酸分泌的主要因素之一。

1. **幽门螺杆菌感染诱导的胃黏膜炎症反应**  H.pylori 是非侵入性细菌,其黏附于胃上皮细胞后产生的尿素酶、磷脂酶及空泡细胞毒素 A 可对胃黏膜产生直接损伤作用。而更为重要的是, H.pylori 感染诱导产生的持续性炎症反应能进一步加重对胃黏膜的破坏。后者主要是指中性粒细胞、单核细胞及巨噬细胞的激活并浸润胃黏膜固有层,诱导 T 细胞免疫反应并释放大量细胞因子,最终引起胃黏膜的损伤和生理功能的改变。其中,细胞因子在启动和调节炎症反应的过程中发挥着关键的作用。

H.pylori 诱导胃上皮细胞产生的细胞因子 IL-8 是触发胃黏膜急性炎症的关键介质。IL-8 是主要的中性粒细胞激活和趋化因子,可引起中性粒细胞在上皮间迁移、聚集并活化释放炎症介质,导致炎症反应。目前认为[30-32],H.pylori 感染引起以 Th1 为主的免疫应答。H.pylori 能刺激胃黏膜 Th1 型细胞因子 IL-12、IL-18、TNF-α、IFN-γ 的表达明显上调,其中 IL-12 与 IL-18 能相互协同促进 Th1 反应,加重 Th1 介导的黏膜损伤。此外,前炎症细胞因子 IL-1β 和 IL-6 水平在 H.pylori 感染胃黏膜时也明显上调[33-35]。IL-1β 表达在 cagA(+)者高于 cagA(−)者并与 IL-8 相关,且 IL-1β 可使 IL-8 上升时间提前、幅度增大,提示上调 IL-8 表达是 IL-1β 参与炎症反应的一个重要机制。而 IL-6 表达与 TNF-α 水平显著相关,并与 H.pylori 定植密度、炎症细胞浸润程度相关,提示 IL-6 也作为一种促炎因子参与了 H.pylori 相关胃十二指肠疾病的发病机制。

研究表明[36-38],H.pylori 感染胃黏膜 Th2 型细胞因子 IL-10、IL-4 的表达水平也增高,IL-10 上调的同时伴有 IL-12 和趋化因子表达的增加。IL-10 作为一种负调因子,可通过抑制 IL-12 的产生而发挥下调 Th1 反应的免疫调节功能;IL-10 还可抑制其他前炎症因子和趋化因子的释放来减少中性粒细胞的激活及活性氧代谢物的产生。而 IL-4 作为另一种负调因子能促使初始 CD4+T 细胞向 Th2 细胞分化,并通过抑制 IFN-γ 释放、增加 IL-10 分泌而发挥负性调节作用。因此,IL-10 和 IL-4 可能参与下调 H.pylori 诱导的 Th1 反应。另有研究表明[39-41],IL-10 高表达宿主感染 H.pylori 的风险增高;IFN-γ-/- 鼠 H.pylori 定植程度较野生型鼠加重;IL-12 或 IFN-γ 缺陷鼠接种疫苗后对 H.pylori 攻击的清除作用不如野生型鼠。由此看出,细胞因子具有双重作用,即 Th1 与 Th2 反应间的平衡对清除 H.pylori 也有重要的作用。

综上所述,机体在感染 H.pylori 后为抵抗外来抗原和限制自身组织损伤,存在一个 Th1 反应和 Th2 反应自我平衡的过程。一旦 Th1 应答过度或 Th2 反应减弱可造成胃黏膜受损,促炎因子与抗炎因子间的平衡状态决定了黏膜的损伤程度。

2. **幽门螺杆菌感染诱导的胃黏膜炎症反应因子抑制胃酸分泌的可能机制**  研究证实[7,8,42-45], H.pylori 感染诱导泌酸黏膜炎症反应产生的细胞因子(如 IL-1β 和 TNF-α)对胃酸分泌有明显的抑制作用。其主要表现为:① IL-1β 和 TNF-α 可能通过 Gi 蛋白或酪氨酸激酶(TK)依赖和非依赖多条途径,调节 cAMP 水平或激活 PKC,从而直接抑制壁细胞的酸分泌功能。② IL-1β 直接抑制 ECL 细胞释放组胺。③ IL-1β 和 TNF-α 可通过激活 NF-κB、上调一氧化氮合酶(iNOS)或促凋亡蛋白 Bax 表达,从而诱导 ECL 细胞凋亡。④ IL-1β 和 TNF-α 能刺激胃黏膜 COX-2 表达上调,致使 PGE$_2$ 合成增多,后者既能直接抑制壁细胞酸分泌,又可抑制 ECL 细胞分泌组胺。近来,在 H.pylori 诱导蒙古沙鼠产生类似于人感染 H.pylori 的胃黏膜炎症模型中观察到[46],在胃酸分泌下降的同时伴有胃黏膜 IL-1β mRNA 表达水平增高,而在给予 IL-1β 受体拮抗剂后胃酸分泌恢复至对照水平。

我们的研究表明,IL-8 能增强组胺刺激的离体壁细胞酸分泌,同时伴有 $H^+/K^+$-ATP 酶 mRNA 表达的上调;而 IL-1β 及 IL-10 能抑制组胺刺激的壁细胞酸分泌,同时伴有 $H^+/K^+$-ATP 酶 mRNA 表达的下调。综上所述,我们认为 H. pylori 感染诱导的泌酸黏膜炎症反应对酸分泌的调节,是一个多种细胞因子共同介导参与的复杂过程;促酸性细胞因子(如 IL-8)和抑酸性细胞因子(如 IL-1β、TNF-α 及 IL-10)间平衡的失调,最终决定了黏膜的酸分泌状态。但要强调的是,IL-1β 的抑酸活性最强、作用途径最多,是目前已知最为重要的一个酸分泌调节因子。

### (四) 幽门螺杆菌感染相关的低胃酸分泌与胃癌

流行病学证据强烈提示,H. pylori 感染是非贲门胃癌发生的必要因素之一,故世界卫生组织国际癌症研究机构将 H. pylori 定义为 I 类致癌物。沙鼠 H. pylori 感染模型不仅进一步证实了 H. pylori 的致癌性,也提出了其可能的生物学致病假说。因此大多数学者认为,如没有 H. pylori 感染,胃癌发生的可能性很小。但是,持不同观点者对上述结论提出以下争议:在不同的国家或地区,H. pylori 感染的发生率并不完全与胃癌的发生率一致;十二指肠球溃疡患者(几乎均存在 H. pylori 感染)发生胃癌的概率很低;在已发生胃癌患者的胃黏膜往往检测不到 H. pylori。尽管目前关于 H. pylori 感染导致胃癌发生的机制并不十分清楚,但早在 H. pylori 致癌假说提出之前,长期低胃酸分泌可诱发胃癌的结论早已得到公认,故推测 H. pylori 感染相关的低胃酸分泌在 H. pylori 致癌机制中起到了关键的作用。

1. **低胃酸分泌与胃癌** 众所周知,长期低胃酸分泌状态可以诱导胃癌的发生,其机制可能为[47-49]:延迟对细菌毒素和炎症产物等诱变剂的清除(如氧自由基或一氧化氮);非 H. pylori 酸敏感性细菌过度生长,导致具有致癌活性的物质(如亚硝酰胺)合成增多;胃黏膜分泌抗坏血酸受抑制,保护性抗氧化作用减弱;胃黏膜的炎症反应和细胞过度修复影响基因的表达和增加 DNA 损伤的机会;十二指肠液及胆汁反流增多,诱导肠上皮化生。H. pylori 感染是否可能通过低胃酸分泌介导胃癌的发生?

2. **幽门螺杆菌感染相关的低胃酸分泌与胃癌** 研究发现,H. pylori 感染相关的胃窦炎几乎不发生癌变(临床上也观察到十二指肠溃疡患者的胃癌发生率很低),而 H. pylori 感染相关的胃体炎或全胃炎则与胃癌的发生密切相关,尽管两者的炎症反应强度相似。由此推测,H. pylori 及其相关的胃黏膜炎症反应并不是胃癌发生的直接原因,而由其诱导的伴随胃体黏膜萎缩或肠上皮化生的泌酸腺生理功能改变(低胃酸分泌),可能才是导致胃癌发生的原因。定植于胃体的 H. pylori、H. pylori 分泌蛋白(如 VacA)及胃黏膜炎症细胞因子(如 IL-1β、TNF-α)不仅能直接损伤泌酸腺功能(抑制壁细胞酸分泌),诱导产生持续性低胃酸分泌状态,也能促进黏膜萎缩或肠上皮化生,最终进展为胃癌[50,51]。研究发现[52],75% 的胃泌素过度表达的转基因鼠在 >20 个月龄时发生了胃癌,当这些转基因鼠同时感染 H. felis 后,85% 的鼠在 8 个月龄前便出现了胃癌,此动物模型早期胃黏膜组织学特点与以胃体炎症为主的 H. pylori 感染患者类似,表现为黏膜萎缩和壁细胞缺失。以上说明,继发于 H. pylori 感染后低胃酸分泌状态的高胃泌素血症可能在胃癌的发生中起到了一定的作用,且高胃泌素水平可与 H. pylori 感染的其他相关因素协同促进肿瘤的发生。

## 五、幽门螺杆菌感染导致不同的胃酸分泌状态与不同的临床结局

### (一) 胃酸分泌状态对幽门螺杆菌定植部位及胃炎类型的影响

目前已认识到,不同的酸分泌状态影响 H. pylori 在胃内的定植部位及其感染所致的胃炎类型。对其的了解是在应用质子泵抑制剂(PPI)抑制胃酸分泌的临床实践中观察到的,PPI 开始治疗后不久,H. pylori 感染的炎症分布即发生了改变,由胃窦为主的胃炎转变为胃体为主的胃炎或全胃炎。生理性胃酸分泌能够保护胃体(泌酸)黏膜免受 H. pylori 攻击,故 H. pylori 感染首先容易定植于胃窦(表现为胃窦炎),当胃酸分泌水平减低或被 PPI 抑制时,酸相关的保护作用也随之减弱,此时 H. pylori 定植部位可由胃窦向胃体移行(炎症分布也由胃窦炎向胃体炎或全胃炎转变)。这种保护作用的具体机制还不清楚,可能原因为:分泌的胃酸不断冲刷掉细菌毒素,使之不能接近胃体黏膜表面;低 pH 状态下细菌产生的氨以离子形式存在,不利于渗透上皮细胞发挥毒性作用,抗酸治疗后胃体黏膜局部 pH 升高,氨能保持非离子状态而产生毒性作用。

### (二) 宿主基因多态性与胃酸分泌及胃癌的相关性

尽管 H. pylori 相关毒力因子可能决定炎症反应的程度,仍难以完全解释不同的临床表型和预后。虽然 CagA(+)患者胃窦、胃体黏膜炎症较 CagA(−)患者要严重,但胃窦、胃体炎症的分布及胃酸的分泌状态似乎与 CagA 无直接相关性。因此,宿主的遗传因素可能在此过程中起到了重要的作用。众多研究显示[53-55],宿主炎症细胞因子的基因多态性与 H. pylori 感染导致的临床表型和结局密切相关。由于 IL-1β 是已知最强的酸分泌抑制因子,也是重要的促炎因子,其水平又受 H. pylori 所调节(H. pylori 感染后胃黏膜 IL-1β 水平显著上调),因此 IL-1β 在 H. pylori 相关胃十二指肠疾病的发生发展中具有十分重要的地位。动物实验证实[56,57],即使无 H. pylori 感染,胃黏膜 IL-1β 过表达的转基因小鼠胃酸分泌减低,逐渐出现了类似人类胃癌发生的演变模式,而联合 H. pylori 感染更能加速胃癌的发生。多数研究表明[53-55,58,59],IL-1β 基因启动子存在多态性,且能影响其蛋白表达水平;IL-1β 高表达基因型宿主感染 H. pylori 后,较低表达基因型宿主发生低胃酸分泌、萎缩性胃炎及胃癌的风险明显增加。

另一个 Th1 型前炎症细胞因子 TNF-α 类似 IL-1β,既能抑制胃酸分泌,又受 H. pylori 感染调节,其高表达的基因型也与胃癌及其癌前病变相关。相反,抗炎细胞因子 IL-10 能下调 IL-1β 和 TNF-α 水平,其低表达的基因型与胃癌的发生也具有一定的相关性[60,61]。研究发现[60],IL-1β-511*T、TNF-α-308*A 及 IL-10-ATA/ATA 三者基因多态性联合致癌的风险高达 27 倍。有研究表明[62],在每一种细菌基因型和宿主基因型的组合中,发生胃癌风险最大的就是那些菌株和宿主同时都具有高危因素基因型的个体,如 VacA s1/IL-1β-511T$^+$($OR = 87$),VacA m1/IL-1β-511T$^+$($OR = 7.4$),cagA$^+$/IL-1β-511T$^+$($OR = 25$),VacA s1/IL-1 RN*2 纯合子($OR = 32$),cagA$^+$/IL-1 RN*2 纯合子($OR = 23$),提示 H. pylori 和宿主间相互协同的致癌作用,但其具体机制目前尚不明确。

### (三) 宿主不同的胃酸分泌状态决定了不同的临床结局

总之,H. pylori 感染对胃酸分泌的影响是相当复杂的,除 H. pylori 菌株的毒力因素外,还有其

他多种影响因素,如 *H.pylori* 感染前的基础胃酸分泌状态、*H.pylori* 感染诱导胃黏膜免疫炎症反应的个体差异及 *H.pylori* 在胃内定植部位的移行等,但 *H.pylori* 感染诱导的胃黏膜炎症与胃酸分泌之间的相互影响是决定临床预后的重要因素之一。

目前认为,*H.pylori* 感染能破坏胃酸正常的分泌调节,可导致酸分泌升高、无明显改变和降低三种状态,并伴随其相应的三种不同的临床结局。如宿主的基础胃酸分泌状态偏高(IL-1β 低表达基因型),*H.pylori* 感染以胃窦炎为主,促进胃酸分泌进一步升高,继发十二指肠溃疡。相反,如宿主的基础胃酸分泌状态偏低(IL-1β 高表达基因型),*H.pylori* 感染以胃体炎或全胃炎为主,进一步加重低胃酸分泌状态,使得这一类型胃炎易按 Correa 模式,由浅表性胃炎→萎缩性胃炎→肠上皮化生→不典型增生→胃癌演变。而大多数宿主的基础酸分泌状态基本正常,*H.pylori* 感染主要分布在胃窦,在一定程度上也可累及胃体,但黏膜的炎症反应和萎缩程度不重,对胃酸分泌的影响不明显,临床上主要表现为慢性浅表性胃炎。

## 六、幽门螺杆菌感染对胃生态的影响及其在胃癌发生发展中的作用

在肠型胃癌的风险因素中,*H.pylori* 感染毫无疑问是其中最为重要的因素之一。尽管在世界范围内约 50% 的人群感染 *H.pylori*,但是仅仅 1%~2% 的人群可能会发生胃癌,而其他大部分感染患者只表现为无症状性胃炎。这种具有差别性的胃癌易感性主要归因于:不同 *H.pylori* 菌株毒力因子的差异,宿主涉及免疫和炎症反应、细胞代谢、生长分化等方面基因的多态性,以及包括饮食、协同感染、感染年龄等在内的各种环境因素。近年来研究证实[3],胃内共栖菌群的种类和构成也是另一个决定 *H.pylori* 感染结局的重要因素,其影响作用在自最初 *H.pylori* 暴露开始的整个感染过程一直持续存在。此外,传统分析胃内菌群的方法依赖于胃液或胃黏膜活检组织的培养,而近来DNA 测序的基因分析技术已替代分离培养成为研究胃内复杂菌群的重要方法。

### (一)幽门螺杆菌感染对胃生态的影响

由于胃酸的屏障作用,长期以来人们一直认为胃内是无菌的,直到 1982 年 Marshall 和 Warren发现了 *H.pylori*。科学家们甚至认为 *H.pylori* 是人体胃内的共栖菌,在抗生素广泛应用时代之前曾是胃内主要定植的原生菌,与人类共同进化,后随着抗生素的使用和卫生条件的改善而被清除,现在则主要流行于卫生条件相对落后的发展中国家[63]。近来研究结果显示[64-67],除 *H.pylori* 外,胃内还定植有其他细菌,这些细菌尽管部分不同程度地重叠,但部分是有别于口腔和肠道的定植菌群。

理论上,*H.pylori* 和胃内其他定植细菌相互影响。*H.pylori* 感染可能破坏胃内已有的微生态平衡,干扰胃内其他细菌生长而导致疾病发生;反之,胃内其他定植菌群也可以通过免疫调节作用影响宿主对 *H.pylori* 感染的反应,导致 *H.pylori* 感染的不同临床结局[68]。相关动物研究表明[69-74],*H.pylori* 感染恒河猴后胃内定植细菌主要是 *H.pylori*,而出乎预料的是大多数其他胃内定植菌群的构成相比 *H.pylori* 感染前均无显著改变,但唯一例外的是与 *H.pylori* 同属螺杆菌属的另一个胃内定植菌——猪螺杆菌(*H.suis*)却与 *H.pylori* 呈此消彼长的竞争生长模式。在野生型 C57BL/6

小鼠模型上的研究也证实无论急性或慢性 *H. pylori* 感染对胃内菌群均没有实质性的影响。另一方面,尽管样本数量较少,但研究者却发现 *H. pylori* 慢性感染能够干扰蒙古沙鼠(研究 *H. pylori* 感染最好的啮齿类动物模型)胃内原著菌群的构成,这样的菌群改变可能起到抑制 *H. pylori* 定植的作用。同样,在高胃泌素血症的胰岛素-胃泌素(INS-GAS)小鼠模型上的研究也显示,*H. pylori* 感染可以影响胃内菌群的平衡。除动物实验外,依据 16S rDNA 和系统发育芯片(PhyloChip)分析的研究发现 *H. pylori* 感染对人胃内共栖菌群构成类别的影响作用也并不一致[64,65]。

总之,目前有关 *H. pylori* 感染对胃生态影响作用的研究尚无一致的结论,需要进一步更加深入的测序分析结果来证实。

**(二)胃酸分泌状态对胃生态的影响**

众所周知,胃酸水平是影响细菌定植胃腔的重要因素,胃酸分泌的程度决定了细菌在胃内的易感性和定植成功率。胃黏膜分为泌酸的胃体黏膜和非泌酸的胃窦黏膜,理论上胃体黏膜较胃窦黏膜 pH 更低,为胃内微生物提供了不同的生态微环境,其周围的 pH 适合不同类别细菌的存活和生长。有趣的是,有关正常人群 16S rRNA 谱的研究显示[75],尽管胃体和胃窦在组织解剖学上存在差异,但两者的菌群之间并没有发现显著的不同。

目前认为,一方面,*H. pylori* 感染诱导的胃体泌酸黏膜的炎症进展、上皮萎缩及化生性改变(肠上皮化生),将不利于 *H. pylori* 的继续定植;另一方面,胃体炎症或萎缩引起壁细胞数量降低,并导致胃酸分泌减少、胃内 pH 升高,此可能会增加非 *H. pylori* 细菌(肠道定植菌群)定植于胃内的机会,胃液中细菌的含量也随之增高[76]。

质子泵抑制剂(PPI)是通过阻断胃壁细胞上的 $H^+/K^+$ ATP 酶来抑制胃酸的分泌,从而提高胃内 pH。动物实验和临床研究均发现,PPI 的使用不仅降低了胃内 *H. pylori* 的相对丰度,同时增加了非 *H. pylori* 细菌在胃内定植的机会,这从另一个角度证实了胃酸对胃内菌群影响的重要作用[77,78]。

此外,还有研究发现,长期 *H. pylori* 感染的蒙古沙鼠远处非炎症肠道(结肠)的菌群构成发生了显著改变,这说明 *H. pylori* 感染诱导的低胃酸和高胃泌素血症不仅可以影响胃生态,还可能触发结肠菌群的失调,但其具体机制还需要进一步的研究。

**(三)幽门螺杆菌感染相关的低胃酸分泌与胃生态在胃癌发生发展中的作用**

现认为慢性胃炎与 *H. pylori* 感染密切相关,16S rDNA 克隆分析显示临床上鉴定为 *H. pylori* 阳性患者的胃内菌群中含量最高的就是 *H. pylori*[64]。此外,约 20% 的慢性胃炎患者并无 *H. pylori* 感染,研究提示其他微生物也可能直接导致胃炎的发生[75]。

已知从胃炎到胃癌的发生、发展是一个多步骤多因素参与的过程,*H. pylori* 感染触发的炎症级联反应可以引起慢性萎缩性胃炎,而由此导致的低胃酸分泌和高胃泌素血症能增加胃癌发生的风险。但即使根除了 *H. pylori*,也并不能完全抑制癌前病变进展为胃癌,因此推测在此过程中,低胃酸相关的胃内菌群类别和构成的改变或失衡可能对胃癌的发生起到了一定的作用,这成为了近年研究的热点。

细菌培养结果表明,相比对照者胃癌患者胃内微生物的含量更丰富,含有更多的厌氧菌,如梭状芽孢菌属和拟杆菌属；但是接下来的分子生物学对比分析却显示，胃癌患者和对照者之间胃内菌群的构成并无显著差异，均表现为链球菌、乳酸菌、韦荣球菌、普雷沃菌等的过度生长[79]。新近对慢性胃炎、肠上皮化生和胃癌三组患者的胃黏膜菌群的构成、多样性及丰度通过 16S rRNA 分析和比照显示[80]，慢性胃炎组和胃癌组患者菌群的系统发生关系完全不同，而肠上皮化生组患者则介于两者之间。胃癌组患者胃内菌群的群落均匀度和多样性要高于其他两组。尽管还需要进一步的研究证实，但目前的证据提示胃内菌群的构成改变参与了胃癌的发生。

胃内菌群构成的改变，可能主要与胃酸分泌减少相关，其会影响细菌在胃内的定植能力。研究显示[65,66,81,82]，通常情况下定植于肠道的菌群（如放线杆菌、拟杆菌、厚壁菌、梭形杆菌、变形杆菌等），如果异位定植于胃内并过度生长，其产生的活性氧和含氮合成物可能会促进胃癌的发生。*H. pylori* 感染的消化不良患者，如果长期接受抑酸剂的治疗，其胃内 pH 升高会增加非 *H. pylori* 细菌定植于胃内的可能性，提高萎缩性胃炎相关炎症因子的水平，最终促进胃癌的发生[83,84]。这种推论在动物模型上已得到证实[85]，长期质子泵抑制剂处理 *H. pylori* 感染的沙鼠，其萎缩性胃炎和胃癌发生的风险显著增加。同样体外实验证实[86]，临床上导致通气治疗患者发生院内感染的洛菲不动杆菌，可以类似 *H. pylori* 一样诱导 C57BL/6 小鼠胃黏膜炎症因子和胃泌素的产生，引起胃黏膜炎症反应和高胃泌素血症，说明非 *H. pylori* 的致病细菌定植于胃黏膜也有可能促进胃癌的发生。

有关 *H. pylori* 感染、低胃酸分泌及胃内菌群失调在胃癌致病机制中的相互作用，在转基因胰岛素 - 胃泌素（INS-GAS）小鼠的动物模型上得到了充分的研究。INS-GAS 小鼠由于受鼠胰岛素启动子调节，可以过量分泌人胃泌素，而持续高水平的胃泌素是胃腺体萎缩和癌变的关键风险因素之一，因此其是研究胃癌发生和发展的重要动物模型[52]。研究发现[52,73,74]，类似于胃癌前病变患者，INS-GAS 小鼠随着萎缩性胃炎、低胃酸水平、高胃泌素血症进展，导致正常定植肠道的菌群在胃内易感定植和过度生长，可能促进胃黏膜上皮内瘤变和胃癌的发生。*H. pylori* 感染 INS-GAS 小鼠能够加速这一胃癌发生发展的进程，除了 *H. pylori* 自身因素外，其改变了小鼠胃内其他共栖菌群的构成也是促进胃癌发生的重要原因之一。另外，研究表明[87,88]，*H. pylori* 根除治疗不仅可以降低 *H. pylori* 感染 INS-GAS 小鼠发生胃上皮内瘤变和胃癌的风险，重要的是，同样的抗 *H. pylori* 治疗也能延迟无 *H. pylori* 感染 INS-GAS 小鼠发生胃上皮内瘤变的时间，说明抗 *H. pylori* 治疗不仅可以清除 *H. pylori*，也可以杀灭萎缩性胃黏膜内定植的肠道细菌，证实了胃内与 *H. pylori* 共栖的肠道菌群同样可能促进 INS-GAS 小鼠胃黏膜上皮内瘤变的发生和发展。

为此，研究者进一步研究发现[73]，无菌级别 INS-GAS 小鼠较普通 INS-GAS 小鼠发生胃黏膜病变的时间延长，*H. pylori* 感染这样的无菌 INS-GAS 小鼠可以加速胃炎和促进胃上皮内瘤变的发生，但是和 *H. pylori* 感染的普通 INS-GAS 小鼠相比较，其胃炎程度相对要轻，胃上皮内瘤变发生的时间相对要延迟，从不同的角度也证实了胃内共栖的肠道菌群在胃癌发生中的重要作用。

综上所述，除 *H. pylori* 外的其他细菌，包括致病的或共栖的肠道菌群，均有可能在一定条件下定植于胃内，增加胃癌发生的风险，特别是在一些特殊的人群，如 *H. pylori* 感染患者、长期接受抑酸剂治疗患者以及低胃酸、高胃泌素水平人群。

## 七、展望

从 *H. pylori* 感染到胃癌的发生、发展是一个多步骤多因素参与的过程。如宿主的基础胃酸分泌状态偏低（IL-1β 高表达基因型），*H. pylori* 感染以胃体炎或全胃炎为主，由其触发的炎症级联反应可以引起慢性萎缩性胃炎，而由此导致的长期低胃酸分泌和高胃泌素血症又改变了胃内菌群的类别和构成，主要表现为肠道菌群在胃内的异位定植和过度生长，最终促进了胃癌的发生和发展。但由于胃内菌群的复杂性，要具体鉴别 *H. pylori* 感染胃黏膜后诱导什么类别或构成的菌群改变，并在后续的癌变过程中起到了什么样的致癌作用，还有待于进一步深入的研究来探索和证实。

（郭　涛　钱家鸣）

## 参 考 文 献

［1］ Yamaoka Y. Pathogenesis of Helicobacter pylori-related gastroduodenal diseases from molecular epidemiological studies. Gastroenterol Res Pract, 2012, 2012: 371503.

［2］ Malfertheiner P. The intriguing relationship of Helicobacter pylori infection and acid secretion in peptic ulcer disease and gastric cancer. Dig Dis, 2011, 29: 459-464.

［3］ Martin ME, Solnick JV. The gastric microbial community, Helicobacter pylori colonization, and disease. Gut Microbes, 2014, 5 (3): 345-350.

［4］ 周吕. 胃酸分泌的调节 // 陈元方. 胃肠肽类激素基础与临床. 北京：北京医科大学中国协和医科大学联合出版社, 1997: 449-462.

［5］ Lindstrom E, Chen D, Norlen P, et al. Control of gastric acid secretion: the gastrin-ECL cell-parietal cell axis. Comparative Biochemistry and Physiology, 2001, 128: 505-514.

［6］ 李晓波, 钱家鸣, 陈原稼, 等. 生长抑素抑制酸分泌的机制研究. 中华内科杂志, 2001, 40 (4): 236-238.

［7］ 郭涛, 钱家鸣, 赵雪卿, 等. 白细胞介素 -1β 介导幽门螺杆菌相关胃癌发生的实验研究. 中华消化杂志, 2008, 28 (4): 217-220.

［8］ Guo T, Qian JM, Zhao YQ, et al. Effects of IL-1β on the proliferation and apoptosis of gastric epithelial cells and acid secretion from isolated rabbit parietal cells. Molecular Medicine Reports, 2013, 7 (1): 299-305.

［9］ Furuta T, Baba S, Takashima M, et al. Effect of Helicobacter pylori infection on gastric juice pH. Scand J Gastroenterol, 1998, 33 (4): 357-363.

［10］ Beales IL, Calam J. The histamine $H_3$ receptor agonist N alpha-methylhistamine produced by Helicobacter pylori does not alter somatostatin release from cultured rabbit fundic D-cells. Gut, 1998, 43 (2): 176-181.

［11］ Konturek PC, Konturek SJ, Sito E, et al. Luminal N alpha-methyl histamine stimulates gastric acid secretion in duodenal ulcer patients via releasing gastrin. Eur J Pharmacol, 2001, 412 (2): 181-185.

［12］ Suzuki T, Grand E, Bowman C, et al. TNF-alpha and interleukin 1 activate gastrin gene expression via MAPK-and PKC-dependent mechanisms. Am J Physiol Gastrointest Liver Physiol, 2001, 281 (6): G1405-G1412.

［13］ Verdu EF, Armstrong D, Fraser R, et al. Effect of Helicobacter pylori status on intragastric pH during treatment with omeprazole. Gut, 1995, 36 (4): 539-543.

［14］ Labenz J, Tillenburg B, Peitz U, et al. Effect of curing Helicobacter pylori infection on intragastric acidity during treatment with ranitidine in patients with duodenal ulcer. Gut, 1997, 41 (1): 33-36.

［15］ Labenz J, Tillenburg B, Peitz U, et al. Helicobacter pylori augments the pH-increasing effect of omeprazolc in patients with duodenal ulcer. Gastroenterology, 1996, 110 (3): 725-732.

［16］ El-Omar EM, Oien K, El-Nujumi A, et al. Helicobacter pylori infection and chronic gastric acid hyposecretion. Gastroenterology, 1997, 113 (1): 15-24.

［17］ Murayama Y, Miyagawa J, Shinomura Y, et al. Morphological and functional restoration of parietal cells in helicobacter pylori associated enlarged fold gastritis after eradication. Gut, 1999, 45 (5): 653-661.

［18］ Vargas M, Lee A, Fox JG, et al. Inhibition of acid secretion from parietal cells by non-human-infecting Helicobacter species: a factor in colonization of gastric mucosa? Infect Immun, 1991, 59 (10): 3694-3699.

［19］ Beales IL, Calam J. Effect of N alpha-methyl-histamine on acid secretion in isolated cultured rabbit parietal cells: implications for Helicobacter pylori associated gastritis and gastric physiology. Gut, 1997, 40 (1): 14-19.

［20］ Beil W, Birkholz C, Wagner S, et al. Interaction of Helicobacter pylori and its fatty acids with parietal cells and gastric $H^+/K^+$-ATPase. Gut, 1994, 35 (9): 1176-1180.

［21］ Neu B, Randlkofer P, Neuhofer M, et al. Helicobacter pylori induces apoptosis of rat gastric parietal cells. Am J Physiol Gastrointest Liver Physiol, 2002, 283 (2): G309-G318.

［22］ Wang FS, Xia F, Wu F, et al. Helicobacter pylori VacA Disrupts Apical Membrane-Cytoskeletal Interactions in Gastric Parietal Cells. J Biol Chem, 2008, 283 (39): 26714-26725.

［23］ Furuta T, Baba S, Takashima M, et al. $H^+/K^+$-adenosine triphosphatase mRNA in gastric fundic gland mucosa in patients infected with Helicobacter pylori. Scand J Gastroenterol, 1999, 34 (4): 384-390.

［24］ 孙大裕, 刘懿, 钟良, 等. 幽门螺杆菌感染及根除对胃壁细胞及氢 - 钾 ATP 酶 mRNA 基因表达的影响. 中华消化杂志, 2003, 23 (2): 88-91.

［25］ Qsawa H, Kita H, Ohnishi H, et al. Helicobacter pylori eradication induces marked increase in $H^+/K^+$-adenosine triphosphatase expression without altering parietal cell number in human gastric mucosa. Gut, 2006, 55 (2): 152-157.

［26］ 郭涛, 赵雩卿, 钱家鸣, 等. 幽门螺杆菌及其培养上清液粗提蛋白对兔离体胃壁细胞酸分泌的影响. 中华内科杂志, 2008, 47 (7): 566-569.

［27］ Zhao YQ, Guo T, Qian JM. Effects of broth culture filtrate protein of VacA$^+$ Helicobacter pylori on the proliferation and apoptosis of gastric epithelial cells. Chin Med J, 2013, 126 (11): 2168-2173.

［28］ Gooz M, Hammond CE, Larsen K, et al. Inhibition of human gastric $H^+/K^+$-ATPase alpha-subunit gene expression by Helicobacter pylori. Am J Physiol Gastrointest Liver Physiol, 2000, 278 (6): G981-G991.

［29］ Saha A, Hammond CE, Trojanowska M, et al. Helicobacter pylori-induced $H^+/K^+$-ATPase α -subunit gene repression is mediated by NF-κB p50 homodimer promoter binding. Am J Physiol Gastrointest Liver Physiol, 2008, 294 (4): G795-G807.

［30］ Sommer F, Faller G, Konturek P, et al. Antrum-and corpus mucosa-infiltrating CD4$^+$ lymphocytes in Helicobacter pylori gastritis display a Th1 phenotype. Infect Immun, 1998, 66 (11): 5543-5546.

［31］ Mattapallil JJ, Dandekar S, Canfield DR, et al. A predominant Th1 type of immune response is induced early during acute Helicobacter pylori infection in rhesus macaques. Gastroenterology, 2000, 118 (2): 307-315.

［32］ Bamford KB, Fan X, Crowe SE, et al. Lymphocytes in the human gastric mucosa during Helicobacter pylori have a T helper cell 1 phenotype. Gastroenterology, 1998, 114 (3): 482-492.

［33］ Yamaoka Y, Kita M, Kodama T, et al. Induction of various cytokines and development of severe mucosal inflammation by cagA gene positive Helicobacter pylori strains. Gut, 1997, 41 (4): 442-451.

［34］ Crabtree JE, Shallcross TM, Heatley RV, et al. Mucosal tumour necrosis factor alpha and interleukin-6 in patients with Helicobacter pylori associated gastritis. Gut, 1991, 32 (12): 1473-1477.

［35］ Yamada H, Aihara T, Okabe S. Mechanism for Helicobacter pylori stimulation of interleukin-8 production in a gastric epithelial cell line (MKN 28): roles of mitogen-activated protein kinase and interleukin-1beta. Biochem Pharmacol, 2001, 61 (12): 1595-1604.

［36］ Hida N, Shimoyama T Jr, Neville P, et al. Increased expression of IL-10 and IL-12 (p40) mRNA in Helicobacter pylori infected gastric mucosa: relation to bacterial cag status and peptic ulceration. J Clin

Pathol, 1999, 52 (9): 658-664.

[ 37 ] Bodger K, Wyatt JI, Heatley RV. Gastric mucosal secretion of interleukin-10: relations to histopathology, Helicobacter pylori status, and tumour necrosis factor-alpha secretion. Gut, 1997, 40 (6): 739-744.

[ 38 ] Fan XG, Yakoob J, Fan XJ, et al. Enhanced T-helper 2 lymphocyte responses: immune mechanism of Helicobacter pylori infection. Ir J Med Sci, 1996, 165 (1): 37-39.

[ 39 ] El-Omar EM, Wang CD, McColl KE, et al. Interleukin-10 promoter polymorphisms influence risk of chronic H. pylori infection. Gastroenterology, 2000, 118: A889.

[ 40 ] Jiang B, Jordana M, Xing Z, et al. Replication-defective adenovirus infection reduces Helicobacter felis colonization in the mouse in a gamma interferon-and interleukin-12-dependent manner. Infect Immun, 1999, 67 (9): 4539-4544.

[ 41 ] Ermak TH, Tibbitts T, Gray H, et al. Protection against murine Helicobacter pylori infection after urease immunization is dependent on IFN-gamma and IL-12 and is regulated by IL-10. Gut, 2000, 47: A59.

[ 42 ] Beales IL, Calam J. Interleukin 1 beta and tumour necrosis factor alpha inhibit acid secretion in cultured rabbit parietal cells by multiple pathways. Gut, 1998, 42 (2): 227-234.

[ 43 ] Prinz C, Neumayer N, Mahr S, et al. Functional impairment of rat enterochromaffin-like cells by interleukin 1 beta. Gastroenterology, 1997, 112 (2): 364-375.

[ 44 ] Mahr S, Neumayer N, Gerhard M, et al. IL-1beta-induced apoptosis in rat gastric enterochromaffin-like cells is mediated by iNOS, NF-kappaB, and Bax protein. Gastroenterology, 2000, 118 (3): 515-524.

[ 45 ] Xiao F, Furuta T, Takashima M, et al. Effects of cyclooxygenase-2 inhibitor on gastric acid secretion in Helicobacter pylori-infected C57BL/6 mice. Scand J Gastroenterol, 2001, 36 (6): 577-583.

[ 46 ] Takashima M, Furuta T, Hanai H, et al. Effects of Helicobacter pylori infection on gastric acid secretion and serum gastrin levels in Mongolian gerbils. Gut, 2001, 48 (6): 765-773.

[ 47 ] Ruddell WS, Axon ATR, Findlay JM, et al. Effect of cimetidine on the gastric bacterial flora. Lancet, 1980, 1: 672-674.

[ 48 ] Sobala GM, Schorah CJ, Sanderson M, et al. Ascorbic acid in the human stomach. Gastroenterology, 1989, 97: 357-363.

[ 49 ] Correa P. Human gastric carcinogenesis: A multistep and multifactorial process-First American Cancer Society Award Lecture on Cancer Epidemiology and Prevention. Cancer Res, 1992, 52: 6735-6740.

[ 50 ] Sanduleanu S, Jonkers D, De Bruine A, et al. Double gastric infection with Helicobacter pylori and non-Helicobacter pylori bacterial during acid-suppressive therapy: increase of pro-inflammatory cytokines and development of atrophic gastritis. Aliment Pharmacol Ther, 2001, 15: 1163-1175.

[ 51 ] El-Omar EM, Oien K, El-Nujumi A, et al. Helicobacter pylori infection and chronic gastric acid hyposecretion. Gastroenterology, 1997, 113: 15-24.

[ 52 ] Wang TC, Dangler CA, Chen D, et al. Synergistic interaction between hypergastrinemia and Helicobacter infection in a mouse model of gastric cancer. Gastroenterology, 2000, 118 (1): 36-47.

[ 53 ] El-Omar EM, Carrington M, Chow WH, et al. Interleukin-1 polymorphisms associated with increased risk of gastric cancer. Nature, 2000, 404 (6776): 398-402.

[ 54 ] Furuta T, El-Omar EM, Xiao F, et al. Interleukin 1beta polymorphisms increase risk of hypochlorhydria and atrophic gastritis and reduce risk of duodenal ulcer recurrence in Japan. Gastroenterology, 2002, 123 (1): 92-105.

[ 55 ] El-Omar EM. The importance of interleukin 1beta in Helicobacter pylori associated disease. Gut, 2001, 48 (6): 743-747.

[ 56 ] Tu S, Cui G, Takaishi S, et al. Overexpression of human interleukin-1 β in transgenic mice results in spontaneous gastric inflammation and carcinogenesis. Gastroenterology, 2005, 128 (Suppl 2): A62.

[ 57 ] Tu S, Cui G, Takaishi S, et al. Overexpression of IL-1 β induced gastric inflammation and carcinoma

through dysfunction of immunity and change of gastric microenvironment in transgenic mice. Gastroenterology, 2007, 132 (Suppl 2): A-5.

[ 58 ] Wang P, Xia HH, Zhang JY, et al. Association of interleukin-1 gene polymorphisms with gastric cancer: a meta-analysis. Int J Cancer, 2007, 120: 552-562.

[ 59 ] Camargo MC, Mera R, Correa P, et al. Interleukin-1β and interleukin-1 receptor antagonist gene polymorphisms and gastric cancer: a meta-analysis. Cancer Epidemiol Biomarkers Prev, 2006, 15: 1674-1687.

[ 60 ] El-Omar EM, Rabkin CS, Gammon MD, et al. Increased risk of noncardia gastric cancer associated with proinflammatory cytokine gene polymorphisms. Gastroenterology, 2003, 124: 1193-1201.

[ 61 ] Machado JC, Figueiredo C, Canedo P, et al. A proinflammatory genetic profile increases the risk for chronic atrophic gastritis and gastric carcinoma. Gastroenterology, 2003, 125: 364-371.

[ 62 ] Figueiredo C, Machado JC, Pharoah P, et al. Helicobacter pylori and interleukin 1 genotyping: an opportunity to identify high-risk individuals for gastric carcinoma. J Natl Cancer Inst, 2002, 94: 1680-1687.

[ 63 ] Linz B, Balloux F, Moodley Y, et al. An African origin for the intimate association between humans and Helicobacter pylori. Nature, 2007, 445: 915-918.

[ 64 ] Bik EM, Eckburg PB, Gill SR, et al. Molecular analysis of the bacterial microbiota in the human stomach. Proc Natl Acad Sci U S A, 2006, 103: 732-737.

[ 65 ] Maldonado-Contreras A, Goldfarb KC, Godoy-Vitorino F, et al. Structure of the human gastric bacterial community in relation to Helicobacter pylori status. ISME J, 2011, 5 (4): 574-579.

[ 66 ] Stearns JC, Lynch MD, Senadheera DB, et al. Bacterial biogeography of the human digestive tract. Sci Rep, 2011, 1: 170.

[ 67 ] Delgado S, Cabrera-Rubio R, Mira A, et al. Microbiological survey of the human gastric ecosystem using culturing and pyrosequencing methods. Microb Ecol, 2013, 65: 763-772.

[ 68 ] Müller A, Solnick JV. Inflammation, immunity, and vaccine development for Helicobacter pylori. Helicobacter, 2011, 16 (Suppl 1): 26-32.

[ 69 ] Martin ME, Bhatnagar S, George MD, et al. The impact of Helicobacter pylori infection on the gastric microbiota of the rhesus macaque. PLoS One, 2013, 8: e76375.

[ 70 ] Tan MP, Kaparakis M, Galic M, et al. Chronic Helicobacter pylori infection does not significantly alter the microbiota of the murine stomach. Appl Environ Microbiol, 2007, 73: 1010-1013.

[ 71 ] Rolig AS, Cech C, Ahler E, et al. The degree of Helicobacter pylori-triggered inflammation is manipulated by preinfection host microbiota. Infect Immun, 2013, 81: 1382-1389.

[ 72 ] Osaki T, Matsuki T, Asahara T, et al. Comparative analysis of gastric bacterial microbiota in Mongolian gerbils after long-term infection with Helicobacter pylori. Microb Pathog, 2012, 53: 12-18.

[ 73 ] Lofgren JL, Whary MT, Ge Z, et al. Lack of commensal flora in Helicobacter pylori-infected INS-GAS mice reduces gastritis and delays intraepithelial neoplasia. Gastroenterology, 2011, 140: 210-220.

[ 74 ] Lertpiriyapong K, Whary MT, Muthupalani S, et al. Gastric colonisation with a restricted commensal microbiota replicates the promotion of neoplastic lesions by diverse intestinal microbiota in the Helicobacter pylori INS-GAS mouse model of gastric carcinogenesis. Gut, 2014, 63: 54-63.

[ 75 ] Li XX, Wong GL, To KF, et al. Bacterial microbiota profiling in gastritis without Helicobacter pylori infection or non-steroidal anti-inflammatory drug use. PLoS One, 2009, 4 (11): e7985.

[ 76 ] Oh JD, Kling-Bäckhed H, Giannakis M, et al. Interactions between gastric epithelial stem cells and Helicobacter pylori in the setting of chronic atrophic gastritis. Curr Opin Microbiol, 2006, 9: 21-27.

[ 77 ] Garcia-Mazcorro JF, Suchodolski JS, Jones KR, et al. Effect of the proton pump inhibitor omeprazole on the gastrointestinal bacterial microbiota of healthy dogs. FEMS Microbiol Ecol, 2012, 80: 624-636.

[ 78 ] Williams C, McColl KE. Review article: proton pump inhibitors and bacterial overgrowth. Aliment Pharmacol

Ther, 2006, 23: 3-10.

［79］ Dicksved J, Lindberg M, Rosenquist M, et al. Molecular characterization of the stomach microbiota in patients with gastric cancer and in controls. J Med Microbiol, 2009, 58: 509-516.

［80］ Eun CS, Kim BK, Han DS, et al. Differences in Gastric Mucosal Microbiota Profiling in Patients with Chronic Gastritis, Intestinal Metaplasia, and Gastric Cancer Using Pyrosequencing Methods. Helicobacter, 2014, 19: 407-416.

［81］ Roos S, Engstrand L, Jonsson H. Lactobacillus gastricus sp. nov., Lactobacillus antri sp. nov., Lactobacillus kalixensis sp. nov. and Lactobacillus ultunensis sp. nov. isolated from human stomach mucosa. Int J Syst Evol Microbiol, 2005, 55: 77-82.

［82］ Ryan KA, Jayaraman T, Daly P, et al. Isolation of lactobacilli with probiotic properties from the human stomach. Lett Appl Microbiol, 2008, 47: 269-274.

［83］ Sanduleanu S, Jonkers D, De Bruine A, et al. Non-Helicobacter pylori bacterial flora during acidsuppressive therapy: differential findings in gastric juice and gastric mucosa. Aliment Pharmacol Ther, 2001, 15: 379-388.

［84］ Mowat C, Williams C, Gillen D, et al. Omeprazole, Helicobacter pylori status, and alterations in the intragastric milieu facilitating bacterial N-nitrosation. Gastroenterology, 2000, 119: 339-347.

［85］ Fox JG, Kuipers EJ. Long-term proton pump inhibitor administration, H. pylori and gastric cancer: lessons from the gerbil. Gut, 2011, 60: 567-568.

［86］ Zavros Y, Rieder G, Ferguson A, et al. Gastritis and hypergastrinemia due to Acinetobacter lwoffii in mice. Infect Immun, 2002, 70: 2630-2639.

［87］ Lee CW, Rickman B, Rogers AB, et al. Helicobacter pylori eradication prevents progression of gastric cancer in hypergastrinemic INS-GAS mice. Cancer Res, 2008, 68: 3540-3548.

［88］ Lee CW, Rickman B, Rogers AB, et al. Combination of sulindac and antimicrobial eradication of Helicobacter pylori prevents progression of gastric cancer in hypergastrinemic INS-GAS mice. Cancer Res, 2009, 69: 8166-8174.

第十六章

# 幽门螺杆菌基因组

## 一、幽门螺杆菌全基因组

近年来,基因组学逐渐为研究者探究生命规律提供全新的方法。利用幽门螺杆菌($H.pylori$)和人类的全部基因组序列数据,很多研究者发现了一系列重要的信息。现已了解到 $H.pylori$ 具有明显的遗传变异性、基因表达并与临床结果相关联[1,2]。菌株之间不同的遗传学基因表达向我们展示了微生物对环境和生长的复杂反应。已有研究者探讨了胃上皮细胞对 $H.pylori$ 感染的整个转录反应。这些研究报道了基因表达的改变主要与以下几个方面有关:转录功能、转录信号、细胞周期调控和分化、细胞增殖和凋亡的平衡、膜蛋白的表达以及炎症反应。

$H.pylori$ 定植在全世界一半人口的胃内,引起了一个广泛的疾病谱:从无症状性胃炎,到溃疡,再到胃癌。尽管产生这些不同的临床结局的基础还不很清楚,很多严重的疾病与存在致病岛的菌株有关。

Salama 等[3]采用 $H.pylori$ 全基因组 DNA 微阵列技术研究了 15 个临床 $H.pylori$ 菌株基因组成分,发现 $H.pylori$ 基因组中有 22% 的基因在一个或更多菌株中是可有可无的,确定了至少 1 281个 $H.pylori$ 核心功能基因(表 16-1)。这些核心基因决定绝大多数代谢和细胞过程,特异型菌株基因包含了以下的基因:$H.pylori$ 自身特有的基因、限制修饰基因、转位酶基因和编码细胞膜蛋白的基因,有助于 $H.pylori$ 长期感染宿主期间对特定环境的适应。同时,在特异型菌株基因中,发现了一类候选毒力基因。$H.pylori$ 基因组具有可塑性,这也反映了它的高频率基因重组和点突变,这种可塑性通过亚克隆发展促进了宿主结局的差异性,以及可能加强了其对寄生宿主适应性。

Bjorkholm 等[4]研究了从一个患者体内分离培养的两个亚克隆的基因型和典型表型以及在实验室感染中这些分离物的遗传进化。采用 DNA 微阵列分析这些菌株全基因组的基因型显示出:

它们彼此之间要比从不同宿主体内获得的一小组其他基因型的菌株更加相似。尽管如此,它们之间还是表现出了明显的不同。*H. pylori* 感染人群的个体会有很大的区别,并且产生了具有大量基因型和表型差异的稳定亚克隆。从不同个体中获得的胃致病原 *H. pylori* 的分离物具有高度的形态多样性。在同一个体中也发现了菌株的变异。

表 16-1　*H. pylori* 核心功能基因

| | 特有基因 | 核心基因 |
|---|---|---|
| 未明 *H. pylori* 特异性 | 210/56% | 267/21% |
| 代谢和生物合成 | 11/3% | 410/32% |
| 未明保守序列 | 27/7% | 205/16% |
| 细胞外膜 | 0/0% | 157/12% |
| DNA 代谢 | 8/2% | 54/4% |
| 细胞生长 | 1/0.3% | 55/4% |
| 限制性修饰 | 38/10% | 14/1% |
| 外膜蛋白 | 9/2% | 42/3% |
| 功能调节 | 0/0% | 38/3% |
| LPS | 7/2% | 29/2% |
| PAI,未明 | 20/6% | 0/0% |
| 四型分泌系统 | 12/3% | 6/0.5% |
| 转位酶 | 16/4% | 0/0% |
| 其他 | 3/0.8% | 4/0.3% |

Israel 等[5]获得了测序过的 *H. pylori* J99 菌株的分离物,J99 是从经历了 6 年间隔时间后从人类患者中分离培养出的菌株。对 4 种无关联的位点进行随机扩增多态性 DNA PCR(RAPD-PCR)和测序后得出:这些分离物与原始菌株紧密关联。相比之下,微阵列分析显示出了所有菌株的基因成分的不同,而 RAPD-PCR 和 DNA 测序并没有发现这些。另外,分离物中的 DNA 与其他完全测序过的 *H. pylori* 菌株 26695 的可读框(open reading frame,ORF)探针杂交,无论是彼此之间的比较,还是与原型菌株比较,遗传多样性模式是明显的。这些结果提示在被大规模的比较和核苷酸序列分析所决定的明显同类的群体中,明显的遗传改变存在于 *H. pylori* 单克隆菌株中,直接证明 *H. pylori* 具备丢失和获得外生 DNA 能力,是与同源宿主中的微观持续进化的模型相一致的,更加确定 *H. pylori* 在其天然宿主的遗传性变异程度和范围[5]。

Han 等[6]应用全基因组 DNA 微阵列研究从临床患者中分离培养出的 *H. pylori* 菌株的基因组多样性以寻找与特有表型相关联的特定基因型。应用两种被测序的 *H. pylori* 26695 和 J99 菌株基因组 DNA 用作模板,微阵列包括 1 882 个 DNA 片段,与两种 *H. pylori* 菌株 1 636 个 ORF 一致,34 个 *H. pylori* 菌株中,有 1 091 个基因(即 66.7%)普遍存在,它们代表了基因组的核心功能,其中绝大部分基因决定了代谢、细胞生长、转录和氨基酸生物合成等,而这些功能对于 *H. pylori* 生长和它在宿主体内克隆有着至关重要的作用。522 个基因(即 31.9%)是菌株特有基因,然而,在至少一个 *H. pylori* 菌株中缺失。菌株特有基因主要包括限制性修饰系统组件、转位酶基因、假设蛋白和外膜蛋白。这些菌株特有基因有助于细菌在特殊的环境下生存，即长期感染遗传多变性宿主。核心基因和菌株特有基因都在 *H. pylori* 的繁殖和致病机制上发挥了关键的作用。

Baltrus 等[7]发现 G27 菌株包含 1 515 个 ORF，其大小和构成与菌株 26695 及 J99 相似。G27 还包含一个能够编码 11 个基因的长度为 10 032bp 的质粒 DNA，这个质粒同 HPAG 菌株中发现的一样。G27 的 cag 致病岛包含一个转座子，但是不会破坏任何一个 ORF，并且不会干扰 CagA 进入宿主细胞。类似于 J99 和 HPAG，异于 26695，G27 在 HPG27 的 ORF 927 和 985 之间有一个独立的可塑区，包含了不同于其他菌株之间的特异性的 *H. pylori* 基因。有 58 个基因只存在于 G27 中，在 26695、J99 和 HPAG 菌株中找不到。绝大多数的 G27 特有的基因被认为可以编码蛋白质。

2013 年，Resende 等对 *H. pylori*26695 基因组进行了重新注释，包含 1 573 个 CDS，1 212 个功能基因，与代谢相关基因 712 个，并找到 191 个新功能蛋白。

Momynaliev 等[8]运用 cDNA 基因微阵列技术来比较生长静止阶段的 4 个临床 *H. pylori* 菌株的表达谱（2 个 cag 阳性，2 个 cag 阴性）。整个 *H. pylori* 临床菌株的转录谱之间的相关系数值从 0.70 到 0.83 不等。其中有 44 组基因（总共是 66 组）属于 *H. pylori* 不同的功能组，这些菌株之间的相关系数值超过 0.7，而有 14 组基因超过 0.90。这些组的基因包括编码参与以下生物活动成分的基因：细胞分裂的成分、适应非典型环境、电信号的传导、核苷和核苷酸的废料回收、糖酵解和糖异生、翻译因子、无氧代谢，以及氨基酸和胺的代谢。在临床 *H. pylori* 菌株中 52 个基因表达明显不同。这些基因中的其中一些基因决定微生物的毒力，如：*cagA*、中性粒细胞激活蛋白基因（*napA*）、鞭毛蛋白基因（*flaA*）、*vacA*，还包括一些编码外膜蛋白（*omp*）、尿素酶 α 和 β 的亚基（*ureA* 和 *ureB*）、调节蛋白的基因，以及编码应激反应相关蛋白，比如伴侣蛋白和热休克蛋白（*groEL* 和 *dnaK*）的基因。*H. pylori* 无论是在基因组成上还是基因序列水平上，都在人群中显示出巨大的遗传差异。

Kraft 等[9]从同一个患者体内不同时间段分离培养出 21 对密切相关的菌株，采用全基因组微阵列杂交探讨了变异形成过程，基因改变的所有位点依次被证实。将基因改变的数目与相似基因替换的数目作比较，后者并没有缺失，也未获得过去基于序列数据的多位点分析和数学模型所确定的基因。结果显示绝大多数基因变化是由于基因同源重组，1/650 概率事件导致获得或缺失基因。提示 *H. pylori* 对个体宿主的适应性，主要是通过基因序列的改变，而不是通过获得或失去基因来实现的。

序列的多样化和基因组成能够区别绝大多数 *H. pylori* 菌株，甚至更大的序列差别可以区分来自不同地区人群的 *H. pylori*。Gressmann 等[10]进一步探讨了这些菌群是否也在基因组成上有区别。通过采用全基因组微阵列来测验 56 个具有代表性的 *H. pylori* 菌株，以及 4 个 Acinonychis 螺杆菌菌株。在两个被测过序的基因组 1 531 个基因的加权平均值中，有 25% 在至少一个 *H. pylori* 菌株中缺失，21% 在 Acinonychis 螺杆菌菌株中缺失或变异。推断所有 *H. pylori* 菌株的核心基因含有 1 111 个基因。变异基因往往很小，具有不寻常的 GC 含量；大多数变异基因是通过水平基因转移而导入的。

基于微阵列数据的系统发育树不同于基于核心基因组的 7 个基因序列。这种差异是由于大量菌株中独立基因的缺失或重组所引起的同源异型，此种同源异型歪曲了系统发育的方式。相对于人群结构,这种差异的模式需要重建物种内部对变异基因需求的时机。定位于 cag 致病岛的可变基因明显是在物种形成后整块获取的。相比之下,大多数其他可变基因的功能未知,或者编码限制性修饰酶、转位酶和外膜蛋白。这些似乎是早先 *H. pylori* 物种形成所必需的,接着在个体菌株求同进化中失去。因此,当我们研究基于核心基因序列的系统发生的环境时,采用基因微阵列可以说明基因的获得或缺失。

*H. pylori* 全基因组的深入研究,使得我们对此微生物的结构、耐酸机制、定植、黏附、*H. pylori* 感染分子机制等有了更全面、更深入的认识。

## 二、幽门螺杆菌结构

*H. pylori* 的形态学已有了充分的描述。总之,它是一种单极、多鞭毛、末端钝圆、螺旋形弯曲的细菌。*H. pylori* 基因组小,几乎没有精确的转录调控因子、启动结构和基因组织,这些特点提示DNA 拓扑结构在鞭毛基因转录中的作用。*H. pylori* 的超螺旋结构,受一种报告基因质粒所监控,被一种 DNA 促旋酶的抑制剂新生霉素所解螺旋。负超螺旋的减少与下游鞭毛基因 *flaA* 低转录紧密相连。增加或减少 *flaA* 启动子空间长度的靶向突变降低了 *flaA* 的转录水平、蛋白表达及鞭毛的形成,也改变了启动子对降低超螺旋的反应。*H. pylori* 中的报告基因质粒 DNA 在流体培养物中随着生长阶段不同而改变。不同空间长度的 *flaA* 启动子和其他超螺旋敏感基因在生长阶段转录是不同的,与超螺旋和生长阶段调控的紧密关联是一致的。在降低超螺旋的特定鞭毛、管家基因、毒力基因的条件下,对野生 *H. pylori* 进行全基因组转录分析发现这些基因的表达与超螺旋的改变和生长阶段有关,表明整体超螺旋改变也许有助于 *H. pylori* 鞭毛生长的时序调控和其他细胞功能[11]。

电镜下,菌体的一端可伸出 2~6 条带鞘的鞭毛。*H. pylori* 的鞭毛系统,包括 40 多个主要丛集集团,是定植人类胃黏膜所必不可少的。鞭毛生物合成具有复杂的转录路径,控制鞭毛生物合成的调控基因的突变体如 *rpoN*、*flgR*、*flhA*、*flhF* 与 *hp0244* 等发挥重要作用。全基因组微阵列技术全基因组规模上研究显示,被 RpoN 控制的调节子,它的激活剂有 FlgR(FleR)和同源组氨酸激酶 *hp0244*(FleS),7 个新的基因(*hp1076*、*hp1233*、*hp1154*、*hp1155*、*hp0366*、*hp0367*、*hp0869*)被认定为属于 RpoN- 相关鞭毛调节子。氧化酶基因 *hp0869* 是 RpoN 调节子唯一非鞭毛基因。鞭毛 FlhA 和FlhF 具有同样掌控 *H. pylori* 的功能,它们的缺失导致了 RpoN(2 级)和 FliA(3 级)调节子转录的普遍降低,包括在两个或两个以上启动子控制下的属于中间调节子 24 个新基因。FlhA- 与 FlhF-依赖性调节子包括鞭毛和非鞭毛基因。转录组学分析显示,FliA 调节子的负反馈调节是依赖于反σ 因子 FlgM。FlgM 也参与了 FlhA,但是不参与 FlhF- 依赖性 RpoN 调节子的反馈控制。与其他细菌形成对照的是,趋化作用和鞭毛动力基因不受 FliA 或 RpoN 的控制。一个鞭毛合成的真正的主要调节器在 *H. pylori* 中缺失,这与这种生物鞭毛运动和趋化的关键作用是一致的[12]。*H. pylori* 中的 *hrcA* 和 *hspR* 基因编码两种转录阻遏蛋白,负调控 groES-groEL 和 hrcA-grpE-dnaK 操纵子的表达。HspR 结合在这些操纵子的启动子的上游,Roncarati D 等[13]针对野生型菌株和缺失 hspR、hrcA 两者中的一个或两个的菌株进行转录组比较分析发现一组 14 个基因被一个或两个调控因子负调控,而一组 29 个基因被正调控。研究还发现的 14 和 29 这两组基因在鞭毛生物合成中被 HspR 和 HrcA 编码的蛋白正调控。因而,动力功能的缺失存在于 HspR 和 HrcA 一种或两种的突变体中。

*H. pylori* 具有一系列限制性调控蛋白,这与它紧密适应的宿主——人的胃是一致的。尽管如此,已经知道了 *H. pylori* 的三个完全双组分系统参与了重要的毒力特征调节,比如运动、耐酸性、金属平衡。*hp1021* 是一个独立的带有一个非典型接收域的反应调节因子,它的失活对 *H. pylori* 的生长有相当大的影响。通过全基因组转录谱鉴定 *hp1021* 调节基因,展示了重要的管家基因 *nifS* 和 *nifU* 的转录被 *hp1021* 所激活,而 *nifS* 和 *nifU* 是 Fe-S 簇组装所必需的基因。研究还证明一个包括了可读框 *hp0690~hp0693* 和 *hp0695~hp0697* 基因簇的表达明显被 *hp1021* 所上调,而该基因簇可能参与了丙酮的代谢,证据还表明 *hp1021* 与启动区域的结合直接调控 *hp0695~hp0697* 外显子[14]。

### 三、幽门螺杆菌耐酸性

*H. pylori* 在胃中的定植已被证明与胃炎、消化性溃疡和胃的恶性肿瘤有着错综复杂的关系。该细菌适应不利的人类酸性胃环境的机制还知之甚少。

Ang 等[15]应用一种包含从 26 695 菌株获得的 1 534 个可读框(ORF)的膜微阵列,从基因组规模上了解 *H. pylori* 酸应激反应时的 RNA 表达情况,在 pH 7.2 和 pH 5.5 的生长条件下 *H. pylori* 的全部 RNA 被抽取出来,反转录为 cDNA,然后标记上生物素:每一个膜微阵列与来自于不同 pH 条件下同一个菌株的 cDNA 探针进行杂交。测量所有 ORF 的基因表达。1 534 个 ORF 中有 53 个 ORF 高度表达,445 个 ORF 稳定表达。一共 80 个 ORF 在低 pH 条件下表达水平明显增高,4 个 ORF 在酸性条件下表达水平下降,其余 952 个 ORF 在两种 pH 条件下没有监测到。可见,可以用微阵列来检测原核生物基因在整个基因组水平上的表达。

Merrell 等[16]通过利用 DNA 微阵列来描述了 *H. pylori* 在低 pH 条件下的反应。当转移到低 pH 环境下,该细菌基因组有将近 7% 表达发生改变。对表达差异的基因进行分析,发现了酸暴露引起 *H. pylori* 运动力更深远的改变:较大比例的酸暴露细菌细胞表现出动力增加和显著高速度的移动。与以往资料相反的是,酸暴露下的 *cagA* 受到强烈抑制,这种转录抑制反应积累于 *H. pylori* 细胞中的蛋白质水平。

关于 *H. pylori* 耐酸性的潜在的双成分信号转导系统,与 *H. pylori* 野生型菌株相比,*hp0165* 或 *hp1364* 菌株在 pH 5.0 条件下生长的能力被削弱。*H. pylori* DNA 阵列分析和转录报告分析指出,与亲体野生型菌株相比,酸反应基因转录 *hp0165* 和 *hp1364* 菌株中发生改变,提示完整的 *hp0165* 和 *hp1364* 组氨酸激酶是 *H. pylori* 耐酸性所必需的[17]。

### 四、幽门螺杆菌定植

已经发现一些基因与 *H. pylori* 感染导致的疾病有关,包括空泡细胞毒素 A 和 cag 致病岛。其他导致感染形成和维持的重要因素包括：尿素酶产生、运动性、铁的摄入和应激反应。

因胃内环境不断变化，H. pylori 要成功定植需要通过调节细菌基因表达来适应。H. pylori 定植在人胃部依赖于高含量、高度活性金属酶和尿素酶的产生，H. pylori 一定需要转换金属镍，它是尿素酶所必需的一种辅因子。Davis 等[18]应用微阵列分析技术探讨在这个过程中基因所起的作用，通过比较两种培养条件下的野生型 H. pylori 26695 的转录组，即单独含布鲁氏菌肉汤（BBF）的培养液与其中补充 100mmol/L NiCl₂ 的培养液，结果表明 hp1512 在 100mmol/L 镍存在下是被抑制的。应用定量 RT-PCR 测定，相对于在含有 BBF 和 10mmol/L NiCl₂ 培养中的野生型来说，hp1512 的转录下降了 43 倍。纯化的重组 NikR 凝胶迁移分析证实了 H. pyloriNikR 与 hp1511-1512 基因区域存在镍依赖性结合。4 个镍相关性基因的定量 RT-PCR 研究提示相对于野生型 H. pylori26695，hp1512 突变体细胞内镍浓度降低，hp1512 编码一个 NikR-镍调节外膜蛋白。

已知铁摄取调节因子（Fur）在 H. pylori 适应胃黏膜两种环境变化（即铁限制和低 pH）上发挥了精确的作用。Fur 是 H. pylori 有效定植蒙古沙鼠所必需的。Gancz 等[19]应用 DNA 微阵列技术探讨了 Fur 缺失菌株中基因表达的改变。发现 H. pylori Fur 调节子大约有 30 个基因，其中大多数过去被认为与酸抑制相关。在暴露于酸性条件下 Fur 突变体中大多数基因异常表达，这个现象说明了这个调节子对于细菌在胃中生长和定植是必需的。

Baldwin 等[20]利用 C57 BL/6 鼠模型探讨两个不同 H. pylori 菌株感染下的 2 400 个转座子突变体，以寻找有助于 H. pylori 在胃内定植的基因位点。应用基于微阵列的转座子突变体跟踪技术检测到了 758 个不同基因位点转座子的插入，其中 223（29%）被预测到有定植缺陷，包括以前所被发现的 H. pylori 毒力基因以及 81 个蛋白。通过制作无效等位基因再次验证了过去 10 个未被证实的候选定植基因位点。在需再次验证的基因位点中，60% 特定菌株有定植缺陷，说明 H. pylori 菌株变异性在该生物的致病潜力方面发挥重要的作用。

五、幽门螺杆菌黏附

为了确定黏附相关的基因位点，Lin 等[21]从 H. pylori 突变体库中筛选出 1 500 种突变株。现已鉴定了一种突变体，表现为两个胃上皮细胞系黏附性降低。反转录 PCR 显示这种突变体缺失的位点是 H. pylori 菌株 26695 类似物 hp0015。DNA 测序和反转录 PCR 显示出 hp0015 和两个下游基因 hp0016 和 hp0017 共同组成了一个转录单元。缺失和互补结构显示出 hp0016 和 hp0017 参与自然转化，而不是黏附。hp0015 与黏附和自然转化都有关系。hp0015 突变体的胃组织黏附下降程度与 babA2 敲除的突变体类似，而比 sabA 敲除的突变体更明显。将野生型菌株和 AGS 细胞共同培养结果显示 AGS 细胞中有 19 个基因被上调，但是将 AGS 细胞与 hp0015 突变体共同培养，19 个基因中有 5 个基因没有被诱导。这些结果表明 hp0015 与黏附有关，hp0015、hp0016 和 hp0017 与自然转化有关。hp0017 已经被命名为 virB4/comB4。hp0015 和 hp0016 分别被命名为 comB2 和 comB3。

H. pylori 外膜蛋白 HopH 的表达是由 hopH 基因的双核苷酸重复序列模式的阶段性变异所调

控的。为了探讨 HopH 在细菌致病性方面的重要性,Dossumbekova 等[22]分析了这种偶然性位点详细的功能基因组的和基于人群的遗传性特征。对 58 个患者分离出的 H. pylori 菌株进行 hopH 测序,显示 hopH 基因型与细菌的毒力标记有联系,如 vacAs1、vacAm1、babA2,更重要的是 cagA 基因型。hopH 的突变导致体外细菌黏附胃上皮细胞的能力下降,hopH 的反式互补恢复了 hopH 突变体黏附能力。尽管 HopH 与促炎上皮细胞信号有关系,但体外试验表明 HopH 突变体并不能改变上皮细胞白细胞介素 -8 的分泌。cDNA 微阵列技术比较野生型和 hopH 突变体之间的特异性基因表达谱,两者显著差异。相比而言,大量基因以一种 cag 致病岛依赖性的方式被调控。可见,hopH 基因可能与胃十二指肠疾病有关,是因为它与毒力因子有关,或者与细菌的黏附和定植力有关。HopH 和 cagA 之间紧密关联性表明 HopH 有助于体内 cagA 阳性菌株的生存。

胃黏膜受到 H. pylori 感染后,大量的免疫效应细胞核炎症细胞植入胃黏膜。利用微阵列芯片还发现 CD66b、LGALS3BP 明显上调,MUC16 明显下调。CD66b 是一个调控细胞黏附的基因,LGALS3BP 能够促进整合素介导的细胞黏附。MUC16 能起到为黏膜提供保护性屏障的作用[23]。

## 六、幽门螺杆菌致病性

H. pylori 感染刺激细胞内信号传导通路,伴随着胃上皮细胞基因表达的增加。Eftang 等[24]利用基因组芯片分析上皮细胞响应 H. pylori 感染后的基因表达谱发现,在多达 6 000 个差异表达的基因中,IL-8 被发现是上调最为明显的基因,并且 H. pylori 暴露 1h,IL-8 就参与了绝大多数受到影响的信号通路。此外 TP53BP2 也明显上调,其相应蛋白 ASPP2 能够与 CagA 互相作用并且导致 p53 抑制凋亡。

高密度 cDNA 微阵列分析了与 H. pylori 共同培养的人胃癌细胞(MKN45、AGS 细胞)基因的 mRNA 表达谱。与 Cag 致病岛(PAI)阳性的 H. pylori(野生型)共同培养,结果发现 2 304 个基因中有 8 个基因的 mRNA 表达明显上调。这 8 个基因中有 6 个基因[白细胞介素 -8、I(κB)α、A20、ERF-1、Keratin K7、谷胱甘肽过氧化物酶]被 RT-PCR 证实表达上调。与同基因的 cagE(-)突变体(8cagE)同时培养,没有发现明显上调,其中 δcagE 和其他 cagPAI 中的基因共同编码一种Ⅳ型分泌系统。编码 A20 的表达载体转染引起 H. pylori 介导的 NF-κB 活化被抑制,这提示了 H. pylori 介导的 A20 表达可能负调节 NF-κB 的活化。含有 cag 致病岛(PAI)的 H. pylori 诱导胃上皮细胞 NF-κB 的激活和 IL-8 的分泌。

Cox 等[25]通过采用高浓度 cDNA 微阵列杂交技术来探讨 cagPKI 阳性或阴性 H. pylori 菌株诱导上皮细胞基因表达发生改变。从 H. pylori 感染 Kato3 胃上皮细胞准备的同位素标记 cDNA 与高浓度 cDNA 微阵列杂交,同非感染对照组比较上皮细胞基因表达的改变。通过筛选鉴定了 208 个已知基因和 48 个新的基因和 / 或 H. pylori 感染之后未知功能的表达序列标签在 Kato3 细胞中的不同表达。在 cagPAI 阳性和 cagPAI 阴性感染后伴有 15 个新的 cDNAs 和 92 个已知的基因表达不同,可见基因表达谱的明显不同。H. pylori 改变了编码以下物质的基因的表达:细胞因子 / 趋化因子和它们的受体、细胞凋亡蛋白、转录因子,以及金属蛋白酶 - 去整合素(ADAMs)和金属蛋白的组织抑制剂。*H. pylori* 感染的患者体内证实了已知基因(双调蛋白和 ADAM 10)在胃中的不同表达和一个新基因(HPYRI)。个体宿主胃内致病菌 *H. pylori* 存在遗传多样性。此多样性是代表一个确定的菌株的多样性还是不同菌株混合感染的多样性,至今还不清楚。

Salama 等[26]分析了高 *H. pylori* 感染率的墨西哥人种中 8 名成年人和 4 名儿科患者的多个单克隆菌株,12 例患者中有 11 例含相同的随机扩增多态 DNA、扩增片段长度多态性及 *vacA* 等位基因分子印迹。利用全基因组微阵列 - 比较基因组杂交(array CGH)技术揭示了:从患者分离培养的具有相似分子印迹的菌株中 24 到 67 基因位点发生变异。一个患者包含有两个菌株群,包括了 cag 致病岛毒力基因。这两个菌株群在胃内呈现不同的分布,但遗传性改变有限。在分别来自成年和儿童患者的菌株之间,遗传学差异没有统计学差异。这说明传播到一个新宿主之后不能诱导胃里细菌群立刻发生遗传性改变,提示人类是被一紧密相关的菌株群所感染的,它们在基因位点上只有很小的差异,这样的菌株群在受到感染时也许已经存在了,即使在双重感染的过程中,不同的菌株中遗传性改变也是很少见的。

*H. pylori* 可导致几乎所有人类感染者发生急性浅表性胃炎。然而一部分人可以形成慢性萎缩性胃炎(CAG),表现为产酸壁细胞数量的减少,胃腺癌发生危险性的增加。已有转基因老鼠模型研究发现壁细胞的缺失有利于从 CAG 患者胃干细胞内分离培养出从结合、进入和持续存在的 *H. pylori* 菌株,这个发现提出了这样一个问题:CAG 是如何影响 *H. pylori* 的基因组进化、生理和致肿瘤发生作用。

Oh 等[27]研究了含有 1 596 366 碱基对的 HPAGI 基因组。HPAG1 Affymetrix 基因芯微阵列,代表了所预测的 99.6% ORF,病例对照研究研究了来自瑞典患者分离培养的 *H. pylori* ChAG 菌株的全基因组,以及 CAG 与由 CAG 发展到胃腺癌患者分离培养的菌株的全基因组。结果显示 ChAG 菌株之间共有的基因标志,以及在腺癌发展过程中也许存在着基因的丢失或获得。体外 HpAG1 对酸反应的全基因组转录谱表明:编码金属摄入和利用、外膜蛋白和毒力因子的基因与 *H. pylori* 对 ChAG 的适应性有关。*H. pylori* 增加了溃疡性疾病和胃癌发生的危险性,然而 *H. pylori* 定植的个体中只有一小部分才发生疾病。

*H. pylori* 全基因组微阵列可以有效鉴定 *H. pylori* 菌株之间基因组成的不同,而基因组成的不同可以在啮齿动物模型上诱导不同的病理学结果。Israel 等[28]研究了体内或体外两种 *H. pylori* 菌株诱导宿主不同反应的能力,采用 *H. pylori* 全基因组微阵列技术来鉴定细菌的发病机制的决定因素。胃溃疡菌株 B128 比十二指肠溃疡菌株 G1.1 能够诱导沙鼠黏膜发生更严重的胃炎、增殖、细胞凋亡,胃溃疡和胃萎缩只发生在 B128⁺沙鼠。在体外,相对于 G1.1 菌株,B128⁺沙鼠衍生物显著增加了 IL-8 分泌和细胞凋亡。微阵列 DNA 杂交证实了一些菌株在基因组结构上有所不同,包括 G1.1 菌株致病岛上大量基因的缺失。菌株 B128cag 致病岛的部分或全部破坏减弱了 IL-8 体外的诱导,并且明显降低了体内胃的炎症反应。这些表明 *H. pylori* 调节上皮细胞炎症反应的能力依赖于完整的 cag 致病岛。

在东亚地区胃癌的死亡率很高,这很大程度上与 *H. pylori* 的感染有关。*H. pylori* 在胃黏膜上促进趋化因子基因表达,趋化因子是宿主体内重要的免疫因子,能促进炎症和肿瘤生长。确定哪种 H. pylori 分子参与了趋化因子的诱导至关重要,Kuzuhara 等报道了一种可以诱导 H. pylori 分泌蛋白(Tipalpha)的肿瘤坏死因子 - α(TNF-α)在胃癌的发生发展过程中扮演了启动子的角色。借助 DNA 微阵列和 KeyMolnet 进行基因表达综合分析。通过实时 PCR(RT-PCR)定量分析基因的表达。基因表达分析揭示了 Tipalpha 诱导趋化因子 Cc12、Cc17、Cc120、Cxc11、Cxc12、Cxc15 和 Cxc110 在老鼠胃癌细胞 MGT-40 中大量的、同时表达。Tipalpha 诱导趋化因子基因高水平表达,然而,无活性的 del-Tipalpha 却不能,说明了肿瘤的启动与 Tipalpha 诱导趋化因子基因表达有关。

研究者对从非萎缩性胃炎、十二指肠溃疡、胃癌患者中分离的 H. pylori 进行基因分析。基于全基因组芯片的比较基因组杂交发现有 1 319 个基因存在于所有的菌株中,另外有 341 个菌株发生了变异。其中 127 个基因分布于可塑区。研究者还发现 HP0674 和 JHP0940 这两个基因在胃癌来源的菌株中缺失[29]。

H. pylori 主要是在人们生活的早期由于家族内部成员之间的接触而发生感染,是一种具有遗传多样性的细菌,可以较为容易地适应新的宿主,并且能够生存数十年。Kivi 等[30]分析了从一位母亲和她的 3 个孩子体内分离培养的 H. pylori 克隆株的遗传多样性,揭示了 H. pylori 的传播性和它适应宿主方面的情况。借助以 PCR 为基础的分子分型技术和 5 个位点的序列测定,把两个不同的菌株和菌株的变异体从所要研究的家族成员中分离出来。运用比较微阵列杂交技术,基因组的多样性被 15 个菌株证实。微阵列中包含 1 745 个寡核苷酸,这些寡核苷酸代表了 2 个已经测序的 H. pylori 菌株全部基因,检测到从相同和不同个体分离培养的克隆菌株之间基因差异的限制性的平均数值( ± 标准差),分别是:1 ± 0.4,0.1%,以及 3 ± 0.3,0.2%。在家族成员的不同菌株之间有相当大的变异性(147 ± 4,8%)。不同菌株的差异性与基因功能组有关,而后者是与 DNA 代谢和细胞膜紧密相关的。虽然从家族成员分离培养的 H. pylori 克隆菌株中分析得出的数据并不能支持"H. pylori 的传播性和适应宿主的能力与该细菌基因组大量的序列变异性有关"这样的论断,然而,重要的表型改变可能由其他的遗传机制所决定,如阶段性变异。

七、结语

微阵列表达谱、数据挖掘和统计学工具为从基因组规模上研究细菌致病性提供了希望。从生长在模拟宿主微环境的细菌中获得的表达谱描绘了相互作用的代谢路径和多级发展程序,也逐渐揭示了调控网络。基于微阵列的比较基因组学对相互联系的菌株和物种的分析提供了一种评估自然人群中遗传性改变的方法,并且鉴定病原体和共生物之间的区别。在不久的将来,把细菌和宿主微阵列进行结合应用到研究被感染的相同组织中,这种方法可以揭示出宿主和病原体之间的关系。微阵列方法的应用能揭示分类学上相关菌株之间基因组成的区别,它们的不同与病原体表型有关[31]。

H. pylori 是最早的基因组被测序的细菌物种之一。过去的 10 年之中,基因组和后基因组分析技术大大促进了我们对 H. pylori 感染的发病机制的理解,它是我们所知道的遗传性变异最大的细菌物种[32]。

目前,*H. pylori* 耐药性的发展已经成为一个十分严重的临床问题,往往导致了临床常规治疗方案失败[33]。如何利用基因组学、蛋白质组学和转录组学数据来确定新治疗靶点的基因产物,同时又如何获得、评估这些数据以及将其作为研究疫苗和新的抗 *H. pylori* 治疗方法的基础,是非常重要并且有挑战的研究方向[34]。

总之,机遇与挑战并存,我们对 *H. pylori* 的认识还远远不够。基因组时代,随着科学技术的迅猛发展,我们将进一步加深对 *H. pylori*、发病机制及其诊治的认识,迎来崭新的发展阶段。所以说"幽门螺杆菌的研究远没有结束,刚刚进入新的起点"。

(郜恒骏　段本松)

## 参 考 文 献

[ 1 ] Kennemann L, Didelot X, Aebischer T, et al. Helicobacter pylori genome evolution during human infection. Proc Natl Acad Sci U S A, 2011, 108: 5033-5038.

[ 2 ] Cover TL, Blaser MJ. Helicobacter pylori in health and disease. Gastroenterology, 2009, 136: 1863-1873.

[ 3 ] Salama N, Guillemin K, McDaniel TK, et al. A whole-genome microarray reveals genetic diversity among Helicobacter pylori strains. Proc Natl Acad Sci U S A, 2000, 97: 14668-14673.

[ 4 ] Bjorkholm B, Lundin A, Sillen A, et al. Comparison of genetic divergence and fitness between two subclones of Helicobacter pylori. Infect Immun, 2001, 69: 7832-7838.

[ 5 ] Israel DA, Salama N, Krishna U, et al. Helicobacter pylori genetic diversity within the gastric niche of a single human host. Proc Natl Acad Sci U S A, 2001, 98: 14625-14630.

[ 6 ] Han YH, Liu WZ, Shi YZ, et al. Comparative genomics profiling of clinical isolates of Helicobacter pylori in Chinese populations using DNA microarray. J Microbiol, 2007, 45: 21-28.

[ 7 ] Baltrus DA, Amieva MR, Covacci A, et al. The complete genome sequence of Helicobacter pylori strain G27. J Bacteriol, 2009, 191: 447-448.

[ 8 ] Momynaliev KT, Rogov SI, Selezneva OV, et al. Comparative analysis of transcription profiles of Helicobacter pylori clinical isolates. Biochemistry (Mosc), 2005, 70: 383-390.

[ 9 ] Kraft C, Stack A, Josenhans C, et al. Genomic changes during chronic Helicobacter pylori infection. J Bacteriol, 2006, 188: 249-254.

[10] Gressmann H, Linz B, Ghai R, et al. Gain and loss of multiple genes during the evolution of Helicobacter pylori. PLoS Genet, 2005, 1: e43.

[11] Ye F, Brauer T, Niehus E, et al. Flagellar and global gene regulation in Helicobacter pylori modulated by changes in DNA supercoiling. Int J Med Microbiol, 2007, 297: 65-81.

[12] Niehus E, Gressmann H, Ye F, et al. Genome-wide analysis of transcriptional hierarchy and feedback regulation in the flagellar system of Helicobacter pylori. Mol Microbiol, 2004, 52: 947-961.

[13] Roncarati D, Danielli A, Spohn G, et al. Transcriptional regulation of stress response and motility functions in Helicobacter pylori is mediated by HspR and HrcA. J Bacteriol, 2007, 189: 7234-7243.

[14] Pflock M, Bathon M, Schar J, et al. The orphan response regulator HP1021 of Helicobacter pylori regulates transcription of a gene cluster presumably involved in acetone metabolism. J Bacteriol, 2007, 189: 2339-2349.

[15] Ang S, Lee CZ, Peck K, et al. Acid-induced gene expression in Helicobacter pylori: study in genomic scale by microarray. Infect Immun, 2001, 69: 1679-1686.

[16] Merrell DS, Goodrich ML, Otto G, et al. pH-regulated gene expression of the gastric pathogen Helicobacter pylori. Infect Immun, 2003, 71: 3529-3539.

［17］ Loh JT, Cover TL. Requirement of histidine kinases HP0165 and HP1364 for acid resistance in Helicobacter pylori. Infect Immun, 2006, 74: 3052-3059.

［18］ Davis GS, Flannery EL, Mobley HL. Helicobacter pylori HP1512 is a nickel-responsive NikR-regulated outer membrane protein. Infect Immun, 2006, 74: 6811-6820.

［19］ Gancz H, Censini S, Merrell DS. Iron and pH homeostasis intersect at the level of Fur regulation in the gastric pathogen Helicobacter pylori. Infect Immun, 2006, 74: 602-614.

［20］ Baldwin DN, Shepherd B, Kraemer P, et al. Identification of Helicobacter pylori genes that contribute to stomach colonization. Infect Immun, 2007, 75: 1005-1016.

［21］ Lin TL, Shun CT, Chang KC, et al. Isolation and characterization of a competence operon associated with transformation and adhesion in Helicobacter pylori. Microbes Infect, 2006, 8: 2756-2765.

［22］ Dossumbekova A, Prinz C, Mages J, et al. Helicobacter pylori HopH (OipA) and bacterial pathogenicity: genetic and functional genomic analysis of hopH gene polymorphisms. J Infect Dis, 2006, 194: 1346-1355.

［23］ Yang ZM, Chen WW, Wang YF. Gene expression profiling in gastric mucosa from Helicobacter pylori-infected and uninfected patients undergoing chronic superficial gastritis. PLoS One, 2012, 7: e33030.

［24］ Eftang LL, Esbensen Y, Tannaes TM, et al. Interleukin-8 is the single most up-regulated gene in whole genome profiling of H. pylori exposed gastric epithelial cells. BMC Microbiol, 2012, 12: 9.

［25］ Cox JM, Clayton CL, Tomita T, et al. cDNA array analysis of cag pathogenicity island-associated Helicobacter pylori epithelial cell response genes. Infect Immun, 2001, 69: 6970-6980.

［26］ Salama NR, Gonzalez-Valencia G, Deatherage B, et al. Genetic analysis of Helicobacter pylori strain populations colonizing the stomach at different times postinfection. J Bacteriol, 2007, 189: 3834-3845.

［27］ Oh JD, Kling-Backhed H, Giannakis M, et al. The complete genome sequence of a chronic atrophic gastritis Helicobacter pylori strain: evolution during disease progression. Proc Natl Acad Sci U S A, 2006, 103: 9999-10004.

［28］ Israel DA, Salama N, Arnold CN, et al. Helicobacter pylori strain-specific differences in genetic content, identified by microarray, influence host inflammatory responses. J Clin Invest, 2001, 107: 611-620.

［29］ Romo-Gonzalez C, Salama NR, Burgeno-Ferreira J, et al. Differences in genome content among Helicobacter pylori isolates from patients with gastritis, duodenal ulcer, or gastric cancer reveal novel disease-associated genes. Infect Immun, 2009, 77: 2201-2211.

［30］ Kivi M, Rodin S, Kupershmidt I, et al. Helicobacter pylori genome variability in a framework of familial transmission. BMC Microbiol, 2007, 7: 54.

［31］ Didelot X, Bowden R, Wilson DJ, et al. Transforming clinical microbiology with bacterial genome sequencing. Nat Rev Genet, 2012, 13: 601-612.

［32］ Sharma CM, Hoffmann S, Darfeuille, F et al. The primary transcriptome of the major human pathogen Helicobacter pylori. Nature, 2010, 464: 250-255.

［33］ De Francesco V, Giorgio F, Hassan C, et al. Worldwide H. pylori antibiotic resistance: a systematic review. J Gastrointestin Liver Dis, 2010, 19: 409-414.

［34］ Sugimoto M, Yamaoka Y. Virulence factor genotypes of Helicobacter pylori affect cure rates of eradication therapy. Arch Immunol Ther Exp (Warsz), 2009, 57: 45-56.

第十七章

# 高通量生物芯片在幽门螺杆菌研究中的应用

---

一、概述

二、基因芯片在幽门螺杆菌研究中的应用

三、蛋白质芯片在幽门螺杆菌研究中的应用

四、组织芯片在幽门螺杆菌研究中的应用

五、展望

---

随着基因组学、转录组学、蛋白质组学、代谢组学、微生物组学的迅速发展,具有数据量大(volume)、数据多样化(variety)、有价值(value)、高速(velocity)等特点的生物大数据时代已经到来。今后生物学数据的采集更加需要高效、高精度、高通量的技术手段,那么生物芯片因其高效、高精度、高通量的特点,将是我们进行大数据科学研究的有利工具。

幽门螺杆菌(*H. pylori*)是一种对生长条件要求苛刻的病原微生物,研究证明它与慢性胃炎、消化性溃疡、胃癌及黏膜相关淋巴组织(MALT)淋巴瘤的发生、发展密切相关[1]。*H. pylori* 在定植、繁殖、致病及传播过程中,随着其生存环境的显著改变,将经历不同生长条件的刺激,并在环境选择的压力下形成相应的适应性反应。因此利用生物芯片技术在全基因组水平上探讨 *H. pylori* 的致病机制和基因表达情况,帮助我们除基因型、细菌产生耐药的分子机制、相关疾病发病机制以及诊治等方面外,还会进一步揭示 *H. pylori* 的致病机制。

## 一、概述

生物芯片(biochip)是指将大量探针分子,比如核酸片段、多肽分子甚至组织切片、细胞等生物样品有序地固定于支持物上后与标记的样品分子进行杂交,通过检测每个探针分子的杂交信号强度进而获取样品分子的数量和序列信息。探针固相原位合成技术、激光共聚焦显微技术和照相平版印刷等关键技术的有机结合,才使得生物芯片技术应用型、实用性越来越明显。也正是不断有新技术的整合才使得我们对生物芯片杂交信号可以进行实时、灵敏、准确的检测和分析。因此生物芯片作为一种具有生物研究战略意义的高新技术,该技术势必会在未来生命科学、医学、化学、新药开发、等众多领域起到更为重要的作用[2,3]。

目前常见的生物芯片主要指信息生物芯片,包括基因芯片、蛋白质芯片、组织芯片、细胞芯片、糖芯片、电子芯片、流过式芯片、三维芯片和光纤芯片多种生物芯片技术。下面主要介绍基因芯片、蛋白质芯片和组织芯片三种高通量生物芯片在幽门螺杆菌研究中的应用。

## 二、基因芯片在幽门螺杆菌研究中的应用

基因芯片(又称 DNA 芯片)技术是基于核酸互补杂交原理研制而成的一种使待分析样品通过与芯片中已知碱基顺序的 DNA 片段互补杂交,从而确定样品中的核酸序列和性质,并对基因表达的量及其特性进行分析的技术,该技术是将大量(通常每平方厘米点阵密度高于 400)探针分子固定于支持物上后与标记的样品分子进行杂交,通过检测每个探针分子的杂交信号强度以获取样品分子的数量和序列信息。基因芯片是生物芯片技术中发展最成熟且最先进入应用和实现商品化的技术,该技术在短短十多年的发展进程中不仅加速了生物科学的发展,同时自身也得到了飞速提高。

基因芯片技术由于同时将大量探针固定于支持物上,所以可以一次性对样品大量序列进行检测和分析,从而解决了传统核酸印迹杂交[DNA 印迹法(Southern 印迹法)和 RNA 印迹法(Northern 印迹法)等]技术操作繁杂、自动化程度低、操作序列数量少、检测效率低等不足。

基因芯片的分类:根据功能的不同可分为基因表达谱芯片和 DNA 测序芯片;根据基因芯片所用基因探针的不同可分为 cDNA 微阵列芯片和寡核苷酸阵列芯片;根据点样方式不同可分为原位合成芯片、微矩阵芯片和电定位芯片;根据应用领域的不同又可将其分为各种专用型芯片,如表达谱芯片、病毒芯片等。

基因芯片在应用过程中,通过设计不同的探针阵列,使用特定的分析方法使其具有多种不同的应用价值,如基因表达谱测定、实变检测、多态性分析、基因组文库作图及杂交测序等。

1. **基因芯片技术在 *H. pylori* 基因分型方面的应用** *H. pylori* 基因遗传变异导致其细菌生理学功能差异与致病的多样性的相关性,准确确定 *H. pylori* 基因型对研究 *H. pylori* 以及确定宿主和细菌的关系十分重要。*H. pylori* 全基因组测序为基因芯片应用于 *H. pylori* 的研究提供了基础。根据已测定的全基因组序列,运用芯片技术来研究不同情况下 *H. pylori* 基因表达的差异,如不同疾病患者中分离的 *H. pylori* 菌株、不同国家或地区人群中感染的 *H. pylori* 菌株、敏感与耐药菌株。总之,应用基因芯片进行 *H. pylori* 基因分型对鉴别 *H. pylori* 的来源、毒力、耐药、研制疫苗等问题具有十分重要的意义。

Salama 等[4]首次运用基因芯片技术,对 15 株 *H. pylori* 基因组进行研究,构建了包括 1 660 个 PCR 产物,占 26695 和 J99 两种 *H. pylori* 菌株可读框 98.9% 的基因芯片。该研究对不同菌株基因组的比较,为后期深入研究 *H. pylori* 基因的功能提供了基础。

在不同的培养环境下,应用基因芯片还可以研究 *H. pylori* 基因组的易变性和适应性,并可以鉴别 *H. pylori* 基因组中决定不同功能的基因。Ang 等[5]对不同酸性条件下培养的 *H. pylori* 菌株,应用基因芯片技术进行分析,初步筛选出了 *H. pylori* 酸性应激基因,并对其对应产物进行了分析。

Josenhans 等[6]在研究 *H. pylori* 鞭毛基因(flaA)时,应用基因芯片技术发现了两个新的关键基因。Kivi 等[7]以基因芯片方法测出同一家庭成员中获取的两株 *H. pylori* 差异基因概率,研究了 *H. pylori* 在家庭中的传播特点。Xing 等[8]在应用基因芯片技术的基础上,尝试建立了新的高通量

方法模型,并对 *H.pylori* 进行基因分型以及耐药基因的筛查。You 等[9]用 *H.pylori* 全基因组芯片对临床不同胃部疾病的分离株进行比较基因谱研究,筛选了核心基因和菌株特异性基因,此分析结果可能为进一步研究 *H.pylori* 的致病性和寻找新的胃部疾病的标志物提供帮助。

**2. 基因芯片技术在 *H.pylori* 对宿主细胞基因表达方面的应用** 应用基因芯片技术,还可以帮助我们研究宿主在 *H.pylori* 感染后胃黏膜上皮基因表达谱的变化和了解宿主在抵抗 *H.pylori* 感染的变化,以及二者之间的相互作用机制。从而为我们在临床诊断和治疗 *H.pylori* 感染提供新的思路。

Chiou 等[10]应用基因芯片技术,对感染 *H.pylori* 的细胞进行基因表达分析,结果发现 21 个基因表达上升,17 个下降,其中表达发生变化的基因包含转录因子基因、信号转导相关基因和细胞周期调控基因。由此说明 *H.pylori* 感染后,其致病过程极为复杂,并在分子水平影响宿主的生理功能。

Baldwin 等[11]应用芯片示踪转座子突变的方法,研究实验小鼠胃内定植相关的 *H.pylori* 基因,明确了 *H.pylori* 定植过程中与胃上皮细胞的相互作用,Ding 等[12]应用 Affymetrix 人 U133A 基因芯片检测与段 *H.pylori* 共培养的 HEK293 和 HEK-TLR2 两株细胞的基因表达谱,结果发现在 *H.pylori* 感染时,TLR2 介导的特异性基因表达,并确定了针对不同的信号通路的细胞反应。

Solnick 等[13]以 DNA 芯片研究了 *H.pylori* 感染的恒河猴,揭示了 *babA* 和 *babB* 介导 *H.pylori* 黏附到胃黏膜上皮 Lewis^b 血型抗原的过程。

Maran[14]等,通过对居住在马来西亚中不同人种、马来西亚土著民、华裔和印度裔,应用基因芯片进行基因分型,并进行了基因多态性分析,表明 *H.pylori* 能否定植在宿主胃内还需依赖于大量有活性的含金属的尿素酶的产生。Davis 等[15]报道 HP1512 是一个镍敏感的受 NikR 调节的外膜蛋白,并利用基因表达谱芯片分析了镍作为尿素酶的辅助因子的作用机制。

*H.pylori* 与宿主病理生理反应还包括 *H.pylori* 感染可以引起胃黏膜细胞的缺氧和复氧,从而诱导的分子信号传导是造成胃黏膜受损的主要途径。Katada 等[16]应用高密度基因芯片分析缺氧和复氧大鼠胃上皮细胞基因表达谱,发现缺氧诱导因子 -1(HIIF-1)和凋亡相关的基因均因缺氧而改变,甚至还包括热休克蛋白 -70、双调蛋白和还氧化酶 -2 的表达在缺氧后复氧中也被上调,表明这些基因表达的上调在维持细胞存活和功能中起重要作用。

核转录因子 NF-κB 等的活性增加,可导致各种促炎因子的表达量增高,宿主胃内慢性炎症是 *H.pylori* 相关疾病的重要形成机制,Hirata 等[17]利用生物芯片技术研究了 NF-κB 激活的机制。

Yokoyama 等[18]报道了胃上皮细胞内 *H.pylori* CagA 和 VacA 在控制核因子的活化 T 细胞(NFAT)信号传导通路中的功能拮抗作用。*H.pylori* 致病过程中,正常细胞凋亡受损也是一个重要因素,利用基因芯片,Nagasako 等[19]发现感染毒素相关基因致病岛(cytotoxin associated gene pathogenicity island,cagPAI)阳性幽门螺杆菌后胃黏膜上皮细胞的 *Smad5* 基因上调,*Smad5* 基因则介导 *H.pylori* 感染诱导的胃黏膜上皮细胞凋亡。

*H.pylori* 与胃癌的关系一直是 *H.pylori* 研究的热点。胃癌是由多种癌基因和抗癌基因等参与、多阶段多途径协同作用,由正常胃黏膜逐步发展到癌前病变、再发展到胃癌的这样一个演变过

程。*H. pylori* 感染者发生胃癌和胃黏膜相关淋巴组织(MALT)淋巴瘤的风险较未感染人群增高5~6倍,因为 *H. pylori* 慢性感染可导致慢性炎症、萎缩和肠化生,致使诱发胃癌。

Sepulveda 等[20]用 U95A 芯片检测 *H. pylori* 感染后的胃癌细胞基因表达谱的变化,证实 *jun-B*、*jun-C*、*108-C* 及 *cyc-D1* 基因表达上调,并首次报道丝氨酸苏氨酸激酶的 *pim 1* 和 *atf 3* 基因的诱导表达。

Kobayashi 等[21]运用 *H. pylori* 引起胃腺癌的 INS-GAS 转基因老鼠作为动物模型进行研究。组织学的检查显示一半以上的老鼠在感染后的 8 个月发展为非浸润型腺癌。基因微阵列进行的基因表达时相分析显示在受猫螺杆菌感染后形成胃腺癌的小鼠,一些炎症相关基因表达上调,包括趋化因子、黏附介子、表面活性剂蛋白 D(SP-D)及 CD74 免疫组织化学分析显示增生上皮和腺瘤中表达 SP-D,而 CD74 在原位腺癌和非浸润型腺癌中表达。

遗传因素、*H. pylori* 感染、过量盐摄入、蔬菜水果摄入少、吸烟和代谢综合征都是胃癌的危险因子。Katoh 等[22]进一步利用 SNP 分型和定制的微阵列,研究了 *H. pylori* 在导致胃癌干细胞信号传导网络失调中的作用机制。CDHI 基因、PTPN11(SHP2)的 SNPs、TLR4、IL-1B、TNFA、BMP6、GDF15 及 RUNX3 基因突变与胃癌有关。*H. pylori* 利用Ⅳ型分泌系统活化胃上皮 CagA-SHP2-ERK 与 peptidoglycan-NODI-NF-κB 信号传导级联反应,通过 TLR2 或 TLR4 识别脂多糖启动 TRAF6-MAP3K7-NF-κB 和 TRAF6-MAP3K7-AP-1 信号转导级联反应。*H. pylori* 的胃黏膜细胞 IL-1β、IL-6、IL-8、TNF-α 和 IFN-γ 表达增加。IL-6 和 TNF-α 分别引起 WNT5A 与 WNTIOB 上调。WNT 信号传导 β-catenin-TCF/LEF、RhoA、JNK、PKC、NFAT 与 NLK 信号传导途径。WNT-β-catenin-TCF/LEF 信号导致 MYC、CCND1、rxnSP1、FGF20、JAGI 与 DKKI 基因上调。Notch 信号引起 CSL-NICD-MAML 与 NF-κB 信号转导途径的级联反应,而 FGF 可以引起 ERK、PI3K-AKT、PKC 与 NFAT 途径的信号传导。*H. pylori* 感染导致胃壁细胞表面 SHH 上调,BMP 则引起隐窝细胞表面 IHH 的上调。Hedgehog 信号引起 GLII、PTCH1、CCND2、FOXLI、JAG2 和 SFRPI 基因的上调。JAGI 和 JAG2 激活 Notch 信号传导,而 DKKI 和 SFRP1 抑制 WNT 信号传导。干细胞信号传导网络由 WNT、Notch、FGF、Hedgehog 与 BMP 信号传导途径组成,在慢性 *H. pylori* 感染时被激活。胃癌形成过程的早期阶段 *SFRPI* 基因不表达,而在随后的阶段有 *FGFR2* 基因的扩增和过度表达。累积的突变、SNP、基因外显表达的改变和遗传变化、*H. pylori* 感染导致的干细胞信号传导网络的异常调节导致了胃癌的发生。

Liu 等[23]在基因芯片结果的基础上,进一步揭示 GATA-3 通过直接结合到 Cx43 启动子区下调其表达。*H. pylori* 相关胃癌细胞 GATA-3 表达增加,同时 GATA-3 抑制 Cx43 表达。Hanada 等[24]研究炎症和胃癌的关系时发现炎症可导致基因组的不稳定性。有大量数据显示 *H. pylori* 本身可以直接或通过表观遗传途径产生基因组的不稳定性。研究者利用基因芯片对胃黏膜活检样本进行分析,并利用胃癌细胞系进行研究,结果显示 *H. pylori* 激活 ATM 诱导 DNA 双链断裂,感染 cagPAI 阳性菌株患者胃癌发生风险更高。

Kuzuhara 等[25]用表达谱芯片研究发现胃癌细胞中 *H. pylori* 分泌型蛋白 TNF-α 诱导蛋白(tipalpha)是趋化因子基因表达的有效诱导剂,为胃癌发生的研究提供了新的模式。基因芯片还可

用于研究筛选与 *H. pylori* 相关的胃癌特异性基因,并作为筛选、诊断标记物与治疗靶标。Ellmark 等[26]首次研究用重组抗体片段构建高通量抗体芯片,由 127 个与免疫调节抗原相关的不同抗体组成,从 *H. pylori* 阳性和阴性患者的正常和癌变组织样本,检测出了 *H. pylori* 感染致胃腺癌过程中相关的蛋白表达标记物。

Wang 等[27]为了寻找胃癌的早期治疗及预防的潜在靶点,利用基因芯片对 10 例幽门螺杆菌相关胃炎标本及 10 例胃肠上皮化生样本进行筛查。实验结果提示 *RAB22A*、*SOX4*、*IKZF2*、*PLAG1* 和 *BTBD7* 这 5 个基因可能可作为调节胃癌进展的靶向基因。

**3. 基因芯片技术在 *H. pylori* 诊治方面的应用**　与尿素呼气试验相比,基因芯片技术的放大效应使其有较高的灵敏性,用多种多点同步杂交法检测靶基因和自动化读取手段可确保检测的特异性和客观性,减少人为误差,快速简便,还可同时检测多种疾病。

Gao 等[28]报道应用电控异相免疫测定芯片可同时检测包括 *H. pylori* 在内的多个混合病原菌,具有省时、特异性好等优点。通过对荧光信号强弱的分析,还可以对杂交体进行定量分析,这样对研究 *H. pylori* 与消化系统疾病的关系,指导 *H. pylori* 相关性疾病的治疗具有重要价值,所以 *H. pylori* 基因诊断芯片技术是有望成为 *H. pylori* 诊断的权威方法和金标准。同时细菌的 rDNA、*gyrB* 基因等在长期进化过程中,碱基组成、序列、高级结构及功能等不同层次均有保守性,因此此类生物芯片可快速准确地鉴定细菌,用于检测特异性病原微生物、毒性标记物及抗药性基因,比培养及传统检测方法更快、更敏感、更特异。

*H. pylori* 根除是 *H. pylori* 相关疾病治疗的一个很重要的措施。Resnick 等[29]用 cDNA 芯片检测了 10 个消化性溃疡患者 *H. pylori* 根除治疗前后的 mRNA,发生改变的基因包括已知的与 *H. pylori* 病理生理相关的白细胞介素 -8、趋化因子配体 -3、β - 防御素和生长抑素,还有新的基因,如 GDDR(TFIZI)、趋化因子受体 7、趋化因子受体 8 和胃因子(gastrokine)。

*H. pylori* 引起胃癌前病变和肿瘤的形成,根除 *H. pylori* 可以导致癌前病变部分消退。为了证实根除 *H. pylori* 后的胃黏膜分子改变,Tsai 等[30]运用 cDNA 微阵列技术(包括 30 300 个基因)分析了 54 个从随机的、以安慰剂治疗为对照组的 *H. pylori* 治疗试验中获取的胃活检组织。这些活检组织从 27 个患有慢性胃炎、胃萎缩和肠上皮化生的试验对象中获得,其中 14 个来自治疗组,13 个来自安慰剂对照组。每一个试验对象分别在干预治疗前后各提供一份活检组织。微阵列显著性分析(SAM)比较干预治疗前、后活检组织基因表达的差异。在治疗组中,SAM 证实从开始治疗到治疗 1 年后有 30 个基因的表达具有显著性差异(0 个上调,30 个下调)。在安慰剂对照组中,发现在 1 年期间有 55 个基因表达发生明显的改变(32 个上调,23 个下调)。共有 5 个基因参与了细胞与细胞之间的黏附(如 *TACSTDI* 和 *MUC13*)、细胞周期分化(*S100AIO*)、脂质代谢和转运(*FABP1* 和 *MTP*),治疗期间 *FABP1* 和 *MTP* 在治疗组被下调,在安慰剂对照组被上调。对表达改变基因(如 *FABP1*)采用免疫组织化学分析验证,结果与微阵列一致。总之,根除 *H. pylori* 可以停止或逆转胃黏膜分子发展的进程。

*H. pylori* 根除治疗中目前最棘手的问题是 *H. pylori* 对抗生素的耐药逐渐增加,并且已成为根除治疗中的一个严重问题。利用生物芯片对耐药机制与耐药诊断的研究也见报道。Albert 等[31]

研究出了一种能够发现细菌基因组突变的基于微阵列杂交的方法,即比较基因组测序(CGS),利用CGS 可以来研究 H. pylori 对甲硝唑的耐药性。国内方静等[32]采用多重 PCR 技术联合所建立的芯片,检测 25 例胃黏膜样本的 H. pylori 耐药相关基因突变情况。并测序验证了芯片检测结果。证明了检测芯片能快速、平行、高通量地检测 H. pylori 耐药相关突变位点,结果准确、可靠。

## 三、蛋白质芯片在幽门螺杆菌研究中的应用

蛋白质芯片是以蛋白质代替 DNA 作为检测对象,与在 mRNA 水平上的检测基因表达的基因芯片不同,它直接在蛋白水平上检测表达模式。蛋白质芯片主要有两种形式:一种是抗体阵列(antibody arrays),利用阵列上的抗体识别样品中的蛋白或其他分子;另一种是靶蛋白阵列(target protein arrays),通过阵列上的蛋白检测这些我们感兴趣的蛋白和其他分子,如药物、抗体、核酸、脂类或其他蛋白的作用。跟基因芯片一样,由于具有高通量的优点,蛋白质芯片是研究蛋白质功能的高效有利的工具。

蛋白质芯片的基本原理是将各种蛋白质有序地固定于载玻片等各种介质载体上成为检测的芯片,然后,用标记有特定荧光物质的抗体相互作用,与芯片上蛋白质相匹配的抗体将与其对应的蛋白质结合,抗体上的荧光将指示对应的蛋白质及其表达数量。在将未与芯片上的蛋白质互补结合的抗体洗去之后利用荧光扫描仪或激光共聚扫描技术,测定芯片上各点的荧光强度,通过荧光强度分析蛋白质与蛋白质之间相互作用的关系,由此达到测定各种基因表达功能的目的。

蛋白质芯片的巨大应用潜力主要体现在它用于疾病的体外诊断方面[33]。同样,该技术在 H. pylori 研究中的应用也主要体现在 H. pylori 感染诊断。在蛋白质组学研究中发现,有 20 多种 H. pylori 蛋白能够与感染该菌患者的血清发生反应。除了常见的患者血清中细胞毒素相关基因 A(CagA)、尿素酶(Ure)和空泡细胞毒素 A(VacA)三种蛋白,在免疫杂交研究中,感染 H. pylori 患者在疾病的不同时期,血清中有与 H. pylori 蛋白 OspA、spB、OspC、鞭毛蛋白、p83/100 和 p39 反应的各种抗体。这些螺旋体蛋白都可作为诊断 H. pylori 的标志蛋白。

H. pylori 的尿素酶位于细菌的表面和胞质内[34],其活力在目前所知产尿素酶的细菌中是最大的,在 H. pylori 的定植、致炎症和免疫反应引起胃黏膜损伤过程中发挥重要作用[35]。尿素酶免疫原性强,抗体表达充分,依赖尿素酶活力的试验如快速尿素酶试验、尿素呼气试验(urea breath test,UBT)等具有较高的特异性和敏感性,临床上可作为 H. pylori 感染的诊断标准。崔梅花等[36]的研究结果显示蛋白质芯片检测 Ure 抗体诊断 H. pylori 感染与 UBT 有较好的一致性。孙艳艳等[37]用蛋白质芯片技术检测 300 例患者血清中细胞毒素相关基因 A(CagA)、尿素酶(Ure)和空泡细胞毒素 A(VacA)3 种抗体,结果显示蛋白质芯片应用在临床 H. pylori 抗体谱的检测,可以快速准确地检测血清中相应的毒素抗体,在不同人群中筛查出不同的抗体类型,为临床胃炎、消化性溃疡、胃癌的诊断及预后等提供重要的指导意义。

蛋白质芯片可以应用在临床 H. pylori 抗体检测和诊断中,具有检测快捷、方便的特点,并可以得到较多的信息量运用到临床诊断与分析中。目前应用到临床实验诊断的蛋白质芯片,多数为低

密度芯片,但是,蛋白质芯片的发展前景就如 2000 年 *Science* 杂志上写到的那样:蛋白质芯片的发展类似基因芯片一样,会成为科研中非常重要的工具[38]。未来,具有高密度和高通量的成熟芯片技术一定能够更好地应用到人群的疾病诊断和普查中。

## 四、组织芯片在幽门螺杆菌研究中的应用

组织芯片(tissue chip)是生物芯片技术的一个重要分支,是将许多不同个体组织标本以规则阵列方式排布于同一载玻片上,进行同一指标的原位组织学研究。该技术自 1998 年问世以来[39],以其大规模、高通量、标准化等优点得到大范围的推广应用。其最大优势在于芯片上的组织样本实验条件完全一致,有极好的质量控制。像普通组织切片一样,可做 HE 染色、特殊染色、免疫组织化学染色、DNA 和 RNA 原位杂交、荧光原位杂交。组织芯片蜡块可做 200 张连续切片。这样用同一套组织芯片即可迅速地对上百种生物分子标记(如抗原、DNA 和 RNA)进行分析、检测,因此组织芯片技术是建立疾病,特别是肿瘤的生物分子文库的强有力的工具[40]。

在 *H. pylori* 研究方面,组织芯片一般和基因芯片配合使用进行大样本的验证研究。如应用基因芯片筛选出一些有关 *H. pylori* 相关胃癌的目标基因后,我们需要进行大样本的验证,此时组织芯片就是我们的首选工具。

Ashktorab 等[41]借助包含 44 个幽门螺杆菌阳性患者的胃组织位点的组织芯片,应用免疫组织化学方法测定了表皮生长因子受体(EGFR)的表达水平,结果显示 *H. pylori* 会诱使 EGFR 的表达增加,并通过激活特殊的靶基因,从而改变细胞凋亡和增殖之间的平衡,进而引起 *H. pylori* 感染的损伤,导致癌症的风险增加。

赵娜等[42]为了探讨胃癌组织中 Notch1、Jagged1、p-Akt 和 NF-κB 的表达与临床病理特征及 *H. pylori* 感染的关系,应用 140 位点(60 例胃癌、60 例癌旁和 20 例正常胃黏膜组织)的组织芯片进行研究,结果显示 Notch1 和 Jagged1 在胃癌中低表达,p-Akt 和 NF-κB 在胃癌中高表达,它们均参与了胃癌的发生、发展,但都与 *H. pylori* 感染无关,Notch1/Jagged1 信号通路下调可能通过调控 p-Akt 和 NF-κB 的高表达促进胃癌的发生。

目前,组织芯片在 *H. pylori* 研究中的应用还并不是非常广泛,但是在不久的将来,随着 *H. pylori* 的蛋白质组学研究、免疫研究以及生物标记物研究的日益发展,组织芯片在未来可能取代大多数普通切片,因此组织芯片在 *H. pylori* 研究方面也会发挥更为重要的作用。

## 五、展望

生物芯片在 *H. pylori* 及其相关疾病中的应用,包括从细菌、宿主、环境相互作用的研究到致病机制、疾病预测预防、诊断、治疗、疫苗研发等一系列环节中都具有重要作用。随着相关学科的发展,相信在不远的将来,各具特色的生物芯片技术会改变生命科学的研究方式,革新医学诊断和治疗。

(郜恒骏　段本松)

# 参 考 文 献

［1］ Brown LM. Helicobacter pylori: epidemiology and routes of transmission. Epidemiol Rev, 2000, 22 (2): 283-297.

［2］ Yershov G, Barsky V, Belgovskiy A, et al. DNA analysis and diagnostics on oligonucleotide microchips. Proc Natl Acad Sci U S A, 1996, 93 (10): 4913-4918.

［3］ Young RA. Biomedical discovery with DNA arrays. Cell, 2000, 102 (1): 9-15.

［4］ Salama N, Guillemin K, McDaniel TK, et al. A whole-genome microarray reveals genetic diversity among Helicobacter pylori strains. Proc Natl Acad Sci U S A, 2000, 97 (26): 14668-14673.

［5］ Ang S, Lee CZ, Peck K, et al. Acid-induced gene expression in Helicobacter pylori: study in genomic scale by microarray. Infect Immun, 2001, 69 (3): 1679-1686.

［6］ Josenhans C, Niehus E, Amersbach S, et al. Functional characterization of the antagonistic flagellar late regulators FliA and FlgM of Helicobacter pylori and their effects on the H. pylori transcriptome. Mol Microbiol, 2002, 43 (2): 307-322.

［7］ Kivi M, Rodin S, Kupershmidt I, et al. Helicobacter pylori genome variability in a framework of familial transmission. BMC Microbiol, 2007, 7: 54.

［8］ Xing JZ, Clarke C, Zhu L, et al. Development of a microelectronic chip array for high-throughput genotyping of Helicobacter species and screening for antimicrobial resistance. J Biomol Screen, 2005, 10 (3): 235-245.

［9］ You Y, He L, Zhang M, et al. Comparative genomics of Helicobacter pylori strains of China associated with different clinical outcome. PLoS One, 2012, 7 (6): e38528.

［10］ Chiou CC, Chan CC, Sheu DL, et al. Helicobacter pylori infection induced alteration of gene expression in human gastric cells. Gut, 2001, 48 (5): 598-604.

［11］ Baldwin DN, Shepherd B, Kraemer P, et al. Identification of Helicobacter pylori genes that contribute to stomach colonization. Infect Immun, 2007, 75 (2): 1005-1016.

［12］ Ding SZ, Torok AM, Smith MF Jr, et al. Toll-like receptor 2-mediated gene expression in epithelial cells during Helicobacter pylori infection. Helicobacter, 2005, 10 (3): 193-204.

［13］ Solnick JV, Hansen LM, Salama NR, et al. Modification of Helicobacter pylori outer membrane protein expression during experimental infection of rhesus macaques. Proc Natl Acad Sci U S A, 2004, 101 (7): 2106-2111.

［14］ Maran S, Lee YY, Xu SH, et al. Towards understanding the low prevalence of Helicobacter pylori in Malays: Genetic variants among Helicobacter pylori-negative ethnic Malays in the north-eastern region of Peninsular Malaysia and Han Chinese and South Indians. J Dig Dis, 2013, 14 (4): 196-202.

［15］ Davis GS, Flannery EL, Mobley HL. Helicobacter pylori HP1512 is a nickel-responsive NikR-regulated outer membrane protein. Infect Immun, 2006, 74 (12): 6811-6820.

［16］ Katada K, Naito Y, Mizushima K, et al. Gene expression profiles on hypoxia and reoxygenation in rat gastric epithelial cells: a high-density DNA microarray analysis. Digestion, 2006, 73 (2-3): 89-100.

［17］ Goto T, Takano M, Sakamoto M, et al. Gene expression profiles with cDNA microarray reveal RhoGDI as a predictive marker for paclitaxel resistance in ovarian cancers. Oncol Rep, 2006, 15 (5): 1265-1271.

［18］ Yokoyama K, Higashi H, Ishikawa S, et al. Functional antagonism between Helicobacter pylori CagA and vacuolating toxin VacA in control of the NFAT signaling pathway in gastric epithelial cells. Proc Natl Acad Sci U S A, 2005, 102 (27): 9661-9666.

［19］ Nagasako T, et al. Up-regulated Smad5 mediates apoptosis of gastric epithelial cells induced by Helicobacter pylori infection. J Biol Chem, 2003, 278 (7): 4821-4825.

［20］ Sepulveda AR, et al. Screening of gene expression profiles in gastric epithelial cells induced by Helicobacter pylori using microarray analysis. Aliment Pharmacol Ther, 2002, 16 Suppl 2: 145-157.

［21］ Kobayashi I, et al. Changing antimicrobial susceptibility epidemiology of Helicobacter pylori strains in Japan between 2002 and 2005. J Clin Microbiol, 2007, 45 (12): 4006-4010.

［22］ Katoh M. Dysregulation of stem cell signaling network due to germline mutation, SNP, Helicobacter pylori infection, epigenetic change and genetic alteration in gastric cancer. Cancer Biol Ther, 2007, 6 (6): 832-839.

［23］ Liu X, Cao K, Xu C, et al. GATA-3 augmentation down-regulates Connexin43 in Helicobacter pylori associated gastric carcinogenesis. Cancer Biol Ther, 2015, 16 (6): 987-996.

［24］ Hanada K, Uchida T, Tsukamoto Y, et al. Helicobacter pylori infection introduces DNA double-strand breaks in host cells. Infect Immun, 2014, 82 (10): 4182-4189.

［25］ Kuzuhara T, Suganuma M, Kurusu M, et al. Helicobacter pylori-secreting protein Tipalpha is a potent inducer of chemokine gene expressions in stomach cancer cells. J Cancer Res Clin Oncol, 2007, 133 (5): 287-296.

［26］ Ellmark P, Ingvarsson J, Carlsson A, et al. Identification of protein expression signatures associated with Helicobacter pylori infection and gastric adenocarcinoma using recombinant antibody microarrays. Mol Cell Proteomics, 2006, 5 (9): 1638-1646.

［27］ Wang XW, Wu Y, Wang D, et al. MicroRNA network analysis identifies key microRNAs and genes associated with precancerous lesions of gastric cancer. Genet Mol Res, 2014, 13 (4): 8695-8703.

［28］ Gao Y, Hu G, Lin FY, et al. An electrokinetically-controlled immunoassay for simultaneous detection of multiple microbial antigens. Biomed Microdevices, 2005, 7 (4): 301-312.

［29］ Resnick MB, Sabo E, Meitner PA, et al. Global analysis of the human gastric epithelial transcriptome altered by Helicobacter pylori eradication in vivo. Gut, 2006, 55 (12): 1717-1724.

［30］ Tsai CJ, HerreraGoepfert R, Tibshirani RJ, et al. Changes of gene expression in gastric preneoplasia following Helicobacter pylori eradication therapy. Cancer Epidemiol Biomarkers Prev, 2006, 15 (2): 272-880.

［31］ Albert TJ, Dailidiene D, Dailide G, et al. Mutation discovery in bacterial genomes: metronidazole resistance in Helicobacter pylori. Nat Methods, 2005, 2 (12): 951-953.

［32］ 方静, 柴海娜, 徐磊, 等. 幽门螺杆菌耐药相关基因突变检测芯片的建立. 胃肠病学, 2011, 16 (9): 539-543.

［33］ Hartmann M, Roeraade J, Stoll D, et al. Protein microarrays for diagnostic assays. Anal Bioanal Chem, 2009, 393 (5): 1407-1416.

［34］ Sheu BS, Yang HB, Yeh YC, et al. Helicobacter pylori colonization of the human gastric epithelium: a bug's first step is a novel target for us. J Gastroenterol Hepatol, 2010, 25 (1): 26-32.

［35］ Molnar B, Galamb O, Sipos F, et al. Molecular pathogenesis of Helicobacter pylori infection: the role of bacterial virulence factors. Dig Dis, 2010, 28 (4-5): 604-608.

［36］ 崔梅花, 朱红霞, 刘岚, 等. 蛋白芯片系统诊断幽门螺杆菌感染的临床应用价值. 中华医院感染学杂志, 2013, 23 (5): 1216-1217.

［37］ 孙艳艳, 王雅杰, 康熙雄. 蛋白芯片技术检测幽门螺杆菌感染的临床价值. 中华医院感染学杂志, 2006, 16 (12): 1347-1349.

［38］ Service RF. Biochemistry. Protein arrays step out of DNA's shadow. Science, 2000, 289 (5485): 1673.

［39］ Kononen J, Bubendorf L, Kallionimeni A, et al. Tissue microarrays for high-throughput molecular profiling of tumor specimens. Nat Med, 1998, 4 (7): 844-847.

［40］ Moch H, Kononen T, Kallioniemi OP, et al. Tissue microarrays: What will they bring to molecular and anatomic pathology? Adv Anat Pathol, 2001, 8 (1): 14-20.

［41］ Ashktorab H, Daremipouran M, Wilson M, et al. Transactivation of the EGFR by AP-1 is induced by Helicobacter pylori in gastric cancer. Am J Gastroenterol, 2007, 102 (10): 2135-2146.

［42］ 赵娜, 周梅恺, 叶玉伟, 等. Notch1、Jagged1、p-Akt 和 NF-κB 在胃癌中的表达及意义. 实用肿瘤杂志, 2012, 27 (5): 474-478.

第十八章

# 幽门螺杆菌耐药基因研究

幽门螺杆菌(*H. pylori*)是一种微需氧的革兰氏阴性菌,全球 50% 左右人口感染了该微生物[1]。大量研究证明 *H. pylori* 感染是慢性胃炎、消化性溃疡、胃癌和胃黏膜相关淋巴组织淋巴瘤的重要病因。因此,*H. pylori* 的根除治疗已经成为临床上述疾病全球指南推荐的治疗方法[2,3]。目前,国内外 *H. pylori* 根除治疗大多采用质子泵抑制剂(PPI)或 / 和铋剂联合两种抗生素的三联或 / 和四联疗法,常用的抗生素包括克拉霉素、阿莫西林、喹诺酮类、呋喃唑酮、甲硝唑等[3]。然而,广泛根除 *H. pylori* 治疗的同时,新的问题出现了:*H. pylori* 对抗生素耐药率不断升高,而使得 *H. pylori* 根除率正逐渐下降,由最初的大于 90% 的根除率到近期的甚至低于 60% 的根除率[4]。之前,人们一直也在探索通过细菌培养与药物敏感性试验,进行个性化三联或 / 和四联疗法[5]。但是 *H. pylori* 的培养难度较大,且培养周期过长,该方法很难广泛应用于临床实践中。这也使得国内 *H. pylori* 对抗生素的耐药率不断升高。因此,新的 *H. pylori* 耐药检测方法建立对于 *H. pylori* 根除治疗显得尤为重要。

## 一、幽门螺杆菌表型与基因型耐药

*H. pylori* 抗生素耐药主要是细菌各抗生素靶基因的突变所致,这些靶基因包括 23S rRNA(克拉霉素),青霉素结合蛋白(PBP)1、PBP2 和 PBP3(阿莫西林),rdxA(甲硝唑),gyrA(喹诺酮类抗生素),16S rRNA(四环素)[4]。至于呋喃唑酮,*H. pylori* 的耐药机制不是很明确,可能与 *porD*、*oorD* 基因突变有关[6]。同时,*H. pylori* 抗生素耐药也与外排泵和孔道蛋白等改变有关。

然而,目前令临床医生困惑的是,*H. pylori* 表型与基因型耐药之间存在一定的不一致现象。究其原因,一方面是由于只检测特定位点(如 23S rRNA 突变 A2142G/C、A2143G 和 A2144G),漏检了其他耐药突变;另一方面是每个耐药突变并无固定的最低抑菌浓度(minimal inhibitory concentration,MIC),并且在不同菌株中其 MIC 也存在差异[4]。虽然单个基因突变可引起 *H. pylori* 耐药,但大多与 *H. pylori* 低度耐药相关。我们在 "荆花胃康联合 PPI 三联根除治疗 *H. pylori* 全国多中心研究项目" 和 "含艾普拉唑四联七天疗法根除幽门螺杆菌的全国多中心临床研究" 两项全国性研究项目中,发现根除失败患者的胃黏膜样本中的 *H. pylori* 至少含有 2 个 23S rRNA 突变位点[7,8]。事实上,*H. pylori* 耐药突变数量与抗生素耐药程度成正比,即突变越多其耐药性越强。综合文献资料,单一突变往往导致 *H. pylori* 低度耐药,而多个突变往往导致中度或高度耐药,因此依据突变数量基本能辨别 *H. pylori* 耐药程度。根据目前各个抗生素 MIC 破折点,这种单个耐药突变必然会导致表型与基因型耐药不一致现象。如能提高 MIC 破折点可使这两种检测方法的结果更为一致,并且更符合临床根除结果[9],耐药突变可能是比表型耐药更好的 *H. pylori* 根除治疗的预测标记物。

另外,我们目前在 *H. pylori* 耐药突变检测认识上也存在着一个误区:耐药突变预测结果要与药敏试验结果一致。不同于肺炎链球菌等细菌,*H. pylori* 根除治疗是联合 2 种抗生素进行三联或四联用药。因此,即使存在低水平单个抗生素耐药突变,未必会影响患者 *H. pylori* 根除结果。例如,研究发现部分 *H. pylori* 克拉霉素耐药的患者使用克拉霉素一线三联或四联治疗方案,也会取得令人满意的根除效果。而在根除失败的患者中,*H. pylori* 携带多个突变[7,8],并且表型与基因型耐药之间具有很高的一致性[10]。因此,单纯使用药敏试验评价耐药突变检测的准确性,未必合适。最近,Liou 等[10]根据耐药基因型检测结果指导 *H. pylori* 感染者根除治疗,获得了很高的根除率。该结果不仅提示基于耐药突变指导 *H. pylori* 根除治疗是完全可行的,并且其临床根除效果可能高于传统药敏试验[9,10]。因此,根据临床根除结果来确定基因型耐药预测结果的准确性更为合适。然而遗憾的是,目前关于 *H. pylori* 耐药突变与临床根除结果方面的研究结果很少。如大规模临床实验证实笔者所推断的,必然会改写现有的 *H. pylori* 根除治疗指南,并可能大幅提高 *H. pylori* 根除率。

## 二、幽门螺杆菌耐药分子机制

*H. pylori* 抗生素耐药产生的分子机制主要是各抗生素靶基因的突变所致(表 18-1),同时也与外排泵和孔道蛋白等改变有关。目前除了 *H. pylori* 对呋喃唑酮的耐药机制不是很明确外,对克拉霉素、四环素、甲硝唑、阿莫西林和喹诺酮类抗生素等耐药分子机制相对较为明确,总结如下。

表 18-1　幽门螺杆菌耐药基因及其突变特点

| 药物 | 基因 | 突变 |
|---|---|---|
| 克拉霉素 | *23S rRNA* | A2142G、A2143G、A2144G、T2182C、G2224A、C2245T、T2289C、C588T 等耐药性随突变位点增多而增高 |
| 阿莫西林 | *PBP1*、*PBP2*、*PBP3* | 耐阿莫西林 *H. pylori* 菌株含有多个突变 |
| 甲硝唑 | *rdxA*、*frxA* | 还存在 *rdxA*、*frxA* 基因不突变的甲硝唑耐药型 |
| 喹诺酮类 | *gyrA-QRDR* 喹诺酮耐药决定区 | *gyrA* 91Asp 和 87Asn 这 2 个氨基酸突变导致对喹诺酮类耐药 Asp91Asn/Gly/Tyr、Asn87Lys/Ile/Thr/Tyr |
| 四环素 | *16S rRNA* | $AGA_{926-928}$,以 TTC 耐药性最高 |
| 呋喃唑酮 | *porD*、*oorD* | *porD*:C357T、A356G、G353A<br>*oorD*:A041G、A122G、C349A |

1. **克拉霉素** 克拉霉素为新一代大环内酯类药物,该药具有耐酸和能溶解于低 pH 的胃液中的特性,具有口服后生物利用度好、副作用少等优点。单一用药的 *H. pylori* 根除率为 42%~54%,是目前已知抗生素中对 *H. pylori* 作用最强的药物之一。克拉霉素也是 *H. pylori* 联合疗法中最常用的抗生素,对其耐药直接影响着 *H. pylori* 根除治疗的成败。

克拉霉素进入细胞内与 *H. pylori* 的 23S rRNA V 区结合,影响核糖体的移位过程,从而抑制蛋白合成。当 *H. pylori* 的 23S rRNA V 区发生突变时,会引起核糖体构象发生改变,进而减弱与克拉霉素的亲合力,导致克拉霉素不能有效地阻止 *H. pylori* 的蛋白合成,最终产生耐药。

目前已知的 *H. pylori* 23S rRNA V 区的突变位点数已超过 25 个,研究显示在西方国家中 90% *H. pylori* 克拉霉素耐药突变为 A2143G、A2142G 和 A2142C[11]。我国学者通过对我国东部人群的耐克拉霉素型的 *H. pylori* 研究发现,A2143G 突变与我国东部 *H. pylori* 感染者的克拉霉素耐药密切相关。此外,该研究还发现两个我国东部地区菌株的新的突变位点 G2254T 和 G2172[12]。在耐克拉霉素 *H. pylori* 菌株中,携带多个 23S rRNA 突变的现象较为常见,并且携带多个突变的 *H. pylori* 的克拉霉素最低抑菌浓度(MIC)通常高于携带单个突变的 *H. pylori*[13]。最近,多重耐药外排机泵作为一种 *H. pylori* 耐药机制越来越受到人们的关注。Hirata 等[14]就外排泵系统与 *H. pylori* 克拉霉素耐药性的关系做了系统的研究,认为外排泵的相关基因簇对 *H. pylori* 耐克拉霉素也具有贡献作用。

2. **阿莫西林** 阿莫西林属于 β - 内酰胺类抗生素,也是临床上唯一用于 *H. pylori* 根除治疗的 β - 内酰胺类药物。它在酸性环境下高度稳定,可专一性地与细菌内膜上靶位点结合,干扰细菌细胞壁合成而导致细菌死亡。过去人们一直认为 *H. pylori* 对阿莫西林耐药非常少见,但是最近的研究统计发现,其 *H. pylori* 耐药率正在逐年升高,且与地域性密切相关[15]。其耐药率在我国各个地区也具有显著性差异。阿莫西林耐药性的这种地理差异与抗生素的使用模式密切相关,如滥用抗生素等。

阿莫西林耐药性主要与 PBP1、PBP2、PBP3 和一些孔道蛋白的基因突变相关[16]。药敏试验显示,携带 1~2 个突变的 *H. pylori* 表现为低度耐药,而携带多个突变的 *H. pylori* 往往表现为高度耐药[17]。但是,上述突变基因的具体作用机制还有待进一步研究。

3. **甲硝唑** 甲硝唑因其杀菌活性不受胃内低 pH 的影响,且易在胃腔内聚集,具有较强的抗 *H. pylori* 活性等特点,成为抗 *H. pylori* 感染的主要药物。甲硝唑曾经是 *H. pylori* 三联疗法中最常使用的抗生素之一,但近年来 *H. pylori* 对甲硝唑耐药率急剧升高。目前国内 *H. pylori* 根除治疗中已很少使用甲硝唑。

甲硝唑的硝基咪唑还原过程是其导致 *H. pylori* 细菌死亡的主要机制。硝基咪唑还原过程涉及几种 *H. pylori* 硝基还原酶,其中 *rdxA* 编码的氧不敏感硝基还原酶最重要。研究证明正是 *rdxA* 基因突变使 *H. pylori* 产生了甲硝唑耐药性[18]。NAD(P)H 黄素还原酶 frxA 基因突变可增强 *rdxA* 基因突变所致的甲硝唑耐药性,因此 *frxA* 基因突变也是重要的 *H. pylori* 甲硝唑耐药的突变位点。但是,仍然还有一小部分的甲硝唑耐药菌株的 *rdxA* 或 *frxA* 都未发生突变[19],说明 *H. pylori* 对甲硝唑的耐药分子机制还需要进一步的研究。

**4. 喹诺酮类抗生素** 喹诺酮类抗生素通常于 *H. pylori* 感染二线用药,特别是对铋剂不适合使用的感染者,喹诺酮类的左氧氟沙星联合治疗方案常常作为补救性二线治疗方案。喹诺酮类抑制 DNA 旋转酶和拓扑异构酶Ⅳ而产生抗菌活性。而 DNA 旋转酶由 *gyrA* 基因编码的 2A 亚单位和 *gyrB* 基因编码的 2 个 B 亚单位组成。研究认为,近年来的 *H. pylori* 喹诺酮类抗生素耐药率的增高主要与 *gyrA* 基因的喹诺酮耐药决定区(QRDR)突变有关,绝大部分是因 87Asn 和 91Asp 氨基酸残基改变所致[20]。少部分耐药菌株同时携带 2 个 *gyrA* 基因突变,或 *gyrA* 和 *gyrB* 基因突变各 1 个。然而,最近 Rimbara 等[21]发现,单独 *gyrB* 基因突变也可引起 *H. pylori* 对喹诺酮类抗生素耐药。不携带 *gyrA* 和 / 或 *gyrB* 基因突变的耐喹诺酮类的 *H. pylori* 比较少见[20]。这些结果提示 *gyrA* 基因突变是 *H. pylori* 耐喹诺酮类的最主要因素。另外,最近研究显示对氧氟沙星耐药的 *H. pylori*,仍有部分 *H. pylori* 对吉米沙星敏感,因此对于氧氟沙星耐药率较高的地区,采用吉米沙星可能有助于提高 *H. pylori* 根除率[22]。

**5. 其他抗生素** *H. pylori* 对四环素耐药与 16S rRNA AGA$_{926-928}$ 碱基改变有关。药敏试验显示,1~2 个碱基突变引起低度耐药,而 TTC 突变则导致高度耐药[23]。

*H. pylori* 对呋喃唑酮耐药的产生,目前研究发现其与 *porD*、*oorD* 基因突变有关[6]。该药物虽然在一定程度上提高了 *H. pylori* 根除率,但其可能的遗传毒性以及致癌性提示临床医生应该尽量减少使用该药物,使用时也应该向患者告知其可能的副作用[24]。

## 三、幽门螺杆菌耐药突变检测技术

根据 *H. pylori* 耐药分子机制来指导临床 *H. pylori* 的根除治疗,就必须找到快速便捷且有较高准确率的突变检测方法。在分子生物学领域,突变检测的方法有许多种,比如聚合酶链反应 - 限制性片段长度多态性分析(PCR-RFLP)、实时聚合酶链反应(real-time PCR)、荧光原位杂交(FISH)、肽核酸探针(peptide nucleic acid probes,PNA 探针)-FISH、PCR- 变性高效液相色谱法(PCR-DHPLC)、优势同源双链形成分析(PHFA)、反向杂交、DNA 序列分析、基因芯片等。与药敏试验相比,突变检测操作比较简单、快速,并且可直接用胃黏膜样本直接检测。但是,这些分子检测方法也有各自的弊端。例如,当有些 *H. pylori* 耐药的产生机制是基于一些不常见的遗传机制时,如基因缺失、RNA 甲基化等,这些方法就无法准确检测出基因突变型。但就目前 *H. pylori* 根除因耐药而愈加困难的局面下,快速有效的基因型分子检测技术仍然是我们重要且实用的选择。

TaqMan 实时 PCR(RT-PCR)作为一种简单准确的分子检测方法已经被应用于 *H. pylori* 耐药基因突变的检测。通过测得双链解链温度(T$_m$),通过与标准曲线进行比对即可测得耐药基因的突变。目前,已有商业化的 Real-Time 23S rRNA 突变(A2142G/C、A2143G 和 A2144G)检测试剂盒。Monno 等[25]对 88 名研究对象分别进行了 TaqMan 法耐药检测,并与浓度梯度法(E- 试验法)的结果进行比较,结果发现两种方法的差异并不具有明显的统计学差异。说明 RT-PCR 作为一种快捷简单的方法,除可以用来检测克拉霉素耐药基因以外,还可以使用这一种检测方法来调查 *H. pylori* 耐药的流行病学以及进行突变进化的长期监测。然而,当我们考虑到耐药可能有其他突变同时存在,且该方法对单个突变耐药预测的准确率较低的缺点时,我们很容易发现 TaqMan 等一次仅能分析几个突变的技术在 *H. pylori* 耐药预测方面具有很大的局限性。

尽可能多地检测突变位点显然有助于提高 *H. pylori* 耐药预测的准确性。传统测序无疑是耐药突变检测的金标准。但由于 *H. pylori* 耐药基因较多,其中大部分基因较大,突变位点不集中,使用传统测序进行全面检测就变得很烦琐。最近,Liou 等[10]利用测序技术对克拉霉素和喹诺酮类耐药突变进行检测,取得了较好的预测效果。但同样,该方法也有其无法避免的缺点:为了确保耐药预测的准确性,这就需要我们尽可能全面检测相关耐药突变。而这样所需的测序费用,往往使这种方法很难应用于临床实践中。基因芯片作为一种快速、高通量、平行化的检测手段,结合多重 PCR 技术,可同时对众多耐药突变进行检测。如我们前期研制的 *H. pylori* 耐药突变基因检测芯片[26],成功应用于全国 *H. pyloiri* 学组的多中心研究中,取得了良好的检测效果[7,8]。然而,传统测序和基因芯片对 *H. pylori* DNA 模板量均有一定要求,倘若胃黏膜中 *H. pylori* 细菌数过少,往往需要多次 PCR 扩增方能满足检测需求,因而限制了其在临床上的应用。由于微流控芯片能实现完全自动化操作,并且整个反应体系很小,因此有可能会降低 *H. pylori* DNA 模板量的要求,进而能满足临床检测要求。

在非小细胞肺癌中,EGFR 突变与酪氨酸激酶抑制剂(TKI)敏感性密切相关,因此患者在使用 TKI 前,必须接受 EGFR 突变检测。由于 EGFR 突变很多,目前临床上主要采用扩增阻滞突变系统(amplification refractory mutation system,ARMS)进行 EGFR 突变检测。鉴于 *H. pylori* 耐药突变很多,并且克拉霉素、喹诺酮类抗生素和四环素等抗生素耐药突变集中于几个基因片段中,ARMS 完全能满足这些抗生素耐药突变检测。最近研究显示,新一代测序技术(next-generation sequencing,NGS)在肿瘤 EGFR 等体细胞突变检测方面也具有很高的敏感性[27,28]。由于人类基因组远较 *H. pylori* 复杂,ARMS 和 NGS 对 *H. pylori* 耐药突变的敏感度必然比 EGFR 突变敏感度更高。鉴于 ARMS 成本较低,检测也较为简单,ARMS 是目前 *H. pylori* 耐药突变检测较为理想的检测技术。然而,考虑到成本问题,NGS 在 *H. pylori* 耐药检测中的大规模临床应用尚有待时日。

## 四、展望

如何利用 *H. pylori* 耐药突变基因位点来指导临床 *H. pylori* 根除治疗目前仍然存在很多困难。除了各种检测手段尚有待进一步完善外,*H. pylori* 耐药基因型与表型不一致现象也给临床医生带来了更大的困惑。例如,研究发现部分 *H. pylori* 克拉霉素耐药的患者使用克拉霉素一线三联或四联治疗方案,也会取得令人满意的根除效果,这一现象的具体机制还有待进一步研究,有学者指出这可能与多种抗生素之间的协同作用有关[29]。但从分子生物学的角度来看,这一方面可能是由于不同耐药突变所致的 MIC 不尽相同,并且在不同菌株中其 MIC 也存在差异所致;另一方面这说明对 *H. pylori* 耐药的分子机制认识仍然有限。因此,单纯凭借突变检测确定 *H. pylori* 耐药是否发生,必然导致预测结果与实际临床根除效果的不一致性。当前情况下,只有结合药敏试验,并通过快捷有效的分子检测技术来确定 *H. pylori* 耐药的突变基因型,再与实际临床根除效果作比较,这样才能总结出准确的耐药突变判断标准。

鉴于 *H. pylori* 药敏试验的缺陷和临床治疗根除率的不断降低，开发廉价、简单和高通量的 *H. pylori* 耐药突变检测试剂盒变得极为迫切。同时，细菌耐药基因型与临床根除效果之间相关性的文献报道却屈指可数，尚需要组织大规模、多中心临床实验确定两者的临床相关性，综合考虑并探讨 *H. pylori* 耐药基因突变检测如何正确地应用于 *H. pylori* 根除的个体化治疗中。

（邰恒骏　段本松）

# 参 考 文 献

[ 1 ] Herrera AG. Helicobacter pylori and food products: a public health problem. Methods Mol Biol, 2004, 268: 297-301.

[ 2 ] Hunt RH, Xiao SD, Megraud F, et al. Helicobacter pylori in developing countries. World Gastroenterology Organisation Global Guideline. J Gastrointestin Liver Dis, 2011, 20 (3): 299-304.

[ 3 ] 中华医学会消化病学分会幽门螺杆菌和消化性溃疡学组，全国幽门螺杆菌感染研究协作组. 第五次全国幽门螺杆菌感染处理共识报告. 胃肠病学, 2017, 22 (6): 346-360.

[ 4 ] 邰恒骏，盛海辉. 耐药基因检测与幽门螺旋杆菌根除治疗. 中华医学杂志, 2012, 92 (10): 657-658.

[ 5 ] Fiorini G, Vakil N, Zullo A, et al. Culture-based selection therapy for patients who did not respond to previous treatment for Helicobacter pylori infection. Clin Gastroenterol Hepatol, 2013, 11 (5): 7-10.

[ 6 ] Su Z, Xu H, Zhang C, et al. Mutations in Helicobacter pylori porD and oorD genes may contribute to furazolidone resistance. Croat Med J, 2006, 47 (3): 410-415.

[ 7 ] 高文，成虹，胡伏莲，等. 含艾普拉唑四联七天疗法根除幽门螺杆菌的全国多中心临床研究. 中华医学杂志, 2012, 120 (9): 712-717.

[ 8 ] 胡伏莲，成虹，张学智，等. 多中心临床观察荆花胃康联合三联疗法治疗幽门螺杆菌相关性十二指肠溃疡和胃炎疗效及耐药分析. 中华医学杂志, 2012, 92 (10): 679-684.

[ 9 ] Liou JM, Chang CY, Sheng WH, et al. Genotypic resistance in Helicobacter pylori strains correlates with susceptibility test and treatment outcomes after levofloxacin-and clarithromycin-based therapies. Antimicrob Agents Chemother, 2011, 55 (3): 1123-1129.

[ 10 ] Liou JM, Chen CC, Chang CY, et al. Efficacy of genotypic resistance-guided sequential therapy in the third-line treatment of refractory Helicobacter pylori infection: a multicentre clinical trial. J Antimicrob Chemother, 2013, 68 (2): 450-456.

[ 11 ] Oleastro M, Ménard A, Santos A, et al. Real-time PCR assay for rapid and accurate detection of point mutations conferring resistance to clarithromycin in Helicobacter pylori. J Clin Microbiol, 2003, 41 (1): 397-402.

[ 12 ] Zhen-Hua Z, De-Qiang H, Yong X, et al. Characterization of 23S rRNA gene mutation in primary and secondary clarithromycin-resistant Helicobacter pylori strains from East China. Turk J Gastroenterol, 2013, 24 (1): 5-9.

[ 13 ] Kim JM, Kim JS, Kim N, et al. Gene mutations of 23S rRNA associated with clarithromycin resistance in Helicobacter pylori strains isolated from Korean patients. J Microbiol Biotechnol, 2008, 18 (9): 1584-1589.

[ 14 ] Hirata K, Suzuki H, Nishizawa T, et al. Contribution of efflux pumps to clarithromycin resistance in Helicobacter pylori. J Gastroenterol Hepatol, 2010, 25 Suppl 1: S75-79.

[ 15 ] Kim BJ, Kim JG. Substitutions in Penicillin-Binding Protein 1 in Amoxicillin-Resistant Helicobacter pylori Strains Isolated from Korean Patients. Gut Liver, 2013, 7 (6): 655-660.

[ 16 ] Co EM, Schiller NL. Resistance mechanisms in an in vitro-selected amoxicillin-resistant strain of Helicobacter pylori. Antimicrob Agents Chemother, 2006, 50 (12): 4174-4176.

[ 17 ] Rimbara E, Noguchi N, Kawai T, et al. Mutations in penicillin-binding proteins 1, 2 and 3 are responsible for

amoxicillin resistance in Helicobacter pylori. J Antimicrob Chemother, 2008, 61 (5): 995-998.

[ 18 ] Kondadi PK, Pacini C, Revez J, et al. Contingency nature of Helicobacter bizzozeronii oxygen-insensitive NAD (P) H-nitroreductase (HBZC1_00960) and its role in metronidazole resistance. Vet Res, 2013, 44: 56.

[ 19 ] Kaakoush NO, Asencio C, Mégraud F, et al. A redox basis for metronidazole resistance in Helicobacter pylori. Antimicrob Agents Chemother, 2009, 53 (5): 1884-1891.

[ 20 ] Garcia M, Raymond J, Garnier M, et al. Distribution of spontaneous gyrA mutations in 97 fluoroquinolone-resistant Helicobacter pylori isolates collected in France. Antimicrob Agents Chemother, 2012, 56 (1): 550-551.

[ 21 ] Rimbara E, Noguchi N, Kawai T, et al. Fluoroquinolone resistance in Helicobacter pylori: role of mutations at position 87 and 91 of GyrA on the level of resistance and identification of a resistance conferring mutation in GyrB. Helicobacter, 2012, 17 (1): 36-42.

[ 22 ] Chang WL, Kao CY, Wu CT, et al. Gemifloxacin can partially overcome quinolone resistance of H. pylori with gyrA mutation in Taiwan. Helicobacter, 2012, 17 (3): 210-215.

[ 23 ] Toledo H, Lopez-Solis R. Tetracycline resistance in Chilean clinical isolates of Helicobacter pylori. J Antimicrob Chemother, 2010, 65 (3): 470-473.

[ 24 ] Zullo A, Ierardi E, Hassan C, et al. Furazolidone-based therapies for Helicobacter pylori infection: a pooled-data analysis. Saudi J Gastroenterol, 2012, 18 (1): 11-17.

[ 25 ] Monno R, Giorgio F, Carmine P, et al. Helicobacter pylori clarithromycin resistance detected by Etest and TaqMan real-time polymerase chain reaction: a comparative study. APMIS, 2012, 120 (9): 712-717.

[ 26 ] 方静，柴海娜，徐磊，等．幽门螺杆菌耐药相关基因突变检测芯片的建立．胃肠病学，201116 (9): 539-543.

[ 27 ] McCourt CM, McArt DG, Mills K, et al. Validation of next generation sequencing technologies in comparison to current diagnostic gold standards for BRAF, EGFR and KRAS mutational analysis. PLoS One, 2013, 8 (7): e69604.

[ 28 ] Tuononen K, Mäki-Nevala S, Sarhadi VK, et al. Comparison of targeted next-generation sequencing (NGS) and real-time PCR in the detection of EGFR, KRAS, and BRAF mutations on formalin-fixed, paraffin-embedded tumor material of non-small cell lung carcinoma-superiority of NGS. Genes Chromosomes Cancer, 2013, 52 (5): 503-511.

[ 29 ] Sakinc T, Baars B, Wüppenhorst N, et al. Influence of a 23S ribosomal RNA mutation in Helicobacter pylori strains on the in vitro synergistic effect of clarithromycin and amoxicillin. BMC Res Notes, 2012, 5: 603.

# 第十九章

# 幽门螺杆菌、宿主分子分型与个体化治疗

---

一、幽门螺杆菌分子分型

二、宿主遗传基因多态性和临床结局多样性

三、个体化治疗

---

幽门螺杆菌(H. pylori)是一种革兰氏阴性微需氧菌,可长期定植于人类胃黏膜表面,刺激宿主产生炎症反应及免疫反应。在全世界范围内感染率约为50%,其中亚洲地区感染率为50%~80%。H. pylori 与慢性胃炎、消化性溃疡、胃癌以及胃黏膜相关淋巴组织淋巴瘤的关系密切。流行病学证实,H. pylori 慢性感染是导致胃癌的重要危险因素,世界卫生组织国际癌症研究机构已将其列为 I 类致癌物。人类对 H. pylori 普遍易感,但感染后的症状各不相同,许多人长期携带 H. pylori 但不发病,有部分感染者可表现出不同程度的症状,其原因不仅与菌株的毒力强弱相关,可能更与宿主的遗传易感性相关。随着 H. pylori 全基因组及其相关芯片的广泛应用,H. pylori 基因多态性、宿主遗传易感性及其相互作用而导致临床结局显著差异方面的研究有了很大进展,为胃十二指肠疾病,尤其是胃癌的预测、预防、早期诊断和个体化治疗提供了新思路[1,2]。

## 一、幽门螺杆菌分子分型

H. pylori 基因组具有明显的遗传多态性,等位基因的序列多态性远远高于其他细菌。H. pylori 的基因分型主要用于研究和区分不同的 H. pylori 菌株,判断 H. pylori 相关疾病的诊断和预后。大多数 H. pylori 感染者产生一种可测定的全身性抗体,其具有特异性。然而,目前尚没有一个公认的 H. pylori 分型方法的金标准。H. pylori 与临床结局相关的毒力因子,主要包括 cagA、vacA、oipA、babh2、iceA、hp0562、dupA 以及 hrgh 等[3,4]。目前对 H. pylori 进行传统基因分型方法主要根据 H. pylori 是否表达 CagA 和 VacA,将 H. pylori 分 I 型和 II 型两个亚型。I 型为致病性较强的产毒菌株(CagA 和 VacA 均表达,或表达其中一种);II 型为毒性较弱的不产毒菌株(CagA 和 VacA 均不表达)。另外还有 20% 的 H. pylori 菌株为中间表型。

1. CagA 及 cagPAI 与临床结局多样性  CagA 是目前研究最广泛的 H. pylori 毒力相关基因,是 cagA 基因编码的一种蛋白毒素。并非所有的 H. pylori 都携带 cagA 基因,它仅存在于 60%~70% 的 H. pylori 菌株中,但几乎所有的 cagA 阳性菌株均能产生 CagA 蛋白,可作为单一毒力因子引起作用的靶细胞发生空泡化、细胞凋亡、细胞骨架重排,甚至细胞死亡等形态学改变。cagA 基因还可以编码大量免疫原性蛋白,并且能够诱导胃黏膜上皮细胞产生白细胞介素 -8(IL-8)、激活核因子

（NF）-κB，导致单核细胞和多聚单核细胞在黏膜组织中的聚集和激活，并能通过诱导细胞信号传导引起上皮细胞改变、增殖及萎缩。研究发现，蒙古沙鼠感染 H. pylori 野型菌株后，胃内细胞异型增生，严重的发展为胃癌，而感染已敲除 cagA 基因的 H. pylori 菌株的动物则未被观察到发展为以上疾病[5]。这些结果对 CagA 作为 H. pylori 导致的原癌蛋白的作用提供了有力的证据。

有学者根据 cagA 基因的羟基端可变区上谷氨酸-脯氨酸-异亮氨酸-酪氨酸-丙氨酸（EPIYA）5 个氨基酸序列的重复数目的变化及其前后氨基酸序列的差异将 H. pylori 分为两类：东亚 CagA 株和西方 CagA 株。研究显示东亚 CagA 株（包含 EPIYA-D 片段）比西方 CagA 株（包含 EPIYA-C 片段）具有更强的与 SH2 结构域酪氨酸磷酸酶（Src homology 2 domain tyrosine phosphatase，SHP-2）结合的能力，SHP-2 的突变已经出现在大量人类恶性肿瘤中，从而与胃黏膜萎缩、胃癌具有更高的相关性。研究发现，在西方国家，感染携带多重 EPIYA-C 序列菌株的患者比感染单一重复序列菌株的患者胃癌的发生率更高。欧美国家有 60%~70% 的 H. pylori 菌株为 CagA 阳性株，与 CagA 阴性株相比大多能引起更严重的胃黏膜炎症，并与萎缩性胃炎、消化性溃疡和胃癌的发生密切相关。然而，H. pylori 菌株中 CagA 阳性株的比例存在很大的地域性差异。研究显示，在中国、日本等亚洲人群 H. pylori 中 CagA 阳性株高达 90% 以上。虽然，一些研究显示胃癌患者比患有非萎缩性胃炎或消化性溃疡患者的 H. pylori 毒性基因表达更加显著升高。但仍不清楚胃癌患者 CagA 高表达是否会促进这种疾病发生和发展，或者胃癌患者 CagA 高表达仅仅是一些其他胃生理改变的标志。所以，在 CagA 阳性株普遍较高的地区，CagA 并不能作为与临床疾病严重程度相关的标志物。

1996 年 Censini 等[6]在 CagA 阳性表达的 H. pylori 菌株中发现一个含有约 40kb 特殊基因的 DNA 片段，具有细菌致病岛的典型特征，因此称其为 H. pylori 的 cag 致病岛（cagPAI）。cagPAI 由 31 个基因组成，cagA 是在体内表达最高的。研究表明，胃体 H. pylori 高水平定植需要完整的 cagPAI 存在，cagPAI 的基因编码一个Ⅳ型分泌系统（TFSS），将 CagA 转运到宿主细胞中。国内有作者对中国人群感染的 H. pylori 中 cag 致病岛的分布进行研究，发现其分布以 cag Ⅰ 和 cag Ⅱ 的共存为主。研究发现，cagPAI 中的大部分基因产物并不直接损伤细胞，而是在感染过程中辅助 VacA、尿素酶等毒力因子以及诱导宿主细胞分泌 IL-8 等细胞因子间接致病，引发炎症及损伤。携带 cagPAI 的 H. pylori 菌株，编码的一些分子可导致细胞信号传导紊乱，引起胃上皮细胞功能失常而发生恶性转化[7]。近来也发现，cagPAI 在不同人群来源的 H. pylori 菌株中的完整性不一，这可能会造成 H. pylori 菌株毒力差异，从而有可能影响其感染后的临床结局[8,9]。

2. VacA 与临床结局多样性　VacA 是第二个被广泛研究的 H. pylori 毒力因子，其被称为空泡细胞毒素 A，它几乎存在于所有 H. pylori 菌株中。与 cagA 基因不同的是，只有约 55% 菌株表达 VacA 蛋白，vacA 基因信号序列变异较大，可能影响到 VacA 蛋白的表达及功能的发挥。VacA 可造成胃上皮细胞空泡样变性，在体内可损害胃上皮细胞、进而引起严重胃黏膜炎症、萎缩、溃疡，甚至异型增生及癌变的可能。

H. pylori 首先产生 VacA 前体蛋白，经过加工后成为成熟的有空泡毒性的 VacA 蛋白，被排出至菌体外。VacA 蛋白包含 p33 和 p55 两个特定的结构域。p55 可以与宿主细胞膜结合，而 p33 发挥毒素活性。有实验证明两个片段的作用不是完全独立的,而是互补的。野生型 p33 和 p55 VacA 蛋白分别加入细胞时都缺乏空泡毒性,而将 p55N 端的部分氨基酸残基和 p33 共同作用,可使细胞产生空泡变性。p33 和 p55 混合在一起时,也能重新构成空泡细胞毒素 A 的活性。VacA 蛋白会影响与细胞骨架相关基因,破坏细胞骨架,打乱细胞增殖和死亡,同时会诱导炎症反应,调节 T 细胞因子的反应,这些均提示 VacA 可能与胃癌有关。

研究发现 vacA 基因具有丰富多态性,且 vacA 的基因分型与 H. pylori 菌株毒力相关。最初研究者根据 vacA 信号序列(s)、中间区(m)等位基因的变异,将其分为 4 型:s1m1、s1m2、s2m1、s2m2[10]。体外实验研究表明,根据细菌 vacA 基因分型的不同其细胞毒性的大小顺序如下:s1/m1>s1/m2>s2/m1>s2/m2。s2/m2 这一类型的菌株没有细胞毒性。研究表明,感染 vacA s1/m1 型菌株相对于其他菌株增加了患胃黏膜萎缩、消化性溃疡和胃癌的危险性,而 s2/m2 型则与胃炎相关。m 型与细菌和细胞结合有关,m1 型菌株能够对更多种类的细胞株产生毒性,而 m2 型细胞毒性相对局限。

文献报道 VacA 还有一个疾病相关的介于 s 区域和 m 区域之间的 i 区域。研究者根据 vacA 基因的中间区域(intermediate region,i 区)分型将 vacA 分为 i1 和 i2 两个亚型,i1 菌株的致病性更强。最近还有研究发现在 i 区域和 m 区域之间存在区域 d。d 区域也能被进一步分为 d1 和 d2 区域。i 区域和 d 区域的地位作用仍然具有争议性。

vacA 基因亚型分布有明显的地区性差异,研究发现 vacA 基因分型以 s1a、m2 和 i1 型为主,分别为 97.5%、68.9% 和 91.6%,m1b 次之(26.1%)。典型的东亚(日本、韩国、中国、越南)型菌株为 s1c/m1b 亚型,南亚(印度、巴基斯坦)和中亚(哈萨克斯坦)以 m1c 亚型多见,北美地区及法国、意大利等国以 s1a 和 s1b 为主,东欧和北欧以 s1a 型为主,日本则绝大多数 s1a/m1 型为主。拉丁美洲常见 s1b 型。

3. CagA 蛋白和 VacA 蛋白 研究发现 vacA 和 cagA 基因与 H. pylori 感染的临床结果关系复杂。一方面,同时表达 VacA 和 CagA 蛋白的 I 型 H. pylori 菌株具有更强的致病性;另一方面,VacA 和 CagA 蛋白之间存在明显的拮抗作用。当 cagA 变异时,细菌的细胞毒素活性并不受影响,提示 vacA 和 cagA 可能是两个相对独立的基因或者 cagA 只是 vacA 的一个协同表达因子,是菌株具有较高毒力的另一个信号或标志,所以两者之间是既相关又独立的基因。

目前有研究发现几乎所有 VacA 蛋白阳性的同时还伴有 CagA 蛋白阳性,这说明能够产生 VacA 和 CagA 的 I 型 H. pylori 菌株能协同对宿主产生更强的毒性从而导致胃黏膜细胞损伤。但也有越来越多的证据表明,CagA 蛋白和 VacA 蛋白可彼此下调对方的细胞效应。研究发现在定植细胞上的 VacA 的强活性可以引起细胞死亡,最终导致定植部位的上皮损害。但通过 T4SS 向 H. pylori 体内注射 CagA,可以保护定植的胃上皮细胞,以抵抗 VacA 对胃上皮细胞的侵袭。其可能机制为 CagA 蛋白能够通过磷酸化依赖和非磷酸化依赖两条途径下调 VacA 蛋白对细胞的空泡毒性和对线粒体的损害。CagA 蛋白和 VacA 蛋白之间通过彼此下调对方的细胞效应,使 H. pylori 调整它与人类宿主之间的相互作用,避免了对胃黏膜细胞造成过大的损伤,从而有利于 H. pylori 在宿主体内的寄生。

## 二、宿主遗传基因多态性和临床结局多样性

人类是 *H. pylori* 唯一的天然宿主。虽然,体外实验和流行病学调查均发现了 *H. pylori* 感染与疾病的关系密切,但并非所有感染 *H. pylori* 的人都会发病。其中可见 50% 以上的感染者仅有不同程度的慢性炎症,10%~15% 的感染者可发生消化性溃疡,只有少数发生胃部恶性肿瘤。*H. pylori* 感染后其临床不同结局是 *H. pylori* 毒力因子、宿主易感性、环境等因素相互协同作用的结果。

1. **宿主细胞因子多态性与临床结局多态性** 研究认为细胞因子始终参与了 *H. pylori* 感染和胃肠道疾病的发生过程[11,12]。IL-1 基因定位于 2q13-21,由 IL-1A、IL-1B 和 IL-1RN 组成,分别编码促炎性细胞因子 IL-1α、IL-1β 和 IL-1 受体拮抗物。IL-1β 是一种单核因子,主要由单核细胞、巨噬细胞和树突状细胞等在摄取抗原抗体复合物或抗原呈递过程中产生,能促进胃部炎症的产生与发展。*H. pylori* 感染与胃癌的发生密切相关,其主要途径是 *H. pylori* 感染导致慢性炎性改变和低酸状态,IL-1β 则是一种内源性胃酸分泌的抑制剂,据估计抑制能力比质子泵抑制剂高 100 倍,比 $H_2$ 受体拮抗剂高 6 000 倍[13]。同时,IL-1β 能启动或放大机体对 *H. pylori* 感染的炎症反应。2000 年 EI-Omar 等[14]首次报道了 IL-1β 和 IL-1RN 基因多态与波兰萎缩性胃炎和胃癌的发病风险增加相关。现已发现与胃癌相关的 IL-1β 基因多态性主要包括 IL-1β-511T、-31C、+3 954T 和 IL-1RN*2[15]。Sicinschi 等[16]也证实只有在 CagA 阳性 *H. pylori* 感染者中,携 IL-1β-31CC 基因型者才比 IL-1β-31TT 者肠型胃癌发病风险增高。携有胃癌易感基因越多,如 IL-1β-31C、IL-1RN*2 及 IL-10-592C 等,则发生肠型胃癌的风险就越高,尤其在 CagA 阳性 *H. pylori* 感染时风险更高,说明胃癌的病理类型受宿主和 *H. pylori* 遗传性状影响。

总之,宿主这些基因多态性在 *H. pylori* 感染时会促进低胃酸分泌和萎缩,由此可导致胃癌发病风险增加 2~3 倍,并与肠型胃癌相关[17]。IL-6 是一种具有多生物学功能的蛋白质,主要来源于单核巨噬细胞的分泌。IL-8 为一种多源性细胞因子,可由体内多种细胞产生,胃黏膜上皮是 IL-8 的一个重要来源。*H. pylori* 长时间刺激胃黏膜上皮细胞,引起胃黏膜上皮炎性改变,进而引起胃上皮细胞恶性增殖,并且与 IL-6 和 IL-8 相互协同作用,共同参与促使肿瘤的发生、发展和转移[18-20]。有研究表明 IL-10 是提高胃癌患者发病风险的独立因素,可影响胃癌的发展和进程[21]。Ohyauchi 等[22]还证实 IL-8-251A 多态可能与 *H. pylori* 感染的萎缩过程、增加胃癌和溃疡的危险性相关。IL-10 等炎症因子基因改变可提高非贲门胃腺癌的风险,但也有研究的结论则持相反观点[12]。目前关于 IL-10 SNP 是否可以提高胃癌宿主遗传易感性目前尚无定论。

Zambon 等[23]研究与 *H. pylori* 感染结局有关的宿主遗传背景时发现,IFN-G874 AA 与 *H. pylori* CagA 阳性菌株感染性疾病相关。Deans 等[24]还报道,IL-6-174 CC、IL-10-1082 GG、TNF-α-308AA 基因型可经提高 C 反应蛋白和可溶性肿瘤坏死因子受体的浓度而恶化胃、食管癌预后。Sugimoto 等[25]通过在日本的研究发现,TNF-α-857T、TNF-α-863 A、TNF-α-1031C 与胃溃疡、胃癌的形成有关[26]。

2. **宿主人类白细胞抗原基因多态性与临床结局多态性** 有研究表明人类白细胞抗原(human

leukocyte antigen,HLA)基因多态性与 *H. pylori* 相关的远端胃癌相关[27]。HLA-DQA1 基因是 HLA 系统的重要组成单位,在 *H. pylori* 感染中发挥重要作用[28]。在 *H. pylori* 感染后由于宿主免疫遗传的基因多态性,可能出现不同的感染结局。

关于 HLA-DQA1 基因与 *H. pylori* 易感性的问题,国内外许多学者的主要研究人群为儿童。黄永坤[29]对昆明汉族、彝族儿童 *H. pylori* 感染 HLA-DQA1 免疫遗传学特征分析发现,HLA-DQA1*0103 基因可能是昆明汉族儿童 *H. pylori* 感染的易感基因,HLA-DRB1*12 和 HLA-DQA1*0302 基因可能是昆明彝族儿童 *H. pylori* 感染的保护基因。Nizhevich 等发现 HLA-DRB1*17 可能是俄罗斯儿童 *H. pylori* 感染相关消化性溃疡的易感基因。

Kawahara 等[30]研究发现,胃 MALT 淋巴瘤患者 HLA-DQA1*0103 和 HLA-DQB1*0601 基因频率较 *H. pylori* 阳性消化不良患者及健康人群两组明显增高,而根除 *H. pylori* 治疗后,HLA-DQA1*0103 和 HLA-DQB1*0601 相关胃 MALT 淋巴瘤患者的淋巴瘤明显有退行性改变,提示 HLA-DQA1*0103 和 HLA-DQB1*0601 的 MALT 淋巴瘤患者与 *H. pylori* 感染相关。

国内有学者对人类白细胞抗原的免疫分析显示,HLA-DQA1 基因拷贝数多态性分布在胃癌组和对照组具有显著性差异,HLA-DQA1 基因拷贝数多态基因型在 *H. pylori* 感染阳性和阴性人群中的分布差异无统计学意义,说明 HLA-DQA1 基因拷贝数多态性与 *H. pylori* 感染无关[31]。

目前,国内外学者对 HLA 基因与 *H. pylori* 感染的易感性问题均有研究报道,但研究结论不完全一致,这些不同的结果是否提示 HLA 基因多态性与 *H. pylori* 致病性无必然性联系,还是提示 HLA 基因多态性与 *H. pylori* 致病性的联系具有种族特异性,需要进一步进行广泛研究。

**3. 宿主胃内病理生理表型与临床结局多样性** 目前已明确慢性胃炎的程度和部位决定着临床最终结局,据此,可将 *H. pylori* 相关的胃炎分为三种主要的病理生理表型[32]。

(1)单纯性或良性胃炎表型:最常见的表型是,其特征是轻微的全胃胃炎,胃酸分泌功能损伤小。这一类型见于无症状和不发展为严重胃肠疾病者。

(2)十二指肠溃疡表型:高达 15% 的 *H. pylori* 感染者属于这一类型,特别多见于消化性溃疡多发的西方国家。这一类型胃炎的特点是胃窦炎为主,伴有相对少量的胃体炎。此型表现者胃窦炎重、胃泌素分泌量高、胃体相对正常,产胃酸高,胃酸分泌抑制控制缺陷。这些病理生理机制共同促发消化性溃疡,特别是十二指肠溃疡和大部分幽门前区溃疡。

(3)胃癌表型:最严重的表型,近 1% 的感染者属这一表型。其特点为胃体炎为主的胃炎、多灶性胃萎缩、低或无胃酸状态。*H. pylori* 感染直接导致慢性炎症并增加患胃癌的风险。胃癌表型在胃癌高发的亚洲特别多见[33]。从生理学角度,该表型的特点为胃酸低分泌、胃泌素高分泌、低胃蛋白酶原Ⅰ和低胃蛋白酶原Ⅰ/Ⅱ比值。这种分型的有趣之处在于,那些 *H. pylori* 宿主一旦发展成十二指肠球部溃疡,则有利于防止胃癌的发生,可见这两种临床结局是相互排斥的。

*H. pylori* 感染可导致临床结局显著不同,要解释这一现象最重要的是弄清 *H. pylori* 相关疾病,特别是胃癌的发病机制,而 *H. pylori* 宿主三种主要的胃内病理生理表型的分析能合理解释 *H. pylori* 相关疾病临床结局的多样性。

**4. 宿主其他细胞因子多态性与临床结局多态性** Toll 样受体(Toll-like receptor,TLR)是近年来发现的免疫受体,它通过识别病原体在机体的免疫防御中起重要作用。TLR4 是人类发现的第一个 TLR 相关蛋白,与肿瘤发病关系较密切。TLR4 的主要配体是革兰氏阴性细菌的细胞壁成分脂多糖(LPS)。LPS 是 *H. pylori* 的细胞壁成分,可以识别胃黏膜上皮细胞上的 TLR4 并结合,通过 NF-κB 信号通路促进胃癌的发生[34]。TLR4+896A>G 多态性与针对 *H. pylori* 脂多糖的损伤应对有关。Hold 等[35]的研究表明,TLR4+896G 等位基因携带者在有 *H. pylori* 存在时发生低胃酸概率增高,发生萎缩、炎症也更严重,认为 TLR4+896G 是非贲门胃癌及其癌前病变的危险因素。

编码参与系统和黏膜天然免疫过程中抗原识别的蛋白甘露聚糖结合凝集素蛋白(MBL),在 Baccarelli 等[36]的研究中表明携 MBL2HYD 单体型者胃癌发病风险增高,如果 MBL2 的 HYD 单体型同时又携有 IL-1B-511T,则发生胃癌的风险可增高至 3.5 倍。可见宿主基因的多态性也将有助于解释 *H. pylori* 感染者的不同临床结局。

5. *H. pylori* 感染时检测宿主遗传易感性的意义 研究 *H. pylori* 宿主遗传易感性的意义而言,其意义则是在以下两方面:一是机体在受到 *H. pylori* 攻击时开始发生损伤,此过程中宿主遗传易感性起到怎样的重要作用;二是在由 *H. pylori* 诱发的慢性炎症过程中,胃生理机制被造成长期损害,而宿主遗传易感性在其中产生了如何重要的影响。

明确宿主遗传易感性的另一个重要意义是能根据某些暴露因素(如微生物、化学、饮食、药物等)来预测临床结局。例如:通过确定宿主遗传易感性,对那些感染 *H. pylori* 后可能发生萎缩和低酸状态者,因为有遗传学筛查依据,这些个体就应当被列为需要提供根除 *H. pylori* 治疗的对象。由于目前已经确定的胃癌遗传易感性标记在人群中较为普遍,尚不足以作为个性化胃癌预报,因此对只简单检测了遗传易感性及 *H. pylori* 者来说,其收益是很有限的。随着生物芯片技术的发展,将来也许就能提供高通量基因分型,从而检测出一个更为全面的遗传谱,以满足筛查实验的要求。


## 三、个体化治疗

根除 *H. pylori* 是治疗上消化道疾病的主要措施之一,能明显改善急慢性胃黏膜炎症,加速溃疡愈合,防止复发。*H. pylori* 的根除方案很多,2017 年我国第五次 *H. pylori* 感染诊断和治疗共识意见推荐的初次治疗方案提示质子泵抑制剂(PPI)联合铋剂加两种抗生素的四联疗法。根除 *H. pylori*,包括"一线治疗""补救治疗"或"再次治疗"都必须针对每位患者的具体情况进行[37]。

*H. pylori* 治疗后容易复发,并容易产生耐药性。要弄清楚复发由残留菌复燃还是其他菌种的再感染引起,需要对 *H. pylori* 进行精确的分类和鉴别,这对指导治疗有重要意义。以前曾有血清学和生物学分类方法,但鉴别灵敏度都不很高。应用基因分型方法可以从分子生物学水平证实 *H. pylori* 感染的复发是系同一菌株的复燃还是不同菌株的再感染。

由于抗生素的滥用,我国 *H. pylori* 对常用抗生素的耐药率逐年增加,机械地照搬共识推荐的方案未必能取得满意的根除效果。重视 *H. pylori* 的个体化治疗,有助于提高 *H. pylori* 的首次根除率,减少耐药性的产生[38]。对反复治疗失败者要分析其原因,对多次治疗失败者要做药物敏感试验选用敏感抗生素,对多种抗生素无反应者,说明 *H. pylori* 已球形变,宜在停药至少 2~3 个月后让

*H. pylori* 恢复活性再进行治疗。

　　另外,通过确定宿主遗传易感性,对那些感染 *H. pylori* 后可能发生胃萎缩或无胃酸状体,因为有遗传学筛查依据,这些个体就应当被列为需要提供根除 *H. pylori* 治疗的对象。由于目前已经确定的胃癌遗传易感性标记在人群中较为普遍,尚不足以作为个性化胃癌预报,因此对只简单检测了遗传易感性及 *H. pylori* 者来说,其收益是很有限的。随着生物芯片技术的发展,将来也许就能提供高通量基因分型,从而检测出一个更为全面的遗传谱,以满足筛查实验的要求。

(郜恒骏　何承志)

## 参 考 文 献

［1］郜恒骏,盛海辉.耐药基因检测与幽门螺杆菌根除治疗.中华医学杂志,2012,92: 657-658.

［2］郜恒骏,段本松,盛海辉.重视耐药突变检测指导幽门螺杆菌的根除治疗.中华医学杂志,2014,94: 561-562.

［3］Matsuda M, Shiota S, Matsunari O, et al. Prevalence of two homologous genes encoding glycosyltransferases of Helicobacter pylori in the United States and Japan. J Gastroenterol Hepatol, 2011, 26: 1451-1456.

［4］Yamaoka Y. Mechanisms of disease: Helicobacter pylori virulence factors. Nat Rev Gastroenterol Hepatol, 2010, 7: 629-641.

［5］Olbermann P, Josenhans C, Moodley Y, et al. A global overview of the genetic and functional diversity in the Helicobacter pylori cag pathogenicity island. PLoS Genet, 2010, 6: e1001069.

［6］Censini S, Lange C, Xiang Z, et al. cag, a pathogenicity island of Helicobacter pylori, encodes type I-specific and disease-associated virulence factors. Proc Natl Acad Sci U S A, 1996, 93: 14648-14653.

［7］Tegtmeyer N, Wessler S, Backert S. Role of the cag-pathogenicity island encoded type IV secretion system in Helicobacter pylori pathogenesis. FEBS J, 2011, 278: 1190-1202.

［8］Wang MY, Shao C, Li J, Wang XY, et al. Gene Diversity of H-pylori cagPAI Genes in Patients with Gastroduodenal Diseases in a Region at High Risk of Gastric Cancer. Indian Journal Of Microbiology, 2015, 55: 118-120.

［9］Wang MY, Chen C, Gao XZ, et al. Distribution of Helicobacter pylori virulence markers in patients with gastroduodenal diseases in a region at high risk of gastric cancer. Microbial Pathogenesis, 2013, 59-60: 13-18.

［10］Basso D, Zambon CF, Letley DP, et al. Clinical relevance of Helicobacter pylori cagA and vacA gene polymorphisms. Gastroenterology, 2008, 135: 91-99.

［11］Yamaoka Y, Kita M, Kodama T, et al. Induction of various cytokines and development of severe mucosal inflammation by cagA gene positive Helicobacter pylori strains. Gut, 1997, 41: 442-451.

［12］郭欣,赵宝华,张牧霞.细胞因子的基因多态性与幽门螺杆菌感染及其继发性疾病的关系.中国全科医学,2010,13: 1150-1154, 1162.

［13］El-Omar EM. The importance of interleukin 1 beta in Helicobacter pylori associated disease. Gut, 2001, 48: 743-747.

［14］El-Omar EM, Carrington M, Chow WH, et al. Interleukin-1 polymorphisms associated with increased risk of gastric cancer. Nature, 2000, 404: 398-402.

［15］da Costa DM, Neves-Filho EH, Alves MK, et al. Interleukin polymorphisms and differential methylation status in gastric cancer: an association with Helicobacter pylori infection. Epigenomics, 2013, 5: 167-175.

［16］Sicinschi LA, Lopez-Carrillo L, Camargo MC, et al. Gastric cancer risk in a Mexican Population: Role of Helicobacter pylori cagA positive infection and polymorphisms in interleukin-1 and-10 genes. International Journal Of Cancer, 2006, 118: 649-657.

［17］El-Omar EM, Rabkin CS, Gammon MD, et al. Increased risk of noncardia gastric cancer associated with proinflammatory cytokine gene polymorphisms. Gastroenterology, 2003, 124: 1193-1201.

［18］ Cobler L, Pera M, Garrido M, et al. CDX2 can be regulated through the signalling pathways activated by IL-6 in gastric cells. Biochimica Et Biophysica Acta-Gene Regulatory Mechanisms, 2014, 1839: 785-792.

［19］ Shirai K, Ohmiya N, Taguchi A, et al. Interleukin-8 gene polymorphism associated with susceptibility to non-cardia gastric carcinoma with microsatellite instability. J Gastroenterol Hepatol, 2006, 21: 1129-1135.

［20］ Kang JM, Kim N, Lee DH, et al. The effects of genetic polymorphisms of IL-6, IL-8, and IL-10 on Helicobacter pylori-induced gastroduodenal diseases in Korea. J Clin Gastroenterol, 2009, 43: 420-428.

［21］ Tesse R, Del Vecchio GC, De Mattia D, et al. Association of interleukin-(IL) 10 haplotypes and serum IL-10 levels in the progression of childhood immune thrombocytopenic purpura. Gene, 2012, 505: 53-56.

［22］ Ohyauchi M, Imatani A, Yonechi M, et al. The polymorphism interleukin 8-251 A/T influences the susceptibility of Helicobacter pylori related gastric diseases in the Japanese population. Gut, 2005, 54: 330-335.

［23］ Zambon CF, Basso D, Navaglia F, et al. Pro-and anti-inflammatory cytokines gene polymorphisms and Helicobacter pylori infection: interactions influence outcome. Cytokine, 2005, 29: 141-152.

［24］ Deans C, Rose-Zerilli M, Wigmore S, et al. Host cytokine genotype is related to adverse prognosis and systemic inflammation in gastro-oesophageal cancer. Ann Surg Oncol, 2007; 14: 329-339.

［25］ Sugimoto M, Furuta T, Shirai N, et al. Different effects of polymorphisms of tumor necrosis factor-alpha and interleukin-1 beta on development of peptic ulcer and gastric cancer. J Gastroenterol Hepatol, 2007, 22: 51-59.

［26］ Sugimoto M, Furuta T, Shirai N, et al. Effects of interleukin-10 gene polymorphism on the development of gastric cancer and peptic ulcer in Japanese subjects. J Gastroenterol Hepatol, 2007, 22: 1443-1449.

［27］ Quintero E, Pizarro MA, Rodrigo L, et al. Association of Helicobacter pylori-related distal gastric cancer with the HLA class Ⅱ gene DQB10602 and cagA strains in a southern European population. Helicobacter, 2005, 10: 12-21.

［28］ Zhao Y, Wang JW, Tanaka T, et al. Association Between HLA-DQ Genotypes and Haplotypes vs Helicobacter pylori Infection in an Indonesian Population. Asian Pacific Journal Of Cancer Prevention, 2012, 13: 1247-1251.

［29］ 黄永坤, 文革生, 李海林, 等. 昆明彝族儿童中 HLA-DRB1 和 DQB1 基因检出率与对幽门螺杆菌感染的易感性和抵抗力之间可能的关联. 中华儿科杂志, 2005, 43: 137-140.

［30］ Kawahara Y, Mizuno M, Yoshino T, et al. HLA-DQA1*0103-DQB1*0601 haplotype and Helicobacter pylori-positive gastric mucosa-associated lymphoid tissue lymphoma. Clin Gastroenterol Hepatol, 2005, 3: 865-868.

［31］ Huang LM, Cheng Y, Yu DK, et al. Association between HLA-DQA1 gene copy number polymorphisms and susceptibility to gastric cancer. Zhonghua Zhong Liu Za Zhi, 2012, 34: 269-271.

［32］ Amieva MR, El-Omar EM. Host-bacterial interactions in Helicobacter pylori infection. Gastroenterology, 2008, 134: 306-323.

［33］ Dendup T, Richter JM, Yamaoka Y, et al. Geographical distribution of the incidence of gastric cancer in Bhutan. World J Gastroenterol, 2015, 21: 10883-10889.

［34］ de Oliveira JG, Rossi AF, Nizato DM, et al. Profiles of gene polymorphisms in cytokines and Toll-like receptors with higher risk for gastric cancer. Dig Dis Sci, 2013, 58: 978-988.

［35］ Hold GL, Rabkin CS, Chow WH, et al. A functional polymorphism of toll-like receptor 4 gene increases risk of gastric carcinoma and its precursors. Gastroenterology, 2007, 132: 905-912.

［36］ Baccarelli A, Hou L, Chen J, et al. Mannose-binding lectin-2 genetic variation and stomach cancer risk. Int J Cancer, 2006, 119: 1970-1975.

［37］ 中华医学会消化病学分会幽门螺杆菌和消化性溃疡学组, 全国幽门螺杆菌感染研究协作组. 第五次全国幽门螺杆菌感染处理共识报告. 胃肠病学, 2017, 22 (6): 346-360.

［38］ 王蔚虹, 滕贵根. 新共识指导下的幽门螺杆菌个体化治疗. 临床药物治疗杂志, 2014, 12: 7-8.

第二十章

# 肠道微生态与肠道神经生理

## 一、概述

1989 年随着幽门螺杆菌（*Helicobacter pylori*，*H. pylori*）的正式命名，人们逐渐接受了"胃黏膜居住着细菌"这种新的观点。随后的研究发现，幽门螺杆菌并不是胃黏膜的唯一居住者，在人类胃中定植的许多幽门螺杆菌以外的微生物群落，同幽门螺杆菌一起，被称作人类的胃微生物群。另一个在人类微生物研究上的巨大进步是定义了肠道微生物群的概念。人类的肠道内定植着数量庞大，种类繁多的微生物，在宿主的营养物质代谢、免疫系统发育和疾病发生发展等过程中都发挥着极其重要的作用。这些肠道微生物被称为"肠道菌群"。

居住在人体肠道内的细菌形成一个非常复杂的生态系统，与人类健康和疾病息息相关[1]。已经鉴定出的肠道菌群在门水平上主要有拟杆菌门（*Bacteroidetes*）、厚壁菌门（*Firmicutes*）、变形菌门（*Proteobacteria*）和放线菌门（*Actinobacteria*）等。虽然人类肠道微生物的主要组成门类相似，但在不同地域和不同文化背景的人群之间，微生物种属的相对丰度存在着很大差异。导致差异产生的主要因素包括环境、遗传和饮食习惯等。其中饮食习惯是影响肠道菌群的重要因素之一[2]。例如，厚壁菌门（*Firmicutes*）是以西方饮食习惯（动物脂肪）为主的人群中丰度较高的菌门，拟杆菌门

（*Bacteroidetes*）是以东方饮食习惯（蔬菜等高纤维食物）为主的人群肠道菌群主要组成。

　　肠道菌群的主要功能有免疫防御、营养物质代谢和能量代谢等。肠道菌群定植于人体肠道，形成菌群免疫屏障，一方面形成空间位阻保护肠黏膜免于有害细菌的侵袭，另一方面肠道菌群及其代谢产物刺激宿主免疫系统发育和细胞免疫的发生，促进宿主免疫系统功能完善。肠道菌群同时是人体代谢的重要参与者，细菌本身及其代谢产物均参与人体营养物质代谢和能量代谢过程[3,4]。与此同时，最新研究发现，肠道菌群还能够影响中枢神经系统，调节机体行为。

　　肠道菌群能够与中枢通信。肠道和大脑通过神经 - 免疫 - 内分泌网络进行通信联系，建立了双向信号通路——脑 - 肠轴。肠道菌群及其代谢产物通过影响脑 - 肠轴，进一步调节胃肠道功能和机体行为。因此，肠道菌群异常可能导致肠道功能改变，免疫系统失衡，甚至影响中枢神经系统功能，有学者由此提出了菌 - 脑 - 肠轴的概念[5]，提示人们更好地研究和理解肠道微生物与肠道神经生理的关系，为阐明胃肠疾病与中枢神经系统疾病合并发病机制提供新的思路和视角。

## 二、胃肠道疾病中的微生态变化：胃内和肠道

### （一）胃微生物群组成

　　胃作为重要的消化器官能够通过分泌大量的胃酸消灭口腔和食物来源的细菌，所以相当长的一段时间内胃腔被认为不适合细菌生长。1982 年，Marshall 和 Warren[6]成功从胃黏膜中分离并鉴定出幽门螺杆菌，打破了这一教条，而且流行病学调查发现可能一半以上人群的胃黏膜有幽门螺杆菌定植[7]。近年来应用分子生物学的方法发现除了幽门螺杆菌胃内尚有多种其他微生物定植，16S rRNA 测序分析结果提示人体胃内最多的细菌门类是变形菌门、拟杆菌门、放线菌门、厚壁菌门和梭杆菌门[8,9]。而在菌属水平比较常见的胃内菌有乳杆菌、消化道链球菌和幽门螺杆菌等[10-12]。这些胃内固有菌群对人体的代谢、免疫、神经和内分泌的调节有重要的影响。最新的 Maastricht Ⅴ 共识专门增加了一个工作组讨论胃内菌群的问题，共识认为胃内有其固有的菌群，这些菌群与幽门螺杆菌有相互作用并可能促进幽门螺杆菌相关疾病的发展。

　　胃内菌群的种类和数量不仅因人而异，而且在胃内不同部位菌群的构成也不相同。胃液内菌群和胃黏膜菌群因生理环境不同存在显著差异。胃液中的胃酸并不能杀死所有的细菌，因此健康人胃液细菌培养呈阳性，Sharma 等[13]从胃液培养鉴定出属水平的 9 种细菌：棒状杆菌属、葡萄球菌属、奈瑟菌属、乳酸菌属、韦荣球菌属、链球菌属、杆状菌属、拟杆菌属和放线菌属。Delgado 等[11]从 12 位健康成人胃内容物样本培养鉴定出 69 个菌属，虽然一些胃液最常见细菌如韦荣球菌属、链球菌属和梭菌属可能来源于口腔，但是通过与口腔菌群 16S rRNA 序列对比分析，发现胃液菌群结构与口腔菌群主成分存在显著差异。

　　胃黏膜菌群不同于胃液菌群，胃黏膜 pH 相对较高，更有利于幽门螺杆菌等固有菌群的定植。研究发现拟杆菌、厚壁菌和梭菌在胃液和胃黏膜中的丰度有着显著的差异[14]。不同人群的胃黏膜优势菌属也不完全一致，其中较常见有肠球菌、假单胞菌、链球菌、葡萄球菌和瘤胃球菌[15]。Bik 和 Delgado[9,11]报道胃黏膜样本中定植有 128~262 种细菌。对胃内菌群的功能目前知之甚少，但胃肠

疾病相关菌群的鉴定已被认为具有重要的临床应用价值[16]。

（二）胃炎

"幽门螺杆菌胃炎京都全球共识"指出幽门螺杆菌是慢性胃炎最重要的致病因素,但是作为一种感染性疾病,慢性胃炎也可由肠球菌和分枝杆菌诱导[17],与此同时,念珠菌性胃炎和链球菌胃炎也是曾被报道过的胃炎类型[11]。事实上,对于多数人来说,幽门螺杆菌是胃内的共生菌之一,传统幽门螺杆菌检测阴性的人群仍可能用更精确的技术方法捕捉到幽门螺杆菌的序列。正常胃微生物群的破坏被认为是各种胃疾病的触发因素之一。Lofgren 等报道感染幽门螺杆菌的 SPF 小鼠的胃内菌群可以加快胃上皮内瘤变的发生,而去除胃内菌群的无菌小鼠的疾病进展明显得到延迟[18,19],因此有理由认为幽门螺杆菌仅仅是慢性胃炎始动因素,胃内道菌群失调才是促使幽门螺杆菌相关疾病发生发展的关键因素。异常的胃内菌群失衡导致炎症持续、细胞增殖和干细胞功能失调,并通过代谢产生致癌物质增加胃黏膜病变的风险[20]。此外,萎缩性胃炎导致低胃酸血症,引起血液胃蛋白酶原 Ⅰ / Ⅱ 比值升高,又进一步加重胃内菌群失调,形成恶性循环[21]。

（三）肠易激综合征

肠易激综合征(irritable bowel syndrome,IBS)是一组以腹痛或腹部不适伴排便习惯改变为特征的肠道功能障碍性疾病。已有证据表明最可能导致 IBS 的因素包括肠道菌群失调、肠道动力异常、精神心理应激等。其中,肠道菌群紊乱可能与后几者存在因果关系,肠道菌群紊乱的 IBS 患者更容易出现肠道动力和感觉功能异常。基于细菌 16S rRNA 多样性的研究发现健康人群与 IBS 患者肠道内菌群结构是有明显差别的,IBS 患者肠道菌群物种多样性较正常人明显降低,并伴随厚壁菌与拟杆菌丰度比值增加,双歧杆菌和乳杆菌的丰度比例降低[22,23]。综合已报道的西方儿童及成年 IBS 患者肠道菌群门水平的变化,可以发现厚壁菌与拟杆菌丰度比值升高可能与典型西方饮食结构有关[24,25]。通过分析十二指肠和直肠的黏膜菌群组成,发现 IBS 患病组与对照组黏膜处菌群均与粪便菌群不同,并且 IBS 患者黏膜菌群与对照组差异更大[26-28]。

针对 IBS 患者的治疗通常是调节肠道菌群。最近一项纳入 53 个随机对照试验(randomized controll trial,RCT)、5 545 名 IBS 患者的 meta 分析显示益生菌对 IBS 腹痛和总体症状均有缓解作用,但是不同研究选用的益生菌不同,需要更多的深入研究以形成规范的治疗方案[29]。与此同时,西方国家应用抗生素治疗 IBS 取得了不错的疗效,利福昔明是口服不可被肠道吸收的抗生素,meta 分析(纳入 5 项 RCT、1 805 名非便秘型 IBS 患者)结果显示利福昔明对 IBS 总体症状有显著疗效[29]。调节肠道菌群是目前治疗 IBS 的有效方法,提示肠道菌群和肠黏膜免疫及神经系统之间有密切的信号联络,菌群紊乱后异常调节肠道免疫系统可能是 IBS 发生的早期事件,其中的功能和机制需要借助宏基因组、代谢组学等技术进一步深入研究。

（四）炎症性肠病

炎症性肠病(inflammatory bowel disease,IBD)是常见的胃肠道慢性复发性疾病,主要有克罗恩病(Crohn disease,CD)和溃疡性结肠炎(ulcerative colitis,UC)两种类型,其病因通常认为与机体免疫功能异常和肠道功能损伤有关。最近越来越多的证据提示肠道菌群失调可能参与其中,如 CD 患者肠道菌群多样性下降;大肠杆菌(E. coli)和肠杆菌(Enterobacteriaceae)丰度增加,产丁酸普拉梭菌（*F. prausnitzii*）丰度下降[30]。Sha 等发现不同活动期的 IBD 患者肠道菌群中的拟杆菌、双歧杆菌、幽门螺杆菌、肠球菌、脆弱拟杆菌、梭状芽孢杆菌丰度均呈现不同程度的降低[31,32]。另一项研究发现 UC 患者的普拉梭菌和罗氏菌（*Roseburia*）丰度降低，且疾病活动度越高下降越明显[33]。其中的机制涉及菌属特定功能，如侵袭性大肠杆菌（*E. coli-adherent/invasive*）能黏附肠黏膜上皮，侵入巨噬细胞并在其中增殖，促进肉芽肿的形成。而 *F. prausnitzii* 和 *Roseburia* 都是产丁酸菌，能够促进 IL-10 产生从而调节炎症反应，这类菌属减少的程度和 UC 严重程度相关，并且肠黏膜上此类菌丰度的降低通常预示 CD 患者术后复发的风险增大[34-37]。IBD 患者若给予抗生素治疗调节肠道菌群，对 CD 缓解率、有效维持和防止 CD 复发有明显效果[38,39]。粪便微生物群移植（fecal microbiota transplantation，FMT）是 IBD 的一种新的治疗方法。一项 meta 分析纳入了接受 FMT 治疗的儿童及成人 459 例。其中，28.8%（132/459）患者在随访期间获得临床缓解，53%（241/459）患者达到临床疗效[40]。

## 三、肠道微生态与宿主免疫

肠道菌群对宿主免疫系统的发生发展发挥着至关重要的作用。新生儿通过自然分娩和母乳获得来自母体的菌群，通过母乳以外的饮食和接触环境接受更多种类繁多的细菌在肠道定植，由此逐渐建立起平衡的肠道菌群。肠道菌群及其代谢产物刺激机体产生淋巴细胞、淋巴组织，进而促使机体黏膜免疫系统和全身免疫系统的正常发育并逐步成熟。

### （一）肠黏膜免疫

最初的肠道菌群定植对宿主肠黏膜和全身免疫发展至关重要。新生儿免疫系统的发育离不开肠道菌群的建立、定植。此种情况在动物身上也类似，无菌小鼠只有低水平的 CD4[+] 和 CD8[+] T 细胞，同时肠黏膜上皮淋巴细胞、浆细胞数量，分泌型免疫球蛋白 A（sIgA）表达水平和巨噬细胞活化水平均显著低于正常小鼠[41]。肠道菌群对宿主黏膜免疫形成起到至关重要的作用。

肠上皮是接触肠道菌群的第一线。局部免疫系统，如黏膜内巨噬细胞、淋巴细胞和树突状细胞等，对于维持宿主和管腔内微生物间的动态平衡是非常重要的。其中模式识别受体（pattern recognition receptor，PRR）如 Toll 样受体（TLR）就是重要一环[42]。研究发现肠道菌群可以通过 Toll 样受体传递信号引起核因子 -κB（nuclear factor-κB，NF-κB）炎症通路的抑制和 TLR 抑制蛋白如过氧化物酶体增殖物活化受体 γ（peroxisome proliferator-activated receptor gamma，PPAR γ）的上调[43]。此外，肠道菌群中的主要细菌之一拟杆菌，是通过调控性 T 细胞上激活的 TLR2，使宿主对其产生免疫耐受，而 TLR2 又是由细菌产生的多糖 A（polysaccharide A，PSA）激活的[44]。肠道菌群与这些模式识别受体之间的密切相互作用，在肠道菌群与黏膜免疫系统达成精确平衡的过程中发挥重要作用。

不断有新的细菌作用机制也逐渐被鉴定出来。双歧杆菌、乳杆菌及其代谢产物可以促进肠上皮细胞 DNA 的合成，有促进肠上皮细胞增殖的作用[45]。研究发现无菌小鼠肠道免疫系统发育存在多方面缺陷，如肠上皮淋巴细胞中 CD8[+]T 淋巴细胞数量减少、肠黏膜固有层 CD4[+]T 淋巴细胞数量减少、肠系膜淋巴结生发中心变小、肠黏膜上皮模式识别受体表达量明显降低等,而将正常菌群移植给无菌小鼠后则可以使小鼠肠上皮内淋巴细胞数量增加及肠黏膜固有层内生发中心出现[46]。Th17辅助性T细胞是高亲和力分泌型IgA反应主要依赖的免疫细胞,主要分布在小肠固有层,是肠道先天性免疫屏障的重要组成部分。Th17分泌IL-17A、IL-17F和IL-22,刺激肠上皮细胞产生抗微生物蛋白及促进细胞间的紧密连接,同时也介导粒细胞的募集和IgA的转运。Th17细胞的产生依赖于肠道菌群的存在,分节丝状菌、梭菌属Ⅳ(*Clostridium Ⅳ*)和梭菌属ⅩⅣa(*Clostridium ⅩⅣ a*)可以促进Th17细胞的产生;而脆弱拟杆菌(*Bacteroides fragilis*,*B. fragilis*)则可以通过产生多糖A(PSA)促进小鼠肠道CD4+T细胞数目向Treg细胞分化,从而抑制Th17细胞的产生[47,48]。

（二）全身免疫

肠道菌群对固有免疫和适应性免疫系统的发育和功能完善都是必不可少的。肠道菌群中的婴儿双歧杆菌和柔嫩梭菌,能够特异诱导调节性Treg细胞,引起抗炎因子IL-10的生成。类似地,在小鼠模型中,双歧杆菌在小鼠肠道中定植同样能导致产IL-10的调节性T细胞的生成[49,50]。肠黏膜模式识别受体(pattern recognition receptors,PRRs)是机体识别肠道细菌并维持机体与肠道菌群相互平衡的重要受体。肠道菌群产生的肽聚糖可以通过激活肠黏膜模式识别Nod蛋白1(nucleotide-binding oligomerization domain-1,NOD1)受体调节中性粒细胞功能,增强机体杀灭肺炎链球菌和金黄色葡萄球菌的能力[51]。另外一些肠道细菌如狄氏副拟杆菌也具有促进调节性T细胞的增殖和分化的功能[52]。

肠道菌群也可通过其他途径调节免疫。例如双歧杆菌和长双歧杆菌属代谢产生的共轭亚油酸可以调节免疫系统,降低代谢综合征的风险;脆弱拟杆菌代谢合成的多糖A可以降低促炎因子水平,提高抗炎因子IL-10水平,减少中性粒细胞渗透,抑制上皮细胞增生等[53]。肠道菌群主要代谢产物之一短链脂肪酸(short chain fatty acid,SCFAs)可以促进T淋巴细胞分化为Treg细胞,诱导其释放IL-10从而抑制效应T细胞的激活和炎症反应的发生[54-57]。脂多糖(lipposaccharide,LPS)是革兰氏阴性细菌壁内的一种毒素,研究发现肠道菌群产生的脂多糖可以刺激健康人肠黏膜中的树突状细胞,导致抑炎因子IL-10分泌减少,促炎因子IL-12分泌增多,同时肠道通透性增加,肠腔内有毒物质进入血液,引起炎症细胞因子释放,从而产生全身的长期慢性炎症[58-60]。

## 四、肠道微生态 - 脑 - 肠轴双向通路

肠道菌群与中枢神经系统间的通信是通过神经内分泌、神经免疫、自主神经系统和肠神经系统进行的,它们共同构成复杂的网络。这种通信是双向作用的,肠道菌群影响中枢神经系统的功能,反之亦然。

（一）中枢神经系统通过脑 - 肠轴调节肠道菌群的下行通路

中枢神经系统(central nervous system,CNS)通过自主神经系统(autonomic nervous system,ANS)的交感支与副交感支和下丘脑 - 垂体 - 肾上腺轴(the hypothalamic-pituitary-adrenal axis,HPA)来调节肠道活动。不仅可以通过改变肠道环境来间接影响肠道微生态,也可通过信号传递分

子直接影响肠道菌群。

自主神经系统的交感支和副交感支均可调节肠道功能。大多数研究发现交感神经活性增强而副交感神经活性降低可以导致结肠传输增快,肠道动力指数和高幅推进收缩的峰值显著升高,并且高幅推进收缩都伴有腹痛的发作[61,62]。结肠收缩波(高幅推进性收缩)的减少或增加被发现存在于便秘型和腹泻型肠易激综合征患者中[63,64],这些肠运动的改变可能是肠易激综合征患者肠道菌群紊乱的原因之一。自主神经系统还会影响结肠黏膜炎症水平,通过参与肠道免疫系统激活中涉及的上皮机制,影响肠黏膜免疫细胞激活和炎症反应发生,而黏膜炎症通常会导致肠道菌群紊乱[65,66]。迷走神经是其中最重要的调节胃肠道功能的途径,不仅影响肠道运动功能,同时也调节包括痛觉在内的内脏感觉功能[67]。迷走神经分泌的乙酰胆碱通过与巨噬细胞的α7亚型N型乙酰胆碱受体结合参与调节胃肠道免疫反应[68]。

通过下丘脑-垂体-肾上腺轴(HPA)产生和释放的应激激素,是肠道和中枢神经系统之间通信的关键组成部分。其中最重要的是促肾上腺皮质激素释放激素(corticotropin-releasing hormone,CRH)。下丘脑的室旁核(nuclei paraventricularis,PVN)通过CRH与腺垂体和肾上腺皮质进行往返联系和调控。CRH有两种受体:CRHR1受体和CRHR2受体[68]。应激时,HPA兴奋,释放CRH与中枢CRHR1受体结合,诱发结肠运动和高敏感;与肠神经系统的CRHR2受体结合,使结肠收缩增强,引起腹痛、腹泻,同时刺激结肠分泌黏液、离子和水增多,进一步加重腹泻[69-72]。通过动物试验证明CRHR1拮抗剂可以显著缓解由中枢给予CRH或应激诱导的内脏敏感性增高的反应[73]。应激或压力在影响肠道运动和内脏痛觉的同时,也会引起肠道微生态失调。例如,幼年与母亲分离作为啮齿类动物的一种应激,可诱导成年后内脏疼痛阈降低和引起肠道生态失调[74]。而成年小鼠给予外源性社交压力后也会改变盲肠的细菌丰度[75]。中枢通过HPA作用于肠道,使肠运动模式发生改变,肠腔分泌及黏膜免疫功能同时改变,进一步影响肠道菌群失调。

## (二)肠道菌群通过脑-肠轴调节中枢的上行通路

肠道菌群及其代谢产物可以通过多种方式,从多个水平和多种信号传导通路影响肠道和中枢神经系统的相互作用。实现信号传递的这些信号分子包括短链脂肪酸,神经活性递质如γ-氨基丁酸、5-羟色胺、儿茶酚胺、神经肽等,它们被宿主细胞识别,作用于细胞上的受体来传递信号,一方面在肠道局部引起肠道运动和感觉功能变化,另一方面通过迷走神经传入通路和神经内分泌网络作用于肠道外。因此,肠道微生物及其所处肠道生理环境的变化都可以通过"脑-肠"轴上行通路影响中枢神经系统,一些肠道菌群代谢物和信号分子参与其中。

1. **短链脂肪酸(SCFAs)** 短链脂肪酸(SCFAs)是肠道菌群重要的代谢产物:主要为乙酸、丙酸和丁酸。短链脂肪酸参与宿主多种重要的生理活动,包括DNA损伤保护和免疫炎症反应等。肠道菌群对机体代谢功能的调节在很大程度上是通过其代谢产物——短链脂肪酸发挥作用的。丙酸可通过交感神经节上的G蛋白偶联受体41(G protein coupled receptor 41,GPF41)激活交感神经,促进能量的消耗;丙酸和丁酸均可以促进肠道糖异生作用。肠道糖异生作用合成的糖可激活门静脉葡萄糖传感器,并由外周神经将信号传入大脑,进一步减少摄食行为并增加机体的糖耐量和对胰岛素的敏感性,起到维持机体代谢平衡的作用[76,77]。丁酸抑制肠上皮细胞脂类和载脂蛋白的合成,影响肠上皮对脂肪的吸收[78,79]，还可以通过 TLR2/4 介导的 NF-κB 通路激活肠黏膜上皮细胞分泌 β- 防御素[80]。进一步研究发现，肠道菌群可能通过产生 SCFAs 促进大脑中 α 突触核蛋白沉积，激活小胶质细胞引发中枢系统炎症从而引起运动功能障碍[81,82]。

2. **γ- 氨基丁酸** γ- 氨基丁酸是抑制性神经递质，作用于细胞的 γ- 氨基丁酸受体，γ- 氨基丁酸受体的异常表达与焦虑、抑郁等疾病的发病相关。研究发现肠道菌群对宿主神经系统发育和情绪的影响可能与 γ- 氨基丁酸有关。给 SPF 小鼠肠道定植鼠李糖乳杆菌（*Lactobacillus rhamnosus*，*L. rhamnosus*）可以降低小鼠在应激下皮质酮的释放水平并且减轻其焦虑行为。同时，*L. rhamnosus* 定植增加小鼠大脑扣带回皮质、边缘皮质、海马、杏仁核、蓝斑、前额叶皮质等脑区 γ- 氨基丁酸受体的 mRNA 水平[83,84]。近期研究发现短乳杆菌（*Lactobacillus brevis*）和双歧杆菌（*Bifidobacterium dentium*）可以产生 γ- 氨基丁酸，而 *Alistipes* 菌属终产物异戊酸和 γ- 氨基丁酸作用机制类似[85,86]，可以通过血脑屏障作用于脑内神经元影响神经递质的释放。

3. **5- 羟色胺** 5 羟色胺（5-hydroxytryptamine，5-HT）是广泛存在于神经系统和肠道分泌细胞内的重要神经递质和炎症因子，调节人体多种生物学功能，特别是神经系统功能。约 95% 的 5-HT 源自胃肠道，主要由肠嗜铬细胞生成，在肠道运动、分泌、感觉等生理过程中发挥作用。机体 5-HT 的代谢依赖肠道菌群进行，无菌小鼠肠道和血清中 5-HT 水平明显下降，给予无菌小鼠定植肠道菌群后肠道和血清中 5-HT 水平显著升高，肠道菌群的代谢产物短链脂肪酸可以通过调节肠嗜铬细胞中 5-HT 合成的关键酶色氨酸羟化酶（tryptophan hydroxylase 1，TPH1）的表达来影响 5-HT 的水平[87,88]。5-HT 水平降低被认为是抑郁症和自闭症发病的主要病因之一。自闭症患儿的肠道菌群结构与健康对照相比发生显著改变，自闭症模型小鼠盲肠内容物中 *Erysipelotrichales*、*Alistipes* 的丰度与回肠 5-HT 水平呈负相关，*Moryella* 的丰度与回肠 5-HT 水平呈正相关[89]，类似的研究提示肠道菌群的改变可能通过 5-HT 水平影响自闭症的发生发展[90]。

## 五、展望

目前有许多研究展示了肠道微生态，肠神经系统和中枢神经系统之间复杂的交互作用，但是这些交互作用在肠道疾病和中枢神经系统疾病的发病过程中扮演怎样的角色仍然未知。基于现有的数据，我们可以判断肠道微生态在肠道与中枢神经系统的互动中是非常重要的节点，能够影响整个互动过程中的信号传递过程。因此未来需要科学地设计临床研究，去探索这些互动背后的生理过程，借助代谢组、宏基因组学技术，发现肠道微生态代谢谱和功能的变化，逐渐揭开肠道微生态复杂的生物学作用及机制。

（段丽萍　朱诗玮　刘懿萱）

## 参 考 文 献

[ 1 ] Alvarez-Mercado AI, Navarro-Oliveros M, Robles-Sanchez C, et al. Microbial Population Changes and Their Relationship with Human Health and Disease. Microorganisms, 2019, 7 (3): 68.

［2］ Volokh O, Klimenko N, Berezhnaya Y, et al. Human Gut Microbiome Response Induced by Fermented Dairy Product Intake in Healthy Volunteers. Nutrients, 2019, 11 (3): 547.

［3］ Fleshner M. The gut microbiota: a new player in the innate immune stress response? Brain Behav Immun, 2011, 25 (3): 395-396.

［4］ Canfora EE, Meex R, Venema K, et al. Gut microbial metabolites in obesity, NAFLD and T2DM. Nat Rev Endocrinol, 2019, 15 (5): 261-273.

［5］ Cryan JF, O'Mahony SM. The microbiome-gut-brain axis: from bowel to behavior. Neurogastroenterol Motil, 2011, 23 (3): 187-192.

［6］ Warren JR, Marshall B. Unidentified curved bacilli on gastric epithelium in active chronic gastritis. Lancet, 1983, 1 (8336): 1273-1275.

［7］ Wongphutorn P, Chomvarin C, Sripa B, et al. Detection and genotyping of Helicobacter pylori in saliva versus stool samples from asymptomatic individuals in Northeastern Thailand reveals intra-host tissue-specific H. pylori subtypes. BMC Microbiol, 2018, 18 (1): 10.

［8］ Kashiwagi S, Naito Y, Inoue R, et al. Mucosa-Associated Microbiota in the Gastrointestinal Tract of Healthy Japanese Subjects. Digestion, 2019: 1-14.

［9］ Bik EM, Eckburg PB, Gill SR, et al. Molecular analysis of the bacterial microbiota in the human stomach. Proc Natl Acad Sci U S A, 2006, 103 (3): 732-737.

［10］ Bajorek S, Parker L, Li N, et al. Initial microbial community of the neonatal stomach immediately after birth. Gut Microbes, 2018: 1-9.

［11］ Delgado S, Cabrera-Rubio R, Mira A, et al. Microbiological survey of the human gastric ecosystem using culturing and pyrosequencing methods. Microb Ecol, 2013, 65 (3): 763-772.

［12］ Zhao Y, Gao X, Guo J, et al. Helicobacter pylori infection alters gastric and tongue coating microbial communities. Helicobacter, 2019: e12567.

［13］ Sharma BK, Santana IA, Wood EC, et al. Intragastric bacterial activity and nitrosation before, during, and after treatment with omeprazole. Br Med J (Clin Res Ed), 1984, 289 (6447): 717-719.

［14］ Schulz C, Schutte K, Koch N, et al. The active bacterial assemblages of the upper GI tract in individuals with and without Helicobacter infection. Gut, 2018, 67 (2): 216-225.

［15］ Monstein HJ, Tiveljung A, Kraft CH, et al. Profiling of bacterial flora in gastric biopsies from patients with Helicobacter pylori-associated gastritis and histologically normal control individuals by temperature gradient gel electrophoresis and 16S rDNA sequence analysis. J Med Microbiol, 2000, 49 (9): 817-822.

［16］ He C, Yang Z, Lu N. Imbalance of Gastrointestinal Microbiota in the Pathogenesis of Helicobacter pylori-Associated Diseases. Helicobacter, 2016, 21 (5): 337-348.

［17］ Sugano K, Tack J, Kuipers EJ, et al. Kyoto global consensus report on Helicobacter pylori gastritis. Gut, 2015, 64 (9): 1353-1367.

［18］ Ge Z, Sheh A, Feng Y, et al. Helicobacter pylori-infected C57BL/6 mice with different gastrointestinal microbiota have contrasting gastric pathology, microbial and host immune responses. Sci Rep, 2018, 8 (1): 8014.

［19］ Lofgren JL, Whary MT, Ge Z, et al. Lack of commensal flora in Helicobacter pylori-infected INS-GAS mice reduces gastritis and delays intraepithelial neoplasia. Gastroenterology, 2011, 140 (1): 210-220.

［20］ Abreu MT, Peek RJ. Gastrointestinal malignancy and the microbiome. Gastroenterology, 2014, 146 (6): 1534-1546.

［21］ Yu G, Gail MH, Shi J, et al. Association between upper digestive tract microbiota and cancer-predisposing states in the esophagus and stomach. Cancer Epidemiol Biomarkers Prev, 2014, 23 (5): 735-741.

［22］ Liu Y, Zhang L, Wang X, et al. Characterization of intestinal microbiome in diarrhea-predominant irritable bowel syndrome, depression patients and their comorbidity. Gastroenterology, 2015, 148 (4): S119.

［23］ Kerckhoffs AP, Ben-Amor K, Samsom M, et al. Molecular analysis of faecal and duodenal samples reveals significantly higher prevalence and numbers of Pseudomonas aeruginosa in irritable bowel syndrome. J Med Microbiol, 2011, 60 (Pt 2): 236-245.

［24］ Harper A, Naghibi MM, Garcha D. The Role of Bacteria, Probiotics and Diet in Irritable Bowel Syndrome. Foods, 2018, 7 (2): 13.

［25］ Jeffery IB, O'Toole PW. Diet-microbiota interactions and their implications for healthy living. Nutrients, 2013, 5 (1): 234-252.

［26］ Li G, Yang M, Jin Y, et al. Involvement of shared mucosal-associated microbiota in the duodenum and rectum in diarrhea-predominant irritable bowel syndrome. J Gastroenterol Hepatol, 2018, 33 (6): 1220-1226.

［27］ Tap J, Derrien M, Tornblom H, et al. Identification of an Intestinal Microbiota Signature Associated With Severity of Irritable Bowel Syndrome. Gastroenterology, 2017, 152 (1): 111-123.

［28］ Chung CS, Chang PF, Liao CH, et al. Differences of microbiota in small bowel and faeces between irritable bowel syndrome patients and healthy subjects. Scand J Gastroenterol, 2016, 51 (4): 410-419.

［29］ Ford AC, Harris LA, Lacy BE, et al. Systematic review with meta-analysis: the efficacy of prebiotics, probiotics, synbiotics and antibiotics in irritable bowel syndrome. Aliment Pharmacol Ther, 2018, 48 (10): 1044-1060.

［30］ Sartor RB. Genetics and environmental interactions shape the intestinal microbiome to promote inflammatory bowel disease versus mucosal homeostasis. Gastroenterology, 2010, 139 (6): 1816-1819.

［31］ Robinson AM, Gondalia SV, Karpe AV, et al. Fecal Microbiota and Metabolome in a Mouse Model of Spontaneous Chronic Colitis: Relevance to Human Inflammatory Bowel Disease. Inflamm Bowel Dis, 2016, 22 (12): 2767-2787.

［32］ Sha S, Xu B, Wang X, et al. The biodiversity and composition of the dominant fecal microbiota in patients with inflammatory bowel disease. Diagn Microbiol Infect Dis, 2013, 75 (3): 245-251.

［33］ Machiels K, Joossens M, Sabino J, et al. A decrease of the butyrate-producing species Roseburia hominis and Faecalibacterium prausnitzii defines dysbiosis in patients with ulcerative colitis. Gut, 2014, 63 (8): 1275-1283.

［34］ Zuo T, Lu X J, Zhang Y, et al. Gut mucosal virome alterations in ulcerative colitis. Gut, 2019, 68 (7): 1169-1179.

［35］ Sartor RB, Wu GD. Roles for Intestinal Bacteria, Viruses, and Fungi in Pathogenesis of Inflammatory Bowel Diseases and Therapeutic Approaches. Gastroenterology, 2017, 152 (2): 327-339.

［36］ Kostic AD, Xavier RJ, Gevers D. The microbiome in inflammatory bowel disease: current status and the future ahead. Gastroenterology, 2014, 146 (6): 1489-1499.

［37］ Varela E, Manichanh C, Gallart M, et al. Colonisation by Faecalibacterium prausnitzii and maintenance of clinical remission in patients with ulcerative colitis. Aliment Pharmacol Ther, 2013, 38 (2): 151-161.

［38］ Prantera C, Lochs H, Grimaldi M, et al. Rifaximin-extended intestinal release induces remission in patients with moderately active Crohn's disease. Gastroenterology, 2012, 142 (3): 473-481.

［39］ Khan KJ, Ullman TA, Ford AC, et al. Antibiotic therapy in inflammatory bowel disease: a systematic review and meta-analysis. Am J Gastroenterol, 2011, 106 (4): 661-673.

［40］ Fang H, Fu L, Wang J. Protocol for Fecal Microbiota Transplantation in Inflammatory Bowel Disease: A Systematic Review and Meta-Analysis. Biomed Res Int, 2018, 2018: 8941340.

［41］ El AS, van Baarlen P, Derrien M, et al. Temporal and spatial interplay of microbiota and intestinal mucosa drive establishment of immune homeostasis in conventionalized mice. Mucosal Immunol, 2012, 5 (5): 567-579.

［42］ Cao C, Chai Y, Shou S, et al. Toll-like receptor 4 deficiency increases resistance in sepsis-induced immune dysfunction. Int Immunopharmacol, 2018, 54: 169-176.

［43］ Neish AS, Gewirtz AT, Zeng H, et al. Prokaryotic regulation of epithelial responses by inhibition of IkappaB-alpha ubiquitination. Science, 2000, 289 (5484): 1560-1563.

［44］ Round JL, Mazmanian SK. Inducible Foxp3+ regulatory T-cell development by a commensal bacterium of the intestinal microbiota. Proc Natl Acad Sci U S A, 2010, 107 (27): 12204-12209.

[ 45 ] Levy M, Blacher E, Elinav E. Microbiome, metabolites and host immunity. Curr Opin Microbiol, 2017, 35: 8-15.

[ 46 ] Al-Asmakh M, Zadjali F. Use of Germ-Free Animal Models in Microbiota-Related Research. J Microbiol Biotechnol, 2015, 25 (10): 1583-1588.

[ 47 ] Paysour MJ, Bolte AC, Lukens JR. Crosstalk Between the Microbiome and Gestational Immunity in Autism-Related Disorders. DNA Cell Biol, 2019, 38 (5): 405-409.

[ 48 ] Britton GJ, Contijoch EJ, Mogno I, et al. Microbiotas from Humans with Inflammatory Bowel Disease Alter the Balance of Gut Th17 and RORgammat (+) Regulatory T Cells and Exacerbate Colitis in Mice. Immunity, 2019, 50 (1): 212-224.

[ 49 ] O'Mahony SM, Clarke G, Borre YE, et al. Serotonin, tryptophan metabolism and the brain-gut-microbiome axis. Behav Brain Res, 2015, 277: 32-48.

[ 50 ] Ochoa-Reparaz J, Mielcarz DW, Ditrio LE, et al. Central nervous system demyelinating disease protection by the human commensal Bacteroides fragilis depends on polysaccharide A expression. J Immunol, 2010, 185 (7): 4101-4108.

[ 51 ] Chung WO, An JY, Yin L, et al. Interplay of protease-activated receptors and NOD pattern recognition receptors in epithelial innate immune responses to bacteria. Immunol Lett, 2010, 131 (2): 113-119.

[ 52 ] Cekanaviciute E, Yoo BB, Runia TF, et al. Gut bacteria from multiple sclerosis patients modulate human T cells and exacerbate symptoms in mouse models. Proc Natl Acad Sci U S A, 2017, 114 (40): 10713-10718.

[ 53 ] Thaiss CA, Zmora N, Levy M, et al. The microbiome and innate immunity. Nature, 2016, 535 (7610): 65-74.

[ 54 ] Hui W, Yu D, Cao Z, et al. Butyrate inhibit collagen-induced arthritis via Treg/IL-10/Th17 axis. Int Immunopharmacol, 2019, 68: 226-233.

[ 55 ] Bhaskaran N, Quigley C, Paw C, et al. Role of Short Chain Fatty Acids in Controlling Tregs and Immunopathology During Mucosal Infection. Front Microbiol, 2018, 9: 1995.

[ 56 ] Dinan TG, Cryan JF. The Microbiome-Gut-Brain Axis in Health and Disease. Gastroenterol Clin North Am, 2017, 46 (1): 77-89.

[ 57 ] Pellissier S, Dantzer C, Mondillon L, et al. Relationship between vagal tone, cortisol, TNF-alpha, epinephrine and negative affects in Crohn's disease and irritable bowel syndrome. PLoS One, 2014, 9 (9): e105328.

[ 58 ] Haileselassie Y, Navis M, Vu N, et al. Lactobacillus reuteri and Staphylococcus aureus differentially influence the generation of monocyte-derived dendritic cells and subsequent autologous T cell responses. Immun Inflamm Dis, 2016, 4 (3): 315-326.

[ 59 ] Kobayashi T, Matsuoka K, Sheikh SZ, et al. IL-10 regulates Il12b expression via histone deacetylation: implications for intestinal macrophage homeostasis. J Immunol, 2012, 189 (4): 1792-1799.

[ 60 ] Li R, Zhou R, Wang H, et al. Gut microbiota-stimulated cathepsin K secretion mediates TLR4-dependent M2 macrophage polarization and promotes tumor metastasis in colorectal cancer. Cell Death Differ, 2019, 26 (11): 2447-2463.

[ 61 ] Salvioli B, Pellegatta G, Malacarne M, et al. Autonomic nervous system dysregulation in irritable bowel syndrome. Neurogastroenterol Motil, 2015, 27 (3): 423-430.

[ 62 ] Bonaz B, Sinniger V, Pellissier S. The Vagus Nerve in the Neuro-Immune Axis: Implications in the Pathology of the Gastrointestinal Tract. Front Immunol, 2017, 8: 1452.

[ 63 ] Lee OY. Asian motility studies in irritable bowel syndrome. J Neurogastroenterol Motil, 2010, 16 (2): 120-130.

[ 64 ] Chey WY, Jin HO, Lee MH, et al. Colonic motility abnormality in patients with irritable bowel syndrome exhibiting abdominal pain and diarrhea. Am J Gastroenterol, 2001, 96 (5): 1499-1506.

[ 65 ] Gunterberg V, Simren M, Ohman L, et al. Autonomic nervous system function predicts the inflammatory response over three years in newly diagnosed ulcerative colitis patients. Neurogastroenterol Motil, 2016, 28 (11): 1655-1662.

［66］ Zeng MY, Inohara N, Nunez G. Mechanisms of inflammation-driven bacterial dysbiosis in the gut. Mucosal Immunol, 2017, 10 (1): 18-26.

［67］ Botha C, Farmer AD, Nilsson M, et al. Preliminary report: modulation of parasympathetic nervous system tone influences oesophageal pain hypersensitivity. Gut, 2015, 64 (4): 611-617.

［68］ Kiank C, Tache Y, Larauche M. Stress-related modulation of inflammation in experimental models of bowel disease and post-infectious irritable bowel syndrome: role of corticotropin-releasing factor receptors. Brain Behav Immun, 2010, 24 (1): 41-48.

［69］ Stengel A, Tache Y. Neuroendocrine control of the gut during stress: corticotropin-releasing factor signaling pathways in the spotlight. Annu Rev Physiol, 2009, 71: 219-239.

［70］ Bonfiglio JJ, Inda C, Senin S, et al. B-Raf and CRHR1 internalization mediate biphasic ERK1/2 activation by CRH in hippocampal HT22 Cells. Mol Endocrinol, 2013, 27 (3): 491-510.

［71］ Traini C, Evangelista S, Girod V, et al. Changes of excitatory and inhibitory neurotransmitters in the colon of rats underwent to the wrap partial restraint stress. Neurogastroenterol Motil, 2016, 28 (8): 1172-1185.

［72］ Yu LM, Zhao KJ, Wang SS, et al. Corticotropin-releasing factor induces inflammatory cytokines via the NLRP6-inflammatory cytokine axis in a murine model of irritable bowel syndrome. J Dig Dis, 2019, 20 (3): 143-151.

［73］ Sagami Y, Shimada Y, Tayama J, et al. Effect of a corticotropin releasing hormone receptor antagonist on colonic sensory and motor function in patients with irritable bowel syndrome. Gut, 2004, 53 (7): 958-964.

［74］ Hyland NP, O'Mahony SM, O'Malley D, et al. Early-life stress selectively affects gastrointestinal but not behavioral responses in a genetic model of brain-gut axis dysfunction. Neurogastroenterol Motil, 2015, 27 (1): 105-113.

［75］ Bailey MT, Dowd SE, Parry NM, et al. Stressor exposure disrupts commensal microbial populations in the intestines and leads to increased colonization by Citrobacter rodentium. Infect Immun, 2010, 78 (4): 1509-1519.

［76］ Ringel-Kulka T, Choi CH, Temas D, et al. Altered Colonic Bacterial Fermentation as a Potential Pathophysiological Factor in Irritable Bowel Syndrome. Am J Gastroenterol, 2015, 110 (9): 1339-1346.

［77］ Sun Q, Jia Q, Song L, et al. Alterations in fecal short-chain fatty acids in patients with irritable bowel syndrome: A systematic review and meta-analysis. Medicine (Baltimore), 2019, 98 (7): e14513.

［78］ Marcil V, Delvin E, Garofalo C, et al. Butyrate impairs lipid transport by inhibiting microsomal triglyceride transfer protein in Caco-2 cells. J Nutr, 2003, 133 (7): 2180-2183.

［79］ Nazih H, Nazih-Sanderson F, Krempf M, et al. Butyrate stimulates ApoA-IV-containing lipoprotein secretion in differentiated Caco-2 cells: role in cholesterol efflux. J Cell Biochem, 2001, 83 (2): 230-238.

［80］ Dou X, Han J, Ma Q, et al. TLR2/4-mediated NF-kappaB pathway combined with the histone modification regulates beta-defensins and interleukins expression by sodium phenyl butyrate in porcine intestinal epithelial cells. Food Nutr Res, 2018, 6: 62.

［81］ Yamawaki Y, Yoshioka N, Nozaki K, et al. Sodium butyrate abolishes lipopolysaccharide-induced depression-like behaviors and hippocampal microglial activation in mice. Brain Res, 2018, 1680: 13-38.

［82］ Zhang G, Zhao B X, Hua R, et al. Hippocampal microglial activation and glucocorticoid receptor down-regulation precipitate visceral hypersensitivity induced by colorectal distension in rats. Neuropharmacology, 2016, 102: 295-303.

［83］ Bravo JA, Forsythe P, Chew MV, et al. Ingestion of Lactobacillus strain regulates emotional behavior and central GABA receptor expression in a mouse via the vagus nerve. Proc Natl Acad Sci U S A, 2011, 108 (38): 16050-16055.

［84］ Kelly JR, Allen AP, Temko A, et al. Lost in translation? The potential psychobiotic Lactobacillus rhamnosus (JB-1) fails to modulate stress or cognitive performance in healthy male subjects. Brain Behav Immun, 2017, 61: 50-59.

［85］ Barrett E, Ross RP, O'Toole PW, et al. gamma-Aminobutyric acid production by culturable bacteria from the human intestine. J Appl Microbiol, 2012, 113 (2): 411-417.

［86］ Yunes RA, Poluektova EU, Dyachkova MS, et al. GABA production and structure of gadB/gadC genes in Lactoba-cillus and Bifidobacterium strains from human microbiota. Anaerobe, 2016, 42: 197-204.

［87］ Vincent AD, Wang XY, Parsons SP, et al. Abnormal absorptive colonic motor activity in germ-free mice is rectified by butyrate, an effect possibly mediated by mucosal serotonin. Am J Physiol Gastrointest Liver Physiol, 2018, 315 (5): G896-G907.

［88］ Waclawiková B, El Aidy S. Role of Microbiota and Tryptophan Metabolites in the Remote Effect of Intestinal Inflammation on Brain and Depression. Pharmaceuticals (Basel), 2018, 11 (3): 63.

［89］ de Theije CG, Wopereis H, Ramadan M, et al. Altered gut microbiota and activity in a murine model of autism spectrum disorders. Brain Behav Immun, 2014, 37: 197-206.

［90］ Israelyan N, Margolis KG. Serotonin as a link between the gut-brain-microbiome axis in autism spectrum disor-ders. Pharmacol Res, 2018, 132: 1-6.

# 第二篇

# 幽门螺杆菌的基础研究

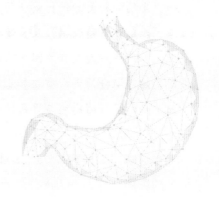

# 第二十一章

# 幽门螺杆菌的基础研究概述

---

一、幽门螺杆菌的流行病学及生物学特性

二、幽门螺杆菌致病性及其致病的分子机制

三、幽门螺杆菌及宿主因素基因多态性对临床结局的影响

四、幽门螺杆菌蛋白质组和基因组学研究

五、幽门螺杆菌感染与胃恶性肿瘤

---

随着对幽门螺杆菌（*H. pylori*）研究的不断深入，在 *H. pylori* 的基础和临床研究方面近年来有了长足的进展。自 *H. pylori* 分离后的 30 多年来，有关 *H. pylori* 的基础研究，从 *H. pylori* 的流行病学、细菌学、病理学、毒理学，从蛋白质组学、基因组学，从细胞水平到分子机制的研究都取得了巨大的成就，人们对 *H. pylori* 的致病性及致病机制的认识又翻开了新的一页。

## 一、幽门螺杆菌的流行病学及生物学特性

*H. pylori* 感染是人类最常见的慢性细菌感染[1,2]，*H. pylori* 在全球自然人群的感染率超过 50%，经济落后、卫生条件差、文化水平越低，则 *H. pylori* 感染率越高。*H. pylori* 感染率随着年龄增加而增加。*H. pylori* 分子生物学流行病学调查显示在 *H. pylori* 感染后，还存在 *H. pylori* 不同菌株的重复感染。近年利用 *H. pylori* 基因多态性进行菌株分布的流行病学调查的报告很多，主要为 cag 致病岛和 *vacA* 基因。*vacA* 基因又有三个信号区（s1a、s1b、s2）和两个中间区（m1、m2），构成不同的基因亚型。各型菌株毒力不同，*cagA*（+）型毒力较强；*vacA* 型中 s1/m1 型毒力强，s1/m2 低，s2/m2 无毒性。*cagA*（+）型在世界各地特别是我国和东南亚占大多数，而且与消化性溃疡、胃癌、非溃疡性消化不良密切相关。*vacA* 亚型分布也存在明显地区差异性。

基因序列分析研究显示，自人类在约 58 000 年前首次迁出非洲时，即已存在 *H. pylori* 感染[3]。全世界范围内和各年龄人群中都有 *H. pylori* 感染的记录。保守估计全世界有 50% 的人口存在 *H. pylori* 感染。与发达国家相比，发展中国家的感染率更高，感染年龄更小[2]。一旦感染，*H. pylori* 可持续存在，且有可能引起胃十二指肠疾病。

*H. pylori* 感染有发展中国家和发达国家两种感染模式。在发展中国家，绝大多数感染发生在 10 岁之前[2,4]。在欧美等发达国家，大多数感染发生在成年[2]。社会经济地位低的人群 *H. pylori* 感染率较高，提示 *H. pylori* 感染与社会经济因素有关。除了社会经济因素外，亦与生活条件息息相关。居住密度、人口过密、兄弟姐妹数量、同睡一张床和没有自来水等因素均被认为与 *H. pylori* 感

染率较高有关[5-7]。在日本等国家，*H.pylori* 感染率可能随经济水平的改善而下降。例如，在日本，1950 年前出生的成人感染率为 70%~80%，1950—1960 年出生的成人感染率为 45%，1960—1970 年出生的成人感染率为 25%[8]。*H.pylori* 感染率的迅速下降归功于日本战后经济发展和卫生条件的改善。

中华医学会消化病学分会幽门螺杆菌学组 / 幽门螺杆菌科研协作组曾组织一项"大型的全国自然人群幽门螺杆菌感染的流行病学调查"[9]，涉及全国 20 个省市 40 多个中心的大规模自然人群中的 *H.pylori* 流行病学调查，其研究结果显示我国 *H.pylori* 感染率为 40%~90%，全国各地 *H.pylori* 感染率存在很大差异。

## 二、幽门螺杆菌致病性及其致病的分子机制

*H.pylori* 致病因子很多，按其致病机制及其特点，通常将 *H.pylori* 致病因子大致分成 4 大类[10]：①与 *H.pylori* 定植有关的致病因子；②以损伤胃黏膜为主的致病因子；③与炎症和免疫损伤有关的致病因子；④其他致病因子。*H.pylori* 毒素及其致病毒因子与许多临床疾病关系密切，定植于胃黏膜的 *H.pylori* 如果不做根除治疗，通常不会自行消亡，它将伴随宿主终生，并引发各种临床疾病。

*H.pylori* 致病机制非常复杂，*H.pylori* 致病因子对胃黏膜的损伤及其对人体损伤机制至今尚未完全明了。目前认为 *H.pylori* 的致病机制包括：*H.pylori* 的定植、毒素引起的胃黏膜损害、宿主的免疫应答介导的胃黏膜损伤以及 *H.pylori* 感染后胃泌素和生长抑素调节失衡所致的胃酸分泌异常等。参与 *H.pylori* 致病的因子分为定植因子和毒力因子等。

生命科学的研究已进入了信息化、系统化生物学研究时代，生物芯片技术具有高通量、自动化及并行处理能力，目前生物芯片技术已成为当前 *H.pylori* 致病分子机制与检测研究领域的重要工具。生物芯片技术可系统检测 *H.pylori* 基因多态性与 *H.pylori* 感染宿主胃癌易感性的关系，研究 *H.pylori* 所致胃炎、胃癌的病理生理表型与分子机制，*H.pylori* 全基因组基因芯片的开发，对进一步揭示 *H.pylori* 感染致病的分子机制具有十分重要的意义。

CagA 和 VacA 其中一个差异是 87kD 空泡细胞毒素 A（vacuolating cytotoxin A，VacA）的表达，VacA 在体外实验中可导致细胞损伤，在体内可导致胃组织损伤[11-13]。所有的 *H.pylori* 菌株均含有 VacA 的编码基因；然而，只有存在细胞毒素相关基因（cytotoxin-associated gene，cag）PAI 的菌株，其 PAI 包括编码一种 128~140kD 蛋白的细胞毒素相关基因 A（CagA），才会共表达 VacA。VacA 是尿素的被动转运体，其具有增加胃上皮细胞对尿素通透性的潜力，从而为 *H.pylori* 感染创造有利的环境。VacA 的毒力似乎取决于胃上皮细胞酪氨酸磷酸酶受体的功能。*H.pylori* 菌株携带的 VacA 等位基因不同，因此毒力也不相同[14]。

CagA 蛋白无细胞毒性，但具有抗原性，可通过血清学检查检测到[15]。CagA 的功能尚不清楚，但它在 VacA 的表达中必不可少，因此它可能在 VacA 的转录、分泌或功能中发挥着作用[28]。*H.pylori* 可通过一个Ⅳ型分泌系统将其 CagA 蛋白转移到胃上皮细胞内，在此 CagA 发生酪氨酸磷

酸化,且可能在宿主细胞应答中发挥着作用[16,17]。

H.pylori 高毒力株具有 cagPAI,可表达Ⅳ型分泌系统(type Ⅳ secretion system,T4SS)。T4SS 形成一个注射器样的菌毛结构,以将 CagA 效应蛋白等致病因子注入宿主靶细胞内。这一过程通过若干 T4SS 蛋白实现,包括 CagI、CagL、CagY 以及 CagA。T4SS 自身结合于宿主细胞整合素 β₁,随后运输 CagA 穿过宿主细胞膜。现已发现 CagA 与磷脂酰丝氨酸的相互作用对于注入过程来说十分重要。注入后,CagA 被致癌性酪氨酸激酶磷酸化,然后像宿主细胞因子一样使某些特定的细胞内信号通路激活或失活[18]。

产生 VacA 和 CagA 的菌株导致更严重的组织炎症,并诱导细胞因子生成。另外,两种共同转录且与 cagA 相连的基因(picA 和 picB,现称为 CagE)与其他已知致病菌毒素的编码基因具有同源性。picB(CagE)基因的产物可诱导上皮细胞释放 IL-8 等细胞因子。这种效应可能受核因子-κB 的调控,该因子激活 IL-8 信使核糖核酸(message ribonucleic acid,mRNA)的转录[19]。此外,表达 CagA 的细菌是 IL-8 的强效诱导物[20,21]。

## 三、幽门螺杆菌及宿主因素基因多态性对临床结局的影响

H.pylori 感染导致的不同临床结局是由 H.pylori、宿主遗传因素及环境因素共同作用的结果。近年来,在 H.pylori 毒力因子、宿主胃癌遗传易感性及其相互作用而导致临床结局显著差异方面的研究有了很大进展。

关于毒力因子与临床结局多样性包括 CagA、cagPAI 和 VacA 与临床结局多样性;关于遗传基因多态性与临床结局多样性,包括宿主 IL-1B 和 IL-1RN 基因多态性与临床结局多样性及宿主其他细胞因子多态性与临床结局多样性,近年对这些方面都已做了进一步研究[22,23]。

H.pylori 菌株的基因型不同是导致感染后不同临床结局的重要因素。研究发现 cagA 阳性菌株感染导致严重临床后果(如胃癌)的危险性明显大于 cagA 阴性菌株。细胞毒素相关基因 A(CagA)是 H.pylori 的 cag 致病岛(cagPAI)上 cagA 基因的编码产物,是 H.pylori 感染导致宿主产生炎症反应的重要效应蛋白。H.pylori 感染后通过 cagPAI 编码的Ⅳ型分泌系统将 CagA 注入宿主细胞内并发生磷酸化,导致细胞内信号传导等一系列的反应,引起宿主的严重的组织炎症损伤,并与胃腺癌的形成密切相关。

不同菌株间 cagA 基因多样性可能是造成不同临床后果的主要原因。cagA/CagA 作为 H.pylori 的一个重要致病机制,依然是目前研究的热点之一。

宿主遗传易感性检测对 H.pylori 感染导致不同临床疾病也有重要意义[24,25]。目前已经确定的胃癌遗传易感性标记在人群中应用较为普遍,但作为个性化胃癌预测仍然有限,而 H.pylori 全基因组基因芯片、H.pylori 感染宿主胃癌易感性基因联合检测芯片,应用功能基因组学和高通量技术,对进一步揭示了宿主因素影响 H.pylori 感染结局的分子机制、分析发生各种不同临床结局的风险提供了新思路。

## 四、幽门螺杆菌蛋白质组和基因组学研究

蛋白质组的概念是指一种基因组所表达的全套蛋白质,近年针对 H. pylori 蛋白质组的研究得到了迅速发展。自 1997 年 Tomb 等在世界上首次完成了第一个 H. pylori 26695 基因组的全序列测定分析[26]。近年来,国内外学者在 H. pylori 蛋白质组领域(包括全菌蛋白质组、膜蛋白质组、分泌蛋白质组和差异蛋白质组)的研究得到了迅猛发展,有力地推动了对 H. pylori 致病机制的认识和诊治方法的发展。

关于全菌蛋白质组,于 1975 年建立的双向电泳(2DE)技术可以同时分离数千种蛋白,20 世纪 80 年代引入固相化 pH 梯度凝胶使得双向电泳的重复性和加样简便性得到巨大的改善,随后又研制了基质辅助激光解析电离飞行时间质谱(matrix assisted laser desorption ionization time of flight mass spectrometry,MALDI-TOF-MS)与电喷雾电离质谱(electro-spray ionization mass spectrometry,ESI-MS)。近年来人们的兴趣放在 H. pylori 蛋白质组作图、蛋白质组成分鉴定、蛋白质组数据构建、新型蛋白质发掘上。按照这样的思路提取蛋白、分离蛋白、选取有诊断价值的蛋白用于鉴定,这些研究为全面了解 H. pylori 提供了更新的信息。

关于基因组时代的 H. pylori 研究,生命科学的研究进入了信息化、系统化生物学研究时代,生物芯片技术成为当前 H. pylori 致病分子机制与检测研究领域的重要工具[27,28]。为了全面、系统研究 H. pylori 基因多态性与 H. pylori 感染宿主胃癌易感性的关系,掌握 H. pylori 所致胃炎、胃癌的病理生理表型与分子机制,近年来国内学者分别构建了胃癌易感性白细胞介素 -1B 基因突变检测芯片、H. pylori 感染宿主胃癌易感性基因联合检测芯片、H. pylori 全基因组基因芯片及 H. pylori 感染蒙古沙鼠动物模型的胃癌组织芯片。应用功能基因组学和高通量技术,进一步揭示了宿主因素影响 H. pylori 感染结局的分子机制并进行了临床初步应用。这一系列研究对胃十二指肠疾病,尤其将对胃癌发生的风险预测、各种不同临床结局的风险评估,为胃癌高危人群筛选、早期诊断和个体化治疗提供新手段。

H. pylori 对抗生素耐药性是 H. pylori 根除治疗失败的主要原因,如何利用基因组学、蛋白质组学和转录组学数据来确定其新治疗靶点,从而为指导 H. pylori 感染治疗及 H. pylori 疫苗研制而提供理论依据也是 H. pylori 研究领域中的亮点。目前已经开发的 H. pylori 毒素、H. pylori 耐药性与宿主胃癌易感性基因联合检测的基因芯片,可以一次性检测 H. pylori 毒性、H. pylori 相关胃癌易感性、H. pylori 耐药性,基因芯片可以一次性检测 H. pylori 对多种抗生素的耐药基因突变情况[29,30]。这将对 H. pylori 致胃癌的分子机制的研究以及指导治疗打下重要基础。总之,如何利用基因组学、蛋白质组学和转录组学数据来确定新治疗靶点以及为疫苗的研制打下基础都是 H. pylori 研究领域中非常重要的课题。

## 五、幽门螺杆菌感染与胃恶性肿瘤

**1. H. pylori 与胃癌的研究始终是 H. pylori 研究领域中的热点** 关于 H. pylori 致胃癌的

基础研究近年得到了巨大发展,对 *H.pylori* 与胃癌关系的奥秘,国内学者在不断地探索:包括对 *H.pylori* 感染时癌基因变异、微卫星 DNA 不稳、端粒酶活性、Toll 样受体的表达以及胃黏膜上皮细胞凋亡等多方面进行了广泛研究[31-33]。

关于 *H.pylori* 致胃癌的研究,国内先后建立了一系列 *H.pylori* 感染的动物模型,有学者在国内首次建立了 *H.pylori* 感染蒙古沙鼠 84 周后导致胃腺癌的动物模型[34],也有学者成功地建立了 *H.pylori* 感染而诱发胃癌前期病变的全过程,包括浅表 - 萎缩 - 肠化生 - 异型增生的动物模型[35]。

流行病学研究已经揭示了 *H.pylori* 感染与胃癌发生的密切相关性。*H.pylori* 根除与预防胃癌也引起研究者的广泛兴趣,包括我国的几个大规模人群干预流行病学研究证据表明 *H.pylori* 根除可以阻断胃癌癌前病变的进程,根除 *H.pylori* 预防胃癌证据确凿。

通过 *H.pylori* 根除来预防胃癌是一个涉及大众健康的问题,当前对于无症状人群是否应该接受 *H.pylori* 筛查仍有争议。许多研究提示在胃癌的癌前病变形成之前进行 *H.pylori* 的根除更为有益。基于这个观点,多数研究认为在成人中进行 *H.pylori* 的筛查和治疗才是具有低成本高效益的预防措施,尤其在具有癌前病变的患者和有胃癌家族史的患者更应该接受正规的根除 *H.pylori* 治疗。基于此点目前多个国际共识已经极大地拓展了 *H.pylori* 根除适应证,但是,因只有很少的 *H.pylori* 感染患者进展为胃癌,且发展为胃癌需一段时期,如何更精准地治疗? 何种患者、何时根除 *H.pylori* 才能有效预防胃癌仍是胃肠病学家感兴趣的一个问题。

*H.pylori* 感染的防治及其与胃癌发生关系的研究一直被国内广大学者所关注。为了探索根除 *H.pylori* 可否阻止乃至逆转萎缩、肠化等癌前期变化,对以预防胃癌为目的的 *H.pylori* 根治对象的选择以及那些还没有发生癌前病变的 *H.pylori* 感染者实行 *H.pylori* 根除治疗是否有意义? 我国建立了一些在胃癌高发区的研究现场,其研究结果表明[36] *H.pylori* 是慢性萎缩性胃炎(CAG)向更高级癌前病变转化和继续发展的重要促进因素,而且在整个胃癌癌前病变的发展过程中均具有促进作用。*H.pylori* 虽不直接引起胃癌,但它与其他致癌因素共同作用下可促进胃癌的发生。国内一项对 1 630 人随访达 7.5 年的前瞻性研究证实在根除 *H.pylori* 之后可以降低无胃黏膜癌前病变人群的胃癌的发生率[36]。

2. **胃黏膜相关淋巴组织淋巴瘤的病理诊断及其对临床治疗的指导价值**  在胃发生的所有恶性肿瘤中,胃黏膜相关淋巴组织(MALT)淋巴瘤发病率较低,但 MALT 淋巴瘤却是胃非上皮性恶性肿瘤中最常见的一种。多项研究证实,*H.pylori* 与 MALT 淋巴瘤有病因学关系。与胃癌一样,MALT 淋巴瘤的发生可能与表达 CagA 蛋白的特定 *H.pylori* 菌株有关。有研究表明,CagA 阳性 *H.pylori* 感染与 MALT 淋巴瘤的发生关系更密切,海尔曼螺杆菌(*H.heilmannii*)等其他螺杆菌属细菌也可能会导致 MALT 淋巴瘤的发生[37-44]。

胃 MALT 淋巴瘤的预后好于胃癌,目前已有越来越多的临床研究证实了抗 *H.pylori* 对 MALT 淋巴瘤的治疗效果[45-47]。有研究报道显示早期胃 MALT 淋巴瘤抗 *H.pylori* 治疗后,75% 以上的肿瘤可完全缓解或消退[48],因抗 *H.pylori* 治疗在胃 MALT 淋巴瘤中的治疗的价值已得到普遍认可,因而对 MALT 淋巴瘤的抗 *H.pylori* 治疗反应性的相关因素及分子遗传学改变的研究受到普遍关注。

MALT 淋巴瘤的组织学主要特征是中心细胞样肿瘤细胞和淋巴上皮病变,即簇状聚集的肿瘤细胞浸润并部分破坏腺体,导致腺体扭曲、变形、破坏。高度恶化的 MALT 淋巴瘤可能对抗 *H. pylori* 治疗不敏感。

关于分子遗传学的改变:

(1)t(11;18)(q21;q21)是 MALT 淋巴瘤中最常见、研究较为深入的染色体易位。研究表明,*H. pylori* 阴性的胃 MALT 淋巴瘤存在较高频率的 t(11;18),由于 t(11;18)阳性胃 MALT 淋巴瘤对 *H. pylori* 根除性治疗不反应[49],因此检测 t(11;18)(q21;q21)是判断包括临床 $I_E$ 期在内的胃 MALT 淋巴瘤患者对 *H. pylori* 根治是否反应的一个可靠指标,具有 t(11;18)染色体易位的患者对 *H. pylori* 根治不敏感。早期检测 t(11;18)将有助于临床制订合理的治疗方案。

(2)t(1;14)(p22;q32)/IGH-BCL10:在胃 MALT 淋巴瘤中,可出现 Bcl-10 蛋白核表达。有研究报道,53% 的 MALT 淋巴瘤中 Bcl-10 核表达,且 Bcl-10 核表达与病程进展有关,并且与抗 *H. pylori* 治疗无反应相关。一系列研究表明伴有 t(11;18)或 t(1;14)的 MALT 淋巴瘤可能对抗 *H. pylori* 治疗不反应。

总之,目前认为在胃 MALT 淋巴瘤 *H. pylori* 阳性早期病例,抗 *H. pylori* 治疗应是首选的治疗方法,但肿瘤细胞 Bcl-10 核表达和 t(11;18)与胃 MALT 淋巴瘤对抗 *H. pylori* 治疗无反应密切相关。

关于上述 *H. pylori* 的基础研究详见本专著的相关内容。

(胡伏莲)

# 参 考 文 献

[ 1 ] Sjomina O, Pavlova J, Niv Y, et al. Epidemiology of Helicobacter pylori infection. Helicobacter, 2018, 23 (Suppl 1): e12514.

[ 2 ] Burucoa C, Axon A. Epidemiology of Helicobacter pylori infection. Helicobacter, 2017, 22 (Suppl 1). doi. 10. 111/ hel. 12403.

[ 3 ] Linz B, Balloux F, Moodley Y, et al. An African origin for the intimate association between humans and Helicobacter pylori. Nature, 2007, 445: 915-918.

[ 4 ] Torres J, Leal-Herrera Y, Perez-Perez G, et al. A community-based seroepidemiologic study of Helicobacter pylori infection in Mexico. J Infect Dis, 1998, 178: 1089-1094.

[ 5 ] Hunt RH, Sumanac K, Huang JQ. Review article: should we kill or should we save Helicobacter pylori? Aliment Pharmacol Ther, 2001, 15 (Suppl 1): 51-59.

[ 6 ] Zamani M, Ebrahimtabar F, Zamani V, et al. Systematic review with meta-analysis: the worldwide prevalence of Helicobacter pylori infection. Aliment Pharmacol Ther, 2018, 47 (7): 868-876.

[ 7 ] Kivi M, Johansson AL, Reilly M, Tindberg Y. Helicobacter pylori status in family members as risk factors for infection in children. Epidemiol Infect, 2005, 133: 645-652.

[ 8 ] Toyoda K, Furusyo N, Ihara T, et al. Serum pepsinogen and Helicobacter pylori infection:a Japanese population study. Eur J Clin Microbiol Infect Dis, 2012, 31 (9): 2117-2124.

[ 9 ] 胡伏莲 . 中国幽门螺杆菌研究现状 . 胃肠病学 , 2007, 12 (9): 516-518.

[ 10 ] 崔梅花 , 胡伏莲 . 幽门螺杆菌致病因子 . 世界华人消化杂志 , 2003, 11 (12): 1993-1996.

［11］ Mobley HL. Defining Helicobacter pylori as a pathogen: strain heterogeneity and virulence. Am J Med, 1996, 100: 2S.

［12］ Blaser MJ. Role of vacA and the cagA locus of Helicobacter pylori in human disease. Aliment Pharmacol Ther, 1996, 10 (Suppl 1): 73-77.

［13］ Figura N. Helicobacter pylori exotoxins and gastroduodenal diseases associated with cytotoxic strain infection. Aliment Pharmacol Ther, 1996, 10 (Suppl 1): 79-96.

［14］ Letley DP, Rhead JL, Twells RJ, et al. Determinants of non-toxicity in the gastric pathogen Helicobacter pylori. J Biol Chem, 2003, 278: 26734.

［15］ Covacci A, Censini S, Bugnoli M, et al. Molecular characterization of the 128-kDa immunodominant antigen of Helicobacter pylori associated with cytotoxicity and duodenal ulcer. Proc Natl Acad Sci U S A, 1993, 90: 5791-5795.

［16］ Jenks PJ, Kusters JG. Pathogenesis and virulence factors of Helicobacter pylori. Curr Opin Gastroenterol, 2000, 16: s11.

［17］ Higashi H, Tsutsumi R, Muto S, et al. SHP-2 tyrosine phosphatase as an intracellular target of Helicobacter pylori CagA protein. Science, 2002, 295: 683-686.

［18］ Naumann M. Pathogenicity island-dependent effects of Helicobacter pylori on intracellular signal transduction in epithelial cells. Int J Med Microbiol, 2005, 295: 335-341.

［19］ Covacci A, Rappuoli R. Tyrosine-phosphorylated bacterial proteins: Trojan horses for the host cell. J Exp Med, 2000, 191: 587-592.

［20］ Yamaoka Y, Kita M, Kodama T, et al. Helicobacter pylori cagA gene and expression of cytokine messenger RNA in gastric mucosa. Gastroenterology, 1996, 110: 1744-1752.

［21］ Yamaoka Y, Kita M, Kodama T, et al. Induction of various cytokines and development of severe mucosal inflammation by cagA gene positive Helicobacter pylori strains. Gut, 1997, 41: 442-451.

［22］ Wang P, Xia HH, Zhang JY, et al. Association of interleukin-1 gene polymorphisms with gastric cancer: a meta-analysis. Int J Cancer, 2007, 120 (3): 552-562.

［23］ Sicinschi LA, Lopez-Carrillo L, Camargo MC, et al. Gastric cancer risk in a Mexican population: role of Helicobacter pylori CagA positive infection and polymorphisms in interleukin-1 and-10 genes. Int J Cancer, 2006, 118 (3): 649-657.

［24］ Zambon CF, Basso D, Navaglia F, et al. Pro-and anti-inflammatory cytokines gene polymorphisms and Helicobacter pylori infection: interactions influence outcome. Cytokine, 2005, 29 (4): 141-152.

［25］ Deans C, Rose-Zerilli M, Wigmore S, et al. Host cytokine genotype is related to adverse prognosis and systemic inflammation in gastro-oesophageal cancer. Ann Surg Oncol, 2007, 14 (2): 329-339.

［26］ Tomb JF, White O, Kerlavage AR, et al. The complete genome sequence of the gastric pathogen Helicobacter pylori. Nature, 1997, 388: 539-547.

［27］ Salama N, Guillemin K, McDaniel TK, et al. A whole-genome microarray reveals genetic diversity among Helicobacter pylori strains. Proc Natl Acad Sci U S A, 2000, 97 (26): 14668-14673.

［28］ Ye F, Brauer T, Niehus E, et al. Flagellar and global gene regulation in Helicobacter pylori modulated by changes in DNA supercoiling. Int J Med Microbiol, 2007, 297 (2): 65-81.

［29］ 王韶英, 邰恒骏. 宿主因素与幽门螺杆菌感染结局的研究. 胃肠病学和肝病学杂志, 2008, 17 (7): 523-526.

［30］ Chen S, Li Y, Yu C. Oligonucleotide microarray: a new rapid method for screening the 23S rRNA gene of Helicobacter pylori for single nucleotide polymorphisms associated with clarithromycin resistance. J Gastroenterol Hepatol, 2008, 23 (1): 126-131.

［31］ 杨桂彬, 胡伏莲, 吕有勇. 胃黏膜病变演化过程中幽门螺杆菌感染与 p53 变异和 MG-7 抗原及核仁组成区相关蛋白表达的关系. 中华医学杂志, 2003, 83 (15): 1331-1133.

［32］ 凌贤龙, 房殿春, 周晓东, 等. 胃黏膜线粒体 DNA 不稳定及核内整合与幽门螺杆菌感染有关. 中华消化杂

志, 2003, 23: 80-88.

[33] Hold GL, Rabkin CS, Chow WH, et al. A functional polymorphism of toll-like receptor 4 gene increases risk of gastric carcinoma and its precursors. Gastroenterology, 2007, 132 (3): 905-912.

[34] 郑青, 陈晓宁, 施尧, 等. 幽门螺杆菌长期感染蒙古沙土鼠建立胃癌横型的研究. 中华消化杂志, 2003, 23 (2): 92-96.

[35] 金哲, 胡伏莲, 魏虹, 等幽门螺杆菌长期感染蒙古沙土鼠的建立与评价. 中华医学杂志, 2008, 88 (22): 15138-15152.

[36] Wong BC, Lam SK, Wong WM, et al. Helicobacter pylori eradication to prevent gastric cancer in a highrisk region of China: a randomized controlled trial. Jama, 2004, 291: 187-194.

[37] Wotherspoon AC, Ortiz-Hidalgo C, Falzon MR, et al. Helicobacter pylori-associated gastritis and primary B-cell gastric lymphoma. Lancet, 1991, 338: 1175-1176.

[38] Parsonnet J, Hansen S, Rodriguez L, et al. Helicobacter pylori infection and gastric lymphoma. N Engl J Med, 1994, 330: 1267-1271.

[39] Eck M, Schmausser B, Haas R, et al. MALT-type lymphoma of the stomach is associated with Helicobacter pylori strains expressing the CagA protein. Gastroenterology, 1997, 112: 1482-1486.

[40] Chang CS, Chen LT, Yang JC, et al. Isolation of a Helicobacter pylori protein, FldA, associated with mucosa-associated lymphoid tissue lymphoma of the stomach. Gastroenterology, 1999, 117: 82-88.

[41] Mazzucchelli L, Blaser A, Kappeler A, et al. BCA-1 is highly expressed in Helicobacter pylori-induced mucosa-associated lymphoid tissue and gastric lymphoma. J Clin Invest, 1999, 104: R49.

[42] Stolte M, Kroher G, Meining A, et al. A comparison of Helicobacter pylori and H. heilmannii gastritis. A matched control study involving 404 patients. Scand J Gastroenterol, 1997, 32: 28-33.

[43] Lin WC, Tsai HF, Kuo SH, et al. Translocation of Helicobacter pylori CagA into Human B lymphocytes, the origin of mucosa-associated lymphoid tissue lymphoma. Cancer Res, 2010, 70: 5740-5748.

[44] Morgner A, Lehn N, Andersen LP, et al. Helicobacter heilmannii-associated primary gastric low-grade MALT lymphoma: complete remission after curing the infection. Gastroenterology, 2000, 118: 821-828.

[45] Montalban C, Santón A, Redondo C, et al. Long-term persistence of molecular disease after histological remission in low-grade gastric MALT lymphoma treated with H. pylori eradication. Lack of association with translocation t (11; 18): a 10-year updated follow-up of a prospective study. Annals of Oncology, 2005, 16: 1539-1544.

[46] Fischbach W, Goebeler-Kolve ME, Dragosics B, et al. Long term outcome of patients with gastric marginal zone B cell lymphoma of mucosa associated lymphoid tissue (MALT) following exclusive Helicobacter pylori eradication therapy: experience from a large prospective series. Gut, 2004, 53: 34-37.

[47] Wündisch T, Thiede C, Morgner A, et al. Long-term follow-up of gastric MALT lymphoma after Helicobacter pylori eradication. J Clin Oncol, 2005, 23: 8018-8024.

[48] Isaacson PG, Diss TC, Wotherspoon AC, et al. Long term follow up of gastric MALT lymphoma treated by eradication of H. pylori with antibiotics. Gastroenterology, 1999, 117: 750-751.

[49] Liu H, Ruskone Fourmestraux A, Lavergne-Slove A, et al. Resistance of t (11; 18) positive gastric mucosa-associated lymphoid tissue lymphoma to Helicobacter pylori eradication therapy. Lancet, 2000, 357: 39-40.

# 幽门螺杆菌发现史

## 一、概述

1983 年澳大利亚学者 Warren 和 Marshall 报道从人胃内成功地分离出"未鉴定的弯曲状杆菌"（unidentified curved bacilli）[1]，1989 年该细菌被正式命名为幽门螺杆菌（*Helicobacter pylori*，*H. pylori*）[2]。*H. pylori* 的发现是 20 世纪最伟大的医学发现之一，引发了人们对上消化道疾病发病机制的革命性改变。2005 年该发现获得了诺贝尔生理学或医学奖。*H. pylori* 的发现也是科学史上的一个有趣事件，回顾其发现过程对总结人类科学进步的规律有重要的启迪作用。

## 二、幽门螺杆菌的发现

20 世纪 80 年代初，在澳大利亚珀斯（Perth）皇家医院病理科工作的 Warren 教授发现，取自慢性胃炎和消化性溃疡患者的多数胃内镜活检标本上定居有弯曲状的细菌。这些弯曲状细菌在苏木精 - 伊红染色时不容易观察，在银染法染色时观察得很清晰。Warren 教授推测这些细菌也许是胃炎、胃溃疡等胃黏膜病变的病因。但是，在当时主流的观点认为只有分枝杆菌（抗酸杆菌）可以在胃的酸性环境中存活，其他致病菌是不可能在胃酸环境中生存的。并且，当时认为胃炎以及消化性溃疡最重要的病因是情绪紧张等精神因素，与感染无关。因此，Warren 医生的想法与当时的主流观点格格不入。为了进一步研究这些细菌的作用，Warren 医生需要一个临床医生帮助随访这些胃内有细菌存在的患者。

1981 年，在珀斯皇家医院接受内科专科培训 Marshall 医生轮转到最后一年，按照培训的要求，他需要进行一个临床研究,胃肠科的主任建议 Marshall 医生去找 Warren 医生,合作研究一下胃内弯曲状细菌的问题。正是消化科主任的这个建议,让毫无科研经验的 Marshall 医生开始了他的第一个临床科研题目,一个最终为他赢得诺贝尔生理学或医学奖的题目。

在他们的第一次见面中,展示了弯曲状细菌和胃黏膜的组织学特征的幻灯片。Marshall 知道空肠弯曲杆菌是导致食源性胃肠炎的原因。他注意到 Warren 在胃活组织检查中报道的弯曲杆菌与空肠弯曲杆菌非常相似。Warren 医生给了 Marshall 医生一份胃活检显示存在"弯曲状细菌"的患者名单,请他随访名单上的患者,看看他们有什么诊断,以及随后的进展。Marshall 医生在名单上看到一个熟悉的名字,这是一个他接诊过的一名患有严重腹痛的患者,患者诊断不明确,唯一的阳性发现史在胃镜检查中观察到胃的红斑,在常规治疗无效后,他将患者转给一位精神科医生进行抗抑郁治疗。Warren 医生的名单显示,患者胃活检标本上发现存在"弯曲状细菌",这引起了 Marshall 医生的极大兴趣。在回顾文献时,Marshall 发现这些弯曲的螺旋状细菌已经多次被报道,但是一直被忽略为一种常见的污染。

两人随后开展了这种细菌的分离培养工作。由于当时认为这种细菌非常接近于弯曲菌属,所以用非选择性的标准的弯曲菌培养基对这一不知名的细菌进行分离培养,所用的培养条件也是根据弯曲菌确定的。弯曲菌培养相对比较容易,如微需氧培养时间 48h 一般就可以有细菌生长。Marshall 在连续 34 个胃活检标本的培养中均未发现细菌生长,在进行第 35 次培养时,一个偶然的机遇来临了,当时正是 1982 年 4 月的复活节,由于是节日假期,Marshall 没有及时去医院观察细菌生长情况,细菌培养无意中被延长到 5 天。假期后,Marshall 惊喜地发现培养基上长满了透明的、针帽状的菌落。随后工作表明该细菌生长非常缓慢,其最佳培养时间是 3~5 天。前面 34 个标本未能培养出该细菌是由于培养皿仅孵育了 48h 而被过早丢弃的缘故。该细菌就是现在被广泛研究的革兰氏阴性、微需氧螺旋杆菌——幽门螺杆菌。对胃肠疾病的研究来说,一个新的纪元开始了。*H. pylori* 的发现是科学敏锐性和幸运相结合的结果。

Marshall 研究了他和 Warren 收集的约 100 名患者,并在 1982 年 10 月 22 日在皇家澳大利亚内科学院的会议上做了报告,认为这种细菌与胃炎有关。由于这种观点有悖当时的主流观点,他们的报告并没有引起与会者过多关注。

1983 年他们在 *Lancet*[1] 上以信函的形式报道了这 3 年来在 135 例胃黏膜活检标本上发现了弯曲状或 S 状杆菌,该菌在光镜下形态与空肠弯曲杆菌相似,用 HE 染色难以看清,而用 Warthin-Starry 染色则容易辨认,这种细菌位于胃上皮表面、胃小凹或小凹之间,在胃窦部多见,并与活动性胃炎密切相关。因此,他们采用空肠弯曲杆菌分离技术,在微氧、37% C 的条件下,在巧克力琼脂上经过 3~4 天的培养,成功地分离出这种细菌,即 *H. pylori*。Marshall 的进一步研究表明,大多数消化性溃疡患者的胃活检组织中都有弯曲状的细菌,之后这个细菌被命名为幽门弯曲菌。

在接下来的几个月中,澳大利亚和欧洲的许多其他研究人员认识到消化性溃疡患者的胃活检组织中也存在细菌。Warren 和 Marshall 在 1984 年的《柳叶刀》上报道[3],22 例胃溃疡患者中有 77% 存在弯曲细菌,13 例十二指肠溃疡患者 100% 存在弯曲细菌。

但如果证明一种病原体是某种疾病的病因,必须要满足科赫法则,为了满足科赫法则,下一步两位医生需要建立这种细菌感染的动物模型,并观察是否能引起胃炎。Marshall 反复用不同动物进行动物实验,但是都没有成功。1984 年,在进行内镜检查显示胃黏膜正常后,他喝了培养有该细菌的布氏肉汤,3 天后出现恶心、呕吐等症状。在第 8 天重复内镜检查和活组织检查,显示胃黏膜出现明显的胃炎,胃黏膜培养阳性。第 14 天进行了第三次内镜检查,之后开始用抗生素和铋剂治疗,并及时康复,试图由此满足关于该菌是胃炎病因的科赫法则[4]。

这个只有一个样本的试验很难说服主流医学界接受胃炎、消化性溃疡是由感染引起的这一颠覆性的观点。随后,Marshall 进行了随机双盲的临床试验[5],证明根除这种细菌可以促进消化性溃疡的愈合,显著降低消化性溃疡的复发率。随后这个结果被世界很多有威望的研究团队所证实。胃炎、消化性溃疡是一种感染性疾病这一颠覆性观点终于被人们广泛接受。1994 年,美国国立卫生研究院在华盛顿特区举行了一次共识会议,推荐根除 *H. pylori* 治疗胃十二指肠溃疡。

*H. pylori* 的发现具有如此重要的意义,让两位发现者获得了一系列的奖项,两位医生 1995 年获得拉斯克医学奖,1999 年获得本杰明·富兰克林奖,于 2005 年共同获得诺贝尔生理学或医学奖。

## 三、幽门螺杆菌的命名

1983 年 Warren 和 Marshall 在 *Lancet*[1] 上报道在慢性活动性胃炎患者胃黏膜中分离出 *H. pylori* 后,由于当时还不能从形态学和生物化学特征上来归类属于哪一种细菌,故暂称之为"未鉴定的弯曲状杆菌"(unidentified curved bacilli)。同年 Skirrow[6] 认为,这种细菌寄生的特定部位在胃窦部,因此称之为"pyloric campylobacter",尔后 Marshall 等才正式推荐把它命名为"*Campylobacter pyloridis*",国内译名为"幽门弯曲菌",简称 *Cp*。同年 Langenberg 等[7] 还将其称为"弯曲杆菌样微生物(campylobacter-like organism,CLO)",以后其他学者亦较多使用 CLO 这一名称。1987 年 Marshall 等根据国际细菌命名准则,细菌的名称无论起源于何种文字,均要以拉丁文命名,由于"pylorus"一词拉丁文的所有格为"pylori",因而 *Cp* 又被改称为"*Campylobacter pylori*"。

1987 年,Romanink 等[8] 发现 *Cp* 的 16S rRNA 序列与其他弯曲菌属细菌有明显不同,建议把 *Cp* 从弯曲菌属中划分出来。1988 年 Thompson 等发现 *Cp* 的细胞脂肪酸和超微结构与弯曲菌属有明显不同,RNA 序列分析与产琥珀酸沃林菌(*Wolinella succinogenes*)相似,建议把 *Cp* 归类于沃林属。1989 年 Goodwin 等研究发现 *Cp* 有 5 个分类学特征与沃林属不同,认为应该成立一个新的属,即 *Helicobacter* 属,并把 *Cp* 更名为"*Helicobacter pylori*",简称 *H. pylori*。*Helicobacter* 一词说明了该菌的两种形态特征,即在体内呈螺旋状(helico),而体外则呈杆状(bacter)。

## 四、螺杆菌先驱者

### (一) 幽门螺杆菌发现前有关胃内微生物的研究

*H. pylori* 的发现并不需要非常尖端的技术,只要有基本的病理条件,在胃镜活检标本或者手术

标本上比较容易发现。毫不意外,在两位澳大利亚医生发现 H.pylori 之前,几乎一个世纪的时间,有多个研究报道了在胃黏膜中发现有细菌存在。Marshall 在他的专著《螺杆菌先驱者》中,对这些研究做了详细的记述。

在 Warren 和 Marshall 发现 H.pylori 之前,至少有 6 篇关于在光学显微镜下观察"螺旋体"或细菌的报道,并且把观察到的病原体与胃溃疡或炎症相关联。Freedberg(1908—2009)的报道[9]是其中最引人瞩目的报道之一,他在 35 例手术切除的胃组织上发现 13 例有螺旋体,一般寄生于良性或恶性溃疡的边缘,他试图从溃疡患者手术标本中培养这种病原体,但是没有成功,非常遗憾Freedberg 认为这是非致病性机会菌,没有坚持这项工作,错过了可以提前 50 年发现消化性溃疡、胃癌和胃淋巴瘤病因的机会。

在 20 世纪 50 年代初,胃内存在致病螺旋体的观点几乎与胃内无菌的观点平分秋色。但是,1954 年发表的 Palmer 的研究[10]使得两个观点严重失衡。他用 HE 染色对 1 180 例胃活检标本进行观察,未发现螺旋体。他认为胃内的螺旋体是经口腔污染后,在溃疡的周围或在人死亡之后得以繁殖所致。这个研究的样本量非常大,几乎终止了两种观点的争论。后来有人认为 Palmer 的研究存在很多方法学局限,包括 HE 染色对细菌显示不好、当时没有胃镜致使活检部位为胃底随机活检等。Palmer 的研究之后很长时间,有关胃内螺旋体的研究几乎停滞。

在 H.pylori 发现之前另外一个引人注目的研究是 Steer[11] 在 1975 年观察到 50 例胃溃疡患者中有 80% 的胃上皮表面或黏液底层发现有细菌存在。他们还在电镜下看到多形核白细胞内有被吞噬的细菌,认为这种细菌削减了胃黏膜的防御功能,易导致溃疡病,然而对标本进行细菌类培养却长出了铜绿假单胞菌。以后有人仔细观察该文的照片,认为黏膜上的细菌确系螺旋状细菌,而培养的铜绿假单胞菌可能系污染所致。

(二)胃内尿素酶的研究

1924 年 Luck 等[12]首次报道在人胃内存在尿素酶,当时认为是胃黏膜细胞产生的,与细菌无关,1950 年有人在胃溃疡患者的胃切除标本上作尿素酶的研究,认为胃内的尿素酶通过分解尿素生成氨而中和了胃酸,从而保护了胃黏膜。1968 年 Delluva 等[13]发现当动物的胃内没有细菌存在时,胃内的尿素酶活性也就消失了,从而证明胃内的尿素酶来源于细菌。直至 1984 年 Lagenberg 等[14]才从已分离的 H.pylori 上鉴定出其尿素酶特性,既解释了胃内存在尿素酶活性的原因,又为检测 H.pylori 的各种尿素酶依赖试验提供了基础。

(三)中国的机会

20 世纪 60—70 年代,我国一些赤脚医生观察到可以用呋喃唑酮(痢特灵)治疗消化性溃疡,并发表了相关论文。1972 年,福山县革委会卫生局就报道[15],当地赤脚医生用呋喃唑酮 0.1g t. i.d.,治疗 20~40 天,治愈 12 例消化性溃疡。在 20 世纪 70 年代,还有多个类似的报道[16]。之后有多个大学医院的专家都对呋喃唑酮治疗消化性溃疡的疗效做了观察,取得了很好的治疗效果。在当时,呋喃唑酮治疗消化性溃疡已经使用得比较广泛。

在 20 世纪 70 年代末,北京大学第三医院郑芝田教授进行了较为规范的临床试验[17,18],证实了呋喃唑酮在消化性溃疡中的疗效。这些工作还要稍早于 Marshall 和 Warren 的工作。遗憾的是,在进一步探索呋喃唑酮治疗消化性溃疡的机制时走错了方向,没有能脱离传统的"没有胃酸就没有溃疡"的桎梏,试图用呋喃唑酮对胃酸分泌的影响去解释其对消化性溃疡的疗效。

## 五、小结

在长达一个世纪的时间内,多个作者观察到了胃内"螺旋体",但是,由于传统理念的桎梏,这些作者都没有把这种"螺旋体"当成一种胃内的致病菌。Warren 和 Marshall 合作发现了 *H. pylori*,在当时 Warren 是一名病理医生,Marshall 正在完成内科临床培训,两个人都没有接受过严格的科研训练。他们所在的医院并不是医学研究的中心,这两个人都没有自己的实验室,没有博士生、博士后组成的研究团队,和其他伟大的发现一样,对科学问题的强烈兴趣、面对挫折时的执着,还有最重要的不受束缚的、开放的思想,最终成就了他们的伟大发现。

(高 文　胡伏莲)

## 参 考 文 献

[1] Warren JR, Marshall BJ. Unidentified curved bacilli on gastric epithelium in active chronic gastritis. Lancet, 1983, 1: 1273-1275.

[2] Goodwin CS, Armstrong JA, Chilvers T, et al. Transfer of campylobacter pylori and campylobacter mustelae to Helicobacter gen. nov. as Helicobacter pylori comb. nov. and Helicobacter mustelae comb. nov. respectively. Int J Syst Bacteriol, 1989, 39: 397-405.

[3] Marshall BJ, Warren JR. Unidentified curved bacilli in the stomach of patients with gastritis and peptic ulceration. Lancet, 1984, 1: 1311-1315.

[4] Marshall BJ, Armstrong JA, McGechie DB et al. Attempt to fulfill Koch's postulates for pyloric Campylobacter. Med J Aust, 1985, 142: 436-439.

[5] Marshall BJ, McGechie DB, Rogers PA, et al. Pyloric Campylobacter infection and gastroduodenal disease. Med J Aust, 1985, 142: 439-444.

[6] Skirrow MB. Report on the session: taxonomy and biotyping//Pearson DA, Skirrow MB, Rowe B, et al. Campylobacter Ⅱ. Proceeding of the Second International Workshop on Campylobacter Infections. London: Public Health Laboratory Service, 1983: 33-38.

[7] Langenberg ML, Tytgat GNJ, Schipper MEI, et al. Campylobacter like organism in the stomach of patients and healthy individuals. Lancet, 1984, 1: 1348.

[8] Romanink PJ, Zoltowska B, Trust TJ, et al. Campylobacter pylori, the spiral bacterium associated with human gastritis, is not a true campycobacter sp. J Bacteral, 1987, 169: 2137.

[9] Freedberg AS, Baron LE. The presence of spirochetes in the gastric mucosa. Am J Dig Dis, 1940, 7: 443-445.

[10] Palmer ED. Investigation of the gastric mucosa spirochetes of the human. Gastroenterology, 1954, 27 (2): 218-220.

[11] Steer HW, Colin-Jones DG. Mucosal changes in gastric ulceration and their response to carbenoxolone sodium. Gut, 1975, 16: 590-597.

[12] Luck JM, Seth TN. Gastric Urease. Biochemical Journal, 1924, 37: 1227-1231.

[13] Delluva AM, Markley K, Davies RE. The absence of gastric urease in germ-free animals. Biochim Biophys Acta, 1968, 151 (3): 646-650.

[14] Langenberg M, Tytgat GN, Schipper MEI, et al. Campylobacterlike organisms in the stomach of patients and

healthy individuals (letter). Lancet, 1984, i: 1348-1349.

[15] 福山县革委会卫生局 . 用呋喃唑酮 ( 痢特灵 ) 治疗溃疡病 12 例初步观察 . 山东医药 , 1972, 5: 68-69.

[16] 成都局广元铁路医院内科 . 痢特灵治疗十二指肠球部溃疡七例简报 . 铁道医学 , 1978; 4: 235.

[17] 郑芝田 , 王征英 , 林三仁 , 等 . 痢特灵治疗溃疡病的临床效果及动物实验的初步观察 . 北京医学 , 1979 (1): 8-11.

[18] 郑芝田 , 王征英 , 褚雅贤 , 等 . 痢特灵治疗消化性溃疡病的远期疗效观察 . 北京医学院学报 , 1982 (4): 335-338.

第二十三章

# 中国幽门螺杆菌研究史

　　我国幽门螺杆菌(*H. pylori*)研究,紧跟国际 *H. pylori* 研究的步伐,在诊断、治疗及流行病学调查方面有自己的独到之处,第一个在国际上推出 *H. pylori* 疫苗并进入四期临床。通过广泛的国际交流,使国内 *H. pylori* 研究及应用达到国际水平,并形成了自己特色的 *H. pylori* 共识。由于我国地广人多,*H. pylori* 的研究目前得到了极大的普及和发展。*H. pylori* 已成为上消化道疾病的常规检测项目,并在国内 *H. pylori* 的共识意见指导下进行诊断和治疗。在 *H. pylori* 流行病学研究及推广应用方面我国作出了不可磨灭的贡献。

## 一、幽门螺杆菌的培养及生物学研究

### (一) 幽门螺杆菌的培养

　　*H. pylori* 的深入研究起源于对其成功的培养。自 1983 年 Warren 和 Marshall 发表了 *H. pylori* 的培养技术,并提出 *H. pylori* 的致病性,我国也相继开始了 *H. pylori* 研究的序幕。1984 年由张振华等[1]在我国首先成功培养出 *H. pylori*,开始了对 *H. pylori* 的系统深入的研究。

    *H. pylori* 是一种较难培养的微需氧细菌,最初在国内仅有少数实验室能够成功培养。在胃镜下活检胃黏膜组织标本培养是主要途径,但 *H. pylori* 量少时往往不易培养成功。南方医科大学南方医院曾尝试采用吞服棉线胶囊钩出 *H. pylori* 阳性的胃黏液培养成功 2 株 *H. pylori*。

(二)口腔中的幽门螺杆菌及与胃内幽门螺杆菌的关系

    口腔中的牙垢常呈尿素酶阳性,涂片可见复杂的菌群,有形态类似于 *H. pylori* 的弯曲菌,牙垢中含 *H. pylori* PCR 阳性的细菌,但从口腔中很难分离培养出尿素酶阳性的螺杆菌属细菌;经常培养出的弯曲菌,菌落呈泼水样,弯曲菌动力强,快速尿素酶试验阴性,PCR 检测未能证实是 *H. pylori*。

    *H. pylori* 的家庭内聚集提示 *H. pylori* 感染的主要传播途径是口 - 口途径;胃内 *H. pylori* 通过胃食管反流在口腔中定植;推测 *H. pylori* 在口腔非酸性环境中定植可能为非螺杆状(如球形)及暂时失去尿素酶的强表达(如培养出尿素酶阴性的弯曲菌)。另有研究表明,口腔是 *H. pylori* 储存场所及传播途径,口腔 *H. pylori* 和胃内 *H. pylori* 具有同源性[2,3]。

(三)幽门螺杆菌相关菌

    胃内除了检出率较高的 *H. pylori*,还存在尿素酶阳性中占 2%~10% 其他螺杆菌属细菌[4],如人胃螺旋菌(*Gastrospirillum hominis*,*Gh*)(或称海尔曼螺杆菌,*Helicobacter heilmannii*,*H. heilmannii*,*Hh*)。这类细菌广泛存在于成年猫、狗等胃内及部分猪胃内,采用 *H. pylori* 的培养方法通常不易被分离培养成功;提示 *Gh* 是人畜共患菌[5]。*Hh* 标准株是可以采用 *H. pylori* 的培养方法进行培养。胃内的 *Hh* 感染率明显高于国外平均水平(广州地区占 10% 以上,而国外平均约 2% 左右)。*Hh* 一般引起的慢性胃炎轻微,但我国学者南方医科大学南方医院杨海涛曾报道过 2 例有大量 *Hh* 感染的急性胃炎及胃癌患者[6]。


二、幽门螺杆菌的致病性及相关疾病


(一)幽门螺杆菌的相关疾病

    国内外的研究均证明,*H. pylori* 感染与胃十二指肠疾病,甚至胃癌及胃黏膜相关淋巴组织(MALT)淋巴瘤等有关。密切相关的疾病主要有慢性活动性胃炎、萎缩性胃炎、十二指肠球部溃疡,是基于 *H. pylori* 毒素长期刺激导致胃酸增高,长期炎症迁延不愈所致的疾病。萎缩性胃炎、胃癌可能是胃黏膜长期炎症损伤及不完全修复导致的结果。功能性消化不良(FD)或非溃疡性消化不良(NUD)、贲门失弛缓症、胃食管反流病(GERD)等可能与 *H. pylori* 感染有一定的关系。

(二)幽门螺杆菌感染动物模型的建立

    国内郑青[7]、姚永莉[8]、金哲[9]等成功建立了 *H. pylori* 感染蒙古沙鼠动物模型;发现有癌前病变发生;郑青的研究在第 84 周时 18%(3/17)发生高分化腺癌(*H. pylori* 161 组 1 例,ATCC 43504 组 2 例)[7]。姚永莉、张万岱等在第 65 周诱发出重度不典型增生,追踪至 104 周未出现癌[8]。

(三)幽门螺杆菌感染与胃癌人群干预研究

    周丽雅、林三仁等对 *H. pylori* 感染人群不予治疗和根除治疗两组进行了 8 年随访[10],1 006

例患者经内镜病理及 $^{13}$C- 尿素呼气试验 ($^{13}$C-UBT) 检查 H. pylori 感染者 552 例 (H. pylori 阳性率 54.9%),行 H. pylori 根除治疗组 276 例治愈 246 例 (30 例未愈,奥美拉唑联合阿莫西林和克拉霉素三联方案根除率 89%),安慰剂对照组 276 例 + 治疗失败 30 例共 306 例,随访 8 年,H. pylori 转阴组 1 例发生胃癌 (1/246,0.41%),而 H. pylori 阳性组 6 例发生胃癌 (6/306,1.96%)。结果表明 H. pylori 感染增加胃癌发生率,根除 H. pylori 有利于减少胃癌发生,并可使胃体萎缩进展延缓,持续 H. pylori 感染可使胃黏膜萎缩和肠化呈进行性加重。

香港大学、福建长乐肿瘤研究所、北京大学、中国预防医学科学院、华中科技大学同济医学院附属协和医院、中南大学湘雅三医院、东莞市人民医院等有关专家王振宇、林兆鑫、高震、陈宝雯、王蔚虹、侯晓华、姜希望、卢家杨等于 1994 年在福建省长乐地区对 2 434 名市民进行调查,发现胃癌 30 例、消化性溃疡 214 例、慢性胃炎 1 055 例、胃息肉 238 例、正常 897 例,其间 H. pylori 感染率 67%~94% 不等,年龄 36~65 组中 H. pylori 感染率长乐高于香港地区,其胃窦肠化生发现率也高于香港地区,肠化生发生部位胃窦高于胃体,长乐和香港地区 CagA 阳性菌株与胃炎、萎缩、肠化、不典型增生和胃癌有明显关系,喝茶、多吃蔬菜有保护作用,而吸烟、饮酒、进食咸鱼较多增加胃癌发生风险[11]。

Wong 等[12] 对 1 630 例 H. pylori 阳性对象,进行干预研究,其中 988 例无胃癌前病变。817 例行抗 H. pylori 三联疗法,7 例发生胃癌,均原有癌前病变,而无癌前病变者未发生癌;813 例行安慰剂治疗,11 例发生胃癌,其中 5 例原有癌前病变,6 例原无癌前病变;提示:原有癌前病变者根除 H. pylori 不足以预防胃癌 (P=0.33),而原无癌前病变者,根除 H. pylori 可预防胃癌 (P=0.02)。

马峻岭等[13] 在胃癌高发区山东省临朐县进行 10 年随访研究,1 603 例 H. pylori 阳性发生胃癌 44 例,癌变率 2.74%;866 例 H. pylori 阴性发生胃癌 14 例,癌变率 1.62%;结论:H. pylori 感染阳性者发生胃癌的危险性显著高于 H. pylori 阴性者。

## (四) 幽门螺杆菌的致病性及致病机制

H. pylori 致病机制较复杂,有多种学说。主要是 H. pylori 毒素致胃黏膜屏障受损,尿素酶分解尿素产氨刺激胃泌素分泌引起胃酸增高,以及免疫损伤等。

H. pylori 在胃黏膜中的存在与中性粒细胞浸润明显相关。主要有急性感染 (1 周至 2 个月内) 的急性糜烂性胃炎[14],中长期 (数月至十几年) 慢性感染时的慢性浅表性胃炎和长期感染。长期感染时萎缩性胃炎及胃癌发生率明显增高。十二指肠球部溃疡常合并轻中度的慢性浅表性胃炎,提示球部溃疡的发生并不一定与 H. pylori 的直接定植和毒素作用有关,可能与胃窦 H. pylori 感染刺激胃泌素分泌,导致胃酸增高而引起球部溃疡。而长期酸刺激可导致球部炎症、糜烂及溃疡,刺激球部黏膜出现胃型上皮化生,继而发生球部胃型上皮化生基础上的 H. pylori 定植。

H. pylori 的致病性与基因型有一定的关系。国内外的研究一般认为 H. pylori 的致病性主要与 cagA 及 vacA 基因的表达有关,主要见于胃黏膜糜烂、溃疡、萎缩性胃炎及胃癌的患者 H. pylori 的 CagA 及 VacA 阳性率更高。但比较家庭成员的 H. pylori 感染的免疫印迹提示:青年人感染 H. pylori (或近期感染 H. pylori,同时症状轻度) 较中老年患者 (或长期 H. pylori 感染,同时症状明显),体内可以产生条带更多及滴度较高的免疫印迹带,随着 H. pylori 感染时间的延长,免疫印迹带越来越少,滴度越来越低;而萎缩性胃炎及胃癌患者(往往提示 *H.pylori* 的长期感染)只残留较低滴度的 CagA 及 VacA 阳性带。*H.pylori* 强的尿素酶活性,往往同时伴随极弱的尿素酶抗体滴度;该现象提示,*H.pylori* 的致病性与 *H.pylori* 的长期感染导致人体对 *H.pylori* 毒素的免疫耐受有关;甚至有可能 *H.pylori* 对人体致病的毒素是抗原性较弱的未知毒素而非 CagA 和 VacA;*H.pylori* 导致萎缩性胃炎及胃癌的主要原因仍是长期的炎症及不完全修复,而非 *H.pylori* 的特异毒素[15]。

我们的研究得到一个与国内外一般观点不完全一致的结论:①*H.pylori* 因为与人类长时期共存进化,人类通常不能产生针对 *H.pylori* 菌体的保护性抗体,所以不像致病菌可以因为感染而让宿主产生免疫而自愈,并因此获得免疫力不再感染。②由于 *H.pylori* 可以产生大量毒素,如 CagA、VacA、尿素酶等,人体在急性感染时,因大量毒素及 *H.pylori* 侵袭性感染导致急性胃炎。③在慢性感染早期,由于机体产生高滴度的抗 *H.pylori* 毒素抗体,产生减毒作用,可以无明显症状,甚至因为对免疫的轻度刺激及胃酸分泌稍增加,增加了消化能力;这段时期 *H.pylori* 对人类似乎是有益的。④*H.pylori* 长期感染后,机体对于 *H.pylori* 毒素的抗体因为长期刺激导致耐受,首先表现为尿素酶抗体明显下降,尿素酶活性增强,胃黏膜产生胃泌素增高、胃酸分泌增多,出现消化过强,导致胃黏膜慢性炎症及溃疡。⑤长期炎症不愈导致胃黏膜不完全修复并引起萎缩性胃炎,增加了发生胃癌的风险。⑥胃黏膜的 *H.pylori* 一般不传染,胃镜检查等医源性因素除外,可能会存在粪-口途径传染,并可有家庭内聚集现象。⑦口腔内检出 *H.pylori*,提示了 *H.pylori* 的口-口传播途径;胃食管反流病(GERD)为口腔内的 *H.pylori* 存在增加了很大的可能性。⑧口腔内环境改变使 *H.pylori* 的形态为不典型,如易发生颗粒样变,可能使尿素酶表达降低、活性下降。⑨口腔中的 *H.pylori* 增殖减慢,对抗生素的抗药性增强,是导致根除 *H.pylori* 失败的重要原因之一,为此,对于难治的 *H.pylori* 可以考虑加强口腔清洁,甚至用庆大霉素溶液漱口以提高 *H.pylori* 根除率。⑩*H.pylori* 疫苗不易成功或保护率偏低的原因是未能找到针对 *H.pylori* 菌体的保护性抗原。

## 三、幽门螺杆菌感染的检测

幽门螺杆菌感染的检测方法包括用于科研目的或临床目的的检测方法。

1. **形态学检查** 本方法主要用于研究,也可以用于临床。包括胃黏膜直接涂片、细菌培养后镜检及组织学检查。染色方法主要有涂片 Gram 染色、三荣红染色[16]。组织切片三荣红染色或 Warthin-Starry 银染、Giemsa 染色后镜检。其中 Warthin-Starry 银染下最易识别,此法准确性高但效率较低。

2. **免疫学检查** 本方法主要用于科研。*H.pylori* 感染后能使宿主产生相应的 IgG、IgM、IgA 等抗体,随着 *H.pylori* 的消失,抗体效价也逐渐下降,有的抗体在 *H.pylori* 长期感染后因免疫耐受抗体滴度也可逐渐下降。用酶联免疫吸附试验(ELISA)、胶体金试验、蛋白质印迹法(Western blotting)等可测得这些抗体,部分可用于临床,主要用于体检中的 *H.pylori* 筛检。

抗体检测是反映一段时间内 *H.pylori* 的感染情况,一般不能反映当时是否有 *H.pylori* 感染,IgM 一般可以用作现症感染指标。半年以上未服用抗生素抗感染者,*H.pylori* 抗体阳性提示有

*H.pylori* 现症感染可能,当然与抗体的滴度密切相关。体内残留少量的 *H.pylori* 感染(如萎缩性胃炎、胃癌等)一般可以使 *H.pylori* 抗体滴度持续较高,而依赖于尿素酶的检测常为阴性。

3. **生化反应检测** 一系列的生化反应常用于培养细菌的鉴定。*H.pylori* 具有很强的尿素酶活性,常用于 *H.pylori* 的鉴定及临床诊断。胃内除 *H.pylori* 外,只有很少量的细菌,如变形杆菌及葡萄球菌等具有尿素酶活性,故可能通过尿素酶试验检测胃内 *H.pylori* 感染,包括部分胃螺旋菌或海尔曼螺杆菌。因临床意义及治疗方法相近,在临床中无需鉴别。口腔中其他产尿素酶的细菌较多,故不能用尿素酶试验检测口腔中的 *H.pylori*。而行尿素呼气试验(UBT)时尽量避免试剂在口腔中停留,以免出现假阳性。

尿素酶相关检测方法常用于 *H.pylori* 的临床检测,主要有快速尿素酶试验、尿素呼气试验等。*H.pylori* 特征性的生化特性是有很强的尿素酶活性,通常以此用于检测 *H.pylori*。常用的有胃镜下胃黏膜活检的快速尿素酶试验(RUT),$^{13}$C- 尿素呼气试验($^{13}$C-UBT)及 $^{14}$C- 尿素呼气试验($^{14}$C-UBT),均已广泛用于临床 *H.pylori* 现症感染的诊断。

RUT 检测的是点,与胃排空无关。*H.pylori* 定植最多的是近幽门的胃窦及胃小弯区域,*H.pylori* 定植需要黏液丰富的胃型上皮,但有病变的部位如糜烂、萎缩及癌灶并不是 *H.pylori* 定植最丰富的区域,*H.pylori* 往往多定植于病灶边缘较正常的黏膜。

UBT 检测的是面,但与胃动力有关。由于 *H.pylori* 分布以胃小弯为主,服药后适当的翻身可以提高检出率;胃动力障碍及幽门梗阻和肠梗阻时可以出现假阴性。由于依赖于尿素酶的试验与 *H.pylori* 的数量有关,使用抗生素(停用抗生素不足 4 周)及长期使用抑酸药(停药不足 2 周,可能是低胃酸导致 *H.pylori* 尿素酶的表达强度降低,相反,酸性食物可能提高尿素酶的表达)可能明显降低 *H.pylori* 的检出率。故为正确反映 *H.pylori* 感染情况,检测时要求停用抗生素 4 周及抑酸药 2 周以上,并要考虑到口腔因素、胃排空因素及取材部位。

快速尿素酶检测(RUT)试剂盒不同,判定时间有较大差异。一般以 1~5min 能出结果为宜。有的试剂盒检测需 1h 出结果,与国内胃镜 3~5min 出报告的情况不匹配。

4. **其他检测方法** 国内已成功建立了无创的粪便 *H.pylori* 抗原检测、血清 *H.pylori* 可溶性抗原检测等方法。并逐步开始用于临床。较早时期我国朱亚一等首创的 $^{15}$N- 尿素发射光谱分析法[17]对肾功能良好的患者可用于 *H.pylori* 的检测,但目前临床很少使用。对于 *H.pylori* 的基因检测很少用于临床诊断,对于口腔中可能存在的 *H.pylori*,形态学检查、快速尿素酶试验及培养均不可靠,*H.pylori* 的基因检测有较大的作用。

口腔中存在较多动力强的弯曲样细菌,可培养成功但尿素酶试验常阴性;而牙垢的尿素酶试验常阳性,提示存在尿素酶阳性的一种或多种细菌,如变形杆菌、葡萄球菌、*H.pylori* 等;PCR 检查提示存在 *H.pylori* 基因、*H.pylori* 感染的家庭内集聚,提示 *H.pylori* 的口 - 口传播途径,推测口腔中的 *H.pylori* 为适应环境变化,可能变成球形的产尿素酶弱的形态,对抗生素耐受性也有改变,成为常规 *H.pylori* 根除方法失败的原因之一。

5. **不同检测方法的评价** 《第五次全国幽门螺杆菌感染处理共识报告》明确推荐,非侵入性 *H.pylori* 检测试验包括尿素呼气试验、粪便抗原试验和血清学试验。尿素呼气试验包括 $^{13}$C- 尿素试验试验（¹³C-UBT）和 ¹⁴C- 尿素呼气试验（¹⁴C-UBT），是临床最常应用的非侵入性检测方法，具有 *H.pylori* 检测准确性相对较高、操作方便和不受 *H.pylori* 在胃内灶性分布的影响等优点[18,19]。但 UBT 当检测值接近临界值（cut-off value）时，结果不可靠[20]，可间隔一段时间后再次检测或用其他方法检测。胃部分切除术后患者用该方法检测 *H.pylori* 准确性显著下降[21]，可采用快速尿素酶试验和 / 或组织学方法检测。

基于单克隆抗体的粪便抗原试验检测 *H.pylori* 准确性与尿素呼气试验相似[22,23]，在尿素呼气试验配合欠佳人员（如儿童等）的检测中具有优势。

常规的血清学试验检测 *H.pylori* 抗体 IgG，其阳性不一定是现症感染，不能用于根除治疗后的复查[19,23]，因此其临床应用受限。消化性溃疡出血、胃 MALT 淋巴瘤和胃黏膜严重萎缩等疾病患者存在 *H.pylori* 检测干扰因素或胃黏膜 *H.pylori* 菌量少，此时用其他检测可能会导致假阴性，而血清试验不受这些因素影响[19,23]，阳性可视为现症感染。

## 四、幽门螺杆菌的流行病学

自 *H.pylori* 研究在国内展开，消化内科、内镜、微生物学、免疫学及病理学等研究人员对 *H.pylori* 的各方面进行了由浅入深的广泛研究。寻找 *H.pylori* 的培养方法、免疫反应、*H.pylori* 的致病机制、流行病学、治疗方法等。成功与国际上 *H.pylori* 研究交流的同时，我国成立了 *H.pylori* 科研协作组，对国内的 *H.pylori* 研究和交流进行指导和协调，并与国际相关研究进行了广泛的交流，使 *H.pylori* 研究得到快速展开，取得一系列结果。尤其 *H.pylori* 的流行病学研究在国际 *H.pylori* 研究中占较重的比例。同时发现 *H.pylori* 感染的主要相关疾病仍是慢性活动性胃炎、胃炎伴糜烂及溃疡。*H.pylori* 感染的易感人群：人类对幽门螺杆菌普遍易感，*H.pylori* 感染不易自行痊愈且治愈后可再次感染。*H.pylori* 感染好发于消化内镜医护人员，且存在明显的家庭内聚集现象。采用 16S rRNA 的 PCR 可以从口腔内牙垢上检出 *H.pylori*，或以唾液 *H.pylori* 检测板（HPS）检测口腔 *H.pylori*，但培养很难成功，可能与 *H.pylori* 的形态变异有关。口腔内的 *H.pylori* 变异可能是 *H.pylori* 传播、耐药的主要原因。

中华医学会消化病学分会幽门螺杆菌学组组织全国（包括南方医科大学南方医院、北京大学第一医院、上海交通大学医学院附属仁济医院等）共 34 个单位，由张万岱、萧树东、胡伏莲教授牵头，从 2002 年 1 月至 2004 年 6 月对全国 19 个省、市、自治区一般人群 26 341 人 *H.pylori* 感染的危险因素、地理差异和 *H.pylori* 感染进行调查，结果显示 *H.pylori* 总感染率为 56.22%，广东地区最低为 42.01%，西藏最高为 84.62%。成年各年龄组、性别无明显差异。*H.pylori* 感染的危险因素与水源、职业、环境、生活条件、教育水平有关。吸烟、饮酒等与 *H.pylori* 感染的关系需进一步研究。间接粪 - 口传播和生活条件是 *H.pylori* 感染的重要危险因素。我国一般人群 *H.pylori* 感染率相对较高，多数在儿童期既已感染[24]。

此项研究成果在 2004 年北京召开的亚太消化疾病周大会上报告并获优秀论文一等奖，同时发表于中国科技论文核心期刊《现代消化及介入诊疗》[24]。

## 五、幽门螺杆菌基因研究

科研中广泛采用 *H. pylori* 的基因研究成果，进行 *H. pylori* 菌株及相关菌的鉴定、变异、致病性、诊断、治疗和疫苗研究。其中采用 16S rRNA 基因保守区的 PCR 检测及测序常用于 *H. pylori* 的诊断及相关菌的鉴定和分类；*H. pylori* 相关毒力基因常见的有：*cagA*、*vacA*、*ureA*、*ureB*、*ureC*、*oipA*、*iceA1*、*babA2*、*sfn-γ*、*tlr4*、*hsp60*、*hpaA*。*H. pylori* 的耐药相关基因研究通常有：多药耐药基因（*mdr*）、大环内酯类抗生素或克拉霉素耐药基因、阿莫西林耐药基因、甲硝唑耐药基因 *rdxA*、雷贝拉唑耐药基因等。

目前 *H. pylori* 的基因检测还较少用于临床，多用于科研。较多文献报道，口腔中存在 *H. pylori* 的 DNA，可以通过 PCR 检测，并通过 PCR-SSCP 对比 *H. pylori* 菌株的同源性，发现口腔中的 *H. pylori* 多与胃内的 *H. pylori* 同源，家庭成员中的 *H. pylori* 感染多存在同源性[17,25-27]。

## 六、幽门螺杆菌治疗方案及耐药性研究

1. **H. pylori 的治疗方案的演变**　*H. pylori* 治疗的方法主要是联合应用抗生素。1985—2000 年一般采用质子泵抑制剂（PPI）+ 两种抗生素治疗，治疗 7 天，根除率可达 80%~90%。随着抗生素的广泛应用，*H. pylori* 对抗生素的耐药性逐渐增强，*H. pylori* 根除率趋于下降，遂开始应用铋剂或雷尼替丁枸橼酸铋（RBC）+ 两种抗生素，疗程 7~10 天，以保证 *H. pylori* 的根除率在 90% 左右。但经过一段时期临床实践发现并未能阻止根除率持续下降至 70% 左右，对此，中华医学会消化病学分会开展了 *H. pylori* 耐药情况及其对治疗影响的全国多中心临床研究，由北京大学第一医院、南昌大学第一附属医院、中山大学附属第一医院等 21 个单位参加。结果表明，910 例中兰索拉唑联合克拉霉素和阿莫西林（LCA）组和兰索拉唑联合克拉霉素和甲硝唑（LCM）组按方案（PP）分析 *H. pylori* 根除率分别为 82.7% 和 68.6%（*P*<0.01）；340 例培养阳性，*H. pylori* 对甲硝唑、克拉霉素和阿莫西林的耐药率分别为 75.6%、27.6% 和 2.7%。*H. pylori* 对抗生素耐药是导致治疗失败的主要原因[28]。

为解决对 *H. pylori* 疗效不佳的问题，我国参考国外经验，观察了序贯疗法、伴同疗法治疗 *H. pylori* 的根除效果，结果均不能令人满意。遂根据国外共识意见，结合我国情况，开始应用含铋剂的四联方案，方案采用耐药率低的抗生素（如阿莫西林、四环素、呋喃唑酮等），疗程延至 10~14 天，并将此方案纳入我国 2012 年 *H. pylori* 共识意见中[29]面向全国提倡使用，实践表明 *H. pylori* 根除率可恢复到 85%~90%，初步解决了 *H. pylori* 根除难题[30]。

2. **探索提高 H. pylori 根除率的新路径**[31,32]

（1）联合中药治疗：国内张琳、张万岱等 10 余个单位的研究者通过体外抑菌试验发现了具有杀抑 *H. pylori* 作用的中药[33,34]，并通过临床观察确认这些中药杀抑 *H. pylori* 的疗效[35-39]，进而实行中西医结合探索高效治疗 *H. pylori* 感染的新途径[40-45]，中药和西药联合应用提高 *H. pylori* 的根除

率。自拟中药复方与西药联合,如王丙信[46]采用中药益胃片和西药丽珠胃三联联合治疗 *H. pylori* 阳性消化性溃疡,其溃疡治愈率 89.80%、*H. pylori* 的根除率 95.95%,明显高于中药组 80.65%、75.81%,西药组 76.47%、90.20%(*P*<0.05~0.01);随访 3 年溃疡复发率中西药结合组 6.25% 明显低于西药组 26.67% 和中药组 12.50%(*P*<0.05)。姚希贤等[47]报道灭 *Hp* 胶囊(黄连、乌梅、丹皮、丹参等)和新三联(LCA)联合治疗 *H. pylori* 阳性消化性溃疡的 *H. pylori* 根除率、溃疡愈合率、愈合质量优良率和 5 年复发率分别为 96.40%、100%、88.9%、4.0%。明显优于新三联的 92.0%、88.0%、42.0%、10.0%(*P*<0.01)。

中成药与西药联合,如马炎松[48]对 *H. pylori* 阳性萎缩性胃炎伴肠化及不典型增生者予含铋剂三联 + 胃复春治疗,其临床、病理有效率、*H. pylori* 根除率分别为 94.44%、83.33%、63.88%,明显高于单纯铋剂三联的 75.00%、56.25%、40.65%(*P*<0.01);董欣红[49]采用三九胃泰 +RAM 四联疗法(雷贝拉唑、阿莫西林、甲硝唑)治疗 *H. pylori*(+)消化性溃疡,以铋剂 +RAM 四联为对照,结果两组溃疡愈合率、*H. pylori* 根除率无明显差异(*P*>0.05),说明用三九胃泰取代铋剂的四联疗效与铋剂四联疗效相仿。胡伏莲等[50]以 PCM(泮托拉唑、克拉霉素、甲硝唑)+ 温胃舒或养胃舒治疗 *H. pylori*(+)消化性溃疡,其溃疡愈合率、*H. pylori* 根除率均明显高于 PCM 三联疗法(*P*<0.01)。同时开展多中心研究观察荆花胃康胶丸联合 LAC 三联疗法(兰索拉唑、阿莫西林、克拉霉素)治疗 *H. pylori*(+)消化性溃疡和胃炎,其 *H. pylori* 根除率 80.2% 高于 LAC 三联 72.2%(*P*<0.05)。而与铋剂 +LAC 89.9% 无明显差异(*P*>0.05)[51]。

通过实验研究探索疗效机制:姚希贤[47]研究结果表明,中药灭 *Hp* 胶囊有促进胃黏膜磷脂、氨基己糖和 EGF 的合成、分泌作用,故能获得优良愈合质量,张万岱研究结果表明,三九胃泰能促进胃黏膜 EGF 的合成、EGFR 表达增加,修复信号 NO 的 iNOS 表达增加,*c-jun*、*cmet* 表达增加参与细胞增生过程,同时发现三九胃泰能抑制 *H. pylori* 与胃黏膜的黏附和定植[52];这些可能是三九胃泰促进胃黏膜修复的机制。

(2)联合益生菌治疗:北京大学第一医院等单位进行体外实验显示[53,54]:乳酸菌和双歧杆菌等对 *H. pylori* 有抑制作用,动物实验表明益生菌可影响 *H. pylori* 在胃内定植;联合三联疗法可以提高 *H. pylori* 根除率。南京大学研究人员在三联或四联疗法中加用培菲康治疗 14 天后,其根除率 82.7% 明显高于三联(60%)和四联(79%)[55]。海军军医大学第一附属医院在上海进行多中心研究显示乳杆菌和粪链球菌联合加入三联或四联之后可使 *H. pylori* 的根除率从 61.55% 提高到81%~82%,同时减轻了副作用[53,56-58]。从而说明益生菌的应用为提高 *H. pylori* 根除率提供了新思路。

(3)联合口腔洁治:从 *H. pylori* 相关性胃病患者的牙菌斑中培养出 *H. pylori* 表明,口腔是 *H. pylori* 的储存场所和传播途径。研究证实同一患者的口腔内、胃内 *H. pylori* 的指纹图谱分析具有同源性[59,60],故根除口腔 *H. pylori* 可能是提高胃内 *H. pylori* 根除率和防止复发的新路径,牙菌斑是一种细菌生物膜,牢固胶黏于牙面和牙间,一般内科治疗难以奏效,必须采取口腔洁治才能根除口腔 *H. pylori*,包括每日三餐后刷牙,每次 3min;0.1% 氯己定溶液 10ml 漱口早晚各一次,每次1min;牙菌斑超声洁治术及手工龈下刮治术,每周一次。中国医科大学临床研究表明[57,58],三联加口腔洁治术对胃和口腔 *H. pylori* 均阳性者根除率达 96.3%，明显高于单纯三联的 60.0%，提示口腔 *H. pylori* 感染可使胃内 *H. pylori* 根除率降低，口腔洁治不仅杀灭局部 *H. pylori*，同时可明显提高胃内 *H. pylori* 的根除率。

## 七、幽门螺杆菌疫苗研究

*H. pylori* 长期感染，提示 *H. pylori* 往往不能通过免疫反应自行清除且获得预防 *H. pylori* 感染的免疫力。*H. pylori* 菌体抗原（含 *H. pylori* 菌体、毒素及代谢产物）与 *H. pylori* 分泌抗原（主要是毒素及代谢产物）的免疫印迹带极其相似，提示人体产生的抗体往往不是针对 *H. pylori* 菌体的保护性抗体，而是针对 *H. pylori* 毒素的减毒抗体。所以成功研制和推广 *H. pylori* 疫苗可能非常困难。目前国内外在中国申请 *H. pylori* 疫苗相关专利已有 51 项；有代表性的是陆军军医大学邹全明等的"幽门螺杆菌抗原重组疫苗"，该发明公开了基于幽门螺杆菌中性粒细胞激活蛋白（NapA）抗原的重组疫苗、其制备方法及其诱导抗 *H. pylori* 感染的保护性免疫反应中的应用。该疫苗由作为基本活性成分的单独的 *H. pylori* 中性粒细胞激活蛋白（NapA），或 *H. pylori* 中性粒细胞激活蛋白（NapA）与黏附素 HpaA、尿素酶 B 亚单位活性片段（UreB414）构成的融合蛋白质，以及一种或多种医药上可接受佐剂和赋形剂组成。

邹全明教授等通过了口服抗 *H. pylori* 疫苗的 III 期临床研究，成功研发出世界首个且目前唯一获批准的抗 *H. pylori* 疫苗。该研究属于随机、双盲、安慰剂对照的 III 期临床试验，主要评估口服 3 组不同剂量的重组抗 *H. pylori* 疫苗，在中国儿童中的有效性、安全性及免疫原性。试验共纳入 4 464 名研究对象，有完整试验数据的为 4 403 人。6~15 岁无 *H. pylori* 感染的健康儿童被随机分配到抗 *H. pylori* 疫苗试验组或安慰剂对照组，随访时间为 3 年。随访第 1 年出现 *H. pylori* 感染者共 64 例，试验组 2 074 人中 14 人感染 *H. pylori*，对照组 2 090 人中 50 人感染 *H. pylori*，71.8% 的疫苗有效。不良反应发生率试验组 7%，对照组 7%。

*H. pylori* 疫苗研究已被列入 WHO 的重大攻关项目，成为全球生物医药研究领域的热点课题。目前 *H. pylori* 疫苗主要是多个亚单位疫苗，以尿素酶、热休克蛋白、空泡细胞毒素 A、黏附素、过氧化氢酶等为主，目前尚未出现有保护作用的菌体抗原疫苗问世，也使 *H. pylori* 疫苗效果受到影响。

由于 *H. pylori* 感染的致病机制涉及细菌因素、宿主因素及感染时间长短，胃内环境以及饮食相关因素；*H. pylori* 感染引起的免疫反应往往不能清除感染而使得宿主产生慢性炎症等原因，*H. pylori* 疫苗目前都还存在着保护率不高的问题，而且所选抗原是否能针对所有 *H. pylori* 菌株产生保护性也有待进一步确认。其中 UreB（尿素酶亚单位 B）、HSPA（热休克蛋白 A）、HpaA（黏附素）、Nap（中性粒细胞激活蛋白）、AhpC（烷基过氧化氢还原酶）是 *H. pylori* 疫苗研究的主要有效亚单位，采用其中任何一种抗原制备成的疫苗为亚单位单价疫苗，采用其中任何两种或以上的抗原组合制成的疫苗为双价/多价疫苗。目前 *H. pylori* 预防性亚单位疫苗研究发展趋势是双价/多价抗原+分子内佐剂。一般双价/多价抗原免疫效果更好。

口服重组 *H. pylori* 疫苗于 2009 年 3 月 23 日获得国家食品药品监督管理总局（CFDA）新药证

书批准,用于预防 *H. pylori* 感染,属国家Ⅰ类新生物制品。Ⅲ期临床研究结果表明:受试人群血清抗体阳转率大于 85%,预防感染的总保护率达到 72.10%,免疫效果肯定;对受试人群具有较好的安全性。

## 八、中国幽门螺杆菌研究协作及共识意见

自 1982 年 *H. pylori* 被分离培养成功,*H. pylori* 相关研究在国际上引起了广泛兴趣,作为研究热点每年有大量的文献发表,各地有各类学术组织成立及学术会议召开。

1982 年澳大利亚的 Marshall 和 Warren 将 *H. pylori* 分离培养成功。1985 年我国上海第二医科大学(现上海交通大学医学院)张振华教授等首次从人胃黏膜分离培养 *H. pylori* 成功。继而南方医科大学南方医院、上海交通大学医学院附属仁济医院、北京大学第一医院等正式开始了中国 *H. pylori* 研究和协作。

1990 年在珠海召开了中国第一届幽门螺杆菌学术会议,江绍基、周殿元担任会议主席,张万岱任会议秘书长。

1993 年在深圳召开了幽门螺杆菌国际学术会议,周殿元、萧树东任会议主席,张万岱任会议秘书长。

1996 年首届西太平洋幽门螺杆菌国际学术会议在北京举行,中华医学会消化病学分会参与主办。

1996 年幽门螺杆菌的发现人之一 Warren 教授访问第一军医大学微生态学实验室。

1997 年 4 月在广州召开了中国第二届幽门螺杆菌学术会议,周殿元、萧树东任会议主席,张万岱任会议秘书长。在本次会议上周殿元、张万岱、贾博琦、胡伏莲、萧树东、胡品津 6 位教授联合倡议成立我国幽门螺杆菌科研协作组,得到全国各地的广泛响应。

1998 年全国幽门螺杆菌科研协作组在上海正式成立,张万岱任组长,萧树东、胡伏莲、胡品津任副组长;徐智民博士任秘书。

1999 年 4 月在三亚召开了我国第一次幽门螺杆菌共识会议,参会专家 56 人,将共识初稿提请 1999 年 10 月在西安举行的第六届全国消化病学术大会讨论通过。

2000 年经中华医学会批准,全国幽门螺杆菌科研协作组更名为中华医学会消化病学分会幽门螺杆菌学组。第一届成员:组长:张万岱;副组长:萧树东、胡伏莲、胡品津;秘书:徐智民;顾问:贾博琦、周殿元、潘国宗、于中麟、曹世植、林兆鑫。成员 21 名。

2003 年在安徽桐城举行了全国第二次幽门螺杆菌共识会议,同时讨论了全国幽门螺杆菌流行病学调查工作,学组换届为第二届。中华医学会消化病学分会第二届全国幽门螺杆菌学组名单:顾问:萧树东、潘国宗、周殿元、贾博琦、王崇文、徐采朴、危北海;组长:张万岱;副组长:胡伏莲、胡品津、刘文忠;成员:(按汉语拼音排序)白文元、李瑜元、吕有勇、欧阳钦、彭孝纬、钱可大、屠振兴、王吉耀、吴开春、徐克成、张国新、张建中、张联。

2004 年亚太消化疾病周大会在北京举行,幽门螺杆菌学组中国流行病学调查论文在大会报告

获优秀论文一等奖。

2005 年在杭州举行幽门螺杆菌学术研讨会,Marshall 出席并作报告。

2005 年在长沙举行了全国第三次幽门螺杆菌学术会议,学组换届,第三届幽门螺杆菌学组由张万岱任名誉组长,胡伏莲任组长,刘文忠、胡品津、王继德任副组长,成虹任秘书。

2006 年在北京举行全国幽门螺杆菌感染及消化病诊治临床论坛。此论坛逐步形成品牌会议,每年一次。至 2018 年已举办 13 次,Marshall 曾多次参加此论坛。

2007 年在庐山举行了全国第三次幽门螺杆菌共识会议,此后学组就中西医结合根除幽门螺杆菌的新路径组织开展了全国性科研协作工作。

2010 年举行全国性幽门螺杆菌学术会议,学组换届,第四届学组由胡伏莲任名誉组长,吕农华任组长,刘文忠、王继德、成虹、曾志荣、周丽雅任副组长,萧树东、潘国宗、樊代明、周殿元、张万岱、王崇文、胡品津任顾问,谢勇、杨桂彬任秘书。

2012 年在井冈山举行第四次全国幽门螺杆菌共识会议,此后学组多次举行全国幽门螺杆菌高峰论坛,并开展了全国性科研协作工作。

2014 年学组换届,第五届学组由胡伏莲任名誉组长,吕农华任组长,刘文忠、成虹、周丽雅、陈烨任副组长,萧树东、潘国宗、樊代明、周殿元、张万岱、王崇文、胡品津任顾问,谢勇、杨桂彬任秘书。

2016 年 12 月在杭州召开了第五次全国幽门螺杆菌感染处理共识会议。本次会议达成的共识内容分为幽门螺杆菌根除指征、诊断、治疗、幽门螺杆菌感染与胃癌、特殊人群幽门螺杆菌感染、幽门螺杆菌感染与胃肠道微生态 6 部分、共 48 条陈述。本次共识与四次共识比较具有如下特色和亮点:

1. 明确了一些新观念、新认识,如幽门螺杆菌胃炎是一种感染性疾病、幽门螺杆菌相关消化不良是一种器质性疾病、根除幽门螺杆菌可作为胃癌一级预防措施等。

2. 原四次共识幽门螺杆菌根除指征 12 项中,只有 1 项"个人要求治疗",修改为"证实有幽门螺杆菌感染",其含义是"幽门螺杆菌感染者应根除治疗",似乎不需指征,但因我国幽门螺杆菌感染率高、人口基数大、阳性者均予治疗不现实,加之根除幽门螺杆菌不同疾病个体之间受益不同,故仍需指征,以便对受益较大的个体进行根除,遂把"证实有幽门螺杆菌感染"列为指征之一。

3. 提出了"幽门螺杆菌与若干胃十二指肠外疾病相关",呈正相关的疾病包括冠心病、脑卒中、老年痴呆、帕金森病、肥胖、结肠肿瘤和荨麻疹等,呈负相关的疾病包括哮喘、食管腺癌等。但这些相关的因果关系尚未证实。根除治疗时不需要顾忌负面影响。

4. 推荐铋剂四联(PPI+ 铋剂 +2 种抗生素)作为主要的根除治疗,在原四次共识 5 种方案(抗生素组成是阿莫西林 + 克拉霉素、阿莫西林 + 左氧氟沙星、阿莫西林 + 呋喃唑酮、四环素 + 呋喃唑酮、四环素 + 甲硝唑)基础上,又拓展了 2 种方案(阿莫西林 + 四环素、阿莫西林 + 甲硝唑),共 7 种方案。一般采用常规剂量,疗程 14 天,其中甲硝唑可增至一天 1.6g,根除率可达 85%~94%。我国拓展的铋剂四联方案疗效已被国外研究验证,被 Maastricht V 共识和多伦多共识推荐。并报道了:目前已有将铋剂、四环素和甲硝唑置于同一胶囊中的新型制剂(pylera),在全球推广应用。

5. 在幽门螺杆菌感染与胃癌的关系中陈述了,目前认为幽门螺杆菌感染是预防胃癌最重要的可控危险因素。胃黏膜萎缩或肠化发生前,实施幽门螺杆菌根除治疗可有效降低胃癌发生风险,在胃癌高发区推荐幽门螺杆菌"筛查和治疗"策略,有效的幽门螺杆菌疫苗将是预防感染的最佳措施。

6. 增加了特殊人群幽门螺杆菌感染,不推荐 14 岁以下儿童常规检测幽门螺杆菌,推荐对消化不良和消化性溃疡行幽门螺杆菌检测和治疗。老年人根除幽门螺杆菌治疗药物不良反应的风险增加,故应行效益、风险综合评估,个体化处理。

7. 同时阐述了幽门螺杆菌感染与胃肠道微生态的关系,指出根除幽门螺杆菌可能短期影响肠道菌群,其远期影响尚不明确,益生菌可降低幽门螺杆菌治疗的胃肠道不良反应,但能否提高根除率尚有待更多研究。

(张万岱　徐智民)

## 参 考 文 献

[ 1 ] 张振华 , 李小宾 , 袁美英 , 等 . 胃黏膜活检标本中弯曲菌样细胞的检出 . 中华消化杂志 , 1985, 5 (4): 553-233.

[ 2 ] Assumpcao MB, Martins LC, Melo Barbosa HP, et al. Helicobacter pylori in dental plaque and stomach of patients from Northern Brazil. World J Gastroenterol, 2010, 16 (24): 3033-3039.

[ 3 ] 叶国钦 , Karin E, Noriko T. 口腔幽门螺杆菌感染与胃幽门螺杆菌感染的相关性探讨 . 中华消化杂志 , 2011, 31: 38-41.

[ 4 ] 徐智民 , 潘令嘉 , 周殿元 , 等 . 人胃螺杆菌感染的随访 . 现代消化及介入诊疗 , 1997 (4): 296-300.

[ 5 ] 徐智民 , 潘令嘉 , 杨海涛 , 等 . 狗胃内幽门螺杆菌相关菌的调查研究 . 中国微生态学杂志 , 1994, 3: 1-4.

[ 6 ] Yang H, Dixon MF, Li X, et al. Acute gastritis associated with infection of large spiral-shaped bacteria. Am J Gastroenterol, 1995, 90 (2): 307-309.

[ 7 ] 郑青 , 陈晓宇 , 施尧 , 等 . 幽门螺杆菌长期感染蒙古沙土鼠建立胃癌模型的研究 . 中华消化杂志 , 2003, 23 (2): 92-96.

[ 8 ] 姚永莉 , 张万岱 , 徐波等 . 幽门螺杆菌长期感染蒙古沙土鼠腺胃模型的建立及评价 . 中华消化杂志 , 2001, 21 (11): 654-657.

[ 9 ] 金哲 , 胡伏莲 , 魏红 , 等 . 幽门螺杆菌长期感染蒙古沙土鼠腺胃模型的建立与评价 . 中华医学杂志 , 2004 (22): 1518-1522.

[ 10 ] 周丽雅 , 林三仁 , 丁士刚 , 等 . 根除幽门螺杆菌对胃癌患者及胃黏膜组织学变化的八年随访研究 . 中国消化杂志 , 2005, 25 (6): 324-327.

[ 11 ] 王振宇 , 林兆鑫 , 陈宝雯 , 等 . 幽门螺杆菌与胃癌的关系 . 胃肠病学 , 1997, 2 (3): 131-135.

[ 12 ] Wong BC, Lam SK, Wong WM, et al. Helicobacter pylori eradication to prevent gastric cancer in a high risk region of China. JAMA, 2004, 291: 187-194.

[ 13 ] 马峻岭 , 张联 , 潘凯枫 , 等 . 幽门螺杆菌与胃癌发生进程的 10 年队列研究 . 中华医学杂志 , 2005, 85 (39): 2758-2761.

[ 14 ] 徐智民 , 潘令嘉 , 余毅 , 等 . 急性幽门螺杆菌感染 . 现代消化及介入诊疗 , 1996, 2: 115-118.

[ 15 ] 张万岱 , 徐智民 . 幽门螺杆菌免疫分型的研究 . 世界华人消化杂志 , 2002, 10 (5): 509-512.

[ 16 ] 路又可 , 孙振兴 , 施雅芳 , 等 . 三荣红染色法诊断幽门螺杆菌感染 . 中华消化杂志 , 1992, 12 (6): 325-327.

[ 17 ] 朱亚一 , 吴继琮 . $^{15}$N- 尿素发射光谱分析法检测幽门螺杆菌感染 . 中华核医学与分子影像杂志 , 2002, 22 (5): 306-307.

[ 18 ] Ferwana M, Abdulmajeed I, Alhajiahmed A, et al. Accuracy of urea breath test in Helicobacter pylori infec-

tion: meta-analysis. World J Gastroenterol, 2015, 21: 1305-1314.

［19］Wang YK, Kuo FC, Liu CJ, et al. Diagnosis of Helicobacter pylori infection: Current options and developments. World J Gastroenterol, 2015, 21 (40): 11221-11235.

［20］Gisbert JP, Pajares JM. Review article: $^{13}$C-urea breath test in the diagnosis of Helicobacter pylori infection—a critical review. Aliment Pharmacol Ther, 2004, 20: 1001-1017.

［21］Tian XY, Zhu H, Zhao J, et al. Diagnostic performance of urea breath test, rapid urea test, and histology for Helicobacter pylori infection in patients with partial gastrectomy: a meta-analysis. J Clin Gastroenterol, 2012, 46: 285-292.

［22］Gisbert JP, de la Morena F, Abraira V, et al. Accuracy of monoclonal stool antigen test for the diagnosis of H. pylori infection: a systematic review and meta-analysis. Am J Gastroenterol, 2006, 101: 1921-1930.

［23］Atkinson NS, Braden B. Helicobacter pylori Infection: Diagnostic Strategies in Primary Diagnosis and After Therapy. Dig Dis Sci, 2016, 61 (l): 19-24.

［24］张万岱，胡伏连，萧树东，等. 中国自然人群幽门螺杆菌感染的流行病学调查. 现代消化及介入诊疗, 2010, 15 (5): 265-270.

［25］侯海玲，孟焕新，胡伏连，等. 不同方法检测牙菌斑中幽门螺杆菌的比较. 现代口腔医学杂志, 2004, 18 (3): 242-245.

［26］张清彬，董福生，王洁，等. 家庭内唾液幽门螺杆菌感染的致病菌型分析. 现代口腔医学杂志, 2006, 20 (3): 240-242.

［27］高静. 慢性胃炎患者口腔幽门螺杆菌对胃幽门螺杆菌根除率的影响. 泰山医学院学报, 2010, 31 (4): 252-254.

［28］中华医学会消化病学分会幽门螺杆菌学组. 中国幽门螺杆菌耐药状况以及耐药对治疗的影响——全国多中心临床研究. 胃肠病学, 2007, 12 (9): 525-529.

［29］中华医学会消化病学分会幽门螺杆菌学组，全国幽门螺杆菌感染研究协作组. 第四次全国幽门螺杆菌感染处理共识报告. 中华内科杂志, 2012, 51 (10): 832-837.

［30］张万岱. 探索治疗幽门螺杆菌感染的新途径. 大连医科大学学报, 2012, 34 (5): 417-423.

［31］张万岱. 探索中西医结合治疗幽门螺杆菌感染的新途径. 中华医学杂志, 2012, 92 (10): 664-665.

［32］胡伏连. 幽门螺杆菌感染治疗的新途径. 中华医学杂志, 2012, 92 (10): 649-651.

［33］张琳. 幽门螺杆菌与慢性胃炎发病及中草药对其防治的研究. 中国中西医结合杂志, 1990, 10 (5): 268-270.

［34］张万岱，张秀荣，黄征华，等. 中药对幽门螺杆菌杀抑作用的筛选试验. 现代消化及介入诊疗, 2001, 6 (2): 55-56.

［35］黄浩然，陈蔚文，吕宗舜等. 中药及其有效成分抑制幽门螺杆菌的研究进展. 中药新药与Ⅰ期临床药理, 2008, 19 (6): 508-511.

［36］王绪霖，缴德玲，吕宗舜，等. 抑制幽门螺杆菌中药的初步筛选. 中国中西医结合杂志, 1994, 14 (9): 534-535.

［37］姚希贤，王丙信，李仲兴，等. 对幽门螺杆菌有效中西药物筛选的实验研究. 胃肠病学和肝病学杂志, 1995, 4 (4): 267-270.

［38］刘利民，张万岱，宋于刚，等. 慢性胃病不同中医证型幽门螺杆菌感染的比较研究. 新消化病学杂志, 1997, 5 (1): 15-16.

［39］冯连如，延文. 幽门螺杆菌与胃脘痛中医分型的关系. 现代中西医结合杂志, 2006, 9 (2): 105-106.

［40］陈朝元，王岩. 幽门螺杆菌与慢性萎缩性胃炎及其证型的关系. 中医药学刊, 2002, 20 (6): 828-829.

［41］黄献民. 消炎抗萎汤治疗慢性萎缩性胃炎并幽门螺杆菌感染 33 例. 中国中西医结合杂志, 2001, 9 (5): 313.

［42］王兆永. 中药治疗幽门螺杆菌阳性慢性活动性胃炎 75 例. 中国中西医结合杂志, 2000, 20 (12): 902.

［43］杨国红，冯常炜，冀爱英，等. 清幽丸治疗幽门螺杆菌相关胃炎 128 例. 中国中西医结合杂志, 1999, 19 (1): 45-46.

［44］姚希贤，姚金锋，崔东来，等. 根除幽门螺杆菌与疗胃煎剂对幽门螺杆菌相关慢性萎缩性胃炎治疗作用. 世界华人消化杂志, 2000, 8 (7): 741-745.

［45］ 李振洲 . 红藤蒲贝煎剂治疗消化性溃疡疗效分析 . 中国中西医结合脾胃杂志 , 1997, 5 (1): 17-19.

［46］ 王丙信，杨同占，吕玉洁，等 . 中西医结合疗法治疗幽门螺杆菌阳性消化性溃疡的远期疗效观察 . 中国中西医结合消化杂志 , 2000, 9 (1): 23-25.

［47］ 姚希贤，冯丽英，白文元，等 . 灭 *Hp* 胶囊多联治疗 *Hp* 阳性消化性溃疡 . 世界华人消化杂志 , 1999, 7 (9): 766-769.

［48］ 马松炎 . 联合叶酸、胃复春治疗幽门螺杆菌阳性胃癌前期病变 36 例 . 临床和实验医学杂志 , 2006, 5 (7): 942.

［49］ 董欣红，胡伏莲，李世荣，等 . 三九胃泰四联疗法治疗消化性溃疡及根除幽门螺杆菌多中心临床研究 . 中国新药杂志 , 2002, 11 (6): 476-479.

［50］ 胡伏莲，王蔚红，胡品津，等 . 温胃舒、养胃舒治疗幽门螺杆菌相关慢性胃炎和消化性溃疡的全国多中心临床研究 . 中华医学杂志 , 2010, 90 (2): 75-78.

［51］ 胡伏莲，成虹，张学智，等 . 多中心临床观察荆花胃康联合三联疗法治疗幽门螺杆菌相关性十二指肠溃疡和胃炎及耐药分析 . 中华医学杂志 . 2012, 92 (10): 679-684.

［52］ 张万岱，姚永莉 . 三九胃泰疗效机理的再探讨 . 现代消化及介入诊疗 , 2002, 7 ( 专辑 ): 62-63.

［53］ 胡伏莲 . 以菌制菌——益生菌对幽门螺杆菌抑制作用的探讨 . 中华医学杂志 , 2011, 91 (29): 2017-2018.

［54］ 汪春莲 . 幽门螺杆菌感染的微生态治疗 // 胡伏莲，周殿元 . 幽门螺杆菌感染的基础与临床 . 3 版 . 北京 : 中国科学技术出版社 , 2010.

［55］ 赵保明，赵曙光，李慧艳，等 . 提高幽门螺杆菌根除率的临床研究 . 胃肠病学及肝病学杂志 , 2010, 19: 1016-1018.

［56］ 杜奕奇 . "以菌制菌" 浅谈益生菌提高幽门螺杆菌根除率的临床研究 . 医学与哲学 , 2012, 33 (5): 17-19.

［57］ 杜奕奇 . 微生态制剂联合三联疗法治疗幽门螺杆菌感染 . 现代消化及介入诊疗 , 2010, 15 (1): 43-46.

［58］ 姚希贤，蒋树林 . 灭幽门螺杆菌胶囊结合低剂量标准三联法治疗慢性胃炎作用的研究 . 中国中西医结合脾胃杂志 , 1997,(3): 131-133.

［59］ 李岩 . 口腔洁治提高幽门螺杆菌根除率 . 医学与哲学 , 2012, 33 (5): 20-21.

［60］ 叶国钦 . 口腔幽门螺杆菌感染与胃幽门螺杆菌感染的相关性探讨 . 中华消化杂志 , 2011, 31: 38-41.

第二十四章
# 幽门螺杆菌的基本生物学性状

## 一、幽门螺杆菌的形态结构特征

### （一）幽门螺杆菌的基本形态

针对幽门螺杆菌（*H. pylori*）的形态已有详细描述[1,2]。简言之，光镜下，它是一种革兰氏阴性，螺旋形或弧形弯曲的细菌。利用新鲜培养物的湿涂片在相差显微镜下可取得很好的观察效果，可见形态典型、运动活泼的菌体。电镜下，*H. pylori* 呈现单极多鞭毛、末端钝圆、菌体呈螺旋形弯曲的细菌（图 24-1）。长 2.5~4.0μm，宽 0.5~1.0μm。在胃黏膜上皮细胞表面常呈典型的螺旋形或弧形（图 24-2）。同体外培养来源的细菌形态相比，组织切片或活检组织涂片上观察到的细菌更小、弯曲更明显。在陈旧培养基上,细菌可以发生球形变[3]。

## (二)幽门螺杆菌的超微结构

电镜下,菌体的一端可见4~7条带鞘的鞭毛。分裂时,则两端均可见鞭毛。鞭毛长度为菌体长径的1.0~1.5倍,直径约为30nm(图24-1)。每一鞭毛根部均可见一圆球状根基,位于菌体细胞壁内侧,每一鞭毛由此向菌体外伸出。菌体末端鞭毛根基的内侧,尚有一个明显的低电子密度区域,可能与鞭毛运动的能量储存有关(图24-3)。鞭毛的鞘是一层含有蛋白和脂多糖的膜。鞭毛含有两种不同的鞭毛蛋白:FlaA和FlaB,这两种鞭毛蛋白对于细菌的运动均是必需的。鞭毛是*H. pylori*的动力器官,在定居过程中起"锚着"的作用[3](图24-4)。鞭毛蛋白的表达受基因*fliP*中某些重复序列的调节,从而使得*H. pylori*从有动力向无动力转化,而这种转变是可逆的,提示在*H. pylori*中存在一种调控细菌动力的机制[4]。*H. pylori*经鞣酸处理,可见包裹其外表面、厚达40nm的糖萼(glucocalyx)。电镜下,由于其呈细丝网状与胃黏膜上皮细胞表面连接,因此亦有人称之为纤毛或菌毛,它成为黏附于胃上皮细胞表面的主要物质基础(图24-5)。*H. pylori*定居于胃上皮细胞表面,除了鞭毛和菌毛的作用以外,尚存在菌体细胞壁与胃上皮细胞细胞膜表面直接相贴的现象(图24-6)。这种现象的机制可能与借糖萼粘连的机制不同,其机制及其是否有特殊意义有待进一步研究,电镜下可见上述两种类似的相互黏附现象(图24-7)。*H. pylori*尚可以与人红细胞Lewis分型中Le^b型红细胞发生凝集反应。

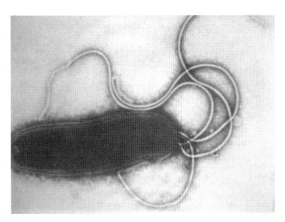

图24-1 幽门螺杆菌的悬滴负染标本
(透射电镜,4 800×)

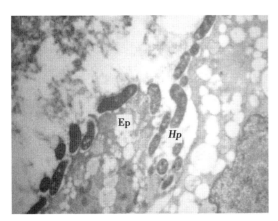

图24-2 幽门螺杆菌密集地黏附在胃上皮细胞
表面的超薄切片(透射电镜,8 000×)
*Hp*:幽门螺杆菌;*Ep*:胃上皮细胞。

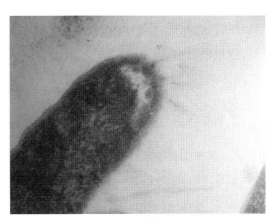

图24-3 幽门螺杆菌菌体末端及鞭毛
根部的超微结构(透射电镜,60 000×)

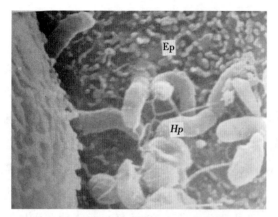

图 24-4　幽门螺杆菌借鞭毛黏附于胃黏膜上皮
细胞表面(扫描电镜,20 000×)

*Hp*:幽门螺杆菌;Ep:胃上皮细胞。

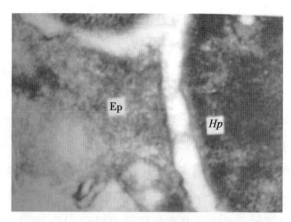

图 24-5　幽门螺杆菌借菌毛黏附于胃上皮细胞
表面超薄切片(透射电镜,70 000×)

*Hp*:幽门螺杆菌;Ep:胃上皮细胞。

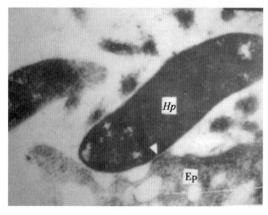

图 24-6　幽门螺杆菌部分细胞壁与胃上皮细胞部
分细胞膜直接相贴(透射电镜,50 000×)

*Hp*:幽门螺杆菌;Ep:胃上皮细胞

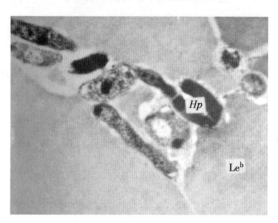

图 24-7　幽门螺杆菌和 Le$^b$ 红细胞凝集中的相互
关系超薄切片(透射电镜,12 000×)

*Hp*:幽门螺杆菌;Le$^b$:Lewis$^b$ 型红细胞

### (三) 幽门螺杆菌的圆球体

延长培养时间,形态典型的细菌会发生圆球体样变化,这可能是 *H. pylori* 的 L 型。在生长环境不良时、氧张力提高、碱性环境、温度升高或者阿莫西林干预均可导致球形变[5](图 24-8)。圆球体有两种类型,一种较大,在透射镜下可见稀疏的细胞质,细胞体积膨大,该类型可能是一种退化型,在传代中不能再生长。另一种小圆球体,透射电镜下可见电子密度较高的细胞质,且有完整的细胞膜。这种类型可能比前者有较高含量的 2- 酮基 -3- 脱氧辛酸(2-keto-3-deoxyoctonic,KDO)和蛋白质。它已经被证明至少在 30 天内对物理和化学因素有一定耐受性,且在 4~6 周内在合适的培养条件下能重新生长恢复成繁殖体。可是迄今尚未能证实这种圆球体在自然环境中的持续存在,或许这是弄清 *H. pylori* 感染流行病学和某些治疗失败的

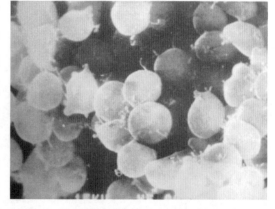

图 24-8　幽门螺杆菌的 L 型(扫描电镜,20 000×)

关键因素[5]。

尽管圆球体是不能培养的,但一些试验提示这种形态依然具有生命力和感染性[6-8]。而且,某些研究则认为球形变是细菌死亡的形态学特征[9,10]。Kuster 等(1997)观察到同外界因素无关的 H. pylori 球形变,同时伴有超微结构和抗原特性的改变:①RNA、DNA 数量以及完整性显著降低;②膜蛋白减少;③抗生素抑制 RNA 和蛋白合成作用不能促进球形变的发生,但可以提高细菌的球形变率。因此,H. pylori 的球形变可能是一个被动的过程,不需要蛋白合成过程的参与。圆球体更可能是细菌死亡过程的一种形态特征,而非其他活力形式。同时,H. pylori 基因序列以及分子生物学资料也显示,圆球体是 H. pylori 的退性变,不同圆球体之间的差异仍然不是很清楚,针对基因谱进行的研究可能有助于问题的阐明。

(四) 幽门螺杆菌的动力

H. pylori 有单极鞭毛,具有很强的运动能力,可以穿透覆盖于胃黏膜表面的黏液层,故认为 H. pylori 菌株的动力对于其在胃黏膜上的定植是非常重要的。Coelho 等[11]研究了 H. pylori 与其他肠道有鞭毛的常见代表菌——大肠杆菌在不同黏稠度液体中的运动情况。在含有 0.1%~1.5% 甲基纤维素和 1% 蛋白胨的黏稠溶液中,有周鞭毛的大肠杆菌在黏稠度达到 20 厘珀(cp)即无法运动。而 H. pylori 在 10cp 比在 1cp 时游动得更快,甚至在 200cp 的黏稠培养液中仍能游动。这也可能与 H. pylori 的螺旋形菌体特征及鞭毛的旋转推动作用有关。由此,使 H. pylori 在胃内容物排空之前很快穿透胃壁黏膜表面厚厚的黏液层,定植胃黏膜上皮细胞表面,而其他细菌很难穿透这样的黏液层,这也许可以解释为什么截至目前几乎仅发现 H. pylori 这一种细菌定植于胃黏膜上皮细胞表面。

## 二、幽门螺杆菌的生理学特征

### (一) 幽门螺杆菌的生长和生存条件

1. **H. pylori 的气体需要**  H. pylori 是一种微需氧菌。它的稳定生长需要依靠含 5%~8% 氧气的气体环境,因此它在常规大气环境中和绝对厌氧环境中均不能生长。从临床标本中分离 H. pylori 菌株需提供微需氧环境,最开始人们使用三气培养箱,给予氧气 5%、二氧化碳 15%、氮气 85% 的低氧气体环境,以利于 H. pylori 菌株的生长。由于三气培养箱价格昂贵、难以普及;同时三气培养箱需要连续供气,气体消耗较大,上述条件严重地限制了 H. pylori 分离培养在临床的应用和普及。为了弥补上述缺陷,人们尝试寻找其他可以用于 H. pylori 分离培养的替代方法,最为可靠和常用的是密封厌氧罐技术,通过给密封厌氧罐充入预先制备的包含 5% $O_2$ 的混合气体,为 H. pylori 的生长提供必要的气体环境,从而在适宜培养基上培养出 H. pylori 菌落。该技术已经在临床和实验室应用多年,可靠性和 H. pylori 分离培养成功率均得到有效保证,是临床和研究机构进行 H. pylori 分离培养以及药敏试验便捷、可靠、低成本的解决方案,更便于分离培养和药敏试验的推广及应用。另外,95% 以上的相对湿度也是 H. pylori 成功培养的条件之一。

2. **H. pylori 的能量问题**  早期认为 H. pylori 并不在代谢中利用碳水化合物获得能量,而是利用有机酸和氨基酸。但是 Reynolds 等[12]研制了一种合成培养基证明精氨酸、组氨酸、异亮氨酸、亮氨酸、甲硫氨酸、苯丙氨酸、缬氨酸是 H. pylori 的必需氨基酸。有一些菌株尚需要丙氨酸或丝氨酸。但没有葡萄糖时，H. pylori 也能生长，有适量葡萄糖和丙氨酸时则能大大促进其生长，这说明葡萄糖可能仍然是 H. pylori 能量和碳源的重要来源之一。H. pylori 不含有弯曲菌属细菌所常有的MK-6 呼吸醌，而含有一种未经鉴定的呼吸醌(UN-MK-6)，它不仅可能与获得能量有关，还可能是区别于弯曲菌属的重要化学标记之一。

3. *H. pylori* 相关培养基　许多固体培养基均能用于 *H. pylori* 的分离培养。例如，哥伦比亚琼脂、牛心脑浸液琼脂、布氏琼脂和 M-H 琼脂等，但必须加入适量的新鲜脱纤维动物全血(马、羊或人)或胎牛血清作为营养补充物[13]。有些培养基中也会加入适量的活性炭(0.2%)或可溶性淀粉(1%)吸收培养基中衍化产生的毒性氧离子从而更有利于 *H. pylori* 的生长。最近的研究还显示，在培养基中加入硫酸亚铁、丙酮酸钠和黏蛋白均有助于提高细菌的产量[14]。

*H. pylori* 生长缓慢，通常需要 3~5 天甚至更长时间，才能形成针尖状半透明小菌落。对于经过纤维胃镜取材的 *H. pylori* 分离培养标本，为了抑制在标本采集和接种过程中可能污染的兼性厌氧菌和霉菌等，常需在培养基内加入由万古霉素、甲氧苄啶(TMP)、两性霉素、多黏菌素等组合的抑菌剂，以防止杂菌对 *H. pylori* 菌落的掩盖以及对 *H. pylori* 菌株生长的影响。早期 *H. pylori* 的分离培养阳性率较低，仅 30%~50%，现在随着培养基的优化和多点取材的普及，胃黏膜活检标本分离培养阳性率(排除 *H. pylori* 感染灶分布不均因素等)可达到 95% 以上。

4. *H. pylori* 的液体培养　*H. pylori* 在液体培养基中生长相对困难，这可能是由于在液体里面更难保证菌体必需的微需氧环境和营养物质的稳定，以及有害产物的持续扩散。因此，液体培养时，必须设法使培养液不断地摇动以克服上述不利因素，例如可以使用恒温摇床进行 *H. pylori* 的液体培养。Secker 等[15]用气体可透析的 Lifecell 组织培养瓶(Lifecell:Code No 4R21l0)进行液体培养可比普通培养瓶中培养增加 1.2~1.6 对数系数。液体培养更易污染杂菌，所以，不建议液体培养用于胃黏膜组织标本内的 *H. pylori* 的初次分离培养，而是用于纯培养物的增菌培养。另外，在液体培养的操作过程中必须更加严格地遵循无菌原则。

5. *H. pylori* 的培养温度和 pH 环境　有人报道 *H. pylori* 能在 33~40.5 ℃ 和 pH 6.6~8.4 条件下生长。但实际应用中仍以 37℃ 和 pH 6.6~7.2 为最适条件，尽管 *H. pylori* 对低 pH 比一般细菌有更强的耐受力，但几乎所有的 *H. pylori* 培养基提供的仍然是一个中性的生长环境。在电镜下，甚至可观察到 *H. pylori* 侵入壁细胞分泌小管的高酸环境中(图 24-9)。Clyne 等[16]更认为酸对 *H. pylori* 既有杀伤作用的一面，亦有保护作用的一面。他们把尿素酶阳性的野生株 N6 和尿素酶阴性的突变株分别接种在含有或没有 10mmol/L 尿素(pH 范

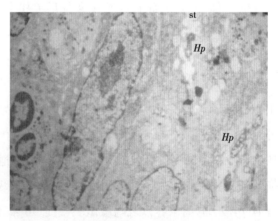

图 24-9　幽门螺杆菌钻入细胞的分泌小管中的超薄切片(透射电镜，8 000 ×)
*Hp*：幽门螺杆菌；st：分泌小管。

围在 2.2~7.2) 的 PBS 中,37℃ 60min,然后测量 *H. pylori* 的 CFU/ml、上清液的 pH 和溶液中的氨量。结果 N6 株在没有尿素的 pH 4.5~7.0 的 PBS 中生存良好,但是在有尿素的溶液中只在起始 pH 不低于 3.5 的条件下才能生存。野生株和突变株均不能在碱性环境中生长繁殖。存在野生株和尿素的酸性溶液的 pH 迅速从 3.5 上升至 8.45。尿素酶突变株能存活在 pH 4.5~7.2 的溶液中,不分解尿素。当野生株 N6 接种于有尿素的溶液中时产生较明显的氨量,但 N6 甚至在氨的浓度高达 80mmol/L 时仍能存活。胃的酸性环境虽可能对存活于尿素溶液中的 *H. pylori* 有杀伤作用,但是野生株绝不能存活于含有尿素的中性环境中,因为随后升高的 pH 的危害性远超过氨的毒性。而胃酸则正好可以中和尿素分解产生的碱,降低升高的 pH,从而产生保护作用。

6. ***H. pylori* 与胆汁及亚硫酸盐**　在血琼脂平板上,*H. pylori* 不能在含有 5% 胆汁的情况下生长。但是暴露于含有 5% 胆汁的液体培养基中 30min,只有 25% 的 *H. pylori* 被杀死。这说明 *H. pylori* 通过十二指肠时尚有生存的可能性。

Hawrylik 等[17]发现 *H. pylori* 培养在不含亚硫酸氢盐的布氏肉汤中比在普通布氏肉汤中生长得更好,从而发现亚硫酸氢盐与亚硫酸盐对 *H. pylori* 的生长有抑制作用。这似乎与 *H. pylori* 需要在氧张力低的环境中才能生长是矛盾的,因为有些培养基中正是借亚硫酸氢盐与亚硫酸盐易氧化成硫酸盐,以降低培养基中的氧张力的。亚硫酸氢盐与亚硫酸盐抑制 *H. pylori* 生长的原因尚不清楚。它可能影响培养基的氧化还原潜势。另外,亚硫酸氢盐或亚硫酸盐也可能通过还原反应,从培养基中间接地去除某些重要的生长因子,例如不饱和脂肪酸等。

7. ***H. pylori* 的菌种保存问题**　*H. pylori* 用一般细菌菌种常用的保存方法——冷冻干燥法保存是不容易成功的,目前一般都用超低温法(即 -80~-70℃冰箱或 -196℃液氮)[18,19]。保存在脑心浸液甘油中的标本 6 年内能仍然可以保证 80%~90% 复苏率。另外,还可以选用脱脂牛奶进行菌种的保存。

### (二) 幽门螺杆菌的生化反应及其尿素酶

1. ***H. pylori* 的生化反应**　*H. pylori* 对临床微生物学实验室中常用于鉴定肠道细菌的大多数经典生化实验不起反应。McNulty 等[20]试验了大量 *H. pylori* 菌株的许多种预成酶(preformed enzyme),发现 *H. pylori* 能产生氧化酶、触酶、尿素酶、碱性磷酸酶、γ-谷氨酰转肽酶、亮氨酸氨肽酶和 DNA 酶,它们是高度同源性的一族。而它们对其他 8 种氨肽酶、2 种脂酶、8 种糖苷酶、18 种单糖发酵酶、9 种其他酶均不起反应,因此前述 7 种酶的测定可以作为 *H. pylori* 生化鉴定的依据,但这些酶的测定对 *H. pylori* 的生物分型并无帮助。至于 *H. pylori* 与其他相关细菌的鉴别可参见表 24-1。

2. ***H. pylori* 尿素酶**　尿素酶是一种人和动物胃肠道及泌尿道感染病原菌常见的分泌酶,它既可能是细菌的致病因子,又是某些氮源性腐败物转化所需的酶之一。*H. pylori* 尿素酶的理化性状及其在 *H. pylori* 感染过程中的地位均有其独特性,因此有关尿素酶研究的文献几乎都涉及 *H. pylori* 尿素酶[21]。

(1) *H. pylori* 尿素酶的作用:尿素酶能水解尿素产生氨和氨基甲酸,氨基甲酸随后又自然降解成另一分子氨和碳酸。

表 24-1 *H. pylori* 与相关细菌的生化特征比较

| | *H. pylori* | Hf | Hm | Ws | Cj |
|---|---|---|---|---|---|
| 尿素酶（快速） | + | + | + | – | – |
| 氧化酶 | + | + | + | – | + |
| 触酶 | + | + | + | + | + |
| H₂S 产生 | – | – | – | – | + |
| G+C mol% | 37 | 42.5 | 36 | 47 | 30~38 |
| 形态 | 弧形或螺形 | 紧密螺旋 | 直到弧形 | 短弧 | 短弧 |
| 硝酸盐还原 | – | + | + | + | + |
| 马尿酸水解 | – | – | – | – | – |
| 碱性磷酸酶 | + | + | + | – | – |
| 精氨酸氨肽酶 | + | + | + | – | – |
| 组氨酸氨肽酶 | + | + | + | | |
| 亮氨酸氨肽酶 | + | + | + | + | + |
| γ- 谷氨酰转肽酶 | + | + | + | – | + |
| 萘啶酸耐药（30μg/ml） | + | + | – | + | – |
| 头孢噻吩（30μg/ml） | – | – | – | + | – |
| 含 1% 甘油生长 | – | – | – | ND | – |
| 1.5% NaCl 生长 | – | – | – | + | + |
| 42℃生长 | – | + | + | '+/– | + |
| 37℃生长 | + | + | + | + | + |
| 25℃生长 | – | – | – | – | – |

*Ws*：*Wollinella succinegenes*，产琥珀酸沃林氏菌；*Hf*：*Helicobacter felis*，猫螺杆菌；*Cj*：*Campylobacter jejuni*，空肠弯曲杆菌；*Hm*：*Helicobacter mustelae*，鼬鼠螺杆菌；ND：未确定。

$$H_2N-\overset{\overset{O}{\|}}{C}-NH_2+H_2O \xrightarrow{\text{尿素酶}} NH_3+H_2N-\overset{\overset{O}{\|}}{C}-OH$$

$$H_2N-\overset{\overset{O}{\|}}{C}-OH_2+H_2O \longrightarrow NH_3+H_2CO_3$$

在溶液中，释放的碳酸和 2 分子的氨，又分别平衡成如下的离子式，结果使溶液碱性化。

$$H_2CO_3 \Longrightarrow H^+ + HCO_3^-$$

$$2NH_3 + 2H_2O \Longrightarrow 2NH_4^+ + 2OH^-$$

（2）*H. pylori* 尿素酶的理化性状：*H. pylori* 尿素酶的分子量为 380 000~600 000Da，它的比活性（specific activity）在 1.100~3.189U/mg。$K_m$ 值为 0.17mmol/L，pI=5.9[22]，最适温度 45℃、最适 pH 8.2。阳离子对 *H. pylori* 尿素酶活性的释放和稳定性作用如下[23]：在分别含 1.5mmol/L 或 10mmol/L $Ca^{2+}$、

$Mg^{2+}$、$K^+$、$Na^+$、乙二胺四乙酸(EDTA)或乙二醇双 2- 氨基乙醚四乙酸(EGTA)的水溶液中加温部分纯化的 *H. pylori* 尿素酶,结果对其活性丝毫没有影响;反之,在 1mmol/L 的 $Fe^{3+}$、$Ca^{2+}$、$Co^{2+}$ 或 $Zn^{2+}$ 则可抑制其大部分活性(>80%)。10mmol/L $Fe^{2+}$、$Mn^{2+}$ 和 $Ni^{2+}$ 约抑制其 30% 的活性,加入 $Ca^{2+}$ 或 $Mg^{2+}$,可显著地降低用水从完整 *H. pylori* 对尿素酶的抽提率。在 4℃,酶活性的稳定性因加入甘油或 2- 巯基乙醇(2-mercaptoethanol)而加强;但是,即使活性丧失后,其抗原性仍然保留。现在除了上述某些二价阳离子对 *H. pylori* 尿素酶有抑制作用外,尚有三类物质:氧肟酸(hydroxamic acid)、磷酸氨基化合物(phosphoroamide compounds)、巯基化合物(thiol compounds)可能对其有抑制作用。

(3)*H. pylori* 尿素酶与胃十二指肠疾病的关系[24]

1)*H. pylori* 借尿素分解产生氨中和了 *H. pylori* 周围的酸,从而使 *H. pylori* 能在胃腔中生存和定居。利用 *H. pylori* 尿素酶阴性突变株,已在悉生小猪动物模型中证明尿素酶对定居是必需的。

2)对宿主的直接毒性作用:有证据表明尿素水解产生的氢氧化氨可直接导致明显的组织损害。必须强调的是,氨离子本身没有毒性,主要是氨与水平衡后产生的氢氧离子的组织毒性。氨还可以干扰正常的氢离子返扩散(back-diffusion),导致上皮细胞下的细胞毒性损害。

3)*H. pylori* 尿素酶还可能通过多种机制(中性粒细胞、单核细胞的呼吸爆发作用,趋化作用,激活细胞免疫等)导致黏膜局部炎症病损。纯化的尿素酶可以诱导致炎症改变的细胞因子的分泌,而且,尿素酶还可以进而诱导白细胞介素 -6(IL-6)和肿瘤坏死因子的分泌,但不会导致白细胞介素 -8(IL-8)的分泌[25]。

4)尿素酶是 *H. pylori* 最重要的抗原之一,它可以引起 *H. pylori* 感染患者和动物血清中抗 *H. pylori* IgG 和 IgA 的升高,也可利用它做抗原通过血清学反应诊断 *H. pylori* 感染,监测抗 *H. pylori* 疗效和进行流行病学调查。

(4)*H. pylori* 尿素酶的临床应用:目前根据尿素酶水解尿素的作用原理以及尿素酶基因序列,已经衍化出许多诊断 *H. pylori* 感染的方法。归纳起来,主要有以下几类:

1)快速尿素酶试验:这是临床应用较普遍的一种方法,通过胃黏膜活检标本尿素酶活性测定进而判断是否有 *H. pylori* 感染的简易方法。目前市场上销售的制剂类型众多,它的缺点是检测结果易受胃黏膜表面 *H. pylori* 分布不均影响,再加上制剂生产标准不统一,易受观察结果时温度和时间因素的影响。而且上消化道中还存在很多其他可以产生尿素酶的微生物,从而导致假阳性结果。但它仍不失为 *H. pylori* 感染初筛最简易、便捷的手段。

2)尿素呼气试验:它是一类非侵入性 *H. pylori* 感染诊断方法,可分为两种。用稳定性同位素 $^{13}C$ 标记尿素的称作 $^{13}C$- 尿素呼气试验[26]。用放射性同位素 $^{14}C$ 标记尿素的称作为 $^{14}C$- 尿素呼气试验[27]。这两种方法分别用不同碳元素标记的尿素让测试者口服,然后过一定时间后检测呼出气体中的 $^{13}CO_2$ 或 $^{14}CO_2$,前者应用质谱仪或红外光谱仪检测,后者可用液体闪烁扫描仪检测。但近来有文献提示临床医生要警惕该检测方法的低特异性所导致的假阳性。

3)$^{15}N$- 尿氨排出试验:这也是一种同位素示踪试验[28],其性质与 $^{13}C$- 尿素呼气试验相同,其不同点在于用稳定性同位素 $^{15}N$ 标记的尿素,供被测者口服,然后收集一定时间内的尿样,检测其 $^{15}N$- 尿氨的排出率。在这种试验中对尿样的检测亦需用质谱仪,目前罕见应用于临床。

4）PCR 试验：由于尿素酶是 *H.pylori* 中普遍存在的，因此尿素酶的基因序列特别适于作 *H.pylori* DNA 鉴定的靶标，用 *ureA*、*ureB* 基因序列的相应引物进行特异目的 DNA 片段的 PCR 检测，特异性与敏感性均极高。但受限于检测试剂、实验室条件和操作人员的较高标准要求，使得 PCR 检测在 *H.pylori* 感染检测领域尚未得以普及，随着分子生物学技术和相关检测设备的发展及优化，包括 PCR 方法在内的 *H.pylori* 分子生物学检测方法将越来越普及，而且将会有包括荧光定量 PCR、二代基因测序等分子生物学技术应用于 *H.pylori* 感染的诊断。正如分子生物学技术在其他病原微生物相关疾病中的广泛应用一样，包括 PCR 在内的分子生物学诊断技术同样也是未来 *H.pylori* 诊断领域的重要发展方向。

5）基于尿素酶的基因分型系统：在不同 *H.pylori* 间，尿素酶基因 DNA 序列的独特性决定了限制性内切酶酶切部位不同，使用限制性内切酶酶切后可以产生不同的酶切图谱，几乎每一菌株显示一种式样。现在利用限制性内切酶对尿素酶基因 PCR 产物进行酶切，这使 *H.pylori* 根据基因差异分型成为可能[22]。而且可以把它用于：①根据不同的琼脂糖凝胶电泳图谱鉴别不同 *H.pylori* 菌株；②对在同一活检标本中出现的不同菌株进行鉴别；③在根除 *H.pylori* 治疗后判断是复发还是再感染；④鉴别来自不同家庭成员中的 *H.pylori* 菌株，以判断细菌的传播情况。

6）*H.pylori* 尿素酶疫苗的研制：针对 *H.pylori* 感染导致的相关疾病，人们自然会想到用疫苗的方法进行免疫学防治，尿素酶是最早尝试的疫苗用候选免疫原。1946 年诺贝尔奖获得者 J.B.Sumner 在他的早年工作中，首先把刀豆尿素酶结晶化，并证明以这种酶作为抗原，可刺激产生强烈的免疫球蛋白反应。近来用尿素酶作疫苗的研究，已经越来越明显地聚集在预防胃炎、消化性溃疡和通过预防 *H.pylori* 感染来减少胃癌的发病风险。1995 年 Marchetti[29]首先成功地用 *H.pylori* 在小鼠身上建立了 *H.pylori* 感染的动物模型，随后，澳大利亚 Lee 等人也建立了一成熟的 *H.pylori* 感染的小鼠模型[30]，同时也出现了 *H.pylori* 感染大鼠的动物模型[31]。这些必要的基础工作必将大大地加速和促进 *H.pylori* 感染疫苗的研制进程。另外，*H.pylori* 的疫苗研究中，免疫原的选择也并不仅仅局限于尿素酶，针对其他成分，特别是全菌超声裂解物的研究也在进行中，而且取得了令人鼓舞的进展。个别研究结果显示不仅可以预防 *H.pylori* 的感染，而且可以清除已有的感染[32]。

抗 *H.pylori* 感染的免疫学防治研究，除了进行疫苗的主动免疫之外，近来也有人尝试被动免疫的方法，通过体外免疫制备富含高滴度、高活性抗 *H.pylori* 保护性抗体的免疫制剂口服进行幽门螺杆菌的清除，这一研究在理论上相比于疫苗的主动免疫，似乎更有价值和意义。

### （三）幽门螺杆菌对抗菌药物的敏感性

在体外 *H.pylori* 对大多数抗菌制剂敏感，但对万古霉素和 TMP 高度耐药[33]。头孢磺啶（cefsulodin）、多黏菌素 B 及萘啶酸仅对少数菌株起作用[3]。这些抗菌药物可用于制备 *H.pylori* 的选择性培养基。个别抗菌药物存在体外对 *H.pylori* 的高敏感性和体内治疗时低效或无效之间的矛盾，原因尚不清楚，可能涉及许多因素。除了 *H.pylori* 自身发生的耐药性突变外，恐怕还受到药物作用微环境（胃酸作用的强度，不溶性黏液层的阻挡，不断的胃排空运动等）的影响。但 *H.pylori* 对多数抗生素在体内外的药敏反应性是一致的，因此，用药前的体外药敏试验仍然是必需和有价值的,特别是在目前 *H. pylori* 耐药菌株越来越普遍的情况下,利用体外药敏试验进行药物选择指导制定个性化的抗菌治疗方案意义重大。应用比较广泛的是 E- 试验(E-test)定量药敏试纸条,可以获得 MIC,从而指导临床用药。

*H. pylori* 对常用抗菌药物的体外敏感性见表24-2。

表24-2　*H. pylori* 对常用27种抗菌药物的敏感性

| | MIC*/(μg·ml⁻¹) | | |
| --- | --- | --- | --- |
| | 范围 | 50% | 90% |
| 青霉素 | 0.015~0.12 | 0.06 | 0.12 |
| 氨苄西林 | <0.003~0.03 | 0.015 | 0.03 |
| 克拉维酸 | <0.01~0.64 | 0.16 | 0.64 |
| 阿莫西林 + 克拉维酸 | <0.01~0.02 | <0.01 | 0.01 |
| 头孢噻吩 | 0.025~0.4 | 0.2 | 0.2 |
| 头孢噻肟钠 | 0.01~0.16 | 0.04 | 0.08 |
| 磺吡苄头孢菌素 | 5.12~41.0 | 20.5 | 41.0 |
| 头孢唑林 | | 0.2 | 25.0 |
| 链霉素 | 0.04~1.28 | 0.32 | 0.64 |
| 卡那霉素 | 0.04~0.64 | 0.16 | 0.32 |
| 妥布霉素 | 0.04~0.64 | 0.08 | 0.16 |
| 庆大霉素 | 0.04~0.32 | 0.08 | 0.16 |
| 红霉素 | 0.1~0.8 | 0.2 | 0.4 |
| 交沙霉素 | 0.4~1.6 | 0.8 | 0.8 |
| 林可霉素 | 3.2~12.8 | 6.4 | 12.8 |
| 氯霉素 | 2.0~8.0 | 2.0 | 4.0 |
| 四环素 | 0.01~0.16 | 0.08 | 0.16 |
| 利福平 | 0.5~2.0 | 1.0 | 1.0 |
| 培氟沙星 | 1.0~8.0 | 4.0 | 8.0 |
| 多黏菌素 B | | 6.25 | 50.0 |
| 多黏菌素 E | 2.0~64.0 | 8.0 | 32.0 |
| 万古霉素 | 50.0~>100 | >100 | >100 |
| 甲氧苄啶 | | >100 | >100 |
| 碱式硝酸铋 | | 3.12 | 25.0 |
| 甲硝唑 | | 1.56 | >100 |
| 呋喃唑酮 | | <0.05 | 0.2 |
| 克拉霉素 | | 0.05 | 0.05 |

*MIC: 最小抑菌浓度

近年来由于临床广泛应用甲硝唑、克拉霉素(clarithromycin)等抗菌药物治疗 *H. pylori* 相关的慢性胃炎及消化性溃疡,临床上对这些药物的耐药菌株已越来越多见[34]。根据世界不同地区统计,对甲硝唑的耐药株已多达 10%~90%。因此,曾经包括甲硝唑等在内根除 *H. pylori* 最成功的抗菌联合疗法需要进行调整[35]。迄今用于测定 *H. pylori* 菌株的最小抑菌浓度(MIC)的常规方法仍是纸片扩散法或琼脂稀释法,当然也有更加精确与方便的 E- 试验(E-test)。它是含有精确浓度梯度的抗生素薄型片条,使用时将其平铺于接种 *H. pylori* 后的培养基表面,经过培养后通过抑菌区域的大小可以直接读取 MIC,非常方便、准确[36-38]。由于 *H. pylori* 的明显致病作用,临床上希望通过抗菌疗法根除细菌,从而使疾病得以治愈。但是,耐药菌株的增加导致现在 *H. pylori* 的清除越来越困难,首次抗菌治疗清除率从最初的 90% 以上到现在的 70%~80%,因此 *H. pylori* 耐药机制研究以及预防和减缓 *H. pylori* 耐药菌株的出现成为 *H. pylori* 研究领域新的热点和方向。

## (四) 幽门螺杆菌的黏附作用

对任何 *H. pylori* 引起的消化道疾病来讲,*H. pylori* 对胃黏膜上皮细胞表面的黏附作用,可能是它们得以致病的先决条件。

### 1. *H. pylori* 的黏附现象

(1)对胃黏膜上皮的黏附:*H. pylori* 能特异地定居于胃黏膜上皮细胞表面,胃窦部较胃底部更为多见,也可见于胃肠道的其他胃上皮化生区域。体外试验亦显示 *H. pylori* 具有严格的嗜组织性,Smoot 等[39]观察到 *H. pylori* 只与胃黏膜的分泌上皮细胞黏附,而不与颈黏液细胞、壁细胞和主细胞黏附,说明 *H. pylori* 在胃内或胃上皮化生区定居,可能与胃黏膜上皮细胞表面的特异性受体有关。

(2)凝集现象:体外研究表明,多种组织来源的细胞株(如 HeLa 细胞、Hep-2 细胞等)及多种哺乳类动物的红细胞均能与 *H. pylori* 发生黏附或凝集现象。*H. pylori* 与这些细胞间的黏附或凝集现象究竟与人胃黏膜上的 *H. pylori* 感染有什么关系,尚不甚清楚。到 1989 年才发现墨角藻糖化(fucosylated)的血型抗原大量地存在于红细胞表面,同时也在人的上皮细胞表面表达。1993 年 Borén 等[40]进一步阐明 *H. pylori* 凭借 Le$^b$(红细胞的 Lewis 分型)分泌型血型抗原的介导,黏附于人的胃黏膜上皮细胞。作者等也曾用 35 株 *H. pylori* 及大肠杆菌等 10 种肠道常见菌分别与 Le$^a$ 及 Le$^b$ 红细胞作凝集反应,发现 35 株 *H. pylori* 在一定浓度下均能与 Le$^b$ 红细胞产生血凝现象,与 Le$^a$ 红细胞均不产生血凝现象,而大肠杆菌等 10 种其他细菌对 Le$^a$ 及 Le$^b$ 红细胞均不产生作用。作者等又用从 *H. pylori* 提取的外膜蛋白(outer membrane protein,OMP)(Mr31000),先与 Le$^b$ 红细胞作用后,再加入 *H. pylori* 即不再发生血凝现象。这些资料说明 *H. pylori* 的黏附作用有一定的特异性,人胃黏膜上皮细胞受 Le$^b$ 红细胞抗原介导也许是人胃黏膜上皮细胞易感于 *H. pylori* 的原因之一。

### 2. *H. pylori* 黏附的物质基础——黏附素

黏附素(adhesin)是细菌使其自身黏附于人或动物组织细胞上的某些组分的统称。*H. pylori* 在黏附素的表达上也表现出多态性,有报道的有鞭毛素、尿素酶亚单位、31kD OMP、脂多糖(LPS)等。大多数 *H. pylori* 可以定居于胃黏膜,绝大部分发现黏附于上皮细胞[40,41]。通过对细胞受体和黏附素本身的研究,已经可以确定黏附素的存在[42]。但新近利用鞭毛阴性变异 *H. pylori* 菌株进行的动物实验表明,*H. pylori* 菌株的鞭毛蛋白并不直接参与细菌对胃上皮细胞的黏附作用,而且,调节鞭毛蛋白合成的基因可能也调节着黏附素的合成[43]。有研究显示,H. pylori 表面分子 HopQ 可以和胃上皮细胞表面的癌胚抗原相关黏附分子家族 CEACAM1、CEACAM3、CEACAM5 和 CEACAM6 分子结合,从而帮助 H. pylori 定植于胃腔。HopQ-CEACAM 结合是多糖依赖性的,借此激活 CEACAM1 下游信号通路。同时,HopQ-CEACAM 相互作用可以帮助 H. pylori 毒力蛋白,比如 CagA 进入胃黏膜上皮细胞同时可以促进上皮细胞前炎症因子如 IL-8 的释放[44]。

黏附素同样与 H. pylori 的异质性有关。事实上,曾经确认的三种黏附素 AlpA、AlpB 和 BabA 属于外膜蛋白的大家庭(OMPs)[45]。有意义的是在所有的外膜蛋白中,在氨基末端存在一个高度相似的区域,在羧基端存在 7 个同源性区域。而且,32 种 OMP 中有 11 种存在跨越蛋白多肽链全长的相似性。由于这些序列的相似性以及大量编码表面蛋白的 OMP 基因的存在,发生了基因重组从而导致镶嵌型结构。该结构可能是 H. pylori 抗原性变异的基础。除了这一镶嵌结构,OMP 基因似乎接受转录调节从而导致抗原性的改变。目前,8 个 OMP 基因同包含有寡核苷酸重复序列的启动子已经确认[45]。

关于脂多糖(LPS),它最大的特点是含有 Lewis[x] 和 Lewis[y] 抗原成分,这些抗原成分与体细胞的和人胃黏膜上皮细胞上的 Lewis 抗原成分非常相似。而且这些血型抗原成分可以发生相互间的转化,这种表面抗原成分的转化可能与细菌在宿主内的定植以及传播有一定的意义[46]。虽然没有证据显示 H. pylori 与胃黏膜细胞表面的 Lewis 抗原成分的表达相关,但这些抗原成分可能对于细菌的定植起着关键的作用以及部分或者全面地影响胃黏膜的炎症过程[47]。除了参与脂类 A 和核心结构生物合成所需基因外,全部的脂多糖基因序列中尚含有 2 个拷贝的 α-1,3- 岩藻糖转化酶基因,编码的相应的酶与人类 sialyl-Lewis[x] 抗原的表达有关。正如在某些 OMP 基因中,这些基因的启动子中重复序列可以展开。Appelmelk 等认为 Lewis 和非 Lewis 抗原血清型的改变正是由于这些基因的"开 / 关"作用。

作者等从 H. pylori 与胃黏膜上皮相互关系的透射电镜图像中观察到 3 种不同黏附现象:H. pylori 鞭毛末端与胃黏膜上皮细胞间抛锚样连接;H. pylori 周身菌毛与胃黏膜上皮细胞表面细丝网状样黏附;以及 H. pylori 的细胞壁与胃黏膜上皮细胞细胞膜表面的直接相贴。这进一步说明 H. pylori 在胃黏膜上皮表面的定居可能与胃黏膜上皮细胞表面存在着多种对应于 H. pylori 表面的不同组分(配体)受体有关。所以,H. pylori 可能还存在着其他未知的参与其黏附、定植于胃黏膜的黏附因子。


## 三、幽门螺杆菌的代谢

### (一) 糖代谢

1. 实验研究和基因序列分析研究资料显示:H. pylori 既可以进行糖的有氧氧化,又可以进行无氧酵解。然而,葡萄糖是碳水化合物的唯一来源,同时也是底物水平磷酸化的主要来源。

糖在细胞内的重要作用是由透性酶介导的,H. pylori DNA 既不编码葡萄糖代谢的关键酶如磷酸转移酶,又不编码葡萄糖激酶,因此,H. pylori 只能代谢有限的碳水化合物和适应特别的感染位置。有三条代谢途径与 *H. pylori* 的葡萄糖代谢有关：磷酸戊糖途径、糖酵解途径和简单的 Entner-Doudorff 途径[48-50]。后者产能较糖酵解少，但可以代谢葡萄糖醛酸。与该代谢途径有关酶的编码基因已经在 *H. pylori* DNA 上确认。

2. 丙酮酸代谢和三羧酸循环：丙酮酸是糖分解的终产物，同时也是 Entner-Doudorff 途径的终产物。在有氧和无氧条件丙酮酸的去向已被阐明[48,51]。有关研究和对 *H. pylori* DNA 序列的分析资料均对 *H. pylori* 的微需氧特性提供了证据支持。

三羧酸循环有关酶和糖酵解途径有关酶的基因已被证明存在于 *H. pylori* DNA 上。一个有趣的发现是氧化还原酶的受体 2- 酮戊二酸(2-oxoglutarate)在三羧酸循环中充当催化剂。而且，一些研究显示在三羧酸循环中存在这一还原反应[52]。有意思的是，在这些还原反应中，延胡索酸在无氧呼吸中发挥了电子受体的作用。

(二) 氨基酸代谢

*H. pylori* 培养基的发展及其生长所需氨基酸的确认有助于了解 *H. pylori* 的氨基酸代谢情况[53]，Mendz 和 Hazell 研究显示以氨基酸为基础培养基情况下，其中碳水化合物可以被移去。分析 *H. pylori* 基因序列，确认了编码与氨基酸代谢有关的酶的基因。对于必需氨基酸来说，基因水平的分析显示其生物合成途径是不完全的。相反，非必需氨基酸则是通过传统的途径合成的。

(三) 脂肪酸和磷脂的代谢

脂质的分解为 *H. pylori* 提供了另外的碳原和能量，而且，磷脂也是磷酸盐的重要来源。*H. pylori* 似乎还有编码同 β- 氧化有关的酶[45]，一些研究还显示 *H. pylori* 具有磷脂酶活性，如磷脂酶 $A_1$、$A_2$ 或 C[54-56]。关于脂肪酸和磷脂的合成，几乎尚无实验研究。然而，据 *H. pylori* DNA 序列分析，至少有十四个与脂肪合成有关的酶的基因被确认[45]。来源于大肠杆菌的 *cfa* 基因在 *H. pylori* DNA 上的发现，提示像其他细菌一样，环丙烷脂肪酸也存在于 *H. pylori* 基因组。关于磷脂的合成途径，其相关基因也已在 *H. pylori* 基因序列中被发现[45]。而且，GE 和 Taylor (1997)还确认了磷脂酰丝氨酸合成酶及其相应的基因(*pssA*)。

(四) 其他生物成分的摄取、合成以及酸碱平衡的调节

1. **核苷酸的生物合成**　单磷酸核苷以及脱氧单磷酸核苷可以通过从头合成途径合成，也可以通过补救合成途径合成。试验研究[57,58]和 *H. pylori* DNA 分子研究资料分析的结果[45]显示：*H. pylori* 可以从头合成很多嘧啶核苷酸，同时也可以进行有限的补救合成。另外，嘌呤核苷酸则补救合成多于从头合成。

2. **氮源**　分析 *H. pylori* 的基因序列显示，它可能能够利用几种底物作为其氮源，包括尿素、氨和三种氨基酸(精氨酸、丝氨酸和谷氨酸)。氨可以通过尿素酶对尿素的分解产生[59]，它使得氮源以铵离子的形式存在。*H. pylori* 似乎也可以编码脂肪酰胺酶[60,61]，该酶催化酰胺分解，通过产氨为细菌代谢提供氮源。

3. **铁的摄取**　正如其他细菌一样，*H. pylori* 也需要一个铁离子摄入系统为细菌的代谢过程提供铁，铁对于生物体系统来说是一个非常重要的元素。有意义的是，当分析 *H. pylori* 的基因序列时，发现铁摄取机制是如此复杂以及铁摄取系统是如此繁冗。同时，基因序列分析结果提示

*H. pylori* 存在着一个与大肠杆菌含铁血黄素介导的枸橼酸铁(fec)摄取相似的铁摄入系统。

已经证实 *H. pylori* DNA 上具有编码摄取含铁血黄素的、胞质结合蛋白依赖的转运系统成分的基因。由于 *H. pylori* 存在类似于大肠杆菌内的 fec 系统，所以细菌具有吸收铁离子的能力。在大肠杆菌，该系统在无氧条件下对于离子的供应发挥非常重要的作用[62]。Frazier 等(1993)和随后的 Evans 等(1995)确定了一无血红素的胞质铁蛋白，可能与残余铁的储存有关[63]。

关于铁摄取的调节，在脑膜炎球菌中存在的 *frpB* 基因也被发现存在于 *H. pylori* 基因组中，编码蛋白与大肠杆菌中的几种 TonB 蛋白依赖的外膜受体是相同的[64]。TonB 蛋白是细菌摄取含铁血黄素的必要成分。而且，*H. pylori* 似乎也编码重要的铁摄取调节因子 Fur 蛋白。在与铁离子摄取有关的 2 个 *fecA* 基因、3 个 *frpB* 基因和 *fur* 基因的上游可以见到与 Fur 结合结构域一致的结构[45]。

**4. 酸碱平衡的调节**　由于特殊的生长环境，*H. pylori* 必须进行一些适应性的改变才能定居在酸性的环境中。在体外，*H. pylori* 一般不可以存在于 pH 3 以下的环境条件，如果加入类似于胃腔环境的尿素浓度，*H. pylori* 将得到保护[65]。因此，*H. pylori* 产生的尿素酶使得它可以生存于酸性环境中。然而，Meyer-Rosberg 等(1996)的研究结果显示，尿素酶可以降低 *H. pylori* 在碱性条件下的存活率[66]。

维持 *H. pylori* 在酸性胃腔内定植、生存的其他机制也是存在的。和其他细菌一样，*H. pylori* 可以维持质子的转运，通过调节胞质膜两侧的电势差以抵消 pH 梯度的变化[67]，从而产生一个膜内的正电势，原因可能是提高了阳离子的浓度而非泵出了阴离子，*H. pylori* 缺乏编码阴离子转运至胞外相关蛋白的基因也说明了这一点。三种质子转运的 P 型 ATP 酶已经在 *H. pylori* 中被证实：ATP 酶 -439、ATP 酶 -948 和 ATP 酶 -115[68,69]。

已经证实在 *H. pylori* 存在 $H^+$ 偶联的离子转运系统，该系统同来自于海氏肠球菌(*Enterococcus hirae*)的 NapA 蛋白以及来自 *E.coli* 的 NhaA 蛋白相关，上述蛋白是 $Na^+/H^+$ 转运蛋白的抑制物，并且控制细胞的离子内流和外流。

宿主环境内的 pH 变化可以被认为是一种生化信号，从而引起相应的基因表达或抑制。在这方面，可以从 McGowan 等(1996,1997)报道中得到证实，他们的研究发现 *H. pylori* 胞外 pH 的改变可以导致其蛋白内容的变化[70]。

## (五) 呼吸链

在 *H. pylori*，有证据显示有氧呼吸和无氧呼吸均存在。质子转运通过 NDH-I 脱氢酶和各种细胞色素。NDH-I 复合物可以催化醌的分解(通过 NADH)[71]。一些研究报道认为原始的 cbb3 型细胞色素氧化酶是 *H. pylori* 有氧呼吸的终末氧化酶[72,73]。除了 NDH-I 复合体，4 种其他的电子传递脱氢酶也已被证实[45]：1 个还原酶复合体(HydABC)、1 个 D- 乳酸脱氢酶和 2 个 sn- 甘油 -3- 磷酸脱氢酶(需氧或厌氧形式)。

在有氧呼吸中，氧是电子传递的最终受体。Hend 和 Hazell(1993)已经证实 *H. pylori* 存在延胡索酸还原酶，提示 *H. pylori* 可以与其他厌氧菌或兼性厌氧菌一样通过无氧呼吸得到 ATP。所以，在无氧呼吸中，延胡索酸可以作为电子受体。Tatusov 等(1996)提出，由于大多数呼吸醌是 6- 甲基醌，这就意味着无氧呼吸较有氧呼吸更常见[74]。

## 四、幽门螺杆菌的分子生物学特征和分型

### (一) 分子生物学特征

1. **脂肪酸组成**　一种细菌独特的脂肪酸组成常常与该菌的分类命名、细胞膜的生理化学特性以及该菌的生物学性状有关。在早先许多学者都对 H. pylori 的脂肪酸组成作了测定。尽管在数值略有出入,但 H. pylori 经甲基化处理由气相色谱仪测得的数值表明:H. pylori 的主要脂肪酸有十四烷酸(C14:0),十六烷酸(C16:0),十六烷烯酸(C16:1),十八烷酸(C18:0),十八烷烯酸(C18:1),顺式 9、10 亚甲基十九烷酸(C19:0 CYC),与空肠弯曲杆菌相比缺少了一个羟基十四烷酸(3-OH-C14:0)。Inamoto 等[75]深入地研究了 H. pylori 的脂质和脂肪酸。他们发现 H. pylori 的脂肪主要是由胆固醇酯、三油酸甘油酯、游离脂肪酸、胆固醇、二酰化甘油和一酰化甘油等简单脂质组成。而且在这些脂质中均含有 11-甲氧基十七烷酸(11-OmeC 17:0)和 11-甲氧基十九烷酸(11-OmeC 19:0)两种独特脂肪酸。与 BCG 的耐酸性相比,虽然程度有所不同,两者均有耐酸性,他们认为 H. pylori 的脂质与脂肪酸的特征可能是赋予 H. pylori 亦具有耐酸性以及与 BCG 耐酸强度不同的重要基础。

2. **蛋白质组成**　H. pylori 的菌体蛋白质含量通常由十二烷基硫酸钠聚丙烯酰胺凝胶电泳(SDS-PAGE)方法测定。SDS-PAGE 结果显示,菌体蛋白电泳后不同分子量的蛋白质条带很多,不同菌株看上去似乎很一致。但是用激光光密度计扫描,并用电脑分析比较,显示它们之间是存在差别的。所有菌株的蛋白质条带 80% 是相似的,若以 91% 相似为阈值,可把 H. pylori 分成不同的电泳型。H. pylori 的 SDS-PAGE 结合蛋白质印迹法(Western blotting)发现电泳谱中部分条带含有 H. pylori 的特异性抗原,也有一些条带含有与弯曲菌属细菌的共同抗原,由于技术条件未统一,各家报道的结果略有出入。但是,通过 SDS-PAGE 技术人们发现了两种对 H. pylori 致病性有重大意义的蛋白成分,VacA 和 CagA 蛋白。早在 1990 年 Cover 等[76]从消化性溃疡患者胃黏膜活检标本中分离得到的 H. pylori,在肉汤培养基中用 SDS-PAGE 测到一种 82kD 大分子量的蛋白,它只在使细胞产生空斑作用的上清液中出现。另外,用免疫印迹法可以用人血清识别在致空斑作用的上清液中存在的 128kD 的蛋白质条带。两者在产生空斑作用的上清液中出现的频率之间没有显著性差异。后来人们根据蛋白功能将 82kD 蛋白质称作空泡细胞毒素 A(VacA),把 128kD 蛋白质称作细胞毒素相关基因 A(CagA),而且经其他学者的工作发现 CagA 蛋白质的分子量飘移在 128~140kD[77]。Zhao 等[78]曾对 43 株 H. pylori CagA 和 VacA 毒力因子表达的分析揭示可把临床分离株分成两种主要类型。Ⅰ型细菌含有 cagA 和 vacA 基因,表达 CagA 和 VacA 蛋白;Ⅱ型细菌,不表达 CagA 和 VacA 蛋白。Ⅰ型和Ⅱ型细菌分别占 56% 和 16%,而其余的为中间表达型,即仅表达其中一种毒力因子。这一发现证明尽管许多细胞毒性 H. pylori 株含有 cagA,但是 VacA 的表达可以不需要 CagA 的存在。

H. pylori 的鞭毛可在液体培养中借着振荡脱落下来,然后再经梯度离心等方法得以纯化。现知鞭毛蛋白中含有 57kD 与 56kD 两种鞭毛素亚单位,它们与弯曲菌属的细菌鞭毛素具有共同的抗

原决定簇。但是 56kD 的鞭毛素尚具有对 *H. pylori* 特异的氨基酸序列结构[79]。

**3. 核酸和基因** *H. pylori* 作为一种非常重要的病原体已经确认,围绕其所做的各项研究工作已经越来越深入和广泛,对其核酸和基因结构的阐明有助于更全面、更深刻地认识该菌。

1997 年,*H. pylori* 的全基因序列由美国多家科研机构协作完成[45]。选用菌株为 *H. pylori*26695,全部的基因序列呈环形,大小为 1 667 867bp,这个大小类似于流感嗜血杆菌 DNA,但只有大肠杆菌 DNA 大小的 1/3。*H. pylori* 的 G+C 平均含量为 39%,数值与弯曲菌属的数值范围(30~38mol%)基本重叠,因此使用 G+C 含量的测定对于鉴别 *H. pylori* 与弯曲菌毫无意义。在菌株 *H. pylori*26695 DNA 上有 5 个区域(用于测序的另一菌株 J99 则有 9 个)具有特别的 G+C 组成。现在,区域 2 (35%G+C)是与 CagA 产生以及 IL-8 表达上调有关的 cagPAI,其他区域的功能和性质尚未完全确定。区域 1 和 3(33%G+C)有插入序列 IS605、5S rRNA 基因和 1 个 521bp 的重复序列。另外,区域 1 含有 *virB4* 基因,它编码的蛋白与 *Agrobacterium tumefaciens*(肿胀土壤杆菌)的 T-DNA 转运以及 *Bordetella pertussis*(百日咳杆菌)毒素的分泌有关。区域 4(43%G+C)含有 *rpoB* 和 *rpoC* 的融合基因,该基因编码 RNA 聚合酶的 β 和 β′ 亚单位,编码参与蛋白翻译过程的延长因子 EF-G 的基因 *fusA* 也同该区域有关。最后,区域 5(33%G+C)含有 2 个基因表达的限制 / 调整系统。

在菌株 26695DNA 中,已有 1 590 个可读框(ORF),占到其染色体 DNA 的 91%。Alm 等针对菌株 J99 染色体 DNA 的测序工作则确定了 1 495 个可读框(ORF),占到其染色体 DNA 的 90.8%。菌株 26695DNA 中的非编码区分为三类,基因内序列占到非编码区域 6%,同时,非编码的重复序列占到 2.3% 以及稳定 RNA 占到 0.7%。在 1 590 个 ORF 中,1 091 个可以在其他细菌中发现与其相对应的序列,其余 499 个 ORF 不能在其他细菌中发现相应序列,因此可以认为是 *H. pylori* 特异性的。

总之,*H. pylori* 的 55% 基因序列与其他细菌同源,45% 基因是 *H. pylori* 特异的;比较罕见的是不同 *H. pylori* 菌株间的基因排列没有相似性;编码基因数为 1 590,每个基因平均为 945bp 大小;平均 G+C 含量:39%;70% 基因编码蛋白的等电点超过 7.0(大肠杆菌为 40%)。见表 24-3。

表 24-3　幽门螺杆菌的基因特点

| 概况 | |
| --- | --- |
| 编码区域(91.0%) | |
| 稳定 RNA(0.7%) | |
| 非编码的重复序列(2.3%) | |
| 基因内序列(0.6%) | |
| **RNA** | |
| 核糖体 RNA | 对应区域 |
| 23S-5S | 445 306~448 642bp |
| 23S-5S | 1 473 557~1 207 584bp |
| 16S | 1 209 082~1 207 584bp |

| 16S | 1 511 138~1 512 635bp |
| 5S | 448 041~448 618bp |

转运 RNA

36 种(7 组,12 个单独的基因)

结构 RNA

| 1 个物种(ssrD) | 629 845~630 124bp |

**DNA**

插入序列

IS605　13 种(5 个为全长,8 个为部分)

IS606　4 种(2 个为全长,2 个为部分)

| 不同 G + C 区域 | 相关的基因 |
| --- | --- |
| 区域 1(33%G + C)452~479kb | IS605、5S rRNA 和重复序列 7：virB4 |
| 区域 1(35%G + C)539~579kb | cagPAI |
| 区域 1(33%G + C)1 049~1 071kb | IS605、5S rRNA 和重复序列 7 |
| 区域 1(43%G + C)1 264~1 276kb | RNA 聚合酶 β 和 β′ 亚单位、EF-G(fusA) |
| 区域 1(33%G + C)1 590~1 602kb | 2 个限制调节系统 |

编码序列

1590 编码序列(平均 945bp)

1091 已确认对应碱基序列

499 个独特的碱基序列

随着分子生物学的发展,人们相应地开展了对 *H. pylori* 各种特殊的基因的研究,最早克隆成功的是尿素酶基因[80]。目前克隆的基因及其功能研究进展很快,已完成的基因克隆包括:趋化因子 *cheA* 和 *cheY*,鞭毛素基因 *flaA* 和 *flaB*,鞭毛素生物合成调节基因 *flbA*,鞭毛外鞘蛋白基因,镍转运系统基因 *nixA*,热休克蛋白基因 *hspA*,尿素酶基因 *ureA*、*ureB*、*ureC*,修复基因 *recA*,空泡细胞毒素 A 基因(*vacA*),细胞毒素相关基因 *cagA*、*cagC*,细胞毒素第二相关基因 *cagII*,碱性磷酸酶基因组等[77],见表 24-4。而且,随着时间的推移,*H. pylori* 更多的基因会被克隆和表达。由此可见,就一种病原性细菌来讲,*H. pylori* 基因研究所涉及领域之广,进展速度之快,是前所未有的。为了避免在这一研究领域发生混乱,有一些学者呼吁为 *H. pylori* 的基因和基因组的统一命名制定规则。他们建议:①*H. pylori* 基因同源于其他细菌中已经发现的基因,给予同样名称例如:*ureA*、*ureB*、*flaA* 等。②完全新发现的基因,根据它们编码的蛋白质的功能或作用命名。例如:*vacA* 和 *cagA*。③当同源性不是太明显,新基因的功能还未完全确立,可以给予一个独特的临时的名称。下面就研究得较多和较重要的两类基因作一介绍。

表 24-4　已克隆的幽门螺杆菌基因

| 基因 | 蛋白 | 功能 | 基因 | 蛋白 | 功能 |
|------|------|------|------|------|------|
| *ureA* | UreA | 尿素酶亚单位 A | *hspA* | HSP A | 热休克蛋白 |
| *ureB* | UreB | 尿素酶亚单位 B | *hspB* | HSP B | 热休克蛋白 |
| *ureC* | UreC | 功能不明 | *pfr* | Pfr | 细菌铁蛋白 |
| *ureE* | UreE | 结合镍离子 | *nixA* | NixA | 镍转运蛋白 |
| *ureF* | UreF | 尿素酶活性辅助蛋白 | *copA* | CopA | 铜转运蛋白 |
| *ureG* | UreG | GTP 结合位点 | *sodB* | SodB | 超氧化物歧化酶 |
| *ureH* | UreH | 尿素酶活性辅助蛋白 | *fla A* | flagellinA | 鞭毛亚单位 |
| *ureI* | UreI | 尿素酶活性辅助蛋白 | *fla B* | flagellinB | 鞭毛亚单位 |
| *cagA* | CagA | 细胞毒素相关蛋白 A（毒力因子） | *gyrA* | GyrA | DNA 促旋酶 A 亚单位 |
| *picA* | PicA | 诱导炎症细胞因子 | *recA* | RecA | DNA 重组 |
| *picB* | PicB | 诱导细胞因子 IL-8 产生 | *16S rRNA* | N/A | 编码 16S rRNA |
| *vacA* | VacA | 空泡细胞毒素（毒力因子） | *23S rRNA* | N/A | 编码 23S rRNA |
| *hpaA* | HpaA | 黏附素 A | *5S rRNA* | N/A | 编码 5S rRNA |

（1）尿素酶基因：1988 年 Labigna-Rowssel[80]用穿梭载体（shuttle vecter）piII500 把 *H. pylori* 尿素酶基因 DNA 片段克隆出来，成功地在大肠杆菌和空肠弯曲杆菌之间进行了复制和转移，但是它并不能在大肠杆菌中表达尿素酶活性，只有在接合于空肠弯曲杆菌时才能暂时地合成尿素酶。重组的黏尾质粒（recombinant cosmid）piII585 具有 33.2kb。它经过再克隆成 8.1kb 片段 piII570 后才能把尿素酶的表型特征转输给空肠弯曲杆菌的受体株。此后，经过反复不断再克隆删除了不必要的部分后，尿素酶的基因最后定位在 DNA 的 4.2kb 区段内。用双脱氧法（dideoxy）测序，发现有四个开放读框（open reading frame，ORF），分别编码 4 个预知分子量的多肽。它们分别是 26 000（*ureA*）、61 600（*ureB*）、49 200（*ureC*）和 15 000（*ureD*）。*ureA* 和 *ureB* 编码的多肽与尿素酶结构的两个亚单位是相当的，它们与奇异变形杆菌尿素酶两个亚单位和刀豆尿素酶独一无二的亚单位高度同源，一致率分别是 56% 和 55.5%。虽然 *ureD* 编码的多肽，与穿膜蛋白质功能有关，但是对这一多肽与 *ureC* 编码多肽均未明确其作用。从 DNA 序列图谱上看，表明这些多肽对尿素酶活性转移给空肠弯曲杆菌受体是必需的[81]。目前尿素酶基因已克隆得到 A~I 共计 9 个组成了。

（2）*vacA* 基因和 *cagA* 基因：大约 50% 的 *H. pylori* 菌株产生细胞毒素，但几乎所有的 *H. pylori* 菌株均有编码该细胞毒素的基因 *vacA*[82-85]。大量研究显示，不同的 *H. pylori* 菌株之间存在高水平的基因多态性，不同菌株间某些区域是相对保守的，而有些区域则是相对多变的。两个显著多变的区域为：编码信号序列第二部分 50bp 区域以及基因中部的 700bp 区域。所有 *H. pylori* 菌株的信号序列有四种：s1a、s1b、s1c 和 s2；中间序列为三种：m1a、m1b 和 m2。*H. pylori* 的 *vacA* 基因是由不同的信号序列和不同的中间序列构成的镶嵌型基因结构，由信号序列和中间序列以不同组合构成不同 *H. pylori* 菌株的 *vacA* 基因型[86]。这些基因结构的特点是高度保守的序列中散布有多态性基因,这可能是由于细菌中常见染色体的基因重组和互换导致的。由 vacA 基因编码的细胞毒素是 H. pylori 非常重要的致病因子,该毒素可以在体外诱导各种哺乳动物细胞胞质发生空泡变性,故该毒素又称为空泡细胞毒素 A[87]。同时,该毒素经小鼠消化道可导致小鼠胃黏膜上皮细胞损伤和溃疡形成。空泡细胞毒素 A 的产生以 vacA 基因为模板,由 vacA 基因上 3 864bp 的可读框(ORF)编码,首先产生一个由 1 287~1 296 个氨基酸残基构成的 137kD 前体。它由三部分构成:氨基端 33 个氨基酸残基构成的信号肽,中间 87kD 成熟的细胞毒素基团、羧基端一个 50kD 片段。然后经过氨基端和羧基端的加工处理,产生一大约 87kD 的分泌产物,其中,毒素蛋白的氨基端对于其功能的发挥具有重要意义,如果氨基端部分氨基酸发生变异,将导致整个毒素功能的丧失[88]。尽管只有 50% 的菌株可以诱导体外上皮细胞产生空泡变性,但几乎所有针对 vacA 的特异性 DNA 探针都可以和不同 H. pylori 菌株的 DNA 发生特异性结合。为什么在那些 vacA 基因阳性的菌株培养上清液中有近 50% 的菌株无法检测到空泡毒素,机制尚未完全阐明,某些研究提示毒力阳性菌株(tox+)和毒力阴性菌株(tox-)vacA 中间基因序列差异明显。tox- 菌株 vacA ORF 编码产生一个 142kD 的蛋白质,经羧末端剪切、加工、处理之后,通过外膜分泌到细胞外,分泌机制同 tox+ 的 vacA 产物相似。尽管如此,但 tox+ 和 tox- 菌株 vacA 基因在信号序列上的显著差异仍然是客观存在的。

曾经有研究人员认为 vacA s2 型 H. pylori 菌株不能产生可检测到的体外空泡细胞毒素活性,只有 vacA s1 型 H. pylori 菌株才产生此活性,但这一结论没有得到更丰富、更翔实的其他科研数据的证实,特别是 s1 型和 s2 型的分类也没有非常严格、确定的标准,随着测序技术的发展,为分析 H. pylori vacA 基因的序列特征和毒素表达水平及活性提供了强大的工具,更加准确、全面地评价 vacA 基因的序列特征以及同毒素表达水平和活性的关系,特别是与临床转归的关系应该是 H. pylori 致病机制研究的一个新方向。

cagA 是同 H. pylori 毒力密切相关的另一因子,存在于 60%~70% 的 H. pylori 菌株中,编码产生一个疏水性高分子蛋白(120~140kD)[89]。由于 cagA 基因存在一个中间重复序列从而导致不同菌株 cagA 基因及其编码产物的大小不同,其编码产物的大小随着中间重复序列的差异介于 120~140kD,但不同大小的 cagA 似乎并不影响其抗原性及其目前所知的功能。该蛋白的特征性结构是羧基末端有一连续的 6 个天门冬氨酰序列。

cagA 编码产物的作用尚未完全明确,比较经典的观点认为 cagA 与细胞毒素的活性密切相关,而且新的研究资料也在不断地证实这一点[90],但有的研究结果显示,当发生 cagA 基因变异时,细菌的细胞毒素活性并不受影响,而且独具 cagA 或 vacA 基因 H. pylori 菌株的存在,提示 cagA 和 vacA 是彼此独立的,或者可以这样认为,cagA 可能是 vacA 基因的一个协同表达因子,是菌株具有较高毒力的一个信号或标志。另外,cagA 曾被认为可以诱导胃黏膜上皮表达 IL-8,细菌的清除将减少 IL-8 的表达以及炎症细胞的浸润[92]。后续的研究显示,IL-8 的诱生需要位于 cagA 基因上游的称为"病理基因岛"中的 picB 编码蛋白的参与。cagA 和 picB 在基因上紧密相连,表达产物协同作用,诱导胃黏膜上皮细胞产生 IL-1b、IL-6 以及 TNF-a、IL-8 等众多炎症因子。炎症因子可以诱发、增强中性粒细胞和淋巴细胞的趋化性,以及诱导单核细胞和多核巨细胞浸润,上述炎症细胞释放的各种蛋白酶及胶原酶是导致胃组织细胞损伤的重要因素。

## （二）菌株分型及临床意义

虽然 *H. pylori* 致病因子和致病机制的研究一直是 *H. pylori* 研究的热点和核心，但非常遗憾的是，直到现在，*H. pylori* 的关键致病因子和确切致病机制仍然不明，人们寻找众多的可能致病因子，但所发现的任何单一致病因子都无法完全解释 *H. pylori* 的致病性，这有两种可能，一种是我们尚未找到 *H. pylori* 真正的、关键的致病因子，另外一个可能是，*H. pylori* 的致病力是由众多的致病因子以一种未知的方式协同实现的。尽管如此，现在越来越多的数据显示 VacA 和 CagA 是 *H. pylori* 已知的非常重要的致病因子，并非所有的 *H. pylori* 菌株都有相同水平的 VacA 和 CagA 蛋白的表达，而恰恰是表达 VacA 和 CagA 蛋白的 *H. pylori* 菌株具有更强的致病力，更容易导致包括消化性溃疡在内的 *H. pylori* 相关疾病，也往往具有更高的致癌风险，显示 *H. pylori* 具有其他微生物类似的生物学性状的异质性，特别是毒力的异质性，即不同来源的 *H. pylori* 具有不同的致病力[91-95]。这样才能更好地解释不同的人感染 *H. pylori* 后的不同临床后果，也可以更好地解释，*H. pylori* 的高感染率和 *H. pylori* 感染相关疾病较低发病率的矛盾。

近年来，有观点认为可以将 VacA 和 CagA 作为 *H. pylori* 的毒力标志物，通过检测 *H. pylori* 菌株是否产生这两种毒力蛋白将 *H. pylori* 分为毒力型和非毒力型，从而更加精准地指导临床治疗，减少 *H. pylori* 相关疾病的盲目和过度治疗。目前进行 *H. pylori* 毒力分型主要有两种方式，一种是通过传统毒力蛋白的表达与否进行分型，另外一种是通过测序的方法进行基因分型。目前通过前一种方式已经有商业化的诊断产品上市，需要收集和总结数据对分型的价值和意义进行更加精准和广泛的评价；而基因分型产品目前尚不成熟，需要建立大样本的 *H. pylori* 菌株库，研究不同毒力型 *H. pylori* 菌株的基因型特点，找到决定 *H. pylori* 菌株毒力水平和致癌风险的特征性基因序列，因此，基因分型策略的实现尚需时日。但包括毒力在内的 *H. pylori* 生物学性状的异质性是客观存在的，据此对临床 *H. pylori* 菌株进行分型是精准医学的需要，也是 *H. pylori* 研究的一个重要的方向和未来热点，在这个研究领域中，当然有可能发现更具毒力标志意义的新的毒力水平标志物，也有可能是对现有标志物研究的延伸和发展，这方面的进步需要更多的基础和临床科研人员的共同关注与努力。

（王洪涛　刘 尧）

## 参 考 文 献

[ 1 ] 张振华，杜佩英，俞爱琴，等. 幽门弯曲菌超微结构及其与胃黏膜上皮的关系. 上海第二医科大学学报，1989，9 (4): 2277-2812.

[ 2 ] Goodwin CS, Worsley BW. Microbiology of Helicobacter pylori. Gastroenterology Clinics of North America Helicobacter pylori Infection, 1993, 22 (1): 5-10.

[ 3 ] Windsor HM, O'Rourke J. Bacteriology and Taxonomy of Helicobacter pylori. Gastroenterology Clinic of North America Sep, 2000, 29 (3): 633-648.

[ 4 ] Josenhans C, Eaton KA, Thevenot T, et al. Switching of flagellar motility in Helicobacter pylori by reversible length varialation of a short homopolymeric sequence repeat in flip, a gene encoding a basal body protein. Infection and Immunity, 2000, 68: 4598-4603.

［5］ West AP, Millar MR, Tompkins DS. Survival of Helicobacter pylori in water and saline. J Clin Pathol, 1990, 43: 609.

［6］ Cellini L, Allocati N, Di Campli E, et al. Helicobacter pylori: a fickle germ. Microbiol Immunol, 1994, 38: 25-30.

［7］ Cole SP, Cirillo D, Kagnoff MF, et al. Coccoid and spiral Helicobacter pylori differ in their abilities to adhere to gastric epithelial cells and induce interleukin-8 secretion. Infect Immun, 1997, 65: 843-846.

［8］ Sorberg M, Nilsson M, Hanberger H, et al. Morphology conversion of Helicobacter pylori from bacillary to coccoid form. Eur J Clin Microbiol Dix, 1996, 15: 216-219.

［9］ Sarem M, Corti R. Role of Helicobacter pylori coccoid forms in infection and recrudescence. Gastroenterol Hepatol, 2016, 39 (1): 28-35.

［10］ Buck GE, Parshall KA, Davis CP. Electron microscopy of coccoid form of Campylobacter Jejuni. J Clin Microbiol, 1983, 18: 420-421.

［11］ Coelho E, Magalhães A, Dinis-Ribeiro M, et al. Molecular Mechanisms for Adhesion and Colonization of Human Gastric Mucosa by Helicobacter pylori and its Clinical Implications. Acta Med Port, 2016, 29 (7-8): 476-483.

［12］ Reynolds DJ, Penn CW. Characteristics of Helicobacter pylori: Growth in a Defind Medium and Determination of its Amine acid Requirements. Microbiology, 1994, 140: 2649-2656.

［13］ Mentis A, Lehours P, Mégraud F. Epidemiology and Diagnosis of Helicobacter pylori infection. Helicobacter, 2015, 20 (Suppl 1): 1-7.

［14］ Jiang XP, Doyle MP. Growth supplement for Helicobacter pylori. Journal of Clinical Microbiology, 2000, 38: 1984-1987.

［15］ Secker DA, Tompkins DS, Alderson G. Gas-permeable Life cell Tissue Culture Flasks Give Improved Growth of Helicobacter pylori in a Liquid Medium. J of Clin Microbiol, 1991, 29 (5): 1060-1061.

［16］ Clyne M, Labigne A, Drumm B. Helicobacter pylori Requires an Acidic Enviroment to Survive in the Presence of Urea. Infect and Immun, 1995, 63 (5): 1669-1673.

［17］ Hawrylik SJ, Wasiiko DJ, Haskell SL, et al. Bisulfite or sulfite Inhibits Growth of Helicobacter pylori. J of Clin Microbiol, 1994, 32 (3): 790-792.

［18］ Glupczinski V. Culture of Helicobacter pylori from Gastric Biopsies and Antimicrobial Susceptibility Testing//Lee A, Megraud F. Helicobacter pylori: Techniques for Clinical Diagnosis and Basic Research. New York: W B Saunders Company Ltd., 1996: 17-28.

［19］ Hazell SL, Lee A, Brady L, et al. Campyloridis and Gastritis: Association with Intercellular Spaces and Adaptation to an Environment of Mucus as Important Factors in Colorization of the Gastric Epithelium. J Infect Dis, 1986, 153 (4): 658-663.

［20］ McNulty CA, Dent JC. Rapid Identification of Campylobacter pylori (Cpyloritis) by Preformed Enzymes. J of Clin Microbiol, 1987, 25 (9): 1683-1686.

［21］ Mobley HL, Island MD, Hawsinger RP. Molecular Biology of Microbial Ureases. Microbiol Rev, 1995, 59 (3): 451-480.

［22］ Moiley HL, Cortesia MJ, Rosenthal LE, et al. Characterization of Urease from Campylobacter pylori. J of Clin Micro, 1988, 26 (5): 831-836.

［23］ Pérez-Pérez GI, Gower CB, Blaser MJ. Effects of Cationson Helicobacter pylori Urease Activity, Release, and Stability. Infect and Immun, 1994, 62 (1): 299-302.

［24］ Go MF, Crowe SE. Virulence and pathogenicity of Helicobacter pylori. Gastroenterology Clinic of North America, 2000, 29 (3): 649-670.

［25］ Tanahashi T, Kita M, Kodama T, et al. Cytokine expression and production by purified Helicobacter pylori urease in human gastric epithelial cells. Infection and Immunity, 2000, 68: 664-671.

［26］ Graham DY, Klein PD, Evans DJ, et al. Campylobacter pylori detected noninvasively by the [13]C-urea breath test. Lancet, 1987, 1: 1174-1177.

［27］Bell GD, Weil J, Harrison G, et al. $^{14}$C-urea Breath Analysis: A Noninvasive Test for Campylobacter pylori in the Stomach. Lancet, 1987, 1: 1367-1368.

［28］Wu JC, Liu GL, Zhang ZH, et al. $^{15}$NH$_4$ Excretion Test A New Method for Detection of Helicobacter pylori Infection. J of Clin Microbiol, 1992, 30 (l): 181-184.

［29］Marchetti M, Arico B, Burroni D, et al. Development of a Mouse of Helicobacter pylori Infection-Mimics of Human of Disease. Science, 1995, 267: 1655-1658.

［30］Lee A, O'Rouke J, De Ungria MC, et al. A standardized mouse model of Helicobacter pylori infection: introducing the Sydney strain. Gastroenterology, 1997, 112: 1386-1397.

［31］Li H, Kalies I, Mellgard B, et al. A rat model of chronic Helicobacter pylori infection. Studies of epithelial cell turnover and gastric ulcer healing. Scand J Gastroenterol, 1998, 33: 370-378.

［32］Ikewaki J, Nishizono A, Goto T, et al. Therapeutic oral vaccination induces mucosal immune response sufficient to eliminate long-term Helicobacter pylori infection. Microbiol Immunol, 2000, 44 (1): 29-39.

［33］Lambert T, Megraud F, Gerbaud G, et al. Susceptibility of Campylobacter pyloridis to 20 Antimicrobial Agenta. Antimicrobial agents and Chemotherapy, 1986, 30 (3): 510-511.

［34］Wu H, Shi XD, Wang HT, et al. Resistance of Helicobacter pylori to metronidazole, tetracycline and amoxicillin. Journal of Antimicrobial Chemotherapy, 2000,(46): 121-123.

［35］Mascellino MT, Porowska B, De Angelis M, et al. Antibiotic susceptibility, heteroresistance, and updated treatment strategies in Helicobacter pylori infection. Drug Des Devel Ther, 2017, 11: 2209-2220.

［36］Glupcznski Y, Labbe M, Hansen W, et al. Evaluation of the E Test for Quantitative Antimicrobial Susceptibility Testing of Helicobacter pylori. J of Clin Microbiol, 1991, 29 (9): 2072-2075.

［37］Franzin L, Pennazio M, Cabodi D, et al. Clarithromycin and Amoxicillin Susceptibility of Helicobacter pylori Strains Isolated from adult patients with gastritis of duodenal ulcer in Italy. Current Microbiology, 2000, 40: 96-100.

［38］Doig P, Exner MM, Hancock RE, et al. Isolation and Characterization of a Conserved Porin Protein from Helicobacter pylori. J of Bacteriol, 1995, 177 (19): 5447-5452.

［39］Smoot DT, Resan JH, Naab T, et al. Adherence of Helicobacter pylori to Cultured Human Gastric Epithelial Cells. Infect and Immun, 1993, 61 (1): 350-355.

［40］Borén T, Falk P, Roth KA, et al. Attachment of Helicobacter pylori to Human Gastric Epithelium Mediated by Blood Group Antigens. Science, 1993, 262: 1892-1895.

［41］Hessey SJ, Spencer J, Wyati JI, et al. Bacterial adhesion and disease activity in Helicobacter associated chronic gastritis. Gut, 1990, 31: 134-138.

［42］Camilo V, Sugiyama T, Touati E. Pathogenesis of Helicobacter pylori infection. Helicobacter, 2017, 22 (Suppl 1). doi: 10. 1111/hel. 12405.

［43］Clyne M, Drumm B. Adherence of Helicobacter pylori to gastric mucosa. Can J Gastroenterol, 1997, 11: 234-248.

［44］Javaheri A, Kruse T, Moonens K, et al. Helicobacter pylori adhesin HopQ engages in a virulence-enhancing interaction with human CEACAMs. Nat Microbiol, 2016, 2: 16189.

［45］Tomb JF, White O, Kerlavage AR, et al. The complete genome sequence of the gastric pathogen Helicobacter pylori. Nature, 1997, 388: 539-547.

［46］Appelmelk BJ, Martino MC, Veenhof E, et al. Phase variation in H type I and Lewis a Epitopes of Helicobacter pylori Lipopolysaccharide. Infection and Immunity, 2000, 68: 5928-5932.

［47］Heneghan MA, McCarthy CF, Moran AP, et al. Moran. Relationship of blood group determinants on Helicobacter pylori lipopolysaccharide with host Lewis phenotype and inflammatory response. Infection and Immunity, 2000, 68: 937-941.

［48］Chalk PA, Roberts AD, Blows WM. Metabolism of pyruvate and glucose by intact cells of Helicobacter pylori studied by C-13 NMR spectroscopy. Microbiology UK, 1994, 140: 2085-2092.

［49］ Hoffman PS, Goodwin A, Johnsen J, et al. Metabolic activities of metronidazole-sensitive and resistant strains of Helicobacter pylori-repression of isocitrate lyase activity correlate with resistance. J Bacteriol, 1996, 178: 4822-4829.

［50］ Mendz GL, Hazell SL. Evidence for a pentose phosphate pathway in Helicobacter pylori. FEMS Microbiol Lett, 1991, 84: 331-336.

［51］ Mendz GL, Hazell SL, Vangorkam L. Pyruvate metabolism in Helicobacter pylori. Arch Microbiol, 1994, 162: 187-192.

［52］ Mendz GL, Hazell SL. Fumarate catabolism in Helicobacter pylori. Bioche Mol Int, 1993, 31: 325-332.

［53］ Eeynolds DJ, Penn CW. Characteristics of Helicobacter pylori growth in a defined medium and determination of its amino acid requirement. Microbiology, 1994, 140: 2649-2656.

［54］ Lichtenberger LM, Hazell SL, Romero JJ, et al. Helicobacter pylori hydrolysis of artificial phospholipid mono-layers: insight into a potential mechanism of mucosal injury. Gastroenterology, 1990, 98: A78.

［55］ Weitkamp HJH, Perez-Perez GI, Bode G, et al. Identification and characterization of Helicobacter pylori phospholipase C activity. Int J Med Microbiol Virol Parasitol Infect Dis, 1993, 280: 11-27.

［56］ Bode G, Song Q, Barth R, et al. Phospholipase C activity of Helicobacter pylori is not associated with the prevalence of the cagA gene. Gut, 1997 (Suppl 1): A14.

［57］ Mendz GL, Jimenez BM, Hazell SL, et al. Salvage synthesis of pytimidine nucleotide by Helicobacter pylori. J Appl Bacteriol, 1994, 77: 1-8.

［58］ Mendz GL, Jimenez BM, Hazell SL, et al. Salvage synthesis of pytimidine nucleotide by Helicobacter pylori. J Appl Bacteriol, 1994, 77: 674-681.

［59］ Williams CL, Preston T, Hossack M, et al. Helicobacter pylori utilizes urea for amino acid synthesis. FEMS Immunol Med Microbiol, 1996, 13: 87-94.

［60］ Skouloubris S, Labigne A, De Reuse H. The aliphatic amidase: another way to produce amminia in H. pylori. Gut, 1997 (Suppl 1): A14.

［61］ De Reuse H, Skouloubris S, Labigne A. Identification of an aliphatic amidase in H. pylori. 9th ed. Cape Town, South Africa: Workshop on Campylobacter, Helicobacter, and Related Organisms, 1997: 59.

［62］ Kammler M, Schon C, Hantke K. Characterization of the ferrous iron uptake system of Escherichia coli. J Bacteriol, 1993, 175: 6212-6219.

［63］ Frazier BA, Pgeifer JD, Russell DG, et al. Paracrystalline inclusions of a novel ferritin containing non-home iron, produced by the human gastric pathogen Helicobacter pylori: evidence for a third class of ferritinus. J Bacterial, 1993, 175: 966-972.

［64］ Beucher M, Sparling PF. Cloning, sequencing and characterization of the gene encoding FrpB, a major iron-regulated outer membrane protein of Neisseria gonorrhoeae. J Bacteriol, 1995, 177: 2041-2049.

［65］ Clyne M, Labigne A, Drumm B. Helicobacter pylori Requires an acidic environment to survive in presence of urea. Infec Immun, 1995, 63: 1669-1673.

［66］ Meyer-Rosberg K, Scott DR, Rex D, et al. The effect of environmental pH on the proton motive force of Helicobacter pylori. Gastroenterology, 1996, 111: 886-900.

［67］ Sachs G, Meyer-Rosberg K, Scott DR, et al. Acid, protons and Helicobacter pylori. Yale J Biol Med, 1996, 69: 301-316.

［68］ Ge Z, Hiratsuka K, Taylor DE. Nucleotide sequence and mutational analysis indicate that two Helicobacter pylori genes encode a P-type ATPase and a cation-binding protein associated with copper transport. Mol Microbiol, 1995, 15: 97-106.

［69］ Melchers K, Herrman L, Mauch F, et al. Properties and function of the P type ions pumps cloned from Helicobacter pylori. Acta Physilol Scand, 1998, 115: 278-285.

［70］ McGowan CC, Necheva AS, Cover TL, et al. Acid-induced expression of oxidative stress protein homologs in Helicobacter pylori. Gut, 1997 (Suppl 1): A18.

［71］ Smith MA, Edwards DJ. Oxygen scavenging, NADH oxidase and metronidazole resistance in Helicobacter pylori. J Antimicro Chemother, 1997, 39: 347-353.

［72］ Nagata K, Tsukita S, Tamura T, et al. A cb-type cytochrome-c oxidase terminates the respiratory chain in Helicobacter pylori. Microbiology, 1996, 142: 1575-1763.

［73］ Alderson J, Clayton CL, Kelly DJ. Investigations into the aerobic respiratory chain of Helicobacter pylori. Gut, 1997 (Suppl 1): A7.

［74］ Tatusov RL, Mushegian AR, Bork P, et al. Metabolism and evolution of Haemophilus influenzae deduced from a whole-genome comparison with Escherichia coli. Curr Biol, 1996, 6: 279-291.

［75］ Inamoto Y, Hamaaaka S, Hamanaka Y, et al. Lipid Composition and Fatty Acid Analysis of Helicobacter pylori. J of Gastroenterology, 1995, 30: 315-318.

［76］ Cover TL, Dooley CP, Blaser MJ. Characterization and Human Serologic Response to Proteins in Helicobacter pylori Broth Culture Supernatants with Vacoulating Cytotoxin Activity. Infect and Immun, 1990, 58 (3): 603-610.

［77］ European Helicobacter pylori Study Group. Ⅷth International Workshop on Gastrio-duodenal Pathology and Helicobacter pylori. Edinburgh, Scotland, 7~9 July 1995. Gut, 1995, 37 (Suppl 1): A1-A103.

［78］ Zhao YX, Ceasini S, Bayeii DF, et al. Analysis of Expression of CagA and VacA Virulance Facters in 43 Strains of Helicobacter pylori Reveals that Clinical Isolates can be Divided into Two Major Types and that CagA is Not Necessary for Expression of the Vacuolation Cytoxin. Infect and Immu, 1995, 63 (1): 94-98.

［79］ Kostrzyska M, Betts JD, Austin JW, et al. Identification Characterization, and Spatial Localization of Two Flagellin species in Helicobacter pylori Flagella. J of Bacteriology, 1991, 173 (3): 937-946.

［80］ Labigna-Rowssel A, Courcoux P. Cloning and Expression of the Urease Genes of Campylobacter pylori//Magraud F, Lamouliate H. Gastroduodenal Pathology and Campylobacter pylori. New York: Elsevier Science Publishers B V (Biomedical Divisions), 1989.

［81］ Labigne A, Cassac V, Courcoux P. Shuttle Cloning and Nucleotide Sequences of Helicobacter pylori Genes Responsible for Urease Activity. J of Bacteriology, 1991l, 173 (6): 1920-1933.

［82］ Tummuru MK, Cover TL, Blaser MJ. Cloning and Expression of a High Molecular-Mass Major Antigen of Helicobacter pylori: Evidence of Linkage to Cytotoxin Production. Infect and Immun, 1993, 61 (5): 1799-1809.

［83］ Telford JL, Ghiata P, Dell'Dreo M, et al. Gene Structure of the Helicobacter pylori Cytotoxin and Evidence of Its Key Role in Gastric Disease. J Exp Med, 1994, 179: 1633-1658.

［84］ Cover T. Purification and characterization of the vacuolating toxin from Helicobacter pylori. J Bio chem, 1992, 67: 10570-10575.

［85］ 王洪涛, 刘晶星, 吴红, 等. 幽门螺杆菌毒力基因 vacA、cagA 和胃十二指肠疾病的关系. 中华微生物和免疫学杂志, 2000, 21: 204-205.

［86］ Cover T. Divergence of genetic sequence for the vacuolating cytotoxin among Helicobacter pylori. J Bio chem, 1994, 269: 10566-10573.

［87］ Jan F. The interrelationship between Cytotoxin-associated Gene A, Vacuolating cytotoxin, and Helicobacter pylori-related disease. The J of Infec Disease, 1996, 173: 1171-1175.

［88］ Ye D, Blanke SR. Mutational analysis of the Helicobacter pylori vacuolating toxin Amino terminus: Identification of amino acids essential for cellular vacuolation. Infection and Immunity, 2000, 68: 4354-4357.

［89］ Covacci A. Molecular characterization of 128 Kda immunodominant antigen of Helicobacter pylori associated with cytotoxicity and duodenal ulcer. Proc Natl Acad Sci U S A, 1993, 90: 5791-5795.

［90］ Rova CA, Pereira-Lima JC, Blaya C, et al. Consensus and variable region PCR analysis of Helicobacter pylori 3′region of cagA gene in isolates from individuals with or without peptic ulcer. Journal of Microbiology, 2000,

38: 606-612.

［91］ Boonyanugomol W, Khuntikeo N, Pugkhem A, et al. Genetic characterization of Helicobacter pylori vacA and cagA genes in Thai gastro-duodenal and hepatobiliary patients. J Infect Dev Ctries, 2017, 11 (1): 42-50.

［92］ Jeyamani L, Jayarajan J, Leelakrishnan V, et al. CagA and VacA genes of Helicobacter pylori and their clinical relevance. Indian J Pathol Microbiol, 2018, 61 (1): 66-69.

［93］ Tanahashi T, Kita M, Kodama T, et al. Comparison of PCR-restriction fragment length polymorphism analysis and PCR-direct sequence methods for differentiating Helicobacter pylori ureA gene variants. Journal of Microbiology, 2000, 38: 165-169.

［94］ Kyrillos A, Arora G, Murray B, et al. The Presence of Phage Orthologous Genes in Helicobacter pylori Correlates with the Presence of the Virulence Factors CagA and VacA. Helicobacter, 2016, 21 (3): 226-233.

［95］ Sheikh AF, Yadyad MJ, Goodarzi H, et al. CagA and vacA allelic combination of Helicobacter pylori in gastroduodenal disorders. Microb Pathog, 2018, 122: 144-150.

# 第二十五章

# 幽门螺杆菌感染的流行病学

---

一、自然人群中幽门螺杆菌感染的特点

二、中国自然人群中幽门螺杆菌流行病学调查

三、幽门螺杆菌传播途径

---

## 一、自然人群中幽门螺杆菌感染的特点

幽门螺杆菌（*H. pylori*）在全球自然人群的感染率超过 50%,影响 *H. pylori* 流行模式包括感染、自愈和再感染率等[1],全球各地差异甚大,发展中国家高于发达国家,经济越落后、文化水平越低,*H. pylori* 感染率越高。*H. pylori* 感染率随着年龄增加而增加。对正常人群的大量血清流行病学调查资料显示,*H. pylori* 感染率随年龄上升的模式有两大类[2,3]。第一类为儿童期易感型,儿童期为感染率剧增期,每年以 3%~10% 甚至更高的速度急剧上升,至 10 岁有 40%~60% 以上的人受感染,以后感染速度减慢,每年以 0.5%~1% 速度缓增,至 50 岁左右感染率基本上不增,进入平坦期,到 70 岁以上由于免疫功能下降,血清法检测可见阳性率下降,但不代表感染率真正下降,发展中国家包括我国属这一类型。第二类为感染均衡型,感染率随年龄增加的速度在儿童和成年期基本一致,以每年 0.5%~1% 速度上升,有些地区 50 岁以后感染率非但不进入平坦期,而且还明显增高,这代人在儿童期受感染,把高感染率带到现在[4],发达国家属于这一类型(图 25-1)。近年有研究显示,*H. pylori* 感染的活动多在 10 岁之前[5]。

*H. pylori* 生物流行病学特点:分子生物学流行病学调查显示在 *H. pylori* 感染后,还存在 *H. pylori* 不同菌株的重复感染。*H. pylori* 二重感染率总的来说不高,在不同地区和人群差别较大[6]。近年利用 *H. pylori* 的基因多态性进行菌株分布的流行病学调查报道很多,主要利用 *cagA* 和 *vacA* 基因。*vacA* 基因又有三个信号区(s1a、s1b、s2)和两个中间区(m1、m2),构成不同的基因亚型。各型菌株毒力不同,*cagA*(+)型毒力较强;*vacA* 型中 s1/m1 型毒力强,s1/m2 低,s2/m2 无毒性。*cagA*(+)型在世界各地特别是我国和东南亚占大多数,在消化性溃疡(PUD)、胃癌、功能性消化不良(FD)患者中比"健康"对照显著增高。*vacA* 亚型分布,北欧和东欧以 s1a 型为主,北美及中南欧 s1a 和 s1b 大致相等,中南美

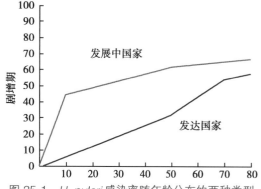

图 25-1　*H. pylori* 感染率随年龄分布的两种类型

以 s1b 为主,日本以 s1a 为主,而 m1 和 m2 世界各地分布大致相同。我国上海和广州以 s1a/m2 为主,西安以 s1a/m1 为主[7,8]。

## 二、中国自然人群中幽门螺杆菌流行病学调查

中华医学会消化病学分会幽门螺杆菌学组于 2002—2004 年在全国进行了一项涉及全国 19 个省、市、自治区 39 个中心的大规模 *H. pylori* 流行病学调查[9,10],全国各地 *H. pylori* 感染率存在很大差异。我国属发展中国家,*H. pylori* 感染率高,此次全国性 *H. pylori* 流行病学调查结果显示了我国 *H. pylori* 感染率为 40%~90%,平均为 59%,*H. pylori* 感染率最低的地区是广东省,为 42%,*H. pylori* 感染率最高地区是西藏,为 90%。

我国 *H. pylori* 的现症感染率范围为 42%~64%,平均 55%,现症感染率最低地区是广东省,为 42%;最高地区是陕西省,为 64%。儿童 *H. pylori* 感染率为 25%~59%,平均 40%。儿童 *H. pylori* 感染率平均每年以 0.5%~1% 的速度递增。

*H. pylori* 感染的影响因素(表 25-1):流行病学调查显示 *H. pylori* 感染率与经济状况、居住条件、文化程度、职业以及饮用水有关。经济状况差、居住越拥挤、文化程度越低,其 *H. pylori* 感染率越高。农民的 *H. pylori* 检出率显著高于城镇居民;饮用池塘水、沟渠水、河水者 *H. pylori* 的检出率显著高于饮用井水或自来水者;教育程度高的大学以上学历者 *H. pylori* 的检出率显著低于中学以下者;农民、教师、医务人员 *H. pylori* 的检出率显著高于工人和干部。家庭人数多者 *H. pylori* 的感染率高。但是否吸烟或饮酒其 *H. pylori* 感染率无显著性差异。

表 25-1  *H. pylori* 感染危险因素

- 经济状况差
- 文化程度低
- 居住拥挤
- 卫生条件差
- 污染水源或食物
- 暴露于 *H. pylori* 感染者
  - 胃肠镜医师
  - 护士
  - 共同居住的家人有 *H. pylori* 感染

## 三、幽门螺杆菌传播途径

*H. pylori* 嗜寄居于人类,但实验动物如蒙古沙鼠、猪、猫和猩猩等亦可被 *H. pylori* 感染,有报道可从这些动物分离出 *H. pylori*[11],在自然环境中,人是唯一传染源,人 - 人间传播是唯一传播途径,主要通过粪 - 口、口 - 口、胃 - 口传播,是否还有其他传播途径,目前尚未完全明了。

**1. *H. pylori* 传播的家庭聚集性**　国内一项 150 对夫妻(平均结婚 6.5 年)的 *H. pylori* 感染

情况调查,发现一方 *H. pylori*(+)者,配偶 *H. pylori*(+)为 78.94%;而一方 *H. pylori*(−)者,配偶 *H. pylori* 阳性率为 20%,提示 *H. pylori* 感染存在家庭聚集性。广州地区的一项流行病学调查显示,居住密度与感染率密切相关,提示密切接触增加传播机会[12],这和家庭聚集性的研究结论相符。

2. **儿童主要通过父母感染** *H. pylori* 阳性儿童为先证者的整个家庭成员的 *H. pylori* 感染率为 68.8%,父母双亲感染率为 63.6%;而 *H. pylori* 阴性先证儿童家庭两者分别是 15.4% 和 22.2%,差异非常显著[13]。国外报道父母均受 *H. pylori* 感染,子女感染率 44%,如父母仅一方阳性,则下降至 30%,如父母均阴性,下降至 21%,差异显著[14],其中母亲影响更大,母亲 *H. pylori* 阳性,子女受感染的危险系数为 16.5,父亲阳性仅 3.8。我国胃癌高发区的报道显示,父母之一或两者 *H. pylori* 阳性,子女感染率 85%,两者均阴性仅 22%,差异更显著[15]。对兄弟姐妹间相互传播的调查显示,家庭中有兄弟姐妹 1~4 人,儿童受感染危险系增至 1.5~4.3;如这 1~4 人有 *H. pylori* 感染,其 *OR* 值更达 1.5~7.1[16],显示互相密切接触增加传播可能。进一步研究显示家庭成员感染多属同种 *H. pylori* 亚群。

3. ***H. pylori* 的粪 - 口传播** 依据是胃黏膜上皮更新脱落快,寄居其上的 *H. pylori* 必然随之脱落,通过胃肠道从粪便排出,污染食物和水源传播感染。目前已从胃液中分离培养出 *H. pylori*,从腹泻和胃酸缺乏的患者粪便中培养出 *H. pylori*[17,18]。从自然环境中分离培养 *H. pylori* 亦是粪 - 口传播的证据,有报道从南美国家沟渠水中分离 *H. pylori* 成功[19]。但也有研究显示 *H. pylori* 在牛奶和自来水中不能繁殖,但可存活 10 天和 4 天左右,并转为球形菌[20]。正常人体十二指肠液对 *H. pylori* 有很强的杀菌作用,一般情况下 *H. pylori* 不可能通过这一屏障在粪便中存活[21]。

4. ***H. pylori* 的口 - 口和胃 - 口传播** 依据是随胃上皮细胞脱落的 *H. pylori* 可存活在胃液中,通过胃食管反流可进入口腔,滞留在牙菌斑中,通过唾液传播感染。已有报道从唾液、反流呕吐物、牙菌斑中检测发现 *H. pylori*,多数是采用聚合酶链反应(PCR)法,亦有个别报道培养成功,但尚未能重复而得到认可。用 PCR 法的研究多数只采用一组引物,尚不能除外口腔杂菌的交叉反应,如采用两组引物,阳性率大大降低,令 PCR 法的特异性受到怀疑[22]。巴基斯坦报道在无刷牙习惯的 *H. pylori* 感染人群中,牙垢斑涂片和尿素酶试验阳性者达 173/178(97%),而有刷牙习惯的对照组仅 7/30(23%)[23]。西非一组报道显示母亲通过咀嚼食物后喂养的幼儿,与非咀嚼喂养的对照组比较,*H. pylori* 感染的危险系数为 2.9 倍[24]。总结上述内容,在自然条件下,*H. pylori* 通过人 - 人传播,而通过动物、宠物、苍蝇、昆虫传播未被证实,即使有也是个别现象。

5. ***H. pylori* 医源性传播** 医源性传播中胃镜检查是引起 *H. pylori* 感染的重要途径。在 *H. pylori* 阳性患者检查后,用 PCR 法可发现 61% 胃镜表面和内道受 *H. pylori* 污染,活检钳污染更为严重,被 *H. pylori* 污染的胃镜引起患者感染 *H. pylori* 已得到 DNA 指纹法的证实[25]。荷兰一组对 281 例镜检前 *H. pylori* 阴性患者的前瞻观察显示,有 3 例(1.1%)镜检后获 *H. pylori* 感染。日本学者观察到 1 913 939 例胃镜检查中有 420 例(占 0.02%)检查后约 1 周内发生急性胃黏膜病损,这部分患者镜检前血清 *H. pylori* 抗体阴性,镜检后过半数转为阳性,认为病损是内镜引起急性 *H. pylori* 感染导致,故对内镜需彻底用物理和化学方法消毒[26],其他可通过口腔引起的医源性传播也不可忽视。

（胡伏莲　成虹）

# 参 考 文 献

[1] 李瑜元,胡品津.幽门螺杆菌感染的流行病学 // 胡伏莲,周殿元.幽门螺杆菌感染的基础与临床.3版.北京:中国科学技术出版社,2010.

[2] Malaty HM, Graham DY, Wattigney WA, et al. Natural history of Helicobacter pylori in childhood. Clin Inf Dis, 1999, 28: 279-282.

[3] Pounder RE, Ng D. The prevalence of Helicobacter pylori infection in different countries. Aliment Pharmacol Ther, 1995, 9 (Suppl 2): 33-39.

[4] Parsonnet J. The incidence of Helicobacter pylori infection. Aliment pharmacol Ther, 1995, 9 (Suppl 2): 45-51.

[5] Malaty HM, El-Kasabany A, Graham DY, et al. Age at acquisition of Helicobacter pylori infection: a follow-up study from infancy to adulthood. Lancet, 2002, 359 (9310): 931-935.

[6] Nabwera HM, Logan RP. Epidemiology of Helicobacter pylori: transmission translocation and extragastric reservoirs. J Physiol Pharmacol, 1999, 50: 711-722.

[7] Pan ZJ, Berg DE, Vander Hulst RW, et al. Prevalence of vacualting cytotoxin production and distribution of distinct Vac A alleles in Helicobacter pylori from China, J Infect Dis, 1998, 178: 220-226.

[8] 张万岱,徐智民.幽门螺杆菌研究现状.现代消化及介入诊疗,2000,5:4-7.

[9] 胡伏莲.中国幽门螺杆菌研究现状.胃肠病学,2007,12 (9):516-518.

[10] 张万岱,胡伏莲,萧树东,等.中国自然人群幽门螺杆菌感染的流行病学.现代消化及介入治疗,2010,15 (5):265-270.

[11] Zhou D, Yang H. Epidemiology of Helicobacter pylori in People's Republic of China. Chin Med J, 1995, 108: 304-311.

[12] 潘志军,萧树东,江绍基,等.幽门螺杆菌血清流行病学调查.中华消化杂志,1992,12:198-200.

[13] 杨海涛,梁冠峰,宋海,等.幽门螺杆菌感染在家庭内聚集.中华消化杂志,1992,12:42-44.

[14] Le Rose A, Massutti F, Viola L, et al. Familial clustering of Helicobacter pylori infection: population based study. BMJ, 1999, 319: 537-540.

[15] Ma JL, You WC, Gail MH, et al. Helicobacter pylori infection and mode of transmission in a population at high risk of stomach cancer. Int J Epidemiol, 1998, 27: 570-573.

[16] Goodman KJ, Correa P. Transmission of Helicobacter pylori among siblings. Lancet, 2000, 355: 358-362.

[17] Kelly SM, Pitcher MCI, Fermery SM, et al. Isolation of Helicobacter pylori from feces of patients with dyspepsia in United Kingdom. Gastroenterology, 1994, 107: 1671-1674.

[18] Vorobjova T, Maaroos HT, Uibo R, et al. Helicobacter pylori histological and serological study on gastric and duodenal ulcer patient in Estonia. Scand J Gastroenterol, 1991, 26 (Suppl 186): 84-89.

[19] Westblom TU, Fritz SB, Phadnis S, et al. PCR analysis of Peruvian sewage water: support for fecal-oral spread of Helicobacter pylori. Acta Gastroenterol Belg, 1993, 56 (Suppl 1): 47.

[20] 范学工,李铁刚,邹益友,等.幽门螺杆菌在牛奶和自来水中存活力观察.中国人兽共患病杂志,1998,14:43-45.

[21] Mitchell HM, Li YY, Hu PJ, et al. The susceptibility of Helicobacter pylori to bile may be an obstacle to fecal transmission. Europ J Gastroenterol&Hepatol, 1992, 4 (Suppl 1): 78-83.

[22] Megraud F. Transmission of Helicobacter pylori: fecal-oral versus oral-oral route. Aliment Pharmcol Ther, 1995, 9 (Suppl 2): 85-91.

[23] Butt AK, Khan AA, Bedi R. Helicobacter pylori in dental plague of Pakistanis. J Int Acad Periodontol, 1999, 1: 78-82.

[24] Albengue M, Tall F, Dabis F, et al. Epidemiological study of Helicobacter pylori transmission from mother to child in Africa. Rev Esp Enferm Dig, 1990, 78 (Suppl 1): 48.

[25] Sugiyama T, Naka H, Yachi A, et al. Direct evidence by DNA fingerprinting that endoscopic cross-infection of Helicobacter pylori is a cause of postendoscopic acute gastritis. J Clin Microbiol, 2000, 38: 2381-2382.

[26] Tytgat GNJ. Endoscopic transmission of Helicobacter pylori. Aliment Pharmacol Ther, 1995, 9 (Suppl 2): 105-110.

第二十六章

# 幽门螺杆菌感染的家庭聚集现象

## 一、概述

　　幽门螺杆菌（*H. pylori*）感染是世界上最常见的感染之一，全球有将近 50% 的人感染 *H. pylori*，它与慢性胃炎、消化性溃疡、胃癌的发生发展密切相关[1]，已成为威胁人类健康的一个重要问题。*H. pylori* 胃炎已被定义为传染性疾病，其传播方式包括口 - 口传播、粪 - 口传播和胃 - 口传播[2-4]。研究发现 *H. pylori* 感染多在儿童时期获得，因此家庭是 *H. pylori* 最重要的传播场所，*H. pylori* 感染存在家庭聚集现象[5]，并且是导致 *H. pylori* 复发、再感染和根除失败的重要原因之一。明确 *H. pylori* 感染的家庭聚集现象及其产生机制，及时有效地阻断其传播途径对预防 *H. pylori* 感染和减少根除治疗后的复发和再感染至关重要。

## 二、幽门螺杆菌感染的家庭聚集

### (一) 父母与子女及同胞间幽门螺杆菌感染的聚集和基因型分析

**1. 父母与子女及同胞间 *H. pylori* 感染的聚集**　自 1990 年开始,Drumm 等[6]报道 *H. pylori* 阳性和阴性儿童的父母 *H. pylori* 感染率分别为 73.5% 和 24.2%,同样的,他们同胞中 *H. pylori* 感染率分别为 81.8% 和 2%,首次揭示了 *H. pylori* 感染的家庭聚集。次年美国学者对纽约的 51 个家庭的研究发现 *H. pylori* 阳性者子女 *H. pylori* 感染率(40%)明显高于阴性者(3%)。随后这一领域的研究日益增多,意大利学者对 47 例确诊 *H. pylori* 感染的患儿家庭成员进行 *H. pylori* 检测,发现他们 18 岁以下同胞、18 岁以上同胞和双亲的感染率分别为 67%、82% 和 87%,对这些患儿及其家庭成员同时进行 *H. pylori* 根除治疗,其总根除率达 94%,而另 60 例家庭成员未同时进行抗 *H. pylori* 治疗,患儿的根除率仅为 75%。Palanduz 等[5]检测了土耳其 50 名有胃十二指肠症状行胃镜检查的成年患者和其 159 名子女的 *H. pylori* 感染情况,发现 *H. pylori* 感染者子女的 *H. pylori* 阳性率为 82%,显著高于未感染者的子女的 1%,且子女中同胞数 >3 的感染率高于同胞数 <3 的家庭。Roma 等[7]同时检测希腊 100 名有上消化道症状的儿童及其所有家庭成员的 *H. pylori* 感染,结果表明 54 名 *H. pylori* 阳性儿童其父亲、母亲及同胞 *H. pylori* 感染率显著高于 *H. pylori* 阴性者。一项对意大利北部城镇 *H. pylori* 感染的调查发现,父母 *H. pylori* 均阳性的子女 *H. pylori* 感染率(44%)高于父母中一人阳性者(30%)及父母均阴性者(21%),并且父母的社会地位作为一种独立的因素影响着子女的感染率,父母是蓝领或农民的子女感染率高于父母为白领者。

**2. 父母与子女及同胞间感染 *H. pylori* 的基因型分析**　*H. pylori* 感染的家庭聚集现象提示 *H. pylori* 感染在家庭中传播。研究已证实同一家庭成员中感染的 *H. pylori* 菌株多为相同的基因型,特别是母亲和子女之间。我国学者检测了 226 个家庭中 41 例 *H. pylori* 感染儿童与其 82 位父母 *H. pylori* 血清型,显示其中 *H. pylori* 感染的 73 位父母血清型符合率为 89%。Raymond 等[8]利用基因微阵列技术研究了 3 个家庭中感染 *H. pylori* 的基因型,检测这 3 个家庭成员分离出的 10 株菌管家基因的点突变确定菌株的基因型,发现有 2~5 种菌株在每个家庭中流动,每个家庭中至少有 2 个家庭成员感染的菌株是完全一致的。Osaki 等[9,10]对日本的 5 个家庭成员体内分离培养的 19 个菌株进行了 7 个管家基因多位点序列分型(MLST),发现来自同一家庭成员的菌株拥有相同或非常相似的 MLST,5 个家庭中有 4 个家庭存在母亲与子女间的传播,这其中有 2 个家庭同时存在父亲与子女间传播,1 个家庭存在兄弟姐妹间传播。Yokota 等[11]对 35 个日本家庭中分离出的 *H. pylori* 进行随机扩增 DNA 多态分析(RAPD)和 MLST 检测,两种检测方法结果大部分相同,MLST 检测发现 25.7%(9/35)的家庭子女与父亲体内分离出的菌株基因座的等位基因相同,60.0%(25/35)的家庭子女与母亲相同。Nahar 等[12]对从孟加拉国 35 个家庭的 138 名家庭成员中分离 *H. pylori* 菌株进行 RAPD,发现母亲感染的菌株 46% 与子女感染的菌株基因型相关,其中 29% 与最小的子女相关,父亲的菌株有 6% 与子女基因型相关。瑞典斯德哥尔摩的一项研究对 11 所学校中 *H. pylori* 阳性儿童及其家人感染的 *H. pylori* 菌株进行 PCR 扩增检测 *ureA-ureB*、*glmM*、*flaA*

基因及 cag 致病岛，发现 81%(29/36)的兄弟姐妹拥有至少一种与一位兄弟姐妹相同的菌株，其中 56%(10/18)的子女与母亲菌株相同，但是在 8 个家庭进行的 17 项父亲及其后代菌株检测时，未发现子女与父亲菌株相同的情况。以上研究均提示 H. pylori 感染存在父母与子女之间以及同胞之间的传播，尤其是母亲与子女之间的传播。

### (二)配偶间幽门螺杆菌感染的聚集及基因型分析

H. pylori 感染的传播不仅发生在父母及子女间，也存在于配偶间。美国纽约 51 个家庭的研究发现配偶 H. pylori 阳性者的 H. pylori 感染率为 68%，显著高于配偶阴性者的 9%。Fujimoto 等[13]对日本 625 个家庭的 1 447 名家庭成员的研究发现，丈夫 H. pylori 阳性妻子的 H. pylori 感染率(64.0%，208/325)显著高于丈夫阴性者(46.5%，80/172)，同样，妻子 H. pylori 阳性丈夫的 H. pylori 感染率(72.2%，208/288)也显著高于妻子阴性者(56.0%，117/209)。Sgambato 等[14]检测了 161 对配偶 H. pylori 感染情况，研究发现 H. pylori 阳性者和阴性者配偶的 H. pylori 感染率分别为 74.5% 和 32.3%。Palanduz 等[5]检测了土耳其 50 名有胃十二指肠症状行胃镜检查成年患者及其配偶的 H. pylori 感染情况，发现 H. pylori 感染者其配偶的 H. pylori 阳性率为 76%，显著高于未感染者配偶的 18%。本课题组[15]早期检测了 150 对配偶的 H. pylori 感染情况，发现 H. pylori 阳性和阴性者配偶的 H. pylori 感染率分别为 78.94% 和 26.67%，并且 H. pylori 阳性者其配偶 H. pylori 感染率随着与 H. pylori 阳性配偶生活年限的增加而上升，共同生活 3 年以上和 3 年以内 H. pylori 感染率分别为 91.07% 和 61.54%。德国学者研究了 110 对配偶的 H. pylori 情况，发现 H. pylori 阳性者和阴性者配偶的 H. pylori 感染率分别为 42%(10/24)和 7%(6/86)，调整年龄及其潜在影响因素后，H. pylori 阳性者配偶获得 H. pylori 感染的危险性高于 H. pylori 阴性者配偶的 6 倍，并且随着与 H. pylori 感染配偶生活年限的增加，H. pylori 感染率也增加，共同生活 15 年以下和共同生活 15 年以上的 H. pylori 感染率分别为 25%(2/12)和 58%(7/12)，二者的 OR 值分别为 5.3 和 9.8。作者进一步扩大样本对 670 对夫妻进行 H. pylori 检测，配偶阳性者 H. pylori 感染率为 34.9%(51/146)，而配偶阴性者感染率为 14.5%(76/524)，作者的研究还发现 H. pylori 感染的家庭聚集在不同国籍间存在很大的差异，德国籍并生长在德国的夫妻 H. pylori 阴性和阳性者的配偶 H. pylori 感染率分别为 9.4% 和 10.3%，无显著差异；而非德国籍夫妻 H. pylori 阴性和阳性者配偶的 H. pylori 感染率分别为 47.6% 和 79.2%，有显著差异，这可能与不同国籍人群生活习惯不同和 H. pylori 的基线感染率不同有关。同样，配偶间也常感染相同的 H. pylori 菌株，Linz 等[16]对配偶的 H. pylori 进行完整基因组序列检测并分析突变情况，发现配偶间 H. pylori 菌株 BM012A 和 BM012S 序列非常相似，表明配偶间感染的菌株为同一来源。Thomas 等[17]研究发现 2 例患者在成功地进行根除治疗后又感染了其配偶携带的菌株。以上研究表明均表明 H. pylori 感染存在着配偶间的传播。

## 三、幽门螺杆菌感染家庭聚集现象的可能原因

### (一)家庭成员间的密切接触

**1. 拥挤的居住环境** 人类是 H. pylori 的宿主，家庭中的密切接触、家庭成员接触共同的传染

源,使 H. pylori 容易在家庭间传播,特别是儿童时期。儿童时期亲子同床、家庭人口众多、母亲口腔中反流的胃液均为感染的危险因素。有研究表明童年期家庭的拥挤和与他人共用卧室、卧床是获得 H. pylori 感染的独立危险因子。Farrell 等[18]检测了北爱尔兰至少有 1 名 H. pylori 感染儿童的52 个家庭中 126 名家庭成员的 H. pylori,并收集家庭居住环境数据,结果表明,在 3 岁时与感染的同胞同床或是共用一个卧室会增加儿童时期感染 H. pylori 的风险。Urita 等[19]检测了 838 名儿童及其家庭成员的 H. pylori 感染,发现 H. pylori 阳性儿童的母亲、祖母及同胞的 H. pylori 感染率高于 H. pylori 阴性儿童的母亲及祖母,母亲及祖母感染 H. pylori 是儿童感染的危险因素,说明在三代同堂的家庭中祖母与儿童之间的传染是母亲与儿童间传染外的另一重要途径。

2. **家庭中同胞数量** 有研究表明 H. pylori 感染的同胞是童年时期家庭内持续感染的主要传染源之一,家庭同胞数量是 H. pylori 感染的独立影响因素[20]。巴西的一项研究对 128 个家庭中570 名成员的研究表明母亲 H. pylori 感染和 H. pylori 感染同胞数量是儿童时期 H. pylori 感染的独立危险因素。Goodman 等[21]研究发现 2~9 岁儿童 H. pylori 感染的风险随着家庭中 2~9 岁同胞数的增多而增加,有 1、2、3、4~5 个兄弟姐妹的儿童与无兄弟姐妹的儿童比较,他们获得 H. pylori感染相对危险性的 OR 值分别为 1.4、2.3、2.6 和 4.3;并且与第 1 胎孩子相比,第 2 胎和第 3~9 胎孩子的 OR 值分别是 1.8 和 2.2;与出生相隔 10 年或以上的孩子相比,出生间隔在 4 年内的孩子感染 H. pylori 的危险性是前者的 4 倍,而与紧接着的更年幼的同胞的年龄间隔对获得 H. pylori 感染的影响较小,提示 H. pylori 最容易在年龄上接近的同胞中传播。Cervantes 等[22]在加拿大的一项队列研究发现年长同胞的 H. pylori 感染将导致年幼同胞的感染,在排除母亲感染、母乳喂养、抗生素使用、社会经济条件等影响因素后,年长同胞的 H. pylori 感染对年幼同胞的感染影响较大,特别是当同胞间年龄差距 ≤ 3 岁时。来自沙特阿拉伯的一项研究发现家庭中父母 H. pylori 感染率与家庭中感染子女的数量呈正相关。我国台湾地区学者对 54 个幼儿园的 2 551 名健康学龄前儿童 H. pylori 感染的调查发现兄弟姐妹越多,H. pylori 感染率越高,有 3 个兄弟姐妹的儿童获得 H. pylori 感染的危险性是无兄弟姐妹儿童的 2 倍以上;英国学者调查了 1 020 名 1920—1930 年出生的英国居民儿童期的家庭居住条件与 H. pylori 感染的关系,发现童年时家中同胞多和曾经居住在拥挤的住房中或者与他人共用卧室及卧床者 H. pylori 感染率高。这些研究均提示童年期家庭成员的密切接触,尤其是与母亲和其他儿童的密切接触是获得 H. pylori 感染的重要因素。

(二) 共同的生活习惯和暴露于共同的传染源

H. pylori 感染的家庭聚集性,除了与家庭成员间密切接触相关,共同的生活习惯和暴露于共同的传染源也是重要原因之一。研究表明,即使在同一个国家,不同区域及种族人群的 H. pylori 感染率也不同,在加拿大整体感染率为 7.1%,但是在部分少数民族中 H. pylori 感染率却达到了42%[23]。在美国,白种人的 H. pylori 阳性率明显低于非洲裔及西班牙裔居民[24]。在新西兰不同种族人群 H. pylori 感染调查发现,欧洲人、毛利人和太平洋岛人儿童的 H. pylori 感染率分别为7%、21% 和 48%,成人分别为 35.8%、57.4% 和 73.2%,调整了年龄和社会经济地位因素的影响后,毛利人和太平洋岛人获得 H. pylori 感染的相对危险性显著高于欧洲人,OR 值分别为 1.43 和 1.76,提示种族是独立于社会经济因素的一个 H. pylori 感染危险因素。

*H. pylori* 感染的种族差异,除了遗传因素外,各国家或民族的居住环境、饮食习惯、卫生水平,特别是幼年时期生活习惯的不同可能是更为重要的原因[25]。一项研究调查了 945 名德国南部城市乌尔姆的学龄前儿童 *H. pylori* 感染情况,以及他们的国籍和出生地,发现生活在相同地区的不同国籍的儿童 *H. pylori* 感染率有很大差别(德国籍为 6.1%,土耳其籍为 44.8%),表明同一区域不同亚群人群的生活习惯不同,影响着 *H. pylori* 的感染率。同时他们还发现相同国籍者,出生在德国或 1 岁以前到德国的儿童 *H. pylori* 感染率明显低于 1 岁以后来德国的儿童(4.8% 和 40%,42.7% 和 66.7%),这表明童年早期的生活条件和暴露于共同的环境与 *H. pylori* 感染密切相关。如同许多胃肠道感染一样,*H. pylori* 感染与低家庭收入、低社会经济水平、拥挤的家庭生活环境等均是 *H. pylori* 感染的主要危险因素[26]。有研究表明,高收入家庭的 *H. pylori* 感染率低于低收入家庭,父母接受过高等教育的儿童 *H. pylori* 感染率低于父母未接受过高等教育者[26,27]。Wu 等[27]对我国台湾地区中部农村 856 名儿童 *H. pylori* 检测发现儿童 *H. pylori* 感染率为 6%(43/715),母亲接受教育水平低(初中及以下学历)的儿童感染率(10.6%)高于母亲受教育水平高(高中及以上学历)者(5%)。在捷克进行的一项包含 22 个中心的研究表明,从 2001 年到 2011 年,由于家庭生活水平的提高及生育率的降低,*H. pylori* 感染率由 41.7% 降低至 23.5%。Talaei 等[28]对比了从反刍动物(牛、绵羊、山羊)乳汁中的分离出的 *H. pylori* 菌株和从人体内分离出的 *H. pylori* 菌株 *cagA* 和 *vacA* 基因的多态性,发现绵羊的 *s1b* 基因与人体的关系较大,说明绵羊作为 *H. pylori* 良好的载体,通过羊奶将 *H. pylori* 传播给人体。加拿大的一项研究调查了该国 *H. pylori* 高感染区北极圈的 2 个社区人群的 *H. pylori* 感染情况,并用 PCR 方法检测了当地供应水中的 *H. pylori*,发现加拿大北极圈内人的 *H. pylori* 感染率高于加拿大南部人群,并且在当地供水系统中测到 *H. pylori*。以上研究均提示共同的生活习惯和暴露于共同传染源可能是 *H. pylori* 感染并聚集的原因之一。

**(三)遗传因素**

　　除了上述两个因素外,遗传因素在 *H. pylori* 感染的家庭聚集中也起到一定作用。许多研究表明遗传因素,特别是宿主的基因多态性对 *H. pylori* 感染有影响[8,29,30]。在不同的人群中,*H. pylori* 感染率不同,而感染后临床表现也不尽相同,此外,对于目前推荐的根除方案,疗效也参差不齐,其中家庭成员的人类白细胞抗原(HLA)的基因多态性是否通过影响免疫应答造成不同 *H. pylori* 菌株在不同家庭间的感染,是近年来的研究热点。巴西南部的一项以人群为基础的横断面研究发现人群 *H. pylori* 感染率为 63.4%,在排除年龄、性别及社会经济状况的因素后,非白种人仍是 *H. pylori* 感染的重要危险因素,这表明了种族遗传因素是 *H. pylori* 感染家庭聚集的重要原因。国内高长明等[31]研究 HLA-DRB1 基因多态性与 *H. pylori* 感染的关系,发现 *H. pylori* 感染组 HLA-DRB1*08 频率显著高于未感染组;而感染组 HLA-DRB1*12 频率显著低于未感染组,提示 HLA 的基因多态性与 *H. pylori* 易感性有关,HLA-DRB1*08 基因可能增加 *H. pylori* 易感性,HLA-DRB1*12 则可能是抵御 *H. pylori* 感染的保护性基因。黄永坤等[32]研究发现,云南彝族儿童 *H. pylori* 感染者的 HLA-DQA1*0102 等位基因频率高于未感染儿童,而 HLA-DQA1*0302 等位基因频率低于未感染者,提示前者可能是 *H. pylori* 感染的易感基因,而后者则可能是抵御 *H. pylori* 感染的保护性基因。Genre 等[29]研究 HLA-G 与 *H. pylori* 感染的关系,发现 HLA-G 14bp ins/ins 基因型,通过诱导免疫耐受及破坏宿主防御,对入侵人体的 *H. pylori* 产生保护作用,促进 *H. pylori* 的慢性感染。有学者研究了 269 对双胞胎的 *H. pylori* 感染情况,发现 *H. pylori* 感染的一致率在同卵双生者为 81%,显著高于异卵双生者,同时还发现分开抚养的同卵双生和异卵双生一方 *H. pylori* 感染,另一方 *H. pylori* 感染率分别为 82% 和 66%,二者有显著性差异,并且前者的相关系数达 0.66,这进一步说明了遗传因素在 *H. pylori* 感染中起一定作用。

## 四、幽门螺杆菌感染在家庭中传播的可能途径

### (一) 口 - 口传播

虽然 *H. pylori* 感染途径有许多种,但是口 - 口传播是其最主要的途径。唾液是 *H. pylori* 感染的重要传染源,胃肠道内的 *H. pylori* 可通过反流或呕吐到达口腔并定植于口腔,*H. pylori* DNA 已经在唾液、齿龈下生物膜及牙菌斑中被检测出[33],口腔可能是 *H. pylori* 的储菌池。Nabwera 等[34]调查了 192 名肯尼亚 3~15 岁儿童的 *H. pylori* 感染情况及其易感因素,发现与家人共用餐具是获得 *H. pylori* 感染的独立危险因素;Amini 等[35]的研究也证实共用餐具的家庭 *H. pylori* 感染明显高于非共用餐具家庭(77% vs 53%),这强烈提示 *H. pylori* 感染的口 - 口传播。一项研究随机检测了维多利亚的 217 名成人 *H. pylori* 感染情况,并分析其易感因素,发现 *H. pylori* 感染与口腔中牙菌斑数量增高密切相关。Tsami 等[36]研究了家庭中儿童及其父母口腔牙菌斑中的 *H. pylori* 感染情况,发现在 40% 的胃内 *H. pylori* 阳性儿童的牙菌斑样本中发现了 *H. pylori*,而胃内 *H. pylori* 阴性儿童只有 5% 在牙菌斑内发现了 *H. pylori*,提示牙菌斑内的 *H. pylori* 与胃部 *H. pylori* 感染关系密切,作者还发现牙菌斑 *H. pylori* 阳性儿童的 7 名母亲及 4 名父亲口腔牙菌斑中 *H. pylori* 也是阳性的。Bharath 等[37]采用 RT-PCR 检测口腔及胃黏膜内 *H. pylori* 的尿素酶 A 基因,结果表明口腔牙菌斑中 *H. pylori* 菌株与胃内 *H. pylori* 菌株类型相同。Basic 等[38]检测了泰国北部 Karen Hill 部落的 93 名不定期进行口腔保健的成人牙菌斑及其邻近生物膜中的菌群,57% 的人检出了 *H. pylori*,并且 *H. pylori* 的检出与胃痛有相关性。Urban 等[39]采用 PCR 方法检测了 108 名胃内 *H. pylori* 感染者唾液和牙菌斑中 *H. pylori* DNA,46% *H. pylori* DNA 阳性。以上研究均提示口腔牙菌斑可能是 *H. pylori* 的储存池,它可能通过家庭中的密切接触,经口 - 口传播。Dowsett 等[40]用巢氏 PCR 法分析了危地马拉农村以家庭为单位的 242 名成人和儿童口腔牙周袋、舌背和优势手示指指甲下的 *H. pylori*,发现 87% 受检者口腔中至少有一个部位 *H. pylori* 阳性,56% 受检者舌背 *H. pylori* 阳性,58% 受检者甲下标本 *H. pylori* 阳性,并且指甲和舌部的 *H. pylori* 感染状况有显著的相关性,指甲标本 *H. pylori* 阳性与血清 *H. pylori* 抗体阳性有弱相关性。这进一步说明 *H. pylori* 感染的口 - 口传播,并且手在这个传播过程中起一定的作用。

### (二) 胃 - 口传播

呕吐物中可检测出 *H. pylori*,可能成为胃 - 口传播的传染源[41],它主要发生在幼儿,因为幼儿常发生呕吐和胃食管反流,可能引起 *H. pylori* 的胃 - 口传播。意大利的一项研究表明,*H. pylori* 感染同胞的呕吐史是儿童 *H. pylori* 感染的独立危险因素。*H. pylori* 在呕吐物中浓度很高,可达

30 000CFU/ml[42],Perry 等[43]研究发现接触患有胃肠炎(特别是呕吐)的患者是 *H. pylori* 感染的危险因素,Sgambato 等[14]研究发现 *H. pylori* 感染存在配偶间的相互传播,并且一方有胃食管反流者传播性更强。另外,有报道一位医生在给意识丧失的患者进行口对口抢救 2 个月后出现腹部症状,而当时患者呼吸停止,口腔内充满呕吐物,医生以前血清 CagA 抗体阴性,该事件发生后,医生的血清抗 CagA 抗体阳性,这也说明 *H. pylori* 感染的胃 - 口传播。

(三)粪 - 口传播

人们已经成功地从粪便中分离培养出 *H. pylori*。有研究发现照顾 *H. pylori* 感染率较高的精神病患者的医护人员 *H. pylori* 感染率高,且接触患者排泄物是感染的独立危险因素。Melese 等[44]调查埃塞俄比亚 *H. pylori* 感染的危险因素发现便后不洗手是 *H. pylori* 的高危因素。粪便中 *H. pylori* 的传播除了直接接触外,粪便对水源的污染也是重要的传播方式。El-Sharouny 等[45]检测了埃及部分省 51 份饮用水样本中 *H. pylori* 污染情况,发现来自 Abu EI Matamir-Beheira 地区的地下水及 Sidi Bishr-Alexandria 地区的自来水样本 *H. pylori* 检测为阳性,并检测这两个地区胃溃疡患者 *H. pylori* 感染情况,发现尽管 Sidi Bishr-Alexandria 地区较 Abu EI Matamir-Beheira 地区更加发达,拥有更加先进的水分配系统,患者的受教育程度更高、收入也更高,但是两地区患者总感染率无统计学差异,这可能与两地的水源均被 *H. pylori* 污染有关。加拿大学者用 PCR 法检测发现加拿大的两个 *H. pylori* 高感染社区的供水系统中均测出 *H. pylori*。这些都提示 *H. pylori* 可以通过粪便污染水源,而引起粪 - 口传播。Kheyre 等[46]对 *H. pylori* 感染的职业风险进行系统评估,发现医务人员,特别是胃肠专科工作者 *H. pylori* 感染率高,同时从事农业、林业、渔业、排污工作人员和在智障医疗机构工作的人员 *H. pylori* 感染率也高,这些职业接触粪便污染的概率高,这从另一角度间接提示 *H. pylori* 感染的粪 - 口传播。

## 五、幽门螺杆菌感染家庭聚集是导致根除失败和感染复发的重要原因

*H. pylori* 感染与多种上消化道疾病及胃肠外疾病相关,根除 *H. pylori* 可以减少消化性溃疡的复发,降低早期胃癌的发生率,缩小甚至治愈低度恶性胃 MALT 淋巴瘤,有效根除 *H. pylori* 对其相关性疾病的防治至关重要。然而 *H. pylori* 根除失败或根除后复发导致的 *H. pylori* 持续感染可能会造成疾病的持续存在和加剧,而 *H. pylori* 感染的家庭聚集,是 *H. pylori* 感染复发的重要原因。

*H. pylori* 感染复发(recurrence)是指根除 *H. pylori* 治疗停药后 4 周检测 *H. pylori* 为阴性,但在后续随访中 *H. pylori* 检测再次阳性,它可分为再燃(recrudescence)和再感染(reinfection)。再燃是指原感染的 *H. pylori* 菌株的再现,是根除失败所致,因此多发生在使用治疗效果差的方案者;再感染是指感染了新的 *H. pylori* 菌株,是患者再次暴露于感染源所致,而家庭成员中的 *H. pylori* 感染者是最常见的感染源。*H. pylori* 感染者在根除治疗成功后,继续与未经治疗的 *H. pylori* 感染家庭成员接触,包括共同进餐、共用餐具、同吃同住、密切接触等很可能导致再感染。Yalçın 等[47]将 74 例 *H. pylori* 感染的消化不良患者分为两组治疗,一组与其家庭成员同时根除治疗,另一组仅患者根除治疗,家庭成员不根除治疗,结果前者 32 例成功根除者,6 个月后复查无一例复发,而后者 31 例

成功根除者有 3 例复发。Najafi 等[48]研究了伊朗 37 名儿童 H. pylori 根除后 12 个月的再感染率，发现再感染儿童有 60% 与他人同床，而无再感染儿童只有 27.7% 与他人同床，并且所有再感染儿童家庭中均有 H. pylori 感染者，而无再感染儿童只有 44.8% 的家庭中有 H. pylori 感染者。Magistà 等[49]观察了 52 名已成功根除 H. pylori 儿童的再感染情况，发现再感染与同胞中有 H. pylori 感染密切相关。Sari 等[50]在土耳其的一项研究，分别对 70 名感染者及其家庭成员同时给予根除治疗，而另 70 名感染者给予相同的治疗，但其家庭成员未治疗，根除治疗 9 个月后，前者有 7.1% 仍为 H. pylori 阳性，后者 38.9% 仍为 H. pylori 阳性。意大利学者的一项类似研究也发现 H. pylori 感染儿童与其家庭成员同时根除治疗的根除率为 94%，而家庭成员未同时根除治疗的根除率为 75%。波兰学者对 5 个家庭中 13 名根除治疗失败者 H. pylori 的 DNA 指纹和 cag 致病岛 /vacA 的基因型分析发现，根除后再感染者的 H. pylori cag 致病岛 /vacA 的基因型完全相同，提示 H. pylori 同一菌株在家庭内反复传播。以上研究均证实家庭成员的 H. pylori 感染是引起 H. pylori 根除失败和治疗后复发的重要原因。

## 六、幽门螺杆菌感染家庭聚集的防治

### (一) 良好的卫生习惯和分餐制

良好的卫生习惯和分餐制是预防 H. pylori 感染家庭聚集的有效措施，Ding 等[51]在中国的一项横断面研究调查了中国的 3 个城市 3 491 名无症状儿童的 H. pylori 感染率及危险因素，结果表明：手部卫生处理、分餐制、高于平均水平的居住空间和居住在城市地区是抵御 H. pylori 感染的保护因素；相反，未经过消毒条件下进餐，分享毛巾和漱口杯等因素和胃肠道疾病的家族史等增加 H. pylori 感染风险。黄梅淑等[52]研究发现 H. pylori 根除治疗者与其家庭成员中 H. pylori 阳性者同时根治并实行分餐制，其根除率为 82.14%，而家庭成员未行 H. pylori 检测及治疗，未实行分餐制者其根除率为 67.24%。以上研究表明家庭内实行分餐制能减少 H. pylori 感染的家庭聚集和提高治疗效果。Goto 等[53]研究印度尼西亚雅加达北部健康居民 H. pylori 感染的危险因素表明餐前洗手是抵御 H. pylori 感染的保护因素，并发现良好的卫生习惯是该地区 H. pylori 感染率低的原因之一。

### (二) 提倡正确的儿童喂养方式

儿童时期为 H. pylori 感染高危时期，而母亲及兄弟姐妹为儿童时期的主要传染源，主要传播途径是口 - 口传播[2]。Ding 等[51]在分析儿童 H. pylori 感染的危险因素时发现，母亲受教育水平高对 H. pylori 感染有保护作用，而在幼儿时期接受母亲预先咀嚼的食物，人工或混合喂养等因素增加感染风险。所以，指导父母或者照顾儿童的其他家庭成员清洁卫生的喂养方式，对预防 H. pylori 感染极为重要。每次喂食儿童时保持清洁的双手，提供经过适当灭菌处理的食物和餐具，并保证洁净的水源，是预防儿童期感染的重要措施。因此，所有家庭成员，尤其是母亲，都应该接受可能的 H. pylori 传播途径和更好的卫生习惯的教育。高风险行为，如接吻、用嘴清洁奶嘴、用嘴检查奶瓶的温度、共用汤匙或筷子以及共用床都需要避免，以防止儿童接触受感染者的唾液和胃分泌物。

## （三）重视对口腔中幽门螺杆菌的治疗

胃是 *H. pylori* 在人类的主要储存池,但自 1989 年以来,研究人员已成功在牙菌斑中分离培养出 *H. pylori*,关于口腔是否为 *H. pylori* 的第二个储存池开始被研究人员关注[54]。口 - 口传播作为 *H. pylori* 感染在家庭内传播的主要方式之一,口腔牙菌斑可能是这一传播途径中 *H. pylori* 的储存池,在治疗胃内 *H. pylori* 的同时有效地进行口腔内 *H. pylori* 的治疗可预防 *H. pylori* 感染的复发和家庭聚集。Bouziane 等[55]的系统综述评估了根除 *H. pylori* 与治疗口腔中 *H. pylori* 同时进行和单纯根除 *H. pylori* 对胃内 *H. pylori* 感染复发的影响,发现联合治疗可显著降低 *H. pylori* 感染复发的风险。Gao 等[56]观察了根除 *H. pylori* 并同时治疗牙周病和单纯根除 *H. pylori* 对 *H. pylori* 根除和 1 年后复发的影响,发现联合治疗的根除率(81.4%)显著高于单纯根除(73%),1 年后前者的 *H. pylori* 阴性率仍有 62.8%,而后者降低到 32.4%。Zaric 等[57]将塞尔维亚 43 例龈下牙菌斑和胃内 *H. pylori* 均阳性者,分为根除 *H. pylori* 并同时治疗牙周病和单纯根除 *H. pylori* 组,结果表明联合治疗组 *H. pylori* 根除率为 77.3%,显著高于单纯根除组的 47.6%。以上研究均证实联合治疗口腔尤其是牙菌斑内存在的 *H. pylori*,通过阻断 *H. pylori* 感染的口 - 口传播,可提高 *H. pylori* 根除率,预防根除后复发,从而减少家庭内 *H. pylori* 感染的聚集。

## 七、小结

*H. pylori* 在人群中感染率高,与多种消化道疾病的发生发展密切相关,因此,有效防治 *H. pylori* 感染对其相关性疾病的防治具有重大意义。*H. pylori* 感染有家庭聚集现象,家庭成员间的传播是其传播的重要途径,也是导致根除失败和根除后复发的重要原因,并且在反复治疗再感染的过程中,易诱导耐药菌株的产生,增加根除治疗难度。我国的传统饮食习惯及庞大的人口密度,均是 *H. pylori* 感染家庭聚集的高危因素。预防 *H. pylori* 感染在家庭中的传播及根除后的复发是降低我国 *H. pylori* 感染率的一个重要环节。注重控制 *H. pylori* 感染的家庭聚集现象,进行卫生健康教育,养成良好的卫生习惯,以家庭为单位进行 *H. pylori* 的检测与治疗,对全社会有效控制 *H. pylori* 感染具有重要意义。

（谢　勇　王　慧　李立群　王崇文）

## 参 考 文 献

[ 1 ] Wang YC. Medicinal plant activity on Helicobacter pylori related diseases. World J Gastroenterol, 2014, 20 (30): 10368-10382.

[ 2 ] Sugano K, Tack J, Kuipers EJ, et al. Kyoto global consensus report on Helicobacter pylori gastritis. Gut, 2015, 64: 1353-1367.

[ 3 ] Malfertheiner P, Megraud F, O'Morain CA, et al. Management of Helicobacter pylori infection-the Maastricht V/Florence Consensus Report. Gut, 2017, 66 (1): 6-30.

[ 4 ] Chinese Society of Gastroenterology, Chinese Study Group on Helicobacter pylori and Peptic Ulcer. Fifth Chinese National Consensus Report on the management of Helicobacter pylori infection. Helicobacter, 2018, 23 (2): e12475.

［5］ Palanduz A, Erdem L, Cetin BD, et al. Helicobacter pylori infection in family members of patients with gastroduo-denal symptoms. A cross-sectional analytical study. Paulo Med J, 2018, 136 (3): 222-227.

［6］ Drumm B, Perez-Perez GI, Blaser MJ, et al. Intrafamilial clustering of Helicobacter pylori infection. N Engl J Med, 1990, 322 (6): 359-363.

［7］ Roma E, Panayiotou J, Pachoula J, et al. Intrafamilial spread of Helicobacter pylori infection in Greece. J Clin Gastroen-terol, 2009, 43 (8): 711-715.

［8］ Raymond J, Thiberge J, Kalach N, et al. Using Macro-Arrays to Study Routes of Infection of Helicobacter pylori in Three Families. PLoS One, 2008, 3 (5): e2259.

［9］ Osaki T, Konno M, Yonezawa H, et al. Analysis of intra-familial transmission of Helicobacter pylori in Japanese families. J Med Microbiol, 2015, 64 (Pt 1): 67-73.

［10］ Furuta Y, Konno M, Osaki T, et al. Microevolution of Virulence-Related Genes in Helicobacter pylori Familial Infection. PLoS One, 2015, 10 (5): e127197.

［11］ Yokota S, Konno M, Fujiwara S, et al. Intrafamilial, Preferentially Mother-to-Child and Intraspousal. Helicobacter, 2015, 20 (5): 334-342.

［12］ Nahar S, Kibria KMK, Hossain ME, et al. Evidence of intra-familial transmission of Helicobacter pylori by PCR-based RAPD fingerprinting in Bangladesh. European Journal of Clinical Microbiology & Infectious Diseases, 2009, 28 (7): 767-773.

［13］ Fujimoto Y, Furusyo N, Toyoda K, et al. Intrafamilial transmission of Helicobacter pylori among the population of endemic areas in Japan. Helicobacter, 2007, 12 (2): 170-176.

［14］ Sgambato D, Visciola G, Ferrante E, et al. Prevalence of Helicobacter pylori infection in sexual partners of H. pylori-infected subjects: Role of gastroesophageal reflux. United European Gastroenterol J, 2018 (10): 1470-1476.

［15］ 谢勇, 祝金泉, 吕农华, 等. 配偶间幽门螺杆菌感染的血清流行病学研究。中华消化杂志, 1999, 19 (3): 211-212.

［16］ Linz B, Windsor HM, Gajewski JP, et al. Helicobacter pylori Genomic Microevolution during Naturally Occurring Transmission between Adults. PLoS One, 2013, 8 (12): e82187.

［17］ Thomas E, Jiang C, Chi DS, et al. The Role of the Oral Cavity in Helicobacter pylori Infection. Am J Gastroenterol, 1997, 92 (12): 2148-2154.

［18］ Farrell S, Doherty GM, Milliken I, et al. Risk Factors for Helicobacter pylori Infection in Children. The Pediatric Infectious Disease Journal, 2005, 24 (2): 149-152.

［19］ Urita Y, Watanabe T, Kawagoe N, et al. Role of infected grandmothers in transmission of Helicobacter pylori to children in a Japanese rural town. J Paediatr Child Health, 2013, 49 (5): 394-398.

［20］ Yucel O. Prevention of Helicobacter pylori infection in children. World Journal of Gastroenterology, 2014, 20 (30): 10348.

［21］ Goodman KJ, Correa P. Transmission of Helicobacter pylori among siblings. Lancet, 2000, 355: 358-362.

［22］ Cervantes DT, Fischbach LA, Goodman KJ, et al. Exposure to Helicobacter Pylori-positive Siblings and Persis-tence of Helicobacter Pylori Infection in Early Childhood. J Pediatr Gastroenterol Nutr, 2010, 50 (5): 481-485.

［23］ Segal I, Otley A, Issenman R, et al. Low prevalence of Helicobacter pylori infection in Canadian children: a cross-sectional analysis. Can J Gastroenterol, 2008, 22 (5): 485-489.

［24］ Ierardi E, Giorgio F, Losurdo G, et al. How antibiotic resistances could change Helicobacter pylori treatment: A matter of geography？World J Gastroenterol, 2013, 19 (45): 8168-8180.

［25］ Ueda M, Kikuchi S, Kasugai T, et al. Helicobacter pylori risk associated with childhood home environment. Cancer Sci, 2003, 94 (10): 914-918.

［26］ Laszewicz W, Iwańczak F, Iwańczak B. Seroprevalence of Helicobacter pylori infection in Polish children and adults depending on socioeconomic status and living conditions. Adv Med Sci, 2014, 59 (1): 147-150.

［27］ Wu M, Sung C, Chang Y, et al. Seroprevalence of Helicobacter pylori and Hepatitis A Virus among Children in

Rural Central Taiwan. Jpn J Infect Dis, 2015, 68 (6): 494-503.

[28] Talaei R, Souod N, Momtaz H, et al. Milk of livestock as a possible transmission route of Helicobacter pylori infection. Gastroenterol Hepatol Bed Bench, 2015, 8 (Suppl 1): S30-S36.

[29] Genre J, Santos RF, Marco DLAJ, et al. HLA-G 14 bp Ins/Ins genotype in patients harboring Helicobacter pylori infection: a potential risk factor ? Scand J Immunol, 2016, 83 (1): 52-57.

[30] Hou C, Yang F. Original Article Interleukin-17A gene polymorphism is associated with susceptibility to gastric cancer. Int J Clin Exp Pathol, 2015, 8 (6): 7378-7384.

[31] 高长明，李忠佑，丁建华，等．人类白细胞抗原 DRB1 等位基因与幽门螺杆菌感染的关系．中华流行病学杂志，2000, 21 (6): 417-419.

[32] 黄永坤，戚勤，郝萍，等．彝族儿童幽门螺杆菌感染 HLA-DQA1 免疫遗传学特征分析．临床儿科杂志，2004, 22 (10): 652-655.

[33] Burgers R, Schneider-Brachert W, Reischl U, et al. Helicobacter pylori in human oral cavity and stomach. Eur J Oral Sci, 2008, 116: 297-304.

[34] Nabwera HM, Nguyen-Van-Tam JS, Logan RF, et al. Prevalence of Helicobacter pylori infection in Kenyan schoolchildren aged 3-15 years and risk factors for infection. Eur J Gastroenterol Hepatol, 2000, 12 (5): 483-487.

[35] Amini M, Karbasi A, Khedmat H. Evaluation of eating habits in dyspeptic patients with or without Helicobacter pylori infection. Trop Gastroenterol, 2009, 30 (3): 142-144.

[36] Tsami A, Petropoulou P, Kafritsa Y, et al. The presence of Helicobacter pylori in dental plaque of children and their parents: is it related to their periodontal status and oral hygiene ? Eur J Paediatr Dent, 2011, 12 (4): 225-230.

[37] Bharath TS, Reddy MS, Dhanapal R, et al. Molecular detection and corelation of Helicobacter pylori in dental plaque and gastric biopsies of dyspeptic patients. J Oral Maxillofac Pathol, 2014, 18 (1): 19-24.

[38] Basic A, Enerbäck H, Waldenström S, et al. Presence of Helicobacter pylori and Campylobacter ureolyticus in the oral cavity of a Northern Thailand population that experiences stomach pain. Oral Microbiol, 2018, 10 (1): 1527655.

[39] Urban J, Koszowski R, Płachetka A, et al. An evaluation of selected oral health indicators and cariogenic bacteria titer in patients with Helicobacter pylori. Adv Clin Exp Med, 2017, 26 (3): 401-407.

[40] Dowsett SA, Archila L, Segreto VA, et al. Helicobacter pylori infection in indigenous families of Central America: serostatus and oral and fingernail carriage. J Clin Microbiol, 1999, 37 (8): 2456-2460.

[41] Okuda M, Tachikawa T, Maekawa K, et al. Transmission route of H. pylori. Nihon Rinsho, 2013, 71 (8): 1339-1345.

[42] Vale FF, Vítor JMB. Transmission pathway of Helicobacter pylori: Does food play a role in rural and urban areas ? International Journal of Food Microbiology, 2010, 138 (1-2): 1-12.

[43] Perry S, De La Luz Sanchez M, Yang S, et al. Gastroenteritis and transmission of Helicobacter pylori infection in households. Emerg Infect Dis, 2006, 12 (11): 1701-1708.

[44] Melese A, Genet C, Zeleke B, et al. Helicobacter pylori infections in Ethiopia; prevalence and associated factors: a systematic review and meta-analysis. BMC Gastroenterol, 2019, 19 (1): 8.

[45] El-Sharouny E, El-Shazli H, Olama Z. Detection of Helicobacter pylori DNA in Some Egyptian Water Systems and Its Incidence of Transmission to Individuals. Iran J Public Health, 2015, 44 (2): 203-210.

[46] Kheyre H, Morais S, Ferro A, et al. The occupational risk of Helicobacter pylori infection: a systematic review. Int Arch Occup Environ Health, 2018, 91 (6): 657-674.

[47] Yalçin M, Yalçin A, Bengi G, et al. Helicobacter pylori Infection among Patients with Dyspepsia and Intrafamilial Transmission. Euroasian J Hepatogastroenterol, 2016, 6 (2): 93-96.

[48] Najafi M, Sobhani M, Khodadad A, et al. Reinfection Rate after Successful Helicobacter pylori Eradication in Children. Iran J Pediatr, 2010, 20 (1): 58-62.

[49] Magistà AM, Ierardi E, Castellaneta S, et al. Helicobacter pylori status and symptom assessment two years after eradication in pediatric patients from a high prevalence area. J Pediatr Gastroenterol Nutr, 2005, 40 (3): 312-318.

［50］ Sari Y. H. pylori: Treatment for the patient only or the whole family？World J Gastroenterol, 2008, 14 (8): 1244.

［51］ Ding Z, Zhao S, Gong S, et al. Prevalence and risk factors of Helicobacter pylori infection in asymptomatic Chinese children: a prospective, cross-sectional, population-based study. Aliment Pharmacol Ther, 2015, 42 (8): 1019-1026.

［52］ 黄梅淑，李俊柳，吴亚 . 家庭传播对幽门螺杆菌根除效果的影响 . 河北医药 , 2012,(05): 737-738.

［53］ Goto Y, Syam AF, Darnindro N, et al. Risk Factors for and Prevalence of Helicobacter Pylori Infection among Healthy Inhabitants in Northern Jakarta, Indonesia. Not FoundAsian Pac J Cancer Prev, 2016, 17 (9): 4469-4475.

［54］ Adler I. Helicobacter pylori and oral pathology: Relationship with the gastric infection. World Journal of Gastroenterology, 2014, 20 (29): 9922.

［55］ Bouziane A, Ahid S, Abouqal R, et al. Effect of periodontal therapy on prevention of gastric Helicobacter pylori recurrence: a systematic review and meta-analysis. J Clin Periodontol, 2012, 39 (12): 1166-1173.

［56］ Gao J, Li Y, Wang Q, et al. Correlation between distribution of Helicobacter pylori in oral cavity and chronic stomach conditions. J Huazhong Univ Sci Technolog Med Sci, 2011, 31: 409-412.

［57］ Zaric S, Bojic B, Jankovic Lj, et al. Periodontal therapy improves gastric Helicobacter pylori eradication. J Dent Res, 2009, 88 (10): 946-950.

第二十七章

# 幽门螺杆菌致病因子及其致病机制

## 一、概述

研究表明,幽门螺杆菌(*H. pylori*)除与慢性胃炎、消化性溃疡、胃黏膜相关淋巴组织(MALT)淋巴瘤、胃癌等消化系统疾病密切相关外,还与某些血液性疾病、心脑血管疾病、自身免疫病、皮肤病、糖尿病等相关。*H. pylori* 致病性主要依赖于其鞭毛、螺旋结构、脂多糖、细胞毒素相关基因 A 和空泡细胞毒素 A 等多种致病因子,通过复杂的致病机制(表 27-1、表 27-2)最终导致一系列疾病。

## 二、致病因子

*H. pylori* 致病因子的分类方法有很多。根据其性质可分为,定植因子和毒力因子。按其致病

机制及其特点,可将 *H. pylori* 致病因子分为四大类:①与 *H. pylori* 定植相关的致病因子;②与胃黏膜损伤相关的致病因子;③与炎症和免疫相关的致病因子;④其他致病因子。这些致病因子在 *H. pylori* 致病中所发挥的作用往往是相互重叠的,以下是目前已知的 *H. pylori* 各种致病因子。

表 27-1　幽门螺杆菌的致病因子

| 与 *H. pylori* 定植相关的致病因子 | 与炎症和免疫相关的致病因子 |
|---|---|
| 鞭毛和螺旋结构 | 尿素酶 |
| 尿素酶 | 脂多糖 |
| 黏附素 | 细胞毒素相关基因 A |
| 　BabA、SabA、OipA | 热休克蛋白 |
| 　AlpA、AlpB 和 HopZ | 趋化因子 |
| **与胃黏膜损伤相关的致病因子** | **其他致病因子** |
| 细胞毒素相关基因 A | DupA |
| 空泡细胞毒素 A | IceA |
| 脂多糖 | 触酶和过氧化物歧化酶 |
| 尿素酶 | 离子结合蛋白 |
| 溶血素 | 醇脱氢酶 |
| 脂酶和磷脂酶 A | 生长抑制因子 |

表 27-2　幽门螺杆菌的致病机制

| 幽门螺杆菌 | 宿主 | 饮食环境 |
|---|---|---|
| 基因多态性 | 宿主遗传因素 | 胃微生态改变 |
| 定植 | 胃黏膜屏障的损伤 | |
| 持续感染和致病 | 炎症和免疫反应 | |
| | 胃酸分泌异常 | |

（一）鞭毛和螺旋结构

*H. pylori* 的定植因子主要是动力。动力主要包括鞭毛和螺旋结构。*H. pylori* 一端有 4~7 条鞭毛,鞭毛长度在 2.5μm 左右,直径约为 30nm。目前的研究结果显示 *H. pylori* 也有双端丛鞭毛,但其具有不对称性[1]。

鞭毛由鞭毛丝组成,鞭毛丝由 FlaA 和 FlaB 两种鞭毛蛋白组成,这两种鞭毛蛋白分别由 *flaA* 和 *flaB* 两种基因编码。FlaA 突变体比正常菌株鞭毛变短,动力减弱,而 FlaB 突变体动力减弱,但鞭毛长度正常。若同时缺乏 FlaA 和 FlaB,鞭毛和动力均消失[2]。FlaA 的致病性和免疫性更重要,它是诱导产生血清 IgG 和胃肠道 IgA 的主要抗原之一。*H. pylori* 感染者的血清大多数可以检出 FlaA 抗体,研究证明其具有较高的血清学诊断价值[3]。鞭毛鞘位于鞭毛最外层,由双层磷脂及蛋白质组成。鞭毛鞘如细菌外膜的延伸,能保护不耐酸的鞭毛钩及鞭毛丝抵御胃酸的腐蚀。由鞭毛和其菌体组成的特殊螺旋结构为 *H. pylori* 提供了省力的形态学结构并为其穿梭胃黏液层定植于胃黏膜提供了便利条件。

研究表明,形态学的突变和鞭毛的数量减少均会影响 *H. pylori* 的运动速度和活力,突变菌株比正常菌株运动速度平均减少了 7%~21%,使细菌的活力均下降。拥有 4 根鞭毛的菌株总体比拥有

3根鞭毛的菌株运动速度快了19%[4]。鞭毛是 H. pylori 定植和持续感染必不可少的条件。而这个特性可以作为研制安全有效疫苗的靶点[5]。

（二）尿素酶

H. pylori 的尿素酶位于 H. pylori 的表面和胞质内。在目前所已知能产尿素酶的细菌中，其活力是最大的，使它在尿素浓度很低的胃液中充分发挥作用。H. pylori 的尿素酶分解尿素产生氨中和了 H. pylori 周围的酸，使细菌周围呈中性环境，为其在胃腔中生存和定居创造了条件[6]。尿素酶对 H. pylori 具有保护作用，但对宿主可造成多方面的损伤作用。

**1. 对宿主具有直接毒性作用**　主要与产生的氨有关。氨能降低黏液中黏蛋白的含量，破坏黏液的离子完整性，削弱屏障功能，造成 $H^+$ 反向弥散[7]。氨还消耗需氧细胞的 α-酮戊二酸，破坏三羧酸循环，干扰细胞的能量代谢，造成细胞变性[8]。氨与水达平衡时产生的羟基有细胞毒作用。有研究显示，高浓度的氨可导致细胞的空泡变性，其结果类似于 VacA 所致的空泡变性[9]。氨还为细菌本身蛋白的合成提供了氮源。同时，尿素酶的亚基 UreA 可以进入宿主细胞的核中，导致胃黏膜上皮细胞的分子和细胞形态学改变[7]。

**2. 通过多种机制导致黏膜局部炎症**　尿素酶可以激活中性粒细胞，诱导白细胞介素-6（IL-6）和肿瘤坏死因子的分泌。同时，尿素酶可以作为白细胞的趋化因子，吸引炎症细胞，从而引起胃黏膜局部的炎症，造成胃上皮细胞的间接损伤[8]。

**3. 尿素酶是 H. pylori 主要的抗原之一**　它可以引起动物血清中的抗 H. pylori IgG 和 IgA 升高，可以利用这个特性做血清学反应来诊断 H. pylori 的感染，监测抗 H. pylori 的疗效和进行流行病学调查。研究表明，尿素酶的亚基 UreB 在动物实验中可以引起全身和局部的免疫反应，这也许可以作为研制抗 H. pylori 疫苗的有效成分[9]。

（三）黏附素

黏附素（adhesin）是细菌使其自身黏附于人或动物组织细胞上的某些组分的统称。H. pylori 作用于胃黏膜的黏附素主要为 H. pylori 表达的菌外膜蛋白家族（outer membrane proteins，OMPs）。OMPs 使 H. pylori 更易于黏附胃黏膜表面，并引起慢性感染[10]。目前研究证实 OMPs 主要包括血型抗原结合黏附素（blood group antigen-binding adhesion，BabA）、唾液酸结合黏附素（sialic acid-binding adhesion，SabA）、编码前炎症性外膜蛋白（outer inflammatory protein A，OipA）、AlpA、AlpB 和 HopZ[10-13]。黏附素作为 H. pylori 定植的物质基础，在 H. pylori 基因重组疫苗的研究中受到越来越多重视。

**1. 血型抗原结合黏附素（BabA）**　BabA 是研究得比较明确的黏附素，它能与胃黏膜上皮细胞表达的血型抗原 $Lewis^b$ 相结合[14]。研究发现 bab 有三个等位基因 babB、babA1、babA2，但只有 babA2 编码的产物是连接 $Le^b$ 必需的物质[15]。babA2 阳性的基因型与消化性溃疡的发生相关，一项对胃溃疡、十二指肠溃疡和非溃疡消化性不良的患者中 babA2 的表达情况显示，胃溃疡的患者中有 95% 的阳性率，远高于阳性率为 18% 的十二指肠溃疡患者和 26.1% 的非溃疡性消化不良患者[16]。Zambon 等[17]证明 H. pylori 的 babA2、cagA 和 vacA s1m1 同时表达会加重炎症反应，并能协同增加组织化生的危险性。

2. **唾液酸结合黏附素(SabA)** 目前认为,SabA 是一种细菌表面蛋白,主要与 *H. pylori* 感染后的炎症反应和持续性黏附有关。*H. pylori* 感染机体后诱导机体产生炎症相关的唾液酸化糖分子结构,成为炎症组织中神经节苷脂复合体中的一部分,因此,*H. pylori* 就可以通过 SabA 结合于糖基化的胃黏膜上皮细胞从而实现黏附作用[10,18]。*H. pylori* 与不同的唾液酸化糖分子结合的多态性可以使其适应不同状态下的胃黏膜环境。另外,*H. pylori* 还能通过 SabA 与胃黏膜血管中的红细胞黏附。

3. **编码前炎症性外膜蛋白(OipA)** OipA 是 OMPs 家族中的一种促炎因子,能加强 *H. pylori* 定植于胃黏膜。也能提高胃黏膜 IL-8 水平,*oipA* 等位基因突变株使胃黏膜上皮诱导的 IL-8 下降[19]。研究表明 OipA 与 *cagA*、*vacA* 和 *iceA* 的基因型有很大的相关性,OipA 通过多种信号通路的磷酸化作用诱导炎症和肌动蛋白动力学改变,这些通路的作用通常与 cagPAI 相关的通路相互作用[20,21]。

4. **AlpA、AlpB 和 HopZ** *alpA*、*alpB* 是 *H. pylori* 一个染色体位点的两种同源基因,位于同一个操纵子内,但它们转录起始位点上游的增强子序列不同。AlpA 带有一个功能性脂蛋白信号序列,AlpB 带有一个标准的 N- 末端信号序列。这两种蛋白质 C 末端部分在外膜均形成如同外膜蛋白一样的 β 结构,包含 14 个双歧分子。研究证明 AlpA 和 AlpB 缺陷对 *H. pylori* 的黏附不利,进一步研究它们对靶点层粘连蛋白的作用将有利于未来进一步研究 *H. pylori* 感染时病原体与宿主的相互作用[22,23]。HopZ 蛋白质属于 *H. pylori* 菌株 ATCC43504 外膜蛋白家族,有研究显示 ATCC43504 野生株表达 HopZ 蛋白质而有很强的黏附力,其变异株缺乏 HopZ 蛋白质,黏附于胃黏膜能力下降,故认为 HopZ 蛋白质与 *H. pylori* 黏附有关[24]。

(四)脂多糖

*H. pylori* 产生的脂多糖(lipopolysaccharide,LPS)是其主要的抗原成分,由多糖链、核糖和类脂等成分组成。LPS 主要表达人类 Lewis 抗原的 2 型抗原决定簇,即 Lewis$^X$ 和 Lewis$^Y$,这些抗原决定簇也分布在壁细胞表面和胃腺体。感染 *H. pylori* 菌株的患者产生对 Lewis 抗原决定簇的抗体通过自身免疫反应造成胃黏膜损伤;LPS 刺激胃上皮细胞分泌 IL-8,在感染宿主的胃黏膜内诱导局部的炎症反应;LPS 还参与胃上皮细胞分泌胃蛋白酶原,胃蛋白酶的蛋白水解作用造成上皮的损伤,与溃疡病的形成有关。

(五)细胞毒素相关基因 A

细胞毒素相关基因 A(cytotoxin associated protein A,CagA)由 *cagA* 基因所编码。在其羧基末端的可变区内含有酪氨酸磷酸化基序(即谷氨酸 - 脯氨酸 - 异亮氨酸 - 酪氨酸 - 丙氨酸,EPIYA)。根据基序的支链氨基酸顺序不同分为 EPIYA-A、EPIYA-B、EPIYA-C、EPIYA-D。CagA 的 EPIYA 基序具有多态性,而且具有明显的地域分布特征,与 CagA 的致病性密切相关[25]。CagA 常在 VacA$^+$ 菌株中出现,与 VacA 活性密切相关。60%~70% *H. pylori* 菌株有 *cagA* 基因,根据是否存在 *cagA* 基因将 *H. pylori* 分为两型:Ⅰ型含有 *cagA* 基因,表达 CagA,同时具有 VacA 活性。Ⅱ型不含有 *cagA* 基因,不表达 CagA,无 VacA 活性。Ⅰ型与临床疾病的关系更为密切。在Ⅰ型 *H. pylori* 菌株中有一个由 27~31 个基因所组成的大小约 40kb 的 DNA 片段,称为毒素相关基因致病岛(cytotoxin associated gene pathogenicity island，cagPAI）。*cagA* 基因就位于 cagPAI 的 C 端，它所编码的 CagA 是唯一已知的由 cagPAI 编码的功能蛋白[26]。通过 cagPAI 的Ⅳ型分泌系统（TFSS）进入上皮细胞，磷酸化后与 SHP-2 结合形成复合物。SHP-2 在有丝分裂信号传导中起重要作用，传递从受体酪氨酸激酶到 RAS 的信号，参与细胞扩散、迁移、黏附功能的调节。其活性被抑制后，胃上皮细胞得以异常迁移和增殖。所以，CagA 被认为是加速萎缩性胃炎发展和癌变的重要因子。另外，CagA 还能诱导产生 IL-8、IL-12，导致中性粒细胞、T 淋巴细胞等激活、趋化、黏附，从而导致炎症的加重[27,28]。

### （六）空泡细胞毒素 A

空泡细胞毒素 A（VacA）基因是 *H. pylori* 的重要致病基因，VacA 是由 *vacA* 基因编码产生，经 *H. pylori* 的Ⅱ型分泌系统排出的分泌性蛋白，因其可致真核细胞产生空泡样变性而被命名为 VacA。*vacA* 基因在所有 *H. pylori* 菌株中均存在，但仅 50% 左右菌株有活性的 VacA 表达。根据等位基因多态性对 *vacA* 基因分型，可分为基因信号区（signal region，s 区）和基因序列的中间区（middle region，m 区）以及两者之间的区域（intermediate region，i 区）。s 区相对保守，分为 s1 和 s2 型。m 区变异较大，分为 m1 和 m2 型。因而这些基因可以有不同的组合，不同的菌株有不同的基因型，而不同的基因型菌株间产生的毒性大小有较大的差异。s1m1 菌株可以产生大量毒素，s1m2 菌株可以产生中等量毒素，而 s2m2 菌株产生少量或不产生毒素。研究显示 i 区与 CagA 的产生有很大联系，与 *H. pylori* 慢性感染有关[29]。VacA 被称作为多功能毒素，致空泡作用是其最重要的作用机制，除此之外，VacA 还能通过以下作用导致机体损伤。①对机体产生免疫损伤；②导致细胞凋亡；③引起肥大细胞和单核细胞浸润，从而产生大量炎症因子；④增加上皮细胞通透性，增强尿素从黏膜下组织向胃腔扩散。VacA 在体内的确切作用以及与其他致病因子相互协同作用尚未完全明确，需要进一步研究。

### （七）十二指肠球溃疡启动因子

十二指肠球溃疡启动因子（DupA）是公认的作为特定疾病的标记分子，由 *dupA* 基因编码。*dupA* 基因与 *virB4* 基因同源并且位于 *H. pylori* 的可塑性区域。*dupA* 基因包含两个连续的序列 jhp0917 和 jhp0918。在体外研究中，*dupA* 阳性株对高胃酸具有很强的抵抗力，突变株会变得不耐酸。DupA 增加了十二指肠溃疡发生的风险，但是与胃溃疡和胃癌的发生没有关联[30]。但也有研究报道 *dupA* 的表达减少了胃溃疡和胃癌发生的概率[31]。关于其与临床疾病的关系需要进一步研究。

### （八）胃上皮接触后诱导表达因子

胃上皮接触后诱导表达因子（induced by contact with epithelium，IceA）为 *H. pylori* 与胃上皮接触后诱导表达的一种潜在的毒力因子，由 *iceA* 基因编码。*iceA* 基因功能尚不清楚，但与Ⅱ型限制性核酸内切酶有显著同源性。包括 *iceA1* 及 *iceA2* 两个等位基因，携带有 *iceA1* 的 *H. pylori* 菌株与消化性溃疡有显著相关性，而 *iceA2* 菌株在非溃疡性消化不良患者中更为常见。在 *H. pylori* 与人类胃上皮细胞接触后导致 *iceA1* 表达的上调。而且具有 *iceA2* 的 *H. pylori* 菌株与慢性胃炎的发生密切相关[32]。*iceA* 等位基因的分布有极大的地区差异，在研究 *H. pylori* 毒力基因与疾病的关系时，应予以重视。

## (九) 热休克蛋白60

H. pylori 的热休克蛋白60(heat shock protein 60, SP60)位于菌体表面,具有很强的抗原性。研究表明,HSP60有利于菌体对黏膜的黏附,提高尿素酶的活性,还可以通过 Toll 样受体(TLR)信号通路诱导单核细胞、巨噬细胞和胃黏膜上皮细胞产生 IL-6、IL-8、TNF-α 等促炎因子,可能参与肿瘤细胞癌变的起始阶段[33,34]。

## (十) 其他

某些 H. pylori 分泌的一种溶血作用较弱的溶血素,具有细胞毒性,能介导炎症反应,造成胃黏膜屏障的损害。H. pylori 产生的脂酶和磷脂酶 A 可以分解黏液中的脂质和磷脂,破坏黏膜的屏障功能。磷脂酶 A 还能促使花生四烯酸释放,最终增加前列腺素和血栓素等炎症介质,形成溶血卵磷脂产物,对细胞有直接的毒性。除此之外,H. pylori 的致病因子还有蛋白酶、γ-谷氨酰转肽酶(GGT)、生物膜的形成、过氧化氢酶(触酶)、过氧化物歧化酶(SOD)、离子结合蛋白、醇脱氢酶、生长抑制因子(GIF)等。

## 三、致病机制

H. pylori 在全球自然人群的感染率超过50%,在经济落后、卫生条件差、文化水平落后的地区甚至达到90%。我国 H. pylori 的感染率为40%~90%,全国各地感染率存在很大差异。在感染者中,并非都会出现临床症状,且出现临床症状的类型也不尽相同。H. pylori 感染后临床结局的多样性提示其致病机制的复杂性,涉及 H. pylori 致病因子的多态性、宿主的反应、饮食环境和胃微生态环境等多方面综合的影响。

### (一) 幽门螺杆菌

**1. 基因多态性** 随着不同 H. pylori 全基因组序列结构的阐明,以及不同地域来源 H. pylori 菌株的致病因子基因多态性特征与 H. pylori 感染致病作用结局多样性关系的系列研究结果显示,基因多态性将成为揭开 H. pylori 感染导致不同临床结局机制的突破口之一。在同一位点上,由于基因多态性而导致的差异表达,造成其蛋白表达水平及活性上的差异,从分子水平上为 H. pylori 感染宿主后导致不同的临床结局提供了解释。如前文所述,不同菌种 cagA、vacA、dupA、babA、sabA、oipA 等基因可有不一样的表达,也可以组合成各种基因型,而不同的基因型菌株对宿主定植、持续感染和致病都有较大的差异。造成基因多态性的原因主要是:①种属多态性广泛存在;②大量的共生变异体的存在;③在宿主体内定植及适应的过程中 H. pylori 会通过自然转化、遗传重组或变异的方式使其遗传背景发生改变而造成遗传多态性。

**2. 定植** H. pylori 在胃黏膜的定植是持续感染和致病的前提。H. pylori 在宿主胃内定植主要依赖于以下几种特性:尿素酶的活性、鞭毛的动力、特定的螺旋结构、黏附素。尿素酶通过分解尿素产生氨,降低菌体周围环境的酸度,而螺旋形的菌体形态以及 H. pylori 的鞭毛动力使其快速穿过黏液层移动到相对中性的胃黏膜表面,通过黏附素直接与黏膜上皮细胞的特异性受体结合。

H. pylori 细胞壁表达结构类似于人类 Lewis 血液抗原的 O 抗原,从而使其逃避免疫细胞的识别和清除,并且根据周围环境调节其表达,选择性的黏附于胃黏膜上皮表面。BabA 和 SabA 是两种常见的 *H. pylori* 表面黏附蛋白,它们通过识别胃黏膜上皮细胞表面的 Lewis[b] 和唾液酸化的 Lewis[x] 受体,从而将 *H. pylori* 锚定于受体上。通过 BabA 与 Lewis[b] 受体的相互作用,可刺激胃黏膜上皮引起炎症反应,并且诱导肠上皮化生以及相关癌前病变的基因转录。另外,SabA 主要与维持稳定黏附的作用有关。有研究显示 99% 以上的 *H. pylori* 定植于表达 MUC5AC 的区域,提示 MUC5AC 在 *H. pylori* 黏附与胃黏膜上起重要作用。除此之外,可溶性 N- 乙酰神经氨酰乳糖结合纤维血凝素(NLBH)和胞外酶 S、GGT、OipA、AlpA、AlpB、HopZ、CagL、CagE 等物质也有利于 *H. pylori* 的黏附作用。

**3. 持续感染和致病** *H. pylori* 定植于胃黏膜将会受到宿主免疫系统的清除,但 *H. pylori* 在与宿主的长期共进化过程中,获得持续感染宿主的能力,它通过对宿主免疫反应的逃逸、抑制和拮抗来维持自身的生存。*H. pylori* 这种持续感染能力可能与其相应基因功能有关,这些基因的功能受到感染过程的调节,在感染的某一阶段发挥其功能。*H. pylori* 基因组存在高度多态性,在对宿主的长期感染过程中,*H. pylori* 不断进化以适应不同宿主的生存环境。*H. pylori* 在胃黏膜定植后主要依靠各种致病因子发挥其致病作用。

## (二) 宿主

**1. 宿主遗传因素** *H. pylori* 感染后导致临床结局的差异性除与 *H. pylori* 本身因素有关外,还与宿主遗传易感性等有关。宿主的遗传背景不同,导致对 *H. pylori* 感染的反应也不同。在 *H. pylori* 持续感染与致病的过程中,宿主的遗传多态性表现在两方面,包括细胞因子基因和免疫相关基因,前者多态性影响炎症因子的产生,后者多态性影响宿主对 *H. pylori* 感染产生的免疫反应的强弱。

细胞因子基因多态性包括 IL-1B、TNF-α、IL-8、IL-18、IL-6 等的功能多态性。Ramis[35] 等在对 IL-1B 和 IL-1RN 基因多态性与 *H. pylori* 感染、胃炎的关系研究中证实,IL-1B 的等位基因分别位于转录起始位点的 -511、-31 区和密码子区的 +3 954bp,等位基因型为 IL-1B-511T 和 IL-1B-31C 的宿主易于出现 *H. pylori* 感染,并且增加胃炎发生的风险,且与 *H. pylori* 基因型 *cagA* 具有联合作用,增加胃癌的风险。而 +3954bp、IL-1RN 均与 *H. pylori* 感染无相关性。也有研究认为胃炎与 -31 区具有相关,而与 -511 区没有相关性[36]。可能与研究所选的人群差异性有关。研究表明,在 *H. pylori* 感染中,TNF-α 的 -308 区的基因多态性和表达是影响胃黏膜炎症反应的重要因素[37]。随着宿主细胞因子多态位点的增加,胃癌的发生风险也随之升高。

宿主免疫相关基因多态性主要包括 HLA、TLR4、TLR2 等[38,39]。HLA 系统是目前所知人体最复杂的多态系统。HLA 基因是免疫系统的重要基因,与自身识别、抗原提呈、免疫应答及免疫调节等有关。在 HLA 等位基因多态性与 *H. pylori* 的易感性研究中发现,在亚洲人群中,*HLA-DQB1\*0401*、*HLA-DQA1\*0103* 和 *HLA-DQA1\*0301* 属于易感基因,而 *HLA-DQB1\*0303* 属于保护基因。而在欧洲人群中,未发现 HLA 基因与 *H. pylori* 感染的相关性[38]。这表明不同遗传背景的宿主影响 *H. pylori* 感染的临床结局。目前国内外对宿主遗传多态性与疾病发生的相关性研究中,得到的结果并不一致,进一步研究 *H. pylori* 致病因子基因多态性与宿主遗传多态性的相互作用将有利于我们更加深入了解 *H. pylori* 的发病机制。

**2. 胃黏膜屏障的损伤** 正常的胃黏膜屏障机制包括黏液 - 碳酸氢盐屏障、黏膜上皮屏障、微循环系统、前列腺素、黏膜自我修复能力和生长因子等。它具有抵御各种物理、化学和生物等因素损伤胃黏膜的作用。*H. pylori* 感染时所产生的一系列致病因子对胃黏膜造成损伤作用,会使屏障防御功能下降,从而导致疾病的发生。如前文介绍的各种致病因子。VacA 对胃黏膜上皮具有直接毒性作用,可造成胃黏膜损伤和延缓胃上皮修复。CagA 常在 *vacA*+ 菌株中出现,与 VacA 活性密切相关。60%~70% *H. pylori* 菌株有 *cagA* 基因,几乎所有 *cagA*+ 菌株均产生 CagA,对胃黏膜造成损伤。尿素酶对宿主有直接的毒性作用,造成胃黏膜屏障的损害。尿素酶水解尿素产生的氨与组织的损伤有关。氨能降低黏液中黏蛋白的含量,破坏黏液的离子完整性,削弱屏障功能,造成 H+ 反向弥散。氨还消耗需氧细胞的 α- 酮戊二酸,破坏三羧酸循环,干扰细胞的能量代谢,造成细胞变性。氨与水达平衡时产生的羟基有细胞毒作用。高浓度的氨可导致细胞的空泡变性,其结果类似于 VacA 所致的空泡变性。氨还为细菌本身蛋白的合成提供了氮源。同时,尿素酶本身也可直接造成宿主的组织损伤。*H. pylori* 能产生一种溶解黏液的酶,能使胃黏液的黏性和弹性丧失。*H. pylori* 感染时,黏蛋白的分泌也会减少。*H. pylori* 产生的 LPS 能抑制宿主层粘连蛋白和嵌有脂质体的层粘连蛋白受体的结合,造成宿主胃上皮发生渗漏,导致胃黏膜的损害。*H. pylori* 的脂酶和磷脂酶 A,可以分解黏液中的脂质和磷脂,破坏黏液的屏障功能。溶血素有细胞毒素作用,造成为胃黏膜屏障的破坏。

**3. 炎症和免疫反应** *H. pylori* 感染后,机体的免疫系统被激活,炎症细胞浸润,进一步分泌各种细胞因子造成胃黏膜屏障损害,导致一系列疾病的形成。当 *H. pylori* 与胃黏膜上皮接触后,胃黏膜上皮将发生细胞骨架重组和酪氨酸磷酸化,进而激活核因子 NF-κβ。NF-κβ 是一种转录因子,可以使上皮细胞分泌 IL-8 等趋化因子,从而趋化和激活炎症细胞,使它们从血管内移行至胃上皮处。中性粒细胞和巨噬细胞可释放多种炎症介质和细胞因子,包括前列腺素、白三烯、血栓烷、TNF-α 和各种白细胞介素等,对胃上皮细胞有直接细胞毒性作用。肥大细胞在 *H. pylori* 感染时所致炎症反应中亦起重要作用,通过脱颗粒释放组胺、前列腺素 PGD₂ 和白三烯,扩张血管,增加血管的通透性,使胃黏膜产生水肿。炎症细胞还能产生反应性氧代谢物活性氧类（reactive oxygen species,ROS）和反应性氮代谢物活性氮类（reactive nitrogen species,RNS），损害胃黏膜。

*H. pylori* 的菌体、鞭毛蛋白质、脂多糖、尿素酶、VacA、CagA 等多种成分均可以作为免疫原,导致机体产生免疫应答,包括特异性细胞免疫和体液免疫。

**4. 胃酸分泌异常** 在感染 *H. pylori* 后,有的人胃酸分泌增加,有的人胃酸分泌减少,而多数人胃酸分泌没有改变,这取决于 *H. pylori* 感染所致感染者胃炎的类型（是以胃体为主还是以胃窦为主）以及胃黏膜的萎缩程度。非萎缩性胃窦为主的胃炎可增加胃酸分泌,这种类型的感染者可发展为十二指肠溃疡。萎缩性全胃炎（累及胃窦和胃体,并以胃体为主）可导致胃酸分泌减少,这种类型的感染者可发展为高位胃溃疡和胃癌。多数 *H. pylori* 感染者的胃黏膜萎缩很轻,胃炎以胃窦部较为明显,但亦影响部分胃体黏膜,因此胃酸没有改变。

（1）胃酸分泌增加:*H. pylori* 的尿素酶分解尿素产生氨使得胃上皮表面 pH 升高,干扰正常的胃酸对胃泌素的反馈作用。另外,*H. pylori* 感染者在空腹、餐后和静脉注射促胃液素释放肽后,其血清胃泌素显著高于 H. pylori 阴性者。人体中存在两种生物活性形式的胃泌素，即 G34 和 G17，发挥作用的主要是 G17。在 H. pylori 感染患者，进食后增加的胃泌素主要以 G17 为主。胃泌素水平升高可使胃酸分泌增加，促进消化性溃疡的形成。由于高酸状态，十二指肠可发生胃上皮化生，使局部的血流和激素水平发生改变，因而 H. pylori 能在胃上皮化生的十二指肠黏膜上皮定植造成炎症和溃疡。目前认为 H. pylori 感染造成的胃泌素分泌增加主要是由于生长抑素抑制胃泌素的释放受损所致。

(2) 胃酸分泌减少：H. pylori 相关性萎缩性全胃炎导致胃酸分泌减少有以下几种可能的机制。①胃窦部的黏膜萎缩造成 G 细胞数量减少，因此胃泌素分泌减少。②由于胃体部黏膜萎缩导致壁细胞的数量减少，使胃酸分泌减少。③胃体部的炎症损害了壁细胞的功能，炎症产生的细胞因子可影响胃酸的分泌，有研究证实 H. pylori 感染产生的 IL-1β 可强有力地抑制胃酸分泌。④H. pylori 的某些抗原具有分子模拟作用。已知 H. pylori 和壁细胞均可表达 Lewis$^X$ 和 Lewis$^Y$ 抗原，宿主产生相应的抗体可损害壁细胞。

胃酸分泌减少会使胃癌的危险性增加。当胃内 pH>4 时，胃内就会有各种细菌定植。胃内细菌过度繁殖就会把硝酸盐还原为亚硝酸盐，并催化亚硝酸盐与二级胺的反应，形成亚硝酸。抗坏血酸是一种还原剂，能抑制亚硝酸的形成，而 H. pylori 感染者胃内抗坏血酸的浓度下降，促进了亚硝酸的形成。

### (三) 饮食环境和胃微生态的改变

H. pylori 的致病机制除菌体本身和宿主两者作用外，饮食环境和胃微生态环境也不容忽视。在饮食方面，营养不良则容易使 H. pylori 感染发展为萎缩性胃炎，水果和蔬菜可延迟浅表性胃炎转变为萎缩性胃炎，而高盐饮食则容易形成胃体胃炎，是胃癌的危险因素。吸烟和男性均与胃酸分泌相关，这两种因素均为 H. pylori 感染者形成十二指肠溃疡的危险因素。

人体是一个由各种细胞和共生的微生物组成的超有机体。在人体中，微生物的数量是人体细胞的 10 倍，微生物的基因总数是人体基因总数的 150 倍。因此，研究人类疾病必须考虑到微生态系统在疾病发生发展中所起的作用，以完整地了解疾病的发病机制。随着检测细菌的方法的发展，现在认为正常人的胃中主要有普雷沃菌属、链球菌属、韦荣球菌属、罗氏菌属、嗜血杆菌属等。H. pylori 感染者和胃癌患者中厚壁菌属、普雷沃菌属和链球菌属的数量将会增多。原本被胃酸杀灭的细菌，在使用抑制胃酸的药和胃黏膜萎缩的情况下会生长、繁殖。

H. pylori 感染与胃内微生态能产生相互影响。一方面，H. pylori 感染会影响胃内其他菌群的改变。如一项研究表明，H. pylori 感染者胃内变形菌、螺旋菌、酸杆菌数量高于 H. pylori 阴性者，放线菌、拟杆菌和厚壁菌数量则低于 H. pylori 阴性者[40]。另有一项动物研究表明，H. pylori 感染小鼠胃内有 22 种细菌过度增长，大多属于变形菌属[41]。另一方面，其他菌群的改变也将影响 H. pylori 感染者的临床结局。Lofgren 等用无菌的转基因胰岛素 - 胃泌素（INS-GAS）小鼠胃癌模型，当同时用 H. pylori 和胃内菌群感染转基因小鼠时，小鼠胃上皮内瘤变的时间明显快于仅使用 H. pylori 感染的小鼠模型[42]。蒙古沙鼠胃内乳杆菌的增加具有抑制 H. pylori 生长的效果[43]。

H. pylori 可能通过以下几种机制改变胃内菌群。①长期的 H. pylori 感染导致胃黏膜萎缩，使胃内 pH 升高，使原本在胃内短暂停留的细菌得以定植；②*H. pylori* 分解尿素产生的氨和碳酸氢盐为其他细菌提供了基质；③*H. pylori* 减弱胃的动力，使胃内清除黏附的细菌能力降低。对 *H. pylori* 感染与胃内菌群结构的研究可为更好地治疗 *H. pylori* 感染相关疾病找到新的突破口。

## 四、展望

随着基因组学和蛋白质组学等科学与技术的迅猛发展，各种致病因子的特征和作用机制逐渐被阐明。目前，对 CagA、VacA 等致病因子分子生物学的认识、致病因子基因多态性与疾病关系、致病因子相互协同作用的研究，有利于进一步评估 *H. pylori* 的致病性，也为免疫防治和 *H. pylori* 疫苗的研制提供了有用的线索。对宿主遗传易感性及其与致病因子多态性关系的综合研究，能从分子机制层面揭示 *H. pylori* 患者出现不同临床结局的原因。胃微生态与 *H. pylori* 感染致病的关系研究成为热门研究，从这个角度能进一步完善 *H. pylori* 的致病机制，并且给临床治疗 *H. pylori* 感染提供新思路。此外，*H. pylori* 与胃肠道外疾病的关系也逐渐被认识。总之，对 *H. pylori* 的致病因子及其致病机制的研究将不断完善，给临床治疗带来新的启发。

（崔梅花　胡伏莲）

## 参 考 文 献

［1］ Yamamoto T, Takano T, Higuchi W, et al. Unique features of the motility and structures in the flagellate polar region of Campylobacterjejuni and other species: an electron microscopic study. Microbiol Immunol, 2013, 57 (2): 83-90.

［2］ Clyne M, Ocroinin T, Suerbaum S, et al. Adherence of isogenic flagellum-negative mutants of Helicobacter pylori and Helicobacter mustelae to human and ferret gastric epithelial cells. Infect Immun, 2000, 68 (7): 4335-4339.

［3］ Tian W, Jia Y, Yuan K, et al. Serum antibody against Helicobacter pylori FlaA and risk of gastric cancer. Helicobacter, 2014, 19 (1): 9-16.

［4］ Martínez LE, Hardcastle JM, Wang J, et al. Helicobacter pylori strains vary cell shape and flagellum number to maintain robust motility in viscous environments. MolMicrobiol, 2016, 99 (1): 88-110.

［5］ Song H, Lv X, Yang J, et al. A novel chimeric flagellum fused with the multi-epitope vaccine CTB-UE prevents Helicobacter pylori-induced gastric cancer in a BALB/c mouse model. Appl Microbiol Biotechnol, 2015, 99 (22): 9495-502.

［6］ Schoep TD, Fulurija A, Good F, et al. Surface properties of Helicobacter pylori urease complex are essential for persistence. PLoS One, 2010, 5 (11): e15042.

［7］ Lee JH, Jun SH, Kim JM, et al. Morphological changes in human gastric epithelial cells induced by nuclear targeting of Helicobacter pylori urease subunit A. J Microbiol, 2015, 53 (6): 406-414.

［8］ Uberti AF, Olivera-Severo D, Wassermann GE, et al. Pro-inflammatory properties and neutrophil activation by Helicobacter pylori urease. Toxicon, 2013, 69: 240-249.

［9］ Sun P, Wang JQ1, Zhang YT, et al. Evaluating the immune responses of mice to subcutaneous immunization with Helicobacter pylori urease B subunit. J Anim Sci Biotechnol, 2014, 5 (1): 14.

［10］ Odenbreit S, Swoboda K, Barwig I, et al. Outer membrane protein expression profile in Helicobacter pylori clinical isolates. Infect Immun, 2009, 77 (9): 3782-3790.

［11］ Peck B, Ortkamp M, Diehl KD, et al. Conservation, localization and expression of HopZ, a protein involved in adhesion of Helicobacter pylori. Nucleic Acids Res, 1999, 27 (16): 3325-3333.

［12］ Dossumbekova A, Prinz C, Mages J, et al. Helicobacter pylori HopH (OipA) and bacterial pathogenicity: genetic and functional genomic analysis of hopH gene polymorphisms. J Infect Dis, 2006, 194 (10): 1346-1355.

［13］ Mahdavi J, Sondén B, Hurtig M, et al. Helicobacter pylori SabA adhesin in persistent infection and chronic inflammation. Science, 2002, 297 (5581): 573-578.

［14］ Ilver D, Arnqvist A, Ogren J, et al. Helicobacter pylori adhesin binding fucosylatedhisto-blood group antigens revealed by retagging. Science, 1998, 279 (5349): 373-377.

［15］ Talebi Bezmin Abadi A, Taghvaei T, Mohabbati Mobarez A, et al. High correlation of babA 2-positive strains of Helicobacter pylori with the presence of gastric cancer. Intern Emerg Med, 2013, 8 (6): 497-501.

［16］ Toller IM, Neelsen KJ, Steger M, et al. Carcinogenic bacterial pathogen Helicobacter pylori triggers DNA double-strand breaks and a DNA damage response in its host cells. Proc Natl Acad Sci U S A, 2011, 108 (36): 14944-149499.

［17］ Zambon CF, Navaglia F, Basso D, et al. Helicobacter pylori babA2, cagA, and s1 vacA genes work synergistically in causing intestinal metaplasia. J Clin Pathol, 2003, 56 (4): 287-291.

［18］ Aspholm M, Olfat FO, Nordén J, et al. SabA is the H. pylori hemagglutinin and is polymorphic in binding to sialylated glycans. PLoS Pathog, 2006, 2 (10): e110.

［19］ Yamaoka Y, Kwon DH, Graham DY. A M (r) 34, 000 proinflammatory outer membrane protein (oipA) of Helicobacter pylori. Proc Natl Acad Sci U S A, 2000, 97 (13): 7533-7538.

［20］ Ando T, Peek RM, Pride D, et al. Polymorphisms of Helicobacter pylori HP0638 reflect geographic origin and correlate with cagA status. J Clin Microbiol, 2002, 40 (1): 239-246.

［21］ Tabassam FH, Graham DY, Yamaoka Y. OipA plays a role in Helicobacter pylori-induced focal adhesion kinase activation and cytoskeletal re-organization. Cell Microbiol, 2008, 10 (4): 1008-1020.

［22］ de Jonge R, Durrani Z, Rijpkema SG, et al. Role of the Helicobacter pylori outer-membrane proteins AlpA and AlpB in colonization of the guinea pig stomach. J Med Microbiol, 2004, 53 (Pt 5): 375-379.

［23］ Senkovich OA, Yin J, Ekshyyan V, et al. Helicobacter pylori AlpA and AlpB bind host laminin and influence gastric inflammation in gerbils. Infect Immun, 2011, 79 (8): 3106-3116.

［24］ Peck B, Ortkamp M, Diehl KD, et al. Conservation, localization and expression of HopZ, a protein involved in adhesion of Helicobacter pylori. Nucleic Acids Res, 1999, 27 (16): 3325-3333.

［25］ Kocazeybek BS, Caliskan R, Erdamar Cetin S, et al. Patterns of EPIYA motifs among cagA-positive Helicobacter pylori strains: a case-control study in a Turkish population with Eurasian geographical features. J Med Microbiol, 2015, 64 (10): 1117-1123.

［26］ Schindele F, Weiss E, Haas R, et al. Quantitative analysis of CagA type Ⅳ secretion by Helicobacter pylori reveals substrate recognition and translocation requirements. Mol Microbiol, 2016, 100 (1): 188-203.

［27］ Lai CH, Wang HJ, Chang YC, et al. Helicobacter pylori CagA-mediated IL-8 induction in gastric epithelial cells is cholesterol-dependent and requires the C-terminal tyrosine phosphorylation-containing domain. FEMS Microbiol Lett, 2011, 323 (2): 155-156.

［28］ Eskandari-Nasab E, Sepanjnia A, Moghadampour M, et al. Circulating levels of interleukin (IL)-12 and IL-13 in Helicobacter pylori-infected patients, and their associations with bacterial CagA and VacA virulence factors. Scand J Infect Dis, 2013, 45 (5): 342-349.

［29］ Chung C, Olivares A, Torres E, et al. Diversity of VacA intermediate region among Helicobacter pylori strains from several regions of the world. J Clin Microbiol, 2010, 48 (3): 690-696.

［30］ Shiota S, Matsunari O, Watada M, et al. Systematic review and meta-analysis: the relationship between the Helicobacter pylori dupA gene and clinical outcomes. Gut Pathog, 2010, 2 (1): 13.

［31］ Abadi AT, Taghvaei T, Wolfram L, et al. Infection with Helicobacter pylori strains lacking dupA is associated with an increased risk of gastric ulcer and gastric cancer development. J Med Microbiol, 2012, 61 (Pt 1): 23-30.

［32］ Yakoob J, Abbas Z, Khan R, et al. Helicobacter pylori: correlation of the virulence marker iceA allele with clinical outcome in a high prevalence area. Br J Biomed Sci, 2015. 72 (2): 67-73.

［33］ Liao KW, Lin CS, Chen WL, et al. Antibodies against Helicobacter pylori heat shock protein 60 aggravate HSP60-mediated proinflammatory responses. Cytokine, 2011, 55 (2): 174-180.

［34］ Lin CS, He PJ, Tsai NM, et al. A potential role for Helicobacter pylori heat shock protein 60 in gastric tumorigenesis. Biochem Biophys Res Commun, 2010, 392 (2): 183-189.

［35］ Ramis IB, Vianna JS, Halicki PC, et al. Relationship of interleukin-1B gene promoter region polymorphism with Helicobacter pylori infection and gastritis. J Infect Dev Ctries, 2015, 9 (10): 1108-1116.

［36］ Caleman Neto A, Rasmussen LT, de Labio RW, et al. Gene polymorphism of interleukin 1 and 8 in chronic gastritis patients infected with Helicobacter pylori. J Venom Anim Toxins Incl Trop Dis, 2014, 20: 17.

［37］ Zabaglia LM, Ferraz MA, Pereira WN, et al. Lack of association among TNF-alpha gene expression,-308 polymorphism (G > A) and virulence markers of Helicobacter pylori. J Venom Anim Toxins Incl Trop Dis, 2015, 21: 54.

［38］ Wang J, Zhang Q, Liu Y, et al. Association between HLA-gene polymorphism and Helicobacter pylori infection in Asian and European population: A meta-analysis. Microb Pathog, 2015, 82: 15-26.

［39］ Li P, He CY, Xu Q, et al. Effect of the-2081G/A polymorphism of the TLR4 gene and its interaction with Helicobacter pylori infection on the risk of gastric cancer in Chinese individuals. Genet Test Mol Biomarkers, 2014, 18 (9): 610-615.

［40］ Maldonado-Contreras A, Goldfarb KC, Godoy-Vitorino F, et al. Structure of the human gastric bacterial community in relation to Helicobacter pylori status. ISME J, 2011, 5 (4): 574-579.

［41］ Pan M, Wan C, Xie Q, et al. Changes in gastric microbiota induced by Helicobacter pylori infection and preventive effects of Lactobacillus plantarum ZDY 2013 against such infection. J Dairy Sci, 2016, 99 (2): 970-981.

［42］ Lofgren JL, Whary MT, Ge Z, et al. Lack of commensal flora in Helicobacter pylori-infected INS-GAS mice reduces gastritis and delays intraepithelial neoplasia. Gastroenterology, 2011, 140 (1): 210-220.

［43］ Zaman C, Osaki T, Hanawa T, et al. Analysis of the microbial ecology between Helicobacter pylori and the gastric microbiota of Mongolian gerbils. J Med Microbiol, 2014, 63 (Pt 1): 129-137.

# 第二十八章

# 幽门螺杆菌感染组织病理学特征

## 一、幽门螺杆菌感染与胃黏膜组织炎症

### （一）正常胃的组织学结构

　　胃是人体的重要消化器官,上接食管,下通十二指肠,分为贲门、胃底、胃体、胃窦、幽门。胃与食管相连的部分称贲门,与十二指肠相连的部分为幽门。人体并没有真正的"门",它们只是由具有收缩与舒张功能的括约肌构成,可以防止胃内容物反流入食管,或十二指肠液反流入胃。由于括约肌功能松弛或关闭不好而引起的疾病,前者称胃食管反流病,后者称胆汁反流性胃炎。

　　组织学上胃壁结构由黏膜层、黏膜下层、固有肌层和浆膜层构成。黏膜层由腺上皮和固有层间质构成,通过黏膜肌层与黏膜下层分隔。黏膜层的腺上皮为单层柱状上皮,向下延伸形成腺管结构。位于贲门的腺体称贲门腺、位于幽门的称幽门腺,主要分泌黏液。腺上皮往下凹陷形成胃小凹,为腺管开口,通过放大内镜检查可以观察到腺管的开口形态(图28-1)。有经验的消化内镜医生可能通过胃黏膜腺管开口的形态判断黏膜的病变与性质。

　　胃底与胃体的腺上皮可以观察到由主细胞、壁细胞和颈黏液细胞等构成的胃底腺,是产生胃液的主要腺体,因此胃底与胃体区域又称为泌酸区(图28-2)。主细胞又称为胃酶细胞,数量较多,主要分布于胃底的中、下部。胞体呈圆柱状,胞核圆形,胞质嗜碱性,有酶原颗粒。主要功能是分泌胃蛋白酶原。壁细胞又称为盐酸细胞,主要分布于胃底腺的上半部。细胞体积较大,呈三角形或圆形,胞质嗜酸性,在HE染色中呈红色。壁细胞主要功能是分泌盐酸,具有激活胃蛋白酶原和杀菌

作用;同时壁细胞还分泌内因子,具有促进维生素 $B_{12}$ 吸收的作用。颈黏液细胞数量较少,分布于胃底腺的上部,夹在壁细胞之间。细胞呈柱状,胞核扁圆形,位于细胞基部,细胞内充满黏原颗粒,能分泌黏液。此外,胃底腺还有未分化细胞和胃的内分泌细胞。固有层间质为结缔组织,含淋巴组织、血管。值得注意的是,病理学上难以鉴定淋巴 - 浆细胞浸润是否为病理状态,因此胃黏膜活检多报告为黏膜慢性炎症。此外,胃黏膜层内没有真正的有管壁的血管,只有毛细血管,如果黏膜层内出现血管由平滑肌构成的管壁则视为发育畸形,由此引起消化道出血称 Dieulafoy 病,是胃黏膜下恒径动脉畸形引起的出血。

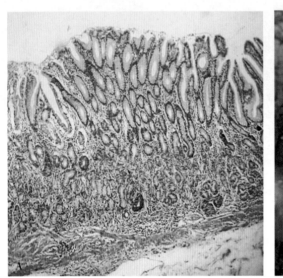
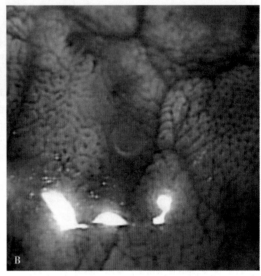

图 28-1 组织学示胃黏膜腺上皮及腺体(A);放大内镜及色素染色示胃黏膜腺管开口(B)

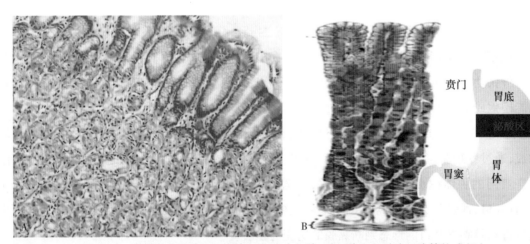

图 28-2 组织学示泌酸区胃底腺(A);由主细胞、壁细胞和颈黏液细胞等构成(B)

胃黏膜层是疾病发生的重要部位,腺上皮表面分泌的黏液层、胃小凹和腺管是幽门螺杆菌(*H. pylori*)寄居的主要场所,也是各种致病因素诱发炎性损伤发生糜烂、溃疡的病变所在,腺上皮异型增生也是胃癌发生的始动部位。

黏膜下层由疏松结缔组织构成,含有淋巴细胞、肥大细胞及神经丛、血管和淋巴管。胃固有肌层发达,由内斜、中环和外纵三层平滑肌构成,是胃蠕动和排空的动力所在。外膜为一层浆膜,由间皮和少量的结缔组织构成。

（二）胃消化功能的组织病理学基础

胃是食物的贮运场和加工厂,是食物消化的主要器官。人可以没有胃,进食不需要消化的食物便可生存。但正是因为有了胃,我们可以享受美食,品尝各种山珍海味、酸甜苦辣。消化与吸收是人们从外界摄取营养物质的重要过程,消化即食物入口后的一系列加工过程,最终使食物变成能够被吸收利用的形式被人体吸收。消化功能主要由机械性消化与化学性消化来完成,前者涉及食物的咀嚼和胃动力,后者则与胃酸与消化酶等胃液分泌有关(图28-3)。

胃动力指的是胃部肌肉的收缩蠕动力,包括胃部肌肉收缩的力量和频率。胃动力不足是消化不良的重要原因。引起胃动力不足的因素有生理性和病理性两大类,衰老是重要的生理性因素,一些老年人因为胃肠蠕动功能减退可以出现上腹胀满、易饱、饭后腹胀、恶心、呕吐等消化不良症状。引起动力障碍的病理性因素较多,包括精神情绪变化、各种疾病对胃的损伤、糖尿病引起的胃轻瘫等。

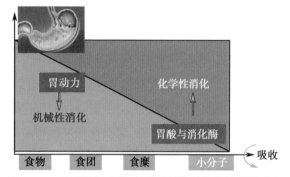

图 28-3　示胃消化功能,包括机械性消化和化学性消化

胃液是胃腺各种细胞分泌的混合物,泌酸区胃体和胃底面积占全胃的2/3或4/5,可分泌大量盐酸、胃蛋白酶和黏液。正常成人每日胃液分泌量约1.5~2.5L。空腹12h的胃液残余量约为50ml。在插管成功后持续负压吸引1h所得的胃液总量称为基础胃液量,正常基础胃液量为10~100ml。若大于100ml为增多,常见于胃分泌增多、胃排空障碍等;如胃液量小于10ml为减低,主要见于萎缩性胃炎、胃蠕动功能亢进等。胃液的重要成分有盐酸、胃蛋白酶原、黏液和"内因子"。盐酸可直接裂解食物,同时可激活胃蛋白酶原,并为胃蛋白酶的作用提供酸性环境、杀死进入胃内的细菌、促进胰液和胆汁的分泌、有益 $Ca^{2+}$ 和 $Fe^{2+}$ 的吸收等。胃蛋白酶原被激活为胃蛋白酶后,可水解蛋白质。黏液保护胃黏膜免受机械性和化学性损伤。内因子保护维生素 $B_{12}$ 并促进其在回肠的吸收。

胃酸是指胃液中分泌的盐酸。人胃是持续分泌胃酸的,其基础的排出率约为最大排出率的10%,且呈昼夜变化规律,入睡后几小时达高峰,清晨醒来之前最低。当食物进入胃中时,胃酸即开始分泌。胃在排空时 pH 约在 7.0~7.2,当食物进入胃中时,pH 可降至 2~3。胃酸存在着两种形式:一种为游离酸;另一种为结合酸,即与蛋白质结合的盐酸蛋白质。二者的浓度合称为总酸度,其中游离酸占绝大部分。

正常胃液分泌是兴奋和抑制两方面因素相互作用的结果。食物是引起胃液分泌的生理性刺激物,一般按感受食物刺激的部位,分为三个时期:头相、胃相和肠相。引起胃液分泌的传入冲动主要来自位于头部的感受器,称头相,望梅止渴、见美食流口水就是头相分泌的例子。食物入胃后刺激胃液分泌为胃相,是由于食物对胃的扩张刺激作用于胃壁内的感受器,以及通过壁内神经丛引起胃幽门部的 G 细胞释放胃泌素等途径引起胃腺分泌。食物在胃内部分消化而成为食糜进入小肠后,还能引起少量的胃液分泌为肠相,这是由于食糜的机械性和化学性刺激作用于小肠的结果。

临床上,影响胃液分泌的因素分为生理性和病理性两类,前者如老年引起的胃萎缩导致的胃酸分泌减少,后者如各种因素引起的胃酸分泌过多。值得注意的是,过去常把胃糜烂、溃疡归结于患者胃酸分泌过多,其实临床上引起胃酸分泌过多的情况并不多见,如胃泌素瘤。很多患者并没有胃酸的明显增多,如残胃炎、萎缩性胃炎、胃恶性肿瘤等,但依然可引起消化性溃疡出血,其真正原因是胃黏膜屏障损害之故。此外,精神、情绪都可通过中枢神经系统反射性影响胃酸的分泌,因此一些紧张、工作压力大、抑郁或焦虑症的患者常表现为消化不良,而胃炎并不是其真正的病因。

**(三) 临床上对慢性胃炎认识上的误区**

慢性胃炎缺乏特异性症状,症状的轻重与胃黏膜的病变程度并非一致。大多数患者常因上腹隐痛不适、腹胀、反酸等症状就诊。胃镜检查多因胃黏膜充血、水肿而诊断慢性浅表性胃炎,病理活检常因黏膜固有层间质中不同程度的淋巴 - 浆细胞浸润而诊断为胃黏膜慢性炎症(图 28-4)。患者常因为慢性胃炎长期就诊,那么这种慢性胃炎是一种需要长期治疗,甚至是治不好的疾病吗?

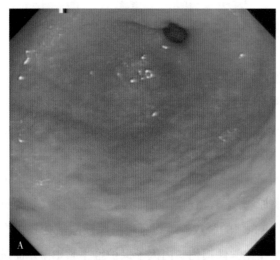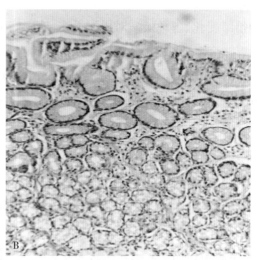

图 28-4　胃镜检查示慢性浅表性胃炎(A);病理活检示黏膜慢性炎症(B)

胃黏膜长期浸泡在胃酸里,虽然有强大的自我保护和修复功能,但由于反复研磨和消化食物,其浅表区域常有不同程度的充血、水肿和慢性炎症细胞浸润,因此,但凡一个接受胃镜检查或内镜活检组织病理学检查的成年人,都会因为上腹痛等症状被诊断为慢性浅表性胃炎。但其实很多这类患者并不是真正的胃炎,而可能是与下列疾病有关:内脏敏感性、胃动力的紊乱、胃食管反流病、功能性消化不良、法特壶腹括约肌紊乱、胆囊功能紊乱综合征、慢性胰腺炎、腹腔血管病变、焦虑症及抑郁症、其他。

有经验的临床内科医生,针对这些患者慢性胃炎的诊断,往往是根据病情进行对症治疗,很多患者需要长期的调理。也就是说,很多临床上的慢性胃炎其实并不是真正的胃炎。真正的慢性胃炎并不是治不好,或者需要长期药物治疗,这些胃炎多半是假胃炎或伪胃炎而已。

## （四）对胃黏膜炎症的正确认识

目前,所谓的"慢性炎症"是指胃黏膜中以淋巴细胞和浆细胞浸润为主的炎症,然而正常的胃黏膜组织固有层间质中本身就有不同程度的淋巴-浆细胞浸润,如何区分是正常,还是疾病状态十分困难。目前,胃黏膜组织评价慢性胃炎的程度倾向于以炎症细胞在黏膜层的浸润深度进行分级,将炎症细胞浸润于黏膜浅层,不超过黏膜层 1/3 者为"轻度",达到黏膜层 2/3 者为"中度",炎症细胞浸润全层黏膜者为"重度"。该分类评价系统比较适合外科手术切除的病理标本或黏膜剥离切除活检的内镜标本,因为这些标本可在显微镜下观察到黏膜纵切面从表面上皮到黏膜肌全黏膜层内腺体和固有层中炎症细胞浸润的情况。然而多数情况下,诊断慢性胃炎只是胃镜检查时的病理活检判断。由于内镜活检组织小,组织包埋和切片常无方向性,因此常不能观察到黏膜纵切面情况,对于炎症的"深浅"常常不能评判。胃壁黏膜层较厚,内镜活检标本取材常不能包括黏膜全层,对于不同厚度的切片、不同观察者、不同显微镜下视野而言,黏膜炎症细胞"密集"程度误差也较大。因此,诊断正常的胃黏膜十分困难,组织病理学常根据送检黏膜组织标本有淋巴-浆细胞浸润而诊断为黏膜慢性炎症。有经验的临床医生,则根据临床经验,因体检发现没有症状者视为正常,有症状者则根据症状特点,分别按功能性消化不良、反流或其他的疾病进行对症治疗。

那么什么是真正的胃黏膜炎症?真正的胃炎是指胃黏膜的炎症破坏,即胃镜下明显的胃黏膜糜烂、组织病理学上出现中性粒细胞浸润为主的炎症(图 28-5)。正常情况下,胃黏膜间质有多少不等的淋巴-浆细胞浸润,也就是病理学意义上的慢性炎症[1]。然而多数情况下,这种炎症对人体并无伤害(图 28-6)。而造成组织伤害的炎症细胞主要为中性粒细胞,这种细胞一般情况下并不出现在胃黏膜中,只是在血液里循环。

中性粒细胞来源于骨髓,具有分叶形或杆状的核,胞质内含有大量既不嗜碱也不嗜酸的中性细颗粒。由于中性粒细胞内含有大量溶酶体酶,含有大量的自由氧,因此能将吞噬入细胞内的细菌和组织碎片分解,这样,入侵的细菌被包围在一个局部,并被消灭,防止病原微生物在体内扩散。当中性粒细胞本身解体时,释出各溶酶体酶类能溶解周围组织而形成脓肿。此外,中性粒细胞的细胞膜能释放出一种不饱和脂肪酸——花生四烯酸,在酶的作用下,由它再进一步生成一组旁分泌激素

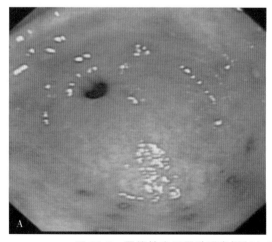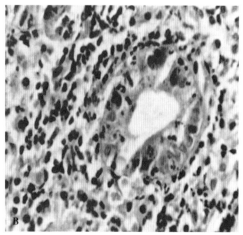

图 28-5 胃镜检查示胃黏膜糜烂(A);病理活检示大量中性粒细胞浸润(B)

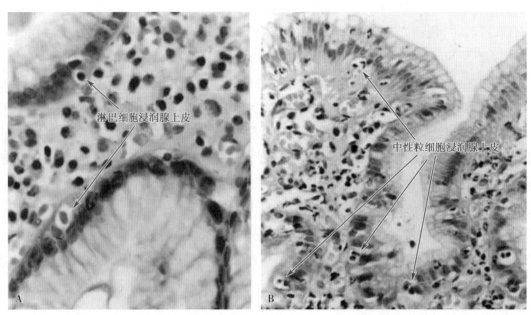

图 28-6　组织病理学示胃黏膜淋巴 - 浆细胞浸润（A）；中性粒细胞浸润腺上皮（B）

物质，如血栓素和前列腺素等，这类物质对调节血管口径和通透性有明显的作用，还能引起炎症反应和疼痛，并影响血液凝固。中性粒细胞之所以是造成组织损伤的主要炎症细胞，这是由这种细胞的特性决定的。中性粒细胞具趋化、吞噬和杀菌作用，所到之处，就是战场，正常组织也将遭殃。因此，有大量中性粒细胞浸润的胃黏膜容易出现糜烂、溃疡，正因为如此，在组织病理学上发现胃黏膜有中性粒细胞浸润就描述为黏膜慢性炎伴急性炎反应或伴活动性炎症（图 28-7）。

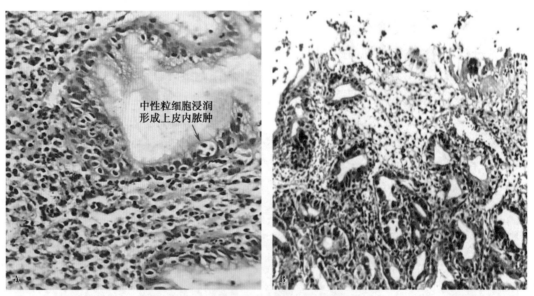

图 28-7　胃黏膜慢性炎伴活动性炎症
中性粒细胞浸润腺上皮形成脓肿（A）和腺体破坏（B）。

### （五）幽门螺杆菌感染是急性活动性炎症的重要原因

中性粒细胞在免疫系统中起着十分重要的作用，正常胃黏膜是没有中性粒细胞浸润的，当炎症发生时,它们是如何聚集在胃黏膜造成组织损害的? *H. pylori* 感染是重要的原因。

*H. pylori* 是一种革兰氏阴性杆菌,螺旋形、微需氧,寄生在黏液中靠近胃黏膜上皮相对中性的环境中。1982 年首次从慢性活动性胃炎的胃黏膜活检组织中被分离成功。目前认为,*H. pylori* 感染是成年人中最广泛的慢性细菌性感染。总的趋势是,感染率随年龄增加而上升,发展中国家约为 80%,发达国家约为 40%。中国的感染年龄早于发达国家 20 年左右,20~40 岁感染率为 45.4%~63.6%,70 岁以上高达 78.9%。

*H. pylori* 本身的组织破坏能力并不强。很多研究认为,*H. pylori* 具有作为胃内原籍菌的相容特征,如胃含有多种微生态区,如胃液、胃黏液层、胃小凹和胃腺腔;微生物的定植开始于生命的早期,即儿童的早期即被感染;与宿主的免疫相容性好,脂多糖(LPS)生物学活性极低,共同表达于宿主细胞表面 Lewis 抗原等。组织病理学研究表明,*H. pylori* 主要定植于胃上皮表面的黏液、胃小凹及腺腔内,极少穿透进入组织细胞中(图 28-8)。

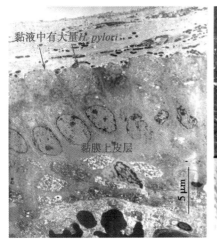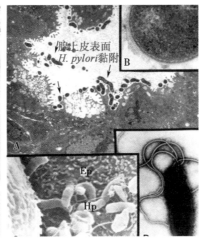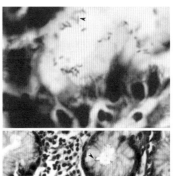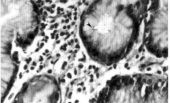

图 28-8 *H. pylori* 定植于胃黏液、胃小凹及腺腔内
左、中为电镜,右为甲苯胺蓝组织学染色。

目前证实 *H. pylori* 部分菌株可产生细胞毒素,主要包括分子量为 87~90kD 的空泡细胞毒素 A(VacA)和 120~140kD 的细胞毒素相关基因 A(CagA)。两种基因在 *H. pylori* 中都存在,但不同变异和亚型可使 *cag*A 基因不表达或表达的 VacA 无活性。部分菌株能分泌一种溶血作用较弱的溶血素或脂多糖,有细胞毒性,能介导炎症反应,造成胃黏膜屏障的损害。然而上述机制并不足以解释 *H. pylori* 造成的黏膜组织糜烂和溃疡。其致病作用可能主要是通过免疫反应所致的炎症(淋巴细胞及中性粒细胞浸润等)及其炎症介质(如白三烯、前列腺素、血栓素、血小板活化因子等)造成的,此外,细胞免疫、体液免疫和自身免疫反应均可加重胃黏膜损害[2]。

中性粒细胞受到某些化学因子的作用以后,可以向因子源方向移动,这种现象称为趋化作用,该化学物质称为趋化因子。中性粒细胞的趋化因子有两类:一类是自身组织损伤释放的因子,例如胶原和纤维蛋白片段、补体活化产物及免疫细胞因子等;另一类是微生物来源的含有 N- 甲酰蛋氨酸残基的多肽。*H. pylori* 就是重要的趋化因子,受趋化因子作用后,中性粒细胞大量在胃黏膜聚集,造成组织黏膜的损伤。这一致病过程可用漏屋顶假说来解释:即胃黏膜的损害并不是因为单纯的胃酸分泌增多,而是因为继发的大量中性粒细胞浸润,后者释放大量的自由氧造成组织损伤,从而破坏了胃黏膜屏障功能。此时即便是小量的胃酸,也容易渗透造成组织的进一步损伤并诱发胃痛的临床症状[3]。因此,胃糜烂和溃疡并不一定与胃酸分泌增多相关,而是由于胃黏膜组织损伤。保护胃黏膜屏障,可以防止糜烂、溃疡的发生,而减少中性粒细胞的浸润,首先要根除 H. pylori。

因此,临床上真正的胃炎是可以治愈的疾病,有经验的临床医生可以针对病因进行治疗,根除 H. pylori、保护胃黏膜往往可以达到治愈胃炎的目的。从临床治疗资料看,根除 H. pylori 感染后,胃黏膜炎症明显消退,腺体结构恢复正常,也反证了黏膜炎症在 H. pylori 感染致病中的作用(图 28-9)。

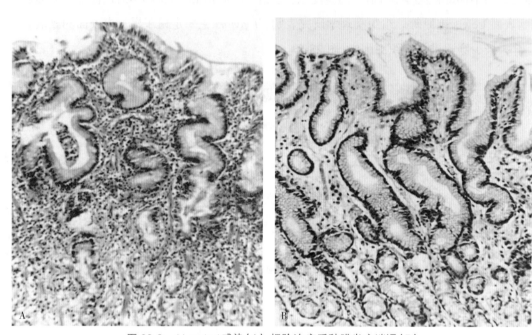

图 28-9　H. pylori 感染(A);根除治疗后黏膜炎症消退(B)

## 二、幽门螺杆菌感染相关的组织病理学变化

### (一)慢性胃黏膜炎症伴活动性炎或急性炎反应

H. pylori 相关性慢性胃炎的病理特点:①表面上皮细胞变性,或呈退行性改变,黏液层变薄;②多形核细胞浸润,是“活动性”胃炎的标志;较多分叶核粒细胞聚集于胃小凹处可形成腺窝脓肿;③慢性炎症细胞浸润;淋巴细胞、浆细胞及少量嗜酸性粒细胞浸润是慢性胃炎的突出特点;④可出现腺体萎缩、肠上皮化生和不典型增生。上述突出的病理学改变主要表现为活动性炎或急性炎反应,即黏膜组织中出现中性粒细胞浸润并诱发腺上皮组织的破坏,上皮微脓肿的形成。同时也可出现慢性炎症加重,如淋巴 - 浆细胞浸润、黏膜淋巴滤泡的增加,并因反复感染而诱发的腺体萎缩、肠上皮化生和异型增生等。

目前,针对炎症的评价指标[4]包括:H. pylori 感染、慢性炎症、炎症活动度、腺体萎缩、肠上皮化生等。慢性胃炎病理活检要求对上述 5 种形态学变量进行分级,分成无、轻度、中度和重度 4 级。如有异型增生要注明,并分轻度、中度和重度 3 级。其他组织学特征如淋巴滤泡、小凹上皮增生、胰腺化生和假幽门腺化生等非特异性改变,或者肉芽肿、嗜酸性粒细胞浸润、上皮内淋巴细胞浸润和特异性病原体等特异性变化,不需要分级,出现时要注明。假幽门腺化生是胃底腺萎缩的指标,判断时要核实取材部位。病理诊断应包括部位特征和形态学变化程度,有病因可循的要报告。胃窦和胃体都有炎症的慢性胃炎不再称全胃炎,称慢性胃炎即可,但当胃窦和胃体炎症程度相差二级或以上时,加上"为主"修饰词,如"慢性(活动性)胃炎,胃窦为主"。

胃黏膜炎症的组织学分级是评价 *H. pylori* 感染组织学病变的重要内容。所谓的"慢性炎症"是指胃黏膜中以淋巴细胞和浆细胞浸润为主的炎症,而"活动性炎症"或"急性炎反应"是指黏膜出现了中性粒细胞的浸润,是 *H. pylori* 感染的主要形态学表现和抗菌治疗的依据。正确地进行炎症程度分级不仅可判断病变的严重程度,也对病变的治疗有决策性的指导[4]。

## (二)慢性萎缩性胃炎与肠上皮化生[5]

胃黏膜以胃小凹下方的连线为界,分为浅表区和深层的固有腺体区(图 28-10)。前者因靠近胃腔容易受到胃酸的损伤,多有不同程度炎症,因此易发生慢性浅表性胃炎。胃小凹至黏膜肌之间的黏膜深层为固有腺体区,该区固有腺体的减少,为胃黏膜萎缩。

胃黏膜萎缩有生理性和病理性两种,生理性萎缩多与年老相关,表现为退行性变,属于老年性改变,感染发生率低,炎症并不明显,萎缩往往为不可逆(图 28-11);病理性萎缩则多与胃黏膜炎症相关,部分萎缩可出现异型增生,为癌前病变。

病理性萎缩常常是反复胃黏膜炎症所致。*H. pylori* 感染引起反复的活动性炎症,可致炎症向黏膜深部发展,引起固有腺体破坏减少,肌纤维组织的增生。根除 *H. pylori*,消除胃黏膜炎症,可使腺体恢复正常,萎缩发生逆转(图 28-12)。浅表性胃炎引起胃小凹区腺体减少并不属于萎缩的范畴,但临床常误诊为萎缩性胃炎,消除炎症也可完全治愈(图 28-13)。

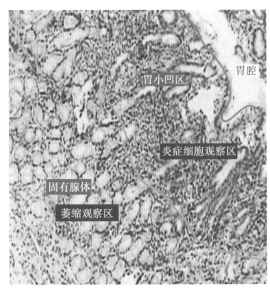

图 28-10　胃黏膜浅表区和固有腺体区,前者为胃小凹区,常有不同程度的浅表炎症

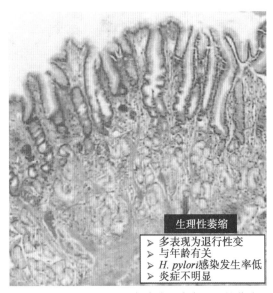

图 28-11　老年人胃固有腺体区常有生理性萎缩

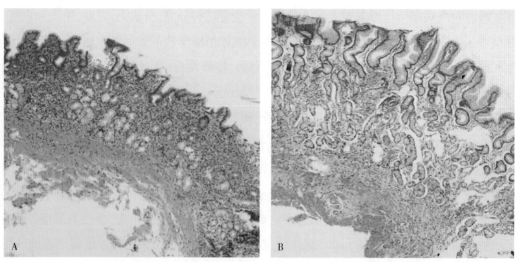

图 28-12　胃黏膜炎症累及固有腺体出现萎缩(A);除菌治疗后炎症消退,腺体恢复正常(B)

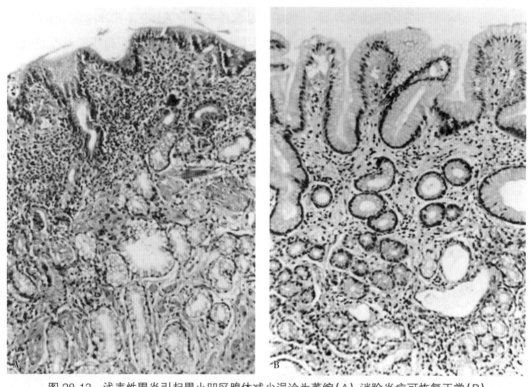

图 28-13　浅表性胃炎引起胃小凹区腺体减少误诊为萎缩(A);消除炎症可恢复正常(B)

　　病理性萎缩最常见的改变是肠上皮化生,如果发生在黏膜胃小凹区,并不能视为慢性萎缩性胃炎的改变,而只是胃黏膜炎症修复的一种愈合过程。在病理学上,炎症修复分为两种,一种是完全愈合,即受损组织完全由原来固有的组织修复,病理形态上并不留有痕迹;另一种是不完全愈合,是指受损组织由其他组织修复的过程,如皮肤破损后瘢痕愈合。在胃黏膜,由于长期研磨消化食物,经常可造成胃黏膜损伤,胃隐窝腺上皮具有多能干细胞潜能,有时在修复时通过肠上皮化生修复胃上皮,这也是一种不完全愈合过程,因此,对于发生在胃小凹区的肠上皮化生,有经验的病理医生只做描述,并不会做萎缩性胃炎的诊断。只有肠上皮化生累及固有腺体才称为萎缩性胃炎[6]。

萎缩性胃炎伴肠上皮化生被视为癌前病变。其重要的证据是来自既往外科手术切除的胃癌标本。过去的研究表明，胃癌的手术标本多有胃黏膜萎缩的背景，然而这一点受到了近来一些早期胃癌研究的质疑。过去统计的外科手术切除的标本多为晚期胃癌，这些患者以60岁以上的老年人居多，年轻人极少。由于老年人常有不同程度的固有腺体生理性萎缩，老年胃萎缩的背景并不能代表就是胃癌的癌前病变，一些重度萎缩性胃炎伴重度肠上皮化生，腺体并无明显的异型增生[7]。

目前，由于胃镜检查的普及，年轻人群早期胃癌发现率提高，很多早期胃癌并无萎缩性胃炎的背景（图28-14），也就是说胃萎缩并非胃癌病变所必需[1]。

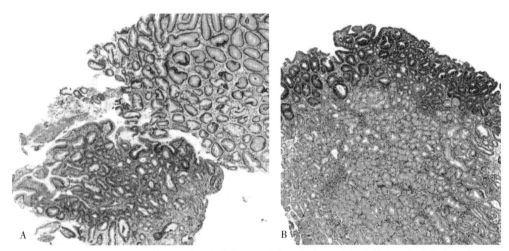

图28-14　胃黏膜重度异型增生腺体伴肠上皮化生（A）；无腺体萎缩和肠上皮化生（B）

萎缩性胃炎被视为重要的癌前病变也源于对肠上皮化生的研究。肠上皮化生是指胃黏膜上皮出现含杯状细胞的肠上皮。组织学上肠上皮化生按其与小肠上皮的"相似"程度分为不同类型（图28-15）。正常的小肠上皮主要由吸收细胞、杯状细胞和帕内特细胞组成。吸收细胞不分泌黏液，表面微绒毛形成特征性的刷状缘，其上分布有各种特征性的酶，如碱性磷酸酶、氨肽酶、二糖酶等；杯状细胞丰富，含唾液酸黏液，可被阿尔新蓝着染。肠上皮化生同时具有上述细胞特征者称完全型肠上皮化生，又称Ⅰ型肠上皮化生；不完全型肠上皮化生又称Ⅱ型肠上皮化生，吸收细胞极少，一般没有帕内特细胞，上皮细胞分泌中性黏液和唾液酸黏液；Ⅲ型肠上皮化生又称结肠型肠上皮化生，上皮不成熟，主要分泌硫酸黏液。组织化学染色对鉴别不同类型的肠上皮化生有重要意义（图28-15）。通过阿尔新蓝（AB）和过碘酸-希夫（PAS）顺次染色，可先后使酸性黏液和中性黏液分别被AB和PAS着染。酸性黏液可分为硫酸黏液和唾液酸黏液，唾液酸中一些含N-乙酰基，另一些含O-乙酰基。前者可被HID-AB染成棕黑色。但HID试剂具有一定的致癌性，近来已被免疫组织化学黏液染色取代。一般认为完全型肠上皮化生不会发生异型增生，而不完全型肠上皮化生，特别是含硫酸黏液的Ⅲ型肠上皮化生则部分可出现异型增生，而异型增生被公认具有癌变潜能[7]。

肠上皮化生是萎缩性胃炎的一种表现形式。很多人对肠上皮化生极为恐惧，以为出现肠上皮化生就离癌变不远了。这完全是一种错误的认识。肠上皮化生的细胞特性其实与正常的小肠、大肠类似，临床上小肠黏膜极少发生癌变，大肠癌的发生率虽高，但并没有听说为了预防大肠癌建议出生后把结肠切除。萎缩性胃炎和肠上皮化生癌变率其实并不高。即便一些重度肠上皮化生也并不伴有明显的异型增生(图28-16),只有伴有明显异型增生的肠上皮化生(即伴有高级别上皮内瘤变),癌变率才会较高,需要及时治疗。即便是重度的萎缩或重度的肠上皮化生,只要没有明显的异型增生是不会癌变的。

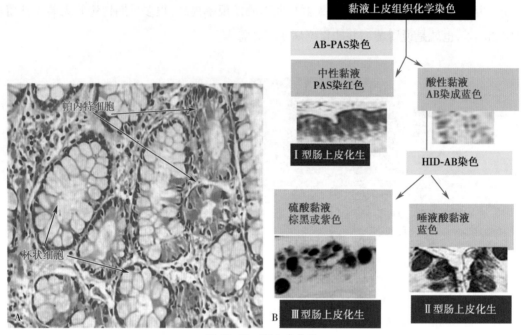

图 28-15　肠上皮化生
Ⅱ型肠上皮化生呈唾液酸黏液染色(A);Ⅲ型肠上皮化生呈硫酸黏液染色(B)

目前对于肠上皮化生程度的判断并无统一的规范,一般分为轻度、中度和重度3级。一般以高倍镜下视野中即在400倍光镜下转动3~5个视野(或整个视野),腺管肠上皮化生1/3者为轻度(+),2/3者为中度(++),全层腺管肠上皮化生者为重度(+++)。也有以标本中肠上皮化生范围的面积分级,即肠上皮化生占黏膜面积的30%为1级;介于30%和70%之间为2级;大于70%者为3级。

(三) 萎缩性胃炎与癌变[8]

异型增生是病理意义上真正的癌前病变,也是浸润癌的基本细胞组织学特征。病理学上,异型增生与炎症引起的再生上皮往往不易区分,因此也称为不典型增生。炎症引起的不典型增生,在炎症消退后可恢复正常(图28-17)。而异型增生是癌前病变,不经干预终究会发展为浸润癌。异型增生在癌前病变和浸润癌中并无截然界限,如何将异型增生定义为癌一直有较大的争议。

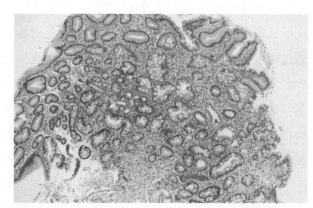

图 28-16　重度肠上皮化生,不伴有明显的异型增生

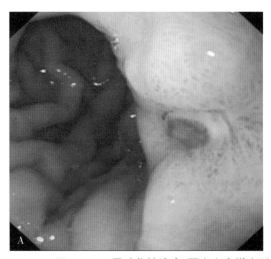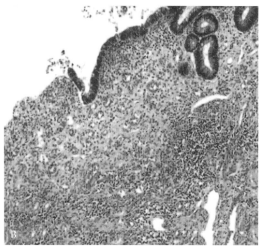

图 28-17　胃消化性溃疡,再生上皮增生形成不典型增生,与肿瘤的异型增生不易辨别

异型增生通常是指腺体的异型性,可以理解为限局于上皮层内未突破基底膜向固有层内浸润的肿瘤病变。判断腺体的异型性,主要是对腺体结构和细胞核的观察。腺体结构的异常主要是指腺体上皮排列紊乱、极性消失、筛状结构或上皮背靠背等;细胞核的异常表现为核呈拥挤杆状排列,核大深染、核质比例增加,失去正常上皮层核基底侧排列的外观,甚至细胞核占据上皮全层,有时可见病理核分裂象。异型增生的程度既往一般分为轻、中、重 3 级,目前倾向于 2 级:轻度异型增生指核呈笔杆状,拥挤,复层排列,高度在上皮层内 1/2 以下。重度异型增生表现为细胞和组织结构的异型均较显著,胞核复层,占据上皮层 1/2 以上或占据整个上皮层(图 28-18)。

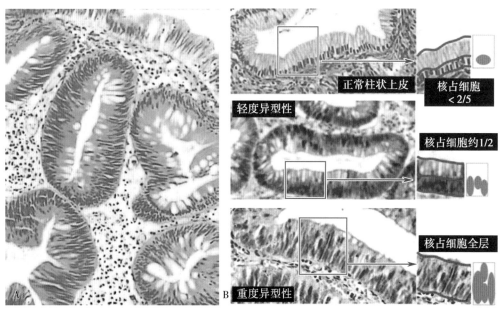

图 28-18　胃黏膜腺上皮异型增生及分级

胃黏膜发生明显异型增生的病变,往往可以有不同诊断,如重度异型增生、上皮内癌、原位癌、黏膜内癌等。传统的观点认为,只有出现了侵袭、转移才视为真正的癌。随着高级别上皮内

瘤变概念的推广,可以统一不同的诊断术语、规范相同的治疗方案、避免过度治疗和患者恐慌。异型性是癌变渐进过程,最终会进展为癌。从生物学行为将早期癌的概念提前有利于胃癌的早期治疗。

高级别上皮内瘤变与浸润癌的主要区别:病变局限于黏膜层内,腺体结构完整,异型的细胞局限于上皮层内,不突破基底膜(图28-19)。

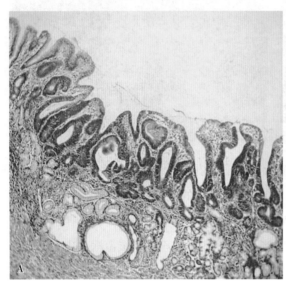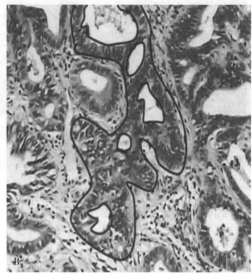

图28-19　萎缩性胃炎伴重度异型增生(A);高级别上皮内瘤变与浸润癌的区别是不突破基底膜(B)

上皮内瘤变是指癌前病变渐进为浸润癌的过程,其中高级别是指中、高级别的异型增生,强调了正在癌变的过程;而低级别则指轻度异型性,需要经历中、高级别的异型增生才会发生癌变。由于异型增生从轻度发展到重度有一个漫长过程,轻度的异型增生病变为低级别上皮内瘤变,临床上只需定期随访。

高级别上皮内瘤变是指腺体出现了重度异型增生,又称为上皮内癌或原位癌(早期癌M1期,图28-20),当异型细胞突破上皮层基底膜在黏膜内出现浸润性生长时,则为黏膜内浸润癌(早期癌M2期),表现为腺体结构的完整性破坏,异型的瘤细胞呈散在或条索状的生长。累及黏膜肌层为早期癌M3期。若瘤细胞浸润突破黏膜肌层达到黏膜下层则为黏膜下浸润癌。根据其浸润的深度,黏膜下癌又分为SM1、SM2和SM3期。按早期胃癌的概念,黏膜内癌和黏膜下癌同属于早期癌。高级别上皮内瘤变均可行内镜下局部切除,治愈疾病。高级别上皮内瘤变概念的应用,使内镜治疗不单是癌前病变,而且还包括了早期癌的内容。

萎缩性胃炎是很普通的一种病,如果是老年人,可能都会有不同程度的生理性胃萎缩,很多老年性胃萎缩并无明显的 *H. pylori* 感染,没有消化不良的症状,无须服药治疗;如果是炎症引起的萎缩性胃炎通过根除 *H. pylori* 感染,保护胃黏膜,可以使萎缩性胃炎治愈。

长期或反复 *H. pylori* 感染,可诱发异型增生,导致胃癌发生。如果萎缩性胃炎伴肠上皮化生出现了轻度异型增生,则需要按癌变监测程序进行随访,出现重度的异型增生可以通过内镜下的微创手术,切除病变黏膜使疾病完全治愈。

目前萎缩性胃炎出现高级别上皮内瘤变的治疗一般采用内镜黏膜下切除(ESD)术,对切除标本的病理学评估有严格的要求(图28-21)。其病理学检查要求不同于黏膜活检标本,不仅需确定病变的组织学类型,而且应明确黏膜水平及垂直切缘状态,浸润深度,是否有淋巴管和血管侵犯等信息。

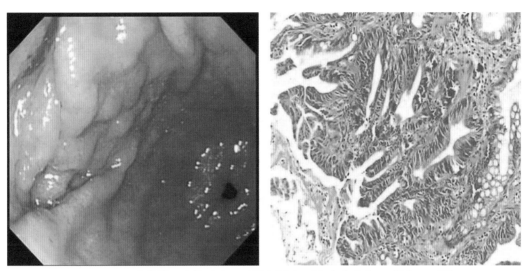

图 28-20　萎缩性胃炎伴重度异型增生(高级别上皮内瘤变,早期癌 M1 期)

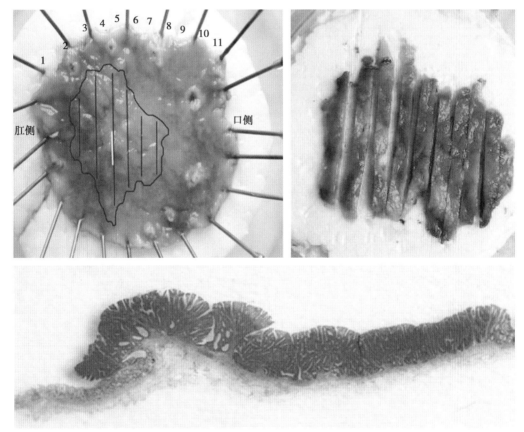

图 28-21　ESD 术的萎缩性胃炎癌变标本需要规范化的病理评估

（张亚历）

# 参 考 文 献

［1］张亚历. 重视对胃肠病变的内镜活检诊断. 中华消化内镜杂志, 2003, 20 (1): 68-70.

［2］张亚历, 周殿元, 温敏, 等. 胃黏膜炎症与 HP 感染的相关性研究. 中华消化内镜杂志, 1999, 16: 24-26.

［3］Kusters JG, Arnoud HM, Kuipers EJ. Pathogenesis of Helicobacter pylori Infection. Clinical Microbiology Reviews, 2006, 19 (3): 449-490.

［4］张亚历, 赖卓胜, 王继德, 等. 幽门螺杆菌感染患者胃黏膜组织学炎症评价依据及诊断标准的探讨. 中华医学杂志, 2001, 81 (13): 811-815.

［5］Spechler Sj, Zeroogian JM, Antonioli DA, et al. Prevalence of metaplasia at the gastro-esophageal junction. Lancet, 1994, 334: 1533-1536.

［6］YL Zhang, ZS Lai, Zhou DY, et al. Supra-angular biopsy is more reliable for atrophy recognization: analysis of 1598cases for gastric mucosal histological examination. World J Gastroentero, 2000, 6 (6): 893-897.

［7］Amieva M, Peek Jr RM. Pathobiology of Helicobacter pylori-Induced Gastric Cancer. Gastroenterology, 2016, 150: 64-78.

［8］Correa P, Houghton J. Reviews in basic and clinical gastroenterology: Carcinogenesis of Helicobacter pylori. Gastro-enterology, 2007, 133: 659-672.

第二十九章

# 幽门螺杆菌感染相关胃黏膜分子生物学改变对胃癌形成的影响

一、幽门螺杆菌感染与胃癌的相关性

二、胃癌发生的分子生物学研究

三、幽门螺杆菌感染相关胃黏膜分子生物学改变

四、幽门螺杆菌根除对胃黏膜分子生物学改变的影响

五、小结

---

基于重要的临床试验证据[1,2],早在 1994 年,国际肿瘤研究机构已将幽门螺杆菌(*H. pylori*)感染归为一级致癌因素[3]。时至今日,*H. pylori* 感染仍然是增加胃癌发生风险的重要因素[4,5]。通常,胃癌细胞是由正常胃黏膜细胞经历多重变化逐渐形成的。这些变化包括细胞形态、代谢特征、增殖速度、表面抗原、膜蛋白、胞内因子及核内基因等,其中,最核心、最本质的是基因层面的改变。DNA 和 RNA 的结构或功能等分子生物学行为改变是细胞恶性转化的必要前提。因此,深入了解 *H. pylori* 感染所致胃黏膜分子生物学行为的改变,对于揭示 *H. pylori* 感染相关性胃癌的发病机制至关重要。

## 一、幽门螺杆菌感染与胃癌的相关性

早期,临床、病理及血清流行病学等研究率先发现了 *H. pylori* 感染与胃癌发生存在明显关系。1998 年,首次在动物实验中证实,*H. pylori* 感染可以直接诱发胃癌[6];该研究发现,蒙古沙鼠(*Mongolian gerbils*)在感染 *H. pylori* 26 周后,出现了重度活动性胃炎、胃溃疡及胃黏膜肠上皮化生多种病变,而在感染 62 周后,有 37% 的感染动物发展为肠型高分化胃癌。此外,*H. pylori* 感染人群的组织形态学研究表明,慢性活动性胃炎、重度萎缩及肠上皮化生均增加感染者发生胃癌的风险[7];说明 *H. pylori* 所致胃癌也存在癌前病变一些系列重要的过渡阶段。而对癌前病变的患者根除 *H. pylori*,则胃癌的发生率明显下降[8]。不仅如此,对于早期胃癌切除患者,根治 *H. pylori* 感染,也可以减轻癌前病变程度,甚至降低异时性胃癌的风险[9,10]。这些证据提示,*H. pylori* 感染的促癌作用贯穿于急性胃炎→慢性活动性胃炎→萎缩性胃炎→肠上皮化生→非典型增生→肠型胃癌发生发展过程的始终。

虽然人群中 *H. pylori* 的感染率较高,但仅有少部分患者最终发展成胃癌。因此,尽管诸多研究一致性地表明 *H. pylori* 感染可促进胃癌的发生发展,是胃癌形成的关键危险因素,但并非唯一重要

的因素。在 *H. pylori* 感染致胃癌形成的过程中，我们仍需考虑包括环境、饮食、遗传，以及近期关注的胃内微生态[11,12]等在内的其他因素，它们共同参与慢性胃炎的发展和胃癌的形成，在 *H. pylori* 致胃癌过程中可能起着协同或加速的作用。

## 二、胃癌发生的分子生物学研究

原癌基因普遍存在于人类基因组中，但在正常情况下，其在肿瘤抑制基因的有力作用下处于抑制状态，因此并不会对机体构成威胁；相反，它们有些发挥着某些正常生理功能。近年来，随着研究的深入，科学家们发现了越来越多的原癌基因，它们中有些编码的蛋白产物是生长因子或生长因子受体，有些是能够通过磷酸化激活或纯化某些蛋白质的特异性蛋白激酶，还有些是直接控制基因的转录细胞核内因子。然而，在某些特定条件下，如 *H. pylori* 感染，其毒性代谢产物（空泡细胞毒素A、尿素酶、磷脂酶）及由其感染介导的炎症介质和氧自由基等的释放，可导致黏膜上皮细胞损伤，细胞过度增殖，DNA 合成旺盛，原癌基因相继被激活，肿瘤抑制基因丢失或功能失活，出现基因表达异常或功能改变，从而引起细胞转化，最终导致肿瘤形成。

通过分析胃癌及癌前病变不同阶段胃黏膜病变中多种基因结构及表达的异常，我们进一步明确，胃癌是一个多基因、多阶段的复杂病变过程。某些特征性的基因在胃癌的发生、发展过程中的作用是分段、协同和累积的，亦即多基因渐序激活的过程，其中不同基因在肿瘤发展的不同阶段起作用。特别是当肿瘤进展到晚期后，由于肿瘤细胞遗传的不稳定，细胞基因变异的数目也逐渐增多，从而导致肿瘤的生物学特性更为复杂。

1. **原癌基因的激活** 原癌基因的活化方式主要有基因点突变、扩增、重排或外源性基因片段的插入。其中，基因点突变是胃癌研究中的热点。尽管 *ras* 基因的突变率在胃癌中并不高，为 23%~40%，但除胃癌外，在肠化生和非典型增生患者中也可以检出[13]，说明 *ras* 点突变在胃癌癌变过程的早期阶段起重要作用。

基因表达是指基因的转录与翻译以及对它们的控制。人类拥有的 10 万个基因中，有 15% 左右可以表达。这类基因有一定的组织细胞特异性，均参与细胞增殖与分化的过程，控制细胞的正常生理功能。若基因表达异常，则会导致癌变过程的发生。研究表明，表皮生长因子受体 C-erbB2 在胃癌中呈现过量表达[14-16]，但目前其过量表达的机制尚不清楚。*C-met* 原癌基因的重组可导致 RNA 转录增加，其过量表达不仅发生在胃癌、非典型增生和肠上皮化生患者中，也出现于慢性胃炎患者中[17]，提示 *C-met* 基因过量表达可能是胃黏膜癌变的早期表现之一。而 *ras* 基因在肠化生、非典型增生及胃癌中的表达明显增加，提示其过量表达可作为细胞增殖活跃的指征。除此之外，受基因扩增的影响，其他的生长因子受体，如 K-sam 和 hst-1，在胃癌患者中也呈现过量表达状态[18,19]。

基因重排是癌基因活化的另一种形式。我们研究发现 TPR-MET 基因重排不止发生于胃癌组织中，也存在于胃癌患者的非癌一级亲属中，说明基因重组可以发生于细胞癌变的早期或潜伏阶段[20]。

2. **肿瘤抑制基因的丢失及功能异常** *p53* 抑癌基因在细胞增殖调控过程中起重要作用。胃癌中 60% 存在 *p53* 基因的失活，部分癌旁非典型增生组织也存在 *p53* 基因失活，提示 *p53* 抑癌基因的失活发生于胃癌变过程的早期阶段[21,22]。此外，APC 抑癌基因的缺失也频繁出现在胃癌或胃腺瘤组织中，也支持其异常表达发生于癌变早期[23]。研究表明，APC 基因的失活常伴有 β- 联蛋白（β-catenin）过量表达，提示 APC 基因可能通过调控 β-catenin 参与胃癌的发生过程[24]。我们知道，钙黏着蛋白（cadherin）/ 联蛋白（catenin）复合体对维持上皮细胞的正常形态结构发挥着重要作用，cadherin 或 catenin 基因表达异常会导致细胞间联结不稳定。研究发现，有大约 50% 的胃癌出现 E-钙黏着蛋白（E-cadherin）基因激活，另有 55%~70% 胃癌合并 α-catenin 低表达[25,26]。尽管在胃癌组织中发现 E-cadherin 和 catenin 的表达异常，但尚未在胃癌中发现 α-catenin 和 β-catenin 的基因活化，提示这一病变过程可能受到转录后的修饰或调控。作为 CDK4 的抑制因子，p16 基因控制细胞周期活动，在胃癌组织中也有较高频率的缺失或表达水平下降，并与胃癌转移有关，提示 p16 基因缺失是胃癌癌变的晚期表现。

3. **癌基因甲基化改变**　DNA 甲基化通常发生在 CPG 双核苷酸区域，甲基化状态的改变可导致基因结构和功能的异常，是细胞癌变过程中重要的因素。近年来，人们通过对 DNA 甲基化的研究发现，甲基化水平与肿瘤的生物学特性密切相关[27]。我们研究发现，胃癌中有多种基因存在超甲基化，并与基因表达及功能异常密切相关[28]。

## 三、幽门螺杆菌感染相关胃黏膜分子生物学改变

慢性 H. pylori 感染损伤胃黏膜屏障，刺激上皮细胞增殖及修复，同时可以诱发 DNA 损伤、重排、DNA 超甲基化以及基因点突变[29-32]。多数研究显示，H. pylori 感染可以促进细胞凋亡，从而抑制细胞增殖。细胞凋亡调控基因 survivin 是新近发现的一种抗凋亡基因，我们的一项研究发现，H. pylori 阳性的胃炎中 survivin 基因表达显著高于阴性慢性胃炎，提示 H. pylori 引起的细胞凋亡依赖 survivin 调节通路（图 29-1）。

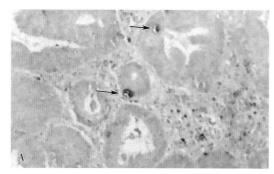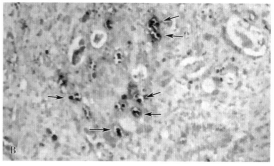

图 29-1　survivin 表达与细胞凋亡的关系（箭头所示为凋亡细胞）
A. survivin 阳性表达胃黏膜组织，细胞凋亡指数低；B. survivin 阴性表达胃黏膜组织，细胞凋亡指数高。

细胞过度增殖引起 DNA 的损伤，异常 DNA（非整倍体 DNA）的数量是肿瘤诊断和预后判断的分子标志。研究发现，21% 的合并 H. pylori 感染的慢性胃炎患者中存在非整倍体 DNA 异常，并且该异常与 c-myc 和 p53 的过量表达相关，而后两者是广泛用于基因异常判断的分子标志[33]。c-myc 基因的过量表达存在于 36%（4/11）的胃癌组织和 15%（8/53）的 H. pylori 阳性胃炎中，且后

者有半数合并 *p53* 过量表达。不仅如此,*H. pylori* 阳性胃炎患者中 *p53* 基因点突变的检出率高达 15%。上面提到,*H. pylori* 阳性慢性胃炎中存在 DNA 非整倍体,以及 *c-myc* 和 *p53* 基因的过量表达,然而,这些改变在 *H. pylori* 阴性慢性胃炎中均未发现[33]。另一项研究也支持上述发现,其显示 *H. pylori* 阳性胃炎存在 *p53* 过量表达,且有 52% 的 *p53* 基因第 7 和第 8 外显子发生点突变;然而 *H. pylori* 阴性胃炎并不存在[34]。因此,*H. pylori* 感染可以诱发 *p53* 基因点突变,并与后续的癌变密切相关。另外,至少 30% 的 *H. pylori* 相关肠上皮化生患者同时伴有 DNA 超甲基化[35],这与 *H. pylori* 相关的某些基因异常表达有关,因此,DNA 的超甲基化也是 *H. pylori* 感染所致多阶段致癌过程的早期事件。体外细胞培养研究发现,*H. pylori* 可以抑制 AGS 细胞周期,此抑制作用与 p27kip1 表达下降有关[36]。我们研究也证实,在 *H. pylori* 阳性的肠化生组织中存在 p27kip1 低表达现象,而 *H. pylori* 阴性的肠化生组织或 *H. pylori* 阳性但不伴肠化生的慢性胃炎组织却不存在[37]。不但如此,还有研究表明,*H. pylori* 感染的胃黏膜组织中细胞联结基因 E-cadherin 的表达下降[38]。综上所述,*H. pylori* 通过可以诱发基因突变、基因异常表达、DNA 损伤及甲基化等早期分子生物学改变,促进胃黏膜上皮细胞增殖,抑制细胞凋亡及细胞周期活动,并减少细胞之间的联结,从而加速胃癌的发生发展。

前已述及,肿瘤的发生是多阶段、多基因激活累积的渐序过程。有些基因的异常改变只发生于胃部癌变细胞中,如 *APC*、*DCC* 等基因的缺失,其与 *H. pylori* 感染并无关系[39]。此外,在早期胃癌组织中,包括 *ras* 基因、*MDM2*、*C-erbB2*、*cyclin D1*、*p53* 抑癌基因及细胞联结基因 E-cadherin 在内的基因表达在 *H. pylori* 阳性与阴性患者之间亦无显著差异[40]。因此,*H. pylori* 感染在促进胃部癌变过程中的作用可能只局限于慢性胃炎(包括萎缩及肠化生)等早期阶段,而癌变过程晚期的基因改变似乎并不依赖 *H. pylori*,因而推断,*H. pylori* 主要在胃癌发生发展的早期阶段发挥着重要的激活作用。见图 29-2。

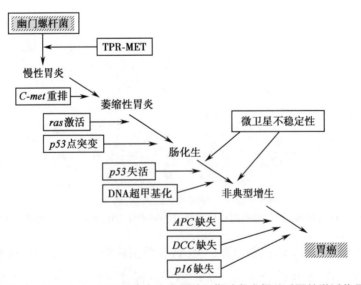

图 29-2　*H. pylori* 主要在胃癌发生发展的早期阶段发挥着重要的激活作用

## 四、幽门螺杆菌根除对胃黏膜分子生物学改变的影响

由于 *H. pylori* 感染可引起萎缩性胃炎及肠上皮化生等组织形态学改变,并与胃癌的形成密切相关,那么,根除 *H. pylori* 后能否改善甚至逆转已形成的这些组织形态学异常改变? 多数研究认为,*H. pylori* 根除后可以使炎症消退,长期随访发现多数患者的萎缩性胃炎及肠化生得到改善[41]。不仅如此,*H. pylori* 根除后还可以改善基因的不稳定性,并且随着炎症的消退,细胞增殖指数逐渐下降,凋亡指数逐渐升高[32,42,43]。我们的研究也证实,*H. pylori* 阳性的慢性胃炎组织中的细胞周期调节促进基因 *cyclin D1* 呈过量表达状态,而调节抑制基因 *p27kip1* 呈现低表达,尤其是伴肠化生的 *H. pylori* 阳性胃炎患者;但在根除 *H. pylori* 1 年后,*cyclin D1* 和 *p27kip1* 的异常表达均恢复到正常表达状态[37](图 29-3)。另有研究表明,根除 *H. pylori* 后,70%~80% 黏膜相关淋巴组织(MALT)瘤变得以改善,甚至消失[44]。因此,建议伴有萎缩或肠化生的 *H. pylori* 阳性胃炎患者接受 *H. pylori* 根除治疗,以便提早防止基因异常改变及病变进一步发展,有效降低胃癌发生的危险性。

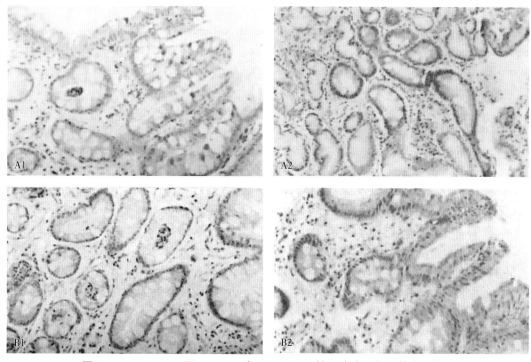

图 29-3　*cyclin D1* 及 *p27kip1* 在 *H. pylori* 阳性及清除 1 年后的表达状况
*cyclin D1* 在 *H. pylori* 阳性肠化生组织呈过量表达(A1),在感染根除 1 年后转为正常的阴性表达(A2);
*p27kip1* 在 *H. pylori* 阳性肠化生组织呈异常低表达(B1),感染根除 1 年后转为正常表达(B2)。

## 五、小结

自 1976 年发现第一个逆病毒癌基因到现在,有关癌基因和肿瘤抑制基因的研究已从根本上改变了人们对癌变机制的认识,并由此发展和建立了许多有效的诊疗新技术。胃癌形成过程中

大量的基因及分子改变已得到更为深入和全面的了解，*H. pylori* 感染相关分子生物学行为的异常主要在胃癌形成的早期阶段发挥重要作用，而在胃癌晚期阶段病变的进一步恶化可能并不依赖 *H. pylori* 的存在。不断深入的基因研究，正在为我们揭开 *H. pylori* 感染相关胃黏膜分子生物学行为改变及其与胃癌形成关系的有力证据。

（于 君　沈祖尧）

## 参 考 文 献

［1］ Nomura AMY, Stemmerman GN, Chyou P, et al. Helicobacter pylori infection and gastric carcinoma in a population of Japanese-Americans in Hawaii. N Engl J Med, 1991, 325: 132-136.

［2］ The Eurogast Study Group. An international association between Helicobacter pylori infection and gastric cancer. Lancet, 1993, 341: 1359-1362.

［3］ IARC Working Group on the evaluation of carcinogenic risks to humans. Schistosomes, liver flukes and Helicobacter pylori. Lyon: IARC, 1994: 177-240.

［4］ Pan KF, Zhang L, Gerhard M, et al. A large randomised controlled intervention trial to prevent gastric cancer by eradication of Helicobacter pylori in Linqu County, China: baseline results and factors affecting the eradication. Gut, 2016, 65 (1): 9-18.

［5］ Lee YC, Chiang TH, Chou CK, et al. Association between Helicobacter pylori eradication and gastric cancer incidence: a systematic review and meta-analysis. Gastroenterology, 2016, 150 (5): 1113-1124.

［6］ Watanabe T, Tada M, Nagai H, et al. Helicobacter pylori infection induces gastric cancer in mongolian gerbils. Gastroenterology, 1998, 115: 642-648.

［7］ Chen XY, van Der Hulst RW, Shi Y, et al. Comparison of precancerous conditions: atrophy and intestinal metaplasia in Helicobacter pylori gastritis among Chinese and Dutch patients. J Clin Pathol, 2001, 54 (5): 367-370.

［8］ Mera RM, Bravo LE, Camargo MC, et al. Dynamics of Helicobacter pylori infection as a determinant of progression of gastric precancerous lesions: 16-year follow-up of an eradication trial. Gut, 2018, 67 (7): 1239-1246.

［9］ Choi JM, Kim SG, Choi J, et al. Effects of Helicobacter pylori eradication for metachronous gastric cancer prevention: a randomized controlled trial. Gastrointest Endosc, 2018, 88 (3): 475-485.

［10］ Choi IJ, Kook MC, Kim YI, et al. Helicobacter pylori Therapy for the Prevention of Metachronous Gastric Cancer. N Engl J Med, 2018, 378 (12): 1085-1095.

［11］ Coker OO, Dai Z, Nie Y, et al. Mucosal microbiome dysbiosis in gastric carcinogenesis. Gut, 2018, 67 (6): 1024-1032.

［12］ Ferreira RM, Pereira-Marques J, Pinto-Ribeiro I, et al. Gastric microbial community profiling reveals a dysbiotic cancer-associated microbiota. Gut, 2018, 67 (2): 226-236.

［13］ Yu J, Zhang JK. Study on the relationship between Helicobacter pylori infection and the pathogenesis of gastric cancer by using molecular biological techniques. J Tongji Med Univ, 1994, 14 (2): 65-70.

［14］ Fujida K, Ohuchi N, Yao T, et al. Frequent overexpression, but not activation by point mutation of ras genes in primary human gastric cancers. Gastroenterology, 1987, 93: 1339-1345.

［15］ Mizutani T, Onda M, Tokunga A, et al. Relationship of c-erbB2 protein expression and gene amplification to invasion and metastasis in human gastric cancer. Cancer, 1993, 72: 2083-2088.

［16］ Park JB, Rhim JS, Park SC, et al. Amplification, overexpression and rearrangement of the c-erbB2 protooncogene in primary human stomach carcinomas. Cancer Res, 1989, 49: 6605-6609.

［17］ Soman NR, Wogan GN, Rhim JS. TPR-MET oncogenic rearrangement: detection by polymerase chain reaction amplification of the transcript and expression in human tumor cell lines. Proc Natl Acad Sci U S A, 1990, 87: 738-742.

[18] Sakamoto H, Mori M, Taira M, et al. Transforming gene from human stomach cancers and a non-cancerous portion of stomach mucosa. Proc Natl Acad Sci U S A, 1986, 83: 3997-4001.

[19] Yoshida MC, Wada M, Satoh H, et al. Human HST1 gene maps to chromosome band 11q13 and coamplifies with the int-2 gene in human cancer. Proc Natl Acad Sci U S A, 1988, 85: 4861-4864.

[20] Yu Jun, Ebert M, Miehlke S, et al. Detection of the TPR-MET rearrangement in patients with gastric cancer and relatives. Gastroenterology, 1999, 116: A397.

[21] Brito MJ, Williams GT, Thompson H, et al. Expression of p53 in early T1 gastric carcinoma and precancerous adjacent mucosa. Gut, 1994, 35: 1697-1700.

[22] Ranzani GN, Luinetti O, Padovan LS, et al. p53 gene mutations and protein nuclear accumulation are early events in intestinal type gastric cancer but late events in diffuse type Cancer. Epidemiol Biomark Prev, 1995, 4: 223-231.

[23] Hsieh LL, Huang YC. Loss of heterozygosity of APC/MCC gene in differentiated and undifferentiated gastric carcinoma in Taiwan. Cancer Lett, 1995, 96: 169-174.

[24] Woo DK, Kim HS, Lee HS, et al. Altered expression and mutation of beta-catenin gene in gastric carcinomas and cell lines. Int J Cancer, 2001, 95 (2): 108-113.

[25] Jawhari A, Jordan S, Poole S, et al. Abnormal immunoreactivity of the E-cadherin-catenin complex in gastric carcinoma: relationship with patient survival. Gastroenterology, 1997, 112: 46-54.

[26] Yu J, Ebert MP, Miehlke S, et al. alpha-Catenin expression is decreased in human gastric cancers and in the gastric mucosa of first degree relatives. Gut, 2000, 46 (5): 639-644.

[27] Wang K, Yuen ST, Xu J, et al. Whole-genome sequencing and comprehensive molecular profiling identify new driver mutations in gastric cancer. Nat Genet, 2014, 46 (6): 573-582.

[28] Leung WK, Yu J, Enders KW Ng, et al. Concurrent hypermethylation of multiple tumor related genes in gastric cancer and adjacent normal tissues. Cancer, 2001, 91: 2294-2306.

[29] Crabtree JE, Wyatt JI, Trejdosiewicz LK, et al. Interleukin 8 expression in Helicobacter infected, normal and neoplastic gastroduodenal mucosa. J Clin Pathol, 1994, 47: 61-66.

[30] Kartunnen R. Blood lymphocyte proliferation, cytokine secretion and appearance of T cells with activation surface markers in cultures with Helicobacter pylori Comparison of the responses of subjects with and without antibodies in H. pylori. Clin Exp Immunol, 1991, 83: 396-400.

[31] Tsuji S, Kawano S, Tsuji M, et al. Helicobacter pylori extract stimulates inflammatory nictric oxide production. Cancer Lett, 1996, 108: 195-200.

[32] Fan XG, Kelleher D, Fan XJ, et al. Helicobacter pylori increases proliferation of gastric epithelial cells. Gut, 1996, 38: 19-22.

[33] Nardone G, Staibano S, Rocco A, et al. Effect of Helicobacter pylori infection and its eradication on cell proliferation, DNA status, and oncogene expression in patients with chronic gastritis. Gut, 1999, 44: 789-799.

[34] Murakami K, Fujioka T, Okimoto T, et al. Analysis of p53 gene mutations in Helicobacter pylori-associated gastritis mucosa in endoscopic biopsy specimens. Scand J Gastroenterol, 1999, 34 (5): 474-477.

[35] Tahara E. Molecular mechanism of human stomach carcinogenesis implicated in Helicobacter pylori infection. Exp Toxicol Pathol, 1998, 50 (4-6): 375-378.

[36] Shirin H, Sordillo EM, Oh SH, et al. Helicobacter pylori inhibits the G1 to S transition in AGS gastric epithelial cells. Cancer Res, 1999, 59: 2277-2281.

[37] Yu J, Leung WK, Ng EK, et al. Effect of H. pylori eradication on Expression of Cyclin D2 and p27 in Gastric Intestinal Metaplasia. Alimentary Pharmacology & Therapeutics, 2001, 15: 1505-1511.

[38] Terres AM, Pajares JM, O′Toole D, et al. Helicobacter pylori is associated with downregulation of E-cadherin, a molecule involved in epithelial cell adhesion and proliferation control. J Clin Pathol, 1998, 51: 410-412.

[39] Wu MS, Shun CT, Wang HP, et al. Genetic alterations in gastric cancer: relation to histological subtypes, tumor

stage, and Helicobacter pylori infection. Gastroenterology, 1997, 112: 1457-1465.

[40] Blok P, Craanen ME, Offerhaus GJ, et al. Molecular alterations in early gastric carcinomas. No apparent correlation with Helicobacter pylori status. Am J Clin Pathol, 1999, 111: 241-247.

[41] Oberhuber G, Wuendisch T, Rappel S, et al. Significant improvement of atrophy after eradication therapy in atrophic body gastritis. Pathol Res Pract, 1998, 194: 609-613.

[42] Lynch DAF, Mapstone NP, Clarke AMT, et al. Cell proliferation in Helicobacter pylori associated gastritis and the effect of eradication therapy. Gut, 1995, 36: 346-350.

[43] Leung WK, Yu Jun, To KF, et al. Apoptosis and proliferation in Helicobacter pylori-associated gastric intestinal metaplasia. Alimentary Pharmacology & Therapeutics, 2001, 15: 1467-1472.

[44] Hiyama T, Haruma K, Kitadai Y, et al. Helicobacter pylori eradication therapy for high-grade mucosa-associated lymphoid tissue lymphomas of the stomach with analysis of p53 and K-ras alteration and microsatellite instability. Int J Oncol, 2001, 18 (6): 1207-1212.

# 第三十章

# 幽门螺杆菌感染对表观遗传学和干细胞的影响及诱发胃癌的分子机制

幽门螺杆菌（*H. pylori*）在人胃内的长期感染是慢性胃炎、溃疡病和胃癌的主要病因。*H. pylori* 感染可导致胃上皮细胞内多个信号传导系统的激活，如 NF-κB、AP-1、Stat3、Wnt、MAPK 等，并改变多种细胞介素、转录因子、微小 RNA 等的表达状态。这些转录因子和信号传导系统则控制其下游基因的转录，导致细胞功能异常。近来的研究开始注意到 *H. pylori* 感染对表观遗传学和胃上皮干细胞的影响及其在致病中的作用。由于表观遗传学改变和干细胞对胃上皮细胞功能具有多方面的影响并在胃癌的发生、发展和转移过程中具有重要的作用，因此，该方面的研究可为进一步阐明 *H. pylori* 的致病、致癌机制提供新的发现，并为下一步的干预和应用提供参考和切入点。本章对该领域国内外近期的研究进展和趋势进行阐述，并讨论较为热点的研究方向。

## 一、幽门螺杆菌感染与胃癌

*H. pylori* 是慢性胃炎、溃疡病和胃癌的主要原因[1,2]。1994 年世界卫生组织国际癌症研究机构将其列为 I 类致癌物，流行病学调查显示该菌感染了约一半的世界人口[1,2]，西方国家的感染率为 30%~50%，我国的感染率高达 50% 以上，大约 1%~2% 的感染者会引发胃癌[3,4]。我国为高感染区，由此引发的胃癌为我国社会、家庭带来巨大的经济和卫生负担。因此，明确其致病机制和根除

*H. pylori* 感染对减少胃癌的发生具有重要的社会、经济和卫生保健价值。

胃癌是较常见的消化道恶性肿瘤,据国际癌症研究机构统计[3],全球每年胃癌新发病例为98.9万例,仅次于肺癌、乳腺癌和结、直肠癌,占所有癌症新发病例的7.8%。但每年胃癌死亡病例为73.8万例,占癌症相关死亡病例的9.7%,占第二位,仅次于肺癌[3]。在我国,胃癌的年龄调整发病率约为29/10万,每年胃癌新发病例为46.44万例,死亡35.2万例,约占全球每年胃癌死亡病例的42%[4]。胃癌的发病原因与生活习惯、环境、遗传因素以及长期的 *H. pylori* 感染等因素密切相关[1-4]。

现已明确,*H. pylori* 的主要致病机制是其毒力因子[5,6]。这些毒力因子包括cag致病岛(cagPAI)、细胞毒素相关基因A(CagA)、外膜蛋白(OMP)、空泡细胞毒素A(VacA)和肽聚糖(PGN)等。cagPAI是 *H. pylori* 基因组内一段长约40kb的区域,含Ⅳ型分泌系统编码,编码30余种基因,包括 *cagA* 基因。细菌通过该系统能够把CagA和PGN转送入宿主细胞中,继而激活细胞内的各种信号途径[5,6]。因此,该Ⅳ型分泌系统在 *H. pylori* 的致病过程中有重要作用。携带有cagPAI且CagA阳性的 *H. pylori* 菌株感染后引起的胃部炎症较重,且发生胃癌的危险性更高[5,6]。

## 二、幽门螺杆菌 CagA/cagPAI 对胃上皮细胞信号传导途径的影响

CagA是位于cag致病岛上的 *cagA* 基因编码的大小约120~145kD的细菌蛋白[5]。*H. pylori* 黏附于宿主细胞后,CagA通过Ⅳ型分泌系统被注入宿主细胞内。进入宿主细胞后,CagA蛋白分子上的酪氨酸被Src家族蛋白激酶或Abl蛋白激酶催化发生酪氨酸残基磷酸化,磷酸化的CagA可与SHP-2的SH2结构域结合并使其激活,引发RAS/RAF/MEK/ERK等连锁效应[5-7](图30-1[6])。SHP-2是一种胞质酪氨酸磷酸酶,参与调节细胞的增殖、分化和迁移[7]。另外,CagA能够抑制蛋白激酶c-src的活性使皮层肌动蛋白(cortactin)脱磷酸化和引起肌动蛋白的重排[8];并使细胞骨架连接蛋白如Ezrin脱磷酸化并同上皮紧密连接蛋白如ZO-1结合从而破坏正常细胞间的通信、细胞极性和上皮细胞的屏障功能[8-10](图30-1[6])。CagA还可以和细胞内的胞质受体蛋白如c-met、PLC-γ、crk等相互作用引发细胞动力学变化,导致细胞功能异常[10-12];并通过干扰细胞PAR1/Mark Ⅱ复合物来破坏细胞极性[13]。研究还显示CagA和E-钙黏着蛋白(cadherin)的相互作用可使β-联蛋白(catenin)信号途径功能异常,促使胃上皮细胞向肠型上皮转化[14](图30-1[6])。

对 *H. pylori* CagA的分子结构和功能的深入研究揭示了CagA蛋白C末端的谷氨酸-脯氨酸-异亮氨酸-酪氨酸-丙氨酸(glutamine-proline-isoleucine-tyrosine-alanine,EPIYA)氨基酸序列在 *H. pylori* 致病机制中的作用[5,15,16]。根据EPIYA重复序列在不同地域分布的不同,CagA可分为西方型(A、B序列)和东亚型(C、D序列)。其中东亚型的EPIYA序列所引发炎症,包括诱发IL-8分泌的能力较西方型为强,从而认为这是该地区 *H. pylori* 感染人群中胃癌发病率较高的重要原因之一[5,15,16]。CagA转基因小鼠可在无任何炎症存在的情况下诱发血液和胃肠道系统的肿瘤,提示其具有致瘤蛋白(oncoprotein)的特性[17]。另外,VacA存在于几乎所有的 *H. pylori* 菌株中,其s1/m1基因型菌株毒力最强,且引起胃癌的危险性最大,其次是s1/m2基因型菌株,二者均可与CagA同时存在并增强炎症反应,对胃黏膜造成损害[6,18]。

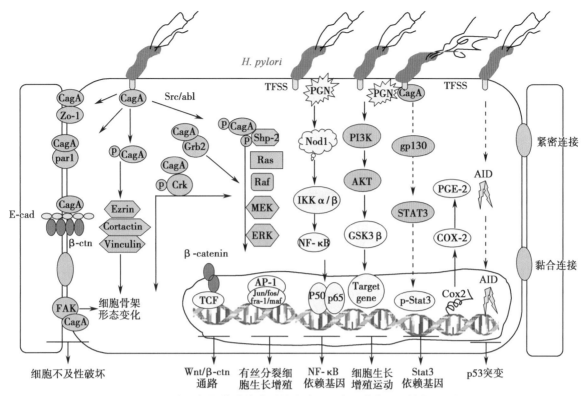

图 30-1　幽门螺杆菌感染激活的多种胃上皮细胞信号及其传导途径

除此之外，*H. pylori* 肽聚糖（PGN）可通过 cagPAI 和 Nod1 途径激活重要的炎症转录因子 NF-κB，从而引发多种级联宿主相关基因的表达，产生不同的细胞效应（图 30-1[6]），细胞的异常表达均可促使胃癌的发生[5,6]。另外，近年报道的胞嘧啶核苷脱氨酶（activation-induced cytidine deaminase）和 miRNA 在胃上皮细胞的激活和异常表达也对胃癌的发生具有促进作用[19,20]（图 30-1[6]）。虽然这些研究和发现在 *H. pylori* 致病机制方面提供了不少线索，但其详细的致癌机制还有待明确。

## 三、幽门螺杆菌感染引起的表观遗传学改变在致病机制中的作用

表观遗传学是指在 DNA 序列变化外的可遗传基因表达的改变。涉及染色质重塑、组蛋白修饰、DNA 甲基化和非编码 RNA 调控等内容[21-23]。由于表观遗传学修饰对于肿瘤的发生、诊断和治疗等具有重要意义，尤其是 DNA 甲基转移酶（DMNT）抑制物、组蛋白去乙酰化酶（HDAC）抑制剂等在肿瘤患者治疗中的成功应用，使表观遗传学成为近来研究的热点之一。

（一）组蛋白修饰、胃癌和幽门螺杆菌感染

组蛋白修饰是表观遗传学的一个重要方面，包括核小体组蛋白 N 末端氨基酸的乙酰化、磷酸化、甲基化、泛素化及 ADP 核糖基化[21-23]。这些多样化的修饰以及它们在时间和空间上的组合可作为一种重要的表观标志或语言，被称为"组蛋白密码"。组蛋白修饰在调节人体各种生物学功能方面起着重要作用。它可通过改变转录因子与染色质的可接近性状态来实现基因的表达或者抑制[21-23]。异常的组蛋白修饰或组蛋白密码的失调和一些病理状态有关。如出生缺陷、与年龄相关的疾病和

癌症等[24-26]。

例如,组蛋白去乙酰化酶(HADC)的高表达可导致组蛋白的低乙酰化,这同肿瘤的生物学特性相关[24-26]。Weichert 等[25]在一项回顾性研究中分析了 2 617 张胃癌患者的组织芯片中 HDAC1、2、3 的表达状态,发现 HDAC 的表达与胃癌患者的生存率和淋巴结转移明显相关:当无 HDAC 表达时,患者的 3 年生存率为 48%;仅有 HDAC1 表达阳性时,患者的 3 年生存率为 21%;当 HDAC2 阳性时生存率为 16%;三者共同阳性时生存率仅为 5%。这些结果表明 HDAC 可作为判断胃癌预后和进展情况的独立预测标志,也提示 HDAC 的阻断剂可以作为治疗的靶点。

除 HDAC 的异常表达外,组蛋白修饰的改变也与肿瘤的发生、发展密切相关[26,27]。如 Park 等[26]用免疫组织化学染色对 261 例胃癌患者标本 H3 组蛋白第 9 位赖氨酸的三甲基化(H3K9me3)表达进行评估,结果发现 H3K9me3 的表达与胃癌患者的临床阶段、淋巴结转移及疾病的复发明显相关,H3K9me3 染色高表达的患者其预后也较差,提示 H3K9me3 可以作为独立的预后评估标志。新近研究还发现组蛋白 H2B 的单泛素化(uH2B)在胃癌时表达降低[27],其表达程度与胃癌的分化、Lauren 分型、淋巴结转移和 5 年生存率密切相关,uH2B 表达的患者其 5 年生存率也较高。这些结果也提示组蛋白修饰的失调在肿瘤的发生和发展中起重要作用。

另外,特定的基因启动区域的组蛋白修饰也参与胃癌的发病机制和基因转录的调控[29]。比如,在胃癌患者,抑癌基因 *P21* 启动子区域的组蛋白 H3 呈低乙酰化状态,这与胃癌时 *P21* 的表达下降有关。利用 HDAC 抑制剂(曲古菌素 A)处理细胞后可以增加其乙酰化水平并恢复 *P21* 的表达[28]。但 *H. pylori* 感染时组蛋白修饰在胃癌致病机制中的作用目前研究尚少,有待进一步探讨。

微生物致病菌如细菌和病毒在其感染过程中可通过影响宿主细胞的生理过程来获得有利于其增殖和继续感染的机制,通常是通过分泌毒素并对宿主细胞的组蛋白修饰引起免疫抑制[29-31]。如李斯特单胞菌分泌李斯特溶血素 O,引起 H3 组蛋白第 10 位丝氨酸(p-H3S10)的脱磷酸化和 H4 组蛋白的去乙酰化从而引起免疫抑制效应[29,30]。结核分枝杆菌、志贺菌、梭状芽孢杆菌毒素和细菌成分如脂多糖也具有类似的效应,通过诱导组蛋白修饰来减低宿主细胞反应以利于细菌的增殖[29,30]。然而 *H. pylori* 感染并未抑制炎症反应的产生,且炎症反应增强,说明其不同于其他细菌。*H. pylori* 感染引起的组蛋白修饰在其致病机制中的作用目前研究相对较少,与胃癌患者临床阶段的关系尚有待进一步阐明[31]。

我们曾使用多种不同的 *H. pylori* 菌株在 AGS、MKN45 细胞等胃癌上皮细胞株中对 11 种不同的组蛋白修饰类型进行测定[31]。研究发现 *H. pylori* 感染可导致 p-H3S10 的去磷酸化和第 23 位赖氨酸的去乙酰化(ac-H3K23)[31]。该去磷酸化作用可影响转录因子结合于 DNA 从而影响下游基因的转录,但其分子机制并未明了。用多种临床分离的 cagPAI 阳性菌株检测发现 *H. pylori* 均可使 p-H3S10 去磷酸化,提示为 cagPAI 阳性菌株的通性,并与 *c-jun* 基因的上调和 *hsp70* 基因下调相关。对 *H. pylori* 突变株除去其主要致病基因群(cagPAI)则这一现象消失,而 CagA、VacA 突变株无此作用,提示该效应由 cagPAI 引起,而与主要致病毒素 CagA、VacA 无关。为了进一步了解 cagPAI 编码细菌基因对丝氨酸的去磷酸化修饰作用,用系统突变了 27 种基因的 *H. pylori* 突变株群进一步检测发现 15 种基因为必需。但与 ERK、p38 信号传导途径及细菌 DNA 转入无关,而与

IL-8 的分泌相似,提示 *H. pylori* 的胞壁肽可能是其原因[31]。因此,充分了解组蛋白密码的失调有助于理解疾病的发生机制和在转化医学中的应用。

## (二)幽门螺杆菌感染引起的 DNA 甲基化

除了组蛋白修饰酶和组蛋白修饰的改变外,DNA 上某些抑癌基因启动子特异性 CpG 岛(胞嘧啶 - 磷酸 - 鸟嘌呤)的甲基化也与肿瘤的发生、发展有关。*H. pylori* 感染可引起 CpG 岛的甲基化改变并参与其致病机制[32-37]。

DNA 甲基化(methylation)主要发生在富含 CG 的区域,称为 CpG 岛。DNA 甲基化是对 DNA 环链上胞嘧啶(C)的第五个碳原子进行甲基化修饰,形成典型的 CpG 二核苷酸,位于基因的 5'- 转录起始端的 CpG 区域,甲基化会显著降低甚至完全沉默该基因的转录,继而影响蛋白质的表达[32-34]。正常细胞的 DNA 有将近 80% 的 CpG 是处于甲基化状态;而癌细胞的 DNA 则是呈广泛的去甲基化状态,但同时伴有某些特定基因启动子区域的过度甲基化,两者均是癌症的促发因素。例如基因组整体甲基化水平降低,可导致原癌基因活化、基因组不稳定等,促进肿瘤的发生;而抑癌基因启动子区域过度甲基化可导致该基因表达沉默和随后的蛋白质转录停止,是导致肿瘤发生的重要机制[32-34];老龄化和慢性炎症也是导致 CpG 岛甲基化的重要因素。

*H. pylori* 的感染可以导致胃上皮细胞的诸多基因启动子的甲基化异常,包括一些抑癌基因和 DNA 修复基因等[34-37];如细胞生长相关的基因 *p16(INK4a)*、*p14(ARF)* 和 *APC*,由于其肿瘤抑制作用,表达的异常可导致抑癌作用的丧失,促进肿瘤的发生[32-34];DNA 修复基因 *hMLH1*、*BRCA1* 和 *MGMT* 的甲基化可影响 DNA 的修复功能[33];细胞黏附基因 E-cadherin 的甲基化异常可导致其低表达,从而促使肿瘤的转移和细胞向恶性的转化[36]。其他一些在胃癌患者中广泛甲基化的基因如 *LOX*、*FLNC*、*HRASLS*、*HAND1*、*THBD* 和 *p41ARC* 等也对细胞的功能有不同的影响[33,37]。近来的研究尚提示 *H. pylori* 可以引起部分 miRNA 基因的甲基化,从而引起其表达的异常并影响相应的细胞功能[20,38,39]。如 *H. pylori* 感染可引起 miR-210 和 Let-7 表达降低,而 miR-210 的低表达可促发细胞增殖[20,39]。*H. pylori* CagA 通过使 miRNA *Let-7* 基因的甲基化使其表达下降,从而活化细胞的 *Ras* 癌信号通路[20]。

*H. pylori* 感染可以导致甲基化水平的升高,而细菌根除后则甲基化水平下降,表明该作用是由细菌感染所导致[40]。另外,尚有许多在胃癌中发生甲基化的基因与 *H. pylori* 感染之间的关系尚未明确,包括调控细胞生长、凋亡和肿瘤抑制的基因等[41,42]。使用甲基化转移酶抑制剂(5'-aza-deoxycytidine)可以改变甲基化状态,并恢复这些基因的表达[41,42]。因此,甲基化的存在被认为是与肿瘤的早期发生和进展相关的致病机制,而 *H. pylori* 感染在这一过程中具有重要的作用,进一步研究将会揭示其相关的致癌机制。

## (三)幽门螺杆菌感染与 miRNA 的表达

微小 RNA(miRNA)是一类在转录后水平调控基因表达的非编码小 RNA,长度约为 22 个核苷酸。miRNA 通过与靶向 mRNA 3'- 非翻译区(3'-UTR)的互补或部分互补进行结合,使 mRNA 降解或介导其翻译的抑制,参与基因转录后水平调控,在肿瘤的发生和发展中起着类似于原癌基因或抑癌基因的作用[38,43]。其在不同的细胞状态下可促进或抑制肿瘤的发生和发展,并与胃癌的预后和肿瘤的恶性程度有关。多篇国内外文献已报道了 H. pylori 感染通过改变 miRNA 的表达状态影响炎症和疾病的进程[38,43-47]。

miRNA 有 1 000 余种[38,43]，H. pylori 感染可以调控某些特定的 miRNA 的表达并在 H. pylori 的致病机制中发挥重要作用。如 H. pylori 感染时，应用 miRNA 高通量芯片研究发现 H. pylori 可以上调和下调多种 miRNA 的表达[38]，如上调 miR-17/92、miR-106b-93-25 基因簇、miR-21、miR-194、miR-196、miR-155、miR-222、miR-223 等。此外，H. pylori CagA 尚可下调 Let-7 的表达[20]，其结果是 Let-7 的靶基因之一的 Ras 基因在胃癌时呈过表达，而 Ras 基因是胃癌的重要致癌基因[20]；H. pylori CagA 可下调 miR-320 的表达，使其靶基因 Mcl-1 表达增高，同时使细胞凋亡减少[44]；H. pylori 也下调 miR-203、miR-204 的表达并分别作用于其下游靶基因 CASK 和 SOX4，促进细胞的增生和转移[45,46]。新近研究显示 H. pylori CagA 尚可上调 miR-548、miR-1290 的表达并诱发胃上皮细胞的肠型化生[47]，其他研究提示 miR-223、miR-21 和 miR-218 可作为胃癌血清学标志物应用于患者的诊断和预测疾病的预后[48]。随着研究的深入，H. pylori 感染通过调节 miRNA 的表达影响细胞的生物学功能及在致病中的作用将会被逐步揭示。

另外，miR-155、miR-10b、miR-205、miR-429 可调节上皮细胞的上皮 - 间质转化(epithelial-mesenchymal transition, EMT)/ 间质 - 上皮转化(mesenchymal-epithelial transition, MET)过程[43]。某些 miRNA 也参与调节干细胞的自我更新和分化，如 miR-134、miR-296 和 miR-470 调节干细胞的自我更新、分化和相关靶基因 NANOG、OCT4 和 SOX2 等的表达[49]。该方面的研究对阐明 H. pylori 感染的致病机制和复杂的基因调节网络具有重要作用，亟需深入探讨。

## 四、幽门螺杆菌感染与肠上皮化生

长期的 H. pylori 感染可导致渐进性的慢性浅表性胃炎、萎缩性胃炎、肠上皮化生、异型增生(非典型增生，上皮内瘤变)并最终导致胃癌[1,2]。但 H. pylori 感染如何导致肠上皮化生、异型增生及胃癌，其机制尚不清楚[6,50]。以往认为 H. pylori 在这些组织中难以找到[50]，但更令人信服的研究发现 H. pylori 和其 CagA 及 BabA 蛋白均可在以上组织中被检测到，且肠化生的标记物 MUC2 只在 H. pylori 感染的组织中有表达。近年来国内学者的研究结果也证实了以上的发现，且 H. pylori 多在肠化生边缘的区域被发现，说明 H. pylori 感染可能是其主要原因[50]。肠上皮化生多发生在胃窦部，系胃上皮细胞被肠型上皮细胞所代替，黏液组织化学染色将其分为小肠型化生(完全型肠上皮化生)和结肠型化生(不完全型肠上皮化生)[50-52]。其原因可能是炎症时，胃腺体颈、峡部的干细胞发生异常增殖，进而发展成为小肠型肠化生、大肠型肠化生，最终产生异型增生和胃癌[50-52]。近年在福建、山东的大样本流行病学调查和跟踪随访研究显示 H. pylori 根除后不但可以减缓炎症、胃黏膜萎缩的发生和肠化生的进展，还有望降低胃癌的发生率，提示在人群中广泛根除 H. pylori 可以获益[53,54]。

对肠上皮化生致病机制的研究提示 H. pylori CagA 可与 E-cadherin 相互作用，从而使 β- 联蛋白(β-catenin)途径功能失调导致胃上皮细胞转向肠上皮化生(图 30-1)，并表达 MUC2、CDX2 等肠上皮标记物[14]。其他报道提示细胞 Sox2 蛋白和 BMP/SMAD 信号通路在 *H. pylori* 感染时介导肠上皮化生的发生[51]。另外,*H. pylori* 感染时 miRNA 的改变也影响炎症的发展并调节胃上皮细胞的肠型化生[47],如 *H. pylori* CagA 可上调 miR-548、miR-1290 的表达,而后者的过表达可导致胃上皮细胞表达肠上皮的标记物[47]。虽然肠上皮化生、异型增生和胃癌在发生顺序上紧密相连,但实验研究并未证明是因果关系,有可能是干细胞分化的方向不同所致[52],有关其致病机制的内容亟待进一步明确。

## 五、胃癌性干细胞与其标志物

癌性干细胞(CSC)被认为是肿瘤形成、生长和扩散的根源,在每一个肿瘤组织中均存在少数癌变的干细胞。这些癌性干细胞是导致恶性肿瘤产生并转移的主要原因,并可解释患者经手术和抗癌药物治疗后在几乎痊愈的情况下还会复发[55]。癌性干细胞虽然只占整个细胞数量的极小部分,但却能引起肿瘤,其他肿瘤细胞虽占整个细胞的绝大多数,却不能引起肿瘤[56]。

胃癌性干细胞与成体干细胞具有许多相似的特点,如自我更新能力、多向分化潜能及一些共同的表面标志物。目前对于胃癌性干细胞的起源尚无明确的结论,研究认为可能来源于正常成体干细胞或由定向祖细胞及分化细胞的转化[55-57],也有研究者认为 CSC 可能是成体干细胞与其他细胞融合的结果[55,56]。其他研究显示胃癌性干细胞也可能来源于骨髓干细胞,而不是胃组织本身的干细胞[57]。例如用半乳糖苷酶的转基因小鼠对 *H.felis* 感染进行的研究显示[57]:雌性的 C57BL/6 小鼠经放射线照射、雄性小鼠骨髓注入重建并感染 *H.felis* 后,雄性骨髓来源的干细胞(BMDS)会入住雌性小鼠的胃黏膜,引起慢性炎症,并随后发生肠化生、不典型增生及肿瘤形成。该实验同时也提示骨髓干细胞迁移的先决条件是局部胃黏膜的慢性炎症过程。但另一个后续的 *H. pylori* 感染动物模型研究提示[58],大约仅有 25% 的胃肿瘤来源于骨髓干细胞,而 75% 的胃肿瘤并非来源于骨髓干细胞。因此,胃癌性干细胞的来源尚有待进一步的研究。

癌性干细胞的产生机制可能是由于干细胞本身发生突变或 DNA 结构的改变,使得干细胞中控制自我更新能力的系统发生了紊乱。也可能是祖细胞的基因发生了改变,使得这些祖细胞不能发育成为人体所需的体细胞,而是获得了与干细胞一样的自我更新能力,同时失去对自己的数量和规模进行控制的能力。研究已证实胃癌性干细胞可从胃肿瘤组织中分离,并诱发实验动物产生肿瘤[59-63]。

近年来已分离出多种潜在的胃癌性干细胞标志物[59-63],包括 CD44、CD90、CD133、CD44+CD54、EpCAM+CD44、CD44+CD24 等。目前的研究方向是继续寻找特异性更高的胃癌性干细胞标志物。CD44 标记的细胞具有自我更新、多向分化、克隆球形成及体内成瘤等肿瘤干细胞或肿瘤起始细胞特性,也是确定胃癌性干细胞及其他一些肿瘤干细胞最有效的标志物之一[59,60]。在胃癌组织中,CD44 的表达强度明显高于癌旁正常组织,其表达水平与癌肿浸润深度、转移概率呈正相关,与患者预后呈负相关,并与胃癌的组织类型具有相关性[60-62]。另外,CD90 近来也被认为是胃癌性干细胞的表面标志物,其标记的细胞具有成瘤性[63]。

## 六、胃上皮干细胞与干细胞标志物

胃腺体的组成包括表面上皮细胞、主细胞（胃蛋白酶原）、壁细胞（盐酸）、黏液细胞（黏液）、内分泌细胞（G 细胞 / 胃泌素；EC 细胞 /5- 羟色胺；ECL 细胞 / 组胺；D 细胞 / 生长抑素）和未分化的干细胞系列。胃成体干细胞位于胃腺体颈、峡部或胃小凹的底部，可分化为不同种类的胃腺前体细胞，形成相应的胃组织[52,59,64,65]，并具有自我更新和多向分化的特性，对维持胃黏膜的更新及组织稳定起着关键作用，并可能累积突变发生癌性转化[52,59]。近年鉴别出的胃幽门腺干细胞标志物为富含亮氨酸的双 G 蛋白受体 5（Lgr5）[64]，而胃体腺的干细胞则为已分化的主细胞的 Troy[65] 所标记，两者所标记的干细胞的组织分布区域不同。

Lgr5 可标记胃、小肠和毛发的干细胞，具有自我更新和多向分化的特性[64]。Lgr5 是 Wnt 信号通路的靶基因，在成年小鼠，其标记的细胞主要位于胃腺体的基底部。用基因芯片测定发现 Lgr5 标记的细胞可表达多种 Wnt 信号通路基因，如 Cd44、Sox9、Sord、Prss23、Sp5 等。单个 Lgr5 标记的细胞在体外培养时可分化成为完整的胃腺体，含有多种细胞类型。在剔除 Wnt 通路的抑癌基因 APC 后，Lgr5 标记细胞的 β-catenin 表达即开始增加，并于 2~3 周内即可形成 β-catenin 阳性的高分化腺瘤[64]。

在人胃黏膜[66-68]，Lgr5 标记的细胞位于黏膜颈部；肠化生时则位于基底部；胃癌时，Lgr5 标记的细胞位于胃腔表面、肿瘤中心和浸润的边沿区域，并与肿瘤的扩散和淋巴结转移相关；Lgr5 标记阳性的胃癌患者，其平均生存率低于阴性患者。目前已知，H. pylori 感染可以引起 Lgr5 阳性胃上皮干细胞的 DNA 损伤[59]，H. pylori 可与干细胞及其分化的胃腺细胞直接接触，并导致 CagA 依赖性的细胞过度增殖和干细胞相关基因的表达[68]。提示 H. pylori 感染可以影响胃上皮干细胞的生物学功能。在正常及病理情况下，CD44 标记的细胞与 Lgr5 阳性细胞在某一区域内可部分或完全重叠[67]。

## 七、幽门螺杆菌激活的干细胞信号通路

已知多种细胞信号通路、蛋白分子及 miRNA 均参与干细胞的调控，如 MAPK、Wnt、Stat3、Shh、TGF-β 及 Notch 信号通路等[55,56,59]，H. pylori 感染可以激活许多这些干细胞的信号通路[6,59]。例如，Wnt 信号通路在胚胎发育和肿瘤的演进过程中具有重要作用[69,70]，其生理功能之一是促进干细胞生长。其中转录调节子与转录因子（TCF-4/LEF）结合启动下游靶基因表达，持续的 Wnt 途径活化会引起下游的 β-catenin 从细胞质进入细胞核中与转录因子结合并激活 Wnt 信号通路，异常的持续活化会促使细胞增生和导致癌变[5,6,69,70]。已知 H. pylori 感染可以激活 Wnt/β-catenin 通路[5,6,14]，但 Wnt 信号通路在 H. pylori 感染时对胃上皮干细胞功能的调节及在致病机制中的作用尚在探索中。

Stat3 信号通路的活化与细胞的异常增殖密切相关，并参与多种恶性肿瘤的发生、发展、侵袭和转移[6,71,72]。已知 H. pylori 感染可激活 Stat3 信号通路，该效应依赖于 H. pylori 的毒力因子 CagA/

cagPAI,但与 CagA 的磷酸化无关[6],活化的 Stat3 激活下游的靶基因转录,引起一系列相关因子的激活和蛋白的表达,如 HIF、VEGF 等。而 Stat3 在胃癌组织和细胞中表达的增加也与胃癌的阶段密切相关[6]。拮抗 pStat3 信号通路可抑制癌性干细胞样作用并可作为肿瘤治疗的靶点[71],而且 ERK → CD44 → Stat3 途径可调节 *H. pylori* 感染和萎缩性胃炎时干细胞的繁殖[72]。但 Stat3 信号通路在 *H. pylori* 感染时对胃上皮干细胞的调节和影响尚需进一步研究。

Shh 信号通路也参与胃癌的发生和发展[73-75],胃癌组织中的 Shh 及下游转录因子 Glil 的表达强度明显高于正常胃黏膜,且染色强度与胃癌的分化程度及临床分期、淋巴结转移密切相关[74]。Shh 通路在多个器官及胃肠道组织的形态发生中起关键作用,其异常激活则与包括胃癌在内的多种肿瘤形成有关[73,74]。

在体外实验中,CD44 富集的胃癌性干细胞 Shh 及其下游基因 *Gli1*、*Ptch* 的含量明显增高,抑制 Shh 通路可以显著抑制胃癌性干细胞的自我更新能力,并增强化疗药物的效果[73]。*H. pylori* 感染的胃组织中 *Shh*、*Ptch* 和 *Gli1* 的表达也增加,且呈现出 CagA 和 NF-κB 依赖性[75]。这些结果说明 Shh 通路在 *H. pylori* 感染和胃癌的形成和发展中具有重要作用。

## 八、幽门螺杆菌感染对人胃上皮干细胞的影响和致病模型

研究显示[76],*H. pylori* CagA 可促进胃上皮细胞产生“干细胞”的特性。如人胃腺癌 AGS 细胞株在感染 CagA 阳性 *H. pylori* 菌株或转染 CagA 质粒 24h 后,细胞的 EMT 标志物如 E-cadherin、波形蛋白(vimentin)和干细胞标志物 CD44 的表达即开始改变,细胞迁移率和肿瘤球的形成也较对照组显著增加,出现胃癌性干细胞的特性;而不含 CagA 蛋白的对照 *H. pylori* 菌株则无此作用。同时,CD44 阳性的胃癌性干细胞的 EMT 标志物如 Snail、vimentin 和 ZEB1 表达也增加。进一步研究显示 CagA 介导的胃癌性干细胞的产生与 ERK 和 JNK 信号途径有关,但与 P38 和 NF-κB 途径无关[76]。结果显示 CagA 可经过 EMT 样作用促进胃上皮细胞产生癌性干细胞的特性。

国内学者的研究认为 Wnt/β-catenin 信号通路在胃癌性干细胞的自我更新和调节中起关键作用。Cai 和 Wang 等[69,70]观察到人胃腺癌细胞株在无血清培养基中可形成 CD44 阳性的肿瘤球,该肿瘤球细胞在免疫缺陷小鼠可较 CD44 阴性细胞形成更大的肿瘤,阻断 Wnt/β-catenin 信号通路的 DDK-1 可影响肿瘤球细胞的自我更新能力[69,70]。另外,Yu 等[77]在正常人胃上皮永生化细胞株 GES-1 和 *H. pylori* 的共感染模型研究中发现 *H. pylori* 可在体外引起 GES-1 细胞的恶性转化,且 β-catenin/TCF-4 的表达均增加,因此推测 β-catenin/TCF-4 信号通路在细胞恶性转化中起关键作用。

虽然侧重点有所不同,以上研究结果仍极大地丰富了 *H. pylori* 感染对胃上皮干细胞的影响和调节。并说明 *H. pylori* 的 CagA 蛋白及多种信号通路如 ERK、Wnt/β-catenin、Stat3、Shh 等通路均可能参与胃癌性干细胞的自我更新和功能调节,且 β-catenin/TCF-4 信号通路在胃永生 GES-1 细胞株恶性转化中可能起关键作用。但在 *H. pylori* 感染和胃癌性干细胞的产生并引发肿瘤这一关键问题上仍有许多问题有待进一步验证。

在以上研究的基础上我们提出了模型(图 30-2[59]):*H. pylori* 感染调节胃上皮干细胞功能并影

响其分化和转化,细菌因子如 CagA/cagPAI 和细胞信号传导途径如 Wnt、Shh、Stat3 等参与了调控并导致细胞功能和分化、转化的异常。这方面的探索将会加深我们对 H. pylori 在干细胞层面致病机制的了解,对阐明其致病机制具有重要意义。

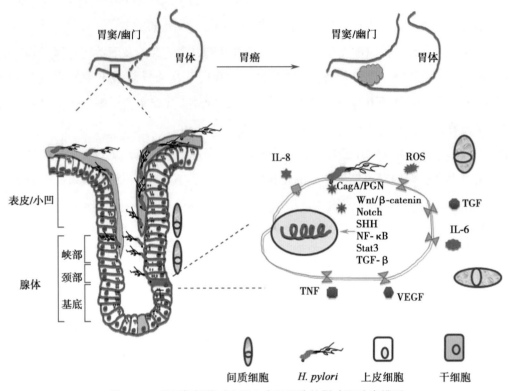

图 30-2　幽门螺杆菌对人胃上皮干细胞的影响和致病模型

## 九、展望

过去 30 多年的探索已逐步明确了 H. pylori 致病机制中的诸多谜团,但我们对 H. pylori 致胃癌机制方面的认识仍然较肤浅。除了 H. pylori 细菌学方面的致病因素外,宿主细胞的各种信号传导途径、H. pylori 感染对上皮细胞表观遗传学的影响及干细胞在致病中的作用尚有待进一步深入的研究。作为一个成功的致病菌,H. pylori 感染了世界半数以上的人口,并进化出了多种精巧的机制逃逸机体的免疫识别,以利于其长期寄居于人胃黏膜。明确其致病机制和致病的过程,并对 H. pylori 进行根除治疗无疑是当代国内外科学家和消化病学家们面临的巨大挑战和艰巨任务。

表观遗传学和干细胞由于其在胃癌发生、发展中的作用,未来将会受到更多的关注和更加深入的研究,包括本章提及的组蛋白修饰、DNA 甲基化和非编码 RNA 在调节胃上皮细胞及干细胞生物学功能方面的探索。除此之外,研究不同基因型的 H. pylori 在胃癌致病中的作用;探讨 H. pylori 与癌前病变、早期胃癌发生的关系和致病机制;阐明慢性炎症对干细胞生存微环境的影响和调节;以及进一步明确炎症过程如何促进干细胞向恶性的转化将会为其致癌机制提供更多新的发现。新近涌现的 H. pylori 致病机制中的细胞代谢组学、基因组学、蛋白质组学和即将浮现的表观遗传组学的研究也将会对揭示 *H. pylori* 的致病机制提供更多的相关信息，为防治 *H. pylori* 感染引发的慢性胃病提供新的方法和思路，并可作为临床干预的参考和切入点，这些方面亟待进一步深入的探讨。

（丁松泽）

# 参 考 文 献

［1］ Ernst PB, Peura DA, Crowe SE. The translation of Helicobacter pylori basic research to patient care. Gastroenterology, 2006, 130: 188-206; quiz 212-213.

［2］ Amieva MR, El-Omar EM. Host-bacterial interactions in Helicobacter pylori infection. Gastroenterology, 2008, 134 (1): 306-323.

［3］ Ferlay J, Shin HR, Bray F, et al. Estimates of worldwide burden of cancer in 2008: GLOBOCAN 2008. Int J Cancer, 2010, 127 (12): 2893-2917.

［4］ Lin Y, Ueda J, Kikuchi S, et al. Comparative epidemiology of gastric cancer between Japan and China. World J Gastroenterol, 2011, 17 (39): 4421-4428.

［5］ Hatakeyama M. Linking epithelial polarity and carcinogenesis by multitasking Helicobacter pylori virulence factor CagA. Oncogene, 2008, 27 (55): 7047-7054.

［6］ Ding SZ, Goldberg JB, Hetakeyama M. Helicobacter pylori infection, oncogenic pathway and epigenetic mechanism in gastric carcinogenesis. Future Oncology, 2010, 6 (5): 849-860.

［7］ Higashi H, Tsutsumi R, Muto S, et al. SHP-2 tyrosine phosphatase as an intracellular target of Helicobacter pylori CagA protein. Science, 2002, 295 (5555): 683-686.

［8］ Selbach M, Moese S, Hurwitz R, et al. The Helicobacter pylori CagA protein induces cortactin dephosphorylation and actin rearrangement by c-src inactivation. EMBO J, 2003, 22 (3): 515-528.

［9］ Selbach M, Moese S, Backert S, et al. The Helicobacter pylori CagA protein induces tyrosine dephosphorylation of ezrin. Proteomics, 2004, 4 (10): 961-2968.

［10］ Amieva MR, Vogelmann R, Covacci A, et al. Disruption of the epithelial apical-junctional complex by Helicobacter pylori CagA. Science, 2003, 300 (5624): 1430-1434.

［11］ Churin Y, Al-Ghoul L, Kepp O, et al. Helicobacter pylori CagA protein targets the c-met receptor and enhances the motogenic response. J Cell Biol, 2003, 161 (2): 249-255.

［12］ Suzuki M, Mimuro H, Suzuki T, et al. Interaction of CagA with crk plays an important role in Helicobacter pylori-induced loss of gastric epithelial cell adhesion. J Exp Med, 2005, 202 (9): 1235-1247.

［13］ Saadat I, Higashi H, Obuse C, et al. Helicobacter pylori CagA targets PAR1/MARK kinase to disrupt epithelial cell polarity. Nature, 2007, 447 (7142): 330-333.

［14］ Murata-Kamiya N, Kurashima Y, et al. Helicobacter pylori CagA interacts with E-cadherin and deregulates the beta-catenin signal that promotes intestinal transdifferentiation in gastric epithelial cells. Oncogene, 2007, 26 (32): 4617-4626.

［15］ Safari F, Murata-Kamiya N, Saito Y, et al. Mammalian Pragmin regulates Src family kinases via the Glu-Pro-Ile-Tyr-Ala (EPIYA) motif that is exploited by bacterial effectors. Proc Natl Acad Sci U S A, 2011, 108 (36): 14938-14943.

［16］ Higashi H, Yokoyama K, Fujii Y, et al. EPIYA motif is a membrane-targeting signal of Helicobacter pylori virulence factor CagA in mammalian cells. J Biol Chem, 2005, 280 (24): 23130-23137.

［17］ Ohnishi N, Yuasa H, Tanaka S, et al. Transgenic expression of Helicobacter pylori CagA induces gastrointestinal and hematopoietic neoplasms in mouse. Proc Natl Acad Sci U S A, 2008, 105 (3): 1003-1008.

［18］ Cover TL, Blanke SR. Helicobacter pylori VacA, a paradigm for toxin multifunctionality. Nat Rev Microbiol, 2005, 3 (4): 320-332.

［19］ Matsumoto Y, Marusawa H, Kinoshita K, et al. Helicobacter pylori infection triggers aberrant expression of activation-induced cytidine deaminase in gastric epithelium. Nat Med, 2007, 13 (4): 470-476.

［20］ Hayashi Y, Tsujii M, Wang J, et al. CagA mediates epigenetic regulation to attenuate let-7 expression in Helicobacter pylori-related carcinogenesis. Gut, 2013, 62 (11): 1536-1546.

［21］ Esteller M. The necessity of a human epigenome project. Carcinogenesis, 2006, 27 (6): 1121-1125.

［22］ Kurdistani SK. Histone modifications as markers of cancer prognosis: a cellular view. Br J Cancer, 2007, 97 (1): 1-5.

［23］ Fischle W, Wang Y, Allis CD. Histone and chromatin cross-talk. Curr Opin Cell Biol, 2003, 15 (2): 172-183.

［24］ Kondo Y, Shen L, Cheng AS, et al. Gene silencing in cancer by histone H3 lysine 27 trimethylation independent of promoter DNA methylation. Nat Genet, 2008, 40 (6): 741-750.

［25］ Weichert W, Roske A, Gekeler V, et al. Association of patterns of class I histone deacetylase expression with patient prognosis in gastric cancer: a retrospective analysis. Lancet Oncol, 2008, 9 (2): 139-148.

［26］ Park YS, Jin MY, Kim YJ, et al. The global histone modification pattern correlates with cancer recurrence and overall survival in gastric adenocarcinoma. Ann Surg Oncol, 2008, 15 (7): 1968-1976.

［27］ Wang ZJ, Yang JL, Wang YP, et al. Decreased histone H2B monoubiquitination in malignant gastric carcinoma. World J Gastroenterol, 2013, 19 (44): 8099-8107.

［28］ Mitani Y, Oue N, Hamai Y, et al. Histone H3 acetylation is associated with reduced p21 (WAF1/CIP1) expression by gastric carcinoma. J Pathol, 2005, 205 (1): 65-73.

［29］ Hamon MA, Cossart P. Histone modifications and chromatin remodeling during bacterial infections. Cell Host Microbe, 2008, 4 (2): 100-109.

［30］ Bhavsar AP, Guttman JA, Finlay BB. Manipulation of host-cell pathways by bacterial pathogens. Nature, 2007, 449 (7164): 827-834.

［31］ Ding SZ, Fischer W, Kaparakis-Liaskos M, et al. Helicobacter pylori-induced histone modification, associated gene expression in gastric epithelial cells, and its implication in pathogenesis, PLoS One, 2010, 5 (4): E9875.

［32］ Ushijima T, Nakajima T, Maekita T. DNA methylation as a marker for the past and future. J Gastroenterol, 2006, 41 (5): 401-407.

［33］ Oue N, Mitani Y, Motoshita J, et al. Accumulation of DNA methylation is associated with tumor stage in gastric cancer. Cancer, 2006, 106 (6): 1250-1259.

［34］ Maekita T, Nakazawa K, Mihara M, et al. High levels of aberrant DNA methylation in Helicobacter pylori-infected gastric mucosae and its possible association with gastric cancer risk. Clin Cancer Res, 2006, 12 (3 Pt 1): 989-995.

［35］ Nardone G, Compare D, De Colibus P, et al. Helicobacter pylori and epigenetic mechanisms underlying gastric carcinogenesis. Dig Dis, 2007, 25 (3): 225-229.

［36］ Chan AO, Peng JZ, Lam SK, et al. Eradication of Helicobacter pylori infection reverses E-cadherin promoter hypermethylation. Gut, 2006, 55 (4): 463-468.

［37］ Yoshida T, Kato J, Maekita T, et al. Altered mucosal DNA methylation in parallel with highly active Helicobacter pylori-related gastritis. Gastric Cancer, 2013, 16 (4): 488-497.

［38］ Ishiguro H, Kimura M, Takeyama H. Role of microRNAs in gastric cancer. World J Gastroenterol, 2014, 20 (19): 5694-5699.

［39］ Kiga K, Mimuro H, Suzuki M, et al. Epigenetic silencing of miR-210 increases the proliferation of gastric epithelium during chronic Helicobacter pylori infection. Nat Commun, 2014, 5: 4497.

［40］ Shin CM, Kim N, Lee HS, et al. Changes in aberrant DNA methylation after Helicobacter pylori eradication: a long-term follow-up study. Int J Cancer, 2013, 133 (9): 2034-2042.

［41］ Hamai Y, Oue N, Mitani Y, et al. DNA hypermethylation and histone hypoacetylation of the HLTF gene are associated with reduced expression in gastric carcinoma. Cancer Sci, 2003, 94 (8): 692-698.

［42］ Kim TY, Lee HJ, Hwang KS, et al. Methylation of RUNX3 in various types of human cancers and premalignant stages of gastric carcinoma. Lab Invest, 2004, 84 (4): 479-484.

[43] Yang CS, Rana TM. Learning the molecular mechanisms of the reprogramming factors: let's start from microRNAs. Mol Biosyst, 2013, 9 (1): 10-17.

[44] Noto JM, Piazuelo MB, Chaturvedi R, et al. Strain-specific suppression of microRNA-320 by carcinogenic Helicobacter pylori promotes expression of the antiapoptotic protein Mcl-1. Am J Physiol Gastrointest Liver Physiol, 2013, 305 (11): G786-G796.

[45] Zhou X, Li L, Su J, et al. Decreased miR-204 in H. pylori-associated gastric cancer promotes cancer cell proliferation and invasion by targeting SOX4. PLoS One, 2014, 9 (7): e101457.

[46] Zhou X, Xu G, Yin C, et al. Down-regulation of miR-203 induced by Helicobacter pylori infection promotes the proliferation and invasion of gastric cancer by targeting CASK. Oncotarget, 2014, 5 (22): 11631-11640.

[47] Zhu Y, Jiang Q, Lou X, et al. MicroRNAs up-regulated by CagA of Helicobacter pylori induce intestinal metaplasia of gastric epithelial cells. PLoS One, 2012, 7 (4): e35147.

[48] Li BS, Zhao YL, Guo G, et al. Plasma microRNAs, miR-223, miR-21 and miR-218, as novel potential biomarkers for gastric cancer detection. PLoS One, 2012, 7 (7): e41629.

[49] Tay Y, Zhang J, Thomson AM, et al. MicroRNAs to Nanog, Oct4 and Sox2 coding regions modulate embryonic stem cell differentiation. Nature, 2008, 455: 1124-1128.

[50] Semino-Mora C, Doi SQ, Marty A, et al. Intracellular and interstitial expression of Helicobacter pylori virulence genes in gastric precancerous intestinal metaplasia and adenocarcinoma. J Infect Dis, 2003, 187 (8): 1165-1177.

[51] Asonuma S, Imatani A, Asano N, et al. Helicobacter pylori induces gastric mucosal intestinal metaplasia through the inhibition of interleukin-4-mediated HMG box protein Sox2 expression. Am J Physiol Gastrointest Liver Physiol, 2009, 297 (2): G312-322.

[52] Mills JC, Shivdasani RA. Gastric epithelial stem cells. Gastroenterology, 2011, 140 (2): 412-424.

[53] Wong BC, Lam SK, Wong WM, et al. Helicobacter pylori eradication to prevent gastric cancer in a high-risk region of China: a randomized controlled trial. JAMA, 2004, 291 (2): 187-194.

[54] Li WQ, Ma JL, Zhang L, et al. Effects of Helicobacter pylori treatment on gastric cancer incidence and mortality in subgroups. J Natl Cancer Inst, 2014, 106 (7): dju116.

[55] Cabarcas SM, Mathews LA, Farrar WL. The cancer stem cell niche-there goes the neighborhood？Int J Cancer, 2011, 129: 2315-2327.

[56] Whiteside TL. The tumor microenvironment and its role in promoting tumor growth. Oncogene, 2008, 27: 5904-5912.

[57] Houghton J, Stoicov C, Nomura S, et al. Gastric cancer originating from bone marrow-derived cells. Science, 2004, 306: 1568-1571.

[58] Varon C, Dubus P, Mazurier F, et al. Helicobacter pylori infection recruits bone marrow-derived cells that participate in gastric preneoplasia in mice. Gastroenterology, 2012, 142 (2): 281-291.

[59] Ding SZ, Zheng PY. Helicobacter pylori infection induced gastric cancer, advance in gastric stem cell research and the remaining challenges. Gut Pathogens, 2012, 4: 18.

[60] Takaishi S, Okumura T, Tu S, et al. Identification of gastric cancer stem cells using the cell surface marker CD44. Stem Cells, 2009, 27: 1006-1020.

[61] Zhang C, Li C, He F, et al. Identification of CD44+CD24+gastric cancer stem cells. J Cancer Res Clin Oncol, 2011, 137 (11): 1679-1686.

[62] 王守练, 姜波健. 胃癌细胞表面标志 CD44 表达生物学意义的研究进展. 中华肿瘤防治杂志, 2012, 19 (24): 1911-1914.

[63] Jiang J, Zhang Y, Chuai S, et al. Trastuzumab (herceptin) targets gastric cancer stem cells characterized by CD90 phenotype. Oncogene, 2012, 31: 671-682.

[64] Barker N, Huch M, Kujala P, et al. Lgr5 (+ve) stem cells drive self-renewal in the stomach and build long-lived

gastric units in vitro. Cell Stem Cell, 2010, 6: 25-36.

［65］Stange DE, Koo BK, Huch M, et al. Differentiated Troy+ chief cells act as reserve stem cells to generate all lineages of the stomach epithelium. Cell, 2013, 155 (2): 357-368.

［66］Simon E, Petke D, Boger C, et al. The spatial distribution of LGR5 (+) cells correlates with gastric cancer progression. PLoS One, 2012, 7 (4): e35486.

［67］Wu C, Xie Y, Gao F, et al. Lgr5 expression as stem cell marker in human gastric gland and its relatedness with other putative cancer stem cell markers. Gene, 2013, 525 (1): 18-25.

［68］Sigal M, Rothenberg ME, Logan CY, et al. Helicobacter pylori activate and expand Lgr5+ stem cells through direct colonization of the gastric glands. Gastroenterology, 2015, 148 (7): 1392-1404.

［69］Cai C, Zhu X. The Wnt/β-catenin pathway regulates self-renewal of cancer stem-like cells in human gastric cancer. Mol Med Rep, 2012, 5: 1191-1196.

［70］Wang B, Liu J, Ma LN, et al. Chimeric 5/35 adenovirus-mediated Dickkopf-1 overexpression suppressed tumorigenicity of CD44+ gastric cancer cells via attenuating Wnt signaling. J Gastroenterol, 2013, 48 (7): 798-808.

［71］Chung SS, Aroh C, Vadgama JV. Constitutive activation of STAT3 signaling regulates hTERT and promotes stem cell-like traits in human breast cancer cells. PLoS One, 2013, 8 (12): e83971.

［72］Khurana SS, Riehl TE, Moore BD, et al. The hyaluronic acid receptor CD44 coordinates normal and metaplastic gastric epithelial progenitor cell proliferation. J Biol Chem, 2013, 288 (22): 16085-16097.

［73］Song Z, Yue W, Wei B, et al. Sonic hedgehog pathway is essential for maintenance of cancer stem-like cells in human gastric cancer. PLoS One, 2011, 6 (3): e17687.

［74］陈剑辉, 吴晖, 马晋平, 等. 抑制胃癌 Hedgehog 通路对转化生长因子 b 诱导的上皮间质化的影响. 中华医学杂志, 2013, 93 (26): 2075-2078.

［75］Kim JH, Choi YJ, Lee SH, et al. Effect of Helicobacter pylori infection on the sonic hedgehog signaling pathway in gastric cancer cells. Oncol Rep, 2010, 23 (6): 1523-1528.

［76］Bessède E, Staedel C, Acuña Amador LA, et al. Helicobacter pylori generates cells with cancer stem cell properties via epithelial-mesenchymal transition-like changes. Oncogene, 2014, 33 (32): 4123-4131.

［77］Yu XW, Xu Y, Gong YH, et al. Helicobacter pylori induces malignant transformation of gastric epithelial cells in vitro. APMIS, 2011, 119 (3): 187-197.

第三十一章

# 胃癌发生过程中的分子事件及其与幽门螺杆菌感染的关系

按照 Correa[1]的模型,肠型胃癌的发生是一个多阶段的形态学异常的改变过程,正常胃黏膜→慢性浅表性胃炎→慢性萎缩性胃炎→肠上皮化生→非典型增生→原位癌→浸润癌,在这一过程中伴随着基因改变的不断累积(图 31-1)。弥漫型胃癌发病可能存在原发性遗传学病因,幽门螺杆菌(*H. pylori*)参与发病的情况可能仅限于某些散发病例。肠型胃癌是起源于 *H. pylori* 相关的慢性胃黏膜疾病演化过程的最后阶段。弥漫型胃癌和肠型胃癌在组织学上和发生的分子机制上有所不同。但是它们之间有一些共同的变化。包括细胞增殖的增加、凋亡的变化,这些变化可能是调节细胞增殖和凋亡的基因发生变异所致。很多影响细胞的增殖和凋亡的基因改变多出现在胃癌发生的早期,相反,减少细胞之间相互作用和细胞与基质之间的作用的基因改变发生较晚,可能和肿瘤的转移有关,在弥漫型胃癌多见,肠型胃癌相对少见,和肿瘤的发生过程关系相对较小。

*H. pylori* 感染在胃远端腺癌的发生中起重要作用,目前的主要证据是:①有病例对照大规模的血清流行病学调查,显示胃癌患者的 *H. pylori* 血清学阳性率明显高于对照组[2]。②对低度恶性胃黏膜相关淋巴组织(MALT)淋巴瘤的患者仅进行 *H. pylori* 根除治疗后,淋巴瘤可消退[3]。③感染 *H. pylori* 的沙鼠可以发生胃癌[4]。目前世界卫生组织国际癌症研究机构已将 *H. pylori* 列入Ⅰ类致癌物[5],近年发布的多个共识及 WHO 报告均推荐在高危人群中,甚至在社区人群中根除 *H. pylori* 是预防胃癌的最好策略。本章阐述了正常胃黏膜

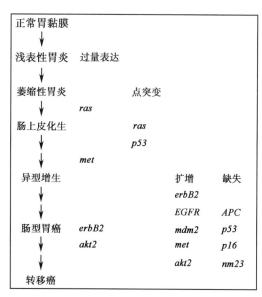

图 31-1　肿瘤相关基因变异与胃癌发生发展的关系
（吕有勇．中华医学杂志,1 997,77 :878）

向恶性转化过程中出现的分子事件和 *H. pylori* 对其的影响,希望有助于理解 *H. pylori* 在胃癌发生中的作用机制。

## 一、胃癌发生过程中的细胞增殖和凋亡异常

在肿瘤和癌前病变中细胞增殖增加是一个普遍的现象。细胞增殖增加可以增加突变的机会,通过克隆选择,最不受抑制的生长最快的克隆会取得最终的优势,从而导致肿瘤。最近的肿瘤形成理论强调肿瘤的无限制生长的特性不仅因为增殖的增加,还因为凋亡的相对减少。胃癌、癌前病变和 *H. pylori* 相关性胃炎中上皮细胞增殖速率加快。增殖增加是胃癌形成的早期事件,在这一时期对凋亡的情况了解得相对较少。

1. **细胞增殖异常**　Lipkin[6]发现在慢性胃炎中细胞增殖相对于组织正常的黏膜是增加的,在肠化和胃癌中增加更明显。很多其他的研究证实了这个结论,并发现细胞增殖的增加可能与 *H. pylori* 感染有关[7],*H. pylori* 感染有关的增殖增加发生在胃窦和胃体,*H. pylori* 根除后增殖减少。cagA 阳性 *H. pylori* 感染的慢性胃炎患者增殖更加明显[8],这可能与更严重的炎性浸润有关。

Cahill[9]检测了 *H. pylori* 感染时不同形态学变化时期细胞增殖的情况,发现与无 *H. pylori* 感染的正常黏膜相比,胃炎、萎缩、肠化和胃癌中细胞增殖是增加的,在胃癌增殖最明显。表明在 *H. pylori* 感染相关的胃癌发生的所有阶段中细胞增殖是增加的。萎缩性胃炎时增殖增加和腺管减少的矛盾与凋亡的大量增加有关。Mori[10]发现在 I 型肠化和 III 型肠化的患者中增殖细胞和凋亡细胞的数量及分布是不同的,III 型中有更多的增殖和凋亡的细胞,I 型肠化中增殖和凋亡细胞的分布类似于正常小肠。在 III 型肠化凋亡细胞分布在腺腔表面和深达腺体的基底部,I 型肠化进展到 III 型肠化的过程中增殖和凋亡的平衡可能发生了变化。严重的异型增生增殖速率高于轻度的异型增生。

在 Shinohara[11]的研究中,低分化和高分化的胃癌细胞增殖指数相对于胃切除标本中组织学正常的胃黏膜增加的程度相同。中分化和高分化胃癌有相对较高的凋亡指数,低分化胃癌中凋亡指数是正常的。低分化胃癌和高分化胃癌的区别在于增殖和凋亡的失衡,增殖大于凋亡。

体内研究提示 *H. pylori* 在肿瘤发生过程的早期阶段增加细胞的增殖。但是很多体外研究[12]发现 *H. pylori* 减少细胞增殖,这种对增殖的抑制效应可能是因为细菌产生了有生长抑制作用的蛋白。黏膜的高增殖有可能是对 *H. pylori* 引起的凋亡及生长抑制作用的长期代偿,或是细菌引起的炎症反应直接引起增殖增加。目前尚不清楚如何从体外短期研究推断体内几十年慢性感染过程对黏膜增殖动力学的影响。

2. **细胞凋亡异常**　在慢性胃炎的患者中 *H. pylori* 感染可以增加凋亡细胞的数量,*H. pylori* 根除后降至正常,与炎症减退的关系不密切[13]。胃炎患者中凋亡细胞的增加程度与 *H. pylori* 的基因型有关,cagA 阴性 *H. pylori* 感染者凋亡指数高,而 cagA 阳性 *H. pylori* 感染者增殖大于凋亡,cagA 阳性的 *H. pylori* 向无限制增长的方向改变了增殖和凋亡的平衡[8]。cagA 阳性菌株的这一作用可能与诱导了更严重的炎症,直接释放了抑制凋亡促进增殖的因子,或者间接干预了内源性的凋亡通路有关。

## 二、胃癌发生过程中的癌基因和抑癌基因

1. *p53*  *p53* 基因是继 *Rb* 基因后人类发现的第 2 个抑癌基因,其位于染色体 17p13.1,全长 20kb,含有 11 个外显子。野生型 *p53* 具有抑制细胞转化的作用,主要的生物学功能是抑制细胞周期。其在细胞内促进 *p21* 基因的表达,P21 蛋白通过与细胞周期因子——周期蛋白依赖性激酶(cyclin-dependent kinase,CDK)结合而抑制 CDK 的激酶活性,从而使细胞周期停滞在 G1 期。P53 蛋白还可以与 *mdm-2* 等癌基因的产物结合而抑制其作用。当 DNA 受损严重时,P53 诱导细胞周期停留在 G1 期,如果 DNA 不能修复,P53 通过转录调节以及与 *Bcl-2* 和 *Bax* 直接作用激活凋亡而起细胞保护作用。野生型 *p53* 有两个主要的激活通路:基因毒应激和癌基因表达。突变型 *p53* 具有促进细胞转化的作用。85% 的 *p53* 突变为错义突变[14],错义突变导致 P53 抑制细胞增殖能力的丧失,还表现出灭活正常 P53 蛋白促进肿瘤生成的活性。突变型 *p53* 在肿瘤的生成中具有非常重要的意义,是肿瘤细胞中最常见的基因异常之一。*p53* 突变最常发生在 5~8 外显子,突变的类型具有组织特异性。

(1)*p53* 的方法学:*p53* 基因的异常在组织中可表现为基因缺失和基因突变。最初是通过检测 *p53* 所在的 17 染色体的杂合性缺失研究 *p53* 的缺失。Southern 印迹法是组织中基因缺失检查的主要方法:首先提取组织 DNA,经酶切、电泳,将 DNA 转至硝酸纤维素膜,再与同位素标记的特异性 *p53* 探针杂交,放射自显影。目前 *p53* 缺失的检测可以通过更特异的方法 *p53* 基因测序实现。

P53 蛋白的半衰期很短,大约只有 6~20min。突变后的 P53 蛋白半衰期明显增高,可达 20~40h,能用免疫学方法探测到的 P53 一般代表变异的 P53,故可以用 P53 蛋白作为突变型 *p53* 检测的一项标志[15]。但是如果野生型 P53 表达增加,可在敏感的免疫染色中呈阳性。如果 17p 完全缺失(一个或所有的拷贝),P53 蛋白阴性,免疫组织化学的结果就会出现误判。目前有对野生型 P53 特异的抗体可以解决上述问题。和其他免疫染色检查一样,P53 免疫染色检查可能遇到的其他的问题包括如果切片和染色之间间隔时间太长,P53 抗原性可能丢失,需要抗原修复方法以增加 P53 免疫组织化学的敏感性。

其他 *p53* 突变的检查方法主要采用 PCR 结合其他有关检查方法进行,如:PCR-RFLP,原理是 *p53* 基因突变常引起某一区域限制性内切酶识别位点消失,或因突变而产生新的酶切位点。用适当的酶切时突变的基因会产生和正常基因长度不同的片段。SSCP 是目前检查 *p53* 突变最常用的方法,原理是特定的电泳环境下 DNA 片段的迁移率主要取决于 DNA 的空间构象,故碱基异常可以表现为 DNA 区带迁移率的差异。用的变性胶电泳筛查 *p53* 突变,如果 PCR 产物在这些胶上有不正常的条带,说明有突变。变性高效液相色谱法(DHPLC)是近年发展的一种新的检测基因突变的技术。具有敏感性、准确性高,全自动化、高效率等特点。原理是在包被着离子耦合剂的烷化的聚苯乙烯上,在部分变性状态下把异源双链从同源双链 DNA 分子中分离出来。上述检测有突变的标本可以用直接测序证实,以获得更直接、更准确的结果。基因芯片(gene chip)又称 DNA 芯片技术,是近年发展起来的基于核酸杂交原理,可对大量基因或序列同时、快速进行定性、定量分析的检

测技术。有报道[16]用基因芯片技术检测 *p53* 基因突变有很高的敏感性和特异性。但从目前的进展情况来看,该技术距离大面积的推广应用尚有一段距离。

为排除其他组织成分的干扰,PCR 前可以进行仔细的显微切割,但是还是不可避免混有相当数量的非上皮细胞的 DNA,特别是胃癌的早期阶段炎症细胞浸润很多,因此免疫组织化学在评价 *p53* 突变方面还是有重要的作用。在对比研究中 *p53* 的过表达和直接测序得到的结果有很好的一致性[17]。

(2)胃癌中的 *p53*:*p53* 基因缺失及点突变是胃癌发生过程中研究最多的基因异常之一。Wu 等[18]用免疫组织化学的方法研究了 163 例胃癌患者中 P53 蛋白的表达情况,P53 的过表达在早期肠型胃癌比早期弥漫型胃癌更常见,但是在进展期的弥漫型胃癌比进展期的肠型胃癌显著。该基因的表达与 *H. pylori* 的感染没有关系。此前进行的两个大系列的研究[19,20]应用 *p53* 免疫组织化学和 PCR-SSCP 方法,也得到相似的结论。进展期胃癌约有 50% 有 *p53* 阳性。早期肠型胃癌 *p53* 的变异率很高(30%~40%),相比之下在早期的弥漫型胃癌变异率小于 5%,因此 *p53* 变异在弥漫型胃癌比肠型胃癌出现得晚,两个研究都显示在大多数的病例变异为单碱基替换导致氨基酸替换。3/4 的突变为 G:C 变为 A:T。

国内在有关 *p53* 变异与胃癌关系的研究方面做了大量的工作。吕有勇[21]用 PCR-RFLP、PCR-SSCP、DNA 序列分析、免疫组织化学及原位杂交多项研究手段,系统研究了 60 例胃癌,确定 *p53* 基因点突变的频率为 58%。突变多发生在第 143、174、175、223、245 和 280 位,其中第 174 和 280 位的突变在胃癌实体瘤和培养细胞中都检测到。免疫组织化学显示 P53 染色阳性为 54%,与 SSCP 得到的结果相似。用染色体原位杂交和 Northern 印迹法分析发现,*p53* 基因缺失、低表达在胃癌细胞中也较普遍。*p53* 基因异常与肿瘤的生物学行为有关,*p53* 有异常的肿瘤组织多表现为分化低和转移率高,患者预后差。提示 *p53* 基因异常与胃癌的发生、发展密切相关。

(3)癌前病变黏膜中的 *p53*:肠化、异型增生等胃黏膜的癌前病变中 *p53* 的异常很常见。Shiao 等[22]检测了 12 个标本中包含癌前病变的胃癌病例,用免疫组织化学对标本进行 P53 蛋白的检测,表明 60% 的胃癌和 60% 的不典型增生可以检测到 P53 的表达。显微切割仔细切取不同的组织,用 PCR-SSCP 和测序检测了 5~8 外显子,发现在肠化生、异型增生及胃癌中,分别有 37.5%、58.3%、66.7% 的标本检测到 *p53* 基因变异,71% 的突变为 G:C → A:T 转变。提示在非肿瘤和肠化的胃黏膜细胞中可能也包含有 *p53* 突变的细胞。有其他研究证明在肠化的胃黏膜中已经有 *p53* 突变,例如:吕有勇[21]研究了 30 例异型增生和 33 例肠上皮化生病变中基因的改变。确定 *p53* 基因点突变的频率为 58%,异型增生为 20%,肠上皮化生为 6%。在这个研究中癌前病变中 *p53* 突变率远较 Shiao[22]的研究中低,可能是因为单纯癌前病变组织与瘤旁的癌前病变组织性质差别较大所致。

*p53* 基因的变异在Ⅲ型肠化中比Ⅰ、Ⅱ型肠化中更为常见。Ochiai[23]发现从胃癌患者切除标本得到的肠化标本中约有 5% 的标本 *p53* 过表达。几乎所有的都是Ⅲ型肠化,一半经 PCR-SSCP 和测序证实有 *p53* 突变。王东旭等[24]用 PCR-SSCP 及 PCR-RFLP 技术检测了 47 例肠化生组织中 *p53* 基因 5~8 外显子,47 例肠化生组织中 *p53* 突变 14 例,Ⅲ型肠化中 *p53* 突变率为 57.1%(8/14),显著高于Ⅰ、Ⅱ型肠化(18.2%,6/33)。

*p53* 基因点突变是胃癌组织最常见的变异类型,在癌前病变、肠化、异型增生中也可以检测到。

在胃黏膜病变从慢性萎缩性胃炎→肠上皮化生→异型增生→肠型胃癌的演进过程中,*p53* 基因点突变频率呈渐进的趋势,提示 *p53* 点突变在胃黏膜细胞癌变过程中起重要作用,是胃癌发生过程中的早期事件。其异常可能发生在慢性萎缩性胃炎向肠上皮化生的过程中,或是肠上皮化生阶段内。

(4)*p53* 和幽门螺杆菌:大量研究提示 *p53* 的突变发生在胃癌的早期,是否 *H. pylori* 及其引起的炎症诱导了 *p53* 突变? *H. pylori* 感染和 *p53* 突变在胃癌的发生中是否起协同作用? 这些问题目前尚不完全明确,已经有动物实验支持这些观点。Dunn[25]研究了一个感染 *H.felis* 转基因鼠的模型,在 4 只 *p53* 纯合性缺失的鼠中有 2 只在 3 个月时很快发生了萎缩性胃炎,有一只发生了局灶性的异型增生,对照组则没有这种情况。提示 *p53* 的缺失加快了 *H. pylori* 的致癌作用。这与野生型 *p53* 抑制 *H. pylori* 致癌作用的学说是一致的。Fox[26]研究了半合子 *p53* 等位基因缺失的大鼠感染 *H.felis* 的情况,1 年后这些感染鼠和对照鼠都发生了腺瘤样囊性异型增生,但是半合子缺失的感染鼠比野生型的感染鼠和未感染鼠有更多的增生细胞,是否这些病变会发展成肿瘤? 转化过程中是否需要其他分子事件的参与? 目前尚不清楚。Peek 等[27]的体外试验的结果与上述动物实验的结论不完全一致,他在体外把胃癌细胞与不同的 *H. pylori* 菌株共同培养发现 *H. pylori* 对细胞系中的 *p53* 表达没有影响,但是 cagA⁺ 的 *H. pylori* 可以使胃癌细胞生命力降低,$G_2$ 到 M 期过渡减少,凋亡减少,这些作用依赖于 *vacA* 和 *cagA* 致病岛基因的表达。

有关 *H. pylori* 感染与 *p53* 基因变异关系的临床研究,结果很不一致,甚至是完全矛盾。多个在胃黏膜病变演化过程中的早期阶段进行的研究提示在这一时期 *H. pylori* 感染与 *p53* 基因变异关系密切。*H. pylori* 根除后胃黏膜中 *p53* 变异尚可逆转。Hibi 等[28]比较了 58 个做根除治疗的 *H. pylori* 阳性的消化性溃疡患者,发现在治疗前患者的胃黏膜中都可以观察到活动性炎症、增殖指数增高、点状的 P53 蛋白阳性。在根除组根除 3 个月和半年后活动性炎症、增殖指数增高、点状的 P53 蛋白阳性明显减轻,在未根除组则无明显变化。Nardone[29]的研究中 53 个 *H. pylori* 阳性的胃炎中有 8 个 P53 阳性,根除治疗后 45 个患者 *H. pylori* 成功根除,45 个患者中的 6 个 P53 阳性的患者 P53 全部转为阴性。*H. pylori* 未根除的 2 个 P53 阳性的患者 P53 仍为阳性。

大部分在胃癌阶段的研究提示在胃癌阶段 *H. pylori* 感染与 *p53* 变异可能是相互独立的。Blok[30]比较了 45 个早期胃癌,发现 *H. pylori* 阳性和 *H. pylori* 阴性的早期胃癌在 *p53* 和其他多个癌基因产物的表达上没有明显的区别,认为在胃癌中 *H. pylori* 感染和分子改变之间没有特殊的联系。郜恒骏[31]用免疫组织化学方法研究了 40 例胃癌患者的癌组织,发现 *H. pylori* 阳性组胃癌和异型增生组织中 P53 蛋白表达和 *H. pylori* 阴性组比较均无明显差异。

有研究对胃癌发生过程中 cagA 阳性 *H. pylori* 感染与 *p53* 基因变异的关系做了研究,得到很不一致的结果。王思平等[32]在一个回顾性的研究中用免疫组织化学的方法检测胃癌组织中的 P53 蛋白,用 PCR 检测幽门螺杆菌感染,发现 P53 的表达在 *H. pylori*(+)与 *H. pylori*(−)组之间差异无显著性,而 cagA(+)株感染组均显著高于 cagA(−)株组,认为胃癌的发生可能与不同 *H. pylori* 菌株感染有关。产生细胞毒素的 *H. pylori* 菌株 cagA(+)株与胃癌及 *p53* 基因突变关系更密切。徐肇敏等[33]用 ELISA 方法检测幽门螺杆菌感染,用 PCR-SSCP 检测 *p53* 5~8 外显子突变,发现与上述相反的结果,胃癌组中 *H. pylori* 阳性率及 CagA 阳性率均显著高于胃炎组,*p53* 基因突变与

*H. pylori* 感染有非常显著的相关性,而与 CagA、VacA 的表达无关。

上述研究结果如此不一致,可能由如下原因造成:患者所在地域不同;样本数不够大;研究方法不同,标本中混有其他组织成分;胃镜下取材局限,癌旁肠化与单纯肠化性质差别较大等。有必要用标准化的统一的方法组织大规模前瞻性研究以消除这些影响,取得更可信的结果。

2. *Bcl-2* 凋亡的减少在肿瘤的发生中的重要作用正受到广泛重视,细胞的凋亡受很多基因调控,有些促进凋亡(*Bax*、*Bak*、*Bcl-xs*),有些抑制凋亡(*Bcl-2*、*Bfl-1*、*Bcl-xl*)。*Bcl-2* 是人们研究最早的和最多的一个凋亡抑制基因。*Bcl-2* 是一个在进化上保守的基因家族,编码一个相对分子量为25 000 的蛋白质。*Bcl-2* 基因表达的抗凋亡蛋白对细胞凋亡具有明显的抑制作用,可以促进肿瘤的发生。研究发现 *Bcl-2* 在胃癌发生过程中从慢性萎缩性胃炎、肠上皮化生,到非典型增生和胃癌的各个阶段中均有异常表达,提示 *Bcl-2* 基因异常发生在癌前病变和胃癌发生的早期阶段[34]。Bcl-2蛋白高表达与患者的不良预后和病理类型有关,Lauwers[35]研究发现其在肠型胃癌中表达率高达88%(45/51),在弥漫型胃癌中表达率只有7%(1/14),分化程度低的较分化程度高的肠型胃癌 Bcl-2蛋白表达率高。

Bcl-2 表达与 *H. pylori* 感染的关系目前报道很不一致,Konturek[36]发现 *H. pylori* 感染导致胃黏膜细胞凋亡增加,这至少部分和上调 *Bax* 基因,下调凋亡抑制基因 *Bcl-2* 有关。Maor Kendler[37]的研究中 *Bcl-2* 的表达在 *H. pylori* 阳性的萎缩性胃炎中和 *H. pylori* 阴性的自身免疫性萎缩性胃炎中是相同的。在 *H. pylori* 相关的非萎缩性胃炎中没有表达。

3. *APC* APC 基因是位于染色体 5q21 的一个抑癌基因,*APC* 基因的性细胞突变导致了家族性腺瘤样息肉。APC 在特定的热点发生突变,表达有缺陷的 APC 蛋白。在家族性腺瘤样息肉中 *APC* 突变很常见。1992 年 Horii 等[38]报道 *APC* 基因在胃癌中也存在突变,随后不少学者应用 PCR 相关技术相继对胃癌组织内 *APC* 基因进行检测,其突变和缺失率介于 20%~32%,在胃腺瘤中 *APC* 基因变异也很常见[39]。Rhyu[40]发现在所有 5q 杂合性缺失的病例,均与 *p53* 的突变有关,在相邻的异型增生区没有发现 *APC* 突变,提示 *APC* 突变发生在异型增生之后,但是在 *p53* 突变之前。然而在这些研究检测的 5q 中包括 *APC* 基因和 *MCC* 基因,因此 5q 区的杂合性缺失可能不是因为 *APC* 基因突变,而是 *MCC* 基因突变。为了给这种学说提供证据,Powell[41]检测了显微切割标本中的 *APC* 基因,发现 5q 杂合性缺失很普遍(28% 的病例),但没有 *APC* 突变或完全缺失的证据。5q 杂合性缺失更像是由邻近的基因突变引起的,如 *MCC* 等。Hsieh[42]报道在 20% 的分化型胃癌中有 *APC* 杂合性缺失,在未分化胃癌中没有发现 *APC* 杂合性缺失;在 23.7% 的未分化胃癌中有 *MCC* 杂合性缺失,在分化癌中则未发现 *MCC* 杂合性缺失。提示 APC/MCC 基因杂合性缺失参与了胃癌的发生,在肠型胃癌和弥漫型胃癌中其机制是不同的。

4. *DCC* DCC 基因是位于 18q21 上的抑癌基因,因该基因常在结肠癌细胞中缺失,因而得名。它编码 750 个氨基酸的蛋白,该蛋白与神经细胞黏附分子有同源性,属于免疫球蛋白超基因家族中的一个蛋白质。DCC 基因在结肠癌中异常的频率很高,在胃癌中突变也很常见。有研究者[43]报道在 58% 的胃癌中存在 DCC 基因杂合性丢失(loss of heterozygosity,LOH),在胃腺瘤中较少见。有研究者[44]在 4.3%(2/47)的肠化组织中检测到 DCC 基因的 LOH,均为 III 型肠化。这些结果有待更多的研究证实。

5. *DPC4* *DPC4* 是位于 DCC 相邻的部位染色体 18q.21.1 新发现的抑癌基因。*DPC4* 纯合性缺失具有一定的组织特异性,约 48% 的胰腺癌有 *DPC4* 纯合性缺失。在其他肿瘤细胞系中突变很少见。作为 TGF-β 受体介导的转导信号环路中的一种转录因子,*DPC4* 在 TGF-β 诱导的细胞增殖控制中起重要作用,*DPC4* 纯合性缺失是消除胰腺癌中细胞增殖负性控制的一个关键性步骤。

在胃癌中没有观察到 *DPC4* 突变[45],但是有在胃癌细胞系中发现 *DPC4* 纯合性缺失的报道[46]。在家族性幼年性息肉患者中有性细胞 *DPC4* 突变,有人在去掉 *DPC4* 基因的鼠的胃黏膜中观察到类似的病理变化[47],但其与胃癌发生的关系尚不完全清楚。

6. P21 Ras P21 Ras 是与信号传导有关的 GTP 结合蛋白。Ras 蛋白的活化继发于受体酪氨酸激酶的激活,其活性形式诱导增殖,是细胞周期的调控子。Ras 蛋白具有与 GTP 和 GDP 结合的特性。GDP 结合状态的 Ras 蛋白无活性,与 GTP 结合的 Ras 蛋白具有活性。*ras* 基因某些热点有点突变,第 12 密码子是最常见的突变热点,13、59、61 密码子也可以出现,这些突变可以导致 GTPase 的持续激活,*ras* 被锁定。*k-ras* 的过表达可以导致某些细胞系转化,在肠细胞系中这些过程可以导致凋亡减少。*k-ras* 的激活突变在胃肠道肿瘤中很常见,例如:90% 的胰腺癌和 50% 的结肠癌有 *ras* 突变,常发生在第 12 密码子,在结肠癌发生过程中这些突变发生在早期。

在免疫染色研究中,胃癌及癌前病变的胃黏膜中 Ras 的阳性率很高,由于所用的抗体对突变的 *ras* 比野生 *ras* 更有特异性。所以最初认为在胃癌发生过程中,*ras* 的突变是常见的,是胃癌发生的早期事件[48]。然而随后的研究中[49]利用 RFLP 和显微切割 PCR 基础上的测序对 *ras* 的 12、13、61 等密码子的突变进行检测发现胃癌中 *ras* 突变相对较少。可能是因为在早期的研究中 Ras 蛋白阳性率的增高是由野生型 *ras* 的增加引起的。Hongyo[50] 报道了他们对 34 个意大利胃癌患者的研究结果,对 *k-ras* 整个编码区进行测序。发现 *ras* 的突变率为 21%,局限在高分化的肿瘤。在 Lee 的研究[51]中 8% 的患者第 12 密码子突变,与肿瘤分期没有关系。国内王俊茹等[52]发现 33.3%(14/42)的胃癌有 *c-Ha-ras* 基因第 12 位密码子的点突变,4.8%(2/42)的病例有 *k-ras* 基因第 12 位密码子的点突变,与上述结果一致。点突变的发生与患者的预后、淋巴结转移及临床分期有关。Craanen[53] 在 45 个早期胃癌患者中没有发现任何 *k-ras* 突变。因此与其他胃肠道肿瘤相比在胃癌中 *k-ras* 突变很少发生并且不是一个早期事件。

7. Rb 蛋白 Rb 蛋白是含 928 个氨基酸的核磷酸蛋白,在变性聚丙烯酰胺凝胶电泳中表现出分子量为 110kD 的分子,故被称为 P110Rb。在激活或低磷酸化状态时通过与 E2F 转录子结合在 $G_1$ 期抑制细胞周期进入 $G_2$ 期。当处于磷酸化状态导致的非激活状态时,细胞就通过 $G_1/S$ 控制点,视网膜母细胞瘤蛋白在有丝分裂后期再次完全脱磷酸化。控制 Rb 蛋白磷酸化的是周期蛋白依赖性激酶(cyclin-dependent kinase,CDK),当细胞中某些 cyclin 浓度增加时可活化 CDK 而使 Rb 磷酸化。视网膜母细胞瘤基因是一个典型的抑癌基因。*Rb* 基因的突变或缺失与人体很多组织的恶性肿瘤有关。将外源性 *Rb* 基因导入视网膜母细胞瘤,*Rb* 基因可以完全抑制其致瘤性,还能部分抑制前列腺癌、膀胱癌、乳腺癌的致瘤性。李文梅等[54]将外源性 *Rb* 基因导入胃癌 BCG823 细胞系对其恶性增殖能力没有明显抑制。提示 *Rb* 基因的失活在胃癌的发生中作用有限。*Rb* 基因失活在胃肠道肿瘤中很少见,早期研究检测染色体 13 杂合性缺失作为 *Rb* 基因缺失的指标,发现在胃癌中约有 1/4 的患者染色体 13 杂合性缺失。Rb 蛋白在正常增生的胃黏膜细胞中有表达,在慢性胃炎的增生区表达增加,在肠化和异型增生的增生区也有发现,在胃癌进一步增加[55],Rb 蛋白的表达可能是反映了细胞增殖的增加。在 Constancia[56]的研究中所有的肿瘤中 *Rb* 基因的产物都是阳性的,肠型胃癌比弥漫型胃癌有更多的免疫反应细胞,在这些肿瘤中和作为对照的非肿瘤的胃黏膜中 Rb 蛋白与 PCNA 的表达有密切关系,在这个报道中,蛋白质印迹法(Western 印迹法)和 DNA 印迹法(Southern 印迹法)显示在胃癌中没有 *Rb* 基因的缺失或突变。Rb 蛋白的表达增加可能是对 *H. pylori* 正常生理反应的一部分,可以减少发生导致肿瘤的胃黏膜破坏的风险。

## 三、周期蛋白和周期蛋白依赖性激酶

细胞周期由 3 类因子进行精密调控,它们分别是周期蛋白依赖性激酶(cyclin-dependent kinase, CDK)、周期蛋白(cyclin)和周期蛋白依赖性激酶抑制因子(cyclin-dependent kinases inhibitor, CKI),其中 CDK 处于调控中心地位,cyclin 起正调节作用,CKI 发挥负调节作用。在很多人类肿瘤中发现了 cyclin 基因的突变和过表达。在体外一些 cyclin 有转化能力,说明它们可能具有癌基因的功能。细胞周期蛋白 D1(cyclin D1)的作用于决定细胞增殖分化的关键时相 $G_1$ 期,其异常高表达被认为可能是肿瘤发生发展的一个重要原因,因而备受瞩目。cyclin D1 作用于 CDK4,控制 $G_1$/S 细胞周期检查点,它的主要功能是使 Rb 磷酸化失活,推动细胞周期由 $G_1$ 期进入 S 期。cyclin E 与 CDK2 组成复合物具有相同的功能,但是在稍后的 $G_1$/S 转化时激活。在胃肠道 cyclin D1 在三分之一的结肠癌和腺瘤中有过表达,提示这是一个相对早期事件[57]。在半数的胃癌中 cyclin D1 表达增加,肠型胃癌比弥漫型胃癌多见,在 *H. pylori* 感染的胃炎中没有发现 cyclin D1 的过表达[58]。cyclin D1 和患者的预后无关,cyclin D2 是胃癌患者的独立预后因素[59]。在胃癌中 cyclin E 的过表达更常见,特别是在肠型胃癌和进展期胃癌[60]。Haruma[61]的研究中,33 个年轻的胃癌患者中的 4 个 cyclinE 的过表达,并发现 cyclin E 的过表达与 *H. pylori* 感染没有关系。最近的研究发现了几种能够抑制细胞周期依赖性激酶的蛋白质,包括 p15、p16、p21(cip/waf1)和 p27。这些 CDK 抑制物和调节细胞周期有关,可能有肿瘤抑制基因的特征。对 cyclin 和 CDK 及其抑制物的进一步研究有助于确定 *H. pylori* 如何影响细胞的增殖和凋亡。

## 四、胃癌发生过程中的微卫星不稳定性

微卫星(microsatellite, MS)是广泛存在于原核及真核细胞基因组中的简单串联重复 DNA 序列,约占人基因组的 10%。其基本构成单位为 1~6 个核苷酸,以双核苷酸 $(CA)_n$ 最为常见。近年来,人们发现微卫星 DNA 在肿瘤及相关疾病中表现出不稳定性,表现为微卫星位点内重复序列的增加或减少。导致其不稳定的原因目前尚不十分清楚,可能与错配修复系统(MM)有关,现已证明错配修复系统是一类新的肿瘤相关基因,是肿瘤发生的一种新的发病机制。微卫星不稳定性及其

产生的原因是目前肿瘤研究中的一个热点。

微卫星不稳定性首先是在 HNPPC(遗传性非息肉性结肠癌)观察到的[62]。此后,不仅在家族性肿瘤,也在许多散发性肿瘤如胃癌、胰腺癌、乳腺癌、膀胱癌、子宫内膜癌等,均发现广泛微卫星不稳定性现象,提示微卫星不稳定性是肿瘤细胞又一重要标志。

最近有几个散发性胃癌中微卫星不稳定性的研究,散发性胃癌中微卫星不稳定性的发生率很高,在多个研究中大约 15%~50%[63]。尽管大都同意这是一个相当常见的现象,但是就其是否和特定病理类型相关还没有取得一致性结论。目前还不肯定微卫星不稳定性是否局限于胃的特定部位,是否与 $p53$、$APC$ 的变异及 $ras$ 的表达有关。Semba[64]报道在胃腺瘤中微卫星不稳定性很常见(42%),9 例胃癌切除标本的肠化部分中的 3 例可以观察到微卫星不稳定性,提示微卫星不稳定性在肿瘤发生中出现的相当早,是胃癌发生过程中的早期事件。在他的研究中微卫星不稳定性与 $APC$ 及 $p53$ 基因异常没有关系。胃癌中微卫星不稳定性与 $H.$ $pylori$ 的感染无关[65]。

## 五、胃癌发生过程中的多肽生长因子

胃肠道细胞的正常生长和分化是受自分泌和旁分泌的多肽生长因子调控,多肽生长因子主要是调控成熟、分化和凋亡。胃癌的非限制性生长可能与这些多肽的分泌异常或细胞对这些多肽的反应异常有关。胃中的肽类生长因子与细胞表面的受体作用,激活胞质中的酪氨酸激酶。经过一系列复杂的中间体介导后将胞外的生长因子携带的生长调节信息传递到细胞内。

主要有 5 类多肽生长因子家族。

1. **TGF-β 和其受体**  肽类生长因子及其受体与细胞的生长、分化、免疫、肿瘤、创伤愈合等多种生理状态有关,因而广受重视。TGF-β 是一类能促进细胞发生转化的生长因子。TGF-β 家族包含结构相关的二硫键连接的多肽二聚体,在现在发现的 5 种异构体中只有 TGF-β1、TGF-β2、TGF-β3 存在于哺乳动物中。TGF-β 与肿瘤发生、发展、转归之间的密切关系越来越受到重视。

TGF-β 与其受体结合通过细胞内信号传导作用,可在细胞内引起多种生物学效应,影响细胞的增殖、分化、凋亡以及和细胞外基质的相互作用,TGF-β 的作用具有双重性,兼有生长正调节作用和负调节作用。它对成纤维细胞具有生长作用,对其他多数细胞却有抑制作用。所以通常将其归入抑制性生长因子。TGF-β 家族的各个成员的表达有组织特异性。在胃肠道,TGF-β1 是上皮细胞产生的主要形式,它的功能是生长抑制。

至少有 3 种 TGF-β 的受体,TGF-βR Ⅰ 主要和粘连蛋白的合成以及对细胞外基质的其他效应有关。TGF-βR Ⅱ 与抗增殖效应,凋亡效应有关。主要是通过抑制抑癌基因 $Rb$ 产物 Rb 蛋白的磷酸化实现的。TGF-βR Ⅲ 不参与 TGF-β 介导的信号传导,也与任何其他已知的 TGF-β 生物学效应无关。

TGF-β 是由胃黏膜细胞包括胃癌细胞系产生的,通过自分泌途径起作用,在细胞周期 $G_1$ 期进入 S 期时产生生长抑制作用和介导凋亡的作用。目前尚不清楚 TGF-β 作用是如何产生的,研究表明[66]可能与视网膜母细胞瘤蛋白磷酸化减少进而阻滞 $c$-$myc$ 基因的转录以及抑制 $G_1$ 期细胞周期蛋白及 CDK2 有关。最终细胞周期停滞和凋亡。

胃癌细胞系产生 TGF-β1 和其他异构体,胃癌组织相对于正常黏膜 TGF-β 是增高的,但是胃癌组织没有对 TGF-β 表现出生长抑制和凋亡反应。这种生长抑制作用的丧失与肿瘤的进行性扩张有密切关系。胃癌组织对 TGF-β 反应性降低主要是由于 TGF-β 受体的异常造成的,最近发现 TGF-βR I 在一些胃癌细胞系中表达减少[67]。还有研究小组[68]发现了 TGF-βR II 的突变,TGF-βR II 的异常导致 8 个胃癌细胞系中的 7 个失去了对 TGF-β 的反应性,这些异常包括断裂、缺失、表达的增高和降低。柯杨[69]用 PCR-SSCP 银染和荧光测序检测 44 例人胃癌组织中的 TGF-βR II 基因两个热点(cDNA 709-718、1931-1936)的改变。发现 TGF-βR II 基因在人胃癌组织中突变率比结肠癌低,TGF-βR II 的 cDNA709-718 位点突变率为 6.8%(3/44),而另一位点 cDNA1931-1936 未发现突变(0/44)。

最近研究表明 TGF-βR II 突变主要继发于微卫星不稳定性。微卫星不稳定性和 TGF-βR II 突变的关系是怎么样的? 在 TGF-βR II cDNA 中的 709~718 有 10 个核苷酸的 polyA 管道,这个微卫星易于发生错配修复错误,导致 polyA 管道长度的改变,从而 TGF-βR II 被截断。这个现象最初在有复制错误表型的结肠癌中被发现,TGF-βR II 突变在 90% 这类结肠癌中出现[70]。随后这种现象在胃癌中被发现,有人[71]在 7 个有微卫星不稳定性胃癌中的 5 个发现了 TGF-βR II 突变。22 个没有微卫星不稳定性的胃癌中只有 1 个发现了 TGF-βR II 突变。更进一步的实验证实,只有有微卫星不稳定性的细胞系(8 个中的 2 个)存在 TGF-βR II polyA 突变,因此在胃癌中 TGF-βR II 突变与微卫星不稳定性的关系很密切。国内有类似研究报道[72]。

2. **表皮生长因子家族** 表皮生长因子(EGF)家族的很多成员在很多组织中促进有丝分裂。I 型生长因子受体家族和 3 个癌基因有关:*c-erb-B1*(EGFR)、*c-erb-B2*(Her2-neu,p185[c-neu])和 *c-erb-B3*。胃中不能合成 EGF,胃腔中的 EGF 主要来源于吞咽的唾液腺的分泌物。TGF-α 是主要的 EGF 样生长因子,在正常的胃主要由黏液样颈细胞合成。TGF-γ 可以单独促进增生抑制酸分泌。和 TGF-β 一样,TGF-α 在体外可以转化细胞。TGF-α 的免疫反应性在肠化和肠型胃癌中仍然存在,在弥漫型胃癌中表达很少。

最早由 Yokota[73]发现在胃癌中 EGFR II 是增多的,EGFR I 不增多。随后其他研究证实,EGFR II 表达增加出现在多达 20% 的胃癌病例,几乎总是肠型胃癌。Filipe[74]用免疫组织化学和蛋白质印迹法(Western blotting)发现在胃癌患者的肠化胃黏膜中 EGFR I 和 TGF-α 的表达比在单纯肠化患者的表达是增加的。他们还报道在癌旁的组织学正常的黏膜中 TGF-α 是增加的,提示肿瘤的发生可能与癌前病变黏膜中 TGF-α/EGFR I 轴的自分泌刺激有关。在这个实验中 *H. pylori* 是否参与尚不明确。把 *H. pylori* 感染的患者胃体和十二指肠的活检标本进行体外培养,发现 TGF-α 减少,在胃窦中感染和非感染的患者 TGF-α 的水平是相同的[75]。同样的研究小组[76]发现在体外 *H. pylori* 不改变在 MKN28 细胞系中的 TGF-α 表达,在这个研究中 *H. pylori* 增加了双调因子和肝素结合 EGF 样生长因子。总的说来提示 *H. pylori* 在非肿瘤黏膜的 TGF-α 表达的调节上没有重要作用。EGF 家族的第三个成员双调因子在胃癌细胞系中可能也是一个自分泌的生长促进子,就像肝素结合 EGF 样生长因子在胃癌中是增加的。

3. **胰岛素样生长因子** 多肽生长因子的这一家族在调节上皮细胞的生长中可能很重要,但是它们在胃癌中表达的资料比较少，最近有几个研究[77]发现在有微卫星不稳定性的胃癌中，胰岛素样生长因子(IGF)-Ⅱ的突变率比较高，约25%。微卫星不稳定性作为不良预后的指标可能是通过IGF-Ⅱ基因及其他基因介导的。在Taha[78]的研究中虽然 *H. pylori* 根除后胰岛素样生长因子-Ⅰ(IGF-Ⅰ)的水平有明显下降，但是根除治疗前 *H. pylori* 感染组和对照组IGF-Ⅰ水平无明显差异，考虑IGF-Ⅰ水平下降是治疗本身引起的，与 *H. pylori* 无关。

**4. 成纤维细胞生长因子家族类** 除了 *k-sam* 基因外这类生长因子在肿瘤中的情况知道的相对较少。*k-sam* 基因编码的成纤维细胞生长因子受体在20%的弥漫型胃癌中增高，在肠型胃癌中无增高[79]。

**5. 肝细胞生长因子及其受体** 肝细胞生长因子(HGF)是一个普遍表达的生长因子，最初作为一个在肝细胞中促有丝分裂的因子、致突变剂。HGF在培养的胃黏膜细胞中和正常的胃黏膜中也有产生，可能在黏膜破坏的修复反应中起重要作用。成纤维细胞是胃内HGF的主要来源。体内HGF的表达可能与 *H. pylori* 感染有关，有人发现[80]在 *H. pylori* 感染的胃炎和体外培养的 *H. pylori* 感染患者的标本中HGF mRNA增高，并且高水平的HGF蛋白在 *H. pylori* 根除后减低。

HGF的受体就是 *c-met* 基因的产物，多在黏膜上皮细胞和内皮细胞的表面表达。像多肽类生长因子家族的其他成员一样，*c-met* 结合HGF导致酪氨酸激酶的活化。在胃癌中 *c-met* 的过表达很普遍，其过表达率大约为40%~70%，大多数研究结果支持其过表达和患者的预后有关[81]。*c-met* 的过表达在胃癌的发生中是一个早期事件。郭飞等[82]发现在浅表性胃炎中 *c-met* 原癌基因蛋白即开始有过量表达。随着病变的进展，在慢性胃炎伴有萎缩、肠化生及异型增生的胃黏膜中，过量表达率逐渐升高。*H. pylori* 感染与 *c-met* 原癌基因蛋白的表达之间有一定关系。在癌前病变中，*H. pylori* 感染者 *c-met* 原癌基因蛋白的表达较未感染者高，特别是伴有肠化生(74%与45%)与异型增生(78.6%与42.8%)者更为明显。表明在这一过程中，胃黏膜在持续的损伤因子作用下，处于一种旺盛的增殖状态，DNA的合成和分裂活跃，因而易受到各种致癌因子的损伤，发生染色体上基因结构和功能的改变，*H. pylori* 在这一过程中可能起了一定的作用。这和以前的研究[83]结果一致。


## 六、其他分子事件

**1. 端粒酶** 染色体端粒(telomere)，又称端区。是真核生物染色体末端的特殊结构。人类染色体末端普遍存在端粒结构。人类染色体的端粒由进化上高度保守的DNA重复序列TTAGGG组成。端粒可以保护染色体，防止染色体降解或端间融合。体细胞的端粒随年龄增高而缩短，导致其染色体稳定性下降。

端粒是由端粒酶(telomerase)合成。端粒酶是一种特殊的反转录酶，以端粒末端富含鸟嘌呤的单链为引物，自身RNA组分为模板合成端粒的核糖核蛋白复合物。端粒酶的存在使染色体末端得以完全复制。端粒酶的激活使端粒的长度得以稳定，细胞获得无限增殖能力成为永生细胞。端粒酶在恶性肿瘤的检出率高达90%，而在正常组织中检出率为4%左右[84]，因此有的学者认为端粒酶是细胞永生化的重要原因，通常情况下细胞经过多次有丝分裂，染色体端粒末端的核苷酸进行性减少,由于在正常体细胞中端粒酶活性极低,处于抑制状态,缩短的端粒得不到补偿,随着分裂次数的增加,端粒不断缩短,当端粒缩短到一定程度时(临界长度)引发了 Hayflick 极限,细胞不再分裂。病毒癌基因的转化可使细胞越过此极限继续分裂(约 20 代),分裂时端粒继续丢失直至危险长度达到临危点(crisis),此时细胞失去活力濒临死亡,端粒消失可诱发染色体畸变,使突变发生。少数细胞由于端粒酶被激活,端粒获得修复,反而越过临界点成为永生化细胞。Hahn 等[85]利用人类端粒酶催化亚单位基因(*hTERT* 或 *hTRT*),SV40L-T 抗原基因(*SV40 LargeTAg*)和 *H-rasV*[12](它是 *H-ras* 基因的一个等位基因)在人类正常细胞人工表达,最终获得了具有致癌潜能的转化细胞。这是人类第一次将正常细胞在人工培养的条件下一步变成癌细胞,是肿瘤发生机制研究的一个重大突破。同时说明端粒酶活性的表达是细胞永生化的关键。

很多癌细胞系和癌组织和正常组织相比端粒酶的活性有很大提高。国内外多个学者对胃癌组织中端粒酶活性进行了研究。Maruyama 等[86]发现在 89% 的胃癌组织中可检测到端粒酶活性。Ahn 等[87]在 95 个胃癌组织中的 85 个检测到端粒酶活性,并且发现端粒酶活性与年龄、性别、肿瘤分期、组织学分级或 *K-ras* 基因变异都没有关系。Heo[88]用 TRAP 方法检测了胃癌发生过程中端粒酶的活性,发现在 20 个胃癌中的 17 个和所有的胃癌细胞系中检测到端粒酶的活性,在正常组织中均没有检测到。在两个胃腺瘤中的一个和 23 个 Ⅲ 型肠化中的 3 个检测到弱阳性,提示在癌前病变中有部分端粒酶阳性细胞。国内也有类似研究得出同样结论[89]。

*H. pylori* 感染与胃黏膜细胞端粒酶活性的变化的系统研究报道目前还不多见,Lan 等[90]在一个研究中提到,*H. pylori* 感染引起的胃癌与人类端粒酶活性升高有关。

端粒酶活性的获得可能是胃癌发生的一个中期事件。可能继发于肿瘤表型的获得,是克隆选择的结果。端粒酶活性的激活与其他癌基因及抑癌基因的关系以及 *H. pylori* 感染在其中所起的作用尚待进一步的研究。

2. **E-钙黏着蛋白-联蛋白复合物**　E-钙黏着蛋白(E-cadherin)是一类介导细胞之间互相黏附的钙依赖性跨膜糖蛋白,通过与 β-联蛋白(β-catenin)形成复合物作用于细胞内的细胞骨架,参与形成和维护正常细胞间的连结。E-钙黏着蛋白(E-cadherin)是一种在建立细胞间连接及维持上皮组织细胞排列中的关键性细胞表面蛋白,其表达缺失是弥漫型胃癌中的主要致癌事件。体内各组织 E-钙黏着蛋白的表达量各不相同,同一组织不同分化程度时,其表达也不尽相同。一般在胃癌中特别是弥漫型胃癌 E-钙黏着蛋白和联蛋白的水平是减少的[91]。这和肿瘤中细胞与细胞间,细胞与基质之间的相互作用消失是一致的。编码 E-钙黏着蛋白的基因 *CDH1* 可因生殖系或体细胞突变、等位基因失衡事件[如杂合性丢失(LOH)]或通过 *CDH1* 启动子甲基化异常导致在表观遗传学上基因转录沉默而发生双等位基因失活。Jawhari[92]发现在胃癌细胞表面 E-钙黏着蛋白,特别是 α,β-联蛋白染色是减少的,异型增生中也有同样的变化。但是在更早期(胃炎、肠化)没有这种情况,因此 E-钙黏着蛋白和联蛋白表达的消失可能是胃癌发生过程中较晚的事件。国内有类似的研究[93],得出大体相同的结果,并且发现胃癌组织 E-钙黏着蛋白表达下调与胃癌较恶的生物学行为及预后不佳密切相关。

3. **非整倍体**　非整倍体就是细胞内的染色体少于 42 条或多于 46 条,可将细胞内的 DNA 作荧光染色后由流式细胞术作出诊断。在新鲜组织包括胃的活检标本、胃切除标本中分离的腺体细胞[94]、水化后的石蜡包埋标本中已有研究。约30%~80%的胃癌包含有非整倍体细胞。有研究[95]表明非整倍体和P53蛋白的表达一样在肠型胃癌的发生中是一个早期事件，在弥漫型胃癌的发生中是一个晚期事件。目前大多数研究[96]支持非整倍体与胃癌的组织病理类型、分期和预后相关。有研究对胃癌患者进行多变量分析研究表明非整倍体可以作为胃癌不良后果的独立预后因子[97]。有关非整倍体与 H. pylori 感染的关系国内外研究较少，最近意大利的一个研究[29]在82个因消化不良就诊患者中的11个发现了非整倍体，这11个患者全部是 H. pylori 阳性的慢性萎缩性胃炎，其中全部8个未失访的 H. pylori 成功根除的患者在根除1年后复查，非整倍体全部消失。在这个研究中非整倍体与 p53 和 c-myc 的表达密切相关。

**4. 同源框基因** 肠化是正常胃黏膜经过多阶段的组织病理学变化进展到肠型胃癌的关键环节。是什么使一种组织正常的细胞系向其他的组织类型转变？目前已经鉴定出一组重要的进化上保守的转录因子，叫做 Hox 基因。它包括一个保守的 DNA 结合域——同源结构域（homeodomain），这些基因有相对的组织特异性在个体发育中很重要[98]。Cdx-1 基因是一个在肠上皮特异性表达的转录因子，在肠化的发生中起作用。Chawengsaksophak[99]发现 Cdx-2 纯合子缺失的鼠不能成活，杂合子缺失的鼠可以有多种表现型，90%的杂合子缺失的鼠在最初3个月内会发生肠道多发性腺瘤样息肉。和周围肠道上皮相比，这些肿瘤细胞剩余的等位基因不能表达 Cdx-2 蛋白。提示 Cdx-2 突变是肠道肿瘤发生的早期事件。Silberg[100]用免疫组织化学检查了 Cdx-1 蛋白在不同消化道组织中的表达，发现 Cdx-1 在所有的结肠、小肠上皮细胞中有表达，在正常的食管和胃组织中是阴性的，在食管和胃的肠上皮化生的黏膜中是阳性的。在胃食管的腺癌中，Cdx-1 蛋白可以呈阳性，也可以呈阴性。在结肠腺瘤样息肉和腺癌中染色比同一标本中正常的腺管浅。因此 Cdx-1 对消化中的非肿瘤的肠细胞系有特异性，可能和肠化的发生有密切关系，但和随后发生的胃癌关系不大。Cdx-1 的表达是肠化的一个重要原因还是仅仅是其一个标志，目前还不清楚。

# 七、结语

细胞癌变、肿瘤的发生、发展是一个多因素、多阶段及多基因变异累积的复杂病变过程，特别是胃癌从 H. pylori 相关的慢性胃黏膜病变逐渐演化成癌需要较长的时间。在这个病变过程中有很多分子改变，有一些只是表面现象，有一些则在肿瘤的发生中起中心作用。肿瘤易于发生多基因变异与广泛的微卫星不稳定性有关。由于失去了正常的基因修复功能，导致突变子的基因异常进行性累积。一般在肿瘤中一个特定的突变出现的频率越高，则其在肿瘤发生的多阶段过程中出现得越早，提示其在胃癌病因学上相对更重要。

在 H. pylori 感染的胃炎中凋亡和增殖的增加是黏膜转化的一个早期信号。目前尚不清楚 H. pylori 感染是如何导致这些变化的。高增殖可能是 H. pylori 诱导的凋亡的代偿反应，反之亦然。H. pylori 感染有关的生长因子表达的改变，如：肝细胞生长因子等，可以直接促进细胞的增殖。凋亡的增加可以消除包含有突变 DNA 的细胞，是细胞的自我防御的反应。在这些可逆的细胞改变之后,增生和凋亡失调是胃癌发生通路的关键。其具体原因尚不清楚,可能是 *H. pylori* 直接或通过炎症反应间接作用。一个或多个上皮细胞中获得的突变,失去生长抑制,通过克隆选择取得优势,导致肿瘤的发生。这些突变包括:*p53* 的突变或缺失;编码 cycline 和其他细胞周期调节蛋白基因的扩增;微卫星不稳定性的发展;TGF-βR Ⅱ突变导致对 TGF-β 生长抑制的反应性的消失等。肠型胃癌的发生和弥漫型胃癌的发生在分子改变上有很大不同,提示它们有不同的通路。

（杨桂彬）

## 参 考 文 献

［1］ Correa P. A human model of gastric carcinogenesis. Cancer Res, 1988, 48: 3554-3560.

［2］ Wroblewski LE, Peek RM Jr. Helicobacter pylori, Cancer, and the Gastric Microbiota. Adv Exp Med Biol, 2016, 908: 393-408.

［3］ Salar A. Gastric MALT lymphoma and Helicobacter pylori. Med Clin (Barc), 2019, 152 (2): 65-71.

［4］ Honda S, Fujioka T, Tokieda M, et al. Development of Helicobacter pylori-induced gastric carcinoma in Mongolian gerbils. Cancer Res, 1998, 58: 4255-4259.

［5］ IARC Working Group on the evaluation of carcinogenic risks to humans. Schistosomes, liver flukes and Helicobacter pylori. Lyon: IARC, 1994: 177-240.

［6］ Lipkin M, Correa P, Shi TY, et al. Proliferative and antigenic modification in human epithelial cells in chronic atrophic gastritis. J Natl Cancer Inst, 1985, 75: 613-619.

［7］ Rath S, Das L, Kokate SB, et al. Regulation of Noxa-mediated apoptosis in Helicobacter pylori-infected gastric epithelial cells. FASEB J, 2015, 29 (3): 796-806.

［8］ Cabral MM, Oliveira CA, Mendes CM, et al. Gastric epithelial cell proliferation and cagA status in Helicobacter pylori gastritis at different gastric sites. Scand J Gastroenterol, 2007, 42 (5): 545-454.

［9］ Cahill R J, Kilgallen C, Beattie S, et al. Gastric epithelial cell kinetics in the progression from normal mucosa to gastric carcinoma. Gut, 1996, 38: 177-181.

［10］ Mori J, Tanikawa C, Ohnishi N, et al. EPSIN 3, A Novel p53 Target, Regulates the Apoptotic Pathway and Gastric Carcinogenesis. Neoplasia, 2017, 19 (3): 185-195.

［11］ Shinohara T, Ohshima K, Murayama H, et al. Apoptosis and proliferation in gastric carcinoma: the association with histological type. Histopathology, 1996, 29: 123-129.

［12］ Ricci V, Ciacci C, Zarrilli R, et al. Effect of Helicobacter pylori on gastric epithelial cell migration and proliferation in vitro: role of VacA and CagA. Infect Immun, 1996, 64: 2829-2833.

［13］ Tsai HF, Hsu PN. Modulation of tumor necrosis factor-related apoptosis-inducing ligand (TRAIL)-mediated apoptosis by Helicobacter pylori in immune pathogenesis of gastric mucosal damage. J Microbiol Immunol Infect, 2017, 50 (1): 4-9.

［14］ Levine AJ. Normal and neoplastic growth and development. AACR special conference in cancer research. Cancer-Res, 1993, 53: 929-930.

［15］ Kotler E, Segal E, Oren M. Functional characterization of the p53 "mutome". Mol Cell Oncol, 2018, 5 (6): e1511207.

［16］ Ahrendt SA, Halachmi S, Chow JT, et al. Rapid p53 sequence analysis in primary lung cancer using an oligonucleotide probe array. Pro Natl Acad Sci U S A, 1999, 96: 7382-7387.

［17］ Brambilla E, Gazzeri S, Moro D, et al. Immunohistochemical study of p53 in human lung carcinomas. Am J Pathol, 1993, 143: 199-210.

［18］ Wu MS, Shun CT, Wang HP, et al. Genetic alterations in gastric cancer: relation to histological subtypes, tumor stage, and Helicobacter pylori infection. Gastroenterology, 1997, 112: 1457-1465.

［19］ Uchino S, Noguchi M, Ochiai A, et al. p53 mutation in gastric cancer: a genetic model for carcinogenesis is common to gastric and colorectal cancer. Int J Cancer, 1993, 54: 759-764.

［20］ Brito MJ, Williams GT, Thompson H, et al. Expression of p53 in early (T1) gastric carcinoma and precancerous adjacent mucosa. Gut, 1994, 35: 1697-1700.

［21］ 吕有勇，李诤，孙梅. p53 基因点突变与胃癌细胞恶性程度及临床预后的关系. 中华医学杂志, 1995, 75 (11): 679-682.

［22］ Shiao YH, Rugge M, Correa P, et al. p53 alteration in gastric precancerous lesions. Am J Pathology, 1994, 144: 511-517.

［23］ Ochiai A, Yamauchi Y, Hirohashi S. p53 mutations in the nonneoplastic mucosa of the human stomach showing intestinal metaplasia. Int J Cancer, 1996, 69: 28-33.

［24］ 王东旭，房殿春，刘为纹，等. 胃黏膜肠化生组织中 p53、APC、K-ras 基因突变的研究. 第三军医大学学报, 1999, 21 (6): 403-406.

［25］ Dunn BE, Phadnis SH, Henderson J, et al. Induction of gastric dysplasia by H. felis in p53-deficient mice. Gut, 1995, 37 (Suppl 1): A40.

［26］ Fox JG, Li X, Cahill RJ, et al. Hypertrophic gastropathy in Helicobacter felis-infected wild-type C57BL/6 mice and p53 hemizygous transgenic mice. Gastroenterology, 1996, 110: 155-166.

［27］ Peek RM, Blaser MJ, Mays DJ, et al. Helicobacter pylori strain-specific genotypes and modulation of the gastric epithelial cell cycle. Cancer-Res, 1999, 59 (24): 6124-6131.

［28］ Hibi K, Mitomi H, Koizumi W, et al. Enhanced cellular proliferation and p53 accumulation in gastric mucosa chronically infected with Helicobacter pylori. Am J Clin Pathol, 1997, 108: 26-34.

［29］ Nardone G, Staibano S, Rocco-A, et al. Effect of Helicobacter pylori infection and its eradication on cell proliferation, DNA status, and oncogene expression in patients with chronic gastritis. Gut, 1999, 44: 789-799.

［30］ Blok P, Craanen ME, Offerhaus GJ, et al. Molecular alterations in early gastric carcinomas. No apparent correlation with Helicobacter pylori status. Am J Clin Pathol, 1999, 111: 241-247.

［31］ 郜恒骏，白剑峰，彭延申，等. 幽门螺杆菌感染患者胃癌及癌旁组织中 p53、p16 和 bcl-2 基因的表达. 胃肠病学, 2000, 5 (1): 26-29.

［32］ 王思平，王孟薇，尤纬缔，等. 幽门螺杆菌 cagA 基因株与胃癌 p53、bcl-2 表达的研究. 中华老年医学杂志, 1999, 18 (5): 302-305.

［33］ 徐肇敏，李运红，王亚东，等. 江苏省胃癌高发区幽门螺杆菌感染与胃癌、基因突变之间的关系. 中华消化杂志, 1999, 19: 236-238.

［34］ Lauwers GY, Scott GV, Hendricks J, et al. Immunohistochemical evidence of aberrant bcl-2 protein expression in gastric epithelial dysplasia. Cancer, 1994, 73: 2900-2904.

［35］ Lauwers GY, Scott GV, Karpeh MS, et al. Immunohistochemical evaluation of bcl-2 protein expression in gastric adenocarcinomas. Cancer, 1995, 75: 2209-2213.

［36］ Konturek PC, Pierzchalski P, Konturek SJ, et al. Helicobacter pylori induces apoptosis in gastric mucosa through an upregulation of Bax expression in humans. Scand J Gastroenterol, 1999, 34: 375-383.

［37］ Maor Kendler Y, Gabay G, Bernheim J, et al. Expression of bcl-2 in autoimmune and Helicobacter pylori-associated atrophic gastritis. Dig Dis Sci, 1999, 44: 680-685.

［38］ Horii A, Nakatsuru S, Miyoshi Y, et al. The APC gene, responsible for familial adenomatous polyposis, is mutated in human gastric cancer. Cancer Res, 1992, 52: 3231-3233.

［39］ Nakatsuru S, Yanagisawa A, Furukawa Y, et al. Somatic mutations of the APC gene in precancerous lesion of the stomach. Hum Mol Genet, 1993, 2: 1463-1465.

［40］ Rhyu MG, Park WS, Jung UJ, et al. Allelic deletions of MCC/APC and p53 are frequent late events in human gastric carcinogenesis. Gastroenterology, 1994, 106: 1584-1588.

［41］ Powell SM, Cummings OW, Mullen JA, et al. Characterization of the APC gene in sporadic gastric adenocarcinomal. Oncogene, 1996, 12: 1953-1959.

［42］ Hsieh LL, Huang YC. Loss of heterozygosity of APC/MCC gene in differentiated and undifferentiated gastric carcinomas in Taiwan. Cancer Lett, 1995, 96: 169-174.

［43］ Maesawa C, Tamura G, Suzuki Y, et al. The sequential accumulation of genetic alterations characteristic of the colorectal adenoma-carcinoma sequence does not occur between gastric adenoma and adenocarcinoma. J Pathol, 1995, 176: 249-258.

［44］ 王东旭, 房殿春, 刘为纹, 等. 胃黏膜肠化生组织中多种抑癌基因的杂合缺失. 中华病理学杂志, 1999, 28 (4): 264-267.

［45］ Lei J, Zou TT, Shi YQ, et al. Infrequent DPC4 gene mutation in esophageal cancer, gastric cancer and ulcerative colitis-associated neoplasms. Oncogene, 1996, 13: 2459-2462.

［46］ Nishizuka S, Tamura G, Maesawa C, et al. Analysis of the DPC4 gene in gastric carcinoma. Jpn J Cancer Res, 1997, 88: 335-339.

［47］ Takaku K, Miyoshi H, Matsunaga A, et al. Gastric and duodenal polyps in Smad4 (Dpc4) knockout mice. Cancer Res, 1999, 59: 6113-6117.

［48］ Czerniak B, Herz F, Koss LG, et al. Ras oncogene p21 as a tumor marker in the cytodiagnosis of gastric and colonic carcinomas. Cancer, 1987, 60: 2432-2436.

［49］ Czerniak B, Herz F, Gorczyca W, et al. Expression of ras oncogene p21 protein in early gastric carcinoma and adjacent gastric epithalia. Cancer, 1989, 64: 1467-1473.

［50］ Hongyo T, Buzard GS, Palli D, et al. Mutations of the K-ras and p53 genes in gastric adenocarcinomas from a high-incidence region around Florence, Italy. Cancer Res, 1995, 75: 2665-2672.

［51］ Lee KH, Lee JS, Suh C, et al. Clinicopathologic significance of the K-ras gene codon 12 point mutation in stomach cancer. Analysis of 140 cases. Cancer, 1995, 75: 2794-2801.

［52］ 王俊茹, 邓国仁, 刘为纹, 等. ras 癌基因第 12 密码子点突变和胃癌患者预后关系的研究. 中华消化杂志, 1995, 15 (3): 133-135.

［53］ Craanen ME, Blok P, Top B, et al. Absence of ras gene mutation in early gastric carcinomas. Gut, 1995, 37: 758-762.

［54］ 李文梅, 吕有勇. 导入 Rb、p53、p16 和 H-ras 反义 RNA 对人胃癌细胞恶性增殖的影响. 中国肿瘤生物治疗杂志, 1997, 4: 90-94.

［55］ Havard TJ, Sarsfield P, Steer HW. Retinoblastoma gene protein expression in non-malignant gastric epithelium. Gut, 1996, 39 (Suppl 2): A103.

［56］ Constancia M, Seruca R, Carneiro F, et al. Retinoblastoma gene structure and product expression in human gastric carcinomas. Br J Cancer, 1994, 70: 1018-1024.

［57］ Arber N, Hibshoosh H, Moss SF, et al. Increased expression of cyclin D1 is an early event in multistage colorectal carcinogenesis. Gastroenterology, 1996, 110: 669-674.

［58］ Moss SF, Arber N, Hibshoosh N, et al. Cyclin D1 expression in gastric carcinogenesis. Gut, 1996, 39 (Suppl. 2): A18-A19.

［59］ Takano Y, Kato Y, Masuda M, et al. Cyclin D2, but not cyclin D1, overexpression closely correlates with gastric cancer progression and prognosis. J Pathol, 1999, 189 (2): 194-200.

［60］ Akama Y, Yasui W, Yokozaki H, et al. Frequent amplification of the cyclin E gene in human gastric carcinomas. Jpn J Cancer Res, 1995, 86 (7): 617-621.

［61］ Haruma K, Ito M, Kohmoto K, et al. Expression of cell cycle regulators and growth factor/receptor systems in gastric carcinoma in young adults: association with Helicobacter pylori infection. Int J Mol Med, 2000, 5 (2): 185-190.

［62］ Cui G, Yuan A, Pang Z, et al. Contribution of IL-33 to the Pathogenesis of Colorectal Cancer. Front Oncol, 2018, 8: 561.

［63］ Grady W, Rajput A, Myeroff L, et al. What's new with R Ⅱ? Gastroenterology, 1997, 112: 297-302.

［64］ Semba S, Yokozaki H, Yamamoto S, et al. Microsatellite instability in precancerous lesions and adenocarcinomas of the stomach. Cancer, 1996, 77 (8 Suppl): 1620-1627.

［65］ Lin JT, Wu MS, Shun CT, et al. Microsatellite instability in gastric carcinoma with special references to histopathology and cancer stages. Eur J Cancer, 1995, 31A (11): 1879-1882.

［66］ Alexandrow MG, Moses HL. Transforming growth factor-β and cell cycle regulation. Cancer Res, 1995, 55: 1452-1457.

［67］ Ito M, Yasui W, Nakayama H, et al. Reduced level of transforming growth factor-beta type Ⅰ receptor in human gastric carcinomas. Jpn J Cancer Res, 1992, 83: 86-92.

［68］ Park K, Kim SJ, Bang YJ, et al. Genetic changes in the transforming growth factor beta (TGF-β) type Ⅱ receptor gene in human gastric cancer cells: correlation with sensitivity to growth inhibition by TGF-beta. Proc Natl Acad Sci U S A, 1994, 91: 8772-8776.

［69］ 柯杨, K Hagiwara, 苏秀兰, 等. 胃癌组织Ⅱ型β转化生长因子受体基因突变的研究. 中华肿瘤杂志, 1997, 19 (1): 25-27.

［70］ de Miranda NF, van Dinther M, van den Akker BE, et al. Transforming Growth Factor β Signaling in Colorectal Cancer Cells With Microsatellite Instability Despite Biallelic Mutations in TGFBR2. Gastroenterology, 2015, 148 (7): 1427-1437.

［71］ Myeroff LL, Parsons R, Kim SJ, et al. A transforming growth factor β receptor type Ⅱ gene mutation common in colon and gastric but rare in endometrial cancer with microsatellite instability. Cancer Res, 1995, 55: 5545-5547.

［72］ 房殿春, 罗元辉, 杨仕明. 胃癌微卫星不稳定性与移码突变的关系. 中华消化杂志, 1999, 19 (6): 385-387.

［73］ Yokota J, Yamamoto T, Toyoshima K, et al. Amplification of c-erb B-2 oncogene in human adenocarcinomas in vivo. Lancet, 1986, 1: 765-767.

［74］ Filipe MI, Osborn M, Linehan J, et al. Expression of transforming growth factor alpha, wpidermal growth factor and epidermal growth factor in precursor lesions to gastric carcinoma. Br J Cancer, 1995, 71: 30-46.

［75］ Persico M, Suozzo R, Gesue L, et al. Decreased gastroduodenal concentration of transforming growth factor alpha in Helicobacter pylori infected patients. Gastroenterology, 1996, 110: A831.

［76］ Romano M, Ricci V, Sommi P, et al. Upregulation of EGF-related growth factor mRNA expression by Helicobacter pylori in gastric mucosal cells in vitro. Gut, 1996, 39 (Suppl 2): A18.

［77］ Oliveira C, Seruca R, Seixas M, et al. The clinicopathological features of gastric carcinomas with microsatellite instability may be mediated by mutations of different "target genes": a study of the TGFbeta RII, IGFII R, and BAX genes. Am J Pathol, 1998, 153: 1211-1219.

［78］ Taha AS, Beastall G, Morton R, et al. Insulin-like growth factor-I in Helicobacter pylori gastritis and response to eradication using bismuth based triple therapy. J Clin Pathol, 1996, 49: 676-678.

［79］ Hattori Y, Odagiri H, Nakatani H, et al. K-sam, an amplified gene in stomach cancer, is a member of the heparin-binding growth factor receptor genes. Proc Natl Acad Sci U S A, 1990, 87: 5983-5987.

［80］ Kondo S, Shinomura Y, Kanayama S, et al. Helicobacter pylori increases gene expression of hepatocyte growth factor in human gastric mucosa. Biochem Biophys Res Comm, 1995, 210: 960-965.

［81］ Nakajima M, Sawada H, Yamada Y, et al. The prognostic significance of amplification and overexpression of c-met and c-erb B-2 in human gastric carcinomas. Cancer, 1999, 85: 1894-1902.

［82］ 郭飞, 胡伏莲, 贾博琦. 幽门螺杆菌感染者胃黏膜癌前病变与c-met原癌基因蛋白表达的关系. 中华医学杂志, 1998, 78 (7): 488-489.

［83］ 王金莹, 吕有勇, 李吉友, 等. c-met原癌基因表达与胃黏膜病变的关系. 中华医学杂志, 1996, 76: 359-362.

［84］ Patel KP, Vonderheide RH. Telomerase as a tumor-associated antigen for cancer immunotherapy. J Cytechnology, 2004, 45 (1-2): 91-99.

［85］ Hahn WC, Counter CM, Lundberg AS, et al. Creation of human tumour cells with defined genetic elements. Nature, 1999, 400: 464-468.

［86］ Maruyama Y, Hanai H, Fujita M, et al. Telomere length and telomerase activity in carcinogenesis of stomach. Jpn J Clin Oncol, 1997, 27 (4): 216-220.

［87］ Ahn MJ, Noh YH, Lee JH, et al. Telomerase activity and its clinicopathological significance in gastric cancer. Eur J Cancer, 1997, 38:(8) 1309-1313.

［88］ Heo YR, Lee JH. Association between telomere length and PIK3CA amplification in gastric cancer. Clin Exp Med, 2018, 18 (1): 133-134.

［89］ 杨仕明, 房殿春, 罗元辉, 等. 胃癌及癌前组织中端粒酶活性的检测及其临床意义。中华医学杂志, 1998, 78: 207-209.

［90］ Lan J, Xiong YY, Lin YX, et al. Helicobacter pylori infection generated gastric cancer through p53-Rb tumor-suppressor system mutation and telomerase reactivation. World J Gastroenterol, 2003, 9 (1): 54-58.

［91］ Inokuchi M, Higuchi K, Takagi Y, et al. Cadherin 5 Is a Significant Risk Factor for Hematogenous Recurrence and a Prognostic Factor in Locally Advanced Gastric Cancer. Anticancer Res, 2017, 37 (12): 6807-6813.

［92］ Jawhari A, Jordan S, Poole S, et al. Abnormal immunoreactivity of the E-cadherin-catenin complex in gastric carcinoma: relationship with patient survival. Gastroenterology, 1997, 112: 46-54.

［93］ 戴冬秋, 陈峻青, 徐蕾, 等. 胃癌组织中E-钙黏附素表达的定量检测及临床病理学评价. 中华医学杂志, 1997, 9: 668-671.

［94］ Kitayama Y, Nakamura S, Sugimura H, et al. Cytophotometric and flow cytometric DNA content of isolated glands in gastric neoplasia. Gut, 1995, 36: 516-521.

［95］ Sugai T, Nakamura S, Uesugi N, et al. Role of DNA aneuploidy, overexpression of p53 gene product, and cellular proliferation in the progression of gastric cancer. Cytometry, 1999, 38: 111-117.

［96］ Lee KH, Lee JS, Suh C, et al. DNA flow cytometry of stomach cancer. Prospective correlation with clinicopathologic findings. Cancer, 1993, 72: 1819-1826.

［97］ Victorzon M, Lundin J, Haglund C, et al. A risk score for predicting outcome in patients with gastric cancer, based on stage, sialyl-Tn immunoreactivity and ploidy-a multivariate analysis. Int J Cancer, 1996, 67: 190-193.

［98］ Zhu J, Li S, Ramelot TA, et al. Structural insights into the impact of two holoprosencephaly-related mutations on human TGIF1 homeodomain. Biochem Biophys Res Commun, 2018, 496 (2): 575-581.

［99］ Chawengsaksophak K, James R, Hammond VE, et al. Homeosis and intestinal tumours in Cdx2 mutant mice. Nature, 1997, 386: 84-87.

［100］ Silberg DG, Furth EE, Taylor JK, et al. CDX1 protein expression in normal, metaplastic, and neoplastic human alimentary tract epithelium. Gastroenterology, 1997, 113: 478-486.

# 第三十二章

# 幽门螺杆菌的黏附机制

---

一、概述

二、幽门螺杆菌黏附素

三、幽门螺杆菌黏附素受体

四、幽门螺杆菌黏附素与宿主特异性受体的结合

五、幽门螺杆菌黏附素在疾病发生中的作用

六、幽门螺杆菌黏附于胃上皮细胞的病理机制

七、黏附素在幽门螺杆菌疫苗构建中的作用

八、展望

---

## 一、概述

幽门螺杆菌（*H. pylori*）是一种螺旋状的革兰氏阴性杆菌，1982 年由 Marshall 及 Warren 首次从慢性活动性胃炎患者的胃黏膜活检组织中分离成功。该菌选择性地定居于超过世界近一半人口的胃黏膜上皮[1]，大多数人群从儿童期就开始感染，多数患者感染后可无症状，然而此感染可持续数十年甚至终生，导致胃黏膜上皮的慢性炎症。作为多种胃部疾病的主要致病因子，其与慢性胃炎、胃十二指肠溃疡、胃癌、胃黏膜相关淋巴组织淋巴瘤的发生与发展密切相关，世界卫生组织国际癌症研究机构已将 *H. pylori* 列为Ⅰ类致癌物。

虽然 *H. pylori* 的致病机制尚未完全阐明，但 *H. pylori* 在到达胃部后，有三个步骤至关重要[2]，即：①完成定植；②侵入宿主免疫系统；③侵入宿主胃黏膜。*H. pylori* 定植因子，包括动力、尿素酶和黏附素。

介导 *H. pylori* 与胃黏膜上皮细胞表面黏附的黏附因子称为黏附素（adhesion），它是细菌黏附定居的物质基础，是 *H. pylori* 重要毒力因子之一，可与胃黏膜上皮上的特异受体结合，是其得以致病的先决条件。*H. pylori* 主要寄居在胃上皮细胞的黏液层内。体内研究发现，*H. pylori* 的定植具有严格的组织特异性和部位特异性，仅选择性地定植于胃上皮及食管与十二指肠的胃上皮化生区，体外组织的原位黏附试验亦证实 *H. pylori* 只与胃型上皮细胞黏附，而与主细胞、壁细胞及颈黏液细胞均不黏附。同大多数细菌一样，*H. pylori* 与胃上皮细胞之间的特异性黏附不止涉及一种黏附素，且其具体的黏附机制及特性尚未完全明了。在 *H. pylori* 黏附于胃黏膜后，可引起胃上皮细胞的多种病理改变，因而分析 *H. pylori* 的黏附机制，特别是黏附素及其受体之间的相互作用，可为治疗

*H. pylori* 感染及相关性疾病提供新视野。本章将从 *H. pylori* 的黏附素、黏附素相关受体、黏附于胃上皮细胞的病理机制及黏附素在 *H. pylori* 疫苗构建等方面对 *H. pylori* 的黏附机制研究进展进行阐述。

## 二、幽门螺杆菌黏附素

近年来大量研究显示，*H. pylori* 基因编码了一系列黏附因子，它们中的一些与其相对应的黏附因子受体已被识别。来自不同菌株的 *H. pylori* 基因组包括 30 多种能够编码外膜蛋白（outer membrane proteins，OMPs）的基因，这些基因被分为 Hop 及 Hor 亚组。其中，Hop 家族的蛋白包括 BabA、SabA、AlpA/B、HopZ 及 OpiA 这些较为熟知黏附素[3]。*H. pylori* 与胃上皮表面之间的密切联系在很大程度上是通过这些起黏附素作用的外膜蛋白所介导的。

1. **血型抗原结合黏附素**（blood group antigen-binding adhesion，BabA） BabA 是 *H. pylori* 中第一个被发现的黏附素，也是目前 *H. pylori* 黏附素中研究最为透彻的一个[4]，是可与人红细胞 Lewis 血型系统中的 Lewis$^b$ 型红细胞发生凝集反应的一种外膜蛋白，主要介导 *H. pylori* 黏附于岩藻糖基化 Lewis$^b$ 及相关的位于胃上皮细胞及黏蛋白表面的组织血型抗原。亲和实验研究表明，Lewis$^b$ 抗原与 BabA 的亲和系数约为 $1 \times 10^{10}$/M，即每个细菌结合 Lewis$^b$ 的分子数约为 500[5]。

BabA 的分子量为 80kD，包含一个细胞外 N- 末端区域及跨膜的 C- 末端区域，前者主要涉及黏附宿主受体，而后者据推测可形成一个与结晶化类似孔蛋白的 β- 桶状结构。免疫电镜显示，BabA 蛋白位于细菌表面。编码该蛋白的 *babA* 基因属于 OMPs 的 Hop 组，其 5' 末端及 3' 末端高度同源。大多数 *H. pylori* 中的 *babA* 存在 2 个等位基因，即 *babA1* 和 *babA2*，其中 babA1 比 babA2 少 10bp 的转录起始密码子的相关重复序列，这一差异使得 babA1 的蛋白产物不具有与 Lewis$^b$ 结合的功能，而仅有 babA2 的蛋白产物具有黏附功能。与 babA 旁系同源（paralogue）基因关系最密切的是 *babB* 和 *babC*，两者的功能尚未被鉴定。*babA*、*babB*、*babC* 三者间存在广泛的同源序列，故在这三种基因之间可进行染色体重组。

BabA 黏附素的表达与Ⅳ型分泌系统（T4SS）相关的宿主细胞反应的启动密切相关，通过 BabA 作用 *H. pylori* 与胃黏膜上皮表面的 Lewis$^b$ 抗原结合，提高了 T4SS 介导 *H. pylori* 的致病能力，包括诱导促炎性细胞因子的产生，而后者是显著的 *H. pylori* 感染上皮细胞后的反应[6]。cagA 致病岛的存在也与 BabA 黏附有关，因此，由于其增加了 *H. pylori* 毒力因子的释放及促进了炎症反应，BabA 的表达意味着更严重的炎症程度及临床疾病[4]。

但是，并不是所有的 *H. pylori* 菌株都能结合 Lewis$^b$。Nell 等[4]分离了来自美国及哥伦比亚共 23 个患者的 47 株 *H. pylori*，发现只有 57% 的菌株能结合 Lewis$^b$，且在结合效率上存在显著差异，所有结合 Lewis$^b$ 的菌株均表达了 BabA 黏附素，而不能结合 Lewis$^b$ 的菌株中大部分（16/20，80%）不表达 BabA 蛋白。并且，*H. pylori* 黏附和与 Lewis$^b$ 的结合存在显著的地理差异，几乎所有来自哥伦比亚的菌株（87%）均有结合 Lewis$^b$ 的表型，而来自美国的菌株结合 Lewis$^b$ 者仅为 44%。也并不是 *H. pylori* 在任何时候均能与 Lewis$^b$ 结合。在慢性感染过程中，*H. pylori* 时常会丢失其结合

Lewis$^b$ 的能力。动物感染实验报道，H. pylori 的这种 Lewis$^b$ 结合能力丢失频发，这种丢失通常是基因转换或者长的重复序列变异所致移码突变或氨基酸替换、蛋白缩短等所导致的结果。Liu 等[7] 动态观察感染了 USU101 H. pylori 菌株的恒河猴 10 年，运用 DNA 指纹技术分析发现，随着时间的推移其 H. pylori 基因发生了变化。进一步分析研究发现，BabA 蛋白水平在感染的最初几周内显著下降，其分子机制包括基因重组所致的变异及基因缺失。因此，H. pylori 在长期的进化过程中存在这种针对 babA 基因的选择性压力，缺乏或存在 babA 基因的菌株得以保存下来。然而，尽管存在这种选择性压力，但作为一种菌株要感染并定植于这种模型，babA 是必不可少的，因为敲除 babA 基因后其 H. pylori 就不能定植于动物模型体内了。

与动物实验结果不同，Nell 等[4] 指出，Lewis$^b$ 结合表型在人类感染期间相当稳定，因为在 23 组分离株中仅 5 组发生了 Lewis$^b$ 结合能力的改变，其中仅发现 1 例 Lewis$^b$ 结合能力丢失，因为是 babA 基因位置被 babB 取代，而其他分离株 Lewis$^b$ 结合能力改变的原因是因为存在引起 BabA 氨基酸改变的突变，该突变位置主要位于 BabA 的 N- 末端黏附区域。至于单个菌株是否存在 babA 基因型的变异尚存在差异，稳定的 BabA 表型可能来自于长期持续感染及感染状态稳定者。而且蛋白结构的预测表明 BabA 的 C- 末端可能对蛋白的正确折叠及可能的稳定性至关重要。据推测 C- 末端编码外膜 β- 桶状结构，后者正确组装入外膜对蛋白的功能很重要。

OMPs 的折叠及外膜嵌入在进化上高度保守，由 β- 桶状装配机器（β-barrel assembly machinery，BAM）复合体介导。这一多元蛋白复合体 BamA 自己本身就是一种 OMP，通过 C- 末端信号序列识别 OMPs 基质；这一序列的改变会减少甚至完全阻碍 OMP 的组装。BAM 复合体已在最近的 H. pylori 蛋白质组学分析中被发现，其在 H. pylori 中是相对保守的。Nell 等[4] 推测，BAM C- 末端的缺失可能阻碍 BAM 复合体识别 BabA 蛋白变化的能力，所以为了避免其在胞质中的蓄积可能导致蛋白的迅速降解。将 BabA 包入外膜蛋白对其功能至关重要，作为正确组装及嵌入外膜的 BAM 复合体，其功能的差异可能解释所观察到的 Lewis$^b$ 结合能力的差异。BabA 属于 OMPs 中的 Y-Hop 亚组，其在终末位置编码一个酪氨酸残基。未来的研究可能应集中在这一氨基酸对 OMP 组装的影响上。Nell 等还对结合 Lewis$^b$ 及不结合 Lewis$^b$ 的菌株的 BabA 序列进行了比较，与预期一样发现了 BabA 黏附区域的高度变异，而 C- 末端变异较少，但尚未发现对结合 Lewis$^b$ 起至关作用的特殊氨基酸。虽然在 babA 等位基因嵌合体的基础上发现了影响 Lewis$^b$ 结合能力的一些氨基酸，但其不能完全阻止黏附。与 Lewis$^b$ 的结合能力相关的 BabA 蛋白序列及其多样性有待进一步的研究。

虽然在人类感染中，H. pylori 结合 Lewis$^b$ 的能力相对稳定，但在突变及重组的驱使下，babA 本身的进化却是经常发生的，这些序列变化可导致蛋白表达的完全缺失。尽管 BabA 在 H. pylori 的黏附中起着至关重要的作用，但并非所有的 H. pylori 菌株都含有 babA 基因，且并非所有表达 babA 的菌株均能与 Lewis$^b$ 结合。此外，来自不同 H. pylori 菌株的 BabA 蛋白在结合特异性及结合能力方面可存在较大的差异。这些不同黏附性能的分子基础尚不清楚，目前为止尚无对 BabA 结构进行研究的报道。

一项原位黏附试验显示了 H. pylori 与 Lewis$^b$ 的密切关系。在这项试验中，新鲜的 H. pylori 黏附于固定的人胃部组织,而可溶性的 Lewis$^b$ 及 Lewis$^b$ 单克隆抗体均可干扰这种黏附。尽管感染人胃黏膜准确的病理生理作用有待进一步阐明,但 BabA-Lewis$^b$ 间的相互作用可能是感染结局的一个重要因素,因为它加重了表达人类 Lewis$^b$ 转基因小鼠胃炎的严重程度。但是 Lewis$^b$ 阴性对照组的小鼠同 Lewis$^b$ 阳性小鼠一样,亦有 H. pylori 的定植。在 Lewis$^b$ 阴性组织中,CCUG17875 和 P466 菌株能够与 MUC5AC 阳性细胞结合,MUC5AC 的一些结构可能具有受体功能,然而这种与 MUC5AC 阳性细胞的结合是因为这两种菌株携带了功能性的 BabA 黏附素。H. pylori 的 BabA2 基因与较严重的临床疾病显著相关,定植于上皮的 H. pylori 若不表达 BabA 黏附素则引起的胃部疾病会较轻,而 H. pylori 的 BabA 与宿主受体 Lewis$^b$ 结构的黏附有效地促进了 H. pylori 的感染[8]。

2. H. pylori aA　H. pylori 只定植于分泌黏蛋白的胃上皮细胞上,并黏附于暴露在黏膜细胞外膜上的富含唾液酸的大分子上。早在 1988 年,Evans 等就发现 H. pylori 上存在一种纤维状的能与 N- 乙酰神经氨酰乳糖(NANLac,亦称唾液酸乳糖)结合的可溶性原纤维血凝素［N-acetylneuraminyllactose (NL)-binding hemagglutinin,NLBH］,并在体内获得了其产生抗体的血清学证据。通过克隆、测序分析发现,该片段有 3 个可读框(ORF),命名为 ORF1、ORF2、ORF3。Evans 等成功地识别了 ORF2 H. pylori aA 基因及产物 H. pylori aA,大小为 549bp,可表达 Mr20000 的蛋白,抗体检测和 Western 印迹法均证实,该蛋白具有与 NLBH 亚单位相同物质的相对分子质量、抗原特性以及与植物血凝素结合特点等,因此可认为该蛋白是 NLBH 的亚单位。

H. pylori aA 的核苷酸序列(TTGACAA 和 TGTTAT)与 E.coli ATG 启动密码子上游 -35 及 -10 区启动序列相似。然而,这些核苷酸序列的潜在功能尚待证实。这些 H. pylori 启动子样序列之间相差 29bp,与已报道的克隆的 H. pylori ureC 尿素酶基因上游相似序列间的 24bp 差异相接近。同样,可能导致 H. pylori aA 无效翻译的 AUA、CUA、CGR、AGR 和 GGR(R 为 A 或 G)密码子,仅占 H. pylori DNA 中所有密码子中的 5%。像许多其他的菌毛亚基一样,H. pylori aA 在倒数第二位有一芳香族氨基酸残基。Parkkinen 等人指出 E.coli 菌毛黏附素 SfaS 与 N- 乙酰神经氨酰 -2,3- 乳糖 (NANLac)部分结合,后者是 H. pylori aA 特异性受体。H. pylori aA 序列中含有一个异亮氨酸残基,与霍乱毒素 B 亚基(cholera toxin subunit B)及定植因子抗原 I(colonization factor antigen I)中的异亮氨酸残基在序列上处同一位置,提示这一残基同样参与唾液酸的识别。

H. pylori aA 中的氨基酸序列 KRTIQK(第 134~139 位氨基酸残基)与 SfaS 的唾液酸结合序列较一致,包含 KRTIQK 序列合成肽的特异性亲和纯化抗体可阻止人类红细胞凝血反应,这表明 KRTIQK 序列代表了 H. pylori NLBH 的受体结合部位。同样,通过免疫金电子显微扫描,用多肽特异性抗体定位 H. pylori 细胞中 H. pylori aA,结果同 NLBH 特异性抗体与细菌细胞反应非常相似。H. pylori aA 可能和其他菌毛黏附素一样是一个基因组合的复合体[9]。

H. pylori aA 能定位于不同的表面,在所有菌株的表面及鞭毛鞘上均表达,在不同菌株中基因表达相似。但 Hong 等利用限制性片段长度多态性分析发现,不同菌株的 H. pylori aA 基因存在变异。H. pylori aA 基因转录活性最高发生在细菌培养的第 3~4 天后,与下游的 omp18 基因同时转录,H. pylori aA 蛋白产量高峰在不同菌株中均相似,发生于第 3~7 天。所有被测菌株均含编码 H. pylori aA 的基因。但 O'Toole 等人却指出 H. pylori aA 是一种脂蛋白,其丢失至少不会影响

CCUG17874 型菌株的黏附。鉴于 H. pylori aA 是一种位于细菌表面的与唾液酸结合的黏附素,且在细菌表达中高度保守,基因研究显示 H. pylori aA 与其他已知蛋白无显著的同源序列,故越来越多的报道提出 H. pylori aA 可作为 H. pylori 感染疫苗抗原。

3. **中性粒细胞激活蛋白**(neutrophic-activating protein,NAP) H. pylori 感染的胃炎与十二指肠溃疡的胃黏膜内有大量白细胞浸润,表明胃黏膜的炎症和损害程度与白细胞浸润密切相关,也有研究显示消化性溃疡胃黏膜内能激活白细胞的 H. pylori 菌株明显多于活动性胃炎者中能激活白细胞的 H. pylori。为此,大量实验研究发现 H. pylori 水提取物中存在某些蛋白质成分,对白细胞和其他炎症细胞具有趋化和激活作用。Namavar 等从 H. pylori 的细菌抽提物和其外膜蛋白中分离出一种分子量为 16kD 蛋白质,它能特异地结合于黏蛋白的 MG1 片段。该蛋白能促使中性粒细胞黏附于胃黏膜上皮细胞,并有激活中性粒细胞的效应,被称之为 H. pylori 的中性粒细胞激活蛋白(NAP)。NAP 是一种铁蛋白,有多种生物学功能,不仅能通过 CD11a/CD18 和 CD11b/CD18 与细胞间黏附分子 -1(ICAM-1)相互作用从而促进白细胞黏附于内皮细胞,还能选择性地与中性粒细胞的酸性糖鞘脂(acid glycosphingolipid)相结合而调节其功能。Tonello 等应用计算机辅助的分子模型、分光显微镜和电子显微镜技术进行分析显示,HP-NAP 是一个四螺旋捆棒状结构(4-helix bundle)的蛋白质,构成十二聚体,其中每个低聚体最多能结合 500 个铁原子。编码 NAP 的 napA 基因几乎在所有 H. pylori 中均可检测到,但体外实验中不同菌株表达 NAP 的活性水平有很大差异。

HP-NAP 定位于细胞质,可在 H. pylori 被溶解时释放出来。HP-NAP 还能结合在 H. pylori 细胞膜的外表面,这是 HP-NAP 具备趋化、黏附功能的结构基础。体内外试验均显示,HP-NAP 可诱导中性粒细胞黏附于内皮细胞,因为 HP-NAP 可诱导中性粒细胞上调整合素 CD11b/CD18,通过与 ICAM-1 分子作用促使中性粒细胞结合至内皮细胞,且这种结合能被相应亚基的特异性抗体所中和。

在 HP-NAP 氨基末端序列的基础上已鉴别出 napA 基因,并在大肠杆菌的表达系统中得到克隆,使得大规模纯化 HP-NAP 成为可能,从而为生物学活动及受体特异性的研究提供了方便。napA 基因序列使 HP-NAP 处于主要包括铁结合细菌铁蛋白(iron-binding bacterioferritins)及 DNA 结合蛋白甚至嗜血菌属杜克雷菌(hemop hilus ducreyi)黏附素蛋白超家族的位置。Teneberg 等人已研究了由 $^{125}$I 标记的 HP-NAP 重组体的受体结合特异性,共发现了两种特异性结合。这种蛋白在其线性 NeuAcα3Galβ4GlcNAcβ3Galβ4GlcNAcβ 序列的终末端与鞘糖脂有很高的亲合性。人类中性粒细胞的鞘糖脂部分亦有该序列所含的神经酰胺。NAP 蛋白结合至靶细胞表面进而触发了由 HP-NAP 介导的中性粒细胞活化。HP-NAP 对白细胞具有趋化作用,其机制类似于 fMLP(N-formyl-methionyl-leucyl-phenylalanine,N- 甲酰 - 甲硫氨酰 - 亮氨酰 - 苯丙氨酸)、C5a、血小板活化因子(PAF)及 IL-8 等趋化因子的作用,提示 HP-NAP 受体可能是蛇形弯曲状(serpentine)的细胞表面跨膜蛋白质。HP-NAP 能诱导中性粒细胞和单核细胞表达 β2- 整合素(β2-integrin),以此介导白细胞的黏附及吞噬作用及介导细胞与细胞外基质间的黏附。同样,HP-NAP 与硫苷脂(SO3Galβ1-Cer)及神经节苷脂神经酰胺(SO3Galβ3GalNAcβ4Glcβ1-Cer)有高度亲和力,而未发现人类中性粒细胞与硫苷脂及神经节苷脂神经酰胺之间有如此高的亲和力。综合这些发现,Namavar 等[10]人认为 HP-NAP 是一种对 H. pylori 黏附于硫糖脂黏蛋白(sulfo-glycolipid mucin)起主要作用的蛋白,其可特异性地与硫酸化碳水化合物诸如 MG1 上的硫酸化 Lewis[a] 结合。有研究发现海藻食物中的岩藻多糖成分可阻断硫苷脂及 Lewis 介导的 H. pylori 对胃上皮细胞的黏附,从而达到抗溃疡效应[11]。同样,H. pylori 及纯化的 HP-NAP 均可与 SO3-3-Gal、SO3-NAcGlc 结合,HP-NAP 也可与硫酸化的 Lewis[x] 及 Lewis[y] 抗原轻度结合。现已证实 HP-NAP 黏附、结合黏蛋白的相关功能区是一含 16kD 的铁蛋白,它由 144 个氨基酸组成,其 N- 末端包含 5 个亚铁氧化酶中心,每个亚铁氧化酶中心由 7 个氨基酸构成,具有同源性及相对保守。

目前认为 HP-NAP 黏附作用主要机制为:HP-NAP 特异地结合于黏蛋白的 MG1 片段,从而介导 H. pylori 黏附于黏蛋白的硫酸化碳水化合物上,而且 Namavar 发现在低 pH(6.0~6.5)条件下这种结合会增强。

**4. 唾液酸结合黏附蛋白(sialic acid binding adhesion protein,SabA)** 胃黏膜上作为 H. pylori 目标的两个主要的碳水化合物是 ABO/Lewis[b] 抗原及唾液酸化 Lewis[x/a](sialyl-Lewis[x/a],sLewis[x]/sLewis[a])抗原。在健康的黏膜中,ABO/Lewis[b] 占主导地位,而在炎症的黏膜中 Lewis[x/a](sLewis[x]/sLewis[a])占主导。

唾液酸结合黏附蛋白(SabA)是 H. pylori 表达的另一种重要的黏附素。H. pylori 感染可致胃上皮细胞唾液酸化的 Lewis[x] 二聚体鞘糖脂(sialyl-dimeric-Lewis[x] glycosphingolipid)的表达增加,以此作为细菌受体,通过 SabA 使 H. pylori 结合于唾液酸化的 Lewis[x](sLewis[x]),而 sLewis[x] 在健康的非炎性胃黏膜是缺乏的[12]。在 H. pylori 感染的早期阶段,BabA 与 Lewis[b] 抗原(ABO/Lewis[b])的结合非常重要。然而,随着炎症反应的增加,唾液酸化 -Lewis[x] 抗原(sLewis[x])亦随之增加。通过 SabA 黏附于唾液酸化鞘糖脂(sialyl-glycosphingolipid),尤其是 sialyl-Lewis[x/a],H. pylori 与炎症状态下胃黏膜的黏附增强了,所以 SabA 介导的黏附是细菌成功定植于胃部、建立炎症过程及维持持续感染状态的一个相关因素[13]。Marcos 等指出 H. pylori 诱导的炎症导致糖基转移化 -β3GnT5(glycosyltransferase β3GnT5)的表达增加,而后者是 sLewis[x] 抗原合成过程中的一个重要因子。β3GnT5 的诱导依赖于 TNF-α,异位表达 β3GnT5 的细胞与 SabA 阳性菌株的黏附率较高。这些均显示了胃黏膜炎症与黏附素 SabA 之间的密切联系:一方面,SabA 促进了 H. pylori 定植及后续炎症的持续;另一方面,胃黏膜炎症可引起 SabA 特异性受体之一 sLewis[x] 的合成因子增加,进而可能增进 H. pylori 通过 SabA 与胃黏膜黏附。

SabA 表达存在"开"与"关"间的转换,提示胃部环境的改变可能决定了 SabA 的上调与否[13]。研究发现,H. pylori 基因组中存在大量的简单重复序列(simple sequence repeats,SSRs),正是这些简单重复序列构成了某些偶发事件的轨迹。通过滑动错配机制(slipped strand mispairing,SSM),形成不同的 SSRs,以便 H. pylori 适应宿主环境。Aberg 等[12]指出,位于 sabA 启动子区域的 T 重复带(T-repeat tract)影响着 SabA 的表达,这其中的机制包括能够影响 RNA 聚合酶(RNAP)之间相互作用的启动子 DNA 结构的变化,而这种启动子结构的变化是在没有已知的反式作用因子(transacting regulators)的情况下进行的。sabA 编码区 5' 端胞嘧啶 - 胸腺嘧啶二核苷酸(CT)重复序列引起平移的移码突变及"开"与"关"的阶段改变。另外,胸腺嘧啶核苷酸重复区与 sabA-35 启动子元件间位置相近。这种 T-tract 的长度在不同的菌株间存在变异,而正是这种长度变异被认为会影响 sabA 的表达。故不同菌株间 SabA 黏附素是不一样的。

由于人体胃黏膜糖基化方式（glycosylation pattern）经常性地发生变化，H. pylori 的黏附能力亦需做出相应的变化。在持续性感染中，需要最佳的细菌因子以适应随时变化的宿主环境。事实上，不同菌株间 SabA 的表达水平往往需与其所结合的同源 sLewis$^x$ 受体的活动性相匹配。Aberg 等[12]分离了来自瑞典、美国、意大利、澳大利亚、英国 5 个国家，且来自不同胃部疾病的 5 类菌株。通过对各菌株 sabA 启动子（PsabA）区的测序发现，-10 及 -35 区启动子区间存在变异。同样，靠近 -35 区的 T-tract 长度也存在变化。作者对 12 个菌株的 PsabA 进行了测序，与已发表的 49 株 H. pylori 基因序列的 T-tract 长度进行比对，共发现 51 株编码 sabA 基因，而 T-tract 的长度大致在 $T_5$~$T_{22}$ 的范围内变化，其中又以 $T_{13}$~$T_{17}$ 最常见。为了模拟体内环境下 H. pylori 与上皮细胞上 sLewis$^x$ 受体的黏附，他们运用荧光素标记不同的 T-tract 长度作为胃组织探针，发现 SabA 高表达的 $T_{13}$ 菌株的组织结合能力明显高于 SabA 低表达的 $T_9$ 和 SabA 中度表达的 $T_{18}$ 的菌株。

然而，这种机制并非 SabA 或 H. pylori 所特有，H. pylori 中的其他基因也有与 sabA 相似的 T- 或 A-tract，其长度同样是起着变阻调节器样（rheostat-like）作用以调节同源启动子相对应蛋白的产量[12]。其他像 H. pylori 一样，所含反式作用因子有限的细菌可能亦存在大量这种 SSRs 的基因调节机制。这种通过启动子附近 SSRs 介导的机制，是 H. pylori 等细菌转录调节的一种可能机制。

总之，H. pylori 中简单重复序列（SSRs），例如通过 SSM 机制改变了 T-tract 长度，这些 T-tract 长度的变异改变和影响了局部 DNA 结构，尤其是使这些作为 PsabA 的局部 DNA 结构受到影响，同时 T-tract 长度通过变阻调节器样机制（rheostat-like mechanism）影响 RNAP 之间的相互作用，调节 RNA 聚合酶（RNAP）α 亚基与 sabA 启动子（PsabA）相互作用，改变 RNA 聚合酶结合于 sabA 启动子的效力，从而调节 sabA 基因表达，进而影响与 sLewis$^x$ 受体结合的活性[12]。对于 SabA，最佳的 T-tract 长度（在菌株 SMI109 中为 T13）使得 A- 盒（A-boxes）处于一个有利的阶段，使 UP 样元件（UP-like elements），如启动子中包含 A- 盒的区域及核心启动子（core promoter）得到调整以促进 RNAP 间的相互作用，从而促进启动子的活性，进而使不同 H. pylori 的 SabA 得到不同程度的表达，或同一 H. pylori 在不同的宿主环境中得到相应的表达。

5. **黏附素相关脂蛋白 A/B（adherence associated lipoprotein A and B，AlpA/B）**　黏附素相关脂蛋白 A/B（AlpA/AlpB）也是 OMPs 中的一员，起初被发现是一种促进 H. pylori 结合至 Kato-Ⅲ细胞及胃表面上皮顶端的蛋白。Odenbreit 等分离和鉴定了 H. pylori 上这两种基因并命名为 alpA 和 alpB。alpA 和 alpB 高度同源，转座子插入诱变、免疫印迹和引物延伸等方法的研究表明，这两种基因位于同一个操纵子内，共同由同一操纵子转录。但是它们转录起始位点上游的增强子序列不同。alpA 和 alpB 均编码外膜蛋白超基因家族中的包含 518 个氨基酸的蛋白质。其中，alpA 带有一个编码功能性脂蛋白的序列，而 alpB 带有一个标准的 N- 末端信号序列，且显示了与 alpA 相似的氨基酸顺序。这两种蛋白质的 C- 末端部分在外膜均形成如同外膜蛋白一样的 β 结构，包含有 14 条跨膜的 β 链。

alpA/alpB 基因的同源突变体的抑制实验表明，这两种蛋白质对 H. pylori 特异性黏附于人类胃组织而言是必需的。缺乏 AlpA 和 AlpB 的基因敲除菌株在小鼠和几内亚猪动物模型存在严重的定植缺陷[13]。体外试验显示，AlpA 和 AlpB 蛋白均能与小鼠的层粘连蛋白黏附[14]，Yamaoka 等人研究发现，AlpA 和 AlpB 蛋白均能在体外与小鼠的层粘连蛋白相结合，质粒合成的 *alpA* 同样具有结合层粘连蛋白的能力[15]。但尚无公认的 AlpA/AlpB 黏附受体。

与其他黏附素不同的是，AlpA 和 AlpB 均不受"开"或"关"的阶段变化（phase variation）的影响，而且几乎所有临床分离株均同时表达这两种蛋白[13]。运用流式细胞术研究胃上皮细胞的实验证实，AlpA/AlpB 涉及细胞黏附及调节级联促炎症细胞内信号传导。*alpA/alpB* 基因敲除菌株难以定植于 C57BL/6 小鼠的胃黏膜、且导致 KC 和 IL-6 黏膜水平的降低，这同样证实了上述结论。

6. **外膜蛋白 A（out inflammatory protein A，OipA）** 外膜蛋白 A（OipA）同样属于 OMP 族，是一个分子量为 34kD 的细胞表面蛋白，由 *HopH* 基因编码，最初被描述为一种以依赖于Ⅳ型分泌系统（T4SS）促进 IL-8 产生从而增加炎症反应的蛋白[16]。OipA 通过类似于 cagPAI 依赖机制的干扰素刺激反应元件（interferon stimulated response element，ISRE）增强 IL-8 的分泌[13]。OipA 的表达受与 *HopH* 基因 5' 末端 CT 二核苷酸重复序列数量相关的滑动错配机制（SSM）的调节，与包括十二指肠溃疡、胃癌在内的一些严重临床结局相关。与野生株相比，OipA 基因敲除株与胃癌细胞、AGS 细胞和 Kato-Ⅲ的黏附能力下降[16]，加入被敲除基因后这种突变株的黏附能力得以恢复。功能性 OipA 的表达同 BabA、SabA 一样存在阶段变化（phase variation），可通过染色体复制期间的 SSM 机制在"开"和"关"之间转换。在西方型临床分离株中，OipA 的表达状态通常与 cagPAI、VacA s1 及 VacA m1 等位基因变异体的出现相关[13]。故难以确定 OipA 状态与临床表现之间的相关联系，因为从表面上看 OipA 状态并非完全不受其他细菌基因因素的影响。然而，和其他黏附素一样，在沙鼠感染模型中 OipA 似乎也是一个重要因素，因为 OpiA 缺陷株不能感染宿主、不能诱导慢性炎症及肠化的产生。

然而，通过敲除 *opiA* 发现，OpiA 可诱导黏着斑激酶（focal adhesion kinase，FAK）磷酸化，导致下游丝裂原活化蛋白激酶（MAPK）和 ERK1/2 的激活及肌动蛋白应力纤维（actin stress fibers）的形成。基因敲除变异株亦提示，OpiA 介导的 FAK 激活可能是表皮生长因子受体（EGFR）信号变化的结果，然而，激活 EGFR 需要一个功能性的 T4SS，单独的 CagL 重组体亦可以激活 EGFR。*opiA* 敲除突变株不能激活包括 PI3K-PDK1（phosphoinositide-dependent kinase-1，磷脂酰肌醇依赖性激酶 1）-Akt 在内的 EGFR 信号级联反应，以及最终的 IL-8 分泌诱导[13]。

总之，OpiA 是一种与 *H. pylori* 炎症相关的黏附素，它可能直接参与了主要由 T4SS/CagAL 因子激活的信号转导通路。通过直接激活至今未知的受体或间接通过介导 *H. pylori* 与宿主细胞间的紧密黏附的方式，促进了 T4SS 依赖的细胞反应，导致更强的 T4SS/CagA 介导的信号释放[13]。*H. pylori* OpiA 蛋白的表达与十二指肠溃疡、胃癌、*H. pylori* 高密度及严重的中性粒细胞浸润程度显著相关[15]。然而，到目前为止，尚未发现 OpiA 可结合的特异性受体或表面分子。

7. **HopZ** HopZ 是另一个位于细菌表面的 *H. pylori* 黏附素，1999 年 Peck 等[17]对来自 *H. pylori* 菌株 ATCCA3504 外膜蛋白的 19 种蛋白质进行了氨基酸测序并推断了其寡核苷酸序列，进一步建立基因文库筛选和克隆了与 *H. pylori* 黏附相关的 *hopZ* 基因。该基因表达一由 681 个氨基酸构成的成熟蛋白，分子量为 74.2kD，pI 为 8.4。免疫荧光研究表明该蛋白位于细菌表面。*hopZ* 基因信号肽编码区的胞嘧啶胸腺嘧啶 - 二核苷酸重复结构导致该基因的表达出现"开"或"关"之间的阶段性变化(phase variation),该基因的转录调节同样受 pH 的变化及与胃上皮细胞接触等的影响。

对来自 15 种不同 H. pylori 菌株的基因序列分析,发现 hopZ 中存在 2 种等位基因,其中等位基因 I 含有一个独特的 20 个氨基酸区域,它们各自的基因产物都与黏附相关。hopZ 表达的调节可能是通过位于信号肽编码区 CT- 二核苷酸重复结构的 SSM 机制进行的。不同菌株的全菌蛋白印迹分析和免疫荧光研究表明,仅可读框中有足够编码完整蛋白的 CT- 二核苷酸重复数量的菌株中才有能表达 HopZ 蛋白。黏附测定表明野生株 ATCCA3504 能黏附于人类胃上皮细胞,而 hopZ 基因敲除株的黏附明显减少,然而,缺乏 HopZ 并不影响细菌定植于几内亚猪胃部的能力。另外,从感染的志愿者分离株中发现,HopZ 同 BabA、SabA、OipA 一样,存在"开"和"关"之间转换的阶段性变化,强烈提示定植期间体内存在对 HopZ 的选择[15]。然而,至今为止,与 HopZ 结合的宿主受体仍然未知。

8. **热休克蛋白 60**　热休克蛋白(heat shock protein,HSP)是不同的环境应激,如温度变化、炎症、病毒感染、恶性转化、放射、重金属和缺氧等诱导所产生的一种高度保守的分子量为 60kD 蛋白,不仅存在于原核生物同样存在于真核细胞中。该类蛋白参与了机体的一系列重要的生理过程,如多肽的折叠、组装和跨膜转运等。从进化的观点来讲,HSP60 家族成员是所有生存的有机体中最保守的蛋白质,人类与微生物之间有 70% 的序列同源。同人类等真核生物不同的是,微生物的 HSP60 多位于细胞表面。运用针对 HSP60 的多克隆抗体的流式细胞术分析发现,不同菌株 HSP60 的表达强度不同,表达的强度与 H. pylori 黏附于胃癌细胞 MKN45 的比率相关[18],而且用针对 HSP60 的单克隆抗体 MAb3C8 对胃上皮细胞进行染色发现呈阳性,这些结果均提示 H. pylori HSP60 与胃部上皮细胞间存在同源的抗原表型。

Huesca 等研究发现,H. pylori 表面的 HSP60 能够特异性地结合人胃黏膜上的一种硫酸糖脂(sulfoglycolipids)——硫酸脑苷脂(sulfatide),而且这种结合是 pH 依赖性的。Yamaguchi 等进一步用 HSP60 的单克隆抗体(MAbH20)结合流式细胞术研究 HSP60 在 H. pylori 黏附过程中所起的作用,结果显示,经 MAbH20 处理后的 H. pylori 黏附人胃癌细胞 MNK45 和原代培养的人胃上皮细胞的能力明显低于未处理过的 H. pylori[18]。上述研究结果说明 HSP60 是 H. pylori 的黏附素之一。

9. **过氧化氢酶**(hydrogen peroxidase)　过氧化氢酶,又称触酶(catalase,CAT),是一类广泛存在于动物、植物和微生物体内的末端氧化酶,酶分子结构中含有铁卟啉环,每个酶蛋白分子中含有 4 个铁原子。过氧化氢酶是在生物演化过程中建立起来的生物防御系统的关键酶之一,其主要的生物学功能是催化细胞内过氧化氢分解,防止过氧化。部分病原体能够生成过氧化氢酶以降解过氧化氢,使其能在宿主体内得以存活。Odenbreit 等根据文献报道,用磷脂酰乙醇胺(phosphatidyl ethanolamine,PE)标记的黏附素 N- 端序列设计引物,建立质粒文库,分离了 5 种独立的质粒克隆,发现所有克隆为同一基因,该基因被命名为 katA(即编码 CAT 的基因),含 1 518 个核苷酸,编码含 505 个氨基酸的蛋白质,分子量为 $58.599 \times 10^3$。研究表明该蛋白质即为 H. pylori 的过氧化氢酶。转座子插入诱变显示 katA 为单拷贝。序列分析表明 katA 与真核及原核生物的过氧化氢酶有高度同源性。然而，与前人文献报道不同的是，黏附实验表明 *katA* 与 *H. pylori* 的黏附无关。因此，关于过氧化氢酶可否作为 *H. pylori* 黏附素还需进一步研究。

10. **磷脂酶 A（phospholipase A，PldA）** Dorrell 等[19]通过对 *H. pylori*26695 基因序列的研究发现了与大肠杆菌外膜磷脂酶 A 同源的蛋白（*H.PYLORI*0499），据此设计引物，以 *H. pylori*26695 染色体 DNA 为模板，扩增了一段 471bp 的基因序列，这占了 *H. pylori* 磷脂酶 A（PldA）序列的 44.2%。进一步构建其突变株，在体外对其磷脂酶 A2 溶血活性进行研究，同时进行了黏附和定植能力的评价。结果表明，突变株的磷脂酶 A2 溶血活性明显下降，而且不能定植于小鼠，但能诱导明显的免疫反应，故推测其有可能作为黏附素介导 *H. pylori* 与宿主胃上皮黏膜的黏附，但磷脂酶 A 突变株黏附人胃腺癌细胞的能力未受到影响。

11. **LabA** LabA 由 Rossez 等[20]提出命名，并阐明了 LabA 作为 *H. pylori* 的黏附素参与了 lacdiNAc 分子的识别。该黏附素是一种大小为 77kD 的蛋白质，蛋白质组学分析显示，其所测序的多肽与 *H. pylori* 26 695 菌株中 *H.PYLORI*0025 基因编码的多肽相匹配，而 *H.PYLORI*0025 基因 hopD 同样属于 *H. pylori* OMP 基因中的 hop 家族。故推测该蛋白可能亦是 OMPs 中的一种。该黏附素能特异性识别 lacdiNAc，后者由 MUC5AC 携带，分子形式为 GalNAcβ1-4GlcNAc。Rossez 等人通过构建 *H. pylori* B128 labA 敲除菌株，行原位黏附试验发现，较野生菌株比，该基因敲除株的胃黏膜表面黏附能力明显下降，故而提出 LabA 在体内参与了 *H. pylori* 对胃黏膜的黏附。

*H. pylori* 具有严格的嗜组织性（tissue tropism），尽管与 Lewis[b] 血型抗原结合的 BabA 和与唾液酸化 Lewis[a] 或 Lewis[x] 结合的 SabA 是 *H. pylori* 的两个重要黏附素，但两者的受体多聚糖分子并非只局限于胃黏膜，因此这些黏附素的功能性结合不能解释 *H. pylori* 严格的嗜组织性。而作为 LabA 的特异性受体，lacdiNAc 只表达于人类胃黏液细胞表面并与胃部 MUC5AC 同在。之前的研究已证实 MUC5AC 构成了 *H. pylori* 的特异性受体，但未阐明黏蛋白中的哪一多肽或糖基化区域参与了 *H. pylori* 的黏附。LabA 及其受体的发现可能解释 *H. pylori* 的嗜组织性及与 MUC5AC 的关系。

12. **Lewis[x] 结构** 除了上述黏附素外，Valkonon 和 Trust 也认为 *H. pylori* 菌体表面的脂多糖（LPS）、菌毛蛋白等也应属于黏附因子。Edwards 等采用插入突变的方法研究了 LPS 的 O 抗原侧链（side chain）中 Lewis[x] 结构的黏附作用。插入突变产生的 galE 突变株表达缺乏 Lewis[x] 结构的 LPS，rfbM（GDP- 岩藻糖合成中的关键酶）突变株的 LPS 尽管含有 Lewis[x] 结构，但缺乏岩藻糖，不能与抗 Lewis[x] 结构的单克隆抗体反应。进一步的黏附试验显示野生株能够特异地黏附于人类胃上皮细胞表面，而突变株则不能。这些结果表明 Lewis[x] 结构在 *H. pylori* 的黏附过程中扮演着重要的角色[5]。

综上所述，大多数 *H. pylori* 黏附素是其菌体的一种外膜蛋白，其表达可在"开"与"关"之间转换，受宿主环境、菌体本身基因特定序列变化的影响，通过 SSM 机制或其他方式，*H. pylori* 黏附素的表达存在动态变化。这些黏附分子与 *H. pylori* 侵犯宿主细胞密切相关，是其实现动态黏附的重要分子基础，它们使 *H. pylori* 避免受到胃蠕动等机械机制的清除，从而为 *H. pylori* 侵袭胃黏膜、持续存在并在机体复制等创造条件，是 *H. pylori* 致病所必需的因子。然而，这种黏附作用的发挥尚需相应受体的配合。以下介绍近年来报道的 *H. pylori* 的几种常见受体。

### 三、幽门螺杆菌黏附素受体

早期由于试验方法简单，发现黏附素的潜在价值有限，对 *H. pylori* 受体认识的调查主要集中在凝血反应上，而非胃组织本身所固有的组分。红细胞凝集反应及糖类复合物的抑制试验相继发现了 N- 乙酰神经胺酰乳糖［N-acetyl-neuraminyl-（α-2,3）-lactose，NANA］或唾液酸可能作为被菌株某些部分识别的受体。

1. **Lewis 血型抗原**　Lewis 血型抗原是糖蛋白（glycoprotein）和糖脂（glycolipid）上的碳水化合物样结构，它们广泛分布于机体，不仅存在于红细胞而且存在于分泌细胞尤其是上皮细胞中，寡糖成分和内部残基连接的微小差异决定了其抗原的特异性。这些抗原结构主要由两种类型的 O- 糖基主链结构所携带[8]，即 1 型——包含 Gal（β1-3）GlcNAc，2 型——包含 Gal（β1-4）GlcNAc。1 型主链的岩藻糖基化（fucosylation）导致血型抗原 Lewis$^a$、Lewis$^b$、H-1 的表达，而 2 型主链的岩藻糖基化导致血型抗原 Lewis$^x$、Lewis$^y$、H-2 的表达。

1996 年，Wadstrom 等推测处在休眠或生长缓慢状态的 *H. pylori* 能够与胃黏膜表面和上皮细胞的 Lewis 血型抗原相互作用以促进其定植，之后 Ilver 等研究了 Lewis 血型抗原中 Lewis$^b$ 调节 *H. pylori* 黏附的作用。研究显示，含 Lewis$^b$ 的可溶性糖蛋白或抗 Lewis$^b$ 抗体能抑制 *H. pylori* 黏附于胃上皮细胞。另外，他们检测了 95 株临床分离株结合 $^{125}$I 标记的血型抗原的能力，发现 90% 的菌株具有血型抗原结合能力，其中 66% 的菌株能与 Lewis$^b$ 结合。同时，Namavar 等也证实了 *H. pylori* 的 NAP 能够结合 Lewis$^x$。Bosch 等调查了应激状态下唾液中硫酸化 Lewis（sulfo-Lewis，S-Lewis）水平与 *H. pylori* 黏附的关系。结果显示，随着应激状态下唾液中 S-Lewis 浓度、分泌量及 S-Lewis/ 总蛋白比率的增加，唾液介导的 *H. pylori* 黏附也增加。上述结果进一步证实了 Lewis 血型抗原作为 *H. pylori* 受体的重要地位[5]。

Lewis$^b$ 结构介导 *H. pylori* 黏附于胃上皮，与 Lewis$^b$ 相互作用的黏附素就是之前提及的已被克隆并命名为"血型抗原结合黏附素"的 BabA，是 *H. pylori* 基因组中约 30 个成员中的一员。在胃黏膜上皮表达人类 Lewis$^b$ 结构的转基因小鼠中的研究表明，Lewis$^b$ 可作为 *H. pylori* 的黏附受体介导 *H. pylori* 黏附于胃小凹细胞与表面黏液细胞。

Lewis 抗原的表达与 ABO 血型分类相关，取决于机体的分泌状态。Lewis$^b$，像 Lewis$^y$ 一样，仅表达于能够产生 α（1,2）-fuc［α（1,2）-fucosyltransferase］、以为糖链提供 H- 结构的"分泌型"个体[8]。在西方人群中，大约 80% 的个体是"分泌型"，其能够在糖类上产生 Lewis$^b$ 抗原。缺乏 α（1,2）-fuc 的非分泌型个体仅产生少量含 Lewis$^b$ 在的糖类，而只有能结合 Lewis$^b$ 的 *H. pylori* 菌株才能够黏附相关组织。

在 Lewis$^b$ 的介导作用中，Lewis$^b$ 中的岩藻糖残基起着重要作用，但同样含有岩藻糖残基的 ABO 血型物质却无此作用。初乳中含有的高浓度的分泌型 IgA 可特异性地阻断 *H. pylori* 与胃黏膜上皮细胞表面的 Lewis$^b$ 血型物质的结合。血清型 IgA 因缺乏高比例的 N- 和 O- 糖苷键相连的寡糖基修饰而不具有这种抑制作用。

2. **黏蛋白** 黏蛋白是一种广泛覆盖于机体黏膜表面的黏液蛋白,与宿主的黏膜防御密切相关,它们也是微生物识别与结合的位点。一方面,微生物与黏蛋白的结合能阻止微生物侵袭黏膜上皮细胞而使微生物易于被宿主清除;另一方面,*H. pylori* 具有动力性,借助诸如 HP-NAP 等与黏蛋白黏附结合,使 *H. pylori* 在胃黏膜上皮细胞表面定植并发挥其致病作用。

在人体中,*H. pylori* 主要寄居于胃黏液层,接近或黏附于产黏液的上皮。黏液层主要由胶体状的黏蛋白 MUC5AC 组成,胶体层总厚度大概约 100μm,*H. pylori* 通常位于上皮上部胶体层的上四分之一区域(0~25μm)。感染者胃窦部 *H. pylori* 通常特定地定植于 MUC5AC 及产 MUC5AC 细胞[8]。黏蛋白 MUC5AC 是一种分子量大、O- 糖基化(O-glycosylated)显著的糖蛋白,是正常胃黏膜组织中 Lewis[b] 糖化结构最重要的载体,作为一种分泌性的以黏液形式存在的黏蛋白,其在胃黏膜的大量产生使其成为 *H. pylori* 潜在受体的代表。编码 MUC5AC 的基因已被克隆,由胃腺体表面黏液细胞表达。除了 MUC5AC 外,正常胃窦黏膜可表达分泌型 MUC6 黏蛋白。这两种黏蛋白具有独特的表达形式,由胃窦内腺体的不同细胞表达。MUC6 主要由位于胃窦腺体上皮的较深层细胞表达。不同的血型抗原尤其是 Lewis 抗原,与正常胃黏蛋白表达的分布情况存在一定关系[8]。在人体胃部,MUC5AC 的表达与 1 型血型抗原 Lewis[a]、Lewis[b] 相关,而 MUC6 与 2 型抗原 Lewis[x]、Lewis[y] 密切相关。

总之,一方面,黏蛋白 MUC5AC 的表达与人类胃部 Lewis[b] 抗原的出现紧密相关,故可认为 MUC5AC 是 Lewis[b] 的主要载体;另一方面,MUC5AC 存在于正常胃部上皮,而不存在于食管或十二指肠,这也正是 *H. pylori* 常栖息于胃部的特点。这两方面均提示黏蛋白 MUC5AC 构成了 *H. pylori* 黏附于人体胃部的主要受体。

3. **lacdiNAc** Rossez 等[20]运用免疫组织化学分析,通过抗 MUC5AC 多克隆抗体(LUM5-1)或 lacdiNAc 抗体发现 lacdiNAc 在贲门部不表达,在胃底部仅黏膜浅层有表达,在胃幽门腺较深部位表达,而在胃体部位黏膜中层、黏膜中层均有表达。有 lacdiNAc 的地方通常亦可发现 MUC5AC 黏蛋白。然而,免疫组织化学却显示 MUC5AC 可深达所有腺体,表明胃部 MUC5AC 上并非总是有 lacdiNAc 的出现。MUC5AC 不只见于胃黏膜,亦可见于肺等。然而,lacdiNAc 只与胃部的 MUC5AC 相关。从纯化的黏蛋白中分离出携带有 lacdiNAc 的 O- 多聚糖的实验发现,成人胃黏蛋白 O- 多聚糖中只有大约 7% 携带了 lacdiNAc,且这种携带有 lacdiNAc 的 O- 多聚糖的结构为 Fucα1-2Gal1-3(GalNAcβ1-4GlcNAcβ1-6)GalNAcol。作者进一步实验,将人体胃黏膜组织分别经针对 Lewis[b] 和 lacdiNAc 的单克隆抗体预处理,发现 J99 菌株与抗 Lewis[b] 或抗 lacdiNAc 孵育后,其对胃黏膜的黏附能力下降了约 65%,26695 菌株与 Lewis[b] 抗体预处理后其胃黏膜组织的黏附能力未见下降,而经 lacdiNAc 抗体预处理的胃黏膜组织黏附能力下降了 70%。而 26695 菌株不表达功能性的 BabA 和 SabA 黏附素,从而可知 lacdiNAc 是一种确认的但尚未被描述的黏附分子。

Rossez 等[20]发现,lacdiNAc 的表达与 *H. pylori* 定植相关,所有检测的 *H. pylori* 菌株均与该分子明显黏附。无 lacdiNAc 的情况下共培养 *labA* 敲除菌株不会改变其黏附能力,而这与野生株所观察到的现象恰好相反。在胃黏膜的深部(该区域存在 MUC5AC 而无 lacdiNAc 表达)*labA* 基因敲除株的黏附能力与野生株相似,这一发现进一步支持了 LabA 与 lacdiNAc 之间的特异性联系。

4. TFF1　与组织特异性相关的黏附素受体TFF1（又称pNR-2/Ps2蛋白），由胃上皮分泌细胞特异表达，属于三叶因子家族（trefoil factor family，TFF），该蛋白有60个氨基酸，其7、17、27、32、33、44、58位均是半胱氨酸，7~33、17~32、27~44之间分别通过分子内二硫键相连，分子内由此形成的环交叠形成三叶草样结构，分子间通过58位上的半胱氨酸形成分子间二硫键，组成二聚体或者复合体。Clyne等利用E.coli HB101克隆表达的TFF1单体、TFF1二聚体包被于乳胶珠（latex beads）表面，通过流式细胞术证明H. pylori菌株NCTC11637、N6、SS1、PU44能结合到TFF1二聚体包被的乳胶珠上。此外，包被在右旋糖苷芯片上的TFF1二聚体在达到0.88ng/mm$^2$时，H. pylori能够专一地结合到芯片上，而这种结合能够被浓度为1.56μg/ml的可溶性TFF1二聚体所阻断。研究还证明，TFF1和MUC5AC均由胃黏膜上皮细胞分泌。TFF1可能是通过结合黏蛋白（mucin）上富含半胱氨酸的结构域VWFC1、VWFC2与MUC5AC相互作用，并且MUC5AC倾向于和TFF1二聚体结合在一起。TFF1能够改变液体状态的黏蛋白的特征，使其黏性和韧性都有增强，并加快其向胶样结构的转化。TFF-1缺失小鼠的胃窦部和幽门部黏膜可因严重增生和发育不良而出现功能失调。实验还证明，H. pylori与Lewis$^b$的结合同H. pylori与TFF1二聚体的结合两者之间相互独立。人和小鼠的TFF-1的mRNA之间只有72%同源性。TFF1可能是决定H. pylori的组织特异性的受体，但是与它对应的黏附素还未知[21]。

5. **硫脑苷脂（sulfatide）**　硫脑苷脂是一种糖基部分被一个或多个硫酸基酸化的鞘糖脂，最简单的硫脑苷脂为硫酸脑苷脂，人体胃黏膜上存在这种酸性糖鞘脂。Kamisago等[22]用胃癌细胞系KATO Ⅲ作为H. pylori黏附的细胞模型，检测了硫酸脑苷脂在H. pylori黏附中的作用，并用流式细胞术半定量分析了多种物质对H. pylori黏附于KATO Ⅲ细胞的影响，结果显示硫酸化的糖类结合物，如肝素和胃黏蛋白，可显著抑制H. pylori黏附于KATO Ⅲ细胞，KATO Ⅲ细胞膜成分也强烈抑制此黏附过程，而这种细胞膜成分是以硫酸脑苷脂作为其主要的酸性糖鞘脂。除了硫酸脑苷脂，H. pylori并不结合于KATO Ⅲ细胞的任何其他糖鞘脂。抗硫酸脑苷脂的单克隆抗体明显减少H. pylori对KATO Ⅲ细胞的黏附，这些结果提示，硫酸脑苷脂和其他相关的硫酸盐化合物可能是H. pylori黏附于细胞的主要受体。日本学者Hata的研究发现，稀释100~200倍的牛奶可以通过抑制H. pylori黏附于硫脑苷脂从而抑制H. pylori对胃黏膜的黏附。上述情况表明硫脑苷脂是H. pylori的一种黏附素受体。

6. **非酸性鞘糖脂（Lewis$^c$）**　Teneberg等从人的粪便、胃组织、胃黏膜细胞中分离出一种约能被88%的H. pylori黏附的非酸性鞘糖脂——lactotetraosylceramide，又被称作Lewisc抗原，只表达在人的胃肠道中，其结构为Galβ3GlcNAcβ3Galβ4Glcβ1Cer，末端Galβ3GlcNAcβ3是决定能否黏附的关键结构。Lewisc与Lewis$^b$——Fucα2Galβ3GlcNAcβ3（Fucα4）Galβ4G lcβ1Cer非常相似，但是两个岩藻糖残基使H. pylori无法在空间上直接接触到Galβ3和GlcNAcβ3，这种空间位阻可能阻碍了Lewis$^c$作为受体的功能。

7. **磷脂酰乙醇胺（phosphatidylethanolamine，PE）**　磷脂酰乙醇胺（PE）是广泛存在于宿主胃黏膜细胞中的一种脂质，只是不同来源的PE，其脂肪酸的组成存在差异。Lingwood等最早发现人的胃窦部存在一种能与H. pylori特异结合的甘油脂（glycerolipid）成分，后经高压液相色谱分析证实为 PE。不同来源的 PE 与 *H. pylori* 结合的实验表明，PE 的长链疏水部分是其核心区。之后的研究者进一步发现，PE 的脂肪酸成分与 *H. pylori* 黏附有关。Bitzan 等用含 PE 的牛初乳对 *H. pylori* 黏附的抑制实验也说明 PE 是 *H. pylori* 黏附的受体之一。

8. **整合蛋白（integrin）** Su 等在体外利用表达 β1- 整合蛋白的细胞及其相应的 β1- 整合蛋白缺陷细胞株（β1-integrin-deficient cells）研究了整合蛋白在 *H. pylori* 黏附过程中所起的作用。结果显示，*H. pylori* 黏附于 β1- 整合蛋白阳性细胞的能力要显著高于 β1- 整合蛋白阴性细胞，抗 α5 和 β1 整合蛋白的抗体能减少 *H. pylori* 与表达 α5 和 β1 整合蛋白的胃上皮细胞的黏附。而且，整合蛋白介导的侵入有助于 *H. pylori* 的长期感染。这些均提示整合蛋白亦是 *H. pylori* 的黏附素[5]。

9. **层粘连蛋白（laminin，LM）** *H. pylori* 对层粘连蛋白（LM）的结合具有迅速、特异、部分可逆、高度亲和以及 pH 不敏感的特点。*H. pylori* 与 LM 的结合可被 *H. pylori*-LPS 特异性阻断，且其与 LM 的特异性结合位点位于 LM 糖链结构中的 N- 乙酰神经氨酰乳糖（NANLac）残基。之前提及的 *H. pylori* 黏附素 AlpA/B 的受体之一就是层粘连蛋白。

10. **N- 乙酰神经氨酰乳糖（NANLac）** 早期的电镜及组织化学研究发现，*H. pylori* 只黏附于上皮细胞 NANLac 富集的区域，随后越来越多的资料证明，能与 *H. pylori* 黏附的多种胃上皮细胞表面受体包括神经节苷脂 GM3、硫酸脑苷脂及层粘连蛋白等均含有 NANLac，而且 NANLac 及含有 NANLac 的肝素、胃黏蛋白等能明显抑制 *H. pylori* 与胃上皮细胞系的黏附。进一步研究证实，NANLac 的异构体之一 NeuAc(2-3)Gal 有明显抑制血凝及黏附的作用。近年来又有人在壁细胞缺失的转基因小鼠胃内发现 *H. pylori* 黏附于 NeuAc(2-3)Gal，说明 NANLac 是 *H. pylori* 黏附的受体之一。

以上介绍了目前文献所报道的 *H. pylori* 黏附素及黏附素受体，它们中的一些黏附素如 BabA、SabA、NAP、LabA 等有比较明确的特异性受体。由于目前已知的大多数 *H. pylori* 黏附素均属于 OMPs 中的成员，一些编码黏附素蛋白氨基酸序列存在较高的同源性，表明未来可能发现更多的黏附素，且很有可能也来自 *H. pylori* 的 OMP 家族，尤其是 OMP-9[11]。

## 四、幽门螺杆菌黏附素与宿主特异性受体的结合

1. **嗜组织性** *H. pylori* 的黏附具有明显的部位特异性，体外的组织原位黏附试验显示，*H. pylori* 具有严格的嗜组织性，只与胃黏膜上皮细胞黏附，而不与颈黏液细胞、主细胞、壁细胞等黏附，其专一地定植于人类或少数其他物种的胃黏膜，显示了严格的宿主和组织特异性[20]，说明 *H. pylori* 在胃内或胃上皮化生区定居与胃黏膜细胞表面的特异性受体有关。*H. pylori* 相关慢性胃炎的好发部位及严重程度除与人胃黏膜组织不同部位细菌黏附受体的表达量存在明显差异外，还取决于 *H. pylori* 的黏附种类和黏附特异性。

2. **血凝作用** 在体外，多种组织来源的细胞株均能与 *H. pylori* 结合，包括不同动物的红细胞和人的胃肠道细胞系，还有 HeLa 细胞、Hep-2 细胞，以及小鼠 Y-1 肾上腺细胞。*H. pylori* 与多种哺乳类动物的红细胞发生凝集反应，其反应的性质、强度与红细胞的来源及 *H. pylori* 菌株相关。经过胰蛋白酶、神经氨酸酶及链霉蛋白酶处理的红细胞，有些 *H. pylori* 菌株的血凝作用可被部分或

完全抑制,提示 *H. pylori* 菌体上存在几种不同类型的血凝素(hemagglutinin)。例如之前述及的,*H. pylori* 表面上存在一种具有血凝作用的可溶性原纤维血凝素(NLBH),能与 2,3- 唾液酸特异性结合,唾液酸化糖脂或硫酸化糖脂均可抑制 *H. pylori* 的血凝作用。

## 五、幽门螺杆菌黏附素在疾病发生中的作用

*H. pylori* 黏附素有着不同的作用,目前面临的最大的挑战是发现各黏附素的具体作用。口腔感染中细菌可能通过黏附于唾液黏蛋白而到达胃部,因为这些黏蛋白同时含有能结合 *H. pylori* 的黏附素中的唾液酸及硫酸化成分的受体[11]。诸如牛奶等食品中含有一些碳水化合物、唾液酸化及硫酸化糖类结合物成分,这些成分能够阻止 *H. pylori* 黏附于含有 Lewis ᵇ 及唾液酸受体的人造介质及细胞表面。

胃部黏蛋白中有同样的受体,而含有这些受体的黏蛋白在细菌动力因子及趋化信号的帮助下促进细菌从胃腔转至黏液层,一些细菌可能就直接能与上皮细胞表面相接触。在 *H. pylori* 最初的定植于胃部上皮的过程中,究竟是可溶性原纤维血凝素(NLBH),还是 Lewisᵇ 特异性黏附受体或是两者一起发挥作用,这主要取决于 *H. pylori* 最初与哪种宿主细胞接触。*H. pylori* 与吞噬细胞接触后的命运可能取决于 *H. pylori* 细胞表面表达的黏附素。具有唾液酸特异性血凝素的 *H. pylori* 菌株可抵抗吞噬,而具有硫酸肝素结合活性的菌株可被大量吞噬。在有补体情况下,与诸如胎球蛋白(fetuin)(而非 asialo-fetuin)、硫酸肝素(heparan sulfate)、玻连蛋白(vitronectin)、透明质酸(hyaluronic acid)等含有受体的分子的相互作用掩盖了 *H. pylori* 黏附素分子,阻止巨噬细胞吞噬 *H. pylori*,这些相互作用可能使 *H. pylori* 免遭其在定植时所激发的炎症细胞的清除[11]。随着不同的宿主细胞及受体表型暴露于细菌,*H. pylori* 黏附素的表达也随之得到相应调节,从而引起不同的病理变化。

## 六、幽门螺杆菌黏附于胃上皮细胞的病理机制

目前关于 *H. pylori* 黏附于胃上皮细胞的病理机制主要包括两方面。一方面,某些研究者描述了以黏附位点微绒毛消失、杯状结构形成以及 *H. pylori* 黏附细胞的骨架重排等为主的、类似致病性大肠杆菌的 "黏附和消除" 的病理机制,涉及这一过程的细胞成分包括肌动蛋白(actin)、α- 肌动蛋白(α-actin)和踝蛋白(talin)等[23]。另一方面,一些研究者发现信号传导途径参与了 *H. pylori* 与胃上皮细胞黏附的病理机制。Seagal 等指出 *H. pylori* 的黏附能诱导宿主细胞分子量分别为 145kD 和 105kD 两种蛋白的酪氨酸磷酸化,从而进一步启动了宿主细胞肌动蛋白和其他相关细胞蛋白的重排及 IL-8 的释放。*H. pylori* 可引起 AGS 细胞中分子量为 125~130kD 蛋白质的酪氨酸磷酸化,YopH 可以抑制 *H. pylori* 引起的 125~130kD 蛋白质的酪氨酸磷酸化,目标蛋白大小相同。*H. pylori* 的黏附能够被表达酶活性的 YopH 耶尔森菌所抑制,而非无活性的 YopH,这进一步证实了信号转导参与了 *H. pylori* 黏附的病理机制[24]。与上述研究不同的是,Dytoc 等的研究并没有发现肌动蛋白重排以及杯状结构形成等病理变化,推测可能存在不同的 *H. pylori* 黏附的病理机制。

## 七、黏附素在幽门螺杆菌疫苗构建中的作用

在研究细菌疫苗的过程中，对全菌体死菌苗、活菌苗、组分菌苗、基因工程菌苗、DNA 疫苗均有过尝试，其中效果较好的为组分菌苗和基因工程疫苗。这两种菌苗的保护性抗原的选择一般从毒力因素和定植因子两个方面考虑。传统的免疫方案中使用过各种不同的 *H. pylori* 溶菌产物或某些 *H. pylori* 蛋白质的结合体，其显示了一定程度的保护。目前研究较多的 *H. pylori* 疫苗的保护性抗原多数与毒力因素相关，如尿素酶亚单位、空泡细胞毒素 A、毒力相关蛋白等，其中这些疫苗在动物模型中的保护率为 60%~90% 不等。然而到目前为止，即使是研究最为深入的重组尿素酶亚单位疫苗，其在临床实验中的保护率和根除率仍然较低。近年来，随着人们对 *H. pylori* 定植因子黏附素的本质及黏附素在 *H. pylori* 定植过程中所起的决定性作用的认识不断加深，黏附素可能作为保护性抗原亦成为了疫苗研究中一个新尝试。

*H. pylori* 黏附素之所以能够地成为 *H. pylori* 疫苗候选抗原是因为其具备以下几个优点：①通常位于细菌表面（如 BabA、AlpB、NAP、HopZ）或可呈现在细菌表面（如过氧化氢酶），从而为免疫反应提供靶位；② *H. pylori* 致病所必需，具有较高的保守性（如 *babA*、*alpA*、*alpB* 和 *hopZ* 同属于 *H. pylori*26695 全基因序列中已被证实的外膜蛋白超基因家族，分别与该外膜蛋白超基因家族中的 *H.PYLORI*1243、*H.PYLORI*0912、*H.PYLORI*0913 和 *H.PYLORI*0009 高度相似，这四种蛋白在 N- 端有 1 个相似保守区，在 C- 端有 7 个相似保守区，当然这些保守区也见于其他所有的外膜蛋白家族成员），而保守抗原通常为构建疫苗的首选抗原；③本身无毒性，尽管是 *H. pylori* 致病的必需成分；④其成分通常为蛋白质，故而能够通过构建基因工程疫苗实现大规模生产和纯化。

在众多抗原中，比较有前途的黏附素有 NAP、*H. pylori* aA、AlpA 和 BabA。目前多数疫苗的研究处于动物实验阶段，且这些疫苗方案多是几种抗原组成的复合物，其中又多结合了尿素酶，而目前完成动物实验评价的黏附素候选抗原是过氧化氢酶。有报道称，天然过氧化氢酶的保护率达 80%，重组的过氧化氢酶其保护率可达 90%。在小鼠模型中单独使用 rHP-NAP 为抗原经口服免疫能减少 *H. pylori* 在小鼠胃黏膜中的定植密度。

然而，在疫苗评价中发现疫苗对动物和人的保护率的差别常常很大，原因在于人是 *H. pylori* 的唯一天然宿主。况且，疫苗研究中有时所用细菌是非 *H. pylori* 螺杆菌或是经驯化的 *H. pylori*，不同于自然感染过程。动物的胃上皮细胞上不具备 *H. pylori* 黏附素相对应的受体，*H. pylori* 进入机体后不能稳定结合到胃部，随着胃蠕动和胃上皮细胞的脱落，*H. pylori* 菌量减少直至被清除，*H. pylori* 的消失可能并不是疫苗的作用效果[21]。一些未经动物实验评价的黏附素如 AlpA、AlpB 等，体外黏附及其相应的抗体的抑制实验表明能够作为 *H. pylori* 疫苗的候选抗原；另外一些黏附素如 HSP60，在人类自然获得的抗 *H. pylori* 免疫反应研究中被发现是保护性抗原。

所以，要准确评价一种疫苗的疗效需要建立一个能模拟正常人胃结构特征的动物模型。如若能把人胃部的 *H. pylori* 受体表达到动物的胃上皮细胞表面，就可以在动物体内提供 *H. pylori* 黏附位点，如在 FVB/N 小鼠体内表达 Leiws[b] 结构，就可能建立起自然感染的模型，这样的模型才能使

*H. pylori* 的定植和感染能够较好地反映人类感染的特征，这样的动物才能评价疫苗是不是有效地阻断了 *H. pylori* 对机体的侵袭，从而为疫苗的研制和评价提供直接而又准确的判断指标。

## 八、展望

黏附是所有微生物进入其可能宿主的必要过程及重要环节，在大多数情况下，黏附发生于微生物表面黏附素与宿主细胞糖基决定簇相互作用时。*H. pylori* 广泛的致病因子能促使其生存并定植于胃黏膜，在众多的致病因子及其介导的致病过程中，黏附素是 *H. pylori* 的重要毒力因子，通过与相应黏附受体的特异性结合，在黏附过程中发挥着决定性的作用。

*H. pylori* 黏附相关分子与胃部疾病密切相关，如黏附素 BabA 的表达意味着较严重的炎症与疾病，SabA 的表达与胃部炎症的持续密切相关等。黏附素在 *H. pylori* 疫苗构建中作为候选抗原的研究前景十分广阔，从黏附素出发寻找保护性抗原，在感染的初期就能通过阻断黏附、将 *H. pylori* 清除出机体，从而阻断 *H. pylori* 对机体的进一步侵袭及中止 *H. pylori* 感染。进一步研究 *H. pylori* 的黏附机制，明确黏附素、黏附素相关受体以及 *H. pylori* 黏附于胃上皮细胞的病理机制，从而合理运用黏附素构建 *H. pylori* 疫苗，对防治 *H. pylori* 感染引起的疾病具有重要意义。

（陆　红　龙小华）

## 参 考 文 献

［1］ Magalhaes A, Reis CA. Helicobacter pylori adhesion to gastric epithelial cells is mediated by glycan receptors. Braz J Med Biol Res, 2010, 43 (7): 611-618.

［2］ Sheu BS, Yang HB, Yeh YC, et al. Helicobacter pylori colonization of the human gastric epithelium: a bug's first step is a novel target for us. J Gastroenterol Hepatol, 2010, 25 (1): 26-32.

［3］ Backert S, Clyne M, Tegtmeyer N. Molecular mechanisms of gastric epithelial cell adhesion and injection of CagA by Helicobacter pylori. Cell Commun Signal, 2011, 9: 28.

［4］ Nell S, Kennemann L, Schwarz S, et al. Dynamics of Lewis b Binding and Sequence Variation of the babA Adhesin Gene during Chronic Helicobacter pylori Infection in Humans. MBio, 2015, 6 (5): e1215-e1233.

［5］ 白杨，陈烨，张亚历，等. 幽门螺杆菌黏附机制的研究进展. 国外医学：微生物学分册，2002, 25 (2): 26-29.

［6］ Ishijima N, Suzuki M, Ashida H, et al. BabA-mediated adherence is a potentiator of the Helicobacter pylori type Ⅳ secretion system activit. J Biol Chem, 2011, 286 (28): 25256-25264.

［7］ Liu H, Fero JB, Mendez M, et al. Analysis of a single Helicobacter pylori strain over a 10-year period in a primate model. Int J Med Microbiol, 2015, 305 (3): 392-403.

［8］ Van de Bovenkamp JH, Mahdavi J, Korteland-Van MA, et al. The MUC5AC glycoprotein is the primary receptor for Helicobacter pylori in the human stomach. Helicobacter, 2003, 8 (5): 521-532.

［9］ Evans DG, Karjalainen TK, Evans DJ, et al. Cloning, nucleotide sequence, and expression of a gene encoding an adhesin subunit protein of Helicobacter pylori. J Bacteriol, 1993, 175 (3): 674-683.

［10］ Namavar F, Sparrius M, Veerman EC, et al. Neutrophil-activating protein mediates adhesion of Helicobacter pylori to sulfated carbohydrates on high-molecular-weight salivary mucin. Infect Immun, 1998, 66 (2): 444-447.

［11］ Evans DJ, Evans DG. Helicobacter pylori adhesins: review and perspectives. Helicobacter, 2000, 5 (4): 183-195.

［12］ Aberg A, Gideonsson P, Vallstrom A, et al. A repetitive DNA element regulates expression of the Helicobacter pylori sialic acid binding adhesin by a rheostat-like mechanism. PLoS Pathog, 2014, 10 (7): e1004234.

[13] Posselt G, Backert S, Wessler S. The functional interplay of Helicobacter pylori factors with gastric epithelial cells induces a multi-step process in pathogenesis. Cell Commun Signal, 2013, 11: 77.

[14] Senkovich OA, Yin J, Ekshyyan V, et al. Helicobacter pylori AlpA and AlpB bind host laminin and influence gastric inflammation in gerbils. Infect Immun, 2011, 79 (8): 3106-3116.

[15] Yamaoka Y, Ojo O, Fujimoto S, et al. Helicobacter pylori outer membrane proteins and gastroduodenal disease. Gut, 2006, 55 (6): 775-781.

[16] Yamaoka Y, Kwon DH, Graham DY. A M (r) 34, 000 proinflammatory outer membrane protein (oipA) of Helicobacter pylori. Proc Natl Acad Sci U S A, 2000, 97 (13): 7533-7538.

[17] Peck B, Ortkamp M, Diehl KD, et al. Conservation, localization and expression of HopZ, a protein involved in adhesion of Helicobacter pylori. Nucleic Acids Res, 1999, 27 (16): 3325-3333.

[18] Yamaguchi H, Osaki T, Taguchi H, et al. Flow cytometric analysis of the heat shock protein 60 expressed on the cell surface of Helicobacter pylori. J Med Microbiol, 1996, 45 (4): 270-277.

[19] Dorrell N, Martino MC, Stabler RA, et al. Characterization of Helicobacter pylori PldA, a phospholipase with a role in colonization of the gastric mucosa. Gastroenterology, 1999, 117 (5): 1098-1104.

[20] Rossez Y, Gosset P, Boneca IG, et al. The lacdiNAc-specific adhesin LabA mediates adhesion of Helicobacter pylori to human gastric mucosa. J Infect Dis, 2014, 210 (8): 1286-1295.

[21] 李晶, 张建中. 幽门螺杆菌黏附素及受体研究与疫苗发展. 中国人兽共患病学报, 2006, 22 (6): 580-582.

[22] Kamisago S, Iwamori M, Tai T, et al. Role of sulfatides in adhesion of Helicobacter pylori to gastric cancer cells. Infect Immun, 1996, 64 (2): 624-628.

[23] Segal ED, Falkow S, Tompkins LS. Helicobacter pylori attachment to gastric cells induces cytoskeletal rearrangements and tyrosine phosphorylation of host cell proteins. Proc Natl Acad Sci U S A, 1996, 93 (3): 1259-1264.

[24] Su B, Johansson S, Fallman M, et al. Signal transduction-mediated adherence and entry of Helicobacter pylori into cultured cells. Gastroenterology, 1999, 117 (3): 595-604.

# 第三十三章

# 幽门螺杆菌感染与微卫星不稳定性

## 一、概述

日益增多的资料提示,幽门螺杆菌(*H. pylori*)感染与胃癌的发生有密切关系,世界卫生组织(WHO)已把其列为胃癌的首要致病因子。尽管众多研究证明 *H. pylori* 感染与胃癌有关,但其引起胃癌的分子机制仍不清楚。基因不稳在胃癌的发生中起重要作用。基因不稳包括核微卫星不稳定性和线粒体微卫星不稳定性(mtMSI)。核基因组不稳包括两种不同的形式,即染色体不稳定性(chromosome instability)和微卫星不稳定性(microsatellite instability,MSI)[1,2]。染色体不稳定性亦称肿瘤抑制途径(suppressor pathway),由于染色体大片段的丢失、易位和重排,导致了大量的异倍体细胞。微卫星不稳定性亦称 MSI 途径(MSI pathway),由于错配修复基因突变使单核苷酸水平的突变率增加,导致了广泛的 MSI。

核微卫星不稳定性(nMSI)和线粒体微卫星不稳定性(mtMSI)共同构成了胃癌发生的分子基础。本章收集文献,结合自己的研究工作,重点介绍了 *H. pylori* 感染与微卫星不稳定性的关系。

## 二、幽门螺杆菌对基因组不稳的影响

**1. 微卫星的概念和主要特征**　微卫星(microsatellite)是由 2~6 个核苷酸组成,具有高度多态性的简单串联排列而成的 DNA 序列,尤以二核苷酸重复序列(CA/GT)n 最为常见。微卫星广泛存在于原核及真核细胞基因组中,位于很多基因的内含子、基因间隔区,甚至启动子中。据估计,在人类基因组中约有 $10^5$~$10^6$ 个 CA/GT 重复序列,重复次数(n)一般为 15~60 次,而且重复单位相同。

微卫星的功能尚未完全明了。已知嘌呤嘧啶核苷酸交替排列的形式如(CA)n 是 Z-DNA 形成的基础,而 Z-DNA 有抑制基因转录的作用。有的微卫星有自身特异性结合蛋白或能直接编码蛋白质;有的微卫星如(CA/GT)n 与性别分化、X 染色体的失活有关;有的则可能参与染色单体的折叠及染色体端粒的形成等。总之,微卫星通过改变 DNA 结构或通过与特异性蛋白结合而发挥其基因调控作用,是多态信息容量极高的分子标志。

**2. 核微卫星不稳定性(nMSI)及意义** 微卫星不稳定性(MSI)是指由于复制错误引起的简单重复序列的改变。肿瘤遗传学研究表明,细胞恶性转化与细胞遗传物质的不稳定性有关,而遗传物质的不稳定性系错配修复基因(mismatching repair gene)的突变所致。研究表明,*H. pylori* 可抑制错配修复基因的表达,而根除 *H. pylori* 后,错配修复基因的表达则可恢复正常[3,4]。由于 *H. pylori* 可导致错配修复基因的突变及功能异常,造成 DNA 频发的复制错误并不断积累,导致细胞的微卫星 DNA 序列发生改变。微卫星 DNA 序列的改变使其不能正常地发挥调控作用,使细胞的增殖及分化发生异常,由此导致了肿瘤的发生。目前微卫星标记的检测除用于肿瘤研究,还用于遗传病连锁分析、产前诊断和法医学领域。

**3. nMSI 的检测方法** 目前检测 nMSI 均采用 PCR 为基础的方法,主要步骤包括:①收集标本:包括正常及病变组织;②提取基因组 DNA:常用方法为苯酚 / 氯仿抽提,乙醇沉淀法;③引物设计:根据所选用微卫星标记的旁侧序列合成特异性引物;④ PCR 扩增 DNA;⑤扩增的 DNA 片段在变性聚丙烯酰胺凝胶上电泳分离;⑥结果分析。通过与正常组织相比较,若肿瘤组织 DNA 电泳带发生异常的泳动,即可判断为 MSI。通过以上检测,可分辨出一个核苷酸重复单位长度的差异。

**4. nMSI 与胃癌** nMSI 与胃癌的发生密切相关。为深入研究 MSI 的发生机制,我们采用分子生物学技术对散发性胃癌 MSI、抑癌基因 *APC*、*MCC* 和 *DCC* 基因杂合性丢失(LOH)和相关突变(包括 *p53*、*TGF-βRII*、*BAX*、*IGF-IIR* 和 *hMSH6*)进行分析。将胃癌分为高频率 MSI(MSI-H)、低频率 MSI(MSI-L)和 MSI 阴性(MSS)三组,研究发现 *TGF-βRII*、*BAX* 基因和 *hMSH6* 突变均见于 MSI-H 胃癌,而 *p53* 突变和 APC、*MCC* 和 *DCC* 基因 LOH 均见于 MSI-L 和 MSS 阴性胃癌。

我们的研究表明,胃癌的发生涉及 2 条不同的基因病理途径:其一为经典的肿瘤抑制病理途径,其二为 MSI 途径。前者包括 MSI-L 和 MSS 的多数胃癌,*APC/MCC*、*DCC* 和 *p53* 基因等抑癌基因的 LOH 和突变在其发生和发展中起重要作用;而后者包括少数 MSI-H 胃癌,由于错配修复基因异常,导致了 *TGF-βRII*、*BAX*、*hMSH6* 等基因单核苷酸水平突变率的增加和广泛的 MSI。通过对 MSI 及其相关突变分析为进一步揭示胃癌 MSI 病理途径的分子机制提供了依据[5-9]。在 MSI 的临床表型方面,MSI-H 多见于多发胃癌,多位于胃窦,组织学上多为肠型,血清学 *H. pylori* 抗体多为阳性,少有淋巴结转移,多数认为恶性程度较低,预后较好[10-12]。以上说明 MSI-H 胃癌无论在临床病理特点还是在基因改变方面均与 MSI-L 和 MSS 胃癌有明显不同。

我们还对胃癌端粒长度与 MSI 和 *APC/MCC* 及 *DCC* 基因 LOH 和移码突变进行了分析,发现端粒缩短与 *APC/MCC* 及 *DCC* 基因 LOH 呈正相关,而与 MSI 及移码突变无相关性。提示端粒丢失参与了肿瘤抑制病理途径,而与 MSI 途径无关[13]。

**5. *H. pylori* 对胃黏膜 nMSI 的影响** 众所周知,*H. pylori* 感染与胃癌的发生有密切关系[14]。*H. pylori* 可引起炎症,造成宿主胃黏膜细胞 DNA 的氧化损伤,导致胃黏膜突变的积累,最终引起细胞核基因组的不稳定性和肿瘤的发生。Machado 等[15]通过体外实验研究 *H. pylori* 感染对细胞核多个微卫星位点的影响,发现胃黏膜细胞 *H. pylori* 感染 5 天以后,错配修复基因的表达明显下调,但未能检出 nMSI。但动物实验表明,*H. pylori* 感染 6 个月以后,胃黏膜可检出 nMSI,提示

*H. pylori* 感染导致的 nMSI 可能在细胞恶性转化过程中起一定作用。*H. pylori* 导致 nMSI 与损伤 DNA 修复机制有关，DNA 修复机制受抑制可导致短时的突变表型（transient mutator phenotype），使得胃黏膜细胞易于发生基因不稳，引起感染个体癌变的发生[16,17]。

6. nMSI 与 DNA 甲基化异常　DNA 甲基化的不平衡为肿瘤的特性之一，DNA 去甲基化或各种原因导致低甲基化，均可引起染色体结构松散、重排，脆性位点不稳定。CpG 位点是肿瘤基因甲基化异常的热点部位。在胃癌中发现有 DNA 甲基化异常的基因主要有 DNA 错配修复基因 *hMLH1*、*p16* 基因、*p14* 基因、*CD44* 基因、金属蛋白酶 3 组织抑制物基因（*TIMP-3*）、*pS2* 基因和 E- 钙黏着蛋白基因等[18-20]。

MSI-H 胃癌多表现为 *hMLH1* 表达的丢失和 hMLH1 启动子区高甲基化，MSI-L 和 MSS 胃癌则少有甲基化，提示 hMLH1 启动子区甲基化可能是引起 MSI-H 胃癌的主要机制。Leung 等[20]检测 35 例 MSI-H 胃癌，发现 100% 病例有 *hMLH1* 基因 CpG 岛高甲基化，90.0% 的病例伴有 hMLH1 蛋白表达的丢失和 mRNA 水平的降低，MSI-L 和 MSS 胃癌均无高甲基化发现，hMSH2 蛋白表达在各组胃癌均为正常，提示 MSI-H 胃癌系由于 hMLH1 启动子区高甲基化所致。我们采用二维 DNA 电泳、DNA 测序和甲基化特异 PCR 方法检测胃癌 *hMLH1* 突变和启动子区甲基化，*hMLH1* 突变率为 4.4%，正常胃黏膜未见启动子区高甲基化，胃癌高甲基化占 16.2%，*hMLH1* 突变均发生 MSI-H 胃癌，MSI-H 胃癌组 hMLH1 启动子区高甲基化的检出率显著高于 MSI-L 和 MSS 组，提示 *hMLH1* 突变和高甲基化参与了 MSI 途径[21]。其他的研究也得出相似的结果[22]。

胃癌组织抑癌基因表达丢失常与 CpG 岛甲基化密切相关，可能是抑癌基因失活的重要机制之一。无 *CD44* 基因表达胃癌细胞株 MKN-28 常伴有 *CD44* 基因启动子区高甲基化，而表达 *CD44* 的胃癌细胞株则无甲基化。应用去甲基化制剂 5- 氮杂胞苷可恢复 *CD44* 基因表达，提示胃癌细胞株 MKN-28 CD44 基因表达可被 DNA 甲基化所抑制。金属蛋白酶 3 组织抑制物基因（*TIMP-3*）表达的丢失与转录起始部位甲基化异常有关，应用去甲基化合物 5 氮杂 -2'- 脱氧胞苷处理可恢复 *TIMP-3* 基因的表达，提示 *TIMP-3* 基因是一种肿瘤相关 DNA 甲基化异常的靶位。由于 DNA 甲基化状态可被逆转，因此针对基因甲基化的靶向治疗已引起人们的重视。通过恢复未发生突变或丢失，而仅仅被抑制的生长调控基因的表达而恢复细胞正常生长调控功能，从而可达到治疗的目的。

## 三、幽门螺杆菌感染与胃黏膜细胞线粒体微卫星不稳定性

1. **线粒体 DNA 微卫星的结构特点**　线粒体是迄今发现的人类细胞核外唯一具有自己基因组，且能不依赖 nDNA 进行复制、转录和翻译的细胞器，被称为"人类第 25 号染色体"。过去认为线粒体只是人体的"能量供应站"，但线粒体的功能远比人们了解的更为复杂。每个细胞都含有数个到上千个不等的线粒体，而每个线粒体可含有数个到数十个不等的 mtDNA 分子。mtDNA 是一条全长为 16569bp 的双链闭环分子，一条为重链（H 链），一条为轻链（L 链），H 链含有较多的鸟嘌呤（G），而 L 链则含有较多的胞嘧啶（C）。mtDNA 由 2 种 rRNA 基因、22 种 tRNA 基因、13 种多肽编码基因、控制区（D- 环区）和轻链复制起始区组成，大部分基因位于 H 链。mtDNA 独立于细胞核

DNA，能独立进行复制、转录和翻译，具有非常活跃的自我复制能力。它编码的蛋白质是 ATP 酶和呼吸链复合物的组分，并与核基因编码的蛋白质和酶共同完成生物氧化功能。mtDNA 还编码 24 种 RNA 用于线粒体蛋白质合成。mtDNA 中各基因排列紧密，每条链各自有自己的启动子，无内含子，几乎每个碱基都用于组建基因，某些基因可相互重叠。D- 环区是 mtDNA 的复制起点，为人类 mtDNA 的主要非编码区，对 mtDNA 的转录和复制起调控作用。

由于真核细胞线粒体 DNA（mtDNA）几乎均是小于 20kb 的闭环分子，与核基因组相比，其分子量小，缺乏组蛋白保护，易受致癌物攻击，且其缺乏损伤修复系统，因此是致癌物的重要靶点。此外，人体内 90% 以上的氧直接与线粒体的电子传递体系——呼吸链相联系，且大量的自由基类在有氧代谢过程中不断地产生。由于线粒体内氧浓度很高，易产生自由基及过氧化氢等物质，它本身又不能合成谷胱甘肽而将这些过氧化物有效地清除，因此线粒体及 mtDNA 易受氧化性损伤，引起突变。这些突变可通过改变细胞能量产生，提高线粒体氧化压力，引起线粒体酶表达异常和 / 或调控凋亡等途径来影响细胞的生物学行为。

2. mtDNA 的突变　由于特殊的生物学环境和遗传学地位，mtDNA 更容易发生突变，其突变频率要比核 DNA 高 10 倍。根据突变的分子性质，可分为错义突变、生物合成突变、缺失 - 插入突变和拷贝数突变。mtDNA 属母系遗传，突变会沿母系连续积累。

在可能导致 mtDNA 突变的环境有害因子中，研究较多的是活性氧自由基。线粒体在呼吸链代谢中产生的超氧粒子和电子转运过程中生成的自由基，都可能造成 mtDNA 的损伤，诱发点突变。点突变可提高 DNA 双链的分离机会，促使 mtDNA 进一步发生突变、缺失和重排。线粒体 DNA 损害还与吸烟有关，吸烟者 mtDNA 损伤的水平为非吸烟者的 5.6 倍。许多资料显示，mtDNA 突变有"热点"及与相应的序列结构，这也许对预防和治疗因 mtDNA 突变引起的疾病有所启示。

众多研究表明，致癌物与 mtDNA 的结合率比 nDNA 高。烷化类致癌剂与 mtDNA 的结合率是 nDNA 的 5 倍；苯并芘与 mtDNA 的结合率为 nDNA 的 40~90 倍；多环香烃与 mtDNA 的结合率为 nDNA 的 50~500 倍；黄曲霉素 $B_1$ 与肝细胞 mtDNA 的结合率是 nDNA 的 3~4 倍。致癌物与 mtDNA 的高结合率，可能因其为裸露分子，缺乏组蛋白保护，所以致癌物容易与其结合。其次线粒体内脂肪 /DNA 的比值高，使得嗜脂性的致癌物优先与之结合。此外，线粒体的高度氧化应激环境和缺乏有效的 DNA 修复机制，使 mtDNA 极易遭受氧化损伤。还有 mtDNA 在整个细胞周期中总是处于不停的合成状态，即使在细胞核停止分裂时也是如此，因此 mtDNA 复制更易受到外界因素的干扰。mtDNA 氧化损伤后可造成碱基片段丢失、碱基修复及插入突变等，其中以片段丢失较多。研究证实，抗氧化剂可减少机体突变相关事件如细胞恶性变的发生，表明自由基引发的线粒体及 mtDNA 损伤在细胞癌变过程中扮演重要角色。

3. mtDNA 与 nDNA 的相互作用　mtDNA 突变可导致肿瘤发生，已为人们所公认，但机制尚不完全清楚。近年来，人们把目光逐渐转向 mtDNA 与 nDNA 的相互作用方面，试图找到其中的联系。结果发现，在一定条件下 mtDNA 序列和核 DNA（nDNA）序列可以在细胞内游走，形成二者部分遗传物质的交换或插入，并且 mtDNA 插入到 nDNA 中的比例较 nDNA 插入到 mtDNA 中高。越来越多的资料表明，mtDNA 可以稳定地整合到 nDNA 中。我们的研究发现，部分胃癌及其癌前病变细胞核基因组中存在 mtDNA 序列,提示 MtDNA 可整合到核基因组中,其意义值得进一步研究。我们还发现这种 mtDNA 整合现象主要发生于 H. pylori 感染胃黏膜,提示可能与 H. pylori 感染有关[23,24]。我们推测这种整合至少可通过两条途径引起细胞癌变:①通过引起核基因组的不稳定性,抑制肿瘤抑制基因的活性或激活癌基因的活性引起癌变;②通过改变细胞能量产生,提高线粒体氧化压力,引起线粒体酶表达异常和/或调控凋亡等途径来影响细胞的生物学行为。以上推论尚需进一步研究来证实。

4. **H. pylori 对 mtMSI 的影响** 与正常组织比较,胃癌细胞 mtDNA 的数量、结构均发生变化。Habano 等[25]检测 62 例胃癌,16% 表现为 mtDNA 不稳(mtMSI)表型,mtDNA 突变伴有 mtMSI 表型者与肠型胃癌的发生有关,并发现 mtMSI 与 nMSI 呈正相关。Máximo 等[26]检测胃癌 MSI、mtDNA 缺失和突变,发现 81% 存在 mtDNA 改变,mtDNA 突变主要发生在 D- 环区、ND1 和 ND5 基因。我们对胃癌线粒体微卫星不稳定性(mtMSI)进行检测,结果 36.7% 检出 mtMSI,提示 mtMSI 是胃癌常见改变。由浅表性胃炎→萎缩性胃炎→胃癌前病变→胃癌的过程中,mtMSI 的检出率似乎有增加趋势,提示 mtMSI 可能与胃癌的发生有关。H. pylori+ 病变组 mtMSI 的检出率显著高于 H. pylori– 病变组,提示胃黏膜 H. pylori 感染与 mtMSI 有关。我们还发现,不但胃癌组织中检出 mtMSI,而且肠上皮化生和异型增生组织中也检出了 mtMSI,提示 mtMSI 可能发生于胃黏膜癌变的早期阶段[27]。

5. **H. pylori 对线粒体基因表达的影响** 细胞凋亡是一个由多种因素引起、多分子参与的复杂过程,H. pylori 诱导细胞凋亡的途径还未完全明了。研究表明,线粒体是细胞凋亡的调控中心,线粒体能量代谢障碍会引起膜电位的下降,线粒体膜电位是反映线粒体功能的重要指标。线粒体膜为双层膜结构,其中线粒体内膜通透性低,保证了线粒体膜电位及内环境的稳定,阳离子亲脂荧光染料 Rhodamin123 可被线粒体摄取,其摄取量主要依赖膜电位差。线粒体 Rhodamin123 荧光强度检测,可代表线粒体的量和线粒体功能状态。为明确 H. pylori 在诱导胃上皮细胞凋亡中线粒体膜电位是否发生改变,我们采用 Rhodamin123 染色通过流式细胞仪检测了线粒体膜电位。实验结果表明,H. pylori 感染胃上皮细胞 1 个月后胃上皮细胞的线粒体膜电位显著低于其他各组,而胞内游离 $Ca^{2+}$ 含量则显著高于其他各组。正常的线粒体膜电位为细胞生存所必需,线粒体膜电位的降低将导致膜通透性加大,使 ATP 合成减少甚至停止,线粒体基质 $Ca^{2+}$ 外流,细胞内游离 $Ca^{2+}$ 含量的增加,从而启动凋亡通路,使凋亡率增加[28,29]。

细胞色素氧化酶(cytochrome oxidase,COX)由线粒体 DNA 编码,是位于线粒体内膜上呼吸链末端的限速酶,其能将电子传给氧分子的细胞色素复合物,是呼吸链氧化磷酸化过程中的关键酶,其损伤可直接影响线粒体功能。我们的研究发现 H. pylori 培养滤液作用 4h 后,与对照组相比,线粒体 COX Ⅰ、COX Ⅱ、COX Ⅲ mRNA 的表达量开始降低,8h 下降更明显,12h 下降速度减缓。表明 H. pylori 可使线粒体编码基因 mRNA 表达减少,转录活性降低[29]。

H. pylori 导致线粒体 COX Ⅰ、COX Ⅱ、COX Ⅲ mRNA 表达下调的机制值得进一步研究。已有研究发现,$H_2O_2$ 可明显损伤 mtDNA 编码的细胞色素氧化酶基因,导致 COX Ⅰ 和 COX Ⅱ 出现点突变和缺失突变,从而引起所编码的酶蛋白活性明显下降。我们过去的研究表明,H. pylori 感染者黏膜组织脂质过氧化产物显著增加。由此推测，H. pylori 感染引起氧自由基增加，当自由基产生增多且不能被抗氧化剂中和时，由此造成了膜脂、蛋白质、DNA 及其他生物大分子的损伤，在 DNA 中生成胸苷乙二醇和 8- 羟基鸟嘌呤，抑制了转录和翻译，使 COX 表达降低。

细胞凋亡是一个由多种因素引起、多分子参与的复杂过程，而目前认为线粒体是凋亡的调控中心。我们的研究发现[30]，H. pylori 感染可引起 COX 基因的表达下降，而 COX 基因的表达改变直接反映了线粒体的功能，一旦线粒体功能受损，首先影响能量合成，使膜电位（△ ψm）丧失，促使呼吸链大量产生活性氧类（reactive oxygen species，ROS），活化凋亡信号通路，细胞出现死亡（凋亡或坏死），影响细胞的生物学行为，使其发生恶变。

6. H. pylori 对线粒体途径的影响　细胞凋亡主要存在两个信号转导途径——死亡受体途径和线粒体途径。死亡受体途径是指细胞膜上的死亡受体 Fas、TNFR 和 TRAILR 等，与相应的配体 FasL、TNF-α 和 TRAIL 等结合后，通过接头蛋白招募并激活 caspase8，并依次激活其他的 caspase，最终使细胞凋亡；线粒体途径则是指细胞在诸如 DNA 损伤、缺氧或细胞毒性药物等凋亡刺激信号作用下，使线粒体释放细胞色素 C 到胞质中，并激活 caspase9 来引起细胞凋亡。Bcl-2 家族蛋白 Bid、Bax 和 Bcl-2 与线粒体途径关系密切，Bid 和 Bax 蛋白能够促进线粒体释放 Cyt-c，从而促进细胞凋亡，而 Bcl-2 则抑制线粒体释放 Cyt-c，具有抑制细胞凋亡的作用。Bid 作为 BH3 结构域蛋白，是诱发细胞凋亡的起始因素之一，而 Bax 则是这一机制中的关键成员。无论是 Bid 等 BH3 结构域蛋白诱发细胞凋亡，还是 Bcl-2 抑制细胞凋亡，均需要依赖激活或抑制 Bax 来发挥作用。我们的研究发现，SGC-7901 细胞与 H. pylori 共同培养后 Bid mRNA 和蛋白水平表达均明显增高，而在对照组中则几乎检测不到 Bid mRNA 的表达。除此之外，H. pylori 还能够呈时间依赖性地上调 Bax mRNA 和蛋白水平，但对 Bcl-2 表达则无明显影响，提示在 H. pylori 急性感染诱导胃上皮细胞凋亡的机制中，H. pylori 可能主要通过上调促凋亡基因 Bid 和 Bax 等的表达诱导细胞凋亡，而抗凋亡基因 Bcl-2 等可能并不是主要的调节因素[31]，国外学者的研究结果亦与我们的结果相一致。

线粒体途径主要通过激活 caspase9 来引起细胞凋亡。我们的研究发现，不但 H. pylori 能够呈时间依赖性地激活 SGC-7901 细胞的 caspase9 和 caspase3，而且 caspase9 和 3 抑制剂几乎能完全抑制 H. pylori 所致的凋亡，而 caspase8 抑制剂则仅能起部分抑制作用，提示 H. pylori 可通过 caspase9，即线粒体途径来诱导胃上皮细胞凋亡。但关于 caspase 如何在凋亡诱导中发挥作用仍存不同意见，国外有学者认为，H. pylori 所诱导凋亡的信号途径是首先激活 caspase8，然后激活 caspase9 和 caspase3，造成这种不同的原因可能是由于所用 H. pylori 菌株或细胞株的不同所致。但 Potthoff 等[32]将 H. pylori 与 AGS 细胞共同培养，发现尽管 H. pylori 依次激活 caspase8、caspase9 和 caspase3，但 caspase9 和 caspase3 抑制剂能够几乎抑制所有凋亡的发生，而 caspase8 抑制剂只能部分抑制凋亡，与本研究的结果相一致，也提示 H. pylori 可通过线粒体途径来诱导胃上皮细胞凋亡。

## 四、结语

H. pylori 可引起胃黏膜较高频率的 mtMSI，mtMSI 可能在胃癌的发生中扮演重要角色。进一

步研究 *H. pylori* 引起胃黏膜 mtMSI 的机制，可能不仅对揭示胃黏膜癌变的分子机制，而且对胃癌的防治可能提供新的探索途径。

（房殿春）

# 参 考 文 献

［1］ Modrich P. Mismatch repair, genetic stability, and cancer. Science, 1994, 266 (5193): 1959-1960.

［2］ Aaltonen LA, Peltomäki P, Leach FS, et al. Clues to the pathogenesis of familial colorectal cancer. Science, 1993, 260 (5109): 812-816.

［3］ Kim JJ, Tao H, Carloni E, et al. Helicobacter pylori impairs DNA mismatch repair in gastric epithelial cells. Gastroenterology, 2002, 123 (2): 542-553.

［4］ Park DI, Park SH, Kim SH, et al. Effect of Helicobacter pylori infection on the expression of DNA mismatch repair protein. Helicobacter, 2005, 10 (3): 179-184.

［5］ 房殿春, 罗元辉, 杨仕明, 等. 胃癌微卫星不稳及其相关突变的研究. 中华医学杂志, 1999, 79 (12): 920-922.

［6］ Fang DC, Jass JR, Wang DX, et al. Infrequent loss of heterozygosity of APC/MCC and DCC genes in gastric cancer showing DNA microsatellite instability. J Clin Pathol, 1999, 52: 504-508.

［7］ 周晓东, 房殿春, 罗元辉, 等. 胃癌微卫星不稳定性及其临床意义. 中华医学杂志, 1997, 77 (11): 850-851.

［8］ 房殿春, 罗元辉, 杨仕明, 等. 胃癌微卫星不稳定性与移码突变的关系. 中华消化杂志, 1999, 19 (6): 385-387.

［9］ 房殿春, 周晓东, 罗元辉, 等. 胃癌微卫星不稳定性和抑癌基因杂合缺失. 世界华人消化杂志, 1999, 7 (6): 479-481.

［10］ Pedrazzani C, Corso G, Velho S, et al. Evidence of tumor microsatellite instability in gastric cancer with familial aggregation. Fam Cancer, 2009, 8 (3): 215-220.

［11］ dos Santos NR, Seruca R, Constância M, et al. Microsatellite instability at multiple loci in gastric carcinoma: clinicopathologic implications and prognosis. Gastroenterology, 1996, 110 (1): 38-44.

［12］ Seruca R, Santos NR, David L, et al. Sporadic gastric carcinomas with microsatellite instability display a particularclinicopathologic profile. Int J Cancer, 1995, 64 (1): 32-36.

［13］ Fang DC, Yang SM, Zhou XD, et al. Telomere erosion is independent of microsatellite instability but related to loss of heterozygosity in gastric cancer. World J Gastroenterol, 2001, 7 (4): 522-526.

［14］ Uemura N, Okamoto S, Yamamoto S, et al. Helicobacter pylori infection and the development of gastric cancer. N Engl J Med, 2001, 345 (11): 784-789.

［15］ Machado AM, Figueiredo C, Touati E, et al. Helicobacter pylori infection induces genetic instability of nuclear and mitochondrial DNA in gastric cells. Clin Cancer Res, 2009, 15 (9): 2995-3002.

［16］ Machado AM, Figueiredo C, Seruca R, et al. Helicobacter pylori infection generates genetic instability in gastric cells. Biochim Biophys Acta, 2010, 1806 (1): 58-65.

［17］ Velho S, Fernandes MS, Leite M, et al. Causes and consequences of microsatellite instability in gastric carcinogenesis. World J Gastroenterol, 2014, 20 (44): 16433-16442.

［18］ Waki T, Tamura G, Tsuchiya T, et al. Promoter Methylation Status of E-Cadherin, hMLH1, and p16 Genes in Nonneoplastic Gastric Epithelia. Am J Pathol, 2002, 161 (2): 399-403.

［19］ Lee TL, Leung WK, Chan MW, et al. Detection of gene promoter hypermethylation in the tumor and serum of patients with gastric carcinoma. Clin Cancer Res, 2002, 8 (6): 1761-1766.

［20］ Leung WK, Yu J, Ng EK, et al. Concurrent hypermethylation of multiple tumor-related genes in gastric carcinoma and adjacent normal tissues. Cancer, 2001, 91 (12): 2294-2301.

［21］ 房殿春, 罗元辉, 李小安, 等. 胃癌错配修复基因 hMLH1 突变和启动子甲基化与基因不稳的关系. 中华消化杂志, 2002, 22 (6): 327-330.

[22] Yanagisawa Y, Akiyama Y, Iida S, et al. Methylation of the hMLH1 promoter in familial gastric cancer with micro-satellite instability. Int J Cancer, 2000, 85 (1): 50-53.

[23] 凌贤龙, 房殿春, 汪荣泉, 等. 胃黏膜线粒体 DNA 不稳定与白细胞介素 8 活性的关系. 中华病理学杂志, 2003, 32 (1): 35-37.

[24] 凌贤龙, 房殿春, 周晓东, 等. 胃黏膜线粒体 DNA 不稳定及核内整合与幽门螺杆菌感染有关. 中华消化杂志, 2003, 23 (2): 80-83.

[25] Habano W, Sugai T, Nakamura SI, et al. Microsatellite instability and mutation of mitochondrial and nuclear DNA in gastric carcinoma. Gastroenterology, 2000, 118 (5): 835-841.

[26] Máximo V, Soares P, Seruca R, et al. Microsatellite instability, mitochondrial DNA large deletions, and mitochon-drial DNA mutations in gastric carcinoma. Genes Chromosomes Cancer, 2001, 32 (2): 136-143.

[27] Ling XL, Fang DC, Wang RQ, et al. Mitochondrial microsatellite instability in gastric cancer and its precancerous lesions. World J Gastroenterol, 2004, 10 (6): 800-803.

[28] 兰春惠, 张渊智, 房殿春. 幽门螺杆菌感染诱发蒙古沙鼠胃黏膜肠上皮化生和异型增生. 解放军医学杂志, 2003, 28 (11): 985-990.

[29] 兰春慧, 房殿春, 樊丽琳, 等. 线粒体损伤在 HP 诱导胃癌细胞凋亡中的作用. 中华内科杂志, 2005, 44 (10): 748-750.

[30] 兰春慧, 房殿春, 向德兵, 等. 环氧合酶 -2 抑制剂 celecoxib 抑制胃癌生长的实验研究. 胃肠病学和肝病学杂志, 2005, 14 (2): 134-136.

[31] Zhang H, Fang DC, Wang RQ, et al. Effect of Helicobacter pylori infection on expression of Bcl-2 family members in gastric adenocarcinoma. World J Gastroenterol, 2004, 10 (2): 227-230.

[32] Potthoff A, Ledig S, Martin J, et al. Significance of the caspase family in Helicobacter pylori induced gastric epithe-lial apoptosis. Helicobacter, 2002, 7 (6): 367-377.

# 第三十四章

# 微小 RNA 在幽门螺杆菌感染相关疾病中的研究进展

## 一、引言

  幽门螺杆菌(*H. pylori*)是感染人类胃黏膜的微需氧革兰氏阴性杆菌,目前已经确认 *H. pylori* 感染与慢性胃炎、消化性溃疡、胃癌、胃黏膜相关淋巴组织(MALT)淋巴瘤密切相关,而且 *H. pylori* 已被世界卫生组织国际癌症研究机构列为 Ⅰ 类致癌物,*H. pylori* 感染与胃癌具有部分因果关系。近期研究发现 *H. pylori* 感染与 Barrett 食管(BE)和食管腺癌(EA)也有一定的关系,而评价 *H. pylori* 对食管疾病的影响在不同的研究中结果各异,需要更进一步的研究。最近研究发现, *H. pylori* 感染后可以引起多种微小 RNA(microRNAs,miRNAs)的表达水平异常,提示 miRNAs 的表达变化与 *H. pylori* 感染具有相关性。miRNAs 是调控机体免疫不可缺少的分子,参与免疫细胞的产生和分化,介导天然免疫和获得性免疫应答。作为慢性炎症和肿瘤发生的精细调节者,miRNAs 也可能参与到 *H. pylori* 感染诱发的免疫炎症反应的调节,在 *H. pylori* 感染相关疾病中发挥重要作用。

  miRNAs 在转录后水平调节基因的表达,是一类全局调控作用的非编码小分子 RNA。可以调控 60% 以上人类蛋白编码基因的表达,参与细胞增殖、分化、凋亡等生理或病理过程。miRNAs 与靶基因 3' 非翻译区(3'untranslated region,3'-UTR)特异结合,抑制靶 mRNA 翻译或诱导剪切,从而在转录后水平对基因的表达进行负调控。本章就 miRNAs 在 *H. pylori* 感染相关疾病中的研究进展进行阐述。

## 二、miRNAs 的生物起源及生物学功能

1. **miRNAs 的生物起源** miRNAs 是一类长度大约 18~25 个核苷酸的非编码小分子 RNA,它广泛存在于真核生物中,是一类具有全局调控作用的小分子。1993 年 Lee 等[1]在研究秀丽新杆线虫的突变体时,利用遗传分析的方法发现了第一个长约 22 个核苷酸的小分子 RNA,命名为 Lin-4。2000 年 Reinhart 等[2]在线虫体内发现了另一种类似的具有转录后调节功能的小分子 RNA——let-7。它们通过调节各自靶基因的翻译水平调控胚胎的发育。目前已发现人类的 miRNAs 有 2 000 多种(miRNABase),它可以通过调控 60% 以上人类蛋白编码基因的表达来参与细胞发育、增殖、分化、凋亡和肿瘤生成等一系列生物过程。

如图 34-1 所示:miRNAs 的成熟主要由 RNAse-Ⅲ酶 Drosha 和 Dicer 剪切完成[3]。在细胞核内编码 miRNAs 的基因通过 RNA 聚合酶Ⅱ的作用转录产生 pri-miRNAs。随后 Drosha 与 Drosha相关结合蛋白 Pasha 组成的复合物剪切 pri-miRNAs,形成一种含有茎环结构,长度大约 70 个核苷酸的 miRNAs 前体即 pre-miRNAs[4]。pre-miRNAs 在输出蛋白 5(exportin 5)的作用下,从核内运输到胞质中,在 Dicer 酶的作用下,miRNAs 前体被剪切成 18~25 个核苷酸长度的双链 miRNAs。miRNAs 两条链的 3' 端均有 2 个游离核苷酸。最初,成熟 miRNAs 与其互补序列互相结合成miRNA:miRNA* 双螺旋结构(miRNA* 是 miRNA 的互补序列)。随后,双螺旋结构解旋,其中一条成熟的单链以不对称的方式结合到 RNA 诱导的基因沉默复合物(RNA-induced silencing complex,RISC)上。该复合物会结合到有互补序列的信使 mRNAs 上。另一条链发生降解。miRNAs 参与的基因调控主要通过靶信使 mRNA 的降解和翻译抑制,当与靶基因完全互补结合时,直接切割 mRNA,而与靶基因不完全互补结合时,如线虫中的 let-7 与靶 mRNA 的 3'-UTR 区不完全结合

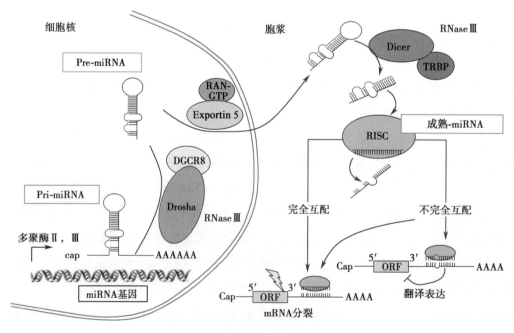

图 34-1　miRNAs 的成熟过程

后,抑制靶基因的翻译[5]。在多数植物体内,miRNAs 与靶 mRNA 几乎能够完全互补结合,通过 RNA 干扰机制,单链 miRNA 与相关蛋白结合形成 RNA 诱导沉默复合体,与靶 mRNA 的 3'-UTR 特异性结合,促使靶 mRNA 在特异性位点断裂,降低靶 mRNA 的转录水平。而在动物体内,由于 miRNA 与靶 mRNA 不能完全互补配对结合,miRNA 主要通过转录后的翻译抑制作用,抑制靶基因的蛋白表达。部分研究揭示了更为复杂的作用机制,例如某些基因的 3'-UTR 是多个 miRNAs 的作用靶点,提示可能多个 miRNAs 联合抑制靶基因的活性。miRNAs 和靶基因以一对多或多对一的调节方式组成了复杂的调节网络,参与到生命活动的调节过程。但迄今为止仍有很多机制不明,有待更进一步的研究。

2. **miRNAs 的生物学功能**　miRNAs 是最近分子生物学领域的研究热点,其分子生物学功能已部分阐明。大量研究发现,正常细胞与肿瘤细胞的 miRNAs 表达谱存在明显差异,且多数编码 miRNAs 的基因位于基因间区脆性位点或内含子中,一些 miRNAs 成簇存在,在功能上彼此协同。miRNAs 在生长发育、细胞增殖、分化、凋亡、基因调控及肿瘤形成过程中发挥重要作用。若 miRNAs 在肿瘤中的表达水平上调,则起到促癌基因的作用,若 miRNAs 在肿瘤中的表达水平下调,则起到抑癌基因的作用[6]。

已被证实具有促癌基因作用的 miRNAs 有:miR-17-92 基因簇,包括 miR-17-5p、miR-17-3p、miR-18a、miR-19a、miR-20a、miR-19b-1、miR-92-1。miR-17-92 基因簇位于染色体 13q31-32 上,在 B 细胞淋巴瘤和滤泡型淋巴瘤中高表达,它们起着癌基因的作用[7]。研究发现,转录因子 E2F1 是 miR-17-5p、miR-20a 的靶基因,原癌基因 *c-myc* 激活 miR-17-92 基因簇的表达,转录后抑制 E2F1 表达,通过改变 E2F1 的活性,抑制细胞死亡,促进细胞的增殖。过表达 *c-myc* 和 *miR-17-92* 基因簇的肿瘤要比仅有 *c-myc* 过表达的肿瘤具有更强的增殖能力和更低的细胞死亡率[8]。另一研究发现 miR-21、miR-17-5p、miR-191、miR-29b-2、miR-223、miR-128b、miR-199a-1、miR-24-1、miR-24-2、miR-146、miR-155 等 21 种 miRNAs 在结肠癌、胃癌、胰管癌、肺癌、乳腺癌和前列腺癌一种或多种肿瘤中显著过表达,提示其在肿瘤形成过程中起促癌基因的作用[9]。

研究发现人类大约有一半的 miRNAs 集中于基因组的脆性位点,以及杂合性缺失区,最小扩增子区或普通断点区。这些位点与癌症密切相关,提示这些 miRNAs 可能起抑癌基因的作用[6]。如 miR-125-1 位于 11q24 的脆性位点,在肺癌、乳腺癌、卵巢癌和宫颈癌中均表达下调。编码 miR-15a 和 miR-16-1 的基因正好位于染色体 13q14 的缺失位点 LEU2 内含子内,导致约 68% 的 CLL 患者这两个基因的表达缺失或下调[10]。miR-143 和 miR-145 在结直肠癌、胃癌、乳腺癌、前列腺癌、宫颈癌和淋巴瘤细胞中表达也显著下降,在肿瘤形成的过程中发挥抑癌作用[11]。miRNA let-7 家族在肺癌、结肠癌、胃癌等肿瘤中表达下调,let-7 负性调控原癌基因 *let-60/Ras*、*c-myc* 的表达,具有抑癌基因的作用[12,13]。miRNAs 在转录、转运、加工及与靶基因作用的任一环节的异常,都可能扰乱基因的正常调控而导致肿瘤的发生。miRNAs 的异常表达则可能导致其相应靶基因的异常,但将所有的 miRNAs 简单分为致癌作用与抑癌作用这两类也是不可能的,在不同的细胞类型中,同样的 miRNAs 可能作为癌基因或抑癌基因,而且任何一个 miRNAs 的靶基因可能会有多个,而每一个靶基因又可能和多个 miRNAs 相互作用,组成了错综复杂的调控网络,在转录后对各种基因进行复杂的调控,参与肿瘤的发生发展。

### 三、幽门螺杆菌感染的免疫调节机制

*H. pylori* 定植于人胃黏膜表面可以通过多种机制致病,如细菌的黏附、各种毒力因子如空泡细胞毒素 A(VacA)和细胞毒素相关蛋白(CagA)对黏膜细胞的直接损伤,还可以产生尿素酶催化尿素水解为氨中和胃酸让 *H. pylori* 在酸性环境中生存。此外,宿主对细菌的免疫反应而导致的免疫性损伤也是 *H. pylori* 感染致病的一个重要因素。

*H. pylori* 黏附定植于胃黏膜上皮后,宿主的免疫系统即被激活,中性粒细胞和巨噬细胞释放多种促炎性细胞因子(包括前列腺素、白三烯、TNF-α 和各种白细胞介素),从而诱导多种免疫细胞活化后积聚到胃黏膜组织,此外,激活的免疫细胞又可进一步分泌细胞因子,使 *H. pylori* 抗原成分被有效地呈递给 T 细胞和 B 细胞产生特异性细胞免疫和体液免疫。*H. pylori* 全菌、鞭毛蛋白质、脂多糖、尿素酶和空泡细胞毒素 A 等多种成分均可作为免疫原,导致机体产生免疫应答。NF-κB 是一种在 *H. pylori* 感染黏膜损伤中具有重要作用的转录因子,可使上皮细胞或其他细胞分泌 IL-8 及其他趋化因子,来趋化和激活炎症细胞以便它们从血管内移行至胃上皮处,从而导致炎症反应。*H. pylori* 感染后的免疫调节机制包括 B 细胞及相应 IgG、IgM 的体液免疫应答,以及在胃炎病变局部出现 T 淋巴细胞浸润的细胞免疫应答[14]。

Toll 样受体(Toll-like receptor,TLR)是固有免疫系统中的细胞跨膜受体及病原体相关分子模式识别受体之一,是一种跨膜蛋白,可激活固有免疫应答,同时还是连接固有免疫和获得性免疫的桥梁。目前研究较为深入的是 TLR4 和 TLR2,TLR4 是革兰氏阴性菌脂多糖(Lipopolysaccharides,LPS)的受体,主要识别 LPS 及其保守结构类脂 A 和类脂 A 的衍生物,是机体与 LPS 反应中的主要信号转导分子。TLR4 对 LPS 的识别还需要内毒素结合蛋白 MD2 的辅助。MD2 分子与 TLR4 胞外域结合并强化对 LPS 的信号转导[15,16]。TLR2 主要是革兰氏阳性菌、真菌感染的受体,主要识别革兰氏阳性菌的脂磷壁酸(LTA)、肽聚糖、脂蛋白等。*H. pylori* 可以上调胃黏膜内 TLR 的表达[17]。已有研究证实 *H. pylori* 及其菌体成分如 LPS 等可经 TLR 通路激活 NF-κB 和 MAPK、AP-1 启动一系列的炎症信号转到级联反应,引起多种炎症分子的大量释放,引起胃黏膜的炎症反应。

### 四、miRNAs 在宿主免疫反应中的作用

虽然炎症反应可以抵抗病原刺激并促进愈合,但如果没有必要的内部负调控子进行严格控制,炎症反应可能会造成比病原体感染更严重的损害,失控的免疫反应会导致多种不同形式的慢性炎症性疾病。研究显示 miRNAs 通过调节炎症反应在免疫反应中发挥着重要的作用。

天然免疫是机体抵御病原微生物感染的第一道防线,Toll 样受体可以识别入侵的病原体,启动天然免疫反应[18]。研究发现部分 miRNAs 参与了天然免疫应答和炎症反应的调控,人单核细胞在脂多糖(LPS)的刺激下,可引起 miR-146a/b、miR-132、miR-155 的表达上调,其他 Toll 样受体配体

(如 LPS、鞭毛素、脂蛋白等)和炎症因子(TNF-α、IL-1 也可以通过 NF-κB 信号通路上调 miR-146 的表达,进而抑制 TNF 受体相关因子(TRAF-6)和 IL-1 受体相关激酶 1(IRAK1)的表达,调控机体对炎症刺激的免疫反应[18]。miR-146 通过靶向下调 TRAF-6 和 IRAK1 的水平控制响应细菌产物 TLR 信号的效应器,由此可见,miRNAs 可以起到负反馈调节作用,通过精细的微调来防止炎症反应紊乱。研究发现 miR-155 可以被细菌产物、病毒相关刺激物(如合成的 TLR3 配体 poly)和炎症细胞因子如抗病毒细胞因子 γ-干扰素(INF-γ)所调节,miR-155 可直接靶向下调 FADD、RIP、IKK 等数个参与 LPS 信号蛋白基因[19]。miR-125b 在经 LPS 处理的巨噬细胞中下调,而且研究发现 miR-125b 靶向 TNF-α mRNA 的 3′-UTR 区,转录后抑制 TNF-α,因此当没有微生物感染时,miR-125b 可以确保 LPS 通路关闭,当巨噬细胞炎症反应需要时它可以响应 LPS 而下调[20]。

此外,Chen 等[21]研究显示小隐孢子虫感染和 LPS 刺激通过 MyD88/NF-κB 依赖机制使胆管上皮细胞的 let-7i 表达下降,而 let-7i 可以通过转录后抑制靶向下调 TLR4,这些表明 let-7i 可以调节小隐孢子虫诱导的 TLR4 的表达升高,促进上皮细胞防御小隐孢子虫感染。同时也说明 TLR 对上皮细胞抗微生物的免疫反应有很重要的作用。

五、miRNAs 与幽门螺杆菌感染

(一)幽门螺杆菌感染后 miRNAs 的变化

胃黏膜上皮细胞是宿主抵御 H. pylori 入侵的第一道防线。H. pylori 感染胃黏膜后,其菌体成分(如 LPS、HSP60)可被胃黏膜上皮表达的 TLR4 受体识别,激活 TLR4/NF-κB 信号通路,从而启动一系列的免疫炎症级联反应,引起免疫相关基因的表达和多种炎症分子的“瀑布式”释放,造成胃黏膜的损伤和炎症。在此过程中,一系列 miRNAs 的表达发生异常改变并参与调节 H. pylori 相关的免疫和炎症反应。有研究表明 H. pylori 感染后,可以引起一系列 miRNAs 表达谱的变化。将人胃上皮细胞 GES-1 感染 H. pylori 26695 24h 后,进行 miRNAs 芯片检测,H. pylori 感染引起了一系列的 miRNAs 的表达改变,如 miR-191、miR-155、miR-146a、miR-16 等的表达上调,miR-181b、miR-324 的表达下调[22,23]。研究者同时对用于芯片分析的部分 RNA 样品,通过实时聚合酶链反应(real-time PCR)方法,分析了 miR-155、miR-146a、miR-16 的表达情况,芯片结果一致分别上调了 3.0、2.5、2.1 倍,并且通过免疫组织化学检测,发现 H. pylori 感染的慢性胃炎患者的胃黏膜组织中,miR-155 的表达也明显比 H. pylori 阴性的正常胃黏膜组织高[22,23]。Matsushima 等[24]通过对 H. pylori 感染的阳性组和无 H. pylori 感染的阴性对照组组织样本进行 miRNAs 芯片分析,结果显示:H. pylori 阳性组胃窦黏膜上皮细胞有 30 个 miRNAs 表达显著降低(如 let-7a、let-7b、let-7d、let-7e、let-7f、miRNA-101、miRNA-103、miRNA-125a、miRNA-204 等),而且 miRNA-204 的表达降低最多,只有 miRNA-223 升高,当根除 H. pylori 后,miRNAs 表达恢复正常。研究还发现,通过实时聚合酶链反应(real-time PCR)方法对 12 个慢性 H. pylori 感染的胃组织样本和 8 个正常胃组织样本分析,miRNA-21 也过表达,用 H. pylori 处理 AGS 细胞系后,第 12h,miRNA-21 的表达水平最高,第 24h 和 48h 仍然很高,72h 后才降至正常水平[25]。我们研究发现,H. pylori 感染胃黏膜上皮细胞后可以引起上皮细胞 let-7b 表达下调,进一步研究发现 let-7b 可以靶向调节 TLR4 的表达,调节 NF-κB 的转录活性,影响 IL-8 的表达,在 *H. pylori* 感染的免疫调节反应中发挥重要作用[26]。

(二)miRNAs 在幽门螺杆菌感染后的免疫调节

目前,关于 miRNAs 在 *H. pylori* 感染导致免疫炎症的调节研究已成为 *H. pylori* 感染致病研究中的热点和前沿。首先被人们注意到的是 miR-155。miR-155 可以负性调节机体的免疫和炎症反应,miR-155 可以通过直接降解 mRNA 或抑制蛋白的翻译从而抑制 IKK-ε、SMAD2、FADD 和 MyD88 靶基因蛋白的表达。体外表达 miR-155 后,能够显著减少 *H. pylori* 感染引起的炎症因子 (IL-8、GEO-α)mRNA 和蛋白水平,这种抑制作用是通过降低 NF-κB 的活性引起的次级效应[22]。新近的研究显示,*H. pylori* 感染者及体外培养的胃上皮细胞 miR-155 表达增加,并通过下调 IκB 激酶途径下调 IL-8 表达,从而负性调节 *H. pylori* 诱导的炎症反应[22]。而这种对 *H. pylori* 诱导炎症的负性调节作用是通过对 MyD88 依赖性途径的转录后调节实现的[27]。同时,*H. pylori* 感染还通过 cAMP-Foxp3 依赖的途径诱导 T 细胞 miR-155 表达上调[28]。Taganov 等发现 *H. pylori* LPS 可通过 TLR4 信号通路刺激单核细胞,使 miR-146a 的表达升高。*H. pylori* 感染胃黏膜后通过 NF-κB 途径上调胃上皮细胞 miR-146a 表达,而 miR-146a 的上调又导致其下游靶基因表达的下调,从而减轻 *H. pylori* 诱导的炎症反应[23]。过表达 miRNA-21 可以促进细胞增殖分化、抑制细胞凋亡[25]。AP-1 和信号转导子及转录激活子 3(STAT3)可以诱导 miRNA-21 表达[29,30]。*H. pylori* 感染后胃黏膜细胞分泌白细胞介素 -6(IL-6)加上 NF-κB 活化,可以使 AP-1 和 STAT3 激活,所以 miRNA-21 表达增高。miRNA-21 可以作用于靶基因 RECK,引起转录后抑制效应,RECK 是肿瘤抑制基因,受到 miRNA-21 下调后,从而促进胃癌的发生[25]。此外,研究发现 miRNA-196a2 存在 rs11614913 单核苷酸多态性,与 *H. pylori* 感染后胃黏膜的炎症反应程度和胃癌发病风险性相关[31]。

Matsushima 等[24]研究发现 *H. pylori* 感染者 miR-223 的表达是非感染者的 5.18 倍,且其表达水平与胃黏膜固有层中性粒细胞浸润程度呈正相关,经过 *H. pylori* 根除治疗且胃黏膜中性粒细胞消失后,miR-223 的表达水平恢复正常。他们还证实用 miR-223 表达水平诊断 *H. pylori* 感染的敏感性和特异性可高达 100%。另有研究表明 miR-223 可特异性表达于髓系细胞,敲除编码 miR-223 基因可导致中性粒细胞高度成熟和对刺激高度敏感,后来发现促进髓系细胞分化的转录因子 Mef2c 是 miR-223 的作用靶点,miR-223 作为一种内源性分子,可以调控粒细胞的发育和炎症反应[32]。

(三)miRNAs 与幽门螺杆菌在胃癌中的作用

研究发现几十种 miRNAs 与胃癌的形成、生长以及早期进展相关。在这个过程中既有起促进作用的 miRNAs,也有起抑制作用的 miRNAs。在胃癌的形成过程中起到诱导或者促进作用的有:miR-21、miR-23a、miR-27a、miR-106b-2 簇、miR-200 等;起抑制作用的有:miR-9、miR-31、miR-34、miR-34b/c、miR-93、miR-101、miR-106b、miR-141、miR-181c、miR-218 等。*H. pylori* 感染可以引起胃黏膜组织中某些 miRNAs 的异常表达并参与调节某些原癌、抑癌基因和信号传导通路,影响细胞的增殖、凋亡等过程,进而参与胃癌的发生发展。慢性 *H. pylori* 感染是胃腺癌和黏膜相关淋巴组织淋巴瘤的一个主要风险因子,研究发现 *H. pylori* 阳性的胃癌标本较 *H. pylori* 阴性的胃癌标本中 miRNA-21、miRNA-106b-25、miRNA-221、miRNA-222 表达显著增加,miRNA-218 的表达水平显著下降[25,33]。Motoyama 等的研究显示,在胃癌细胞系中,let-7 抑制肿瘤相关蛋白 HMGA2 的表达。而在 HMGA2 低表达的胃癌细胞中,let-7a、let-7b 和 let-7c 的表达水平明显高于 HMGA2 高表达的胃癌细胞。H. pylori cagA 蛋白经Ⅳ型分泌系统进入胃上皮细胞后,激活丝裂原活化蛋白激酶(MAPK)和 NF-κB 信号传导通路[34,35],下调 let-7 家族某些 miRNAs,从而上调 ras 等致癌基因的表达,引起胃上皮细胞的恶性转化。H. pylori 感染导致胃黏膜组织和胃癌 AGS 细胞中 miR-218 表达下降,通过上调其靶基因表皮生长因子受体和过度表达蛋白(ECOP),激活 NF-κB 信号通路,增加 COX-2 的表达,进而促进胃癌细胞的增殖,抑制凋亡,促进胃癌的发生[33]。另有研究表明,胃癌组织中 miR-124a 基因的甲基化水平与 Rb 和 CDK6 表达水平呈正相关,并与肿瘤大小、分化程度、淋巴结转移和浸润程度相关[36],提示 H. pylori 感染胃黏膜后引起 miR-124a 基因启动子区超甲基化,使 miR-124a 表达下降,引起 Rb 和 CDK6 的上调,进而参与胃癌的发生发展。研究发现:miR-21 的表达水平在胃癌组织中比正常胃上皮组织中高,在被 H. pylori 感染的胃上皮组织中比未被感染的胃组织中高;并且 miR-21 能够促进胃癌细胞增殖、迁移和抑制细胞凋亡,miR-21 通过调节 RECK 而在 H. pylori 介导的胃组织癌变过程中起到一定的作用[25]。因此,miRNAs 和 H. pylori 感染之间可能存在某些相互协调的作用,共同促进了胃癌的发生发展。

胃癌患者死亡的最主要原因是肿瘤的侵袭和转移,而上皮 - 间质转化(epithelial-mesenchymal transition,EMT)是肿瘤侵袭和转移的重要机制之一。EMT 是指上皮细胞在特定的生理和病理条件下向间充质细胞转化的现象,被看成导致肿瘤进展的重要病理过程。H. pylori CagA 蛋白可经Ⅳ型分泌系统转运到宿主胃黏膜上皮细胞中,破坏细胞间紧密连接或者改变细胞极性[37],使上皮细胞获得迁移运动能力,诱导 EMT 的产生,一些 miRNAs 在这一过程中发挥调节作用。H. pylori CagA 与 E- 钙黏着蛋白(E-cadherin)相互作用,激活 Wnt/β-catenin 信号通路[38,39],引起 EMT。胃癌组织中低表达的 miR-200 家族(包括 miR-200a、miR-200b、miR-200c、miR-141、miR-429),通过活化转录抑制因子锌指 E- 盒结合同源异形盒(zinc-finger E-box binding homeobox 1,ZEB1)和 ZEB2/SIP1,下调 E- 钙黏着蛋白,促进 EMT 的发生,而 ZEB1/2 也可负性调节 miR-200 家族,两者形成负反馈回路,协同调节胃癌的侵袭和转移[40-43]。miR-103/107 通过下调 miR-200 水平,诱导 EMT 的发生[44],这表明不同 miRNAs 之间存在相互作用,共同调节 EMT 过程。CagA 还可激活胞外信号调节激酶(ERK)通路促进 EMT 的发生[45],miR-17、miR-20a 在 CagA/ERK-GEF-H1-RhoA-ROCK-c-myc-miRNA-p21 信号通路中发挥作用,通过下调 p21 的表达引起胃癌的发生[46]。

(四) miRNAs 与幽门螺杆菌在胃黏膜相关淋巴组织淋巴瘤中的作用

miRNAs 还参与调节 H. pylori 相关胃黏膜相关淋巴组织(mucosal-associated lymphoid tissue,MALT)淋巴瘤的发病过程,MALT 淋巴瘤是起源于胃黏膜或黏膜下层的淋巴样组织的恶性淋巴瘤,其发生与 H. pylori 感染引起的慢性炎症密切相关,可以转化为胃弥漫大 B 细胞淋巴瘤(gastric diffuse large B cell lymphoma,gDLBCL)。H. pylori 阳性胃弥漫大 B 细胞淋巴瘤的 miR-200 表达升高,通过靶向抑制 ZEB1(锌指 e-box-binding 同源盒 1),增加 BCL6 表达,患者预后较好[47]。研究发现[48,49],miR-203 启动子区的超甲基化可下调 miR-203 的表达,进而上调 ABL1,促使胃炎向胃 MALT 淋巴瘤的转化。进一步的研究发现 myc 可介导 miR-34a 表达降低,通过上调 FoxP1 促进胃

MALT 淋巴瘤向 gDLBCL 的转化,miR-34a 有可能成为胃恶性淋巴瘤的替代治疗靶点。Liu 等[50]的研究表明 E2A+ 的胃 MALT 淋巴瘤记忆性 B 细胞相关的 miR-223 表达升高,易蔓延至胃周淋巴结,并且对 *H. pylori* 根除治疗反应性差。另一研究发现 miR-142-5p 和 miR-155 的表达水平与胃 MALT 淋巴瘤病例的临床病程相关。miR-142-5p 和 miR-155 可以靶向抑制促凋亡基因 TP53INP1,在胃 MALT 淋巴瘤的发病机制中起关键作用,可能作为胃 MALT 淋巴瘤的治疗靶点或生物标志物具有潜在的应用价值[51]。

（五）miRNAs 与幽门螺杆菌在食管癌中的作用

研究发现在食管鳞状细胞癌组织中,miR-25、miR-424、miR-151 的表达上调,miR-100、miR-99a、miR-29c、miR-140* 的表达下调,这些表达异常的 miRNA 能够将癌组织和正常组织区分出。而且 miR-25、miR-130b 与癌组织的分化程度相关,miR-335、miR-181d、miR-25、miR-7、miR-495 与大体标本分类相关(蕈伞型、髓质型)。miR-103/107 的表达水平与患者的生存率呈负相关[52]。Feber 等[53]发现 miR-203 和 miR-205 在食管鳞状细胞癌和腺癌组织中的表达要比在正常食管黏膜中下降 2~10 倍,而 miR-21 在两种类型的癌组织中的表达却比正常食管黏膜高 3~5 倍,提示 miR-203、miR-205 的表达下调和 miR-21 的表达上调可能和食管癌的发生相关。他们的研究还发现,miR-200c、miR-194、miR-192 在食管鳞状细胞癌中表达下调,但在食管腺癌中的表达却显著上调,这表明食管癌组织学类型不同,miRNAs 差异性表达也不尽相同。miR-196a 通过转录后抑制 ANXA1 的表达从而促进细胞增殖,抑制凋亡,发挥了致癌基因作用,而引发食管癌[54]。miR-373 通过抑制其下游靶基因 LATS2 的表达参与了食管鳞状细胞癌的发生[55]。miR-21 通过抑制抑癌基因 PDCD4 的表达,参与了食管鳞状细胞癌的发展和侵袭[56]。miR-10b 通过抑制了其下游抑癌基因 KLF4 的表达,从而影响了食管癌肿瘤细胞的迁移和浸润[57]。但是,就目前食管癌的相关研究而言,尚无公认的兼具早期敏感性和组织特异性的 miRNAs。虽然有研究发现 miR-205、miR-10a 和 miR-143、miR-145 对食管鳞状细胞癌显示出一定特异性[58,59],但尚需大样本研究证实。

食管腺癌发病一般经过食管黏膜 BE →低度不典型增生→高度不典型增生→食管腺癌的发展过程。近几年食管腺癌(EA)的发病率有明显提高,其中 Barrett 食管(BE)是食管腺癌最大的危险因素。miRNAs 与 BE 的癌变机制及其预后密切相关,Feber 等[53]研究发现 miRNAs 表达谱可将食管腺癌组织、食管鳞癌组织、正常食管组织、Barrett 食管组织、高级别上皮内瘤变食管组织相互区分开,表明不同类型的食管组织 miRNAs 表达谱有差异。与正常组织相比,miR-194、miR-192 和 miR-200c 在腺癌中表达量上升,在鳞癌中无变化;miR-21、miR-205、miR-203 和 miR-93 在腺癌和鳞癌中都表现出一致的变化。另外还发现,腺癌与 Barrett 食管组织 miRNAs 表达谱相似,而鳞癌与正常组织表达谱较相似,这也进一步说明了 Barrett 食管是腺癌的癌前病变。Kan 等[60]发现,同属 miR-106b-25 簇的 3 个 miRNA(miR-25、miR-93 和 miR-106b)的表达,在正常上皮发展为 Barrett 食管和食管腺癌的病理过程中被陆续激活,同时 miR-106b-25 簇的表达上调与基因扩增和 MCM7 基因过表达密切相关。Maru 等[61]发现,miR-196a 在 Barrett 食管发展为食管腺癌的过程中发挥重要作用。腺癌组织、Barrett 食管组织和柱状上皮化生 miR-196a 的表达量明显高于正常食管黏膜组织,同时高级别上皮内瘤变的表达量要显著高于 Barrett 食管组织和低级别上皮内瘤变。Yang

等[62]的研究显示,miRNAs 在 Barrett 食管转变为食管腺癌的过程中发挥重要作用,miRNAs 是食管癌早期诊断及治疗的潜在标志物。

*H. pylori* 被公认是慢性胃炎的主要致病因子,然而,其在 BE 肠上皮化生及食管腺癌发病中的作用并不清楚。目前的研究结果并不一致,某些流行病学研究显示,BE 患者 *H. pylori* 感染率低于对照组[63]。提示,*H. pylori* 感染可能对 BE 的发生起保护作用。然而,也有研究显示,*H. pylori* 感染可能是 BE 的致病因素[64]。研究显示,伴有 *H. pylori* 感染的 BE 患者较 *H. pylori* 阴性者基因不稳定的发生率明显增加[64]。提示 *H. pylori* 感染可能在 BE 的发病过程中起一定的作用。meta分析显示,*H. pylori* 感染与 GERD 症状和 BE 的风险降低有关,提示 *H. pylori* 对胃食管反流病和BE 具有保护作用[65]。然而,一些报告显示,GERD 和 BE 患者的 *H. pylori* 感染率较高[66]。根除*H. pylori* 能够更好地控制 GERD 症状,使食管炎好转[66,67]。无论 CagA 蛋白阴性菌株还是 CagA阳性菌株都不能减少某些 *H. pylori* 感染率较高人群 BE 的患病风险[68]。持续性 *H. pylori* 感染患者的 EA 预计发病率比 *H. pylori* 根除患者高[69]。很多证据进一步表明,*H. pylori* 并不是对抗GERD 及其并发症 BE 和 EA 的"保护"因素。我们先前的研究也发现,当 *H. pylori* 定植在大鼠食管黏膜,可以显著提高 BE 和 EA 的发生率,同时食管黏膜 CDX2 和 COX-2 的表达显著性增加[70]。提示食管 *H. pylori* 定植可能通过增加食管黏膜 CDX2 及 COX-2 表达参与 BE 及食管腺癌的发生。因此,miRNAs 和 *H. pylori* 在食管癌的发生发展过程中的具体作用机制,还需进一步探讨。

## 六、展望

*H. pylori* 感染在我国相当普遍,而且是导致胃癌的主要致病因子,近年来研究人员在 miRNAs与胃癌等肿瘤发生领域的研究取得较大进展,为肿瘤的治疗提供了新的靶点。然而在 miRNAs和 *H. pylori* 感染之间的研究还相对较少,关于 miRNAs 如何调节 *H. pylori* 感染后的免疫应答,miRNAs 和 *H. pylori* 感染在胃食管疾病中的分子调控机制研究值得更进一步探讨。

miRNAs 的发现,是 RNA 研究领域的重要突破,为人们提供了一种全新的视角来认识生物基因和基因表达调节的本质。miRNAs 的表达作为细胞接收到外源或内源压力信号后的一种早期反应,参与天然免疫的应答过程。某些 miRNAs 的表达能够在细胞受到微生物感染后迅速发生变化,直接调节 TLR 的表达,从而在起始阶段控制整个免疫应答的范围和强度;另一些 miRNAs 的表达则受到天然免疫应答过程中信号通路的调节,继而改变其下游基因的表达水平,对免疫效应过程进行精细调控。此外,miRNAs 同样参与到胃食管肿瘤的发生发展过程,与正常细胞相比,肿瘤细胞内会有某些特异性 miRNAs 过度表达或表达降低,这些 miRNAs 有可能成为特征性肿瘤分子标志物。也可以通过调控 miRNAs 的表达水平来治疗肿瘤,对于在肿瘤细胞中高表达的 miRNAs,可以应用 RNA 干扰或反义寡核苷酸技术,抑制具有癌基因活性的 miRNAs,对于在肿瘤细胞中低表达的 miRNAs,可以利用载体导入相应的外源 miRNAs,从而抑制肿瘤细胞的生长。

总之,有关 miRNAs 在 *H. pylori* 感染的免疫调节作用,以及 miRNAs 和 *H. pylori* 感染在胃食管肿瘤发生发展的机制研究,为了解 miRNAs 在炎症相关肿瘤中的作用提供了新的视角。

*H. pylori* 感染胃黏膜和 BE 食管黏膜后,可以导致一系列 miRNAs 的表达发生异常改变并参与调节 *H. pylori* 引起的炎症反应和肿瘤相关基因的表达,miRNAs 可能是联系炎症和肿瘤之间的桥梁。利用 miRNAs 调控靶基因表达的原理,对 miRNAs 生物学功能与机制的深入研究,可以更好地理解 *H. pylori* 相关疾病的发病机制,可能设计出安全的基因转移载体和有效的小 RNA 基因沉默,降低 *H. pylori* 相关疾病的发病率和死亡率,对疾病的治疗和预防具有更加广阔的前景。

(滕贵根　王蔚虹)

## 参 考 文 献

[ 1 ] Lee RC, Feinbaum RL, Ambros V. The C. elegans heterochronic gene lin-4 encodes small RNAs with antisense complementarity to lin-14. Cell, 1993, 75: 843-854.

[ 2 ] Reinhart BJ, Slack FJ, Basson M, et al. The 21-nucleotide let-7 RNA regulates developmental timing in Caenorhabditis elegans. Nature, 2000, 403: 901-906.

[ 3 ] Kim VN. MicroRNA biogenesis: coordinated cropping and dicing. Nat Rev Mol Cell Biol, 2005, 6: 376-385.

[ 4 ] Landthaler M, Yalcin A, Tuschl T. The human DiGeorge syndrome critical region gene 8 and Its D. melanogaster homolog are required for miRNA biogenesis. Curr Biol, 2004, 14: 2162-2167.

[ 5 ] Hutvagner G, Zamore PD. A microRNA in a multiple-turnover RNAi enzyme complex. Science, 2002, 297: 2056-2060.

[ 6 ] Calin GA, Sevignani C, Dumitru CD, et al. Human microRNA genes are frequently located at fragile sites and genomic regions involved in cancers. Proc Natl Acad Sci U S A, 2004, 101: 2999-3004.

[ 7 ] He L, Thomson JM, Hemann MT, et al. A microRNA polycistron as a potential human oncogene. Nature, 2005, 435: 828-833.

[ 8 ] O'Donnell KA, Wentzel EA, Zeller KI, et al. c-Myc-regulated microRNAs modulate E2F1 expression. Nature, 2005, 435: 839-843.

[ 9 ] Volinia S, Calin GA, Liu CG, et al. A microRNA expression signature of human solid tumors defines cancer gene targets. Proc Natl Acad Sci U S A, 2006, 103: 2257-2261.

[ 10 ] Calin GA, Dumitru CD, Shimizu M, et al. Frequent deletions and down-regulation of micro-RNA genes miR15 and miR16 at 13q14 in chronic lymphocytic leukemia. Proc Natl Acad Sci U S A, 2002, 99: 15524-15529.

[ 11 ] Akagi T, Iio A, Nakagawa Y, et al. Decreased expression of microRNA-143 and-145 in human gastric cancers. Oncology, 2009, 77: 12-21.

[ 12 ] Akao Y, Nakagawa Y, Naoe T. let-7 microRNA functions as a potential growth suppressor in human colon cancer cells. Biol Pharm Bull, 2006, 29: 903-906.

[ 13 ] Johnson SM, Grosshans H, Shingara J, et al. RAS is regulated by the let-7 microRNA family. Cell, 2005, 120: 635-647.

[ 14 ] Robinson K, Argent RH, Atherton JC. The inflammatory and immune response to Helicobacter pylori infection. Best Pract Res Clin Gastroenterol, 2007, 21: 237-259.

[ 15 ] Sutmuller RP, Morgan ME, Netea MG, et al. Toll-like receptors on regulatory T cells: expanding immune regulation. Trends Immunol, 2006, 27: 387-393.

[ 16 ] Hallman M, Ramet M, Ezekowitz RA. Toll-like receptors as sensors of pathogens. Pediatr Res, 2001, 50: 315-321.

[ 17 ] Ishihara S, Rumi MA, Kadowaki Y, et al. Essential role of MD-2 in TLR4-dependent signaling during Helicobacter pylori-associated gastritis. J Immunol, 2004, 173: 1406-1416.

[ 18 ] Sonkoly E, Stahle M, Pivarcsi A. MicroRNAs and immunity: novel players in the regulation of normal immune function and inflammation. Semin Cancer Biol, 2008, 18: 131-140.

[ 19 ] O'Connell RM, Taganov KD, Boldin MP, et al. MicroRNA-155 is induced during the macrophage inflammatory response. Proc Natl Acad Sci U S A, 2007, 104: 1604-1609.

［20］ Tili E, Michaille JJ, Cimino A, et al. Modulation of miR-155 and miR-125b levels following lipopolysaccharide/ TNF-alpha stimulation and their possible roles in regulating the response to endotoxin shock. J Immunol, 2007, 179: 5082-5089.

［21］ Chen XM, Splinter PL, O'Hara SP, et al. A cellular micro-RNA, let-7i, regulates Toll-like receptor 4 expression and contributes to cholangiocyte immune responses against Cryptosporidium parvum infection. J Biol Chem, 2007, 282: 28929-28938.

［22］ Xiao B, Liu Z, Li BS, et al. Induction of microRNA-155 during Helicobacter pylori infection and its negative regulatory role in the inflammatory response. J Infect Dis, 2009, 200: 916-925.

［23］ Liu Z, Xiao B, Tang B, et al. Up-regulated microRNA-146a negatively modulate Helicobacter pylori-induced inflammatory response in human gastric epithelial cells. Microbes Infect, 2010, 12: 854-863.

［24］ Matsushima K, Isomoto H, Inoue N, et al. MicroRNA signatures in Helicobacter pylori-infected gastric mucosa. Int J Cancer, 2011, 128: 361-370.

［25］ Zhang Z, Li Z, Gao C, et al. miR-21 plays a pivotal role in gastric cancer pathogenesis and progression. Lab Invest, 2008, 88: 1358-1366.

［26］ Teng GG, Wang WH, Dai Y, et al. Let-7b is involved in the inflammation and immune responses associated with Helicobacter pylori infection by targeting Toll-like receptor 4. PLoS One, 2013, 8: e56709.

［27］ Tang B, Xiao B, Liu Z, et al. Identification of MyD88 as a novel target of miR-155, involved in negative regulation of Helicobacter pylori-induced inflammation. FEBS Lett, 2010, 584: 1481-1486.

［28］ Fassi Fehri L, Koch M, Belogolova E, et al. Helicobacter pylori induces miR-155 in T cells in a cAMP-Foxp3-dependent manner. PLoS One, 2010, 5: e9500.

［29］ Fujita S, Ito T, Mizutani T, et al. miR-21 Gene expression triggered by AP-1 is sustained through a double-negative feedback mechanism. J Mol Biol, 2008, 378: 492-504.

［30］ Loffler D, Brocke-Heidrich K, Pfeifer G, et al. Interleukin-6 dependent survival of multiple myeloma cells involves the Stat3-mediated induction of microRNA-21 through a highly conserved enhancer. Blood, 2007, 110: 1330-1333.

［31］ Okubo M, Tahara T, Shibata T, et al. Association between common genetic variants in pre-microRNAs and gastric cancer risk in Japanese population. Helicobacter, 2010, 15: 524-531.

［32］ Johnnidis JB, Harris MH, Wheeler RT, et al. Regulation of progenitor cell proliferation and granulocyte function by microRNA-223. Nature, 2008, 451: 1125-1129.

［33］ Gao C, Zhang Z, Liu W, et al. Reduced microRNA-218 expression is associated with high nuclear factor kappa B activation in gastric cancer. Cancer, 2010, 116: 41-49.

［34］ Fu HY, Asahi K, Hayashi Y, et al. East Asian-type Helicobacter pylori cytotoxin-associated gene A protein has a more significant effect on growth of rat gastric mucosal cells than the Western type. J Gastroenterol Hepatol, 2007, 22: 355-362.

［35］ Tomimori K, Uema E, Teruya H, et al. Helicobacter pylori induces CCL20 expression. Infect Immun, 2007, 75: 5223-5232.

［36］ Pei L, Xia JZ, Huang HY, et al. Role of miR-124a methylation in patients with gastric cancer. Zhonghua Wei Chang Wai Ke Za Zhi, 2011, 14: 136-139.

［37］ Wessler S, Backert S. Molecular mechanisms of epithelial-barrier disruption by Helicobacter pylori. Trends Microbiol, 2008, 16: 397-405.

［38］ Franco AT, Israel DA, Washington MK, et al. Activation of beta-catenin by carcinogenic Helicobacter pylori. Proc Natl Acad Sci U S A, 2005, 102: 10646-10651.

［39］ Murata-Kamiya N, Kurashima Y, Teishikata Y, et al. Helicobacter pylori CagA interacts with E-cadherin and deregulates the beta-catenin signal that promotes intestinal transdifferentiation in gastric epithelial cells. Oncogene, 2007, 26: 4617-4626.

［40］ Burk U, Schubert J, Wellner U, et al. A reciprocal repression between ZEB1 and members of the miR-200 family promotes EMT and invasion in cancer cells. EMBO Rep, 2008, 9: 582-589.

［41］ Christoffersen NR, Silahtaroglu A, Orom UA, et al. miR-200b mediates post-transcriptional repression of ZFHX1B. RNA, 2007, 13: 1172-1178.

［42］ Gregory PA, Bert AG, Paterson EL, et al. The miR-200 family and miR-205 regulate epithelial to mesenchymal transition by targeting ZEB1 and SIP1. Nat Cell Biol, 2008, 10: 593-601.

［43］ Bracken CP, Gregory PA, Kolesnikoff N, et al. A double-negative feedback loop between ZEB1-SIP1 and the microRNA-200 family regulates epithelial-mesenchymal transition. Cancer Res, 2008, 68: 7846-7854.

［44］ Martello G, Rosato A, Ferrari F, et al. A MicroRNA targeting dicer for metastasis control. Cell, 2010, 141: 1195-1207.

［45］ Zavadil J, Bitzer M, Liang D, et al. Genetic programs of epithelial cell plasticity directed by transforming growth factor-beta. Proc Natl Acad Sci U S A, 2001, 98: 6686-6691.

［46］ Saito Y, Murata-Kamiya N, Hirayama T, et al. Conversion of Helicobacter pylori CagA from senescence inducer to oncogenic driver through polarity-dependent regulation of p21. J Exp Med, 2010, 207: 2157-2174.

［47］ Huang WT, Kuo SH, Cheng AL, et al. Inhibition of ZEB1 by miR-200 characterizes Helicobacter pylori-positive gastric diffuse large B-cell lymphoma with a less aggressive behavior. Mod Pathol, 2014, 27: 1116-1125.

［48］ Craig VJ, Cogliatti SB, Rehrauer H, et al. Epigenetic silencing of microRNA-203 dysregulates ABL1 expression and drives Helicobacter-associated gastric lymphomagenesis. Cancer Res, 2011, 71: 3616-3624.

［49］ Craig VJ, Cogliatti SB, Imig J, et al. Myc-mediated repression of microRNA-34a promotes high-grade transformation of B-cell lymphoma by dysregulation of FoxP1. Blood, 2011, 117: 6227-6236.

［50］ Liu TY, Chen SU, Kuo SH, et al. E2A-positive gastric MALT lymphoma has weaker plasmacytoid infiltrates and stronger expression of the memory B-cell-associated miR-223: possible correlation with stage and treatment response. Mod Pathol, 2010, 23: 1507-1517.

［51］ Saito Y, Suzuki H, Tsugawa H, et al. Overexpression of miR-142-5p and miR-155 in gastric mucosa-associated lymphoid tissue (MALT) lymphoma resistant to Helicobacter pylori eradication. PLoS One, 2012, 7: e47396.

［52］ Guo Y, Chen Z, Zhang L, et al. Distinctive microRNA profiles relating to patient survival in esophageal squamous cell carcinoma. Cancer Res, 2008, 68: 26-33.

［53］ Feber A, Xi L, Luketich JD, et al. MicroRNA expression profiles of esophageal cancer. J Thorac Cardiovasc Surg, 2008, 135: 255-260; discussion 260.

［54］ Luthra R, Singh RR, Luthra MG, et al. MicroRNA-196a targets annexin A1: a microRNA-mediated mechanism of annexin A1 downregulation in cancers. Oncogene, 2008, 27: 6667-6678.

［55］ Lee KH, Goan YG, Hsiao M, et al. MicroRNA-373 (miR-373) post-transcriptionally regulates large tumor suppressor, homolog 2 (LATS2) and stimulates proliferation in human esophageal cancer. Exp Cell Res, 2009, 315: 2529-2538.

［56］ Hiyoshi Y, Kamohara H, Karashima R, et al. MicroRNA-21 regulates the proliferation and invasion in esophageal squamous cell carcinoma. Clin Cancer Res, 2009, 15: 1915-1922.

［57］ Tian Y, Luo A, Cai Y, et al. MicroRNA-10b promotes migration and invasion through KLF4 in human esophageal cancer cell lines. J Biol Chem, 2010, 285: 7986-7994.

［58］ Matsushima K, Isomoto H, Kohno S, et al. MicroRNAs and esophageal squamous cell carcinoma. Digestion, 2010, 82: 138-144.

［59］ Wu BL, Xu LY, Du ZP, et al. MiRNA profile in esophageal squamous cell carcinoma: downregulation of miR-143 and miR-145. World J Gastroenterol, 2011, 17: 79-88.

［60］ Kan T, Meltzer SJ. MicroRNAs in Barrett's esophagus and esophageal adenocarcinoma. Curr Opin Pharmacol, 2009, 9: 727-732.

［61］ Maru DM, Singh RR, Hannah C, et al. MicroRNA-196a is a potential marker of progression during Barrett's metaplasia-dysplasia-invasive adenocarcinoma sequence in esophagus. Am J Pathol, 2009, 174: 1940-1948.

[ 62 ] Yang H, Gu J, Wang KK, et al. MicroRNA expression signatures in Barrett's esophagus and esophageal adenocarcinoma. Clin Cancer Res, 2009, 15: 5744-5752.

[ 63 ] Wang C, Yuan Y, Hunt RH. Helicobacter pylori infection and Barrett's esophagus: a systematic review and meta-analysis. Am J Gastroenterol, 2009, 104: 492-500; quiz 491, 501.

[ 64 ] Watari J, Moriichi K, Tanabe H, et al. Differences in genetic instability and cellular phenotype among Barrett's, cardiac, and gastric intestinal metaplasia in a Japanese population with Helicobacter pylori. Histopathology, 2009, 55: 261-269.

[ 65 ] Fischbach LA, Nordenstedt H, Kramer JR, et al. The association between Barrett's esophagus and Helicobacter pylori infection: a meta-analysis. Helicobacter, 2012, 17: 163-175.

[ 66 ] Kountouras J, Chatzopoulos D, Zavos C. Eradication of Helicobacter pylori might halt the progress to oesophageal adenocarcinoma in patients with gastro-oesophageal reflux disease and Barrett's oesophagus. Med Hypotheses, 2007, 68: 1174-1175.

[ 67 ] Kountouras J, Zavos C, Chatzopoulos D, et al. Helicobacter pylori and gastro-oesophageal reflux disease. Lancet, 2006, 368: 986; author reply 986-987.

[ 68 ] Graham DY. Helicobacter pylori is not and never was "protective" against anything, including GERD. Dig Dis Sci, 2003, 48: 629-630.

[ 69 ] van Baal JW, Verbeek RE, Bus P, et al. microRNA-145 in Barrett's oesophagus: regulating BMP4 signalling via GATA6. Gut, 2013, 62: 664-675.

[ 70 ] Liu FX, Wang WH, Wang J, et al. Effect of Helicobacter pylori infection on Barrett's esophagus and esophageal adenocarcinoma formation in a rat model of chronic gastroesophageal reflux. Helicobacter, 2011, 16: 66-77.

第三十五章

# 幽门螺杆菌蛋白质组研究

幽门螺杆菌(*H. pylori*)是寄居在人体胃部、革兰氏染色阴性、微需氧的弯曲状杆菌,能导致多种胃部以及胃肠道外疾病[1-5],若不进行根除治疗,可终身慢性感染。

蛋白质是生命功能的执行体,对 *H. pylori* 的蛋白的研究能为及时诊断是否感染,深入阐述该菌的致病机制,制定有效的治疗方案,研制出疫苗提供指导;早先由于技术限制,一般只能同时研究某几个蛋白。1994 年 Wilkins[6]在意大利 Siena 举办的二维电泳会议上提出 "Proteome"(蛋白质组)的概念(即一种基因组所表达的全套蛋白质)后,针对 *H. pylori* 蛋白质组的研究逐渐展开;1997 年 *H. pylori* 菌株 26695 的全基因组序列公布[7]至今,已经有 510 株 *H. pylori* 完成全基因组测序[7-10],编码基因序列的解密为研究蛋白质组提供了便利。近年来国内外在 *H. pylori* 蛋白质组领域(包括全菌蛋白质组、膜蛋白质组、分泌蛋白质组和差异蛋白质组等)的研究取得了迅猛发展,有力地推动了对 *H. pylori* 致病机制的认识和诊治方法的发展。

## 一、幽门螺杆菌组成蛋白质组

**1. *H. pylori* 蛋白质组的有关早期研究**　蛋白质组学的目的是实现对一个基因组所编码的全部蛋白质及其相互作用的研究。蛋白质的表达是动态的,可随时间、空间的变化而改变。因此,认识 *H. pylori* 在各种条件下的蛋白质构成是进行任何后续工作的前提。

1997 年前,第一株 *H. pylori* 的基因组序列测定还未完成,蛋白质大规模鉴定技术也不成熟而且速度慢,只是能了解兴趣蛋白的大小,因此人们对该菌的组成蛋白质组的研究规模较小,大多情况下是针对兴趣蛋白做小规模研究。Doig[11]利用膜蛋白不溶于十二烷基肌氨酸盐的特性提取 NCTC11637 株的外膜蛋白,用此外膜蛋白免疫小鼠获得一批单克隆抗体;同时制备全菌蛋白和用蔗糖密度梯度离心法制备 LPS 低含量的外膜蛋白;单克隆抗体用全菌吸收(以去除表位反应)后,再与外膜蛋白进行 ELISA、Western 印迹法反应,筛选出 6 条阳性反应条带,对应的膜蛋白或膜相关蛋白大小分别为 80、60、51、50、48、31kD。

1995 年,考虑到 H. pylori 是革兰氏染色阴性细菌,其外膜蛋白具有屏障和筛选的功能,Exner 和 Doig 等[12]分离和鉴定了一些膜孔蛋白:根据膜孔蛋白有多个 β 片层结构,在含有低浓度十二烷基硫酸钠(SDS)的低温溶液中不易变性、高温作用后蛋白能彻底变性的性质,用对角线电泳分离膜孔蛋白;先用蔗糖密度梯度离心法获得膜蛋白,不加热处理样品跑第一相电泳,热处理平铺于塑料膜上的胶后跑第二向电泳,由此筛选到 8 个可能的膜孔蛋白;鉴定其组成时用液相分离和阴离子交换层析法纯化未经过热处理的膜蛋白样品,以 SDS-PAGE 分离蛋白,转移至固相膜并用丽春红 S 染色显示条带位置,切下的条带进行 N 端氨基酸测序,其中四个蛋白分别为 HopA、HopB、HopC、HopD,另外四个蛋白在验证其能否形成膜孔的实验中被证明不能形成膜孔;据作者推测该实验中 31kD 大小的非膜孔蛋白可能是前述 Doig 报道的被认为是膜孔蛋白的 30kD 蛋白。

早期研究中得到了部分蛋白但没有进一步鉴定,这些实验结果间存在不能横向比较的遗憾。

2. **全菌蛋白质组** 由 O'Farrell 等[13]在 1975 年建立的双向电泳(two-dimetional electrophoresis,2DE)技术可以同时分离数千种蛋白,20 世纪 80 年代引入固相化 pH 梯度凝胶使得双向电泳的重复性和加样简便性得到巨大的改善,后期基质辅助激光解析电离飞行时间质谱(MALDI-TOF-MS)与电喷雾电离质谱(ESI-MS)迅速发展起来;2000 年,随着两株 H. pylori 全基因组序列的完成,这些实验技术的突破为高通量分析 H. pylori 的蛋白质组成创造了良好条件。对 H. pylori 的研究集中在蛋白质组作图、蛋白质组成分鉴定、蛋白质组数据构建、新蛋白质功能发掘上,可有两种思路:一是可根据基因组信息,通过软件预测表达的蛋白种类;二是可提取蛋白、分离蛋白、鉴定兴趣蛋白,获得真实表达的蛋白并估算其表达丰度。实验性的蛋白质组研究可进一步验证理论预测的结果。Lock 等[14]对 H. pylori 菌株 NCTC11637 作了蛋白质组成分析:H. pylori 低温洗涤后超声破碎,离心去除未破碎细菌后用 9 倍于菌液体积的甲醇沉淀蛋白,沉淀冷冻干燥后以适合于 2DE 的缓冲液溶解蛋白;MALDI-TOF-MS 鉴定展示在 2DE 胶上表达量丰富的 93 个蛋白,质谱鉴定所获数据在 SWISS-PROTF 和 TrEMBL 数据库中搜索匹配的蛋白数据;这 93 个蛋白对应 35 个编码基因,在 FindMod 数据库(http://www.expasy.ch/fools/findmod)中搜索各变化蛋白间的差别发现蛋白 TsaA、UreA、UreB、Pfr 和 HSPB 有被修饰迹象,如二聚体、磷酸化、十六烷酰化,蛋白翻译后修饰现象在 2DE 图谱上多以一串点的形式出现,可能与其功能紧密相关。

Jungblut[15]比较了测序株 26695、J99 和动物模型菌株 SS1 的全菌蛋白质图谱,发现菌株间蛋白表达差异较大,印证了 H. pylori 的基因组水平差异明显的说法;与 McAtee 等[16]和 Kimmel 等[17]利用 H. pylori 感染者的血清所作免疫学实验结果类似,蛋白尿素酶亚单位(urease β subunit,UreB)、GroEL 和异柠檬酸脱氢酶是 H. pylori 全菌蛋白中具有反应原性的抗原,其中尿素酶亚单位在目前 H. pylori 诊断中仍然使用;26695 胶图上的 193 个点经 MALDI-TOF-MS 鉴定对应 135 个 ORF,德国马普研究所以此结果为基础建立了一个病原微生物蛋白质组数据库(http://www.mpiib-berlin.mpg.de/2D-PAGE/),该数据库不断更新,并与另一 2DE 数据库(http://www.expasy.ch/ch2d/2d-index.html)相互补充,另外该实验还提示同一 H. pylori 在不同 pH 培养下蛋白表达谱并不相同。目前该数据库还补充了 H. pylori 的部分蛋白质的功能研究结果。

3. **膜蛋白质组**　研究全菌蛋白质组数据的同时,研究者也特别关注膜蛋白质组和分泌蛋白质组,因为它们是病原与宿主直接接触时,机体最先识别的异源物,并产生抗体、募集各种炎症细胞到胃上皮层并引发炎症,如受体、黏附素、运载蛋白、细菌表面结构复合物等。这两类蛋白能提供许多关于免疫反应方面的信息。

外膜蛋白具有疏水性结构,提取过程中容易受到胞内蛋白和内膜蛋白的污染,而且在 2D 电泳的第一相等电聚焦中效果差强人意,许多实验通过改进或改用其他提取蛋白的方法,增加蛋白溶解液中离液剂的比例和强度来减轻胞内蛋白的影响,或者通过标记外膜蛋白以与胞质蛋白区分,进一步确认通过基因预测的膜蛋白是否确实存在。

Exner 等[12]用蔗糖密度梯度离心,获得 H. pylori 的外膜蛋白,但也有人认为以这种方式提取外膜蛋白时,胞质蛋白的污染比较严重。

外膜蛋白在肌氨酸中不溶,而胞质蛋白及内膜蛋白溶解完全[18],可利用这一特性提取外膜蛋白,Doig 等[11]提取外膜蛋白并结合单克隆抗体免疫印迹鉴定出其中的 4 个蛋白成分,Baik 等[19]用此方法提取的蛋白通过 2DE 胶上分离到 80 个点并鉴定出 62 个,对应 16 种外膜蛋白;国内庞智等[20]利用此法制备临床菌株 H. pylori185 和 H. pylori161 菌株的膜蛋白并用 2DE 分离,胶图上分别有蛋白点 116 个和 129 个,两个菌株共同部分有 35 个蛋白点,该实验未进行进一步的蛋白鉴定。

Sarbarth 等[21]用亲水性的硫代琥珀酰亚氨 -6-(生物素)氨基己酯［sulfosuccinimidyl-6-(biotinamido)-hexanoate］选择性标记 H. pylori 的外膜蛋白,亲和层析法富集生物素标记的 H. pylori 外膜蛋白。Voss 等用生物素标记 H. pylori 的外膜蛋白,再用不同浓度的离液剂提取外膜蛋白,得到 39 个外膜蛋白,包括黏附因子、CagA 蛋白、假想的脂蛋白和以前不认为是细胞膜组成成分的蛋白,该结果显示,完全依靠 C 端基序和 β- 片层进行膜蛋白预测可能会漏掉部分膜蛋白[22]。

4. **分泌蛋白质组**　H. pylori 在生长过程中会自动裂解释放出胞质蛋白,因此分离出不含胞质蛋白的分泌蛋白或者在含有胞质蛋白的样品中辨别出分泌蛋白是研究分泌蛋白质组的重点。

Bumann 等[23]首次报道用不含蛋白的液体培养基培养 H. pylori 以去除外源蛋白的干扰,同时通过添加 1% 的环糊精改善培养基营养使 H. pylori 生长较好,收集的培养液离心去除完整细胞后,三氯醋酸法沉淀分泌蛋白,比较 H. pylori 的分泌蛋白质和全菌蛋白的 2DE 胶图,以 UreB 在分泌蛋白和全菌蛋白中的比例为细菌裂解造成的胞质蛋白污染为标准,大于该比例的归为分泌蛋白质组成分,该实验共鉴定到 26 个蛋白,其中 16 个有信号肽,3 个为鞭毛蛋白,可能由分泌系统介导,VacA 与奈瑟菌属的一种胞外 IgA 蛋白酶在结构上有相似之处,可能是自分泌蛋白,这一分析与其他实验吻合[24],另外 6 个没有明显的信号肽,实验中没有检测到 CagA 蛋白,这与Ⅳ型分泌系统在接触宿主后才分泌出效应因子的说法一致[25]。

Kim 等[26]用含同位素 $^{35}$S 的甲硫氨酸标记处于对数生长期的 H. pylori 在 4h 内内合成的分泌蛋白,并向培养基内添加能降低 H. pylori 的细胞分裂速度而不影响蛋白合成的乙基二氢甲基氧萘啶甲酸(nalidixic acid),达到降低由细胞裂解造成胞质蛋白污染的目的;培养液的 $OD_{600}$ 值达 0.94 时收集培养液,低速和高速两步离心辅以滤膜过滤去除完整细菌和较大的细菌碎片,浓缩的分泌蛋白和全菌蛋白同时做 2DE,用磷光计检测 2DE 胶上各点的放射强度并记录其光密度值,同 Bumann

的实验设计类似,以分泌蛋白和全菌蛋白胶图上 UreB、HSP60、HSP 和延伸因子(EF-Tu)四个蛋白的比例作为细菌裂解造成污染的参照,大于该比例的归为分泌蛋白,该实验鉴定出 16 个分泌蛋白,8 个有明显的信号肽。这两例实验都鉴定出 VacA、*H. pylori*1286、*H. pylori*0175、*H. pylori*0231、*H. pylori*1458。

Smith 等[27]在 2007 年的报道中增加了分泌蛋白质组的成员:该实验用类似于 Bumann 的试验方法培养和收集分泌蛋白,以直接的鉴定方式液相色谱 - 串联质谱(LC-MS/MS)分离鉴定分泌蛋白,同样以 UreB 为参照,平行蛋白样品中独特肽片段的平均数目的比例为筛选依据,实验以 26695 和 ATCC43504 为实验对象验证该鉴定方法在临床菌株中的广泛适用性,共鉴定出 45 个分泌蛋白,其中 28 个蛋白以预测信号肽软件 SignalIP3.0(http://www.cbs.dtu.dk/services/signalIP/)分析具有信号肽,有 6 个蛋白(*H. pylori*0298、*H. pylori*1073、*H. pylori*1186、*H. pylori*0175、*H. pylori*0875、*H. pylori*1286)是外膜蛋白或周质蛋白[28,29],作者认为这可能与蛋白在培养液体中更稳定有关,同样该实验也未鉴定到 CagA。

国内陈建森[30]利用网络共享的软件 SignalP(http://www.cbs.dtu.dk/services/SignalP) 和 TMHMM (http://www.cbs.dtu.dk/services)分析 NCTC26695 的全部蛋白质组序列,基于蛋白质有无跨膜螺旋、跨膜螺旋数目、折叠位置和信号肽及其切割位点的分析,预测 NCBI 收录的 26695 菌株全部蛋白质中的分泌蛋白,并与德国马普实验室建立的数据库(http://www.mpiib-berlin.mpg.de/23-PAGE/) 中部分已经确认的分泌蛋白比较确认软件预测结果的可靠性,这种检验有利于其他测序菌株或测序片段的研究。

考虑到细胞在生长过程中会自我崩解,有研究者用不含血清的培养液培养 *H. pylori* 时,在不同的时间点收集培养液,经离心获得细胞、细胞膜成分及分泌蛋白成分,鉴定得到 74 个分泌蛋白,包括 VacA 等,试验还发现不同的蛋白在 *H. pylori* 的不同生长阶段分泌量不同,比如 VacA 在生长晚期比早期分泌量多;其他许多蛋白则相反。这种时间上连续的蛋白谱分析可以较全面地看到 *H. pylori* 分泌蛋白的变化,也有助于确认该蛋白是否为分泌蛋白[31,32]。

**5. 糖蛋白质组**　虽然蛋白的糖基化对于蛋白的功能非常重要,如 *H. pylori* 的鞭毛蛋白是高度糖基化的蛋白,这种修饰对 *H. pylori* 合成有功能的鞭毛并黏附于宿主胃部至关重要,但是在 *H. pylori* 研究中,除了两个鞭毛糖蛋白已被确定外,其他知之甚少。随着质谱技术的发展,有研究者开始大规模地研究 *H. pylori* 的糖基化蛋白。Champasa 等用叠氮化物标记糖蛋白进行亚细胞定位发现糖蛋白存在于 *H. pylori* 的各个亚结构中,发挥着多种作用,实验通过亲和层析富集并用多维蛋白识别技术分析蛋白识别出 125 个具有不同生物学功能的糖蛋白[33]。该研究为今后研究细菌的糖蛋白提供了有效的思路,更重要的是提出基于糖基化治疗 *H. pylori* 的可能策略。

## 二、幽门螺杆菌差异蛋白质组和免疫蛋白质组

**1. *H. pylori* 差异蛋白质组**　利用高通量的分离、鉴定技术逐步完成组成蛋白质组的过程中,*H. pylori* 在各种不利环境下的蛋白质组、*H. pylori* 耐药株的蛋白质组、从不同临床特征患者分离的

*H. pylori* 临床菌株的蛋白质组都一一呈现,从海量数据中筛选出目的蛋白才能凸显建立完整蛋白质组数据库的意义。寻找蛋白质组间的差异、并分析差异与影响因素之间相关性的研究随之而生,各影响因素下差异表达蛋白的识别为研究 *H. pylori* 的致病机制、传播途径和临床根除 *H. pylori* 提供了线索,拓展了思路。差异蛋白质组研究中有一点贯彻始终:除差异因素外尽可能保持其他条件不变或者相差不大。

(1)单基因缺失株的蛋白质组:McAtee 等[34]比较 *H. pylori* 甲硝唑耐药菌株在用药情况下的代偿机制,耐药是由于能将甲硝唑从无害状态转变为有害的羟胺类复合物杀死 *H. pylori* 的硝基还原酶基因 *rdxA* 等发生了突变,定位突变 26695 菌株的 *rdxA* 基因产生的耐药株在含有甲硝唑的培养基中许多蛋白的表达被抑制,而 AhpC(alkyl-hydroperoxide reductase subunit C,烷基过氧化物酶)表达量上升数倍,这种变化为甲硝唑耐药的 *H. pylori* 的治疗提供了线索。

CagA 蛋白是重要的细胞毒素相关基因产物,是 *H. pylori* 感染后导致炎症反应的重要效应因子之一,Huang[35]比较 *cagA* 基因缺失株和原始菌株间的蛋白质组成的差别,发现表达量下降的有三个蛋白,为 Mad66、SOD 和 AhpC 蛋白,其中 Mad66 蛋白的编码基因位于 cagA 下游,SOD 和 AhpC 蛋白与抗氧化机制密切相关。

2004 年,Lee 等[36]利用 2DE 展示了 26695 及其铁吸收调节蛋白(Fur)基因缺失株在正常培养基、添加离子螯合剂甲磺酸去铁胺(deferoxamine mesylate)去除铁离子培养基及培养后期补充 $Fe^{2+}$ 离子的培养基中对数生长期后期的蛋白质表达情况,鉴定了差异表达的 39 个蛋白点,共得到 7 类与 Fur 和离子正向调节、负向调节或无明显相关性的蛋白,并在转录水平进行了验证。

2012 年,Sun 等[37]将 26695 菌株的调控基因 spoT 突变后发现,诱导氧化的基因、蛋白降解、能量代谢相关的蛋白转录水平下调了,在蒙古沙鼠体内的实验表明,与原始菌株相比,突变菌株促进 IL-8 分泌和定植体内的能力均下降了。

单基因缺失菌株和原始菌株在相同培养条件下蛋白质表达的比较可提供多方面的信息:缺失基因是否产生了极化效应、缺失基因是否存在代偿机制和缺失基因是否与其他基因或蛋白有相互作用关系。但 *H. pylori* 自身基因多样性强,因此目前单基因缺失的研究在蛋白质组研究中应用并不多,主要用于确认该基因突变后是否有相关的蛋白表达量发生了变化。

(2)*H. pylori* 在模拟不同生长环境中的蛋白质组:*H. pylori* 在宿主体内定植和体外培养基中培养时蛋白表达是否存在差别也是人们关心的领域,这直接关系到体外的实验结果是否能用来解释 *H. pylori* 在人体内的活动。有研究者用蒙古沙鼠感染 *H. pylori*,并模拟人的部分特征,动物活体培养的 *H. pylori* 获得的蛋白质组实验,使体外实验数据更有说服力。

Shao 等[38]将测序菌株 26695 在 pH 为 2.0、3.0、4.0、5.0、6.0 和 7.4 的液体培养基中分别培养,比较不同 pH 下 *H. pylori* 蛋白质组,鉴别出差异表达的 36 种蛋白,分别与产氨、分子伴侣、能量代谢和应急反应调节相关,在宿主胃内 pH 从胃腔向胃上皮细胞表面逐渐升高,不同 pH 的培养基模拟宿主体内不同的 pH 环境,有利于了解 *H. pylori* 的适应性生存策略。该研究团队还模拟了另一种 *H. pylori* 在宿主胃肠道内可能遭遇到的情况,即当胆汁反流进入胃腔被胃黏膜层吸收并形成从胃腔向上皮细胞表面降低的浓度梯度[39];同时由于 *H. pylori* 有可能通过粪口途径传播[40],在通过小肠排出体外的过程中必然要经受胆汁的胁迫。该实验在正常液体培养基和添加人的新鲜胆汁和酸化的胆汁的液体培养基中培养 *H. pylori*，全菌蛋白以 2DE 展示，比较各蛋白质图谱，发现添加酸化和新鲜胆汁后 *H. pylori* 蛋白质表达变化趋势一致，差异表达的蛋白经鉴定有 28 个，根据其功能作者提出了一个 *H. pylori* 感应外在胆汁压力、通过信号传导调节 RNA 和蛋白的表达，从而迅速逃离不利环境的简单模式图，其中涉及离子贮备、形态改变、氨基酸和脂类代谢变化等多个方面[41]。

另有研究者高盐喂养感染了 *H. pylori* 的蒙古沙鼠，模拟部分人的高盐饮食探究 *H. pylori* 在部分人体内的活动特点。通过比较定植于蒙古沙鼠体内的 *H. pylori* 与其原始菌株的蛋白质组的变化，发现 *H. pylori* 的离子摄取和抗氧化压力的蛋白表达量升高了，而且这些变化与单基因突变 fur-R88H 直接相关，这个突变导致蒙古沙鼠的胃部炎症的加重，也使该菌株适应了高盐的定植环境[42]。

(3) 球形变 *H. pylori* 蛋白质组：*H. pylori* 需要在微需氧的环境下培养，若暴露在空气中[43]、培养温度改变[44]或延长培养时间[45]都会导致 *H. pylori* 的形态从弯曲杆状向球形转化，球形变 *H. pylori* 不可培养，但它是活的状态，虽然人们并不确定球形变的 *H. pylori* 怎样才能重新变回弯曲杆状，但仍然怀疑球形变的 *H. pylori* 在自然传播过程中扮演了重要角色，因此一直致力于用蛋白质组技术比较两种状态下的蛋白成分差异，试图找到球形变状态下的特殊存活机制。

Figueroa 等[46]用 2DE 技术分离的同一株 *H. pylori* 的杆状和培养 30 天后发生球形变的菌体蛋白质组，发现在球形变 *H. pylori* 中有两个特有蛋白，但 *H. pylori* 感染者阳性的血清与弯曲杆状和球形变的菌体蛋白做免疫印迹实验时，未发现任何特有抗原。Bumann 等[47]用类似方法分析了 26695 的两种形态下的蛋白质组，并用通过肽质量指纹图谱鉴定到了 16 个弯曲杆状时的特有蛋白、11 个培养 7 天后球形变时的特殊蛋白，这些不同蛋白多为由于蛋白水解作用而发生了大小或等电点位置变化的蛋白，即 *H. pylori* 在从弯曲杆状向球形变转变过程中并没有合成新的蛋白质。

Chuang[48]和 Zeng[49]先后分析了由于暴露于空气环境中而发生球形变的 *H. pylori* 与正常 *H. pylori* 的蛋白质组的差别，前者在 2DE 胶图上鉴定到了球形变的 *H. pylori* 中变化最明显、重复性最好的两个蛋白，尿素酶辅助蛋白 UreE 和 AhpC 的表达量降低，并在 RNA 水平上得到验证；后者鉴定到 10 个蛋白，其中有三个明显与氧化压力有关，表达降低的 AhpC 和表达升高的 SOD，恰能说明氧化压力下被破坏的膜表面抗氧化蛋白 AhpC 和胞内抗氧化的第一道屏障 SOD 能力的增强。

研究表明，从患者的胃黏膜部位分离到的 *H. pylori* 同时含有弯曲杆状和球形两种形态，用同位素标记方法来定量研究蛋白质组，发现参与细胞分裂、基因转录和蛋白表达的蛋白在球形变的 *H. pylori* 中表达量偏低，与定植相关的 CagA、TNF-α 诱导蛋白等的表达量也偏低，而外膜蛋白表达量升高，这些蛋白可能帮助 *H. pylori* 逃避机体的免疫系统并更紧密地黏附在宿主细胞上[50]。

球形变的 *H. pylori* 在体外不能培养，因此蛋白质组研究比较困难，上述部分研究找到的差异仅为寻找阻断 *H. pylori* 在体内外存活的方案提供了一些线索。

(4) 临床菌株差异蛋白质组：*H. pylori* 感染可引起多种疾病，甚至导致胃癌[1]，无论是从基因水平[51]还是从蛋白质表达水平上比较，*H. pylori* 各菌株间的差异都很大，也正因为差异明显，蛋白质组的研究方法有助于从整体上分析与某种临床表现相关的菌株特征。

Govorun 等[52]用蛋白质组技术比较了 4 株来源于慢性胃炎和十二指肠溃疡患者的 H. pylori 菌株，发现以 CagA 存在与否分为两类，各类中的 H. pylori 有蛋白表达上的相似性，但没有发现与疾病相关的标志性蛋白；其中有 3 株来自同一地区，提示直接以区域划分菌株类别的思路并不可靠。

Pereira 等[53]对来源于胃炎和十二指肠溃疡患者的两株 H. pylori 的分析显示它们各有 4 个独特蛋白表达的点，由于样本量少，无法做出任何结论。国内张静等[54]比较来自胃癌、消化性溃疡和胃炎患者的 H. pylori 菌株各三株，在 2DE 胶图上比较差异蛋白并用 MALDI-TOF 和四极杆飞行时间点喷雾串联质谱（Q-TOF）鉴定差异蛋白，得出 4 个在胃癌菌株里高表达的蛋白点，分别为硫氧还蛋白、腺苷酸激酶、单链 DNA 结合蛋白和核糖体蛋白，作者认为硫氧还蛋白具有抗氧化和抗凋亡功能，可能与 H. pylori 的致癌作用有关。李波清等[55]比较分离自胃癌患者的 3 株和非胃癌患者的 9 株 H. pylori，比较其蛋白质组特征认为酰基神经氨酸胞苷酰基转移酶与胃癌相关。

考虑到 H. pylori 各菌株间蛋白表达水平差异较大，Park 等[56]收集了 71 株临床菌株，包括慢性胃炎、胃十二指肠溃疡和胃癌患者来源的 H. pylori 菌 22 株、24 株和 25 株，在 2DE 胶进行全菌蛋白展示，挑选了 10 个表达强度可信的蛋白进行曼 - 惠特尼非参数检验（nonparametric Mann-Whitney test）和集结层序聚类分析（hierarchical agglomerative cluster analysis），综合运用 CagA、EF-P、EF-Tu、FldA、TagD、UreB 和 GroEL 七个蛋白表达量差异，将 71 株 H. pylori 聚类为 3 类，胃炎来源菌株主要在分布在一簇（Cluster I），而溃疡来源菌株主要在另一簇（Cluster II），胃癌菌株聚类不明显。

Park 等[57]分析了 15 株临床 H. pylori 菌株，包括 7 例来自患有缺铁性贫血的患者和 8 例仅患胃炎的患者，比较其蛋白质组图谱，并对 189 个蛋白点的表达相似性做系统进化树分析，结果表明所有缺铁性贫血患者来源 H. pylori 形成一个簇，6 例胃炎患者来源的属于另一个簇，2 例介于两个簇之间；缺铁性贫血患者来源的菌株有 18 个特异蛋白表达。

H. pylori 感染宿主导致的临床症状不但与 H. pylori 菌株相关，宿主本身的遗传背景和免疫状态也起重要作用。在探讨 H. pylori 的蛋白表达特征与疾病特征之间关系时，用患者和健康人的血清作 H. pylori 的免疫学实验，发现适用于诊断的抗原的研究由来已久。早在研究球形变 H. pylori 时，Figueroa 等[46]就用患者和健康人血清与两种生存状态下的 H. pylori 进行 ELISA 和 Western 印迹法，试图发现能区分球形变 H. pylori 标志，但未能发现特异抗原。Haas 等[58]在 2DE 胶上展开 26695 的全菌蛋白，用 H. pylori 感染者和非 H. pylori 感染进行分组的胃肠功能失调和胃癌患者的血清做 2DE 印迹分析（2DE-blot），共有 310 个蛋白与血清反应，其中反应性强的 32 个蛋白经鉴定确认并添加至该实验室建立维护的数据库（http://www.mpiib-berlin.mpg.de/2D-PAGE），这些不同来源血清的反应阳性点虽未作进一步验证，但是可作为蛋白表达与疾病特征关联性研究的参考。

Lin 等[59]用来源于胃癌患者和十二指肠溃疡患者的血清各 15 份与其中一个胃癌患者体内分离的 H. pylori 菌株做 2DE-blot，胃癌患者血清反应阳性比例较高的有约 9 个蛋白，最明显的是 GroES，GroES 能引起单核细胞释放 IL-8、IL-6，促进细胞分裂，作者认为 GroES 是一个与胃癌发生相关的毒力因子，但是该实验用胃癌患者来源的 H. pylori 菌株提取全菌蛋白用于 2DE-blot，因此还需其他菌株或者组外血清的验证；该实验组同时将 124 例十二指肠溃疡患者、95 例胃癌患者和

40 例未感染 H. pylori 且胃黏膜组织正常人来源的血清与一例胃溃疡患者来源的 H. pylori 做 2DE-blot,筛选出 3 个十二指肠溃疡相关的蛋白 EF-G(FusA)、KatA 和 UreA,在验证此三个蛋白的可靠性过程中,实验采用了克隆表达三个蛋白并以蛋白质芯片的形式筛选了大批患者血清,认为这三个蛋白的联合运用有助于将十二指肠溃疡患者和胃癌患者区分开来[60]。

综合来看,通过聚类的方法将部分蛋白的表达量与疾病类型联系起来,比单纯寻找差异点得到有用信息的可能性要大一些;将差异蛋白编码基因用实时聚合酶链反应(real-time PCR)等方法运用到实际中是一个很有潜力的发展方向。

### 2. H. pylori 免疫蛋白质组

(1)抗原筛选相关 H. pylori 免疫蛋白质组分析:用患者和正常人的血清做免疫蛋白质组不但有助于预测疾病发展的趋势,还可用于寻找具有诊断意义和具有免疫原性的抗原,推动 H. pylori 感染的诊断和疫苗的发展。

McAtee 等[61]用 14 名 H. pylori 感染者的混合血清识别出 11637/ATCC43504 的全菌蛋白中的 30 个免疫反应抗原,并用 N 端测序法鉴定,其中 14 个抗原为首次被鉴定到。Nilsson 等[62]利用患者血清检测到低分子量 25~35kD 大小具有抗原性的膜蛋白,当时用 1D-PAGE 展开蛋白并不完全;继而利用 2DE 技术展开 pI 3~10 的膜蛋白[63],在 25~35kD 的范围内检测有抗体反应性的蛋白;并进一步利用亲和层析富集酸性甘氨酸法提取膜蛋白中的低丰度蛋白[64],以 pH 6~11 的胶条分离富集到的蛋白,以 H. pylori 感染者的血清识别到 4 个强反应性蛋白,分别是 H. pylori0175、H. pylori0231、Ure A/H. pylori0073 和 H. pylori1564,Ure A/H. pylori0073 和 H. pylori1564 在 1D 电泳中移动的位置相同,2DE 中分开后发现两者皆有反应原性,应用 2DE 避免了重叠条带造成的相互干扰。

Lock 等[65]用 H. pylori 感染阳性和阴性者的血清识别 2DE 展开的 6 株临床菌株和 NCTC11637后,用识别 IgA 和 IgG 的抗体分别显色,希望在获得具有免疫反应性蛋白的同时比较人体产生的 IgA 和 IgG 抗体针对的抗原有无不同,结果显示两种抗体识别的抗原并无明显差别,反应点成簇分布的特征说明这些抗原在经过目前未知的各种修饰之后多数情况下免疫反应性并未丢失,这一结果对制备蛋白用于血清学确认是否 H. pylori 感染阳性有指导意义。

与通过血清学诊断是否感染了 H. pylori 相比,筛选到能导致胃癌的菌株的蛋白表达特征更具有临床指导意义,免疫蛋白质组技术已被用于检测 H. pylori 抗原和筛选肿瘤疾病的潜在标记物。在用萎缩性胃炎、肠型胃癌、消化性溃疡患者和阴性对照四组血清与 H. pylori 蛋白质反应的免疫蛋白质组实验中,共有 155 个免疫斑点被 MALDI-TOF-MS 识别出来,其中有 17 个是萎缩性胃炎及胃癌患者血清与 H. pylori 蛋白质免疫反应较强的免疫斑点[66]。这个结果有希望用于开发特定的血清学试验来发现有高风险的胃炎患者,以便提前进行干预。

另外,多数免疫学实验是用成人的免疫血清开展的,诊断标准也是针对成人,在儿童中是否需要改进尚需研究。在日本儿童中进行的研究表明,有 24 个蛋白可作为候选抗原蛋白,主要的致病因子 CagA 是重要的抗原,甚至在低至 3 岁以下的儿童中反应也较强,且主要抗原部分在 CagA 的中间区域[67]。这一结果为在更广泛的人群中进行 H. pylori 感染的筛查提供了参考。

组成蛋白质组和免疫蛋白质组的研究结果还为筛选疫苗候选抗原提供了新的思路。高丰度蛋白,富含β片层的外膜蛋白[68],分泌蛋白如前述文献所示在 2DE 图谱上都得到了很好的展示,用 N 端测序法、MALDI-TOF-MS/MS 和 Q-TOF 等鉴定技术结合免疫学手段能够鉴定出大量具有反应原性的蛋白,虽然以经验来看,从 40 个抗原中才能筛选到 1 个具有保护性作用的抗原[68],但相比以前仅有基因数据,目前得到的组成蛋白质组和少量免疫蛋白质组数据可以大大降低筛选过程的盲目性[69]。

(2) 胃肠道外疾病与 *H. pylori* 免疫蛋白质组:*H. pylori* 的感染除导致多种胃肠道疾病外,还与自身免疫性甲状腺炎[70]、心血管疾病[71]等多种胃肠道外疾病相关,利用患有不同胃肠道外疾病的 *H. pylori* 感染者和仅表现为胃肠道疾病的 *H. pylori* 感染者来源的血清进行免疫学实验,对确认 *H. pylori* 与该病的相关性有重要作用。

有人曾对一组发病过程资料非常完整的酒渣鼻和慢性荨麻疹患者样本采用免疫蛋白质组学技术进行了分析[72],其中用一患胃炎的患者体内的 *H. pylori* 菌株做 2DE 电泳展开全菌蛋白,采用酒渣鼻患者、荨麻疹患者和胃炎患者的血清做 2DE-blot,用识别 IgA、IgE 和 IgG 的二抗分别显色,以确认以上疾病是否与 *H. pylori* 感染后引起的特殊免疫反应相关,结果表明患者血清含有 GroEL 和 AhpC 的 IgE 抗体,结合其他实验的证据,作者认为抗 *H. pylori* 的 IgE 抗体可能与胃壁细胞发生交叉反应,并且促进了抗原的吸收或使原来隐蔽的抗原结构域暴露,如果这种假设成立,可解释为什么 *H. pylori* 根除后部分慢性荨麻疹仍然不愈。

## 三、幽门螺杆菌结构蛋白质组

蛋白质组研究的最高目的是获知每种蛋白的功能。对于单个蛋白来说,功能是由蛋白质上的多个结构域共同决定的,认识一个全新蛋白质的功能,大多要从认识其结构开始。

研究蛋白质的结构首先必须得到结晶状态的兴趣蛋白,并且需要借助 MRI 和 X 线技术,实验过程漫长且烦琐,而且单次可操作对象较少,尤其对于膜蛋白等疏水性结构强的蛋白,获得结晶更为困难。

Kim 等[73]获得 *H. pylori* 的一个分子伴侣 ClpX 的结构信息,包括克隆、表达、纯化、结晶多个步骤;Psakis 等[74]利用适合高通量筛选的培养基在大肠杆菌中表达了 116 个 *H. pylori* 的整合膜蛋白,经筛选纯化得到 17 个蛋白,利用该方法表达水溶性蛋白时,少于 7 个跨膜结构的整合蛋白表达正常,由于大肠杆菌与 *H. pylori* 的脂类成分有差别造成脂蛋白表达量比较低,但是该实验建立的高通量表达蛋白的方法能同时操作多个蛋白,加快了 *H. pylori* 结构蛋白质组研究的速度。

至 2016 年 5 月,在蛋白数据库(protein data bank,PDB)中可以查询到 440 条 *H. pylori* 蛋白的结构信息;有部分研究者用软件预测的方法对 *H. pylori* 蛋白的结构进行注释。在 Singh 等开始研究前,26695 菌株的 1590 个蛋白中,仅有 145 个能在 PDB 中找到蛋白结构的实验数据,研究者用 Pylorigene 数据库、AmiGO 基因分析工具、ModBase 数据库的数据对 *H. pylori* 蛋白进行结构预测,并将结果用 Verify-3D 和 PROCHECK 从氨基酸序列角度检验结构模型的相容性,有良好结果的蛋白结构再经另一蛋白结构预测模型 PSIPRED 进行检验,得分高的认为预测的结构信息可靠[75]。这一针对 26695 菌株蛋白结构和功能的注释为了解该病原微生物并寻找新的药物靶点提供了信息。Mandal 等人曾用预测蛋白结构的方法寻找到一种对 *H. pylori* 有潜在抑制效果的药物[76]。

## 四、幽门螺杆菌功能蛋白质组

*H. pylori* 的各种生命活动由不同的基因经转录、翻译传递到相应的蛋白质上并使其具有各自的生化特性和生物学活性,每个蛋白质不是独立地完成被机体赋予的功能,通常是信号通路中的某一环节或与其他蛋白质组成蛋白复合物,在特定的时间和空间内完成特定功能,从整体把握蛋白间的相互作用关系才能真正说明一个蛋白质的功能。大规模研究蛋白之间相互作用的方法主要有酵母双杂交系统[77]、串联亲和纯化[78](tandem affinity purification,TAP)、非变性电泳、荧光共振能量转移(fluorescence resonance energy transfer,FRET)、表面等离子共振[79](surface plasmon resonance,SPR)、免疫共沉淀和细胞共定位等技术,后几种技术虽然目前不适于大规模研究,但可以对筛选到的结果进行补充和验证。目前在 *H. pylori* 研究中用得较多的依然是酵母双杂交系统。

1. *H. pylori* 蛋白相互作用网络　2001 年,Rain 及其同事[80]首次描绘 *H. pylori* 蛋白质组水平的蛋白相互作用图谱,利用酵母双杂交系统筛选 261 个蛋白的可能作用对象,其中 50 个已知的能与其他蛋白形成复合物的蛋白作为评价该系统可靠性的指标,另 211 个蛋白的作用对象均测序确认是何种蛋白,由此获得了 46.6% 的蛋白质组成员的相互作用图谱,此数据信息在 PyloriGene 数据库(http:/genolist.pasteur.fr/PyloriGene/)中可查询到。

Terradot 等[81]共挑选了 17 组共 31 个有相互作用的蛋白用酵母双杂交系统验证 Rain 实验结果的可重复性,包括 *H. pylori* 的Ⅳ型分泌系统中的三个蛋白,因为 Rain 所作的图谱中 cag 致病岛(cagPAI)上的蛋白间无相互作用,而是与其他细胞通路或功能未知的蛋白联系在一起;对酵母双杂交结果为阳性者,克隆表达有相互作用关系的两个蛋白一个带 His 标签,另一个不带标签,能共同纯化并能用免疫印迹的方法检测到兴趣蛋白时认为两者有关联,SDS-PAGE 结果表明有 8 对蛋白能共同纯化,包括与Ⅳ型分泌系统相关的 3 对蛋白 *H. pylori*0525/*H. pylori*1451、*H. pylori*0547/*H. pylori*0496 和 ComB10/ComB4,另 9 对蛋白可能在此实验条件下没有表达或其他原因导致没有检测到相互作用。

Lin 等[82]2005 年建立了一个基于实验数据的 *H. pylori* 相互作用蛋白质组数据库(http://dpi.nhri.org.tw/*H. pylori*/),在相互作用图示中,包括了 GO、KEGG 和 Genbank 中关于该蛋白的注释,该数据库还可用于对 *H. pylori* 蛋白的预测功能。

Pyndiah 等[83]利用非变性电泳 - 变形电泳联合直接分离 *H. pylori* 菌株 J99 中的蛋白复合物,以毛细管液相色谱 - 离子阱串联质谱鉴定获得蛋白信息,共鉴定到 13 个蛋白复合物,包括 34 个蛋白。

CagA 为 *H. pylori* 中致病作用最明显的蛋白之一,CagA 的存在是 *H. pylori* 促使 AGS 细胞出现蜂鸟状改变的重要原因,是已知的唯一通过 *H. pylori* 的Ⅳ型分泌系统(T4SS)"注射"到宿主细胞内的效应因子,T4SS 编码基因所在的 cagPAI 共编码包括 CagA 在内的 27 个蛋白,Busler 及其同事[84]分析了以 cagPAI 编码蛋白为核心的部分蛋白的相互作用关系:用 2DE 差异显示 (two-dimetional difference gel elctrophoresis,2D-DIGE) 技术分离 H. pylori26695 及 cagPAI 缺失株 (ΔcagPAI)的全菌蛋白,通过荧光染料(Cy3/Cy5)标记蛋白,在同一张 2DE 胶上展示蛋白样品间的 差异,尽可能避免系统误差,在 26695 野生株内鉴定到 7 个 cagPAI 编码的基因,高于普通 2DE 的 展示差异能力,cagPAI 编码的分子量过大或者过小的蛋白由于方法本身的限制并未能发现;挑选 2DE-DIGE 中鉴定到的 6 个蛋白与 cagPAI 上编码的另外 8 个蛋白组合成对,用酵母双杂交系统检 验是否存在相互作用关系,并以表达带有 GST 或 MBP 标签的融合蛋白、免疫印迹检测纯化带有 单个标签蛋白的样品,验证样品中是否有蛋白复合物,实验所获的复合物信息有利于认识 T4SS 结 构,也展示了一种确认 H. pylori 蛋白间存在相互作用关系的实验思路。在纯化复合物的问题上,用 串联亲和纯化(TAP)技术纯化融合两个甚至更多连续的标签(Flag、GST、His6、生物素等)标记的蛋 白时,可以提高纯化产物的特异性,即便如此,蛋白污染问题造成假阳性、异源表达蛋白变化造成的 假阴性,也仍然可能在 TAP 中出现。

作为对 Rain 实验的补充,Häuser 等于 2014 年基于所有开放读码框重新利用酵母双杂交系统 对 H. pylori 全菌蛋白进行筛选,该实验用能降低错配率的表达载体一共筛选到 1 515 对相互作用 的蛋白,其中 1 461 对是新的信息,关乎 H. pylori 70% 的蛋白,排除混杂信息后共得到包含 908 个 相互作用信息的蛋白网络[85]。

2. **蛋白质芯片与 H. pylori 功能蛋白质组** 蛋白质芯片的高通量特征符合大量研究蛋白间 相互作用的要求,可以根据不同的作用关系设计成蛋白 - 蛋白、蛋白 -DNA、蛋白 - 生物标志物的 芯片。

徐小洁等[86]利用 H. pylori 的 UreB 为靶蛋白,筛选出优势线性表位序列,将 Fmoc 法固相合 成的线性肽对应的八分支多聚抗原肽(MAPs)以高效液相色谱仪纯化后点样至硝酸纤维素膜,制 成 MAPs 微阵列成品,用于筛选随机人群血清确认是否有 H. pylori 感染。Hynes 等[87]利用膜蛋 白被固定在芯片上的阴离子吸附后以 SELDI-TOF-MS(surface-enhanced lase desorption/ionization- time of flight-mass spectroscopy,表面增强激光解吸 / 电离 - 飞行时间 - 质谱)平均每个点采集数 据 35 次的鉴定量分析 H. pylori 膜蛋白的组成,共得到 6 个大小在 5~30kD 间可以用于鉴定是否为 H. pylori 的膜蛋白。Lin 等[60]用 3 个十二指肠溃疡相关的蛋白 EF-G(FusA)、KatA 和 UreA 作为蛋 白质芯片上的"诱饵"去筛选十二指肠溃疡相关菌株。

蛋白质芯片使用相当方便,但制备时蛋白质芯片上的点的选取、制备、样品保存都有许多问题, "诱饵"的特异性和敏感性,"诱饵"纯度要高、溶解性要好,低温和操作温度下稳定,能保持其活性 和构象。

## 五、幽门螺杆菌蛋白质组数据整合与应用

蛋白质组研究方法的快速发展使蛋白的信息量急剧增多,整合各研究组的实验结果,综合运用

数学、计算机科学和生物学的各种工具,有利于扩大单个实验的研究、参考范围,避免繁复的劳动。

手工收集的蛋白质数据库早在 20 世纪 60 年代就在美国开始建立。20 世纪 80 年代后,美国国家生物信息中心(NCBI)和欧洲生物信息研究所(EBI)建立的 NCBInr 和 SWISS-PROT/TrEMBL 是目前最常用的数据库。前者是一个非冗余的蛋白质数据库,包含了蛋白质信息资源(protein information resource, PIR)、PDB、GenBank CDS 转录物和 SWISS-PROT 数据的信息;后者是一个准确数据库,包括蛋白质功能的描述、结构域数据、转录后修饰和变异度等,以最低的冗余与其他数据库整合,TrEMBL 含有所有的 EMBL 核苷酸的翻译产物,但并非都经过实验确认。目前已知的 *H. pylori* 蛋白质序列、结构、功能方面的信息在上述两个数据库中都有详尽或简略的收集。

有关 *H. pylori* 蛋白质组方面详细信息的数据库还有许多。马普研究所建立的关于 *H. pylori* 的蛋白数据库包括 2DE 分离鉴定的蛋白组成蛋白质组和功能蛋白质组,组成蛋白质组数据中包括了 26695 菌株的胞质蛋白、分泌蛋白、可溶性蛋白、表面蛋白和复合物蛋白共 1 590 个蛋白的相关数据。

公用数据库 Genbank 提供了包括 *H. pylori*26695 和 J99 两个菌株的共有 1 576、1 491 个蛋白的 2DE 胶模式图,并提供了等电点和分子量信息及其在 NCBI 数据库中对应的序列号。

预测蛋白间功能的数据库 Predictome 以基因序列为基础预测蛋白的功能,提供了 *H. pylori*26695 和 J99 两个菌株的共 4 491、2 591 条数据。

InterPro 数据库是含有蛋白质家族、结构域或者功能位点的鉴别信号的数据库,合并了多个数据库的信息,每个 InterPro 条目包括功能描述、注释、引用文献与相关数据库的链接。

PDB 是一个三维结构数据库,收集了用 X 线晶体学和 MRI 得到的结构数据,共有 *H. pylori* 的大分子结构信息 440 条(截至 2016 年 5 月 8 日),每个条目提供了蛋白结构、文献来源与蛋白结构域识别数据库 Pfam 和 GO 数据库的链接。各数据库的链接地址如表 35-1 所示。

表 35-1　*H. pylori* 信息集中的数据库

| 数据库 | 网址 |
| --- | --- |
| 马普研究所 | http://mpiib-berlin.mpg.de/2D-PAGE/ |
| Predictome | http://visant.bu.edu/ |
| InterPro | http://www.ebi.ac.uk/interpro/ |
| PDB | http://www.rcsb.org/pdb/ |

除上述数据库外还有不少研究组在各自实验室研究基础上,构建了自己的数据库或分析软件,如国内 Liang 等[88]设计了一个基于网络共享的数据库资源来预测未知两个序列是否有相互作用的软件,中国幽门螺杆菌菌株库网站也提供了大量有关 *H. pylori* 蛋白质组分析的数据。利用已有信息数据做功能或其他方面预测的方式,已成为当前 *H. pylori* 实验设计中的重要前期准备工作之一。

## 六、展望

*H. pylori* 蛋白质组研究工作在 2000 年后飞速发展,蛋白质组提供的丰富信息弥补了 DNA 和

RNA 代表的基因组和转录组研究的许多不足[89]，以 2DE-MALDI-TOF-MS/MS 为基础的经典技术路线目前仍然为大部分研究者所用，许多新技术也不断被用于 H. pylori 蛋白质组研究，如用同位素掺入法（isotope-coded affinity tags, ICAT）做定量蛋白质组分析；多维液相色谱 LC-MS/MS 联用弥补蛋白在分离过程中的丢失、分离范围窄的缺点和上样量不受限制；蛋白质芯片用于大规模样品的筛选。经过对 H. pylori 的全部蛋白、各种条件下的差异表达蛋白、具有免疫和反应原性的蛋白、相互作用的蛋白的研究，人们绘制出 H. pylori 的大部分基因编码蛋白的 2DE 图谱，并对各种蛋白的序列、结构和功能有更深入和全面的认识。H. pylori 蛋白质组研究必将在推进 H. pylori 的致病机制、耐药机制、抗原性、传播途径的研究方面产生巨大作用，并为探讨 H. pylori 相关的各种疾病的发生机制、诊断、防治和新药的开发提供重要支撑作用。

（李 晶 张建中）

# 参 考 文 献

[ 1 ] Deguchi R, Takagi A, Kawata H, et al. Association between CagA+ Helicobacter pylori infection and p53, bax and transforming growth factor-beta-RII gene mutations in gastric cancer patients. Int J Cancer, 2001, 91: 481-485.

[ 2 ] Atherton JC, Blaser MJ. Coadaptation of Helicobacter pylori and humans: ancient history, modern implications. J Clin Invest, 2009, 119: 2475-2487.

[ 3 ] Cover TL, Blaser MJ. Helicobacter pylori in health and disease. Gastroenterology, 2009, 136: 1863-1873.

[ 4 ] Amieva MR, El-Omar EM. Host-bacterial interactions in Helicobacter pylori infection. Gastroenterology, 2008, 134: 306-323.

[ 5 ] Polk DB, Peek RM Jr. Helicobacter pylori: gastric cancer and beyond. Nat Rev Cancer, 2010, 10: 403-414.

[ 6 ] Wilkins MR, Sanchez JC, Gooley AA, et al. Progress with proteome projects: why all proteins expressed by a genome should be identified and how to do it. Biotechnol Genet Eng Rev, 1996, 13: 19-50.

[ 7 ] Tomb JF, et al. The complete genome sequence of the gastric pathogen Helicobacter pylori. Nature, 1997, 388: 539-347.

[ 8 ] Baltrus DA, et al. The complete genome sequence of Helicobacter pylori strain G27. J Bacteriol, 2009, 191: 447-448.

[ 9 ] Oh JD, et al. The complete genome sequence of a chronic atrophic gastritis Helicobacter pylori strain: evolution during disease progression. Proc Natl Acad Sci U S A, 2006, 103: 9999-10004.

[ 10 ] Alm RA, et al. Genomic-sequence comparison of two unrelated isolates of the human gastric pathogen Helicobacter pylori. Nature, 1999, 397: 176-180.

[ 11 ] Doig P, Trust TJ. Identification of surface-exposed outer membrane antigens of Helicobacter pylori. Infect Immun, 1994, 62: 4526-4533.

[ 12 ] Exner MM, Doig P, Trust TJ, et al. Isolation and characterization of a family of porin proteins from Helicobacter pylori. Infect Immun, 1995, 63: 1567-1572.

[ 13 ] O'Farrell PH. High resolution two-dimensional electrophoresis of proteins. J Biol Chem, 1975, 250: 4007-4021.

[ 14 ] Lock RA, Cordwell SJ, Coombs GW, et al. Proteome analysis of Helicobacter pylori: major proteins of type strain NCTC 11637. Pathology, 2001, 33: 365-374.

[ 15 ] Jungblut PR, et al. Comparative proteome analysis of Helicobacter pylori. Mol Microbiol, 2000, 36: 710-725.

[ 16 ] McAtee CP, Lim MY, Fung K, et al. Identification of potential diagnostic and vaccine candidates of Helicobacter pylori by two-dimensional gel electrophoresis, sequence analysis, and serum profiling. Clin Diagn Lab Immunol, 1998, 5: 537-542.

[ 17 ] Kimmel B, Bosserhoff A, Frank R, et al. Identification of immunodominant antigens from Helicobacter pylori and evaluation of their reactivities with sera from patients with different gastroduodenal pathologies. Infect

Immun, 2000, 68: 915-920.

［18］ Filip C, Fletcher G, Wulff JL, et al. Solubilization of the cytoplasmic membrane of Escherichia coli by the ionic detergent sodium-lauryl sarcosinate. J Bacteriol, 1973, 115: 717-722.

［19］ Baik SC, et al. Proteomic analysis of the sarcosine-insoluble outer membrane fraction of Helicobacter pylori strain 26695. J Bacteriol, 2004, 186: 949-955.

［20］ 庞智, 萧树东. 幽门螺杆菌外膜蛋白质组二维凝胶电泳和图像分析. 胃肠病学, 2004, 9: 261-265.

［21］ Sabarth N, Lamer S, Zimny-Arndt U, et al. Identification of surface proteins of Helicobacter pylori by selective biotinylation, affinity purification, and two-dimensional gel electrophoresis. J Biol Chem, 2002, 277: 27896-27902.

［22］ Voss BJ, Gaddy JA, McDonald WH, et al Analysis of surface-exposed outer membrane proteins in Helicobacter pylori. J Bacteriol, 2014, 196: 2455-2471.

［23］ Bumann D, Aksu S, Wendland M, et al. Proteome analysis of secreted proteins of the gastric pathogen Helicobacter pylori. Infect Immun, 2002, 70: 3396-3403.

［24］ Schmitt W, Haas R. Genetic analysis of the Helicobacter pylori vacuolating cytotoxin: structural similarities with the IgA protease type of exported protein. Mol Microbiol, 1994, 12: 307-319.

［25］ Matthysse AG. Characterization of nonattaching mutants of Agrobacterium tumefaciens. J Bacteriol, 1987, 169: 313-323.

［26］ Kim N, Weeks DL, Shin JM, et al. Proteins released by Helicobacter pylori in vitro. J Bacteriol, 2002, 184: 6155-6162.

［27］ Smith TG, Lim JM, Weinberg MV, et al. Direct analysis of the extracellular proteome from two strains of Helicobacter pylori. Proteomics, 2007, 7: 2240-2245.

［28］ Marcus EA, Moshfegh AP, Sachs G, et al. The periplasmic alpha-carbonic anhydrase activity of Helicobacter pylori is essential for acid acclimation. J Bacteriol, 2005, 187: 729-738.

［29］ Harris AG, Hazell SL. Localization of Helicobacter pylori catalase in both the periplasm and cytoplasm, and its dependence on the twin-arginine target protein, KapA, for activity. FEMS Microbiol Lett, 2003, 229: 283-289.

［30］ 陈建森, 佘菲菲. 全基因组预测幽门螺杆菌的分泌蛋白. 中国人兽共患病学报, 2008, 24: 607-611.

［31］ Snider CA, Voss BJ, McDonald WH, et al. Growth phase-dependent composition of the Helicobacter pylori exoproteome. J Proteomics, 2016, 130: 94-107.

［32］ Snider CA, Voss BJ, McDonald WH, et al. Supporting data for analysis of the Helicobacter pylori exoproteome. Data Brief, 2015, 5: 560-563.

［33］ Champasa K, Longwell SA, Eldridge AM, et al. Targeted identification of glycosylated proteins in the gastric pathogen Helicobacter pylori (*H. pylori*). Mol Cell Proteomics, 2013, 12: 2568-2586.

［34］ McAtee CP, Hoffman PS, Berg DE. Identification of differentially regulated proteins in metronidozole resistant Helicobacter pylori by proteome techniques. Proteomics, 2001, 1: 516-521.

［35］ Huang ZG, Duan GC, Fan QT, et al. Mutation of cytotoxin-associated gene A affects expressions of antioxidant proteins of Helicobacter pylori. World J Gastroenterol, 2009, 15: 599-606.

［36］ Lee HW, Choe YH, Kim DK, et al. Proteomic analysis of a ferric uptake regulator mutant of Helicobacter pylori: regulation of Helicobacter pylori gene expression by ferric uptake regulator and iron. Proteomics, 2004, 4: 2014-2027.

［37］ Sun Y, et al. Proteomic analysis of the function of spot in Helicobacter pylori anti-oxidative stress in vitro and colonization in vivo. J Cell Biochem, 2012, 113: 3393-3402.

［38］ Shao C, Zhang Q, Tang W, et al. The changes of proteomes components of Helicobacter pylori in response to acid stress without urea. J Microbiol, 2008, 46: 331-337.

［39］ Worku ML, Karim QN, Spencer J, et al. Chemotactic response of Helicobacter pylori to human plasma and bile. J Med Microbiol, 2004, 53: 807-811.

［40］ Kivi M, Tindberg Y. Helicobacter pylori occurrence and transmission: a family affair？ Scand J Infect Dis, 2006, 38: 407-417.

［41］ Shao C, Zhang Q, Sun Y, et al. Helicobacter pylori protein response to human bile stress. J Med Microbiol, 2008, 57: 151-158.

［42］ Loh JT, Gaddy JA, Algood HM, et al. Helicobacter pylori adaptation in vivo in response to a high-salt diet. Infect Immun, 2015, 83: 4871-4883.

［43］ Catrenich CE, Makin KM. Characterization of the morphologic conversion of Helicobacter pylori from bacillary to coccoid forms. Scand J Gastroenterol Suppl, 1991, 181: 58-64.

［44］ Shahamat M, Mai U, Paszko-Kolva C, et al. Use of autoradiography to assess viability of Helicobacter pylori in water. Appl Environ Microbiol, 1993, 59: 1231-1235.

［45］ Sorberg M, Nilsson M, Hanberger H, et al. Morphologic conversion of Helicobacter pylori from bacillary to coccoid form. Eur J Clin Microbiol Infect Dis, 1996, 15: 216-219.

［46］ Figueroa G, Faundez G, Troncoso M, et al. Immunoglobulin G antibody response to infection with coccoid forms of Helicobacter pylori. Clin Diagn Lab Immunol, 2002, 9: 1067-1071.

［47］ Bumann D, Habibi H, Kan B, et al. Lack of stage-specific proteins in coccoid Helicobacter pylori cells. Infect Immun, 2004, 72: 6738-6742.

［48］ Chuang MH, Wu MS, Lin JT, et al. Proteomic analysis of proteins expressed by Helicobacter pylori under oxidative stress. Proteomics, 2005, 5: 3895-3901.

［49］ Zeng H, Guo G, Mao XH, et al. Proteomic insights into Helicobacter pylori coccoid forms under oxidative stress. Curr Microbiol, 2008, 57, 281-286.

［50］ Muller SA, Pernitzsch SR, Haange SB, et al. Stable isotope labeling by amino acids in cell culture based proteomics reveals differences in protein abundances between spiral and coccoid forms of the gastric pathogen Helicobacter pylori. J Proteomics, 2015, 126: 34-45.

［51］ Salama N, Guillemin K, McDaniel TK, et al. A whole-genome microarray reveals genetic diversity among Helicobacter pylori strains. Proc Natl Acad Sci U S A, 2000, 97: 14668-14673.

［52］ Govorun VM, et al. Comparative analysis of proteome maps of Helicobacter pylori clinical isolates. Biochemistry (Mosc), 2003, 68: 42-49.

［53］ Pereira DR, et al. Comparative analysis of two-dimensional electrophoresis maps (2-DE) of Helicobacter pylori from Brazilian patients with chronic gastritis and duodenal ulcer: a preliminary report. Rev Inst Med Trop Sao Paulo, 2006, 48: 175-177.

［54］ 张静，丁士刚，钟丽君，等．消化性溃疡、胃炎与胃癌患者幽门螺杆菌蛋白质组的差异分析．中华医学杂志，2006, 86: 2690-2694.

［55］ 李波清，张建中，邹清华，等．胃癌相关幽门螺杆菌蛋白图谱特征初步分析．中华流行病学杂志，2003, 24: 934-944.

［56］ Park JW, et al. Quantitative analysis of representative proteome components and clustering of Helicobacter pylori clinical strains. Helicobacter, 2006, 11: 533-543.

［57］ Park SA, et al. Comparative proteomic analysis of Helicobacter pylori strains associated with iron deficiency anemia. Proteomics, 2006, 6: 1319-1328.

［58］ Haas G, et al. Immunoproteomics of Helicobacter pylori infection and relation to gastric disease. Proteomics, 2002, 2: 313-324.

［59］ Lin YF, Wu MS, Chang CC, et al. Comparative immunoproteomics of identification and characterization of virulence factors from Helicobacter pylori related to gastric cancer. Mol Cell Proteomics, 2006, 5: 1484-1496.

［60］ Lin YF, et al. Duodenal ulcer-related antigens from Helicobacter pylori: immunoproteome and protein microarray approaches. Mol Cell Proteomics, 2007, 6: 1018-1026.

［61］ McAtee CP, Fry KE, Berg DE. Identification of potential diagnostic and vaccine candidates of Helicobacter pylori by "proteome" technologies. Helicobacter, 1998, 3: 163-169.

［62］ Nilsson I, Ljungh A, Aleljung P, et al. Immunoblot assay for serodiagnosis of Helicobacter pylori infections. J Clin Microbiol, 1997, 35: 427-432.

［63］ Nilsson I, Utt M, Nilsson HO, et al. Two-dimensional electrophoretic and immunoblot analysis of cell surface proteins of spiral-shaped and coccoid forms of Helicobacter pylori. Electrophoresis, 2000, 21: 2670-2677.

［64］ Utt M, Nilsson I, Ljungh A, et al. Identification of novel immunogenic proteins of Helicobacter pylori by proteome technology. J Immunol Methods, 2002, 259: 1-10.

［65］ Lock RA, Coombs GW, McWilliams TM, et al. Proteome analysis of highly immunoreactive proteins of Helicobacter pylori. Helicobacter, 2002, 7: 175-182.

［66］ Lahner E, Bernardini G, Possenti S, et al. Immunoproteomics of Helicobacter pylori infection in patients with atrophic body gastritis, a predisposing condition for gastric cancer. Int J Med Microbiol, 2011, 301: 125-132.

［67］ Akada J, et al. Proteomic characterization of Helicobacter pylori CagA antigen recognized by child serum antibodies and its epitope mapping by peptide array. PLoS One, 2014, 9: e104611.

［68］ Ferrero RL, Labigne A. Helicobacter pylori vaccine development in the post-genomic era: can in silico translate to in vivo. Scand J Immunol, 2001, 53: 443-448.

［69］ Bumann D, Jungblut PR, Meyer TF. Helicobacter pylori vaccine development based on combined subproteome analysis. Proteomics, 2004, 4: 2843-2848.

［70］ de Luis DA, Varela C, de La Calle H, et al. Helicobacter pylori infection is markedly increased in patients with autoimmune atrophic thyroiditis. J Clin Gastroenterol, 1998, 26: 259-263.

［71］ Patel P, et al. Association of Helicobacter pylori and Chlamydia pneumoniae infections with coronary heart disease and cardiovascular risk factors. BMJ, 1995, 311: 711-714.

［72］ Mini R, et al. Helicobacter pylori immunoproteomes in case reports of rosacea and chronic urticaria. Proteomics, 2005, 5: 777-787.

［73］ Kim DY, Kim KK. Crystal structure of ClpX molecular chaperone from Helicobacter pylori. J Biol Chem, 2003, 278: 50664-50670.

［74］ Psakis G, Nitschkowski S, Holz C, et al. Expression screening of integral membrane proteins from Helicobacter pylori 26695. Protein Sci, 2007, 16: 2667-2676.

［75］ Singh S, Guttula PK, Guruprasad L. Structure based annotation of Helicobacter pylori strain 26695 proteome. PLoS One, 2014, 9: e115020.

［76］ Mandal RS, Das S. In silico approach towards identification of potential inhibitors of Helicobacter pylori DapE. J Biomol Struct Dyn, 2014, 33: 1460-7143.

［77］ Fields S, Song O. A novel genetic system to detect protein-protein interactions. Nature, 1989, 340: 245-256.

［78］ Rigaut G, Shevchenko A, Rutz B, et al. A generic protein purification method for protein complex characterization and proteome exploration. Nat Biotechnol, 1999, 17: 1030-1032.

［79］ Fagerstam LG, Frostell-Karlsson A, Karlsson R, et al. Biospecific interaction analysis using surface plasmon resonance detection applied to kinetic, binding site and concentration analysis. J Chromatogr, 1992, 597: 397-410.

［80］ Rain JC, Selig L, De Reuse H, et al. The protein-protein interaction map of Helicobacter pylori. Nature, 2001, 409: 211-215.

［81］ Terradot L, Durnell N, Li M, et al. Biochemical characterization of protein complexes from the Helicobacter pylori protein interaction map: strategies for complex formation and evidence for novel interactions within type IV secretion systems. Mol Cell Proteomics, 2004, 3: 809-819.

［82］ Lin CY, Chen CL, Cho CS, et al. H. pylori-DPI: Helicobacter pylori database of protein interactomes--embracing experimental and inferred interactions. Bioinformatics, 2005, 21: 1288-1290.

［83］ Pyndiah S, Lasserre JP, Menard A, et al. Two-dimensional blue native/SDS gel electrophoresis of multiprotein complexes from Helicobacter pylori. Mol Cell Proteomics, 2007, 6: 193-206.

［84］ Busler VJ, Torres VJ, McClain MS, et al. Protein-protein interactions among Helicobacter pylori cag proteins. J Bacteriol, 2006, 188: 4787-4800.

［85］ Häuser R, Ceol A, Rajagopala SV, et al. A second-generation protein-protein interaction network of Helicobacter pylori. Mol Cell Proteomics, 2004, 13: 1318-1329.

［86］ 徐小洁, 张虎明, 李丁, 等. 多聚抗原肽微阵列分析平台的建立与初步应用. 生物化学与生物物理进展, 2006, 33: 473-478.

［87］ Hynes SO, McGuire, J Wadstrom T. Potential for proteomic profiling of Helicobacter pylori and other Helicobacter spp. using a Protein Chip array. FEMS Immunol Med Microbiol, 2003, 36: 151-158.

［88］ Liang Z, Xu M, Teng M. et al. NetAlign: a web-based tool for comparison of protein interaction networks. Bioinformatics, 2006, 22: 2175-2177.

［89］ Humphery-Smith I, Cordwell SJ, Blackstock WP. Proteome research: complementarity and limitations with respect to the RNA and DNA worlds. Electrophoresis, 1997, 18: 1217-1242.

## 一、概述

脂多糖（LPS）是一种具有复杂糖脂结构的大分子，是革兰氏阴性细菌外膜的重要组成部分和毒力因子。据估计，单个大肠杆菌外膜表面约含有 $10^6$ 个 LPS 分子，覆盖整个细菌外膜 75% 的表面积[1]。细菌外膜外表面的 LPS 层，与外膜内表面的磷脂层构成了革兰氏阴性细菌外膜的不对称脂质双分子层（图 36-1）。LPS 的结构在维持革兰氏阴性细菌外膜渗透性和完整性方面起重要作用，为细菌本身提供有效的屏障保护，抵御外界水解酶、洗涤剂、染料以及多种疏水性抗生素进入细胞内[2]。

LPS 结构主要由三个部分组成：疏水的类脂 A（lipid A）、亲水的核心多糖（core-OS）和 O- 抗原（O-antigen）。类脂 A 是 LPS 分子中最保守的部分，构成了细菌外膜外层的主要组分。核心多糖根据保守程度由高到低可进一步分为内核心（inner core）和外核心（outer core）（图 36-2）。O- 抗原由多个重复单元聚合而成，是 LPS 分子中高度可变的部分。

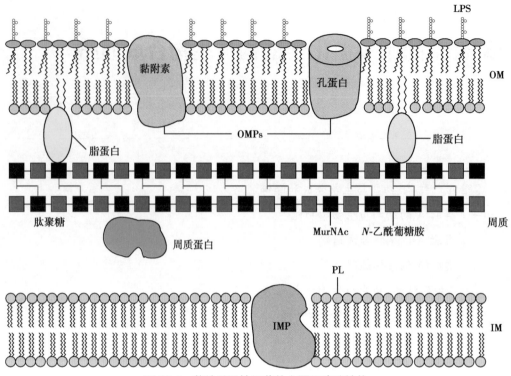

图 36-1　革兰氏阴性细菌的主要细胞壁结构

　　LPS 的类脂 A 成分主要通过与免疫细胞表面的 Toll 样受体（TLR）相结合,引起一系列的免疫反应。LPS 选择性地与宿主血清中的 LPS 结合蛋白（LBP）结合,形成复合物,继而与宿主免疫细胞表面的 CD14 分子结合形成三聚体（LPS-LBP-CD14）,刺激同一细胞表面的 TLR4/MD2,激活细胞内 MyD88、IRAK 和 TRAF6 等信号分子,通过一系列的生物化学反应,最终活化转录因子 NF-κB,使之结合在染色体上的特定区域,诱导宿主释放一系列的细胞因子、凝血因子、阳离子抗菌肽（CAMPs）和其他相关刺激因子[3]。一方面,LPS 引起的免疫应答过强则可能引起感染性休克,导致宿主多器官功能障碍综合征和死亡[4];但另一方面,LPS 诱导释放的 CAMPs 又可通过与 LPS 带负电荷的结构（如类脂 A 的磷酸基团）结合,进入细菌细胞内,导致细菌的裂解和死亡,其结果是细菌感染的清除[5]。LPS 的核心多糖主要参与影响细菌外膜的渗透性,O- 抗原主要参与 LPS 分子的抗原性和血清学特异性。

　　幽门螺杆菌（H. pylori）是一种螺旋状、微需氧的革兰氏阴性杆菌,感染世界上一半以上的人口。在没有抗生素干预的情况下,H. pylori 能够在人体胃黏膜持续慢性感染。其持续感染的主要机制就是其独特的 LPS 结构:① O- 抗原主要为 Lewis 抗原,与宿主表达的 Lewis 抗原（血型抗原）结构相同,从而使宿主免疫将其识别为"自己",逃逸宿主免疫;②类脂 A 经过 H. pylori 组成性表达的 5 种蛋白酶修饰成独特的"四酰基化,单磷酸化、单 Kdo"结构,使得其对带正电荷的多黏菌素 B 及各种宿主黏膜产生的 CAMPs 天然抵抗。同其他肠道细菌的类脂 A 相比,H. pylori 类脂 A 的热原性和激活细胞因子活性,对小鼠的致死毒性要分别低 1 000 倍和 500 倍[6]。因此,研究 H. pylori 的 LPS 结构和生物合成通路对阐明 H. pylori 在宿主的定植和致病机制有重要意义,也可能为开发新型的 H. pylori 根除药物提供靶点。

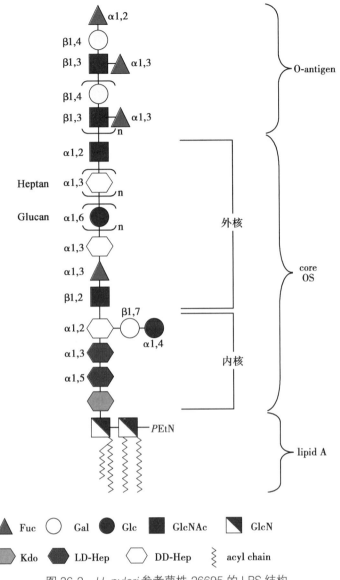

图 36-2　*H. pylori* 参考菌株 26695 的 LPS 结构

　　本章在 Altman 等发表的关于 *H. pylori* 参考菌株 26695 的 LPS 结构基础上[7]（图 36-2），总结了 *H. pylori* 的 LPS 结构和合成通路的相关研究进展。

## 二、类脂 A 的结构、功能与生物合成和修饰通路

### （一）类脂 A 的结构与生物学功能

　　*H. pylori* 类脂 A 结构独特，与其他肠道革兰氏阴性细菌类脂 A 的典型"六酰基化、双磷酸化、双 Kdo"结构（6 条脂肪酸链、2 个带负电荷的磷酸基团、2 个带负电荷的 Kdo）相比，*H. pylori* 组成性的表达 5 种蛋白酶将其类脂 A 修饰成"四酰基化，单磷酸化、单 Kdo"结构（图 36-2），使整个 LPS 的负电荷数量下降，从而抵抗宿主天然免疫释放的带正电荷 CAMPs 的攻击，逃脱宿主免疫[8]。

（二）类脂 A 的生物合成通路

类脂 A 的生物合成通路,又称为 Raetz 合成通路,在所有革兰氏阴性细菌中高度保守,主要发生在细菌内膜的胞质侧和胞质中,先后涉及 9 个酶(8 个 Lpx 酶和 1 个 Kdo 糖基转移酶),共 9 个反应步骤(图 36-3)[1,9,10]。根据 KEGG 数据库[11],发现 *H. pylori* 基因组中有类脂 A 生物合成通路中除 LpxM 以外的 7 个 Lpx 酶和 1 个 Kdo 糖基转移酶的同源基因(图 36-3)。*H. pylori* 类脂 A 生物合成起始于 UDP-*N*- 乙酰葡糖胺(UDP-GlcNAc)。根据 KEGG 通路[11],UDP-GlcNAc 的合成途径见(图 36-4)。*H. pylori* 类脂 A 生物合成通路的第一步反应由 LpxA(HP1375)催化,在 UDP-GlcNAc 分子上添加上第一个 16 碳脂肪酸链;第二步反应由 LpxC(HP1052)催化 UDP-GlcNAc 的去乙酰化为 UDP- 氨基葡萄糖(UDP-GlcN);第三步反应由 LpxD(HP0196)在 UDP-GlcN 分子上添加第 2 个 16 碳脂肪酸链,形成 UDP-2,3- 二乙酰 - 氨基葡萄糖(UDP-2,3-diacyl-GlcN);第四步反应由 LpxH(HP0394)分解 UDP,形成 Lipid X 分子;第五步反应由 LpxB(HP0867)将 Lipid X 及前体分子聚合;第六步反应由磷酸激酶 LpxK(HP0328)在 4′ 位添加一个磷酸基团,形成 Lipid Ⅳ$_A$;第七步反应由 Kdo 转移酶 KdtA(HP0957),在 Lipid Ⅳ$_A$ 分子的 6′ 位添加 2 个 Kdo 基团,形成 Kdo$_2$-Ⅳ$_A$;第八步反应由膜蛋白 LpxL(HP0280)在 2′ 位上添加一个 18 碳的次级脂肪酸链;最后的第九步反

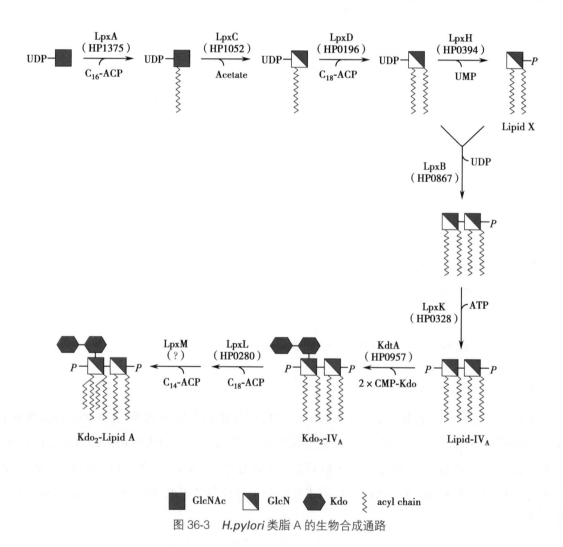

图 36-3 *H.pylori* 类脂 A 的生物合成通路

应由膜蛋白 LpxM（对应的 *H. pylori* 同源基因尚未发现）在 3′ 位添加一个 14 碳的次级脂肪酸链，形成 Kdo$_2$-Lipid A。

## （三）类脂 A 的修饰通路

绝大部分革兰氏阴性细菌类脂 A 结构的修饰是在特殊环境下诱导产生的，但是 *H. pylori* 类脂 A 结构的修饰是组成性的，修饰后的类脂 A 在诱导机体产生免疫反应活性方面大大下降，从而逃逸宿主免疫[10]。*H. pylori* 类脂 A 结构的组成性修饰可能是人类在 60 000 年以前"走出非洲"后与人类共同进化的结果[12]。

*H. pylori* 类脂 A 结构的组成性修饰通路先后涉及 5 个酶，共 5 个反应步骤，其反应顺序非常严格，即只能在上一步反应完成之后，才能进行下一步反应[8]（图 36-5）。第一步反应，磷酸酶 LpxE（HP0021）去除 Kdo$_2$-Lipid A 分子 1 位上的磷酸基团；第二步反应，EptA（HP0022）在 1 位上添加一个磷酸乙醇基团（*P*EtN）；第三步反应，Kdo 水解酶（HP0579/HP0580）去除 Kdo$_2$-Lipid A 分子上的外侧 Kdo 基团；第四步反应，磷酸酶 LpxF（HP1580）去除 4′ 位上的磷酸基团；第五步反应，细菌外膜上的 LpxR（HP0694）去除 3′ 位的两条脂肪酸链，形成独特的"四酰基化、单磷酸化、单Kdo"结构[8]。研究发现，Kdo 水解酶突变菌株对多黏菌素 B 的敏感性较野生菌株增加 180 倍，其机制为 Kdo 水解酶突变后，由于修饰通路反应顺序的严格性，Kdo 水解酶及之后的步骤都不能完成，导致了 4′ 位上带负电荷的磷酸基团不能去除，从而能够与带正电荷的多黏菌素 B 相结合[10]。

α-D-Glc
↓ Glk(HP1103)
α-D-Glc-6*P*
↓ Pgi(HP1166)
β-D-frucose-6*P*
↓ HP1532
D-GlcN-6*P*
↓ GlmM(HP0075)
α-D-GlcN-1*P*
↓ GlmU(HP0683)
GlcNAc-1*P*
↓ GlmU(HP0683)
UDP-GlcNAc

图 36-4 *H. pylori* 的 UDP-GlcNAc 合成途径

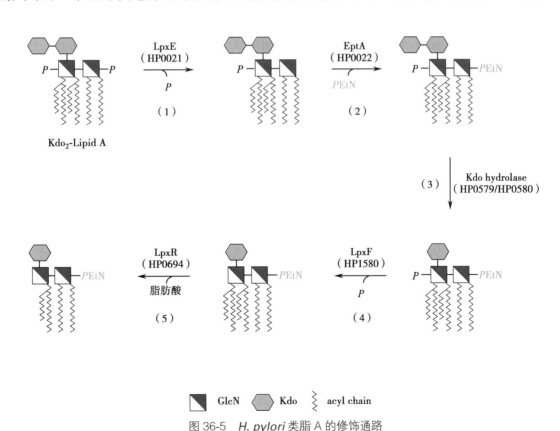

GlcN　　Kdo　　acyl chain

图 36-5 *H. pylori* 类脂 A 的修饰通路

同样,当 LpxE 单突变,LpxF 单突变,LpxE/F 双突变后,相应突变菌株对多黏菌素 B 及其他宿主产生的天然 CAMPs 的敏感性较野生株分别增加 16 倍、360 倍和 1 020 倍,对 TLR4 的激活能力分别增加 2 倍、6 倍和 10 倍[8]。LpxE/F 双突变后的 *H. pylori* 菌株不能在小鼠胃黏膜定植,充分说明了类脂 A 的去磷酸化修饰对 *H. pylori* 在宿主胃黏膜的定植是必需的[8]。

## 三、核心多糖的结构、功能与生物合成通路

### (一) 核心多糖的结构与生物学功能

核心多糖位于类脂 A 和 O- 抗原之间,包含内核心和外核心。同一属细菌的内核心结构相同,高度保守。据目前报道的 *H. pylori* 菌株 26695 的 LPS 结构模型(图 36-2),*H. pylori* 的内核心从内向外依次:1 个 Kdo,2 个 L- 甘油 -D- 甘露庚糖(LD-Hep),命名为 Hep Ⅰ 和 Hep Ⅱ;1 个 D- 甘油 -D- 甘露庚糖(DD-Hep),命名为 Hep Ⅲ。Hep Ⅲ 的侧链是由半乳糖(Gal)和葡萄糖(Glc)组成的二糖结构(图 36-2)。

Altman 等人对 *H. pylori* 菌株 26695、SS1 和 O:3 的 LPS 结构进行重新研究后发现,LPS 的外核心的起始为一个保守的三糖结构[7,13,14]。该三糖结构由内向外依次为:GlcNAc-Fuc-DD-Hep,其中的 Fuc 为岩藻糖。该三糖结构以外部分的外核心在不同 *H. pylori* 菌株之间有所不同。*H. pylori* 核心多糖外核心的一个显著特点是聚糖结构的出现。如 26695 菌株外核心三糖结构 GlcNAc-Fuc-DD-Hep 之后依次连接的是 α-1,6- 葡聚糖(α-1,6-glucan)和 DD- 庚糖聚糖(DD-heptan)(图 36-2),而 SS1 菌株的外核心中则出现了呋喃核糖聚糖(β-1,2-riban)[13]。

在生物学功能方面,*H. pylori* 核心多糖结构在细菌的致病机制及宿主体内定植方面发挥重要作用。核心多糖的内核心主要通过与宿主的层粘连蛋白相结合,抑制后者与其在胃黏膜上皮层的特异性受体(整合素)的结合,从而破坏宿主胃黏膜上皮的完整性[15-17]。另外,内核心与层粘连蛋白的结合也能刺激胃蛋白酶原的分泌,侵蚀胃黏液层[18]。核心多糖外核心中的 α-1,6- 葡聚糖被认为参与了 *H. pylori* 在宿主的早期定植[19,20]。DD- 庚糖聚糖的主要作用则认为是增加 LPS 的长度和弹性,从而能够更有效地覆盖细菌的外膜表面,保护细菌抵抗宿主的攻击[20]。

### (二) 核心多糖的生物合成通路

*H. pylori* 核心多糖的合成发生在细菌内膜的胞质侧,其所包含的各种糖基在相应的糖基转移酶作用下依次转移到 Kdo$_2$-lipid A 上,形成类脂 A- 核心多糖(lipid A-core)。该分子在其特异的翻转酶 MsbA 作用下,被翻转到细菌内膜的周质间隙侧,在此等待与翻转过来的 O- 抗原相结合形成完整的 LPS 分子。

*H. pylori* 核心多糖内核心的 Kdo 是在类脂 A 的生物合成通路中完成添加的,其紧接的 Hep Ⅰ 和 Hep Ⅱ 分别由糖基转移酶 RfaC(HP0279)和 RfaF(HP1191)转移[21]。HP0479 曾被认为是转移 Hep Ⅲ 的糖基转移酶[22],但是后来的研究发现其转移的是外核心中三糖结构(GlcNAc-Fuc-DD-Hep)中的 DD-Hep[7]。因此,内核心 Hep Ⅲ,外核心三糖结构中的 Fuc 和 DD-Hep 糖基转移酶都尚待发现。Hep Ⅲ 侧链上近端的 Gal 转移酶尚待发现,而远端的 Glc 转移酶被认为是 HP1416[23,24]。

转移外核心三糖结构之后的 α-1,6- 葡聚糖转移酶已经发现,为 HP0159[19],但是 α-1,6- 葡聚糖之后的 DD- 庚糖聚糖转移酶尚待发现。

　　*H. pylori* 内核心中的 Hep Ⅰ 和 Hep Ⅱ 的糖基供体均为 ADP-LD-Hep,Hep Ⅲ 的糖基供体为 ADP-DD-Hep。根据 KEGG 通路[11],ADP-LD-Hep 和 ADP-DD-Hep 的合成途径(从 Glc 开始)见图 36-6。Hep Ⅲ 上相连的 Gal 和 Glc 的供体分别为 UDP-Gal 和 UDP-Glc,其合成途径见图 36-7。Fuc 的糖基供体为 GDP-L-Fuc,根据 KEGG 通路和相关文献[11,25],其合成有从头合成和补救合成途径(图 36-8)。补救合成途径中的 L-Fuc 来源于宿主的 Fuc 苷酶 FUCA2 分解宿主相应的糖复合物[25],然而在 *H. pylori* 基因组中尚未发现 Fuc 激酶以及合成 GDP-L-Fuc 所需的焦磷酸化酶的基因(图 36-8)。

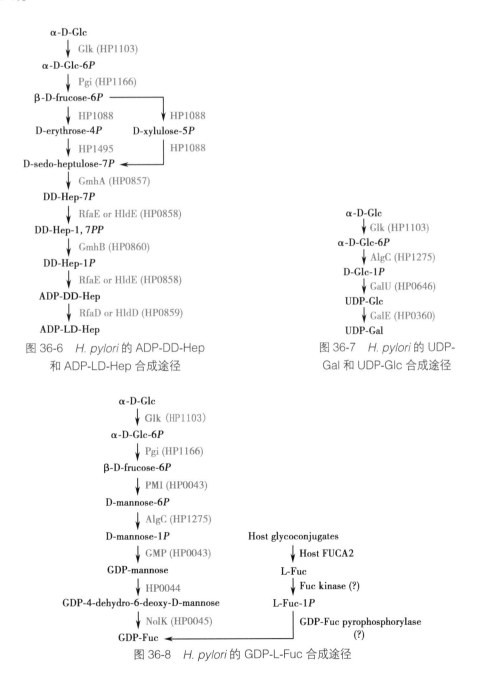

图 36-6　*H. pylori* 的 ADP-DD-Hep 和 ADP-LD-Hep 合成途径

图 36-7　*H. pylori* 的 UDP-Gal 和 UDP-Glc 合成途径

图 36-8　*H. pylori* 的 GDP-L-Fuc 合成途径

## 四、O-抗原的结构、功能与生物合成通路

### (一) O-抗原的结构与生物学功能

*H. pylori* 菌株的 O-抗原结构通常为 Gal-GlcNAc 的骨架链结构,根据其连接的糖苷键不同可以分为两种类型。Ⅰ型(type 1)链通过 β-1,3 糖苷键相连,Gal-(β-1,3)-GlcNAc,在此基础上产生多种不同 Lewis 抗原:Lewis [a](Le[a])、Lewis [b](Le[b])、Lewis [c](Le[c])、Lewis [d](Le[d] or H-1) 和 sialyl-Le[a]。Ⅱ型(type 2)链通过 β-1,4 糖苷键相连,Gal-(β-1,4)-GlcNAc(LacNAc),在此基础上产生 Lewis [x] (Le[X])、Lewis [Y](Le[Y]) 和 sialyl-Le[x](图 36-9)。通过 Lewis 抗体探针筛查世界不同地区 *H. pylori* 菌株的 Lewis 抗原表达情况发现,大约有 80%~90% *H. pylori* 菌株的 O-抗原为Ⅱ型链的 Le[X] 和 Le[Y] 抗原[26]。有研究显示,亚洲人感染 *H. pylori* 菌株的 O-抗原主要为Ⅰ型的 Le[a] 和 Le[b] 抗原[27]。但无论是在亚洲人还是欧洲人的胃黏膜中,都能分离出同时表达Ⅰ型和Ⅱ型 Lewis 抗原的 *H. pylori* 菌株[27,28],这提示在同一 *H. pylori* 菌株或者同一宿主携带的不同 *H. pylori* 菌株上可出现Ⅰ型和Ⅱ型 Le 抗原的混合表达。

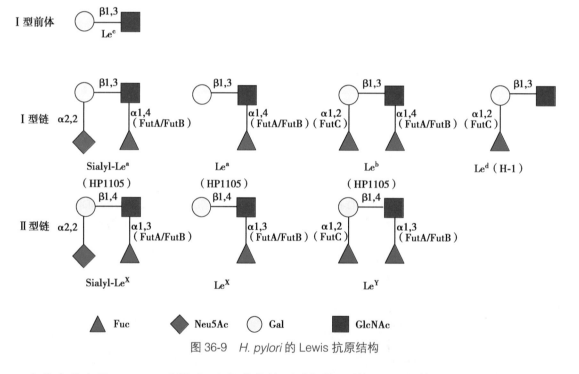

图 36-9　*H. pylori* 的 Lewis 抗原结构

在临床分离的 *H. pylori* 菌株中,有部分菌株不对任何一种 Lewis 抗体起反应,其原因可能为:①假阴性。比如,临床分离菌株 AF1 和 007 在血清学上不能进行 Lewis 抗原分型,但是其相应 LPS 结构的质谱分析提示两株菌的 O-抗原均有表达 Le[X] 和 Le[Y] 抗原[29]。这说明血清学检测有可能低估 *H. pylori* 菌株的 Le[X] 和 Le[Y] 抗原的整体表达情况;②菌株确实不表达 Lewis 抗原,而是其 LPS 分子上出现了其他新的结构。如丹麦 *H. pylori* 菌株 D1、D3 和 D6 的 LPS 结构中出现了新的三糖重复单位:3-C-methyl-D-mannose-(α-1,3)-L-rhamnose-(α1,3)-D-rhamnose[30]。

人体胃部也有 Lewis 抗原的表达,其中 Le$^a$ 和 Le$^b$ 主要在胃窦和胃体部小凹上皮细胞顶层表达,而 Le$^X$ 和 Le$^Y$ 主要在胃窦和胃体的腺体内表达[31,32]。由于 *H. pylori* 的 LPS 分子上表达的 Lewis 抗原与人体胃黏膜表达的 Lewis 抗原结构相同,宿主免疫系统将 *H. pylori* 当作"自己人",使得 *H. pylori* 逃逸宿主的免疫识别,并在宿主长期持续感染[33];另一方面,*H. pylori* 表达的 Lewis 抗原能够刺激机体产生相应的抗体,导致 *H. pylori* 相关性自身免疫病[34-37]。例如针对 I 型和 II 型链的抗体能与胃黏蛋白产生强烈的抗原抗体反应;胃黏膜质子泵(H$^+$-K$^+$-ATPase)的 β- 链表达 Le$^Y$ 抗原,因而能与相应的 Le$^Y$ 抗体产生抗原抗体反应;中性粒细胞表达 CD15 抗原为 Le$^X$ 抗原,因而也能与相应的 Le$^X$ 抗体产生抗原抗体反应;这些抗原抗体反应的结果是导致 *H. pylori* 相关自身免疫性胃炎[36]。*H. pylori* LPS 分子上表达的 Lewis 抗原一方面模拟人体 Lewis 抗原进行免疫逃逸,另一方面又能诱导宿主产生 Lewis 抗体,通过抗原抗体反应导致自身免疫病,*H. pylori* 因此被称作"披着羊皮的狼"[38]。

Le$^X$ 也被认为在 *H. pylori* 黏附胃黏膜方面起作用,糖蛋白半乳凝素 3(galectin-3)被认为是其受体[39]。*H. pylori* 菌株 SS1 的 O- 抗原主要表达 Le$^X$,仅表达微量的 Le$^Y$,这可能是该菌株能在小鼠体内有效定植的原因之一。需要指出的是,*H. pylori* 的 O- 抗原表达情况在不同 pH 条件下是不同的。例如,26695 菌株在 pH7 中性条件下生长时,其 O- 抗原链上的大部分 GlcNAc 残基被 Fuc 糖基化,形成多价的 Le$^X$ 抗原;然而在 pH5 酸性条件下生长时,大部分的 GlcNAc 残基被 Gal 糖基化[40]。因此,在胃黏膜上皮细胞层 pH7 的条件下,*H. pylori* 的 O- 抗原表达多价的 Le$^X$ 抗原,有利于 *H. pylori* 与上皮细胞的黏附;而在胃腔侧黏液层 pH2 的条件下,*H. pylori* 的 O- 抗原仅表达少量的 Le$^X$ 抗原,因而使 *H. pylori* 不能与胃黏膜上皮细胞有效黏附,使得该部分 *H. pylori* 菌株游离在胃黏液层中,成为后续感染的蓄菌库[26]。另外,也有研究发现,Le$^X$ 和 Le$^Y$ 能与树突状细胞表达的 C 型凝结素 DC-SIGN 结合,阻止辅助 T 淋巴细胞 Th1 的发育,从而下调炎症反应[41]。

## (二) O- 抗原的生物合成通路及其与类脂 A- 核心多糖的连接

革兰氏阴性细菌 O- 抗原的生物合成及转运机制主要有三种:① Wzy 蛋白依赖途径;② ABC- 转运体依赖途径;③合成酶依赖途径。以前两种途径多见。这三种途径都起始于细菌内膜的胞质侧,在起始糖基转移酶 WecA 的作用下,转移 GlcNAc 至细菌萜醇 und-PP 载体上,形成 und-PP-GlcNAc,后续的糖基转移酶逐个将相应的糖基转移到 und-PP-GlcNAc 上,形成 und-PP 相连的 O- 抗原重复单位。这 3 种途径的区别在于 O- 抗原重复单位的聚合和完整 O- 抗原的翻转。在 Wzy 蛋白依赖途径中,单个 und-PP 连接的 O- 抗原重复单位在胞质中合成之后在翻转酶 Wzx 的作用下翻转至细菌内膜周质间隙侧,在 O- 抗原聚合酶 Wzy 的作用下聚合生成完整的 O- 抗原。Wzz 蛋白通过作用于聚合酶 Wzy 而发挥调节和控制 O- 抗原的长度。在 ABC- 转运体依赖途径中,整个 O- 抗原的合成及聚合过程均在细菌内膜的胞质侧完成,然后在 ABC 转运体的作用下转运至细菌内膜的周质间隙侧。ABC 转运体由两分子跨膜蛋白 Wzm 组成跨膜通道,Wzt 蛋白提供转运的 ATP 能量。在合成酶依赖途径中,合成酶 WbbE 和 WbbF 在延伸 O- 抗原链长度的同时,将其向外延伸穿过细菌内膜[1]。

*H. pylori* O- 抗原的生物合成与转运途径与上述三条途径均不相同,而是通过一条新发现的

Wzk 酶（HP1206）依赖途径[42]。该途径与 ABC- 转运体依赖途径的不同在于 O- 抗原的翻转步骤。ABC 转运体依赖途径需要 Wzm 和 Wzt 两个酶共同作用实现其 O- 抗原的翻转，而 *H. pylori* 仅需要单一的 Wzk 酶实现其 O- 抗原从细菌内膜胞质侧至周质间隙侧的翻转。研究发现，*H. pylori* 的 Wzk 酶与空肠弯曲杆菌中转移 und-PP- 七糖结构，参与蛋白质 *N*- 糖基化的 PglK 酶同源。不仅如此，*H. pylori* 的 Wzk 酶还能替代 PglK 酶的功能，将空肠弯曲杆菌 PglK 突变菌株中的 und-PP- 七糖结构翻转至细菌内膜周质间隙侧，这提示 LPS 合成通路与蛋白质 *N*- 糖基化在进化上的相关性[42]。

    *H. pylori* O- 抗原的合成通过其 WecA 酶（HP1581）起始，将 GlcNAc 到转移到相应的细菌萜醇 und-PP 上，形成 und-PP-GlcNAc[42]。然后，*H. pylori* 的 GlcNAc 转移酶（HP1105）和 Gal 转移酶（HP0826）交替转移相应的糖基生成 O- 抗原骨架结构 Gal-GlcNAc[7,43,44]。Fuc 转移酶 FutA（HP0379）选择性地在骨架结构上的 GlcNAc 残基上添加 Fuc，生成 Le$^x$ 抗原[45]。GlcNAc 被 Fuc 糖基化的数量是由转移酶 FutA 和 FutB C- 末端的 7 个碱基的重复序列的数量决定，被称为"酶标尺"（enzymatic ruler）[46]。糖基转移酶 FutC（HP0093/HP0094）的功能是在 O- 抗原糖链末端的 Gal 上添加 Fuc，形成 Le$^Y$ 抗原[47-49]。*H. pylori* 完整的 O- 抗原在 und-PP 载体完成后被翻转酶 Wzk（HP1206）翻转至细菌内膜的周质间隙侧，在 O- 抗原连接酶 WaaL（HP1039）的作用下与翻转至周质间隙侧的类脂 A- 核心多糖连接，形成完整的 LPS[42]。

    虽然目前尚没有关于 *H. pylori* 的全长 LPS 是如何从细菌内膜转送到细菌外膜的机制研究，但是基于 *H. pylori* 基因组上 LPS 转运蛋白同源基因的存在，可以推测 *H. pylori* 与其他革兰氏阴性细菌一样，也是通过 LPS 转运蛋白形成的 LPS 转运桥（LptA bridge）来实现 LPS 的跨膜转运至细菌外膜[50,51]。

    根据最新的研究进展，本章在此总结了 *H. pylori* 菌株 26695 的 LPS 结构和合成通路模型。*H. pylori* 菌株 26695 的 LPS 在整体上呈线性结构，具体可以分为三个部分：类脂 A、核心多糖和 O-抗原，其中的核心多糖进一步分为内核心和外核心[13-15]。已知的参与 *H. pylori* 类脂 A 和 O- 抗原的酶已在模型的相应位置标示，尚待发现的糖基转移酶在相应的位置用红色问号标示。

## 五、展望

    目前的研究虽然已经解析了 *H. pylori* LPS 的整体结构，然而由于参与 *H. pylori* LPS 合成的酶基因不在基因组上成簇存在，而是在不同的基因位点分散存在，加之缺乏高效的基因敲出技术，所以到目前为止，参与合成 *H. pylori* LPS 核心多糖的大部分糖基转移酶都尚待发现，包括内核心的 Hep Ⅲ 转移酶以及 Hep Ⅲ 侧链 Gal-Glc 二糖结构的 Gal 转移酶，外核心的三糖结构（GlcNAc-Fuc-DD-Hep）中的 GlcNAc 和 Fuc 转移酶，以及外核心的 DD- 庚糖聚糖转移酶都尚待发现。因此，在后续 *H. pylori* LPS 的结构和合成通路研究中，需要构建一系列的 LPS 合成相关的糖基转移酶突变菌株。通过分析和比对野生菌株和突变菌株 LPS 的结构差异来确定 LPS 的精细化学结构和生物合成通路。例如，通过比对 O- 抗原连接酶 WaaL 突变菌株与野生菌株的 LPS 结构差异，将明确 *H. pylori* 类脂 A- 核心寡聚糖和 O- 抗原的正确区分和具体化学结构，从而验证本章总结的 LPS 结构和合成通路模型。

鉴于 LPS 在 *H. pylori* 的致病性、免疫逃逸和慢性持续感染中的关键作用,精确阐明 *H. pylori* 的 LPS 化学结构和生物合成通路对研究 *H. pylori* 的致病机制意义重大,同时也将为以 LPS 合成通路中的关键酶为靶点,开发新型的 *H. pylori* 根除药物奠定基础。

(李 红)

## 参 考 文 献

[ 1 ] Raetz CR, Whitfield C. Lipopolysaccharide endotoxins. Annu Rev Biochem, 2002, 71: 635-700.

[ 2 ] Alm RA, Bina J, Andrews BM, et al. Comparative genomics of Helicobacter pylori: Analysis of the outer membrane protein families. Infection and Immunity, 2000, 68: 4155-4168.

[ 3 ] Aderem A, Ulevitch RJ. Toll-like receptors in the induction of the innate immune response. Nature, 2000, 406: 782-787.

[ 4 ] Van Amersfoort ES, Van Berkel TJC, Kuiper J. Receptors, mediators, and mechanisms involved in bacterial sepsis and septic shock. Clinical Microbiology Reviews, 2003, 16: 379-414.

[ 5 ] Diamond G, Beckloff N, Weinberg A, et al. The Roles of Antimicrobial Peptides in Innate Host Defense. Current Pharmaceutical Design, 2009, 15: 2377-2392.

[ 6 ] Yamaoka Y. Helicobacter pylori: molecular genetics and cellular biology Helicobacter pylori: molecular genetics and cellular biology. Norfolk: Caister Academic, 2008.

[ 7 ] Altman E, Chandan V, Li J, et al. Lipopolysaccharide structures of Helicobacter pylori wild-type strain 26695 and 26695 HP0826: Kan mutant devoid of the O-chain polysaccharide component. Carbohydrate Research, 2011, 346: 2437-2444.

[ 8 ] Cullen TW, Giles DK, Wolf LN, et al. Helicobacter pylori versus the Host: Remodeling of the Bacterial Outer Membrane Is Required for Survival in the Gastric Mucosa. Plos Pathogens, 2011, 7 (12): e1002454.

[ 9 ] Raetz CR, Reynolds CM, Trent MS, et al. Lipid A modification systems in gram-negative bacteria. Annu Rev Biochem, 2007, 76: 295-329.

[ 10 ] Stead CM, Zhao J, Raetz CRH, et al. Removal of the outer Kdo from Helicobacter pylori lipopolysaccharide and its impact on the bacterial surface. Molecular Microbiology, 2010, 78: 837-852.

[ 11 ] Kanehisa MKM. KEGG: Kyoto Encyclopedia of Genes and Genomes. Nucleic Acids Research, 2000, 28: 27-30.

[ 12 ] Atherton JC, Blaser MJ. Coadaptation of Helicobacter pylori and humans: ancient history, modern implications. Journal of Clinical Investigation, 2009, 119: 2475-2487.

[ 13 ] Altman E, Chandan V, Li J, et al. A reinvestigation of the lipopolysaccharide structure of Helicobacter pylori strain Sydney (SS1). FEBS J, 2011, 278: 3484-3493.

[ 14 ] Altman E CV, Li J, Vinogradov E. Lipopolysaccharide structure of Helicobacter pylori serogroup O: 3. Carbohydr Res, 2013, 378: 139-143.

[ 15 ] Valkonen KH, Wadstrom T, Moran AP. Interaction of lipopolysaccharides of Helicobacter pylori with basement-membrane protein laminin. Infection and Immunity, 1994, 62: 3640-3648.

[ 16 ] Moran AP. Helicobacter pylori lipopolysaccharide-mediated gastric and extragastric pathology. Journal of Physiology and Pharmacology, 1999, 50: 787-805.

[ 17 ] Moran AP, Gupta A, Joshi L. Sweet-talk: role of host glycosylation in bacterial pathogenesis of the gastrointestinal tract. Gut, 2011, 60: 1412-1425.

[ 18 ] Lorente S, Doiz O, Serrano MT, et al. Helicobacter pylori stimulates pepsinogen secretion from isolated human peptic cells. Gut, 2002, 50: 13-18.

［19］ Altman E, Chandan V, Larocque S, et al. Effect of the HP0159 ORF mutation on the lipopolysaccharide structure and colonizing ability of Helicobacter pylori. FEMS Immunol Med Microbiol, 2008, 53: 204-213.

［20］ Altman E, Smirnova N, Li JJ, et al. Occurrence of a nontypable Helicobacter pylori strain lacking Lewis blood group O antigens and DD-heptoglycan: evidence for the role of the core alpha 1, 6-glucan chain in colonization. Glycobiology, 2003, 13: 777-783.

［21］ Chandan V, Logan SM, Harrison BA, et al. Characterization of a waaF mutant of Helicobacter pylori strain 26695 provides evidence that an extended lipopolysaccharide structure has a limited role in the invasion of gastric cancer cells. Biochemistry and Cell Biology, 2007, 85: 582-590.

［22］ Hiratsuka K, Logan SM, Conlan JW, et al. Identification of a D-glycero-D-manno-heptosyltransferase gene from Helicobacter pylori. J Bacteriol, 2005, 187: 5156-5165.

［23］ Moran AP, Shiberu B, Ferris JA, et al. Role of Helicobacter pylori rfaJ genes (HP0159 and HP1416) in lipopolysaccharide synthesis. FEMS Microbiol Lett, 2004, 241: 57-65.

［24］ Langdon R, Craig JE, Goldrick M, et al. Analysis of the role of HP0208, a phase-variable open reading frame, and its homologues HP1416 and HP0159 in the biosynthesis of Helicobacter pylori lipopolysaccharide. J Med Microbiol, 2005, 54: 697-706.

［25］ Liu TW, Ho CW, Huang HH, et al. Role for alpha-L-fucosidase in the control of Helicobacter pylori-infected gastric cancer cells. Proc Natl Acad Sci U S A, 2009, 106: 14581-14586.

［26］ Moran AP. Relevance of fucosylation and Lewis antigen expression in the bacterial gastroduodenal pathogen Helicobacter pylori. Carbohydrate Research, 2008, 343: 1952-1965.

［27］ Monteiro MA, Zheng P, Ho B, et al. Expression of histo-blood group antigens by lipopolysaccharides of Helicobacter pylori strains from Asian hosts: the propensity to express type 1 blood-group antigens. Glycobiology, 2000, 10: 701-713.

［28］ Monteiro MA, Chan KHN, Rasko DA, et al. Simultaneous expression of type 1 and type 2 Lewis blood group antigens by Helicobacter pylori lipopolysaccharides. Journal of Biological Chemistry, 1998, 273: 11533-11543.

［29］ Knirel YA, Kocharova NA, Hynes SO, et al. Structural studies on lipopolysaccharides of serologically non-typable strains of Helicobacter pylori, AF1 and 007, expressing Lewis antigenic determinants. European Journal of Biochemistry, 1999, 266: 123-131.

［30］ Fulse DB, Jeon HB, Kim KS. Synthesis of tri-, hexa-, and nonasaccharide subunits of the atypical O-antigen polysaccharide of the lipopolysaccharide from Danish Helicobacter pylori strains. Journal of Organic Chemistry, 2007, 72: 9963-9972.

［31］ Kobayashi K, Sakamoto J, Kito T, et al. Lewis blood group-related antigen expression in normal gastric epithelium, intestinal metaplasia, gastric adenoma, and gastric-carcinoma. American Journal of Gastroenterology, 1993, 88: 919-924.

［32］ Nogueira AM, Marques T, Soares PCM, et al. Lewis antigen expression in gastric mucosa of children: Relationship with Helicobacter pylori infection. Journal of Pediatric Gastroenterology and Nutrition, 2004, 38: 85-91.

［33］ Algood HM, Cover TL. Helicobacter pylori persistence: an overview of interactions between H. pylori and host immune defenses. Clin Microbiol Rev, 2006, 19: 597-613.

［34］ Negrini R, Savio A, Poiesi C, et al. Antigenic mimicry between Helicobacter pylori and gastric mucosa in the pathogenesis of body atrophic gastritis. Gastroenterology, 1996, 111: 655-665.

［35］ Negrini R, Savio A, Appelmelk BJ. Autoantibodies to gastric mucosa in Helicobacter pylori infection. Helicobacter, 1997, 2: S13-S16.

［36］ Appelmelk BJ, SimoonsSmit I, Negrini R, et al. Potential role of molecular mimicry between Helicobacter pylori lipopolysaccharide and host Lewis blood group antigens in autoimmunity. Infection and Immunity, 1996, 64: 2031-2040.

［37］ Annibale B, Negrini R, Caruana P, et al. Two-thirds of atrophic body gastritis patients have evidence of Helicobacter pylori infection. Helicobacter, 2001, 6: 225-233.

［38］ Monteiro MA. Helicobacter pylori: A wolf in sheep's clothing: The glycotype families of Helicobacter pylori lipopolysaccharides expressing histo-blood groups: Structure, biosynthesis, and role in pathogenesis. Advances in Carbohydrate Chemistry and Biochemistry, 2001, 57: 99-158.

［39］ Fowler M, Thomas RJ, Atherton J, et al. Galectin-3 binds to Helicobacter pylori O-antigen: it is upregulated and rapidly secreted by gastric epithelial cells in response to H. pylori adhesion. Cellular Microbiology, 2006, 8: 44-54.

［40］ Moran AP, Knirel YA, Senchenkova SN, et al. Phenotypic variation in molecular mimicry between Helicobacter pylori lipopolysaccharides and human gastric epithelial cell surface glycoforms-Acid-induced phase variation in Lewis (X) and Lewis (Y) expression by H. Pylori lipopolysaccharides. Journal of Biological Chemistry, 2002, 277: 5785-5795.

［41］ Bergman MP, Engering A, Smits HH, et al. Helicobacter pylori modulates the T helper cell 1/T helper cell 2 balance through phase-variable interaction between lipopolysaccharide and DC-SIGN. Journal of Experimental Medicine, 2004, 200: 979-990.

［42］ Hug I, Couturier MR, Rooker MM, et al. Helicobacter pylori Lipopolysaccharide Is Synthesized via a Novel Pathway with an Evolutionary Connection to Protein N-Glycosylation. PLoS Pathogens, 2010, 6: e1000819.

［43］ Logan SM, Altman E, Mykytczuk O, et al. Novel biosynthetic functions of lipopolysaccharide rfaJ homologs from Helicobacter pylori. Glycobiology, 2005 15: 721-733.

［44］ Endo T, Koizumi S, Tabata K, et al. Cloning and expression of beta 1, 4-galactosyltransferase gene from Helicobacter pylori. Glycobiology, 2000, 10: 809-813.

［45］ Rasko DA, Wang G, Palcic MM, et al. Cloning and characterization of the alpha (1, 3/4) fucosyltransferase of Helicobacter pylori. Journal of Biological Chemistry, 2000, 275: 4988-4994.

［46］ Nilsson C, Skoglund A, Moran AP, et al. ri LPS during persistent infection. Proceedings of the National Academy of Sciences of the United States of America, 2006, 103: 2863-2868.

［47］ Wang G, Boulton PG, Chan NWC, et al. Novel Helicobacter pylori alpha 1, 2-fucosyltransferase, a key enzyme in the synthesis of Lewis antigens. Microbiology, 1999, 145: 3245-3253.

［48］ Stein DB, Lin Y-N, Lin C-H. Characterization of Helicobacter pylori alpha 1, 2-Fucosyltransferase for Enzymatic Synthesis of Tumor-Associated Antigens. Advanced Synthesis&Catalysis, 2008, 350: 2313-2321.

［49］ Drouillard S, Driguez H, Samain E. Large-scale synthesis of H-antigen oligosaccharides by expressing Helicobacter pylori alpha 1, 2-fucosyltransferase in metabolically engineered Escherichia coli cells. Angewandte Chemie-International Edition, 2006, 45: 1778-1780.

［50］ Liechti G, Goldberg JB. Outer membrane biogenesis in Escherichia coli, Neisseria meningitidis, and Helicobacter pylori: paradigm deviations in H. pylori. Front Cell Infect Microbiol, 2012, 2: 29.

［51］ Okuda S, Freinkman E, Kahne D. Cytoplasmic ATP hydrolysis powers transport of lipopolysaccharide across the periplasm in E. coli. Science, 2012, 338: 1214-1217.

第三十七章

# 幽门螺杆菌感染与胃肠激素

    幽门螺杆菌（H. pylori）感染与胃病关系密切,涉及胃炎、消化性溃疡和胃癌等疾病的形成[1,2]。许多研究已发现其还与许多异常情况有关,例如心血管[3-5]、血液系统[6-8]、眼和皮肤[9-11]、肝胆疾病[12-14]、糖尿病[15-17]等。H. pylori 感染可能导致系统性疾病。至于通过何种机制致病或引起何种病理生理改变,以下按不同的胃肠激素分别叙述。

## 一、幽门螺杆菌感染与促胃液素

    促胃液素是刺激胃壁细胞产生胃酸的基本因素,它的途径有二:即直接刺激胃壁细胞产生胃酸和刺激肠嗜铬样细胞（ECL 细胞）产生组胺,然后通过组胺刺激壁细胞产生胃酸。所以,促胃液素的生理病理意义之一,是胃酸产生和高胃酸形成。感染 H. pylori 的患者,胃窦 G 细胞释放促胃液素增多,血清促胃液素增高,与疾病发生有关。

（一）幽门螺杆菌感染致高促胃液素血症

*H. pylori* 感染致高促胃液素血症是公认事实。*H. pylori* 感染致血清促胃液素升高的机制有三：①*H. pylori* 感染抑制胃壁细胞分泌胃酸，胃酸分泌减少负反馈作用于胃窦 G 细胞释放促胃液素增多；②*H. pylori* 慢性感染导致壁细胞减少（萎缩性胃炎），胃酸分泌减少触发胃窦 G 细胞过度释放促胃液素[18]，同时约 15% 的慢性胃窦炎患者的生长抑素减少，致促胃液素分泌增加；③*H. pylori* 感染出现的高促胃液素血症为细胞因子所致，肿瘤坏死因子 -α（TNF-α）、白细胞介素 -8（IL-8）刺激胃窦 G 细胞，增加促胃液素的释放[19]。

1. **萎缩性胃炎（CAG）**　有研究比较 CAG 与非 CAG 患者，CAG 患者血清胃蛋白酶原（PG）Ⅰ 水平降低、促胃液素水平明显降低，PG Ⅰ/PG Ⅱ 比值两组比较差异无统计学意义，表明血清 PG Ⅰ、PG Ⅰ/PG Ⅱ 和促胃液素水平是评价胃黏膜是否萎缩的比较可靠的血清学指标[20]。PG Ⅰ 主要代表胃体病变，促胃液素主要代表胃窦病变，*H. pylori* 阳性时，PG Ⅰ、促胃液素的水平较高；*H. pylori* 阴性时，则较低。将其作为一种无创性的筛查 CAG 的方法，适合在人群中大规模普查，为可疑的高危患者提供胃镜检查的建议。

2. **胃溃疡**　一项对 20 例胃溃疡的研究结果显示[21]：促胃液素及其受体 CCKB-R 于胃溃疡边缘均可测得；*H. pylori* 感染者，促胃液素于胃窦黏膜中有高表达，而 CCKB-R 于胃体黏膜有高表达；环氧合酶 -2（COX-2）于溃疡边缘的胃窦、胃体黏膜中均可测得；根除 *H. pylori* 的胃黏膜无 COX-2 表达；*H. pylori* 阳性溃疡患者与阴性者相比，血浆促胃液素高出 3 倍，胃腔促胃液素高出 50%，根除 *H. pylori* 后其恢复正常。提示 *H. pylori* 感染致促胃液素及其受体 CCKB-R、COX-2 增多，并存在于溃疡边缘起致病作用。COX-2 和同时增多的前列腺素也有助于溃疡修复。

3. **胃癌**　有关 *H. pylori* 感染与促胃液素对胃癌的研究较多，*H. pylori* 感染，尤其 CagA 阳性菌株与消化性溃疡，胃癌有更紧密的联系[22]。有证据表明 *H. pylori* 感染部位与胃癌的发生密切相关。感染局限于胃窦黏膜保护抵抗胃癌，但易诱发十二指肠溃疡（DU）；*H. pylori* 感染胃壁黏膜发生胃癌的风险增加；*H. pylori* 感染胃贲门不引起癌症。萎缩性胃炎患者，胃内的 pH 升高，微生物的浓度增加，*H. pylori* 感染和由于胃内低酸导致的胃内微生物区变化本身均不致癌，但 *H. pylori* 感染继发的高促胃液素血症与胃癌形成密切相关。弥漫型胃癌是由于促胃液素的营养作用，长时间的高促胃液素血症导致 ECL 细胞转化为各种恶性肿瘤；肠型胃癌是由高促胃液素血症间接导致的，通过刺激 ECL 细胞释放组胺和 REG 蛋白质作用于胃干细胞，形成肿瘤[23]。

COX-2 的高表达与胃癌的形成密切相关。COX-2 释放增多原因有：*H. pylori* 感染引起炎症反应 COX-2 释放；上调 COX-2 mRNA 的表达；*H. pylori* 感染致促胃液素血症，刺激 COX-2 表达。COX-2 是一个肿瘤和血管促成因子，能抑制细胞凋亡[2]。

4. **结直肠癌**　先前已有研究证明 *H. pylori* 感染增加了结直肠腺癌发生的风险[24-27]。一项病例对照研究显示 239 例结直肠腺癌患者 *H. pylori* 感染率显著高于对照组[24]。其机制可能为 *H. pylori* 感染引起的炎症反应，产生的诱变毒素，继发的高促胃液素血症，与胃癌近似。

5. **肺癌**　流行病学资料表明[28]，*H. pylori* 感染与对照组的优势比（估计相对风险）范围从 1.24 到 17.78，提示暴露于 *H. pylori* 感染的人群肺癌发生风险增加，但不支持 *H. pylori* 感染和肺癌之间的因果关系。*H. pylori* 感染致肺癌的可能机制：①导致多种恶性肿瘤 *Src/p130cas* 信号级联通路激活；②胃食管反流，吸入尿素酶与促胃液素，*H. pylori* 相关致癌因素出现在肺组织。需进一步研究肺癌大小、位置、类型，在某种人群中，*H. pylori* 感染可能与肺癌风险相关。

**6. 黏膜相关淋巴组织淋巴瘤（MALT 淋巴瘤）** 几乎 90% 的胃 MALT 淋巴瘤患者有 *H. pylori* 感染[29]。感染 *H. pylori* 后引起胃炎，导致大量的巨噬细胞的出现，释放大量的细胞因子 APRIL（属于肿瘤坏死因子家族）。该蛋白质在 B 细胞成熟和生存中有至关重要的作用。也可能诱导 B 细胞转化和发展为弥漫型大 B 细胞淋巴瘤。这种机制可以通过激活 T 淋巴细胞增强和维护[30]。胃 MALT 淋巴瘤的标准治疗方法：特定抗生素根除 *H. pylori*[31]。*H. pylori* 根除可使 65% 患者的淋巴瘤衰退[32]。

**（二）根除幽门螺杆菌对高促胃液素血症的影响**

根除 *H. pylori* 后血清促胃液素水平下降至正常范围。

## 二、幽门螺杆菌感染与生长抑素

**（一）急性幽门螺杆菌感染与生长抑素**

Zaki 等[33]研究结果显示：①急性 *H. pylori* 感染引起生长抑素（SS）浓度显著升高；②同时组胺浓度显著降低，随后被 SS 抗体阻断，提示组胺随着 SS 的变化而变化；③使用降钙素基因相关肽（CGRP）受体拮抗剂后，SS 与组胺浓度较刚开始无明显改变，提示两者浓度的改变是由于 CGRP 的释放。结论是：急性 *H. pylori* 感染间接通过激活 CGRP 感受神经元耦合 SS 分泌增加及组胺分泌减少后引起胃酸分泌减少，使得 *H. pylori* 能够定植于胃黏膜。

**（二）幽门螺杆菌感染与促胃液素 - 生长抑素**

促胃液素与 SS 是两个极为密切的胃肠激素，它们的内分泌细胞交错地分布于为胃窦黏膜（D 细胞尚有部分在胃体黏膜）。胃窦黏膜的内分泌细胞大约 50% 为 G 细胞，15% 为 D 细胞。SS 对 G 细胞有抑制作用，SS 减少时，促胃液素分泌增多；又因促胃液素刺激与 SS 抑制壁细胞释放胃酸，促胃液素与 SS 二者构成胃酸分泌平衡的机制。Liu[34]观察 122 名慢性胃炎患者，发现 *H. pylori* 阳性患者胃窦黏膜的 G 细胞和 D 细胞有意义的升高和降低，故促胃液素升高，SS 下降，胃酸释放增多，形成溃疡的基础。实验观察发现 *H. pylori* 阳性组的血促胃液素及 SS 显著高于和低于 *H. pylori* 阴性组，说明 *H. pylori* 感染对促胃液素和 SS 的异常分泌可产生影响[35]。

许多研究已证明 menin 基因表达可引起促胃液素升高，形成胃泌素瘤[36,37]。Mensah-Osman 等研究[38]发现：①小鼠没有 SS 时 menin 蛋白表达显著降低；② SSTR2A 细胞表达 menin 蛋白；③用 SS 类似剂奥曲肽治疗，发现 menin 分泌细胞、mRNA、蛋白均升高；同时抑制蛋白激酶 A（PKA）活动。结论是：SS 通过抑制 PKA 活动致 menin 表达，促胃液素释放增加。

**（三）根除幽门螺杆菌对生长抑素的影响**

一组 *H. pylori* 阳性胃溃疡 28 例，根除 *H. pylori* 前后，发现治疗前胃酸量与胃液 SS 都降低，分别与胃体和胃窦中的中性粒细胞浸润程度成反比[39]。根除后：①基础胃酸恢复，是由于胃体中性粒细胞浸润改善所致;②基础和促胃液素刺激后的胃液 SS 含量增高是胃窦中性粒细胞浸润改善的缘故。H. pylori 感染胃黏膜炎症出现,SS 释放减少;根除后,胃黏膜炎症改善,SS 释放增加。

## 三、幽门螺杆菌感染与生长因子

已发现的生长因子有许多,其中 4 种在胃肠道有表达,即表皮生长因子(EGF)、转化生长因子 -α(TGF-α)、双向调节素(AR)和肝素结合 EGF(HB-EGF)。EGF 能促进消化道上皮细胞的增殖,TGF-α 作用类似于 EGF,促进细胞恶性转化。均通过广泛存在于细胞膜上的受体,调节细胞生长,发挥其生物学作用。

### (一) 幽门螺杆菌与表皮生长因子

Jurkowska 等[40]研究发现:① H. pylori 阳性的慢性胃炎患者的 EGF、EGFR 均升高(此结果与其他研究[41,42]一致),胃癌患者结果与此相似;②根除 H. pylori 后,慢性胃体炎者的 EGF 及 EGFR 均显著降低;③胃癌和慢性胃窦炎患者,EGFR 量同治疗前无降低;提示 EGF 在 H. pylori 感染所致胃癌形成中有重要作用。同时也有研究证明 H. pylori 阳性的上皮内瘤变患者 ECF 升高,且与疾病严重程度相关[43]。

HB-EGF 属于 EGF 家族,与 EGF 有相似的生物学功能。可溶性 HB-EGF 已被确认为一种有效的诱导肿瘤生长和血管生成的物质[44]。在人类胃细胞 H. pylori 感染能够诱导 HB-EGF 基因表达与蛋白分泌[45,46]。Dickson 实验发现促胃液素在 H. pylori 感染引起的 HB-EGF 蛋白表达增加中有重要作用[47]。

### (二) 幽门螺杆菌根除与转化生长因子 -α 和表皮生长因子的关系

EGF 和 TGF-α 是强有力的胃分泌抑制剂、有丝分裂原和黏膜保护剂。它们在胃黏膜和胃液中的存在与含量,与 H. pylori 感染有密切关系。一项针对十二指肠溃疡(DU)与非溃疡性消化不良(NDU)患者的研究显示[48]:①慢性 H. pylori 感染及其引起的胃窦炎,伴有血浆促胃液素增高和胃黏膜细胞增殖增加,可能由于 EGF 和 TGF-α 的高表达;②根除 H. pylori 致血浆促胃液素降低,但胃 EGF 和 TGF-α 含量增加,持续存在,提示与溃疡愈合有关。根除 H. pylori 感染后,EGF 和 TGF-α 呈显著增加,有助于溃疡愈合[49,50]。

## 四、幽门螺杆菌感染与胃促生长素

胃促生长素(ghrelin)是生长激素释放激素受体的内源性配体,在胃肠道中由胃黏膜泌酸腺细胞分泌,在小肠及大肠中也有一定表达,通过旁分泌、自分泌和内分泌多种途径,发挥着增进摄食、促进胃肠道运动、保护胃黏膜、抑制炎症反应等多种胃肠生理调节作用。

关于 H. pylori 感染与胃促生长素之间的关系,不同的作者的研究结果似不完全一致。Roper 研究[51]发现 H. pylori 的状态并不影响胃体、胃窦及血浆胃促生长素的水平;也有研究显示 H. pylori 阳性患者胃促生长素明显低于 H. pylori 阴性者,H. pylori 根除后其呈显著上升[52],此结果与许多研究结果一致[53-55]。但很多因素如性别、年龄、疾病、*H. pylori* 菌株等也均可影响研究结果[56]。

## 五、幽门螺杆菌感染与其他胃肠激素

### (一) 幽门螺杆菌感染与缩胆囊素

缩胆囊素 (CCK) 主要生理作用为刺激胰液分泌和胆囊收缩,增强小肠和大肠运动,抑制胃排空。健康人,具有反馈抑制餐后促胃液素释放的作用,但对 DU 患者的餐后促胃液素释放则无抑制作用;DU 患者根除 *H. pylori* 后,即能恢复此抑制作用,使餐后促胃液素释放和胃酸分泌均下降;提示 *H. pylori* 能抵消或削弱 CCK 对促胃液素的反馈抑制[57]。

### (二) 幽门螺杆菌感染与促胃液素释放肽

促胃液素释放肽 (GRP) 能刺激促胃液素及胃酸分泌,也能刺激 SS、CCK、胰多肽、肠高血糖素、抑胃肽和胰岛素的分泌。GRP 刺激促胃液素分泌,同时也通过 SS 抑制其释放。外源性 GRP,对 *H. pylori* 感染患者较对照组,能刺激产生更高的血浆促胃液素浓度,因为在 *H. pylori* 感染时,促胃液素 mRNA 的抑制呈现不足,可能是 SS 水平低的缘故[58]。

### (三) 幽门螺杆菌感染与胰岛素

研究证明,*H. pylori* 感染减少胰岛素的释放[59,60],可能为胰岛 B 细胞极容易受到炎症及氧化应激的影响[61],而 *H. pylori* 感染尤其 CagA 阳性菌株易引起炎症反应。这与 *H. pylori* 感染致 2 型糖尿病有密切关系。

### (四) 幽门螺杆菌感染与肠高血糖素

一项研究 *H. pylori* 感染与肠高血糖素的基因表达的关系,对胃黏膜活检进行肠高血糖素 mRNA 测定,结果发现:肠高血糖素 mRNA 与组织学证实的肠上皮化生和 *H. pylori* 感染,均呈具有显著相关性。结论是:*H. pylori* 感染,同时有胃黏膜中的肠高血糖素参与,能加速胃的肠上皮化生[62]。

## 六、展望

虽然已有的结果显示了 *H. pylori* 感染与慢性胃炎、消化性溃疡和胃癌等胃疾病关系密切,同时,也可能导致系统性疾病,但有些研究结果并不一致,机制也不甚明了,所以 *H. pylori* 感染与胃肠激素的关系有待于进一步研究以提供更多的循证医学证据,这必将对揭示 *H. pylori* 感染相关性疾病的机制具有重要作用。

（姜葵 黄象谦）

参 考 文 献

[1] 黄象谦. 幽门螺杆菌感染与胃肠激素的联系. 世界华人消化杂志, 2000, 10: 1079-1083.
[2] 黄象谦. 叙述幽门螺杆菌感染与胃肠激素的联系. 世界华人消化杂志, 2005, 03: 14-19.

［3］ Jafarzadeh A, Esmaeeli-Nadimi A, Nemati M, et al. Serum concentrations of Helicobacter pylori IgG and the virulence factor CagA in patients with ischaemic heart disease. East Mediterr Health J, 2010, 16: 1039-1044.

［4］ Park MJ, Choi SH, Kim D, et al. Association between Helicobacter pylori Seropositivity and the Coronary Artery Calcium Score in a Screening Population. Gut Liver, 2011, 5: 321-327.

［5］ Schöttker B, Adamu MA, Weck MN, et al. Helicobacter pylori infection, chronic atrophic gastritis and major cardiovascular events: a population-based cohort study. Atherosclerosis, 2012, 220: 569-574.

［6］ Kikuchi T, Kobayashi T, Yamashita T, et al. Eight-year follow-up of patients with immune thrombocytopenic purpura related to H. pylori infection. Platelets, 2011, 22: 61-64.

［7］ Xia W, Zhang X, Wang J, et al. Survey of anaemia and Helicobacter pylori infection in adolescent girls in Suihua, China and enhancement of iron intervention effects by H. pylori eradication. Br J Nutr, 2012, 108: 357-362.

［8］ Malik R, Guleria K, Kaur I, et al. Effect of Helicobacter pylori eradication therapy in iron deficiency anaemia of pregnancy-a pilot study. Indian J Med Res, 2011, 134: 224-231.

［9］ Kim JM, Kim SH, Park KH, et al. Investigation of the association between Helicobacter pylori infection and normal tension glaucoma. Invest Ophthalmol Vis Sci, 2011, 52: 665-668.

［10］ Akashi R, Ishiguro N, Shimizu S, et al. Clinical study of the relationship between Helicobacter pylori and chronic urticaria and prurigo chronical multiforms: effectiveness of eradication therapy for Helicobacter pylori. J Dermatol, 2011, 38: 761-766.

［11］ Ben ML, Ghozzi H, Hakim A, et al. Helicobacter pylori associated with chronic urticaria. J Infect Dev Ctries, 2011, 5: 596-598.

［12］ Ki MR, Goo MJ, Park JK, et al. Helicobacter pylori accelerates hepatic fibrosis by sensitizing transforming growth factor-β1-induced inflammatory signaling. Lab Invest, 2010, 90: 1507-1516.

［13］ Silva LD, Rocha AM, Rocha GA, et al. The presence of Helicobacter pylori in the liver depends on the Th1, Th17 and Treg cytokine profile of the patient. Mem Inst Oswaldo Cruz, 2011, 106: 748-754.

［14］ Le RE, Varon C, Spuul P, et al. Helicobacter infection induces pseuodosome assembly in primary hepatocytes in vitro. Eur J Cell Biol, 2012, 91: 161-170.

［15］ Ataseven H, Demir M, Gen R. Effect of sequential treatment as a first-line therapy for Helicobacter pylori eradication in patients with diabetes mellitus. South Med J, 2011, 103: 988-992.

［16］ Gravina AG, Zagari RM, De Musis C, et al. Helicobacter pylori and extragastric diseases: A review. World J Gastroenterol, 2018, 24 (29): 3204-3221.

［17］ Schimke K, Chubb SA, Davis WA, et al. Helicobacter pylori cytotoxin-associated gene-A antibodies do not predict complications or death in type 2 diabetes: the Fremantle Diabetes Study. Atherosclerosis, 2010, 212: 321-326.

［18］ Schubert ML, Peura DA. Control of gastric acid secretion in health and disease. Gastroenterology, 2008, 134: 1842-1860.

［19］ Lehmann FS, Golodner EH, Wang J, et al. Mononuclear cells and cytokines stimulate gastrin release from canine antral cells in primary culture. Am J Physiol, 1996, 270: G783-G788.

［20］ 袁华魏, 王朝晖. 胃蛋白酶原与促胃液素联合检测诊断慢性萎缩性胃炎. 中国中西医结合消化杂志, 2014, 1: 33-35.

［21］ Konturek SJ, Konturek PC, Plonka A, et al. Implication of gastrin in cyclooxygenase-2 expression in Helicobacter pylori infected gastric ulceration. Prostaglandins Other Lipid Mediat, 2001, 66 (1): 39-51.

［22］ Hatakeyama M. Helicobacter pylori CagA——a potential bacterial oncoprotein that functionally mimics the mammalian Gab family of adaptor proteins. Microbes Infect, 2003, 5: 143-150.

［23］ Waldum HL, Fossmark R, Sordal OF, et al. Gastrin May Mediate the Carcinogenic Effect of Helicobacter pylori Infection of the Stomach. Dig Dis Sci, 2015, 60 (6): 1522-1527.

［24］ Hong SN, Lee SM, Kim JH, et al. Helicobacter pylori infection increases the risk of colorectal adenomas: Cross-sectional study and meta-analysis. Dig Dis Sci, 2012, 57: 2184-2194.

［25］ I noue I, Mukoubayashi C, Yoshimura N, et al. Elevated risk of colorectal adenoma with Helicobacter pylori-related chronic gastritis: A population-based case-control study. Int J Cancer, 2011, 129: 2704-2711.

［26］ Nam KW, Baeg MK, Kwon JH, et al. Helicobacter pylori seropositivity is positively associated with colorectal neoplasms. Korean J Gastroenterol, 2013, 61: 259-264.

［27］ Rokkas T, Sechpoulos P, Pistiolas D, et al. The relationship of Helicobacter pylori infection and colon neoplasia, on the basis of meta-analysis. Eur J Gastroenterol Hepatol, 2013, 25: 1286-1294.

［28］ Deng B, Li Y, Zhang Y, et al. Helicobacter pylori infection and lung cancer: a review of an emerging hypothesis. Carcinogenesis, 2013, 34 (6): 1189-1195.

［29］ Weber DM, Dimopoulos MA, Anandu DP, et al. Regression of gastric lymphoma of mucosa-associated lymphoid tissue with antibiotic therapy for Helicobacter pylori. Gastroenterology, 1994, 107 (6): 1835-1838.

［30］ Munari F, Lonardi S, Cassatella MA, et al. Tumor-associated macrophages as major source of APRIL in gastric MALT lymphoma. Blood, 2011, 117 (24): 6612-6616.

［31］ Ruskone-Four mestraux A, Fischbach W, Aleman BM, et al. EGILS consensus report. Gastric extranodal marginal zone B-cell lymphoma of MALT. Gut, 2011, 60: 747-758.

［32］ Hancock BW, Qian W, Linch D, et al. Chlorambucil versus observation after anti-Helicobacter therapy in gastric MALT lymphomas: results of the international randomised LY03 trial. BrHaematol, 2009, 144: 367-375.

［33］ Zaki M, Coudron PE, McCuen RW, et al. H. pylori acutely inhibits gastric secretion by activating CGRP sensory neurons coupled to stimulation of somatostatin and inhibition of histamine secretion. Am J Physiol Gastrointest Liver Physiol, 2013, 304 (8): G715-G722.

［34］ Liu Y, Vosmaer GDC, Tytgat GNJ, et al. Gastrin (G) cells and somatostatin (D) cells in patients with dyspeptic symptoms: Helicobacter pylori associated and non-associated gastritis. J Clin Pathol, 2005, 58: 927-931.

［35］ 马丽 , 周力 , 洪阳 . 幽门螺杆菌阳性消化性溃疡患者胃肠激素变化及意义 . 河北医学 , 2015, 10: 1659-1661.

［36］ Anlauf M, Perren A, Henopp T, et al. Allelic deletion of the MEN1 gene in duodenal gastrin and somatostatin cell neoplasms and their precursor lesions. Gut, 2007, 56: 637-644.

［37］ Anlauf M, Perren A, Meyer CL, et al. Precursor lesions in patients with multiple endocrine neoplasia type 1-associated duodenal gastrinomas. Gastroenterology, 2005, 128: 1187-1198.

［38］ Mensah-Osman E, Zavros Y, Merchant JL. Somatostatin stimulates menin gene expression by inhibiting protein kinase A. Am J Physiol Gastrointest Liver Physiol, 2008, 295 (4): G843-G854.

［39］ Hayakawa T, Kaneko H, Konagaya T, et al. Enhanced somatostatin secretion into the gastric juice with recovery of basal acid output after Helicobacter pylori eradication in gastric ulcers. J Gastroenterol Hepatol, 2003, 18 (5): 505-511.

［40］ Jurkowska G, Piotrowska-Staworko G, Guzińska-Ustymowicz K, et al. The impact of Helicobacter pylori on EGF, EGF receptor, and the c-erb-B2 expression. Adv Med Sci, 2014, 59 (2): 221-226.

［41］ Dickson JH, Grabowska A, El-Zaatari M, et al. Helicobacter pylori can induce heparin-binding epidermal growth factor expression via gastrin and its receptor. Cancer Res, 2006, 60: 7524-7531.

［42］ Keates S, Keates AC, Katchar K, et al. Helicobacter pylori induces up-regulation of the epidermal growth factor receptor in AGS gastric epithelial cells. J Infect Dis, 2007, 196: 95-103.

［43］ Chen Z, Wu J, Xu D, et al. Epidermal growth factor and prostaglandin E2 levels in Helicobacter pylori-positive gastric intraepithelial neoplasia. J Int Med Res, 2016, 44 (2): 241-247.

［44］ Ongusaha PP, Kwak JC, Zwible AJ, et al. HB-EGF is a potent inducer of tumor growth and angiogenesis. Cancer Res, 2004, 64: 5283-5290.

［45］ Busiello I, Acquaviva R, Di Popolo A, et al. Helicobacter pylori γ-glutamyl transpeptidase upregulates COX-2 and EGF-related peptide expression in human gastric cells. Cell Microbiol, 2004, 6: 255-267.

［46］ Wallasch C, Crabtree JE, Bevec D, et al. Helicobacter pylori-stimulated EGF receptor transactivation requires metalloprotease cleavage of HB-EGF. Biochem Biophys Res Commun, 2002, 295: 695-701.

［47］ Dickson JH, Grabowska A, El-Zaatari M, et al. Helicobacter pylori can induce heparin-binding epidermal growth factor expression via gastrin and its receptor. Cancer Res, 2006, 66 (15): 7524-7531.

［48］ Konturek PC, Bobrzynski A, Konturek SJ, et al. Epidermal growth factor and transforming growth factor alpha in duodenal ulcer and non-ulcer dyspepsia patients before and after Helicobacter pylori eradication. Scand J Gastroenterol, 1998, 33 (2): 143-151.

［49］ Russo F, Messa C, Amati L, et al. The influence of Helicobacter pylori eradication on the gastric mucosal content of epidermal growth factor, transforming growth factor-alpha, and their common receptor. Scand J Gastroenterol, 1998, 33 (3): 271-275.

［50］ Konturek PC, Konturek SJ, Sulekova Z, et al. Expression of hepatocyte growth factor, transforming growth factor alpha, apoptosis related proteins Bax and Bcl-2, and gastrin in human gastric cancer. Aliment Pharmacol Ther, 2001, 15 (7): 989-999.

［51］ Roper J, Francois F, Shue PL, et al. Leptin and ghrelin in relation to Helicobacter pylori status in adult males. J Clin Endocrinol Metab, 2008, 93: 2350-2357.

［52］ Kawashima J, Ohno S, Sakurada T, et al. Circulating acylated ghrelin level decreases in accordance with the extent of atrophic gastritis. J Gastroenterol, 2009, 44: 1046-1054.

［53］ Jang EJ, Park SW, Park JS, et al. The influence of the eradication of Helicobacter pylori on gastric ghrelin, appetite, and body mass index in patients with peptic ulcer disease. J Gastroenterol Hepatol, 2008, 23 Suppl 2: S278-S285.

［54］ Lee ES, Yoon YS, Park CY, et al. Eradication of Helicobacter pylori increases ghrelin mRNA expression in the gastric mucosa. J Korean Med Sci, 2010, 25: 265-271.

［55］ Pacifico L, Anania C, Osborn JF, et al. Long-term effects of Helicobacter pylori eradication on circulating ghrelin and leptin concentrations and body composition in prepubertal children. Eur J Endocrinol, 2008, 158: 323-332.

［56］ Paoluzi OA, Blanco del VG, Caruso R, et al. Impairment of ghrelin synthesis in Helicobacter pylori-colonized stomach: new clues for the pathogenesis of H. pylori-related gastric inflammation. World J Gastroenterol, 2014, 20 (3): 639-646.

［57］ Konturek JW, Gillessen A, Konturek SJ. Eradication of Helicobacter pylori restores the inhibitory effect of cholecystokinin on postprandial gastrin release in duodenal ulcer patients. Gut, 1995, 37 (4): 482-487.

［58］ Gibbons AH, Legon S, Walker MM, et al. The effect of b gastrin-releasing peptide on gastrin and somatostatin messenger RNAs in humans infected with Helicobacter pylori. Gastroenterology, 199, 112 (6): 1940-1977.

［59］ Hsieh MC, Wang SS, Hsieh YT, et al. Helicobacter pylori infection associated with high HbA1c and type 2 diabetes. Eur J Clin Invest, 2013, 43 (9): 949-956.

［60］ Rahman MA, Cope MB, Sarker SA, et al. Helicobacter pylori Infection and Inflammation: Implication for the Pathophysiology of Diabetes and Coronary Heart Disease in Asian Indians. J Life Sci, 2009, 1 (1): 45-50.

［61］ Fosslien E. Mitrochondral medicine-molecular pathology of defective oxidative phosphorylation. Ann Clin Lab Sci, 2001, 31: 25-67.

［62］ Ishihara S, Fukuda R, Moriyama N, et al. Helicobacter pylori infection accelerates gene expression of glicentin in the gastric mucosa. Its association with intestinal metaplasia of the stomach. Scand J Gastroenterol, 1997, 32 (5): 460-464.

# 幽门螺杆菌的混合感染

幽门螺杆菌（*H. pylori*）感染在世界范围内广泛存在，其在发达国家成人中的感染率接近 50%，而在一些发展中国家甚至高达 90%[1]。*H. pylori* 在人胃内的感染是一个长期慢性的过程，如果不经治疗，感染将终生持续存在。

*H. pylori* 在生物学上不同于其他微生物的一个显著特点在于其菌株的广泛异质性，这种异质性不仅表现在诸如细菌的黏附特异性、细菌对抗生素的耐药性、空泡细胞毒素 A 的产生以及毒素相关蛋白的表达等表型特征的不同，更突出地表现在其基因型的显著差异，即不同菌株具有完全不同的基因型[2-5]。

自从 Beji[6]首次发现在同一患者胃内的不同部位可同时感染 4 株不同的 *H. pylori* 以来，不少学者开始关注此方面的研究。随着众多分子生物学技术，如双寡聚核苷酸引物 PCR（dual priming oligonucleotide-PCR，DPO-PCR）、限制性内切酶分析（restriction enzyme analysis，REA）[7]、核糖分型（ribotype）[8]、脉冲电泳分析（pulsed-field gel electrophoresis，PFGE）[9]、PCR-RFLP[10]、荧光原位杂交（FISH）[11]、随机扩增 DNA 多态分析（random amplified polymorphic DNA，RAPD）[12]、重复外基因回文依赖性 PCR（repetitive extragenic palindrome-based PCR，REP-PCR）[13]、微滴数字 PCR（droplet digital PCR，ddPCR）[14]、多重基因分析系统（multiple genetic nalysis system，MGAS）等[15]在 *H. pylori* 菌株鉴定中的应用，已经证实在通常情况下，不同患者总是感染基因型不同的菌株；而同一患者也发现可同时感染一株以上的菌株，即存在不同 *H. pylori* 菌株的混合感染。不少学者已

经关注到有关 H. pylori 在胃内感染状态的研究,这不仅有助于澄清该菌的自然感染过程,反映出在长期慢性感染过程中细菌对宿主的适应性,更有助于全面了解细菌的致病性及其对抗生素的耐药性。

## 一、幽门螺杆菌的混合感染状态

早在 H. pylori 还被称作幽门弯曲菌(Campylobacter pylori)时,Majewski 和 Goodwin 采用限制性内切酶分析方法研究了来自 11 例患者的 11 对分离菌株,发现有 6 对菌株具有完全不同的酶切图谱,推测这 6 例患者分别感染了两株不同的菌株[7]。随后又有学者注意到,来自同一患者的菌株其基因组 DNA 酶切图谱显示轻度差异,因而认为,基因组 DNA 或质粒稍有不同的细菌亚群也可在胃内同时存在[16]。随着研究方法的改进,不断有学者证实在同一患者确可存在不同 H. pylori 菌株的混合感染[17-20],这种混合感染可以是两株、甚至两株以上不同菌株的感染[18,21],而这恰恰反映出 H. pylori 种属的广泛异质性[5]。Jorgensen 等[21]培养了来自同一患者 10 个活检部位的菌株,每个活检部位又分别分离出两株菌株,用 RAPD 方法对来自同一患者的一组分离菌株进行分析,并以 RAPD 指纹图谱中出现一条带以上的差异为新菌株,如此,他们甚至检测出多达 6 株菌株的混合感染。我们和其他作者的进一步研究还显示,混合感染不仅存在于胃内的不同部位[18,19,20,22,23],即使在同一部位也可同时存在不同菌株的混合感染[21,24,25,26]。尽管 H. pylori 在人胃内的感染状况可以如此复杂,人们仍然注意到混合感染多数表现为基因型稍有不同的几株菌的感染,并被认为可能是来自同一菌株的变异菌或亚群,且无论是胃内不同部位,还是同一部位的混合感染,通常仍以一株菌株为优势感染菌[13,25,27,28]。

由于 H. pylori 的广泛异质性,人们想到菌株的变异可发生在基因组的任何部位,包括某些已知的与致病有关的基因(如 cagA、vacA、flaA、ureA-ureB 等),且可能由于基因的变异而导致某些表型的改变,因而可能存在某些基因型和表型不同的菌株的混合感染。近年来的研究进一步探讨了混合感染菌株的基因型及表型特征,发现同一患者胃不同部位,甚至同一部位 cagA 阳性和 cagA 阴性菌株的混合感染[27,29,30,31]。Kuo 等[32]采用 PCR-RFLP 及 RAPD 方法,并结合测序分析发现了 vacA 基因不同菌株(m2 和 m1T/m2)的混合感染。而 Figura 等[33]对 8 例不同基因型菌株混合感染的患者的分析,发现其中 3 例为 cagPAI 不同的菌株的混合感染,2 例为 vacA 不同的菌株的混合感染,其余 3 例为 cagPAI 和 vacA 均不同的菌株的混合感染。此外,ureA-ureB 和 flaA 基因不同的菌株也可同时存在于同一患者的胃黏膜内[29,32]。需要指出的是,现有的为数不多的研究结果表明,这种某个基因不同的菌株的混合感染却常常显示具有完全相同或相似的基因组指纹图谱,因而很可能是同一菌株的变异菌[27,32]。

海尔曼螺杆菌(Helicobacter heilmannii)是文献报道的可在人胃黏膜内感染,并导致慢性胃炎的另一种细菌,其在人群中的感染率远低于 H. pylori,仅占 0.07%~1%[34]。关于混合感染的一种特殊情况,即 H. pylori 和海尔曼螺杆菌的混合感染,文献报道较少[35-37]。这可能是由于一种细菌在人胃内的感染对另一种细菌的感染起到了抑制作用[37];其次,海尔曼螺杆菌本身在人群中的感染率就很低,这使得 *H. pylori* 和海尔曼螺杆菌混合感染发生的可能性减低。尽管如此,Hilzenrat 等[36]在对 912 例患者的研究中,发现 4 例海尔曼螺杆菌感染的患者,其中 1 例患者为 *H. pylori* 和海尔曼螺杆菌的混合感染。说明 *H. pylori* 和海尔曼螺杆菌确实可同时存在,混合感染于人胃黏膜,这种混合感染是否具有致病意义引起学者关注。Liu 等[38]对 1 517 位快速尿素酶试验阳性的患者进行海尔曼螺杆菌 PCR 扩增及测序,同时进行 *H. pylori* 的 PCR 测序及培养。结果发现,11.87% 的 *H. pylori* 患者检出海尔曼螺杆菌混合感染。存在海尔曼螺杆菌感染的患者均合并 *H. pylori* 感染,部分患者还同时存在 2 种以上螺杆菌属的感染。

## 二、幽门螺杆菌混合感染率差异的原因

文献报道的混合感染的发生率差异很大,从 0 到 85%(表 38-1)。

表 38-1　不同文献报道的混合感染率

| 文献 | 检测方法 | 培养部位 | 菌株性质 | 混合感染率 /% |
|------|---------|---------|---------|-------------|
| Hirschl[17] | PFGE、RAPD | 窦,体 | 单菌落菌株 | 7(1/15) |
| Taylor[18] | REA、RAPD、PCR-RFLP | 窦 | 混合菌落菌株 | 35(8/23) |
| Chalkauskas[19] | RAPD | 窦,体 | 混合菌落菌株 | 8(1/13) |
| Owen[20] | 核糖分型 | 窦,体,底 | 混合菌落菌株 | 85(11/13) |
| Jorgensen[21] | RAPD | 窦,体 | 混合菌落菌株 | 76(13/17) |
| Prewett[22] | RFLP | 窦,体,十二指肠球 | 混合菌落菌株 | 13(2/15) |
| Cellini[23] | REA | 窦,体 | 混合菌落菌株 | 16(5/32) |
| Berg[24] | RAPD | 窦,体 | 混合菌落菌株 | 29(7/24) |
| Miehlke[25] | REP-PCR | 窦,体,底 | 单菌落菌株 | 22(2/9) |
| Enroth[27] | RAPD | 窦,体 | 单菌落菌株 | 0(0/30) |
| Hua[28] | RAPD | 窦 | 混合菌落菌株 | 0(0/58) |
| Kuo[32] | RAPD | 窦,体 | 混合菌落菌株 | 23(9/40) |
| Marshall[55] | RAPD | 窦 | 单菌落菌株 | 0(0/13) |

我们复习了现有的资料,推测造成这种广泛差异的原因可能有以下几个方面:

(一)活检采集的部位和数目不同

各组研究中用于细菌分离培养的活检胃黏膜部位和数目均不统一。Jorgensen 等[21]从胃窦及胃体各取 5 块胃黏膜分别用于细菌培养,又从每个原代菌中各分离出两个菌株进行基因型鉴定,结果发现,高达 76%(13/17)的患者为混合菌株的感染,且其中 2 株、3 株、4 株,甚至 5 株以上菌株的感染率分别为 29%(5/17)、18%(3/17)、18%(3/17) 和 11%(2/17)。而 Hua 等[28]仅从胃窦分离 2 株菌株用于分析,结果未发现混合感染的存在。

(二)与用于研究的菌株性质有关

在 *H. pylori* 混合感染的研究中,有人分离不同部位的多个单菌落菌株用于分析[13,25,27],而有

人则直接对混合菌落菌株进行鉴别[19,28,32]。我们分别从胃窦、胃体及胃底各取黏膜1块做细菌培养,再从每株原代菌中各分离培养出5株单菌落菌株,比较来自同一患者的数株单菌落菌株及其对应的混合菌落菌株的基因型,证实结合采用多个单菌落菌株和混合菌落菌株的分析较仅采用混合菌落菌株能检出更多的混合感染。

### (三)混合感染检测方法的敏感性不同

众多分子生物学技术在细菌菌株鉴定中的应用表明:REA方法虽然敏感性较高,但可能不稳定,且因条带过多、过密而不易肉眼区分;核糖分型、PFGE分析及PCR-RFLP技术虽可产生稳定、易辨的条带,但其敏感性稍差,不能将不同菌株完全区分开来;RAPD分析、ddPCR和REP-PCR具有较高的敏感性,不同患者来源的菌株具有完全不同的RAPD图型,且条带清晰、重复性好,近年的研究多采用此类方法。选用敏感性较高的方法可检出更多的混合感染。我们的研究还显示在RAPD分析时选用两条随机引物较仅用一条引物可发现更多的混合感染。

### (四)混合感染的判断标准不同而得出不同的混合感染率

有些研究以基因指纹图谱完全不同作为区分两株不同菌株的标准[28];而另一些研究则以基因指纹中出现一条以上带型的差别为区分不同菌株的标准[21],或以某一特定的基因(如cagA)或表型(如抗生素的耐药性)作为判断标准[27,39]。事实上,前者可能是遗传上完全不同的菌株的混合感染,而后者可能是遗传上有关联的菌株或来自同一菌株突变后的变异菌或亚群的混合感染。

### (五)与被检测人群的不同可能有关

即混合感染可能存在地理或年龄上的差异[40]。虽然到目前为止,尚未见到有关此方面的详细研究,但来自像瑞典[27]、新加坡[28]、澳大利亚[40,41]等国家的研究结果显示,基因型完全不同的两株 *H. pylori* 混合感染的发生率很低;但却存在着基因型相同或相似的cagA阳性和cagA阴性菌株的混合感染[27]。这可能是由于在发达国家,人群中 *H. pylori* 的感染率相对较低,儿童期后对 *H. pylori* 暴露的机会较少,因此再感染另一不同菌株的机会也相对较少;而在长期慢性感染的过程中,菌株可发生变异,从而出现基因型稍有不同的细菌亚群。此外,Enroth等[27]对平均年龄高达66岁的30例患者的研究,未发现基因型完全不同的 *H. pylori* 的混合感染,推测 *H. pylori* 感染的获得和传播通常发生在儿童或青春期,通过长期感染过程中菌株间的竞争性生长,最终建立了一株菌的优势感染,因此,不同菌株的混合感染可能在年轻人更为常见。

## 三、幽门螺杆菌耐药菌株的混合感染及对根除和复发的影响

### (一)幽门螺杆菌耐药菌株的混合感染

*H. pylori* 表型不同的菌株也可存在混合感染,特别引起人们注意并具有重要临床意义的是混合感染的菌株对同一抗生素可以表现为最小抑菌浓度(MIC)的异质性。Ikezawa等[42]的研究表明,来自同一患者胃窦和胃体的分离菌株对诸如甲硝唑、克拉霉素和阿莫西林等抗生素的MIC可相差超过2倍以上,也就是说MIC不同的菌株可混合感染于同一患者。由于甲硝唑作为根除 *H. pylori* 的一线用药被广泛采用,又由于 *H. pylori* 对甲硝唑的耐药性日益严重,并直接影响了含甲

硝唑方案的治疗效果,因此在混合感染研究中,最被人们关注的是各分离菌株对甲硝唑的耐药性。研究发现,甲硝唑敏感和耐药菌株可同时混合感染于同一患者胃内的不同部位,甚至同一部位;并且这种耐药性不同的菌株既可以是基因指纹图谱完全不同的另一菌株,也可以是基因指纹图谱完全相同或稍有不同的变异菌株[13,19,21,24,39]。另有研究报道显示,类似的混合感染状况也存在于克拉霉素敏感和耐药菌株[24,43]。我们从来自 9 例患者已被证实的 9 株克拉霉素耐药菌中各分离出 5 株单菌落菌株,分别再检测它们对克拉霉素的耐药性,并比较这些菌株的 RAPD 指纹图谱,结果发现 4 例患者为克拉霉素敏感和耐药菌株的混合感染,且其中 1 例患者敏感菌株与耐药菌株具有完全不同 RAPD 指纹[43]。

由于不同耐药性的菌株对根除治疗可能产生不同的结果,故临床上检测耐药 H. pylori 菌株的混合感染可能有助于指导临床根除 H. pylori 的用药选择。临床上常用于检验 H. pylori 耐药性的 E-test 法偶可检出异质耐药菌株的混合感染。Kao 等[44]通过 E-test 法从 412 位患者中检出 19 例(4.6%)存在异质性耐药 H. pylori 菌株的混合感染,其中左氧氟沙星 5 例,克拉霉素 1 例,甲硝唑 16 例,其中 3 对 H. pylori 菌株对两种抗生素存在异质性耐药。对这 19 对异质性耐药的 H. pylori 菌株进一步行 RAPD-PCR 的分析,结果表明,19 对菌株中仅有 1 对基因的指纹图谱存在明显差异,提示大部分异质性耐药菌株来自同一菌株的基因突变,而仅有少数情况为不同菌株的混合感染。

受限于临床 H. pylori 取材的部位及数目、数量上处于劣势的菌株不易被采集、H. pylori 培养难度高等因素影响,传统的基于细菌培养的抗生素药敏试验很可能会漏检抗生素耐药菌株的混合感染。目前研究已阐明 H. pylori 对克拉霉素、甲硝唑、喹诺酮类抗生素耐药的基因突变机制[44],使得通过分子生物学方法检测 H. pylori 感染的异质耐药性成为可能。相较于传统的细菌培养,分子生物学方法有灵敏度高、检测周期短等优势。Bilgilier 等[45]的一项前瞻性多中心研究,纳入澳大利亚 16 个内镜中心共 2 004 例初次体检行胃镜检查的患者,胃窦、胃体的组织病理学证实 514 例患者存在 H. pylori 感染。同时,以 H. pylori 特异性引物 RT-PCR 扩增 23S rRNA 基因检测 H. pylori 现症感染,在扩增后使用野生型基因探针以熔点分析法判断克拉霉素耐药性;对喹诺酮耐药决定区部分测序,以第 87、91 位点突变情况判断喹诺酮耐药性。结果表明,以 RT-PCR 法检测 H. pylori 感染与组织病理学比较敏感性、特异性分别达到 90%、93%;在所有测得 H. pylori 感染的标本中,克拉霉素在胃体和胃窦的耐药率分别为 17% 和 19%;喹诺酮在胃体和胃窦的耐药率分别为 12% 及 10%,提示存在异质性耐药菌株的混合感染。第三代 PCR 技术 ddPCR 分析系统可以将样品进行微滴化处理,分散成数万个纳升级微滴,经过 PCR 扩增后对每个微滴的荧光信号逐一分析,从而对标本中的靶核酸分子进行定量检测,这种检验方法灵敏度很高,适合在少量标本的复杂基因背景下完成靶基因的检测。

Sun 等[46]的前瞻性临床研究对 49 例 ¹³C-UBT 阳性患者行胃镜检查,获取胃窦及胃体黏膜刷取物标本各 2 份,1 份行 H. pylori 培养获取菌株,对初步培养出的每个菌落进行分离培养,每例患者获取的菌株最多达 16 株,并以 E-test 法检测克拉霉素耐药性;另 1 份提取 DNA,以 ddPCR 检测 23S rRNA 基因及突变位点,包括 3 个最常见的突变位点 A2143G、A2142G、A2142C,判断克拉霉素的耐药性。49 人共培养分离到 1 084 份 H. pylori 菌株,培养阳性结果与 ¹³C-UBT 的一致率为 88%

（43 例），通过培养发现，14 例患者有克拉霉素敏感菌株与耐药菌株的混合感染。ddPCR 检测发现，46 例患者 23S rRNA 基因阳性，与 $^{13}$C-UBT 阳性结果一直率达到 94%，其中 13 例有克拉霉素耐药菌株和野生型菌株的混合感染，耐药菌株基因比例在 2%~78%，平均 36%。46 人中有 45 人胃体和胃窦基因检测结果一致。ddPCR 与传统培养加 E-test 药敏试验的检测结果一致度高（30% vs 33%，$P$=0.004）。

ddPCR 检测耐药菌株混合感染的优势在于：①该临床研究对每例患者培养到的每个 *H. pylori* 菌落均增菌行药敏试验才得到与 ddPCR 近乎一致的检测结果，而实际临床工作中，*H. pylori* 的培养往往只能检测个别部位优势菌株的药敏结果，故很大可能漏检异质性耐药 *H. pylori* 菌株的混合感染，而 ddPCR 在检测耐药菌株混合感染方面有更高的敏感性。② ddPCR 可以在单次检验中同时检出耐药菌株占全部 *H. pylori* 菌株的比例，而传统培养加药敏的检测无法获得此类结果。③该研究同时从粪便标本中以 ddPCR 检测 *H. pylori* 菌株 23S 基因及突变位点，同样具有高度敏感性（检出 45 例，与 $^{13}$C-UBT 阳性结果一致率达到 92%），并检出 17 例有耐药菌株与野生型菌株的混合感染（耐药性结果与胃内标本 ddPCR 结果一致率为 71%），有望实现通过无创检查的手段快速检验 *H. pylori* 的混合感染。④理论上胃黏膜的刷取物相较于某一部位的活检存在更大可能获取可检出 *H. pylori* 混合感染的标本。

目前，通过 *H. pylori* 培养获取药敏结果仍然是金标准，同时 *H. pylori* 培养对未来新型抗菌药物的疗效以及疫苗的研制有重要作用。甲硝唑类药物耐药基因突变位点多样，目前尚难以通过突变位点的检测直接评价菌株的耐药性。也没有充分的研究结果证明异质性耐药菌株的混合感染在临床中明显影响 *H. pylori* 根除结果。故现阶段分子生物学技术用于检测 *H. pylori* 耐药性尚未替代基于 *H. pylori* 培养的药敏试验。在特殊情况下，如培养失败、污染、确定存在混合感染的情况下，可以通过分子生物学试验技术在不获取菌株的情况下确定 *H. pylori* 的感染及耐药性。

（二）耐药菌株混合感染对根除和复发的影响

关于耐药菌株混合感染对 *H. pylori* 根除治疗影响的临床研究有限。现有的研究认为，*H. pylori* 根除治疗对耐药菌株有筛选作用，且耐药菌株导致 *H. pylori* 感染的复发[47,48]。Oikawa 等[49]对 19 例合并 *H. pylori* 感染的胃早期癌患者行内镜下治疗，并使用含克拉霉素的三联疗法根除 *H. pylori*，在 $^{13}$C-UBT 证实根除成功后，规律随访患者至术后 3 年。患者术前及术后 3 年每年通过焦磷酸测序检测胃液中 *H. pylori* 23S rRNA 基因水平，并定量检测 23S rRNA 基因的 A2143G、A2143C 和 A2144G 突变位点（克拉霉素耐药的基因突变位点）的水平。在 *H. pylori* 根除前后胃液内 A2143G 和 A2144G 突变含量较低、但呈逐年升高趋势，至根除后第 3 年较根除前明显升高（A2143G：16.8% ± 22.6% 升至 50.6% ± 14.6%，$P$=0.000 1；A2144G：34.6% ± 35.4% 升至 73.7% ± 23.4%，$P$=0.002）。与此同时，*H. pylori* 23S rRNA 基因水平在根除后显著下降，但随时间推移有明显升高趋势。因此推测，混合感染的耐药 *H. pylori* 菌株在根除治疗过程中的抗生素选择下继续增殖，并最终导致 *H. pylori* 根除后的复发。

## 四、幽门螺杆菌混合感染现象的可能机制

目前认为,同一患者胃内不同部位或同一部位同时存在不同菌株混合感染的现象反映了菌株和宿主间的相互作用,以最终达到 H. pylori 在宿主体内长期慢性适应性生存的过程。

我们推测在儿童期或感染的初期,患者可暴露于多株 H. pylori,这特别可能发生在 H. pylori 感染的高发地区,并导致基因型完全不同的菌株的混合感染。经过长达数年的漫长的过程,不同菌株在胃内竞争性生长以适应宿主,结果导致在胃内某一部位以一株菌株为优势生长,而在另一部位则以另一菌株为优势生长。由于某些菌株可能较其他菌株的适应性更强、更具有生长优势,因而可达到在全胃内单一菌株的优势生长。在 H. pylori 对宿主感染的不同阶段进行检测,则可显示单一菌株感染或混合菌株感染,且混合感染可能多发生于感染的初期,即在儿童或年轻人中可能检出率较高。对配偶间 H. pylori 感染状态的研究,发现多数配偶感染的菌株不同,提示他们可能在结婚时已达到了单一菌株的优势感染状态[32]。

现有的、为数不多的研究资料证实了上述推测。Akopyants 等[50]以含有等量的两株 H. pylori 的混合物喂养 10 只豚鼠,并检测它们在豚鼠胃黏膜的感染状况,发现其中 4 只豚鼠混合感染了等量的两株菌株,其余 6 只则以其中一株菌株为优势感染。提示 H. pylori 在体内感染时,通过菌株和菌株的相互竞争,以及菌株和宿主的相互作用,最终使得某特定菌株定居于最适合它生存的特定宿主的特定部位。Hua 等[28]在体外液体条件下,将两株不同的 H. pylori 共同培养并记录其生长状况,3 周后经 RAPD 分析发现仅有单一菌株继续存活,说明在体外共同培养条件下,某些菌株确有生长优势,从而抑制了另一菌株的生长。

此外,基因型稍有不同的菌株的混合感染被认为可能是同一菌株的亚群的混合存在。H. pylori 在长期慢性的感染过程中,为更好地适应宿主体内的生存环境,可发生质粒或 rRNA 基因拷贝数目的改变,或通过基因组的重组、突变、转化以及基因序列的改变而出现新的变异菌或亚群,从而发生基因型相似或稍有不同的菌株的混合感染。体外研究也证实,H. pylori 可通过直接的菌体接触或从溶解的菌体摄取 DNA 而发生菌株间的 DNA 转化[51]。Danon 等[52]的动物实验研究也发现,以多株菌株同时喂养致小鼠感染后,从小鼠胃黏膜分离出的菌株与用于喂养的原菌株具有不同、但相似的 RAPD 指纹图谱,提示可能在体内通过基因转化发生了基因改变。有人发现,cagA 阳性菌株对胃酸更敏感,更适宜生存在靠近胃黏膜上皮表面;而 cagA 阴性菌株对胃酸不敏感,适宜生存在靠近胃腔的环境[53],这似可解释在同一患者可同时感染 cagA 阳性和 cagA 阴性菌株。

H. pylori 在长期慢性感染中仍可保持抗生素敏感菌株和耐药菌株共存,而不发生耐药性在菌株之间广泛转化的机制尚不清楚,可能是由于敏感菌株较耐药菌株具有更强的生长优势[43],从而抑制了耐药菌株的生长和耐药性的转化。而基因型相同、药物敏感性不同的菌株混合感染的机制推测可能有以下几个方面的原因:首先,各种基因型检测方法的敏感性都是有一定限度的,不能敏感地检测出每一个基因的细小的变化,如基因的点突变。而研究表明,H. pylori 对某些抗生素(如甲硝唑和克拉霉素)的耐药性正是由于某一基因的点突变所导致的。其次,可能同一菌株在某种条

件下(如抗生素治疗时)可以表现出两种不同的表型。最后,不同的药敏检测方法其结果可有一定差异,而同一检测方法也可因实验条件的偏差导致对耐药性判断的误差。特别是 H. pylori 对甲硝唑的耐药性与氧张力有关,在厌氧条件下预培养 24h,可使微需氧条件下甲硝唑耐药菌株转变为甲硝唑敏感菌株[39,54]。

## 五、展望

H. pylori 感染已被公认为慢性胃炎及消化性溃疡的主要致病因子,更引起人们注意的是它可能在胃癌的发生中起重要作用,然而有关不同菌株的混合感染是否具有特殊的致病意义文献尚极少有报道。Kuo 等[32]的研究发现,78%(7/9)混合感染的患者为消化性溃疡,而仅有 29%(9/31)单一菌株感染的患者为消化性溃疡,提示多菌株混合感染的患者可能更易患消化性溃疡。这首先可能是由于多个菌株的混合感染将有更多的机会感染致病力强的产毒菌株;其次,可能通过混合感染的菌株之间的基因转化产生毒力更强的致病菌株。

综上所述,H. pylori 混合感染现象的发现及其深入研究,有助于我们进一步了解 H. pylori 的致病性及其与宿主间的相互作用,然而不同菌株的混合感染与临床疾病是否有关,耐药菌株混合感染对治疗的影响及检测的困难,以及混合感染状态下不同菌株间是如何相互影响、竞争生长,且这种混合感染是否改变菌株的致病力,尚有待今后进一步研究。

(王蔚虹　李思雨　胡伏莲)

## 参 考 文 献

[1] Taylor DN, Blaser MJ. The epidemiology of Helicobacter pylori infection. Epidemiol Rev, 1991, 13: 42-59.

[2] Buckley JM, Deltenre M. Therapy of Helicobacter pylori infection. Curr Opin Gastroenterol, 1997, 13: 56-62.

[3] Megraud F. Resistance of Helicobacter pylori to antibiotics. Aliment Pharmacol Ther, 1997, 11 Suppl 1: 43-53.

[4] Xiang ZY, Censini S, Bayeli PF, et al. Analysis of expression of CagA ang VacA virulence factors in 43 strains of Helicobacter pylori reveals that clinical isolates can be divided into two major types and that CagA is not necessary for expression of the vaculating cytotoxin. Infect Immun, 1995, 63: 94-98.

[5] Blaser MJ. Heterogeneity of Helicobacter pylori. Eur J Gastroenterol Hepatol, 1997, 9 (Suppl 1): S3-S6, S6-S7.

[6] Beji A, Vincent P, Darchis I, et al. Evidence of gastritis with several Helicobacter pylori strains. Lancet, 1989, 2: 1402-1403.

[7] Majewski SI, Goodwin CS. Restriction endonuclease analysis of the genome of Campylobacter pylori with a rapid extraction method: evidence for considerable genomic variation. J Infect Dis, 1988, 157: 465-471.

[8] Rautelin H, Tee W, Seppala K, et al. Ribotyping patterns and emergence of metronidazole resistance in paired clinical samples of Helicobacter pylori. J Clin Microbiol, 1994, 32: 1079-1082.

[9] Salama SM, Jiang Q, Chang N, et al. Characterization of chromosomal DNA profiles from Helicobacter pylori strains isolated from sequential gastric biopsy specimens. J Clin Microbiol, 1995, 33: 2496-3297.

[10] Fujimoto S, Marshall B, Blaser MJ. PCR-based restriction fragment length polymorphism typing of Helicobacter pylori. J Clin Microbiol, 1994, 32: 331-334.

[11] Ciftci IH, Ugras M, Acarturk G, et al. Comparison of FISH, RFLP and agar dilution methods for testing clarithro-

mycin resistance of Helicobacter pylori. Turk J Gastroenterol, 2014, 25 (Suppl 1): 75-80.

[12] Akopyanz N, Bukanov NO, Westblom TU, et al. DNA diversity among clinical isolates of Helicobacter pylori detected by PCR-based RAPD fingerprinting. Nucleic Acids Res, 1992, 20: 5137-5142.

[13] Dore MP, Osato MS, Kwon DH, et al. Demonstration of unexpected antibiotic resistance of genotypically identical Helicobacter pylori isolates. Clin Infect Dis, 1998, 27: 84-89.

[14] Talarico S, Korson AS, Leverich CK, et al. High prevalence of Helicobacter pylori clarithromycin resistance mutations among Seattle patients measured by droplet digital PCR. Helicobacter, 2018, 23: e12472.

[15] Dong F, Ji D, Huang R, et al. Multiple Genetic Analysis System-Based Antibiotic susceptibility testing in Helicobacter pylori and high eradication rate with phenotypic resistance-guided quadruple therapy. Medicine (Baltimore), 2015, 94: e2056.

[16] Oudbier JH, Langenberg W, Rauws EA, et al. Genotypical variation of Campylobacter pylori from gastric mucosa. J Clin Microbiol, 1990, 28: 559-565.

[17] Hirschl AM, Richter M, Makristathis A, et al. Single and multiple strain colonization in patients with Helicobacter pylori-associated gastritis: detection by macrorestriction DNA analysis. J Infect Dis, 1994, 170: 473-475.

[18] Taylor NS, Fox JG, Akopyants NS, et al. Long-term colonization with single and multiple strains of Helicobacter pylori assessed by DNA fingerprinting. J Clin Microbiol, 1995, 33: 918-923.

[19] Chalkauskas H, Kersulyte D, Cepuliene I, et al. Genotypes of Helicobacter pylori in Lithuanian families. Helicobacter, 1998, 3: 296-302.

[20] Owen RJ, Desai M, Figura N, et al. Comparisons between degree of histological gastritis and DNA fingerprints, cytotoxicity and adhesivity of Helicobacter pylori from different gastric sites. Eur J Epidemiol, 1993, 9: 315-321.

[21] Jorgensen M, Daskalopoulos G, Warburton V, et al. Multiple strain colonization and metronidazole resistance in Helicobacter pylori-infected patients: identification from sequential and multiple biopsy specimens. J Infect Dis, 1996, 174: 631-635.

[22] Prewett EJ, Bickley J, Owen RJ, et al. DNA patterns of Helicobacter pylori isolated from gastric antrum, body, and duodenum. Gastroenterology, 1992, 102: 829-833.

[23] Cellini L, Allocati N, Campli ED, et al. Helicobacter pylori isolated from stomach corpus and antrum: comparison of DNA patterns. J Infect, 1996, 32: 219-221.

[24] Berg DE, Gilman RH, Lelwala-Guruge J, et al. Helicobacter pylori populations in Peruvian patients. Clin Infect Dis, 1997, 25: 996-1002.

[25] Miehlke S, Thomas R, Guiterrez O, et al. DNA fingerprinting of single colonies of Helicobacter pylori from gastric cancer patients suggests infection with a single predominant strain. J Clin Microbiol, 1999, 37: 245-247.

[26] Hilzenrat N, Lamoureux E, Weintrub I, et al. Helicobacter heilmannii-like spiral bacteria in gastric mucosal biopsies. Prevalence and clinical significance. Arch Pathol Lab Med, 1995, 119: 1149-1153.

[27] Enroth H, Nyren O, Engstrand L. One stomach--one strain: does Helicobacter pylori strain variation influence disease outcome? Dig Dis Sci, 1999, 44: 102-107.

[28] Hua J, Ng HC, Yeoh KG, et al. Predominance of a single strain of Helicobacter pylori in gastric antrum. Helicobacter, 1999, 4: 28-32.

[29] van der Ende A, Rauws EA, Feller M, et al. Heterogeneous Helicobacter pylori isolates from members of a family with a history of peptic ulcer disease. Gastroenterology, 1996, 111: 638-647.

[30] Fantry GT, Zheng QX, Darwin PE, et al. Mixed infection with cagA-positive and cagA-negative strains of Helicobacter pylori. Helicobacter, 1996, 1: 98-106.

[31] Weel JF, van der Hulst RW, Gerrits Y, et al. The interrelationship between cytotoxin-associated gene A, vacuolating cytotoxin, and Helicobacter pylori-related diseases. J Infect Dis, 1996, 173: 1171-1175.

［32］ Kuo CH, Poon SK, Su YC, et al. Heterogeneous Helicobacter pylori isolates from H. pylori-infected couples in Taiwan. J Infect Dis, 1999, 180: 2064-2068.

［33］ Figura N, Vindigni C, Covacci A, et al. cagA positive and negative Helicobacter pylori strains are simultaneously present in the stomach of most patients with non-ulcer dyspepsia: relevance to histological damage. Gut, 1998, 42: 772-778.

［34］ Flejou JF, Diomande I, Molas G, et al. Human chronic gastritis associated with non-Helicobacter pylori spiral organisms (Gastrospirillum hominis), Four cases and review of the literature. Gastroenterol Clin Biol, 1990, 14: 806-810.

［35］ Queiroz DM, Cabral MM, Nogueira AM, et al. Mixed gastric infection by Gastrospirillum hominis and Helicobacter pylori. Lancet, 1990, 336: 507-508.

［36］ Hilzenrat N, Lamoureux E, Weintrub I, et al. Helicobacter heilmannii-like spiral bacteria in gastric mucosal biopsies. Prevalence and clinical significance. Arch Pathol Lab Med, 1995, 119: 1149-1153.

［37］ Stolte M, Wellens E, Bethke B, et al. Helicobacter heilmannii (formerly Gastrospirillum hominis) gastritis: an infection transmitted by animals？ Scand J Gastroenterol, 1994, 29: 1061-1064.

［38］ Liu J, He L, Haesebrouck F, et al. Prevalence of Coinfection with Gastric Non-Helicobacter pylori Helicobacter (NHPH) Species in Helicobacter pylori-infected Patients Suffering from Gastric Disease in Beijing, China. Helicobacter, 2015, 20: 284-290.

［39］ Weel JF, van der Hulst RW, Gerrits Y, et al. Heterogeneity in susceptibility to metronidazole among Helicobacter pylori isolates from patients with gastritis or peptic ulcer disease. J Clin Microbiol, 1996, 34: 2158-2162.

［40］ Marshall DG, Dundon WG, Beesley SM, et al. Helicobacter pylori--a conundrum of genetic diversity. Microbiology, 1998, 144 (Pt 11): 2925-2939.

［41］ Marshall DG, Chua A, Keeling PW, et al. Molecular analysis of Helicobacter pylori populations in antral biopsies from individual patients using randomly amplified polymorphic DNA (RAPD) fingerprinting. FEMS Immunol Med Microbiol, 1995, 10: 317-323.

［42］ Ikezawa K, Kashimura H, Kojima M, et al. Pretreatment antimicrobial susceptibilities of paired gastric Helicobacter pylori isolates: antrum versus corpus. Helicobacter, 1999, 4: 218-221.

［43］ Wang WH, Wong BC, Mukhopadhyay AK, et al. High prevalence of Helicobacter pylori infection with dual resistance to metronidazole and clarithromycin in Hong Kong. Aliment Pharmacol Ther, 2000, 14: 901-910.

［44］ Kao CY, Lee AY, Huang AH, et al. Heteroresistance of Helicobacter pylori from the same patient prior to antibiotic treatment. Infect Genet Evol, 2014, 23: 196-202.

［45］ Bilgilier C, Stadlmann A, Makristathis A, et al. Prospective multicentre clinical study on inter-and intrapatient genetic variability for antimicrobial resistance of Helicobacter pylori. Clin Microbiol Infect, 2018, 24: 267-272.

［46］ Sun L, Talarico S, Yao L, et al. Droplet Digital PCR-Based Detection of Clarithromycin Resistance in Helicobacter pylori Isolates Reveals Frequent Heteroresistance. J Clin Microbiol, 2018, 56 (9): e00019-18.

［47］ Oikawa R, Watanabe Y, Miyamoto S, et al. Enrichment of Helicobacter pylori mutant strains after eradication therapy analyzed by gastric wash-based quantitative pyrosequencing. Tumour Biol, 2017, 39: 1393354799.

［48］ Kao CY, Lee AY, Huang AH, et al. Heteroresistance of Helicobacter pylori from the same patient prior to antibiotic treatment. Infect Genet Evol, 2014, 23: 196-202.

［49］ Oikawa R, Watanabe Y, Miyamoto S, et al. Enrichment of Helicobacter pylori mutant strains after eradication therapy analyzed by gastric wash-based quantitative pyrosequencing. Tumour Biol, 2017, 39 (10): 1010428317734865.

［50］ Akopyants NS, Eaton KA, Berg DE. Adaptive mutation and cocolonization during Helicobacter pylori infection of gnotobiotic piglets. Infect Immun, 1995, 63: 1116-1121.

［51］ Wang Y, Taylor DE. Natural transformation in Campylobacter species. J Bacteriol, 1990, 172: 949-955.

［52］ Danon SJ, Luria BJ, Mankoski RE, et al. RFLP and RAPD analysis of in vivo genetic interactions between strains of Helicobacter pylori. Helicobacter, 1998, 3: 254-259.

［53］ Yamaoka Y, El-Zimaity HM, Gutierrez O, et al. Relationship between the cagA 3′repeat region of Helicobacter pylori, gastric histology, and susceptibility to low pH. Gastroenterology, 1999, 117: 342-349.

［54］ Cederbrant G, Kahlmeter G, Ljungh A. Proposed mechanism for metronidazole resistance in Helicobacter pylori. J Antimicrob Chemother, 1992, 29: 115-120.

［55］ Marshall DG, Chua A, Keeling PW, et al. Molecular analysis of Helicobacter pylori populations in antral biopsies from individual patients using randomly amplified polymorphic DNA (RAPD) fingerprinting. FEMS Immunol Med Microbiol, 1995, 10: 317-323.

# 幽门螺杆菌耐药分子机制

## 一、概述

幽门螺杆菌(*H. pylori*)感染治疗的研究一直是 *H. pylori* 研究领域中的热点,随着治疗研究的深入,*H. pylori* 根除的难度逐渐增加,其重要原因是 *H. pylori* 耐药株的发生率增加[1-3]。*H. pylori* 对抗生素耐药是全球性的,*H. pylori* 对抗生素的耐药是 *H. pylori* 根除治疗失败的重要原因[4-8]。

细菌对抗生素产生耐药可能与菌种的特性有关,也可能通过菌株的变异或者基因的转移获得,后者主要涉及:①细菌产生灭活酶或钝化酶;②药物作用的靶位改变;③细胞膜的渗透性改变;④细菌对药物的外排和生物被膜的形成。

*H. pylori* 对抗生素耐药主要是各抗生素靶基因的突变所致,同时也与外排泵和孔道蛋白等改变有关。*H. pylori* 对抗生素耐药性一般与细菌耐药基因突变位点数成正比,即突变位点数越多,耐药性越强。单个位点突变多数导致低水平耐药,而多个位点突变导致中度或高度耐药,特别是克拉霉素基本可以依据突变数量确定其耐药程度。

由于 *H. pylori* 耐药机制的复杂性,传统药敏试验是 *H. pylori* 耐药检测的最佳选择。然而,由于 *H. pylori* 苛刻的培养条件、较长的培养时间、培养阳性率差异大,使得 *H. pylori* 药敏试验在临床上可操作性很低,导致 *H. pylori* 根除治疗几乎依据临床经验用药,使得 *H. pylori* 耐药率不断升高。近年来,随着对 *H. pylori* 耐药分子机制研究进展,耐药突变在 *H. pylori* 耐药性中的重要性越来越受到重视。

## 二、幽门螺杆菌对克拉霉素耐药机制

克拉霉素为新一代大环内酯类药物,该药具有耐酸和能溶解于低 pH 的胃液中的特性,口服后生物利用度好,副作用少等优点。单一用药的 *H. pylori* 根除率为 42%~54%,是目前已知抗生素中对 *H. pylori* 作用最强的药物之一[9]。因而,在抗 *H. pylori* 治疗方案中将其作为主要药物。然而,*H. pylori* 对克拉霉素耐药的产生,使含克拉霉素治疗方案的疗效明显下降[10]。Ducons 等[11]采用兰索拉唑 + 克拉霉素 + 阿莫西林的三联疗法,在克拉霉素敏感菌株根除率为 83%,而在其耐药菌株根除率仅为 20%。关于克拉霉素的原发耐药率各家报道不一致。Bazzoli 等[12]报道,在根除治疗失败的患者,对克拉霉素的继发耐药率至少为 50%。因此,对克拉霉素的继发耐药比原发耐药更常见,也更应引起人们的重视。

克拉霉素的抗菌机制是药物穿透入菌体细胞内,与核糖体紧密结合,作用于 23S rRNA V 区的多肽转移酶环,抑制多肽转移酶,影响核糖体的移位过程,阻止肽链延长,从而抑制细菌蛋白质的合成。关于 *H. pylori* 对克拉霉素的耐药机制,Versalovic 等[13]首次发现 *H. pylori* 23S rRNA V 区上的点突变,与克拉霉素耐药性的产生有关,在所有受试的 12 株耐药菌中均有与大肠杆菌 23S rRNA 2058 和 2059 相对应位置上 A → G 的转换突变。不同的研究者对与克拉霉素耐药有关的 *H. pylori* 23S rRNA 点突变的两个位置记数不一致,包括:A2058 和 A2059,A2514 和 A2515,A2142 和 A2143,A2143 和 A2144 等[13-16]。Taylor 等[17]通过引物的延伸,以核苷酸 A 作为 *H. pylori* 23S rRNA 的 5' 末端,将这两个与克拉霉素耐药有关的位置定为 A2142 和 A2143,但目前也有较多作者将这两个位置称为 A2143 和 A2144。除 A2142G 和 A2143G 突变外,Stone 等[18]报道克拉霉素耐药也可由 A2142C 突变引起。Debets-Ossenkopp 等[19]用定点诱变方法产生包括 A2142G、C、T 和 A2143G、C、T 突变的突变体,并且证明有 A2142G 和 A2143G 突变的菌株有较高的 MIC,更稳定的耐药性和更高的生长率,所以在克拉霉素耐药的临床 *H. pylori* 菌株,最常见的是 A2142G 和 A2143G 突变。*H. pylori* 23S rRNA 的点突变与克拉霉素耐药的不同水平有关,2142 位置突变的菌株的 MIC 高于 2143 位置突变的菌株的 MIC。García-Arata 等[20]报道,有 A2143G 突变的菌株,克拉霉素的 MIC 从 ≤ 0.016μg/ml 到 ≥ 256μg/ml,而在 2142 位置突变的所有菌株(A2142G 或 A2142C 突变),克拉霉素的 MIC 均 >256μg/ml。A2143G 突变的不同菌株,有较大的 MIC 范围,提示突变可能涉及一个或两个 23S rRNA 操纵子,单拷贝 23S rRNA 点突变可致耐药[21],也有可能与另外的耐药机制有关。目前,其他经典的大环内酯类药物的耐药机制,例如 rRNA 甲基化酶引起的大环内酯类药物失活;细菌膜渗透性下降,因而进入细菌的药物减少;大环内酯类药物排出泵引起的药物排出增加等[22],这些机制还没有被确定,但是对 *H. pylori* 整个基因组序列的进一步了解,将对此有帮助。

Occhialini 等[23]研究了 23S rRNA 突变对大环内酯类药物与 *H. pylori* 核糖体结合的影响。因为在不同的大环内酯类药物之间有交叉耐药,在他们的试验中使用放射物标记的红霉素。红霉素与敏感菌株的结合呈剂量依赖性增加,而其缺乏与耐药菌株的结合,说明缺乏结合性是耐药发生的机制。结合能力的缺乏可能是由于点突变后核糖体结构的改变。在 *H. pylori* 23S rRNA 基因的 2142、2143 位置的点突变与核糖体大环内酯类药物结合位点的构象改变之间有密切关系。以上结果提示点突变引起多肽转移酶环构象的局限的破坏,减少药物结合,从而引起对大环内酯类药物的耐药。

测序无疑是检测突变的最好方法,但是即使应用自动测序,也相当费时费力。由于 A2142G 和 A2143G 突变分别产生 Bsa I 和 Bbs I 的新酶切位点,因此可用聚合酶链反应 - 限制性片段长度多态性分析(PCR-RFLP)检测这两种突变[24]。该方法较简便,可用于大环内酯类耐药的流行病学调查,但其不能检测 A2142C 突变。使用 3' 端错配引物的 PCR 可以检测 A2142C 突变[25],其他检测突变的方法包括:PCR- 寡核苷酸连接分析(PCR-oligonucleotide ligation assay)[26]、PCR/DNA 酶免疫测定(PCR/DNA enzyme immunoassay)[27]、优势同源双链形成分析(preferential homoduplex formation assay,PHFA)[28]、PCR 线性探针分析(PCR-LiPA)[29]。随着基因检测技术的不断发展进步,实时聚合酶链反应(real-time PCR)目前已经成为检测 *H. pylori* 耐药性的主要工具。Oleastro 等[30]利用 real-time PCR 快速准确地检测出 *H. pylori* 23S rRNA 上最常见的 3 种点突变:A2142C、A2142G 和 A2143G。他们检测了 200 例患者的组织样品,其中 157 例出现单一点突变;41 例出现 2 种点突变;而 1 例同时出现 3 种点突变。他们还同时进行 PCR-RFLP 对比,结果基本相同。Lascols 等[31]分别利用组织培养技术、组织显微解剖技术和 real-time PCR 技术对 196 例胃部组织样品进行检测,它们的准确率分别为 90.9%、87.9% 和 97.0%。

## 三、幽门螺杆菌对硝基咪唑类耐药机制

硝基咪唑类药物如甲硝唑和替硝唑,其杀菌活性不受胃内低 pH 的影响,且能在胃腔中浓集,具有较强抗 *H. pylori* 活性,因而成为抗 *H. pylori* 感染的主要药物之一。近几年,*H. pylori* 对硝基咪唑的耐药呈现上升趋势,各地报道的甲硝唑耐药率有很大差异,西欧和美国的耐药率为 20%~45%,而在发展中国家的甲硝唑耐药率更高,达到 50% 左右[32]。硝基咪唑耐药的产生,严重影响 *H. pylori* 的根除。Thijs 等[33]报道,奥美拉唑 + 阿莫西林 + 替硝唑的三联疗法对硝基咪唑类药物敏感菌株的 *H. pylori* 根除率为 95%,而对耐药菌株的根除率仅为 69%。硝基咪唑类耐药的产生通常与以往对该药的使用有关,有的国家耐药率较高,可能是经常使用甲硝唑治疗厌氧菌和原虫感染,而所用剂量又不足以清除 *H. pylori* 的结果,这种药物对 *H. pylori* 生长的抑制将使耐药菌株增加或选择了耐药菌株。另外,女性的耐药率高于男性,可能是由于使用硝基咪唑类药物治疗妇科感染的结果。

硝基咪唑是药物前体,需要在细胞内激活而起效。药物被动扩散进入细胞后,通过一个还原步骤被代谢,其中该药作为电子受体[34-36]。在这个还原步骤中,*H. pylori* 有几个硝基还原酶起作用,其中 *rdxA* 基因编码的氧不敏感的 NADPH 硝基还原酶是最重要的。硝基咪唑还原后产生一个亚硝基衍生物,这个亚硝基衍生物不能被再氧化,推进其生成的 NADPH 硝基还原酶因此被称为氧不敏感的。该亚硝基衍生物引起 DNA 损伤和随后的细菌死亡,从而发挥抗菌作用。在其他的硝基

还原酶作用下,硝基咪唑还原后生成毒性的阴离子自由基,并进一步形成超氧化物或亚硝基衍生物而发挥抗菌作用[37]。因为该阴离子自由基可以被再氧化,所以这些硝基还原酶称为氧敏感的。*H. pylori* 对硝基咪唑耐药性的产生,主要是由于细菌还原硝基能力的下降,无法获得足够低的氧化还原电位,使硝基咪唑还原而生成具有杀菌活性的代谢产物。

1998 年 Goodwin 等[38]首次阐明 *H. pylori* 对甲硝唑耐药的基因基础,他们指出 *H. pylori* 对甲硝唑耐药是由于编码氧不敏感的 NADPH 硝基还原酶的 *rdxA* 基因的突变失活。在他们的实验中发现:①一个功能性的 *H. pylori* 的 *rdxA* 基因可使通常对甲硝唑耐药的大肠杆菌成为敏感的。②用穿梭载体将 *rdxA* 基因导入甲硝唑耐药的 *H. pylori*,可使它产生对甲硝唑的敏感性。③用一个 *rdxA* :: *camR* 等位基因代替甲硝唑敏感 *H. pylori* 的 *rdxA* 基因可产生对甲硝唑的耐药性。来自混合感染的 *H. pylori* 菌株的配对 *rdxA* 基因相互之间有 1~3 个碱基替换,而不相关菌株的 *rdxA* 基因在 DNA 序列上有 5% 的不同,因此配对的甲硝唑敏感和耐药的 *rdxA* 基因的同一性证明 *rdxA* 失活是起始突变,而不是来自水平基因转移。Debets-Ossenkopp 等[39]也证明 *H. pylori* 的标准菌株 NCTC 11637 的耐药是由于 *rdxA* 基因的突变,而不是由于其他的基因的突变:如 *KatA*、*fdx*、*fldA*、*recA*、*SodB*。然而,与 Goodwin 等[38]发现的 *rdxA* 基因突变的类型不同,NCTC 11637 的 *rdxA* 失活是因为微小的 IS605 的插入和邻近序列的清除。Tankovic 等[40]研究了法国与北非 *H. pylori* 菌株中 *rdxA* 基因突变与甲硝唑耐药的相关性,发现同一患者感染的耐药株与敏感株,其遗传学特征非常相似,而不同患者间耐药株与敏感株的基因型都很不同,这就表明 *H. pylori* 对甲硝唑的耐药是由于基因的突变引起,而不是其他菌株的混合感染。

在接受 *rdxA* 基因的突变为甲硝唑最重要的耐药机制前,还需研究更多的临床菌株。Jenks 等[41]建立感染甲硝唑敏感的 *H. pylori* 菌株 SS1 的鼠模型,并给予灌注甲硝唑,通过对甲硝唑的暴露而诱导对其耐药的菌株。对来自菌株 SS1 的一系列甲硝唑敏感和耐药菌株的 *rdxA* 基因进行测序发现,在 27 个甲硝唑耐药菌株中,25 个菌株的 *rdxA* 基因有 1~3 个移码或错义突变,而 10 个敏感的菌株均没有该突变,由此表明,甲硝唑耐药的形成通常与 *rdxA* 基因的突变失活有关。然而在两个表现耐药的菌株仍有与亲代相同的野生型 *rdxA* 基因,在这些菌株可能调节 *rdxA* 表达的基因有突变,或者存在其他的耐药机制。Kwon 等[42]研究表明 *H. pylori* 的甲硝唑耐药性还与 *frxA* 基因有关,他认为 *rdxA* 突变失活可导致细菌产生耐药,但 *frxA* 突变不能单独引起耐药,只能增强 *H. pylori* 对甲硝唑的耐药性,提高其最低抑菌浓度。Marais 等[43]认为 *H. pylori* 对甲硝唑耐药可能还存在其他机制,如 *rdxA* 和 *frxA* 基因表达调控、膜转运及 DNA 修复在某种程度上也可能导致耐药。国内有资料显示:*H. pylori* 由敏感株突变成耐药株之后,甲基琥珀酸、琥珀酸、D- 丙氨酸相关酶类活性降低;L- 岩藻糖、6- 磷酸葡萄糖相关酶类活性增高,提示 *H. pylori* 耐药性与细菌的代谢状态及酶系统的变化有一定相关性[44]。胡伟玲等[45]发现甲硝唑和外膜的结合作用下降,可能会影响外膜对甲硝唑的渗透性,导致胞质中的甲硝唑浓度下降,从而出现耐药。

因为硝基咪唑的代谢产物是诱变的,所以它的使用导致包括 *rdxA* 基因在内的所有基因的突变频率增加,这快速诱导硝基咪唑耐药突变体的产生。而且,当存在硝基咪唑时,耐药的突变体比敏感菌株有生长优势[46]。所以硝基咪唑不仅诱导了导致其耐药的突变,而且选择了这些突变体,因而在使用包含硝基咪唑的治疗后很快出现 *H. pylori* 对硝基咪唑的耐药[47]。当没有抗生素时,耐药的细菌也没有生长的不利。耐药的突变体可以存活几十年,且经常与敏感菌共存。

耐药使含硝基咪唑的方案的疗效减少到何种程度,依赖于方案中的其他药物和治疗的时间[47]。耐药对含克拉霉素或四环素的方案的影响比对含阿莫西林的方案的影响要小;与标准的铋剂三联疗法相比,耐药对四联疗法的影响较小;治疗方案时间越长,则硝基咪唑耐药对治疗的影响越小。在含硝基咪唑的方案中,硝基咪唑对耐药菌株是否仍然有效,目前还不清楚。当硝基咪唑耐药时,应避免采用含该类药物的方案,如果采用含硝基咪唑的方案,则方案中应包含其他高效的药物。

虽然对硝基咪唑类耐药的 *H. pylori* 在世界各地的发生率都较高,但由于其耐药的分子机制可能存在很多原因,尚无法最终确定,因此还没有具体分子生物学方法直接检测对其耐药的 *H. pylori*。同时,又因为在甲硝唑敏感菌株中都有 RdxA 蛋白的表达,而在耐药株中却没有该蛋白的表达,所以,目前有人采用免疫印迹法检测该蛋白来间接确定 *H. pylori* 是否对甲硝唑敏感。Latham 等[48]将 *rdxA* 基因克隆到载体质粒 Pmal-c2 上后诱导表达,用亲和层析法得到净化的融合蛋白,并用它免疫兔子得到抗 RdxA 抗体,用免疫印迹法检测 17 株甲硝唑敏感菌株,均可得到一个相应 RdxA 蛋白的免疫复合物,而在 27 株耐药菌中有 25 株该免疫复合物缺失。

## 四、幽门螺杆菌对阿莫西林耐药机制

阿莫西林是用于治疗 *H. pylori* 感染的唯一 β- 内酰胺药物,它对这种细菌的 MIC 非常低,通常 <0.03mg/L。其作用机制是与位于细菌细胞膜上的青霉素结合蛋白(penicillin binding protein,PBP)紧密结合,抑制细菌细胞壁黏肽酶,从而阻碍细胞壁黏肽合成,使细菌胞壁缺损,菌体膨胀裂解。其对细菌的致死效应还包括触发细菌的自溶酶活性,缺乏自溶酶的突变株则表现出耐药。尽管在过去的 20 多年,阿莫西林广泛用于抗菌治疗,但 *H. pylori* 对阿莫西林耐药是最近才发现的,世界各地报道的耐药率都比较低,所以阿莫西林仍然是抗 *H. pylori* 的强效药物。

β- 内酰胺类抗生素的耐药通常是由于 β- 内酰胺酶的合成,膜对药物通透性的改变,以及青霉素结合蛋白的量或结构的改变而引起。然而阿莫西林耐药的 *H. pylori* 菌株没有检测到 β- 内酰胺酶活性,说明 *H. pylori* 不是通过合成 β- 内酰胺酶而产生耐药性。PBP 突变是导致 *H. pylori* 对阿莫西林耐药的主要原因。Okamoto 等[49]研究韩国的 *H. pylori* 菌株发现,在阿莫西林敏感或耐药的 *H. pylori* 菌株中均存在 3 种 PBP(66U 的 PBP1、63U 的 PBP2 和 60U 的 PBP3),而 PBP1 的突变在 *H. pylori* 耐药中起重要作用。Paul 等[50]发现阿莫西林耐药菌株有 PBP1 和 PBP2 突变,通过转染这些突变基因的 PCR 产物至抗生素敏感菌株,发现 PBP1 突变促使 *H. pylori* 对阿莫西林产生耐药,但单独 PBP1 突变不足以引起高水平耐药。Kwon 等[51]发现 PBP1A 羧基端的 10 个氨基酸突变以及细胞通透性改变可能是 *H. pylori* 对阿莫西林中、高度耐药的原因。总之,目前关于 *H. pylori* 对阿莫西林耐药机制的研究结果中,较为肯定的是 *PBP1* 基因突变使 PBP1 蛋白对阿莫西林的亲和力下降,但是具体的突变位点以及是否存在其他机制尚待于进一步研究。

## 五、幽门螺杆菌对喹诺酮类耐药机制

喹诺酮类药物包括环丙沙星、左氧氟沙星、莫西沙星等。徐光辉等[52]分别用奥美拉唑、左氧氟沙星及呋喃唑酮和奥美拉唑、阿莫西林及甲硝唑治疗十二指肠溃疡，H. pylori 根除率分别为84.8%和82.0%，说明今后可以将喹诺酮类抗生素作为根除 H. pylori 的一线治疗或失败后的补救治疗的药物之一。喹诺酮类主要抑制 DNA 旋转酶和拓扑异构酶Ⅳ而产生抗菌活性。DNA 旋转酶使超螺旋的 DNA 松弛，并将负超螺旋引入 DNA，使细菌的染色体保持在负超螺旋状态。除此以外，该酶参与了 DNA 复制、重组和转录过程。DNA 旋转酶由 gyrA 基因编码的2个 A 亚单位和 gyrB 基因编码的2个 B 亚单位组成。作为细胞复制所必需的酶，DNA 旋转酶很明显是抗生素的靶酶。H. pylori 对喹诺酮类的耐药机制主要与其靶酶 DNA 旋转酶亚单位（gyrA、gyrB）喹诺酮类药物耐药决定区（QRDR）基因突变有关。Moore 等[53]对 gyrA 基因进行克隆和测序发现，在11个环丙沙星耐药的突变株中，有10个分别存在以下4种类型的突变：第87位氨基酸的 Asn 被 Lys 取代，第88位氨基酸的 Ala 被 Val 取代，第91位氨基酸的 Asp 被 Gly、Asn 或 Tyr 取代，第91和97位氨基酸的双重取代，即 Ala 被 Val 替换，最常见的是91位氨基酸的改变。使用耐药菌株的 gyrA 基因的扩增片段作为供体 DNA，可使敏感菌株产生对环丙沙星的耐药性。以上结果表明 H. pylori 对喹诺酮的耐药主要是由于 gyrA 基因的改变[54-56]。

## 六、幽门螺杆菌对四环素耐药机制

四环素是一类治疗 H. pylori 感染的比较价廉有效的药物，在欧美，四环素类药一般广泛应用于三联疗法失败后的补救治疗中，效果比较显著，但近10年 H. pylori 对四环素的耐药率也逐渐上升，但大多在5%左右。该药经细胞外膜蛋白弥散及通过细胞内膜上能量依赖性转移系统进入细胞内，与核糖体30S 亚单位 A 位特异性结合，阻止氨基酰-tRNA 与核糖体联结，从而抑制肽链延长和蛋白合成。目前认为其耐药机制与 H. pylori16S rRNA 序列中的突变有关。Glocker 等[57]采用实时聚合酶链反应技术发现耐药菌株 H. pylori 16S rRNA 序列中的突变包括：AGA926-928TTC、AGA926-928TGC、AGA926-928ATC、AGA926-928TTA、AGA926-928GTA、AGA926-928GGC、AGA926-928ATA。其中以三个碱基对同时突变（AGA926-928TTC）的抑菌浓度最高，提示其突变对耐药起重要作用。Gerrits 等[58]报道 H. pylori 16S rRNA 上的三碱基突变 AGA-TTC（926-928）会引起高水平的四环素耐药，而单个或两个碱基的突变则只会引起中低水平的耐药性。Wu 等[59]发现全部研究的41株四环素耐药菌株无论存在 16S rRNA 突变与否，均显示细菌中药物的减少，提示四环素耐药是多因素造成的，包括基因突变与膜通透性的改变。

## 七、幽门螺杆菌对呋喃唑酮耐药机制

呋喃唑酮属于硝基呋喃类抗菌药，对革兰氏阳性及阴性菌均有一定抗菌作用。作为一种合成抗生素,它通过干扰细菌的氧化还原酶,抑制乙酰辅酶 A 等多种酶而干扰细菌的核糖蛋白及其他大分子蛋白,导致细菌代谢紊乱并损伤 DNA,从而阻断细菌的正常代谢[59];其还可对单胺氧化酶产生抑制,增强胃肠黏膜的多巴胺活性,对胃酸的分泌、碳酸氢盐和黏液的合成与分泌作用皆有促进,还可增加胃黏膜血流,从而起到有效保护胃黏膜的作用[60]。

20 世纪 70 年代中国医生首先开始应用呋喃唑酮治疗消化性溃疡,但当时对呋喃唑酮的治疗溃疡病的机制并不清楚,直到 *H. pylori* 的发现才明确了其抗菌作用的治疗机制[61]。

目前报道的 *H. pylori* 对呋喃唑酮的耐药率较低,且细菌对呋喃唑酮不容易与甲硝唑产生交叉耐药[62],报道的细菌继发耐药率也比较低[63]。Su 等[64]调查镇江地区 *H. pylori* 对呋喃唑酮耐药情况,采用 E- 试验法和琼脂稀释法检测临床分离 *H. pylori* 菌株耐药性,对耐药菌株扩增其 *porD* 和 *oorD* 基因并测序比对,研究结果显示镇江地区 *H. pylori* 临床分离株对呋喃唑酮耐药率为 8.7%,且以低水平耐药为主;扩增产物测序比对后发现 *porD* 基因有三个位点突变(C357T、A356G、G353A),以 C357T 为常见;*oorD* 突变位点为 A041G、A122G 和 C349A(G),提示 *porD* 和 *oorD* 基因的突变可能与 *H. pylori* 对呋喃唑酮产生低水平耐药相关。尤丽财等[65]利用同样的方法在 63 例临床分离菌株中检测到 4 例耐药菌株(以 MIC 值 >2μg 为耐药),耐药率为 6.35%,在所有临床耐药菌株中均检测到了 *oorD* 基因的 112 A-G、335 A-G 和 porD 基因的 343 G-A、346 A-G、347 C-G 突变,提示 *oorD* 和 *porD* 基因的突变与 *H. pylori* 对呋喃唑酮的耐药有关。

## 八、展望

随着 *H. pylori* 根除治疗的普及,*H. pylori* 对抗生素的耐药问题日益严重。*H. pylori* 对各类抗生素均有其特异的耐药机制,且耐药机制复杂,这可能与多种因素有关。监测细菌对抗生素的耐药情况,合理选择抗生素对指导临床用药、提高治疗根除率具有重要意义。传统的细菌敏感性检测方法包括琼脂稀释法、E- 试验法等,其对检测的操作要求高,费时费力,不适宜广泛开展;新兴的各种分子生物学方法正不断地发展和完善,为细菌耐药性的检测提供了新的方法和思路,在指导临床治疗方面将具有广阔的应用前景[66,67]。

(郑小丽　王蔚虹　成　虹　胡伏莲)

## 参 考 文 献

[ 1 ] Gatta L, Scarpignato C, Fiorini G, et al. Impact of primary antibiotic resistance on the effectiveness of sequential therapy for Helicobacter pylori infection: lessons from a 5-year study on a large number of strains. Aliment Pharmacol Ther, 2018, 47: 1261-1269.

[ 2 ] Tarhini M, Fayyad-Kazan M, Fayyad-Kazan H, et al. First-line treatment of Helicobacter pylori in Lebanon: Comparison of bismuth-containing quadruple therapy versus 14-days sequential therapy. Microb Pathog, 2018, 117: 23-26.

[ 3 ] Savoldi A, Carrara E, Graham DY, et al. Prevalence of Antibiotic Resistance in Helicobacter pylori: A Systematic Review and Meta-analysis in World Health Organization Regions. Gastroenterology, 2018, 155: 1372-1382.

[ 4 ] 胡伏莲 . 难治性幽门螺杆菌感染处理原则和策略 . 中华医学杂志 , 2017, 97: 721-723.

［5］ Gatta L, Scarpignato C, Fiorini G, et al. Impact of primary antibiotic resistance on the effectiveness of sequential therapy for Helicobacter pylori infection: lessons from a 5-year study on a large number of strains. Aliment Pharmacol Ther, 2018, 47: 1261-1269.

［6］ Aydin A, Onder GF, Akarca US, et al. The efficacy of two-week therapy with ranitidine bismuth citrate, amoxicillin and clarithromycin on Helicobacter pylori eradication in clarithromycin resistant and-sensitive cases. Turkish Journal of Gastroenterology, 2005, 16: 203-206.

［7］ Lee JH, Shin JH, Roe IH, et al. Impact of clarithromycin resistance on eradication of Helicobacter pylori in infected adults. Antimicrobial Agents & Chemotherapy, 2005, 49: 1600-1603.

［8］ 胡伏莲 . 幽门螺杆菌感染治疗现状与展望 . 胃肠病学和肝病学杂志 , 2012, 21: 687-690.

［9］ 戴宁 , 钱可大 , 唐训球 . 幽门螺杆菌对抗菌药物的耐药性 . 中华消化杂志 , 1998, 18: 48-49.

［10］ Goddard AF, Logan RP. Antimicrobial resistance and Helicobacter pylori. J Antimicrob Chemother, 1996, 37: 639-643.

［11］ Ducons JA, Santolaria S, Guirao R, et al. Impact of clarithromycin resistance on the effectiveness of a regimen for Helicobacter pylori: a prospective study of 1-week lansoprazole, amoxycillin and clarithromycin in active peptic ulcer. Aliment Pharmacol Ther, 1999, 13: 775-780.

［12］ Bazzoli F, Berretti D, De-Luca-L, et al. What can be learnt from the new data about antibiotic resistance？Are there any practical clinical consequences of Helicobacter pylori antibiotic resistance？Eur J Gastroenterol Hepatol, 1999, 11: S39-S42; discussion S43-S45.

［13］ Versalovic J, Shortridge D, Kibler K, et al. Mutations in 23S rRNA are associated with clarithromycin resistance in Helicobacter pylori. Antimicrob Agents Chemother, 1996, 40: 477-480.

［14］ Occhialini A, Urdaci M, Doucet-Populaire F, et al. Macrolide resistance in Helicobacter pylori: rapid detection of point mutations and assays of macrolide binding to ribosomes. Antimicrob Agents Chemother, 1997, 41 (12): 2724-2728.

［15］ Stone GG, Shortridge D, Flamm RK, et al. Identification of a 23S rRNA gene mutation in clarithromycin-resistant Helicobacter pylori. Helicobacter, 1996, 1 (4): 227-228.

［16］ Versalovic J, Osato MS, Spakovsky K, et al. Point mutations in the 23S rRNA gene of Helicobacter pylori associated with different levels of clarithromycin resistance. J Antimicrob Chemother, 1997, 40 (2): 283-286.

［17］ Taylor DE, Ge Z, Purych D, et al. Cloning and sequence analysis of two copies of a 23S rRNA gene from Helicobacter pylori and association of clarithromycin resistance with 23S rRNA mutations. Antimicrob Agents Chemother, 1997, 41: 2621-2628.

［18］ Stone GG, Shortridge D, Flamm RK, et al. Identification of a 23S rRNA gene mutation in clarithromycin-resistant Helicobacter pylori. Helicobacter, 1996, 1: 227-228.

［19］ Debets-Ossenkopp YJ, Brinkman AB, Kuipers EJ, et al. Explaining the bias in the 23S rRNA gene mutations associated with clarithromycin resistance in clinical isolates of Helicobacter pylori. Antimicrob Agents Chemother, 1998, 42: 2749-2751.

［20］ García-Arata MI, Baquero F, de Rafael L, et al. Mutations in 23S rRNA in Helicobacter pylori conferring resistance to erythromycin do not always confer resistance to clarithromycin. Antimicrob Agents Chemother, 1999, 43: 374-376.

［21］ Hultén K, Gibreel A, skÖld O, et al. Macrolide resistance in Helicobacter pylori: mechanism and stability in strains from clarithromycin-treated patients. Antimicrob Agents Chemother, 1997, 41: 2550-2553.

［22］ Weisblum B. Erythromycin resistance by ribosome modification. Antimicrob Agents Chemother, 1995, 39: 577-585.

［23］ Occhialini A, Urdaci M, Doucet-Populaire F, et al. Macrolide resistance in Helicobacter pylori: rapid detection of point mutations and assays of macrolide binding to ribosomes. Antimicrob Agents Chemother, 1997, 41: 2724-2728.

［24］ Szczebara F, Dhaenens L, Vincent P, et al. Evaluation of rapid molecular methods for detection of clarithromycin resistance in Helicobacter pylori. Eur J Clin Microbiol Infect Dis, 1997, 16: 162-164.

［25］ Alarcon T, Domingo D, Prieto N, et al. PCR using 3'-mismatched primers to detect A2142C mutation in 23S rRNA conferring resistance to clarithromycin in Helicobacter pylori clinical isolates. J Clin Microbiol, 2000, 38: 923-925.

［26］ Stone GG, Shortridge D, Versalovic J, et al. A PCR-oligonucleotide ligation assay to determine the prevalence of 23S rRNA gene mutations in clarithromycin-resistant Helicobacter pylori. Antimicrob Agents Chemother, 1997, 41: 712-714.

［27］ Marais A, Monteiro L, Occhialini A, et al. Direct detection of Helicobacter pylori resistance to macrolides by a polymerase chain reaction/DNA enzyme immunoassay in gastric biopsy specimens. Gut, 1999, 44: 463-467.

［28］ Maeda S, Yoshida H, Matsunaga H, et al. Detection of clarithromycin-resistant Helicobacter pylori strains by a preferential homoduplex formation assay. J Clin Microbiol, 2000, 38: 210-214.

［29］ van Doorn LJ, Debets-Ossenkopp YJ, Marais A, et al. Rapid detection, by PCR and reverse hybridization, of mutations in the Helicobacter pylori 23S rRNA gene, associated with macrolide resistance. Antimicrob Agents Chemother, 1999, 43: 1779-1782.

［30］ Oleastro M, Ménard A, Santos A, et al. Real-time PCR assay for rapid and accurate detection of point mutations conferring resistance to clarithromycin in Helicobacter pylori. J Clin Microbiol, 2003, 41: 397-402.

［31］ Lascols C, Lamarque D, Costa JM, et al. Fast and accurate quantitative detection of Helicobacter pylori and identification of clarithromycin resistance mutations in H. pylori isolates from gastric biopsy specimens by real-time PCR. Journal of Clinical Microbiology, 2003, 41: 4573-4577.

［32］ Gerrits MM, van der Wouden EJ, Bax DA, et al. Role of the rdxA and frxA genes in oxygen-dependent metronidazole resistance of Helicobacter pylori. Journal of Medical Microbiology, 2004, 53: 1123-1128.

［33］ Thijs JC, Van-Zwet AA, Thijs WJ, et al. One-week triple therapy with omeprazole, amoxycillin and tinidazole for Helicobacter pylori infection: the significance of imidazole resistance. Aliment Pharmacol Ther, 1997, 11: 305-309.

［34］ Ings RMJ, McFadzean JA, Omerod WE. The mode of action of metronidazole in Trichomonas vaginalis and other micro-organisms. Biochem Pharmacol, 1974, 23: 1421-1429.

［35］ Rosenblatt JE, Edson RS. Metronidazole. Mayo Clin Proc, 1987, 62: 1013-1017.

［36］ Muller M. Mode of action of metronidazole on anaerobic bacteria and protozoa. Surgery, 1983, 93: 165-171.

［37］ Edwards DI. Nitroimidazole drugs--action and resistance mechanisms. Mechanisms of action. J Antimicrob Chemother, 1993, 31: 9-20.

［38］ Goodwin A, Kersulyte D, Sisson G, et al. Metronidazole resistance in Helicobacter pylori is due to null mutations in a gene (rdxA) that encodes an oxygen-insensitive NADPH nitroreductase. Molecular Microbiology, 1998, 28: 383-393.

［39］ Debets-Ossenkopp YJ, Pot RG, van Westerloo DJ, et al. Insertion of mini-IS605 and deletion of adjacent sequences in the nitroreductase (rdxA) gene cause metronidazole resistance in Helicobacter pylori NCTC 11637. Antimicrob Agents Chemother, 1999, 43: 2657-2662.

［40］ Tankovic J, Lamarque D, Delchier JC, et al. Frequent association between alteration of the rdxA gene and metronidazole resistance in French and North African isolates of Helicobacter pylori. Antimicrobial Agents & Chemotherapy, 2000, 44: 608-613.

［41］ Jenks PJ, Ferrero RL, Labigne A. The role of the rdxA gene in the evolution of metronidazole resistance in Helicobacter pylori. J Antimicrob Chemother, 1999, 43: 753-758.

［42］ Kwon DH, El-Zaatari FA, Kato M, et al. Analysis of rdxA and involvement of additional genes encoding NAD (P) H flavin oxidoreductase (FrxA) and ferredoxin-like protein (FdxB) in metronidazole resistance of Helicobacter pylori. Antimicrobial Agents & Chemotherapy, 2000, 44: 2133-2142.

［43］ Marais A, Bilardi C, Cantet F, et al. Characterization of the genes rdxA and frxA involved in metronidazole resistance in Helicobacter pylori. Research in Microbiology, 2003, 154: 137-144.

［44］姜葵，张建中，潘国宗. 幽门螺杆菌对甲硝唑耐药机制的探讨. 中华消化杂志, 2000, 20: 368-370.

［45］胡伟玲，戴宁，朱永良. 幽门螺杆菌外膜和甲硝唑的结合与耐药性的关系. 世界华人消化杂志, 2002, 10: 1054-1055.

［46］Tylor NS, Fox JG, Akopyants NA, et al. Long-term colonization with single and multiple strains of Helicobacter pylori assessed by DNA fingerprinting. J Clin Microbiol, 1995, 33: 918-923.

［47］Van Der Wouden EJ, Thijs JC, Van Zwet AA, et al. Review article: nitroimidazole resistance in Helicobacter pylori. Aliment Pharmacol Ther, 2000, 14: 7-14.

［48］Latham SR, Owen RJ, Elviss NC, et al. Differentiation of metronidazole-sensitive and-resistant clinical isolates of Helicobacter pylori by immunoblotting with antisera to the RdxA protein. Journal of Clinical Microbiology, 2001, 39: 3052-3055.

［49］Okamoto T, Yoshiyama H, Nakazawa T, et al. A change in PBP1 is involved in amoxicillin resistance of clinical isolates of Helicobacter pylori. J Antimicrob Chemother, 2002, 50: 849-856.

［50］Paul R, Postius S, Melchers K, et al. Mutations of the Helicobacter pylori genes rdxA and pbp1 cause resistance against metronidazole and amoxicillin. Antimicrob Agents Chemother, 2001, 45: 962-965.

［51］Kwon DH, Dore MP, Kim JJ, et al. High-level beta-lactam resistance associated with acquired multidrug resistance in Helicobacter pylori. Antimicrob Agents Chemother, 2003, 47: 2169-2178.

［52］徐光辉，凌国敏. 两种方案治疗十二指肠溃疡幽门螺杆菌感染的临床分析. 临床荟萃, 2005, 20: 19-21.

［53］Moore RA, Beckthold B, Wong S, et al. Nucleotide sequence of the gyrA gene and characterization of ciprofloxacin-resistant mutants of Helicobacter pylori. Antimicrob Agents Chemother, 1995, 39: 107-111.

［54］Miyachi H, Miki I, Aoyama N, et al. Primary levofloxacin resistance and gyrA/B mutations among Helicobacter pylori in Japan. Helicobacter, 2006, 11: 243-249.

［55］Cattoir V, Nectoux J, Lascols C, et al. Update on fluoroquinolone resistance in Helicobacter pylori: new mutations leading to resistance and first description of a gyrA polymorphism associated with hypersusceptibility. International Journal of Antimicrobial Agents, 2007, 29: 389-396.

［56］Bogaerts P, Berhin C, Nizet H, et al. Prevalence and mechanisms of resistance to fluoroquinolones in Helicobacter pylori strains from patients living in Belgium. Helicobacter, 2006, 11: 441-445.

［57］Glocker E, Berning M, Gerrits MM, et al. Real-time PCR screening for 16S rRNA mutations associated with resistance to tetracycline in Helicobacter pylori. Antimicrob Agents Chemother, 2005, 49: 3166-3170.

［58］Gerrits MM, Berning M, Van-Vliet AH, et al. Effects of 16S rRNA gene mutations on tetracycline resistance in Helicobacter pylori. Antimicrob Agents Chemother, 2003, 47: 2984-2986.

［59］Wu JY, Kim JJ, Reddy R, et al. Tetracycline-resistant clinical Helicobacter pylori isolates with and without mutations in 16S rRNA-encoding genes. Antimicrob Agents Chemother, 2005, 49: 578-583.

［60］郭隽. 呋喃唑酮与克拉霉素在消化性溃疡治疗中的疗效和安全性. 中国保健营养, 2013, 1: 326.

［61］Zheng ZT, Wang ZY, Chu YX, et al. Double-blind short-term trial of furazolidone in peptic ulcer. Lancet, 1985, 1: 1048-1049.

［62］Kwon DH, Lee M, Kim JJ, et al. Furazolidone-and nitrofurantoin-resistant Helicobacter pylori: prevalence and role of genes involved in metronidazole resistance. Antimicrob Agents Chemother, 2001, 45: 306-308.

［63］Treiber G, Wittig J, Ammon S, et al. Clinical outcome and influencing factors of a new short-term quadruple therapy for Helicobacter pylori eradication: a randomized controlled trial (MACLOR study). Arch Intern Med, 2002, 162: 153-160.

［64］Su Z, Xu H, Zhang C, et al. Mutations in Helicobacter pylori porD and oorD Genes May Contribute to Furazolidone Resistance. Croat Med J, 2006, 47 (3): 410-415.

［65］尤丽财，彭孝纬. 幽门螺杆菌对呋喃唑酮的耐药状况及耐药机制的研究. 胃肠病学和肝病学杂志, 2009, 18

(5): 423-426.

[66] Liou JM, Chang CY, Sheng WH, et al. Genotypic resistance in Helicobacter pylori strains correlates with susceptibility test and treatment outcomes after levofloxacin-and clarithromycin-based therapies. Antimicrob Agents Chemother, 2011, 55 (3): 1123-1129.

[67] Liou JM, Chen CC, Chang CY, et al. Efficacy of genotypic resistance-guided sequential therapy in the third-line treatment of refractory Helicobacter pylori infection: a multicentre clinical trial. J Antimicrob Chemother, 2013, 68 (2): 450-456.

第四十章

# 幽门螺杆菌多重耐药

---

一、概述

二、幽门螺杆菌多重耐药及其外排泵研究现状

三、展望

---

## 一、概述

随着抗生素广泛大量使用,细菌的耐药性及耐药水平呈现明显升高的趋势,病原菌对常用抗生素如β-内酰胺类、氨基糖苷类和喹诺酮类药物的耐药性尤为突出,给疾病的治疗和临床用药造成诸多困难。

抗生素作用机制主要是通过干扰细菌核酸的合成、抑制核糖体的功能、抑制细胞壁的合成及叶酸代谢等。细菌对抗生素的耐药机制包括遗传学机制和生化机制[1-3]:①遗传学机制包括细菌先天固有耐药和染色体突变或获得新的脱氧核糖核酸分子。②生化机制是指细菌获得性耐药或质粒介导的耐药。主要包括:产生β-内酰胺酶、乙酰基转移酶、腺苷酸酶、磷酸化酶、拓扑异构酶等对药物的灭活作用;依靠菌膜的特性降低药物的通透性,改变抗生素作用的靶位;缩短与药物结合的时间;产生药物代谢的旁路;大量产生青霉素结合蛋白(PBP)降低抗生素的亲和力;产生抗生素外排泵。

研究显示,细菌广泛存在多样性的耐药基因,现代细菌耐药的演化使具有复杂基因型和表型的抗生素耐药菌在全球播散,这一现象是微生物经历自然选择的过程和人类过去数十年抗生素使用的结果。在众多分子、生化耐药机制中,由基因编码的外排泵在细菌固有耐药和获得性多重耐药(multidrug resistance,MDR)中起重要作用[4]。多重耐药外排系统,特别是那些临床相关的 AcrAB-TolC 和 Mex 外排泵属于 RND 超家族,不仅介导了细菌多重耐药,而且与细菌的压力反应(bacterial stress response)、致病性等功能相关。此外,外排泵可与其他耐药机制协同增加细菌耐药水平。自从 20 世纪 90 年代发现 RND 外排泵以来,由于科学技术的不断发展,对外排泵的结构、生化基础、底物、分子调控及抑制剂已经有了深入了解。然而目前为止,用于临床的外排泵抑制剂仍有待进一步研究[4]。

细菌药物外排泵是能将有害底物排出菌体外的一组转运蛋白,是细菌适应环境的表现,作为一种细菌耐药机制,细菌外排泵在 20 世纪 80 年代中期就引起了科学家们的注意。外排泵广泛存在于自然界中,在革兰氏阳性菌、革兰氏阴性菌和真核细胞中都可见到,如大肠杆菌、铜绿假单胞菌、

金黄色葡萄球菌及枯草芽孢杆菌等。其主要作用是：控制细胞内营养平衡，分泌蛋白质，排出外来有害物质（包括抗生素）。外排泵具有一个重要的特征，即能泵出结构相似性很小的底物，其底物包括抗生素、去污剂和染料等[4,5]。

目前已知，所有细菌的基因组都包括几套不同的药物外排泵基因，在这些基因中，大概有5%~10%的基因与转运蛋白有关，而其中大部分基因又可以编码外排泵蛋白。细菌药物外排泵可通过两条途径促使细菌产生耐药性：①对在一定抗生素浓度下的细菌起到保护作用；②为存活下来的细菌进一步获得特异性耐药（如药物靶位突变）提供机会。

细菌外排泵转运体系统相当复杂，从细菌转运体进化与功能角度分类，Milton Saier 建立了转运体分类数据库（http://www.tcdb.org/），而转运体基因数据库可参考 Ian Paulsen 数据库（http://www.membranetransport.org/）[4]。

与细菌多重抗生素耐药性有关的主动外排泵系统主要归为以下5个家族/类[4,6,7]：①ATP 结合盒转运体类［ATP-binding cassettes（ABC）transporters；ABC 类］；②主要易化因子家族（major facilitator superfamily，MFS）；③药物与代谢物转运体家族［drug/metabolite transporter（DMT）superfamily］，此类外排转运体中与细菌耐药性相关的是一类"小多重耐药性（small multidrug resistance；SMR）"外排泵；④多重药物与毒物外排家族（multidug and toxic compound extrusion，MATE）；⑤耐受-生节-分裂家族［resistance-nodulation-division（RND）family；RND 类］。以上各类转运体中，除 ATP 结合盒转运体类以 ATP 作为能源外排药物外，其余各类均以质子驱动力为能量并形成质子与药物的反转运体（antiporters），即质子与药物在转运过程中，质子进入胞内而药物被排至胞外，原核生物以后者为主。已经研究较深入的 RND 药物转运复合体有铜绿假单胞菌的 MexA-MexB OprM 系统[8]和大肠杆菌的 AcrAB-TolC 系统等。AcrAB-TolC 系统主要由三部分组成，即膜融合蛋白（AcrA）、外排转运蛋白（AcrB）、外膜通道蛋白（TolC）[9,10]，研究显示，如果使该系统失活，则菌株即从多重耐药状态转变为敏感状态。

## 二、幽门螺杆菌多重耐药及其外排泵研究现状

幽门螺杆菌（*H. pylori*）对抗生素耐药是影响其根除治疗效率的主要因素，*H. pylori* 抗生素耐药率在不同国家和地区有明显的区别，并与抗生素的使用情况相关。

曾经三联疗法包括质子泵抑制剂（PPI）、克拉霉素、甲硝唑或阿莫西林作为 *H. pylori* 治疗的一线药物成功率可以达到80%，由于在 *H. pylori* 耐药个体中根除效率显著下降，在克拉霉素或甲硝唑耐药情况下，PPI+ 克拉霉素 + 甲硝唑三联疗法根除率分别下降了35%、18%，在克拉霉素耐药时，PPI+ 克拉霉素 + 阿莫西林三联疗法根除率低至66%[11]。

一项对截至2013年10月发表在 PubMed 上的59篇研究拉美地区 *H. pylori* 分离株耐药性报道的 meta 分析显示：成人的 *H. pylori* 原发耐药率，克拉霉素为12%（$n=35$），甲硝唑为53%（$n=34$），阿莫西林为4%（$n=28$），四环素为6%（$n=20$），呋喃唑酮为3%（$n=6$），氟喹诺酮为15%（$n=5$），甲硝唑和克拉霉素双重耐药为8%（$n=10$）。耐药率在不同国家差异很大[11]。另有研究显示[12]，2006年

到 2009 年间,全球 H. pylori 耐药率如下:克拉霉素 17.2%(95% CI:16.5%~17.9%)、甲硝唑 26.7%(95% CI:25.2%~28.1%)、阿莫西林 11.2%(95% CI:9.6%~12.7%)、左氧氟沙星 16.2%(95% CI:14.4%~18%)、四环素 5.9%(95% CI:4.7%~7.1%)、利福平 1.4%(95% CI:0.81%~9%),而多重耐药率为 9.6%(95% CI:8.5%~10.7%)。克拉霉素、甲硝唑、左氧氟沙星在欧洲、亚洲、美洲和非洲国家耐药率明显上升,四环素在各个国家耐药率均较低(<3%),但在非洲较高(43.9%)。在非溃疡性消化不良患者中克拉霉素的耐药率较高,在上消化道溃疡患者中甲硝唑耐药率较高。该研究显示,阿莫西林耐药率在不同国家的检测结果差异较明显。2014 年,葡萄牙一项 H. pylori 分离株研究报道显示[13]:180 个 H. pylori 分离株中,有 50%(原发耐药 21.4%;继发耐药 88.3%)对克拉霉素耐药,34.4%(原发耐药 29.1%;继发耐药 41.6%)对甲硝唑耐药,33.9%(原发耐药 26.2%;继发耐药 44.2%)对左氧氟沙星耐药,0.6% 对四环素耐药,0.6% 对阿莫西林耐药。

在我国东南沿海地区,针对 7 731 例 H. pylori 分离株进行的耐药性研究显示[14],克拉霉素 21.5%、甲硝唑 95.4%、左氧氟沙星 20.6%、阿莫西林 0.1%、庆大霉素 0.1%、氟喹诺酮 0.1%,而双重耐药、三重耐药及四重耐药率分别为 25.5%、7.5% 和 0.1%。2015 年来自越南的一份研究显示[15],92 例胃镜活检 H. pylori 标本中,42.4% 对克拉霉素耐药,41.3% 对左氧氟沙星耐药,76.1% 对甲硝唑耐药,1.1% 对阿莫西林耐药,而 56.5% 为多重耐药株。多数对克拉霉素和左氧氟沙星耐药株存在耐药相关的 23S rRNA、GyrA 基因位点突变。另一项来自亚洲国家伊朗的研究[16]检测了 H. pylori 的多重耐药率,发现从 197 例上消化道患者活检标本分离的 111 例 H. pylori 菌株中,对甲硝唑原发耐药率为 61.3%(68/111),对氨苄西林耐药率为 15.3%(17/111),对利福平耐药率为 14.4%(16/111),对大环内酯类抗生素耐药率为 32.4%(36/111),对喹诺酮类耐药率为 30.6%(34/111)。在耐药株中,同时对两种抗生素耐药的占 22.6%(19/84),多重耐药占 34.5%(29/84),而在多重耐药株中有 37.9% 同时对 4 种抗生素耐药。韩国的一项研究[17]显示 2011—2012 年与 2009—2010 年分离的 H. pylori 多重耐药株从 16.9%(12/71)上升到了 23.4%(22/94)。

由于 H. pylori 感染治疗中氟喹诺酮、大环内酯类及甲硝唑等抗生素的应用,使 H. pylori 对抗生素具有了获得性耐药。而 H. pylori 也存在对多种抗菌物质包括糖肽类、萘啶酸、多黏菌素、磺胺类药、甲氧苄啶的固有耐药,表明存在 H. pylori 耐药的其他机制。尽管 H. pylori 基因组只有 1.7Mb 大小,但可编码大量含有膜孔蛋白(porin)的外膜因子蛋白(outer membrane factor,OMF),包括其中一些可形成非特异性通道。H. pylori 中外排泵同源基因的存在可能像其他细菌一样,使 H. pylori 具有了多重耐药性[4]。针对 H. pylori 主动外排系统进行研究以明确其在多重耐药中的作用具有重要意义。

H. pylori 多重耐药外排泵的研究开始于 20 世纪末,1999 年,Johnson 和 Church[18]在 H. pylori 中鉴定了 2 个 TolC 同源的编码外排泵外膜蛋白基因:Hp605、Hp1489。2000 年,Bina 等[19]在 Hp11637 菌株中发现存在三种编码 RND 外排泵系统同源基因,命名为 hefABC、hefDEF、hefGHI,分别对应于 Hp26695 菌株中的 ORF Hp0605-Hp0607、Hp0971-Hp0969 和 Hp1326-Hp1329。HpJ99 中的 ORF Hp552-Hp554、Hp905-Hp903 和 Hp1246-Hp1249。与大肠杆菌 AcrAB-TolC 系统相对应,其中 hefA、hefD、hefG 编码外膜因子蛋白,hefB、hefE、hefH 编码膜融合蛋白,hefC、hefF、hefI 编码

质膜主动转运体。基因表达的分析显示,hefABC、hefDEF可在体内及体外表达,而hefGHI只在体内表达。通过敲除相应编码质膜主动转运体hefC、hefF、hefI结构基因及用质子动力解偶联剂氰氯苯腙(carbonyl cyanide m-chlorophenylhydrazone,CCCP)抑制外排泵,初步得出结论认为hefABC-RND系统在 H. pylori 对多种抗生素耐药的内在机制中不起作用。

2004年Apweiler等[20]报道,在Hp26695基因组中共有27个外排泵质膜主动转运体基因,分属于ABC类、MFS类、RND类、MATE类质膜主动转运体,只存在4种TolC同源的编码外膜蛋白基因(Hp0605、Hp0971、Hp1327和Hp1489)。2005年,van Amsterdam等[21]用插入基因突变法,单个敲除一个外膜蛋白基因或同时敲除两个编码外膜蛋白基因(Hp0605、Hp0971),以排除不同外排泵间作用的重叠,来比较野生株Hp1061和外排泵基因突变株对不同抗生素的敏感性差别。发现5种单个外排基因敲除株和野生株Hp1061对氯霉素、琥乙红霉素、庆大霉素、四环素、甲氧苄啶、万古霉素的敏感性相同,而Hp0605突变株比野生株Hp1061对新生霉素、脱氧胆酸更敏感,Hp1489和Hp1184突变株比野生株Hp1061对染料、溴化乙啶敏感性增加,同时敲除两个编码基因(Hp0605、Hp0971)和Hp0605突变株一样对新生霉素、脱氧胆酸更敏感,另外,Hp0605、Hp0971双突变株比野生株Hp1061对甲硝唑敏感性增加(单一突变株和野生株Hp1061 MIC>256μg/ml,而双突变株MIC 8μg/ml)。在比较对甲硝唑敏感性试验时,他们对各组 rdxA 和 frxA 基因进行了分析,以排除 rdxA 和 frxA 基因突变产生的耐药影响。该研究表明外排泵的存在介导了 H. pylori 对甲硝唑耐药,且外排泵在 H. pylori 对抗生素耐药机制中起重要作用。

2005年,Kutschke等[22]利用2倍连续微稀释法测定了野生株ARHp80和它的3种含有RND类编码质膜主动转运体基因(hefC、hefF、hefI)突变株对20种抗生素的最低抑菌浓度(MIC)。发现 hefC 基因突变株和野生株ARHp80的MIC相比,20种抗生素中有9种抗生素MIC降低了8倍以下。而hefF、hefI突变株MIC变化无统计学意义。用质子动力抑制剂CCCP抑制外排泵后,野生株ARHp80中溴化乙啶聚集量和 hefC 基因突变株相比较,发现外排泵抑制后,野生株ARHp80中溴化乙啶聚集量达到了 hefC 基因突变株聚集水平。表明 H. pylori 和其他革兰氏阴性菌一样存在对多药耐药的外排泵,在对抗生素耐药中发挥作用。

鉴于亚洲 H. pylori 菌株在生物学性状与欧美地区 H. pylori 菌株存在诸多不同[23],我们分离了中国临床 H. pylori 菌株,以 H. pylori 的外膜通道蛋白的编码基因 hefA(Hp0605)为研究对象,进行了 H. pylori 临床分离株次抑菌浓度下的氯霉素耐药性诱导试验,建立了 H. pylori 的多药耐药性诱导试验模型。结果显示,经氯霉素诱导后的6株敏感株 H. pylori,在对氯霉素产生耐药的同时,也产生了对结构和作用机制不同的四环素、环丙沙星、甲硝唑、琥乙红霉素、青霉素5种抗生素不同程度的耐药,诱导耐药株对5种抗生素的MIC值比诱导前敏感株增加了4倍以上,提示外排泵的存在[21,24]。本实验中4株菌未诱导出对琥乙红霉素较高浓度的耐药,可能原因为,与其他革兰氏阴性菌不同[25-27],RND类外排系统在 H. pylori 中有着不同的底物特异性。经实时聚合酶链反应对其外排 hefABC 结构基因中编码外膜通道蛋白基因 hefA 的mRNA表达量进行定量,5株敏感野生株和Hp11637中均可检测出不同程度的 hefA mRNA表达,相对表达量为2.635 6±1.724 5;其相对应的氯霉素诱导后多药耐药株中亦可检测出 hefA mRNA的表达,其相对表达量为

5.846 6±2.937 0,显示在多药耐药株中表达量明显高于野生敏感株($P$=0.033)。通过基因敲除 HpLZ1026 的 *hefA* 基因,使 *H. pylori* 中 *hefABC*-RND 外排系统功能失活,显示敲除后 ΔHpLZ1026 对 10 种抗生素中的 4 种敏感性明显增加,进一步证实 *hefA* 基因在 *H. pylori* 多重耐药产生机制中 起重要作用。ΔHpLZ1026 对其他 6 种抗生素敏感性与敲除前相比未显示增加,可能因为 *H. pylori* 中除了 *hefABC* 外排系统,还有其他外排机制的存在[28]。

2014 年,日本的一项针对克拉霉素耐药株 *H. pylori* 全基因组测序,进行多重耐药外排泵基因 单核苷酸变异分析(single nucleotide variants,SNVs)显示,全部 12 株克拉霉素耐药株中都存在 23S rRNA A 到 G 位点突变,而 7 株敏感株中未检测到基因突变。另外,克拉霉素耐药株中外排泵外膜 蛋白 TolC 同源的 4 个基因簇(hp0605-hp0607、hp0971-hp0969、hp1327-hp1329、hp1489-hp1487)存 在特异性基因变异。提示 TolC 同源基因簇变异参与了 *H. pylori* 克拉霉素耐药[29]。另有研究显 示,AcrB 同源的 HefC 在 *H. pylori* 对胆盐和 ceragenin 耐药中起作用[30]。TolC 外排泵(hefA)的过 表达,在 *H. pylori* 获得对甲硝唑耐药初始阶段起重要作用[31]。研究显示,在 *H. pylori* 的几种 RND 类外排泵系统中,HefABC 和抗生素多重耐药相关,HefDEF 属于金属相关外排泵,能够外排钙、镍、 锌等离子并与 *H. pylori* 胃内定植相关。另有研究显示经甲硝唑治疗的临床分离株中 HefA 表达增 加。当把 *H. pylori* 和胆固醇一起培养时,*H. pylori* 表现出了对胆盐及其类似物耐药性,这一耐药 表型和 HefC 外排泵相关。有研究显示,当 hefC 基因错义突变时可引起 *H. pylori* 对阿莫西林高水 平耐药[32]。鉴于 *H. pylori* 存在的胃内高酸环境,而这一环境对 *H. pylori* 多重耐药相关的次级转 运体的影响仍有待进一步研究,就这一点而言,*H. pylori* 中可能存在众多 ABC 类外排泵转运体, 而有研究表明 ABC 类转运体 MsbA 的失活可导致 *H. pylori* 对红霉素、戊二醛敏感性增加,转运体 MsbA 也可和戊二醛抗性蛋白 Ost/Imp 相互协同共同加强疏水性抗生素的转运。另外,在 *H. pylori* 中也鉴定出了多种药物转运体系统(2 个 RND 泵、1 个 MFS 泵、2 个 MATE 泵、4 个 SMR 泵和 1 个 ABC 泵)[4]。

## 三、展望

外排泵在敏感菌株之间不表达或表达量很低,在接触抗生素之后,表达量明显增加,从而对在 一定抗生素浓度下的细菌起到保护作用,为存活下来的细菌进一步获得特异性耐药(如药物靶位突 变)提供机会,产生具有临床意义的多重耐药株。

多重耐药机制纷繁复杂,可以是多种单耐药机制共同作用,也可单纯由主动外排泵作用造成 多重耐药;多重耐药外排泵也可和其他耐药机制如基因位点的突变等机制协同作用,共同提高 *H. pylori* 的耐药性,可能导致高水平耐药株的产生。主动外排机制在 *H. pylori* 多重耐药中的作用 已受到人们的重视,然而目前仍没有应用于临床的针对 MDR 外排泵的有效药物及有效的质子泵 抑制剂出现。为探讨解决该问题的有效措施,对耐药株主动外排泵调控机制进行研究,可以从基因 水平阻遏蛋白的过高表达,有助于提高临床治疗 *H. pylori* 的疗效;针对主动外排泵底物特异性的 研究,可指导临床选用不能外排的药物进行治疗,提高 *H. pylori* 的防治水平并开发具有临床价值的外排泵抑制剂；另外，建立起针对 *H. pylori* 多重耐药的表型及基因型的标准化检测方法，及外排泵广泛底物特异性、外排泵高表达株的快速鉴定方法，或将可以用于指导临床抗生素的应用。

（郑鹏远　刘志强）

## 参 考 文 献

［1］ Blair JM, Webber MA, Baylay AJ, et al. Molecular mechanisms of antibiotic resistance. Nat Rev Microbiol, 2015, 13: 42-51.

［2］ Meredith HR, Srimani JK, Lee AJ, et al. Collective antibiotic tolerance: Mechanisms, dynamics and intervention. Nat Chem Biol, 2015, 11: 182-188.

［3］ McManus MC. Mechanisms of bacterial resistance to antimicrobial agents. Am J Health Syst Pharm, 1997, 54: 1420-1433.

［4］ Li XZ, Id-Orcid, Plesiat P, et al. The challenge of efflux-mediated antibiotic resistance in gram-negative bacteria. Clin Microbiol Rev, 2015, 28: 337-418.

［5］ Li XZ, Nikaido H. Efflux-mediated drug resistance in bacteria. Drugs, 2004, 64: 159-204.

［6］ Sun J, Deng Z, Yan A. Bacterial multidrug efflux pumps: Mechanisms, physiology and pharmacological exploitations. Biochem Biophys Res Commun, 2014, 453: 254-267.

［7］ Zgurskaya HI, Krishnamoorthy G, Tikhonova Eb, et al. Mechanism of antibiotic efflux in gram-negative bacteria. Front Biosci, 2003, 1: s862-s873.

［8］ Poole K. Stress responses as determinants of antimicrobial resistance in pseudomonas aeruginosa: Multidrug efflux and more. Can J Microbiol, 2014, 60: 783-791.

［9］ Opperman TJ, Kwasny Sm, Kim Hs, et al. Characterization of a novel pyranopyridine inhibitor of the acrab efflux pump of escherichia coli. Antimicrob Agents Chemother, 2014, 58: 722-733.

［10］ Nikaido H. Antibiotic resistance caused by gram-negative multidrug efflux pumps. Clin Infect Dis, 1998, 27: S32-S41.

［11］ Camargo MC, Garcia A, Riquelme A, et al. The problem of helicobacter pylori resistance to antibiotics: A systematic review in latin america. Am J Gastroenterol, 2014, 109: 485-495.

［12］ De Francesco V, Giorgio F, Hassan C, et al. Worldwide h. Pylori antibiotic resistance: A systematic review. J Gastrointestin Liver Dis, 2010, 19: 409-414.

［13］ Almeida N, Romaozinho Jm, Donato Mm, et al. Helicobacter pylori antimicrobial resistance rates in the central region of portugal. Clin Microbiol Infect, 2014, 20: 1127-1133.

［14］ Su P, Li Y, Li H, Zhang J, et al. Antibiotic resistance of helicobacter pylori isolated in the southeast coastal region of china. Helicobacter, 2013, 18: 274-279.

［15］ Phan TN, Santona A, Tran VH, et al. High rate of levofloxacin resistance in a background of clarithromycin-and metronidazole-resistant helicobacter pylori in vietnam. Int J Antimicrob Agents, 2015, 45: 244-248.

［16］ Shokrzadeh L, Alebouyeh M, Mirzaei, et al. Prevalence of multiple drug-resistant helicobacter pylori strains among patients with different gastric disorders in iran. Microb Drug Resist, 2015, 21: 105-110.

［17］ An B, Moon Bs, Kim H, et al. Antibiotic resistance in helicobacter pylori strains and its effect on h. Pylori eradication rates in a single center in korea. Ann Lab Med, 2013, 33: 415-419.

［18］ Johnson JM, Church GM. Alignment and structure prediction of divergent protein families: Periplasmic and outer membrane proteins of bacterial efflux pumps. J Mol Biol, 1999, 287: 695-715.

［19］ Bina JE, Alm Ra, Uria-Nickelsen M, et al. Helicobacter pylori uptake and efflux: Basis for intrinsic susceptibility to antibiotics in vitro. Antimicrob Agents Chemother, 2000, 44: 248-254.

[20] Apweiler R, Bairoch A, Wu Ch, et al. Uniprot: The universal protein knowledgebase. Nucleic Acids Res, 2004, 32: D115-D119.

[21] van Amsterdam K, Bart A, van der Ende A. A helicobacter pylori tolc efflux pump confers resistance to metronidazole. Antimicrob Agents Chemother, 2005, 49: 1477-1482.

[22] Kutschke A, de Jonge BL. Compound efflux in helicobacter pylori. Antimicrob Agents Chemother, 2005, 49: 3009-3010.

[23] Monteiro MA, Zheng P, Ho B, et al. Expression of histo-blood group antigens by lipopolysaccharides of helicobacter pylori strains from asian hosts: The propensity to express type 1 blood-group antigens. Glycobiology, 2000, 10: 701-713.

[24] Liu ZQ, Zheng Py, Yang PC. Efflux pump gene hefa of helicobacter pylori plays an important role in multidrug resistance. World J Gastroenterol, 2008, 14: 5217-5222.

[25] Burse A, Weingart H, Ullrich MS. Norm, an erwinia amylovora multidrug efflux pump involved in in vitro competition with other epiphytic bacteria. Appl Environ Microbiol, 2004, 70: 693-703.

[26] Fehlner-Gardiner CC, Valvano MA. Cloning and characterization of the burkholderia vietnamiensis norm gene encoding a multi-drug efflux protein. FEMS Microbiol Lett, 2002, 215: 279-283.

[27] Morita Y, Kodama K, Shiota S, et al. Norm, a putative multidrug efflux protein, of vibrio parahaemolyticus and its homolog in escherichia coli. Antimicrob Agents Chemother, 1998, 42: 1778-1782.

[28] Putman M, van Veen Hw, Konings WN. Molecular properties of bacterial multidrug transporters. Microbiol Mol Biol Rev, 2000, 64: 672-693.

[29] Iwamoto A, Tanahashi T, Okada R, et al. Whole-genome sequencing of clarithromycin resistant helicobacter pylori characterizes unidentified variants of multidrug resistant efflux pump genes. Gut Pathog, 2014, 6: 1757-4749.

[30] Trainor EA, Horton Ke, Savage Pb, et al. Role of the hefc efflux pump in helicobacter pylori cholesterol-dependent resistance to ceragenins and bile salts. Infect Immun, 2011, 79: 88-97.

[31] Tsugawa H, Suzuki H, Muraoka H, et al. Enhanced bacterial efflux system is the first step to the development of metronidazole resistance in helicobacter pylori. Biochem Biophys Res Commun, 2011, 404: 656-660.

[32] Qureshi NN, Gallaher B, Schiller NL. Evolution of amoxicillin resistance of helicobacter pylori in vitro: Characterization of resistance mechanisms. Microb Drug Resist, 2014, 20: 509-516.

# 幽门螺杆菌感染的动物模型

## 一、概述

自 1982 年 Warren 和 Marshall 从人体胃内成功分离出幽门螺杆菌（*H. pylori*）以来，国内外进行了大量的临床和动物实验研究。现已明确，*H. pylori* 与慢性胃炎、消化性溃疡、胃腺癌和黏膜相关淋巴组织（MALT）淋巴瘤密切相关。*H. pylori* 的致病机制非常复杂，动物模型在阐释 *H. pylori* 与宿主间的相互作用过程、筛选抗菌药物以及抗 *H. pylori* 疫苗的研制等方面具有重要意义。

理想的动物模型至少应有以下一些特点中的部分或全部：①方法简便易行；②成本低，造模周期短；③实验观察指标易于观察测量；④具有较高的器官特异性；⑤可重复，实验结果稳定；⑥动物模型的病理类型、镜下表现及组织化学改变等与人相似。

## 二、无菌动物模型

### (一)悉生生物猪

Eaton 等在 1989 年首次建立了 *H. pylori* 感染悉生生物猪的动物模型[1],其发现,无论是口服或皮下注射,加或不加黏膜佐剂,均未能使悉生生物猪获得有效的免疫保护,感染 *H. pylori* 的悉生生物猪均可出现与人感染 *H. pylori* 相类似的症状。

目前已应用该模型进行了以下几个方面的研究:①*H. pylori* 的致病性:如尿素酶、动力、细菌毒素的作用;②*H. pylori* 感染后胃黏膜的免疫;③*H. pylori* 球形变的意义;④抗 *H. pylori* 治疗方案的评价。猪的饮食习惯、胃解剖和生理特点与人相似,且悉生生物猪的 *H. pylori* 感染率可达 100%。但悉生生物猪价格昂贵,饲养难度较大,且允许观察的时间较短,限制了其在 *H. pylori* 研究中的应用。

新近,Krakowka 等[2]报道幼猪体内的一种新的螺杆菌,该菌特性与人 *H. pylori* 相类似,在该螺杆菌感染的情况下辅以高碳水化合物饮食,可使悉生生物猪产生严重的胃、食管溃疡,为建立悉生生物猪的胃溃疡模型提供了新的方法。

### (二)狗

Radin 等[3]给予 7 天大的悉生狗口饲 $3 \times 10^8$CFU/ml 的 *H. pylori*,30 天后发现,实验组 5 只狗胃内均有 *H. pylori* 定植,但定植密度小于人胃。组织学检查胃黏膜可见局灶或弥漫性淋巴细胞浸润和淋巴滤泡形成,并伴有轻至中度中性粒细胞和嗜酸性粒细胞的浸润,并且在胃肠道的其他部位如咽部、食管、十二指肠、直肠等部位中也检出了 *H. pylori*。对照组与实验组一起饲养 7 天后体内亦发现了 *H. pylori* 定植,提示 *H. pylori* 可能通过密切接触传播。

### (三)无菌或免疫缺陷小鼠

无菌或免疫缺陷小鼠较普通小鼠更容易被 *H. pylori* 感染。Karita 等[4]予无菌小鼠和普通小鼠 *H. pylori* 菌悬液灌胃造模发现,*H. pylori* 在普通小鼠胃黏膜内只是暂时定植,而在无菌小鼠胃黏膜内可长期定植,并且 *H. pylori* 在无菌小鼠胃内定植水平明显高于普通小鼠。进一步研究发现,普通小鼠胃内可发现乳杆菌,而无菌小鼠胃内无细菌生长,提示无菌小鼠和普通小鼠对 *H. pylori* 易感性的差别可能与小鼠胃内的微生态环境有关。但无菌小鼠或裸鼠对饲养环境和条件要求高,且不能模拟人体菌群状态或免疫状态,在实验研究中具有一定的局限性,故目前大部分实验仍以普通小鼠或 SPF 小鼠为实验对象。

我国有学者用 SPF 小鼠成功建立了 *H. pylori* 感染的慢性胃炎模型[5]。他们将 60 只 SPF 小鼠随机分为三组,抗生素造模组用抗生素(阿奇霉素、氨苄西林、庆大霉素)灌胃后再予 *H. pylori* 菌悬液灌胃造模,直接造模组直接予 *H. pylori* 菌悬液灌胃造模,生理盐水对照组予生理盐水灌胃对照。小鼠均于灌胃后 8 周处死,结果发现抗生素造模组小鼠胃内 *H. pylori* 感染率为 100%,直接造模组为 60%,生理盐水对照组未检测到 *H. pylori* 定植。此外,抗生素造模组的 *H. pylori* 定植量明显高于普通造模组,且胃黏膜炎症程度高于后组。这一研究表明,用抗生素灌胃可破坏小鼠原籍菌群,促进 H. pylori 的定植,从而缩短胃炎小鼠的造模周期。

## 三、普通动物模型

### (一)猪

虽然 H. pylori 在悉生生物猪胃内定植率高,但由于其价格昂贵且相关实验条件很难控制,故目前难以大范围推广。Poutahidis 等[6]探讨了悉生生物猪模型普通化的可能,其将 6 只 20 天大的普通小猪标准化饲养 9 天后,灌喂 H. pylori,继续观察并予以普通饮食喂养至 50~78 天后,分批处死动物,发现 6 只小猪胃内均有 H. pylori 定植。进一步研究发现,H. pylori 感染的小猪有严重的淋巴细胞性胃炎,并且病理学特征上其与人类胃疾病很大程度上相似,验证了普通小猪也可以应用于 H. pylori 的动物实验。

Koga 等[7]以高毒株 H. pylori 9839 接种不同龄 SPF 小猪,接种前即时管饲含 1% 琼脂和 10% 胎牛血清布氏肉汤以延缓胃排空;3 天后 5 天龄及 2 周龄猪获得感染,H. pylori 计数在 5 天龄猪达 $4.9 \times 10^6$ CFU/g 胃黏膜;6 周后 3 个月龄猪获得感染,持续 22 周以上;组织学检查可见胃小弯局灶性胃炎伴淋巴细胞浸润。该模型中 H. pylori 定植数量及区域取决于所感染动物年龄,适于探讨年龄与 H. pylori 感染的关系及 H. pylori 相关疾病的研究。

### (二)猫

普通猫胃肠道内可有多种螺杆菌定植,可能影响实验结果,故较少用于科研。曾有研究报道[8],对已清除胃肠道螺杆菌的普通猫,新鲜 H. pylori 菌株较易感染其胃黏膜,并产生稳定的急性胃炎模型,表现为多形核细胞浸润及淋巴滤泡形成。

### (三)灵长类动物

灵长类动物与人类生理解剖、饮食结构相似,较长的寿命也有利于进行长期的实验观察,并且可用胃镜观察其胃内情况而不需杀死实验动物,故灵长类动物在研究 H. pylori 的发病机制以及抗 H. pylori 药物的疗效方面是一种较理想的模型。但其来源困难,费用昂贵,需专门饲育设施。常用动物有日本猴和恒河猴。

1. **日本猴** Shuto[9]予以 1 个月大的日本猕猴(Japanese monkey,又名 *Japanese macaques*、*Macaca fuscata*)持续口饲 H. pylori,结果发现在接种后 6 个月出现了慢性活动性胃炎,且胃液氨浓度及血清 IgG 抗体浓度均高于对照组;持续感染 2 年后,胃黏膜糖原染色阳性率明显低于对照组,部分胃腺上皮可出现萎缩。这一模型可用于研究 H. pylori 感染及治疗前后宿主组织学及血清学演变过程。该课题组的另一项研究中,予以感染 H. pylori 的日本猕猴口饲氨苄西林 21 天,有效地清除了 H. pylori 的定植,胃液氨水平及组织分级指数均下降,但血清抗体水平反而增高。Murakami 等[10]在该模型的基础上验证了 H. pylori 感染与 p53 基因突变的关系,结果显示在 H. pylori 感染的日本猕猴中 p53 基因的突变率为 100%,而未感染 H. pylori 的对照组中未发现有 p53 基因的突变。这一结果表明,H. pylori 感染后引起的胃黏膜不典型增生和胃腺癌可能与 p53 基因突变有关。

**2. 恒河猴**（*Macaca mulatta*） Mätz-Rensing 等[11]用人类 *H. pylori*（CagA、VacA 均阳性）给恒河猴口服后发现，*H. pylori* 可使恒河猴发生持续性感染，若持续感染超过 18 个月便可终身定植。*H. pylori* 感染恒河猴后，可黏附于胃黏膜上皮的表面，短期内可使其先出现急性胃炎，随后转变为慢性活动性胃炎并伴有胃窦黏膜萎缩。由于恒河猴 *H. pylori* 自然感染率非常高，最初 *H. pylori* 接种很少成功，因此在定植前给予半个月的氨苄西林干糖浆根除自然感染 *H. pylori* 等方法可提高接种定植率。Solnick 等[12]通过竞争性接种发现 *H. pylori* J66 株适合定植于恒河猴，且 SPF 恒河猴最低有效定植量为 $10^4$CFU/ml。

## （四）蒙古沙鼠

蒙古沙鼠（MG）是目前最稳定的感染 *H. pylori* 致胃癌的动物模型。相对于小鼠，MG 作为 *H. pylori* 感染动物模型的优点在于：①MG 自然发生胃炎的概率较低（约 2%），未见自然感染 *H. pylori*；②组织病理学变化较小鼠明显；③病变与人类最相似，可发生萎缩、溃疡、肠化生、胃癌；④寿命较小鼠长，适合长期观察；⑤胃组织量较小鼠多，适合直接行组织学检查。

1998 年，Watanabe 等[13]单独用 *H. pylori* 感染蒙古沙鼠成功地诱发了胃癌，首次在实验动物上直接证实了 *H. pylori* 与胃癌发生有关。他们用 TN2GF4 菌株（尿素酶、过氧化氢酶、氧化酶及 CagA、VagA 均阳性）接种 5 周龄 SPF 级雄性蒙古沙鼠，6 周后发现所有动物均发生重度急性活动性胃炎，胃黏膜和黏膜下层可见大量中性粒细胞、单核细胞浸润并伴淋巴滤泡聚集；26 周后可见重度慢性活动性胃炎、胃溃疡及胃黏膜肠上皮化生；39~52 周后可见腺体异型增生和囊性扩张，肠化生增加；62 周后 37%（10/27）幽门腺区发生高分化肠型腺癌。2003 年，我国上海市消化疾病研究所学者[14]在国内首次建立了 *H. pylori* 感染蒙古沙鼠的胃癌模型，用动物实验证实了 *H. pylori* 感染是胃癌的致癌原，并首次证实雌性蒙古沙鼠也可发生胃癌。新近，Zaman 等[15]在 *H. pylori* 感染蒙古沙鼠模型上，应用 PCR 等分子生物学技术研究蒙古沙鼠胃内微生态菌群变化，发现某些细菌的定植会竞争性抑制 *H. pylori* 的生长，以乳杆菌较为明显。这也为 *H. pylori* 感染的胃相关疾病特别是胃癌的防治提供了新的思路。

我国有研究[16]通过构建 *H. pylori* 长期感染蒙古沙鼠的动物模型，用蛋白质组学找到 10 个长期感染后上调的差异蛋白，其中 transgelin、ATP 合成酶、乳酸脱氢酶基因在人胃癌和淋巴结组织中表达也上调，证实了 *H. pylori* 可能使某些与肿瘤能量代谢、侵袭、增殖等相关蛋白表达升高，而在胃癌的发生发展中起重要作用。

由于单独用 *H. pylori* 感染不易诱发胃癌或诱发胃癌的周期长，癌变率也较低，故目前国内外多用致癌剂与 *H. pylori* 共同作用建立动物模型。亚硝基化合物是目前公认的胃癌发生的主要原因之一。金哲等[17]予以蒙古沙鼠 *H. pylori* 灌胃建立 MG 长期感染胃腺癌模型，并在此基础上加用 N-甲基 -N'- 硝基 -N- 亚硝基胍（MNNG），结果显示 20 周时 *H. pylori* + MNNG 组 5 只出现胃黏膜腺体萎缩，1 只发生肠上皮化生；40 周时全部（10 只）胃黏膜发生腺体萎缩，7 只出现肠上皮化生，5 只出现异型增生，*H. pylori* + MNNG 组癌前病变发生率高于正常对照组、*H. pylori* 组和 MNNG 组，但由于实验时间较短，未观察到胃癌发生。该实验证实 *H. pylori* 与 MNNG 均可致胃黏膜损伤，且两者存在协同作用。此外，有研究发现经 M- 甲基 -N- 亚硝基脲（MUN）+ *H. pylori* 处理蒙古沙鼠后，

早期根除 *H. pylori* 可减少蒙古沙鼠的胃癌发病率。

*H. pylori* 感染蒙古沙鼠的动物模型为阐明 *H. pylori* 与胃癌的关系提供了有力的证据,但由于其商业来源有限,造模周期较长,加之对其病理生理研究甚少,在一定程度上限制了其应用。

（五）小鼠

小鼠体型小,易繁殖,属系多样,容易饲养繁殖,是目前应用最广泛的 *H. pylori* 感染动物模型。

1. **猫螺杆菌（*H. felis*）小鼠模型**  1990 年 Lee 等[18]以 *H. felis* 移植无菌小鼠,首次成功建立了猫螺杆菌感染小鼠的胃炎模型。*H. felis* 能在正常小鼠的胃黏膜上定居并诱发小鼠慢性活动性胃炎。该模型为筛选有效抗菌药物提供了极大帮助,并以此为基础进行了首次治疗性免疫接种研究。但 *H. felis* 生物学与 *H. pylori* 完全不同,且 *H. felis* 在人工培养基中不易得到单个菌落,不能直接进行菌落计数,故该模型的应用有一定的局限性,不能确切阐释 *H. pylori* 感染的发病机制。然而,Sutton 等[19]发现,猫螺杆菌长期感染 BALB/c 小鼠可引起 MALT 淋巴瘤,它与人类 MALT 淋巴瘤在组织学上的相似性是其他模型难以比拟的。利用此模型,使用 *H. felis* 疫苗接种小鼠预防猫螺杆菌感染,可以阻止小鼠胃黏膜 MALT 的发生。因而该模型对研究人 MALT 淋巴瘤的发病机制及预防具有重要价值。

2. **幽门螺杆菌（*H. pylori*）小鼠模型**  澳大利亚学者 Lee 等[20]从 1 例澳大利亚胃病患者中分离到 1 株 *H. pylori*,该菌易在小鼠等啮齿动物中定植,且在体外连续培养 20 代其表型仍稳定,称之为悉尼株（SS1）。目前,悉尼株已被认为是小鼠接种的首选菌株。悉尼株的基本特征为:①空泡细胞毒素 A（VacA）和细胞毒素相关基因 A（CagA）均阳性;②体外培养 20 代仍保持稳定的定植力;③定植水平因小鼠种系而不同:C57BL/6 最高（$10^6$~$10^7$ CFU/g）,DBA/2、C3H/He、SJL 等则较低,BALB/e 最低;④ SS1 牢固黏附于胃上皮,长期感染 SS1 的动物胃内均出现病理变化,组织学可见慢性活动性胃炎,可发展成肠化,且 C57BL/6 和 BALB/e 小鼠感染 24 周后可出现重度萎缩性胃炎。

目前,已应用 SS1 感染小鼠进行了以下几个方面的研究:① *H. pylori* 的传播途径:Cellini 等[21]利用该模型验证了口 - 口传播途径的存在,但是目前 *H. pylori* 究竟是口 - 口途径,还是粪 - 口途径传播或是两者兼而有之仍有争议;②*H. pylori* 的致病机制:Winter 等[22]认为,VacA 不仅能够影响 *H. pylori* 动力而增强其感染能力,而且在胃黏膜炎症的产生及肠上皮化生中也起了一定的作用;③*H. pylori* 的治疗方法:Zhang 等[23]研究显示,无论在 *H. pylori* 感染的早期（胃炎）还是晚期（胃黏膜非典型增生期）,予以抗 *H. pylori* 治疗,均可明显缓解胃黏膜炎症、萎缩、异型增生,从而减少 *H. pylori* 相关性胃癌的发生;这可能与细胞因子 IP-10 和 MIG 的表达受抑制有关;④*H. pylori* 的预防:Yang 等[24]利用该模型验证了一种新型的多重抗原决定簇疫苗（CTB-UreI-UreB）对 *H. pylori* 的预防作用,该预防作用可能通过调节血清 IgA 抗体和胃黏膜 sIgA 抗体,并产生混合 Th1/Th2/Th17 细胞而起作用。这种含多重抗原决定簇的疫苗或许可作为今后控制 *H. pylori* 感染的一种备选措施。

3. **海尔曼螺杆菌（*Helicobacter heilmannii*,Hh）小鼠模型**  海尔曼螺杆菌是除 *H. pylori* 外,

人胃内发现的第二种致病菌。Nakamura 等[25]以 *Hh* 移植 BALB/c 小鼠,成功建立了 *Hh* 感染小鼠的 MALT 淋巴瘤模型。其予小鼠 *Hh* 候选株灌胃,6 个月后发现绝大部分小鼠胃黏膜基底部均有损伤。光镜下可见壁细胞的破坏及大量 B 淋巴细胞的聚集,且几乎全部 *Hh* 感染的小鼠均出现 MALT 淋巴瘤。MALT 淋巴瘤的出现可能与血管活性因子相关。

## (六) 豚鼠

豚鼠对许多病原微生物都十分敏感,并且其感染后的组织病理学变化及免疫应答反应都与人感染时的情况相类似。豚鼠作为 *H. pylori* 感染的动物模型具备以下优点:①解剖上,豚鼠的胃与人胃非常相似,由柱状上皮完全覆盖,没有无腺体区,并且豚鼠的胃比其他啮齿类动物的胃大许多,便于细菌培养;②生理上,豚鼠与人类及灵长类动物一样,是仅有的需要从每日的饲料中摄取维生素 C 的生物,而维生素 C 在 *H. pylori* 感染相关疾病发病机制中具有重要作用;③免疫学上,豚鼠的胃能分泌 IL-8 同源物,IL-8 是中性粒细胞趋化因子,与中性粒细胞为主的细胞浸润性胃炎密切相关。

*H. pylori* 短期内感染豚鼠可使其产生慢性活动性胃炎及肠上皮化生。Sjunnesson 等[26]以 SS1 持续感染 Hartley 豚鼠,5 个月后发现 5/14 只胃内可见 *H. pylori* 定植,出现了严重的慢性胃窦炎,表现以淋巴细胞、浆细胞为主,并伴有少量中性粒细胞浸润。病灶区胃腺上皮出现变性、坏死、再生,但并未发现萎缩、肠化等癌前病变。此外,他们还发现 *H. pylori* 感染的豚鼠体内细胞因子、胆固醇水平也明显高于对照组,可能与炎症应激反应相关。*H. pylori* 的感染是否会提高体内胆固醇的水平,从而增加心血管疾病的患病风险目前尚有争议。

由于 *H. pylori* 感染的豚鼠模型更接近于人的自然感染状态,因此豚鼠在研究 *H. pylori* 感染后胃炎的发生、发展以及探讨维生素 C 在疾病发展进程中的作用是一种理想的动物模型。但是,豚鼠的高死亡率及其苛刻的饲养条件限制了其在动物实验中的应用。

## (七) 大鼠

1. *H. pylori* **大鼠模型**  一般认为大鼠对 *H. pylori* 不敏感,难以定植。*H. pylori* 在大鼠胃黏膜中群集繁殖力差,只有在大鼠胃黏膜预先存在损伤时,*H. pylori* 才能感染大鼠胃黏膜并引起炎症反应。故很多实验常先造成大鼠胃黏膜损伤,然后再接种 *H. pylori*,但损伤愈合后再给予 *H. pylori* 则感染程度明显降低。Mähler 等[27]研究显示,*H. pylori* 可引起大鼠轻、中度胃窦炎。与人 *H. pylori* 感染后免疫反应以中性粒细胞及淋巴细胞为主不同,大鼠感染 *H. pylori* 表现为淋巴细胞和巨噬细胞浸润、*H. pylori* 特异性抗体 IgG 持续增高。胃黏膜上皮凋亡现象在感染前期明显,在感染后期恢复正常,从而证明大鼠可适应 *H. pylori* 的感染。Wister 大鼠对致癌剂甲硝基亚硝基胍(MNNG)敏感,长期灌胃可诱导出较高比例的胃腺癌,而小鼠对 MNNG 有抗性;瑞巴派特可减少 MNNG 诱导胃腺癌的发生率并能抑制其在大鼠体内的发展[28]。因此,该模型的建立对 *H. pylori* 与慢性胃炎、消化性溃疡,尤其是胃癌关系的研究具有重要的作用。

2. *H. felis* **大鼠模型**  *H. felis* 感染大鼠可引起淋巴细胞性胃炎。*H. felis* 感染率高,病理改变明显,可出现明显的炎症反应和免疫反应。该模型可用于研究胃酸性环境、脲酶等因素对细菌定植的影响。

## 四、自然感染的动物模型

### （一）家养动物

1. **猫** 普通猫胃肠道内可有多种螺杆菌定植,用猫胃内分离的 *H. felis* 菌感染小鼠,已成为螺杆菌研究中较广泛的模型。Sasani 等[29]研究显示,*H. pylori* 可以黏附、定植于猫胃黏膜上皮细胞表面,其病理变化主要有单核细胞浸润、淋巴滤泡形成,也可出现中性粒细胞和嗜酸性粒细胞浸润等。由于 *H. pylori* 易感染猫,故可应用自然感染 *H. pylori* 的猫为模型,探讨长期 *H. pylori* 感染相关疾病的演变及其分子机制。此外,猫在饮食、胃生理免疫系统比啮齿类更接近人类,故此模型更能反映人类疾病,应用于 *H. pylori* 疫苗的研究。

2. **狗** Rossi 等[30]发现,用 *H. pylori*(SPM326,10¹⁰CFU/ml) 接种幼年 Beagle 犬,可使其感染 *H. pylori*。感染后 Beagle 犬可出现呕吐和腹泻等与人 *H. pylori* 急性感染相似的症状,慢性感染则表现为胃黏膜糜烂、淋巴滤泡形成等。病理特点为多形核白细胞浸润和单核细胞聚集,并且能刺激免疫系统产生特异性抗体。目前已应用该模型验证用细胞毒素、空泡细胞毒素或碱性磷酸酶阳性的抗原诱导 Beagle 犬,可很大程度上促使其胃黏膜产生主动免疫,从而增强疫苗对胃黏膜的保护作用。目前,*H. pylori* 感染的 Beagle 犬是 *H. pylori* 致病机制、防治研究可选择的动物模型之一。

### （二）雪貂

雪貂是鼬鼠螺杆菌(*H.mustelae*,Hm)的自然宿主,雪貂 Hm 的感染率非常高,成年雪貂 Hm 的感染率可达 100%。*Hm* 具有与 *H. pylori* 相似的致病因子如尿素酶、鞭毛等,并且二者与胃上皮细胞有相似的亲和性。此外,*Hm* 与 *H. pylori* 都分别表达与各自自然宿主相同的人血型抗原,这种分子结构的相似性是自身免疫反应的基础。因此,*Hm* 与 *H. pylori* 感染宿主后可能通过相似的机制而致病,这也使得 *Hm* 感染的雪貂模型成为研究 *H. pylori* 相关特性较理想的动物模型[31]。

Fox 等[32]发现,雪貂感染 *Hm* 后可引起胃炎和胃黏膜萎缩。*Hm* 引起雪貂的胃炎与 *H. pylori* 感染引起的人的胃炎相似,但缺乏多形核细胞浸润等活动性炎性改变。

雪貂模型常用于进行药物治疗和免疫治疗的疗效研究。水杨酸铋剂三联疗法(水杨酸铋剂、甲硝唑、阿莫西林)可根除 *Hm*,从而减轻胃黏膜炎症,但并不能使雪貂产生主动免疫,根除后的雪貂 *Hm* 再感染率为 100%[33]。Cuenca 等[34]采用 *H. pylori* 尿素酶和霍乱毒素佐剂制成口服疫苗,对感染 *Hm* 的雪貂进行长期免疫治疗,6 周后 30%(7/23)动物 Hm 感染根除,胃部炎症明显减轻。但是霍乱毒素在雪貂模型的佐剂效应尚不清楚,目前还没有进一步确定其最佳剂量。该研究预示了治疗性免疫在治疗人类 *H. pylori* 感染的前景。*Hm* 还可导致雪貂出现胃癌前病变甚至胃腺瘤[35]。雪貂对诱导剂 MNNG 敏感,单独予以雪貂口饲 MNNG 即可成功诱导其产生胃腺瘤。故使雪貂成为研究 *H. pylori* 致癌机制、药物治疗与筛选、疗效评价和免疫治疗效果有价值的模型。

### （三）灵长类动物

1. **恒河猴**(*Macaca mulatta*) 恒河猴是可以自然感染 *H. pylori* 的灵长类动物。Kienesberger

等[36]通过检查89只恒河猴血清及胃黏膜组织发现,*H. pylori* 血清抗体阳性率为62%,CagA 阳性率为52%,并且二者阳性率均随恒河猴年龄的增大而增加。

此外,恒河猴还是人胃螺杆菌样微生物(gastric helicobacter-like organism,GHLOs)的宿主。Dubois 等[37]发现,*H. pylori* 阳性的恒河猴胃黏膜炎症程度明显重于 *H. pylori* 阴性或仅 GHLOs 阳性者。应用三联方案对6只 *H. pylori* 阳性恒河猴进行治疗,其中4只 *H. pylori* 转阴,并且伴有胃炎减轻,血清 IgG 抗体水平下降。未经治疗的恒河猴感染情况,胃炎程度及血清抗体水平均无改变。

恒河猴来源稀少,价格昂贵,并且在自然状态下也可感染海尔曼螺杆菌等其他螺杆菌,故在实验前需将已经感染了螺杆菌的动物治愈后再进行实验。

2. 平顶猴(*Macaca nemestrina*) Bronsdon 等[38]从平顶猴胃内分离出了一种新的螺杆菌,并将其命名为平顶猴杆菌(*Helicobacter nemestrinae*),该细菌与 *H. pylori* 同为革兰氏阴性微需氧杆菌,且尿素酶试验阳性,但其菌落直径略小,生长缓慢,菌落无色素,并且其 DNA 杂交显示与 *H. pylori* 的同源性仅为10%。目前平顶猴的致病性及治疗方法尚不明确,仍待进一步研究。

## 五、转基因和基因敲除的动物模型

最近,研究者们开始用转基因和基因敲除小鼠研究 *H. pylori* 的有关问题,为 *H. pylori* 感染模型的研究提供了新的思路。

Huang 等[39]予以 IL-1 受体基因敲除小鼠持续口饲 *H. pylori* 16、24、32 周,结果发现对照组较基因敲除组小鼠有较高的胃炎评分。进一步研究发现,IL-1 受体拮抗剂与抗菌药物一样,在根除 *H. pylori* 中有一定的作用,从而表明 IL-1 在胃炎中有着非常关键的作用。我国有学者[40]利用 CagA 转基因小鼠模型等发现,东亚型和西方型 CagA 蛋白均可引起转基因小鼠的胃部出现明显的炎症、息肉样增生、腺瘤样增生及肠化生等病变,且东亚型 CagA 蛋白的致病作用要强于西方型;用 Ki-67 抗体进行免疫组织化学染色分析,发现部分小鼠胃黏膜腺颈部、胃小凹、胃底腺出现了细胞核深染、细胞增殖旺盛的现象。

## 六、展望

动物模型的建立为 *H. pylori* 致病机制和治疗研究提供了重要的工具,具有重要的应用价值。然而,由于螺杆菌菌种不同,动物种类不同,以及其免疫反应性与人类存在差异,因此 *H. pylori* 相关疾病的动物模型与人类 *H. pylori* 感染尚存在一定差距,在致病机制、疗效观察和疫苗效果评价等方面也可能出现不一致性。因此,在利用动物模型研究时,务必根据自身研究目的、内容等来选择螺杆菌及动物,充分考虑模型的优、缺点,加以分析和选择,才能达到研究目的。

（徐灿霞　张淋芳）

# 参 考 文 献

［1］ Eaton KA, Morgan DR, Krakowka S. Campylobacter pylori virulence factors in gnotobiotic piglets. Infect Immun, 1989, 57 (4): 1119-1125.

［2］ Krakowka S, Ellis J. Reproduction of severe gastroesophageal ulcers (GEU) in gnotobiotic swine infected with porcine Helicobacter pylori-like bacteria. Vet Pathol, 2006, 43 (6): 956-962.

［3］ Radin MJ, Eaton KA, Krakowka S, et al. Helicobacter pylori gastric infection in gnotobiotic beagle dogs. Infect Immun, 1990, 58 (8): 2606-2612.

［4］ Karita M1, Li Q, Cantero D, et al. Establishment of a small animal model for human Helicobacter pylori infection using germ-free mouse. Am J Gastroenterol, 1994, 89 (2): 208-213.

［5］ 刘翔, 卢放根. SPF 级 BALB/c 小鼠感染幽门螺杆菌的造模方法研究. 临床和实验医学杂志, 2007, 6 (7): 3-5.

［6］ Poutahidis T, Tsangaris T, Kanakoudis G, et al. Helicobacter pylori-induced gastritis in experimentally infected conventional piglets. Vet Pathol, 2001, 38 (6): 667-678.

［7］ Koga T, Shimada Y, Sato K, T et al. Experimental Helicobacter pylori gastric infection in miniature pigs. J Med Microbiol, 2002, 51 (3): 238-246.

［8］ Fox JG, Batchelder M, Marini R, et al. Helicobacter pylori-induced gastritis in the domestic cat. Infect Immun, 1995, 63 (7): 2674-2681.

［9］ Shuto R, Fujioka T, Kodama R, et al. Experimental study in Japanese monkeys with Helicobacter pylori infection. Nihon Rinsho, 1993, 51 (12): 3132-317.

［10］ Murakami K, Fujioka T, Kodama M, et al. Analysis of p53 mutations and Helicobacter pylori infection in human and animal models. J Gastroenterol, 2002, 37 Suppl 13: 1-5.

［11］ Mätz-Rensing K, Kunz E, Kraft C, et al. Experimental Helicobacter pylori infection of rhesus macaques (Macaca mulatta). Int J Med Microbiol, 2001, 291 (1): 33-43.

［12］ Solnick JV, Hansen LM, Canfield DR, et al. Determination of the infectious dose of Helicobacter pylori during primary and secondary infection in rhesus monkeys (Macaca mulatta). Infect Immun, 2001, 69 (11): 6887-6892.

［13］ Watanabe T, Tada M, Nagai H, et al. Helicobacter pylori infection induces gastric cancer in Mongolian gerbils. Gastroenterology, 1998, 115 (3): 642-648.

［14］ 郑青, 陈晓宇, 施尧, 等. 幽门螺杆菌长期感染蒙古沙土鼠建立胃癌模型的研究. 中华消化杂志, 2003, 02: 24-28.

［15］ Zaman C, Osaki T, Hanawa T, et al. Analysis of the microbial ecology between Helicobacter pylori and the gastric microbiota of Mongolian gerbils. J Med Microbiol, 2014, 63 (Pt 1): 129-137.

［16］ Zhao Y, Xie Y, Chen X, et al. Establishment of Mongolian gerbil model of gastric cancer induced by Helicobacter pylori infection and its proteomics analysis. Zhonghua Bing Li Xue Za Zhi, 2014, 43 (12): 820-826.

［17］ 金哲, 胡伏莲, 魏红, 等. 幽门螺杆菌长期感染蒙古沙土鼠腺胃模型的建立与评价. 中华医学杂志, 2008, 88 (22): 1518-1522.

［18］ Lee A, Fox JG, Otto G, et al. A small animal model of human Helicobacter pylori active chronic gastritis. Gastroenterology, 1990, 99 (5): 1315-1323.

［19］ Sutton P1, O'Rourke J, Wilson J, et al. Immunisation against Helicobacter felis infection protects against the development of gastric MALT Lymphoma. Vaccine, 2004, 22 (20): 2541-2546.

［20］ Lee A, O'Rourke J, De Ungria MC, et al. A standardized mouse model of Helicobacter pylori infection: introducing the Sydney strain. Gastroenterology, 1997, 112 (4): 1386-1397.

［21］ Cellini L, Marzio L, Ferrero G, et al. Transmission of Helicobacter pylori in an animal model. Dig Dis Sci, 2001, 46 (1): 62-68.

［22］ Winter JA, Letley DP, Cook KW, et al. A role for the vacuolating cytotoxin, VacA, in colonization and Helicobacter pylori-induced metaplasia in the stomach. J Infect Dis, 2014, 210 (6): 954-963.

［23］ Zhang S, Lee DS, Morrissey R, et al. Early or late antibiotic intervention prevents Helicobacter pylori-induced gastric cancer in a mouse model. Cancer Lett, 2014, 355 (1): 106-112.

［24］ Yang J, Dai LX, Pan X, et al. Protection against Helicobacter pylori infection in BALB/c mice by oral administration of multi-epitope vaccine of CTB-UreI-UreB. Pathog Dis, 2015, 73 (5): ftv026.

［25］ Nakamura M, Murayama SY, Serizawa H, et al. "Candidatus Helicobacter heilmannii" from a cynomolgus monkey induces gastric mucosa-associated lymphoid tissue lymphomas in C57BL/6 mice. Infect Immun, 2007, 75 (3): 1214-1222.

［26］ Sjunnesson H, Sturegard E, Hynes S, et al. Five month persistence of Helicobacter pylori infection in guinea pigs. APMIS, 2003, 111 (6): 634-642.

［27］ Mähler M, Heidtmann W, Niewiesk S, et al. Experimental Helicobacter pylori infection induces antral-predominant, chronic active gastritis in hispid cotton rats (Sigmodon hispidus). Helicobacter, 2005, 10 (4): 332-344.

［28］ Tsukamoto H, Mizoshita T, Katano T, et al. Preventive effect of rebamipide on N-methyl-N'-nitro-N-nitrosoguanidine-induced gastric carcinogenesis in rats. Exp Toxicol Pathol, 2015, 67 (3): 271-277.

［29］ Sasani F, Javanbakht J, Kabir FR, et al. Evaluation of Gastric Lesions Based on Helicobacter pylori and Helicobacter-Like Organisms (HLOs) in Cats; A Histopathological and Bacteriological Study. Jundishapur J Microbiol, 2014, 7 (6): e9129.

［30］ Rossi G, Ruggiero P, Peppoloni S, et al. Therapeutic vaccination against Helicobacter pylori in the beagle dog experimental model: safety, immunogenicity, and efficacy. Infect Immun, 2004, 72 (6): 3252-3259.

［31］ 郑鹏远, 唐芙爱, 段芳龄. 幽门螺杆菌和雪貂螺杆菌表达人类血型抗原. 中华消化杂志, 1999, 2: 12-13.

［32］ Fox JG, Correa P, Taylor NS, et al. Helicobacter mustelae-associated gastritis in ferrets. An animal model of Helicobacter pylori gastritis in humans. Gastroenterology, 1990, 99 (2): 352-361.

［33］ Czinn SJ, Bierman JC, Diters RW, et al. Characterization and therapy for experimental infection by Helicobacter mustelae in ferrets. Helicobacter, 1996, 1 (1): 43-51.

［34］ Cuenca R, Blanchard TG, Czinn SJ, et al. Therapeutic immunization against Helicobacter mustelae in naturally infected ferrets. Gastroenterology, 1996, 110 (6): 1770-1775.

［35］ Fox JG, Wishnok JS, Murphy JC, et al. MNNG-induced gastric carcinoma in ferrets infected with Helicobacter mustelae. Carcinogenesis, 1993, 14 (9): 1957-1961.

［36］ Kienesberger S, Perez-Perez GI, Rivera-Correa JL, et al. Serologic host response to Helicobacter pylori and Campylobacter jejuni in socially housed Rhesus macaques (Macaca mulatta). Gut Pathog, 2012, 4 (1): 9.

［37］ Dubois A, Fiala N, Heman-Ackah LM, et al. Natural gastric infection with Helicobacter pylori in monkeys: a model for spiral bacteria infection in humans. Gastroenterology, 1994, 106 (6): 1405-1417.

［38］ Bronsdon MA, Goodwin CS, Sly LI, et al. Helicobacter nemestrinae sp. nov., a spiral bacterium found in the stomach of a pigtailed macaque (Macaca nemestrina). Int J Syst Bacteriol, 1991, 41 (1): 148-153.

［39］ Huang FY, Chan AO, Lo RC, et al. Characterization of interleukin-1β in Helicobacter pylori-induced gastric inflammation and DNA methylation in interleukin-1 receptor type 1 knockout (IL-1R1 (-/-)) mice. Eur J Cancer, 2013, 49 (12): 2760-2770.

［40］ 管张燕. CagA 转基因小鼠模型的建立及致病机制的初步研究. 北京: 中国人民解放军军事医学科学院, 2011.

# 人类海尔曼螺杆菌感染

1982 年幽门螺杆菌（*H. pylori*）的分离成功，使人们对上消化道疾病的病因与发病机制有了新的认识，不仅为胃肠微生态学研究开辟了一个新的领域，还对胃肠病学和微生物学界产生了深远的影响。然而 *H. pylori* 并不是人胃内唯一的螺杆菌。1987 年，英国学者 Dent[1]在 1 300 例胃镜受检者中发现 3 例与 *H. pylori* 明显不同的螺旋形细菌，并认为该菌可能是与胃炎相关的另一病原菌。1989 年，与 Dent 同一研究小组的 McNulty[2]根据形态学特点及国际命名法规则将其命名为人胃螺旋菌（*Gastrospirillum hominis*，*Gh*），归入胃螺旋菌属。1993 年，Solnick[3]通过 16S rRNA 基因序列分析证实 *Gh* 与 *H. pylori* 一样，也是螺杆菌属的成员。后来为纪念当时报道该菌感染例数最多的已故德国病理学家 Heilmann（共检出 39 例）而更名为海尔曼螺杆菌（*Helicobacter heilmannii*，*Hh*）。*Hh* 是除 *H. pylori* 外最常见的定植于人类胃黏膜的螺杆菌。

## 一、分类与命名

通过 16S rRNA 基因序列分析可将 *Hh* 分为两型[4]：其中感染人类的大部分为 1 型（约占 78.5%），为单独的菌种，与猪胃黏膜中分离得到的猪螺杆菌（*Helicobacter suis*，*H.suis*）有高度的同源性，可视为同一菌种[5]；2 型代表了定植于猫与犬胃内的一组细菌，包括 *H. felis*、*H.bizzozeronii*、*H.salomonis*、*H.cynogastricus*、*H.baculiformis* 和 *H.heilmannii sp.nov.*，2 型曾根据其尿素酶的基因序列被暂时命名为 *Candidatus H.heilmannii*[5,6]。为避免命名法的混淆，2011 年建议采用"广义海尔曼螺杆菌"（*Helicobacter heilmanni sensu lato*，*H.heilmanni* s.l.）来指代通过组织病理学、电镜或其他大致分类法在人或动物胃内检出的 *NHPHs*；而如能在物种水平进行明确的鉴定，则采用"狭义海尔曼螺杆菌"（*Helicobacter heilmannii sensu stricto*，*H.heilmanni* s.s.）或具体种类名称来命名[7]。

## 二、流行病学

1. **Hh 感染率**  在家养与野生动物的胃内已经发现了 11 种不同的 Hh[8]，其中有 5 种已经在人胃中被检测到，它们是 H.suis、H.felis（猫螺杆菌）、H.bizzozeronii（毕氏螺杆菌）、H.salomonis（所罗门螺杆菌）以及 H.heilmannii s.s.。其感染率远低于 H.pylori，在西方国家及日本的成人及儿童中，Hh 的内镜检出率一般低于 1%[9-12]，而以前文献报道在中国及泰国其感染率分别达到 2% 与 6%。我国南方为高感染地区，广东省的检出率为 1.78%~7.32%[13]，且农村感染率高于城市，说明 Hh 感染可能与社会经济状况、卫生习惯及接触动物的机会有关。既往由于分类法的问题以及 Hh 在体外培养较困难，关于其亚类各自感染率的报道并不多。在组织学鉴定为 Hh 感染的胃活检标本中，通过 PCR 检测发现 H.suis 是人胃中最常见的 Hh，约占 14%~37%，而 H.salomonis、H.felis、H.heilmannii s.s. 和 H.bizzozzeronni 分别占 21%、15%、8% 和 4%[14,15]。在同一活检标本中可检测到两种或两种以上 Hh 亚类的感染以及 Hh 与 H.pylori 的混合感染[16,17]。2014 年一篇来自北京的研究报道也发现，在感染 H.pylori 的 1 499 名胃疾病患者中，Hh 的检出率为 11.87%，其中 H.suis、H.felis、H.bizzozzeronni、H.heilmannii s.s. 和 H.salomonis 的检出率分别为 6.94%、2.20%、0.13%、0.07% 和 2.54%。所有感染 Hh 的患者均合并 H.pylori 的感染，其中部分患者也存在两种或两种以上 Hh 亚类的感染[18]。

2. **Hh 传染源与传播途径**  Hh 有着广泛的动物宿主。目前在猪、犬、猫、鼠、雪貂及包括人类的灵长类动物胃内均检测出 Hh[8]。此外，有报道发现 Hh 还存在于犬和猫的口腔，而近来在犬的唾液中检测出了 H.bizzozzeronn 和 H.salomonis[19-21]。感染者多与家畜与宠物，如猪、犬、猫等，有密切接触史，这些动物作为 Hh 传播的贮存库，人类与其直接接触是导致感染 Hh 的危险因素[22-24]。有研究表明 H.suis 在生猪肉中可持续存活 48h 以上，而在水中可存活 4 天以上，因此接触被污染的生猪肉及水源传播可能也是 H.suis 的感染途径[25]。

## 三、微生物学

1. **Hh 形态**  作为一组细菌，Hh 在形态学上非常相似，菌体长约 4~10μm，为 H.pylori 的 2~4 倍，直径约为 H.pylori 的 1.5~2 倍，有 4~6 个致密螺旋，呈螺丝锥样形态，可见双极鞭毛。电镜下无轴丝和胞周纤维（H.felis 除外）[26,27]。

2. **生化及免疫学**  Hh 为革兰氏阴性细菌，微需氧，过氧化氢酶阳性，尿素酶试验可呈阳性，但活性不如 H.pylori 强。与抗 H.pylori 抗体亦呈交叉阳性反应，因此尿素酶与血清学相关检查及免疫染色不能完全区分 Hh 与 H.pylori 感染。

3. **Hh 培养**  该菌生长环境特殊，营养要求高。在添加 20% 胎牛血清或 10% 去纤维马血的 BHI 琼脂、布氏琼脂和 Mueller-Hinton 琼脂生长。在微需氧条件生长，在 5%CO₂ 条件下不生长。厌氧条件生长缓慢，37℃生长良好，25℃和 42℃不生长。在 1.5% 氯化钠、1% 氨基乙酸、1% 牛胆汁或 5μg/ml 甲硝达唑培养基中不生长。2008 年 Baele 等[27]首次成功地从猪胃炎和胃食管部溃疡部位分离了 3 个菌株(HS1、HS2 和 HS3)猪螺杆菌(*H.suis*),但后来部分实验室在相同条件下重复培养均告失败。目前只有少数实验室成功地从猫、犬或猪的胃黏膜中分离出 *Hh*[26,27];而从人的胃黏膜中只分离出 *H.bizzozzeronn* 和 *H. felis*[22,28,29]。因此 *Hh* 在体外分离培养非常困难。

## 四、致病性

1. ***Hh* 定居特征**　*Hh* 主要定植于胃窦部,也可见于胃底;多位于黏液层、上皮细胞表面和胃小凹深部,呈灶状分布。*Hh* 还可侵入腺腔和黏膜深层甚至壁细胞内。电镜下可见 *Hh* 与表层黏液细胞膜紧密接触,可能与细胞膜的变性以及微绒毛的部分破坏有关[30,31]。

2. **致病性**　目前越来越多的文献报道 *Hh* 感染与胃炎、消化性溃疡、胃黏膜相关淋巴组织(MALT)淋巴瘤甚至胃癌的发生存在相关性,故其临床意义值得重视。

(1)*Hh* 感染与胃炎:主要导致慢性非萎缩性胃炎,常见于胃窦部,可表现为结节状胃炎(nodular gastritis)[32]。病理学特点以淋巴细胞、浆细胞浸润为主,偶见局灶性中性粒细胞浸润,因此炎症程度尤其是活动性炎症以及再生上皮取代胃小凹、黏液耗竭等明显轻于 *H. pylori* 感染者。同时,黏膜萎缩和肠上皮化生也少见[30,31]。

(2)*Hh* 感染与消化性溃疡:*Hh* 感染患者发生消化性溃疡的病例较少见,可能和中性粒细胞的浸润与上皮细胞损伤较轻有关。相关研究发现,*H.suis* 感染的猪胃食管区可见不全角化、糜烂或慢性溃疡,说明 *H.suis* 感染与猪胃食管部溃疡有显著的相关性[27]。在感染 *H. pylori* 的 369 名消化性溃疡患者中,*Hh* 的检出率为 13.3%[18],而相关病例报道发现,*Hh* 感染也是消化性溃疡的病因之一,根除 *Hh* 后溃疡可被治愈[33]。

(3)*Hh* 感染与胃癌:众所周知,*H. pylori* 已被列为 Ⅰ 类致癌物,其导致的萎缩性胃炎是最为常见的胃癌癌前病变。而 Morgner 等[34]通过动物实验证实,长期 *Hh* 感染后大多数(88%)小鼠的胃黏膜出现萎缩改变,因此认为 *Hh* 相关性胃炎最终会变成萎缩性胃炎并有可能发展成胃癌,说明 *Hh* 对于胃癌的发生亦是一个不可忽视的因素。迄今为止,国外文献仅有个别报道胃癌患者中有 *Hh* 感染而无 *H. pylori* 感染[35],这是一种伴随现象还是存在因果关系,目前还不清楚。国内学者周志韶等[36]曾报道粤东潮汕地区 41 例 *Hh* 感染者中伴发胃癌者 6 例(15%),其中与 *H. pylori* 混合感染者 1 例。而 2013 年张贺军等[37]报道在 46 例 *Hh* 相关性胃炎中,胃黏膜萎缩、肠上皮化生、上皮内瘤变的检出率及病变程度与 *H. pylori* 相关性胃炎组(18 326 例)相比均无显著性差异,并发现印戒细胞癌 1 例,提示 *Hh* 在胃癌发生发展过程中可能发挥与 *H. pylori* 相似的作用。

(4)*Hh* 与胃 MALT 淋巴瘤:正常情况下,胃黏膜一般没有或仅有少量淋巴细胞,*H. pylori* 感染后胃黏膜中可出现淋巴细胞浸润、淋巴滤泡形成,即获得性的黏膜相关淋巴组织(MALT)增生,为淋巴瘤的发生提供了活跃的组织学背景,在慢性炎症的长期刺激下可发生淋巴细胞的克隆生长,形成以 B 淋巴细胞为主的 MALT 淋巴瘤。目前 *H. pylori* 感染在这一模式中的始动作用已被许多学者所接受,抗 *H. pylori* 治疗可使大多数早期 MALT 淋巴瘤患者病变消退,达到组织学上的完全缓解。而近年来,关于 *Hh* 相关性胃 MALT 淋巴瘤的报道逐渐增多。Stolte 等[38]发现 *Hh* 感染者中胃 MALT 淋巴瘤的检出比

例高于 *H. pylori* 感染者(1.47% vs 0.66%),提示 *Hh* 与胃 MALT 淋巴瘤的流行病学相关性较 *H. pylori* 更为紧密。在临床研究方面,Morgner[39]与 Okiyama[11]等分别确诊了 5 例与 4 例胃 MALT 淋巴瘤,均无 *H. pylori* 而存在 *Hh* 感染。其胃黏膜炎症程度较轻,镜下黏膜皱襞粗大呈结节状,组织学上可见单核细胞密集浸润以及 MALT 淋巴瘤的特征性改变,即中心样细胞与淋巴上皮病变。根除 *Hh* 7 个月后可见内镜及组织学改变消退,达到完全缓解,随访 2 年未见复发。在动物实验研究方面,用 *Hh* 阳性的胃活检组织匀浆液给小鼠灌胃以及用纯化的 *H.felis* 与 *H.suis* 菌株分别感染 BALB/c 小鼠与蒙古沙鼠后,均可诱导胃 MALT 淋巴瘤形成[40-43];Nakamura 等[44]报道了小鼠感染 *H.suis* 3 个月后胃 MALT 淋巴瘤的发生率为 50%,而 6 个月后为 100%,说明 *Hh* 感染较 *H. pylori* 的感染更容易导致胃 MALT 淋巴瘤的发生。

**3. 致病机制** 由于 *Hh* 较低的感染率以及在体外难以稳定培养,关于其致病机制的研究多来自动物模型。*H.suis* 感染蒙古沙鼠后主要定植于胃窦,而感染 BALB/c 小鼠与 C57BL/6 小鼠后可定植于全胃,并导致壁细胞坏死、上皮细胞过度增殖[43]。体外实验表明,*H.suis* 的毒力因子 $\gamma$-谷氨酰转肽酶(GGT)可导致胃上皮细胞凋亡、坏死,并抑制 T 淋巴细胞增殖;而该菌的外膜小泡被认为是 GGT 进入黏膜深层淋巴细胞的一种可能的传递途径[45]。

近年来许多研究表明 *Hh* 感染与胃 MALT 淋巴瘤的关系最为密切,因此 *Hh* 感染后 MALT 形成机制的研究日益受到重视。相关文献报道,来源于猪胃黏膜的 *H.suis* 可稳定定植于 C57BL/6 小鼠胃内,通过激活 B 细胞与辅助性 T($CD4^+$ T)细胞,引起获得性免疫反应进而诱导胃 MALT 形成[46]。该过程并不依赖于肠道派尔集合淋巴结[47],这不同于 *H. pylori* 感染时派尔集合淋巴结中的树突状细胞捕获球形变的 *H. pylori* 后,激活 $CD4^+$ T 迁移至胃黏膜诱导胃炎发生的机制[48]。另外,小鼠感染 *H.suis* 3 个月后,胃黏膜炎症程度很轻,未见萎缩和肠上皮化生,主要表现为胃淋巴滤泡形成;同时促炎因子干扰素(interferon,IFN)-$\gamma$ 和 B 细胞趋化因子 CXCL13 的表达明显增高[47],二者在 *H.suis* 感染后胃淋巴滤泡的形成过程中发挥重要作用,表现为腹腔注射抗 CXCL13 抗体可明显抑制胃 MALT 的形成[49];IFN-$\gamma$ 基因缺陷小鼠感染 *H.suis* 6 个月后未见胃淋巴滤泡形成,而给予来源于野生型小鼠的 B 细胞过继转移后,IFN-$\gamma$ 的表达与胃淋巴滤泡重新出现,说明 *H.suis* 感染后胃 MALT 的形成依赖于 B 细胞分泌的 IFN-$\gamma$[50,51],这与 *H. pylori* 相关性胃炎的发生依赖于 $CD4^+$ T 分泌的 IFN-$\gamma$ 的机制[52]也不尽相同。

此外,动物实验研究表明,在 *Hh* 诱发的低度恶性胃 MALT 淋巴瘤周围,微血管网增多,血管内皮生长因子(VEGF)-A、环氧合酶(COX)-2 等因子的表达显著增强,VEGF-C 抗体可抑制肿瘤的生长,表明微循环网络与 *Hh* 感染导致的胃 MALT 淋巴瘤的形成与扩大有关[53,54]。随着少数 *Hh* 菌株的分离成功,对其基因组序列检测结果表明 *Hh* 部分毒力因子与 *H. pylori* 相同,如尿素酶基因组、中性粒细胞活化蛋白 NapA、$\gamma$-谷氨酰转肽酶(GGT)及 comB 分泌系统等,但缺少 Cag 致病岛中的大部分基因(包括 *CagA* 基因)[55-58],这在一定程度上可以解释 *Hh* 感染与 *H. pylori* 感染致病性的差别。

## 五、诊断与治疗

**1. *Hh* 的诊断** *Hh* 感染者可以无症状或与 *H. pylori* 感染者症状类似,表现为上腹痛、恶心、呕吐、胃灼热、消化不良等。胃镜下表现也不具有特异性，可以为红斑渗出、糜烂、溃疡及胃窦部颗粒状改变[9,11,30,33]。因其体外培养较困难，目前诊断主要依靠胃镜活检组织学检测。理论上 Hh 较 H. pylori 更易观察，高倍镜下容易发现，但由于数量常较少且分散，如果病理医师对 Hh 认识不足，易于漏诊；此外，仅凭 Hh 各亚类之间或 Hh 与 H. pylori 之间的形态学差异有时并不能进行准确的区分鉴定[8]。涂片法行革兰氏染色简单易行，但易漏检；组织切片染色（如 Warthin-Starry 银染或 Giemsa 染色）更准确，特异性高，但操作稍复杂且尚无特异性的抗体用于 Hh 的免疫染色检测[59]。由于 Hh 尿素酶产量与活性低，且与 H. pylori 在血清学上有交叉反应，因此尿素酶及血清学相关检查在该菌诊断中的价值有限[33]。目前认为通过 PCR 法进行特异性靶向基因的测序（如 UreA、UreB、hsp60、gyrB、16S rRNA、23S rRNA 等）是最准确可行的检测方法[27,60-63]。

**2. Hh 的治疗**　目前针对 Hh 的治疗均采用与抗 H. pylori 治疗类似的方案[8]。近年来文献报道，感染 Hh 的慢性胃炎、消化性溃疡及胃 MALT 淋巴瘤患者采用常规的 H. pylori 根除方案（如 PPI+克拉霉素 + 阿莫西林 1~2 周）大多能较好地清除 Hh，且治疗后症状消失，活动性炎症减轻，达到了内镜与组织学上的完全缓解，长期随访未见复发[32,33,39,40,64]。但仍有少数患者一次治疗后不能完全根除，且某些 Hh 菌株对抗生素的敏感性也不尽相同；Hh 清除后与动物接触可能导致再感染[65-67]。

## 六、展望

尽管 Hh 在人类感染率较低，却有着广泛的动物宿主，能自然定植于人和诸多动物胃内并具有致病性。作为一类人兽共患病病原菌，其感染与慢性胃炎、消化性溃疡，尤其是胃 MALT 淋巴瘤等疾病的发生存在相关性，应引起消化科医师与病理科医师的重视。此外，研究 Hh 的意义不仅在于它本身具有致病性，而且是促进 H. pylori 及其他螺杆菌研究的重要手段。由于 H. pylori 长期感染小动物模型的构建一直有其局限性，如 H. pylori 较难长期稳定定植于小鼠胃内，诱导胃黏膜癌变或胃 MALT 淋巴瘤的形成耗时较长、成功率较低等，极大地阻碍了其致病机制、治疗效果和疫苗的研究工作。随着 Hh 基因组序列研究的进展以及体外培养成功菌株的增加，Hh 可作为 H. pylori 研究的替代工具，用于阐明螺杆菌与特异宿主之间的相互作用关系，从而为研究胃 MALT 淋巴瘤等疾病的发病机制提供一个重要途径。

（杨　林　田字彬）

## 参 考 文 献

［1］Dent JC, McNulty CA, Uff JC, et al. Spiral organisms in the gastric antrum. Lancet, 1987, 2: 96.

［2］McNulty CA, Dent JC, Curry A, et al. New spiral bacterium in gastric mucosa. J Clin Pathol, 1989, 42: 585-591.

［3］Solnick JV, O'Rourke J, Lee A, et al. An uncultured gastric spiral organism is a newly identified Helicobacter in humans. J Infect Dis, 1993, 168: 379-385.

［4］O'Rourke J, Solnick JV, Lee A, et al. Helicobacter heilmannii (previously Gastrospirillum), a new species of Helicobacter in humans and animals. Ir J Med Sci, 1992, 161: 31.

［5］De Groote D, van Doorn LJ, Ducatelle R, et al. 'Candidatus Helicobacter suis', a gastric helicobacter from pigs, and its phylogenetic relatedness to other gastrospirilla. Int J Syst Bacteriol, 1999, 49: 1769-1777.

［6］ O'Rourke JL, Solnick JV, Neilan BA, et al. Description of 'Candidatus Helicobacter heilmannii'based on DNA sequence analysis of 16S rRNA and urease genes. Int J Syst Evol Microbiol, 2004, 54: 2203-2211.

［7］ Haesebrouck F, Pasmans F, Flahou B, et al. Non-Helicobacter pylori Helicobacter species in the human gastric mucosa: a proposal to introduce the terms H. heilmannii sensu lato and sensu stricto. Helicobacter, 2011, 16: 339-340.

［8］ Haesebrouck F, Pasmans F, Flahou B, et al. Gastric helicobacters in domestic animals and nonhuman primates and their significance for human health. Clin Microbiol Rev, 2009, 22: 202-223.

［9］ Iwanczak B, Biernat M, Iwanczak F, et al. The clinical aspects of Helicobacter heilmannii infection in children with dyspeptic symptoms. J Physiol Pharmacol, 2012, 63: 133-136.

［10］ Boyanova L, Lazarova E, Jelev C, et al. Helicobacter pylori and Helicobacter heilmannii in untreated Bulgarian children over a period of 10 years. J Med Microbiol, 2007, 56: 1081-1085.

［11］ Okiyama Y, Matsuzawa K, Hidaka E, et al. Helicobacter heilmannii infection: clinical, endoscopic and histopathological features in Japanese patients. Pathol Int, 2005, 55: 398-404.

［12］ Ierardi E, Monno RA, Gentile A, et al. Helicobacter heilmannii gastritis: a histological and immunohistochemical trait. J Clin Pathol, 2001, 54: 774-777.

［13］ 陈烨，王继德，周殿元，等. 在就诊病人和健康体检者中筛检人胃螺杆菌. 中华消化杂志, 1997, 17 (4): 199-200.

［14］ De Groote D, Van Doorn LJ, Van den Bulck K, et al. Detection of non-pylori Helicobacter species in "Helicobacter heilmannii"-infected humans. Helicobacter, 2005, 10: 398-406.

［15］ Van den Bulck K, Decostere A, Baele M, et al. Identification of non-Helicobacter pylori spiral organisms in gastric samples from humans, dogs, and cats. J Clin Microbiol, 2005, 43: 2256-2260.

［16］ Trebesius K, Adler K, Vieth M, et al. Specific detection and prevalence of Helicobacter heilmannii-like organisms in the human gastric mucosa by fluorescent in situ hybridization and partial 16S ribosomal DNA sequencing. J Clin Microbiol, 2001, 39: 1510-1516.

［17］ Yakoob J, Abbas Z, Khan R, et al. Prevalence of non Helicobacter pylori species in patients presenting with dyspepsia. BMC Gastroenterol, 2012, 12: 3.

［18］ Liu J, He L, Haesebrouck F, et al. Prevalence of Coinfection with Gastric Non-Helicobacter pylori Helicobacter (NHPH) Species in Helicobacter pylori-infected Patients Suffering from Gastric Disease in Beijing, China. Helicobacter, 2015, 20 (4): 284-290.

［19］ Recordati C, Gualdi V, Tosi S, et al. Detection of Helicobacter spp. DNA in the oral cavity of dogs. Vet Microbiol, 2007, 119: 346-351.

［20］ Ekman E, Fredriksson M, Trowald-Wigh G. Helicobacter spp. in the saliva, stomach, duodenum and faeces of colony dogs. Vet J, 2013, 195: 127-129.

［21］ Ghil HM, Yoo JH, Jung WS, et al. Survey of Helicobacter infection in domestic and feral cats in Korea. J Vet Sci, 2009, 10: 67-72.

［22］ Jalava K, On SL, Harrington CS, et al. A cultured strain of "Helicobacter heilmannii," a human gastric pathogen, identified as H. bizzozeronii: evidence for zoonotic potential of Helicobacter. Emerg Infect Dis, 2001, 7: 1036-1038.

［23］ van Loon S, Bart A, den Hertog EJ, et al. Helicobacter heilmannii gastritis caused by cat to child transmission. J Pediatr Gastroenterol Nutr, 2003, 36: 407-409.

［24］ Svec A, Kordas P, Pavlis Z, et al. High prevalence of Helicobacter heilmannii-associated gastritis in a small, predominantly rural area: further evidence in support of a zoonosis ? Scand J Gastroenterol, 2000, 35: 925-928.

［25］ De Cooman L, Flahou B, Houf K, et al. Survival of Helicobacter suis bacteria in retail pig meat. Int J Food Microbiol, 2013, 166 (1): 164-167.

[ 26 ] Smet A, Flahou B, D'Herde K, et al. Helicobacter heilmannii sp. nov., isolated from feline gastric mucosa. Int J Syst Evol Microbiol, 2012, 62: 299-306.

[ 27 ] Baele M, Decostere A, Vandamme P, et al. Isolation and characterization of Helicobacter suis sp. nov. from pig stomachs. Int J Syst Evol Microbiol, 2008, 58: 1350-1358.

[ 28 ] Wüppenhorst N, von Loewenich F, Hobmaier B, et al. Culture of a gastric non-Helicobacter pylori Helicobacter from the stomach of a 14-year-old girl. Helicobacter, 2013, 18: 1-5.

[ 29 ] Kivistö R, Linros J, Rossi M, et al. Characterization of multiple Helicobacter bizzozeronii isolates from a Finnish patient with severe dyspeptic symptoms and chronic active gastritis. Helicobacter, 2010, 15: 58-66.

[ 30 ] Heilmann KL, Borchard F. Gastritis due to spiral shaped bacteria other than Helicobacter pylori: clinical, histological, and ultrastructural findings. Gut, 1991, 32: 137-140.

[ 31 ] Stolte M, Kroher G, Meining A, et al. A comparison of Helicobacter pylori and H. heilmannii gastritis. A matched control study involving 404 patients. Scand J Gastroenterol, 1997, 32: 28-33.

[ 32 ] Goji S, Tamura Y, Sasaki M, et al. Helicobacter suis-Infected Nodular Gastritis and a Review of Diagnostic Sensitivity for Helicobacter heilmannii-Like Organisms. Case Rep Gastroenterol, 2015, 9 (2): 179-187.

[ 33 ] Matsumoto T, Kawakubo M, Akamatsu T, et al. Helicobacter heilmannii sensu stricto-related gastric ulcers: a case report. World J Gastroenterol, 2014, 20 (12): 3376-3382.

[ 34 ] Morgner A, Bayerdörffer E, Meining A, et al. Helicobacter heilmannii and gastric cancer. Lancet, 1995, 346: 511-512.

[ 35 ] Yang H, Li X, Xu Z, et al. "Helicobacter heilmannii" infection in a patient with gastric cancer. Dig Dis Sci, 1995, 40: 1013-1014.

[ 36 ] 周志韶, 马澄城, 廖赞豪, 等. 粤东潮汕地区海尔曼螺杆菌感染的研究. 世界华人消化杂志, 2000, 05: 497-499.

[ 37 ] 张贺军, 崔荣丽, 韩亚京, 等. 海尔曼螺杆菌与幽门螺杆菌相关性胃炎的临床病理特征. 世界华人消化杂志, 2013, 03: 244-249.

[ 38 ] Stolte M, Bayerdörffer E, Morgner A, et al. Helicobacter and gastric MALT lymphoma. Gut, 2002, 50 (Suppl 3): III19-III24.

[ 39 ] Morgner A, Lehn N, Andersen LP, et al. Helicobacter heilmannii-associated primary gastric low-grade MALT lymphoma: complete remission after curing the infection. Gastroenterology, 2000, 118 (5): 821-828.

[ 40 ] O'Rourke JL, Dixon MF, Jack A, et al. Gastric B-cell mucosa-associated lymphoid tissue (MALT) lymphoma in an animal model of 'Helicobacter heilmannii' infection. J Pathol, 2004, 203: 896-903.

[ 41 ] Craig VJ, Arnold I, Gerke C, et al. A. Gastric MALT lymphoma B cells express polyreactive, somatically mutated immunoglobulins. Blood, 2010, 115: 581-591.

[ 42 ] Ferrero RL, Avé P, Radcliff FJ, et al. Outbred mice with long-term Helicobacter felis infection develop both gastric lymphoid tissue and glandular hyperplastic lesions. J Pathol, 2000, 191: 333-340.

[ 43 ] Flahou B, Haesebrouck F, Pasmans F, et al. Helicobacter suis causes severe gastric pathology in mouse and mongolian gerbil models of human gastric disease. PLoS One, 2010, 5: e14083.

[ 44 ] Nakamura M, Murayama SY, Serizawa H, et al. "Candidatus Helicobacter heilmannii" from a cynomolgus monkey induces gastric mucosa-associated lymphoid tissue lymphomas in C57BL/6 mice. Infect Immun, 2007, 75: 1214-1222.

[ 45 ] Zhang G, Ducatelle R, Pasmans F, et al. Effects of Helicobacter suis γ-glutamyl transpeptidase on lymphocytes: modulation by glutamine and glutathione supplementation and outer membrane vesicles as a putative delivery route of the enzyme. PLoS One, 2013, 8: e77966.

[ 46 ] Yamamoto K, Tanaka H, Nishitani Y, et al. Helicobacter suis KB1 derived from pig gastric lymphoid follicles induces the formation of gastric lymphoid follicles in mice through the activation of B cells and CD4 positive cells. Microbes Infect, 2011, 13 (7): 697-708.

[ 47 ] Nobutani K, Yoshida M, Nishiumi S, et al. Helicobacter heilmannii can induce gastric lymphoid follicles in mice

via a Peyer's patch-independent pathway. FEMS Immunol Med Microbiol, 2010, 60 (2): 156-164.

[ 48 ] Nagai S, Mimuro H, Yamada T, et al. Role of Peyer's patches in the induction of Helicobacter pylori-induced gastritis. Proc Natl Acad Sci U S A, 2007, 104 (21): 8971-8976.

[ 49 ] Yamamoto K, Nishiumi S, Yang L, et al. Anti-CXCL13 antibody can inhibit the formation of gastric lymphoid follicles induced by Helicobacter infection. Mucosal Immunol, 2014, 7 (5): 1244-1254.

[ 50 ] Mimura T, Yoshida M, Nishiumi S, et al. IFN-γ plays an essential role in the pathogenesis of gastric lymphoid follicles formation caused by Helicobacter suis infection. FEMS Immunol Med Microbiol, 2011, 63 (1): 25-34.

[ 51 ] Yang L, Yamamoto K, Nishiumi S, et al. Interferon-γ-producing B cells induce the formation of gastric lymphoid follicles after Helicobacter suis infection. Mucosal Immunol, 2015, 8 (2): 279-295.

[ 52 ] Sayi A, Kohler E, Hitzler I, et al. The CD4+ T cell-mediated IFN-gamma response to Helicobacter infection is essential for clearance and determines gastric cancer risk. J Immunol, 2009, 182 (11): 7085-7101.

[ 53 ] Nakamura M, Takahashi S, Matsui H, et al. Microcirculatory alteration in low-grade gastric mucosa-associated lymphoma by Helicobacter heilmannii infection: its relation to vascular endothelial growth factor and cyclooxygenase-2. J Gastroenterol Hepatol, 2008,(Suppl 2): S157-S160.

[ 54 ] Nakamura M, Matsui H, Takahashi T, et al. Suppression of lymphangiogenesis induced by Flt-4 antibody in gastric low-grade mucosa-associated lymphoid tissue lymphoma by Helicobacter heilmannii infection. J Gastroenterol Hepatol, 2010, 25 (Suppl 1): S1-S6.

[ 55 ] Arnold IC, Zigova Z, Holden M, et al. Comparative whole genome sequence analysis of the carcinogenic bacterial model pathogen Helicobacter felis. Genome Biol Evol, 2011, 3: 302-308.

[ 56 ] Schott T, Rossi M, Hänninen ML. Genome sequence of Helicobacter bizzozeronii strain CIII-1, an isolate from human gastric mucosa. J Bacteriol, 2011, 193: 4565-4566.

[ 57 ] Smet A, Van Nieuwerburgh F, Ledesma J, et al. Genome Sequence of Helicobacter heilmannii Sensu Stricto ASB1 Isolated from the Gastric Mucosa of a Kitten with Severe Gastritis. Genome Announc, 2013, 1: e00033-12.

[ 58 ] Vermoote M, Vandekerckhove TT, Flahou B, et al. Genome sequence of Helicobacter suis supports its role in gastric pathology. Vet Res, 2011, 42: 51.

[ 59 ] Baele M, Pasmans F, Flahou B, et al. Non-Helicobacter pylori helicobacters detected in the stomach of humans comprise several naturally occurring Helicobacter species in animals. FEMS Immunol Med Microbiol, 2009, 55: 306-313.

[ 60 ] Mikkonen TP, Kärenlampi RI, Hänninen ML. Phylogenetic analysis of gastric and enterohepatic Helicobacter species based on partial HSP60 gene sequences. Int J Syst Evol Microbiol, 2004, 54: 753-758.

[ 61 ] Priestnall SL, Wiinberg B, Spohr A, et al. Evaluation of "Helicobacter heilmannii" subtypes in the gastric mucosas of cats and dogs. J Clin Microbiol, 2004, 42: 2144-2151.

[ 62 ] Baele M, Van den Bulck K, Decostere A, et al. Multiplex PCR assay for differentiation of Helicobacter felis, H. bizzozeronii, and H. salomonis. J Clin Microbiol, 2004, 42: 1115-1122.

[ 63 ] Hannula M, Hänninen ML. Phylogenetic analysis of Helicobacter species based on partial gyrB gene sequences. Int J Syst Evol Microbiol, 2007, 57: 444-449.

[ 64 ] Joosten M, Flahou B, Meyns T, et al. Case report: Helicobacter suis infection in a pig veterinarian. Helicobacter, 2013, 18 (5): 392-396.

[ 65 ] Van den Bulck K, Decostere A, Gruntar I, et al. In vitro antimicrobial susceptibility testing of Helicobacter felis, H. bizzozeronii, and H. salomonis. Antimicrob Agents Chemother, 2005, 49: 2997-3000.

[ 66 ] Kondadi PK, Pacini C, Revez J, et al. Contingency nature of Helicobacter bizzozeronii oxygen-insensitive NAD (P) H-nitroreductase (HBZC1_00960) and its role in metronidazole resistance. Vet Res, 2013, 44: 56.

[ 67 ] Hellemans A, Decostere A, Haesebrouck F, et al. Evaluation of antibiotic treatment against "Candidatus Helicobacter suis" in a mouse model. Antimicrob Agents Chemother, 2005, 49: 4530-4535.

# 第三篇

# 幽门螺杆菌与上消化道疾病

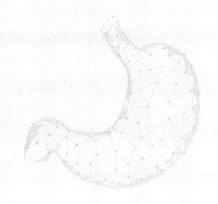

第四十三章

# 幽门螺杆菌与上消化道疾病概述

---

一、幽门螺杆菌的发现是对许多上消化道疾病重新认识的里程碑

二、幽门螺杆菌感染已涉及多系统和多学科疾病

三、尚有争议的某些临床问题

    （一）幽门螺杆菌感染与功能性消化不良

    （二）幽门螺杆菌感染与胃食管反流病

    （三）幽门螺杆菌感染与非甾体抗炎药

四、对幽门螺杆菌感染与临床疾病关系的研究从认识到再认识

---

## 一、幽门螺杆菌的发现是对许多上消化道疾病重新认识的里程碑

幽门螺杆菌（*H. pylori*）的发现是医学上的一件大事，也是人们对许多临床疾病特别是对上消化道疾病重新认识的里程碑，因而 *H. pylori* 的发现者 Warren 和 Marshall 荣获了 2005 年度诺贝尔生理学或医学奖。

目前已经确认 *H. pylori* 与上消化道疾病中的 4 种疾病密切相关：①慢性胃炎；②消化性溃疡；③胃癌；④胃黏膜相关淋巴组织淋巴瘤（MALT 淋巴瘤）。

*H. pylori* 自发现至现在已 30 多年，有关 *H. pylori* 与上消化道疾病之间关系已受到胃肠病学、微生物学、病理学、免疫学及毒理学等领域的学者或专家的极大关注。*H. pylori* 的发现使慢性胃炎和消化性溃疡面临着一场病因学和治疗学上的革命，特别是对消化性溃疡发病机制的认识以及治疗原则发生了革命性的变化，根除 *H. pylori* 可以降低或预防消化性溃疡复发已被公认。*H. pylori* 是慢性活动性胃炎的重要病因，其证据符合 Koch 定律[1]，即病原体存在于患者体内，其存在部位与病变部位一致，清除原体病变好转，该病原体在动物体内可诱发与人相似的疾病。1994 年世界卫生组织下属的国际癌症研究机构根据前瞻性流行病学调查资料和胃癌发生过程中的演变规律，将 *H. pylori* 列入 I 类致癌物，因而关于 *H. pylori* 与胃癌的研究也备受人们关注，2017 年发表的几个 *H. pylori* 共识，以及 WHO 的相关报告[2-4]更是强调了 *H. pylori* 在胃癌发生中的病因学地位，肯定了在高危人群、甚至社区人群中根除 *H. pylori* 预防胃癌的策略。*H. pylori* 感染在 MALT 淋巴瘤发病中的作用也已确认，根除 *H. pylori* 后 MALT 淋巴瘤可以缩小甚至消失。

## 二、幽门螺杆菌感染已涉及多系统和多学科疾病

*H. pylori* 感染不仅与上消化道疾病相关,而且还涉及许多胃肠道外疾病。*H. pylori* 不仅涉及消化疾病,而且还涉及心脑血管、血液、内分泌、免疫、皮肤等多系统疾病,所以 *H. pylori* 感染是涉及多系统和多学科疾病的研究课题[5],且涉及的胃肠道外疾病范围很广,目前已有较多的研究报道 *H. pylori* 感染还可能与动脉粥样硬化、心脑血管疾病、血液系统疾病和皮肤病(如酒渣鼻、荨麻疹)、牙周疾病、难治性缺铁性贫血(iron deficiency anemia,IDA)和特发性血小板减少性紫癜(idiopathic thrombocytopenic purpura,ITP)等相关。还有研究报道硬化性胆管炎、原发性胆汁性肝硬化(primary biliary cirrhosis,PBC)、胆囊炎、胆石症患者 *H. pylori* 感染率较高,以上疾病如果与 *H. pylori* 感染存在相关性,则对这些疾病的治疗和预防可能带来新思路和开辟新途径,其中难治性缺铁性贫血和特发性血小板减少性紫癜已在欧洲 Maastricht、中国 *H. pylori* 共识等多个国内外共识中被列入 *H. pylori* 根除适应证。但其他疾病与 *H. pylori* 感染是否存在相关性还需要更多的符合循证医学要求的多中心临床研究来证实。对于 *H. pylori* 感染如何会涉及如此广泛的临床疾病目前尚无法解释。有关 *H. pylori* 与胃肠道外疾病本篇将有专章讨论。

## 三、尚有争议的某些临床问题

### (一) 幽门螺杆菌感染与功能性消化不良

对于 *H. pylori* 与功能性消化不良(FD)之间是否存在因果关系曾经是广大学者争议的问题。不少学者认为 FD 与 *H. pylori* 感染无明显关系,理由是对 *H. pylori* 阳性的 FD 患者根除 *H. pylori* 并不能显著改善其消化不良症状;但多数学者则持相反观点,因为也有不少设计严谨的大样本临床研究证实 FD 患者在根除 *H. pylori* 之后可以显著提高生活质量。一些随机对照试验的证据表明,根除 *H. pylori* 可缓解部分患者的消化不良症状[5]。近年来发布的"幽门螺杆菌胃炎京都全球共识"、欧洲 *H. pylori* 共识,以及我国第五次 *H. pylori* 共识将根除 *H. pylori* 后,消化不良症状长期缓解的消化不良从功能性消化不良中独立出来,列为 *H. pylori* 相关消化不良,视为一种器质性疾病。

*H. pylori* 感染在功能性消化不良发病机制中的作用、确切机制仍不明确。*H. pylori* 可能通过诱发炎症反应或启动抗体应答引起平滑肌功能障碍[6]。然而,研究并未发现在功能性消化不良患者中 *H. pylori* 与胃运动功能异常相关[7]。*H. pylori* 诱发的炎症反应可能导致肠或中枢神经系统改变,从而降低对胃扩张产生不适的阈值。但至少有一项研究表明,*H. pylori* 阳性和阴性的功能性消化不良患者对机械诱导性胃扩张的感觉并无差异[8,9]。

### (二) 幽门螺杆菌感染与胃食管反流病

胃食管反流病(GERD)发病率与 *H. pylori* 感染之间存在负相关,这一关系的本质尚未确定。越来越多的研究显示,*H. pylori* 在胃食管反流病(gastroesophageal reflux disease,GERD)的发病机制中可能也发挥一定作用。不过,GERD 与 *H. pylori* 之间的关联较为复杂。根除 *H. pylori* 后

GERD 发病率增加的报道一直引起人们关注,有学者支持 *H. pylori* 对 GERD 有保护作用的观点,也有不少报道认为 *H. pylori* 感染与 GERD 发生无关,根除 *H. pylori* 后 GERD 发病率增加仅发生于原本已有 GERD 倾向的人群中,而 *H. pylori* 根除后使这一倾向得以暴露。国内外对 *H. pylori* 若干问题共识意见大多认为根除 *H. pylori* 与胃体为主胃炎或全胃炎患者的胃食管反流病(GERD)轻度加重有关,而与胃窦为主胃炎患者 GERD 症状改善有关。如果消化性溃疡患者诊断出 *H. pylori* 感染,根除 *H. pylori* 是标准治疗。在 *H. pylori* 根除失败的消化性溃疡患者中,溃疡的年复发率为 60%~100%,而根除成功后溃疡的年复发率只有 10%。如果无消化性溃疡的患者诊断出 *H. pylori* 感染,鉴于 *H. pylori* 感染者的消化性溃疡终生风险为 10% 且胃癌发病率增至 2~3 倍,大多数权威专家提倡根除 *H. pylori*。消除胃体胃炎可引起反流轻度增加,但这一影响并未超过上述风险。同样,*H. pylori* 可能对食管腺癌风险有整体影响,但影响并不显著。总体来说,GERD 并不影响临床上根除 *H. pylori* 决策;事实上,胃窦为主胃炎患者在根除 *H. pylori* 后 GERD 症状可能缓解。

（三）幽门螺杆菌感染与非甾体抗炎药

*H. pylori* 感染和非甾体抗炎药(NSAID)是消化性溃疡发生和增加溃疡出血的两个重要独立危险因素,两者致溃疡的机制是不同的,当两者同时存在时,其相互相作用比较复杂,这两个危险因素之间到底是协同、拮抗或无关作用目前尚有不同看法。

鉴于无法区分 *H. pylori* 阳性与 NSAID 服用者的溃疡发生或出血,是由于 *H. pylori* 感染还是 NSAID 作用或两者共同作用的结果,而当两者同时存在时则明显增加溃疡发生和出血的危险性,所以目前主张在开始 NSAID 或低剂量阿司匹林治疗的疗程之前,对于存在单纯性或复杂性消化性溃疡(胃、十二指肠)病史的患者,应检测 *H. pylori*。如果存在 *H. pylori* 感染,应对其进行恰当的治疗,即使认为之前的溃疡是 NSAID 导致的也是如此。对于没有溃疡病史且目前未使用 NSAID 的无症状的患者,医生在开始长期 NSAID 治疗前可考虑检测 *H. pylori*。一项有关该主题的回顾性研究表明,根除 *H. pylori* 对未使用过 NSAID 的患者有益;但对于已经使用和耐受 NSAID 的患者,所观察到的获益较小[10]。在 *H. pylori* 感染患病率相对较高的人群中,这种“检测并治疗”的方法可能更有用。

## 四、对幽门螺杆菌感染与临床疾病关系的研究从认识到再认识

自 *H. pylori* 被分离至今已 39 年余,39 年来 *H. pylori* 的研究得到迅速发展,*H. pylori* 感染的临床问题十分复杂,目前人们对 *H. pylori* 的研究已经从上消化道疾病扩展到胃肠道外疾病,尽管我们目前对 *H. pylori* 与某些胃肠道外疾病的关系认识非常粗浅,但我们相信未来的研究将会使我们像现在认识 *H. pylori* 与上消化道疾病(慢性胃炎、消化性溃疡、胃癌及 MALT 淋巴瘤)一样来认识 *H. pylori* 与某些肠道外疾病。所以,对 *H. pylori* 与胃肠道外疾病关系研究还有待作继续深入的工作,尤其对发病机制和干预途径的研究,还有关于上述尚有争议的一些临床问题都有待更多的循证医学的证实。我相信对 *H. pylori* 与临床疾病关系的研究也是遵循一个不认识—争议—认识—再认识的原则。

（胡伏莲）

# 参 考 文 献

［1］Marshall BJ, Armstrong JA, McGechie DB, et al. Attempt to fulfill Koch's postulates for pylori campylobacter. Med J Aust, 1985, 142: 436-439.

［2］Sugano K, Tack J, Kuipers EJ, et al. Kyoto global consensus report on Helicobacter pylori gastritis. Gut, 2015, 64 (9): 1353-1367.

［3］刘文忠, 谢勇, 陆红, 等. 第五次全国 *H. pylori* 感染处理共识报告. 中国实用内科杂志, 2017, 37 (06): 509-524.

［4］Malfertheiner P, Megraud F, O'Morain CA, et al. Management of Helicobacter pylori infection-the Maastricht V/ Florence Consensus Report. Gut, 2017, 66 (1): 6-30.

［5］胡伏莲. 幽门螺杆菌感染是涉及多学科的研究课题. 中华医学杂志, 2008, 88 (22): 1513-1515.

［6］Talley NJ, Hunt RH. What role does Helicobacter pylori play in dyspepsia and nonulcer dyspepsia？ Arguments for and against H. pylori being associated with dyspeptic symptoms. Gastroenterology, 1997, 113: S67.

［7］Bercík P, De Giorgio R, Blennerhassett P, et al. Immune-mediated neural dysfunction in a murine model of chronic Helicobacter pylori infection. Gastroenterology, 2002, 123: 1205.

［8］Minocha A, Mokshagundam S, Gallo SH, et al. Alterations in upper gastrointestinal motility in Helicobacter pylori-positive nonulcer dyspepsia. Am J Gastroenterol, 1994, 89: 1797.

［9］Mearin F, de Ribot X, Balboa A, et al. Does Helicobacter pylori infection increase gastric sensitivity in functional dyspepsia？ Gut, 1995, 37: 47.

［10］Kiltz U, Zochling J, Schmidt WE, et al. Use of NSAIDs and infection with Helicobacter pylori——what does the rheumatologist need to know？ Rheumatology, 2008, 47: 1342.

# 幽门螺杆菌与胃食管反流病

自从澳大利亚学者 Warren 和 Marshall 发现幽门螺杆菌（*H. pylori*）以来，*H. pylori* 感染与慢性活动性胃炎（*H. pylori* 胃炎，*H. pylori* gastritis）、消化性溃疡、胃癌以及胃黏膜相关淋巴组织（MALT）淋巴瘤的关系已被确认，在这些疾病中对 *H. pylori* 进行根除治疗得到了消化界的公认。但人们发现，随着 *H. pylori* 感染率的逐渐下降，胃食管反流病（gastroesophageal reflux disease，GERD）和食管腺癌的发病率却明显上升，*H. pylori* 和 GERD 的关系曾一度成为消化学界的研究热点，目前在一些方面已经达成共识。

因为 *H. pylori* 主要定居于柱状上皮，在食管的鳞状上皮不能定植，GERD 与 *H. pylori* 的关系，大部分是研究其与定居于胃内 *H. pylori* 的关系。值得指出的是，尽管 *H. pylori* 不能定植于食管的鳞状上皮，但可定植于巴雷特食管的柱状上皮。另外，有人报道在食管的鳞状上皮可以检出 *H. pylori*，但分析认为是胃内反流物污染或者活检钳污染所致。

## 一、幽门螺杆菌对食管可能具有保护作用

### (一)幽门螺杆菌在胃食管反流病中的感染率

*H. pylori* 在 GERD 中的感染率报道不一,东西方的研究结果存在差异。Raghunath 等[1]对严格挑选的 20 篇有关 *H. pylori* 感染率的文章进行系统综述,共 4 134 例患者,其中 2 418 例为对照,发现 *H. pylori* 在 GERD 中的感染率为 38.2%,对照为 49.5%(*P*<0.001);但同时也发现,尽管东方人群普遍 *H. pylori* 感染率更高,但 GERD 患者感染率相较于西欧、北美低。

在以西方人群为研究对象的调查中,Ashktorab 等[2]以 1 611 名非裔美国人为研究对象,发现胃炎患者 *H. pylori* 阳性率为 40%,食管炎为 4%,健康对照者为 34%,食管炎合并胃炎为 34%;矫正年龄和性别影响后,食管炎组相对于对照组 *H. pylori* 的感染风险是 0.06(*P*=0.01),提示 *H. pylori* 感染是食管炎的保护因素。但也有结论不同的研究。Grande 等[3]对 146 名 GERD 患者的前瞻性研究显示 *H. pylori* 感染与 GERD 及糜烂性食管炎的发生发展无关。而在青少年人群中有研究却得出了完全相反的结论。Moon 等[4]开展的一项回顾性研究纳入了 420 名 0~20 岁的儿科患者(平均年龄:8.2 岁),结果显示 *H. pylori* 阳性的患者 81.3% 患有反流性食管炎,而 *H. pylori* 阴性者仅为 38.1%(*P* ≤ 0.05),多元逻辑回归分析发现,*H. pylori* 阳性的患者患反流性食管炎的可能性是 *H. pylori* 阴性者的 6 倍,即 *H. pylori* 感染是 GERD 的危险因素。

另外,在以东方人群为对象的调查研究中,Minatsuki 等[5]分别研究了 *H. pylori* 感染状态与反流性食管炎和非糜烂性反流病的关系,纳入了 10 837 名研究对象,其中 733 名(6.8%)为反流性食管炎患者,1 722 名(15.9%)为非糜烂性反流病患者,剩余非 GERD 患者为健康对照,发现 *H. pylori* 阴性为反流性食管炎的危险因素,而 *H. pylori* 阳性则与非糜烂性反流病相关。

有资料显示,随着 GERD 严重程度的进展,*H. pylori* 的感染率下降。Schenk 等[6]报道 137 例 GERD 患者,其 *H. pylori* 感染率为 36%,*H. pylori* 阴性患者食管炎 S-M 分级中位数为 3,而阳性患者中位数为 2(*P*=0.06),*H. pylori* 阴性的患者巴雷特食管发生率为 44.3%,阳性患者为 20.4%(*P*=0.006)。这在东方国家同样得到证实,显示 *H. pylori* 感染可能对 RE 发病起保护作用。

在巴雷特食管中,也发现了同样趋势。Weston 等[7]对 289 例巴雷特食管患者和 217 例 GERD 患者进行研究,GERD 患者的 *H. pylori* 感染率 44.2%,巴雷特食管患者为 32.9%,单纯巴雷特食管及合并低度不典型增生的巴雷特食管的感染率为 35.1% 和 36.2%,高度不典型增生的巴雷特食管及巴雷特食管腺癌的患者的 *H. pylori* 感染率为 14.3% 和 15.0%,这些与饮酒、吸烟、性别及巴雷特食管的长度无关,表明 *H. pylori* 对食管具有保护作用。

对于 *H. pylori* 感染是否会影响食管癌的患病风险,有 meta 分析证实了胃内定植 *H. pylori* 可减少近 50% 的食管腺癌患病风险。在一项巢式病例对照研究中,*H. pylori* 感染甚至可降低包括食管鳞癌、腺癌在内的所有种类食管肿瘤的患病风险。最近的一篇 meta 分析[8]发现,对于整个人群来说,*H. pylori* 感染与食管鳞癌无关,但对于东方人群,*H. pylori* 感染却显著降低了食管鳞癌的患病风险,尤其是感染了 *cagA* 阳性的菌株;同时对于整个人群来说,*H. pylori* 感染和 *cagA* 阳性的

*H. pylori* 感染均可显著降低食管腺癌的患病风险,*OR* 分别是 0.59 和 0.56。

但也有得到了不同结果的研究。一项巢式病例对照研究提示胃萎缩在食管鳞癌的发病机制中可能具有一定作用,但该研究同时发现 *H. pylori* 感染与食管鳞癌的发生无关,尽管 *H. pylori* 感染是胃萎缩的主要诱因。也有研究发现感染 *cagA* 阳性的 *H. pylori* 菌株并不会降低食管和胃贲门腺癌的患病风险。

总之,多数研究提示,特别是在东方人群中,*H. pylori* 感染和胃食管反流病、巴雷特食管、食管癌呈负相关。

(二) 根除幽门螺杆菌后胃食管反流病的发病率

有资料表明,在消化性溃疡及胃炎患者根除 *H. pylori* 后,GERD 的发病率比未根除者要高,这是认为 *H. pylori* 对食管具有保护作用的有力证据。这一结论被大多数研究所证实,无论其研究对象是东方还是西方人群。

对于西方人群,Fallone 等[9]对 87 例 *H. pylori* 阳性的十二指肠溃疡患者进行根除治疗,结果 63 例患者根除成功,根除成功者发生 GERD 的百分比为 37%,而不成功者为 13%(*P*=0.04),多元分析表明反流症状或食管炎的发生率与年龄、性别、咖啡因、酒精、吸烟、体重变化及裂孔疝的存在无明显相关性。

而对于东方人群,韩国的 Suyoun 等[10]以首次进行全面体检的韩国人群为研究对象,*H. pylori* 阴性受检者反流性食管炎的发生率是 6.4%(319/4 971),而 *H. pylori* 阳性的为 3.3%(171/5 131),*P*<0.001,随访 1~3 年,与持续感染 *H. pylori* 的患者相比,根除 *H. pylori* 后反流性食管炎的发生率显著提高(*P*<0.001),且与 *H. pylori* 阴性患者相近(*P*<0.001);Take 等[11]对 1 187 名 *H. pylori* 阳性的胃溃疡患者(经内镜证实无反流性食管炎)进行根除治疗,随后进行最长达 10 年的随访(平均 3.6 年),发现在 1 000 名根除成功的患者中 279 名发生了反流性食管炎,187 名 *H. pylori* 持续感染的患者中仅 26 名发生了反流性食管炎,二者差异具有统计学意义(*P*<0.000 1),提示根除 *H. pylori* 可能引起反流性食管炎的发生;但发现大多数患者食管炎的病情较轻(洛杉矶分级 A 级),大约一半的患者能够很快痊愈,极少需要长期药物治疗,提示根除 *H. pylori* 后所引起的反流性食管炎很少成为长期医疗问题。

另外,有报道证明消化性溃疡可以合并 GERD,因此,有人认为根除 *H. pylori* 后至少部分 GERD 的发生与此有关。冯桂建等[12]报道单纯反流性食管炎 *H. pylori* 感染率为 38.5%,十二指肠溃疡并食管炎 *H. pylori* 感染率为 54.3%,单纯十二指肠溃疡感染率为 69.7%,胃溃疡合并食管炎感染率为 38.5%,而单纯胃溃疡感染率为 51.3%。这同样表明 *H. pylori* 对食管具有潜在的保护作用。

有关根除 *H. pylori* 是否发生 GERD,也有许多研究得出二者无关的结果。西方的 Vakil 等[13]进行了多中心的随机对照研究,242 例 *H. pylori* 阳性的十二指肠溃疡患者进入试验,结果在 6 个月时新发反流症状 17%,在 *H. pylori* 根除患者(15%)和 *H. pylori* 持续感染患者(22%)之间无明显差异(*P*=0.47)。东方的研究也得出过类似的结论。韩国 Nayoung 等[14]开展了一项全国范围内的前瞻性多中心研究,涉及 452 名无反流性食管炎的研究对象,跟踪随访 2 年,结果发现根除 *H. pylori* 与否与反流性食管炎及 GERD 相关症状的发生无关。

根据前后 GERD 的发生报道不一致,可能与 GERD 的发生机制并非单一有关,这些研究几乎没有比较根除前后的下食管括约肌压力及下食管括约肌的短暂松弛的不同,而这才是 GERD 发生的重要机制。

总之,多数研究表明根除 *H. pylori* 后,GERD 的发病率明显上升,即 *H. pylori* 对食管可能具有一定的保护作用。根除 *H. pylori* 后 GERD 的发病率上升可能与氨中和作用消失、胃内酸度上升、患者饮食改变及体重增加有关。

(三) *cagA* 阳性的幽门螺杆菌在胃食管反流病中的感染率

在 *H. pylori* 菌株中,*cagA* 阳性的菌株毒性较高,对胃黏膜的损害较重,但在 GERD 中,*cagA* 阳性的 *H. pylori* 感染率较低,故推测 *H. pylori* 对食管的保护作用可能依赖于 cagA 的状态。

Loffeld 等[15]将 118 例反流性食管炎、36 例巴雷特食管患者和 454 例非反流性食管炎患者作对照,非反流性食管炎患者 *H. pylori* 感染率 54.6%,而食管炎和巴雷特食管的 *H. pylori* 感染率为 35.7%($P<0.001$),在具有血清学检查的 *H. pylori* 阳性的患者中,对照组 *cagA* 阳性率为 59%,而反流性食管炎 *cagA* 阳性率为 43%($P<0.001$),巴雷特食管为 15%($P<0.001$);Vaezi 等[16]将 251 例患者分为对照组、单纯 GERD 组、短巴雷特食管组及长巴雷特食管组,*H. pylori* 的感染率组间虽无明显差异,但是在对照组中,*cagA* 菌株的感染率为 44%,单纯 GERD 组为 36%,短巴雷特食管 20%,长巴雷特食管为 0%($P<0.001$),他们认为 *cagA* 阳性 *H. pylori* 菌株可能防止短片段及长片段巴雷特食管的形成及它的恶性并发症的出现。最近,Miernyk 等[17]以阿拉斯加人为研究人群,发现感染 *cagA* 阳性的 *H. pylori* 菌株的患者食管炎发生率降低(分别为 $P=0.003$、$P=0.001$),提示毒力更强的 *H. pylori* 菌株可保护个体免患食管疾病。当然,也有报道不支持 *cagA* 在 GERD 中的低检出率,但同样也指出在巴雷特食管中,*cagA* 的阳性率低。有研究也发现 *H. pylori* 感染是巴雷特食管的保护因素,特别是 *cagA* 阳性的 *H. pylori* 菌株;而对于糜烂性食管炎,*H. pylori* 的保护作用仅存在一定的趋势;GERD 相关的症状则与 *H. pylori* 感染无关。

(四) 幽门螺杆菌基因型与胃食管反流病

有报道 *H. pylori* 的基因型同 GERD 有关。Fallone[18]将 405 例患者分为非溃疡性消化不良组(26%)、GERD 组(20%)、胃肠病组 35%(胃溃疡组 17%、十二指肠溃疡组 12%、胃癌组 6%)及对照组(19%),各组 *H. pylori* 阳性率为 35%、21%、49%、36%,各组阳性患者中 *cagA* 基因检出率为 94%~97%,*cagE* 基因(第一系列引物)检出率分别为 14%、24%、47%、43.5%,*cagE* 基因(第二系列引物)检出率分别为 86%、71%、99%、87%,*vacA s1* 基因检出率为 38%、29%、91%、80.4%,*vacA s1* 基因同 cagA 抗体的存在相关,*cagE* 基因和 *vacA* 基因在消化性溃疡或胃癌中更加流行,表明这些基因具有潜在的毒型,*vacA* 基因在 GERD 中检出率比任何一组都少,可能具有延缓 GERD 进展的作用,这一点在最近的研究[17]中也得到了证实。但是,Fallone[9]等对 *H. pylori* 阳性的十二指肠溃疡患者进行根除治疗后观察 1 年,发现发展成 GERD 的患者和未发展成 GERD 的患者在 *H. pylori* 基因型方面无明显不同。

就此,*H. pylori* 应该在 GERD 中占有一定地位,尽管这种地位可能并无决定性的作用;当然,也有研究认为 *H. pylori* 与 GERD 并无关联,*H. pylori* 对食管并无保护作用,而有保护作用的是胃炎,特别是胃体炎可以导致胃酸的分泌减少;在 GERD 中,除了较低的 *H. pylori* 感染率外,还有较低的胃炎发生率及较轻的胃炎,而 *H. pylori* 和慢性胃炎密切相关。Voutilainen 等[19]观察了 1 128 例患者,发现非甾体抗炎药是 GERD 的危险因子,*H. pylori* 并无保护作用,而是胃炎具有保护作用。El-Serag 等[20]通过对 302 例患者的观察,认为单独的 *H. pylori* 感染可能并不影响反流性食管炎的发生,而慢性胃体炎对 GERD 具有保护作用,甚至可以减少发生反流性食管炎的54% 的危险。基于人群的研究也表明是 *H. pylori* 感染诱发的萎缩性胃炎和 GERD 负相关,而不是 *H. pylori*。

还有人认为 *H. pylori* 是 GERD 的致病因素。有报道发现食管的组织学炎症严重程度与胃窦部 *H. pylori* 的密度呈正相关,而且与胃窦部及胃体部的炎症程度也呈正相关。有人提出,随着社会经济的发展,个体的身高、体重均得到发展,而胃酸分泌与人体的身高呈正相关,这就促进了 GERD 的发生;同时在高酸环境下,*H. pylori* 不易生存及定植,GERD 患者中 *H. pylori* 感染率低于对照组就得到了合理解释。

## 二、幽门螺杆菌影响胃食管反流病的可能机制

GERD 的发生与食管的保护屏障、食管动力、胃内酸度以及胃排空有关,*H. pylori* 的存在可能影响到以上部分机制。

### (一) 幽门螺杆菌和下食管括约肌

下食管括约肌(lower esophageal sphincter, LES)是食管的屏障,它的紧张性收缩可以阻止胃内容物进入食管,但 *H. pylori* 与 LES 压力(LESP)的关系尚不明确。*H. pylori* 在胃窦部的感染可以导致血清胃泌素水平升高,而根除 *H. pylori* 后血清胃泌素水平降低,正常生理状态的胃泌素即可升高 LESP,在严重的胃体炎胃内酸度已经降低的情况下,这种效应理应更加明显。不过,冯桂建等[21]通过对 20 例 GERD 患者的分析,并未发现 *H. pylori* 及空腹血清胃泌素与 LESP 的相关性。根除 *H. pylori* 后,LESP 的变化也不一致,在功能性消化不良患者中根除 *H. pylori* 可以导致 LESP 降低,但在 GERD 患者中有人报道根除 *H. pylori* 可以升高 LESP。有研究者认为是因为 *H. pylori* 感染参与了神经免疫抗炎调节机制,*H. pylori* 感染导致胃黏膜 T 辅助细胞样免疫反应和促炎性细胞因子,从而抑制局部的交感兴奋;而局部的交感紧张可以促进全身交感神经的兴奋,全身的交感兴奋可以抑制食管的炎症及降低 LESP。

目前认为 GERD 的主要病因是 LES 的不适当的短暂性松弛(transient lower esophageal sphincter relaxation, TLESR),这种松弛可以导致酸性的胃内容物与食管黏膜过多的接触,从而导致食管黏膜损害及反流症状的出现。关于短暂性松弛的调节机制,有假说认为,胃底部的牵张感受器可以通过迷走神经反射来调节 TLESR,有人猜测可能是胃底和贲门部的炎症或 *H. pylori* 感染,通过迷走神经调节这一区域的牵张感受器,使短暂性松弛的频率上升。但阿托品作为胆碱神经能受体拮抗剂,对食管下端短暂性的松弛调节并非通过对近端胃的动力调节实现的,而是通过中枢的作用实现的,因此这一假说尚未被证实,还有人证实了 TLESR 的频率与 *H. pylori* 感染

无关。

（二）幽门螺杆菌和酸袋

2001 年，Fletcher 等首先发现，LES 下方邻近胃食管连接部的一段特殊区域可逃避食物的缓冲效应，并因此在饭后仍保持高度酸性，这个充满未缓冲胃液的特殊区域被称为酸袋（acid pocket）。酸袋被认为参与介导了 GERD 中的食管损害。而最近，Mitchell 等[22]发现 *H. pylori* 感染患者的这一区域的酸度显著降低，这也揭示了 *H. pylori* 感染对食管黏膜保护作用的可能机制。

（三）幽门螺杆菌和胃内酸度

1. **胃炎学说** *H. pylori* 的感染可以导致胃炎的发生，胃体炎时胃酸分泌减少，而胃内酸度的降低可以防止 GERD 的发生。根除 *H. pylori* 可以提高胃内酸度，有研究表明在对胃酸过低的患者根除 *H. pylori* 后，胃酸分泌可以达到正常或者几乎正常的水平。有资料显示，巴雷特食管患者所伴有的萎缩性胃炎要轻于对照组患者所伴有的萎缩性胃炎，且 *cagA* 阳性率要低于对照组。*cagA* 阳性的 *H. pylori* 菌株具有更强的毒性，感染所致的胃炎也更加严重，无论是基础胃酸还是刺激后的胃酸分泌，酸泌量与胃体炎的严重程度呈负相关。此外，*cagA* 阳性 *H. pylori* 可以通过破坏胃腺加速胃体的多点萎缩，从而使胃腺的泌酸量减少，降低胃内酸度。不过有人认为根除 *H. pylori* 后反流性食管炎增加并非胃酸分泌增多所致，而是由于非壁细胞碱分泌减少所致，尽管结果同样是胃内酸度增加。

2. **氨学说** 在胃体炎时胃内泌酸的减少从而对食管具有保护作用，而在胃窦炎及十二指肠溃疡患者中胃酸分泌增加，对十二指肠溃疡患者根除 *H. pylori* 将减少胃酸的分泌，用胃炎学说不能解释十二指肠溃疡患者根除 *H. pylori* 后 GERD 发病率增加，因此氨学说应运而生。*H. pylori* 可以产生尿素酶，尿素酶分解尿素产生氨，氨的 pKα（电离常数）值为 9.1，是强有力的中和物质，可以对胃酸进行中和，升高胃内 pH，减少胃蛋白酶原的激活，进而减轻反流的胃内容物对食管的腐蚀，根除 *H. pylori* 后，氨的中和作用消失胃内酸度可以增加，胃食管反流发生的概率增加。

3. **其他机制** *H. pylori* 还通过其他机制来减少胃酸的分泌。*H. pylori* 本身含有可以抑制胃酸分泌的脂多糖；*H. pylori* 可以抑制 $H^+$-$K^+$-ATP 酶的表达，从而抑制胃酸的分泌；*H. pylori* 感染可以促进一氧化氮合成酶的表达及具有抑制胃酸分泌作用的一氧化氮的释放，可以产生具有抑制质子泵的活性的作用的脂肪酸；可以产生 $N^α$- 甲基组胺并诱导产生白细胞介素 -1β 和肿瘤坏死因子 -α，这些物质都具有抑制胃酸分泌的作用。

（四）幽门螺杆菌和胃排空

腹内压的增高是 GERD 的发病机制之一，而胃排空延迟时，胃内容物增多，即可导致腹内压的增高，促进胃食管反流的发生。有人认为 GERD 严重程度与胃排空延迟程度有关，且进一步观察到近端胃排空的延迟与胃食管反流及 24h 食管酸暴露有关。有关 *H. pylori* 对胃排空的影响目前尚有分歧，但是可能与 *H. pylori* 感染导致的胃部炎症相关。对清醒大鼠腹膜内注射提取自 *H. pylori* 的脂多糖，可以发现大鼠的液餐刺激所致胃排空受到明显抑制，并呈剂量依赖性。但是在 GERD 患者中 *H. pylori* 和胃排空的关系目前仍不清楚。

### 三、幽门螺杆菌与胃食管反流病的临床表现

多数研究表明，随着 H. pylori 感染率的减少，食管的损伤加重，食管损伤的严重程度一般按照无镜下食管炎、食管炎、巴雷特食管、食管癌的顺序排列。

如前所述，Weston 等[7]通过对 289 例巴雷特食管患者和 217 例 GERD 患者进行研究，得出随着食管疾病严重程度的进展，H. pylori 的感染率下降的结论；Gatopoulou 等[23]开展了一项纳入 50 名 GERD 患者的双盲前瞻性研究，发现 H. pylori 感染状态与食管黏膜活检是否有阳性发现无关，也与非糜烂性食管炎的组织学改变无关；但 H. pylori 阳性与 A 级（洛杉矶分级）食管炎显著相关（$P<0.05$），而 H. pylori 阴性与 B 级食管炎显著相关（$P<0.05$），提示 H. pylori 感染与糜烂性食管炎患者中相对更轻的内镜下改变密切相关。

而在东方，日本的 Shirota 等[24]发现 H. pylori 在无反流组（28 例）、轻度食管炎组（46 例）、重度食管炎组（27 例）中的阳性率分别为 60.7%、47.8% 及 14.8%，差异具有显著性（$P<0.05$）；香港中文大学的 Wu 等[25]对 225 例 GERD 病人进行食管炎严重程度分级，对影响食管炎的危险因素（年龄、性别、吸烟饮酒、糖尿病、裂孔疝、H. pylori 状态和体重指数）利用多元回归模型进行分析，H. pylori 感染组和未感染组相比较，食管炎严重程度显著减轻（$P=0.022$），且巴雷特食管患者均无 H. pylori 感染，H. pylori 感染是唯一和食管炎严重程度成负相关的因素（$P=0.011$）。

前已述及，H. pylori 在食管的鳞状上皮不能定植，而在巴雷特食管的柱状上皮内可见 H. pylori 的定植。有人则发现在发生了肠化生的巴雷特食管及食管腺癌患者中，H. pylori 只能定植于非肠型的胃型黏膜中。而食管内存在胃型黏膜是 H. pylori 定植的先决条件，且 H. pylori 可能与巴雷特食管炎症的严重程度有关。通过建立感染 H. pylori 且患有慢性胃食管反流的雄性大鼠模型，可以发现胃部 H. pylori 感染可减轻食管黏膜炎症损伤，然而，当酸和胆汁反流造成食管鳞状上皮被柱状上皮替代时，H. pylori 便可定植于食管黏膜，进而加剧食管黏膜炎症损伤甚至诱导肠化生，增加巴雷特食管及食管腺癌的发生率。也有人利用雄性大鼠建立了存在酸和胆汁反流的食管炎模型，发现食管内 H. pylori 定植可加剧食管损伤，导致食管黏膜细胞高度增殖和凋亡，而这种增殖和凋亡的失衡可能会推动巴雷特食管和食管腺癌的发生，但胃内 H. pylori 定植并不会加剧食管黏膜损伤。由此可见，H. pylori 定植在不同部位对食管疾病的影响也不同。当 H. pylori 定植在食管内，就可以引起类似于其定植在胃内时的局部黏膜损伤，并增加巴雷特食管和食管腺癌的发生率；而如果 H. pylori 仅在胃内定植，则可能对食管疾病具有一种保护作用。

但是，也有人发现 H. pylori 与食管炎的严重程度并无关系。Yerra 等[26]在一项前瞻性研究中入选 30 例反流性食管炎的患者及 30 例非溃疡性消化不良的患者作为对照组，发现胃窦部的 H. pylori 感染和食管炎的严重程度无明显相关性。也有研究发现 H. pylori 的存在与否和患者的症状及临床检查并无确切关系，Peters 等[27]对具有胃食管反流症状的巴雷特食管患者进行研究，发现 H. pylori 阳性或阴性对症状并无影响。Gisbert 等[28]对 100 例 GERD 患者进行研究，发现在 H. pylori 阴性与阳性之间，LES 压力、24h 食管 pH 检测结果并无明显差异。

Grossi 等[29]的研究纳入了 129 位 GERD 患者,发现 H. pylori 感染与否和反流发作次数及远端食管 pH<4 的时间比均无关,但感染了 H. pylori 的患者更多的表现出 GERD 的不典型症状(如胸痛、慢性咳嗽、慢性咽炎、慢性喉炎),而未感染 H. pylori 的患者则主要表现出典型症状(胃灼热、反流),差异具有显著性(P=0.017)。

## 四、幽门螺杆菌与胃食管反流病的治疗

GERD 的内科治疗原则主要是抑酸、促进动力、减少反流,H. pylori 的存在对 GERD 的治疗有无影响,H. pylori 阳性的 GERD 患者是否应该行 H. pylori 根除治疗曾有很大争议。

### (一)幽门螺杆菌与胃食管反流病治疗效果

理论上讲,如果 H. pylori 对食管具有保护作用,那么具有 H. pylori 感染的 GERD 在同等治疗条件下应该具有更好的治疗效果,这在某些研究中得到证实,而在另外一些报道中却没有观察到相同的结果。

Holtmann 等[30]进行了多中心的临床研究,对 846 例经内镜证实 S-M Ⅱ、Ⅲ级反流性食管炎患者应用泮托拉唑 40mg q.d. 进行治疗,结果 H. pylori 阳性患者,4 周治愈率 86.6%,而阴性者为 76.3%(P=0.000 5),8 周二者分别为 96.4% 和 91.8%(P<0.004),具有明显差异,而且,H. pylori 阳性患者的症状的缓解率也高于阴性患者(P<0.05)。Malfertheiner 等[31]基于 ProGERD 的 6 215 例患者的研究则是对 GERD 患者进行抑酸治疗,在非糜烂性食管炎组,2 周及 4 周时 H. pylori 阳性患者症状的缓解率优于 H. pylori 阴性患者;在糜烂性食管炎组,4 周及 8 周时病变愈合率也是 H. pylori 阳性患者优于 H. pylori 阴性患者,差异具有显著性。这种影响可能与在 H. pylori 阳性时,质子泵抑制剂药物具有更高的抑酸效果有关。

此外,也有 H. pylori 感染状态并不影响 GERD 疗效的报道。Peters 等[27]把具有胃食管反流的巴雷特食管病患者随机分为奥美拉唑 40mg b.i.d. 及雷尼替丁 150mg b.i.d. 治疗组,发现 H. pylori 感染与否对患者治疗前的症状及食管酸暴露的程度并无影响,对奥美拉唑及雷尼替丁在减少酸反流及改善症状方面也无影响,但该研究所用奥美拉唑剂量超过标准剂量,有可能掩盖 H. pylori 的作用。另有人对低剂量 PPI 对 GERD 的治疗进行研究,未发现 H. pylori 的影响。前面的研究多为长期治疗的影响,有研究者对 H. pylori 阳性或阴性的患者进行了为期一周的雷贝拉唑治疗,也没有发现 H. pylori 感染对 GERD 症状缓解程度及速度的影响。

也有研究得出了 H. pylori 感染会降低质子泵抑制剂(PPI)疗效的结论。Ram 等[32]对 245 名 GERD 患者进行了 H. pylori 检测和 PPI 治疗(奥美拉唑 20mg q.d. 或 b.i.d.,至少 3 个月),治疗结束后将患者分为三组,PPI q.d. 治愈组(111/245)、PPI q.d. 失败组(78/245)和 PPI b.i.d. 失败组(56/245),发现三组分别有 25%、33%、48% 的患者感染了 H. pylori,差异具有统计学意义(P<0.000 1),提示 H. pylori 感染与 GERD 患者中 PPI 治疗失败相关。

之所以有不同的实验结果,可能与病例的选择、药物的应用剂量有关;也可能提示 H. pylori 在 GERD 中并不是决定性因素。

（二）幽门螺杆菌在抑酸治疗时是否导致胃体萎缩及肠化生

那么，*H. pylori* 阳性的 GERD 的患者，是否应该根除 *H. pylori* 呢？长期应用质子泵抑制剂能否导致胃体腺的萎缩也将影响到在该类患者中是否进行 *H. pylori* 根除的决策。

Berstad 等[33]应用兰索拉唑对 GERD 进行维持治疗，结果发现 *H. pylori* 阳性患者的胃体炎炎症明显进展，并伴有萎缩及细胞增生。而且有研究发现 CagA 阳性的 *H. pylori* 菌株这种作用更明显。

Schenk 等[34]进行了随机对照研究，应用奥美拉唑 40mg q.d. 对反流性食管炎进行为期 12 个月的治疗，并对 *H. pylori* 阳性的患者，行根除治疗或给予安慰剂 1 周，发现 *H. pylori* 持续阳性的患者（24 例）在治疗期间，胃体部的活动性炎症进展（$P=0.032$）而胃窦部的活动性炎症好转（$P=0.002$），而根除成功的患者（33 例），胃体部及胃窦部的慢性及活动性炎症均好转（$P \leqslant 0.0001$），与 *H. pylori* 持续阳性的患者比较，活动性及慢性炎症的好转具有明显差异（$P=0.001$），至于萎缩评分，在随访 1 年内，*H. pylori* 根除组和持续阳性组无明显差异，在 *H. pylori* 阴性的患者中未发现变化，提示根除 *H. pylori*，可以阻止强抑酸药物相关性胃体炎的进展，而根除 *H. pylori* 是否可以阻止萎缩性胃炎的进展，需要更长时间的随访。

Moayyedi 等[35]进行了一项随机双盲前瞻性研究，发现在 *H. pylori* 阳性的 GERD 患者中，长期抑酸治疗将导致胃窦部为主的炎症变为胃体部为主的炎症，并伴有胃体部的萎缩的发展，而提前根除 *H. pylori* 可以阻止这一转变的发生。

（三）幽门螺杆菌与质子泵抑制剂的抑酸效果

有研究资料显示，在应用奥美拉唑治疗十二指肠溃疡时，患者胃内 pH 比健康志愿者胃内 pH 高，而 *H. pylori* 是十二指肠溃疡的病因，这提示 *H. pylori* 可能影响到质子泵抑制剂的抑酸效果。Verdú 等[36]首先验证了 *H. pylori* 对奥美拉唑抑酸效果的影响，他们对 18 例 *H. pylori* 阳性和 14 例 *H. pylori* 阴性的健康志愿者采用奥美拉唑或安慰剂治疗 1 周，在采用安慰剂的一组中，*H. pylori* 阳性志愿者 24h pH 中位数是 1.4，阴性者为 1.5，二者类似；而在奥美拉唑治疗组，*H. pylori* 阳性的健康者 24h pH 检测中位数是 5.5，阴性者为 4.0（$P=0.001$），为避免个体的差异，Verdú 等进一步对 18 例 *H. pylori* 阳性的志愿者分别在治愈感染前后进行检查，发现其基础胃酸 pH 在治愈前后无差异（分别为 1.3 和 1.2），但是在治愈前应用奥美拉唑治疗期间胃内 pH 为 5.4，而治愈 *H. pylori* 感染后应用奥美拉唑治疗期间的胃内 pH 为 3.6，二者之间有显著差异（$P<0.001$）。有研究证实了 *H. pylori* 可以影响奥美拉唑的抑酸效果，并进一步观察到 *H. pylori* 阳性者基础泌酸量和最大泌酸量明显的低于 *H. pylori* 阴性者。Labenz 等[37]的研究显示，*H. pylori* 阳性的十二指肠溃疡患者在 *H. pylori* 根除前后应用奥美拉唑治疗时胃内 pH 有显著差异（$P<0.002$），在 *H. pylori* 根除 1 年后这种作用仍得到维持。*H. pylori* 对兰索拉唑及泮托拉唑抑酸效果的影响同样得到证实，尽管有人在应用奥美拉唑治疗 GERD 及巴雷特食管时，未发现 *H. pylori* 对酸反流有影响[27]，但该研究所用大剂量奥美拉唑受到质疑。

关于 *H. pylori* 可以提高质子泵抑制剂抑酸效果的机制现在并不清楚。有人提出是氨影响了在奥美拉唑治疗期间的胃内 pH，而胆汁等十二指肠胃反流物影响甚微。也有人指出由于抑酸治疗，

导致了 *H. pylori* 在胃内的再分布,伴随着胃窦部炎症的好转而胃体部炎症的恶化,从而泌酸减少,结果使抑酸药物的效果提高。此外,有研究者经过动物实验证实 *H. pylori* 可以增强奥美拉唑对壁细胞及 $H^+$-$K^+$-ATP 酶抑制作用。

**（四）根除幽门螺杆菌对胃食管反流病相关症状的影响**

Moschos 等[38]利用监测餐后 3h 食管 pH 的方法来评估根除 *H. pylori* 对 GERD 的影响,发现在成功根除 *H. pylori* 后 3 个月,研究群体的平均 DeMeester 评分有显著改善（均值 47.47 vs 22.00,*P*=0.016）,且 82.8%（24/29）GERD 患者的 DeMeester 评分得到了改善,其中 9 位的 DeMeester 评分在根除治疗后甚至降至了正常范围（DeMeester 评分 <14.72）,提示 *H. pylori* 根除治疗可能有助于改善 GERD 的症状。东方的研究也证实了这一结论,日本的 Hirata 等[39]的研究纳入了 40 名 *H. pylori* 阳性的 GERD 患者,分别在成功根除 *H. pylori* 前及其后 3 个月和 1 年利用特定量表评估健康相关生活质量和 GERD 症状严重性的改变,结果发现根除后 3 个月上述两者无显著改变,但在 1 年后二者均发生了显著的改善,且根除治疗前反流相关症状严重的患者在根除治疗后改善程度更大。

Rodrigues 等[40]开展的一项前瞻性随机对照研究则发现 *H. pylori* 根除治疗并不会对 GERD 造成影响。中国的 Xue 等[41]开展了一项多中心研究,纳入了 356 名反流性食管炎的患者,其中 *H. pylori* 阳性者 176 名,*H. pylori* 阴性者 180 名;*H. pylori* 阳性者随机给予根除治疗 10 天（最终为 92 名）,之后再服用 46 天埃索美拉唑 20 mg b.i.d.,其余患者服用 8 周埃索美拉唑 20mg b.i.d.,治疗结束后分为三个组:*H. pylori* 阳性已根除、*H. pylori* 阳性未根除（包括未根除成功者）及 *H. pylori* 阴性组,比较组间治疗前后反流症状严重程度及治疗后食管黏膜愈合率,均未发现显著差异,由此作者认为 *H. pylori* 感染与根除对反流性食管炎的埃索美拉唑疗法无显著影响。

Xinias 等[42]以 64 名儿童和青少年 GERD 患者为研究对象,其中 40 人 *H. pylori* 阳性（均患有胃窦部为主的胃炎）,24 人 *H. pylori* 阴性,对 *H. pylori* 阳性的患者进行根除治疗,根除后 6 个月发现,所有患者均根除成功且食管炎及胃炎痊愈,同时平均 LESP 显著提高（11.25mmHg 提高至 11.71mmHg,*P*<0.05）,平均反流指数（reflux index）显著降低（6.02% 降低至 4.96%,*P*<0.05）,但胃食管反流的相关临床症状并未显著改善。这可能是因为根除 *H. pylori* 后纠正了高胃泌素血症,LESP 提高同时胃炎痊愈导致泌酸量下降,进而减少了食管的酸暴露。值得指出的是,本项研究中所得出的根除治疗有益的结论可能与患者均为胃窦部为主的胃炎有关,这是儿童和青少年中最常见的胃炎类型,但如果是引起胃酸分泌量减少的萎缩性胃体炎,结果可能不同。

由此可见,GERD 合并 *H. pylori* 感染时,根除 *H. pylori* 对 GERD 的影响,至少部分取决于 *H. pylori* 所引起的胃炎类型。儿童和青少年 *H. pylori* 感染所引起的胃炎往往局限于胃窦,而胃窦炎可导致胃酸分泌量增多,进而加重 GERD 的相关症状。因此,对于这类人群,根除 *H. pylori* 可能是有益的。

**（五）幽门螺杆菌与胃食管反流病的复发**

GERD 症状控制之后容易复发,*H. pylori* 与 GERD 的复发有无关系,目前尚不能定论。

Hatlebakk 等[43]研究了影响 GERD 复发的因素,对 103 例分级为 Ⅰ 级或 Ⅱ 级反流性食管炎患者,应用兰索拉唑 30mg q.d. 维持到治愈或症状缓解后,接着应用兰索拉唑 15mg q.d. 或 30mg q.d. 维持,直至症状复发或内镜下有变化,对兰索拉唑的剂量、症状严重程度、食管炎的分级、*H. pylori* 感染、LES 静息压、24h 内食管 pH 小于 4.0 的百分比及治疗前胃内 pH 的中位数进行 Cox 回归分析,得出结论,兰索拉唑的剂量与患者症状严重程度和复发时间有明确的关系,而 *H. pylori* 感染对此无影响。有人追踪 230 例顽固性反流性食管炎患者,在 1 490 个治疗年中,有 158 例复发,*H. pylori* 阳性或阴性之间并无复发率的不同。

但是也有研究发现 *H. pylori* 阳性 GERD 者复发率低于 *H. pylori* 阴性者。Schwizer 等[44]在 2013 年开展了一项随机双盲的多中心试验,198 名 *H. pylori* 阳性的 GERD 患者随机接受抗生素或安慰剂治疗 7 天,同时 113 名 *H. pylori* 阴性的 GERD 患者接受安慰剂治疗 7 天作为对照,所有患者均服用埃索美拉唑 20mg b.i.d.7 天,随后服用 40mg q.d. 7 周,结果显示,*H. pylori* 阳性的两组患者在 32 周的随访时间内复发率相似,即根除治疗对 32 周随访时间内的复发风险无影响,但 *H. pylori* 阳性的患者的复发率要低于 *H. pylori* 阴性的患者($P=0.004$)。西班牙的 Calleja 等[45]也得到了类似的结论,他们应用泮托拉唑 40mg q.d. 对 227 例内镜下诊断为 Ⅱ/Ⅲ级反流性食管炎的患者进行治疗共 24 周,发现 *H. pylori* 阴性组的复发率(25.9%)明显高于阳性组(10.2%,$P<0.020$)。东方的研究也得到过类似结论。

相关研究结果的分歧很有可能是因为研究人群之间存在差异;或是未能对 *H. pylori* 阳性的治疗组其胃部感染和炎症的类型做出阐述,事实上,胃窦部胃炎可以导致胃酸分泌量增加,而胃体部胃炎则引起胃酸分泌量减少,因此,*H. pylori* 感染既可以引起胃酸分泌量增加,也可以引起其减少,进而影响酸反流情况及其相关的症状。事实上,已有研究发现胃窦部胃炎与 GERD 相关,而胃体部胃炎则与 GERD 无关,提示胃炎类型可能影响 GERD。

综上所述,*H. pylori* 和 GERD 之间的关系仍旧在争论中,尽管大量的研究发现 *H. pylori* 感染可能对食管具有保护作用,但对 *H. pylori* 行根除治疗并未显著影响 PPI 的治疗效果。在 GERD 中,尽管有研究发现 *H. pylori* 可以提高 PPI 的抑酸效果,但其增强的程度是很轻微的,PPI 的长期临床效用与 *H. pylori* 是否存在是无关的。而且这种益处是以加重胃炎、促进萎缩的方式来实现的,而根除治疗可以避免此类事件的发生,甚至使部分萎缩逆转。

*H. pylori* 感染处理的 Maastricht Ⅴ/Florence 共识报告[46]认为,现有研究综合表明,根除 *H. pylori* 既不会引起也不会加重 GERD,因此对于 *H. pylori* 感染患者来说,只要存在根除指征(包括需长期应用 PPI),患有 GERD 不能作为不行根除治疗的原因。2017 年美国胃肠病学会有关幽门螺杆菌感染的治疗指南[47]则指出对于具有典型 GERD 症状的患者,无须筛查 *H. pylori*,但是有消化性溃疡或消化不良病史者除外;由于其他原因筛查证明存在 *H. pylori* 感染的 GERD 患者,应该根除 *H. pylori*。但美国是 *H. pylori* 低感染率的国家。第四次及第五次全国幽门螺杆菌感染处理共识报告[48]指出,胃体为主胃炎患者根除 *H. pylori* 可能会增加 GERD 发生的危险性,不根除 *H. pylori* 长期 PPI 治疗会增加胃癌发生的危险性,考虑到我国是胃癌高发国,长期服用 PPI 者还是应该根除 *H. pylori*。关于 GERD 中 *H. pylori* 治疗策略,是检测治疗还是经验 PPI 治疗,抑或先内镜检查然后治疗,研究发现在成本效益方面,检测治疗策略稍优于先行内镜检查,但是两者均优于经

验 PPI 治疗。考虑到我国消化道肿瘤高发的现实,同时由于不同的 GERD 患者,其分型也影响到治疗策略,因此对于有内镜检查指征的患者,要及时进行内镜检查。

(王姊娟　冯桂建　胡伏莲)

## 参 考 文 献

[ 1 ] Raghunath A. Prevalence of Helicobacter pylori in patients with gastro-oesophageal reflux disease: systematic review. BMJ Chinese Edition, 2003, 326 (7392): 737.

[ 2 ] Ashktorab H, Entezari O, Nouraie M, et al. Helicobacter pylori Protection Against Reflux Esophagitis. Digestive Diseases and Sciences, 2012, 57 (11): 2924-2928.

[ 3 ] Grande M, Cadeddu F, Villa M, et al. Helicobacter pylori and gastroesophageal reflux disease. Current Opinion in Gastroenterology, 2014, 30 (4): 402.

[ 4 ] Moon A, Solomon A, Beneck D, et al. Positive association between Helicobacter pylori and gastroesophageal reflux disease in children. Journal of Pediatric Gastroenterology & Nutrition, 2009, 49 (3): 283-288.

[ 5 ] Minatsuki C, Yamamichi N, Shimamoto T, et al. Background factors of reflux esophagitis and non-erosive reflux disease: a cross-sectional study of 10 837 subjects in Japan. PLoS One, 2013, 8 (7): e69891.

[ 6 ] Schenk BE, Kuipers EJ, Klinkenbergknol EC, et al. Helicobacter pylori and the efficacy of omeprazole therapy for gastroesophageal reflux disease. American Journal of Gastroenterology, 1999, 94 (4): 884-887.

[ 7 ] Weston AP, Badr AS, Topalovski M, et al. Prospective evaluation of the prevalence of gastric Helicobacter pylori infection in patients with GERD, Barrett's esophagus, Barrett's dysplasia, and Barrett's adenocarcinoma. American Journal of Gastroenterology, 2000, 95 (2): 387-394.

[ 8 ] Xie FJ, Zhang YP, Zheng QQ, et al. Helicobacter pylori infection and esophageal cancer risk: An updated meta-analysis. World Journal of Gastroenterology, 2013, 19 (36): 6098-6107.

[ 9 ] Fallone CA, Barkun AN, Friedman G, et al. Is Helicobacter pylori eradication associated with gastroesophageal reflux disease？. American Journal of Gastroenterology, 2000, 95 (4): 914-920.

[ 10 ] Suyoun N, Ilju C, Kumhei R, et al. Effect of Helicobacter pylori infection and its eradication on reflux esophagitis and reflux symptoms. American Journal of Gastroenterology, 2010, 105 (10): 2153.

[ 11 ] Take S, Mizuno M, Ishiki K, et al. Helicobacter pylori eradication may induce de novo, but transient and mild, reflux esophagitis: Prospective endoscopic evaluation. Journal of Gastroenterology & Hepatology, 2009, 24 (24): 107-113.

[ 12 ] 冯桂建,胡伏莲,王化虹.幽门螺杆菌感染与消化性溃疡和反流性食管炎的关系.中国现代医学杂志,2004, 14 (9): 64-67.

[ 13 ] Vakil N, Hahn B, Mcsorley D. Recurrent symptoms and gastro-oesophageal reflux disease in patients with duodenal ulcer treated for Helicobacter pylori infection. Alimentary Pharmacology & Therapeutics, 2000, 14 (1): 45.

[ 14 ] Nayoung K, Woo LS, Il KJ, et al. Effect of Helicobacter pylori Eradication on the Development of Reflux Esophagitis and Gastroesophageal Reflux Symptoms: A Nationwide Multi-Center Prospective Study. Gut & Liver, 2011, 5 (4): 437-446.

[ 15 ] Loffeld RJ, Werdmuller BF, Kuster JG, et al. Colonization with cagA-positive Helicobacter pylori strains inversely associated with reflux esophagitis and Barrett's esophagus. Digestion, 2000, 62 (2-3): 95.

[ 16 ] Vaezi MF, Falk GW, Peek RM, et al. CagA-positive strains of Helicobacter pylori may protect against Barrett's esophagus. American Journal of Gastroenterology, 2000, 95 (9): 2206.

[ 17 ] Miernyk K, Morris J, Bruden D, et al. Characterization of Helicobacter pylori cagA and vacA Genotypes among Alaskans and Their Correlation with Clinical Disease. J Clin Microbiol, 2011, 49 (9): 3114-3121.

［18］ Fallone CA, Barkun AN, Göttke MU, et al. Association of Helicobacter pylori genotype with gastroesophageal reflux disease and other upper gastrointestinal diseases. American Journal of Gastroenterology, 2000, 95 (3): 659-669.

［19］ Voutilainen M, Färkkilä M, Mecklin JP, et al. Chronic inflammation at the gastroesophageal junction (carditis) appears to be a specific finding related to Helicobacter pylori infection and gastroesophageal reflux disease. The Central Finland Endoscopy Study Group. 1999, 94 (11): 3175-3180.

［20］ El-Serag H, Sonnenberg A, Jamal M, et al. Corpus gastritis is protective against reflux oesophagitis. Gut, 1999, 45 (2): 181-185.

［21］ 冯桂建, 胡伏莲, 王化虹, 等. 幽门螺杆菌和胃泌素与胃食管反流病的关系. 中华医学杂志, 2003, 83 (2): 5.

［22］ Mitchell DR, Derakhshan MH, Wirz AA, et al. The gastric acid pocket is attenuated in H. pylori infected subjects. Gut, 2017, 66 (9): 1555-1562.

［23］ Gatopoulou A, Mimidis K, Giatromanolaki A, et al. Impact of Helicobacter pylori infection on histological changes in non-erosive reflux disease. World Journal of Gastroenterology, 2004, 10 (8): 1180.

［24］ Shirota T, Kusano M, Kawamura O, et al. Helicobacter pylori infection correlates with severity of reflux esophagitis: with manometry findings. Journal of Gastroenterology, 1999, 34 (5): 553-559.

［25］ Wu JC, Sung JJ, Chan FK, et al. Helicobacter pylori infection is associated with milder gastro-oesophageal reflux disease. Alimentary Pharmacology & Therapeutics, 2000, 14 (4): 427-432.

［26］ Yerra LN, Bhasin DK, Panigrahi D, et al. Prevalence of Helicobacter pylori infection in patients with reflux oesophagitis. Tropical Gastroenterology Official Journal of the Digestive Diseases Foundation, 1999, 20 (4): 175-177.

［27］ Peters FT, Kuipers EJ, Ganesh S, et al. The influence of Helicobacter pylori on oesophageal acid exposure in GERD during acid suppressive therapy. Alimentary Pharmacology & Therapeutics, 1999, 13 (7): 921-926.

［28］ Gisbert JP, De PA, Losa C, et al. Helicobacter pylori and gastroesophageal reflux disease: lack of influence of infection on twenty-four-hour esophageal pH monitoring and endoscopic findings. Journal of clinical gastroenterology, 2001, 32 (3): 210-214.

［29］ Grossi L, Ciccaglione AF, Marzio L. Typical and atypical symptoms of gastro esophageal reflux disease: Does Helicobacter pylori infection matter ?. World Journal of Gastrointestinal Pharmacology & Therapeutics, 2015, 6 (4): 238-243.

［30］ Holtmann G, Cain C, Malfertheiner P. Gastric Helicobacter pylori infection accelerates healing of reflux esophagitis during treatment with the proton pump inhibitor pantoprazole. Gastroenterology, 1999, 117 (1): 11-16.

［31］ Malfertheiner P, Lind T, Willich S, et al. Prognostic influence of Barrett's oesophagus and Helicobacter pylori infection on healing of erosive gastro-oesophageal reflux disease (GORD) and symptom resolution in non-erosive GORD: report from the ProGORD study. Gut, 2005, 54 (6): 746-751.

［32］ Ram D, Mona B, Shoshanna A, et al. Comparison of Clinical Characteristics of Patients With Gastroesophageal Reflux Disease Who Failed Proton Pump Inhibitor Therapy Versus Those Who Fully Responded. Journal of Neuro-gastroenterology & Motility, 2011, 17 (4): 387-394.

［33］ Berstad AE, Hatlebakk JG, Maartmann-Moe H, et al. Helicobacter pylori gastritis and epithelial cell proliferation in patients with reflux oesophagitis after treatment with lansoprazole. Gut, 1997, 41 (6): 740-747.

［34］ Schenk BE, Kuipers EJ, Nelis GF, et al. Effect of Helicobacter pylori eradication on chronic gastritis during omeprazole therapy. Gut, 2000, 46 (5): 615-621.

［35］ Moayyedi P, Wason C, Peacock R, et al. Changing patterns of Helicobacter pylori gastritis in long-standing acid suppression. Helicobacter, 2001, 5 (4): 206-214.

［36］ Verdú EF, Armstrong D, Idström JP, et al. Effect of curing Helicobacter pylori infection on intragastric pH during treatment with omeprazole. Gut, 1995, 36 (4): 539-543.

［37］ Labenz J, Tillenburg B, Peitz U, et al. Efficacy of omeprazole one year after cure of Helicobacter pylori infection in duodenal ulcer patients. American Journal of Gastroenterology, 1997, 92 (4): 576-581.

［38］ Moschos JM, Kouklakis G, Vradelis S, et al. Patients with established gastro-esophageal reflux disease might benefit from Helicobacter pylori eradication. Annals of Gastroenterology, 2014, 27 (4): 352-356.

［39］ Hirata K, Suzuki H, Matsuzaki J, et al. Improvement of reflux symptom related quality of life after Helicobacter pylori eradication therapy. Journal of Clinical Biochemistry & Nutrition, 2013, 52 (2): 172-178.

［40］ Rodrigues JL, Faria CM, Geocze S, et al. Helicobacter pylori eradication does not influence gastroesophageal reflux disease: a prospective, parallel, randomized, open-label, controlled trial. Arquivos De Gastroenterologia, 2012, 49 (1): 56-63.

［41］ Xue Y, Zhou LY, Lin SR, et al. Effect of Helicobacter pylori Eradication on Reflux Esophagitis Therapy: A Multicenter Randomized Control Study. Chinese Medical Journal, 2015, 128 (8): 995.

［42］ Xinias I, Maris T, Mavroudi A, et al. Helicobacter pylori infection has no impact on manometric and pH-metric findings in adolescents and young adults with gastroesophageal reflux and antral gastritis: eradication results to no significant clinical improvement. Pediatric reports, 2013, 5 (1): e3.

［43］ Hatlebakk JG, Berstad A. Prognostic factors for relapse of reflux oesophagitis and symptoms during 12 months of therapy with lansoprazole. Alimentary Pharmacology & Therapeutics, 1997, 11 (6): 1093-1099.

［44］ Schwizer W, Menne D, Schütze K, et al. The effect of Helicobacter pylori infection and eradication in patients with gastro-oesophageal reflux disease: A parallel-group, double-blind, placebo-controlled multicentre study. United European Gastroenterology Journal, 2013, 1 (4): 226-235.

［45］ Calleja JL, Suarez M, Tejada AHD, et al. Helicobacter pylori Infection in Patients with Erosive Esophagitis Is Associated with Rapid Heartburn Relief and Lack of Relapse After Treatment with Pantoprazole. Dig Dis Sci, 2005, 50 (3): 432-439.

［46］ Malfertheiner P, Megraud F, O'Morain CA, et al. Management of Helicobacter pylori infection-the Maastricht Ⅴ/ Florence Consensus Report. Gut, 2017, 66 (1): 6-30.

［47］ Chey WD, Leontiadis GI, Howden CW, et al. ACG Clinical Guideline: Treatment of Helicobacter pylori Infection. Am J Gastroenterol, 2017, 112 (2): 212-239.

［48］ 中华医学会消化病学分会幽门螺杆菌和消化性溃疡学组，全国幽门螺杆菌感染研究协作组. 第五次全国幽门螺杆菌感染处理共识报告. 中华内科杂志, 2017, 56 (7): 532-545.

第四十五章

# 幽门螺杆菌与胃炎

## 一、概述

胃炎具有广泛的组织病理学改变,其临床诊断标准常比较模糊。这是因为在诊断胃炎时应用不精确和混乱的术语,以及过去对其病因不了解所造成的。Strickland 及 Mackay 结合形态学变化和病理生理学参数的改变,将胃炎分为 A 型(以胃体病变为主,伴有恶性贫血)和 B 型(以胃窦病变为主,或者是花斑状胃炎)[1]。Warren 和 Marshall 于 1982 年在胃炎患者中发现了幽门螺杆菌(*H. pylori*),这引发了胃炎概念上的一场革命[2]。目前人们已经知道 *H. pylori* 感染是慢性胃炎最常见的原因,而且 *H. pylori* 相关性胃炎是非贲门部胃腺癌的癌前期病变。虽然本篇文章将集中介绍 *H. pylori* 相关性胃炎,但是应该指出 *H. pylori* 感染并不是胃炎的唯一原因。NSAID、放射线、缺血、克罗恩病、巨大肥厚性胃炎(Menetrier 病)和许多少见的胃部疾病亦可引起特异类型的胃炎,本篇将不赘述。

## 二、幽门螺杆菌与急性胃炎

急性 *H. pylori* 感染应注意与慢性 *H. pylori* 感染引起的活动性胃炎相区别,*H. pylori* 感染的急性期很少在临床实践中遇到。急性 *H. pylori* 感染时上皮细胞的反应表现为显著的退行性改变,包括黏液的损耗、细胞脱落及腺体的不典型增生。胃小凹里多形核粒细胞浸润及"腺窝脓肿"形成、表面渗出及浅表性糜烂均很常见,这在组织学上被命名为"急性活动性胃炎"。急性 *H. pylori* 相关性胃炎的临床症状包括上腹部痉挛性疼痛、恶心、呕吐及腹胀,亦可出现胃酸减少甚或无酸。

急性期通常持续大约 7 天,部分患者在此期间细菌可被清除,多形核细胞浸润消失,胃黏膜上皮恢复正常。但大部分患者的免疫反应不能清除 *H. pylori* 感染。再过 3~4 周,慢性炎症细胞逐渐聚集,并在组织学变化上渐变明显。因此,急性活动性胃炎的诊断这时应改为慢性活动性胃炎。关于 *H. pylori* 急性感染的不多的报道显示,胃体部炎症消散而胃窦部炎症持续存在。

### 三、幽门螺杆菌与慢性胃炎

人们已经认识到 *H. pylori* 可引起 3 种不同类型的慢性胃炎:①浅表性胃炎;②弥漫性胃窦胃炎(diffuse antral gastritis,DAG);③多灶性萎缩性胃炎(multifocal atrophic gastritis,MAG)。*H. pylori* 感染导致的形态学改变不同的原因现今还不清楚。有人提出高胃酸分泌时,细菌的种植及胃炎的发生局限于胃窦如 DAG。而浅表性胃炎和 MAG 患者呈低胃酸分泌状态,浅表性胃炎可能是多灶性萎缩性胃炎发展过程中的早期阶段。同时人们还观察到,慢性胃炎起始于胃窦部,沿胃小弯逐渐扩展至全胃而呈现全胃炎。

*H. pylori* 相关性胃炎的特点是:①表面上皮细胞变性;②多形核细胞浸润;③慢性炎症细胞浸润;④萎缩;⑤肠上皮化生。退行性改变如黏液耗损、上皮细胞转变为立方形、渗出及表皮细胞"脱落",均是慢性胃炎的显著特征。表面上皮细胞的变化与 *H. pylori* 数目的多少有关,此发现支持细菌产物(如氨、空泡细胞毒素、磷脂酶)对上皮细胞的直接毒性作用。多形核细胞的浸润是"活动性"慢性炎症的标志。表面上皮及固有层有中性粒细胞浸润,并聚集于胃小凹处形成"腺窝脓肿"。以淋巴细胞、浆细胞及一些嗜酸性粒细胞为主的慢性炎症细胞浸润是慢性胃炎的突出特点。慢性炎症细胞浸润的程度与感染 *H. pylori* 数目多少有密切关系,但是在伴有严重腺体萎缩和肠上皮化生的胃炎中炎性浸润却很少。

持续性慢性胃炎的特点是形成出现腺体萎缩和肠上皮化生(IM)。反复的黏膜损伤使腺体消失,引起黏膜萎缩(图 45-1),导致黏膜层变薄。并随着腺体的消失,出现糜烂并形成溃疡。随 *H. pylori* 感染时间的延长,萎缩的发生率及严重程度均有所增加。Correa 等追踪调查了 780 名具有正常胃黏膜或慢性浅表性胃炎的患者,平均 5.1 年重复一次胃镜检查,有 284 名患者发展成萎缩性胃炎,代表了每年 7.5% 的转变率[3]。Sakaki 等人跟踪随访了 35 名胃黏膜正常的 *H. pylori* 阳性患者 10 年,发现 2 年后有 6% 的患者出现了萎缩,4 年后 22% 的患者出现萎缩,6 年后约有 34% 的患者出现萎缩,10 年后约 43% 的患者存在萎缩性胃炎,且病理证实萎缩同时伴有中性粒细胞浸润[4]。所以由此推测,萎缩既可能是细菌作用后的结果又可能是慢性炎症反应的结果。*H. pylori* 的慢性感染亦可引起胃黏膜上皮类似于肠黏膜上皮的形态学改变,称为肠上皮化生(图 45-2)。肠上皮化生是胃肠道黏膜对持续性感染的一种适应性现象。根据黏液含量和形态可将肠上皮化生分为 3 种主要类型:一种是"完全型"(Ⅰ型),化生上皮与正常的小肠上皮相似;另外两种是"不完全型",杯状细胞与正常的胃黏膜细胞相似(Ⅱ型)或与硫黏蛋白染色的结肠型上皮相似(Ⅱb 型或 Ⅲ

型）。Ⅲ型肠上皮化生已被认为是发展成胃腺癌的高危因素。随着萎缩的加重，伴有肠上皮化生的胃黏膜分泌胃酸减少，不适合 *H. pylori* 的定居，因而细菌逐渐消失。*H. pylori* 的消失伴随慢性炎症的逐渐减轻，因此 *H. pylori* 相关性胃炎的后期大部分缺乏 *H. pylori* 和慢性炎症细胞。

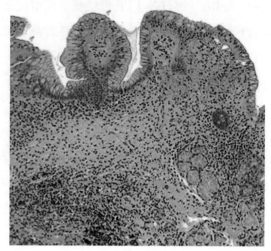

图 45-1　胃黏膜萎缩

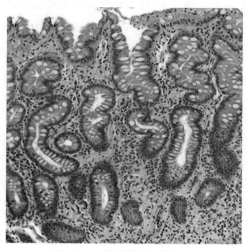

图 45-2　胃黏膜肠上皮化生

## 四、致病机制

*H. pylori* 是非侵袭性病原体，但是能引起强烈的免疫反应。黏膜炎症细胞包括中性粒细胞、淋巴细胞、浆细胞和巨噬细胞。白细胞介素 -8（IL-8）是胃黏膜上皮细胞暴露于 *H. pylori* 后分泌的强有力的中性粒细胞和淋巴细胞激活因子[5,6]。感染 CagA 阳性的 *H. pylori* 菌株可增强 IL-8 的分泌。被激活的中性粒细胞在黏附因子的帮助下与上皮细胞结合，通过上皮转移进入腺腔。通过肠黏膜 T 细胞和 B 细胞的上调，胃上皮细胞亦表达Ⅱ类主要组织相容性复合物（MHC）分子和 IL-7。CD4+（辅助性）T 细胞的激活引发 IL-2 和 IFN-γ 的分泌。IFN-γ 在炎症早期具有广泛的作用，包括激活血管内皮细胞、巨噬细胞、中性粒细胞、细胞毒 NK 细胞、Ⅱ类 MHC 分子表达的上调以及 T 细胞和 B 细胞的分化。来自肠道的 T 细胞克隆选择性地增加 IgA 分泌性 B 细胞，并引起免疫球蛋白的产生（图 45-3）。

目前对这种活动性炎症反应的细胞学机制了解相对较少，但 *H. pylori* 与胃黏膜上皮的接触是其中的关键一步。针对菌体 Lewis 抗原生成的血液抗原结合黏附素（BabA）可能是参与这种内在相互作用的重要成分之一。*H. pylori* 通过 BabA 产生的黏附作用可能是 VacA 和 CagA 传递的重要手段。感染 cagA+/vacA s1+/BabA+ *H. pylori* 的患者多数有较严重的组织学炎症反应[6]。同时，cag 基因岛与作为核蛋白输出管道的Ⅳ型分泌系统成分具有同源性。一旦 CagA 阳性 *H. pylori* 与胃黏膜上皮结合，cag Ⅳ型分泌系统可以将某些未知的细菌因子转运至宿主上皮细胞。已有证据显示，在与 *H. pylori* 接触的宿主上皮细胞内检测到 CagA 的酪氨酸磷酸化作用[7]。结果这些未知的细菌因子激活 NF-κB 和 / 或 MAPK，诱导前炎症细胞因子如 IL-8 的生成。另外，磷酸化的 CagA 诱导细胞骨架变化如细胞延长、伸展、丝状或板状伪足生成[8]。然而到目前为止，我们还不知道这些变化的真正意义。

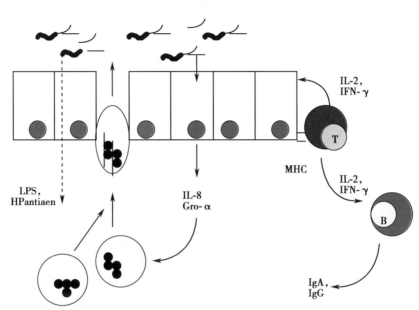

图 45-3　胃炎发展过程中免疫反应与上皮细胞的相互作用

## 五、幽门螺杆菌相关性胃炎的病理生理改变

有证据表明 *H. pylori* 相关性胃炎和胃酸分泌功能二者之间具有双向关系。一方面,胃酸的分泌影响 *H. pylori* 寄居在胃黏膜中的数量及其分布,并影响感染后黏膜炎症反应的严重程度。另一方面,*H. pylori* 相关性胃炎改变了胃黏膜的胃酸分泌功能。

*H. pylori* 感染引起基础胃泌素、食物刺激后胃泌素以及促胃液素释放肽(GRP)刺激后的胃泌素水平的升高[9,10]。这是因为 *H. pylori* 感染者胃窦 D 细胞分泌生长抑素下降、胃窦 G 细胞分泌胃泌素增加所致。在十二指肠溃疡患者,高胃泌素血症导致大量的胃酸分泌;而在没有溃疡史的 *H. pylori* 感染者中,*H. pylori* 感染引起的高胃泌素血症并没有引起基础胃酸量和 GRP 刺激的胃酸量的显著增加,这种导致不同反应的原因还不清楚。

在慢性 *H. pylori* 感染患者中,胃体部的肠上皮化生和胃黏膜萎缩引起胃酸分泌的显著降低或完全的胃酸缺乏[11]。胃酸分泌降低的原因部分是由于分泌性胃黏膜的萎缩,部分是由于通过目前还不清楚的机制引起酸分泌功能的抑制。这些患者根除 *H. pylori* 后胃酸分泌部分恢复,但是恢复的程度依赖于胃黏膜萎缩的严重程度。慢性 *H. pylori* 感染及显著的胃酸分泌减少对解释 *H. pylori* 感染与随后发生的胃癌之间的相关性有重要的作用。虽然 *H. pylori* 感染与增加胃癌发生的危险性二者之间有密切关系,但是已经证明感染 *H. pylori* 的十二指肠溃疡患者具有较小的恶变概率。此意味着高胃酸患者尽管有 *H. pylori* 感染,发展成胃癌的机会却比较小。总之,*H. pylori* 感染导致胃酸分泌显著增加,并伴有以胃窦部为主的胃炎。在另外一些患者,*H. pylori* 感染则导致胃酸分泌的明显抑制并伴有严重的胃体胃炎。对于一个患者来说,是什么决定了酸分泌反应的方式和胃炎类型？可能是宿主因素起的作用(图45-4)。2000年,El-Omar及其同事提出白细胞介素-1基因簇多样性与 *H. pylori* 所致的低胃酸状态和胃癌有关,此多样性被认为能促进白细胞介素-1β的生成[12]。白细胞介素-1β是重要的前炎症细胞因子和强有力的胃酸分泌抑制物。但此结果并没有在瑞典及韩国人群队列中得到证实[13,14],所以其有效预测性还有待更多队列评估。

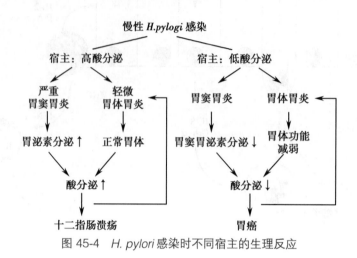

图45-4 *H. pylori* 感染时不同宿主的生理反应

## 六、幽门螺杆菌相关性胃炎与胃食管反流病

胃食管反流病的发病因素有很多,包括食管下括约肌松弛、胃动力障碍、胃酸过度分泌等,而 *H. pylori* 感染也是其中一个因素。目前已有很多研究表明两者共存的现象。*H. pylori* 感染既可以是胃食管反流病的促进因素,也可以是保护因子,而决定的关键在于胃酸分泌的多少。根据 *H. pylori* 感染相关性胃炎的种类,胃酸分泌可受其影响对应增加或减少。以胃体为主的胃炎可导致胃酸过少,而以胃窦为主的胃炎可引起胃酸过多。以胃窦胃炎或十二指肠溃疡为例,根除 *H. pylori* 可纠正胃酸分泌过多,从而改善胃食管反流病的症状。而成人常见的 *H. pylori* 慢性感染常常导致萎缩性胃炎,萎缩性胃炎因其胃酸分泌明显减少,所以在 *H. pylori* 感染患者中很少会发生反流性食管炎[15,16]。相反,随炎症消退和胃酸分泌的恢复,在根除了 *H. pylori* 的患者中发生GERD就不难理解了[17]。

## 七、慢性胃炎与胃癌

支持 *H. pylori* 与胃癌相关的最重要证据来自3个流行病学研究[18-20]。根据这三个前瞻性研究所评估的发生胃癌的相对危险度(*RR*)分别为2.8、3.6和6.0(总的 *RR* 3.8)。在最近的包括48 064名 *H. pylori* 感染患者的28个临床研究中,接受 *H. pylori* 根除治疗患者较未接受根除治疗患者显著降低胃癌发生率,发生率比为0.53(95% 置信区间为0.44~0.64)[21]。

基于这些证据,世界卫生组织国际癌症研究机构将 *H. pylori* 列为 I 类或明确的致癌因子[22]。

人们推测从感染 *H. pylori* 到演变为癌的过程包括急性胃炎的发展,然后是慢性胃炎、胃黏膜萎缩、肠上皮化生、不典型增生和腺癌。此演变过程是在基于大规模人群的抽样研究和群体研究的基础上,联系慢性胃炎和胃癌的早期观察得到的[3,4]。在逐步发展至恶性病变的过程中,估计发生萎缩的比率为每年 1.3%[23],在一个 Columbian 研究中为 3.3%[3]。萎缩性胃炎发生的概率增加与感染 CagA 阳性 *H. pylori* 菌株有关[24]。低酸状态,如使酸分泌减少的手术和应用质子泵抑制剂,均可导致萎缩形成。

虽然 *H. pylori* 感染可能是非贲门部胃癌发生的最主要危险因子,其他因素的协同作用亦不容忽视。高盐饮食、缺乏新鲜水果及蔬菜、吸烟、饮酒与咖啡等都是与胃癌发生有关的很重要的环境因素[25]。抗坏血酸(一种重要的自由基清除剂)的缺乏、高硝酸盐饮食(能够增加致癌物质 N- 亚硝酸盐复合物的形成)都是已被确认的致癌因素。现已知胃的慢性炎症影响胃内抗坏血酸的分泌。胃萎缩引起的胃酸减少易于使非 *H. pylori* 的细菌在胃内过度生长而将硝酸盐转化为亚硝酸盐。

## 八、幽门螺杆菌相关性胃炎的诊断与评价

随着人们认识到 *H. pylori* 感染是胃炎的主要原因之一,而且对胃癌的发生具有重要影响,一种新的胃炎分类方法即悉尼系统胃炎分类法,在 1990 年悉尼世界胃肠病大会上产生[26]。悉尼系统强调将局部解剖、形态及病因综合成一体的重要性,目的在于产生一种临床实用且可以重复使用的胃炎诊断与评价系统。悉尼系统有两个主要分支构成:①组织学;②内镜。组织学分支由三部分组成:A. 病因(前缀);B. 解剖部位(核心)和 C. 形态(后缀)。描述形态时,悉尼系统仅拟定了 3 种不同类型:Ⅰ. 急性胃炎;Ⅱ. 慢性胃炎;Ⅲ. 特殊类型胃炎。慢性胃炎形态变化的评估包括炎症、炎症的活动性、萎缩、肠上皮化生与 *H. pylori*。在这些参数中,对萎缩、炎症的活动性、肠上皮化生及 *H. pylori* 数目的多少用无、轻、中、重的分级来描述。三个部位的胃炎分别是:胃窦炎、胃体胃炎和全胃炎。与组织学的分级一样,内镜下所见的胃炎严重程度亦被分为无、轻、中、重。解剖部位与组织学划分一样。内镜下的显示如水肿、充血、脆性、渗出、平坦 / 隆起型糜烂、皱襞性增生 / 萎缩、血管的可见度、壁内出血点和结节形成等被用来描述炎症的特征。

悉尼系统建立 6 年后,病理学家在美国得克萨斯州的汉斯顿对此种分类进行了重新评价[27]。最新的悉尼系统即汉斯顿系统,最主要的变动是在划分组织形态变化时采用了直观尺度。此分类系统实用且结果可以重复。

为了使胃炎的组织学评价标准化,最新的悉尼系统亦推荐了取材部位。检查时取 4 块标本,2 块来自胃窦,2 块来自胃体。胃窦的 2 块标本须分别来自胃窦的小弯侧($A_1$)和大弯侧($A_2$),均距幽门 2~3cm。胃体的 2 块标本需分别来自距胃角大约 4cm 的胃小弯($B_1$)和距贲门大约 8cm 的胃大弯中部($B_2$)。胃体活检标本对治疗后的病例特别有价值,尤其在应用质子泵抑制剂(PPI)治疗时。虽然胃窦和胃体的活检标本已足够评价 *H. pylori* 感染和胃炎的情况,专家小组成员仍推荐在发现任何病变以及确定肠上皮化生和不典型增生的范围和程度时,应多处取材。既然经常在胃角切迹附近发现肠上皮化生和严重萎缩,人们认为亦有必要于此处(ⅠA)再取第 5 块活检标本(图 45-5)。

来自不同部位的活检标本被送至实验室时应分别标记,以方便得出最恰当的病理学诊断。标本包埋时亦应强调标本的正确方向。

虽然最新的悉尼系统在胃黏膜病变方面得到了非常广泛的应用,但它对疾病治疗及预后评估能力有限,特别是在评估多灶性萎缩性胃炎、胃体为主的胃炎等癌变风险时预测能力有限。因此,国际消化病专家和病理学家又开发了全新的胃炎组织学分类方法——OLGA 和 OLGIM 胃癌风险分期方法。OLGA(operative link for gastritis assessment,可操作的与胃癌风险联系的胃炎评估)和 OLGIM(operative link for gastric intestinal metaplasia assessment,可

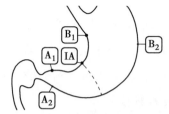

图 45-5　评价 *H. pylori* 相关性胃炎推荐的活检部位(采用 Dixon 等的最新悉尼分类系统)

操作的与胃癌风险联系的肠化生评估)是在慢性胃炎分类新悉尼系统基础上发展而来的胃癌风险分期方法[28,29]。这套评估方法按照慢性胃炎新悉尼系统要求活检,每块活检标本观察 10 个腺体,根据观察腺体中的萎缩(OLGA)或肠化生(OLGIM)腺体个数,计算萎缩(包括肠化生)或肠化生区域(仅肠化生)。OLGA 或 OLGIM 分期为Ⅲ或Ⅳ期者,属于胃癌高风险患者[30]。OLGIM 评估的重复性和与胃癌发生风险的关联性优于 OLGA[31]。这是目前评估胃黏膜萎缩、肠化生准确性相对较高的方法。OLGA 和 OLGIM 分期见图 45-6。

## OLGA和OLGIM分期的评价

| OLGA分期 | | | | | | OLGIM分期 | | | | | |
|---|---|---|---|---|---|---|---|---|---|---|---|
| 萎缩评分 | | 胃体萎缩 | | | | 肠化评分 | | 胃体肠化 | | | |
| | | 无(0) | 轻度(1) | 中度(2) | 重度(3) | | | 无(0) | 轻度(1) | 中度(2) | 重度(3) |
| 胃窦(包括胃角)萎缩 | 无(0) | 0期 | Ⅰ期 | Ⅱ期 | Ⅱ期 | 胃窦(包括胃角)肠化 | 无(0) | 0期 | Ⅰ期 | Ⅱ期 | Ⅱ期 |
| | 轻度(1) | Ⅰ期 | Ⅰ期 | Ⅱ期 | Ⅲ期 | | 轻度(1) | Ⅰ期 | Ⅰ期 | Ⅱ期 | Ⅲ期 |
| | 中度(2) | Ⅱ期 | Ⅱ期 | Ⅲ期 | Ⅳ期 | | 中度(2) | Ⅱ期 | Ⅱ期 | Ⅲ期 | Ⅳ期 |
| | 重度(3) | Ⅲ期 | Ⅲ期 | Ⅳ期 | Ⅳ期 | | 重度(3) | Ⅲ期 | Ⅲ期 | Ⅳ期 | Ⅳ期 |

图 45-6　OLGA 和 OLGIM 分期评价表

## 九、幽门螺杆菌相关性胃炎的治疗

治疗 *H. pylori* 相关性胃炎有两个主要目的。首先,一些临床医生认为慢性胃炎引起了消化不良症状,治疗慢性胃炎或可减轻患者的症状。第二,治疗慢性胃炎或可防止发生胃癌。

许多研究证明成功根除 *H. pylori* 后可使内镜下所见胃炎及组织学胃炎消退,虽然此过程需要数月时间[32]。含铋剂四联(联合甲硝唑和四环素)和含质子泵抑制剂(PPI)三联(联合阿莫西林/甲硝唑和克拉霉素)均是有效的治疗方案。尽管能够成功根除 *H. pylori*,但关于 *H. pylori* 根除后是否能减轻消化不良症状还未达成一致意见。我们认为消化不良包括多种不同的症状,仅治愈

*H. pylori* 感染未必能减轻所有患者的症状。

治疗慢性胃炎是否能防止胃癌发生面临两个主要问题：①根除 *H. pylori* 后慢性胃炎可否复原；②治疗 *H. pylori* 相关性胃炎以防癌是否合乎经济效益。应用统计学方法比较两个妨碍因素：①普查 *H. pylori* 并治疗 *H. pylori* 阳性患者；②不检测 *H. pylori*，不治疗 *H. pylori* 感染，以治疗慢性胃炎阻止恶性演变过程。Parsonnet 指出，即使在美国这种 *H. pylori* 感染率很低的国家抗 *H. pylori* 治疗亦很有价值[33]。对生活在高 *H. pylori* 感染率国家的人群、某些特殊群体和大于 50 岁的人群进行抗 *H. pylori* 治疗其价值更大。关于肠上皮化生和胃黏膜萎缩是否可以逆转这一问题，既往我们在山东省烟台市的一个大规模人口调查研究中评估了根除 *H. pylori* 在胃癌前病变消退中的作用。随机接受抗 *H. pylori* 治疗的患者 1 年后复查并与仅接受安慰剂治疗的患者相比，胃部炎症明显消退，胃癌前病变状态得到了改善[34]。这个结果同时被 Correa[35] 在哥伦比亚进行的随访 6 年的类似研究所证实。现有关于根除 *H. pylori* 的病例对照研究、队列研究和 meta 分析结果显示，根除 *H. pylori* 可有效降低胃癌发生风险，但对个体而言，风险降低程度取决于根除治疗时的胃黏膜萎缩严重程度和范围[36,37]。根除治疗时未发生胃黏膜萎缩者，根除 *H. pylori* 后几乎可以完全预防肠型胃癌的发生；对已存在萎缩性胃炎者则预防效果降低。无症状个体在胃黏膜仍处于非萎缩阶段时根除 *H. pylori* 获益最大。随访研究显示，根除 *H. pylori* 后胃黏膜炎症消退，萎缩、肠化生发展可以停止或减缓；部分萎缩可以逆转，但肠化生不能逆转[38]。换言之，根除 *H. pylori* 作为降低胃癌发生风险的一级预防措施并不能消除已有胃黏膜萎缩、肠化生者的胃癌发生风险。

## 十、小结

近几十年来，人们对胃炎的理解有了很大进展，对 *H. pylori* 在胃炎发生中的重要性有了更好的评价。*H. pylori* 感染是慢性胃炎的最常见原因，但感染后的结局很大程度上依赖于细菌种属和宿主的反应。因为居于世界肿瘤死亡前列的胃腺癌与慢性胃炎关系密切，所以大规模的普查和治疗 *H. pylori* 相关性胃炎是一项对公众健康事业很有吸引力的措施。

（于 君 沈祖尧 梁伟强）

## 参 考 文 献

[1] Strickland RG, Mackay IR. A reappraisal of the nature and significance of chronic atrophic gastritis. Am J Dig Dis, 1973, 18: 426-440.

[2] Warren JR, Marshall B. Unidentified curve bacilli on gastric epithelium in active chronic gastritis. Lancet, 1983, I: 1273-1275.

[3] Correa P, Haenszel W, Cuello C, et al. Gastric precancerous process in a high risk population: cohort follow-up. Cancer Res, 1990, 50: 4737-4740.

[4] Sakaki N, Kozawa H, Egawa N. Ten-year prospective follow-up study on the relationship between Helicobacter pylori infection and progression of atrophic gastritis, particularly assessed by endoscopic findings. Aliment Pharmacol Ther, 2002, 16 (Suppl 2): 198-203.

［5］ Crabtree JE, Wyatt JI, Trejdosiewicz LK, et al. Interleukin-8 expression in Helicobacter pylori infected, normal and neoplastic gastroduodenal mucosa. J Clin Pathol, 1994, 67: 61-66.

［6］ Eaton KA, Kersulyte D, Mefford M, et al. Role of Helicobacter pylori cag region genes in colonization and gastritis in two animal models. Infect Immun, 2001, 69 (5): 2902-2908.

［7］ Prinz C, Schoniger M, Rad R, et al. Key importance of the Helicobacter pylori adherence factor blood group antigen binding adhesin during chronic gastric inflammation. Cancer Res, 2001, 61: 1903-1909.

［8］ Odenbreit S, Puls J, Sedlmaier B, et al. Translocation of Helicobacter pylori cagA into gastric epithelial cells by type Ⅳ secretion. Science, 2000, 287: 1497-1500.

［9］ Segal ED, Cha J, Lo J, et al. Altered states: involvement of phosphorylated CagA in the induction of host cellular growth changes by Helicobacter pylori. Proc Natl Acad Sci U S A, 1999, 96: 14559-14564.

［10］ Waldum HL, Kleveland PM, Sørdal ØF. Helicobacter pylori and gastric acid: an intimate and reciprocal relationship. Therap Adv Gastroenterol, 2016, 9 (6): 836-844.

［11］ El-Omar EM, Penman ID, Ardill JES, et al. Helicobacter pylori infection and abnormalities of acid secretion in patients with duodenal ulcer disease. Gastroenterol, 1995, 109: 681-691.

［12］ El-Omar EM, Carrington M, Chow WH, et al. Interleukin-1 polymorphisms associated with increased risk of gastric cancer. Nature, 2000, 404: 398-402.

［13］ Shin WG, Jang JS, Kim HS, et al. Polymorphisms of interleukin-1 and interleukin-2 genes in patients with gastric cancer in Korea. J Gastroenterol Hepatol, 2008, 23 (10): 1567-1573.

［14］ Persson C, Engstrand L, Nyrén O, et al. Interleukin 1-beta gene polymorphisms and risk of gastric cancer in Sweden. Scand J Gastroenterol, 2009, 44 (3): 339-345.

［15］ Yucel O. Interactions between Helicobacter pylori and gastroesophageal reflux disease. Esophagus, 2019, 16 (1): 52-62.

［16］ Jonaitis L, Pellicano R, Kupcinskas L. Helicobacter pylori and nonmalignant upper gastrointestinal diseases. Helicobacter, 2018, Suppl 1: e12522.

［17］ Labenz J, Blum AL, Bayerdorffer E, et al. Curing Helicobacter pylori infection in patients with duodenal ulcer may provoke reflux esophagitis. Gastroenterology, 1997, 112: 1442-1447.

［18］ Forman D, Newell DG, Fullerton F, et al. Association between infection with Helicobacter pylori and risk of gastric cancer: evidence from a prospective investigation. Br Med J, 1991, 302: 1302-1305.

［19］ Parsonnet J, Freidman GD, Vandersteen DT, et al. Helicobacter pylori infection and risk for gastric cancer. N Engl J Med, 1991, 325: 1127-1131.

［20］ Nomura A, Stemmermann GN, Chyou PH, et al. Helicobacter pylori infection and gastric carcinoma in a population of Japanese-Americans in Hawaii. N Engl J Med, 1991, 325: 1132-1136.

［21］ Lee YC, Chiang TH, Chou CK, et al. Association Between Helicobacter pylori Eradication and Gastric Cancer Incidence: A Systematic Review and Meta-analysis. Gastroenterology, 2016, 150 (5): 1113-1124. e5.

［22］ IARC Working Group on the evaluation of carcinogenic risks to humans. Schistosomes, liver flukes and Helicobacter pylori. Lyon: IARC, 1994: 177-240.

［23］ Ihamaki T, Saukkonen M, Siurala M. Long-term observation of subjects with normal mucosa and with superifical gastritis: results of 23-27 years'follow-up examinations. Scand J Gastroenterol, 1978, 13: 771-774.

［24］ Kuipers EJ, Perez-Perez GI, Meuwissen SGM, et al. Helicobacter pylori and atrophic gastritis: imporance of the cag A strain. J Natl Cancer Inst, 1995, 87: 1777-1780.

［25］ Song M, Rabkin CS, Camargo MC. Gastric Cancer: an Evolving Disease. Curr Treat Options Gastroenterol, 2018, 16 (4): 561-569.

［26］ Misiewicz JJ, Tytgat GNJ, Goodwin CS, et al. The Sydney System: A new classification of gastritis. J Gastroenterol Hepatology, 1991, 6 (3): 207-208.

［27］ Dixon MF, Genta RM, Yardley JH, et al. Classification and grading of gastritis: The updated Sydney System. Am J Surg Pathol, 1996, 20: 1161-1181.

［28］ Rugge M, Correa P, Di Mario F, et al. OLGA staging for gastritis: a tutorial. Dig Liver Dis, 2008, 40 (8): 650-658.

［29］ Isajevs S, Liepniece-Karele I, Janciauskas D, et al. Gastritis staging: interobserver agreement by applying OLGA and OLGIM systems. Virchows Arch, 2014, 464 (4): 403-407.

［30］ Graham DY. Helicobacter pylori update: gastric cancer, reliable therapy, and possible benefits. Gastroenterology, 2015, 148 (4): 719-731.

［31］ Capelle LG, de Vries AC, Haringsma J, et al. The staging of gastritis with the OLGA system by using intestinal metaplasia as an accurate alternative for atrophic gastritis. Gastrointest Endosc, 2010, 71 (7): 1150-1158.

［32］ Genta RM, Hamner HW, Graham DY. Gastric lymphoid follicles in *Helicobacter pylori* infection: frequency, distribution and response to tripe therapy. Human Pathol, 1993, 24: 577-583.

［33］ Parsonnet J, Harris RA, Hack HM, et al. Modelling cost-effectiveness of Helicobacter pylori screening to prevent gastric cancer: a mandate for clinical trials. Lancet, 1996, 348: 150-154.

［34］ Sung JJY, Lin SR, Ching JYL, et al. Atrophy and Intestinal Metaplasia One Year After Cure of H. pylori Infection: A Prospective, Randomized Study. Gastroenterology, 2000, 119: 7-14.

［35］ Correa P, Fontham ETH, Bravo JC, et al. Chemoprevention of gastric dysplasia: randomized controlled trial of anti-oxidant supplements and anti-*Helicobacter* therapy. J Natl Cancer Inst, 2000, 92: 1881-1888.

［36］ Wong BC, Lam SK, Wong WM, et al. Helicobacter pylori eradication to prevent gastric cancer in a high-risk region of China: a randomized controlled trial. JAMA, 2004, 91 (2): 187-194.

［37］ Ford AC, Forman D, Hunt RH, et al. Helicobacter pylori eradication therapy to prevent gastric cancer in healthy asymptomatic infected individuals: systematic review and meta-analysis of randomized controlled trials. BMJ, 2014, 348: g3174.

［38］ Chen HN, Wang Z, Li X, et al. Helicobacter pylori eradication cannot reduce the risk of gastric cancer in patients with intestinal metaplasia and dysplasia: evidence from a meta-analysis. Gastric Cancer, 2016, 19 (1): 166-175.

# 消化性溃疡发病机制现代理念

---

---

## 一、概述

消化性溃疡的发病原因是多方面的,发病机制也十分复杂。自从发现幽门螺杆菌($H. pylori$)以来,人们对 $H. pylori$ 发病机制的认识和治疗策略都发生了一些根本性变化,为了阐明消化性溃疡的发病机制和治疗新理念,本章从以下几个问题进行讨论:①消化性溃疡发病机制中的三大里程碑;②"溃疡愈合"和"溃疡治愈"是两种不同的临床转归;③ $H. pylori$ 的发现是消化性溃疡病因学和治疗学上的一场革命;④保护胃及十二指肠黏膜屏障是治疗消化性溃疡最基本的手段;⑤消化性溃疡治疗基本原则。希望对读者在消化性溃疡发病机制的认识和指导临床治疗上有所裨益。

## 二、消化性溃疡发病机制认识中的三大里程碑

通常认为消化性溃疡的发生是指对黏膜的损害因素与防御因素之间的失衡,当损害因素大于防御因素时则溃疡就会形成,但实际上消化性溃疡发病机制非常复杂,并非以一个"天平称"就能简单阐明有关消化性溃疡发病的所有病因和机制。为什么消化性溃疡容易复发? 什么叫溃疡愈合质量? 消化性溃疡的处理原则是什么? 诸如此类问题近半个世纪来的研究取得了很大进展,人们对这些问题已逐渐有了新的认识。

近一个世纪来,对消化性溃疡发病机制的认识有着阶段性突破进展,在对消化性溃疡发病机制的认识过程中存在三大里程碑:第一是早在 1910 年 Schwartz 提出的"没有胃酸就没有溃疡"的名言,胃酸一直在消化性溃疡的发病机制中占据统治地位;第二是 1983 年由 Marshall 提出来的没有 $H. pylori$ 就没有溃疡[1];第三是 1991 年由 Tarnawski 提出的溃疡愈合质量(quality of ulcer healing, QOUH)的概念[2]。

消化性溃疡的发生,通常认为是损害因素与防卫因素之间的失衡。损害因素包括胃酸、胃蛋白酶、*H. pylori*、非甾体抗炎药、酒精、吸烟、胆汁反流及炎症介质等;防御因素包括胃黏膜-黏液屏障、重碳酸盐、磷脂、黏膜血流、细胞更新、前列腺素和表皮生长因子等。在攻击因子中胃酸起着主导作用。Schwartz 的名言"没有胃酸就没有溃疡",基于引起溃疡发生的因素都必须通过胃酸和胃蛋白酶而起作用,因而故名为消化性溃疡,所以胃酸一直在消化性溃疡的发病机制中占据统治地位。这个经典理论至今沿用不衰,因而针对胃酸的治疗也一直是治疗消化性溃疡的主要手段。但为什么消化性溃疡容易复发?什么叫溃疡愈合质量?消化性溃疡的处理原则是什么?诸如此类问题,近一个世纪来,对消化性溃疡的认识有着阶段性突破进展,人们对消化性溃疡发病机制的奥秘逐渐趋向明朗或全面,至少以下理念可以达成共识:①消化性溃疡是多种病因所致的异质性疾病群;②抗酸药和抑酸药对消化性溃疡的有效治疗证实了胃酸在溃疡病发生起主导作用;③根除 *H. pylori* 可以防止或显著降低溃疡复发率,证明了 *H. pylori* 在消化性溃疡的发病,特别在溃疡复发中起十分重要的作用。以上事实已被大家认可。

## 三、"溃疡愈合"和"溃疡治愈"与溃疡愈合质量

传统观念消化性溃疡是一种反复发作的不可治愈的临床疾病,自从 1982 年发现 *H. pylori* 开始,人们对本病的认识发生了根本性变化,特别是近几年来对胃黏膜屏障损伤与溃疡发生之间关系也进行了深入的研究,人们已经认识到消化性溃疡除了通过抑制胃酸治疗外,还要杀灭 *H. pylori* 和保护胃黏膜,这样才可以改变消化性溃疡的自然病程而达到治愈本病的目的。认识了 *H. pylori* 后,人们对消化性溃疡临床转归的认识也发生了根本性变化。

"溃疡愈合"与"溃疡治愈"是两种不同的临床转归,"愈合"与"治愈"是两个意思不同的医学术语。"愈合"是指溃疡在形态上消失,但并不代表本病治愈;而"治愈"不仅是溃疡在形态上得以消失,而且愈合的溃疡不易复发,表示真正治愈本病。所以"溃疡愈合"与"溃疡治愈"是两种不同的临床转归。溃疡愈合不仅需要黏膜表面的修复,同时需要黏膜下组织结构的重建才是溃疡完整修复。

不同的溃疡愈合质量在组织病理学上的改变亦不相同。①高质量愈合:溃疡瘢痕厚,黏膜腺体结构佳,腺体间结缔组织少;②低质量愈合:溃疡瘢痕薄,黏膜腺体少,且结构紊乱,腺体间大量结缔组织。低质量愈合的溃疡往往伴有炎症,且容易复发。

消化性溃疡的愈合质量必须具备以下 4 个方面:①胃腔环境内保持低酸和无 *H. pylori*;②完成"再上皮化",形成新的"愈合带";③肉芽组织内新生血管生成;④建立充足的胃黏膜血流。换言之,消除病因,建立一个健康的胃黏膜屏障,消化性溃疡才不会复发,也就是治愈本病。

## 四、幽门螺杆菌的发现是消化性溃疡病因学和治疗学上的一场革命

在 *H. pylori* 未被发现之前,消化性溃疡被认为是原因尚未完全明了的复发性疾病,应用抑制

胃酸分泌的药物或者维持治疗虽然可以使溃疡愈合,但一旦停止治疗则溃疡很快复发,因此以往的观点认为消化性溃疡是一个不可治愈的疾病,抗酸剂或抑酸剂使溃疡愈合,而不是治愈。自从 H. pylori 被发现之后,有学者也提出"没有 H. pylori 就没有溃疡"的观点,尽管有人提出异议,但根除 H. pylori 之后可以明显降低溃疡复发率或使溃疡治愈这一事实已被大家认可。

近 40 年来国内外已有大量符合循证医学要求的临床研究证实了根除 H. pylori 可以防止或降低消化性溃疡的复发率,并能促进溃疡愈合。对过去一些认为是难治性溃疡的患者在成功根除 H. pylori 之后其溃疡得以愈合,根除 H. pylori 可以促使溃疡愈合这一事实证明了 H. pylori 在溃疡的延迟不愈中起重要作用[3],也有研究亦证实了 H. pylori 根除者溃疡完全愈合,而未根除者其愈合率为 61.9%;其研究证明了 H. pylori 的存在影响溃疡愈合,H. pylori 根除者半年内无复发,1 年内复发率 4%,H. pylori 未根除者半年内复发率 58%,1 年内 100% 复发[4]。北京地区一项对消化性溃疡患者 H. pylori 根除后溃疡复发随访的多中心临床研究结果显示,H. pylori 根除组 1 年的溃疡复发率仅 2.3%,而在 H. pylori 未根除组,1 年复发率 58.9%[5]。还有研究也证实根除 H. pylori 可以明显降低消化性溃疡复发率[6]。关于 H. pylori 在溃疡形成中的致病机制:目前主要有以下 4 种学说:

1. **漏屋顶学说** Goodwin[7] 把 H. pylori 感染而引发炎症的胃黏膜比喻为漏雨的屋顶,无雨则暂时干燥,意思是说无胃酸就无溃疡。在给予抗胃酸分泌药之后,胃酸抑制,溃疡愈合,但只能获得短期的疗效,因为终究没有把漏雨的屋顶修好,没有改变溃疡的自然病程。消化性溃疡的自然病程中溃疡复发率 >70%。如果针对炎症与 H. pylori 治疗则溃疡不易复发。形象而言,必须修好屋顶才能长期防雨,也就是黏膜才能得以修复,达到溃疡治愈的目的。

2. **胃泌素相关学说** Levis[8] 提出 H. pylori 周围的氨云可使胃窦部 pH 增高,胃窦部胃泌素反馈性释放增加,因而胃酸分泌增加,在十二指肠溃疡的形成中起重要作用。对于 H. pylori 相关性十二指肠溃疡,如根除 H. pylori,溃疡是不应该复发的,再感染的发生率很低,西方国家大约每年 1%。

3. **胃上皮化生学说**[9] H. pylori 通过定植于十二指肠内的胃化生上皮,引起黏膜损伤并导致十二指肠溃疡形成。H. pylori 产生的毒素及其激发的免疫反应导致十二指肠炎症的产生。由于炎症黏膜对其他致溃疡因子的攻击耐受力下降,导致溃疡的发生,或者重度炎症本身导致溃疡产生。在十二指肠内,H. pylori 仅在胃上皮化生部位附着定植,此为本学说的一个有力证据。

4. **介质冲洗学说** 已经证实 H. pylori 感染导致多种炎症介质的释放,这些炎症介质在胃排空时冲至十二指肠而导致十二指肠黏膜损伤。加上 H. pylori 可以定植于有胃上皮化生的十二指肠黏膜,这就解释了 H. pylori 主要存在于胃窦但可以导致十二指肠溃疡的发生。

## 五、保护胃及十二指肠黏膜屏障是治疗消化性溃疡最基本的手段

Schwartz 的名言"没有胃酸就没有溃疡"是溃化性溃疡发生的经典传统理论,至今沿用不衰。而"没有 H. pylori 就没有溃疡"目前尚有争论,因为从整体上来说,大约有 5%~30% 的消化

性溃疡没有合并 *H. pylori* 感染,这部分患者还存在引起胃及十二指肠黏膜损伤的其他因素。在消化性溃疡的发病机制中,除了胃酸和 *H. pylori* 是消化性溃疡发病的主要病因之外,还有其他一些因素对胃及十二指肠黏膜屏障的损伤在消化性溃疡的发生中也起着十分重要的作用。1991 年由 Tarnawski[2]提出的溃疡愈合质量(QOUH)的概念,强调了胃黏膜屏障损伤在溃疡形成的重要性。一个健康的黏膜屏障不会有溃疡形成,溃疡的发生是黏膜屏障破坏的结果。所谓胃黏膜的防御机制是指胃黏膜具有抵御各种物理和化学方面损伤的功能,胃黏膜的防御机制包括黏液、碳酸氢盐的分泌、胃上皮细胞间的紧密连接及脂蛋白层、胃黏膜血流及细胞的更新等,当这些防御功能降低,就会导致胃黏膜屏障破坏或溃疡形成[10]。

在对胃黏膜损害因素中除了胃酸和 *H. pylori* 是主要原因之外,还有各种理化因素、药物因素、胆盐、酒精、浓茶及咖啡等,都有可能损伤胃及十二指肠黏膜,破坏其防御功能。在药物因素中,如非甾体抗炎药(NSAID)、抗癌药、抗生素、肾上腺皮质激素等,特别是 NSAID,长期摄入可以破坏胃黏膜屏障而诱发 NSAID 相关性溃疡[11],原有溃疡者可使溃疡不愈合或增加溃疡的复发率以及出血、穿孔等合并症的发生率。长期服用 NSAID 的患者中,约 50% 内镜观察有胃及十二指肠黏膜糜烂和 / 或出血,5%~30% 有消化性溃疡,这些患者主要与长期服用 NSAID 有关。目前的观点是对 NSAID 使用者必须同时给予胃黏膜保剂和抑酸药如质子泵抑制剂(PPI)或 $H_2$ 受体拮抗剂($H_2$RA)以预防 NSAID 对胃黏膜损伤[12]。由于选择性 COX-2 抑制剂对高危人群并不能完全消除 NSAID 相关性溃疡及溃疡并发症的发生,所以有学者主张对高危患者(多种高危因素并存),可采用选择性 COX-2 抑制剂与 PPI 联合应用,可能为避免 NSAID 溃疡发生的最佳措施[13]。

NSAID 是通过两个主要机制损伤胃黏膜的:①破坏胃黏膜屏障,NSAID 多系弱酸脂溶性药物,能直接穿过胃黏膜屏障导致 $H^+$ 反弥散造成黏膜损伤;②抑制前列腺素合成,削弱黏膜的保护机制。临床研究证实胃黏膜保护剂可以预防溃疡的发生,并且明显提高溃疡愈合质量,增加 S2 获得率[14]。也有系列研究报道某些胃黏膜保护剂还能改善 *H. pylori* 的根除率[15],所以对消化性溃疡的治疗也应该从整合医学角度针对不同个体引起消化性溃疡的不同原因进行个体化整体治疗[16],这才能达到治好本病的目的。

## 六、小结

1. 消化性溃疡是多种病因所致的异质性疾病群,抗酸药和抑酸药对消化性溃疡的有效治疗证实了胃酸在消化性溃疡发生中起主导作用。Schwartz 的名言"没有胃酸就没有溃疡"的经典传统理论,至今沿用不衰。

2. "溃疡愈合"与"溃疡治愈"是两个意思不同的医学术语,是两种不同的临床转归,只有"溃疡治愈"才标志着治愈本病。

3. 根除 *H. pylori* 可以防止或显著降低溃疡复发率,证明了 *H. pylori* 在消化性溃疡的发病,特别在溃疡复发中起十分重要的作用。

4. 健康的黏膜屏障不应有溃疡形成。保护胃及十二指肠黏膜屏障是治疗消化性溃疡最基本的手段。所以消化溃疡的治疗原则主要应该包括三个方面：①降低胃酸；②消除病因，特别是根除 *H. pylori*；③保护胃及十二指肠黏膜屏障是治疗消化性溃疡最基本的手段。

（胡伏莲）

# 参 考 文 献

［1］ Warren JR, Marshall B. Unidentified curved bacilli on gastric epithelium in active chronic gastritis. Lancet, 1983, 1: 1273-1275.

［2］ Tarnawski A, Stachura J, Krause WJ, et al. Quality of gastric ulcer healing: a new, emerging concept. J Clin Gastroenterol, 1991, 13 Suppl 1: S42-7.

［3］ 胡伏莲，贾博琦，谢鹏雁，等 . 用抗生素治疗合并幽门弯曲菌感染的难治性十二指肠溃疡病 . 中华内科杂志 , 1988, 27 (4): 205-207.

［4］ 胡伏莲，黄志烈，王菊梅，等 . 幽门螺杆菌的根除及其在十二指肠溃疡愈合和复发中的作用 . 中华消化杂志 , 1996, 16 (2): 106-107.

［5］ 胡伏莲 . 不同组合的三联疗法对幽门螺杆菌阳性的十二指肠溃疡的疗效及一年随访研究 . 中华医学杂志 , 2004, 84 (14): 1161-1165.

［6］ Sverdén E, Brusselaers N, Wahlin K, et al. Time latencies of Helicobacter pylori eradication after peptic ulcer and risk of recurrent ulcer, ulcer adverse events, and gastric cancer: a population-based cohort study. Gastrointest Endosc, 2018, 88 (2): 242-250.

［7］ Goodwin CS. Duodenal ulcer, Campylobacter pylori, and "leaking roof" concept. Lancet, 1988, 2: 1467-1469.

［8］ Levis S, Beardshall K, Haddad G, et al. Campylobacter pylori and duodenal ulcers: the gastrin link. Lancet, 1989, 1: 1167-1168.

［9］ Wyatt JI, Rathbone BJ, Sobala GM, et al. Gastric epithelium in the duodenum: its association with Helicobacter pylori and inflammation. J Clin Pathol, 1990, 43: 981-986.

［10］ 胡伏莲 . 重视胃肠黏膜屏障的研究 . 中华医学杂志 , 2005, 85 (39): 2737-2738.

［11］ Arakawa T, Watanabe T, Tanigawa T, et al. Quality of ulcer healing in gastrointestinal tract: Its pathophysiology and clinical relevance. World J Gastroenterol, 2012, 18 (35): 4811-4822.

［12］ Graham DV, Agrawal NM, Campbell DR, et al. Ulcer prevention in long-time users of nonsteroidal anti-inflammatory drugs: results of a double-blind, randomized, multicenter, active-and placebo-controlled study of misoprostol vs lansoprazole. Arch Intern Med, 2002, 162: 169-175.

［13］ Laine L, Margolis J, Brown K, et al. Use Of GI protective agents and COX-2 selective inhibitors in 394, 624 US patients taking NSAIDs. Gastroenterology, 2004, 126 (Suppl 2): A36-A37.

［14］ Hu Fulian, Jia Boqi, Chen Shoupo, et al. The effects of Teprenone on the ulcer healing rate and the quality of healing in the treatment of patients with active gastric ulcers. Chin J Intern Med, 1998, 137 (Supplement): 42-44.

［15］ 胡伏莲 . 幽门螺杆菌感染治疗新路径 . 中华医学杂志 , 2012, 92 (10): 649-651.

［16］ 全国中西医整合处理幽门螺杆菌专家组 . 全国中西医整合治疗幽门螺杆菌相关 "病 - 证" 共识 . 中华医学杂志 , 2018, 98 (26): 2066-2072.

第四十七章

# 幽门螺杆菌与胃癌

## 一、概述

胃癌的发生与发展经历了多因素作用、多基因参与、多阶段发展的复杂演变过程。大量的研究表明，幽门螺杆菌（H. pylori）感染与胃癌的发生、发展有密切关系。1994 年，世界卫生组织国际癌症研究机构将 H. pylori 列为 I 类致癌物。2012 年，Correa[1]总结了正常胃黏膜在 H. pylori 作用后，最终发展成胃癌的级联演变过程，即正常胃黏膜在 H. pylori 作用下，首先发生非萎缩性胃炎，然后在萎缩性胃炎基础上，初始出现灶性肠上皮化生，以后腺体逐渐有异型增生，最终导致了胃癌的发生。一般认为，H. pylori 感染主要作用于起始阶段，而起到一个"启动子"作用。也有人认为 H. pylori 感染不仅可使萎缩和肠化生提前出现，而且也可加速肠化生的发展，起"促进剂"的作用。本章收集国内外文献，对 H. pylori 感染与胃癌的关系作一介绍。

## 二、临床研究提示幽门螺杆菌与胃癌的发生有关

流行病学调查及临床病理研究显示,*H. pylori* 感染与胃癌前病变及胃癌的发生具有明显的相关性。*H. pylori* 与胃癌具有相似的流行病学特征,胃癌高发区人群中 *H. pylori* 感染率高,萎缩性胃炎和肠化生也多于低发区;社会经济地位低下者,*H. pylori* 感染率高,胃癌发生率也高;发达国家胃癌发生率低,*H. pylori* 感染率也低;发展中国家 *H. pylori* 感染率高,胃癌发生率也高。

Uemura 等[2]对 1 526 例慢性胃炎患者进行长达 10 年的前瞻性研究发现,*H. pylori* 感染者中有 36 例(2.19%)发生胃癌,非感染者中无 1 例胃癌发生,更有力地说明 *H. pylori* 与胃癌发生密切相关。Huang 等[3]对 *H. pylori* 感染与胃癌的关系进行 meta 分析,结果表明 CagA 阳性 *H. pylori* 感染与胃癌发生有关,认为研究 *H. pylori* 感染人群 CagA 状况有助于明确胃癌高危人群。血清学研究显示抗 CagA 抗体阳性的人群患胃癌的风险比阴性的人群高 2 倍;多同胞人群感染 CagA 阳性 *H. pylori* 并发展为胃癌的风险比独生子女高[4]。越多的兄弟姐妹共同生活就越可能感染 CagA 阳性 *H. pylori*,发展成胃癌的风险也越高,表明早期生活环境也与 *H. pylori* 感染和胃癌的发生相关。群体研究表明[5],在过去 10 年中,西方国家胃癌发病率呈下降趋势亦与 *H. pylori* 相关性胃炎患病率的下降趋势一致。Wang 等[6]通过 meta 分析对 *H. pylori* 感染与早期胃癌关系进行评价,结果提示,*H. pylori* 感染率在早期胃癌组明显高于非胃癌对照组,在早期胃癌组明显高于进展期胃癌组,在分化型胃癌组 *H. pylori* 感染率是未分化胃癌组的 16 倍,提示 *H. pylori* 感染与早期胃癌的发生密切相关。Nomura 等[7]发现,CagA 阳性 *H. pylori* 感染者患肠型胃癌的危险性较 CagA 阴性者高,提示 CagA 阳性 *H. pylori* 感染患肠型胃癌的危险性较高。

*H. pylori* 感染导致胃癌发生呈时间依赖性,感染的持续时间不同,其致癌性不同。*H. pylori* 与癌症研究小组[8]对 12 份前瞻性病例对照研究进行综合分析发现,*H. pylori* 感染持续时间 >10 年者与感染时间持续 <10 年者相比,其发生胃癌的危险性增加 1 倍多。有人还认为如果在儿童期获得 *H. pylori* 感染,其特点是经过一段很长时间的潜伏期,一般至成年时发病,胃癌则常在老年时发病[9]。

## 三、动物实验研究也证明幽门螺杆菌与胃癌的发生有关

动物实验研究进一步证实了 *H. pylori* 的致胃癌作用[10]。目前,用于建立 *H. pylori* 感染的动物模型有多种,其中蒙古沙鼠(*Mongolian gerbils*,MG)能持续感染 *H. pylori*,病变与人类相似,是研究 *H. pylori* 感染导致胃部疾病的较理想的实验动物模型。Shimizu 等[11]研究发现 *H. pylori* 对可促进化学致癌物的胃癌诱导作用。Watanabe 等[12]研究则表明,*H. pylori* 单独作用即可诱导蒙古沙鼠胃癌的发生。这些动物实验研究为 *H. pylori* 的致癌作用提供了直接的证据。

## 四、幽门螺杆菌的生物学特性和宿主因素与胃癌的相关性

H. pylori 一个重要的生物学特征就是可以分泌大量尿素酶,该酶在对 H. pylori 进行保护并辅助其定植方面发挥了重要作用,使 H. pylori 免遭破坏,安全穿过黏液层到达胃上皮细胞表面。尿素酶对单核细胞与多形核细胞具有激活作用,能吸引炎症反应细胞,造成对胃上皮细胞的间接损伤。含有尿素酶 H. pylori 的水溶性提取物能在体外刺激单核细胞释放炎症因子,长期慢性炎症刺激胃黏膜多潜能干细胞向肠型上皮分化,形成肠上皮化生及异型增生,同时胃内 pH 升高为胃内细菌的聚集繁殖提供了基础。在 H. pylori 持续感染作用下,胃黏膜炎症得以持续发展,诱导原癌基因和抑癌基因突变与激活,引起细胞增殖与凋亡之间的平衡紊乱,促进细胞恶变[13]。

H. pylori 的毒力因素与胃癌的发生有关。细胞毒素相关基因 A(CagA)位于致病岛内,西方地区分离的菌株约 70% 的 H. pylori 有此基因,而东亚地区如我国 90% 以上 H. pylori 菌株中含有 CagA 基因。CagA 可破坏细胞顶端连接复合体的结构及功能,还可使上皮细胞失去极性及细胞间连接,获得迁移活动能力,诱导上皮 - 间质转化(EMT)的形成,是上皮细胞癌变过程中的一个重要步骤[14]。与西方株相比,东亚株与胃萎缩和胃癌之间有更强的关联。CagA 可进入宿主胃黏膜上皮细胞并被磷酸化,可能与胃黏膜上皮细胞的增生及癌变有关。

大量流行病学资料表明 CagA 阳性 H. pylori 与胃癌的发生高度相关。Higashi 等[15]报道 CagA 阳性的 I 型菌株与胃癌有直接关系并阐明了其基本致癌过程为 H. pylori 表达的 CagA 蛋白能促进癌基因的信号转导、细胞增殖及胃癌的发生。Plummer 等[16]对 2 145 名受试者的胃活检组织的研究发现,与非感染个体相比,H. pylori 毒力因子 CagA 阳性感染者胃黏膜异型增生的相对危险性显著高于 CagA 阴性者。Gwack 等[17]研究表明,在 H. pylori 感染的患者中,CagA 血清阳性者有更高的胃癌发生率。

空泡细胞毒素 A(VacA)存在于所有 H. pylori 中,但并非全部表达空泡毒性,表现出空泡毒性的 H. pylori 可能与胃癌发生密切相关。目前认为 VacA 蛋白出现活性差异主要由于其编码 DNA 序列上存在变异造成的,含有 s1/m1VacA 型菌株占大多数,在体外实验表现高水平的空泡活性;而 s2/m2 VacA 几乎没有细胞毒素活性。在胃癌高发区 s1/m1VacA 显著高于其他基因型[18]。

宿主因素亦在 H. pylori 致癌发生中起重要作用。不同个体针对 H. pylori 感染会产生不同程度的生理病理反应,与宿主本身的遗传易感性密切相关。H. pylori 的感染可诱导机体上调白细胞介素 - 1(IL-1)的表达,进而促发大规模炎症反应。Uedo 等[19]通过动物实验研究发现胃癌动物中白细胞介素 -1 含量明显升高。当 H. pylori 寄居在胃窦部时,胃酸分泌升高或不变,诱发十二指肠疾病;而当 H. pylori 感染胃体部时,胃酸分泌减少,导致萎缩性胃炎,甚至胃癌。H. pylori 感染后参与胃内低酸环境的形成,加速了癌前病变。IL-1β 多态性影响感染 H. pylori 个体对炎症反应的强度及胃酸的分泌能力,最终呈现不同的临床表型,这些亚型的出现提高了低酸和胃癌的危险性[20]。当上述高危基因型患者协同感染 CagA s1/m1 VacA 菌株时,其发生胃癌的危险性就会明显上升。Rocha 等[21]研究表明,cagA 阳性 H. pylori 感染存在时,具有 IL-1RN 多态性的患者远端胃

癌的发生危险性增加。因此,宿主的基因型有可能决定了 *H. pylori* 感染是引起胃窦炎、胃酸缺乏还是胃癌。感染 *H. pylori* 的年轻人较老年人患胃癌的危险性增加。目前 IL-1β 在预测 *H. pylori* 感染后发生胃癌危险具有一定的参考价值,通过对感染者基因型的检测,对胃癌的预防可能有一定意义。

## 五、幽门螺杆菌感染促进胃癌侵袭和转移

研究发现,CagA 阳性 *H. pylori* 与胃癌的侵袭和转移密切相关。磷酸化 CagA 蛋白与蛋白酪氨酸磷酸酶 -2 结合后引起瀑布式的级联反应,强烈干扰细胞信息传导通路,导致细胞离散及浸润性生长[22]。感染 CagA 阳性 *H. pylori* 的胃癌组织中,IL-8 的表达水平明显高于未感染的胃癌组织,提示 CagA 阳性 *H. pylori* 的感染可上调胃癌组织中 IL-8 的表达。IL-8 主要作为自分泌生长因子促进肿瘤细胞增生,诱导肿瘤细胞移动,以及作为肿瘤血管发生因子促进肿瘤组织中新生血管的形成,从而可促进肿瘤的发展与转移[23]。我们研究 *H. pylori* 感染与胃癌侵袭、转移的关系发现,*H. pylori* 与胃黏膜细胞共培养后,细胞变形、分散,出现"蜂鸟表型"及空泡样变,并伸出细长伪足。Transwell 和迁移实验证实 *H. pylori* 可促进胃癌的侵袭能力。Ezrin 蛋白在胃癌的侵袭转移中具有重要的作用,其介导了 *H. pylori* 促胃癌侵袭过程[24]。我们同时观察了塞来昔布对 *H. pylori* 相关胃癌的作用,表明塞来昔布能有效抑制胃癌增殖,减少胃癌的癌前病变发生率,其机制与抑制环氧合酶 -2 合成,通过线粒体途径诱导凋亡,影响细胞周期等有关。塞来昔布在 *H. pylori* 相关性胃癌的化学预防和治疗中显示出良好的应用前景[25]。

## 六、根除幽门螺杆菌可预防胃癌的发生

众多研究表明,根除 *H. pylori* 可以减少胃癌的发生。Saito 等[26]对腺瘤性胃息肉患者进行 2 年内镜随访,发现未接受 *H. pylori* 根除治疗组有 5 例发生肠型早期胃癌,占 *H. pylori* 感染者 12.5%,而根除 *H. pylori* 组则未发现一例胃癌发生。另一项通过 *H. pylori* 根除预防胃息肉的研究发现[27],根除治疗组随访 12 个月后有 69% 的患者胃息肉消失,而对照组所有患者胃息肉均无消退。

国内外针对根除 *H. pylori* 感染后胃黏膜异型增生是否可发生逆转做了一些前瞻性的研究,但结论不一。Lee 等通过动物实验证明,根除 *H. pylori* 可显著减轻异型增生的程度,防止由低级别进展为高级别异型增生[28]。Wong 等[29]研究表明,在发生异型增生之前根除 *H. pylori* 对胃癌的发生有预防作用,一旦发生异型增生再根除 *H. pylori* 则失去对胃癌的预防作用。Wong 等[30]研究又表明,使用 COX-2 抑制剂和根除 *H. pylori* 可使异型增生消退,先根除 *H. pylori*,然后给 COX-2 抑制剂则不能使异型增生变消退。多数研究认为,根除 *H. pylori* 能够减轻、控制或延缓胃黏膜萎缩及肠化生的严重程度,亦可使异型增生逆转。

Takenaka 等[31]的回顾性研究发现,1 519 例 *H. pylori* 感染患者经根治性治疗后只有 6 例

（0.39%）发生了胃癌，而持续感染的 288 例患者有 5 例（1.74%）发生了胃癌，表明根除 *H. pylori* 的患者胃癌发生率明显低于持续感染者。You 等[32]观察 *H. pylori* 根除和长期摄入维生素和大蒜提取物对癌前病变的预防效果，表明 *H. pylori* 根除在预防严重慢性萎缩性胃炎、肠化生、异常增生和胃癌方面有效，接受 *H. pylori* 根除者进展期胃癌发生率为 1.7%，低于安慰剂组的 2.4%，而给予维生素和大蒜提取物组未见明显的预防效果。周丽雅等[33]在山东胃癌高发区进行了为期 8 年的随访研究，5 年随访结果显示 *H. pylori* 根除组和安慰剂组胃癌发生率并无显著差异，但随访 8 年时，*H. pylori* 根除组胃体萎缩较对照组显著减轻，胃癌发生率显著降低，提示根除 *H. pylori* 能降低胃癌发生的风险。Li 等[34]对 2 258 *H. pylori* 感染者进行了 15 的随访，发现根除 *H. pylori* 不仅能降低胃癌的发病率和死亡率，而且可减少肠上皮化生和异型增生的发生率。一项对 544 例接受内镜治疗早期胃癌患者进行 3 年随访观察表明，*H. pylori* 根除组胃癌复发率显著低于未根除组，提示早期胃癌内镜切除以后根除 *H. pylori* 可以预防异时癌的发生[35]。

## 七、幽门螺杆菌感染导致胃癌发生的机制

*H. pylori* 感染导致胃癌发生的机制可分为直接作用和间接作用。多数研究提示 *H. pylori* 并非直接导致胃癌发生，而是通过促进萎缩性胃炎、肠化生等过程间接导致胃癌的发生。也有资料表明 *H. pylori* 通过对胃上皮细胞的直接作用促进胃癌形成。应用人胃上皮细胞进行的体外研究表明 *H. pylori* 感染直接作用于胃上皮细胞，可调控细胞多种功能。*H. pylori* 感染导致胃癌发生可能涉及以下机制。

### （一）诱导氧化应激反应

*H. pylori* 引起的氧化应激反应可能在胃癌发生中扮演重要角色。*H. pylori* 相关性胃炎诱导的氧化应激反应包括细菌诱导超氧化物生成、胃上皮细胞生成活性氧簇。Farinati 等[36]研究表明，感染 *H. pylori* 个体胃黏膜中，活性氧簇的累积与氧化性 DNA 的损伤相关，这种 *H. pylori* 诱导的氧化性 DNA 损伤在非萎缩性胃炎—萎缩性胃炎—肠上皮化生—异型增生—胃癌各阶段中均可出现。这种损伤的产生和累积在 *H. pylori* 相关疾病发病机制中具有重要意义，且与胃癌发生密切相关。流行病学资料显示长期食用含抗氧化剂新鲜水果和蔬菜可降低胃癌发生率，补充抗氧化剂维生素 C 可以防止胃萎缩的进一步发展[37]，提示氧化应激在胃癌发生过程中起重要作用。

### （二）导致胃黏膜上皮细胞增殖和凋亡的失衡

细胞增殖和凋亡的动态平衡是维持胃黏膜内环境稳定的重要条件。胃黏膜细胞凋亡减少及增殖增加可导致胃癌的发生。我们过去的研究表明，从正常胃黏膜→萎缩性胃炎→肠上皮化生阶段，细胞凋亡指数和增殖指数均呈递增趋势，而从肠上皮化生→异型增生→胃癌阶段，细胞凋亡指数则呈递减趋势，而增殖指数则呈递增趋势。这种变化规律提示，在胃黏膜癌变的早期阶段存在着活跃的细胞增殖和大量的细胞凋亡，即细胞群的不稳定性增加；随着恶性转化程度的提高，增殖细胞比例增加，而凋亡细胞比例逐渐下降，使细胞增殖速度加快。对肠化生标本进行分型，结果发现Ⅲ型肠化细胞增殖指数明显高于Ⅰ、Ⅱ型肠化，而凋亡指数明显低于Ⅰ、Ⅱ型肠化，Ⅲ型肠化不仅存在活

跃的细胞增殖,而且存在明显的凋亡抑制现象,提示Ⅲ型肠化更容易发展成胃癌。以上研究提示,细胞增殖和细胞凋亡的平衡失调可能是胃癌发生的病理学基础。

Moss 等[38] 报道 H. pylori 感染导致胃上皮细胞增殖增加和凋亡下降。我们研究 H. pylori 感染与细胞凋亡调控基因 Bcl-2、bax、Fas 表达之间的关系发现,H. pylori 阳性患者 Bcl-2、Bax、Fas 蛋白表达明显增加,H. pylori 根除后则表达显著下降,提示 Bcl-2、Bax、Fas 蛋白的表达增加可能是 H. pylori 感染诱导胃黏膜上皮细胞凋亡和过度增殖的重要机制之一[39]。进一步研究发现,有效根除 H. pylori 可纠正细胞凋亡、细胞增殖及细胞凋亡相关基因的异常表达,从而降低胃癌发生的危险性,这一结果为胃癌的预防和癌前阶段的逆转治疗提供了新的实验和理论依据。我们进一步采用体外及体内实验,研究了 H. pylori 对线粒体基因表达的影响。结果提示在 H. pylori 诱发胃癌的过程中,伴随着凋亡早期线粒体内 $Ca^{2+}$ 超载,膜电位的下降,Cyt-c 释放,线粒体编码基因 COX Ⅰ、COX Ⅱ、COX Ⅲ mRNA 的表达下调,提示 H. pylori 可导致线粒体结构和功能受损,引起胃黏膜细胞的增殖和凋亡失衡,最终导致胃癌的发生[40]。以上研究提示,H. pylori 可通过引起胃黏膜上皮细胞增殖和凋亡的失衡,导致胃癌的发生。

(三) 引起基因不稳

基因不稳可分为两种形式,即染色体不稳定性和微卫星不稳定性(MSI)。为深入研究基因不稳在胃癌发生发展中的作用,我们对胃癌 MSI、抑癌基因 APC、MCC 和 DCC 基因杂合性丢失(LOH)和 p53、TGF-βR Ⅱ、BAX、IGF-Ⅱ R 和 hMSH6 基因突变进行分析。将胃癌分为高频率 MSI(MSI-H)、低频率 MSI(MSI-L)和 MSI 阴性(MSS)三组,发现 TGF-βR Ⅱ、BAX 基因和 hMSH6 突变均见于 MSI-H 胃癌,而 p53 突变和 APC、MCC 和 DCC 基因 LOH 均见于 MSI-L 和 MSS 组胃癌。研究表明,胃癌的发生涉及两条不同的分子病理途径:其一为经典的肿瘤抑制病理途径,另一为 MSI 途径。前者包括 MSI-L 和 MSS 的多数胃癌,APC/MCC、DCC 和 p53 基因等抑癌基因的 LOH 和突变在其发生和发展中起重要作用;而后者包括少数 MSI-H 胃癌,由于错配修复基因异常,导致了 TGF-βR Ⅱ、BAX、hMSH6 等基因单核苷酸水平突变率的增加和广泛的 MSI[41]。

H. pylori 可导致基因不稳,包括核基因组的不稳定性和线粒体基因组不稳。大量研究表明,H. pylori 至少通过三种机制导致基因不稳,促进胃癌的发生。其一为引起内源性 DNA 损伤,减少错配修复基因活性;其二为诱发线粒体 DNA 突变;其三为诱发核基因组的突变[42]。我们的研究发现,部分胃癌及其癌前病变细胞核基因组中存在线粒体 DNA(mtDNA)序列,提示 mtDNA 可整合到核基因组中,其意义值得进一步研究。我们还发现这种 mtDNA 整合现象主要发生于 H. pylori 感染胃黏膜,提示可能与 H. pylori 感染有关[43]。我们推测这种整合至少可通过两条途径引起细胞癌变:①通过引起核基因组的不稳定性,抑制肿瘤抑制基因的活性或激活癌基因的活性引起癌变;②通过改变细胞能量产生,提高线粒体氧化压力,引起线粒体酶表达异常和/或调控凋亡等途径来影响细胞的生物学行为。

(四) 引起甲基化异常

DNA 甲基化是指 DNA 在 DNA 甲基转移酶(DNA-MTase)催化下将 s-腺苷甲硫苷酸提供的甲基基团,转移到特定碱基上的过程。DNA 中主要的修饰碱基是 5-甲基胞嘧啶。DNA 去甲基化或各种原因导致低甲基化,均可引起染色体结构松散、重排,脆性位点不稳定,DNA甲基化的不平衡为肿瘤的特性之一。DNA局部高甲基化同样可以引起染色体结构的改变,促进杂合缺失或者等位基因的缺失。但真正有意义的只是个别特殊基因的甲基化改变,这类特殊基因就是与细胞生长分化有密切关系的癌基因和抑癌基因。CpG位点是肿瘤基因甲基化异常的热点部位。在胃癌中发现有DNA甲基化异常的基因主要有CDH1、CDKN2A、MLH1、RUNX3、P16、p14、CD44、金属蛋白酶3组织抑制物(TIMP-3)和E-钙黏着蛋白基因等[44]。

H. pylori感染除了可引起胃上皮细胞基因突变外,还可引起胃黏膜细胞DNA甲基化的异常。这些甲基化过程通过沉默肿瘤抑制基因可能参与胃癌发生过程。Maekita等[45]的研究表明,H. pylori感染胃黏膜中存在高水平DNA甲基化异常与胃癌的发生有关。E-cadherin是一种肿瘤抑制基因,它的启动子超甲基化在肿瘤形成过程中起着重要作用。Chan等[46]研究表明,胃黏膜E-cadherin启动子区的甲基化与H. pylori感染有关。H. pylori诱发的CpG岛甲基化异常是通过上调甲基化转移酶来实现的。但这种甲基化的异常究竟是H. pylori的直接作用,抑或通过导致炎症的间接作用仍需进一步研究。

## (五)引起microRNAs的改变

microRNAs(miRNAs)是一类广泛分布的小非编码蛋白质的RNAs,其功能是负性调控基因表达,近年来研究表明microRNAs水平的变化与肿瘤发生关系密切。研究发现miR-21在H. pylori感染组织和胃癌组织呈过表达[47]。通过分析H. pylori相关胃炎和癌前病变组织miRNAs表达发现,miRNAs表达异常与H. pylori相关胃炎和癌前病变的发生有关[48,49]。由此推测H. pylori感染引起的miRNAs表达的变化可能是引起胃癌发生的重要分子机制。Shiotani等[50]研究发现,肠上皮化生黏膜肿瘤基因miRNAs中miR-17/92、miR-106b-93-25、miR-21、miR-194和miR-196表达明显高于非肠化生黏膜,根除H. pylori可改善miRNAs表达失衡,但不能改善肠化腺体miRNAs表达异常,提示H. pylori长期定植可诱发miRNAs表达异常,但不能仅通过根除H. pylori使其逆转。近年,有作者研究根除H. pylori对miRNAs表达的影响,结果提示尽管根除H. pylori对逆转miRNAs表达异常有一定益处,但依然不能阻止胃黏膜的癌变进程[51]。

## (六)引起端粒酶活性的变化

端粒酶活性变化与细胞永生化、癌变和细胞凋亡相关。端粒酶活性在正常的人体细胞中检测不到,在胚胎细胞、生殖细胞、造血干细胞、淋巴细胞、成纤维细胞、子宫内膜细胞、上皮基底细胞等增殖活跃的正常细胞中仅呈低度活性。但在肿瘤细胞端粒酶活化率在90%以上,而良性肿瘤和正常体细胞则为阴性[52]。胃癌细胞端粒酶阳性率在80%以上,且晚期胃癌端粒酶活性明显高于早期胃癌,癌前病变胃黏膜高于良性病变,而正常胃黏膜则为阴性。我们曾检测不同胃黏膜病变端粒酶活性、端粒酶三个亚单位(hTRT/hTERT、hTR、TP1)的变化,发现随着胃黏膜病变程度的加重,端粒酶阳性率逐步增高,hTRT/hTERT的变化与端粒酶活性变化一致,提示端粒酶活化及hTRT/hTERT的表达在胃黏膜癌前病变阶段就已存在,这种端粒酶活化了的细胞可能是一种癌前期细胞,对端粒酶阳性的患者进行监测可能有助于胃癌的早期发现[53]。

H. pylori感染与端粒酶激活和胃癌发生密切相关。Kameshima等[54]的研究显示,H. pylori

阳性胃癌癌旁肠化生组织端粒酶活性显著高于 *H. pylori* 阴性者,推测在胃癌发生的早期阶段,*H. pylori* 感染使端粒酶活化。张等[55]研究表明,胃癌组织端粒酶活性显著高于非癌组织,*H. pylori* 感染黏膜显著高于非感染黏膜。以上研究提示,*H. pylori* 可通过促进胃黏膜的端粒酶活化,引起胃癌的发生。

## 八、结语

总之,流行病学、临床和实验研究均证实 *H. pylori* 与胃癌的发生有关。*H. pylori* 感染具有传染性、致癌性、普遍性和隐蔽性,对人类健康构成严重的威胁。清除 *H. pylori* 感染是降低胃癌发病率的重要手段。在 *H. pylori* 与胃癌的相关性研究方面我们还有很多工作要做,设计严格的临床大样本研究,进一步揭示 *H. pylori* 引起胃癌的相关机制,探明其特异性作用链,探讨 *H. pylori* 相关胃癌的防治方法,仍是今后研究的主要方向。

(房殿春)

## 参 考 文 献

[1] Correa P, Piazuelo MB. The gastric precancerous cascade. J Dig Dis, 2012, 13 (1): 2-9.

[2] Uemura N, Okamoto S, Yamamoto S, et al. Helicobacter pylori infection and the development of gastric cancer. N Engl J Med, 2001, 345 (11): 784-789.

[3] Huang JQ, Zheng GF, Sumanac K, et al. Meta-analysis of the relationship between cagA seropositivity and gastric cancer. Gastroenterology, 2003, 125 (6): 1636-1644.

[4] Palli D, Masala G, Del Giudice G, et al. CagA+ Helicobacter pylori infection and gastric cancer risk in the EPIC-EURGAST study. Int J Cancer, 2007, 120 (4): 859-867.

[5] Sipponen P, Marshall BJ. Gastritis and gastric cancer in Western countries. Gastroenterol Clin North Am, 2000, 29 (3): 579-592.

[6] Wang C, Yuan Y, Hunt RH. The association between Helicobacter pylori infection and early gastric cancer: a meta analysis. Am J Gastroenterol, 2007, 102 (8): 1789-1798.

[7] Nomura AM, Lee J, Stemmermann GN, et al. Helicobacter pylori CagA seropositivity and gastric carcinoma risk in a Japanese American population. J Infect Dis, 2002, 186 (8): 1138-1144.

[8] Helicobacter and Cancer Collaborative Group. Gastric cancer and Helicobacter pylori: a combined analysis of 12 case control studies nested within prospective cohorts. Gut, 2001, 49 (3): 347-353.

[9] Malaty HM. Epidomiology of Helicobacter pylori Infection. Best Pract Res Clin Gastroentero, 2007, 21 (2): 205-214.

[10] Kodama M, Murakami K, Sato R, et al. Helicobacter pylori-infected animal models are extremely suitable for the investigation of gastric carcinogenesis. World J Gastroenterol, 2005, 11 (45): 7063-7071.

[11] Shimizu N, Inada K, Nakanishi H, et al. Helicobacter pylori infection enhances glandular stomach carcinogenesis in Mongolian gerbils treated with chemical carcinogens. Carcinogenesis, 1999, 20 (4): 669-676.

[12] Watanabe T, Tada M, Nagai H, et al. Helicobacter pylori infection induces gastric cancer in mongolian gerbils. Gastroenterology, 1998, 115 (3): 642-648.

[13] Peek RM Jr, Crabtree JE. Helicobacter infection and gastric neoplasia. J Pathol, 2006, 208 (2): 233-248.

[14] Bagnoli F, Buti L, Tompkins L, et al. Helicobacter pylori CagA induces a transition from polarized to invasive phenotypes in MDCK cells. Proc Natl Acad Sci U S A, 2005, 102 (45): 16339-16344.

［15］ Higashi H, Tsutsumi R, Muto S, et al. SHP-2 tyrosine phosphatase as an intracellular target of Helicobacter pylori CagA protein. Science, 2002, 295 (5555): 683-686.

［16］ Plummer M, van Doorn LJ, Franceschi S, et al. Helicobacter pylori cytotoxin-associated genotype and gastric precancerous lesions. J Natl Cancer Inst, 2007, 99 (17): 1328-1334.

［17］ Gwack J, Shin A, Kim CS, et al. CagA-producing Helicobacter pylori and increased risk of gastric cancer: a nested case-control study in Korea. Br J Cancer, 2006, 95 (5): 639-641.

［18］ Rhead JL, Letley DP, Mohammadi M, et al. A new Helicobacter pylori vacuolating cytotoxin determinant, the intermediate region, is associated with gastric cancer. Gastroenterology, 2007, 133 (3): 926-936.

［19］ Uedo N, Tatsuta M, Iishi H, et al. Enhancement by interleukin-1 beta of gastric carcinogenesis induced by N-methyl-N′-nitro-N-nitrosoguanidine in Wistar rats: a possible mechanism for Helicobacter pylori-associated gastric carcinogenesis. Cancer Lett, 2003, 198 (2): 161-168.

［20］ Xuan J, Deguchi R, Watanabe S, et al. Relationship between IL-1beta gene polymorphism and gastric mucosal IL-1beta levels in patients with Helicobacter pylori infection. J Gastroenterol, 2005, 40 (8): 796-801.

［21］ Rocha GA, Guerra JB, Rocha AM, et al. IL1RN polymorphic gene and cagA-positive status independently increase the risk of noncardia gastriccarcinoma. Int J Cancer, 2005, 115 (5): 678-683.

［22］ Churin Y, Al-Ghoul L, Kepp O, et al. Helicobacter pylori CagA protein targets the c-Met receptor and enhances the motogenic response. J Cell Biol, 2003, 161 (2): 249-255.

［23］ Yamaoka Y, Kudo T, Lu H, et al. Role of interferon-stimulated responsive element-like element in interleukin-8 promoter in Helicobacter pylori infection. Gastroenterology, 2004, 126 (4): 1030-1043.

［24］ Fan LL, Chen DF, Lan CH, et al. Knockdown of ezrin via RNA interference suppresses Helicobacter pylori-enhanced invasion of gastric cancer cells. Cancer Biol Ther, 2011, 11 (8): 746-752.

［25］ Lan C, Yang L, Fan L, et al. Celecoxib Inhibits Helicobacter Pylori-Induced Invasion of Gastric Cancer Cells Through Adenine Nucleotide Translocator-Dependent Mechanism. Anticancer Agents Med Chem, 2013, 13 (8): 1267-1272.

［26］ Saito K, Arai K, Mori M, et al. Effect of Helicobacter pylori eradication on malignant transformation of gastric adenoma. Gastrointest Endosc, 2000, 52 (1): 27-32.

［27］ Ji F, Wang ZW, Ning JW, et al. Effect of drug treatment on hyperplastic gastric polyps infected with Helicobacter pylori: a randomized, controlled trial. World J Gastroenterol, 2006, 12 (11): 1770-1773.

［28］ Lee CW, Rickman B, Rogers AB, et al. Helicobacter pylori eradication prevents progression of gastric cancer in hypergastrinemic INS-GAS mice. Cancer Res, 2008, 68 (9): 3540-3548.

［29］ Wong BC, Lam SK, Wong WM, et al. China Gastric Cancer Study Group. Helicobacter pylori eradication to prevent gastric cancer in a high-risk region of China: a randomized controlled trial. JAMA, 2004, 291 (2): 187-194.

［30］ Wong BC, Zhang L, Ma JL, et al. Effects of selective COX-2 inhibitor and Helicobacter pylori eradication on precancerous gastric lesions. Gut, 2012, 61 (6): 812-818.

［31］ Takenaka R, Okada H, Kato J, et al. Helicobacter pylori eradication reduced the incidence of gastric cancer, especially of the intestinal type. Aliment Pharmacol Ther, 2007, 25 (7): 805-812.

［32］ You WC, Brown LM, Zhang L, et al. Randomized double-blind factorial trial of three treatments to reduce the prevalence of precancerous gastric lesions. J Natl Cancer Inst, 2006, 98 (14): 974-983.

［33］ 周丽雅, 林三仁, 丁士刚, 等. 根除幽门螺杆菌对胃癌患病率及胃黏膜组织学变化的八年随访研究. 中华消化杂志, 2005, 25 (6): 324-327.

［34］ Li WQ, Ma JL, Zhang L, et al. Effects of Helicobacter pylori treatment on gastric cancer incidence and mortality in subgroups. J Natl Cancer Inst, 2014, 106 (7): dju116.

［35］ Fukase K, Kato M, Kikuchi S, et al. Effect of eradication of Helicobacter pylori on incidence of metachronous gastric carcinoma after endoscopic resection of early gastric cancer: an open-label, randomized controlled trial.

Lancet, 2008, 372 (9636): 392-397.

［36］ Farinati F, Cardin R, Russo VM, et al. Helicobacter pylori CagA status, mucosal oxidative damage and gastritis phenotype: a potential pathway to cancer？ Helicobacter, 2003, 8 (3): 227-234.

［37］ You WC, Zhang L, Gail MH, et al. Gastric dysplasia and gastric cancer: Helicobacter pylori, serum vitamin C, and other risk factors. J Natl Cancer Inst, 2000, 92 (19): 1607-1612.

［38］ Moss SF. Review article: cellular markers in the gastric precancerous process. Aliment Pharmacol Ther, 1998, 12 (Suppl 1): 91-109.

［39］ Zhang H, Fang DC, Lan CH, et al. Helicobacter pylori infection induces apoptosis in gastric cancer cells through the mitochondrial pathway. J Gastroenterol Hepatol, 2007, 22 (7): 1051-1056.

［40］ 兰春慧, 房殿春, 樊丽琳, 等. 线粒体损伤在幽门螺杆菌诱导胃癌细胞凋亡中的作用. 中华内科杂志, 2005, 44 (10): 748-750.

［41］ Fang DC, Jass JR, Wang DX, et al. Infrequent loss of heterozygosity of APC/MCC and DCC genes in gastric cancer showing DNA microsatellite instability. J Clin Pathol, 1999, 52 (7): 504-508.

［42］ Machado AM, Figueiredo C, Seruca R, et al. Helicobacter pylori infection generates genetic instability in gastric cells. Biochim Biophys Acta, 2010, 1806 (1): 58-65.

［43］ 凌贤龙, 房殿春, 周晓东, 等. 胃黏膜细胞线粒体 DNA 核内整合与幽门螺杆菌感染的关系. 第三军医大学学报, 2001, 23 (9): 1043-1045.

［44］ Oh JH, Jung SH, Hong SJ, et al. DNA Methylation as Surrogate Marker For Gastric Cancer. J Cancer Prev, 2015, 20 (3): 172-178.

［45］ Maekita T, Nakazawa K, Mihara M, et al. High levels of aberrant DNA methylation in Helicobacter pylori-infected gastric mucosae and its possible association with gastric cancer risk. Clin Cancer Res, 2006, 12 (3 Pt 1): 989-995.

［46］ Chan AO, Lam SK, Wong BC, et al. Promoter methylation of E-cadherin gene in gastric mucosa associated with Helicobacter pylori infection and in gastric cancer. Gut, 2003, 52 (4): 502-506.

［47］ Volinia S, Calin GA, Liu CG, et al. A microRNA expression signature of human solid tumors defines cancer gene targets. Proc Natl Acad Sci U S A, 2006, 103 (7): 2257-2261.

［48］ Wang XW, Wu Y, Wang D, et al. MicroRNA network analysis identifies key microRNAs and genes associated with precancerous lesions of gastric cancer. Genet Mol Res, 2014, 13 (4): 8695-8703.

［49］ Matsushima K, Isomoto H, Inoue N, et al. MicroRNA signatures in Helicobacter pylori-infected gastric mucosa. Int J Cancer, 2011, 128 (2): 361-370.

［50］ Shiotani A, Uedo N, Iishi H, et al. *H. pylori* eradication did not improve dysregulation of specific oncogenic miRNAs in intestinal metaplastic glands. J Gastroenterol, 2012, 47 (9): 988-998.

［51］ Libânio D, Dinis-Ribeiro M, Pimentel-Nunes P. Helicobacter pylori and microRNAs: Relation with innate immunity and progression of preneoplastic conditions. World J Clin Oncol, 2015, 6 (5): 111-132.

［52］ Kim NW, Piatyszek MA, Prowse KR, et al. Specific association of human telomerase activity with immortal cells and cancer. Science, 1994, 266 (5193): 2011-2015.

［53］ Yang SM, Fang DC, Luo YH, et al. Alterations of telomerase activity and terminal restriction fragment in gastric cancer and its premalignant lesions. J Gastroenterol Hepatol, 2001, 16 (8): 876-882.

［54］ Kameshima H, Yagihashi A, Yajima T, et al. Helicobacter pylori infection induces telomerase activity in premalignant lesions. Am J Gastroenterol, 1999, 94 (2): 547-548.

［55］ Zhang GX, Gu YH, Zhao ZQ, et al. Coordinate increase of telomerase activity and c-Myc expression in Helicobacter pylori-associated gastric diseases. World J Gastroenterol, 2004, 10 (12): 1759-1762.

第四十八章

# 幽门螺杆菌与胃黏膜相关淋巴组织淋巴瘤

## 一、概述

发生在胃的淋巴瘤与幽门螺杆菌（*H. pylori*）感染关系密切，尤其是黏膜相关淋巴组织淋巴瘤（MALT 淋巴瘤）。这个概念最早由英国的 Isaacson 和 Wright 等人在 1983 年提出，被认为是一种起源于黏膜相关淋巴组织的 B 细胞淋巴瘤。在淋巴瘤国际工作分型及其以前的分型方法中被归于"小淋巴细胞，淋巴浆细胞样以及弥漫小裂细胞淋巴瘤"的分类中。经历了 30 余年的研究，MALT 淋巴瘤已经被确认为一种具有独特病因、发病、病理和临床预后特征的低度恶性淋巴瘤。1994 年淋巴瘤 REAL 分型标准、WHO 2008 和 2017 年版造血与淋巴组织肿瘤分类中将 MALT 淋巴瘤作为一种独立的肿瘤类型列出。

胃 MALT 淋巴瘤的临床病程属惰性，在很长的一段时间内，病变可仅仅局限在胃部。胃 MALT 淋巴瘤 10 年生存率接近 90%，其无病生存率接近 70%。研究发现，胃 MALT 淋巴瘤的 10 年生存率与疾病诊断时的临床分期无关[1,2]。一旦转化为高度恶性的弥漫大 B 细胞淋巴瘤（diffuse large B cell lymphoma，DLBCL），其 10 年生存率就下降至约 45%[2]。

## 二、病因学及流行病学

MALT 淋巴瘤国外报道大约占所有非霍奇金淋巴瘤（NHL）的 8%，成人多见，中位年龄为 60 岁，女性稍多，男女比为 1.0∶(1.2~1.6)。中国南方淋巴瘤协作组研究了 2002—2006 年 4 392 例初治的 NHL 中，其中 MALT 淋巴瘤 250 例，占 5.7%，是最常见的原发结外的 B 细胞淋巴瘤。中位发病年龄 54 岁，男女比例为 1.31∶1。MALT 淋巴瘤的好发部位包括胃（40%）、肺（14%）、头颈（14%）、眼及附属器（12%）、皮肤（11%）、肠道（10%）、甲状腺（4%）和乳腺（4%）等。胃 MALT 淋巴瘤发生率最高的地方是意大利的东北部（年发生率为 13.2/100 000），提示其发生可能有地域特性。

原发性胃淋巴瘤的发生与 *H. pylori* 的感染密切相关，在胃 MALT 淋巴瘤的病例中 *H. pylori* 的感染率非常高（最高达 90%）。在胃 MALT 淋巴瘤中，*H. pylori* 刺激产生的 T 细胞往往呈局灶分布，在 *H. pylori* 感染性胃炎中较为丰富，在胃外环境中较少出现。研究者认为这是胃 MALT 淋巴瘤保持在原发部位局灶性生长的原因。通过观察胃 MALT 淋巴瘤行手术切除的标本，发现在正常部位的黏膜层内也可见到大量瘤细胞灶，其 Ig 轻链的表达与原发瘤体相同，用 PCR 技术分析也证明在胃的非肿瘤部位也有肿瘤细胞的存在。

尽管胃 MALT 淋巴瘤的发病率（40%）最高，但正常的胃壁中并不含有淋巴组织，研究发现，在胃淋巴瘤发生之前，往往有慢性炎症。通过对有淋巴细胞浸润的组织学和免疫组织化学研究发现这些炎症后的改变与黏膜相关淋巴组织有惊人的相似性。以 *H. pylori* 感染引起的慢性胃炎为例，*H. pylori* 感染可以激活大量 T 淋巴细胞，在 T 淋巴细胞的作用下 B 淋巴细胞增殖，形成类似 MALT 的淋巴组织，最终导致淋巴瘤的发生。有人称之为"获得性 MALT"淋巴瘤。其他与胃相类似的发病部位还包括眼及附属器、皮肤、乳腺等。

个体遗传因素的不同影响着 MALT 淋巴瘤的发生，个体控制炎症反应、抗氧化能力的基因多态性及 HLA 等位基因不同等因素在 MALT 淋巴瘤发生中有一定的作用。

## 三、发病机制

### （一）幽门螺杆菌感染的作用

正常的胃黏膜缺乏有结构的淋巴组织。*H. pylori* 可通过分泌尿素酶中和局部 pH 而得以在该环境中生存。*H. pylori* 的感染导致了局部有结构的淋巴组织的产生，即黏膜相关淋巴组织（MALT）的获得。MALT 的结构类似 Peyer 小结的结构。少数情况下，另一种与 *H. pylori* 相关的细菌 *Helicobacter heilmannii*（海尔曼螺杆菌）也可以感染胃黏膜，从而形成黏膜相关淋巴组织。

MALT 淋巴瘤的组织学特征包括生发中心母细胞的出现、浆细胞的分化以及滤泡的植入，这些表明 MALT 淋巴瘤细胞保留了 B 细胞的特点，其生长可依赖抗原刺激。1993 年 Isaacson 等发现将胃 MALT 淋巴瘤的混合性细胞（包括肿瘤性 B 细胞、T 细胞、巨噬细胞和其他的抗原呈递细胞）在标准的培养条件下培养 5 天后，所有细胞全部死亡，而加入了热杀灭的 *H. pylori* 的整个细胞准备液

（heat-killed whole-cell preparations of *H. pylori*）后肿瘤细胞聚集增生。肿瘤细胞的生长伴随 IL-2 及肿瘤性 Ig 的释放和 IL-2 受体的表达,表明针对 *H. pylori* 释放的这些因子对 MALT 淋巴瘤的发生有着重要作用[3]。

在细胞培养和加入 *H. pylori* 前从细胞悬液内去除 T 细胞后,由 *H. pylori* 引发的效用消失。进一步实验表明,*H. pylori* 通过其菌株特异性 T 细胞借助于 CD40-CD40 配体来提供接触依赖性作用而使肿瘤细胞得以生长。

*H. pylori* 感染导致 MALT 形成是胃 MALT 淋巴瘤的必要步骤。*H. pylori* 感染导致的慢性炎症可能引起 DNA 损伤,导致各种遗传学异常和肿瘤性 B 细胞克隆性产生。随后肿瘤细胞的生长依赖自身抗原和 *H. pylori* 特异 T 细胞的接触刺激。

## (二)黏膜相关淋巴组织淋巴瘤的分子遗传学改变

1. t(11;18)(q21;q21)　分子遗传学的研究表明,t(11;18)(q21;q21)是胃 MALT 淋巴瘤常见的染色体异常。在大多数病例中,t(11;18)(q21;q21)是唯一的染色体异常。用 RT-PCR 的方法在 30%~40% 的胃 MALT 淋巴瘤病例中检测到 t(11;18)(q21;q21)[4,5]。这种易位也可以发生在其他的黏膜相关淋巴组织部位,但很少发生在结内的 B 细胞淋巴瘤或者边缘区 B 细胞的其他淋巴瘤以及其他非霍奇金淋巴瘤,由 MALT 淋巴瘤转化而来的 DLBCL 也很少检测到这种易位。

t(11;18)(q21;q21)导致了 11q21 的 *API2*（apoptosis inhibitor 2）基因的 N 末端与 18q21 的 *MALT1* 基因的 C 末端的融合,从而形成新的融合蛋白。API2 的 N 末端有 3 个杆状病毒 IAP 重复序列（baculovirus IAP repeats,BIR）,中间有一个募集结构域（caspase recruitment domain,CARD）,C 末端有一个锌指结构。*API2* 的蛋白产物具有抑制 caspase3、caspase7 和 caspase9 活性的功能,故被认为是一个凋亡抑制因子。MALT1 近来被归类为 paracaspase,其 N 端含有一个死亡结构域,其后紧跟两个 Ig 样结构域和一个 caspase 样结构域,其功能尚不清楚。API2 断裂点大多数发生在第 3 个 BIR 之后和锌指结构之前。MALT1 的断裂点大多数发生在 caspase 样结构域之前的四个不同内含子区域内。因此 API2-MALT1 融合转录本常常含有 N 末端的 3 个 BIR 结构域和 C 末端的完整 caspase 样结构域。除此以外,API2-MALT1(图 48-1)都保留了完整的开放读码框架。融合产物在形成过程中,API2 和 MALT1 基因中某些结构上的特异的选择,表明这些结构域在致瘤活性中的重要性及协同性。API2-MALT1 融合产物能激活 NF-κB[6]。

利用 RT-PCR 的方法,Ye 等筛查了 8 个不同部位的 417 例 MALT 淋巴瘤,结果显示:t(11;18)在肺脏及胃部 MALT 淋巴瘤中的发生率最高,分别为 38% 及 24%;其次为结膜及眼眶,分别为 19% 及 14%;在唾液腺中的发生率仅为 1%,而在甲状腺、皮肤、肝脏、其他少见部位的 MALT 淋巴瘤中及免疫增生性小肠病(IPSID)中缺乏这一染色体易位。这些结果表明,t(11;18)的发生可能受 MALT 淋巴瘤相关的肿瘤前期疾病的影响。

Liu 等在对 111 例经抗 *H. pylori* 治疗的胃 MALT 淋巴瘤的研究发现,在 63 例对抗 *H. pylori* 治疗无反应的病例中,67%(42 例)为 t(11;18)阳性;而在 48 例对抗 *H. pylori* 治疗有效的病例中,仅有 2 例阳性,但这 2 例在日后无 *H. pylori* 再感染的情况下再次复发。在 I 期病例中,有 43 例对抗

*H. pylori* 治疗无反应,其中 26 例(60%)为 t(11;18)阳性。表明 t(11;18)(q21;q21)是判断包括 I 期在内的胃 MALT 淋巴瘤对抗 *H. pylori* 治疗无反应的一个可靠的指标。

t(11;18)(q21;q21)通常发生在相对晚期的 MALT 淋巴瘤,但极少发生在高恶转化的 MALT 淋巴瘤。

t(11;18)可以通过 RT-PCR 或者 FISH 的方法检测。伴有 t(11;18)的肿瘤细胞呈 Bcl-10 中等强度核表达。

2. t(1;14)(p22;q32)  MALT 淋巴瘤中 t(1;14)(p22;q32)的发生率较低,小于 5%。t(1;14)(p22;q32)导致 *BCL*10 基因易位至 *IG* 基因的下方,使其表达异常。*Bcl-10* 基因包含一个 CARD 结构。野生型 *Bcl-10* 有微弱的促凋亡的作用,在体外实验中其为一抑癌基因。在伴有 t(1;14)(p22;q32)胃 MALT 淋巴瘤中分离出截短的 *Bcl-10* 突变物具有使细胞转化的能力。

*Bcl-10* 基因突变大部分为 C 末端的缺失和插入,导致了截短的 Bcl-10 蛋白的产生,并且其表现出癌基因活性。*Bcl-10* 基因突变不是伴有 t(1;14)(p22;q32)胃 MALT 淋巴瘤的常见特征,被检病例中只有约 1/3 的病例检测到。这一研究结果表明了 *Bcl-10* 基因突变并不是(1;14)(p22;q32)致瘤活性的唯一机制。

研究表明 Bcl-10 蛋白在正常 B 细胞中胞质表达。而在伴有 t(1;14)(p22;q32)的 MALT 淋巴瘤瘤细胞呈强的核表达。在缺少这种易位的 MALT 淋巴瘤病例中,也发现有近 50% 的病例 Bcl-10 呈中度核表达。此外,在伴有局部或者远隔部位转移的病例其 Bcl-10 核表达率(14/15,93%)要高于仅局限于胃壁者(10/26,38%)。Bcl-10 通过与 MALT1 相互作用(或者 API2-MALT1 融合产物)诱导 NF-κB 的激活。这些结果解释了为什么伴有 t(1;14)(p22;q32)的淋巴瘤细胞增殖活跃,比不伴有这种易位的肿瘤细胞在抗原刺激下增长快 50 倍。Bcl-10 高表达大大提高了伴有这种易位的肿瘤细胞对抗原-受体-介导的 NF-κB 途径的敏感性。

3. t(14;18)(q32;q21)/IgH/MALT1  t(14;18)(q32;q21)/IgH/MALT1 累及的基因不是 18 号染色体上的 *Bcl-2* 基因,而是 *MALT1* 基因。该易位致使 *MALT1* 受控于 *IGH* 基因的增强子,使其过表达。这种染色体易位更多地发生在非胃肠道 MALT 淋巴瘤,尤其是肝、肺和眼附属器 MALT 淋巴瘤。其在 MALT 淋巴瘤中真正的发生率和临床意义仍然在进一步研究中。

4. 3 号染色体三倍体  3 号染色体三倍体在 60% 的 MALT 淋巴瘤存在,相关报道较少。发现 MALT 淋巴瘤多见的染色体异常包括了 3p、6p、18p 和 del(6q23)(TNFAIP3/A20)。3 号染色体三倍体是 MALT 淋巴瘤最多见的染色体异常,但临床意义尚不清楚。

5. **染色体易位之间的联系**  以上几种染色体易位的致瘤活性通过 Bcl-10 和 MALT1 的作用活化 NF-κB 途径而联系起来。NF-κB 在激活免疫、炎症及凋亡相关基因的过程中起重要作用,为淋巴细胞激活、细胞因子产生、免疫应答及淋巴细胞的发育所必需。

NF-κB 通过与 IκB 蛋白结合而失活。只有 IκB 蛋白与 NF-κB 脱离降解,NF-κB 才能表现出活性。在 NF-κB 激活过程中,Bcl-10 与 MALT1 的 Ig 样结构域相互结合而起协同作用。*MALT1* 和 *Bcl-10* 基因敲除可导致小鼠的脾边缘区 B 细胞明显减少,这表明它们在 B 细胞发育及增生过程中相互协同作用。

API2 和 MALT1 单独均不能激活 NF-κB,但 t(11;18)(q21;q21)易位后的 API2-MALT1 融合蛋白可以激活 NF-κB。在伴有 t(1;14)(p22;q32)的 MALT 淋巴瘤中,Bcl-10 过表达,在不需要上游分子的情况下,可通过 CARD 结构域形成寡聚体,并引起 MALT1 寡聚体及 NF-κB 激活。在伴有 t(14;18)(q32;q21)的 MALT 淋巴瘤中,过表达的 MALT1 寡聚化及激活 NF-κB 可能也依赖于 Bcl-10 的激活。

北京大学医学部与广西医科大学、首都医科大学等对 217 例不同部位 MALT 淋巴瘤的联合研究结果提示[7],21% 的 MALT 淋巴瘤携带有染色体易位,不同部位 MALT 淋巴瘤的染色体易位发生率不同。84 例胃 MALT 淋巴瘤中,不同的染色体易位的发生率也不同,其中最多见的染色体易位是 t(11;18)(q21;q21)/API2-MALT1,约为 14%。

## 四、临床表现

1. **临床特征**　患者可出现消化不良或非特征性的上消化道症状包括腹痛、恶心、疲乏和体重减轻,也可以有慢性失血等。上消化道内镜检查常提示慢性炎症或溃疡,而肿物则不明显。LDH 升高也少见。

胃 MALT 淋巴瘤的检查程序与其他 NHL 相似。包括完整的体格检查、症状、体能状态、实验室检查(包括血细胞计数、血清乳酸脱氢酶、乙型肝炎病毒检测)、胸腹盆腔 CT 以及全面的代谢检查。骨髓活检是患者接受治疗前必须接受的检查项目。特殊检查主要是必须用内镜评估上消化道的情况,应对包括胃、十二指肠、胃食管结合部以及所有可疑部位进行活检。活检标本必须进行常规病理以及免疫组织化学检测。另外需检查肿瘤样本是否有 *H. pylori* 感染。*H. pylori* 感染的存在可以通过 Giemsa 和 Warthin-Starry 染色法来确定,也可以经 PCR 和尿素呼气试验证实。近年开发了 *H. pylori* 免疫组织化学抗体,特异性和敏感性更优。非典型淋巴细胞浸润并且 *H. pylori* 感染阳性的患者在进行抗 *H. pylori* 治疗前必须再次活检以排除淋巴瘤的可能。在有条件的医院,在初诊和随访时采用超声内镜(EUS)可以更好地补充传统内镜的不足。EUS 可以提供胃壁浸润深度和胃周淋巴结累及的信息,这在当前应用的分期系统是非常必要的。胃壁浸润的深度越深,淋巴结累及的概率就越大,抗 *H. pylori* 治疗的疗效就越差。

2. **分期系统**[8]　应用于胃 MALT 淋巴瘤有几个不同的分期系统。Ann Arbor 分期系统是目前淋巴瘤的常规分期系统,但其原是为霍奇金淋巴瘤设计的,应用于复杂的非霍奇金淋巴瘤各种亚型中,肯定有不同的缺陷。1993 年第 5 届国际恶性淋巴瘤大会(Lugano)对胃肠道淋巴瘤的分期系统进行讨论,形成了胃肠道淋巴瘤的 Lugano 分期系统(又称 Blackledg 分期系统)。在 Lugano 分期中,Ann Arbor 分期中的Ⅲ期被去掉,并且横膈上的淋巴结病变归到Ⅳ期。TNM 分期系统与胃癌相一致,胃壁的浸润深度可以经 EUS 测定。MALT 淋巴瘤多发的结外病变侵犯在生物学特性上与其他淋巴瘤的多发结外病变不同,这些患者的每一个结外病变可以采用切除或放疗分别治疗。相反弥漫性淋巴结侵犯的病例其生物学行为更像结内 MZL 或弥漫性 FL。

## 五、病理诊断

### (一) 组织学表现

日常工作中获得的标本更多的是在内镜下的活检,取材较浅,诊断有一定的难度,甚至需要基因检测协助诊断淋巴瘤。如果是手术标本诊断起来会容易很多。增生的淋巴细胞弥漫性或致密的片状浸润,经常会有淋巴滤泡出现。细胞单一性,体积小到中等大小,胞质少,核类圆形或不规则,相似于滤泡中心细胞,故而被称为中心细胞样细胞。也有些细胞核可呈单核细胞样,即胞质丰富、淡染,细胞界限清晰;浆细胞样细胞常见,多少不等,甚至基本为浆样细胞。以上形态的细胞可单独存在,也可不同程度地混合出现(图 48-1)。此外,散在的转化性母细胞(免疫母细胞、中心母细胞样的大细胞)亦可见到,但很少。淋巴瘤细胞多沿反应性淋巴滤泡周围生长,后期也可侵入并取代滤泡而形成滤泡植入(follicular colonisation)现象。通常,瘤组织中还有数量不等的非肿瘤性反应性T 细胞散在分布。

MALT 淋巴瘤的一个重要病理学特征是淋巴上皮病变,即簇状的肿瘤细胞浸润并部分破坏黏膜腺体的现象,几乎为诊断所必需。

MALT 淋巴瘤伴浆细胞分化很常见,但有时甚至以浆细胞为主(图 48-2),在鉴别是否为浆细胞瘤难度极大,需要临床信息的丰富才可以鉴别。

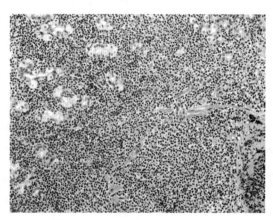

图 48-1　MALT 淋巴瘤(100×)
瘤细胞体积中等偏小,密集分布。胞质少,
核类圆形,深染。

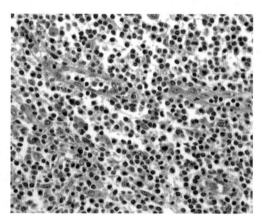

图 48-2　MALT 淋巴瘤(200×)
瘤细胞呈明显的浆样细胞分化。

在 MALT 淋巴瘤的病理诊断中,MALT 淋巴瘤的术语只限用于小细胞为主的淋巴瘤而不能应用于大细胞淋巴瘤,即使这些大细胞淋巴瘤是继发于 MALT 淋巴瘤。当转化型母细胞呈实体样或片状增生时,应诊断为弥漫大 B 细胞淋巴瘤(DLBCL)(伴或不伴 MALT 淋巴瘤成分)。

### (二) 免疫表型

MALT 淋巴瘤细胞与边缘区 B 细胞具有几乎相同的免疫表型,即表达全 B 细胞标记物(CD19、CD20、CD79a)(图 48-3),而不表达 CD5、CD10、CD23 和 cyclin D1,从而说明了瘤细胞起源于边缘带 B 细胞。CD35 和 CD21（染滤泡树突状细胞）的免疫组织化学染色可显示残余滤泡的存在及瘤细胞植入滤泡现象。瘤细胞同时表达 IgM，并表现为轻链限制（κ:λ>10 : 1 或相反）。即使出现了轻链限制也不是淋巴瘤的依据，还是要综合分析。我们有轻链限制的病例一直随访长达 6 年未做任何治疗，病变没有加重，临床没有进展。

Bcl-10 的检测对抗 *H. pylori* 治疗的选择有指导意义，典型胃 MALT 淋巴瘤应该进行 Bcl-10 检测，瘤细胞核(+)，提示抗 *H. pylori* 治疗无效（图 48-4）。但不幸的是目前市场上的抗体罕有理想的结果。

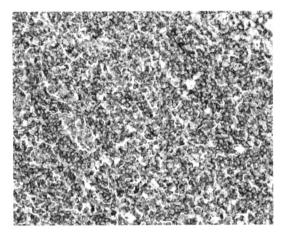

图 48-3　MALT 淋巴瘤（400×）
瘤细胞很好地表达 CD20，为细胞膜的棕色信号。

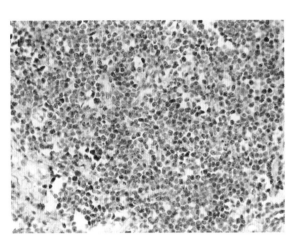

图 48-4　MALT 淋巴瘤（400×）
瘤细胞很好地表达 BCL10，细胞核为棕色。

## （三）遗传学改变

目前还没有 MALT 淋巴瘤的特异性免疫组织化学标志物，以上淋巴瘤的鉴别依赖于免疫表型的阴性而不是阳性反应结果。但 MALT 淋巴瘤所具有的三个特异性染色体易位，即 t(11 ;18)(q21 ;q21)、t(1 ;14)(p22 ;q32)、t(14 ;18)(q32 ;q21) 作为 MALT 淋巴瘤的特异性分子标记物可被用于鉴别诊断。目前，通常采用间期荧光原位杂交（interphase fluorescence in situ hybridization；interphase FISH）来检测以上几种染色体易位的存在。

其中最重要的特异性染色体易位是 t(11 ;18)(q21 ;q21)/API2-MALT1，是发生于 MALT 淋巴瘤的最常见特异性染色体易位（图 48-5）。董格红等[7]对 11 个不同部位的 217 例中国人 MALT 淋巴瘤的研究结果显示 t(11 ;18)检出率为 13%，t(1 ;14)(p22 ;q32)/IGH-BCL10，为我国病例的第二位常见的遗传学异常，仅见于肺 12%(2/17)和胃 1%(1/84)。关于 t

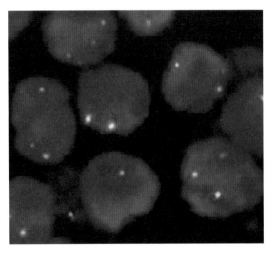

图 48-5　MALT 淋巴瘤
t(11 ;18)(q21 ;q21)/API2-MALT1 融合探针 FISH 检测，显示一个绿色的信号是位于 11 号染色体的 *API2* 基因，一个红色的信号是位于 18 号染色体的 *MALT1* 基因，两个黄色的信号是融合信号，提示本例 MALT 淋巴瘤存在 *API2/MALT1* 基因融合。

（14；18）/IGH-MALT1存在的临床意义目前尚不清楚。以上也是我们日常工作中常选用的FISH探针类型。

## 六、鉴别诊断

1. *H. pylori* 相关性胃炎　在多数情况下,凭借形态学特点及免疫表型对MALT淋巴瘤可作出直接诊断,但早期及交界性的MALT淋巴瘤容易与 *H. pylori* 相关性胃炎混淆。在一些可疑或交界性病例,反应性滤泡可由边缘区细胞部分围绕,这些细胞也可侵入临近胃黏膜腺上皮细胞之间。但不像MALT淋巴瘤,此时的上皮细胞无嗜酸性变及坏死。此外,慢性胃炎中淋巴细胞虽在固有层内浸润,但一般不超越滤泡。以上两点可供与MALT淋巴瘤相鉴别。

2. 其他类型的小B细胞淋巴瘤　由于MALT淋巴瘤形态学与其他一些小细胞性淋巴瘤有相似之处,且胃MALT淋巴瘤的生物学行为及治疗方案与其他小淋巴细胞类的淋巴瘤完全不同,因此,彼此的鉴别诊断至关重要。

(1)套细胞淋巴瘤的细胞学特征同MALT淋巴瘤细胞非常接近,但表达CD5和cyclin D1、SOX11核表达是重要的鉴别点。

(2)滤泡性淋巴瘤经常累及胃。当MALT淋巴瘤有滤泡植入现象时,其组织学形态可与滤泡性淋巴瘤相类似。此外,在滤泡中的转化性MALT淋巴瘤瘤细胞很像中心母细胞,这也是造成二者鉴别困难的一个原因。但MALT淋巴瘤的转化性瘤细胞不表达CD10及Bcl-6,据此可与通常在滤泡内和滤泡间都表达这两种抗原的滤泡性淋巴瘤相鉴别。

(3)慢性淋巴细胞白血病/小淋巴细胞性淋巴瘤的瘤细胞小而圆,表达CD5、CD23和IgD,不表达cyclin D1,此外,外周血淋巴细胞增多。这些特点可供其与MALT淋巴瘤相鉴别。有助于鉴别上述淋巴瘤的主要组织学和免疫组织化学特点见表48-1。

表48-1　各种B小淋巴细胞类淋巴瘤的鉴别

|  | MALT淋巴瘤 | 套细胞淋巴瘤（MCL） | 滤泡性淋巴瘤（FL） | 慢性淋巴细胞白血病（CLL）/小淋巴细胞性淋巴瘤（SLL） |
|---|---|---|---|---|
| 滤泡 | -/+ | +/- | +/- | -/+ |
| 淋巴上皮病变 | + | -/(+) | -/(+) | -/(+) |
| 细胞学形态 | 生发中心细胞样/单核样细胞 | 生发中心细胞样 | 生发中心母细胞/生发中心细胞 | 小淋巴细胞 |
| Ig | M+ D- | M+ D+ | M+/-D+/- | M+ D+ |
| CD20 | + | + | + | + |
| CD5 | -/(少数+) | + | - | + |
| CD10 | - | - | +/(-) | - |
| cyclin D1 | - | | | |

## 七、治疗[11]

1. **胃 MALT 淋巴瘤治疗**  H. pylori 感染在胃 MALT 淋巴瘤的发病中起了重要的作用。对于 MALT 淋巴瘤抗生素治疗的有效性已在多个临床试验中进行评价。经过抗生素治疗 H. pylori 被完全清除后,大约 2/3 的局限性胃 MALT 淋巴瘤可达到完全缓解[9-11]。然而越来越多的证据证实经抗生素治疗后后期存在复发,所以长时间的随访很有必要。胃 MALT 淋巴瘤的治疗原则是:

对于局限于胃(分期为ⅠE,H. pylori 阳性)的病变初始治疗可给予抗生素联合质子泵抑制剂(阻断胃酸的分泌)。肿瘤缓解可能比较慢,如果临床上没有恶化的证据,可以在治疗 3 个月后复查内镜进行疗效评价。对于抗 H. pylori 治疗有效的病例,经过 10 至 14 天抗生素治疗,H. pylori 的清除率可达 85% 至 90%。常用根除治疗方案,标准三联疗法(质子泵抑制剂联合 2 种抗生素),含铋剂四联疗法。由于 H. pylori 对抗生素耐药问题日益严重,目前国内外多推荐首选四联疗法。法国和美国 MD Anderson 肿瘤中心的研究表明,H. pylori 阳性的患者中,超声内镜或 CT 显示淋巴结受侵的患者对抗感染治疗疗效差。同样地,肿瘤穿透黏膜层也预示疗效不好。MD Anderson 肿瘤中心的研究还显示,胃远端的病灶比近端的病灶退缩要好。

基因和分子生物学技术的发展,能够预测治疗的反应和向恶性度更高类型转化的风险,从而影响治疗的选择和选择合适的干预措施,同时也能够帮助发展分子靶向治疗。多个研究的结果表明,如果已经有 t(11;18)(Bcl-10 基因),t(1;14),t(14;18)(q32;q21)等基因易位,单纯应用抗生素抗 H. pylori 治疗疗效欠佳,应首先考虑放疗等替代治疗,而不是等待反复的内镜疗效评价。Goda 等人的研究发现,25 例Ⅰ和Ⅱ期胃 MALT 淋巴瘤放疗后 10 年无复发生存率可达 92%。t(11;18)(q21;q21)和 Bcl-10 在肿瘤突破胃壁时明显高表达,而肿瘤局限在胃壁之内时的表达则低得多。这些研究结果部分解释了内镜证实的 t(11;18)(q21;q21)或 Bcl-10 表达会导致抗 H. pylori 治疗无效以及肿瘤高度进展的原因。近来 Kuo SH 等人的研究也发现,t(11;18)(q21;q21)阳性的胃 MALT 淋巴瘤患者对沙利度胺耐药,无此种染色体易位的患者对沙利度胺的客观有效率达 83%,而存在该易位的患者有效率为 0。大约 10%~40% 的胃 MALT 淋巴瘤中不存在 H. pylori 感染的证据。对于病变侵及肌层或病变从胃肠道扩散到邻近器官,特别是存在 t(11;18),t(1;14)或 t(14;18)(q32;q21)易位时及时予累及野放疗是合适的选择。然而无 t(11;18)异位的淋巴瘤有向弥漫大 B 细胞淋巴瘤转化的可能,因此无 t(11;18)易位经抗生素治疗未能达到完全缓解的患者应密切随访,以便尽早改变治疗策略。

约 30% H. pylori 感染的胃 MALT 淋巴瘤患者在抗生素根除 H. pylori 后病灶仍残留,但大多数患者病变局限于胃。非 H. pylori 感染患者对抗生素治疗无效,也应该考虑其他治疗。外科手术作为局部治疗手段曾广泛使用。Cogliatti 报道了 69 例低度恶性胃 MALT 淋巴瘤,45 例仅接受手术治疗,24 例手术后再给予化疗和/或放疗,两组 5 年总生存率(OS)无统计学差异,约为 91%。近来,手术在胃 MALT 淋巴瘤治疗地位受到挑战。胃 MALT 淋巴瘤是多病灶疾病,通常要求进行广泛的胃切除,这严重降低患者的生活质量,而且切缘残留病灶仍然要接受放疗和/或化疗。多家研究机构报道,不依赖 *H. pylori* 胃 MALT 淋巴瘤患者(抗生素治疗无效或无 *H. pylori* 感染证据)采取胃侵犯野放疗取得很好疗效。美国 Memorial Sloan-Kettering 癌症中心报道,51 例胃 MALT 淋巴瘤患者均接受胃及胃旁淋巴结放疗,中位放疗总剂量 30Gy/4W。所有患者常规内镜评估及活检。96%(49/51)患者经活检证实 CR。3 例患者复发均发生于侵犯野外。4 年无治疗失败率(FFTR)、总生存率(OS)和疾病专项生存率(CSS)分别为 89%、83% 和 100%。所有患者均能够耐受放疗,没有发生严重的急性和长期毒副作用。Toronto 和 Boston 采用该放疗方式同样取得成功,进一步证实侵犯野合适剂量放疗是不依赖 *H. pylori* 胃 MALT 淋巴瘤患者较好的治疗方式。

全身播散的胃 MALT 淋巴瘤患者应该接受化疗和 / 或免疫治疗(抗 -CD20)。然而,在早期的患者,化疗很少或仅作为手术或放疗后使用。很少有针对 MALT 淋巴瘤的临床试验,故对胃 MALT 淋巴瘤患者化疗的作用并没有充分被评价。一项非随机临床研究报道,24 例患者口服烷化剂(环磷酰胺,100mg/d,或苯丁酸氮芥,6mg/d,中位治疗时间 1 年)取得很好的疾病控制率,5 年无事件发生率及总生存率分别为 50% 和 75%。近来 Ⅱ 期临床试验显示克拉曲滨(2-CDA,嘌呤类似物)0.12mg/kg(2h 静脉输注)× 5d,每 4 周重复 1 次,完全缓解率为 84%。Ⅱ 期临床研究报道利妥昔单抗单药对胃 MALT 淋巴瘤有效率约为 70%,提示可作为晚期患者的一种选择,但与化疗联合对该组织类型治疗效果尚需进一步评价。

2. **放疗** Tomita 等做的一项回顾性研究中,对 48 例 Ⅰ 期和 2 例 Ⅱ 期的患者进行分析,其中胃 20 例,靶区是 GTV 包绕原发肿瘤,CTV 在胃原发 MALT 淋巴瘤为包绕全胃;疗效是 CR98%,PR2%;5 年局控率 100%;5 年无进展生存率 82.2%(95%CI:68.3%~96.1%);5 年总生存率 96.6%(95%CI:90.8%~100%)。放疗反应极少,无 4 级放射损伤,仅 3 例患者有 Ⅱ 度放射反应,Ⅱ 级和Ⅲ级放射反应患者仅占总患者数 6% 和 2%。

李晔雄也同样指出放射治疗是 Ⅰ ~ Ⅱ 期结外 MALT 淋巴瘤最重要的治疗手段。胃 ⅠE~ ⅡE 期 MALT 淋巴瘤的照射靶区包括胃及周围淋巴结。常规定位可采用胃钡餐造影下模拟机定位,胃周围外放 20mm,射野上界位于 $T_8$ 上缘,下界至 $L_{2~3}$ 或 $L_{4~5}$ 水平。亚临床病灶照射剂量 DT30Gy,肿瘤局部补量至 36~40Gy/20~22 次 /4 周半,1.5Gy/ 次。放射治疗极少引起胃穿孔或出血及肾毒性和第二原发肿瘤。

2012 年的美国国家综合癌症网络(NCCN)指南对放疗在胃 MALT 淋巴瘤的适应证作了明确的界定:① *H. pylori* 阴性的病变累及肌层或侵犯到胃邻近器官的 ⅠE 或 ⅡE 期患者,特别是有染色体 t(11 ;18),t(10 ;14),t(14 ;18),(q32 ;q21)易位的患者;② *H. pylori* 阳性患者经抗菌治疗后 3 个月进行复查,如 *H. pylori* 转阴性但肿瘤仍进展或患者自觉症状加重者,可开始放疗;③ *H. pylori* 阳性患者经抗菌治疗后 3 个月进行复查,如 *H. pylori* 转阴性,肿瘤仍然存在,但患者无症状,可每 3 个月复查,最长总观察时间可达 18 个月,但也可在第二次复查仍证实肿瘤存在时就开始放疗;④ *H. pylori* 阳性患者经抗菌治疗后 3 个月复查,*H. pylori* 仍阳性,且肿瘤明显进展,此时也应开始放疗。NCCN 指南对其他部位的 ⅠE 或 ⅡE 期 MALT 淋巴瘤患者的治疗建议也是局部放疗 20~30Gy。

此外,影像学技术的飞速发展也在随时影响着放射治疗靶区的勾画,PET-CT 技术由于其对肿瘤部位的特殊显示,正在对放射治疗靶区的设定产生深远的影响。目前的研究显示 PET-CT 在对正常组织保护,减少放射治疗的副作用方面已起到重要作用,但对生存获益方面的影响则尚待进一步的研究结论。

综合上述各项研究,放射治疗在黏膜相关淋巴组织结外边缘带 B 细胞淋巴瘤的治疗中有着重要的地位。放疗可用钴 -60 或 4~6MV 的 X 线。放疗的靶区以受累野为主,在胃和结膜这些特殊部位,则应包括整个靶器官。照射剂量 24~30Gy,12~18 次。由于放疗的剂量在绝大多数正常组织的耐受范围内,因此放疗的急慢性反应极少。由于现代放射治疗技术的飞速发展,3D-CRT、IMRT 等已经逐步成为临床常用的技术,应尽可能加以应用。

## 八、随访

胃 MALT 淋巴瘤患者抗 *H. pylori* 治疗后的随访是很重要的,多次重复的胃镜显示约 30% 的患者对抗 *H. pylori* 治疗没有反应,应在初始抗生素治疗后 3 个月应该再行胃镜和活检进行再分期[12]。病变有缓解的患者(包括微生物学缓解和肿瘤缓解)进行观察;如果患者有症状或病变显著进展且无 *H. pylori* 感染并持续存在淋巴瘤的患者可给予放疗;无症状的患者可进行观察 3 个月,在观察 3 个月后无好转的可进行局部区域放疗;持续存在 *H. pylori* 感染且病变消退或稳定可换用二线抗生素治疗;但 *H. pylori* 阳性持续存在而淋巴瘤病变进展需进行放疗。6 个月时可再次行内镜和活检进行监测:如果肿瘤完全缓解且 *H. pylori* 为阴性可继续进行观察,如果 *H. pylori* 阳性可给予其他抗生素治疗;在抗生素治疗后如果患者持续存在淋巴瘤或淋巴瘤复发且以前未行放疗,无论 *H. pylori* 状况均给予局部区域放疗;对于放疗没有缓解的患者可给予类似滤泡性淋巴瘤的单药或联合化疗进行治疗。在二线抗生素治疗或放疗后再次给予内镜和活检进行评价以排除转变为大细胞性淋巴瘤。在放疗或抗生素治疗后 CR 的患者再次复发或对于先前的放疗没反应推荐采用全身药物治疗。

(高子芬　林桐榆)

## 参 考 文 献

[ 1 ] Thieblemont C, Berger F, Dumontet C, et al. Mucosa-associated lymphoid tissue lymphoma is a disseminated disease in one third of 158 patients analyzed. Blood, 2000, 95: 802-806.

[ 2 ] Cogliatti SB, Schmid U, Schumacher U, et al. Primary B-cell gastric lymphoma: a clinicopathological study of 145 patients. Gastroenterology, 1991, 101 (5): 1159-1170.

[ 3 ] Kim SS, Ruiz VE, Carroll JD, et al. Helicobacter pylori in the pathogenesis of gastric cancer and gastric lymphoma. Cancer Letter, 2011, 305 (2): 228.

[ 4 ] Dierlamm J, Baens M, Wlodarska I, et al. The apoptosis inhibitor gene API2 and a novel 18q gene, MLT, are recurrently rearranged in the t (11; 18)(q21; q21) associated with mucosa-associated lymphoid tissue lymphomas. Blood, 1999, 93: 3601-3609.

[ 5 ] Liu H, Ye H, Dogan A, et al. T (11; 18)(q21; q21) is associated with advanced mucosa-associated lymphoid tissue lymphoma that expresses nuclear BCL10. Blood, 2001, 98: 1182-1187.

［6］Zhou H, Wertz I, O'Rourke K, et al. Bcl10 activates the NF-kappa B pathway through ubiquitination of NEMO. Nature, 2004, 427 (6970): 167-171.

［7］董格红, 王桂秋, 宫丽平, 等. 中国人黏膜相关淋巴组织结外边缘区淋巴瘤染色体易位的临床研究. 中华内科杂志, 2009, 48 (03): 181-185.

［8］Swerdlow SH, Campo E, Harris NL, et al. WHO Classification of Tumours of Haematopoietic and Lymphoid Tissues. New York: Lyon, 2017.

［9］Chinese Society of Gastroenterology, Chinese Study Group on Helicobacter pylori, Liu WZ, et al. Fourth Chinese National Consensus Report on the management of Helicobacter pylori infection. J Dig Dis, 2013, 14 (5): 211-221.

［10］Fischbach W. Gastric MALT lymphoma-update on diagnosis and treatment. Best Pract Res Clin Gastroenterol, 2014, 28 (6): 1069-1077.

［11］Hu Q, Zhang Y, Zhang X, et al. Gastric mucosa-associated lymphoid tissue lymphoma and Helicobacter pylori infection: a review of current diagnosis and management. Biomark Res, 2016, 4 (1): 15.

［12］郭津生. 胃 MALT 淋巴瘤的诊断与治疗进展. 现代医药卫生, 2017, 7: 977-980.

第四十九章

# 幽门螺杆菌与消化不良

消化不良（dyspepsia）指上腹部疼痛（pain）或不适（discomfort），后者可包括餐后饱胀、早饱、上腹烧灼感、上腹胀气、嗳气、恶心和呕吐等。这是一组临床上很常见的症状群，人群中约 10%~25% 的人有消化不良[1]，我国因消化不良就诊的患者可占普通内科门诊 10%，占消化门诊 50%。消化不良的处理耗费了大量医疗资源，合理的处理对于节约医疗资源有十分重要的作用。

未经调查的消化不良（uninvestigated dyspepsia）指以消化不良为主诉者未经过必要检查；经过必要检查（如胃镜、上腹部超声等检查）后，分可为器质性（organic）和功能性（functional）消化不良两大类，后一类占据大多数[2-4]。器质性消化不良可找到解释症状的原因（器质性、系统性或代谢性疾病等），而功能性消化不良则否。传统消化不良原因归类中，一般不将慢性胃炎（包括幽门螺杆菌感染）作为器质性消化不良的原因，因为多数慢性胃炎患者无症状，有症状者其症状与慢性胃炎严重程度相关度低[5]。

## 一、消化不良基本概念中存在的误区

1. **用消化酶治疗功能性消化不良**　中文"消化不良"一词对应的英文词汇有 3 个：dyspepsia、maldigestion 和 indigestion。在国外教科书中，maldigestion 和 indigestion 多用于慢性胰腺炎、乳糖不耐受、胆道疾病、慢性肝病等所致的"消化功能低下"。这部分患者的消化不良治疗补充消化酶有效，而根除幽门螺杆菌则无效。dyspepsia 中的前缀 dys- 指紊乱，功能可以"增加"或"降低"。器质性消化不良（organic dyspepsia）患者中可包含 maldigestion 或 indigestion 患者，但在功能性消化不良（functional dyspepsia）患者中则不应该包含上述 maldigestion 或 indigestion 患者。国际相关共识/指南均未推荐用消化酶治疗功能性消化不良[6-8]，但国内相关指南则予以推荐[9-10]，显然是混淆了这一概念。

2. **消化不良症状等同于功能性消化不良症状**　罗马 Ⅱ 标准定义的功能性消化不良症状是上

腹痛或不适[11],而罗马Ⅲ和Ⅳ标准定义的功能性消化不良仅限于上腹痛、上腹烧灼感、餐后饱胀和早饱4个症状[12,13]。上面已述,上腹"不适"包含的症状范围广,不仅仅只有上腹烧灼感、餐后饱胀和早饱。因此,罗马Ⅱ标准定义的功能性消化不良症状可等同于一般所指的消化不良症状,而罗马Ⅲ和Ⅳ标准定义的功能性消化不良症状已不能与消化不良症状画等号。国内相关指南也将消化不良症状仅定义为上腹痛、上腹烧灼感、餐后饱胀和早饱4个症状,显然不够全面。事实上,临床上不少消化不良患者只是诉说上腹不适,而讲不清楚是何种不适,临床上不应该将这部分患者排除出功能性消化不良范畴,而应该将符合条件者也作为幽门螺杆菌根除对象。

3. 弃用"非溃疡性消化不良"一词　未经调查消化不良患者经胃镜等检查如未发现明显病变(消化性溃疡、反流性食管炎、上消化道肿瘤等)或仅有慢性胃炎,即可诊断为非溃疡性消化不良(non-ulcer dyspepsia,NUD)[14],这应该视为广义的功能性消化不良,因为这类患者也缺乏可解释症状的原因。NUD的诊断对症状和病程无严格限定。NUD患者中,如其症状(上腹疼痛、上腹烧灼感、餐后饱胀和早饱)和病程(> 6个月,最近3个月症状符合标准)符合罗马Ⅲ和Ⅳ标准,就可诊断为功能性消化不良,这是狭义的功能性消化不良。遗憾的是,罗马Ⅲ和Ⅳ标准太过严格,因为其"最近3个月症状符合标准"的要求排除了绝大多数缺乏可解释症状原因的消化不良患者。

确实能够达到"最近3个月症状符合标准"的患者只有2种可能:① 3个月中未行治疗:我国是胃癌高发国家,消化不良是胃癌主要症状,患者和临床医生均对其保持警惕,因此3个月未治疗者在现实中几乎不存在。② 3个月中治疗无效:3个月中治疗无效者应该是极少数,应属于难治性消化不良范畴,而不是一般的功能性消化不良了。有学者从1 818篇文献中筛选出了符合条件的58篇声称按罗马标准进行的临床试验,结果显示95%的试验未严格按照罗马标准,这是莫大讽刺[15]。

因此,临床实践中所指的功能性消化不良应该是广义功能性消化不良(即NUD),弃用的应该是狭义的功能性消化不良(因为严格讲,无符合标准的患者)。Maastricht Ⅱ幽门螺杆菌感染处理共识(2002年发表)推荐功能性消化不良作为根除指征,而Maastricht Ⅲ共识(2007年发表)则将该推荐修改为非溃疡性消化不良[16],显然是不想受到2006年发表的罗马Ⅲ标准的负面影响。

4. 罗马Ⅲ和Ⅳ标准定义的功能性消化不良用于临床　罗马Ⅲ标准功能性消化不良定义(仅选择了上腹痛、上腹烧灼感、餐后饱胀和早饱4个症状,弃用了上腹不适)的本意是降低研究入选患者的异质性,有助于研究功能性消化不良的发病机制和评估药物疗效,而不是主要用于临床。遗憾的是,在功能性消化不良罗马Ⅲ标准一文中未提到这一观点,因此被不少临床医生误解。在罗马Ⅳ标准中已强调了这一观点[17-18],但未受到临床医生应有的重视。将严格的"科研标准"用于临床,使绝大多数符合"缺乏可解释症状原因的消化不良"(广义的功能性消化不良)排除在外,影响了这些患者的诊断和治疗。

5. **功能性消化不良等同于慢性胃炎**　消化不良是指症状,而慢性胃炎是指组织学上胃黏膜有炎症细胞浸润(内镜诊断欠可靠),本不应该相等[5]。但因为FD患者多数存在慢性胃炎,而被不少学者误认为相等。事实上,多数慢性胃炎患者无症状,部分FD患者无慢性胃炎。只有"幽门螺杆菌感染的NUD"(慢性胃炎 + 消化不良)才与伴消化不良症状的慢性胃炎(消化不良 + 慢性胃炎)相等[5]。这是一个重要概念,因为Maastricht幽门螺杆菌共识将幽门螺杆菌阳性非溃疡性消化不良作为根除指征,而我国的相关共识则将慢性胃炎伴消化不良作为根除指征[19,20]。这两者实质上是等同的,但"慢性胃炎伴消化不良症状"的概念更容易被我国学者和患者接受。

## 二、幽门螺杆菌胃炎是部分非溃疡性消化不良患者症状的原因

幽门螺杆菌(*H. pylori*)感染后几乎均可引起慢性活动性胃炎(*H. pylori*胃炎),但70%感染者无症状。在此基础上,约15%~20%的感染者可发生消化性溃疡,少部分可发生胃癌(我国*H. pylori*感染者中终生发生胃癌的风险约4%~5%)[21],极个别感染者发生胃MALT淋巴瘤等疾病。

由于多数*H. pylori*胃炎患者无消化不良症状,而无*H. pylori*胃炎的患者也可产生消化不良症状,因此*H. pylori*胃炎是否可以产生消化不良症状曾有争议。"幽门螺杆菌胃炎京都全球共识"(2015年)陈述中指出,*H. pylori*胃炎是部分患者消化不良症状的原因[22]。这一结论的证据主要来自下面几方面:

1. **志愿者中的研究** 曾先后有3位志愿者(包括诺贝尔生理学或医学奖得主Marshall)吞服培养的*H. pylori*,感染*H. pylori*后均有消化不良症状和胃炎[23,24]。动物模型中难以研究*H. pylori*感染与消化不良症状的关系,因此尽管志愿者中的研究例数很少,但这一证据的意义仍值得重视。

2. **根除*H. pylori*对消化不良症状影响** meta分析结果显示,在安慰剂对照的研究中,根除*H. pylori*对*H. pylori*胃炎患者消化不良的症状消失率比安慰剂高约10%。如果加上症状改善率则可能要高30%以上[22,23,25]。此外,根除*H. pylori*可使部分患者的消化不良症状获得长期缓解。需要指出的是,在消化不良处理的各种策略中,有安慰剂作对照、大样本研究证实疗效的仅仅是根除*H. pylori*和PPI治疗[26]。

3. **相关机制研究** *H. pylori*胃炎患者存在胃肠激素(包括胃泌素、胃促生长素和生长抑素等)水平改变,后者可影响胃酸分泌;胃十二指肠黏膜炎症可导致胃十二指肠高敏感和运动改变[23]。这些改变可以解释消化不良症状的产生。

4. **感染与功能性胃肠病的类比分析** 感染可诱发肠易激综合征,即感染后肠易激综合征(post-infectious irritable bowel syndrome);感染可诱发消化不良,即感染后消化不良(post-infectious dyspepsia)[27,28]。这些感染引起的功能性胃肠病均已成为共识。*H. pylori*感染引起胃炎,*H. pylori*胃炎导致消化不良有更多证据支持,因此也应该成为共识。

为什么不是所有*H. pylori*胃炎患者均产生消化不良症状呢?这一情况类似于*H. pylori*感染诱发的消化性溃疡,感染者中也仅15%~20%的个体发生溃疡。这是由于*H. pylori*胃炎患者产生消化不良症状或消化性溃疡除*H. pylori*感染外,尚需其他因素(遗传因素、环境因素、精神-心理因素等)参与。

## 三、幽门螺杆菌相关消化不良属于器质性消化不良

"幽门螺杆菌胃炎京都全球共识"首次提出了*H. pylori*相关消化不良(*H. pylori*-associated dyspepsia)是一种器质性消化不良的概念[22]。临床上早已清楚,*H. pylori*胃炎伴消化不良症状患者根除*H. pylori*

后基于症状变化可分为3类：①消化不良症状得到持久缓解（＞6个月）；②症状无改善；③症状短时间改善后又复发。基于"幽门螺杆菌胃炎京都全球共识"，第一类患者属于 *H. pylori* 相关消化不良，这部分患者的 *H. pylori* 胃炎可以解释其消化不良症状，因此不应再属于罗马Ⅲ标准定义（无可以解释症状的原因）的功能性消化不良。后两类患者虽然有 *H. pylori* 感染，但根除后症状无改善或仅仅短时间改善（后者不排除根除方案中PPI作用），因此仍可作为功能性消化不良。所以 *H. pylori* 相关消化不良（图49-1）与根除 *H. pylori* 后症状无改善或仅短时间改善的患者不同，应该归于器质性消化不良的范畴，这一归类方法不同于传统归类方法，显得更科学和客观。2016年发表的功能性胃肠病罗马Ⅳ标准完全接受这一概念[13]。因此，目前国际上研究 *H. pylori* 感染的学者和研究功能性胃肠病的学者已达成了共识：诊断功能性消化不良前必须排除 *H. pylori* 相关消化不良[13,22]。

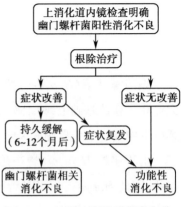

图 49-1　诊断功能性消化不良前，必须排除 *H. pylori* 相关消化不良

## 四、根除幽门螺杆菌应该作为消化不良处理的一线治疗

早在2005年，美国胃肠病学会关于消化不良处理方案全面评估报告中就指出：总体而言，在功能性消化不良治疗中已确立疗效（与安慰剂治疗相比）的方案仅仅是根除 *H. pylori* 和PPI治疗；对于 *H. pylori* 阳性患者根除治疗是最经济有效的方法，因为一次治疗可获得长期效果[26]。"幽门螺杆菌胃炎京都全球共识"（2015年）重申了根除 *H. pylori* 对消化不良症状的疗效高于安慰剂这一事实和推荐其作为一线治疗的观点[22]。

我国学者早在2008年撰文《重视根除幽门螺杆菌在消化不良处理中的应用》详细阐述了根除 *H. pylori* 应该作为消化不良处理的一线治疗的观点[29]，可惜未引起国内学者的重视，"幽门螺杆菌胃炎京都全球共识"发表后又再次进行了强调[30]。

事实上，不仅美国，欧洲、亚洲以及有已制订相关指南的一些国家均强烈推荐根除 *H. pylori* 作为消化不良的一线治疗，有高级别证据支持[7,16]。"一线治疗"体现在：①未经调查消化不良处理中采用 *H. pylori* "检测和治疗"策略（test&treat），即消化不良者用尿素呼气试验检测 *H. pylori*，阳性即行根除治疗。②因消化不良症状行内镜检查，诊断为慢性胃炎（即明确是非溃疡性消化不良）者检测 *H. pylori*，阳性者首先行根除治疗。

根除 *H. pylori* 作为消化不良处理的一线治疗不仅疗效相对较高，而且可以预防消化性溃疡[31]和胃癌[21]，减少传染源。我国"*H. pylori* 感染处理共识"（2012，2017）[19,20]和"慢性胃炎共识意见"（2012，2017）[32,33]中均推荐对 *H. pylori* 阳性慢性胃炎伴消化不良（相当于 *H. pylori* 阳性的功能性消化不良）者行根除治疗。

鉴于我国内镜普及率高、检查费用低和上消化道肿瘤发病率高，对"检测和治疗"策略的推荐仍存在一定争议[34]。对胃癌低风险个体（无报警症状、胃癌低发区人员、无胃癌家族史、年龄＜35岁）不愿行内镜检查者，可适当放开[20]。

我国 2007 年发表的"消化不良诊治指南"处理流程图中未提及检测和根除 *H. pylori*[9]，2016 年发表的"中国功能性消化不良专家共识意见"也未将根除 *H. pylori* 作为消化不良处理的一线治疗推荐[10]。

## 五、具体实施中需要注意的问题

综上所述，推荐根除 *H. pylori* 作为消化不良处理一线治疗的理由充分，而且疗效确实(安慰剂作对照的研究证实)，一次治疗可获得长期效果。当然实施这一策略时也需要注意个体化。

1. **在高龄、伴存有严重疾病等患者中，不适合作为一线治疗** 根除 *H. pylori* 治疗存在一些抗衡因素，如高龄、伴存有严重疾病等，这些患者不适合根除 *H. pylori*[20,22]，因此无理由作为一线治疗。

2. **根除治疗前恶心、食欲减退等症状显著者宜先采用其他药物治疗** 由于根除 *H. pylori* 方案中包含的抗生素或多或少可引起消化不良的副作用，当患者已有的消化不良症状与药物潜在副作用叠加时，短时间会加重消化不良症状，从而使根除治疗难以完成。正确的策略应该是先用其他药物治疗，待症状缓解后再行根除治疗。

3. **根除 *H. pylori* 后症状未缓解者尚需其他药物治疗** 根除 *H. pylori* 治疗仅能使部分患者的消化不良症状得到长期缓解，根除 *H. pylori* 治疗后症状仅有短时间缓解或症状持续的患者仍需要治疗，这部分患者已排除了 *H. pylori* 相关消化不良，属于真正的功能性消化不良。这些患者的后续治疗可依据其主要症状应用 PPI 和 / 或促动力剂(二线治疗)。如这些患者经过根除 *H. pylori* 和 PPI、促动力剂治疗症状仍持续，则可应用抗抑郁 / 焦虑药物等治疗(三线治疗)。

## 六、小结

消化不良是一组临床上很常见的症状群，其处理耗费了大量医疗资源，合理处理对于节约医疗资源有十分重要的作用。未经调查的消化不良经适当检查后可分成器质性消化不良和功能性消化不良，后者中以罗马Ⅲ或Ⅳ标准严格定义的功能性消化不良主要是用于科研，而不是用于临床。适用于临床的应该是"广义的功能性消化不良"，即非溃疡性消化不良。根除 *H. pylori* 后症状获得长期缓解(>6 个月)的消化不良被称为 *H. pylori* 相关消化不良，是一种器质性消化不良；诊断功能性消化不良前必须排除 *H. pylori* 相关消化不良。检测和根除 *H. pylori* 已被推荐为消化不良处理的一线策略，这对提高消化不良处理效果、降低医疗费用、预防消化性溃疡和胃癌均有重要意义。

(刘文忠)

## 参 考 文 献

[ 1 ] Ford AC, Marwaha A, Sood R, et al. Global prevalence of, and risk factors for, uninvestigated dyspepsia: a meta-analysis. Gut, 2015, 64 (7): 1049-1057.

［2］ Enck P, Azpiroz F, Boeckxstaens G, et al. Functional dyspepsia. Nat Rev Dis Primers, 2017, 3: 17081.

［3］ Talley NJ, Ford AC. Functional Dyspepsia. N Engl J Med, 2015, 373 (19): 1853-1863.

［4］ Oustamanolakis P, Tack J. Dyspepsia: organic versus functional. J Clin Gastroenterol, 2012, 46 (3): 175-190.

［5］ 刘文忠 . 幽门螺杆菌感染、慢性胃炎和功能性消化不良 . 中华消化杂志 , 2002, 22: 581-582.

［6］ Talley NJ, Vakil NB, Moayyedi P. American Gastroenterological Association technical review on the evaluation of dyspepsia. Gastroenterology, 2005, 129: 1756-1780.

［7］ Miwa H, Ghoshal UC, Fock KM, et al. Asian consensus report on functional dyspepsia. J Gastroenterol Hepatol, 2012, 27: 626-241.

［8］ Moayyedi PM, Lacy BE, Andrews CN, et al. ACG and CAG Clinical Guideline: Management of Dyspepsia. Am J Gastroenterol, 2017, 112 (7): 988-1013.

［9］ 中华医学会消化病学分会胃肠动力学组 . 中国消化不良的诊治指南 (2007, 大连 ). 中华消化杂志 , 2007, 27 (12): 832-834.

［10］ 中华医学会消化病学分会胃肠动力学组 , 中华医学会消化病学分会胃肠功能性疾病协作组 . 中国功能性消化不良专家共识意见 (2015 年 , 上海 ). 中华消化杂志 , 2016, 36 (4): 217-229.

［11］ Talley NJ, Stanghellini V, Heading RC, et al. Functional gastroduodenal disorders. Gut, 1999, 45 (Suppl 2): II37- II42.

［12］ Tack J, Talley NJ, Camilleri M, et al. Functional gastroduodenal disorders. Gastroenterology, 2006, 130: 1466-1479.

［13］ Stanghellini V, Chan FK, Hasler WL, et al. Gastroduodenal Disorders. Gastroenterology, 2016, 150 (6): 1380-1392.

［14］ Talley NJ. Functional (non-ulcer) dyspepsia and gastroesophageal reflux disease: one not two diseases？Am J Gastroenterol, 2013, 108 (5): 775-777.

［15］ Stanghellini V, Cogliandro R. Review article: adherence to Rome criteria in therapeutic trials in functional dyspepsia. Aliment Pharmacol Ther, 2014, 40: 435-466.

［16］ Malfertheiner P, Megraud F, O'Morain C, et al. Current concepts in the management of Helicobacter pylori infection: the Maastricht III Consensus Report. Gut, 2007, 56: 772-781.

［17］ Drossman DA, Hasler WL. Rome IV -Functional GI Disorders: Disorders of Gut-Brain Interaction. Gastroenterology, 2016, 150 (6): 1257-1261.

［18］ Drossman DA. Functional Gastrointestinal Disorders: History, Pathophysiology, Clinical Features and Rome IV. Gastroenterology, 2016, 150: 1262-1279.

［19］ 中华医学会消化病学分会幽门螺杆菌学组 / 全国幽门螺杆菌协作组 , 刘文忠 , 谢勇 , 等 . 第四次全国幽门螺杆菌感染处理共识报告 . 中华消化杂志 , 2012, 32 (10): 655-661.

［20］ 中华医学会消化病学分会幽门螺杆菌和消化性溃疡学组 , 全国幽门螺杆菌协作组 , 刘文忠 , 等 . 第五次全国幽门螺杆菌感染处理共识报告 . 中华消化杂志 , 2017 (6), 37: 364-378.

［21］ 刘文忠 . 重视根除幽门螺杆菌预防胃癌 . 胃肠病学 , 2017, 22 (12): 705-710.

［22］ Sugano K, Tack J, Kuipers EJ, et al. Kyoto global consensus report on Helicobacter pylori gastritis. Gut, 2015, 64: 1353-1367.

［23］ Marshall BJ, Armstrong JA, McGechie DB, et al. Attempt to fulfil Koch's postulates for pyloric Campylobacter. Med J Aust, 1985, 142: 436-439.

［24］ Suzuki H1, Moayyedi P. Helicobacter pylori infection in functional dyspepsia. Nat Rev Gastroenterol Hepatol, 2013, 10: 168-174.

［25］ Moayyedi P, Soo S, Deeks J, et al. Systematic review and economic evaluation of Helicobacter pylori eradication treatment for non-ulcer dyspepsia. BMJ, 2000, 321 (7262): 659-664.

［26］ Talley NJ, Vakil NB, Moayyedi P. American Gastroenterological Association technical review on the evaluation of dyspepsia. Gastroenterology, 2005, 129: 1756-1780.

［27］ Schwille-Kiuntke J, Mazurak N, Enck P. Systematic review with meta-analysis: post-infectious irritable bowel syndrome after travellers'diarrhoea. Aliment Pharmacol Ther, 2015, 41: 1029-1037.

［28］ Futagami S, Itoh T, Sakamoto C. Systematic review with meta-analysis: post-infectious functional dyspepsia. Aliment Pharmacol Ther, 2015, 41: 177-188.

［29］ 刘文忠、萧树东. 重视根除幽门螺杆菌在消化不良处理中的应用. 中华内科杂志, 2008, 47: 5-6.

［30］ 刘文忠. 重视根除幽门螺杆菌在消化不良处理中的应用. 中华消化杂志, 2016, 36: 2-5.

［31］ Hsu PI, Lai KH, Tseng HH, et al. Eradication of Helicobacter pylori prevents ulcer development in patients with ulcer-like functional dyspepsia. Aliment Pharmacol Ther, 2001, 15 (2): 195-201.

［32］ 中华医学会消化病学分会, 房静远, 刘文忠, 等. 中国慢性胃炎共识意见 (2012 年, 上海 ). 中华消化杂志, 2013, 33 (1): 5-16.

［33］ 中华医学会消化病学分会. 中国慢性胃炎共识意见 (2017 年, 上海 ). 中华消化杂志, 2017, 37 (11): 721-738.

［34］ 李晓波, 刘文忠, 戈之铮, 等. 幽门螺杆菌 "检测和治疗" 策略对未经调查消化不良患者处理的安全性评估. 中华内科杂志, 2005, 44: 195-197.

# 第五十章

# 幽门螺杆菌与非甾体抗炎药

---

一、非甾体抗炎药相关消化道不良反应

二、幽门螺杆菌感染相关的胃十二指肠黏膜损伤

三、幽门螺杆菌感染对非甾体抗炎药相关胃黏膜损害的影响

四、非甾体抗炎药对幽门螺杆菌生物学特性及致病性的影响

---

幽门螺杆菌(*H. pylori*)感染在世界范围内广泛存在,并被认为是导致慢性胃炎、消化性溃疡及胃癌的重要致病因子。非甾体抗炎药(NSAID)被认为是导致胃黏膜损害的另一重要的致病因子。特别是近年,由于阿司匹林能为心脑血管病高风险患者提供明确的保护(即既往有心肌梗死、脑卒中、一过性脑缺血者),其在临床上的应用越来越广泛。但即使使用低剂量,阿司匹林对胃黏膜也有害。一项 meta 分析囊括了 24 项随机研究,研究超过 66 000 个患者,发现服用慢性低剂量阿司匹林的消化道出血风险是未服用者的两倍。这种风险不会因为肠溶剂或缓冲剂的使用而降低[1,2]。使用阿司匹林或其他 NSAID 同时合并 *H. pylori* 感染的患者在临床上十分常见,但这两类胃黏膜的攻击因子同时存在是否增加对胃黏膜的损伤,至今文献报道的结果尚不一致。特别是面对临床越来越多的小剂量阿司匹林服用者,如何预防和处理相关的消化不良症状、溃疡及其并发症是临床医生面临的问题,也一直是胃肠病学工作者关注的热点。

## 一、非甾体抗炎药相关消化道不良反应

NSAID 引起上消化道损伤的主要机制是通过抑制环氧合酶,导致胃十二指肠黏膜前列腺素分泌减少,从而破坏黏膜保护层、减少上皮细胞的再生、抑制保护性碳酸氢盐分泌、导致血管收缩(局部组织缺氧),削弱上皮屏障功能,导致继发性胃酸相关性溃疡。其次,NSAID 弥散进入上皮细胞内,可以产生局部直接作用,导致表面上皮的坏死,引起黏膜损伤和溃疡形成。损伤后的黏膜修复也依赖于前列腺素[3,4]。

NSAID 的严重消化道副作用包括有症状的胃和十二指肠溃疡及其并发症(穿孔和出血),可能出现在急性或慢性治疗中。溃疡出血是药物相关性损伤和药物诱导性的出血共同导致的。对于小剂量阿司匹林长期服用者来说,药物不仅导致产生更多的溃疡,还会由于其抗血小板作用促进出血[4]。

虽然使用 NSAID 可能会使高达 60% 的患者出现消化不良,但许多患者(尤其是老年人)的首发症状是无先兆的消化道出血或穿孔。内镜调查表明,20%~30% 长期 NSAID 服用者患有溃疡,

但大多数从未出现过临床症状。NSAID 相关性上消化道事件(复杂和有症状溃疡)的年发病率在 2.5%~4.5%,严重 NSAID 并发症(穿孔、出血和梗阻)的年发病率在 1%~1.5%[5]。

NSAID 服用者出现并发症的风险与许多因素相关,包括 NSAID 的使用数量、类型、剂量、维持时间和伴随药物的使用,如抗血小板药(包括阿司匹林)、抗凝药、皮质激素或选择性 5- 羟色胺重吸收抑制剂。非药物危险因素包括患者年龄、消化性溃疡史、消化不良、H. pylori 感染状态和有其他合并症[6]。

## 二、幽门螺杆菌感染相关的胃十二指肠黏膜损伤

H. pylori 是通过它的多种致病因子,如 H. pylori 鞭毛的动力、尿素酶、空泡细胞毒素 A（VacA）、细胞毒素相关基因 A（CagA）、脂多糖、蛋白酶、脂酶、磷脂酶等,对胃黏膜造成损害。H. pylori 感染导致的黏膜炎症,大量中性粒细胞浸润,炎症细胞因子表达的增加,氧自由基的释放,更使胃黏膜遭受炎症和免疫的双重损害[7]。H. pylori 感染者中大约 15%~20% 发生消化性溃疡,这可能与感染 H. pylori 时胃酸的分泌状态有关,H. pylori 感染前处于高酸分泌状态的人,感染以引起胃窦炎为主,而不伴或仅伴轻度胃体炎,胃窦炎引起胃泌素释放增加,进而刺激酸分泌,这类患者易发生十二指肠溃疡,而发生胃癌的危险性较小;在低酸者 H. pylori 感染可导致胃窦和胃体进展性胃炎,胃体壁细胞损害导致酸分泌进一步降低,这类患者易发生胃溃疡,且发生胃癌的危险性增加。与服用非甾体抗炎药相反,H. pylori 感染增加胃黏膜 COX-2 mRNA 的表达,从而增加胃黏膜内源性前列腺素的合成[8]。而 H. pylori 感染导致的胃黏膜长期慢性炎症,将导致胃黏膜向胃癌方向演化[9]。

## 三、幽门螺杆菌感染对非甾体抗炎药相关胃黏膜损害的影响

作为胃黏膜的两个损害因子,人们很容易理解二者同时存在时致病性的增强。Huang 等[10]的 meta 分析发现,H. pylori 感染可以使溃疡出血的发生增加 1.79 倍,服用 NSAID 可以使溃疡出血的发生增加 4.85 倍,当两者同时存在时溃疡出血的发生增加了 6.13 倍,meta 分析显示,H. pylori 感染且服用 NSAID 时溃疡出血的风险明显增加。然而,来自临床及流行病学的研究结果尚存在分歧。很多研究并未证实二者同时存在时对胃黏膜的损害作用增强[11,12]。有临床观察发现 H. pylori 阳性和阴性者在服用 6 周 NSAID 后胃肠道症状的发生率无显著性差异[13]。甚至有研究发现,对于 NSAID 相关性溃疡,H. pylori 阳性者治疗和预防复发的成功率较阴性者明显提高,根除 H. pylori 不能提高 NSAID 诱发的溃疡愈合率,反而有可能延迟溃疡的愈合[14-16]。虽然上述研究的试验设计、NSAID 服用的定义、种类、剂量、疗程等存在差异,并且,研究的观察终点、消化不良的定义、H. pylori 根除方案等诸多方面也有不同,可能导致研究的结果不一致;但另一方面,NSAID 诱发的胃黏膜损伤是 pH 依赖的,而 H. pylori 感染可增加、降低或不改变胃酸的分泌,根除 H. pylori 后,胃酸分泌可产生相反改变(增加或降低者均有可能恢复正常),因此,根除 H. pylori 有可能加快、延迟或不影响 NSAID 诱发的溃疡的愈合。

到目前为止，临床随机对照研究除了显示，对首次服用 NSAID 或小剂量阿司匹林的患者，根除 *H. pylori* 有助于预防溃疡的发生[17]。尚未能证实对已经服用 NSAID 者，根除 *H. pylori* 可以减少消化性溃疡的发生，增加溃疡的愈合。目前认为，对有高危因素的 NSAID 服用者，单纯根除 *H. pylori* 可降低溃疡及溃疡并发症的发生，但并不能完全防止溃疡及其并发症的发生。但对既往无溃疡病史者，根除 *H. pylori* 是否获益尚有争议。最近，一项随机双盲安慰剂对照的研究，评价了根除 *H. pylori* 对 NSAID 相关性消化不良症状的影响，发现在 *H. pylori* 根除组、未根除组及 *H. pylori* 血清阴性组胃肠道症状的发生率没有差异，而随访 12 周时，*H. pylori* 根除组症状有下降的趋势，提示根除 *H. pylori* 对缓解 NSAID 相关性消化不良症状可能有益[18]。

## 四、非甾体抗炎药对幽门螺杆菌生物学特性及致病性的影响

有研究显示[19]，体外阿司匹林可抑制 *H. pylori* 的生长，其体外最小抑菌浓度（minimal inhibitory concentration，MIC90）为 256μg/ml，其他 NSAID 如双氯芬酸（diclofenac）、酮洛芬（ketoprofen）也可抑制 *H. pylori* 的体外生长，其 MIC90 分别是 128μg/ml、512μg/ml。虽然到目前为止，尚不清楚这些 NSAID 在体内胃黏膜中的浓度，但值得注意的是，阿司匹林用于解热、止痛和抗炎作用时，其血浆浓度通常为 150~300 mg/ml，而口服后，胃黏膜局部的浓度甚至可达到更高，因此，在体内完全可达到其抑菌浓度。

Shirin 等[20]研究发现舒林酸、布洛芬、吲哚美辛、选择性 COX-2 抑制剂 NS-398 等可以抑制 *H. pylori* 的生长。我们的研究进一步发现，在体外培养的条件下，水杨酸钠、阿司匹林、吲哚美辛、舒林酸、SC-236 及塞来昔布可以抑制 *H. pylori* 的生长[21-24]，而且这种对 *H. pylori* 生长的抑制并不是由于阿司匹林或其他非甾体抗炎药改变了培养基的 pH 条件，而诱导细菌球形变实现的；而是通过其他的机制导致细菌的溶解破坏，并且在较大的药物剂量时可直接杀灭 *H. pylori*[22]。这种对 *H. pylori* 生长的抑制作用是剂量依赖性的，且与阿司匹林的弱酸性无关。电镜下观察，培养基中含有阿司匹林、塞来昔布可导致 *H. pylori* 形态发生改变，细菌胞壁变薄不完整，且发生不同程度的凹陷变形，细菌细胞壁和细胞膜间出现空隙，胞质内容物稀疏，电子密度降低，分布异常，胞质不均匀，出现高电子密度颗粒，并有溶菌样改变。

研究还显示，阿司匹林及相关化合物可以剂量依赖地降低 *H. pylori* 尿素酶活性[23,24]，干扰细菌空泡细胞毒素的产生及其活性[24]，并且这种对细菌毒力因子的抑制作用并不完全是通过抑制细菌生长实现的，而药物处理后 *H. pylori* 尿素酶及空泡细胞毒素活性的降低可能影响细菌的致病性。Vittorio 等[25]的研究也显示，阿司匹林和吲哚美辛可显著抑制体外细菌培养滤液所致的胃上皮细胞 MNK28 和 Hela 细胞的空泡变性，说明 NSAID 可干扰 *H. pylori* 空泡细胞毒素的产生或影响其活力。由于 NSAID 对 *H. pylori* 生长及尿素酶活性的抑制作用，临床上对 NSAID 服用者采用基于尿素酶的试验诊断 *H. pylori* 感染的敏感性和特异性也可能受到影响。

*H. pylori* 感染致病最基本的条件是定植，其定居的因素包括鞭毛的动力、尿素酶和黏附素等。正常的螺旋状形态以及 *H. pylori* 的鞭毛动力使其快速穿过黏液层，移动到相对中性的胃黏膜表面，

尿素酶中和胃酸,保证 H. pylori 定植的微环境呈中性,黏附是定植的关键。如果没有黏附素与宿主细胞表面的黏附受体结合,H. pylori 在胃内长期定植几乎没有可能。体外培养条件下,阿司匹林、塞来昔布可显著降低 H. pylori 的鞭毛动力,并可剂量依赖性的抑制 H. pylori 对 AGS 细胞的黏附性。

Li 等[26]检测了来自服用 NSAID 及未服用 NSAID 的胃溃疡患者的 H. pylori,发现虽然两组菌株与毒力相关的 vacA、cagA、picB 和 iceA 基因的检出率无差异;但来自未服用 NSAID 患者的菌株,其 cagA 基因的一个 1.4 kb 高度可变区的检出率较高($P<0.05$),说明 NSAID 或其相关因素可能作用于该基因片段,并对某些菌株进行了选择修饰。由此,我们推测,阿司匹林及其他一些非甾体抗炎药有可能通过干扰 H. pylori 众多致病因子的表达和活性而影响 H. pylori 的致病性。

NSAID 对 H. pylori 感染的影响还表现在这类药物可改变细菌对用以根除治疗的抗生素的敏感性。研究发现,阿司匹林、吲哚美辛及选择性环氧合酶 -2 抑制剂 SC-236 可以降低甲硝唑、阿莫西林和克拉霉素这三种常用抗生素对 H. pylori 的体外最低抑菌浓度(MIC),从而提高 H. pylori 对这三种抗生素的敏感性,甚至使耐药菌株转变为敏感菌株[22-24]。进一步的研究显示,阿司匹林不改变克拉霉素耐药 H. pylori 菌株 23S rRNA 基因的 2143A-G 突变位点,也不改变甲硝唑耐药菌株的 rdxA 基因的突变位点;体外培养液中的阿司匹林可增加 H. pylori 胞体外膜对抗生素的通透性。虽然阿司匹林不改变 H. pylori 外膜孔蛋白 HopA、HopB、HopC、HopD、HopE 及外流泵蛋白 HefABC 的 mRNA 表达,但阿司匹林处理后 H. pylori 外膜蛋白却可发生某些表达上的改变,推测阿司匹林对 H. pylori 外膜蛋白表达的改变可能或者发生于蛋白质翻译水平、或是翻译后的修饰过程,或者有其他的外膜蛋白参与 H. pylori 对抗生素的摄入和外流,从而提高了抗生素在 H. pylori 胞体内的浓度,增加了 H. pylori 对这些常用抗生素的敏感性[27]。

体外实验的结果不仅有助于解释为什么一些临床研究发现 NSAID 并不加重 H. pylori 感染所致的胃黏膜损害,而且提示我们,阿司匹林及其他 NSAID 可能有助于预防或根除 H. pylori 感染。一项随机对照临床研究显示[28],应用奥美拉唑、阿莫西林、克拉霉素(OAC)三联疗法及 OAC 三联疗法 + 大剂量阿司匹林(2 000mg,b.i.d.)治疗 H. pylori 阳性的消化性溃疡和慢性胃炎患者,H. pylori 根除率分别为 80.3% 及 86.7%。OAC+ 阿司匹林组对 H. pylori 的根除率稍高于 OAC 组,但两组在统计学上尚无显著性差异。而两组中所有恶性事件包括消化道出血的发生率也无统计学差异。在临床观察期间,消化性溃疡及慢性胃炎患者均可以很好地耐受服用较大剂量阿司匹林。然而,由于 NSAID 对 H. pylori 生长及尿素酶的抑制作用,临床上对 NSAID 服用者采用基于尿素酶的试验诊断 H. pylori 感染的敏感性和特异性是否受到影响,以及 NSAID 在体内 H. pylori 根除治疗中所起的作用,还有待更多的动物及临床研究证实。

虽然 H. pylori 和 NSAID 可能通过各自不同的机制发挥着对胃黏膜损害和"保护"的作用,但在一个完整的有机体,H. pylori 和 NSAID 共同存在于胃内微环境时,二者不可避免地会存在某些相互作用,从而影响他们的致病性。动物试验结果表明,虽然 H. pylori 与吲哚美辛共同处置的 Balb/C 小鼠比单独应用 H. pylori 或吲哚美辛处理的小鼠发生更严重的胃黏膜损害,但预先给予 H. pylori 灌胃后再给予吲哚美辛较先给相同剂量及疗程的吲哚美辛再给予 H. pylori 灌胃组胃黏膜的炎症较轻[29]。而 Nam 等[30]在小鼠模型上的研究还显示,选择性 COX-2 抑制剂尼美舒利可减少 *H. pylori* 相关的胃癌的发生。我们的体外研究结果发现,阿司匹林和塞来昔布可能通过下调 *H. pylori* 的 HSP60(groEL)、EF-TU、DANK、GGT 蛋白质的表达,降低 *H. pylori* 的黏附、定植、应激保护能力;同时,通过上调 *napA* 的表达,导致胃黏膜的损伤,促进 *H. pylori* 感染后炎症[31]。

综上所述,临床上使用阿司匹林或其他 NSAID 同时合并 *H. pylori* 感染十分常见,作为导致胃黏膜损伤的两个独立的致病因子,*H. pylori* 和 NSAID 虽然可通过各自不同的机制发挥对胃黏膜致病作用,但在一个完整的有机体,*H. pylori* 和 NSAID 共同存在于胃内微环境时,二者不可避免地会存在某些相互作用,从而影响他们各自的致病性。如何预防和处理相关的消化不良症状、黏膜溃疡及其并发症一直是临床医生关注的热点。

(王蔚虹)

# 参 考 文 献

[ 1 ] Lanas A, Bajador E, Serrano P, et al. Nitrovasodilators, low dose aspirin, other nonsteroidal antiinflammatory drugs, and the risk of upper gastrointestinal bleeding. N Engl J Med, 2000, 343: 834-839.

[ 2 ] Cayla G, Collet JP, Silvain J, et al. Prevalence and clinical impact of Upper Gastrointestinal Symptoms in subjects treated with low dose aspirin: the UGLA survey. Int J Cardiol, 2012, 156: 69-75.

[ 3 ] Armstrong CP, Blower AL. Non-steroidal anti-inflammatory drugs and life threatening complications of peptic ulceration. Gut, 1987, 28: 527-532.

[ 4 ] Wolfe MM, Lichtenstein DR, Singh G. Gastrointestinal toxicity of nonsteroidal antiinflammatory drugs. N Engl J Med, 1999, 340: 1888-1899.

[ 5 ] Laine L, Bombardier C, Hawkey CJ, et al. Stratifying the risk of NSAIDs-related upper gastrointestinal clinical events: results of a double blind outcomes study in patients with rheumatoid arthritis. Gastroenterology, 2002, 123: 1006-1012.

[ 6 ] Wotherspoon AC, Doglioni C, Diss TC, et al. Regression of primary low-grade B-cell gastric lymphoma of mucosa-associated lymphoid tissue after eradication of Helicobacter pylori. Lancet, 1993, 342: 575-577.

[ 7 ] Laine L, Bombardier C, Hawkey CJ, et al. Stratifying the risk of NSAIDs-related upper gastrointestinal clinical events: results of a double blind outcomes study in patients with rheumatoid arthritis. Gastroenterology, 2002, 123: 1006-1012.

[ 8 ] Goodwin CS. Duodenal ulcer, Campylobacter pylori, and the "leaking roof" concept. Lancet, 1988, 2: 1467-1469.

[ 9 ] Levis S, Beardshall K, Haddad G, et al. Campylobacter pylori and duodenal ulcers: the gastrin link. Lancet, 1989, 1: 1167-1168.

[ 10 ] Huang JQ, Sridlhar S, Hunt R. Role of helicobacter pylori infection and non-steroidal anti-inflammatory drugs in peptic ulcer disease: a meta-analysis. Lancet, 2002, 359: 14-20.

[ 11 ] Loeb DS, Tally NJ, Ahlquist DA, et al. Long-term nonsteroidal anti-inflammatory drug use and gastroduodenal injury: the role of Helicobacter pylori infection. Gastroenterology, 1992, 102: 1899-1905.

[ 12 ] Stack WA, Atherton JC, Hawkey GM, et al. Interactions between Helicobacter pylori and other risk factors for peptic ulcer bleeding. Aliment Pharmacol Ther, 2002, 16: 497-506.

[ 13 ] Schaeverbeke T, Broutet N, Zerbib F, et al. Should we eradicate Helicobacter pylori before prescribing an NSAIDs? Result of a placebo-controlled study. Am J Gastroenterol, 2005, 100: 2637-2643.

[ 14 ] Hawkey CJ, Karrasch JA, Szczepanski L, et al. Omeprazole compared with misoprostol for ulcers associated

with nonsteroidal antiinflammatory drugs. Omeprazole versus Misoprostol for NSAIDs-induced Ulcer Management (OMNIUM) Study Group. N Engl J Med, 1998, 338: 727-734.

[ 15 ] Yeomans ND, Tulassay Z, Juhasz L, et al. A comparison of omeprazole with ranitidine for ulcers associated with nonsteroidal antiinflammatory drugs. Acid Suppression Trial: Ranitidine versus Omeprazole for NSAIDs-associated Ulcer Treatment (ASTRONAUT) Study Group. N Engl J Med, 1998, 338: 719-726.

[ 16 ] Hawkey CJ, Tulassay Z, Szczepanski L. Randomized controlled trial of Helicobacter pylori eradication in patients on nonsteroidal anti-inflammatory drugs: The HELP NSAIDs study. Helicobacter Eradication for Lesion Prevention. Lancet, 1998, 352: 1016-1021.

[ 17 ] Chan FKL, Sung JJ, Chung SC. Randomized trial of eradication of *H. pylori* before nonsteroidal anti-inflammatory drug therapy to prevent peptic ulcers. Lancet, 1997, 350: 975-979.

[ 18 ] Hawkey C, Tally NJ, Yeomans ND, et al, on behalf on the NASA1 SPACE1 Study Group. Improvements with esomeprazole in patients with upper gastrointestinal symptoms taking nonsteroidal antiinflammatory drugs, including selective COX-2 inhibitors. Am J Gastroenterol, 2005, 100: 1028-1036.

[ 19 ] Caselli M, Pazzi P, LaCorte R, et al. Campylobacter-like organisms, nonsteroidal anti-inflammatory drugs and gastric lesions in patients with rheumatoid arthritis. Digestion, 1989, 44: 101-104.

[ 20 ] Shirin H, Moss SF, Kancherla S, et al. Non-steroidal anti-inflammatory drugs have bacteriostatic and bactericidal activity against Helicobacter pylori. J Gastroenterol Hepatol, 2006, 21: 1388-1393.

[ 21 ] Wang WH, Hu FL, Benjamin CY, et al. Inhibitory effects of aspirin and indometacin on the growth of Helicobacter pylori in vitro. Chinese Journal of Digestive Diseases, 2002, 3: 172-177.

[ 22 ] Wang WH, Wong WM, Dailidiene D, et al. Aspirin inhibits the growth of Helicobacter pylori and enhances its susceptibility to antimicrobial agents. Gut, 2003, 52: 490-495.

[ 23 ] Gu Q, Xia HHX, Wang WH, et al. Effect of cyclo-oxygenase inhibitors on Helicobacter pylori susceptibility to metronidazole and clarithromycin. Aliment Pharmacol Ther, 2004, 20: 675-681.

[ 24 ] 马惠霞, 王蔚虹, 胡伏莲, 等. 阿司匹林和塞莱昔布对幽门螺杆菌的体外影响. 世界华人消化杂志, 2006, 14 (28): 2747-2752.

[ 25 ] Vittorio R, Raffaele Z, Patrizia S, et al. Nonsteroidal anti-inflammatory drugs counteract Helicobacter pylori-induced vacuolation of gastric epithelial cells in vitro. Gastroenterology, 2000, 119: A1445.

[ 26 ] Li L, Kelly LK, Ayub KA, et al. Genotypes of Helicobacter pylori obtained from gastric ulcer patients taking or not taking NSAIDs. Am J Gastroenterol, 1999, 94: 1502-1507.

[ 27 ] 张孝平, 王蔚虹, 田雨, 等. 阿司匹林提高幽门螺杆菌对克拉霉素敏感性的机制. 世界华人消化杂志, 2008, 16 (18): 1990-1996.

[ 28 ] Park SH, Park DI, Kim SH, et al. Effect of high-dose aspirin on Helicobacter pylori eradication. Dig Dis Sci, 2005, 50: 626-629.

[ 29 ] 纪开宇, 胡伏莲, 李爱东, 等. 幽门螺杆菌与吲哚美辛在 Balb/c 小鼠胃黏膜损伤中的相互作用. 中华医学杂志, 2003, 83: 726-730.

[ 30 ] Nam KT, Hahm KB, Oh SY, et al. The selective cyclooxygenase-2 inhibitor nimesulide prevents Helicobacter pylori-associated gastric cancer development in a mouse model. Clinical Cancer Research, 2004, 10: 815-8113.

[ 31 ] 高培培, 王蔚虹, 王静, 等. 塞莱昔布对幽门螺杆菌蛋白质组的影响. 世界华人消化杂志, 2011, 19 (17): 1785-1790.

# 第四篇

# 幽门螺杆菌与胃外疾病

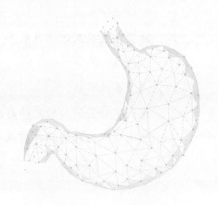

第五十一章

# 幽门螺杆菌与胃外疾病概述

幽门螺杆菌(*Helicobacter pylori*,简称 *H. pylori*)被发现分离已经有 30 余年的历史了。现已公认,*H. pylori* 感染与上消化道四种疾病密切相关:①慢性胃炎;②消化性溃疡;③胃黏膜相关淋巴组织(MALT)淋巴瘤;④胃癌。根除 *H. pylori* 可以防止溃疡发生和降低溃疡复发率[1]。*H. pylori* 也是慢性胃窦炎的重要致病因子。在对 *H. pylori* 的研究不断深入的同时,人们开始注意其与胃外疾病的关系。目前认为,*H. pylori* 感染与某些胃外疾病相关,包括缺铁性贫血、特发性血小板减少性紫癜、冠心病、脑卒中、免疫性疾病、肝脏病变、皮肤病、牙周病等有关。*H. pylori* 感染对其他系统疾病的致病基于以下特点:*H. pylori* 感染是一种慢性持续性感染;局部感染可能引起系统性反应;持续感染可诱导慢性炎症和免疫反应,导致原位和远处损伤。*H. pylori* 感染特别是毒力菌株感染可通过引起胃的局部炎症、释放内毒素入血、诱导炎症因子增多、增加氧自由基生成及与人体形成交叉免疫反应等途径参与致病。

## 一、心脑血管疾病

1994 年 Mendall[2]首次报道 *H. pylori* 感染可能与冠心病的发生有关,作者根据其研究结果推测,儿童时期的 *H. pylori* 感染可能与成年后的冠心病发生有关;*H. pylori* 感染可导致血清 C 反应蛋白和纤维蛋白原水平缓慢增高,诱导粥样硬化斑块形成。如果此假设成立,*H. pylori* 在胃黏膜的定居可作为冠心病的独立危险因子;而由于该细菌可以被根除,使这一发现具有重要意义。

实际早在 *H. pylori* 被发现分离之前,就有学者发现冠心病的发生可能与消化性溃疡有一定联系。1974 年 Sternby[3]的研究发现心脏冠状动脉左主干阻塞的患者中 80% 以上有胃或十二指肠溃疡病史。此后,陆续有人报道冠心病患者消化性溃疡的发病率高于无冠心病组。

继 Mendall 的报道之后,又有若干关于 *H. pylori* 感染与冠心病关系的临床对照研究,结果很不一致。这些不一致可能部分源自感染的 *H. pylori* 菌株类型不同[4],也有人提出 *H. pylori* 与冠心病的关系可能需要区分稳定性冠心病和急性冠脉综合征分别讨论[5],但目前研究显示两种情况下均无较为一致的结果。尽管细菌感染及冠心病的诊断标准选择各有不同,但这些差异不足以解释多个研究的矛盾之处。

虽然有许多争议,目前大多数研究还是认为 *H. pylori* 感染是缺血性心脏病的独立危险因子。由于冠心病是世界范围内致死致残的主要疾病,如果确定 *H. pylori* 感染是其独立危险因子,由于感染的可治愈性,可以为冠心病的治疗带来有意义的帮助。

与冠心病相类似的,脑卒中的发生与脑动脉和椎基底动脉的粥样硬化及管腔狭窄有关。1995年 Markus[6]发现脑卒中的发生与 *H. pylori* 感染有关。来自我国的一项含 4 041 人的 meta 分析显示二者之间可能存在相关性[7],但这一结论并未获得其他研究的一致支持[8]。到目前为止,二者之间是否存在联系仍存疑。近年来也有 *H. pylori* 感染可能与阿尔茨海默病有关的报道,但结论仍不一致。

## 二、自身免疫病及代谢性疾病

有报道 *H. pylori* 感染也可能与部分自身免疫病相关,如原发性硬化性胆管炎和胆汁性肝硬化(PBC)[9]。对此目前尚缺乏大规模的临床研究。有人推测除了交叉免疫的因素外,*H. pylori* 特别是毒力菌株的感染还可以释放毒素入血,通过门脉系统进入肝血窦,导致肝细胞的破坏。

*H. pylori* 感染可能与 1 型糖尿病的发病相关[10],并可能是 2 型糖尿病患者血糖控制不良的危险因素[11],另外亦有报道 *H. pylori* 感染与膜性肾病及餐后低血糖等有关。非酒精性脂肪肝的发生亦可能与之有关。

*H. pylori* 相关的免疫性疾病致病机制尚不清楚,在有免疫性疾病倾向的个体中,*H. pylori* 感染可能作为诱因或加重因素参与其中。交叉免疫反应的假说认为,细菌感染后由于菌体本身具有与人类多处上皮相同的抗原决定簇,诱导自身抗体产生,导致细胞损伤。但在 *H. pylori* 感染率较高的地区,其自身免疫病的发生率并不随之增高;而在幼年时获得的感染,经过了数十年才参与致病,这些问题的解释有待更多的研究。

## 三、皮肤病

*H. pylori* 感染可能与多种皮肤病包括慢性荨麻疹、表皮瘙痒、多形性红斑等有关,根除 *H. pylori* 的治疗可以改善皮肤病症状[12]。而 *H. pylori* 感染是否会引起血清 IgE 水平增高尚须更多的研究证实。

*H. pylori* 感染亦可能与酒渣鼻、玫瑰糠疹、痤疮等皮肤疾病相关,其相关性的推断主要来自于根除 *H. pylori* 所获得的皮肤病缓解的额外获益[13]。

## 四、血液系统疾病

*H. pylori* 感染与缺铁性贫血的研究报道起始于 1991 年。目前的研究结果较为一致,难治性缺铁性贫血患者 *H. pylori* 感染率较高,根除治疗后能获得临床指标的缓解和铁蛋白、血红蛋白的提高[14]。对于难治性缺铁性贫血,根除治疗能提高疗效、减少复发。究其原因,可能与细菌定居于胃内导致胃内 pH 变化影响铁的吸收、细菌生长利用血清铁和消耗血浆转铁蛋白有关。

这一神奇的治疗效果同样见于特发性血小板减少性紫癜(ITP)患者,也因此这两种疾病被作为 *H. pylori* 根除指征写入了 *H. pylori* 欧洲共识[15]。*H. pylori* 感染引起的炎症反应和与血小板抗原之间的交叉免疫反应是其可能的机制。

## 五、幽门螺杆菌的口腔定植与牙周疾病

多数研究认为,在自然环境中,人是唯一传染源,人 - 人间传播是重要途径。究竟通过粪 - 口、口 - 口、胃 - 口还是其他途径传播尚有争议。已有报道从唾液、牙菌斑中检测到 *H. pylori*。在研究中发现同样形态的 *H. pylori* 存在于胃黏膜和牙菌斑中[16],并且口腔可能同时存在多个 *H. pylori* 菌株而成为 *H. pylori* 的居留地和再感染源[17]。胡文杰[18]等的研究发现,菌斑中 *H. pylori* 的存在与牙周炎患者牙周袋的深度及炎症状况有关,存在炎症、中等深度的牙周袋处 *H. pylori* 检出率较高。对感染 *H. pylori* 的患者在根除治疗的同时进行牙周基础治疗,1 年后同时进行牙周基础治疗的患者胃内 *H. pylori* 根除率显著高于未做牙周基础治疗的患者。但由于现有方法检测牙菌斑中 *H. pylori* 的敏感度较低,目前的研究对 *H. pylori* 感染与牙周疾病的关系尚未有统一意见,近期研究较少。

## 六、其他可能与幽门螺杆菌感染相关的疾病

*H. pylori* 感染可能与偏头痛、雷诺现象等有关,也可导致肝硬化患者血氨水平增高。Dore 等[19]在慢性肝炎、肝硬化和肝癌患者的肝脏活检标本中检测发现 *H. pylori* 菌体特异性片段,提示 *H. pylori* 感染可能与慢性肝脏疾病的发展有关。在肝癌患者肝脏标本中亦有较高的 *H. pylori* 检出率,目前尚不能明确 *H. pylori* 感染是否与肝癌发生相关[20]。Figura[21]认为 *H. pylori* 感染可能参与胆石症的发生。

*H. pylori* 感染与胎儿的发育生长迟缓可能有关,通常情况下,*H. pylori* 感染亦与社会经济地位和生活环境、拥挤状况有关,这些也可影响胎儿发育。*H. pylori* 感染亦可能与女孩初潮较晚有关或不孕相关。近来有人在死于新生儿猝死综合征的新生儿胃和气管中检测到 *H. pylori*。

*H. pylori* 与胃 MALT 淋巴瘤的关系已被公认,有报道根除 *H. pylori* 后胃 MALT 淋巴瘤消退。有研究发现胃内 *H. pylori* 感染亦与某些胃外 MALT 淋巴瘤如唾液腺、小肠和直肠的 MALT 淋巴瘤

有关,而且在根除 *H. pylori* 后,这些部位的肿瘤消散[22]。

## 七、展望

虽陆续有研究报道越来越多的胃外疾病可能与 *H. pylori* 感染有关,但由于采用的诊断和疗效判断标准不一致,部分研究缺乏相应的对照,对这些结果应持谨慎态度。*H. pylori* 感染的普遍性提示即使在多种不同的疾病发生发展过程中 *H. pylori* 起了明确的重要影响,它也只是协同因素;可能 *H. pylori* 感染诱发或加重了系统性炎症或已有的疾病倾向,参与致病。

由于 *H. pylori* 感染的可治愈性,为某些疾病如缺铁性贫血、特发性血小板减少性紫癜等疾病的治疗提供了新的有效手段。然而,此结论的确定需要进一步的论证。第一,应进行更大规模的临床流行病学研究,剔除相关危险因素的影响。在研究中应尽量采用统一的诊断标准或金标准,使结论更具一致性。第二,应致力于其致病机制的研究,明确细菌的直接作用、毒力菌株的毒素作用、感染引起的系统性炎症及抗原的相似性引起的自身免疫反应在疾病发生中的作用。致病机制的阐明有助于肯定 *H. pylori* 与胃外疾病的相关关系,并为治疗提供依据。第三,抗菌治疗的效果须经大规模有对照的前瞻性研究明确,对于疗效的判断需有客观的标准,并排除其他因素的影响。由于抗生素对 *H. pylori* 感染不具特异性,可能有感染因素参与的疾病比如酒渣鼻需设立普通抗菌治疗作对照。对治疗和对照组患者应进行较长期的随访以排除其他因素和自发痊愈的影响。

从来未曾有一种致病菌像 *H. pylori* 这样被发现与如此之多的疾病相关,而根除治疗的效果更令人鼓舞。众多的研究必将推动对 *H. pylori* 及胃外疾病致病机制和治疗方式的深刻理解。

(高 文 胡伏莲)

## 参 考 文 献

［1］胡伏莲,周殿元.幽门螺杆菌感染的基础与临床.修订版.北京:中国科学技术出版社,2002.

［2］Mendall MA, Goggin PM, Molineaux N, et al. Relation of Helicobacter pylori infection and coronary heart disease. Br Heart J, 1994, 71: 437-439.

［3］Sternby NH. Atherosclerosis and peptic ulcer. Bull WHO, 1976, 53: 571-577.

［4］Figura N, Palazzuoli A, Vaira D, et al. Cross-sectional study: CagA-positive Helicobacter pylori infection, acute coronary artery disease and systemic levels of B-type natriuretic peptide. J Clin Pathol, 2014, 67 (3): 251-257.

［5］Lai CY, Yang TY, Lin CL, et al. Helicobacter pylori infection and the risk of acute coronary syndrome: a nationwide retrospective cohort study. Eur J Clin Microbiol Infect Dis, 2015, 34 (1): 69-74.

［6］Markus HS, Brown M, Levy J, et al. H. Pylori: a new risk factor cerebrovascular disease and carotid atheroma. Cerebrovasc Dis, 1995, 5: 251.

［7］Wang ZW, Li Y, Huang LY, et al. Helicobacter pylori infection contributes to high risk of ischemic stroke: evidence from a meta-analysis. J Neurol, 2012, 259 (12): 2527-2537.

［8］Chen Y, Segers S, Blaser MJ. Association between Helicobacter pylori and mortality in the NHANES Ⅲ study. Gut, 2013, 62 (9): 1262-1269.

［9］Abenavoli L, Arena V, Giancotti F, et al. Celiac disease, primary biliary cirrhosis and helicobacter pylori infection: one link for three diseases. Int J Immunopathol Pharmacol, 2010, 23 (4): 1261-1265.

［10］ Bazmamoun H, Rafeey M, Nikpouri M, et al. Helicobacter Pylori Infection in Children with Type 1 Diabetes Mellitus: A Case-Control Study. J Res Health Sci, 2016, 16 (2): 68-71.

［11］ de Luis DA, de la Calle H, Roy G, et al. Helicobacter pylori infection and insulin-dependent diabetes mellitus. Diabetes Res Clin Pract, 1998, 39 (2): 143-146.

［12］ Curth HM, Dinter J, Nigemeier K, et al. Effects of Helicobacter pylori Eradication in Chronic Spontaneous Urticaria: Results from a Retrospective Cohort Study. Am J Clin Dermatol, 2015, 16 (6): 553-558.

［13］ Akiko Shiotani, Kazuhisa Okada, Kimihiko Yanaoka, et al. Beneficial effect of Helicobacter pylori eradication in dermatologic diseases. Helicobacter, 2001, 6: 60-65.

［14］ Yuan W, Li Yumin, Yang Kehu, et al. Iron deficiency anemia in Helicobacter pylori infection: meta-analysis of randomized controlled trials. Scand J Gastroenterol, 2010, 45 (6): 665-676.

［15］ Malfertheiner P, Megraud F, O'Morain CA, et al. Management of Helicobacter pylori infection-the Maastricht V/ Florence Consensus Report. Gut, 2017, 66 (1): 6-30.

［16］ Young KA, Allaker RP, Hardie JM. Morphological analysis of Helicobacter pylori from gastric biopsies and dental plaque by scanning electron microscopy. Oral Microbiol Immunol, 2001; 16 (3): 178-181.

［17］ Song Q, Spahr A, Schmid RM, et al. Helicobacter pylori in the oral cavity: high prevalence and great DNA diversity. Dig Dis Sci, 2000; 45 (11): 2162-2167.

［18］ 胡文杰, 曹采方, 孟焕新, 等. 胃病和牙周病人菌斑中的幽门螺杆菌. 中华口腔医学杂志, 1999, 15: 49-51.

［19］ Dore MP, Realdi G, Mura D, et al. Helicobacter infection in patients with HCV-related chronic hepatitis, cirrhosis, and hepatocellular carcinoma. Dig Dis Sci, 2002; 47 (7): 1638-1643.

［20］ Avenaud P, Marais A, Monteiro L, et al. Detection of Helicobacter species in the liver of patients with and without primary liver carcinoma. Cancer, 2000, 89 (7): 1431-1439.

［21］ Figura N, Cetta F, Angelico M, et al. Most Helicobacter pylori-infected patients have specific antibodies, and some also have H. pylori antigens and genomic material in bile: is it a risk for gallstone formation? Dig Dis Sci, 1998, 43 (4): 854-862.

［22］ Violeta Filip P, Cuciureanu D, Sorina Diaconu L, et al. MALT lymphoma: epidemiology, clinical diagnosis and treatment. J Med Life, 2018, 11 (3): 187-193.

第五十二章

# 幽门螺杆菌与血液系统疾病

---

一、幽门螺杆菌感染与特发性血小板减少性紫癜
二、幽门螺杆菌感染与缺铁性贫血
三、幽门螺杆菌感染与其他血液系统疾病

---

血液系统疾病中,目前与幽门螺杆菌($H. pylori$)感染关系比较确切的是特发性血小板减少性紫癜(ITP)和缺铁性贫血(IDA)。其他一些血液系统疾病,如维生素 $B_{12}$ 缺乏症、意义未明的单克隆免疫球蛋白血症等,与 $H. pylori$ 感染的关系尚不明确。

## 一、幽门螺杆菌感染与特发性血小板减少性紫癜

特发性血小板减少性紫癜(ITP)是一种典型的器官特异性自身免疫病,由与血小板和巨核细胞结合的抗血小板自身抗体介导,加速网状内皮系统的血小板破坏,抑制血小板生成[1]。在没有潜在疾病的情况下被称为原发性免疫性血小板减少症,但也见于各种疾病的患者,包括系统性红斑狼疮(SLE)。虽然 ITP 的病因尚不清楚,但已知微生物(如人免疫缺陷病毒和丙型肝炎病毒)有助于 ITP 的发展,表明感染因子在 ITP 患者自身免疫反应的发病机制中起着重要作用[2]。

1998 年 Gasbarrini 等[3]首次观察到 18 名 ITP 患者中有 11 名 $H. pylori$ 阳性,成功根除 $H. pylori$ 后所有 ITP 患者血小板计数显著增加,而 $H. pylori$ 阴性及根除失败的患者血小板计数无明显变化。在此之后,有诸多的研究分别从 ITP 患者 $H. pylori$ 感染的流行病学、临床特征、治疗反应及发病机制等进行了多角度的分析,虽然仍然有一些问题仍未解决,但 $H. pylori$ 感染与 ITP 的关系得到学者的一致确认,并且 Maastricht IV 共识建议针对合并 $H. pylori$ 感染的 ITP 患者进行根除治疗。

有研究发现感染 $H. pylori$ 的 ITP 患者明显比未感染患者年龄大,然而在其他的人口统计学或临床特征,包括性别、血小板计数或对治疗的反应方面,多项研究均没有发现显著性差异[4]。Veneri 等[5]人检测了 52 例意大利成人 ITP 患者的人类白细胞抗原(HLA)-DRB1 和 DQB1 等位基因,$H. pylori$ 感染患者的 HLA-DRB1*11、HLA-DRB1*14 和 HLA-DQB1*03 频率明显高于 $H. pylori$ 阴性患者,而 HLA-DRB1*03 频率明显低于 $H. pylori$ 阴性患者。此外,HLA-DQB1*03 模式与较好的根除治疗反应相关。并且有研究发现白细胞介素(IL)-1β 的基因多态性与 50 岁之前诊断的 $H. pylori$ 感染相关。虽然这些观察表明 $H. pylori$ 相关 ITP 可能涉及遗传背景,因为相关研究较少,需要更多的种族和人群来确定。

在大多数接受 $H. pylori$ 根除治疗的 ITP 患者中观察到部分或完全血小板反应。一些临床特征,包括病程短、诊断为 ITP 时年龄小于 65 岁、基线血小板计数较高、既往未接受皮质类固醇治疗、不需

要同时进行皮质类固醇治疗和既往未接受过 ITP 治疗,可能提示较好的血小板反应[6-8]。一项涉及 207 名感染 H. pylori 的成年 ITP 患者的研究发现成功根除 H. pylori 后,63% 的患者达到了一定程度的血小板恢复,23% 的患者在根除后 12 个月完全缓解[4]。在一项 meta 分析研究中,Franchini 等[9] 回顾了 788 例 ITP 患者,成功根除 H. pylori 感染患者的血小板计数显著增加。长期随访研究表明这种血小板反应可能持续 8 年[8],并且根除治疗后随着血小板数量的恢复,抗血小板自身抗体消失。然而仍然有一些研究报告在 H. pylori 根除治疗后血小板反应很少甚至没有。例如,Jarque 等[10]和 Ahn 等[11]观察到,成功根除 H. pylori 后,成人 ITP 患者血小板恢复率分别只有 13% 和 7%。与美国和西班牙的研究相比,日本和意大利的研究倾向于更好的反应率,从 28% 到 100% 不等。

儿童 ITP 的临床过程与成人患者有很大不同,通常表现为急性病程,大约 20% 的 ITP 儿童血小板减少持续 6 个月以上。只有少数儿童研究评估了 H. pylori 感染在儿童慢性 ITP 中的作用[12-14]。我国台湾地区的一项研究报告感染率最高,为 41%。一般来说,在特定人群中,儿童 H. pylori 感染的患病率低于患有 ITP 的成人。观察儿童 H. pylori 根除治疗后血小板恢复情况的研究具有高度的不一致性,在不同国家、同一国家不同地区的研究结果可能截然不同,这一现象可能提示 H. pylori 感染在儿童 ITP 的发展中仅起到次要作用。

由于 H. pylori 感染者中 ITP 的患病率极低。因此,单纯的 H. pylori 感染不足以诱导 ITP 的发生,在 H. pylori 相关 ITP 中观察到的抗血小板自身免疫反应可能需要额外的触发因素。目前 H. pylori 相关 ITP 的发病机制仍不清楚,可能涉及多个因素。目前的研究认为可能的机制包括[15,16]:一些 H. pylori 菌株可以通过血管性血友病因子和抗 H. pylori 的 IgG 抗体与其血小板上相应受体 GPIb 和 FcγRIIA 的相互作用诱导血小板聚集;通过分子模拟与 H. pylori 成分和血小板表面抗原反应产生交叉反应抗体;慢性 H. pylori 感染可能作用于宿主的免疫系统,刺激获得性免疫反应,导致自身激活的 T 细胞和 B 细胞出现。有学者提出了 ITP 患者持续的 IgG 抗血小板自身抗体反应的"致病循环"模型,具体来说,网状内皮系统中的巨噬细胞通过 Fcγ 受体捕获血小板,并将抗原性血小板糖蛋白衍生肽呈现给 T 细胞。然后通过识别抗原肽激活自身的 CD4+T 细胞,并发挥辅助活性来刺激 B 细胞产生 IgG 抗血小板自身抗体,进而与循环血小板结合。从理论上讲,一旦建立了这种致病循环,免疫球蛋白 G 抗血小板自身抗体的产生将持续不断。

总之,H. pylori 相关 ITP 的发展似乎取决于多种因素。其中,通过抑制与 H. pylori 感染相关的宿主免疫反应的免疫抑制性 FcγRIIB 信号通路,调节单核细胞、巨噬细胞的 Fcγ 受体平衡,是启动和维持抗血小板自身抗体反应的关键机制。儿童和成人的 ITP 患者与 H. pylori 感染的关系以及治疗反应具有不同的表现。目前的研究支持在合并有 H. pylori 感染的成人 ITP 患者中进行根除治疗。

## 二、幽门螺杆菌感染与缺铁性贫血

缺铁性贫血(iron deficiency anemia,IDA)是一种常见的营养缺乏导致的贫血,各种原因,如铁摄入量不足、慢性失血、慢性疾病、吸收不良、溶血,或这些因素的组合,都会诱发 IDA。

1991 年 Blecker 等首次报道根除治疗 H. pylori 后,在没有补充铁剂的情况下,缺铁性贫血患者的血红蛋白水平恢复正常,提示 *H. pylori* 感染在铁的吸收、代谢过程中可能有一定的作用。后续的诸多研究得到了类似的结论,15 项观察性研究的 meta 分析表明 *H. pylori* 和 IDA 之间存在关联,OR 值为 2.22(95%CI:1.52~3.24,$p < 0.000\,1$)。在 5 项随机对照试验的 meta 分析中,根除 *H. pylori* 可提高血红蛋白和血清铁水平。

　　*H. pylori* 感染引起 IDA 可能的机制包括:① *H. pylori* 感染导致慢性胃炎、消化性溃疡、胃癌合并消化道出血时导致 IDA。② *H. pylori* 感染导致胃黏膜萎缩,基础胃酸分泌减少,影响三价铁向二价铁转化,阻碍铁的跨膜转运,也可导致维生素 C 减少,间接影响铁的吸收。③ *H. pylori* 生长需要铁,其通过竞争性的铁利用增加,从而导致 IDA 的发生。并且 *H. pylori* 可以与乳铁蛋白结合,导致铁流失。

　　总之,虽然并非全部的研究均确认 *H. pylori* 感染在 IDA 的病因和治疗方面的作用,但是支持两者之间联系的研究占多数,并且治疗的有效性得到诸多研究的肯定,Maastricht IV 共识和我国的共识意见均将缺铁性贫血作为根除 *H. pylori* 治疗的指征。

## 三、幽门螺杆菌感染与其他血液系统疾病

　　O'Connor 等[17]于 1984 年首次报道维生素 B$_{12}$ 缺乏与 *H. pylori* 感染之间的联系。他在患有 A 型胃炎和恶性贫血的患者身上发现了弯曲杆菌样生物。研究表明慢性 *H. pylori* 感染和维生素 B$_{12}$ 吸收不良之间存在联系[18]。Sarari 等[19]的研究表明 67.4%(29/43)的 *H. pylori* 感染患者存在维生素 B$_{12}$ 缺乏。Shuval-Sudai 等[20]在血清维生素 B$_{12}$ 水平在正常范围偏低的患者中发现较高的 *H. pylori* 感染率。然而,大多数关于维生素 B$_{12}$ 和 *H. pylori* 感染之间关系的研究集中在检测 *H. pylori* 的状态和测定血清维生素 B$_{12}$ 水平。目前还没有足够的干预研究证明抗 *H. pylori* 治疗对维生素 B$_{12}$ 缺乏症的影响。

　　意义未明的单克隆性丙种球蛋白病(monoclonal gammopathy of unknown significance,MGUS)是一种慢性血液学改变,每年具有 1% 的恶性演变风险的疾病。这种疾病的起因仍然不清楚。有研究报告了一些感染性因子,包括 *H. pylori*,可能是单克隆免疫球蛋白 G 的靶点,这些单克隆免疫球蛋白 G 可能促进意义未明的单克隆性丙种球蛋白血症和多发性骨髓瘤患者发生或进展[21]。有研究提示根除 *H. pylori* 治疗可使 30% 的 MGUS 获得缓解[22];但另有研究评估了 30 例 MGUS 患者根除 *H. pylori* 的效果,对感染 *H. pylori* 的 MGUS 患者予以根除治疗,在入组时和治疗后至少 12 个月对单克隆组分进行定量,所有成功根除 *H. pylori* 的患者单克隆组分保持不变[23]。

　　关于 *H. pylori* 感染与血液系统疾病的相关研究,还有待更多进一步的深入研究,目前 Maastricht IV/ V 共识和我国的相关共识意见均已将 ITP 和 IDA 作为根除 *H. pylori* 治疗的指征[24,25]。

(刘芳勋)

## 参 考 文 献

[ 1 ] Stasi R. Immune thrombocytopenia: pathophysiologic and clinical update. Semin Thromb Hemost, 2012, 38: 454-462.

[ 2 ] Stasi R, Willis F, Shannon MS, et al. Infectious causes of chronic immune thrombocytopenia. Hematol Oncol Clin

North Am, 2009, 23: 1275-1297.

[ 3 ] Gasbarrini A, Franceschi F, Tartaglione R, et al. Regression of autoimmune thrombocytopenia after eradication of Helicobacter pylori. Lancet, 1998, 352: 878.

[ 4 ] Fujimura K, Kuwana M, Kurata Y, et al. Is eradication therapy useful as the first line of treatment in Helicobacter pylori-positive idiopathic thrombocytopenic purpura ? Analysis of 207 eradicated chronic ITP cases in Japan. Int J Hematol, 2005, 81: 162-168.

[ 5 ] Veneri D, De Matteis G, Solero P, et al. Analysis of B-and T-cell clonality and HLA class II alleles in patients with idiopathic thrombocytopenic purpura: correlation with Helicobacter pylori infection and response to eradication treatment. Platelets, 2005, 16: 307-311.

[ 6 ] Stasi R, Rossi Z, Stipa E, et al. Helicobacter pylori eradication in the management of patients with idiopathic thrombocytopenic purpura. Am J Med, 2005, 118: 414-419.

[ 7 ] Ando K, Shimamoto T, Tauchi T, et al. Can eradication therapy for Helicobacter pylori really improve the thrombocytopenia in idiopathic thrombocytopenic purpura ? Our experience and a literature review. Int J Hematol, 2003, 77: 239-244.

[ 8 ] Kikuchi T, Kobayashi T, Yamashita T, et al. Eight-year follow-up of patients with immune thrombocytopenic purpura related to H. pylori infection. Platelets, 2011, 22: 61-64.

[ 9 ] Franchini M, Cruciani M, Mengoli C, et al. Effect of Helicobacter pylori eradication on platelet count in idiopathic thrombocytopenic purpura: a systematic review and meta-analysis. J Antimicrob Chemother, 2007, 60: 237-246.

[ 10 ] Jarque I, Andreu R, Llopis I, et al. Absence of platelet response after eradication of Helicobacter pylori infection in patients with chronic idiopathic thrombocytopenic purpura. Br J Haematol, 2001, 115: 1002-1003.

[ 11 ] Ahn ER, Tiede MP, Jy W, et al. Platelet activation in Helicobacter pylori-associated idiopathic thrombocytopenic purpura: eradication reduces platelet activation but seldom improves platelet counts. Acta Haematol, 2006, 116: 19-24.

[ 12 ] Rajantie J, Klemola T. Helicobacter pylori and idiopathic thrombocytopenic purpura in children. Blood, 2003, 101: 1660.

[ 13 ] Yetgin S, Demir H, Arslan D, et al. Autoimmune thrombocytopenic purpura and Helicobacter pylori infection effectivity during childhood. Am J Hematol, 2005, 78: 318.

[ 14 ] Russo G, Miraglia V, Branciforte F, et al. Effect of eradication of Helicobacter pylori in children with chronic immune thrombocytopenia: a prospective, controlled, multicenter study. Pediatr Blood Cancer, 2011, 56: 273-278.

[ 15 ] Yamanishi S, Iizumi T, Watanabe E, et al. Implications for induction of autoimmunity via activation of B-1 cells by Helicobacter pylori urease. Infect Immun, 2006, 74: 248-256.

[ 16 ] Kuwana M, Okazaki Y, Ikeda Y. Splenic macrophages maintain the anti-platelet autoimmune response via uptake of opsonized platelets in patients with immune thrombocytopenic purpura. J Thromb Haemost, 2009, 7: 322-329.

[ 17 ] O'Connor HJ, Axon AT, Dixon MF. Campylobacter-like organisms unusual in type a (pernicious anaemia) gastritis. Lancet, 1984, 2 (8411): 1091.

[ 18 ] Stabler SP. Vitamin $B_{12}$ deficiency. N Engl J Med, 2013, 368: 2041-2042.

[ 19 ] Sarari AS, Farraj MA, Hamoudi W, et al. Helicobacter pylori, a causative agent of vitamin $B_{12}$ deficiency. J Infect Dev Ctries, 2008, 2 (5): 346-349.

[ 20 ] Shuval-Sudai O, Granot E. An association between Helicobacter pylori infection and serum vitamin $B_{12}$ levels in healthy adults. J Clin Gastroenterol, 2003, 36 (2): 130-133.

[ 21 ] Blade J (2006) Clinical practice. Monoclonal gammopathy of undetermined significance. N Engl J Med, 355: 2765-2770.

[ 22 ] Malik AA, Ganti AK, Potti A, et al. Role of *Helicobacter pylori* infection in the incidence and clinical course of monoclonal gammopathy of undetermined significance. Am J Gastroenterol, 2002, 97: 1371-1374.

［23］ Soler JA1, Güell M, Bricullé M, et al. H. pylori eradication does not reduce paraprotein levels in monoclonal gammopathy of unknown significance (MGUS): a prospective cohort study. Ann Hematol, 2009, 88 (8): 769-773.

［24］ Malfertheiner P, Megraud F, O'Morain CA, et al. Management of Helicobacter pylori infection-the Maastricht V / Florence Consensus Report. Gut, 2017, 66 (1): 6-30.

［25］ 中华医学会消化病学分会幽门螺杆菌和消化性溃疡学组 , 全国幽门螺杆菌感染研究协作组 . 第五次全国幽门螺杆菌感染处理共识报告 . 胃肠病学 , 2017, 22 (6): 346-360.

第五十三章

# 幽门螺杆菌与皮肤疾病

幽门螺杆菌(*H. pylori*)与消化道疾病的关系已经得到广泛的认可。临床流行病学研究认为，*H. pylori* 感染与多种皮肤病可能具有相关性。*H. pylori* 引起皮肤病的病理生理基础可能是其感染后诱导炎症介质及细胞因子释放，进而引发的一系列自身免疫反应所致，*H. pylori* 可能是这些皮肤病的病因，也可能是其发病的协同因素。

## 一、慢性荨麻疹

目前已被确定的在慢性荨麻疹(chronic urticaria,CU)发病机制中起重要作用的因素包括感染、食品添加剂、药物、恶性肿瘤、物理因素和血管炎[1,2]。50%~60% 慢性荨麻疹病因是未知的，称为慢性特发性荨麻疹(chronic idiopathic urticaria,CIU)。

*H. pylori* 感染在慢性荨麻疹中的作用一直备受争议，国内外研究表明，慢性特发性荨麻疹与 *H. pylori* 感染有密切相关性，且其临床症状随着 *H. pylori* 的消失而消退。Akiko 等[3]发现 *H. pylori* 感染与多种皮肤疾病包括慢性荨麻疹、表皮瘙痒、多形性红斑等有关，根除治疗可以改善患者的症状[4]。

有研究报道在慢性荨麻疹患者中 *H. pylori* 感染率高于健康者，患者胃肠道症状在 *H. pylori* 阳性和阴性患者之间无差别，感染 *H. pylori* 的患者在成功根除细菌后大部分获得临床症状的缓解或消失，而无 *H. pylori* 感染或未获得根除的患者症状无缓解[5]。根除 *H. pylori* 可以减轻荨麻疹活动度评分[4]。在一项 42 例 CIU 患者的队列研究中，Di Campli 发现 *H. pylori* 感染率为 55%，88% *H. pylori* 感染者根除治疗后，荨麻疹症状完全或部分缓解。相反 *H. pylori* 感染阴性组，荨麻疹症状没有明显缓解，提示 *H. pylori* 感染在皮肤疾病发病过程中发挥重要作用[6]。

*H. pylori* 感染可能是慢性特发性荨麻疹的发病原因之一，其机制可能为：① *H. pylori* 感染增加了胃黏膜血管的渗透性，机体与食物变应原接触机会增多；②慢性感染刺激免疫系统后，释放炎症介质，增加了皮肤血管系统对血管渗透性促进因子的敏感性；③ *H. pylori* 感染后产生的抗体与循

环免疫复合物触发慢性荨麻疹[7-9]。

H. pylori 根除治疗可有效缓解慢性荨麻疹患者的临床症状,认为 H. pylori 感染参与慢性荨麻疹的发病过程。部分研究发现:慢性荨麻疹患者的 H. pylori 感染率与对照组没有明显差异,但是 H. pylori 阳性组患者临床症状更重,而且严重程度与胃黏膜组织病理炎症程度呈正相关,考虑 H. pylori 感染可以加重慢性荨麻疹的症状。一项对全球 16 项研究的 meta 分析发现:纳入研究的 2 200 名慢性荨麻疹患者 H. pylori 感染率为 44.73%,其中慢性荨麻疹患者感染率 49.74%,而对照组感染率为 40.81%,H. pylori 感染增加慢性荨麻疹的患病风险[10]。H. pylori 可能是慢性荨麻疹患者发病的原因之一,采用联合抗 H. pylori 治疗方法的临床效果显著,是临床治疗慢性荨麻疹的安全可靠选择。然而,部分研究发现 H. pylori 感染与慢性荨麻疹没有相关性,根除 H. pylori 治疗并未改变临床结局[11]。Dauden 通过 13C-UBT 检测 25 例 CU 患者 H. pylori,发现 H. pylori 感染率 68%,与一般人群感染率没有差别,根除治疗后,仅有 1 例完全缓解,2 例部分缓解,研究发现 H. pylori 与 CIU 并没有明显相关性[12]。

虽然目前已有大量有关慢性荨麻疹与 H. pylori 相关性的研究报道,但是研究结论不一,因此,对慢性荨麻疹患者是否需行 H. pylori 检测和根除治疗还需要随机、双盲、大样本临床试验证实。

## 二、酒渣鼻

酒渣鼻(acne rosacea)是一种原因不明的慢性皮肤病,是目前皮肤病中认为与 H. pylori 感染关系最为密切和较为肯定的一种疾病。

人们注意到酒渣鼻患者常伴有胃肠道功能紊乱,且大多数患者与典型消化性溃疡一样常在春天病情加重,而治疗酒渣鼻的药物如甲硝唑、四环素对消化性溃疡的 H. pylori 感染同样有效,故有学者提出 H. pylori 感染与酒渣鼻的发生可能有关,认为 H. pylori 释放的某些毒素能够扩张面部血管,从而诱发红斑毛细血管型酒渣鼻的发生[13]。

Gasbarrini 等[14]对 60 名患者的研究表明,通过尿素呼气试验、血清学检查和组织学培养等方法发现酒渣鼻患者的 H. pylori 感染率高于对照,并多为毒力菌株感染(67% vs 32%);对感染的 53 名患者进行治疗后 51 人获得 H. pylori 根除,2~4 周后 51 人症状消失,1 人明显改善,1 人无变化;而未感染者无自发症状减轻;血浆中 IL-8 和 TNF-α 水平在治疗后有明显下降。

另有报道 H. pylori 感染不仅与酒渣鼻的发病有关,还可能与其严重程度相关,因此,提出酒渣鼻可能是 H. pylori 感染的一种皮肤表现[15]。在一项前瞻性研究中,Boixeda de Miquel 等[16]发现,在纳入的 44 例酒渣鼻患者中 29 例 H. pylori 感染者行根除治疗,34.5% 患者完全缓解,31% 患者部分缓解,17.2% 患者症状改善不明显,17.2% 无缓解。通过对酒渣鼻的亚型分析发现,83.3% 丘疹脓疱型获得相对缓解,红斑毛细血管扩张型仅 36.5% 获得相对缓解,提示 H. pylori 感染与酒渣鼻具有相关性,其中丘疹脓疱型行根除 H. pylori 治疗获益显著。

这些研究结果提示我们对于传统治疗方式无效的酒渣鼻患者可以考虑进行 H. pylori 感染的检测并进行根除治疗。然而根除治疗的有效性是通过杀灭 H. pylori 还是清除其他细菌获得的,目前还不明确。但已有研究表明，*H. pylori* 至少作为一个触发因素，参与酒渣鼻的发病过程，根除 *H. pylori* 治疗可以明显缓解症状。

## 三、银屑病

近期有报道 *H. pylori* 感染可能与银屑病具有一定相关性[17]，*H. pylori* 感染可能触发银屑病[18]。Rosenberg 等[17]报道银屑病患者 *H. pylori* 根除后银屑病症状改善。但是也有研究表明 *H. pylori* 感染与银屑病无明显关系。

## 四、其他皮肤疾病

有研究报道 *H. pylori* 感染与过敏性紫癜[19]相关，并有作者再次提出"*H. pylori* 感染的皮肤表现"的概念。但由于相关报道较少且多数是个案或小样本报道，因此若要将这一想法转化为公认的观念还需要更多的证据和临床基础方面的研究结果。有不多的报道认为 *H. pylori* 定植可损伤胃黏膜屏障的保护作用，使人们对食物发生过敏的概率增加。也有关于 *H. pylori* 感染与特应性皮炎可能有关的零星报道。此外，还有研究报道 *H. pylori* 感染与血管神经性水肿、白塞病、结节性痒疹、多形性红斑、硬皮病、脱发、痤疮等有关。

## 五、结语

随着对 *H. pylori* 研究的深入，越来越多的病种被涉及，不断有新的报道展现细菌与胃肠外疾病关系的研究。但分析发现，多数报道为回顾性研究，有些规模较小或缺乏对照，部分涉及的疾病仅是个别报道，并无太多提示意义。

近年来越来越多的研究报道 *H. pylori* 感染与多种皮肤疾病有关，但是许多研究的结果不一致，其中因素是多方面的，各种混淆因素（社会经济状况、种族、获得 *H. pylori* 感染的时间、既往的抗菌治疗、*H. pylori* 菌株的差异等）的存在是其中的主要原因。因此，要确立 *H. pylori* 感染与各种皮肤疾病的关系有必要进行进一步的流行病学调查和治疗试验研究。深入研究 *H. pylori* 与皮肤疾病的关系，对进一步指导 *H. pylori* 相关性皮肤病的诊治具有重要意义。

（滕贵根　高　文　胡伏莲）

## 参 考 文 献

[ 1 ] Federman DG, Kirsner RS, Moriarty JP, et al. The effect of antibiotic therapy for patients infected with Helicobacter pylori who have chronic urticaria. Journal of the American Academy of Dermatology, 2003, 49 (5): 861-864.

[ 2 ] Magen E, Mishal J. Possible benefit from treatment of Helicobacter pylori in antihistamine-resistant chronic urticaria. Clinical and Experimental Dermatology, 2013, 38 (1): 7-12.

［3］ Shiotani A, Okada K, Yanaoka K, et al. Beneficial effect of Helicobacter pylori eradication in dermatologic diseases. Helicobacter, 2001, 6 (1): 60-65.

［4］ Magen E, Mishal J, Schlesinger M, et al. Eradication of Helicobacter pylori infection equally improves chronic urticaria with positive and negative autologous serum skin test. Helicobacter, 2007, 12 (5): 567-571.

［5］ Fukuda S, Shimoyama T, Umegaki N, et al. Effect of Helicobacter pylori eradication in the treatment of Japanese patients with chronic idiopathic urticaria. Journal of Gastroenterology, 2004, 39 (9): 827-830.

［6］ Di Campli C, Gasbarrini A, Nucera E, et al. Beneficial effects of Helicobacter pylori eradication on idiopathic chronic urticaria. Digestive Diseases and Sciences, 1998, 43 (6): 1226-1229.

［7］ Leontiadis GI, Sharma VK, Howden CW. Non-gastrointestinal tract associations of Helicobacter pylori infection. Archives of Internal Medicine, 1999, 159 (9): 925-940.

［8］ Ben Mahmoud L, Ghozzi H, Hakim A, et al. Helicobacter pylori associated with chronic urticaria. Journal of Infection in Developing Countries, 2011, 5 (8): 596-858.

［9］ Yadav MK, Rishi JP, Nijawan S. Chronic urticaria and Helicobacter pylori. Indian Journal of Medical Sciences, 2008, 62 (4): 157-162.

［10］ Gu H, Li L, Gu M, Zhang G. Association between Helicobacter pylori Infection and Chronic Urticaria: A Meta-Analysis. Gastroenterology Research and Practice, 2015, 2015: 486974.

［11］ Schnyder B, Helbling A, Pichler WJ. Chronic idiopathic urticaria: natural course and association with Helicobacter pylori infection. International Archives of Allergy and Immunology, 1999, 119 (1): 60-63.

［12］ Dauden E, Jimenez-Alonso I, Garcia-Diez A. Helicobacter pylori and idiopathic chronic urticaria. International Journal of Dermatology, 2000, 39 (6): 446-452.

［13］ Baz K, Cimen MY, Kokturk A, et al. Plasma reactive oxygen species activity and antioxidant potential levels in rosacea patients: correlation with seropositivity to Helicobacter pylori. International Journal of Dermatology, 2004, 43 (7): 494-497.

［14］ Gasbarrini A, Franceschi F, Does H. Pylori infection play a role in idiopathic thrombocytopenic purpura and in other autoimmune diseases? The American Journal of Gastroenterology, 2005, 100 (6): 1271-1273.

［15］ Diaz C, O'Callaghan CJ, Khan A, et al. Rosacea: a cutaneous marker of Helicobacter pylori infection? Results of a pilot study. Acta Dermato-Venereologica, 2003, 83 (4): 282-286.

［16］ Boixeda de Miquel D, Vazquez Romero M, Vazquez Sequeiros E, et al. Effect of Helicobacter pylori eradication therapy in rosacea patients. Revista espanola de enfermedades digestivas: organo oficial de la. Sociedad Espanola de Patologia Digestiva, 2006, 98 (7): 501-509.

［17］ Rosenberg EW, Noah PW, Skinner RB, et al. Microorganisms and psoriasis. Journal of the National Medical Association, 1994, 86 (4): 305-310.

［18］ Martin Hubner A, Tenbaum SP. Complete remission of palmoplantar psoriasis through Helicobacter pylori eradication: a case report. Clinical and Experimental Dermatology, 2008, 33 (3): 339-340.

［19］ Novak J, Szekanecz Z, Sebesi J, et al. Elevated levels of anti-Helicobacter pylori antibodies in Henoch-Schonlein purpura. Autoimmunity, 2003, 36 (5): 307-311.

第五十四章

# 幽门螺杆菌与代谢性疾病

1982 年 Warren 和 Marshal 发现幽门螺杆菌（*H. pylori*）以来[1]，目前已经确认 *H. pylori* 与慢性胃炎、消化性溃疡、胃癌、胃黏膜相关淋巴组织淋巴瘤（MALT 淋巴瘤）等胃肠疾病密切相关[2]。因 *H. pylori* 主要定植于胃黏膜内，过去人们对 *H. pylori* 的研究主要集中在它与胃肠道疾病的关系之上。随着人们对 *H. pylori* 研究的深入，有学者认为它与许多胃肠外疾病也有一定关系[3-4]，近年已有较多关于 *H. pylori* 感染与代谢性疾病的相关性研究，*H. pylori* 在部分心脑血管疾病、血液病、自身免疫病、营养代谢性疾病、皮肤病等疾病的发病中也可能起一定作用[4]。这种关系可能是以炎症介质的激活或诱导自身免疫反应为特征[5]，感染 *H. pylori* 后引起胃肠道外疾病的病理生理基础可能是与它导致全身的免疫反应和慢性炎症反应，诱导大量的炎症介质、细胞因子和急性反应物释放相关。

## 一、幽门螺杆菌感染与糖尿病

糖尿病（diabetes mellitus, DM）是由遗传和环境因素共同引起的一组以糖代谢紊乱为主要表现的临床综合征[6]。DM 患者由于糖代谢紊乱和免疫机制受损，容易并发各种急性或慢性感染。而 *H. pylori* 感染是人类最为普遍的细菌感染，全世界 *H. pylori* 感染率为 50% 左右[7]。在糖尿病患者中 *H. pylori* 的发病率增高，最早的研究来自于匈牙利[8]。

目前对于糖尿病患者的 *H. pylori* 感染情况各研究报道不一。Anastiosis 等[9]研究认为糖尿病与 *H. pylori* 感染无明显相关性；在糖尿病的晚期并发症方面，包括在糖尿病肾脏病变和视网膜病变上，Demir 等[10]报道 *H. pylori* 感染组和对照组也未显示出明显差异。而另外一些学者[11-12]认为糖尿病患者比正常人更易感染 *H. pylori*。一项对拉丁裔老年人群为期 10 年的前瞻性研究显示，*H. pylori* 感染者比非感染者有更高的糖尿病患病风险[13]。一项样本量为 20 000 包含了 37 个病例对照研究与 2 个队列研究的 meta 分析显示，*H. pylori* 感染可增加各型糖尿病的发病风险[14]。有临床观察发现,*H. pylori* 感染使糖尿病患者血糖易发生明显波动,糖尿病伴 *H. pylori* 感染的患者表现为血糖难以控制、血糖的波动幅度增大、较易发生餐前低血糖和餐后急性高血糖[15]。因此推测 *H. pylori* 可能是导致糖尿病患者血糖波动且难以控制的因素之一。在糖尿病的晚期并发症方面,Demir 等[10]报道 *H. pylori* 感染与糖尿病周围神经病变具有显著相关性。张春芳等[16]研究发现糖尿病伴胃轻瘫患者的 *H. pylori* 感染率远远高于不伴胃轻瘫的糖尿病患者及健康人群,认为胃轻瘫是糖尿病易感 *H. pylori* 的主要因素。Sargyn 等[17]报道,糖尿病患者中 *H. pylori* 根除率低,再次感染的发生率高。

糖尿病患者中 *H. pylori* 感染更为多见的原因可能为:①糖尿病患者因为糖代谢障碍导致免疫功能紊乱,体内粒细胞的黏附和吞噬功能降低,抑制性 T 淋巴细胞功能下降;当细菌、病毒、化学毒素等侵害机体时免疫细胞反应能力减弱,因而比非糖尿病者更易发生感染且感染程度更重。②由于体液含糖量增高,有利于外来生物体定居和繁殖,亦可导致糖尿病患者容易发生细菌等感染[18]。糖尿病患者的自主神经发生了病变,患者胃动力不足,导致食物在胃部停留的时间过长,会刺激 G 细胞分泌胃泌素,促进胃酸的分泌,增加胃黏膜损伤及胃酸反流,患者的胃黏膜屏障受到损伤,对 *H. pylori* 生长更有利。同时糖尿病患者的高血糖状态、机体的炎症和免疫反应等均可影响其周围神经的代谢,继而发生神经缺血,出现周围神经病变[19]。胃肠运动神经病变导致胃窦 - 幽门运动不协调、胃排空延迟甚至出现胃轻瘫,使得胃黏膜抵抗各种侵袭的能力减弱,*H. pylori* 易于定居;因而使得有胃轻瘫糖尿病患者的 *H. pylori* 感染率明显增高。③糖尿病患者在感染 *H. pylori* 后,其胃黏膜和血清内的炎症因子逐渐增加,同时 *H. pylori* 还能产生更多的脂多糖,刺激炎症因子,这些炎症因子进一步导致糖尿病恶化。*H. pylori* 感染后所引起黏膜炎症的过程中,可以产生一些细胞因子(如白细胞介素 -1、肿瘤坏死因子、血小板激活因子等)[20],这些细胞因子可刺激 G 细胞释放胃泌素,使血浆胃泌素浓度增高;*H. pylori* 生长繁殖过程中产生细胞毒素、尿素酶、黏液酶等多种酶,尿素酶分解尿素产生的氨使胃上皮表面 pH 升高,干扰了正常的胃酸对胃泌素的反馈作用[21],也使胃泌素分泌增多导致高胃泌素血症;糖尿病患者伴有自主神经病变时,迷走神经对胃泌素分泌调控作用减弱,亦导致高胃泌素血症。以上原因相互作用使基础和进餐时的血浆胃泌素浓度均升高,导致空腹血清胰岛素分泌增多,出现空腹血糖降低。患者微血管病变导致胃肠道吸收功能障碍而影响食物的吸收,也使得患者空腹血糖降低。Moller 等人[22]发现,*H. pylori* 感染可增加组织和系统的氧化应激,而氧化应激被认为是胰岛素抵抗、β 细胞功能损伤、糖耐量异常和 2 型糖尿病的根本原因[23]。有研究显示 *H. pylori* 感染患者的胃肠激素水平有明显改变,其中生长抑素分泌增加[24];生长抑素对胰腺分泌胰岛素有调节作用,表现为抑制胰岛素的分泌,因此当生长抑素分泌增加时可导致胰岛素分泌受抑制,是餐后血糖急剧升高的重要原因。Aslan 等[25]研究显示,胃泌素的增加和生长抑素在 *H. pylori* 患者的病程中相互作用,导致且加重胰岛素抵抗的发生。此外,*H. pylori* 感染者胃黏膜和血清中产生多种炎症因子如肿瘤坏死因子(TNF)、白细胞介素(IL)、TNF-α 和 IL-6 等均能刺激糖异生,升高血糖。*H. pylori* 感染可使胃肠运动功能紊乱导致吸收异常,使进餐后血糖的高峰与胰岛素的峰浓度不匹配而影响血糖。

目前对于 *H. pylori* 感染增加糖尿病发病率的具体机制尚不明确,大多数研究推论,*H. pylori*

感染者中存在着慢性炎症和自身免疫反应,而2型糖尿病也与免疫、炎症反应关系密切,可能为 H. pylori 增加糖尿病发病率的主要机制。

## 二、幽门螺杆菌感染与肥胖

近年来研究发现 H. pylori 感染与肥胖可能具有一定相关性,其机制可能与血清中胃促生长素和瘦素有关。胃促生长素和瘦素是来源于胃的重要的食欲激素。

胃促生长素主要由胃底神经内分泌细胞及胰腺 ε 细胞分泌,小肠细胞及脂肪组织也可少量分泌。胃促生长素可抑制瘦素的分泌,后者可引起食欲减退、调节能量代谢、刺激胃蠕动及胃酸分泌,在进食行为、体重控制、胃黏膜抵抗力方面有重要作用。

H. pylori 感染可能损害了胃促生长素的产生,因此 H. pylori 根除可能会影响体重变化。肥胖者患者的胃促生长素水平与 H. pylori 感染的关系近年研究较多。有研究认为肥胖症患者的 H. pylori 感染外显率增加[26],另一些研究则仍认为两者没有关联甚至是相反关系[27-29]。Azuma 等[30]发现 H. pylori 根除后血清胃促生长素显著增加,引起食欲及体重增加。Osawa[31]等认为 H. pylori 根除后血清胃促生长素水平变化与体重呈负相关;Shiotani 等[32-34]认为 H. pylori 感染降低循环血中胃促生长素水平与性别及体重指数(BMI)无关,低水平的胃促生长素可能由 H. pylori 感染后萎缩性胃炎损害所致[35],但另一些研究则认为血清胃促生长素、瘦素水平在 H. pylori 感染阳性患者与感染阴性者之间并无统计学差异[36-37]。Prentice 等[38]系统回顾分析提示:17 项研究显示 H. pylori 感染患者的胃促生长素水平降低,10 项研究认为两者之间无关联。共涉及 1 311 位受试者的 19 项研究的 meta 分析表明:H. pylori 感染阴性者的循环血中胃促生长素的水平高于感染阳性者,但 H. pylori 感染者 H. pylori 根除后的胃促生长素水平并无变化。

肥胖患者与 H. pylori 高感染率尚未被证实,H. pylori 感染与血清胃促生长素及瘦素水平的关系各研究结论不相一致。H. pylori 根除后饥饿素及瘦素水平的改变,可用来解释两者之间的关系,但还需要随机对照研究加以证实。H. pylori 根除后是否能使肥胖症可逆也需要进一步长期随访研究阐明。

## 三、幽门螺杆菌感染与骨质疏松症

近年来研究认为 H. pylori 感染相关性消化道疾病可引起人体对各种物质消化吸收不良,导致钙、维生素 D 减少从而引起骨质疏松症[39]。

有研究显示儿童 H. pylori 阳性者血清维生素 $B_{12}$ 显著降低,而维生素 $B_{12}$ 是骨质疏松发病的独立因素[40]。$CagA^+$ H. pylori 菌株感染患者可出现全身雌激素(尤其是雌二醇降低)水平降低以及骨转化提高[41],推测 H. pylori 感染细胞毒素相关基因 A 表达阳性是男性骨质疏松症发病的重要因素。

质子泵抑制剂(PPI)是抗 H. pylori 治疗的主要药物,有学者认为短期使用奥美拉唑可导致低胃酸、肠道钙的吸收减少,血钙降低[42-44],还有学者认为长期应用PPI会增加髋骨、腕骨或脊柱骨折的风险,风险与剂量和治疗时间呈正相关,并且降低钙和维生素的吸收。Roux等[45]的多中心前瞻性研究结果表明:奥美拉唑是脊柱骨折的明确独立危险因子,$R$=3.10(1.14~8.44,$P$=0.027)。Gray等[46]研究则认为PPI的应用并未增加绝经后妇女髋骨骨折风险,但可能与脊柱或腕部、全身骨折有相关性;Targownik等[47]研究认为应用PPI大于5年的患者,无论髋骨还是脊柱骨质疏松者,均与PPI无关,也未观察到使用PPI导致骨密度降低,与Kakehasi等[48-49]研究认为 *H. pylori* 感染并非骨质疏松的危险因素结论一致。

目前 *H. pylori* 感染及抗 *H. pylori* 治疗与骨折或骨质疏松的关系还有待更多的研究进一步阐明。

## 四、幽门螺杆菌感染与脂代谢异常

研究发现,*H. pylori* 感染除了引起系统性炎症反应外,感染引起的脂质代谢异常在血管粥样硬化的进程中起重要作用。*H. pylori* 通过影响脂质代谢,加重了血管的炎症反应,并与血脂异常、高血压、非酒精性脂肪性肝病、心血管疾病、代谢综合征终末状态之间存在联系[50-54]。

*H. pylori* 感染可能导致甘油三酯、总胆固醇升高等血脂代谢紊乱现象,导致血管粥样硬化斑块形成和狭窄[55]。有研究表明,*H. pylori* 感染是高脂血症的重要危险因素[56]。Polyzos等[57]报道了酒精性脂肪性肝病患者与非酒精性脂肪性肝病患者有较高 *H. pylori* IgG 抗体浓度滴度、伴随循环脂联素浓度降低和较高 TNF 水平,而这些参与非酒精性脂肪性肝病的发病[58]。

Polyzos等[59]近一项小样本研究显示:尽管 *H. pylori* 根除对于非酒精性脂肪性肝炎患者的肝脂肪变性没有发现长期获益,但有提高纤维化评分、改善血清同型半胱氨酸、谷氨酸草酰乙酸转氨酶、血沉、非酒精性脂肪性肝炎指数的趋势,但还需要大样本配对研究加以证实。

*H. pylori* 感染导致血脂异常的原因可能为[60]:① *H. pylori* 感染是细菌感染类型之一,细菌感染容易引起脂蛋白和脂质异常。② *H. pylori* 感染容易导致轻度持续性炎症反应刺激,促进 TNF、IL 和黏附分子表达,导致血糖血脂代谢异常。③ *H. pylori* 感染通过显著增强对氧磷酸(PON-1)活性,从而促进低密度脂蛋白(LDL)氧化,增加低密度脂蛋白胆固醇(LDL-C)水平[61]。

## 五、幽门螺杆菌感染与高血压

近年来有报道认为 *H. pylori* 感染与高血压的发生可能具有相关性。

Lip等[62]观察了 124 例高血压患者(其中 19 例为恶性高血压)与 38 名健康者对照,研究结果显示高血压患者 *H. pylori* 抗体阳性率达 85%,明显高于健康对照组的 66%。但高血压患者有无 *H. pylori* 感染之间血压、白细胞计数、血液黏稠度、血清胆固醇浓度、甘油三酯水平、血浆纤维蛋白浓度均无差别。但 Richard[63] 在以社区为基础的大样本研究中利用 $^{13}$C- 尿素呼气法诊断 *H. pylori* 现症感染,否定了 *H. pylori* 现症感染与血压增高有关。

## 六、展望

虽然不断有研究发现越来越多的胃肠外疾病包括代谢性疾病可能与 *H. pylori* 感染具有相关性,但多数研究结果缺乏一致性,部分研究仅是个案报道。*H. pylori* 感染的普遍性提示即使在多种不同的疾病发生发展过程中 *H. pylori* 起了明确的影响作用,它也只是协同因素;*H. pylori* 感染可能通过诱发或加重系统性炎症或已有的疾病倾向参与致病。由于 *H. pylori* 感染的可治愈性,为某些与其相关疾病的治疗提供了新的有效手段[64]。

(贾 燕 张静宜 范如英)

## 参 考 文 献

[ 1 ] Warren JR, Marshall BJ. Unidentified curved bacilli on gastric epithelium in active chronic gastritis. Lancet, 1983, 1 (8336): 1273.

[ 2 ] Malfertheiner P, Megraud F, O'Morain CA, et al. Management of Helicobacter pylori infection-the Maastricht V/ Florence Consensus Report. Gut, 2017, 66 (1): 6-30.

[ 3 ] 胡伏莲,周殿元,贾博琦.幽门螺杆菌感染的基础与临床.北京:中国科学技术出版社,1997.

[ 4 ] Sang KW, Lam SK. Extragastroduodenal conditions associated with Helicobacter pylori infection. Hong Kong Med J, 1999, 5 (2): 169.

[ 5 ] 胡伏莲,周殿元.幽门螺杆菌感染的基础与临床.修订版.北京:中国科学技术出版社,2002.

[ 6 ] 王吉耀,廖二元,黄从新,等.内科学.2 版.北京:人民卫生出版社,2010: 1028-1059.

[ 7 ] Hunt RH, Xiao SD, Megraud F, et al. World gastroenterology organisation global guideline: Helicobacter pylori in developing countries. J Dig Dis, 2011, 12 (5): 319-326.

[ 8 ] Simon L, Tornoczky J, Toth M, et al. The significance of Campylobacter pylori infection in gastroenterologic and diabetic practice. Orvosi Hetilap, 1989, 130 (25): 1325-1329.

[ 9 ] Oluyemi A, Anomneze E, Smith S, et al. Prevalence of a marker of active helicobacter pylori infection among patients with type 2 diabetes mellitus in Lagos, Nigeria. BMC Research Notes, 2012, 5 (1): 284.

[ 10 ] Demir M, Gokturk HS, Ozturk NA, et al. Helicobacter pylori prevalence in diabetes mellitus patients with dyspeptic symptoms and its relationship to glycemic control and late complications. Dig Dis Sci, 2008, 53: 2646-2649.

[ 11 ] 俞仙娇.2 型糖尿病与幽门螺杆菌感染的观察.现代实用医学,2009, 21 (5): 481.

[ 12 ] Bener A, Micallef R, Afifi M, et al. Association between type 2 diabetes mellitus and Helicobacter pylori infection. Turk J Gastroenterol, 2007, 18: 225-229.

[ 13 ] Jeon CY, Haan MN, Cheng C, et al. Helicobacter pylori infection is associated with an increased rate of diabetes. Diabetes care, 2012, 35 (3): 520-525.

[ 14 ] Rehfeld JF. Incretin physiology beyond glucagon-like peptide1 and glucose-dependent insulinotropic polypeptide: cholecystokinin and gastrin peptides. Cta Physiologica, 2011, 201 (4): 405-411.

[ 15 ] 王少真,史亚男,赵静,等.幽门螺杆菌对 2 型糖尿病患者血糖波动的影响.中华医学杂志,2009, 89 (14): 958-961.

[ 16 ] 张春芳,胡洁.2 型糖尿病患者并幽门螺杆菌感染临床分析.临床内科杂志,2001, 18 (5):, 375-376.

[ 17 ] Sargyn M, Uygur-Bayramicli O, Sargyn H, et a. Type 2 diabetes mellitus affects eradication rate of helicobacter pylori. World J GastroenteroI, 2003, 9: 1126-1128.

[ 18 ] 李珍珍等.幽门螺杆菌感染与糖尿病的关系研究进展.西部医学,2015, 27 (2): 318-320.

[ 19 ] Deguchi T, Nishio Y, Takashima H. Diabetes mellitus and autoimmune neuropathy. Brain and Nerve Shinkei

Kenkyu No Shinpo, 2014, 66 (2): 135-147.

［20］ Crabtree JE. Gastric mucosal inflammatory responses to Helicobacter pylori. Alimentary Pharmacology & Therapeutics, 1996, 10: 29.

［21］ 姜若兰 . 幽门螺杆菌的致病机制 . 现代消化病及内镜杂志 , 2005, 2 (2): 138-139.

［22］ Moller DE, Flier JS. Insulin resistance mechanisms, syndromes and implications. New England Journal of Medicine, 1991, 325 (13): 938-948.

［23］ Wright E Jr, Scism-Bacon JL, Glass LC. Oxidative stress in type 2 diabetes: the role of fasting and postprandial glycaemia. International Journal of Clinical Practice, 2006, 60 (3): 308-314.

［24］ Aydemir S, Bayraktaru T, Sert M, et al. The effect of Helicobacter pylori on insulin resistance. Digestive Diseases and Sciences, 2005, 50 (11): 20 90-2093.

［25］ Aslan M, Horoz M, Nazligul Y, et al. Insulin resistance in H. pylori infection and its association with oxidative stress. World J Gastroenterol, 2006, 12 (42): 6865-6868.

［26］ Arslan E, Atilgan H, Yavaşoğlu I. The prevalence of Helicobacter pylori in obese subjects. Eur J Intern Med, 2009, 20 (7): 695-697.

［27］ Ioannou GN, Weiss NS, Kearney DJ. Is Helicobacter pylori seropositivity related to body mass index in the United States. Aliment Pharmacol Ther, 2005, 21 (6): 765-772.

［28］ Wu MS, Lee WJ, Wang HH, et al. A case-control study of association of Helicobacter pylori infection with morbid obesity in Taiwan. Arch Intern Med, 2005, 165 (13): 1552-1555.

［29］ Pacifico L, Anania C, Osborn JF, et al. Long-term effects of Helicobacter pylori eradication on circulating ghrelin and leptin concentrations and body composition in prepubertal children. Eur J Endocrinol, 2008, 158 (3): 323-332.

［30］ Azuma T, Suto H, Ito Y, et al. Eradication of Helicobacter pylori infection induces an increase in body mass index. Aliment Pharmacol Ther, 2002, 16 (Suppl 2): 240-244.

［31］ Osawa H, Kita H, Ohnishi H, et al. Changes in plasma ghrelin levels, gastric ghrelin production, and body weight after Helicobacter pylori cure. J Gastroenterol, 2006, 41 (10): 954-961.

［32］ Shiotani A, Miyanishi T, Uedo N, et al. Helicobacter pylori infection is associated with reduced circulating ghrelin levels independent of body mass index. Helicobacter, 2005, 10 (5): 373-378.

［33］ Jang EJ, Park SW, Park JS, et al. The influence of the eradication of Helicobacter pylori on gastric ghrelin, appetite, and body mass index in patients with peptic ulcer disease. J Gastroenterol Hepatol, 2008, 23 (Suppl 2): S278-S285.

［34］ Méndez-Sánchez N, Pichardo-Bahena R, Vásquez-Fernández F, et al. Effect of Helicobacter pylori infection on gastric ghrelin expression and body weight. Rev Gastroenterol Mex, 2007, 72 (4): 359-364.

［35］ Osawa H, Nakazato M, Date Y et al. Impaired production of gastric ghrelin in chronic gastritis associated with Helicobacter pylori. J Clin Endocrinol Metab, 2005, 90 (1): 10-16.

［36］ Roper J, Francois F, Shue PL, et al. Leptin and ghrelin in relation to Helicobacter pylori status in adult males. J Clin Endocrinol Metab, 2008, 93 (6): 2350-2357.

［37］ Cindoruk M, Yetkin I, Deger SM, et al. Influence of H pylori on plasma ghrelin in patients without atrophic gastritis. World J Gastroenterol, 2007, 13 (10): 1595-1598.

［38］ Nweneka CV, Prentice AM. Helicobacter pylori infection and circulating ghrelin levels–a systematic review. BMC Gastroenterol, 2011, 11: 17.

［39］ Bianchi ML. Inflammatory bowel diseases, celiac disease, and bone. Arch Biochem Biophys, 2010, 503 (1): 54-65.

［40］ Ozdem S, Akcam M, Yilmaz A, et al. Biochemical markers of bone metabolism in children with Helicobacter pylori infection. Dig Dis Sci, 2007, 52 (4): 967-972.

［41］ Figura N, Gennari L, Medotti D, et al. Prevalence of helicobacter pylori infection in male patients with osteoporosis and controls. Dig Dis Sci, 2005, 50 (5): 847-852.

［42］ Graziani G, Badalamenti S, Como G, et al. Calcium and phosphate plasma levels in dialysis patients after dietary

Ca-P overload: Role of gastric acid secretion. Nephron, 2002, 91 (3): 474-479.

[43] Hardy P, Sechet A, Hottelart C, et al. Inhibition of gastric secretion by omeprazole and effi ciency of calcium carbonate on the control of hyperphosphatemia in patients on chronic hemodialysis. Artif Organs, 1998, 22 (7): 569-573.

[44] O'Connell MB, Madden DM, Murray AM, et al. Effects of proton pump inhibitors on calcium carbonate absorption in women: a randomized crossover trial. Am J Med, 2005, 118 (7): 778-781.

[45] Roux C, Briot K, Gossec L, et al. Increase in vertebral fracture risk in postmenopausal women using omeprazole. Calcif Tissue Int, 2009, 84 (1): 13-19.

[46] Gray SL, LaCroix AZ, Larson J, et al. Proton pump inhibitor use, hip fracture, and change in bone mineral density in post menopausal women: results from the women's health initiative. Arch Intern Med, 2010, 170 (9): 765-771.

[47] Targownik LE, Lix LM, Leung S, et al. Proton-pump inhibitor use is not associated with osteoporosis or accelerated bone mineral density loss. Gastroenterology, 2010, 138 (3): 896.

[48] Kakehasi AM, Rodrigues CB, Carvalho AV, et al. Chronic gastritis and bone mineral density in women. Dig Dis Sci, 2009, 54 (4): 819-824.

[49] Kakehasi AM, Mendes CM, Coelho LG, et al. The presence of Helicobacter pylori in postmenopausal women is not a factor to the decrease of bone mineral density. Arq Gastroenterol, 2007, 44 (3): 266.

[50] Franceschi F, Annalisa T, Teresa DR, et al. Role of Helicobacter pylori infection on nutrition and metabolism. World J Gastroenterol, 2014, 20 (36): 12809-12817.

[51] Kountouras J, Polyzos SA, Zavos C, et al. Helicobacter pylori might contribute to nonalcoholic fatty liver disease-related cardiovascular events by releasing prothrombotic and roinflammatory factors. Hepatology, 2014, 60 (4): 1450-1451.

[52] Polyzos SA, Kountouras J, Zavos C, et al. Helicobacter pylori infection, insulin resistance and nonalcoholic fatty liver disease. Med Hypotheses, 2014, 82 (6): 795.

[53] Vijayvergiya R, Vadivelu R. Role of Helicobacter pylori infection in pathogenesis of atherosclerosis. World J Cardiol, 2015, 7 (3): 134-143.

[54] Chen TP, Hung HF, Chen MK, et al. Helicobacter pylori infection is positively associated with metabolic syndrome in Taiwanese adults: a cross-sectional study. Helicobacter, 2015, 20 (3): 184-191.

[55] 王瑾. 幽门螺杆菌感染与脑梗死患者血脂关系的临床研究. 内蒙古中医药, 2012, 31 (17): 19-20.

[56] 李建湘, 李志辉, 辛淑君. 冠心病患者幽门螺杆菌感染与 C 反应蛋白、血脂相互关系的研究. 临床和实验医学杂志, 2007, 16 (8): 18-19.

[57] Polyzos SA, Kountouras J, Zavos C, et al. The association between Helicobacter pylori infection and insulin resistance: a systematic review. Helicobacter, 2011, 16 (2): 79-88.

[58] Polyzos SA, Kountouras J, Papatheodorou A, et al. Helicobacter pylori infection in patients with nonalcoholic fatty liver disease. Metabolism, 2013, 62 (1): 121-126.

[59] Polyzos SA, Nikolopoulos P, Stogianni A, et al. Effect of Helicobacter pylori eradication on hepatic steatosis, NAFLD fibrosis score and HSENSI in patients with nonalcoholic steatohepatitis: a MR imaging-based pilot open-label study. Arq Gastroenterol, 2014, 51 (3): 261-268.

[60] 赵红. 幽门螺杆菌感染与血糖代谢、血脂代谢指标的关系研究. 中国医学创新, 2015, 12 (20): 51-53.

[61] 张云东, 张昌林, 滕敏. 高血脂患者幽门螺杆菌感染的检测及探讨. 贵州医药, 2011, 25 (8): 739-740.

[62] Lip GYH, Wise R. Association of Helicobacter pylori infection with coronary heart disease: Study shows association between Helicobacter pylori infection and hypertension. BMI, 1996, 312: 250-251.

[63] Richard F, Harvey, Athene J, et al. Is there a relationship between Helicobacter pylori infection and blood pressure? Evidence from the community-based Bristol Helicobacter project. USA DDW, 2000, 3995.

[64] 高文, 胡伏莲. 幽门螺杆菌感染与胃肠道外疾病. 中国医刊, 2007, 42 (2): 22-24.

第五十五章

# 幽门螺杆菌与心血管疾病

幽门螺杆菌（*H. pylori*）感染与胃外其他系统疾病相关的报道始于1994年。在这些研究中，与动脉粥样硬化相关的心血管疾病是研究较多、较深入的领域，与之有关的大型流行病学调查的结果也颇令人鼓舞。尽管很多研究的结果并不完全一致，但随着对其致病机制的研究，人们对*H. pylori*感染及自身疾病的演化过程的认识更加深刻了。

## 一、冠心病

1. ***H. pylori* 感染与冠心病相关性的研究报道**　1994年，在一项前瞻性研究中，Mendall[1]首次报道*H. pylori*感染可能与45~65岁男性的冠心病（CHD）发生有关。作者对45~65岁的111名男性冠心病患者和74名健康对照者进行临床研究，通过ELISA方法检测血清中*H. pylori* IgG抗体，显示冠心病患者中59%、健康人中39%的*H. pylori*血清学指标阳性（*OR*=2.28，*P*=0.007），在对年龄、性别和其他心血管病危险因子进行综合分析后认为*H. pylori*感染与冠心病的发生关系密切（*OR*=2.15，*P*=0.03），这种联系独立于心血管病的其他危险因子。由此Mendall推测，儿童时期的*H. pylori*感染与成年后的冠心病发生有关；*H. pylori*感染可导致血清炎症因子水平缓慢增高，诱导粥样硬化斑块形成。如果此假设成立，*H. pylori*感染可作为冠心病的独立危险因子；由于该细菌可以被根除，使这一发现具有重要意义。

实际早在*H. pylori*被发现分离之前，就有研究发现冠心病的发生可能与消化性溃疡有一定联系。1974年Sternby[2]对欧洲5个城市50 000名死于40~59岁的患者进行尸体解剖研究后，发现心脏冠状动脉左主干阻塞的患者中80%以上有胃或十二指肠溃疡病史。此后，陆续有人发现冠心病患者消化性溃疡的发病率高于无冠心病的对照组。由于牛奶是当时治疗消化性溃疡的手段之一，有学者推测冠心病的发生可能与饮用牛奶过多导致脂肪大量摄入有关；*H. pylori*的发现使人们对这种联系有了新的认识。

近期的研究发现急性心肌梗死（acute myocardial infarction, AMI）患者*H. pylori*感染率高于对照组，且以CagA阳性菌为主[3]。对618名急性心肌梗死患者及967名健康对照进行研究后发现,大于 55 岁的人群中,H. pylori 感染与 AMI 无明显相关;而在小于 55 岁的人群中,AMI 患者的 H. pylori 感染率高于对照(58.7% vs 43.3%,P=0.09),提示在较为年轻的冠心病患者中,H. pylori 感染与 AMI 有一定关联[4],这一研究结果也被总体人数超过 26 000 的 26 个类似相关研究证实[5]。

**2. 发病机制的研究** 冠心病的发生与血管上皮细胞功能失调及血管壁重塑有关,多数患者合并血压升高、局部粥样硬化斑块及小血栓形成。在此基础上,粥样硬化斑块不稳定或血栓可导致血流中断,造成心绞痛甚至急性心肌梗死。在冠心病的发生机制中,众多危险因素参与其中,目前确定的包括高血压、吸烟、脂代谢紊乱、胰岛素抵抗、高血糖、凝血功能异常等。既往有报道在行冠状动脉搭桥术的冠心病患者中的冠状动脉粥样硬化斑块的检测,利用 PCR 技术检测到 H. pylori 片段,并发现 H. pylori DNA 的检出与患者的急性心脏事件(急性心肌梗死和不稳定心绞痛)有相关性(P<0.01)。据此有学者提出这样的假说:H. pylori 感染作为一种慢性持续性感染,可能通过长期低水平的炎性刺激促进粥样硬化斑块形成或导致粥样硬化斑块的不稳定性;另外,也可能通过免疫模拟参与致病。这是目前较为流行的两种致病假说:

(1)H. pylori 感染导致的慢性炎症反应:在粥样硬化斑块的行程及演变过程中,慢性感染或炎症反应可能在疾病的不同阶段参与其中[6],即使在除外其他危险因子后,这种联系仍然存在。不确定的是 H. pylori 是全程参与致病,还是仅在疾病起始阶段发挥作用[7],因为不同于缺铁性贫血或特发性血小板减少性紫癜(ITP)的治疗效果,根除 H. pylori 治疗对冠心病的获益有限。

H. pylori 感染作为慢性感染参与冠心病发生的典型案例,其伴随的炎症反应标志物(如 C 反应蛋白、白细胞介素 -6、TNF-α、纤维蛋白原、白蛋白、血清高密度脂蛋白、白细胞数目等)从致病机制角度体现了其与粥样硬化斑块及血管病变之间的关系[8,9]。但这一表现在研究中的结果并不一致,这提示 H. pylori 感染后除系统炎症反应外,可能尚有其他致病途径。

(2)菌体抗原的交叉免疫反应:定植于胃黏膜的 H. pylori,除了可以通过刺激全身炎症反应参与疾病,也可能在其致病因子的作用下,穿透胃黏膜进入循环,菌体或其部分抗原直接刺激机体免疫系统,引发炎症因子瀑布级联反应[10]。

热休克蛋白(HSP)继发于感染,人们观察到它亦在粥样硬化斑块中表达,提示 H. pylori 菌体的 60kD HSP 可能与人类内皮细胞 HSP 形成交叉免疫反应,通过原位免疫复合物的形成导致血管壁的损伤和硬化斑块的形成[11]。这一观点曾被较多研究接受,但亦有研究认为由 H. pylori 感染诱导产生的 HSP 抗体有别于人类自身抗 HSP 抗体,不会造成人体血管壁的损伤。

虽然目前研究结果并不一致,致病机制也尚未阐明,但由于 H. pylori 感染的可治愈性,无疑为冠心病的治疗和预防提供了一个相对简单可行的方向,具有积极的临床意义。

## 二、心律失常

H. pylori 感染与心律失常,特别是心房颤动(简称房颤)之间可能存在联系,证据主要来自流行病学调查和根除治疗后的缓解率。研究显示房颤患者具有较高的 H. pylori 感染率,且部分患者在根除成功后获得了长时间的缓解。但这种可以称之为神奇的治疗效果多数来自房颤病史不长、心脏结构没有器质性改变的患者,由于不能除外自发缓解的可能,故尚未获得共识[12],对其机制的研究的匮乏也使得多数人对二者的联系存疑。

## 三、高血压

曾有报道认为 *H. pylori* 感染可能与高血压的发生有关,但未被后续报道证实,且近年来相关研究很少[13]。

## 四、展望

*H. pylori* 感染与心血管疾病的联系主要集中在对冠心病(包括急性冠脉综合征)的相关性上。特别是对年轻的急性冠脉综合征患者,*H. pylori* 感染可能参与其起病和病程的过程。虽然目前机制未明,但慢性炎症所导致的炎症因子假说及细菌菌体成分的免疫模拟假说为二者之间的联系提供了可能的实验室依据。由于细菌感染的可治愈性,可能为冠心病的预防和治疗提供思路。

(高 文 董欣红)

## 参 考 文 献

[1] Mendall MA, Goggin PM, Molineaux N, et al. Relation of Helicobacter pylori infection and coronary heart disease. Br Heart J, 1994, 71: 437-439.

[2] Sternby NH. Atherosclerosis and peptic ulcer. Bull WHO, 1976, 53: 571-577.

[3] Khodaii Z, Vakili H, Ghaderian SM, et al. Association of Helicobacter pylori infection with acute myocardial infarction. Coron Artery Dis, 2011, 22 (1): 6-11.

[4] Kinjo K, Sato H, Sato H, et al. Prevalence of Helicobacter pylori infection and its link to coronary risk factors in Japanese patients with acute myocardial infarction. Circ J, 2002, 66 (9): 805-810.

[5] Liu J, Wang F, Shi S. Helicobacter pylori Infection Increase the Risk of Myocardial Infarction: A Meta-Analysis of 26 Studies Involving more than 20, 000 Participants. Helicobacter, 2015, 20 (3): 176-183.

[6] Lai CY, Yang TY, Lin CL, et al. Helicobacter pylori infection and the risk of acute coronary syndrome: a nationwide retrospective cohort study. Eur J Clin Microbiol Infect Dis, 2015, 34 (1): 69-74.

[7] Chmiela M, Gajewski A, Rudnicka K. Helicobacter pylori vs coronary heart disease-searching for connections. World J Cardiol, 2015, 7 (4): 187-203.

[8] Libby P, Ridker PM, Hansson GK, et al. Inflammation in atherosclerosis: from pathophysiology to practice. J Am Coll Cardiol, 2009, 54 (23): 2129-2138.

[9] Chmiela M, Miszczyk E, Rudnicka K. Structural modifications of Helicobacter pylori lipopolysaccharide: an idea for how to live in peace. World J Gastroenterol, 2014, 20 (29): 9882-9897.

[10] Wroblewski LE, Peek RM Jr.Targeted disruption of the epithelial-barrier by Helicobacter pylori. Cell Commun Signal, 2011, 9 (1): 29.

[11] Matsuura E, Kobayashi K, Matsunami Y, et al. Autoimmunity, infectious immunity, and atherosclerosis. J Clin Immunol, 2009, 29 (6): 714-721.

［12］Andrew P, Montenero AS. Is there a link between atrial fibrillation and certain bacterial infections？J Cardiovasc Med, 2007, 8 (12): 990-996.

［13］Wan Z, Hu L, Hu M, et al. Helicobacter pylori infection and prevalence of high blood pressure among Chinese adults. J Hum Hypertens, 2018, 32 (2): 158-164.

第五十六章

# 幽门螺杆菌与神经系统疾病

---

一、脑血管疾病

二、偏头痛

三、阿尔茨海默病

四、帕金森病

五、展望

---

随着幽门螺杆菌（*H. pylori*）检测的普及，越来越多的研究特别是流行病学研究发现其感染可能与部分神经系统疾病的发生发展有关。虽然其中机制不明，但有报道根除 *H. pylori* 治疗对患者症状有一定效果。

## 一、脑血管疾病

脑血管疾病脑卒中的发生与脑动脉和椎基底动脉的粥样硬化及管腔狭窄有关。1995 年 Markus[1] 提出脑卒中的发生可能与 *H. pylori* 感染有关。为进一步评价缺血性脑血管疾病与 *H. pylori* 的关系，他观察了 238 名脑卒中患者和 119 名健康对照者，结果发现患者 *H. pylori* 血清学阳性率高于对照组（58.8% vs 44.5%，$P$=0.01），排除了其他引起缺血性脑血管病的危险因素的影响后仍有意义（$OR$=1.63），*H. pylori* 感染有可能是独立的危险因子，与大血管病变和腔隙性脑梗死有关（$OR$=2.58 和 2.21）。且超声波检查发现 *H. pylori* 阳性者颈动脉狭窄程度较非感染者重。后续的很多研究也支持了这一结论，并认为可能与 CagA 阳性的毒力菌株感染有关[2]。

尽管多数研究认为 *H. pylori* 感染与脑卒中之间存在正相关，但也有不支持的报道。2013 年的一项涉及 9 885 名个体的关于脑卒中的前瞻性研究发现，脑卒中患者中，*H. pylori* 阳性者的病死率并未升高，与对照组相比反而具有较低的病死率[3]。与冠心病的相关研究类似，对缺血性脑血病变的影响也极可能与其导致的慢性炎症和炎症因子水平升高有关。

## 二、偏头痛

*H. pylori* 持续性感染导致的炎症反应可能影响炎症因子如细胞激酶、前列腺素、白细胞趋化因子、氧自由基、血小板激活因子、纤维蛋白原等的释放，对血管舒缩起一定调节作用。

偏头痛是常见的神经系统症状，其发生可能与血管张力失调有关。Gasbarrini[4] 通过对 225 例

偏头痛患者进行 *H. pylori* 感染的检测,阳性者进行根除治疗,并随访 6 个月统计偏头痛症状的变化。结果发现 40%(90/225)的患者 *H. pylori* 阳性,且多为 CagA 阳性的毒力菌株感染,根除患者中 23% 症状完全消失,其余 77% 的患者症状明显改善,而 13 例未获得根除患者随访期间发现无一例症状改善。提示 *H. pylori* 特别是毒力菌株感染可能通过影响血管活性物质的释放导致血管痉挛,产生偏头痛症状。但这一研究结果并未获得其后研究的一致证实。

## 三、阿尔茨海默病

*H. pylori* 感染可能是发生阿尔茨海默病的危险因素。一项随访 20 年的研究发现,感染 *H. pylori* 的人群较未感染者,发生此疾病的概率增加了 1.5 倍[5]。令人惊奇的是,根除细菌后,一些患者的认知能力竟然能获得不同程度的提高[6]。有研究者发现感染 *H. pylori* 后能检测到载脂蛋白 E 多态性表达,这与阿尔茨海默病发生时所检测的改变类似。关于其可能的致病机制,假说之一依然来自慢性炎症所致的炎症因子瀑布级联反应,通过血液循环进入脑内导致神经变性;之二是 *H. pylori* 可能通过口 - 鼻 - 筛孔途径直接进入颅内,参与神经退行性改变,而事实上在阿尔茨海默病患者中筛孔功能减弱和嗅球损伤的比例确实高达 90% 以上[7]。二者之前的可能联系也引起了更多学者的兴趣,但继之的一项来自日本的流行病学研究并未发现二者之间存在相关性[8]。到目前为止,二者之间是否确实存在联系仍然存疑。

## 四、帕金森病

与阿尔茨海默病类似,帕金森病是另一种表现的累及黑质纹状体的神经退行性病变。2017 年的一项研究,总结了包含 33 125 名个体的 8 个研究结果,结果发现无论对亚洲还是欧洲人群来说,*H. pylori* 感染都能增加发生帕金森病的风险[9]。我国台湾地区的一项研究分析不同年龄人群的影响,认为 *H. pylori* 感染对 60 岁以上人群发生帕金森病的风险增加,而对于 60 岁以下人群,二者联系并不明显。*H. pylori* 感染后可能通过影响血液中左旋多巴的水平导致疾病发生。几项研究显示根除细菌后,左旋多巴水平和患者症状均能获得一定程度的改善[10]。对于二者之间机制的关系研究同样不多,多数学者认为亦可能与细菌慢性感染造成的炎症因子增多,最终加剧黑质纹状体细胞的退行性变有关。

基于神经退行性病的可能联系,也有研究认为多发性硬化患者也能找到其与 *H. pylori* 感染的联系[11]。然而就发病率或感染率来说,二者之间相差悬殊,因此即使 *H. pylori* 参与其中,其作用也较小。

## 五、展望

由于 *H. pylori* 感染的普遍性及感染后自发清除率低、长期慢性炎症的特点,使得无论在普通人群还是在患者中都具有较高的检出率。迄今为止,对于可能相关的神经系统疾病,多数是通过流行病学调查的方法,在剔除相关危险因素后,比较感染者(或 CagA 阳性者)和对照人群的疾病发生率,或进行根除治疗干预后比对症状变化情况。众多研究结果有阳性的,也有阴性的,并不统一。对于其可能机制的研究基本处于假说阶段。因此对待 *H. pylori* 感染与神经系统疾病的关系,应持科学态度进行甄别,并期待更严谨、随访时间更长的进一步研究。

(高文 纪开宇)

参 考 文 献

[ 1 ] Markus HS, Brown M, Levy J, et al. H. Pylori: a new risk factor cerebrovascular disease and carotid atheroma. Cerebrovasc Dis, 1995, 5: 251.

[ 2 ] Wang ZW, Li Y, Huang LY, et al. Helicobacter pylori infection contributes to high risk of ischemic stroke: evidence from a meta-analysis. J Neurol, 2012, 259 (12): 2527-2537.

[ 3 ] Chen Y, Segers S, Blaser MJ. Association between Helicobacter pylori and mortality in the NHANES Ⅲ study. Gut, 2013, 62 (9): 1262-1269.

[ 4 ] Gasbarrini A, De Luca A, Fiore G, et al. Beneficial effects of Helicobacter pylori eradication on migraine. Hepatogastroenterology, 1998, 45 (21): 765-770.

[ 5 ] Roubaud Baudron C, Letenneur L, Langlais A, et al. Does Helicobacter pylori infection increase incidence of dementia? The Personnes Agées QUID Study. J Am Geriatr Soc, 2013, 61 (1): 74-78.

[ 6 ] Kountouras J, Boziki M, Gavalas E, et al. Eradication of Helicobacter pylori may be beneficial in the management of Alzheimer's disease. J Neurol, 2009, 256 (5): 758-767.

[ 7 ] Doulberis M, Kotronis G, Thomann R, et al. Impact of Helicobacter pylori on Alzheimer's disease: What do we know so far? Helicobacter, 2018, 23 (1). doi: 10. 1111/hel. 12454.

[ 8 ] Shiota S, Murakami K, Yoshiiwa A, et al. The relationship between Helicobacter pylori infection and Alzheimer's disease in Japan. J Neurol, 2011, 258 (8): 1460-1463.

[ 9 ] Shen X, Yang H, Wu Y, et al. Meta-analysis: Association of Helicobacter pylori infection with Parkinson's diseases. Helicobacter, 2017, 22 (5). doi: 10. 1111/hel. 12398.

[ 10 ] Mridula KR, Borgohain R, Chandrasekhar Reddy V, et al. Association of Helicobacter pylori with Parkinson's Disease. J Clin Neurol, 2017, 13 (2): 181-186.

[ 11 ] Mohebi N, Mamarabadi M, Moghaddasi M. Relation of helicobacter pylori infection and multiple sclerosis in Iranian patients. Neurol Int, 2013, 5 (2): 31-33.

第五十七章

# 幽门螺杆菌与肝脏疾病

一、幽门螺杆菌与非酒精性脂肪性肝病

二、幽门螺杆菌与慢性病毒性肝炎

三、幽门螺杆菌与自身免疫性肝病

近年来人们非常关注慢性肝病患者其诱发肝病的直接原因外,患者之间的临床表现和疾病转归存在差异的原因,除探讨遗传等影响因素外,人们也一直在寻找除肝炎病毒感染、饮酒、药物、自身免疫、代谢遗传外的协同致病因素,并在不同肝病患者肝组织中发现螺杆菌属DNA的存在,提示螺杆菌属感染可能在慢性肝病的发生、发展过程中发挥作用。本章就幽门螺杆菌(*H. pylori*)感染与肝脏疾病关系的研究现状阐述如下。

## 一、幽门螺杆菌与非酒精性脂肪性肝病

1. *H. pylori* 感染对脂质代谢的影响　非酒精性脂肪性肝病(NAFLD)是以肝细胞脂肪变性和脂肪蓄积为病理特征的临床综合征。近年来NAFLD在我国的患病率呈逐年上升趋势。代谢综合征的最典型表现超重或肥胖、糖耐量异常或2型糖尿病以及高脂血症被认为是其最常见的易患因素,也被称为原发性因素,但近年来有研究表明,*H. pylori* 感染也可通过诱导脂质代谢障碍,进而诱导代谢综合征。

Gunji T研究组探讨了 *H. pylori* 感染与代谢综合征之间的相关性,研究纳入了5 488例男性和1 906例女性,结果表明患有代谢综合征患者 *H. pylori* 阳性率明显高于无代谢综合征患者($P<0.001$),应用多因素回归分析表明 *H. pylori* 感染是患有代谢综合征的独立风险因素,$OR=0.39$,且其与低高密度脂蛋白胆固醇(HDL-C)水平和高低密度脂蛋白胆固醇(LDL-C)水平密切相关,贝塔系数分别为2.00和2.21[1]。

血脂异常和脂代谢异常在代谢综合征和非酒精性脂肪性肝炎(NASH)患者中很常见。Kucukazman等人探讨了 *H. pylori* 和血脂之间的相关性,研究纳入了244例患者,分为 *H. pylori* 阳性组163例,阴性组81例,结果发现 *H. pylori* 阳性组总胆固醇水平和LDL-C水平均明显高于 *H. pylori* 阴性组,$P<0.05$[2]。Laurila的研究纳入了880例男性,同时检测 *H. pylori* IgG和IgA抗体,结果两种抗体均为阳性者52%,阳性患者甘油三酯和总胆固醇水平均明显高于阴性患者,$P$ 均 $<0.001$[3]。

随后,Jamali研究组评价了根除 *H. pylori* 治疗对NAFLD患者肝脏脂肪含量(LFC)、肝功能检测(LFT)的影响。研究纳入了49例应用尿素呼气试验检测 *H. pylori* 阳性的男性患者,结果表明虽

然根除 H. pylori 治疗后患者 LFC、甘油三酯、总胆固醇以及 LDL 水平较治疗前有所下降,但是比较无统计学差异[4]。

2. H. pylori 感染对 NAFLD 疾病严重程度的影响 一项研究[5]评价了 H. pylori 对 NAFLD 的影响及其与疾病严重程度的关系。研究纳入了行肝组织学检查明确诊断的 43 例 NAFL 和 87 例 NASH 患者,所有患者行血清抗 H. pylori IgG 的检测。结果总的抗 H. pylori IgG 阳性率为 40%,而 H. pylori 阳性患者中 NASH 的比例(81%)明显高于阴性患者中的比例(58%),P=0.008。NAFLD 活动度评分(NAS)和肝细胞气球样变在 H. pylori 阳性组也均高于阴性组。而糖耐量检测在两组之间并无差异。进一步行多元回归分析显示 H. pylori 感染、女性以及 NAFIC 评分 ≥ 2 分均是预测 NASH 的独立风险因素。

3. H. pylori 感染影响 NAFLD 的相关机制 到目前为止关于 H. pylori 感染、胰岛素抵抗(IR)和代谢综合征之间关系的机制尚不十分清楚。抗胰岛素性稳态模式评估法(HOMA-IR)经常用于评估胰岛素敏感度,若评分较高则意味着低敏感度。Eshraghian 等[6]研究表明 H. pylori 阳性组患者的 HOMA-IR 评分(3.54 ± 2.2)明显高于阴性组患者(2.46 ± 1.9),P<0.05。

H. pylori 感染影响 NAFLD 的相关机制可能与胎球蛋白 -A 的作用相关,胎球蛋白 -A 是一种 59kD 的糖蛋白,主要由肝脏合成并分泌到外周血中,具有调节炎症反应,抑制胰岛素受体的酪氨酸酶活性的作用,在炎症及损伤时明显下降。Kebapcilar 等[7]研究发现 H. pylori 感染患者胎球蛋白 -A 的数值明显低于非感染者 [(28.7 ± 7.7)ng/ml vs(50.1 ± 20.9)ng/ml,P <0.001],并且给予 H. pylori 阳性患者根除治疗,治疗后胎球蛋白 -A 的数值升高至(36.8 ± 16.9)ng/ml,,与治疗前比较 P=0.007。

H. pylori 感染可刺激促炎性细胞因子的释放,如肿瘤坏死因子 -α(TNF-α),IL-1β、IL-6 和 IL-8。TNF-α 在 IR、NAFLD 和 NASH 中是重要的致病因素。其可以上调磷酸化或抑制 IRS-1 酪氨酸自身磷酸化。下调葡萄糖转运蛋白 4(GLUT4)和促进脂肪分解,导致游离脂肪酸的堆积。上述反应引起的氧化应激导致了内质网的损害和 NF-κB 的激活。

脂肪因子是 NAFLD 和 NASH 发病机制中的重要因素。脂联素是第一个被发现的脂肪因子,其是由脂肪组织细胞分泌的一种细胞因子,具有多种生物学效应,在调节脂代谢的过程中起着十分重要的作用。其除了具有抗炎作用外,还能够抑制巨噬细胞功能以及对抗脂肪生成作用,并抑制 NF-κB 的激活。Polyzos 等[8]研究发现在 NAFLD 合并 H. pylori 阳性患者中脂联素的水平明显低于阴性者(7.8 ± 0.8 vs 5.0 ± 0.5,P=0.006)。因此,H. pylori 感染通过减少脂联素的聚集增加了 NAFLD 发生的风险。

如上所述,多数研究均提示 H. pylori 感染与脂肪性肝病是具有相关性的。其对肝脏的影响至少部分是和代谢紊乱相关的。然而,H. pylori 感染造成的全身炎症反应也是发生肝脏损伤的重要机制。

## 二、幽门螺杆菌与慢性病毒性肝炎

1. H. pylori 与慢性乙型肝炎 Fan 等[9]研究纳入了 96 例慢性乙型肝炎患者和 104 例年龄相匹配的健康对照组,两组患者均进行血清抗 H. pylori IgG 的检测,慢性乙型肝炎患者 H. pylori 阳性率为 57.3%,明显高于对照组(42.3%),$P<0.05$;且 HBeAg 和/或 HBV DNA 阳性患者 *H. pylori* 感染率为 75.6%,明显高于阴性患者(41.2%),$P<0.005$。

Ponzetto 等[10]调查了乙肝病毒(HBV)相关肝硬化患者中 *H. pylori* 感染的流行率,研究纳入了 45 例男性 HBV 相关肝硬化患者和 310 例年龄及性别相匹配的对照组,结果肝硬化组 *H. pylori* 感染率为 89%,明显高于对照组(59%),$P<0.05$。我国对慢性 HBV 感染者也进行了研究,发现 66.1% 的肝组织中检测到螺杆菌菌属特异性 16S rRNA 基因,其中原发性肝癌组的检出率最高(86.7%),其次为肝硬化组(77.3%),均明显高于慢性肝炎组(44.0%);而慢性肝炎组中随着炎症评分的增加,检出率亦增加;同时,进一步对 41 例螺杆菌菌属特异性 16S rRNA 基因阳性的肝组织 DNA 应用 *H. pylori* 的 *cagA*、*vacA* 和 *glmM* 基因特异性引物进行基因扩增,结果共有 23 例发现 *cagA*、*vacA* 和/或 *glmM* 基因呈阳性[11]。

关于 *H. pylori* 感染与 HBV 在慢性乙型肝炎发生发展中的协同致病作用机制尚不清楚,可能与炎症介质和细胞免疫的参与因素有关。*H. pylori* 感染与 HBV 感染均是慢性持续性感染过程,其在局部的感染就可能引起全身的系统性反应;持续性感染可诱发慢性炎症反应和免疫应答反应,导致感染局部位置和其他部位的损伤。

2. **H. pylori 与慢性丙型肝炎** Esmat 等[12]的研究纳入了 85 例患者,根据 METAVIR 评分系统分为 5 组,1 组为对照组,包括 16 例无肝组织学炎症的慢性丙型肝炎患者,2 组包括慢性活动性丙型肝炎患者 25 例,3 组为 17 例丙型肝炎肝硬化患者,4 组为 16 例丙型肝炎肝硬化合并原发性肝癌患者,5 组为对照组,11 例胃肠病和胆囊疾病而丙型肝炎病毒(HCV)阴性患者。所有患者应用 PCR 方法检测肝组织中 *H. pylori* DNA *cagA* 基因,2、3、4 组的阳性率分别为 32%、52.9% 及 75%,明显高于 1、5 对照组,$P<0.001$;而且肝纤维化 F3~F4 级的患者 *H. pylori* PCR(CagA)的阳性率为 28.2%,明显高于早期肝纤维化的患者(5.9%),$P=0.000\ 1$。

Ponzetto 等[13]调查了 HCV 相关肝硬化患者中 *H. pylori* 感染的流行率,研究纳入了 70 例男性 HCV 相关肝硬化患者和 310 例年龄及性别相匹配的对照组,结果肝硬化组 *H. pylori* 感染率为 77%,明显高于对照组(59%),$P<0.05$。

Pellieano 研究组[14]对 23 例 HCV 相关性肝硬化后肝癌患者和 6 例结直肠癌肝转移患者的肝脏组织应用 PCR 技术检测是否存在螺杆菌特异的 16S rRNA 基因,结果发现 23 例肝癌患者中有 17 例(85%)发现螺杆菌特异的 16S rRNA 基因,经 DNA 测序证实其中 16 例为 *H. pylori*,另一例为 *Helicobacter pullorum*,而 6 例肝转移癌中仅 2 例发现螺杆菌特异的 16S rRNA 基因。Ponzetto 等[15]对 25 名 HCV 相关性原发性肝癌伴有肝硬化的患者手术切除后标本进行 16S rRNA 的检测,发现 23 份标本阳性,测序结果与 *H. pylori* 具有高度同源性。

关于 *H. pylori* 感染在慢性丙型肝炎中的作用机制尚不清楚,螺杆菌是炎症反应的强烈激活因子,*H. pylori* 是靠近肝门束最常见的引起人体感染的细菌,研究显示 *H. pylori* 是 IL-1、IL-6、TNF-α 和 ICAM-1 的强烈诱导剂,这些因子能促进淋巴细胞归巢和增加肝细胞毒性。因此,螺杆菌感染能导致感染部位大量淋巴细胞和多形核细胞的聚集。此外,细胞培养证实一些螺杆菌还能分泌一种肝脏特异性毒素而引起肝细胞坏死,也有可能参与体内肝脏实质的损伤机制。有实验动物模型显

示 *H. pylori* 感染可以通过下调病毒特异的 Th1 细胞因子和 T 细胞抑制效应而影响并发感染病毒清除。

### 三、幽门螺杆菌与自身免疫性肝病

1. ***H. pylori* 与原发性胆汁性肝硬化**　原发性胆汁性肝硬化（PBC）是肝内中小胆管慢性进行性、非化脓性炎症而导致的慢性胆汁淤积性疾病。感染是诱导 PBC 的主要因素之一，大肠杆菌导致的反复尿路感染是引发女性 PBC 的最常见原因。近年来也有人发现 *H. pylori* 也可通过交叉反应诱发 PBC。

Ram 研究组[16]评价了 PBC 患者 *H. pylori* 血清阳性率，结果发现 PBC 组阳性率为 56%，明显高于对照组（39%），$P=0.02$。Shapira 等[17]报道了抗 *H. pylori* 抗体在 PBC 患者中的阳性率为 54%，与对照组（31%）比较有统计学差异，$P<0.01$。Tanaka 的研究[18]则报道了 *H. pylori* 的阳性率在 PBC 患者和当地相匹配的对照组之间无统计学差异（51% vs 46%），但是该研究在 1 例 PBC 患者的肝组织中检测到 *H. pylori*-DNA 的存在。

有研究发现在 *H. pylori* 和 PBC 特异性自身抗原之间存在分子模拟现象，*H. pylori* 的尿素酶 B 和主要的线粒体的丙酮酸脱氢酶复合体 E2（PDC-E2）之间的氨基酸序列具有相似性。这个相似性提示 *H. pylori* 感染可能与 PBC 发生的风险性相关。然而，并未发现在 CD4 T 细胞和 B 细胞水平的免疫交叉反应的证据，而且抗 *H. pylori* VacA 抗原抗体和人类 PDC-E2 之间也无交叉反应。

2. ***H. pylori* 与原发性硬化性胆管炎**　原发性硬化性胆管炎（PSC）是以肝内、外胆管炎症及纤维化为特征的慢性胆汁淤积性疾病。其发病机制至今仍不十分清楚，由于 PSC 与 IBD 具有较强的关联性，自身免疫可能发挥一定的作用。其他被认可的可能病因还有，编码囊性纤维化跨膜受体基因发生突变以及反复发生的细菌感染。

Tanaka 研究组首先在 PSC 患者中检测到 *H. pylori*-DNA。随后研究者进行了一系列研究。Koutsoumpas 等[19]研究纳入了 25 例 PSC 患者和 31 例对照组，检测了 56 例 PSC 患者肝组织中的 16S rRNA，阳性率为 16%，对 9 例阳性患者继续应用 PCR 法检测 *H. pylori* CagA，结果 7 例为阳性；PSC 组 *H. pylori* 阳性率为 28%，明显高于对照组（9.7%）。Nilsson 等[20]通过 DNA 原位杂交以及部分 DNA 测序的方法对肝脏组织中的 *H. pylori* 进行研究，使用特异引物对 PBC 和 PSC 患者肝组织进行 PCR 后，选择 20 个螺杆菌阳性患者进行独立 PCR 分析，结果显示其中 9 例螺杆菌菌株的 16S rRNA 和 26kD 的表面蛋白与幽门螺杆菌具有高度同源性。

3. ***H. pylori* 与自身免疫性肝炎**　自身免疫性肝炎（AIH）是以自身免疫反应为基础，以血清 IgG 升高和存在自身抗体为特征的肝脏炎症性病变。遗传易感性被认为是主要病因，病毒感染、酒精和药物被认为是在遗传易感基础上的促发因素。相当一部分 AIH 患者存在病毒感染的血清学及病毒学证据，但是目前关于 *H. pylori* 感染和 AIH 之间相关性的证据尚不充分。

Durazzo 等[21]研究纳入了 31 例 AIH 患者和年龄、性别相匹配的 62 例献血者，两组患者 *H. pylori* 抗体的阳性率分别为 64.5% 和 53.2%，比较无统计学差异，$P=0.3$。Dzierzanowska-Fangrat

研究组[22]评价了儿科的 AIH 患者,结果发现 *H. pylori* 感染率在 AIH 组和对照组之间相接近(22% vs 14%)。因此,关于在胃内定植的 *H. pylori* 和 AIH 之间的相关性是存在争议的。

综上所述,目前已经发现非酒精性脂肪性肝病、慢性病毒性肝炎以及自身免疫性肝病患者 *H. pylori* 的感染率明显高于健康对照组。*H. pylori* 感染通过诱导系统性炎症促进脂肪性肝病的发生与发展已普遍得到认可,但从慢性病毒性肝炎和自身免疫性肝病肝组织中扩增到 *H. pylori*-DNA 的现象能否证明其实诱导肝病进展的协同因素还有待于进一步探讨。至于 *H. pylori* 感染是否是诱导 PBC 和 PSC 的感染因素之一,则具有更重要的探讨价值。

(徐 严 王江滨)

## 参 考 文 献

[ 1 ] Gunji T, Matsuhashi N, Sato H, et al. Helicobacter pylori infection is significantly associated with metabolic syndrome in the Japanese population. Am J Gastroenterol, 2008, 103: 3005-3010.

[ 2 ] Kucukazman M, Yavuz B, Sacikara M, et al. The relationship between updated Sydney System score and LDL cholesterol levels in patients infected with Helicobacter pylori. Dig Dis Sci, 2009, 54 (3): 604-607.

[ 3 ] Laurila A, Bloigu A, Näyhä S, et al. Association of Helicobacter pylori infection with elevated serum lipids. Atherosclerosis, 1999, 142 (1): 207-210.

[ 4 ] Jamali R, Mofid A, Vahedi H, et al. The effect of Helicobacter pylori eradication on liver fat content in subjects with non-alcoholic Fatty liver disease: a randomized openlabel clinical trial. Hepat Mon, 2013, 13: e14679.

[ 5 ] Sumida Y, Kanemasa K, Imai S, et al. Helicobacter pylori infection might have a potential role in hepatocyte ballooning in nonalcoholic fatty liver disease. J Gastroenterol, 2015, 50 (9): 996-1004.

[ 6 ] Eshraghian A, Hashemi SA, Hamidian Jahromi A, et al. Helicobacter pylori infection as a risk factor for insulin resistance. Dig Dis Sci, 2009, 54: 1966-1970.

[ 7 ] Kebapcilar L, Bilgir O, Cetinkaya E, et al. The effect of Helicobacter pylori eradication on macrophage migration inhibitory factor, C-reactive protein and fetuin-a levels. Clinics (Sao Paulo), 2010, 65: 799-802.

[ 8 ] Polyzos SA, Kountouras J, Papatheodorou A, et al. Helicobacter pylori infection in patients with nonalcoholic fatty liver disease. Metabolism, 2013, 62: 121-126.

[ 9 ] Fan XG, Zou YY, Wu AH, et al. Seroprevalence of Helicobacter pylori infection in patients with hepatitis B. Br J Biomed Sci, 1998, 55 (3): 176-178.

[ 10 ] Ponzetto A, Pellicano R, Leone N, et al. Helicobacter pylori seroprevalence in cirrhotic patients with hepatitis B virus infection. Neth J Med, 2000, 56: 206-210.

[ 11 ] 季尚玮,王江滨,王颂,等. 慢性乙型肝炎患者肝组织螺杆菌特异性 16S rRNA 基因分析. 中华内科杂志,2010, 49 (9): 795-796.

[ 12 ] Esmat G, El-Bendary M, Zakarya S, et al. Role of Helicobacter pylori in patients with HCV-related chronic hepatitis and cirrhosis with or without hepatocellular carcinoma: possible association with disease progression. J Viral Hepat, 2012, 19 (7): 473-479.

[ 13 ] Ponzetto A, Pellicano R, Leone N, et al. Helicobacter infection and cirrhosis in hepatitis C virus carriage: is it an innocent bystander or a troublemaker? Med Hypotheses, 2000, 54: 275-277.

[ 14 ] Pellieano R, Mazzaferro V, Grigioni WF, et al. Helieobaeter speeies sequenees in liver samples from Patients with and without hepatocellular carcinoma. World J Gastroenterol, 2004, 10: 598-601.

[ 15 ] Ponzetto A, Pellicano R, Leone N, et al. Helicobacter infection and cirrhosis in hepatitis C virus carriage: is it an innocent bystander or a troublemaker? Med Hypotheses, 2000, 54: 275-277.

［16］ Ram M, Barzilai O, Shapira Y, et al. Helicobacter pylori serology in autoimmune diseases-fact or fiction？Clin Chem Lab Med, 2013, 51: 1075-1082.

［17］ Shapira Y, Agmon-Levin N, Renaudineau Y, et al. Serum markers of infections in patients with primary biliary cirrhosis: evidence of infection burden. Exp Mol Pathol, 2012, 93: 386-390.

［18］ Tanaka A, Prindiville TP, Gish R, et al. Are infectious agents involved in primary biliary cirrhosis？A PCR approach. J Hepatol, 1999, 31: 664-671.

［19］ Koutsoumpas A, Mytilinaiou M, Polymeros D, et al. Anti-Helicobacter pylori antibody responses specific for VacA do not trigger primary biliary cirrhosisspecific antimitochondrial antibodies. Eur J Gastroenterol Hepatol, 2009, 21: 1220.

［20］ Nilsson O, Taneera J, Casteda IM, et al. Identification of Helicobacter pylori and other helicobacter species by PCR, hybridization, and partial DNA seguencing in human liver samples from patients with primary sclerosing cholangitis or primary biliary cirrhosis. J Clin Microbiol, 2000, 38: 1072-1076.

［21］ Durazzo M, Pellicano R, Premoli A, et al. Helicobacter pylori seroprevalence in patients with autoimmune hepatitis. Dig Dis Sci, 2002, 47: 380-383.

［22］ Dzierzanowska-Fangrat K, Nilsson I, Wozniak M, et al. Lack of an association between Helicobacter infection and autoimmune hepatitis in children. Pol J Microbiol, 2006, 55: 157-159.

第五十八章

# 幽门螺杆菌与胆道系统疾病

---

一、幽门螺杆菌与慢性胆囊炎、胆囊结石的关系
二、幽门螺杆菌与胆道系统恶性肿瘤的关系

---

胆囊、胆道疾病是临床上的常见病。慢性胆囊炎患病率为 16.1%，占所有胆囊疾病的 74.8%。胆囊结石是慢性胆囊炎最常见的危险因素，美国胆囊结石的患病率约为 10%，我国胆囊结石的患病率约为 5.6%。

由于胃、十二指肠及胆囊解剖结构上毗邻，并经胆管相通，因此 H. pylori 是否会逆行至胆囊引起胆囊胆道疾病已引起了人们的关注。最初认为 H. pylori 不能耐受胆盐，尤其是非结合胆盐对 H. pylori 更具毒性，因此 H. pylori 不能在有胆盐存在的环境中生存[1]。随着研究的深入，有研究者发现在慢性结石性胆囊炎伴胆汁反流的患者胃内 H. pylori 检出率高达 46.1%，因此认为 H. pylori 可以经由十二指肠乳头逆行经胆道到达胆囊[2]。美国学者 Fallone 发现因结石合并胆囊炎术后的十二指肠胃反流的患者胃液 H. pylori 检出率（68%）较术前（32%）明显上升[3]。另有研究表明胆汁中 H. pylori 存在与胃内 H. pylori 的存在具有强相关性[4]，因此推论最大的可能是胃内感染的 H. pylori 经胆道逆行至胆囊，且 H. pylori 完全可以在碱性环境中存活。目前虽尚并未从胆汁或胆囊组织中直接分离培养出 H. pylori，但 Hamada 等人已在胆汁中通过 PCR 技术扩增到 H. pylori 16S rRNA。胆汁引流出 3h 后 H. pylori 检出率明显下降，5h 后就已不能检测到螺杆菌的存在[5]。本章就 H. pylori 与慢性胆囊炎、胆囊结石以及胆囊癌间关系的研究现状总结如下。

## 一、幽门螺杆菌与慢性胆囊炎、胆囊结石的关系

慢性胆囊炎患者 H. pylori 感染率为 57.0%。应用 PCR 技术从胆汁及胆囊术后胆囊组织中扩增到 H. pylori 特异性 16S rRNA，检出率分别为 27.2%（22/81）和 7.1%（37/524）。此外，还于镜下直接观察到被认为是 H. pylori 的球形螺杆菌，主要位于胆囊黏膜上皮细胞表面、黏膜腺腔内[2]。还有研究者从慢性结石性胆囊炎患者胆汁中扩增到 H. pylori 特异性 16S rRNA，阳性率为 51.5%~71%，明显高于对照组（6%）[4]。H. pylori 在胆汁或胆囊组织的 H. pylori 检出率与 H. pylori 胃内感染率呈正相关[6]。进一步研究表明在胆囊结石患者中胆汁及结石中检测到的 H. pylori 多为 cagA 阳性 H. pylori[7]。目前还尚未从胆汁或胆囊黏膜中直接分离培养出幽门螺杆菌。

慢性胆囊炎患者的 H. pylori 检出阳性率与无慢性胆囊炎对照组相似，但慢性胆囊炎合并 H. pylori 感染者的胃溃疡发生率为 9.2%，明显高于单纯 H. pylori 感染者（4.9%），提示 H. pylori 可

能与胆汁具有协同诱发胃黏膜的损伤的作用[2]。

*H.pylori* 感染诱导慢性胆囊炎及胆囊结石的作用机制尚不完全清楚,可能与下述因素有关:

1. ***H.pylori* 促进胆囊结石形成**　胆囊结石形成是一个复杂的病理过程,通常认为与胆汁胆固醇过饱和、胆汁成核加速和胆囊动力障碍有关[8]。然而40%~70%的正常人胆囊胆汁中胆固醇过饱和,却未有结石形成,因此胆囊内促成核因子对于启动结石形成过程是非常重要的。目前研究表明在胆囊结石内可检测到 *H.pylori* DNA 存在[6],提示 *H.pylori* 或其代谢产物可能作为促成核因子参与结石形成。*H.pylori* 还可产生较高水平磷脂酶 A2(PLA2)。正常情况下胆囊黏膜分泌的 PLA2 无活性,而在 *H.pylori* 感染者胆囊内 PLA2 具有一定活性,可水解卵磷脂产生溶血卵磷脂和游离脂肪酸,其中棕榈脂肪酸和饱和硬质酸等易与钙结合促进结石形成[9]。此外,胆囊壁胆囊收缩素 A(CCK-A)受体数量减少可能使胆囊收缩功能受损[10],可能是胆囊结石致病过程中的重要环节[11]。携带 *cagA* 基因的 *H.pylori* 感染患者的胆囊壁 CCK-A 受体 mRNA 表达数量明显降低,提示 *H.pylori* 可能通过影响 CCK-A 表达影响胆囊收缩功能参与结石形成。在结石形成后,结石本身又可进一步对胆囊黏膜造成直接损伤。

2. ***H.pylori* 对胆囊黏膜的直接损伤作用**　胆囊和胃同来源于内胚层,组织结构相似,其黏膜表面覆有黏液层;Caselli 等人[12]证实胆囊结石患者胆囊黏膜上皮细胞有胃化生,Roa 等人[13]发现胆囊上皮细胞有胃蛋白酶原Ⅰ、Ⅱ的表达。有研究者[7]通过手术后的胆囊组织学观察发现:于胆囊内可检测到 *H.pylori* 感染的患者其胆囊黏膜上皮出现胃化生的比例显著高于胆囊内检测不到 *H.pylori* 感染的患者,提示胆囊黏膜胃化生与胆囊内 *H.pylori* 感染有密切关系。*H.pylori* 聚集处胆囊黏膜上皮细胞有变性、糜烂及坏死,部分可见有炎症细胞浸润,这可能与 *H.pylori* 毒力因子,如细胞毒素相关基因 A(CagA)、空泡细胞毒素 A(VacA)及 *H.pylori* 尿素酶、脂多糖、黏液酶所致直接损伤相关。

3. ***H.pylori* 介导炎症及免疫反应损伤胆囊黏膜**　*H.pylori* 感染后分泌的尿素酶、热休克蛋白等可激活黏膜局部上皮细胞及血管内皮细胞表达 IL-1、IL-6[7]、IFN-γ、TNF-α[10],激活淋巴细胞等炎症细胞从而激活造成局部炎症损伤。*H.pylori* 还可以刺激 IL-8 表达增加,而 IL-8 具有明显的激活和趋化中性粒细胞及淋巴细胞的作用[14]。

## 二、幽门螺杆菌与胆道系统恶性肿瘤的关系

近年来先后有日本、韩国等多国多位学者先后从胆道系统恶性肿瘤中扩增出螺杆菌 DNA,其检出率明显高于良性疾病及健康对照组。并有研究结果表明在胆汁 *H.pylori* 阳性的患者中胆道恶性肿瘤比例为23%(*n*=12)明显高于胆汁 *H.pylori* 阴性者恶性肿瘤的发生率(8%)。另外,在胆汁 *H.pylori* 阳性的患者中,胆道恶性肿瘤合并结石者占50%(*n*=6)。进一步多因素分析结果表明胆汁 *H.pylori* 阳性是增加胆道癌症发生风险的独立影响因素(*R*=9.9,95%Cl:1.4~70.5)[4]。

目前认为 *H.pylori* 诱导胆道恶性肿瘤的可能机制为:

1. *H.pylori* 感染通过诱导局部慢性炎症反应促进胆管上皮细胞增生,进而还出现化生及异常

分化。Misra[15]等发现胆管上皮细胞可发生胃上皮化生,并在炎症胆囊黏膜组织中发现 *H. pylori* 聚集。而这种胆管上皮细胞的异常化生最终可发展为肿瘤。

2. *H. pylori* 感染诱导端粒酶高表达。端粒酶是一种 RNA 依赖的反转录酶,是细胞永生化和肿瘤形成的重要影响因素。人端粒酶 RNA(hTR)已被证明存在于包括胃肠道肿瘤在内的多种癌症早期。*H. pylori* 感染程度可影响 hTR 的表达水平。在未感染 *H. pylori* 者仅检测到低水平 hTR 表达,而在 *H. pylori* 感染者 hTR 表达水平随 *H. pylori* 感染程度加重逐渐升高[16]。且最近发表的研究指出当胆管细胞出现异型增生时即检测到 hTR 表达水平上升,在胆囊癌患者中 hTR 水平达到最高,这提示 hTR 在胆囊癌发生过程中也发挥重要作用[17]。

3. *H. pylori* 通过影响胆管细胞凋亡途径诱导肿瘤的发生。CagA 是 *H. pylori* 分泌导致组织损伤的一种重要毒性蛋白,感染携带 CagA 基因的 *H. pylori* 可诱导炎症并通过增强氧化应激,促进过氧化物产生,导致 DNA 修复功能障碍增加遗传不稳定性等多种机制导致肿瘤的发生[18]。此外,近期还有研究表明除 CagA 外,*H. pylori* 分泌的 γ- 谷氨酰转肽酶还可通过影响细胞凋亡,诱导胃癌细胞循环停滞于 $G_1$ 期,且也有影响胆管上皮细胞凋亡的作用[19]。也有研究认为 *H. pylori* 膜蛋白(*H. pylori*-MP1)与 *ras* 病毒致癌基因相结合可诱导肿瘤细胞产生,而其对胆管细胞的影响尚需进一步证实。

目前已证实在胆囊结石中已检测到 *H. pylori* 的存在,而胆囊结石可增加胆道肿瘤的风险。除此之外,*H. pylori* 还可通过多种途径诱导胆囊黏膜炎症,甚至可进一步导致黏膜增生并结合多种机制诱发胆囊肿瘤。*H. pylori* 感染作为一种感染性疾病,感染人群数目巨大,其在人体胃外疾病中的作用受到越来越广泛的关注。*H. pylori* 在胆囊炎、胆囊结石甚至胆道肿瘤发病机制中发挥的作用已成为 *H. pylori* 与胃外疾病间的一个重要讨论环节,尚需大量研究进一步证实。

(徐 严　王江滨)

# 参 考 文 献

[ 1 ] Messini, F. Helicobacter pylori and hepatobiliary diseases. Clin Ter, 2003, 154 (1): 55-56.

[ 2 ] Chen DF, L Hu L, Yi P, et al. Detection of Helicobacter pylori from gallbladder mucosa in patients with chronic cholecystitis. World Chin J Digestol, 2001, 12 (8): 1814-1817.

[ 3 ] Fallone CA, Tran S, Semret M, et al. Helicobacter DNA in bile: correlation with hepato-biliary diseases. Aliment Pharmacol Ther, 2003, 17 (3): 453-458.

[ 4 ] Bulajic M, Maisonneuve P, Schneider-Branchert W, et al. Helicobacter pylori and the risk of benign and malignant biliary tract disease. Cancer, 2002, 95 (9): 1946-1953.

[ 5 ] Hamada T, Yokota K, Ayada K, et al. Detection of Helicobacter hepaticus in human bile samples of patients with biliary disease. Helicobacter, 2009, 14 (6): 545-551.

[ 6 ] Neri V, Marigiotta M, de Francesco V, et al. DNA sequences and proteic antigens of H. pylori in cholecystic bile and tissue of patients with gallstones. Aliment Pharmacol Ther, 2005, 22 (8): 715-720.

[ 7 ] Chen DF, L Hu L, Yi P, et al. Relationship between Helicobacter pylori and chronic cholecystitis. World Chin J Digestol, 2004, 12 (8): 1840-1843.

[ 8 ] Lammert F, Carey MC, Paigen B. Chromosomal organization of candidate genes involved in cholesterol gallstone

formation: a murine gallstone map. Gastroenterology, 2001, 120 (1): 221-238.

[9] Nardone G, Holicky EL, Uhl JR, et al. In vivo and in vitro studies of cytosolic phospholipase A2 expression in Helicobacter pylori infection. Infect Immun, 2001, 69 (9): 5857-5863.

[10] Mishra RR, Tewari M, Shukla HS. Association of Helicobacter pylori infection with inflammatory cytokine expression in patients with gallbladder cancer. Indian J Gastroenterol, 2013, 32 (4): 232-235.

[11] Zhu J, Han TQ, Chen S, et al. Gallbladder motor function, plasma cholecystokinin and cholecystokinin receptor of gallbladder in cholesterol stone patients. World J Gastroenterol, 2005, 11 (11): 1685-1689.

[12] Caselli MAA, Navarra G, Carcoforo P, et al. Cholesterol vesicles in ares of gastric metaplasia of gallbladder epithelium. J Submicrosc Cytol Pathol, 1996, 28: 251-253.

[13] Roa I, Shiraishi AJ, Yatani J, et al. Immunohistochemical demonstration of pepsinagens Ⅰ and Ⅱ in the gallbladder. Rev Med Chil, 1992, 120: 1351-1358.

[14] Amieva MR, Vogelmann R, Covacci A, et al. Disruption of the epithelial apical-junctional complex by Helicobacter pylori CagA. Science, 2003, 300 (5624): 1430-1434.

[15] Misra V, Misra P, Dwivedi M, et al. Helicobacter pylori in areas of gastric metaplasia in the gallbladder and isolation of H. pylori DNA from gallstones. Pathology, 2007, 39 (4): 419-424.

[16] Hur K, Gazdar AF, Rathi A, et al. Overexpression of human telomerase RNA in Helicobacter pylori-infected human gastric mucosa. Jpn J Cancer Res, 2000, 91 (11): 1148-1153.

[17] Deblakshmi RK, Deka M, Saikia AK, et al. Prognostic relevance of human telomerase reverse transcriptase (hTERT) expression in patients with gall bladder disease and carcinoma. Asian Pac J Cancer Prev, 2015, 16 (7): 2923-2928.

[18] Figura N, Marano L, Moretti E, et al. Helicobacter pylori infection and gastric carcinoma: Not all the strains and patients are alike. World J Gastrointest Oncol, 2016, 8 (1): 40-54.

[19] Boonyanugomol W, Chomvarin C, Song JY, et al. Effects of Helicobacter pylori gamma-glutamyltranspeptidase on apoptosis and inflammation in human biliary cells. Dig Dis Sci, 2012, 57 (10): 2615-2624.

第五十九章

# 幽门螺杆菌与慢性胰腺疾病

慢性胰腺疾病多年来一直被认为与胆道疾病、慢性酒精中毒、代谢障碍、胰管梗阻、遗传等因素密切相关。近年来人们又发现幽门螺杆菌（*H. pylori*）感染与胃肠外疾病的发生、发展存在一定的联系。鉴于已有研究证实了 *H. pylori* 感染与胆囊疾病相关，另外，也因为胃、十二指肠、胆囊及胰腺解剖结构上毗邻关系密切，且 85% 的人胰管与胆总管汇合形成"共同通道"开口于十二指肠乳头，生理及病理上可相互影响，因此 *H. pylori* 是否会逆行至胰管引起胰腺疾病也引起了人们的关注，并由此提出感染因素，尤其是 *H. pylori* 感染是否可在诱导慢性胃黏膜损伤的同时诱发慢性胰腺疾病。

## 一、幽门螺杆菌感染影响胰腺生理功能

胰腺的外分泌系统包括胰腺腺泡细胞及胰腺导管管壁细胞，其分泌胰液的主要成分是碳酸氢盐和消化酶。胰腺分泌的消化酶有糖类消化酶，如淀粉酶；蛋白类消化酶，如胰蛋白酶、糜蛋白酶、氨肽酶和羧基肽酶、弹性蛋白酶、胶原酶、核糖核酸酶；脂肪类消化酶，如胰脂肪酶、胰磷脂酶等。胰液的分泌受神经和体液调节，其中以体液调节为主。交感和副交感神经伴随血管进入胰腺，其末梢分布于腺泡，副交感神经兴奋促进胰酶分泌，交感神经兴奋使胰酶分泌减少。一些内分泌细胞分泌激素也参与胰腺分泌的调节，如促胰液素主要作用于小导管上皮细胞，促进其分泌大量水和碳酸氢盐从而导致胰液量增多；胆囊收缩素 - 促胰酶素可促进腺泡细胞分泌大量消化酶，但胰液量不增多；胃泌素也有促进胰酶分泌的作用。

有研究者通过对 *H. pylori* 感染者及 *H. pylori* 未感染者的研究发现 *H. pylori* 感染组的胃泌素水平明显升高，消化期的胰淀粉酶、糜蛋白酶、脂肪酶水平也比 *H. pylori* 未感染组明显升高，进而得出结论，高胃泌素血症不仅可使十二指肠内酸负荷增加，导致了促胰液素的释放进而胰液分泌增多，胃泌素本身还通过弱胆囊收缩素样效应刺激了胰酶的分泌[1]。有研究者认为胃促生长素（ghrelin）是由胃黏膜内分泌细胞分泌的一种调节因子，在多个器官发挥抗氧化作用，*H. pylori* 感染导致胃黏膜萎缩而使血中的胃促生长素水平下降，降低了胰腺的抗氧化能力，可诱导胰腺炎症的发生[2,3]。动物模型得出相似结论，*H. pylori* 感染导致胃酸分泌增多，进而影响内源性促胰液素的分

泌,同时导致生长抑素水平下降,分泌碳酸氢盐量增加,上述改变导致了胰腺导管上皮细胞炎症。*H. pylori* 引起高胃泌素血症和十二指肠内高酸环境在胰腺炎的疾病进程中扮演重要角色。

## 二、幽门螺杆菌与慢性胰腺炎

慢性胰腺炎(CP)是各种病因引起的胰腺组织的慢性进行性炎症性改变,进而引起组织结构不可逆转性的破坏,最终导致胰腺内、外分泌功能障碍的一种临床综合征。目前尚无单一机制可解释 CP 的发病。我国 CP 最常见病因是胆道系统疾病。胆道系统疾病可以导致胰液引流不畅,反流从而引发 CP 的发生,占我国 CP 病因的 30%~45%。

有研究者应用 nest-PCR 法检测慢性结石性胆囊炎患者胆汁中 *H. pylori* 的感染情况,其 *H. pylori* DNA 检出率为 51.5%~71%[4]。鉴于解剖结构的"共同通道",学者们也开始探讨 *H. pylori* 感染是否也是 CP 病因之一。*H. pylori* 感染与 CP 相关在动物实验中已得到证实。Rieder 等用野生型 1 型 B128 株 *H. pylori* 感染蒙古沙鼠证实 *H. pylori* 后可发生 CP[10]。Dore 等对 CP 合并 *H. pylori* 感染的患者进行 *H. pylori* 根除治疗,结果发现治疗后复查 $^{13}$C- 尿素呼气试验阴性患者于第 3、6、10、12 个月随访时血清淀粉酶和脂肪酶水平均处于正常范围,因此认为 *H. pylori* 根除治疗可减轻 CP 临床表现[5]。

*H. pylori* 定植于胃黏膜局部释放的氨、脂多糖、激活的白细胞、促炎性细胞因子等不仅作用于胃黏膜,实际上对机体整体均有影响,从理论上讲也可通过相同途径作用于胰腺。有研究报道胰腺细胞表达 IL-8、NF-κB、VEGF、AP-1、血清应答元件(SRE)的增加与 *H. pylori* 感染相关[12]。*H. pylori*-CagA 还可以刺激具有强效激活且趋化中性粒细胞及淋巴细胞作用的 IL-8 表达增加[6]。部分 CP 患者经随访会进展为胰腺癌,其可能为胰腺癌的一种癌前病变。*H. pylori* 感染可加重 CP 患者胰腺组织损伤,使组织不断处于损伤 - 修复过程,一旦这种损伤 - 修复的平衡被打破,便会向无限增殖的肿瘤细胞转化。

## 三、幽门螺杆菌与胰腺癌

吸烟、高脂、高蛋白饮食、遗传、糖尿病、慢性胰腺炎、胆石症、嗜酒、饮咖啡、某些化学致癌物、内分泌改变等一直被认为与胰腺癌的发生相关。但也有部分胰腺癌患者并不存在上述影响因素,因此探讨其他致疾病因素与胰腺癌的关系至关重要。

Raderer 等比较不同患者血清 *H. pylori* 抗体阳性率的研究发现,胰腺癌患者血清 *H. pylori* 阳性率为 65%,而非胰腺癌对照组血清 *H. pylori* 阳性率仅为 45%,存在显著差异,故推测 *H. pylori* 感染与胰腺癌可能具有相关性[7]。Stolzenberg 等调查了 29 133 例芬兰男性吸烟者 *H. pylori* 感染情况,结果发现患胰腺癌组的抗 -*H. pylori* 阳性率明显高于未患胰腺癌对照组抗 -*H. pylori* 阳性率,有显著差别[8]。Nilsson 等证实肝细胞癌和胆管细胞癌患者肝脏中存在 *H. pylori*,进一步将研究扩展到正常胰腺和癌变胰腺组织,尽管 *H. pylori* 培养未获成功但 PCR 检测证实 83% 的胰腺癌患者可检测到 H. pylori DNA[9],随后该研究团队从胰腺疾病石蜡块病理组织中提取 DNA,用螺杆菌种属特异的 PCR 扩增、测序,结果发现 75% 胰腺癌有表达[11]。Jesnowski 等对胰腺癌患者接受内镜逆行胰胆管造影术时收集的胰液和胰腺活检组织进行研究,通过巢式 PCR 技术未检测到 H. pylori DNA,由此说明 H. pylori 感染可能并不直接作用于胰腺组织才使其癌变[2]。

目前有多种观点解释 H. pylori 感染与胰腺癌的潜在关系。

1. H. pylori 感染引起的炎症及组织损伤使胃窦黏膜的 D 细胞数量减少甚至功能下降,导致生长抑素分泌减少[10];生长抑素水平下降进而导致生长激素释放抑制因子(SS)的合成及释放减少,SS 减少导致胃窦 G 细胞密度及合成显著增加,另外,SS 减少减弱了对 G 细胞释放促胃液素的抑制作用进而胃泌素释放明显增多,最终导致高胃泌素血症并增加了胃壁对胃泌素的敏感性,产生胃十二指肠高酸环境,刺激基础胰液分泌增多,进而刺激胰腺导管上皮细胞过度增殖[14];过度增殖细胞的 DNA 合成与分裂活跃,进而 DNA 错误复制率升高以及修复功能下降,并且增生活跃时易受各种致癌因子的损伤,可产生染色体基因结构及功能改变,最终导致发育异常或化生,直至发展为癌。

2. H. pylori 感染还可能通过激活炎症反应产生一系列细胞因子,如 TNF-α、IL-8、IL-6 等,招募炎症细胞聚集于感染部位并激活中性粒细胞产生自由基。抗坏血酸有清除自由基功能,但 H. pylori 感染后胃分泌的抗坏血酸水平明显下降,直接削弱对自由基清除能力,导致炎症过程中产生的自由基大量堆积,堆积的自由基又使细胞 DNA 断裂、易位频率增多,导致胞质胞核转导途径异常从而改变了抑制基因和抑制蛋白活性,也诱导了肿瘤形成[15]。

3. 胃内因 H. pylori 定植可引起严重胃炎,当病变发展至慢性萎缩性胃炎时会导致低胃酸或无胃酸,低酸环境会使胃内细菌过度生长,细菌可将硝酸盐催化成亚硝酸盐,同时 H. pylori 感染后 NO 合成酶增多使 NO 合成增加,NO 与 $O_2$ 反应产生的氮氧产物具有将亚硝酸盐转化为亚硝基化合物的能力,而亚硝酸盐及亚硝基化合物是强效致癌物质;抗坏血酸在体内可抑制亚硝酸盐和 N-亚硝基化合物的形成,具有抑癌作用,但 H. pylori 感染者体内抗坏血酸浓度明显低于 H. pylori 未感染者,明显削弱对亚硝酸盐及亚硝基化合物的清除能力,基于上述理论,胰腺上皮细胞持续暴露于致癌物环境而逐渐诱导肿瘤的发生。

4. 由于生长条件变化使 H. pylori 由螺旋状体发生球形变,从而逃避了宿主免疫攻击并于体内不断繁殖,持续的慢性炎症甚至导致癌变。有研究者在食管癌患者的癌组织中发现了 H. pylori 球形体,进而推测 H. pylori 诱发胰腺癌变也可能为 H. pylori 球形体进入宿主细胞内并黏附于核膜,其 DNA 基因通过核孔经插入等方式整合于宿主体细胞核染色体某一位点,进而宿主体细胞发生突变而引起肿瘤。

## 四、幽门螺杆菌与自身免疫性胰腺炎

自身免疫性胰腺炎(AIP)是由于自身免疫介导慢性胰腺炎的特殊类型,占慢性胰腺炎的 2%~6%。具体病因尚不明确,血清 IgG 水平升高是最有价值的指标,可伴随自身抗体阳性,约 60%

合并自身免疫病,目前认为 AIP 发病与自身免疫机制相关。AIP 特征性组织学表现是胰腺组织有淋巴细胞和浆细胞浸润伴小叶间导管纤维化,而 *H. pylori* 感染可以引起肝胆系统类似的纤维化和 T 细胞功能异常的淋巴细胞浸润,且 *H. pylori* 与一些列自身免疫病相关,如特发性血小板减少性紫癜、自身免疫性甲状腺炎等,故 *H. pylori* 在 AIP 发生发展中的作用也开始得到人们的关注。

*H. pylori* 诱导自身免疫病目前比较公认的理论基础是许多自身免疫病通常与一些潜在细菌和病毒病原体的感染有关,这些病原体通过分子模拟、超抗原激活 T 细胞等机制诱导宿主体内免疫功能异常。关于 *H. pylori* 感染在 AIP 中的作用,目前研究认为可能是通过与宿主结构的分子模拟机制而发挥作用。Kawa 等研究证实 HLA-DRB1*0405-DQB1*0401 基因型与日本人群 AIP 的发生有关[20]。通过硅蛋白分析 HLA 结合基序,结果证明人类 II 型碳酸酐酶(carbonic anhydrase II,CA-II)与 *H. pylori* 的 α- 碳酸酐酶(α-CA)具有高度同源性,前者是胰腺免疫病理生理过程中胰腺外分泌导管细胞可被识别的靶抗原之一,后者是 *H. pylori* 在胃内生存与繁殖的一种重要的酶,因此,*H. pylori* 可通过模拟宿主的 CA-II 而诱发 AIP,此外,该同源片段还包含 HLA-DRB1*0405 分子结合基序,说明胃内 *H. pylori* 感染能使具有遗传易感因素个体诱发 AIP[16-19]。另有研究发现 AIP 患者中 95% 存在 *H. pylori* 纤溶酶原结合蛋白(PBP)抗体,但酒精相关慢性胰腺炎及导管内乳头状黏液性肿瘤患者中却未发现 PBP 抗体[21]。类似研究还证实 *H. pylori* PBP 与泛素蛋白连接酶 E3 组件 n- 细胞识别素 2(UBR2)具有高度同源性,UBR2 是一种在胰腺腺泡细胞高表达的酶,这也许为 *H. pylori* 激活分子模拟诱导 AIP 的另一通路[13]。AIP 患者血清中 PBP 和 UBR2 蛋白抗体水平均明显高于胰腺癌患者和正常人,说明 *H. pylori* 可能通过分子模拟机制在 AIP 的发病中起作用。尽管目前认为根除 *H. pylori* 治疗是 AIP 预防及治疗的病因之一,但是尚无研究在 AIP 组织标本中分离到 *H. pylori* DNA。关于 *H. pylori* 感染与 AIP 的相关性及其确切机制尚需进一步证实。

总之,现有临床研究数据支持 *H. pylori* 感染可导致胰腺生理及外分泌功能的改变,其在慢性胰腺疾病的进程中扮演重要角色,但目前 *H. pylori* 的具体作用机制等尚未完全阐明,拟需进一步探讨。

(徐 严 王江滨)

# 参 考 文 献

[1] Manes G, Dominguez-Munoz JE, Hackelsberger A, et al. Prevalence of Helicobacter pylori infection and gastric mucosal abnormalities in chronic pancreatitis. Am J Gastroenterol, 1998, 93 (7): 1097-1100.

[2] Jesnowski R, Isaksson B, Mfihrcke, et al. Helicobacter pylori in antoimmune pancreatitis and pancreatic carcinomal. Pancreatology, 2010, 10 (4): 462-466.

[3] Tsehop M, Smiley DL, Heiman ML. Gherlin induces adiposityin indents. Nature, 2000, 407 (6806): 908-913.

[4] Bulajic M, Maisonneuve P, Schneider-Branchert W, et al. Helicobacter pylori and the risk of benign and malignant biliary tract disease. Cancer, 2002, 95 (9): 1946-1953.

[5] Dore MP, Sepulveda AR, Pedrani A, et al. Reversal of elevated pancreatic enzymes after Helieobacter priori eradication. Intern Emerg Med, 2008, 3: 269-270.

[6] Amieva MR, Vogelmann R, Covacci A, et al. Disruption of the epithelial apical-junctional complex by Helicobacter pylori CagA. Science, 2003, 300 (5624): 1430-1434.

[7] Raderer M, Wrba F, Kornek G. Association between Helicobacter pylori infection and pancreatic cancer. Oncology, 1998, 55: 16-18.

[8] Stolzenberg SR, Solimon RZ, Blaser MJ, et al. Helicobacter pylori seropositivity as a risk factor for pancreatic cancer. J Nat Cancer Ins, 2001, 93 (12): 937-939.

[9] Nilsson HO, Mulchandani R, Tranberg KG, et al. Helicobacter species identified in liver from patients with cholangiocarcinoma and hepatocellular carcinima. Gastroenterology, 2001, 120: 323-324.

[10] Rieder G, Karnholz A, Stoeckelhuber M, et al. H. pylori infection causes chronic pancreatitis in Mongolian Gerbils. World J Gastroenterol, 2007, 13 (29): 3939-3946.

[11] Nilsson HO, Stenram U, Ihse I, et al. Helicobacter species ribosomal DNA in the pancreas, stomach and duodenum of pancreatic cancer patients. World J Gastreenterol, 2006, 12: 3038-3043.

[12] Takayama S, Takahashi H, Matsuo Y, et al. Effect of Helicobacter pylori infection on human pancreatic cancer cell line. Hepatogastroenterology, 2007, 54 (80): 2387-2391.

[13] Kamisawa T, Imai M, Egawa N, et al. Serum IgG4 levels and extrapancreatie lesions in antoimmune pancreatitis. Eur J Gaetoenterol Hepatol, 2008, 20 (12): 1167-1170.

[14] Risch HA. Etiology of pancreatic cancer, with a hypothesisn concerning the role of N-Nitroso compounds and excess gastric acidity. J Nat Cancer Institute, 2003, 13 (5): 948-960.

[15] Prokopczyk B, Hoffmann D, Bologna M, et al. Identification of tobacco-derived compounds in human pancreatic juice. Chem Res Toxicol, 2002, 15: 677-685.

[16] Guarneri F, Guarneri C, Benvenga S. Helicobacter pylori and antoimmune pancreatitis: role of carbonic anhydrase via molecular mimicry ? J Cell Mol Med, 2005, 9: 741-744.

[17] Kloppel G, Luttges J, Lohr M, et al. Autoimmune pancreatitis: pathological, clinical, and immunological features. Pancreas, 2003, 27: 14-19.

[18] Chirica LC, Petersson C, Hurtig M, et al. Expression and localization of alpha-and beta-carbonic anhydrase in Helicobacter pylori. Biochim Biophys Acta, 2002, 1601: 192-199.

[19] Elizabeth MA, Rabelo-Goncalves, Bruna M, et al. Extragastric manifestations of Helicobacter pylori infection: Possible role of bacterium in liver and pancreasn diseases. World J Hepatology, 2015, 7 (30): 2968-2979.

[20] Kawa S, Ota M, Yoshizawa K, et al. HLA DRB10405-DQB10401 haplotype is associated with autoimmune pancreatitis in the Japanese population. Gastroenterology, 2002, 122 (5): 1264-1269.

[21] Frulloni L, Lunardi C, Simone R, et al. Identification of a novel antibody associated with autoimmune pancreastitis. New England Journal of Medicine, 2009, 361 (22): 2135-2142.

# 口腔中的幽门螺杆菌

  幽门螺杆菌(H. pylori)是人类最常见的慢性感染细菌,发达国家 H. pylori 感染的总发病率低于发展中国家[1,2]。近年来,尽管有关其感染的诊断和治疗有了很大进展,但 H. pylori 的传播途径尚未完全明了,但胃内 H. pylori 根除后的复发率仍然较高[3],有研究报道,H. pylori 根除后的复发率第 1年为 13.2%,第 2、3 年则上升到 18.4%,其可能的原因之一来自于口腔内的 H. pylori 再定植[4]。迄今为止,多数研究表明,人胃是 H. pylori 感染的主要储存地。自从 1989 年 Krajden 成功地从胃炎患者牙菌斑中分离培养出 H. pylori[5]以来,关于口腔作为 H. pylori 的另一个聚集地的假说一直为人们所关注[6],有学者近期甚至推测在亚洲,20% 人口腔内定植 H. pylori[7]。近 20 年来,流行病学的多数报告认为,H. pylori 的传播途径可能为口 - 口和粪 - 口途径。当前学术界的争论在于,根除治疗胃内 H. pylori 感染后口腔 H. pylori 的存在,是否可能是胃 H. pylori 感染复发的一个重要原因。口腔中的 H. pylori 是活菌还是死菌? H. pylori 活菌的定植机制如何? 口腔 H. pylori 究竟在胃 H. pylori 感染中有哪些潜在的作用? 等等[8,9]。另外,口腔 H. pylori 是否会引起口腔疾病,也是口腔医学家感兴趣的问题。现就近 20 年来国内外有关口腔 H. pylori 的研究现状回顾如下。

# 一、口腔微生态系的特点及其研究进展

## (一) 口腔微生态系的特点

人的口腔是一个完整而复杂的生态系,它具有适宜各种微生物定植的温度、酸碱度,还有微生物生长需要的湿度及营养源,比如唾液、龈沟液或食物残渣存留物等,另外,口腔复杂的解剖、理化因素等,均为口腔各类微生物生长、繁殖和定居提供了非常适宜的环境和条件。各种微生物种群数量及功能上的动态平衡,构成了人类最复杂的口腔微生态,这种微生态的平衡和稳定与宿主健康及疾病关系密切。一句话,口腔微生态的特点,受到环境因素和空间因素两方面的影响。

1. **口腔微生态的环境因素**　口腔作为消化道的入口,具有生理功能和解剖结构的复杂性,形成了特有的微生态环境,实际上微生物与这一环境之间的关系密切并相互影响,从而直接影响着口腔健康和口腔疾病的发生、发展和转归。环境因素中最为重要的有以下方面:①温度,口腔温度基本恒定在 37℃,是细菌生长繁殖的理想温度。②氧化还原电势,口腔各部位的解剖结构各异,其氧化还原电位和氧张力各不相同,因而有益于需氧和兼性厌氧、厌氧微生物的定植。③氢离子浓度,氢离子浓度反映局部 pH,口腔中的 pH 以唾液为代表,一般在 5.5~7.6,因此适于各种细菌生长。④表面化学,口腔中的软硬组织富有特点,软组织包括舌、颊、腭等各种表面形态,硬组织以牙为单位,包括牙齿邻面、龈缘及龈沟、牙颌面窝沟等多种微环境条件,这些部位和表面特点其相应氧浓度不同,直接影响细菌的黏附和定植。⑤来自食物和唾液的营养物质,进食种类和唾液中的有机无机物对微生物的影响大,具有对菌群平衡的维护功能。

2. **口腔微生态的空间因素**　口腔生态区一般依据解剖和理化性质差异分为 4 个微生态区:唾液、软组织黏膜表面、牙齿、义齿和其他口内矫治装置。各个微生态区又包括不同的生境和生态特点。①软组织黏膜表面。包括唇、颊、舌、腭和牙龈,所有这些口腔黏膜表面具有持续性上皮组织脱落再生的特性,因此这些黏膜表面定植的微生物不断经历着吸附 - 再吸附的定植过程,黏膜表面的氧化还原电势比较高,需氧和兼性厌氧的微生物是软组织黏膜表面的优势菌群,正常情况下也是抵御外来菌种侵袭的菌群屏障,起到保护作用。②牙齿。牙齿是非再生的口内高度矿化硬组织,一方面是暴露于口腔内的牙齿表面,与口腔软组织黏膜和唾液相接触;另一方面是有牙龈和龈沟覆盖的牙根部分,局部氧气密度低。口腔微生物在牙面的定植是通过牢固附着在牙面的牙菌斑实现,牙菌斑是一种生物膜,不同部位牙菌斑生物膜的菌群组成不同,牙菌斑还可以矿化形成钙化的团块即牙石,其表面也是定植微生物的生态环境。龈上菌斑指位于龈缘冠方的菌斑总称,其中光滑面菌斑以需氧和兼性厌氧球菌为优势菌,随着菌斑深层氧气密度下降利于厌氧菌生长,而邻面菌斑革兰氏阴性无芽孢厌氧杆菌定植数量明显增高。龈下菌斑指位于龈缘根方的菌斑总称,即位于龈沟和牙周袋内的菌斑生态学上显著区别于龈上菌斑,依据与牙面关系,分为附着性菌斑和非附着性菌斑,附着菌斑以革兰氏阳性杆菌和球菌为主,非附着性菌斑为结构疏松的菌斑团块,直接与龈下上皮结合,在病变活跃期以革兰氏阴性杆菌和螺旋体占优势,病变静止期则以革兰氏阳性和阴性球菌为主。牙周病实质是内外环境因素影响下龈下菌群生态失调,表现为细菌的构成比改变和绝对数量增加,即牙周微生态失调是牙周病发生发展的关键。③唾液。口腔微生物通过唾液流动定植在口腔各个生态部位,口腔大小唾液腺分泌的唾液进入口腔后与脱落的黏膜上皮细胞、白细胞、细菌等混合即为全唾液,唾液成分水占99%以上,蛋白质、尿素、氨基酸等有机物占0.5%,钠、钾、氯等无机物占0.2%;成人唾液中口腔链球菌是优势菌。④义齿和其他口内矫治装置。牙齿丧失或牙列畸形,在口内会使用义齿、种植牙和其他矫正器,形成新的生态环境或滞留区,从而产生正常菌群的动态变化,这些装置对于口腔而言是异物,它所引起的口腔机械、化学、免疫等方面的刺激,是近年来学者们关注的热点[10]。

（二）口腔微生态系研究进展

口腔微生态系作为人类五大微生态系之一,与其他微生态系一样,是由正常口腔微物群与宿主口腔(环境)组成,是口腔常住微生物群与宿主口腔生态区在长期进化过程中形成的。随着微生物学、分子生物学、宏基因组学、蛋白组学和代谢组学的理论及技术发展,推动了医学微生态学快速发展,口腔微生态学也不例外。特别是宏基因组学兴起,可以对口腔这一微生态系采用基因组学的方法,去发现单纯生物学方法(如传统的细菌培养和分离鉴定)所不能发现的新微生物,并揭示这些微生物与人类健康和疾病的关系。近30年来,口腔微生态学在口腔微生物组、牙菌斑生物膜和口腔微生物相互关系研究方面得到很大发展。

1. **口腔微生物组研究** 2008年美国国立卫生研究院(NIH)启动了第一个人类口腔微生物组综合数据库(human oral microbiology Database,HOMD),对口腔细菌的类型、新陈代谢状况、致病能力等进行了详尽记录,提供了这些微生物表达的数千种基因详细的生物物种,包括DNA和蛋白质信息以及相关科学杂志论文。近年来,运用高通量测序等现代分子生物学技术对健康人口腔微生物组研究取得了进展,相关研究表明:仅健康口腔的细菌种群就包括了645种原核生物,核心微生物组的主要类群至少包括5大菌门:厚壁菌门、变形菌门、放线菌门、拟杆菌门、梭杆菌门等。

2. **牙菌斑生物膜研究** 牙菌斑是口腔微生物在牙齿表面形成的典型生物膜,是口腔两大常见感染性疾病龋病和牙周病的致病因子。口腔医学和微生物学界针对菌斑生物膜的研究,运用了扫描电镜、荧光染色和激光共聚焦联合检测方法,进行牙周致病菌和致龋菌的单菌种及多种生物膜形成、结构和组成研究,发现生物膜的结构呈三维蘑菇状,其间布满水道、空隙,有研究表明牙菌斑就是人口腔细菌生活在多菌种社会的生物膜,而且研究显示,生物膜细菌的耐药力远远强于游离细菌,对生物膜细菌的抑制和杀灭明显难于游离细菌。

3. **口腔微生物相互关系研究** 口腔微生物的相互关系与口腔健康和疾病关系密切,也是口腔微生态学研究的重要课题。当前口腔微生物学界关注的焦点在于生物膜状态下细菌的相互关系。如共聚关系,口腔细菌之间的共聚关系在其黏附定植中已得到证实,即菌斑生物膜中,细菌通过共聚桥形成典型的麦穗状和平刷状结构;又如营养关系,菌斑生物膜细菌间存在复杂的相互营养和代谢交流,变异链球菌和唾液链球菌可合成其他口腔细菌作为能源的葡聚糖;再如通信关系,细菌之间存在的通信关系被称作信息流,一种密度感应信号系统是目前致龋菌和牙周致病菌研究的热门课题,变异链球菌的表面荚膜多糖(capsular polysaccharide,CPS)介导的密度感应调节系统与单一菌种生物膜形成有密切关系;另外,口腔微生物在定植生境、营养源、生长因子方面存在着相互竞争和拮抗关系。

**4. 口腔微生物研究方法的进展** 近年来运用基因多态性检测口腔微生物组的最新结果显示与既往传统培养的相关研究偏差较大。有学者甚至认为仅有低于 1% 微生物能在实验室环境中生长,因此需要采用以 DNA 为基础的现代生物学技术和方法如 16S rRNA 基因测序技术、宏基因组学技术等。2005 年,美国 NIH 人类微生物组项目采用 16S rRNA 序列分析技术和样本 DNA 的 16S rRNA 对 23~55 岁健康人的口腔正常菌群进行比对分析,结果发现 2 589 个菌落中,有 141 个优势菌种被检出,60% 以上菌种,13 个新的生物型被鉴定。这些结果一方面显示与既往结果差异甚大,一些菌种存在于特殊个体,另一些菌种则存在于特殊部位,而且大部分部位含有 20~30 种优势菌种。有意思的是,2008 年有学者发现 98 个健康成人口腔牙菌斑中包括了 10 000 余种微生物表型,菌种数远超传统克隆和测序定义的 700 种,另有学者认为,尽管存在多种口腔微生物表型,但健康口腔内应有核心微生物的概念,并具有包括链球菌属在内的优势菌属[11]。

## 二、口腔中幽门螺杆菌的检测及其影响因素

### (一)尿素酶试验和细菌培养法检测口腔中的幽门螺杆菌

快速诊断 *H. pylori* 感染的尿素酶试验法[12]是依据 *H. pylori* 具有产生大量尿素酶的特性而建立,是胃内 *H. pylori* 感染诊断的金标准[16]。应用该方法,1991 年 Desai 等[13]检测了患有消化不良的 43 例患者的牙菌斑、胃窦、胃体黏膜中的 *H. pylori*,检出率分别为 98%、67%、70%。Majmudar 等[14]则用尿素酶试验、Warthin-Starry 银染法和细菌培养等检查 40 名健康志愿者,发现他们的牙菌斑中均存在 *H. pylori*(100%)。而国内宋群生[15]、杨宗萍[16]等用同法检测牙菌斑,检出率也较高(77.5%、86.6%)。

多年来学者对运用尿素酶试验检测口腔中 *H. pylori* 的方法持谨慎的态度。理由是:首先,尿素酶试验的本质是反映 pH 的改变,而唾液 pH 对其结果的影响不可忽视;其次,口腔内存在其他能够产生尿素酶的细菌,如解脲拟杆菌、唾液链球菌、黏性放线菌等,容易引起假阳性。Vaira 等认为,由于 *H. pylori* 具有不同于其他产尿素酶细菌的高尿素酶活性,1h 内特别是 20min 内出现尿素酶试验阳性结果应是 *H. pylori* 感染的强有力证据。但 Namavar 等[17]的研究可能更为客观,从患者的舌和腭采集并培养的两株 *H. pylori* 样细菌,虽然尿素酶、触酶及氧化酶试验均阳性,但用 *H. pylori* 特异的 PCR 检测则为阴性,提示以往研究中依据尿素酶试验的检测结果可能存在假阳性。近年来针对胃内 *H. pylori* 感染的尿素酶试验基本不用于口腔 *H. pylori* 的检测,Yee 等学者则根据口腔特点开发了一种新的口腔 *H. pylori* 唾液检测的特殊方法(HPS)[7],试图无创、快速检测口腔中的 *H. pylori*,其原理是基于口腔中的 *H. pylori* 所产生的尿素酶单克隆抗体反应。

细菌培养一直以来是诊断 *H. pylori* 感染的"金标准"之一。Krajden 和 Ferguson 等[5,18]分别从 *H. pylori* 相关性胃病患者的牙菌斑(1/29,3.4%)和唾液(1/9,11%)中成功地分离出 *H. pylori*。Ferguson 等还通过可溶性蛋白电泳、DNA 的限制性内切酶分析及印迹杂交技术证实患者唾液 *H. pylori* 与胃内 *H. pylori* 一致。

虽然 D'Alessandro 等[19]使用了细菌培养、生化分析和镜下观察的方法发现 20 个胃内 *H. pylori* 阳性患者中口腔 *H. pylori* 的检出率为 80%。但大多数的研究表明,用细菌培养检测口腔中的 *H. pylori*,阳性率较低[5,20]。Oshowo 等[21]报道 208 例患者的口腔标本经细菌培养仅 2 例 *H. pylori* 阳性。Namavar 等[17]用三种不同的培养基培养消化不良患者口腔 6 个部位(龈上和龈下菌斑、唾液、舌背黏膜、颊黏膜、腭黏膜)的标本,但检出率仅为 13%。另一些研究[22-24]则未能从口腔中分离出 *H. pylori*。

通过细菌培养检测口腔 *H. pylori* 的检出率普遍较低,推测口腔中的 *H. pylori* 数量相对较少;也可能与 *H. pylori* 适于微需氧条件生长,并有较高的营养要求有关;而细菌培养过程的烦琐和较高的技术要求也使检测的敏感性易受影响。有体外研究[25,26]表明,由于口腔菌群较为复杂,其他共生菌对 *H. pylori* 具有一定的抑制作用。Olsson 等[30]研究表明 *H. pylori* 易受理化因素的影响,可从杆形变为球形,他发现球形 *H. pylori* 能生存于胃之外,但很难在体外培养,口腔中的 *H. pylori* 可能是一种球形 *H. pylori*。因此,一些学者[24,27]建议需要采用更为特异和敏感的方法来检测口腔中的 *H. pylori*。2014 年 Wang 等学者尝试通过使用新的培养方法从唾液标本中培养出 *H. pylori*[28]。

**(二)聚合酶链反应检测口腔中的幽门螺杆菌**

聚合酶链反应(polymerase chain reaction,PCR)因敏感性高、特异性强被成功地用于检测胃活检组织及胃液中的 *H. pylori*。多数研究设计的 PCR 引物是以 *H. pylori* 的尿素酶基因和 16S 核糖体 RNA(16S rRNA)基因序列为基础[8,22,24],少部分选用特异 26kD 蛋白的编码基因和随意选择的 DNA 片段[29]。用 PCR 方法检测口腔中的 *H. pylori*,检出率较高[30,31](表 60-1)。

表 60-1　部分口腔 *H. pylori* 检测早期研究结果

| 研究者 | 标本 | 例数 | 口腔中 *H. pylori* 阳性率 | |
|---|---|---|---|---|
| | | | 培养 | PCR |
| **胃 *H. pylori* 阳性** | | | | |
| Namavar[17] | 口腔标本 | 15 | 13% | 20% |
| Ferguson[18] | 唾液 | 9 | 11% | |
| Banatvala[22] | 牙菌斑 | 21 | | 86% |
| Banatvala[76] | 牙菌斑 | 39 | 0 | 74% |
| Nguyen[35] | 牙菌斑 | 18 | | 39% |
| Mapstone[36] | 唾液、牙菌斑 | 13 | | 38% |
| Olsson[30] | 牙菌斑 | 6 | | 83% |
| Li[31] | 唾液 | 40 | | 75% |
| Li[42] | 唾液 | 68 | | 84% |
| Cammarota[40] | 牙菌斑 | 21 | | 0% |
| 杨海涛[8] | 牙菌斑 | 21 | | 39% |
| 宋群生[15] | 牙菌斑 | 20 | 40% | |

| 研究者 | 标本 | 例数 | 口腔中 *H. pylori* 阳性率 | |
|---|---|---|---|---|
| | | | 培养 | PCR |
| 宋敏[32] | 唾液 | 19 | | 58% |
| 胡文杰[33] | 牙菌斑 | 156 | | 28.8% |
| Kim[37] | 牙菌斑 | 29 | | 6.9% |
| | 唾液 | 14 | | 28.6% |
| **胃 *H. pylori* 阴性** | | | | |
| Banatvala[22] | 牙菌斑 | 15 | | 67% |
| Banatvala[76] | 牙菌斑 | 15 | 0 | 60% |
| Olsson[30] | 牙菌斑 | 14 | | 93% |
| Li[31] | 唾液 | 17 | | 18% |
| Cammarota[40] | 牙菌斑 | 10 | | 10% |
| 杨海涛[8] | 牙菌斑 | 8 | | 0% |
| 宋群生[15] | 牙菌斑 | 3 | 15% | |
| 宋敏[32] | 唾液 | 8 | | 13% |
| Riggio[52] | 牙菌斑 | 73 | | 33% |
| Kim[37] | 牙菌斑 | 17 | | 0% |
| | 唾液 | 6 | | 0% |

　　用于引物设计的尿素酶基因主要有尿素酶 A、B、C 亚单位基因[22,24]。Banatvala 等[22]采用尿素酶 A 基因引物从 29 例(74%)胃内 *H. pylori* 培养阳性患者的牙菌斑中检出 *H. pylori*，另 9 例患者牙菌斑阳性，胃内细菌培养却阴性。以尿素酶 A 基因为引物，宋敏等[32]采用更为敏感和特异的巢式 PCR 方法从唾液中检出了 *H. pylori*(44.4%)。胡文杰等[33]以 *H. pylori* 尿素酶 C 基因和细胞毒素相关基因(cagA)设计引物，从 13 例慢性胃炎患者的 45 份(45/156,28.8%)牙菌斑中检测到 *H. pylori*。有学者指出，以尿素酶基因为引物的 PCR 在口腔中有较高的检出率，是否像尿素酶试验一样存在假阳性？ Banatvala 等[22]采用尿素酶基因引物并不扩增多种尿素酶阳性细菌和其他螺杆菌如猫螺杆菌。为明确所选引物的特异性，胡文杰等[34]经查询基因库(Genbank)后对口腔内产生尿素酶的牙龈卟啉菌、直弯曲菌、唾液链球菌、解脲拟杆菌、大肠杆菌 5 种细菌进行扩增均无阳性产物。而 Bickley 等[24]通过杂交和酶切也证实了胡文杰等选用引物的特异性。由此说明以特异性实验为基础设计尿素酶基因引物的 PCR 方法可以尽可能排除假阳性的结果。

　　Nguyen 等[35]以 *H. pylori* 的 16S rRNA 基因引物检测 18 例组织学证实为 *H. pylori* 相关性胃炎患者的牙菌斑 5 例阳性，结合探针 Southern 印迹法，检测率可达到 39%，与 Mapstone 等[36]报道用巢式 PCR(N-PCR)方法检测的结果(38%)相近。Olsson 等[30]用 *H. pylori* 26kD 表面蛋白基因引物扩增 14 例胃内 *H. pylori* 培养阴性患者的牙菌斑，发现 13 例(93%)阳性。为提高 *H. pylori* 的浓度，Watanabe 等使用抗 *H. pylori* 单克隆抗体包被的磁珠和唾液标本孵育，然后从磁珠中提取

DNA，并用 PCR 扩增 *H. pylori* 的 *vacA* 基因，以此方法检测 57 份唾液标本，18 份（32%）为阳性。最近 Kim 等[37]采用 ET4-U/ET4-L 引物从胃内 *H. pylori* 阳性的患者口腔中检测出 *H. pylori*，其中菌斑中 *H. pylori* 阳性率 6.9%（2/29），唾液中 *H. pylori* 阳性率 28.6%（4/14）。而 Song 等[38]报道以 *H. pylori* 的 860bp 特异片段设计 EHC-U/ECH-L 引物，采用 N-PCR 方法从牙菌斑（41/42，97%）和唾液（23/42，55%）中检出 *H. pylori*。从以往较多的研究看来，采用 PCR 方法检测口腔 *H. pylori* 的阳性率要高于细菌培养法，这些结果均提示口腔是 *H. pylori* 的一个重要聚集地。

与上述结果相反，Wahlfors 等[39]的研究中，29 例患者中无论胃内 *H. pylori* 阳性与否，菌斑内均未检测出 *H. pylori*。也有一些研究虽然采用 PCR 方法，但口腔 *H. pylori* 的检出率较低，甚至未能检出[24,40]。分析有关 PCR 检测口腔中 *H. pylori* 的不同结果的原因是：

首先，提取 DNA 的方法不同。获取菌斑和纯化 DNA 的方法不同可以造成最终 DNA 模板质和量的差异，直接影响 PCR 检测的结果[39]。有学者认为，通常菌斑量较少，采用经典的酚氯仿抽提法可能导致模板 DNA 的损失[36]。Wahlfors 等[39]的研究表明粗提法提取菌斑 DNA 的量高于经典法。采用水和 PBS 处理样本，简单煮沸，均可以取得较好的提取效果。他还发现菌斑中的 DNA 极易降解，菌斑采集后 –20℃保存数月后再提取 DNA，其 DNA 的量是采集后即刻提取量的十分之一，即使 4℃隔夜储存也使提取量大为降低。因此，他建议菌斑中 DNA 提取应在短时间内完成，否则容易降解。

其次，PCR 引物设计的不同。Song 等[41]的研究表明，引物选择的不同明显影响检测的敏感性和特异性。他选用 3 种不同的 *H. pylori* 引物 *H. pylori*U1/*H. pylori*U2（尿素酶 A 基因）、*H. pylori*1/*H. pylori*2（16S rRNA 基因）、EHC-U/EHC-L（860bp DNA）扩增 40 份已加入 *H. pylori* 的菌斑标本，发现 EHC-U/EHC-L 较其他两种引物有更高的敏感性和特异性。用 3 种不同的 *H. pylori* 引物分别检测随意选择的口腔患者的牙菌斑，三者检出率有显著性差异。Li 也相继在 1993 年、1995 年、1996 年有类似报道[31,42,43]。一些研究采用巢式引物大大提高了 PCR 的敏感性和特异性[8,36]。另有研究报道，扩增目的片段的长度也可能影响检测的效率。

由于 PCR 方法易受各种因素影响，唾液和菌斑成分又较复杂，有人推测检测率不一致的原因可能是标本中存在某种抑制物[35]。同时，针对 PCR 方法从口腔中检测出 *H. pylori*，多数学者过去十多年来仍然认为，即便是阳性结果，并不能证明口腔内存在 *H. pylori* 活菌，而如果是活菌，可能也只是消化道反流的"短暂过客"[44]。

### （三）影响口腔中幽门螺杆菌检出的因素

既往研究表明，*H. pylori* 是否存在于口腔中仍然存在争议[45]。但不可否认，即使采用相同方法检测口腔 *H. pylori*，结果依然存在差异。除检测方法不同外，其他原因还有采集口腔标本的部位、方法及标本数量的差异；*H. pylori* 感染的地理分布和宿主反应不同。

**1. 采集样本的部位、方法及标本数量的差异**　口腔是一个复杂的微生态环境，其内部有不同的生态小环境，各牙位又具有部位特异性，即使是同一牙位，龈上和龈下菌斑也各具独特的微生态环境，但以往一些学者较少注意口腔环境的特殊性。Nguyen 等[35]从患者口腔内的两个位点采取菌斑，其中一个位点检出 *H. pylori*，推测 *H. pylori* 在口腔中可能是不均匀分布，扩大取样有可能提高检出率。Majmudar 等[14]从多部位取样进行检测,检出率较高。胡文杰等[33]从 13 位患者口腔中取 6 个不同牙位的 12 份菌斑样本进行检测,其中 11 例(84.6%)患者口腔中至少有一份菌斑样本检出 *H. pylori*,而在随后的研究中,他从口腔内的 6 个不同生境采集样本,揭示了不同微生态部位的 *H. pylori* 检出率不同。Song 等[38]进行一项研究,收集 42 例行胃镜检查的患者口腔内磨牙、前磨牙和前牙的多份龈上菌斑检测其中的 *H. pylori*,结果 117 份菌斑中有 80 份(68%)检测出 *H. pylori*。以往研究从口腔中的牙菌斑、唾液、口腔黏膜(舌背黏膜、腭黏膜)取样,检出率不同[35,46,47]。由此可见,从口腔单一部位采集标本,容易导致假阴性,重复或扩大取样可能提高检出率,有可能更全面反映 *H. pylori* 在口腔中的存在状况[6,48]。

正如前述口腔内牙菌斑生物膜的特点研究,龈上和龈下菌斑生物膜的构成不同。*H. pylori* 生长需要微需氧环境,适于龈下生长。然而许多研究者忽视菌斑微生物的特殊性,未注意区分龈上和龈下菌斑。不同的取样方法(如纸捻法和刮匙法)所采集的龈下菌斑存在质的区别。胃内 *H. pylori* 通过黏附而定植于胃黏膜上皮表面,在牙周袋内是否也如此呢? Asikainen 等[49]认为纸捻法取样尽管比刮匙法创伤小,但假如牙周袋内仅有少量的 *H. pylori* 而且黏附于袋内上皮,用纸捻法取样可能直接影响 *H. pylori* 的检出。

2. ***H. pylori* 感染的地理分布和宿主反应** 从 *H. pylori* 感染的全球分布看,发展中国家的 *H. pylori* 感染率高于发达国家。即使在发达国家内部,不同民族也有不同的 *H. pylori* 感染率[50]。在澳大利亚,埃塞俄比亚和中国移民的 *H. pylori* 感染率分别为 43% 和 60%,而澳洲土著人仅为 0.5%。Chow 等[51]进行的一项调查表明,在墨尔本 328 名中国移民中,*H. pylori* 血清阳性率与使用筷子之间有显著相关关系(男性 *P*<0.047;女性 *P*<0.002),说明 *H. pylori* 可能通过口 - 口途径传播。人群 *H. pylori* 感染率与种族、饮食习惯、教育、社会经济状况、居住条件、地域等的差异有关。不容否认,这些差异也可能导致不同国家和人群口腔中 *H. pylori* 的检测结果不同。

## 三、口腔中幽门螺杆菌的定植

尽管多种方法检测在菌斑、唾液和口腔黏膜中的 *H. pylori*,*H. pylori* 如何在口腔内定植尚不清楚。细菌间的共聚性被认为是多种细菌在口腔中定居的重要因素。Ishihara 等[25]用 4 株从胃内分离的 *H. pylori* 临床株作为研究对象,发现 *H. pylori* 菌株与口腔其他细菌相比有较低的疏水性,而且 *H. pylori* 只与具核梭杆菌和牙龈卟啉菌发生共聚,大多数口腔细菌如唾液链球菌、中间普雷沃菌等均抑制 *H. pylori* 的生长。这些抑制 *H. pylori* 生长的口腔细菌能产生多种具有广泛抑制活性的因子,如溶菌素能对抗和杀灭新定植的细菌如 *H. pylori*。作者推测口腔中的 *H. pylori* 有可能在这些抑制因子作用下转变为球形,细菌培养难以检出。Andersen 等[26]检测 ATCC43504 和 ATCC43629 两株 *H. pylori* 与 16 个种属共计 75 株口腔细菌的共聚能力,发现梭杆菌属的 4 株菌与其有共聚性。还发现梭杆菌表面有一种黏附因子,*H. pylori* 则有相应的受体。无论在健康还是牙周炎部位,梭杆菌是口腔菌斑中分离最多的革兰氏阴性菌。有研究表明梭杆菌能与多种口腔细菌发生共聚作用。*H. pylori* 选择与梭杆菌共聚,使得 *H. pylori* 基于梭杆菌的共聚网络而与其他细菌发生黏附并定植于口腔。由于口腔内的微生物达 700 多种，*H. pylori* 的生存及定植机制必然较为复杂，*H. pylori* 与其他细菌的关系有待更进一步的了解。

## 四、口腔在幽门螺杆菌感染中的作用

### (一) 口腔与胃内幽门螺杆菌的关系

人是 *H. pylori* 的主要贮存地，人 - 人传播是主要的传播方式，但确切的传播途径尚未知晓。以往研究表明，口腔 *H. pylori* 感染与胃 *H. pylori* 感染之间存在一定的相关关系[22,30,35,46,53,54]。杨海涛等[8] 应用 N-PCR 方法检测 21 例 *H. pylori* 相关胃病患者的菌斑，8 例(38.8%)菌斑 *H. pylori* 阳性，而 8 例胃内 *H. pylori* 阴性患者的菌斑中未发现 *H. pylori*。Banatvala[22] 的研究表明，胃 *H. pylori* 阳性患者的菌斑 *H. pylori* 检出率为 63%(34/54)。Kopaánski 等报道[54]，260 例 *H. pylori* 相关胃病患者口腔 *H. pylori* 的感染率为 84%。然而 Bernander 等[23] 研究显示施行胃镜检查的 94 例患者，有 52 例胃黏膜标本细菌培养阳性，但口腔未检出一例。

随着分子生物学技术的发展和对 *H. pylori* 基因结构的认识，分析 *H. pylori* 的基因型有助于研究口腔和胃内 *H. pylori* 的关系。Shames 等[55] 最早用限制性内切酶法对同一患者的 8 株胃内和 8 株菌斑 *H. pylori* 作了 DNA 指纹分析。结果显示，同一患者的牙菌斑中有 3 种菌株，而胃黏膜中只有 1 种菌株。用限制性内切酶 DNA 指纹分析难以区分胃内菌株和菌斑中的 1 种菌株，推测两部位感染的是同一菌株。国内张颖等[56] 以种族特异性抗原基因为引物，从 26 例患者胃黏膜和唾液中均检出 *H. pylori*，进一步进行 SSCP 分析发现，25 例患者各自的胃黏膜与唾液 *H. pylori* 的 PCR-SSCP 带型基本一致。Oshowo 等[21] 用 PCR 技术结合限制性内切酶分析比较了 15 例胃黏膜和菌斑中的 *H. pylori*，发现 13 例两部位菌株具有相同的酶切图谱，而其中 4 例菌斑、胃黏膜、十二指肠 3 处的菌株酶切图谱均一样。笔者通过研究 4 例来自同一家庭胃炎患者的口腔和胃内 *H. pylori* 菌株的基因型，试图了解口腔和胃内菌株的同源性，20 份 *H. pylori* 阳性的口腔和胃黏膜标本经 PCR-SSCP 技术分析，结果发现 3 例患者胃黏膜 *H. pylori* 的 SSCP 带型与相应口腔内的一种 *H. pylori* 带型相同。这一结果提示，3 例患者口腔与胃感染了同一菌株。基因型的分析进一步说明口腔 *H. pylori* 可能是胃部 *H. pylori* 感染的重要来源，口腔是人体内除胃以外的又一聚集地。

胃内 *H. pylori* 根除治疗后的复发与口腔 *H. pylori* 有关。Xia 等报道，在 5 例 *H. pylori* 感染复发的患者中，用随机引物 PCR(AP-PCR)方法分析不能区分治疗前后分离的 *H. pylori*，这表明 *H. pylori* 的复发感染很可能由同一菌株的再感染引起的。Desai 等[13] 在尿素酶试验中发现，经过 2 周的三联药物治疗(铋剂、替消唑、阿莫西林)后，24 例患者胃黏膜中 *H. pylori* 均被清除，但全部患者的牙菌斑中 *H. pylori* 仍存在。杨海涛等[11] 研究发现 2 例治疗后胃黏膜 *H. pylori* 转为阴性的患者，其菌斑中 *H. pylori* 仍为阳性。这些观察提示，口腔可能是 *H. pylori* 的长期聚集地。在经系统治疗成功地根除胃内 *H. pylori* 后，口腔 *H. pylori* 很可能是胃部再感染的一个潜在来源(表 60-2)。而口腔与胃内 *H. pylori* 菌株的基因型比较进一步支持了以上的推测[18,21,30,55-58]。

表 60-2　口腔和胃内 *H. pylori* 感染的关系研究

| 研究者 | 国家 | 例数 | 方法 | 结论 |
|---|---|---|---|---|
| Yee 等[7] | 中国 | >10 000 | HPS | 相关 |
| Medina 等[59] | 阿根廷 | 8 | PCR | 相关 |
| Eskandari 等[60] | 伊朗 | 67 | PCR | 相关 |
| Rasmussen 等 | 巴西 | 78 | PCR | 相关 |
| Loster 等[61] | 波兰 | 46 牙医 | 血清学 | 相关 |
| Liu 等[62] | 中国 | 443 | PCR | 相关 |
| Al Asqar 等[63] | 沙特 | 101 | 尿素酶实验 | 相关 |
| Silva Rossi-Aguiar 等[64] | 巴西 | 62 | PCR | 相关 |
| Jia 等[65] | 中国 | 56 | PCR | 相关 |
| Morales-Espinosa[66] | 墨西哥 | 21 | PCR | 相关 |

**（二）幽门螺杆菌口 - 口传播的证据**

迄今为止，大多数的研究认为，*H. pylori* 感染的传播途径可能为口 - 口、粪 - 口或是接触共同的传染源。虽然已通过细菌培养和 PCR 方法从粪便和饮用水中检测出 *H. pylori*[36]，并且也从猫体内分离出 *H. pylori*，但目前还未了解 *H. pylori* 确切的环境来源。尽管可能存在粪 - 口和猫 - 人传播的途径，但更多的证据支持 *H. pylori* 的口 - 口传播途径。

1. **家庭研究**　Malaty 等对 41 个家庭（151 个健康个体）进行了研究[77]。每个家庭均选择父母之一作为受试者，通过 UBT 和 ELISA 检测发现，*H. pylori* 感染者的配偶中 68% 也感染了 *H. pylori*，而 *H. pylori* 阴性者的配偶中只有 9% 为 *H. pylori* 阳性。*H. pylori* 感染者的子女也较未感染 *H. pylori* 者的子女更有可能感染 *H. pylori*，其感染率分别为 40% 和 3%。Drumm 等[67]发现，在 34 对其子女有 *H. pylori* 感染的夫妇中，25 对体内有 *H. pylori* 抗体（73.5%），而在 33 对其子女无 *H. pylori* 感染的夫妇中，仅 8 对夫妇有 *H. pylori* 抗体（24.2%）。在 22 个有 *H. pylori* 感染的同胞兄弟姐妹中，18 人有特异性抗体，而作为对照的 37 人中仅 5 人有此抗体。Parente 等[68]的一项研究报道，与年龄、性别、出身和社会经济状况等因素相当的对照组相比，十二指肠溃疡患者配偶的血清 *H. pylori* 抗体阳性率显著增高，患消化性溃疡的危险性也随之增加。国内潘凯枫等[69]研究表明，父母双方或一方 *H. pylori* 感染阳性的子女 *H. pylori* 感染率（85%）明显高于父母 *H. pylori* 感染均为阴性者（22%）。相反，Alfonso 等人却发现，父母患十二指肠溃疡患者的家庭和对照组之间血清学检测 *H. pylori* 感染无显著差异。还有报道称，尽管母亲中 *H. pylori* 的感染率很高，而新生儿和幼儿中的感染却不常见[70,71]。

对从家庭成员中分离的 *H. pylori* 进行 DNA 指纹分析显示出口腔在 *H. pylori* 传播中的作用。通过 DNA 基因分型的方法，Bamford 等认为，在 3/4 的家庭中至少有 1~5 个家庭成员携带相同或相近的菌株。应用随机引物 PCR（AP-PCR）指纹分析法，van der Ende 等发现，在一个有消化性溃疡病史的家庭中，RAPD 分析显示其 8 个 *H. pylori* 感染家庭成员携带的菌株是近似的。其他一些研究小组也报道了相似的结果。在 Georgopoulos 等最近的研究中，在 54 例 *H. pylori* 阳性的患者中 42 人的配偶(78%)也是阳性。与之相比,10 例 *H. pylori* 阴性的患者中只有 2 人的配偶为阳性。18 例患者及其配偶的 *H. pylori* 菌株的核糖型显示,有 8 对夫妇(44%)感染的是同一菌株[72]。特别令人感兴趣的是,从 1 例复发患者中分离的 *H. pylori* 菌株的核糖型与其健康配偶的菌株相同。另一研究小组也有同样的报道:2 例患者在成功的 *H. pylori* 根除治疗后又感染了其健康配偶携带的菌株。虽然一些研究人员报道,在家庭成员间感染的是不同的 *H. pylori* 菌株,但另外的可能是这些菌株仅仅是同一菌株的不同亚群而已。由于一个人可以感染多株 *H. pylori*,对从不同患者分离的 *H. pylori* 进行基因型比较时,需要从最初的培养板中取多个克隆进行分析[73]。一些相反的报道则认为,一个患者仅能感染单株 *H. pylori*。

2. **特定人群研究**　Lambert 等研究表明,与普通人群相比,特定人群中 *H. pylori* 抗体明显增高。Perez-Perez 等在泰国曼谷一个流行肠道感染的孤儿院中发现,74% 的 1~4 岁的儿童血清呈阳性。通过对一个收容智力低下者的机构的调查,Vincent 等[74]报道,117 名儿童的感染率(组织学和/或微生物学检测证实)为 38%(45/117),而在这个机构的 5 个部门中其中一个部门的感染率高达 67%。进一步通过限制性内切酶分析 *H. pylori* 菌株的 DNA 类型,共发现 22 种不同菌株,至少有一个以上的儿童感染了其中的 5 种菌株,在 7 名感染了同一菌株的儿童中,5 人生活于同一部门。

3. **医护人员研究**　医护人员是否更易感染 *H. pylori*？Wilhoite 等研究了无症状护理人员 *H. pylori* 抗体阳性率,并与年龄和性别均与之相近的志愿供血者比较。结果显示,158 名护士中 62 人(39%)*H. pylori* 抗体阳性,对照组 441 份血标本中 114 例为阳性(26%);在青年组中(20~34 岁),51 名护士中 13 人(25%)为阳性,对照组中年龄相当的 143 人中 19 人(13%)为阳性;中年组中(35~49 岁),两组的 *H. pylori* 阳性率分别为 39%(32/83)和 26%(43/167);老年组(>50 岁)则分别为 71%(17/24)和 40%(52/131);86 名有 1~15 年护理从业史的护士中 23 人(27%)为 *H. pylori* 抗体阳性,而工作超过 15 年的 72 名护士中 40 人(56%)为阳性。该项研究表明,护士中 *H. pylori* 抗体阳性率显著高于志愿供血者。*H. pylori* 抗体阳性率增高与较长期的职业接触有关。Mitchell 等人的一项近似研究显示,与年龄相当的对照组相比,胃肠病专家中有较高的 *H. pylori* 感染率(52%vs 21%,*P*<0.01)。奇怪的是,对经常接触患者唾液的牙科从业人员的一些调查表明,用 ELISA 检测牙医血清和唾液中抗 *H. pylori* 的 IgG 抗体,却未发现牙医的 *H. pylori* 感染率比对照人群更高,牙医似乎不是 *H. pylori* 感染的高危人群[75,76]。

4. **其他研究**　Chow 等人[51]进行的一项研究发现,在澳大利亚墨尔本的 328 名中国移民中,较高的 *H. pylori* 血清阳性率与使用筷子之间显著相关(*P*<0.047 男性,*P*<0.002 女性)。这一研究结果有力支持了 *H. pylori* 口 - 口传播途径的推论。另外,Figura 等曾经报道,一位医生对一位意识丧失的邻居进行口对口抢救,当时患者呼吸停止,口腔内充满呕吐物。医生在 2 个月之后出现了腹部症状,该事件以前医生血清的蛋白质印迹法(Western 印迹法)结果显示 *cagA* 基因阴性。而事件发生后,重复的蛋白质印迹法则显示医生和邻居血清抗 CagA 抗体均阳性。来自非洲的一项研究则显示儿童 *H. pylori* 感染与母亲喂食时咀嚼有关,母亲唾液中携带的 *H. pylori* 可能通过喂食传染给婴儿。另一项来自印度的研究表明,采用手指抓取食物的生活习惯可能导致 *H. pylori* 的传播。

## 五、幽门螺杆菌与口腔疾病的关系

早期研究显示,Asikainen 等[49]采集 336 例牙周炎患者的 1 000 余个龈下菌斑,用 PCR 方法检测,未检出 *H. pylori*。Nguyen 等[35]分析菌斑 *H. pylori* 与口腔局部因素、个人习惯的相关关系,发现牙科就诊的频率、口腔内菌斑堆积、牙龈炎症水平、菌斑(龈上和龈下、前牙和后牙)等不能预测菌斑中 *H. pylori* 的存在。胡文杰等[33]首次报道牙周病和胃炎患者菌斑中 *H. pylori* 的存在与牙周袋的深度及炎症状况有关,龈下菌斑 *H. pylori* 的检出率高于龈上菌斑,并提出多取样有可能提高 *H. pylori* 的检出率。Riggio 等[52]利用 16S rRNA 基因引物检测取自 29 个牙周炎患者的 73 份龈下菌斑中的,有 24 份标本(33%)*H. pylori* 阳性。最近,Dye 等的一项牙周临床研究显示,10 年观察期间 4 504 位受试者深牙周袋与其血清抗 *H. pylori* 抗体阳性呈密切关系。Yee 等归纳了 *H. pylori*2011—2016 年的 meta 分析文章,进一步阐述了牙周病和口腔 *H. pylori* 与胃内 *H. pylori* 感染关系,见表 60-3,但 *H. pylori* 与牙周疾病发生、发展的确切关系尚待进一步研究。

表 60-3 牙周病和口腔 *H. pylori* 与胃内 *H. pylori* 感染关系的 meta 分析研究

| 研究者 | 发表年限 | 样本 | 结论 |
| --- | --- | --- | --- |
| Ren 等[79] | 2016 | 691 | 牙周治疗增加胃 *H. pylori* 根除率 |
| Al Sayed 等[78] | 2014 | 4 959 | 口腔 *H. pylori* 增加胃内 *H. pylori* 再感染 |
| Adler 等 | 2014 | >5 000 | 口腔 *H. pylori* 与胃内 *H. pylori* 感染关系密切 |
| Marbaix 等[80] | 2013 | >5 000 | 口腔 *H. pylori* 与胃内 *H. pylori* 感染关系密切 |
| Navabi 等[81] | 2011 | 1 861 | 口腔 *H. pylori* 与胃内 *H. pylori* 感染关系密切 |
| Zou 和 Li 等[82] | 2011 | >6 000 | 口腔 *H. pylori* 与胃内 *H. pylori* 感染关系密切 |

*H. pylori* 与口腔黏膜病的关系也引起了人们的关注。Leimola-Virtanen 用 Gimesa 染色和原位杂交法检测了 29 例患者口腔溃疡的活检标本,发现 6 例 *H. pylori* 阳性,用原位杂交进一步证实了这一结果。最近 Mravak-Stipetić 等[83]选择 161 例复发性口腔溃疡、口腔扁平苔藓、良性游走性舌炎等不同口腔黏膜病患者,分别从口腔内的 7 个不同部位取材,用敏感性和特异性较高的巢式 PCR 方法进行检测,检出率为 13.4%(21/161),相关分析表明 *H. pylori* 检出与年龄、不同黏膜病损及取材部位是否有溃疡并无关系。作者认为口腔中的 *H. pylori* 可能为非致病菌,与常见的口腔黏膜病致病过程无关。Porter 等[84]检测复发性阿弗他口炎和其他黏膜病损患者及健康者的血清抗 *H. pylori*IgG 抗体,未见明显差异。国内许国祺等采用 PCR 方法从 16 例口腔扁平苔藓黏膜活检标本中检出 *H. pylori*,联合用药后病情好转,因而认为 *H. pylori* 可能是口腔扁平苔藓(LP)的直接致病菌。近期一项报道显示针对复发性口腔溃疡患者调查,口腔 *H. pylori* 感染与胃内 *H. pylori* 感染有显著相关性,作者推测 *H. pylori* 可能是一个重要的病因因素[85]。由于 *H. pylori* 与口腔黏膜病的研究较少,两者间的相互关系尚难确定,有待更深入的研究。

*H. pylori* 通过损伤胃黏膜屏障引起消化性溃疡、胃癌等,有学者认为消化系统是口腔黏膜的延续,口腔内的 *H. pylori* 是否可能造成口腔黏膜的损伤,并与其他致癌因子协同作用引起头颈部肿

瘤？通过检测了头颈部肿瘤患者血清抗 *H. pylori* 抗体,结果发现与健康人群无显著差异。

## 六、口腔幽门螺杆菌研究的新进展

### (一) 幽门螺杆菌在口腔中的特征性分布

口腔作为一个复杂的微生态环境,其内部有不同的生态小境,根据固有菌丛的分布及生理学和形态学的不同可将口腔分为包括:颊上皮、舌背、龈上牙菌斑和龈下牙菌斑 4 个主要生态系。近年来,基于口腔复杂微生态环境的考虑,胡文杰等研究者[86]从 32 例慢性胃炎患者口腔内各部位采集共计 512 份标本(每名患者 16 份标本),包括不同区段牙齿的龈上、龈下牙菌斑和颊黏膜、舌背黏膜、腭黏膜菌斑及含漱液,通过敏感性和特异性较高的双引物(*H. pylori* 特异尿素酶 *C* 基因和 *cagA* 基因)PCR 检测,结果发现有 29 例(90.6%)患者的口腔内牙菌斑、含漱液、舌背黏膜、颊黏膜及腭黏膜菌斑至少一处检测出 *H. pylori*;其中 28 例(87.5%)从胃和口腔内同时检出 *H. pylori*(表 60-4)。与研究者的早期研究结果基本一致[34],也与以往发展中国家的研究结果相似[14,53]。该研究显示出口腔 *H. pylori* 检出率较高,除研究人群的原因(在中国,*H. pylori* 的感染率达到 60% 以上)外,与同一口腔多部位采集标本有关。而来自德国的一项研究中,Song 等[38]从患者口腔中 3~4 个部位采集标本,首次在发达国家获得了较高的口腔 *H. pylori* 检出率,他们从 97%(41/42)的胃镜检查患者口腔中检出了 *H. pylori*,Song 的研究同样表明,从口腔多部位采集标本并运用敏感性和特异性较高的 PCR 技术,有可能反映口腔 *H. pylori* 的真实状况。

表 60-4　胃黏膜和口腔各部位 *H. pylori* 的检出情况($n=32$)

| 胃组织块 | 牙菌斑 | 含漱液 | 舌背黏膜 | 颊黏膜 | 腭黏膜 | 合计(病例数) |
|---|---|---|---|---|---|---|
| + | + | - | - | - | - | 8 |
| + | + | + | + | + | - | 6 |
| + | + | + | - | - | - | 4 |
| + | + | + | + | - | - | 3 |
| + | + | - | + | - | - | 1 |
| + | + | + | + | - | + | 1 |
| + | + | + | + | - | + | 1 |
| + | + | + | - | + | - | 1 |
| + | + | - | + | + | - | 1 |
| + | - | + | - | - | - | 1 |
| + | - | - | - | - | - | 3 |
| - | - | + | - | - | - | 1 |

从胡文杰等的研究结果[87]看,牙菌斑无疑是口腔 *H. pylori* 最重要的聚集地之一(*H. pylori* 检出率达到 84.4%),且 *H. pylori* 在牙菌斑中呈现特殊的分布规律(表 60-5),即龈下菌斑中的 *H. pylori*

检出率高于龈上菌斑,并且磨牙部位的牙菌斑中 *H. pylori* 多于前牙部位的牙菌斑,而上、下牙的检出率则无显著差异。从理论上推测,龈下菌斑内氧化还原电势低,可以促进兼性厌氧菌的生长,而前牙较后牙区域更多地处于充足氧环境内,因此,后牙的龈下菌斑似乎更符合 *H. pylori* 理想的生长条件。近期 Song 等[38]研究结果也显示,牙菌斑中 *H. pylori* 检出率自前牙 - 前磨牙 - 后磨牙区逐个增高,但该研究仅以龈上菌斑为研究对象,且样本量相对较少。基于这些研究结果,有充分理由认为,以往研究因缺乏对 *H. pylori* 在牙菌斑内的这种定植和分布规律的了解,可能导致牙菌斑标本采集的误差,也是最终导致研究结果不一致。

表 60-5　牙菌斑中的 *H. pylori* 分布状况

| | 检测标本数 | *H. pylori* 阳性标本数 | *H. pylori* 阳性率 |
| --- | --- | --- | --- |
| 牙位 | | | |
| 前牙 | 128 | 28 | 21.9% |
| 后牙 | 256 | 85 | 33.2%* |
| 上牙 | 192 | 56 | 29.2% |
| 下牙 | 192 | 57 | 29.7%# |
| 部位 | | | |
| 龈上菌斑 | 192 | 42 | 21.9% |
| 龈下菌斑 | 192 | 71 | 37.0%$ |

*:后牙菌斑中 *H. pylori* 阳性率显著高于前牙,*P*<0.01。

#:上牙与下牙菌斑中 *H. pylori* 阳性率无显著差异,*P*>0.05。

$:龈下菌斑中 *H. pylori* 阳性率显著高于龈上菌斑,*P*<0.01。

另外,牙菌斑中 *H. pylori* 的存在也与牙周状况有一定关系,受检者的多个存在炎症和中等深度的牙周袋中 *H. pylori* 的阳性率较高。结合以往的系列研究[33,88],可以推测,受检者的口腔卫生状况、卫生习惯和罹患牙周炎与否(或程度不同)也是影响口腔 *H. pylori* 定植的原因之一。

唾液中的 *H. pylori* 研究是以往口腔 *H. pylori* 研究的另一个重点,胡文杰等研究发现,有 56.2% 的患者口腔含漱液检出 *H. pylori*,结果与 Li[31]、Song 等[38]的报道结果类似,Li 用 EHC-U/EHC-L 作为引物,从 59% 的患者唾液中检出 *H. pylori* 的 DNA,而且他还发现胃内 *H. pylori* 感染者唾液中 *H. pylori* 的检出率高于胃内无 *H. pylori* 感染者。有关唾液 / 口腔含漱液内 *H. pylori* 的来源,有几种可能:一种可能来自胃内反流,另一种则是口腔内业已存在的 *H. pylori*,或者兼而有之。唾液中 *H. pylori* 的存在至少提示了一种潜在的证据,即 *H. pylori* 的传播方式可能是人 - 人传播,而具体途径则可能为口 - 口。Jiang 等[89]早在 1998 年就报道,通过高敏感性和特异性的 nest-PCR 技术,5 名胃内无 *H. pylori* 感染者的唾液中全部检出了 *H. pylori*。这一事实显示口腔作为人体内除胃以外 *H. pylori* 的另一个聚集地,又具有一定的独立性。胡文杰等研究[86]还从舌背黏膜、颊黏膜和上腭黏膜表面菌斑中检测出 *H. pylori*,似乎显示出 *H. pylori* 的散在分布特点,这些 *H. pylori* 更多可能来自唾液的播撒,因为从理论上推测,这些部位的生理生化特点不适合 *H. pylori* 生长。

(二) 口腔幽门螺杆菌对胃内幽门螺杆菌根除率的影响

口腔作为 *H. pylori* 在人体的另一个储存地的假说已逐步得到证实。近年来,侯海玲等[90]从

口腔 *H. pylori* 与胃 *H. pylori* 根除率的影响方面做了进一步的探索。该研究选择 102 例有上腹部症状,并经全口牙周检查有不同程度牙周炎的患者进行胃镜检查,运用 PCR 方法对每例患者的口腔标本进行 *H. pylori* 检测。结果 58 例胃 *H. pylori* 感染患者中菌斑或含漱液至少 1 项 *H. pylori* 阳性者共 25 例,占胃 *H. pylori* 阳性者的 43.1%,而 44 例胃 *H. pylori* 阴性患者中菌斑或含漱液至少 1 项 *H. pylori* 阳性者共 10 例,占胃 *H. pylori* 阴性者的 22.7%,显著低于胃 *H. pylori* 阳性患者的口腔 *H. pylori* 感染率。针对胃 *H. pylori* 感染的 58 例患者经药物三联疗法治疗 4 周后进一步接受胃和口腔 *H. pylori* 的检测,治疗前胃和口腔均为 *H. pylori* 阳性的患者,其胃 *H. pylori* 根除率为 64.0%,低于口腔 *H. pylori* 阴性患者(72.7%)。用药 1 年后的胃 *H. pylori* 根除率则显著低于口腔 *H. pylori* 阴性组。这一研究说明口腔 *H. pylori* 的存在影响胃病患者胃内 *H. pylori* 的根除。而药物治疗不能根除口腔 *H. pylori* 的原因可能是由于口腔菌斑微生物具有独特的"生物膜"结构,*H. pylori* 借此暂时逃避药物的杀灭。

是否同时进行口腔内的机械治疗可以杀灭口腔 *H. pylori*,同时提高胃内 *H. pylori* 的根除率?侯海玲等[88]的研究显示,针对部分胃病合并牙周炎的患者,在三联治疗同时进行牙周基础治疗,结果发现患者经过牙周治疗后不仅牙周各项临床指标较治疗前显著下降,而且三联治疗后 4 周的 *H. pylori* 根除率高于未进行牙周治疗组(80% vs 69.7%),治疗后 1 年牙周治疗组的胃内 *H. pylori* 根除率更是显著高于未进行牙周治疗组(63.6% vs 34.5%)。通过牙周基础治疗去除龈上和龈下菌斑,有效去除了口腔内的 *H. pylori*,也提高了胃内 *H. pylori* 的根除率或者说降低了 *H. pylori* 的再感染率或复发率。因此,近期 Yee 等学者提出,积极清除口腔中的 *H. pylori*,可以大大降低药物控制胃内 *H. pylori* 感染的力度,避免抗生素的滥用[9]。

## 七、小结

一直以来,用于检测口腔中 *H. pylori* 的主要方法包括尿素酶实验、细菌培养和 PCR 检测等。以尿素酶实验为基础的研究结果尚存疑问,采用细菌培养检出率很低,PCR 检测已成为口腔中 *H. pylori* 的主要研究手段。尽管对口腔中 *H. pylori* 进行了 20 多年的研究,结果仍存在争议。由于口腔既是消化系统的一部分,又是人体内独特的微生态环境,即便是口腔内的不同部位也各具不同的生态小境,如牙周袋内氧化还原电势较低,利于兼性厌氧菌的生长,可能是 *H. pylori* 理想的生长环境。以往的研究因病例数量、取样方法、取样部位和检测方法的差异而有不同的研究结果,口腔内 *H. pylori* 分布规律的探索以及 *H. pylori* 与口腔内其他细菌的共聚研究有助于回答口腔中 *H. pylori* 是暂驻菌还是常驻菌。口腔中 *H. pylori* 的检出及与胃内 *H. pylori* 基因型的比较提示口腔 *H. pylori* 与胃内 *H. pylori* 感染有关,口腔可能是 *H. pylori* 在人体内的一个重要储存地。*H. pylori* 因具有家庭聚集现象,强烈提示可能是通过口 - 口方式传播。一些患者经药物治疗根除胃内 *H. pylori* 后,口腔内依然存在 *H. pylori*,可能意味着宿主具有再感染和溃疡复发的潜在危险。以牙菌斑作为始动因素的牙周炎在我国成人中的患病率达到 90% 以上,若能对胃内 *H. pylori* 感染伴有牙周炎的患者进行药物治疗的同时配合牙周基础治疗(自我菌斑控制、定期牙周洁治和必要的龈下刮治等机械治疗),减少深牙周袋,有望降低 *H. pylori* 的再感染率和复发率。

开发高敏感性和特异性的方法,从不同人群治疗前后的口腔微生态及胃内进行规范化的标本采集和检测,有可能深入阐明口腔中 *H. pylori* 的分布状况,分析口腔与胃内 *H. pylori* 菌株基因型的异同,特别是对大样本量病例追踪治疗后的动态变化特点,对于明确口腔作为 *H. pylori* 感染的传染源及传播途径中的作用,制定预防和治疗 *H. pylori* 感染的战略具有重要意义。

(胡文杰)

# 参 考 文 献

［1］ Graham DY, Malaty HM, Evans DG, et al. Epidemiology of Helicobacter pylori in an asymptomatic population in the United States: effect of age, race, and socioeconomic status. Gastroenterology, 1991, 100 (6): 1495-1501.

［2］ Holcombe C, Omotara B, Eldridge D, et al. H. pylori, the most common bacterial infection in Africa: a random serological study. American J of Gastroenterology, 1992, 87 (1): 28-30.

［3］ Yee JK. Are the view of Helicobacter pylori colonized in the oral cavity an illusion？ Experimental & Molecular Medicine, 2017, 49 (11): e397.

［4］ Sheu BS, Cheng HC, Yang YJ, et al. The presence of dental disease can be a risk factor for recurrent Helicobacter pylori infection after eradication therapy: a 3-year follow-up. Endoscopy, 2007, 39 (11): 942-947.

［5］ Krajden S, Fuksa M, Anderson JJ, et al. Examination of human stomach biopsies, saliva, and dental plaque for Campylobacter pylori. J of Clinical Microbiology, 1989, 27 (6): 1397-1398.

［6］ Nguyen AMH, El-Zaatari FA, Graham DY. Helicobacter pylori in the oral cavity: A critical review of the literature. Oral Surgery, Oral Medicine, Oral Pathology, Oral Radiology, and Endodontology, 1995, 79 (6): 705-709.

［7］ Yee KC, Wei M, Yee HC, et al. A screening trial of Helicobacter pylori-specific antigen tests in saliva to identify an oral infection. Digestion, 2013, 87 (3): 163-169.

［8］ 杨海涛,周殿元,张玉珍,等. 用巢式聚合酶链反应在牙斑中检出幽门螺杆菌. 中华医学杂志, 1993, 73 (12): 750-753.

［9］ Yee JK. Helicobacter pylori colonization of the oral cavity: A milestone discovery. World J of Gastroenterology, 2016, 22 (2): 641-648.

［10］ 孟焕新. 临床牙周病学. 北京：北京大学医学出版社, 2014: 42-54.

［11］ 周学东,施文元. 口腔微生态学. 北京：人民卫生出版社, 2013: 5-11.

［12］ Marshall BJ, Warren JR, Francis GJ, et al. Blincow, Rapid urease test in the management of Campylobacter pyloridis-associated gastritis. American J of Gastroenterology, 1987, 82 (3): 200-210.

［13］ Desai H, Gill H, Shankaran K, et al. Dental plaque: a permanent reservoir of Helicobacter pylori？ Scandinavian Journal of Gastroenterology, 1991, 26 (11): 1205-1208.

［14］ Majmudar P, Shah S, Dhunjibhoy K, et al. Isolation of Helicobacter pylori from dental plaques in healthy volunteers. Indian Journal of Gastroenterology: Official Journal of the Indian Society of Gastroenterology, 1990, 9 (4): 271-272.

［15］ 宋群生,郑芝田,于红,等. 口腔牙菌斑中的幽门螺杆菌. 中华内科杂志, 1994, 33 (7): 459-461.

［16］ 杨宗萍,张美华,于红,等. 牙菌斑和胃窦黏膜脲酶试验的对比研究. 现代口腔医学杂志 1996, 10 (3): 133-135.

［17］ Namavar F, Roosendaal R, Kuipers E, et al. Presence of Helicobacter pylori in the oral cavity, oesophagus, stomach and faeces of patients with gastritis. European J of Clinical Microbiology and Infectious Diseases, 1995, 14 (3): 234-237.

［18］ Ferguson D, Li C, Patel N, et al. Isolation of Helicobacter pylori from saliva. J of Clinical Microbiology, 1993, 31 (10): 2802-2804.

[19] D'Alessandro A, Seri S. Comparison of three different methods for evaluation of Helicobacter pylori (HP) in human dental plaque. Bollettino Della Societa Italiana Di Biologia Sperimentale, 1992, 68 (12): 769-773.

[20] Cheng L, Webberley M, Evans M, et al. Helicobacter pylori in dental plaque and gastric mucosa. Oral Surgery, Oral Medicine, Oral Pathology, Oral Radiology, and Endodontology, 1996, 81 (4): 421-423.

[21] Oshowo A, Gillam D, Botha A, et al. Helicobacter pylori: the mouth, stomach, and gut axis. Annals of Periodontology, 1998, 3 (1): 276-280.

[22] Banatvala N, Lopez CR, Owen R, et al. Use of the polymerase chain reaction to detect Helicobacter pylori in the dental plaque of healthy and symptomatic individuals. Microbial Ecology in Health and Disease, 1994, 7 (1): 1-8.

[23] Bernander S, Dalen J, Gästrin B, et al. Absence of Helicobacter pylori in dental plaques in Helicobacter pylori positive dyspeptic patients. European J of Clinical Microbiology and Infectious Diseases, 1993, 12 (4): 282-285.

[24] Bickley J, Wen R, Fraser A, et al. Evaluation of the polymerase chain reaction for detecting the urease C gene of Helicobacter pylori in gastric biopsy samples and dental plaque. J of Medical Microbiology, 1993, 39 (5): 338-344.

[25] Ishihara K, Miura T, Kimizuka R, et al. Oral bacteria inhibit Helicobacter pylori growth. FEMS Microbiology Letters, 1997, 152 (2): 355-361.

[26] Andersen R, Ganeshkumar N, Kolenbrander P. Helicobacter pylori adheres selectively to Fusobacterium spp. Oral Microbiology and Immunology, 1998, 13 (1): 51-54.

[27] Madinier IM, Fosse TM, Monteil RA. Oral carriage of Helicobacter pylori: a review. J of Periodontology, 1997, 68 (1): 2-6.

[28] Wang X, Yee K, Hazeki-Taylor N, et al. Oral Helicobacter pylori, its relationship to successful eradication of gastric H. pylori and saliva culture confirmation. J Physiol Pharmacol, 2014, 65 (4): 559-566.

[29] Birac C, Tall F, Albenque M, et al. PCR to detect Helicobacter pylori in the mouth. Irish J Med Sci, 1992, 161 (Suppl 10): 28.

[30] Olsson K, Wadström T, Tyszkiewicz T, et al. H pylori in dental plaques. Lancet, 1993, 341 (8850): 956-957.

[31] Li C, Musich P, Ha T, et al. High prevalence of Helicobacter pylori in saliva demonstrated by a novel PCR assay. J of Clinical Pathology, 1995, 48 (7): 662-666.

[32] 宋敏, 李进, 马维芳, 等. 用巢式聚合酶链反应在唾液中检出幽门螺杆菌. 中华流行病学杂志, 1993, 14 (4): 237-240.

[33] 胡文杰, 曹采方, 孟焕新, 等. 胃病和牙周病病人牙菌斑中的幽门螺杆菌. 中华口腔医学杂志, 1999, 34 (1): 49-51.

[34] 胡文杰, 曹采方, 孟焕新, 等. 胃病病人口腔中的幽门螺杆菌. 现代口腔医学杂志, 1999, (4): 261-263.

[35] Nguyen A, Engstrand L, Genta R, et al. Detection of Helicobacter pylori in dental plaque by reverse transcription-polymerase chain reaction. J of Clinical Microbiology, 1993, 31 (4): 783-787.

[36] Mapstone N, Lynch D, Lewis F, et al. PCR identification of Helicobacter pylori in faeces from gastritis patients. Lancet, 1993, 341 (8842): 447.

[37] Kim N, Lim SH, Lee KH, et al. Helicobacter pylori in dental plaque and saliva. The Korean J of Internal Medicine, 2000, 15 (3): 187-194.

[38] Song Q, lange T, Spahr A, et al. Characteristic distribution pattern of Helicobacter pylori in dental plaque and saliva detected with nested PCR. J of Medical Microbiology, 2000, 49 (4): 349-353.

[39] Wahlfors J, Meurman J, Toskala J, et al. Development of a rapid PCR method for identification of Helicobacter pylori in dental plaque and gastric biopsy specimens. European J of Clinical Microbiology and Infectious Diseases, 1995, 14 (9): 780-786.

[40] Cammarota G, Tursi A, Montalto M, et al. Role of dental plaque in the transmission of Helicobacter pylori infection. Journal of Clinical Gastroenterology, 1996, 22 (3): 174-177.

［41］ Song Q, Haller B, Schmid RM, et al. Helicobacterpylori in Dental Plaque (A Comparison of Different PCR Primer Sets). Dig Dis Sci, 1999, 44 (3): 479-484.

［42］ Li C, Ferguson D, Ha T, et al. A highly specific and sensitive DNA probe derived from chromosomal DNA of Helicobacter pylori is useful for typing H. pylori isolates. J of Clinical Microbiology, 1993, 31 (8): 2157-2162.

［43］ Li C, Ha T, Ferguson DA, et al. A newly developed PCR assay of H. pylori in gastric biopsy, saliva, and feces. Digestive Diseases and Sciences, 1996, 41 (11): 2142-2149.

［44］ Al-Ahmad A, Kürschner A, Weckesser S, et al. Is Helicobacter pylori resident or transient in the human oral cavity？J of Medical Microbiology, 2012, 61 (8): 1146-1152.

［45］ Ismail H, Morgan C, Griffiths P, et al. A newly developed nested PCR assay for the detection of Helicobacter pylori in the oral cavity. J of Clinical Gastroenterology, 2016, 50 (1): 17-22.

［46］ Mapstone N, Lynch D, Lewis F, et al. Identification of Helicobacter pylori DNA in the mouths and stomachs of patients with gastritis using PCR. J of Clinical Pathology, 1993, 46 (6): 540-543.

［47］ Kamat A, Mehta P, Natu A, et al. Dental plaque: an unlikely reservoir of Helicobacter pylori. Indian Journal of Gastroenterology: Official Journal of the Indian Society of Gastroenterology, 1998, 17 (4): 138-140.

［48］ Thomas E, Jiang C, Chi D, et al. The role of the oral cavity in Helicobacter pylori infection. Am J Gastroenterology, 1997, 92 (12): 2148-2154.

［49］ Asikainen S, Chen C, Slots J. Absence of Helicobacter pylori in subgingival samples determined by polymerase chain reaction. Oral Microbiology and Immunology, 1994, 9 (5): 318-320.

［50］ Li YY, Hu PJ, Du GG. The prevalence of Helicobacter pylori infection in PR China. Am J Gastroenterol, 1991, 86 (8): 446-449.

［51］ Chow TKF, Lambert JR, Wahlqvist ML, et al. Helicobacter pylori in Melbourne Chinese immigrants: evidence for oral-oral transmission via chopsticks. J of Gastroenterology and Hepatology, 1995, 10 (5): 562-569.

［52］ Riggio M, Lennon A. Identification by PCR of Helicobacter pylori in subgingival plaque of adult periodontitis patients. J of Medical Microbiology, 1999, 48 (3): 317-322.

［53］ Pytko-Polonczyk J, Konturek S, Karczewska E, et al. Oral cavity as permanent reservoir of Helicobacter pylori and potential source of reinfection. J of Physiology and Pharmacology: an Official Journal of the Polish Physiological Society, 1996, 47 (1): 121-129.

［54］ Kopaánski Z, Cienciala A, Banaś J, et al. Coexistence of infection of the oral cavity and stomach and duodenal mucosa with Helicobacter pylori in patients with ulcer and chronic gastritis. Wiener Klinische Wochenschrift, 1995, 107 (7): 219-224.

［55］ Shames B, Krajden S, Fuksa M, et al. Evidence for the occurrence of the same strain of Campylobacter pylori in the stomach and dental plaque. J of Clinical Microbiology, 1989, 27 (12): 2849-2850.

［56］ 张颖, 陆星华. 用 PCR-SSCP 技术检测并鉴定胃黏膜和唾液中的幽门螺杆菌. 中华内科杂志, 1997, 36 (7): 446-449.

［57］ Cellini L, Allocati N, Piattelli A, et al. Microbiological evidence of Helicobacter pylori from dental plaque in dyspeptic patients. The New Microbiologica, 1995, 18 (2): 187-192.

［58］ Veiga N, Pereira C, Resende C, et al. Oral and gastric Helicobacter pylori: effects and associations. PLoS One, 2015, 10 (5): e0126923.

［59］ Medina ML, Medina MG, Martín GT, et al. Molecular detection of Helicobacter pylori in oral samples from patients suffering digestive pathologies. Med Oral Patol Oral Cir Bucal, 2010, 15 (1): e38-e42.

［60］ Eskandari A, Mahmoudpour A, Abolfazli N, et al. Detection of Helicobacter pylori using PCR in dental plaque of patients with and without gastritis. Med Oral Patol Oral Cir Bucal, 2010, 15 (1): 28-31.

［61］ Loster B, Czesnikiewicz-Guzik M, Bielanski W, et al. Prevalence and characterization of Helicobacter pylori (H. pylori) infection and colonization in dentists. J Physiol Pharmacol, 2009, 60 (Suppl 8): 13-18.

［62］ Liu Y, Yue H, Li A, et al. An epidemiologic study on the correlation between oral Helicobacter pylori and gastric H. pylori. Current Microbiology, 2009, 58 (5): 449-453.

［63］ Al Asqah M, Al Hamoudi N, Anil S, et al. Is the presence of Helicobacter pylori in the dental plaque of patients with chronic periodontitis a risk factor for gastric infection？Canadian J of Gastroenterology and Hepatology, 2009, 23 (3): 177-179.

［64］ Silva Rossi-Aguiar V, Navarro-Rodriguez T, Mattar R, et al. Oral cavity is not a reservoir for Helicobacter pylori in infected patients with functional dyspepsia. Oral Microbiology and Immunology, 2009, 24 (3): 255-259.

［65］ Jia CL, Jiang GS, Li CH, et al. Effect of dental plaque control on infection of Helicobacter pylori in gastric mucosa. J of Periodontology, 2009, 80 (10): 1606-1609.

［66］ Morales-Espinosa R, Fernandez-Presas A, Gonzalez-Valencia G, et al. Helicobacter pylori in the oral cavity is associated with gastroesophageal disease. Oral Microbiology and Immunology, 2009, 24 (6): 464-468.

［67］ Drumm B, Perez-Perez GI, Blaser, MJ et al. Intrafamilial clustering of Helicobacter pylori infection. New England J of Medicine, 1990, 322 (6): 359-363.

［68］ Parente F, Maconi G, Sangaletti O, et al. Prevalence of Helicobacter pylori infection and related gastroduodenal lesions in spouses of Helicobacter pylori positive patients with duodenal ulcer. Gut, 1996, 39 (5): 629-633.

［69］ 潘凯枫, 刘卫东, 马峻岭, 等. 胃癌高发区儿童幽门螺杆菌感染及传播途径. 华人消化杂志, 1998, 6 (1): 42-44.

［70］ Sarker SA, Rahman MM, Mahalanabis D, et al. Prevalence of Helicobacter pylori infection in infants and family contacts in a poor Bangladesh community. Digestive Diseases and Sciences, 1995, 40 (12): 2669-2672.

［71］ Blecker U, Lanciers S, Keppens E, et al. Evolution of Helicobacter pylori positivity in infants born from positive mothers. J of Pediatric Gastroenterology and Nutrition, 1994, 19 (1): 87-90.

［72］ Schütze K, Hentschel E, Dragosics B, et al. Helicobacter pylori reinfection with identical organisms: transmission by the patients'spouses. Gut, 1995. 36 (6): 831-833.

［73］ van der Ende A, Rauws E, Feller M, et al. Heterogeneous Helicobacter pylori isolates from members of a family with a history of peptic ulcer disease. Gastroenterology, 1996, 111 (3): 638-647.

［74］ Vincent P, Gottrand F, Pernes P, et al. High prevalence of Helicobacter pylori infection in cohabiting children. Epidemiology of a Cluster, with Special Emphasis on Molecular Typing. Gut, 1994, 35 (3): 313-316.

［75］ Luzza F, Maletta M, Imeneo M, et al. Evidence against an increased risk of Helicobacter pylori infection in dentists: a serological and salivary study. European J Gastroenterology&Hepatology, 1995, 7 (8): 773-776.

［76］ Banatvala N, Abdi Y, Clements L, et al. Helicobacter pylori infection in dentists-a case-control study. Scandinavian J of Infectious Diseases, 1995, 27 (2): 149-151.

［77］ Malaty HM, El-Kasabany A, Graham DY, et al. Age at acquisition of Helicobacter pylori infection: a follow-up study from infancy to adulthood. Lancet, 2002, 359 (9310): 931-935.

［78］ Al Sayed A, Anand PS, Kamath KP, et al. Oral cavity as an extragastric reservoir of Helicobacter pylori. ISRN Gastroenterology, 2014, 2014: 261396.

［79］ Ren Q, Yan X, Zhou Y, et al. Periodontal therapy as adjunctive treatment for gastric Helicobacter pylori infection. Cochrane Database of Systematic Reviews, 2016, 2 (2): CD009477.

［80］ Marbaix S, Soueidan A, Romani M, et al. Helicobacter Pylori and periodontal diseases: An update and proposal of a multidisciplinary clinical protocol. Open J of Stomatology, 2013, 3 (06): 318-322.

［81］ Navabi N, Aramon M, Mirzazadeh A. Does the presence of the Helicobacter pylori in the dental plaque associate with its gastric infection？A meta-analysis and systematic review. Dental Research Journal, 2011, 8 (4): 178-182.

［82］ Zou QH, Li RQ. Helicobacter pylori in the oral cavity and gastric mucosa: a meta-analysis. J Oral Pathology & Medicine, 2011, 40 (4): 317-324.

［83］ Mravak-Stipetić M, Gall-Trošelj K, Lukač J, et al. Detection of Helicobacter pylori in various oral lesions by nested polymerase chain reaction (PCR). J of Oral Pathology & Medicine, 1998, 27 (1): 1-3.

［84］ Porter S, BarkerG, Scully C, et al. Serum IgG antibodies to Helicobacter pylori in patients with recurrent aphthous stomatitis and other oral disorders. Oral Surgery, Oral Medicine, Oral Pathology, Oral Radiology, and Endodontology, 1997, 83 (3): 325-328.

［85］ Gülseren D, Karaduman A, Kutsal D, et al. The relationship between recurrent aphthous stomatitis, and periodontal disease and Helicobacter Pylori infection. Clinical Oral Investigations, 2016, 20 (8): 2055-2060.

［86］ 胡文杰, 曹采方, 孟焕新, 等. 幽门螺杆菌在口腔中的特征性分布. 中国微生态学杂志, 2004, 16 (2): 93-95.

［87］ 胡文杰, 曹采方, 孟焕新, 等. 慢性胃炎患者口腔和胃内幽门螺杆菌的检测分析. 中华医学杂志, 2002, 82 (15): 1037-1041.

［88］ 侯海玲, 孟焕新, 胡文杰, 等. 牙周基础治疗对胃内幽门螺杆菌根除率的影响. 实用口腔医学杂志, 2002, 18 (3): 198-200.

［89］ Jiang C, Li C, Ha T, et al. Identification of H. pylori in saliva by a nested PCR assay derived from a newly cloned DNA probe. Dig Dis Sci, 1998, 43 (6): 1211-1218.

［90］ 侯海玲, 孟焕新, 胡文杰, 等. 口腔幽门螺杆菌对胃幽门螺杆菌根除率的影响. 中华口腔医学杂志, 2003, 38 (5): 327-329.

# 幽门螺杆菌与泌尿系统疾病

## 一、概述

幽门螺杆菌（*H. pylori*）感染了全球约 50% 的人口[1]。自 1984 年 Marshall 及 Warren[2]描述 *H. pylori* 在胃及十二指肠溃疡发病过程中的作用以来,该病原体已得到广泛关注。*H. pylori* 是慢性胃炎、消化性溃疡、胃黏膜相关淋巴组织淋巴瘤及胃癌的主要病因[3-5]。由于 *H. pylori* 感染后可以引起全身的免疫反应和慢性炎症反应,诱导大量的炎症介质、细胞因子和急性反应物释放,人们开始关注该病原体对胃肠道外各器官及系统的影响,如自身免疫病、心血管疾病、肺部疾病及皮肤疾病等[6-9]。近几年来,一些国内外学者针对 *H. pylori* 感染与肾脏及泌尿系统相关疾病进行了相关研究。

## 二、IgA 肾病

IgA 肾病（IgAN）是肾小球肾炎最常见的病因之一[10]。其以免疫复合物在肾小球系膜沉积为特征。约 30%~50% 的患者在最初诊断后的 20 年内发展为终末期肾病。虽然发展为终末期肾病的 IgAN 患者可选择进行肾移植,但复发率高达 50%,这表明肾脏外因素在 IgAN 的发生中可能发挥重要作用[11]。

Barratt 等[12]于 1999 年首次发现在 IgAN 中观察到对 *H. pylori* 的全身抗体反应,发现 IgAN 与较高的 IgA 抗 *H. pylori* 血清阳性率及显著的 IgA 抗 *H. pylori* 抗体应答相关,表明 *H. pylori* 可能是 IgAN 的一个可疑致病因子。近期有 2 项研究发现,IgAN 组中 *H. pylori* 的发生率高达 100%,提示 *H. pylori* 可能在 IgAN 的发病中发挥重要作用[13,14]。国内有一项体外研究发现,*H. pylori* 感染可能通过 CagA 激活 B 细胞增殖,影响 IgA1 的生成与糖基化,从而参与 IgAN 的发生[15]。

## 三、膜性肾病

膜性肾病(MN)是成人特发性肾病综合征最常见的病因,目前该疾病的病因不清,可能与病毒感染、肿瘤、中毒和自身免疫相关[16,17]。一些研究发现在治疗并发的肿瘤和病毒感染后蛋白尿得到显著改善,从而表明 MN 与这些疾病之间存在显著相关性[18,19]。但大多数 MN 患者没有经过证实的潜在疾病,从而被诊断为特发性疾病。

Nagashima 等[20]1997 年在 MN 患者的肾脏组织中发现 *H. pylori* 抗原的存在,通过免疫组织化学技术标记 16 例 MN 患者肾脏组织中的 *H. pylori* 抗原,与糖尿病肾病及无肾脏病变的尸检肾组织相比,发现 11 例患者在肾小球毛细血管壁上有 *H. pylori* 抗原,提示 *H. pylori* 可能在 MN 的发病中发挥作用。Moriyama 等[21]也发现 MN 患者的 *H. pylori* 感染率显著高于对照组,此外,他们还发现根除 *H. pylori* 后 4 名 MN 患者中有 3 名患者蛋白尿显著减少,这些报道均提示 *H. pylori* 感染可能在其中发挥重要作用,但仍需大规模临床试验加以证实。

## 四、紫癜性肾病

过敏性紫癜累及肾脏者占 20%~90%,其发生可能与致病因素产生的抗原与体内的抗体结合后形成免疫复合物沉积在肾小球有关。自 1995 年[22]德国首次报道后,近年来国内外相继报道紫癜性肾病(henoch-schonlein purpura,HSP)的发病与 *H. pylori* 感染可能相关,但其机制不清[23,24]。

2008 年赖冬波等[25]研究发现 304 例 HSP 患儿中 91 例合并 *H. pylori* 感染,伴 *H. pylori* 感染的 HSP 患儿肾损害的发生率远高于无 *H. pylori* 感染 HSP 患儿(65.9% vs 35.2%),且 *H. pylori* 阳性的 HSP 患儿伴肾损害者 60 例经抗 *H. pylori* 治疗,转阴 45 例中 38 例肾损害恢复,恢复率为 84.4%;未转阴者 15 例,仅 7 例肾损害得到恢复,恢复率为 46.7%,两组肾损害恢复率比较差异有统计学意义。提示 *H. pylori* 感染对 HSP 患儿的肾损害有一定的影响。

Cai 等[26]于 2014 年将 153 例 HSP 患儿分为 *H. pylori* 感染治疗组(22 例),在常规治疗基础上加用 1 周"三联"根除 *H. pylori* 方案治疗;*H. pylori* 感染对照组(21 例)及 *H. pylori* 感染阴性组(110 例),均给予常规治疗。随访 3 组患儿预后情况。结果发现对 *H. pylori* 感染的 HSP 患儿予 1 周"三联"根除 *H. pylori* 方案治疗,可能有助于降低 HSP 的发生率。

## 五、糖尿病肾病

2013 年 Wang 等[27]针对感染 *H. pylori* 与糖尿病及糖尿病肾病的相关性发表一篇 meta 分析,共纳入 37 项病例对照研究和 2 项队列研究,共计 20 000 名受试者,发现 *H. pylori* 感染与糖尿病肾病风险之间存在显著相关性(*OR* 1.60,95%CI 1.10~2.33,*P*=0.44)。Shi 等[28]于 2018 年发表的一篇 meta 分析再次发现,2 型糖尿病(T2DM)患者中 *H. pylori* 感染者蛋白尿的发生风险较无 *H. pylori* 感染者高 2 倍(*OR* 2.00,95% CI:1.48~2.69),进一步表明 *H. pylori* 感染与 T2DM 患者蛋白尿的发生相关,*H. pylori* 根除治疗可能是保护 T2DM 患者肾功能的一种重要的治疗选择。

## 六、前列腺肿瘤

良性前列腺增生(BPH)是男性最常见的良性腺瘤。BPH 阻碍尿液自膀胱流出,导致显著的临床症状,近 40% 的男性在一生中有发生 BPH 的风险[29]。虽然雌激素和雄激素的水平改变已经被证实是导致前列腺基质细胞和上皮细胞增加的致病因素,但 BPH 中纤维肌肉增生则被认为可能是多因素所致[30]。

2014 年 Al-Marhoon 等[30]首次在 BPH 和前列腺癌患者的前列腺组织中寻找 *H. pylori* 感染的证据,结果发现,在入组的所有患者中,78% 为 BPH,19% 为前列腺癌,而免疫组织化学及 PCR 均显示无 *H. pylori* 感染的样本存在,提示 BPH 和前列腺癌与 *H. pylori* 感染无显著相关性。Verit 等[31]通过对 BPH 患者的前列腺标本应用 RT-PCR 方法检测 *H. pylori* 的存在,*H. pylori* 阳性率为 1.8%,进一步证实这一观点,该研究认为虽然 *H. pylori* 可产生与凋亡相关的空泡细胞毒素 A(VacA),凋亡虽认为与 BPH 的发生具有相关性,但 *H. pylori* 与 BPH 的发生无明确相关性。

## 七、展望

*H. pylori* 感染可通过各种渠道直接或间接影响肾脏疾病的发生、发展,根除 *H. pylori* 治疗可能有助于延迟上述疾病的进展,有益于改善预后,但其中的机制尚存在争议,有待进一步研究。目前尚无证据证明 *H. pylori* 感染与前列腺肿瘤的发生及发展有相关性,但仍需大规模临床观察进一步证实。

(杨友鹏 牟方宏)

## 参 考 文 献

[1] Kikuchi S, Dore MP. Epidemiology of Helicobacter pylori Infection. Helicobacter, 2005, 10: 1-4.

[2] Marshall BJ, Warren JR. Unidentified curved bacilli in the stomach of patients with gastritis and peptic ulceration. Lancet, 1984, 1 (8390): 1311-1315.

[3] Prabhu SR, Ranganathan S, Parikh SS, et al. Gastric metaplasia and Helicobacter pylori infection in intestinal tuberculosis. Indian J Gastroenterol, 1994, 13 (1): 5-6.

[4] Parsonnet J, Hansen S, Rodriguez L, et al. Helicobacter pylori infection and gastric lymphoma. N Engl J Med, 1994, 330 (18): 1267-1271.

[5] Moss SF, Malfertheiner P. Helicobacter and gastric malignancies. Helicobacter, 2007, 12 (Suppl 1): 23-30.

[6] Sherman PM, Lin FY. Extradigestive manifestation of Helicobacter pylori infection in children and adolescents. Can

J Gastroenterol, 2005, 19 (7): 421-424.

［7］ De Koster E, De Bruyne I, Langlet P, et al. Evidence based medicine and extradigestive manifestations of Helicobacter pylori. Acta Gastroenterol Belg, 2000, 63 (4): 3883-3892.

［8］ Gasbarrini A, Franceschi F, Armuzzi A, et al. Extradigestive manifestations of Helicobacter pylori gastric infection. Gut, 1999, 45 Suppl 1: I9-I12.

［9］ Realdi G, Dore MP, Fastame L. Extradigestive manifestations of Helicobacter pylori infection: fact and fiction. Dig Dis Sci, 1999, 44 (2): 229-236.

［10］ Wyatt RJ, Julian BA. IgA nephropathy. N Engl J Med, 2013, 368: 2402-2414.

［11］ Kiryluk K, Novak J. The genetics and immunobiology of IgA nephropathy. J Clin Invest, 2014, 124: 2325-2332.

［12］ Barratt J, Bailey EM, Buck KS, et al. Exaggerated systemic antibody response to mucosal Helicobacter pylori infection in IgA nephropathy. Am J Kidney Dis, 1999, 33: 1049-1057.

［13］ Kusano K, Tokunaga O, Ando T, et al. Helicobacter pylori in the palatine tonsils of patients with IgA nephropathy compared with those of patients with recurrent pharyngotonsillitis. Hum Pathol, 2007, 38: 1788-1797.

［14］ Kusano K, Inokuchi A, Fujimoto K, et al. Coccoid Helicobacter pylori exists in the palatine tonsils of patients with IgA nephropathy. J Gastroenterol, 2010, 45: 406-412.

［15］ Yang M, Li FG, Xie XS, et al. CagA, a major virulence factor of Helicobacter pylori, promotes the production and underglycosylation of IgA1 in DAKIKI cells. Biochem Biophys Res Commun, 2014, 444: 276-281.

［16］ Colletti RB, Guillot AP, Rosen S, et al. Autoimmune enteropathy and nephropathy with circulating anti-epithelial cell antibodies. J Pediatrl, 1991, 118: 858-864.

［17］ Couser WG, Abrass CK. Pathogenesis of membranous nephropathy. Annu Rev Med, 1988, 39: 517-530.

［18］ Lin CY. Treatment of hepatitis B virus-associated membranous nephropathy with recombinant alpha-interferon. Kidney Intl, 1995, 47: 225-230.

［19］ Schneider BF, Glass WF Ⅱ, Brooks C, et al. Membranous glomerulonephritis associated with testicular seminoma. J Int Med, 1995, 237: 599-602.

［20］ Nagshima R, Maeda K, Yuda F, et al. Helicobacter pylori antigen in the glomeruli of patients with membranous nephropathy. Virchows Arch, 1997, 431 (4): 2354-2359.

［21］ Moriyama T, Kaneko T, Fujii M, et al. High prevalence of Helicobacter pylori infection in Japanese patients with membranous nephropathy. Aliment Pharmacol Ther, 2006, suppl 4: 189-193.

［22］ Reinauer S, Megahed M, Goerzg, et al. Schnlein-Henoch purpura associated with gastric Helicobacte rpylori infection. J Am Acad Dermatol, 1995, 33 (5pt2): 876-879.

［23］ Novák J, Csiki Z, Sebesi J, et al. Elevated level of Helicobacter pylori antibodies in Henoch-Schonlein purpura. Orv Hetil, 2003, 144 (6): 263-267.

［24］ 王秉慧, 周丽群, 左亚华. 儿童腹型过敏性紫癜与幽门螺杆菌感染的关系探讨. 中国当代儿科杂志, 2007, 9 (4): 367-369.

［25］ 赖冬波, 王嘉怡, 何丽雅, 等. 幽门螺杆菌感染对过敏性紫癜患儿肾损害的影响. 实用儿科临床杂志, 2008, 23 (9): 684-685.

［26］ Cai HB, Li YB, Zhao H, et al. Prognostic analysis of children with Henoch-Schonlein purpura treated by Helicobacter pylori eradication therapy. Zhongguo Dang Dai Er Ke Za Zhi, 2014, 16 (3): 234-237.

［27］ Wang F, Liu J, Lv ZS. Association of Helicobacter pylori infection with diabetes mellitus and diabetic nephropathy: a meta-analysis of 39 studies involving more than 20, 000 participants. Scand J Infect Dis, 2013, 45 (12): 930-938.

［28］ Shi Y, Duan JY, Liu DW, et al. Helicobacter pylori Infection is Associated with Occurrence of Proteinuria in Type 2 Diabetes Patients: A Systemic Review and Meta-Analysis. Chin Med J, 2018, 131 (22): 2734-2740.

［29］ Fong YK, Milani S, Djavan B. Natural history and clinical predictors of clinical progression in benign prostatic hyperplasia. Curr Opin Urol, 2005, 15: 35-38.

[30] Al-Marhoon MS, Ouhtit A, Al-Abri AO. Molecular Evidence of Helicobacter Pylori Infection in Prostate Tumors. Curr Urol, 2015, 8 (3): 138-143.

[31] Verit A, Yüksel ÖH, Kivrak M, et al. Are Helicobacter Pylori and Benign Prostatic Hyperplasia Related, and If So, How？F Urol J, 2015, 12 (4): 2271-2275.

# 幽门螺杆菌与炎症性肠病

炎症性肠病(inflammatory bowel disease,IBD)是一种胃肠道慢性复发性疾病,主要包括溃疡性结肠炎(ulcerative colitis,UC)和克罗恩病(Crohn disease,CD)。流行病学调查显示 IBD 在发达国家较多见,近 20 年发展中国家(包括中国)的 IBD 发病率亦出现大幅上升趋势[1]。IBD 可极大地影响患者的生活质量,并与肠道恶性肿瘤的发生相关[2,3],已成为现代胃肠道疾病研究热点之一。IBD 病因尚不明确,目前认为与遗传、免疫、感染、环境等多方面因素相关[4]。近年来,许多研究认为胃肠道微生物与 IBD 发病相关,但具体病原体尚未明确[5-7]。幽门螺杆菌(H. pylori)是一种常见的革兰氏阴性微需氧菌,属于螺杆菌属,已与人类共生超过 60 000 年[8]。人体一般在幼年即获得感染,主要存在于胃内,若不应用抗生素进行根除,多数可携带终生[9],许多研究证实 H. pylori 感染与多种胃及十二指肠疾病相关[10,11]。目前已有多个临床研究发现 H. pylori 感染与炎症性肠病存在一定联系,并对其可能的机制作出了分析[12-39],但各研究的结论并不一致。

## 一、幽门螺杆菌与炎症性肠病相关性研究

El-Omar 等[12]于 1994 年发表了第一篇 H. pylori 与 IBD 的相关性研究,试验组共 110 名 IBD 患者(UC 患者 63 例,CD 患者 47 例),采用 ELISA 法检测其血清中的 H. pylori IgG 抗体。研究发现 IBD 患者中 H. pylori 的抗体阳性率仅有 22%,而对照组为 52%,两者之间相比存在统计学意义(P<0.002)。进一步研究发现,对于正在接受或曾使用过柳氮磺吡啶治疗的 IBD 患者,其 H. pylori 的 IgG 抗体阳性率较低,分别为 10% 和 7%,而只接受过奥沙拉秦或 5- 氨基水杨酸的 IBD 患者抗体阳性率则达到 45%,与对照组相近。因此推测 IBD 患者的低 H. pylori 感染率与柳氮磺吡啶相关。但在同时进行的体内和体外试验中,均未发现柳氮磺吡啶对 H. pylori 有根除效果,似与其研究结果相悖。

基于 El-Omar 的试验结论,此后各国研究者进行了多个试验来检测 H. pylori 和 IBD 之间的关系,结论并不完全一致,主要包括 H. pylori 感染与 IBD 呈负相关、两者之间无相关性以及 H. pylori 为 IBD 致病因素三类结论。

1. **H. pylori 感染与 IBD 呈负相关**  Parente 等[15]入组了 216 名 IBD 患者(UC 患者 93 例, CD 患者 123 例),同样采取测定 H. pylori 血清抗体的方法,发现 IBD 患者血清学阳性率较对照组显著降低,分别为 48% 和 59%,具有统计学意义(P<0.05)。Matsumura 等[22]选取了 90 名 CD 患者行胃镜检查并取活检,通过组织学诊断 H. pylori 感染,结果 CD 患者感染率为 16.7%,对照组为 40.2%,CD 患者感染率显著降低,校正年龄因素后计算 P 值为 0.000 1,仍存在统计学差异。Zhang[36]等人研究了 208 名 IBD 患者(UC 和 CD 患者各 104 例),受试者接受 $^{13}$C- 尿素呼气试验($^{13}$C-UBT),结果显示 IBD 患者 UBT 阳性率显著低于对照组,UC 患者阳性率为 21.2%,CD 患者为 18.3%,对照组为 48.8%,结果比较具有统计学意义(P<0.001)。Bohr 等[40]回顾分析了 43 名 IBD 患者(UC 患者 18 例,CD 患者 25 例)的结肠镜检查,将其活检标本提取 DNA 后应用 PCR 方法扩增,并进行基因测序后发现在 CD 患者中 32%、UC 患者中 28% 及对照组中 61% 的肠黏膜标本检测到 H. pylori DNA 序列,且对照组 H. pylori 阳性率显著高于 IBD 组(P=0.02)。以上研究均提示 H. pylori 感染与 IBD 呈负相关。

除上述在成年 IBD 患者中对 H. pylori 感染进行的检测外,有学者对儿童 IBD 患者与 H. pylori 感染之间的相关性也进行了检测[19,33,39,41]。Roka 等[39]回顾分析了 159 名儿童 IBD 患者(UC 患者 34 例,CD 患者 66 例,未定型 IBD 患者 59 例)的胃镜检查结果,将其胃镜活检标本分别进行苏木精 - 伊红染色或 Giemsa 染色、尿素酶试验和 H. pylori 培养,以细菌培养结果阳性或组织学及尿素酶试验均阳性作为存在 H. pylori 感染的标准,结果显示 IBD 患者的 H. pylori 感染率为 3.8%,而对照组感染率为 13.2%,两者相比具有统计学意义(P<0.001),仍支持 H. pylori 感染与 IBD 呈负相关。

2. **H. pylori 感染与 IBD 无相关性**  Parlak 等[23]认为 H. pylori 感染与 IBD 之间无相关性,其研究入组 111 名 IBD 患者(UC 患者 66 例,CD 患者 45 例)行胃镜检查并取活检,通过组织学诊断 H. pylori 感染,结果显示 UC 患者感染率为 69.7%,CD 患者感染率为 62.2%,对照组为 63.3%,三组之间相比无统计学差异。Bell 等[42]对 30 例受试者(UC 患者 11 例,CD 患者 9 例,对照组 10 例)行结肠镜检查,提取结肠活检组织中基因并用 PCR 方法扩增,发现扩增产物与 H. pylori、H. heilmannii(海尔曼螺杆菌)等螺杆菌的特征基因杂交结果均为阴性,并且活检组织经苏木精 - 伊红染色后检查亦未发现螺杆菌属,因此认为 H. pylori 与 IBD 之间没有相关性。

3. **H. pylori 感染是 IBD 的致病因素**  部分学者认为肠腔内 H. pylori 的存在可能是导致 IBD 发病的因素之一。Streutker 等[43]入组 60 名 IBD 患者(UC 患者 33 例,CD 患者 25 例,非特异性结肠炎患者 2 例)进行结肠镜检查及肠黏膜活检,活检标本提取 DNA 后应用 PCR 方法进行扩增并进行基因检测,共有 6 名 IBD 患者提取出螺杆菌属 DNA(5 名 UC 患者,1 名 CD 患者),经基因测序对比后发现与 H. pylori 极为相似(85%~95%),而对照组肠黏膜标本中均未提取出螺杆菌属 DNA,提示 H. pylori 与 IBD 有一定相关性。Oliveira[32]入组了 43 名 CD 患者进行肠黏膜活检,磨碎活检组织并植入培养基,置于 37℃ 微需氧环境孵育。结果共有 6 个 CD 患者和 1 个对照组受试者的肠黏膜组织培养出革兰氏阴性螺杆菌,均为尿素酶强阳性,经基因测序显示与 H. pylori 高度相似(99%),数据分析提示 H. pylori 阳性培养结果与 CD 相关(P=0.01),因此 Oliveira 等认为不除外肠腔

内 *H. pylori* 与 IBD 发生的相关性。

　　*H. pylori* 与 IBD 的相关性至今尚无定论,但大多数研究显示 IBD 患者 *H. pylori* 感染率较对照组减低。Luther 等[44]对此问题进行了 meta 分析,共纳入 1994—2007 年发表的 23 篇研究,统计结果显示共 27.1% 的 IBD 患者存在 *H. pylori* 感染的证据,而此数据在对照组为 40.9%,两组相比 *RR* 值为 0.64(95% 置信区间:0.54~0.75)。亚组数据分析显示,与 UC 患者(*RR*:0.75,95% 置信区间:0.62~0.90)相比,CD 患者中(*RR*:0.60,95% 置信区间:0.49~0.72)*H. pylori* 感染率降低的趋势更为明显。因此推测 *H. pylori* 可能保护宿主,使其免于罹患 IBD。Jovanovic[45]和 Tursi[46]等分别报道共 3 例无 IBD 病史的患者于根除 *H. pylori* 治疗 3~10 个月后出现腹泻、血便等表现,均经影像学或病理诊断为 CD,经美沙拉秦联合甲硝唑或布地奈德口服后好转。研究者认为根除 *H. pylori* 所致患者免疫失衡可能是导致 CD 发生的原因,其研究结果也支持 *H. pylori* 与 IBD 发生呈负相关。

## 二、幽门螺杆菌与炎症性肠病负相关的可能机制

　　对于 IBD 患者 *H. pylori* 感染率较低的原因,各研究者持不同观点,主要归因于药物因素和 *H. pylori* 对宿主免疫系统的调节两方面。IBD 患者治疗中常用的柳氮磺吡啶、5- 氨基水杨酸以及抗生素类药物均被认为可能与 *H. pylori* 感染率较低相关[15,22,27]。另外,部分研究者发现 *H. pylori* 对宿主机体 T 淋巴细胞存在直接抑制[47],可诱导调节 T 细胞的表达,并使机体避免启动 Th1/Th17 免疫应答[48],这些对于宿主免疫系统的调节被许多研究者视为保护宿主免于 IBD 的潜在机制。

　　**1. 药物因素影响 IBD 患者 *H. pylori* 感染率**　Parente 等[12,13,15,21]认为 IBD 患者 *H. pylori* 感染率较低与长期应用柳氮磺吡啶相关。目前虽未证实柳氮磺吡啶对 *H. pylori* 具有直接杀菌或抑菌活性,但有学者认为柳氮磺吡啶可能协同其他抗生素将 *H. pylori* 根除[15]。亦有学者认为其抗炎作用可能导致胃窦部炎症减轻,使局部胃黏膜不再适宜 *H. pylori* 定植,从而降低其感染率[12,21]。

　　Piod'[27]将 IBD 患者 *H. pylori* 感染率偏低归因于应用非柳氮磺吡啶的 5- 氨基水杨酸制剂,认为 5- 氨基水杨酸可能直接阻止细菌向胃黏膜黏附,从而减少 *H. pylori* 感染。

　　Matsumura[22]及 Triantafillidis[28]等认为抗生素是影响 IBD 患者 *H. pylori* 血清阳性率的独立因素,长期应用抗生素导致 *H. pylori* 被根除是 IBD 感染率偏低的原因。而 Pronai[31]对 IBD 患者和长期应用至少 2 种抗生素的慢性阻塞性肺疾病(chronic obstructive pulmonary disease,COPD)患者的研究显示,IBD 患者的 *H. pylori* 感染率仍显著低于 COPD 组(12.8%vs 65.9%,*P*<0.005),并且与抗生素应用无关。因此,目前关于药物因素导致 IBD 患者 *H. pylori* 猜测仍需更多研究加以证实。

　　**2. *H. pylori* 对宿主机体产生免疫调节影响 IBD 发病**　迄今为止,多数研究认为 IBD 患者 *H. pylori* 感染率较低,药物使用并非主要因素,而与 *H. pylori* 对宿主机体免疫系统的调节相关。*H. pylori* 通过多种途径逃避免疫监视、抑制机体免疫来保护自身免受清除[48],主要包括直接抑制 T 细胞和诱导调节性 T 细胞产生两种途径。

有研究发现 H. pylori 空泡细胞毒素 A（VacA）可通过干扰 T 细胞受体 / 白细胞介素 -2（IL-2）信号通路抑制 T 细胞增殖，下调 IL-2 基因表达[47,49,50]。另有研究发现 H. pylori 分泌的 γ- 谷氨酰转肽酶可干扰 $G_1$ 细胞周期蛋白依赖性激酶（cyclin-dependent kinase）活性，使 T 细胞滞留在 $G_1$ 期[51-53]。

除直接抑制 T 细胞外，H. pylori DNA 下调树突状细胞释放炎症因子[54]，并使树突状细胞重新转化为致耐受性树突状细胞[55]，后者可使幼稚 T 细胞转化成 Foxp3+ 调节性 T 细胞（regulatory T-cells，Tregs），而非效应 T 细胞，并减少炎症因子释放[56-58]。H. pylori 诱导的 Tregs 可同时抑制自身免疫反应及超敏 T 细胞反应，介导外周免疫耐受[55]。哮喘等过敏性疾病亦被发现与 H. pylori 感染呈负相关[59-62]，哮喘小鼠模型中给予高纯度 Tregs 可保护其免于哮喘发作[63]，这种免疫抑制发生的机制尚不完全明确，认为可能与抑制性 Treg 细胞因子如 IL-10、TGF-β 等有关[48]。这种 H. pylori 介导的免疫抑制机制可能同样是 IBD 与 H. pylori 感染之间负相关的原因。Higgins 等人[64]曾将 H. pylori 感染的小鼠继续进行鼠伤寒沙门菌感染，结果发现两种细菌同时感染减轻了小鼠盲肠炎症程度，研究者认为与 H. pylori 降低了 Th17 免疫反应的程度，并使肠系膜淋巴结中免疫抑制性细胞因子 IL-10 表达增多有关[64]。其他研究推测 cagA 阳性的 H. pylori 感染可能调节宿主 Th1 和 Th2 免疫反应，导致产生更多调节 T 淋巴细胞[62]。这些研究的结果提出了 H. pylori 感染与 IBD 负相关的可能的机制，仍需更多相关研究加以明确。

## 三、螺杆菌属与炎症性肠病发病关系其他研究

早年关于存在自身免疫缺陷的灵长类动物绢毛猴（cotton-top temarin monkey）在自然环境和无菌环境下结肠炎的研究，发现自然环境中绢毛猴结肠炎的发病率、复发率和疾病程度都明显高于无菌环境[7]，因此提示细菌在 IBD 的发病中起到重要作用。许多报道发现螺杆菌属与动物的结肠炎发生有关，基因缺陷的小鼠感染 H.bilis 或 H.trogontum 后出现腹泻、黏膜水肿、肠道组织学改变等类似人类 IBD 的表现[6,65-70]。

以 IBD 患者为观察对象，也有一些研究发现该病与螺杆菌感染相关。Bohr 等[40]将 IBD 患者和对照组的肠黏膜活检组织提取 DNA 后进行 PCR 扩增，对扩增结果进行基因测序并与螺杆菌属 DNA 进行比较，结果发现 3/25 名 CD 患者检测到 H.pullorum，3/18 名 UC 患者检测到 H.fennelliae，1/23 名对照组检测到 H.pullorum。IBD 患者螺杆菌 DNA 阳性率与对照组相比虽无统计学差异，但其阳性率较高的趋势与其他试验一致。Man 等[71]采集了儿童 CD 患者、其他疾病患者和健康儿童的粪便进行了类似的试验，结果发现 17/29（59%）名 CD 患者粪便螺杆菌阳性，基因测序结果主要为肠肝螺杆菌，包括 H.trogontum、H.bilis、H.canis、F.rappini 和 H. pylori，而健康对照组仅 1/11（9%）阳性（$P$=0.01），其他疾病组患者均为阴性（$P$<0.000 1），因此研究者认为螺杆菌可能在 IBD 的发病中起到一定的作用。

有研究显示，螺杆菌可分泌细胞致死性肿胀毒素（cytolethal distending toxin），导致细胞骨架异常、细胞周期停止甚至细胞死亡，直接导致肠组织损伤[72]，可能为螺杆菌导致 IBD 发病的机制之

一[40]。此外,螺杆菌感染影响肠道内菌群的定植和分布,导致菌群失调,为 IBD 发病提供条件[73]。近年多项动物研究发现 IL-23/Th17 通路和 IL-12/Th1 通路在螺杆菌诱发易感机体 IBD 的发生、发展中起到重要作用[74-76]。CD 患者中核苷酸结合寡聚化结构域(nucleotide binding oligomerization domain 2,NOD$_2$)突变的发现同样支持肠道细菌在 IBD 中的作用:部分 CD 患者中表达突变型 NOD$_2$,减弱了革兰氏阴性菌 LPS 对 NF-κB 的激活,可能造成细菌清除的减弱[77,78]。此外,革兰氏阴性菌表面脂蛋白、LPS 等成分主要通过细胞表面的 Toll 样受体(TLR)2 和 4 识别后激活 NF-κB 通路,引起炎症因子释放和细胞免疫发生[79],而研究发现 IBD 患者肠道巨噬细胞 TLR2、TLR4 的表达程度与肠道炎症程度平行[80],亦支持细菌在 IBD 黏膜炎症的发生、发展中发挥一定的作用[81]。由于不适宜直接使用螺杆菌感染人体、观察结肠炎表现,因此难以明确螺杆菌感染与 IBD 的因果关系,并且关于螺杆菌导致 IBD 发病的机制仍需进一步的研究确定。

## 四、展望

关于 IBD 与 *H. pylori* 感染之间的关系已有许多临床研究及动物试验,它们之间的关系目前仍无定论。大多数研究认为 *H. pylori* 与 IBD 的发生呈负相关,提出可能的机制主要包括柳氮磺吡啶、5- 氨基水杨酸及抗生素等药物的应用影响 *H. pylori* 阳性率,还包括 *H. pylori* 直接抑制 T 细胞、诱导机体调节 T 细胞增多、抑制机体免疫反应。亦有一些研究者认为二者之间无明确关系,还有研究认为除 *H. pylori* 以外的某些螺杆菌可能是 IBD 发生的部分致病因素,并提出了相应的致病机制。如能确定 *H. pylori* 与 IBD 之间的关系,将在根治 *H. pylori* 的必要性、IBD 的防治等方面引发新的思考。我们认为 *H. pylori* 与 IBD 不管是在发病的原因还是治疗过程中有什么关系,都要从人体整体情况出发,权衡利弊后进行有针对性的治疗;找到平衡点是我们治疗 *H. pylori* 与 IBD 任务的中心工作。

(王化虹　刘冠伊)

## 参 考 文 献

[ 1 ] 钱家鸣,杨红.中国炎症性肠病研究现状和进展.中华消化杂志,2016,36 (7): 433-436.

[ 2 ] Bernstein CN, Blanchard JF, Kliewer E, et al. Cancer risk in patients with inflammatory bowel disease: a population-based study. Cancer, 2001, 91 (4): 854-862.

[ 3 ] Lewis JD, Deren JJ, Lichtenstein GR. Cancer risk in patients with inflammatory bowel disease. Gastroenterol Clin North Am, 1999, 28 (2): 459-477.

[ 4 ] Xavier RJ, Podolsky DK. Unravelling the pathogenesis of inflammatory bowel disease. Nature, 2007, 448 (7152): 427-434.

[ 5 ] Saunders KE, Shen Z, Dewhirst FE, et al. Novel intestinal Helicobacter species isolated from cotton-top tamarins (Saguinus oedipus) with chronic colitis. J Clin Microbiol, 1999, 37 (1): 146-151.

[ 6 ] Cahill RJ, Foltz CJ, Fox JG, et al. Inflammatory bowel disease: an immunity-mediated condition triggered by bacterial infection with Helicobacter hepaticus. Infect Immun, 1997, 65 (8): 3126-3131.

[ 7 ] Johnson LD, Ausman LM, Sehgal PK, et al. A prospective study of the epidemiology of colitis and colon cancer in

cotton-top tamarins (Saguinus oedipus). Gastroenterology, 1996, 110 (1): 102-115.

［8］ Linz B, Balloux F, Moodley Y, et al. An African origin for the intimate association between humans and Helicobacter pylori. Nature, 2007, 445 (7130): 915-918.

［9］ Malaty HM, El-Kasabany A, Graham DY, et al. Age at acquisition of Helicobacter pylori infection: a follow-up study from infancy to adulthood. Lancet, 2002, 359 (9310): 931-935.

［10］ 冯桂建, 胡伏莲, 王化虹. 幽门螺杆菌感染与消化性溃疡和反流性食管炎的关系. 中国现代医学杂志, 2004 (09): 64-67.

［11］ Bernstein CN, McKeown I, Embil JM, et al. Seroprevalence of Helicobacter pylori, incidence of gastric cancer, and peptic ulcer-associated hospitalizations in a Canadian Indian population. Dig Dis Sci, 1999, 44 (4): 668-674.

［12］ El-Omar E, Penman I, Cruikshank G, et al. Low prevalence of Helicobacter pylori in inflammatory bowel disease: association with sulphasalazine. Gut, 1994, 35 (10): 1385-1388.

［13］ Mantzaris GJ, Archavlis E, Zografos C, et al. Low prevalence of Helicobacter pylori in inflammatory bowel disease: association with sulfasalazine. Am J Gastroenterol, 1995, 90 (10): 1900.

［14］ Halme L, Rautelin H, Leidenius M, et al. Inverse correlation between Helicobacter pylori infection and inflammatory bowel disease. J Clin Pathol, 1996, 49 (1): 65-67.

［15］ Parente F, Molteni P, Bollani S, et al. Prevalence of Helicobacter pylori infection and related upper gastrointestinal lesions in patients with inflammatory bowel diseases. A cross-sectional study with matching. Scand J Gastroenterol, 1997, 32 (11): 1140-1146.

［16］ Wagtmans MJ, Witte AM, Taylor DR, et al. Low seroprevalence of Helicobacter pylori antibodies in historical sera of patients with Crohn's disease. Scand J Gastroenterol, 1997, 32 (7): 712-718.

［17］ D'Inca R, Sturniolo G, Cassaro M, et al. Prevalence of upper gastrointestinal lesions and Helicobacter pylori infection in Crohn's disease. Dig Dis Sci, 1998, 43 (5): 988-992.

［18］ Duggan AE, Usmani I, Neal KR, et al. Appendicectomy, childhood hygiene, Helicobacter pylori status, and risk of inflammatory bowel disease: a case control study. Gut, 1998, 43 (4): 494-498.

［19］ Kolho KL, Rautelin H, Lindahl H, et al. Helicobacter pylori-positive gastritis in pediatric patients with chronic inflammatory bowel disease. J Pediatr Gastroenterol Nutr, 1998, 27 (3): 292-295.

［20］ Puspok A, Dejaco C, Oberhuber G, et al. Influence of Helicobacter pylori infection on the phenotype of Crohn's disease. Am J Gastroenterol, 1999, 94 (11): 3239-3244.

［21］ Pearce CB, Duncan HD, Timmis L, et al. Assessment of the prevalence of infection with Helicobacter pylori in patients with inflammatory bowel disease. Eur J Gastroenterol Hepatol, 2000, 12 (4): 439-443.

［22］ Matsumura M, Matsui T, Hatakeyama S, et al. Prevalence of Helicobacter pylori infection and correlation between severity of upper gastrointestinal lesions and H. pylori infection in Japanese patients with Crohn's disease. J Gastroenterol, 2001, 36 (11): 740-747.

［23］ Parlak E, Ulker A, Dißibeyaz S, et al. There is no significant increase in the incidence of Helicobacter pylori infection in patients with inflammatory bowel disease in Turkey. J Clin Gastroenterol, 2001, 33 (1): 87-88.

［24］ Vare PO, Heikius B, Silvennoinen JA, et al. Seroprevalence of Helicobacter pylori infection in inflammatory bowel disease: is Helicobacter pylori infection a protective factor？ Scand J Gastroenterol, 2001, 36 (12): 1295-1300.

［25］ Guslandi M, Fanti L, Testoni PA. Helicobacter pylori seroprevalence in Crohn's disease: lack of influence by pharmacological treatment. Hepatogastroenterology, 2002, 49 (47): 1296-1297.

［26］ Guslandi M. Helicobacter pylori infection in patients with inflammatory bowel disease. Am J Gastroenterol, 2003, 98 (11): 2570-2571; author reply 2571-2572.

［27］ Piodi LP, Bardella M, Rocchia C, et al. Possible protective effect of 5-aminosalicylic acid on Helicobacter pylori infection in patients with inflammatory bowel disease. J Clin Gastroenterol, 2003, 36 (1): 22-25.

［28］ Triantafillidis JK, Gikas A, Apostolidiss N, et al. The low prevalence of Helicobacter infection in patients with inflammatory bowel disease could be attributed to previous antibiotic treatment. Am J Gastroenterol, 2003, 98 (5): 1213-1214.

［29］ 何晋德, 刘玉兰, 叶辉, 等. 炎症性肠病患者幽门螺杆菌感染的血清学状况研究. 中华消化杂志, 2003 (04): 58-59.

［30］ Grehan M. Danon S, Lee A, et al. Absence of mucosa-associated colonic Helicobacters in an Australian urban population. J Clin Microbiol, 2004. 42 (2): 874-876.

［31］ Pronai L, Schandl L, Orosz Z, et al. Lower prevalence of Helicobacter pylori infection in patients with inflammatory bowel disease but not with chronic obstructive pulmonary disease-antibiotic use in the history does not play a significant role. Helicobacter, 2004, 9 (3): 278-283.

［32］ Oliveira AG, Rocha GA, Rocha AM, et al. Isolation of Helicobacter pylori from the intestinal mucosa of patients with Crohn's disease. Helicobacter, 2006, 11 (1): 2-9.

［33］ Sladek M, Jedynak-Wasowicz U, Wedrychowicz A, et al. The low prevalence of Helicobacter pylori gastritis in newly diagnosed inflammatory bowel disease children and adolescent. Przegl Lek, 2007, 64 (Suppl 3): 65-67.

［34］ Song MJ, Park DI, Hwang SJ, et al. The prevalence of Helicobacter pylori infection in Korean patients with inflammatory bowel disease, a multicenter study. Korean J Gastroenterol, 2009, 53 (6): 341-347.

［35］ 庞智, 李美芬, 皇甫照, 等. 中国汉族炎症性肠病幽门螺杆菌感染状况分析. 世界华人消化杂志, 2009 (35): 3661-3665.

［36］ Zhang S, Zhong B, Chao K, et al. Role of Helicobacter species in Chinese patients with inflammatory bowel disease. J Clin Microbiol, 2011, 49 (5): 1987-1989.

［37］ Sonnenberg A, Genta RM. Low prevalence of Helicobacter pylori infection among patients with inflammatory bowel disease. Aliment Pharmacol Ther, 2012, 35 (4): 469-476.

［38］ Ram M, Barzilai O, Shapira Y, et al. Helicobacter pylori serology in autoimmune diseases-fact or fiction？ Clin Chem Lab Med, 2013, 51 (5): 1075-1082.

［39］ Roka K, Roubani A, Stefanaki K, et al. The Prevalence of Helicobacter pylori Gastritis in Newly Diagnosed Children with Inflammatory Bowel Disease. Helicobacter, 2014, 19 (5): 400-405.

［40］ Bohr UR, Glasbrenner B, Primus A, et al. Identification of enterohepatic Helicobacter species in patients suffering from inflammatory bowel disease. J Clin Microbiol, 2004, 42 (6): 2766-2768.

［41］ Genta RM, Sonnenberg A. Non-Helicobacter pylori gastritis is common among paediatric patients with inflammatory bowel disease. Aliment Pharmacol Ther, 2012, 35 (11): 1310-1316.

［42］ Bell SJ, Chisholm SA, Owen RJ, et al. Evaluation of Helicobacter species in inflammatory bowel disease. Aliment Pharmacol Ther, 2003, 18 (5): 481-486.

［43］ Streutker CJ, Bernstein CN, Chan VL, et al. Detection of species-specific helicobacter ribosomal DNA in intestinal biopsy samples from a population-based cohort of patients with ulcerative colitis. J Clin Microbiol, 2004, 42 (2): 660-664.

［44］ Luther J, Dave M, Higgins PD, et al. Association between Helicobacter pylori infection and inflammatory bowel disease: a meta-analysis and systematic review of the literature. Inflamm Bowel Dis, 2010, 16 (6): 1077-1084.

［45］ Jovanovic IR, Milosavjevic TN, Jankovic GP, et al. Clinical onset of the Crohn's disease after eradication therapy of Helicobacter pylori infection. Does Helicobacter pylori infection interact with natural history of inflammatory bowel diseases？ Med Sci Monit, 2001, 7 (1): 137-141.

［46］ Tursi A. Onset of Crohn's disease after Helicobacter pylori eradication. Inflamm Bowel Dis, 2006, 12 (10): 1008-1009.

［47］ Gebert B, Fischer W, Weiss E, et al. Helicobacter pylori vacuolating cytotoxin inhibits T lymphocyte activation. Science, 2003, 301 (5636): 1099-1102.

［48］ Muller A, Oertli M, Arnold IC. H. pylori exploits and manipulates innate and adaptive immune cell signaling pathways to establish persistent infection. Cell Commun Signal, 2011, 9 (1): 25.

［49］ Sundrud MS, Torres VJ, Unutmaz D, et al. Inhibition of primary human T cell proliferation by Helicobacter pylori vacuolating toxin (VacA) is independent of VacA effects on IL-2 secretion. Proc Natl Acad Sci U S A, 2004, 101 (20): 7727-7732.

［50］ Boncristiano M, Paccani SR, Barone S, et al. The Helicobacter pylori vacuolating toxin inhibits T cell activation by two independent mechanisms. J Exp Med, 2003, 198 (12): 1887-1897.

［51］ Ricci V, Giannouli M, Romano M, et al. Helicobacter pylori gamma-glutamyl transpeptidase and its pathogenic role. World J Gastroenterol, 2014, 20 (3): 630-638.

［52］ Schmees C, Prinz C, Treptau T, et al. Inhibition of T-cell proliferation by Helicobacter pylori gamma-glutamyl transpeptidase. Gastroenterology, 2007, 132 (5): 1820-1833.

［53］ Gerhard M, Schmees C, Voland P, et al. A secreted low-molecular-weight protein from Helicobacter pylori induces cell-cycle arrest of T cells. Gastroenterology, 2005, 128 (5): 1327-1339.

［54］ Luther J, Owyang SY, Takeuchi T, et al. Helicobacter pylori DNA decreases pro-inflammatory cytokine production by dendritic cells and attenuates dextran sodium sulphate-induced colitis. Gut, 2011, 60 (11): 1479-1486.

［55］ Arnold IC, Hitzler I, Muller A. The immunomodulatory properties of Helicobacter pylori confer protection against allergic and chronic inflammatory disorders. Front Cell Infect Microbiol, 2012, 2: 10.

［56］ Hitzler I, Oertli M, Becher B, et al. Dendritic cells prevent rather than promote immunity conferred by a helico-bacter vaccine using a mycobacterial adjuvant. Gastroenterology, 2011, 141 (1): 186-196.

［57］ Arnold IC, Lee JY, Amieva MR, et al. Tolerance rather than immunity protects from Helicobacter pylori-induced gastric preneoplasia. Gastroenterology, 2011, 140 (1): 199-209.

［58］ Lundgren A, Strömberg E, Sjöling A, et al. Mucosal FOXP3-expressing CD4+ CD25high regulatory T cells in Helicobacter pylori-infected patients. Infect Immun, 2005, 73 (1): 523-531.

［59］ Reibman J, Marmor M, Filner J, et al. Asthma is inversely associated with Helicobacter pylori status in an urban population. PLoS One, 2008, 3 (12): e4060.

［60］ Chen Y, Blaser MJ. Helicobacter pylori colonization is inversely associated with childhood asthma. J Infect Dis, 2008, 198 (4): 553-560.

［61］ Blaser MJ, ChenY, Reibman J. Does Helicobacter pylori protect against asthma and allergy？Gut, 2008, 57 (5): 561-567.

［62］ Chen Y, Blaser MJ. Inverse associations of Helicobacter pylori with asthma and allergy. Arch Intern Med, 2007, 167 (8): 821-827.

［63］ Arnold IC, Dehzad N, Reuter S, et al. Helicobacter pylori infection prevents allergic asthma in mouse models through the induction of regulatory T cells. J Clin Invest, 2011, 121 (8): 3088-3093.

［64］ Higgins PD, Johnson LA, Luther J, et al. Prior Helicobacter pylori infection ameliorates Salmonella typhimurium-induced colitis: mucosal crosstalk between stomach and distal intestine. Inflamm Bowel Dis, 2011. 17 (6): 1398-1408.

［65］ Whary MT, Danon SJ, Feng Y, et al. Rapid onset of ulcerative typhlocolitis in B6. 129P2-IL10tm1Cgn (IL-10-/-) mice infected with Helicobacter trogontum is associated with decreased colonization by altered Schaedler's flora. Infect Immun, 2006, 74 (12): 6615-6623.

［66］ Burich A, Hershberg R, Waggie K, et al. Helicobacter-induced inflammatory bowel disease in IL-10-and T cell-deficient mice. Am J Physiol Gastrointest Liver Physiol, 2001, 281 (3): G764-G778.

［67］ Chin EY, Dangler CA, Fox JG, et al. Helicobacter hepaticus infection triggers inflammatory bowel disease in T cell receptor alphabeta mutant mice. Comp Med, 2000, 50 (6): 586-594.

［68］ Foltz CJ, Fox JG, Cahill R, et al. Sponta neous inflammatory bowel disease in multiple mutant mouse lines: asso-ciation with colonization by Helicobacter hepaticus. Helicobacter, 1998, 3 (2): 69-78.

［69］Shomer NH, Dangler CA, Schrenzel MD, et al. Helicobacter bilis-induced inflammatory bowel disease in scid mice with defined flora. Infect Immun, 1997, 65 (11): 4858-4864.

［70］Ward JM, Anver MR, Haines DC, et al. Inflammatory large bowel disease in immunodeficient mice naturally infected with Helicobacter hepaticus. Lab Anim Sci, 1996, 46 (1): 15-20.

［71］Man SM, Zhang L, Day AS, et al. Detection of enterohepatic and gastric helicobacter species in fecal specimens of children with Crohn's disease. Helicobacter, 2008, 13 (4): 234-238.

［72］Young VB, Schauer DB. Cytolethal distending toxin: a bacterial toxin which disrupts the eukaryotic cell cycle. Chem Res Toxicol, 2000, 13 (10): 936-939.

［73］Kuehl CJ, Wood HD, Marsh TL, et al. Colonization of the cecal mucosa by Helicobacter hepaticus impacts the diversity of the indigenous microbiota. Infect Immun, 2005, 73 (10): 6952-6961.

［74］Maloy KJ, Kullberg MC. IL-23 and Th17 cytokines in intestinal homeostasis. Mucosal Immunol, 2008, 1 (5): 339-349.

［75］Kullberg MC, Jankovic D, Feng CG, et al. IL-23 plays a key role in Helicobacter hepaticus-induced T cell-dependent colitis. J Exp Med, 2006, 203 (11): 2485-2494.

［76］Kullberg MC, Ward JM, Gorelick PL, et al. Helicobacter hepaticus triggers colitis in specific-pathogen-free interleukin-10 (IL-10)-deficient mice through an IL-12-and gamma interferon-dependent mechanism. Infect Immun, 1998, 66 (11): 5157-5766.

［77］Hampe J, Cuthbert A, Croucher PJ, et al. Association between insertion mutation in NOD2 gene and Crohn's disease in German and British populations. Lancet, 2001, 357 (9272): 1925-1928.

［78］Ogura Y, Bonen DK, Inohara N, et al. A frameshift mutation in NOD2 associated with susceptibility to Crohn's disease. Nature, 2001, 411 (6837): 603-606.

［79］Takeuchi O, Hoshino K, Kawai T, et al. Differential roles of TLR2 and TLR4 in recognition of gram-negative and gram-positive bacterial cell wall components. Immunity, 1999, 11 (4): 443-451.

［80］Hausmann M, Kiessling S, Mestermann S, et al. Toll-like receptors 2 and 4 are up-regulated during intestinal inflammation. Gastroenterology, 2002, 122 (7): 1987-2000.

［81］Ohkusa T, NomuraT, Sato N. The role of bacterial infection in the pathogenesis of inflammatory bowel disease. Intern Med, 2004, 43 (7): 534-539.

第六十三章

# 幽门螺杆菌与肠易激综合征

## 一、概述

1982 年体外分离培养成功的幽门螺杆菌（H. pylori）与人体的共存已经超过 6 万年，流行病学调查显示其全球的感染率为 50% 左右，30 余年来对 H. pylori 的大量研究显示其与慢性活动性胃炎、胃十二指肠溃疡、胃癌、胃黏膜相关淋巴组织淋巴瘤等多种上消化道疾病密切相关，并参与许多胃外疾病的发生发展过程。尽管有研究表明 H. pylori 感染对于腹泻[1]和炎症性肠病（IBD）[2]患者可能具有保护作用，对于 H. pylori 和下消化道疾病之间的关系仍知之甚少。

肠易激综合征（irritable bowel syndrome，IBS）是最常见的下消化道功能性肠病，以反复腹痛为主要症状，排便后症状多改善，常伴有排便习惯（频率和 / 或性状）的改变，缺乏临床常规检查可发现的能解释这些症状的器质性病变[3]。我国普通人群 IBS 总体患病率为 6.5%[4]，IBS 患者占消化内科门诊量的 40%，造成巨大的医疗负担，浪费大量医疗资源。近年来，研究者对其发病机制及病理生理改变进行了广泛而大量的研究，但因其参与因素复杂多变，迄今为止尚未完全阐明。目前认为与 IBS 发病相关的病因包括遗传、精神心理异常、肠道感染、黏膜免疫和炎症反应、脑 - 肠轴功能紊乱、胃直肠动力异常、内脏高敏感、食物不耐受和肠道菌群紊乱等多个方面[5-7]。

## 二、幽门螺杆菌与肠易激综合征相关流行病学研究

H. pylori 与肠易激综合征人群调查的相关报道较少，且研究结果并不一致。有研究显示 H. pylori 的根除可以缓解功能性消化不良（FD）患者的症状，而如果在 FD 患者中除外符合 IBS 诊断标准的患者后，这种症状的缓解不具有统计学意义[8]，提示了 H. pylori 感染和 IBS 症状的相关性。国内的一项研究采用随机整群分层抽样法调查上海局部地区的 H. pylori 感染率，发现 IBS 患者中 H. pylori 感染率为 60.9%（67/110），明显高于健康体检者中 45.5%（50/110）的感染率[9]。同样来自我国的一项 8 个医学中心的 502 个 IBS 患者的调查显示，H. pylori 感染和 IBS 之间没有明显

的相关性,IBS 患者不能从 *H. pylori* 根治中获益[10]。2014 年一篇 meta 分析显示 *H. pylori* 感染是罹患 IBS 的危险因素,其 *OR* = 1.62(95%CI:1.22 ~ 2.14),但文章也指出其不足之处在于目前关于 *H. pylori* 感染与 IBS 关系的临床研究缺乏,研究覆盖的人群范围相对局限,合并的结果可能存在一定片面性[11]。一项日本的研究显示 *H. pylori* 阳性的患者和 *H. pylori* 阴性的患者相比具有相同甚至更低的 IBS 的患病率[12]。这些研究结果的差异一方面来源于地域、种族、环境、生活水平及生活习惯等因素的影响,另一方面也可以由样本量、所采用的 IBS 的诊断标准、IBS 分型的不同而不同。

## 三、幽门螺杆菌与肠易激综合征相关的可能原因

尽管流行病学调查对于两者的关系并没有提供明确的结论,研究表明 *H. pylori* 主要通过其自身产生的细胞毒素(空泡细胞毒素 A、细胞毒素相关基因 A 等)、毒性酶(磷脂酶 A1、磷脂酶 A2 等)及代谢产物(尿素酶、过氧化氢酶、黏液酶、蛋白酶、脂多糖、生物胺等)发挥作用,除直接破坏作用外,还可以诱发宿主的局部和全身免疫反应。在此过程中有一些研究提示两者之间的关系值得进一步探讨,其原因主要来源于以下几个方面。

1. **脑 - 肠轴的作用**　脑 - 肠轴是神经 - 内分泌和免疫因子介导的,调整中枢神经系统和胃肠道之间复杂的反射通路。在 IBS 的发病中,各种因素引起的脑 - 肠轴神经、内分泌、免疫调节失衡被认为是起到重要的作用。脑 - 肠互动通过分泌神经递质在中枢神经系统(central nervous system, CNS)、肠神经系统(enteric nervous system, ENS)及胃肠道效应细胞间传递而实现。这些神经递质称为脑 - 肠肽。常见的兴奋递质主要包括 5- 羟色胺(5-HT)、P 物质(SP)、降钙素基因相关肽(CGRP)和促肾上腺皮质素释放因子(CRF)等。

研究表明,急性 *H. pylori* 感染可以改变 CNS 和自主神经系统(autonomic nervous system, ANS)的活性[13]。慢性鼠 *H. pylori* 感染小鼠胃黏膜中 SP、CGRP、血管活性肠肽(VIP)等含量增高,脊髓中 SP、CGRP 含量亦增高,*H. pylori* 感染可诱导胃和脊髓传出通路神经功能及形态改变[14]。提示 *H. pylori* 可能通过影响脑 - 肠轴的双向活动而影响 IBS 症状的产生。

2. **肠道微生态**　肠道内有许多与之共生的微生物,维持正常的肠黏膜屏障、参与营养物质的代谢和局部免疫稳态的形成,对人体的发育和维持内环境的稳态具有重要的作用。肠道微生物的正常生态平衡对于脑 - 肠轴的神经、代谢、激素、免疫等各方面功能的维持起着重要的作用。因此,近年提出了微生物 - 脑 - 肠轴的概念。肠道菌群的紊乱在 IBS 的发病中起到一定的作用。感染后 IBS 患者的研究表明微生态失调能够促进炎症并改变固有免疫反应。在 FD 和 IBS 的重叠综合征中,肠道微生态失调可能是常见的原因和主要的病理产生机制。*H. pylori* 感染可以引起胃黏膜萎缩,造成胃酸分泌的减低从而影响肠道菌群,造成肠道菌群过度生长[8]。

3. **低级别黏膜炎症**　近年的研究表明 IBS 存在低级别肠道黏膜炎症[6]。研究显示 IBS 外周血和肠黏膜组织中肥大细胞、嗜酸细胞、淋巴细胞等免疫细胞的水平高于对照组。相应的炎症介质和细胞因子的水平也异于健康对照组。*H. pylori* 细胞毒素相关基因 A(CagA)是引起慢性胃炎的重要致病因素,*H. pylori* 感染导致的黏膜免疫反应产生的对系统免疫的影响可能参与 IBS 的发生。

随着 IBS 患者黏膜免疫状态的改变愈加受到关注，肥大细胞在其病理生理机制中所发挥的作用日益受到重视。大量研究表明，肥大细胞通过表面众多受体感知过敏原 / 应激等刺激，合成和 / 或释放炎症介质，通过旁分泌或内分泌机制作用于血管、黏膜上皮、神经及其他免疫细胞，以此方式密切参与 IBS 病理生理机制[15]。在 *H. pylori* 相关的胃炎患者的胃黏膜中亦具有肥大细胞数量和活性的增加，其作为脑 - 肠轴的重要效应因子参与 *H. pylori* 相关胃炎的发生，在特定压力下释放大量的神经递质和前炎症因子改变胃的神经和黏膜功能[13]。这种症状产生的共同机制通路是否称为两者的联系之一值得进一步探讨。

4. **内脏敏感性** 内脏高敏感是指引起内脏疼痛或不适刺激的阈值降低，内脏对生理性刺激产生不适感或对伤害性刺激反应强烈的现象，分为痛觉过敏和异常痛觉两种情况。黏膜低度炎症状态可导致外周敏化和内脏高敏感，而这两点是 IBS 腹痛和腹部不适症状的特征性病理生理机制[16]。*H. pylori* 感染可以通过神经递质和激素的释放以及活化炎症过程影响脑 - 肠轴功能和内脏敏感性，几个研究均指出了 *H. pylori* 感染在刺激上消化道内脏高敏感性中的作用[17]，有研究根据直肠测压情况将 31 例 IBS 患者分为疼痛组和非疼痛组，结果显示疼痛 IBS 患者的 *H. pylori* 感染率（8/9）显著高于非疼痛组（0/22）（$P<0.05$），提示 *H. pylori* 感染可能与 IBS 患者内脏敏感性增高有关[18]。

## 四、展望

IBS 发生是一个由多因素影响的慢性过程，神经内分泌、免疫、胃肠道动力、内脏敏感性、精神心理、感染等均可能是 IBS 的危险因素。尽管目前有关 *H. pylori* 感染和 IBS 发生的直接证据及相互关系还没有明确的结论，国内外也尚未达成 IBS 患者是否需要根治 *H. pylori* 的共识。考虑到 *H. pylori* 可以通过 CagA 等细胞毒素诱发宿主的局部和全身免疫反应，在此过程中产生的对脑 - 肠相互通路中神经、内分泌、免疫的影响与多种 IBS 的发病因素相关，其和 IBS 的关系值得进一步探讨，而了解 *H. pylori* 感染与 IBS 的关系对治疗 IBS 和根除 *H. pylori* 均具有重要意义。

（迟 雁　王化虹）

## 参 考 文 献

［1］ Monajemzadeh M, Abbasi A, Tanzifi P, et al. The Relation between Helicobacter pylori Infection and Acute Bacterial Diarrhea in Children. Int J Pediatr, 2014, 2014: 191643.

［2］ Yu Y, Zhu S, Li P, et al. Helicobacter pylori infection and inflammatory bowel disease: a crosstalk between upper and lower digestive tract. Cell Death Dis, 2018, 9 (10): 961.

［3］ Mearin F, Lacy BE, Chang L, et al. Bowel Disorders. Gastroenterology, 2016, 150 (6): 1393-1407.

［4］ 张璐，段丽萍，刘懿萱，等 . 中国人群肠易激综合征患病率和相关危险因素的 Meta 分析 . 中华内科杂志 , 2014, 53 (12): 969-975.

［5］ Spiller R, Aziz Q, Creed F, et al. Guidelines on the irritable bowel syndrome: mechanisms and practical management. Gut, 2007, 56 (12): 1770-1798.

［6］ Lazaridis N, Germanidis G. Current insights into the innate immune system dysfunction in irritable bowel syndrome. Ann Gastroenterol, 2018, 31 (2): 171-187.

［7］ Holtmann GJ, Ford AC, Talley NJ. Pathophysiology of irritable bowel syndrome. Lancet Gastroenterol Hepatol, 2016, 1: 133-146.

［8］ Kim YJ, Chung WC, Kim BW, et al. Is Helicobacter pylori associated functional dyspepsia correlated with dysbiosis？ J Neurogastroenterol Motil, 2017, 23 (4): 504-516.

［9］ 何慧敏, 陈光榆, 张敏红, 等. 肠易激综合征与幽门螺杆菌感染的关系. 上海交通大学学报 ( 医学版 ), 2009, 29 (4): 389-390.

［10］ Xiong F, Xiong M, Ma Z, et al. Lack of association found between Helicobacter pylori infection and diarrhea-predominant irritable bowel syndrome: A multicenter retrospective study. Gastroenterol Res Pract, 2016, 2016: 3059201.

［11］ 李曼蓉, 张明娟, 宋雯, 等. 幽门螺杆菌感染与肠易激综合征相关性的 Meta 分析. Chin J Dis Control Prev, 2014, 18 (10): 976-979.

［12］ Kawamura A, Adachi K, Takashima T, et al. Prevalence of irritable bowel syndrome and its relationship with Helicobacter pylori infection in a Japanese population. Am J Gastroenterol, 2001, 96 (6): 1946.

［13］ Budzyński J, Kłopocka M. Brain-gut axis in the pathogenesis of Helicobacter pylori infection. World J Gastroenterol, 2014, 20 (18): 5212-5225.

［14］ Bercík P, De Giorgio R, Blennerhassett P, et al. Immune-mediated neural dysfunction in a murine model of chronic Helicobacter pylori infection. Gastroenterology, 2002, 123 (4): 1205-1215.

［15］ Villani AC, Lemire M, Thabane M, et al. Genetic risk factors for post-infectious irritable bowel syndrome following a waterborne outbreak of gastroenteritis. Gastroenterology, 2010, 138 (4): 1502-1513.

［16］ Kanazawa M, Hongo M, Fukudo S. Visceral hypersensitivity in irritable bowel syndrome. J Gastroenterol Hepatol, 2011, 26 (Suppl 3): 119-121.

［17］ Shariati A, Fallah F, Pormohammad A, et al. The possible role of bacteria, viruses, and parasites in initiation and exacerbation of irritable bowel syndrome. J Cell Physiol, 2019, 234 (6): 8550-8569.

［18］ Gerards C, Leodolter A, Glasbrenner B, et al. H. pylori infection and visceral hypersensitivity in patients with irritable bowel syndrome. Dig Dis, 2001, 19 (2): 170-173.

# 幽门螺杆菌与肠道肿瘤

## 一、概述

结直肠癌（CRC）是全球第三种最常见的癌症；是癌症相关死亡的第四大原因。然而，其病因尚不明确。CRC与某些遗传性基因突变密切相关，但只有3%~5%的病例是由于这些已知突变基因所致。流行病学研究结果发现CRC的发生、发展与各种环境因素有关，如高热量饮食和肥胖等。然而，这些并不是高危因素，而且多有争议。除了宿主的遗传和环境因素，慢性炎症（细菌、病毒或寄生虫引起）也可以引发胃肠道（GIT）癌症。

人类肠道中含有丰富的营养物质，还有500多种细菌和病毒栖息，其中结肠中的浓度最高。众多的、可能与CRC发病有关的感染性微生物包括牛链球菌、幽门螺杆菌（*H. pylori*）、大肠杆菌、拟杆菌、多形瘤病毒（JC和SV40）、人乳头状瘤病毒、EB病毒和巨细胞病毒等。

有关*H. pylori*与胃癌相关性的研究已证实，*H. pylori*通过诱导炎症以及通过CagA结合并激活SHP2（人类致瘤性磷酸酶）干扰细胞周期引致细胞增殖和迁移而致癌。由于*H. pylori*与胃癌之间有很强的相关性，*H. pylori*被列为Ⅰ类致癌物。鉴于*H. pylori*与人类胃癌发生密切相关，其也可能与其他消化道肿瘤相关，包括CRC。然而，*H. pylori*感染与大肠癌的发生、发展之间的关系一直备受争议。

## 二、幽门螺杆菌与结直肠肿瘤的流行病学研究

*H. pylori*感染与结直肠癌之间相关联的假说基于早期的、非对照研究，这些研究结果显示：大肠腺瘤（CRA）和／或CRC患者的*H. pylori*感染率高，甚至有些研究报道结肠癌和肺癌患者血清*H. pylori*阳性率高于胃癌患者[1,2]。然而，即使早期的研究中，另一些对照研究结果并未显示*H. pylori*感染与大肠癌之间有关联。

上述初步观察结果在世界范围内引起广泛关注：*H. pylori*是否作为结直肠癌的危险因素？这

些病例对照试验的结果颇有争议、结果多有矛盾之处。到目前为止，*H. pylori* 感染与大肠癌之间的关系仍然未明确。

1. **国外研究** Zumkeller 等[3]人2006年发表了一篇包括11项系统回顾性研究的meta分析报道，共计纳入899例CRC患者和1 476例对照，其结果显示 *H. pylori* 有可能轻度增加结直肠癌的风险。其后德国一项以人群为基础的回顾性、大样本病例对照研究，纳入1712例经病理证实的CRC病例和对照组1 669例，其结果发现 *H. pylori* 血清学阳性率与左侧CRC发病率增加有轻度相关性[4]。Moss 等[5]未能证实 *H. pylori* 感染与CRC发生、发展的风险之间有任何关联。在他们的研究中，Logistic回归分析显示CRA、CRC患者血清学 *H. pylori* 阳性率与对照组间无差异（分别为1.3和1.1）。但是Meucci 等[6]报道血清 *H. pylori* 阳性率与CRA发病率呈显著正相关，而与CRC无关。

Breuer-Katschinski 等[7]提出，与自然人群对照组相较，*H. pylori* 感染者发展为CRA的风险增加，但是与住院患者对照组相较则无差异[*OR* 值分别为2.6（1.3~5.4）和1.6（0.80~3.4）]。Fireman 等[8]报道CRC患者的 *H. pylori* 感染率高于对照组（*P* = 0.05），但是血清癌胚抗原（CEA）和抗 *H. pylori* IgG抗体水平无相关性，血清胃泌素水平与CRC亦无相关性。Konturek 等[9]报道100例CRC患者（100例年龄、性别、职业相匹配者作为对照组）的血清学检测 *H. pylori* 阳性率，尤其是表达CagA和IL-1β（肿瘤促进因子）水平显著高于对照者，而其他细胞因子并无差异，而且CRC患者肿瘤切除术后3~6个月并无显著变化。

一项来自美国杜克癌症研究所的研究对4 063例结直肠癌病例进行了分析，发现结直肠癌的发病率与感染某种 *H. pylori* 毒力株的人群之间存在显著相关性，分析结果显示，*H. pylori* 的VacA抗体阳性感染者的结直肠癌的发病风险增高11%（*OR*：1.11；95% CI：1.01~1.22），尤其非裔美国人发病风险更高（*OR*：1.45；95% CI：1.08~1.95）[10]。

2. **国内研究** 陈羽等[11]对690例完成肠镜检查的受检者在肠镜检查同时进行了 *H. pylori* 检测，分析大肠肿瘤与非大肠肿瘤患者的 *H. pylori* 感染率；不同病理学改变的大肠肿瘤患者之间 *H. pylori* 感染情况。结果发现：大肠肿瘤患者中 *H. pylori* 阳性率为70.95%，非大肠肿瘤为62.94%（*P*=0.028）；*H. pylori* 感染在大肠癌与绒毛状腺瘤、炎性息肉间亦存在统计学差异。结论：*H. pylori* 感染与大肠肿瘤间存在相关性，需注重对 *H. pylori* 阳性患者进行结肠镜筛查。

陈镇等[12]回顾性收集2012年1月至2013年1月的152例结直肠肿瘤患者的病例资料。按结肠镜检查结果将其分成CRA组84例和CRC组68例。另纳入88名健康对照者。比较CRA组、CRC组和健康对照组 *H. pylori* 感染情况的差异，分析结直肠肿瘤组中 *H. pylori* 感染者在不同年龄、性别、民族中的分布。CRA组分别按腺瘤的所在部位、最大径、数目、蒂部分型、病理分型分为亚组，比较各亚组间 *H. pylori* 感染情况。统计学分析采用卡方检验。结果显示：CRA组、CRC组和健康对照组 *H. pylori* 感染阳性率分别为70.2%（59/84）、72.1%（49/68）和53.4%（47/88），前两者均高于后者，差异均有统计学意义（$\chi^2$ = 5.147、5.637，*P* 均 <0.05）。152例结直肠肿瘤患者中，在不同年龄、性别、民族间 *H. pylori* 感染率差异均无统计学意义（*P* 均 >0.05）。84例CRA患者按腺瘤所在部位、最大径、数目、蒂部分型、病理分型的各亚组间 *H. pylori* 感染阳性率差异亦无统计学意义

（P 均 >0.05）。

高峰等[13]选取 2008 年 1 月至 2014 年 1 月病理确诊为 CEC 的患者 263 例作为 CRC 组，另选取同期行结肠镜检查显示肠黏膜正常的患者 263 例作为对照组，回顾性分析了 H. pylori 感染与 CRC 之间的关系。对两组的 H. pylori 感染率、不同病理类型 CRC 患者的 H. pylori 感染率、H. pylori 感染伴萎缩性胃炎的发生率和 H. pylori 感染伴肠上皮化生的发生率，以及近端结肠癌和远端 CRC 的 H. pylori 感染情况进行了比较。结果显示：263 例 CRC 患者中 H. pylori 感染率为 63.50%（167/263），高于对照组的 39.54%（104/263），差异有统计学意义（$\chi^2$=27.66，OR=2.66，95% CI 1.85~3.83，P<0.01）。不同病理类型 CRC 患者中的 H. pylori 感染率差异无统计学意义（$\chi^2$=0.15，P=0.93）。CRC 患者中 H. pylori 感染伴萎缩性胃炎的发生率为 46.39%（122/263），高于对照组的 23.57%（62/263），差异有统计学意义（$\chi^2$=28.53，OR=2.94，95% CI 1.98~4.36，P<0.01）。CRC 患者中 H. pylori 感染伴肠上皮化生的发生率为 17.87%（47/263），高于对照组的 4.18%（11/263），差异有统计学意义（$\chi^2$=23.56，OR=5.50，95% CI 2.76~10.95，P<0.01）。近端结肠癌和远端 CRC 的 H. pylori 感染率差异无统计学意义（$\chi^2$=1.48，P=0.22）。结论：H. pylori 感染及其所致的萎缩性胃炎及肠上皮化生与 CRC 相关。

阮玉凤等[14]报道 H. pylori 感染与结直肠息肉发生的相关性，同时分析了 H. pylori 感染与结直肠息肉临床特征的关系。方法：体检人群中选取接受胃肠镜检查者，随机选出 120 例结直肠息肉患者作为病例组，另 150 例结直肠无明显异常者作为对照组。所有入选者均经 $^{13}$C- 尿素呼气试验检查判断有无 H. pylori 感染。结果：结直肠息肉组 H. pylori 阳性率显著高于非息肉组（85% vs 74%，$\chi^2$=4.28，P=0.037）；当考虑 H. pylori 感染与结直肠息肉临床特征的关系时，发现在直肠、乙状结肠以及降结肠息肉患者中，H. pylori 阳性检出率较 H. pylori 阴性组明显增高，差异有统计学意义（P=0.038）。且 H. pylori 阳性组与 H. pylori 阴性组相比，多发性息肉者多于单发息肉者，差异有统计学意义（P=0.004）。结论：H. pylori 感染可增加结直肠息肉的发生风险，其具体致病机制有待进一步研究。

宋玉芳等[15]采用配对病例对照方法探讨了 H. pylori 感染等因素与 CRC 发生的关系。该对照研究按性别、年龄、城乡分布进行 1:1 配对。共纳入大肠癌患者 172 例，另 172 例健康个体作为对照；共计男性 99 对，女性 73 对，平均年龄 58.51 岁 ± 0.638 岁，223 例检出 H. pylori（阳性率 65.2%）；CRC 组 H. pylori 阳性 102 例（59.3%）；对照组 H. pylori 阳性 121 例（70.35%）。结果：多因素分析显示，H. pylori 感染与 CRC 无相关性。有肿瘤家族史、细粮摄入量高以及常吃红烧鱼等因素增加了患 CRC 的危险，其 OR 值分别为 3.259、3.067、1.838；而体力劳动、有非类固醇类抗炎药用药史、淡水鱼摄入量高等因素可能是 CRC 发病的保护性因素，其 OR 值分别为 0.164、0.232、0.543。结论：H. pylori 感染与 CRC 的形成无相关性。有肿瘤家族史、细粮摄入量高以及常吃红烧鱼可能是 CRC 的危险因素；而从事适当的体力劳动、有非类固醇类抗炎药用药史、摄入淡水鱼较多可能是大肠癌的保护因素。

许松欣等[16]采用 meta 分析方法对国内外已发表的有关东方国家人群中 H. pylori 感染与结直肠肿瘤（包括增生性息肉、腺瘤、肠癌）的关系进行综合评价。纳入总样本量为 5 385 例，其中

*H. pylori* 阳性组为 3 396 例,*H. pylori* 阴性组为 1 989 例;通过 meta 分析认为各研究结果存在异质性($I^2$=83%,$P$ <0.10)。因存在异质性,对肿瘤的类型(增生性息肉、腺瘤、肠癌)、不同的 *H. pylori* 检测方法进行亚组分析。结果表明:① *H. pylori* 感染不增加患增生性息肉、结直肠非进展性腺瘤、肠癌的风险($OR$ =0.73,95% CI =0.45~1.17;$OR$ =1.35,95% CI =0.98~1.86;$OR$ =1.09,95% CI = 0.71~1.68),而增加了患结直肠腺瘤及进展性腺瘤的风险($OR$ =1.81,95% CI =1.31~2.49;$OR$ = 2.02,95% CI =1.38~2.96);②采用血清学抗体检测出的 *H. pylori* 感染者患结直肠肿瘤的风险增加($OR$ =1.49,95% CI =1.00~2.22);③采用非血清学抗体检测出的 *H. pylori* 感染者患肿瘤的风险并未增加($OR$ =1.35,95% CI =0.89~2.07)。结论 *H. pylori* 感染可能增加了结直肠腺瘤及进展性腺瘤的发生风险,但并不明显增加患肠癌的风险。

董红霞、梁浩等[17]对符合纳入标准的 *H. pylori* 感染与 CRC 发病关系的文献进行 meta 分析,同时按照洲别(亚洲、欧洲和美洲)和经济发展情况(发达国家与发展中国家)对各分析结果的 OR 值及 95%CI 进行合并计算,探讨不同国家人群 *H. pylori* 感染与 CRC 的相关性。结果共纳入文献 23 篇,总样本量 182 561 例,其中 *H. pylori* 阳性 88 378 例,*H. pylori* 阴性 94 183 例。结果显示 *H. pylori* 感染与 CRC 的发病明显相关($OR$=1.42,95% CI 1.38~1.46)。从不同洲别来看,亚洲国家人群相关性较低($OR$=1.29,95% CI 1.13~1.48),美洲国家人群相关性最高($OR$=1.44,95% CI 1.39~1.48)。从经济发展情况来看,发展中国家人群相关性较低($OR$=1.17,95% CI 1.01~1.37),发达国家人群相关性较高($OR$=1.43,95% CI 1.39~1.47)。结论:*H. pylori* 感染是 CRC 发生的危险因素,*H. pylori* 感染与 CRC 发病的相关性与地理位置及经济发展情况有关。

需要注意的是,上述已经发表的对照研究(以及部分以摘要形式发表的文献)多为小样本,且方法学存在问题(例如选择偏差、患者与对照者匹配不当,特别是年龄、性别和社会经济状态,以及未调整混杂因素等),对研究数据的解读也有缺陷。因此,目前的研究数据有限且矛盾,没有充分的依据支持 *H. pylori* 作为致病因素在 CRC 发病机制中发挥作用。只有通过科学严谨的前瞻性病例对照研究设计所得出的结论才有价值,否则所有 CRC 与 *H. pylori* 相关性的推测均为假设[18]。

## 三、幽门螺杆菌与结直肠肿瘤(癌 / 腺瘤)的基础研究

自从确认了 *H. pylori* 致胃癌特性后,*H. pylori* 致瘤性研究逐步扩展到胃肠道的其他部分,尤其是结肠。有人提出,*H. pylori* 不仅具有局部作用,而且具有全身系统性影响,包括导致胃外器官肿瘤如胰腺癌和 CRC。已知遗传因素、饮食和其他环境因素以及生长因子等均与 CRC 发病有关。此外,具有致突变倾向的细菌代谢产物、胆盐代谢产物、拟杆菌属和局部细菌感染均可能会增加 CRC 的风险。

感染 *H. pylori* 患者的粪便中可以检测出 *H. pylori* 及其空泡细胞毒素 A,消化不良患者的结肠中也发现 *H. pylori* DNA,提示 *H. pylori* 可能导致结肠疾病。然而,对于上述发现的意义存有疑问:*H. pylori* 感染与 CRC 发展之间是否有直接联系?从理论上而言,*H. pylori* 并非一个真正的入侵者,除特殊情况外,*H. pylori* 不会在人类结肠定居。因此,如果认为 *H. pylori* 感染与 CRC 有关联,

有可能通过原发的感染部位产生的炎症介质、激素和／或生长因子并释放到体循环中而发挥作用。已经提出了几种假说来解释 H. pylori 感染和 CRC 之间可能存在的联系：①高胃泌素血症；②结直肠微生物群变化；③ H. pylori 产生毒素；④ H. pylori 直接定植于结肠导致慢性炎症。

1. **高胃泌素血症**  在 20 世纪 80 年代至 90 年代，胃泌素和胃泌素样肽由于其促生长特性而备受关注。早期的体外研究发现，胃泌素可直接促进体外培养的正常和肿瘤性结肠细胞增殖。有研究报道，诱导高胃泌素血症可致转基因小鼠结肠黏膜增生。此外，敲除小鼠胃泌素基因可导致结肠黏膜增殖能力下降。结合临床病例对照研究发现结直肠腺瘤性息肉和／或腺癌患者血清／血浆胃泌素水平升高，提示 H. pylori 相关性萎缩性胃炎继发的高胃泌素血症可以促进结直肠肿瘤发生。

有人提出胃泌素可能是介导 H. pylori 诱发肿瘤的因素。临床检测发现 H. pylori 感染患者血清胃泌素水平升高。因此，一个合理的假设是 H. pylori 感染通过诱发高胃泌素血症促进结肠肿瘤。此外，胃泌素促进环氧合酶 -2（COX-2）的表达，而环氧合酶是促炎性酶，通过促进前列腺素 $E_2$ 的大量释放，进一步导致黏膜细胞增殖，降低细胞凋亡，促进血管生成及肿瘤生长。临床观察亦发现 CRC 伴 H. pylori 感染者血清胃泌素水平高于非 H. pylori 感染的 CRC 患者，成功根除 H. pylori 后血清胃泌素水平降至正常。

Siddheshwar 等[19]报道，与 CRA 或正常对照者相较，CRC 患者血浆胃泌素前体显著升高（但是酰胺化胃泌素或甘氨酸延伸型胃泌素并未升高）。理论上而言，生理水平的血浆胃泌素、组织自分泌或旁分泌产生的胃泌素同样可以发挥细胞营养作用。事实上，与正常结肠黏膜相较，CRC 组织中的免疫反应性胃泌素、胃泌素受体、COX-2 mRNA 以及抗凋亡蛋白 Bax 均高表达，而促凋亡蛋白 Bcl-2 表达下调。因此，CRC 患者的高胃泌素血症可能源于肿瘤自身分泌的胃泌素。

郑荣娟等[20]报道了结肠息肉、结肠癌患者 H. pylori 感染与血浆胃泌素 -17（G-17）及环氧合酶（COX）-2 的相关性：选择结肠息肉（结肠息肉组）、结肠癌（结肠癌组）和结肠镜检查阴性患者（对照组）各 60 例，通过 $^{13}$C- 尿素呼气试验检测 H. pylori 感染、酶联免疫吸附试验检测血浆 G-17 水平及免疫组织化学法检测 COX-2 的表达。结果：结肠息肉组、结肠癌组的 H. pylori 感染率明显高于对照组，结肠息肉组高于结肠癌组（$P<0.05$ 或 $P<0.01$）。3 组中 H. pylori 阳性者血浆 G-17 水平均高于 H. pylori 阴性者，结肠息肉组和结肠癌组中 H. pylori 阳性者的 COX-2 的阳性表达率高于 H. pylori 阴性者（$P<0.01$）。在结肠息肉、结肠癌组织中的正常腺上皮细胞、非典型增生的腺上皮细胞及癌细胞中的胞质中，均可见 COX-2 的阳性表达，呈黄色至棕黄色颗粒。结论：H. pylori 感染可能通过影响血浆 G-17 及 COX-2 的水平在结肠息肉与结肠癌的发病过程中起一定作用。

李小亮等[21]对 CRC 患者 H. pylori 感染与癌组织中 COX-2 表达的相关性进行了研究：采用 ELISA 法定性检测 52 例 CRC 患者血清 H. pylori IgG 抗体与 50 例健康体检者进行对照，采用免疫组织化学技术（SP 法）检测 52 例大肠癌组织中 COX-2 表达情况。结果：血清 H. pylori IgG 抗体阳性率在 CRC 患者与健康体检者之间的差异有统计学意义（$P<0.01$），COX-2 在大肠癌组织中的表达阳性率为 73.1%，H. pylori 阳性率为 69.2%，在健康体检者中的阳性率为 28.0%。血清 H. pylori IgG 抗体阳性率、COX-2 在 CRC 组织中表达与肿瘤分化程度、TNM 分期、淋巴结转移相关，结果有统计学意义（$P<0.01$）；血清 H. pylori IgG 抗体阳性率与 CRC 组织中 COX-2 表达率有正相关性

（$r=0.441$，$P<0.001$）。结论：CRC组织中COX-2表达水平增高，参与CRC的发生、发展过程，*H. pylori*感染可能通过上调COX-2的表达导致CRC发生的危险性增加。

然而，高胃泌素血症与结直肠癌之间的相关性始终存有疑问。动物研究发现，药物诱导的高胃泌素血症对结肠黏膜生长没有刺激作用，也不会促进CRC的发生、发展。事实上，尽管奥美拉唑可以诱发大鼠高胃泌素血症，却对氧化偶氮甲烷诱导的大肠肿瘤生长具有抑制作用。在人类，质子泵抑制剂引起的慢性高胃泌素血症对结肠腺瘤的发生发展并没有影响。值得一提的是卓-艾综合征（高胃泌素血症）患者并未因为长期高胃泌素血症而增加CRC的风险。已有研究表明，结直肠肿瘤患者的血清/血浆胃泌素水平与正常对照者并无显著差异，因而不可能在CRC发生中发挥重要作用。

需要注意的是，一些研究发现CRC细胞本身可以表达胃泌素从而发挥自分泌生长因子的作用。在这种情况下，肿瘤细胞分泌的胃泌素可能是某些CRC患者高胃泌素血症的原因。无独有偶，有研究报道CRC患者手术切除肿瘤后血清/血浆胃泌素水平下降。虽然上述研究结果可能进一步支持高胃泌素血症在CRC发生、发展过程中发挥作用，但是仍然质疑其与*H. pylori*感染直接相关。

**2. 结肠微生物群变化**　人类肠道中含有丰富的营养物质，有500多种细菌和病毒栖息，其中结肠中的浓度最高。众多的、可能与CRC发病有关的感染性微生物包括牛链球菌、*H. pylori*、大肠杆菌、拟杆菌、多形瘤病毒（JC和SV40）、人乳头状瘤病毒、EB病毒和巨细胞病毒等。在这些微生物中，*H. pylori*可能通过炎症以及通过CagA结合并激活SHP2干扰细胞周期引致细胞增殖和迁移而致癌。由于*H. pylori*与胃癌之间有很强的相关性，*H. pylori*已被列为Ⅰ类致癌物。然而，*H. pylori*感染与CRC发生、发展之间的关系一直备受争议。

散发性CRC的发生、发展与多种环境因素有关，包括饮食和生活方式。鉴于结肠是人体微生物数量最多的部位，某些微生物种类可能在结直肠肿瘤发生、发展过程中发挥作用。早在20世纪50年代初，McCoy等首次报道了肠道菌群与CRC有关，并指出牛链球菌败血症可能与乙状结肠癌相关[22]。

动物实验发现，牛链球菌或其细胞壁抗原促进变异型结肠隐窝增生，增强细胞增殖标记物的表达，并增加结肠黏膜IL-8的产生。IL-8是一种促炎性细胞因子，可以促进结肠癌细胞生长、血管生成和转移。总之，上述结果表明，牛链球菌有可能是大肠肿瘤发生的启动因素。

至20世纪70年代中期，用无菌大鼠实验进一步表明，肠道菌群对CRC发生具有修饰作用。给大鼠喂饲致癌物后，无菌大鼠发生结肠肿瘤的数目少于普通有菌大鼠。此后，相继报道了多种细菌与CRC有关，包括大肠杆菌、粪肠球菌、拟杆菌属（脆弱拟杆菌、普通拟杆菌和粪便拟杆菌）、淤泥真杆菌和败血梭状芽孢杆菌等。

胃酸屏障是肠道菌群成分及数量的重要调节物。*H. pylori*感染导致萎缩性胃炎与酸分泌降低有关，从而导致多种、大量微生物进入肠道并定植。对于此种由于*H. pylori*感染引致萎缩性胃炎，继而导致大肠菌群组成的变化有利于某些菌种选择性生长，如脆弱拟杆菌、粪肠球菌以及其他与CRC发生发展相关的菌种。有研究报道良性消化性溃疡患者手术后CRC发病率升高[23,24]。然而,其他研究未能证实胃切除与术后 CRC 的发生发展有相关性。

3. *H. pylori* 产生毒素  *H. pylori* 有不同的菌株,其中一些菌株毒力更强,更易致癌。例如,感染 CagA 基因表达阳性的 *H. pylori* 菌株患者发生胃癌的概率可能高于 CagA 阴性 *H. pylori* 菌株感染者。Shmuely 等[25]测试了不同类型肿瘤患者的血清 *H. pylori* 抗体和 CagA 蛋白,结果发现,与 CagA 阴性对照组相较,CagA 基因表达阳性的 *H. pylori* 菌株感染者不仅患胃腺癌风险概率增高,而且患 CRC 风险概率同样增高。然而,正如作者指出,研究结果应谨慎解释,因为 *H. pylori* 感染 / CagA 检测与癌症诊断在同一时间进行,从而引发了关于两者间的时间相关性的质疑。该研究的结论是基于推理:*H. pylori* 感染发生在 CRC 发生之前,正如 *H. pylori* 感染与胃腺癌的关系。鉴于上述推理,有理由对此提出质疑并提出另一种假设:CRC 患者的免疫状态发生改变,使 *H. pylori* 特别是毒力较强菌株得以在病变部位感染宿主。如果 CagA 阳性 *H. pylori* 菌株感染确实先于 CRC,并诱发 CRC 的发生发展,其潜在机制仍不清楚。

有文献报道[26],CagA 阳性菌株感染导致胃泌素水平高于 CagA 阴性菌株。IL-8(被认为是人结肠癌细胞生长因子)的过量生成有可能参与 CRC 发生、发展。此外,CagA 阳性 *H. pylori* 菌株感染引致萎缩性胃炎的概率更高,因此更易造成胃酸屏障功能损害,从而为异常细菌在肠道定植提供机会。

何剑琴等[27]报道了不同毒力 *H. pylori* 菌株与结肠腺瘤性息肉的关系:经结肠镜和病理检查确诊,入选 52 例结肠腺瘤性息肉患者为息肉组,另 60 例结肠镜检查无明显异常者为对照组。采用生物芯片阅读仪进行 *H. pylori* 及其毒力菌株抗体检测。结果结肠腺瘤性息肉组 *H. pylori* 阳性率为 80.8%,较对照组的 58.3% 显著增高,差异有统计学意义($P<0.05$);与对照组相比,直肠、乙状结肠、降结肠腺瘤性息肉,多发性结肠腺瘤性息肉和绒毛状结肠腺瘤性息肉患者血清 *H. pylori* 阳性率增高,差异均有统计学意义($P<0.05$)。但 *H. pylori* 血清分型的分布差异无统计学意义。结论:*H. pylori* 感染可能是结肠腺瘤性息肉发生的一个危险因素。

4. *H. pylori* 直接定植于结肠导致慢性炎症  在传统观念中,细菌性感染并未被认为是人类癌症的主要原因。然而,某些特定的细菌可能通过诱导慢性炎症及致癌的细菌代谢产物参与肿瘤的发生发展。*H. pylori* 是国际癌症研究机构认定的第一个可以引致人类胃癌的细菌,并已得到流行病学和一系列的研究观察证实。*H. pylori* 引发慢性、长期的炎症导致细胞增殖、致癌的自由基和 N-亚硝基化合物生成,最终发展为胃癌。

慢性黏膜炎症被认为是 CRC 的一个诱因,如炎症性肠病。鉴于 *H. pylori* 已被明确认定为胃内促炎和致癌因子,因此有人推测 CRC 与炎症性肠病癌变相似:*H. pylori* 在结肠定植后,经历"慢性炎症→异型增生→肿瘤"的序贯假设。

Kapetanakis 等[28]报道,用甲酚紫染色和免疫组织化学检测 41 例 CRC 组织,其中 34 例阳性。其后采用同样方法,对 50 例 CRC 和 25 例结肠息肉组织进行检测,结果 84% 的 CRC 组织和 64% 息肉中 *H. pylori* 阳性。遗憾的是,研究者并未说明该项研究是否纳入非肿瘤结肠组织作为对照? *H. pylori* 定植在结肠病变组织的哪个位置? 其 *H. pylori* 染色特点如何?

Soylu 等[29]采用 IHC 法检测了 51 个结肠息肉(39 个管状腺瘤,3 个绒毛管状腺瘤,5 个绒毛状腺瘤,4个腺癌),只有11个检测标本(21.6%)H. pylori 阳性,其中 10 个(90.9%)H. pylori 染色结果模棱两可且无特异性。同样遗憾的是,该研究没有设正常结肠黏膜对照组。Jones 等[30]检测了176 例结直肠组织标本(正常 58 例,腺瘤 59 例,腺癌 59 例)。其中正常对照组 H. pylori 阳性 1 例(1.7%),腺瘤组 9 例(15.3%),腺癌组 10 例(16.9%)。然而,所有 H. pylori 阳性病例的 H. pylori 形态均呈颗粒状或点状,没有 1 例呈现典型的、确定无疑的螺旋状 H. pylori(即胃内 H. pylori 所见形状)。因此,难以确定阳性染色是否代表变形(死亡或部分退化)的 H. pylori 或仅仅是染色伪影。

Grahn 等[31]采用螺旋菌特异性 16S rDNA PCR 检测结合焦磷酸测序分析,77 例 CRC 活检组织中 21 例(27%)检出螺旋菌 DNA 序列。作者并未提及是否检测了非肿瘤的正常结直肠组织。另一研究者采用同样检测技术,对 3 例显微镜下结肠炎患者活检标本进行检测,结果显示在 19 块活检标本中有 5 块检出 H. pylori DNA。12 例组织学检测正常的直肠活检标本中未检出 H. pylori DNA。

姜国胜等[32]采用大鼠进行对照研究:60 只清洁级雄性 Wistar 幼年大鼠随机分为 4 组,第 1 组为单纯 H. pylori 组,用 H. pylori 灌胃法定植 H. pylori;第 2 组单纯 N- 甲基亚硝基脲(MNU)组用 H. pylori 菌液等量布氏肉汤灌喂,10 周后用 MNU 灌肠诱发结直肠癌形成;第 3 组采用 H. pylori+ MNU 联合处理定植 H. pylori 基础上,10 周后用 MNU 灌肠诱发结直肠癌形成;第 4 组用与 H. pylori 菌液等量布氏肉汤灌喂基础上用 MNU 等量去离子水经肛门灌肠,定期处死大鼠后提取标本,检测 H. pylori,同时做病理切片标本,观察有无肠壁增厚、肠黏膜充血、水肿、糜烂、溃疡及结节发生。结果:H. pylori 组及 H. pylori+ MNU 组大鼠较 MNU 组、第 4 组胃黏膜明显偏薄,以胃窦部较为明显,且可见肠上皮化生;H. pylori 组及 H. pylori+ MNU 组共定植 28 只小鼠,尿素酶染色阳性 21 只,培养阳性 17 只,Giemsa 染色阳性 23 只,两项均阳性大鼠 25 只,占总定植数的 89.3%。结论:长期的 H. pylori 感染可能会增加大鼠结直肠癌对致癌剂的敏感性,促进结直肠癌病变形成,而血胃泌素在结直肠癌的发生过程中是诱导机制之一。

Mangerich 等[33]对敲除"重组酶激活基因 -2"(recombinase-activating gene-2,rag2)的小鼠模型感染 H. pylori,模拟人类炎症性肠病(包括诱发结肠炎与结直肠癌),其结果支持炎症 -H. pylori 相关假说,即 H. pylori 相关的炎症诱导分子损伤和基因表达的改变在体试验中与疾病的进展及癌变有关。Kapetanakis 等[34]研究显示,H. pylori 可引起结肠黏膜慢性炎性损伤,刺激肿瘤干细胞和 /或趋化骨髓来源的干细胞,从而影响肿瘤的发生和免疫监视。作者发现,其结果导致结肠上皮向腺瘤的转变,导致中 - 重度异型增生,并最终进展为 CRC。采用结晶紫染色,并经抗 H. pylori 免疫组织化学法(IHC)证实结肠组织标本中可检出 H. pylori。

值得一提的是,早在 2007 年 Jones 等[30]也报道采用 IHC 法在人结肠癌组织中发现 H. pylori。H. pylori 是否能够定植在人类结肠？血清学检测 H. pylori 抗体阳性仅表明曾经或目前有 H. pylori 感染,但不能证明有局部定植。聚合酶链反应(PCR)和免疫组织化学法对于检测结肠组织的 H. pylori 虽然敏感、特异并且提示现症感染,但是 PCR 法不能区别真正的 H. pylori 定植与一过性 H. pylori 感染,也无法鉴别检出的 H. pylori 是死菌还是活菌。在做出结论之前,我们需要获得胃外组织 H. pylori 定植的直接和间接证据。

## 四、展望

尽管对 *H. pylori* 在引发结直肠肿瘤的病理过程中可能发挥潜在作用有初步了解,但是许多问题仍然有待回答。CRC 的发生、发展是一个多因素参与的过程,涉及宿主遗传因素、感染病原体(包括但不限于 *H. pylori* 或多因素综合作用)、肠道微生物群以及环境因素间非常复杂、微妙的相互制约、调节机制。微生物致病菌 - 肿瘤的关系确实是一个复杂的关系。阐明感染病原菌的致癌作用对未来各种癌症的临床处置具有重要意义[35]。

虽然 *H. pylori* 传播的确切路径尚未阐明,人 - 人传播途径(无论是口 - 口还是粪 - 口途径)是最常见的。*H. pylori* 经过感染个体的粪便排出,因此 *H. pylori* 可以和其他被消化的内容物一样通过肠道,因而可以在结肠组织标本中检测出 *H. pylori*。还应注意的是:众所周知,*H. pylori* 相关性胃癌是慢性活动性胃炎、胃黏膜萎缩 / 肠上皮化生 / 不典型增生的后果。然而,从未有关于 *H. pylori* 直接导致慢性或活动性结肠炎的报道。除非患有其他疾病,*H. pylori* 相关性胃炎患者的结肠黏膜组织学所见正常。因此,仅凭在结直肠肿瘤标本中检出 *H. pylori* 微生物并不能证明两者的因果关系[36]。

尽管 *H. pylori* 在胃癌的发病机制中的作用已得到确认,但是 *H. pylori* 在结直肠肿瘤发生、发展中的作用仍有争议。根据现有的研究报道,*H. pylori* 感染可能会间接促进结直肠肿瘤的发生,其作用机制可能包括:影响肠道菌群,促进细胞因子的产生和增加胃泌素分泌。尤其是感染了毒力强的 *H. pylori* 菌株时上述影响可能更为明显。结肠组织标本中检出 *H. pylori* 抗原和 / 或 DNA 并不一定表示 *H. pylori* 在结肠定植,不应该被视为与结直肠肿瘤发生、发展有因果关系的直接证据[36]。

(韩 英)

## 参 考 文 献

[1] Penman ID, El-Omar E, Ardill JE, et al. Plasma gastrin concentrations are normal in patients with colorectal neoplasia and unaltered following tumour resection. Gastroenterology, 1994, 106: 1263-1270.

[2] Siddheshwar RK, Muhammad KB, Gray JC, et al. Seroprevalence of Helicobacter pylori in patients with colorectal polyps and colorectal carcinoma. Am J Gastroenterol, 2001, 96: 84-88.

[3] Zumkeller N, Brenner H, Zwahlen M, et al. Helicobacter pylori infection and colorectal cancer risk: a meta-analysis. Helicobacter, 2006, 11 (2): 75-80.

[4] Zhang Y, Hoffmeister M, Weck MN, et al. Helicobacter pylori infection and colorectal cancer risk: evidence from a large population-based case-control study in Germany. Am J Epidemiol, 2012, 175 (5): 441-450.

[5] Moss SF, Neugut AI, Garbowski GC, et al. Helicobacter pylori seroprevalence and colorectal neoplasia: evidence against an association. J Natl Cancer Inst, 1995, 87: 762-763.

[6] Meucci G, Tatarella M, Vecchi M, et al. High prevalence of Helicobacter pylori infection in patients with colonic adenomas and carcinomas. J Clin Gastroenterol, 1997, 25: 605-607.

[7] Breuer-Katschinski B, Nemes K, Marr A, et al. Helicobacter pylori and the risk of colonic adenomas. Colorectal Adenoma Study Group. Digestion, 1999, 60: 210-215.

［8］ Fireman Z, Trost L, Kopelman Y, et al. Helicobacter pylori: seroprevalence and colorectal cancer. Isr Med Assoc J, 2000, 2: 6-9.

［9］ Konturek PC, Bielanski W, Konturek SJ, et al. Progastrin and cyclooxygenase-2 in colorectal cancer. Dig Dis Sci, 2002, 47: 1984-1991.

［10］ Butt J, Varga MG, Blot WJ, et al. Serologic Response to Helicobacter pylori Proteins Associated With Risk of Colorectal Cancer Among Diverse Populations in the United States. Gastroenterology, 2019, 156 (1): 175-186.

［11］ 陈羽, 吴礼浩, 马伟钦, 等. 大肠肿瘤与 *H. pylori* 相关性的临床研究. 现代消化及介入诊疗, 2014, 3: 182-183.

［12］ 陈镇, 荣亮, 侯慧. 152 例结直肠肿瘤患者幽门螺杆菌感染情况分析. 中华消化杂志, 2014, 34 (10): 666-670.

［13］ 高峰, 张玲. 结直肠癌与幽门螺杆菌感染的相关性. 中华消化杂志, 2015, 35 (1): 26-29.

［14］ 阮玉凤, 万霜, 孙璟, 等. 幽门螺杆菌感染与结直肠息肉发生的关系. 国际消化病杂志, 2014, 34: 344-347.

［15］ 宋玉芳, 张妍, 崔彬彬, 等. 幽门螺杆菌感染等因素与大肠癌关系的病例对照研究. 现代肿瘤医学, 2007, 15 (7): 1003-1006.

［16］ 许松欣, 丁岩冰, 陈姚生, 等. 东方国家人群幽门螺杆菌感染与结直肠肿瘤相关性的 meta 分析. 临床荟萃, 2014 (8): 877-881.

［17］ 董红霞, 梁浩. 不同国家人群幽门螺杆菌感染与结直肠癌相关性的 Meta 分析. 解放军医学杂志, 2015, 40 (3): 236-241.

［18］ Mantzaris GJ. Helicobacter pylori and colorectal cancer: Is there any link？Annals of Gastroenterology, 2004, 17 (1): 17-18.

［19］ Siddheshwar RK, Gray JC, Kelly SB. Plasma levels of progastrin but not amidated gastrin or glycine extended gastrin are elevated in patients with colorectal carcinoma. Gut, 2001, 48: 47-52.

［20］ 郑荣娟, 胡爱萍, 李海英, 等. 结肠息肉、结肠癌患者幽门螺杆菌感染与血浆胃泌素 -17 及环氧合酶 -2 的相关性. 天津医药, 2012, 40 (7): 734-735.

［21］ 李小亮, 朱卫健, 王玫玫, 等. 大肠癌患者幽门螺杆菌感染与环氧合酶 -2 表达的相关性. 现代肿瘤医学, 2015, 23 (2): 238-240.

［22］ McCoy WC, Mason JM 3rd. Enterococcal endocarditis associated with carcinoma of the sigmoid; report of a case. J Med Assoc State Ala, 1951, 21 (6): 162-166.

［23］ Stemmermann GN, Nomura AM, Chyou PH. Cancer incidence following subtotal gastrectomy. Gastroenterology, 1991, 101: 711-715.

［24］ Bundred NJ, Whitfield BC, Stanton E, et al. Gastric surgery and the risk of subsequent colorectal cancer. Br J Surg, 1985, 72: 618-619.

［25］ Shmuely H, Passaro D, Figer A, et al. Relationship between Helicobacter pylori CagA status and colorectal cancer. Am J Gastroenterol, 2001, 96: 3406-3410.

［26］ Pilotto A, Rassu M, Bozzola L, et al. Cytotoxin-associated gene A-positive Helicobacter pylori infection in the elderly. Association with gastric atrophy and intestinal metaplasia. J Clin Gastroenterol, 1998, 26: 18-22.

［27］ 何剑琴, 史少凤, 莫绮华. 产毒株幽门螺杆菌感染与结肠腺瘤性息肉关系的探讨. 中华医院感染学杂志, 2011, 21 (12): 127-129.

［28］ Kapetanakis N, Kountouras J, Zavos C, et al. Re: Helicobacter pylori infection and colorectal cancer risk: evidence from a large population-based case-control study in Germany. Am J Epidemiol, 2012, 176: 566-567.

［29］ Soylu A, Ozkara S, Alis H, et al. Immunohistochemical testing for Helicobacter pylori existence in neoplasms of the colon. BMC Gastroenterol, 2008, 8: 35.

［30］ Jones M, Helliwell P, Pritchard C, et al. Helicobacter pylori in colorectal neoplasms: is there an aetiological relationship？World J Surg Oncol, 2007, 5: 51.

［31］ Grahn N, Hmani-Aifa M, Fransén K, et al. Molecular identification of Helicobacter DNA present in human colorectal adenocarcinomas by 16S rDNA PCR amplification and pyrosequencing analysis. J Med Microbiol, 2005, 54: 1031-1035.

[32] 姜国胜, 张庚, 任维聘. 幽门螺杆菌感染对结直肠癌发生的相关因素分析. 中华医院感染学杂志, 2013, 23 (6): 1462-1463.

[33] Mangerich A, Knutson CG, Parry NM, et al. Infection-induced colitis in mice causes dynamic and tissue-specific changes in stress response and DNA damage leading to colon cancer. Proc Natl Acad Sci U S A, 2012, 109 (27): E1820-1829.

[34] Kapetanakis N, Kountouras J, Zavos C, et al. Association of Helicobacter pylori infection with colorectal cancer. Immunogastroenterology, 2013, 2 (1): 47-56.

[35] Loke MF, Goh KL. Finding the Role of Helicobacter pylori in Colorectal Cancer. Immuno-Gastroenterology, 2013, 2 (1): 5-6.

[36] Tatishchev SF, VanBeek C, Wang HL. Helicobacter pylori infection and colorectal carcinoma: is there a causal association? Journal of Gastrointestinal Oncology, 2012, 3 (4): 380-385.

第六十五章

# 幽门螺杆菌与呼吸系统疾病

1982 年 Marshall 和 Warren 在慢性胃炎患者的胃黏膜中首次分离出幽门螺杆菌（H. pylori），此后对 H. pylori 的感染及其致病机制进行了大量的基础和临床研究，结果表明，H. pylori 感染不但与消化道疾病密切相关，与很多胃肠外的疾病如心血管疾病、血液病、自身免疫病等也相关。H. pylori 感染引起胃肠外疾病的可能机制为感染诱导大量炎症介质、细胞因子的释放，增加氧自由基生成等，引起全身的慢性炎症反应，并可能触发自身免疫应答，进而导致全身多系统的损害[1]。

## 一、幽门螺杆菌感染与慢性阻塞性肺疾病

慢性支气管炎是指气道黏膜及其周围组织的慢性非特异性炎症，当引起不完全可逆的气流阻塞的时候即为慢性阻塞性肺疾病（chronic obstructive pulmonary disease, COPD）。慢性支气管炎与消化性溃疡的关系在 H. pylori 被证实为消化性溃疡的病因之前就存在。在 1968—1986 年进行的 3 个大型流行病学研究显示，在消化性溃疡患者中慢性支气管炎的发病率较正常对照组增高 2~3 倍。此外，随访研究显示慢性支气管炎还是消化性溃疡患者的主要致死因素之一[2]。既往对这两种疾病相关性的解释主要是吸烟，因为吸烟是溃疡发生和慢性支气管炎发生、发展的共同独立危险因素。但是，1998 年 Gaseli 等[3]在一项对 60 名慢性支气管炎患者的前瞻性研究中发现，慢性支气管炎患者比 69 名健康对照者 H. pylori 感染的血清阳性率高（81.6% 比 57.9%，P=0.008）。在这项研究中，调整年龄和社会经济情况等因素后，慢性支气管炎患者 H. pylori 感染的比值比为 3.4。这些结果证明 H. pylori 感染或许会增加慢性支气管炎发生的风险。该研究第一次显示了 H. pylori 感染可能与慢性支气管炎的发病率增加有关。2 年后，一项纳入 3 608 名成年人的流行病学研究显示，血清抗 H. pylori IgG 抗体阳性的患者慢性支气管炎的发病率高于抗 H. pylori IgG 抗体阴性的人群（比值比为 1.6，95% 置信区间为 1.1~2.5）[4]。

H. pylori 感染与慢性支气管炎之间关联的相关机制尚未明确，可能是由于年龄、性别和社会经济条件等因素与 H. pylori 感染和慢性支气管炎发病均相关，引起这两种疾病的易感性增加，也

可能是这两种疾病之间存在某种因果联系。吸烟是发生慢性支气管炎的主要致病因素,但吸烟与 *H. pylori* 感染之间的关系尚不明确,有报道显示在吸烟者中 *H. pylori* 感染有减低、正常、增高几种不同的结果[5,6],因此吸烟并不能解释慢性支气管炎与 *H. pylori* 感染的相关性。为此,有人认为 *H. pylori* 感染引起炎症介质或细胞因子的慢性激活,可能导致非特异性炎症过程的发展,如慢性支气管炎。*H. pylori* 尤其是细胞毒素相关基因 A 阳性的菌株,刺激释放各种炎症性细胞因子,如白细胞介素 -1(IL-1)、白细胞介素 -8(IL-8)和肿瘤坏死因子 -α(TNF-α)等[7]。*H. pylori* 清除之后,血清细胞因子水平也随之正常[8]。近来,研究显示在慢性支气管炎病程中和急性发作过程中均有相同种类的细胞因子释放,在慢性支气管炎中引起和控制这一炎症过程的机制尚不清楚。但可以假设 *H. pylori* 感染通过促进炎症介质的释放和其他特定的环境、遗传因素及未知因素共同作用,促使慢性支气管炎的发生。

CagA 是 *H. pylori* 毒力的标志,已证实慢性 *H. pylori* 感染,CagA 阳性菌株内毒素能够激活巨噬细胞,并促进 IL-1、IL-8 以及 TNF-α 等炎症介质的释放,诱导 C 反应蛋白(CRP)、热休克蛋白(HSP)、纤维蛋白原(Fg)、血栓素 A2(TXA2)等炎症反应物合成,推测 *H. pylori* 感染后可能通过 CagA 启动全身炎症反应在 COPD 的发病过程中起协同作用[9]。Roussos 等[10]选取 126 例 COPD 患者(88 例男性,38 例女性),并设立与之年龄、性别匹配的 126 例健康人群作为对照组,进行了血清 *H. pylori* IgG 和 CagA IgG 测定及肺功能指标检测,结果发现 COPD 患者和对照组血清中 *H. pylori* IgG 和 CagA IgG 阳性率差异有统计学意义(77.8% vs 54.7%;53.9% vs 29.3%,$P<0.001$);且 COPD 患者 *H. pylori* IgG 和 CagA IgG 水平均显著高于对照组[(118.3±24.4)U/ml vs(61.9±12.9)U/ml,$P<0.001$;(33.8±3.4)U/ml vs(19.0±1.5)U/ml,$P<0.001$];但 *H. pylori* 感染与 COPD 患者肺功能指标恶化程度似乎并无明显相关性。Hashemi 等[11]研究报道了虽然 COPD 患者和对照组人群中血清 *H. pylori* IgG 阳性率差异无统计学意义,但仍发现 COPD 患者中 CagA IgG 水平显著高于对照组。因此目前关于 *H. pylori* 感染和 COPD 相关性研究的结果基本一致,均提示 *H. pylori* 感染可能增加 COPD 的风险,尤其是 CagA 阳性菌株与 COPD 的相关性更为明显。*H. pylori* 感染参与 COPD 病理进程另一个可能机制就是 *H. pylori* 或者其分泌毒素经胃食管反流入呼吸道,引发持续慢性的气道炎症反应。然而迄今为止尚未有研究在肺组织标本或者肺泡灌洗液中检测到 *H. pylori* 存在。因此推测 *H. pylori* 感染触发的全身炎症反应可能协同特定的环境因素、遗传因素等共同参与了 COPD 的发病机制。

综上,*H. pylori* 感染与慢性支气管炎之间有关联性的证据大多基于血清学对照研究上,*H. pylori* 感染患者中发生慢性支气管炎的相对危险性评估和清除 *H. pylori* 后对慢性支气管炎自然病程的影响应该引起重视。

## 二、幽门螺杆菌感染与肺结核

结核病是由结核分枝杆菌引起的慢性细菌感染,以受感染组织肉芽肿形成和细胞介导的过敏反应为主要特征。肺为最常见的受感染器官,估计世界上三分之一的人口感染过结核分枝杆菌,每年有 1 000 万新增活动性结核病例,其中大部分在发展中国家。

1992 年,Mitchell 等[12]对中国南部地区人群进行了一次大型的 H. pylori 感染流行病学调查,发现在有肺结核病史的人群中 H. pylori 感染率增高。Woeltje 等[13]对 346 名新入院患者进行结核菌素皮肤试验,发现消化性溃疡病史是结核菌素皮肤试验阳性的正相关指标(比值比 4.53,$P=0.017$)。为进一步研究肺结核和 H. pylori 感染之间的可能联系,Sanaka 等[14]在 1998 年对住院人群进行了血清学对照研究。在住院患者中,40 名接受抗结核化疗少于 3 个月、43 名接受抗结核化疗大于 3 个月和 60 名对照组患者的 H. pylori 阳性率没有显著性差异(分别为 73%、65%、69.8%,$P$ 均 $>0.5$)。但在该研究中,抗结核药物清除 H. pylori 的作用不能排除,因为利福平和链霉素能够有效地清除 H. pylori。因此,Filippou 等[15]在对 80 名结核患者和 70 名对照者的研究中,排除了抗结核药物的影响,并根据年龄、性别和社会经济状况进行良好的配对,研究发现在结核患者组中 H. pylori 血清阳性率明显高于对照组(87.5% vs 61.4%,$P=0.02$),结核患者组中血清 IgG 抗体浓度同样明显高于对照组[(39.0±25.2)U/ml vs(261±21.2)U/ml,$P=0.001$]。

H. pylori 感染与肺结核相关联的文献资料尚不充分,但上述结果至少提示 H. pylori 感染常与结核感染同时存在。存在两者同时感染可能与社会经济状态、卫生条件等有关。儿童期社会经济条件和卫生状况不佳,可能是这两种感染的另一个共同因素,患者大多在儿时受 H. pylori 和结核分枝杆菌感染。同时,这种共存也可能是共同的宿主基因引起机体对 H. pylori 和结核分枝杆菌均易感的结果。有研究表明,HLA-DQ 血清型可能与增强分枝杆菌存活和复制有关[16],而相同的 HLA-DQ 血清型与 H. pylori 易感性增强相关。对这两种细菌的基因易感性及环境常见诱因尚需进一步研究。

三、幽门螺杆菌感染与肺癌

早在 1994 年 Lundegardh 等[17]报道消化性溃疡患者患肺癌的风险是正常人的 2~3 倍。2000 年 Gocyk 等[18]的一项队列研究结果显示在 50 名肺癌患者中 H. pylori 血清阳性率(89.5%)较对照组(64%)高,$P<0.05$;细胞毒素相关基因 A 族血清阳性率较对照组约高 3 倍(分别为 63% 和 21.5%,$P<0.05$);此项研究还进一步证实在 H. pylori IgG 血清学阳性的患者中,其血清和支气管肺泡灌洗液中胃泌素水平明显上调,相应的肺癌组织标本中胃泌素、胃泌素受体以及环氧合酶 -2 mRNA 表达水平显著升高;基于上述结果,推测 H. pylori 感染在肺癌发生中的作用机制可能与其在消化道肿瘤中的机制相似,通过促进胃泌素释放,上调环氧合酶 -2 表达,刺激支气管黏膜上皮异常增生和肿瘤血管生长等作用参与肺癌的发生发展。在这个研究中,与肺癌和 H. pylori 感染均相关的慢性支气管炎可能是一个混淆的因素。有作者认为,在肺癌患者的血清和支气管灌洗液中胃泌素浓度增加[19],但也有作者予以否认[20]。

关于 H. pylori 感染与肺癌的关系,也有研究显示了相反的结果。Philippou 等[21]的研究结果显示 H. pylori IgG 血清阳性率在肺癌患者和对照组中差异无统计学意义(61.1% vs 55.9%,$P>0.05$)。Koshiol 等[22]对 350 例肺腺癌、350 例肺鳞癌和 700 例对照组进行了血清 H. pylori IgG 和 CagA

IgG 测定,调整吸烟等危险因素后,发现 H. pylori 感染率与肺腺癌($OR$:1.1,95% CI:0.75~1.6)和肺鳞癌($OR$:1.1,95% CI:0.77~1.7)无关,同时发现 H. pylori CagA 阳性菌株感染也与肺癌无关。

对于这些看似矛盾的研究结果,Zhuo 等[23]根据 Medline 等数据库中的相关数据,对 H. pylori 感染和肺癌相关性进行了 meta 分析,发现 H. pylori 感染者患肺癌的风险增加 3.24 倍(95% CI:1.11~9.47)。基于上述研究结果,目前关于 H. pylori 感染与肺癌的关系似乎仍无定论,且上述研究中确认 H. pylori 感染的证据都采用的是通过血清学方法检测 H. pylori IgG 阳性率,其特异性差,今后研究中有必要在肺泡灌洗液或肺癌组织标本中进一步寻找 H. pylori 感染的直接和间接证据。

## 四、幽门螺杆菌感染与支气管扩张

支气管扩张是由于炎症引起的细支气管异常、永久性扩张和支气管壁破坏的一种疾病。各种呼吸系统感染、有毒物质以及少见的遗传综合征与支气管扩张相关,但是大部分患者病因不明。1998 年,Tsang 等[24]发现在 100 名支气管扩张患者中 H. pylori 感染率(76%)高于对照组(54.3%),$P=0.001$。H. pylori 血清阳性率与患者 24h 痰量相关($P=0.03$),并认为反流或吸入 H. pylori 进入呼吸道,导致了慢性气道炎症如支气管扩张。虽然已在机械通气患者的吸出物中发现了 H. pylori,但是无论在人支气管组织中还是支气管肺泡灌洗液中都没找到 H. pylori,而且新近研究表明支气管扩张的炎症反应主要是由细胞因子所介导的。因此,由慢性 H. pylori 感染引起的系统性炎症介质的激活,可能是这两种疾病相关的原因。

## 五、幽门螺杆菌感染与支气管哮喘

相对早期的研究中显示 H. pylori 感染与支气管哮喘的患病及急性发作间似乎没有明确的相关性。2000 年,Tsang 等[25]测定了 90 名支气管哮喘患者的 H. pylori 感染率,发现与对照组间 H. pylori 血清阳性率无显著性差异(47.3% vs 38.1%,$P>0.05$)。且 H. pylori IgG 水平与哮喘患者第 1 秒用力呼气容积占预计值的百分比($FEV_1\%_{pred}$)、第 1 秒用力呼气容积占用力肺活量的百分比($FEV_1/FVC\%$)等肺功能指标无相关性。Jun 等[26]对 46 例轻症哮喘患者和 48 例健康对照者进行了血清 H. pylori IgG 和 CagA IgG 测定,发现两组 H. pylori IgG 和 CagA IgG 阳性率差异无统计学意义(58.7% vs 54.2%,$P=0.658\,0$;21.7% vs 18.8%,$P=0.718\,3$)。Annagür 等[27]也对 H. pylori 感染与儿童哮喘及哮喘发作相关性进行了研究,结果发现 H. pylori 感染率与儿童哮喘及哮喘发作并无相关性。

然而近年来也有越来越多的证据提示 H. pylori 感染能够降低哮喘发生的风险。来自美国健康和营养组的一项流行病学调查中[28],将 7 663 名受试者分为 3 组,H. pylori 感染阳性 CagA 阳性组、H. pylori 感染阳性 CagA 阴性组和 H. pylori 感染阴性组,结果显示,H. pylori CagA 阳性菌株感染与哮喘的发病率呈负相关($OR$:0.79,95% CI:0.63~0.99),并且儿童期(年龄 ≤ 15 岁)哮喘发作($OR$:0.63,95% CI:0.43~0.93)比成年期哮喘发作($OR$:0.97,95% CI:0.72~1.32)与 H. pylori CagA 阳性菌株感染具有更强的负相关性,提示儿童期 *H. pylori* 感染可能降低哮喘和变态反应性疾病发生的风险。Zevit 等[29]对儿童 *H. pylori* 感染与哮喘的相关性研究中,也得出了相似的结论(*OR*:0.82,95% CI:0.69~0.98)。有研究[30]提出了 *H. pylori* 感染降低哮喘风险的可能机制:哮喘发病机制多与 Th1/Th2 失衡有关,呈现为 Th2 功能亢进。研究发现 *H. pylori* 感染能够诱导机体的 Th1 型免疫应答,释放 IL-12、IL-23、IFN-γ 等 Th1 样细胞因子,并通过调控调节性 T 细胞(Treg)水平抑制 Th2 功能,使 Th1/Th2 平衡向 Th1 方向转换,最终降低哮喘和过敏性疾病的患病风险。

目前很多研究都显示 *H. pylori* 感染与慢性阻塞性肺疾病、支气管哮喘、肺癌等呼吸系统疾病有一定的相关性,但目前证据来源多是基于病例对照研究,且病例数偏少,同时 *H. pylori* 感染的确证多采取血清学方法(特异性相对低)。未来希望在下列 3 个方面进一步开展该领域的研究:①大规模前瞻性随访时间更长的临床研究,以评估 *H. pylori* 感染与呼吸系统疾病的发生风险之间的相关关系;②抗 *H. pylori* 治疗在呼吸系统疾病的预防、治疗和预后等方面的作用;③发病机制的研究,尤其是 CagA 阳性血清型 *H. pylori* 菌株与全身性炎症反应在呼吸系统疾病中的作用机制。

(金 哲)

## 参 考 文 献

[ 1 ] Kanbay M, Kanbay A, Boyacioglu S. Helicobacter pylori infection as a possible risk factor for respiratory system disease: a review of the literature. Respir Med, 2007, 101 (2): 203-209.

[ 2 ] Roussos A, Philippou N, Mantzaris GJ, et al. Respiratory diseases and Helicobacter pylori infection: is there a link. Respiration, 2006, 73 (5): 708-714.

[ 3 ] Gaseli M, Zaffoni E, Ruina M, et al. Helicobacter pylori and chronic bronchitis. Scand J Gastroenterol, 1999, 34: 828-830.

[ 4 ] Roussos A, Tsimpoukas F, Anastasakou E, et al. Helicobacter pylori seroprevalence in patients with chronic bronchitis. J Gastroenterol, 2002, 37: 332-335.

[ 5 ] Atsushi O, Shogo K, Ayako H, et al. Relationship between Helicobacter pylori infection and smoking and drinking habits. J Gastroenterol Hepatol, 2000, 15: 271-276.

[ 6 ] Parasher G, Eastwood GL. Smoking and peptic ulcer in the Helicobacter pylori era. Eur J Gastroenterol Hepatol, 2000, 12: 843-853.

[ 7 ] Perri F, Clemente R, Festa V, et al. Serum tumour necrosis factor-alpha is increased in patients with Helicobacter pylori infection and CagA antibodies. Ital J Gastroenterol Hepatol, 1999, 31: 290-294.

[ 8 ] Kountouras J, Boura P, Lygidakis NJ. Omeprazole and regulation of cytokine profile in helicobacter pylori infected patients with duodenal ulcer disease. Hepatogastroenterology, 2000, 47: 1301-1304.

[ 9 ] Han XY, Tarrand JJ, Dickey BF, et al. Helicobacter pylori bacteremia with sepsis syndrome. J Clin Microbiol, 2010, 48 (12): 4661-4663.

[ 10 ] Roussos A, Philippou N, Krietsepi V, et al. Helicobacter pylori seroprevalence in patients with chronic obstructive pulmonary disease. Respir Med, 2005, 99 (3): 279-284.

[ 11 ] Hashemi SH, Nadi E, Hajilooi M, et al. Relationship between Helicobacter pylori infection and chronic obstructive pulmonary disease. Acta Med Iran, 2011, 49 (11): 721-724.

[ 12 ] Mitchell HM, Li YY, Hu PJ, et al. Epidemiology of Helicobacter pylori in southern China: identification of early childhood as the critical period for acquisition. J Infect Dis, 1992, 166: 149-153.

[ 13 ] Woetje KF, Kilo CM, Johnson K, et al. Tuberculin skin test of hospitalized patients. Infect Control Hosp

Epidemol, 1997, 18: 561-565.

[ 14 ] Sanaka M, Kuyama Y, Iwasaki M, et al. No difference in seroprevalences of Helicobacter pylori infection between patients with pulmonary tuberculosis and those without. J Clin Gastroenterol, 1998, 27: 331-334.

[ 15 ] Filippou N, Roussos A, Tsimboukas F, et al. Helicobacter pylori seroprevalence in patients with pulmonary tuberculosis. J Clin Gastroenterol, 2002, 34: 189.

[ 16 ] Kanbay M, Kanbay A, Boyacioglu S. Helicobacter pylori infection as a possible risk factor for respiratory system disease: a review of the literature. Respir Med, 2007, 101 (2): 203-209.

[ 17 ] Lundegardh G, Helmick C, Zack M, et al. Mortality among patients with partial gastrectomy for benign ulcer disease. Dig Dis Sci, 1994, 39 (2): 340-346.

[ 18 ] Gocyk W, Nikliski T, Olechnowicz H, et al. Helicobacter pylori, gastrin and cyclooxygenase-2 in lung cancer. Med Sci Monit, 2000, 6: 1085-1092.

[ 19 ] Zhou Q, Yang Z, Yang J, et al. The diagnostic significance of gastrin measurement of bronchoalveolar lavage fluid for lung cancer. J Surg Oncol, 1992, 50: 121-124.

[ 20 ] Dowlati A, Bury T, Corhay JL, et al. Gastrin level in serum and bronchoalveolar lavage of patients with lung cancer: comparison with chronic obstructive pulmonary disease. Thorax, 1996, 51: 1270-1272.

[ 21 ] Philippou N, Koursarakos P, Anastasakou E, et al. Helicobacter pylori seroprevalence in patients with lung cancer. World J Gastroenterol, 2004, 10 (22): 3342-3344.

[ 22 ] Koshiol J, Flores R, Lam TK, et al. Helicobacter pylori seropositivity and risk of lung cancer. PLoS One, 2012, 7 (2): e32106.

[ 23 ] Zhuo WL, Zhu B, Xiang ZL, et al. Assessment of the relationship between Helicobacter pylori and lung cancer: a meta-analysis. Arch Med Res, 2009, 40 (5): 406-410.

[ 24 ] Tsang KW, Lam SK, Lam WK, et al. High seroprevalence of Helicobacter pylori in active bronchiectasis. Am J Resp Crit Care Med, 1998, 158: 1047-1051.

[ 25 ] Tsang KW, Lam WK, Chan KN, et el. Helicobacter pylori seroprevalence in asthma. Respiratory Medicine, 2000, 94: 756-759.

[ 26 ] Jun ZJ, Lei Y, Shimizu Y, et al. Helicobacter pylori seroprevalence in patients with mild asthma. Tohoku J Exp Med, 2005, 207 (4): 287-291.

[ 27 ] Annagür A, Kendirli SG, Yilmaz M, et al. Is there any relationship between asthma and asthma attack in children and atypical bacterial infections; Chlamydia pneumoniae, Mycoplasma pneumoniae and Helicobacter priori. J Trop Pediar, 2007, 53 (5): 313-318.

[ 28 ] Chen Y, Blaser MJ. Inverse associations of Helicobacter pylori with asthma and allergy. Arch Intern Med, 2007, 167,(8): 821-827.

[ 29 ] Zevit N, Balicer RD, Cohen HA, et al. Inverse association between Helicobacter pylori and pediatric asthma in a high prevalence population. Helicobacter, 2012, 17 (1): 30-35.

[ 30 ] Arnold IC, Dehzad N, Reuter S, et al. Helicobacter pylori infection prevents allergic asthma in mouse models through the induction of regulatory T cells. J Clin Invest, 2011, 121 (8): 3088-3093.

# 幽门螺杆菌与自身免疫病

## 一、概述

近年来，诸多研究表明环境因素暴露，尤其是微生物感染如各类细菌、病毒、寄生虫等，以及遗传易感因素在自身免疫病发生发展中起了重要作用[1]。微生物感染能够通过抗原模拟、抗原表位扩展、直接炎症损害等多种途径触发具有特定遗传素质机体的自身免疫反应，进而诱发自身免疫病的发生。幽门螺杆菌（*H. pylori*）是最常见的胃肠道慢性感染性细菌，大量流行病学调查显示 *H. pylori* 感染除了与多种上消化道疾病相关之外，还与多种自身免疫病密切相关[2]。

自身免疫病是机体自身免疫耐受机制失调或破坏，导致自身组织器官损伤或出现功能异常的免疫病理状态。自身免疫病表现复杂多样，根据自身抗原在组织器官中的分布范围，可将其分为器官特异性自身免疫病和非器官特异性自身免疫病。前者指只局限于具有某种自身抗原的特定器官，而极少累及其他组织器官的自身免疫病；后者指机体针对多种抗原产生的病变累及多个组织器官的免疫病理反应。美国自身免疫相关疾病协会（http://www.aarda.org/）列举的 156 种自身免疫相关疾病中，95 种疾病与 *H. pylori* 之间的关联已有相关报道。其中，器官特异性自身免疫病，主要包括自身免疫性甲状腺疾病、自身免疫性肝病、炎症性肠病等；非器官特异性自身免疫病，包括特发性血小板减少性紫癜、系统性红斑狼疮、类风湿性关节炎、系统性硬化、干燥综合征、自身免疫性皮肤病、自身免疫性肾病如 IgA 肾病等。然而,*H. pylori* 与诸多自身免疫病之间的关联尚未得到一致性结论。本章以与 *H. pylori* 感染关联研究较多的自身免疫病为例对 *H. pylori* 在自身免疫病中的研究做一概述,以期探寻自身免疫病的诊疗新路径及未来的研究方向。

## 二、幽门螺杆菌在自身免疫反应中的可能机制

免疫耐受打破、自身抗原暴露及自身抗体产生是自身免疫病发病的核心环节,但是有关 *H. pylori* 感染如何参与自身免疫病的发病过程尚不清楚。当前研究表明 *H. pylori* 可能同时或相继通过炎症反应、抗原模拟、自身抗体形成等潜在途径在自身免疫病中起作用[3]。有研究表明,*H. pylori* 作为机体抗原持续存在,能够导致机体内 C 反应蛋白水平升高,进而通过引发机体系统性长期慢性炎症参与胃肠道外疾病的发生[4]。此外,*H. pylori* 抗原与人体自身抗原之间的分子模拟是当前研究的重点。一方面,*H. pylori* 抗原能够通过抗原模拟作用交叉激活 T 细胞,进而引发自身免疫性胃炎的发生[5];另一方面,*H. pylori* 抗原成分尤其是尿素酶能够激活 B 细胞产生 IgM 风湿因子、抗双链 DNA 抗体和抗磷脂胆碱抗体。并且,由于菌体高度保守的蛋白序列与人类血清内皮或腺体上皮具有相似的抗原决定簇,*H. pylori* 能够诱导机体产生诸如 HSP 抗体等,与细胞结合导致细胞损伤。

## 三、幽门螺杆菌与器官特异性自身免疫病

### (一)自身免疫性甲状腺疾病

大量研究表明 *H. pylori* 感染与自身免疫性甲状腺疾病特别是 Graves 病相关。Bassi 等在 112 例新诊断的自身免疫性甲状腺疾病患者中利用粪便抗原试验和血清学检测手段探讨 *H. pylori* 感染的作用。结果表明 *H. pylori* 在 Graves 病患者中感染率显著增高(83.7% 患者血清学阳性,其中 89.2% 为 CagA 阳性菌株),而在桥本甲状腺炎患者中未观察到此现象[6]。而另有研究检测了 78 例 *H. pylori* 感染者和 50 例阴性对照的甲状腺相关指标,结果显示 78 例患者 *H. pylori* 感染患者中 43 例为 CagA 阳性菌株。与对照组相比,*H. pylori* 感染者甲状腺功能未见差异,但是其血清抗 TPO 抗体和桥本甲状腺炎检出率明显增高,提示 *H. pylori* 感染是自身免疫性甲状腺疾病的危险因素。但是 CagA 阳性毒力菌株未显示出额外的致病效应[7]。诸多有关桥本甲状腺炎与 *H. pylori* 感染之间的关联研究,亦为部分得到阳性结果,部分未能得出相关结论[8]。

有关 *H. pylori* 参与自身免疫性甲状腺疾病的发病机制,有研究认为 *H. pylori* 与甲状腺抗原之间的交叉免疫反应起了主要作用。*H. pylori* CagA 与甲状腺过氧化物酶之间存在氨基酸序列的相似性[9],并且根除 *H. pylori* 能够降低甲状腺自身抗体水平。

### (二)自身免疫性肝病

早期的一项研究发现在原发性硬化性胆管炎(primary sclerosing cholangitis,PSC)等自身免疫性肝病患者肝脏中能够检测到 *H. pylori* DNA,引起了学术界对 *H. pylori* 与自身免疫性肝病之间关

联的后续研究。截至目前,有关 *H. pylori* 与自身免疫性肝病之间的关联主要集中于原发性胆汁性肝硬化(PBC)和 PSC。对于自身免疫性肝炎(AIH)与 *H. pylori* 之间的研究尚缺乏足够多的证据。

Shapira 等报道 54% 的 PBC 患者血清 *H. pylori* 抗体阳性,显著高于其他对照疾病组(31%)[10],而 Tanaka 则在 PBC 患者及对照中未发现显著性差异(分别为 51% 和 46%)。鉴于 *H. pylori* 尿素酶 β 及丙酮酸脱氢酶复合体 E2 亚基之间氨基酸序列的相似性,有研究探究了 *H. pylori* 与 PBC 特异性抗原之间的交叉免疫反应,然而并未得出显著性意义[11]。Koutsoumpas 等[12]通过 16S rRNA PCR 方法在 9/56 例 PSC 患者中检测到 *H. pylori* DNA,其中 7/56 为 CagA 阳性菌株。然而,在 PSC 患者及对照中 *H. pylori* 抗体的血清学阳性率却未见差异(6.6% 和 4%~10%)[13]。同样,在 AIH 患者中 *H. pylori* 抗体阳性率与对照组中亦未见明显差异[14]。虽然,在少部分 AIH 患者的肝脏组织中能够检测到 *H. pylori* DNA,但是与对照组亦无显著差异。总之,目前针对 *H. pylori* 与自身免疫性肝病之间的关联尚缺乏足够的证据,需要进一步大样本研究来证实。

(三) 炎症性肠病

炎症性肠病(IBD)是一种病因未明的慢性肠道炎症性疾病,主要包括克罗恩病(CD)和溃疡性结肠炎(UC),其发病与感染、免疫、遗传、精神等诸多因素相互作用导致的异常免疫应答相关。

*H. pylori* 感染及 IBD 发病的流行病学趋势:IBD 在西方国家更为高发,而 *H. pylori* 则在西方国家具有较低的感染率,提示了 *H. pylori* 感染在 IBD 发病中的潜在保护作用[15]。El-Omar 等于 1994 年首次报道了 *H. pylori* 感染与 IBD 的相关性研究,共纳入 110 名 IBD 患者(UC 患者 63 例,CD 患者 47 例),采用 ELISA 法检测其血清中的 *H. pylori* IgG 抗体。研究发现 IBD 患者中 *H. pylori* 的血清抗体阳性率显著低于对照组(分别为 22% 和 52%,*P* < 0.002)。进一步研究发现,对于正在接受或曾使用过柳氮磺吡啶治疗的 IBD 患者,其 *H. pylori* 血清 IgG 抗体阳性率更低,分别为 10% 和 7%,而只接受过奥沙拉秦或 5- 氨基水杨酸的 IBD 患者抗体阳性率则与对照组相近,推测 IBD 患者的低 *H. pylori* 感染率与 IBD 的治疗药物柳氮磺吡啶相关[16]。

随后开展的诸多有关 *H. pylori* 感染与 IBD 之间的关联研究也未能得出一致性结论:有研究认为 *H. pylori* 感染与 IBD 之间为负相关[17,18]、有研究认为两者之间无相关性[19],而另有研究认为 *H. pylori* 为 IBD 的致病因素[20,21]。有趣的是,不同于其他大部分自身免疫病,大多数研究发现 *H. pylori* 感染与 IBD 发病之间呈负相关。虽然 *H. pylori* 感染与环境卫生条件密切相关,*H. pylori* 感染与 IBD 发病的负相关不能除外环境卫生因素或柳氮磺吡啶、5- 氨基水杨酸及抗生素等治疗药物应用的混杂影响,但是,体内和体外试验均未发现柳氮磺吡啶对 *H. pylori* 的根除效果。此外,诸多研究一致性报道 *H. pylori* 感染与 IBD 发病之间的负相关关系,提示环境卫生及药物不能或者至少部分影响了 IBD 患者低 *H. pylori* 感染率。有病例报道 3 例无 IBD 病史的患者于根除 *H. pylori* 治疗 3~10 个月后出现腹泻、血便等表现,均经影像学或病理诊断为 CD,经美沙拉秦联合甲硝唑或布地奈德口服后好转,其研究结果也支持 *H. pylori* 与 IBD 发生呈负相关[22]。

有关 *H. pylori* 感染对 IBD 患者的保护作用机制,主要与 *H. pylori* 对宿主机体免疫系统的调节相关。*H. pylori* 通过多种途径逃避免疫监视、抑制机体免疫来保护自身免受清除[23],主要包括:①直接抑制 T 淋巴细胞。*H. pylori* 空泡细胞毒素 A(VacA)可通过干扰 T 细胞受体 / 白细胞介

素 -2（IL-2）信号通路抑制 T 细胞增殖，下调 IL-2 基因表达。此外，H. pylori 分泌的 γ- 谷氨酰转肽酶可干扰 $G_1$ 细胞周期蛋白依赖性激酶（cyclin-dependent kinase）活性，使 T 淋巴细胞滞留在 $G_1$ 期。②诱导调节性 T 细胞产生。H. pylori DNA 下调树突状细胞释放炎症因子，并使树突状细胞重新转化为致耐受性树突状细胞，致耐受性树突状细胞可使幼稚 T 细胞转化成 Foxp3[+] 调节性 T 细胞（regulatory T-cells，Tregs），而非效应 T 细胞，并减少炎症因子释放。另外，诸多研究表明 IBD 患者伴随着显著的肠道菌群改变，以 CD 为主，包括黏膜细菌含量增加、检测出致病性黏附侵袭性大肠杆菌及副结核分枝杆菌[24]。H. pylori 的保护作用还可能体现在其能够产生抗细菌多肽，进而通过抑制 IBD 致病菌来缓解 IBD 发病[25]。在今后研究中确定 H. pylori 与 IBD 之间的关系，将在是否根除 H. pylori 及 IBD 的防治等方面带来新思路。

## 四、幽门螺杆菌与非器官特异性自身免疫病

### （一）特发性血小板减少性紫癜

虽然特发性血小板减少性紫癜（idiopathic thrombocytopenic purpura，ITP）患者中 H. pylori 感染率与健康对照者类似[26]，但是来自日本、意大利、印度等多种族的研究表明成功根除 H. pylori 治疗后 ITP 患者的血小板计数能够明显增加[27-30]，并且在后续随访研究中能够得到长期改善[31,32]，提示 H. pylori 在 ITP 中的潜在致病作用。

有关 H. pylori 感染在 ITP 发病机制中的作用既往研究主要集中于 H. pylori 抗原与血小板之间存在交叉抗原。当人体感染 H. pylori 后，通过抗原模拟作用机体针对 H. pylori 抗原产生抗体，进而与血小板之间发生交叉抗原抗体反应，进而破坏血小板，引发 ITP 发病。

### （二）自身免疫性风湿病

**1. 系统性红斑狼疮** 系统性红斑狼疮（systemic lupus erythematosus，SLE）是一种复杂的自身免疫病，临床以多种自身抗体形成和多器官受累为特点。其发生发展与诸多感染性病原密切相关。动物实验发现 H. pylori 尿素酶能够刺激机体产生 SLE 相关的自身抗体——抗双链 DNA 抗体。然而，与其他病原体不同，SLE 患者中 H. pylori 感染率明显低于其他结缔组织病，甚至是正常对照者。与之类似，Sawalha 等[33]研究亦发现 SLE 患者血清 H. pylori 抗体阳性率低于匹配的对照人群，进一步亚组分析发现合并 H. pylori 感染的非裔美国人女性 SLE 患者较 H. pylori 阴性患者发病年龄更晚，提示 H. pylori 在 SLE 中潜在的保护作用，但是其具体"保护机制"尚需进一步研究探讨。

**2. 类风湿性关节炎** 有研究表明多种病毒、细菌性抗原如 EB 病毒、细小病毒 B19、丙型肝炎病毒、结核分枝杆菌等与类风湿性关节炎（rheumatoid arthritis，RA）密切相关。与 SLE 类似，Yamanishi 等在动物实验中发现 H. pylori 尿素酶的慢性刺激可能导致 B 细胞产生包括 IgM 类风湿因子在内的自身抗体，可能参与 RA 的发病。然而，RA 患者中 H. pylori 感染率同健康对照者一样均低于其他结缔组织病的 H. pylori 感染率[34,35]，H. pylori 与 RA 发病及疾病进展之间的关联至今仍未得出一致性结论。而有关合并 H. pylori 感染的 RA 患者根除 H. pylori 后治疗疗效观察，部分

研究显示了 RA 病情一定程度的改善,而大部分研究未能验证这种关联[36,37]。

**3. 干燥综合征**　干燥综合征(Sjögren syndrome,SS)与其他结缔组织病如 RA、SLE 等相比,具有较高的 *H. pylori* 感染率。Aragona 等分析了 34 例原发性 SS、19 例继发性 SS、22 例其他结缔组织病和 43 例健康对照者血清抗 *H. pylori* 及其热休克蛋白抗体情况,发现原发性 SS 患者抗 *H. pylori* 及其热休克蛋白抗体阳性率(79.4% 和 88.2%)均显著高于其他结缔组织病和健康对照者(18.2% 和 27.3%;48.8% 和 37.2%),但是与继发性 SS 的抗体阳性率无显著差异(48.8% 和 37.2%)。与此类似,El Miedany 等[38]的研究亦表明 SS 患者血清学 *H. pylori* 抗体阳性率均高于其他结缔组织病和健康对照者。El Miedany 进一步回归分析发现 SS 患者 *H. pylori* 感染与患者年龄、疾病病程、疾病严重度评分和血 CRP 水平显著相关。有关 SS 患者根除 *H. pylori* 对疾病的治疗疗效分析,一篇包含 4 例 SS 患者的相关报道,发现 3 例合并 *H. pylori* 感染的 SS 患者成功根除 *H. pylori* 后临床症状得到明显改善。

此外,*H. pylori* 感染与 SS 之间的关联也体现在黏膜相关淋巴组织(MALT)淋巴瘤的发病线索中。*H. pylori* 与胃 MALT 淋巴瘤发病密切相关,有趣的是,SS 患者中 MALT 淋巴瘤的发病率增加,并且有研究表明 SS 患者根除 *H. pylori* 后能够减少 MALT 淋巴瘤的发病[39]。虽然 *H. pylori* 及 SS 均可能为 MALT 淋巴瘤的发病危险因素,但是目前尚无证据表明 SS 和 *H. pylori* 感染与 MALT 淋巴瘤发病之间的因果关系,未来尚需大量临床及基础研究证实。

与上述研究相反,一项来自较大样本人群(164 例 SS 患者)中调查并没有发现 SS 患者与健康对照者之间抗 *H. pylori* 抗体阳性率的差异,并且 *H. pylori* 抗体阳性与 SS 患者血清自身抗体水平、唇腺活检异常评分均无关。这体现了 *H. pylori* 感染与 SS 之间关联的不确定性。究其原因可能与疾病异质性、小样本量等诸多因素相关,未来尚需更大样本的临床对照研究来证实。

**4. 系统性硬化**　同卵双胞胎中系统性硬化(systemic sclerosis,SSc)较低的同患率引发了学者们对 SSc 发病的非遗传因素,包括病毒、细菌感染等环境因素的探讨[40]。流行病学资料提示 SSc 患者 *H. pylori* IgG 型抗体的阳性率显著高于对照组[41]。虽然 Danese 等研究未发现 SSc 患者中 *H. pylori* 的高感染率,但是进一步分析发现合并 *H. pylori* 感染的 SSc 患者中90% 为 CagA 阳性菌株。此外,与对照组相比,抗 *H. pylori* 热休克蛋白 65 抗体水平在 SSc 患者中明显升高。有关 *H. pylori* 感染与患者临床表现的关联,有早些研究表明根除 *H. pylori* 除了利于雷诺现象的改善[42],与 SSc 患者年龄、性别、病程、自身抗体谱、肝肾功能、血沉水平等均无关[43]。

**(三) 自身免疫性皮肤病**

**1. 银屑病**　银屑病是一种慢性免疫相关性疾病,但是至今发病机制尚不清楚。有研究表明 *H. pylori* 感染与银屑病之间存在一定的关联,银屑病患者中 *H. pylori* 血清抗体阳性率显著高于健康对照组(均无上消化道症状),分别为 40% 和 10%。然而,另有研究却未能发现银屑病患者体内 *H. pylori* 感染率升高。针对银屑病与 *H. pylori* 感染之间关系的不确定性,一项来自土耳其的大样本研究纳入了 300 例银屑病患者和 150 例对照,结果表明,虽然病例组与对照组之间在 *H. pylori* 感染率上无显著性差别,但是 *H. pylori* 感染与患者疾病的严重程度相关:中重度银屑病患者均合并

了 *H. pylori* 感染,并且单纯根除或在阿维 A 酸治疗原发病基础上根除 *H. pylori* 后患者病情得到了较好的改善[44]。这种根除治疗效果在其他研究中也得到报道[45]。由于 CagA 阳性 *H. pylori* 菌株具有更强的致病性,有研究探讨了 CagA 阳性菌株感染在银屑病患者中的作用,但是未能得出显著性差异[46],今后仍需大样本研究进一步探讨。

2. **慢性荨麻疹** 自身免疫因素在慢性荨麻疹的发病中起了重要作用。从慢性荨麻疹患者 *H. pylori* 高感染率[47],到根除治疗 *H. pylori* 对慢性荨麻疹患者病情的影响[48-51],大量研究探讨了 *H. pylori* 感染与慢性荨麻疹之间的关联。进一步,有研究表明,*H. pylori* 再感染可以引起慢性荨麻疹的复发[52]。并且我们前期研究发现根除治疗 *H. pylori* 时慢性荨麻疹加重,但是随着 *H. pylori* 的成功根除患者病情逐渐缓解[50,53,54],表明 *H. pylori* 感染与慢性荨麻疹发病密切相关。此外,根除治疗 *H. pylori* 能改善临床上部分慢性荨麻疹患者对抗组胺药的抗性,进而改善疾病症状[48,53,54]。而仍有部分研究未能发现根除 *H. pylori* 与慢性荨麻疹临床表现之间的关联[55]。近期的一项大规模循证医学研究纳入了 10 项临床研究来探讨根除 *H. pylori* 在慢性荨麻疹中的作用。然而,研究结果中仅 1 项研究肯定了根除 *H. pylori* 在慢性荨麻疹患者病情改善中的作用,其他 9 项研究均未显示肯定的临床疗效,并且与 *H. pylori* 毒力类型无关[56]。

3. **白塞病** 白塞病是一种以细小血管炎为病理基础的慢性进行性、复发性、系统损害性疾病,病因未明,可能与微生物感染相关。迄今为止,有关 *H. pylori* 感染与白塞病之间的关联尚未得出一致性结论[57,58]。大多数研究来自于白塞病高发国家土耳其,有研究表明白塞病患者具有更高的 CagA 阳性 *H. pylori* 菌株感染率,根除 *H. pylori* 有助于改善白塞病患者病情。然而,其他研究未能发现 *H. pylori* 感染与白塞病之间的关联[58]。有研究采用血清学和尿素呼气试验方法在白塞病患者和对照组中分别对 *H. pylori* 既往和现症感染进行检测,发现白塞病患者中具有更高的 *H. pylori* 现症感染率($OR=3.1$,$P < 0.001$)[59]。

### (四)自身免疫性肾病——IgA 肾病

诸多研究表明 *H. pylori* 感染与多种自身免疫性肾病密切相关,其中 IgA 肾病(IgA nephropathy,IgAN)是原发性肾小球疾病中最常见的临床类型,以系膜区 IgA 分子沉积为特征性病理表现,临床上以上呼吸道或消化道等黏膜感染后出现肉眼血尿为特点。糖基化异常的 IgA1 分子及其 IgG 型抗体组成的免疫复合物在 IgAN 患者肾小球系膜区沉积是引起发病的核心环节,而黏膜是 IgA 型抗体产生的主要部位。

*H. pylori* 作为上消化道最为常见的慢性细菌感染,诸多证据显示 *H. pylori* 感染与 IgAN 的发生、发展密切相关。Kenichiro 等[60]对 14 例 IgA 肾病患者(男性 4 例,女性 10 例)和 41 例反复扁桃体炎患者(男性 25 例,女性 16 例)的扁桃体和胃 *H. pylori* 感染情况进行检测。所有患者扁桃体 *H. pylori* 感染率为 78.2%,而胃 *H. pylori* 感染率为 27.3%,所有胃 *H. pylori* 感染者均合并扁桃体 *H. pylori* 感染,反之则不然。而 14 例 IgAN 患者中扁桃体 *H. pylori* 的感染率为 100%。此外,诸多研究发现 IgAN 患者中 *H. pylori* 的高感染率[61]提示 *H. pylori* 感染可能是 IgAN 的潜在致病原。但是,目前有关 *H. pylori* 感染在 IgAN 发病机制中的具体作用尚不清楚,今后需要进一步的大规模研究来深入探讨。

## 五、总结与展望

感染因素在自身免疫病中的作用相关研究逐步深入。*H. pylori* 的人群高感染率及其在宿主免疫反应中的作用与 *H. pylori* 与多种自身免疫病相关相一致,引起了广大学者的研究热情。然而,有关 *H. pylori* 感染与自身免疫病之间的研究证据仅仅是冰山一角,尚需更大量的研究来证实。截至目前,较多研究证实了 *H. pylori* 感染与自身免疫性甲状腺疾病、ITP、荨麻疹等之间的关联,较少证据表明了 *H. pylori* 感染与 RA、SLE、SSc、PBC、PSC 等之间的关联,而有关 *H. pylori* 感染与 AIH、SS 等之间的关联尚未得出一致性结论。此外,*H. pylori* 感染在诸多自身免疫病中作用并非一致:现有证据表明 *H. pylori* 感染在诸多自身免疫病中起了致病作用,而在 SLE、RA、IBD 等疾病中起了保护性作用,体现了 *H. pylori* 感染与自身免疫病之间关联的复杂性。

此外,*H. pylori* 感染与自身免疫病关联研究遗留的诸多问题,如在全球范围内而言,*H. pylori* 感染率较高的地区如亚洲国家,其自身免疫病的发生率并不随之增高;患者一般在幼年时获得的感染,经过数十年才参与自身免疫病的致病;并非所有自身免疫病患者均合并 *H. pylori* 感染,反之并非所有 *H. pylori* 感染者进展为自身免疫病等,有待更多的临床和基础研究来进一步阐释,以期寻求自身免疫病的发病机制和诊疗策略新思路。

(张月苗)

## 参 考 文 献

［1］ Patel CJ, Chen R, Kodama K, et al. Systematic identification of interaction effects between genome-and environment-wide associations in type 2 diabetes mellitus. Hum Genet, 2013, 132 (5): 495-508.

［2］ Smyk DS, Koutsoumpas AL, Mytilinaiou MG, et al. Helicobacter pylori and autoimmune disease: cause or bystander. World J Gastroenterol, 2014, 20 (3): 613-629.

［3］ Hasni S, Ippolito A, Illei GG. Helicobacter pylori and autoimmune diseases. Oral Dis, 2011, 17 (7): 621-627.

［4］ Jackson L, Britton J, Lewis SA, et al. A population-based epidemiologic study of Helicobacter pylori infection and its association with systemic inflammation. Helicobacter, 2009, 14 (5): 108-113.

［5］ Amedei A, Bergman MP, Appelmelk BJ, et al. Molecular mimicry between Helicobacter pylori antigens and $H^+$, $K^+$-adenosine triphosphatase in human gastric autoimmunity. J Exp Med, 2003, 198 (8): 1147-1156.

［6］ Bassi V, Marino G, Iengo A, et al. Autoimmune thyroid diseases and Helicobacter pylori: the correlation is present only in Graves's disease. World J Gastroenterol, 2012, 18 (10): 1093-1097.

［7］ Arslan MS, Ekiz F, Deveci M, et al. The relationship between cytotoxin-associated gene A positive Helicobacter pylori infection and autoimmune thyroid disease. Endocr Res, 2015, 40 (4): 211-214.

［8］ Franceschi F, Satta MA, Mentella MC, et al. Helicobacter pylori infection in patients with Hashimoto's thyroiditis. Helicobacter, 2004, 9 (4): 369.

［9］ Tomb JF, White O, Kerlavage AR, et al. The complete genome sequence of the gastric pathogen Helicobacter pylori. Nature, 1997, 388 (6642): 539-547.

［10］ Shapira Y, Agmon-Levin N, Renaudineau Y, et al. Serum markers of infections in patients with primary biliary cirrhosis: evidence of infection burden. Exp Mol Pathol, 2012, 93 (3): 386-390.

［11］ Bogdanos DP, Baum H, Gunsar F, et al. Extensive homology between the major immunodominant mitochondrial antigen in primary biliary cirrhosis and Helicobacter pylori does not lead to immunological cross-reactivity. Scand J Gastroenterol, 2004, 39 (10): 981-987.

［12］ Koutsoumpas A, Mytilinaiou M, Polymeros D, et al. Anti-Helicobacter pylori antibody responses specific for VacA do not trigger primary biliary cirrhosis specific antimitochondrial antibodies. Eur J Gastroenterol Hepatol, 2009, 21 (10): 1220.

［13］ Krasinskas AM, Yao Y, Randhawa P, et al. Helicobacter pylori may play a contributory role in the pathogenesis of primary sclerosing cholangitis. Dig Dis Sci, 2007, 52 (9): 2265-2270.

［14］ Dzierzanowska-Fangrat K, Nilsson I, Wozniak M, et al. Lack of an association between Helicobacter infection and autoimmune hepatitis in children. Pol J Microbiol, 2006, 55 (2): 157-159.

［15］ Koloski NA, Bret L, Radford-Smith G. Hygiene hypothesis in inflammatory bowel disease: a critical review of the literature. World J Gastroenterol, 2008, 14 (2): 165-173.

［16］ El-Omar E, Penman I, Cruikshank G, et al. Low prevalence of Helicobacter pylori in inflammatory bowel disease: association with sulphasalazine. Gut, 1994, 35 (10): 1385-1388.

［17］ Zhang S, Zhong B, Chao K, et al. Role of Helicobacter species in Chinese patients with inflammatory bowel disease. J Clin Microbiol, 2011, 49 (5): 1987-1989.

［18］ Bohr UR, Glasbrenner B, Primus A, et al. Identification of enterohepatic Helicobacter species in patients suffering from inflammatory bowel disease. J Clin Microbiol, 2004, 42 (6): 2766-2768.

［19］ Luther J, Dave M, Higgins PD, et al. Association between Helicobacter pylori infection and inflammatory bowel disease: a meta-analysis and systematic review of the literature. Inflamm Bowel Dis, 2010, 16 (6): 1077-1084.

［20］ Streutker CJ, Bernstein CN, Chan VL, et al. Detection of species-specific helicobacter ribosomal DNA in intestinal biopsy samples from a population-based cohort of patients with ulcerative colitis. J Clin Microbiol, 2004, 42 (2): 660-664.

［21］ Oliveira AG, Rocha GA, Rocha AM, et al. Isolation of Helicobacter pylori from the intestinal mucosa of patients with Crohn's disease. Helicobacter, 2006, 11 (1): 2-9.

［22］ Tursi A. Onset of Crohn's disease after Helicobacter pylori eradication. Inflamm Bowel Dis, 2006, 12 (10): 1008-1009.

［23］ Lundgren A, Strömberg E, Sjöling A, et al. Mucosal FOXP3-expressing CD4$^+$ CD25high regulatory T cells in Helicobacter pylori infected patients. Infect Immun, 2005, 73 (1): 523-531.

［24］ Darfeuille-Michaud A, Boudeau J, Bulois P, et al. High prevalence of adherent-invasive Escherichia coli associated with ileal mucosa in Crohn's disease. Gastroenterology, 2004, 127 (2): 412-421.

［25］ Wehkamp J, Fellermann K, Herrlinger KR, et al. Mechanisms of disease: defensins in gastrointestinal diseases. Nat Clin Pract Gastroenterol Hepatol, 2005, 2 (9): 406-415.

［26］ Liebman H. Other immune thrombocytopenias. Semin Hematol, 2007, 44 (4 Suppl 5): S24-S34.

［27］ Gasbarrini A, Franceschi F, Tartaglione R, et al. Regression of autoimmune thrombocytopenia after eradication of Helicobacter pylori. Lancet, 1998, 352 (9131): 878.

［28］ Ando T, Tsuzuki T, Mizuno T, et al. Characteristics of Helicobacter pylori-induced gastritis and the effect of H. pylori eradication in patients with chronic idiopathic thrombocytopenic purpura. Helicobacter, 2004, 9 (5): 443-452.

［29］ Suzuki T, Matsushima M, Masui A, et al. Effect of Helicobacter pylori eradication in patients with chronic idiopathic thrombocytopenic purpura-a randomized controlled trial. Am J Gastroenterol, 2005, 100 (6): 1265-1270.

［30］ Noonavath RN, Lakshmi CP, Dutta TK, et al. Helicobacter pylori eradication in patients with chronic immune thrombocytopenic purpura. World J Gastroenterol, 2014, 20 (22): 6918-6923.

［31］ Satake M, Nishikawa J, Fukagawa Y, et al. The long-term efficacy of Helicobacter pylori eradication therapy in patients with idiopathic thrombocytopenic purpura. J Gastroenterol Hepatol, 2007, 22 (12): 2233-2237.

［32］ Emilia G, Luppi M, Zucchini P, et al. Helicobacter pylori infection and chronic immune thrombocy-topenic purpura: long-term results of bacterium eradication and association with bacterium virulence profiles. Blood, 2007, 110 (12): 3833-3841.

［33］ Sawalha AH, Schmid WR, Binder SR, et al. Association between systemic lupus erythematosus and Helicobacter pylori seronegativity. J Rheumatol, 2004, 31 (8): 1546-1550.

［34］ Meron MK, Amital H, Shepshelovich D, et al. Infectious aspects and the etiopathogenesis of rheumatoid arthritis. Clin Rev Allergy Immunol, 2010, 38 (2-3): 287-291.

［35］ Tanaka E, Singh G, Saito A, et al. Prevalence of Helicobacter pylori infection and risk of upper gastrointestinal ulcer in patients with rheumatoid arthritis in Japan. Mod Rheumatol, 2005, 15 (5): 340-345.

［36］ Matsukawa Y, Asai Y, Kitamura N, et al. Exacerbation of rheumatoid arthritis following Helicobacter pylori eradi-cation: disruption of established oral tolerance against heat shock protein? Med Hypotheses, 2005, 64 (1): 41-43.

［37］ Steen KS, Lems WF, Visman IM, et al. The effect of Helicobacter pylori eradication on C-reactive protein and the lipid profile in patients with rheumatoid arthritis using chronic NSAIDs. Clin Exp Rheumatol, 2009, 27 (1): 170.

［38］ El Miedany YM, Baddour M, Ahmed I, et al. Sjogren's syndrome: concomitant H. pylori infection and possible correlation with clinical parameters. Joint Bone Spine, 2005, 72 (2): 135-141.

［39］ Iwai H, Nakamichi N, Nakae K, et al. Parotid mucosa-associated lymphoid tissue lymphoma regression after Heli-cobacter pylori eradication. Laryngoscope, 2009, 119 (8): 1491-1494.

［40］ Bogdanos DP, Smyk DS, Rigopoulou EI, et al. Twin studies in autoimmune disease: genetics, gender and environ-ment. J Autoimmun, 2012, 38 (2-3): J156-J169.

［41］ Kountouras J, Zavos C, Gavalas E, et al. Helicobacter pylori may be a common denominator associated with systemic and multiple sclerosis. Joint Bone Spine, 2011, 78 (2): 222-223.

［42］ Gasbarrini A, Massari I, Serricchio M, et al. Helicobacter pylori eradication ameliorates primary Raynaud's phenomenon. Dig Dis Sci, 1998, 43 (8): 1641-1645.

［43］ Radic M, Kaliterna DM, Bonacin D, et al. Is Helicobacter pylori infection a risk factor for disease severity in systemic sclerosis? Rheumatol Int, 2013, 33 (11): 2943-2948.

［44］ Onsun N, Arda Ulusal H, Su O, et al. Impact of Helicobacter pylori infection on severity of psoriasis and response to treatment. Eur J Dermatol, 2012, 22 (1): 117-120.

［45］ Martin Hübner A, Tenbaum SP. Complete remission of palmoplantar psoriasis through Helicobacter pylori eradica-tion: a case report. Clin Exp Dermatol, 2008, 33 (3): 339-340.

［46］ Daudén E, Cabrera MM, Oñate MJ, et al. CagA seropositivity in Helicobacter pylori positive patients with psori-asis. J Eur Acad Dermatol Venereol, 2004, 18 (1): 116-117.

［47］ Hernando-harder AC, Booken N, Goerdt S, et al. Helicobacter pylori infection and dermatologic diseases. Eur J Dermatol, 2009, 19 (5): 431-444.

［48］ Magen E, Mishal J. Possible benefit from treatment of Helicobacter pylori in antihistamine-resistant chronic urti-caria. Clin Exp Dermatol, 2013, 38 (1): 7-12.

［49］ Magen E, Mishal J, Schlesinger M, et al. Eradication of Helicobacter pylori infection equally improves chronic urticaria with positive and negative autologous serum skin test. Helicobacter, 2007, 12 (5): 567-571.

［50］ Magen E, Schlesinger M, Hadari I. Chronic urticaria can be triggered by eradication of Helicobacter pylori. Helico-bacter, 2013, 18 (1): 83-87.

［51］ Hellmig S, Troch K, Ott SJ, et al. Role of Helicobacter pylori Infection in the treatment and outcome of chronic urticaria. Helicobacter, 2008, 13 (5): 341-345.

［52］ Bruscky DM, da Rocha LA, Costa AJ. Recurrence of chronic urticaria caused by reinfection by Helicobacter pylori. Rev Paul Pediatr, 2013, 31 (2): 272-275.

［53］ Campanati A, Gesuita R, Giannoni M, et al. Role of small intestinal bacterial overgrowth and Helicobacter pylori infection in chronic spontaneous urticaria: a prospective analysis. Acta Derm Venereol, 2013, 93 (2): 161-164.

[54] Akashi R, Ishiguro N, Shimizu S, et al. Clinical study of the relationship between Helicobacter pylori and chronic urticaria and prurigo chronica multiformis: effectiveness of eradication therapy for Helicobacter pylori. J Dermatol, 2011, 38 (8): 761-766.

[55] Zhang Y, Gao W, Cheng H, et al. Tetracycline-and furazolidone-containing quadruple regimen as rescue treatment for Helicobacter pylori infection: a single center retrospective study. Helicobacter, 2014, 19 (5): 382-386.

[56] Daudén E, Jiménez-Alonso I, García-Díez A. Helicobacter pylori and idiopathic chronic urticaria. Int J Dermatol, 2000, 39 (6): 446-452.

[57] Chiu YC, Tai WC, Chuah SK, et al. The Clinical Correlations of Helicobacter pylori Virulence Factors and Chronic Spontaneous Urticaria. Gastroenterol Res Pract, 2013, 2013: 436727.

[58] Ersoy O, Ersoy R, Yayar O, et al. H pylori infection in patients with Behcet's disease. World J Gastroenterol, 2007, 13 (21): 2983-2985.

[59] Lankarani KB, Ravanbod MR, Aflaki E, et al. High prevalence of Helicobacter pylori infection in Behcet's disease. BMC Gastroenterol, 2014, 14: 58.

[60] Kenichiro K, Akira I, Kazuma F, et al. Coccoid Helicobacter pylori exists in the palatine tonsils of patients with IgA nephropathy. J Gastroenterol, 2010, 45 (4): 406-412.

[61] Barratt J, Bailey EM, Buck KS, et al. Exaggerated systemic antibody response to mucosal Helicobacter pylori infection in IgA nephropathy. Am J Kidney Dis, 1999, 33: 1049-1057.

## 一、概述

幽门螺杆菌(*Helicobacter pylori*, *H. pylori*)是一种微需氧的带鞭毛的革兰氏阴性杆菌,是一种易于定植在胃十二指肠的螺杆菌属细菌。*H. pylori* 发现至今已 30 多年,其与上消化道疾病的相关研究已经取得了巨大的成就。目前,消化学界公认的与 *H. pylori* 感染密切相关的上消化道疾病有慢性胃炎、消化性溃疡、胃癌和胃黏膜相关淋巴组织(MALT)淋巴瘤。

*H. pylori* 是一种长期定植在人体内的细菌,其导致的慢性炎症和相关的免疫反应可能导致其他组织和器官的损伤,*H. pylori* 感染是一种多系统疾病这一观念也开始被大家逐渐认识。自 20 世纪 90 年代以来,研究者陆续发现 *H. pylori* 感染与皮肤、口咽、内分泌、血液、免疫及中枢神经等多系统疾病相关[1,2],目前也有许多文献表明 *H. pylori* 感染状态与不孕不育症及某些妊娠相关疾病相关。

## 二、幽门螺杆菌感染与不孕不育症

世界卫生组织(WHO)将不孕症定义为结婚后至少 1 年、同居、有正常性生活、未采取任何避孕措施而不能生育。我国的定义是婚后有正常性生活、同居、未避孕 2 年而未受孕者,称为不孕症;虽能受孕,但由于各种原因导致流产、死胎而不能获得存活婴儿的称为不育症。据 WHO 预测,21 世纪不孕不育症将成为仅次于肿瘤和心脑血管病的第三大疾病。

我国全国性的有关不孕不育症发生率的流行病学研究较少，但从大体时间变化趋势看，我国已婚育龄妇女不孕不育症的发生率已从 20 世纪 80 年代末的 2%~5% 上升到近年来的 10% 左右。2009 年中国人口协会的"中国不孕不育现状调研报告"结果显示：婚后 1 年不孕不育症发病率为 10%，2 年发病率为 15%；在就诊的不孕不育症患者中，男性占总就诊数的 35%，女性占 40%；其治疗的失败率约为 66%。

引起不孕不育症的原因很多，近年的研究多集中在遗传缺陷、内分泌紊乱、免疫因素、感染及环境因素等方面。根据整合医学（holistic integrated medicine，HIM）的观点，不能将疾病孤立为系统、器官、细胞，而应从多系统、整体的观念和角度来研究、诊断和治疗。所以，目前，全身性感染对生殖系统的影响逐渐受到关注，目前有许多基础及临床研究均表明 H. pylori 感染的状态与不孕不育症相关。

H. pylori 感染，尤其是细胞毒素相关基因 A（CagA）阳性的感染，都有可能通过各种途径对男性和女性生殖系统产生影响，引起生殖功能紊乱。Figura 等[3] 在 2002 年发现，患不孕不育症的女性中 H. pylori 的感染率显著高于对照组女性（44.8% vs 29.7%，$P=0.033$），由此他们提出了一个假说，H. pylori 感染可能增加女性患不孕不育症的风险。这一假说也陆续被来自不同国家的回顾性分析所证实。日本研究[4] 报道与继发性不孕症组（已知一项及以上明确导致不孕症的原因）的女性相比，原发性不孕症组的女性血清中 H. pylori 抗体阳性率显著升高（38.09% vs 20.2%，$OR=2.16$），中国的研究[5] 报道不孕（$n=67$）不育（$n=58$）症与正常对照血清 H. pylori IgG 的阳性率分别为 46.4% 和 27.5%（$P<0.01$），抗 H. pylori IgG 阳性患者中，精子抗体（antisperm antibody，AsAb）阳性率显著高于抗 H. pylori IgG 阴性患者（32.8% vs 11.9%，$P<0.01$），H. pylori IgG 与 AsAb 二者存在相关性（$\chi^2=7.96$，$P<0.01$）。同时，Figura 等[3] 也发现在不孕不育症家庭的男性中，H. pylori 抗体血清阳性率显著高于健康对照组（50.8% vs 36.1%，$P=0.003$，$OR=1.83$），而在血清 H. pylori 抗体阳性患者中，精液中 H. pylori 抗体的阳性率为 58%，但在血清阴性的患者中未发现精液中的 H. pylori 抗体。

那么，H. pylori 抗体是如何影响女性及男性生殖系统导致不孕不育症的？研究者发现在血清 H. pylori IgG 阳性的女性患者的卵泡液[3] 及宫颈黏液[4] 中也存在 H. pylori 抗体，而且 H. pylori 的抗原肽和精子鞭毛的微管蛋白间存在一部分同源性，研究者推测是由于抗原模拟作用，被感染的妇女在宫颈黏液和卵泡液中的 H. pylori 抗体可与精子发生免疫交叉反应，阻碍精子和卵子的结合，这可能是导致女性不孕不育症的原因[5]。同时 H. pylori 的抗原肽与参与精子运动过程的糖酵解途径和柠檬酸循环的一些酶也有同源性，引起抗原交叉反应，从而降低了精子的活动能力[6]。有动物实验表明[3] 牛卵母细胞卵黄囊膜上的 FC 段可以识别 H. pylori IgG 抗体，影响精子和卵子的结合。研究者还推测 H. pylori 感染可通过影响女性内分泌系统导致不孕不育症，最常见的引起女性不孕不育症的内分泌系统疾病是多囊卵巢综合征，Yavasoglu[7] 证实在多囊卵巢综合征患者中 H. pylori 抗体血清阳性率显著高于对照组（40% vs 20%，$P=0.007$）。但目前这方面的研究数量很少，还需要更多的流行病学证据和机制研究来支持。

精子是唯一具有鞭毛的细胞,在进化过程中与细菌鞭毛具有高度的同源性,所以研究者推测 H. pylori 感染有可能会引起男性生殖系统内环境的改变。H. pylori 超免疫血浆以及来自 H. pylori 抗体阳性病例的血浆,均可与人类精液中精子的鞭毛以及赤道部位发生免疫反应。除此之外,与女性相似,作为精子鞭毛主要成分的微管蛋白和 H. pylori 蛋白的成分(鞭毛蛋白、CagA 蛋白以及 VacA 蛋白)之间的部分同源性提示了抗原之间的相似性会导致抗原抗体交叉反应,从而导致被感染的男性精子的活力、运动能力下降。Collodel 等[8]2009 年的研究发现,患有原发性不育症的血清 H. pylori 抗体阳性的男性,尤其是 CagA 阳性的男性,其精子的运动能力和变形能力会显著降低,正常形态的精子数量显著减少。而 CagA 阳性的男性患者体内 TNF-α 的水平也是显著高于正常男性的,可导致精子的破坏。2013 年[9]的一项以 87 例 H. pylori 感染的男性为受试对象的研究表明:CagA 阳性男性的精子活动度、精子活力、正常形态精子的比例均显著低于 CagA 阴性的男性(18% vs 32%,P<0.01;35% vs 48%,P <0.01;18% vs 32%,P <0.05)。但是,H. pylori 感染与不孕不育症关系研究的数量有限,尤其缺乏国内大样本高质量的研究数据,也没有有力的证据提示根除 H. pylori 可改善预后,还需要临床医生和研究者的共同努力。

上述研究结果都支持 H. pylori 感染会影响人类的生殖功能,但为什么在 H. pylori 感染率高达 90% 以上的非洲,出生率却一直居高不下? 这是科学家提出的 H. pylori 感染的"非洲悖论"[10]中一个难解的问题。在非洲,H. pylori 感染的形式、初次感染的年龄、环境及饮食因素、遗传背景均与其他地区尤其是发达国家有很大的差异,针对 H. pylori 感染的免疫反应的类型也有很大的差异。比如,在南非索韦托,81% 的成人和 90% 的儿童发生的是 IgG1/IgG2 介导的免疫反应,而在澳大利亚成人和德国成人这一数据分别是 4.7% 和 4.4%[11]。同时,非洲是寄生虫感染高发的地区,所以针对 H. pylori 感染的细胞免疫反应也是不同的。H. pylori 感染后,免疫细胞在反应过程中能够产生一些活性氧类(reactive oxygen species,ROS)的产物,这些产物可浸润胃黏膜并可进入血液循环,在萎缩性胃炎及胃癌的发展中起作用,这个现象在 CagA 阳性的感染过程中更加显著。而一项埃及[12]的研究提示在患者感染了曼氏血吸虫后,ROS 的产生出现了显著下降。作者推测蠕虫感染可能会减轻 H. pylori 对胃黏膜的损伤,在 H. pylori 介导的胃炎向胃癌的转化过程中起到了保护作用。此外,在发达国家,H. pylori 通常会导致持续性的 Th1 型的免疫反应,使机体难以清除 H. pylori,从而导致黏膜损伤,造成胃十二指肠以及多系统免疫相关疾病的发生。很多研究[13,14]结果则证实,在非洲发生的针对 H. pylori 的免疫反应以 Th2 型反应为主,Th1 型的免疫反应在欧洲和澳大利亚[11]更为常见。而在 Th2 型反应过程中,机体释放的细胞因子为 IL-4、IL-5 和 IL-10,属于抗炎的细胞因子,这些细胞因子可以保护胃黏膜以及包括生殖系统在内的其他组织器官免受损伤,这可能是对"非洲悖论"的合理解释[13]。

## 三、幽门螺杆菌感染与妊娠相关疾病

### (一)幽门螺杆菌感染与妊娠剧吐

大约有 50% 的妇女在妊娠期会出现恶心、呕吐,其中 0.3%~2% 妇女可发生妊娠剧吐

（hyperemesis gravidarum，HG），HG 能够导致脱水、电解质紊乱、酮症、酮尿及体重减轻，严重的脱水和酸中毒可引起肾脏和肝损伤，持续的 HG 有可能引起胎儿生长受限、胎儿畸形和新生儿低体重[15-18]。

HG 的发病原因不明确。国内外的几项病例对照研究揭示了 H. pylori 感染与妊娠剧吐具有相关性[19-25]，2007 年一项对 14 项病例对照研究的系统回顾[16]提示在血清 H. pylori 抗体阳性的患者中发生妊娠剧吐的概率更高（合并 OR=4.45，95% CI：2.31~8.45）。研究者推测 H. pylori 感染引起妊娠剧吐的原因是孕期免疫抑制导致潜在感染的 H. pylori 被激活，再加上早孕阶段的体液潴留、激素水平改变，从而导致胃酸分泌减少，加剧了孕期恶心和呕吐的症状。两例个案报道[26,27]显示清除 H. pylori 可减轻 HG 的症状。同时，也有一些研究提示 H. pylori 感染与 HG 没有显著相关性[28-31]。这可能与目前各个国家或地区 HG 的诊断标准不一致有关。

（二）幽门螺杆菌感染与子痫前期

子痫前期（pre-eclampsia，PE）是一种妊娠相关综合征，以孕前血压正常的妇女中在孕 20 周后新发的高血压和蛋白尿为主要临床特点，PE 在孕妇中有 2%~8% 的发生率，是导致胎儿和孕母死亡的主要原因之一。

PE 的发病原因不明确，主要病理生理过程是血管功能障碍和母体免疫反应增强。PE 分为两种，一种是胎盘源性，以异常的胎盘形成和胎盘 - 胎儿组成为主要特点；另一种是产妇源性，与胎盘和胎儿无直接关系，是独有的母体起源[32,33]。

有研究显示一些亚临床感染会导致 PE，H. pylori 感染是其中一种[34,35]。Ponzetto[36]的团队报道在 PE 产妇中，H. pylori 血清阳性率显著高于普通产妇（51.5% vs 31.9%，OR=2.67，95% CI：1.08~6.57，P=0.033），而且 CagA 阳性的感染更容易引起非特异性炎症，从而导致血管损伤。也有其他研究[37-39]结果支持这一结论。Cardaropoli 等[40]研究结果显示 CagA/VacA 双阳性的 H. pylori 感染与 PE 明确相关，特别是在胎盘源性的 PE 中。而 H. pylori 感染患者卵泡浆内单精子注射后发生 PE 的概率会达到 30%。那么，为什么 H. pylori 感染会导致 PE 的发生？有研究提示 H. pylori 感染和 PE 患者体内存在一系列相同的促炎性细胞因子，如 IL-6、巨噬细胞移动抑制因子、TNF-α 等，导致了血液的高凝状态[41-45]。研究者发现 H. pylori 血清阳性的 PE 患者的 TNF-α 和 CRP 更高，表现出更严重的炎症状态[37,40]。Franceschi 等[46]揭示了携带 CagA 基因的 H. pylori 感染在 PE 中的作用：CagA 抗体能够识别定植在血管内皮细胞表面的某些抗原，从而造成血管功能障碍，损伤胎盘组织；CagA 抗体与滋养层细胞的 β- 肌动蛋白（β-actin）产生交叉反应，削弱了滋养层细胞的侵袭力。所以，H. pylori 感染既可以造成母体的炎症状态，又能够损伤胎盘滋养层细胞的功能，可能是造成 PE 的原因。研究者发现 H. pylori 感染还能诱发 PE 产妇的其他问题，比如血清 H. pylori 抗体阳性的 PE 妇女胎儿生长受限的发生率更高[47]；血清 H. pylori 抗体阳性的 PE 产妇比阴性产妇血清总胆固醇和低密度脂蛋白水平显著升高，推测 H. pylori 感染可能会导致 PE 患者日后发生动脉粥样硬化[48]。

（三）幽门螺杆菌感染与血液系统疾病

1. **缺铁性贫血**（iron deficiency anemia，IDA） IDA 是一项常见的营养缺乏性疾病，可导致免疫、认知、生殖等多系统功能受损,并影响成人的工作效率[49]。一系列文献[50,51]均提示 IDA 与 *H. pylori* 感染有关。不明原因的 IDA 已经作为一项 *H. pylori* 根除治疗的指征被写入了 Maastricht V 共识[52]和中国 *H. pylori* 感染处理共识报告[53]。而在孕妇中,IDA 与 *H. pylori* 感染有关。研究表明[54],*H. pylori* 感染的孕妇在孕早期的血红蛋白水平相较于未感染的孕妇显著偏低。一项横断面研究[55]显示,117 例受试孕妇中有 27 例患有 IDA,这 27 例患者均有 *H. pylori* 感染,胎儿生长受限的发生率与 *H. pylori* 阴性孕妇相比也较高。一项目的在于研究 *H. pylori* 感染和妊娠剧吐关系的小型前瞻性研究[56]显示,有妊娠剧吐症状的 *H. pylori* 阳性的孕妇发生 IDA 的概率较高。一项小型随机对照双盲研究[57]显示,IDA 的孕妇中 *H. pylori* 感染率较高,在孕晚期使用三联方案清除 *H. pylori* 改善了患者对补充铁剂和叶酸治疗的反应。所以有研究者建议在发生贫血的孕妇中将 *H. pylori* 感染考虑为潜在的因素[58,59]。

2. **血小板减少** 在对 *H. pylori* 感染有关的上消化道外疾病的研究中,对特发性血小板减少性紫癜(ITP)的研究结果与 IDA 的研究结果是比较一致的,无论是针对 ITP 与 *H. pylori* 感染关系的研究,还是根除 *H. pylori* 对改善 ITP 症状和预后的研究都提示 *H. pylori* 极有可能是 ITP 的病因之一。致病机制可能是 *H. pylori* CagA 蛋白与血小板之间存在抗原相似性,CagA 抗体与血小板产生了交叉免疫反应。通常情况下,血小板减少都比较隐匿,并不会发生严重的后果,但在妊娠期有可能产生严重的并发症。所以研究者开展了针对妊娠期间的血小板减少与 *H. pylori* 关系的流行病学调查,但多项研究并未提示 *H. pylori* 感染与妊娠期间的血小板减少具有相关性[40,55,60,61]。

(四)幽门螺杆菌感染与胎儿生长受限

胎儿生长受限(fetal growth restriction,FGR)是指孕 37 周后,胎儿出生体重小于 2 500g,或低于同孕龄胎儿平均体重的两个标准差,或低于同孕龄正常体重的第 10 百分位数。全世界 FGR 的发病率约为 3%~10%[62],在我国为 6.39%[63]。FGR 常见的母体原因包括血管因素(慢性高血压、先兆子痫、有血管病变的糖尿病等),母体体重增长不足等[64]。Eslick 等[65]观察 FGR 在血清 *H. pylori* 抗体阳性的产妇中比阴性产妇中更为常见(13.5% vs 6%,*OR* = 2.41;95% CI:1.14-5.08;*P* = 0.018)。动物实验表明 *H. pylori* 感染可降低孕小鼠的妊娠成功率,新生鼠体重也偏低[66]。研究者推测造成 FGR 的可能原因是:*H. pylori* 感染可能会加剧妊娠期间的消化不良、恶心、呕吐,或者导致隐藏的未被发现的消化性溃疡,最终导致母体对营养物质的吸收功能减弱,从而影响胎儿体重增长。另外,在 CagA 阳性的感染中,CagA 抗体与胎盘组织的交叉反应会降低胎盘组织的侵袭力,导致不正常的胎盘发育,从而导致宫内生长受限的发生[67]。

(五)幽门螺杆菌感染与流产

自然流产的发生率占全部妊娠的 15% 左右,在非染色体性的引起流产的因素中,感染是一个相关因素。一项伊朗的研究观察到接受胞质内单精子注射(ICSI)的母亲中,*H. pylori* CagA 阳性的母体早期发生自然流产的概率较高(超过 30%)[68]。Cardaropoli 等[69]观察到在初孕妇中,血清 *H. pylori* 抗体阳性的孕妇较对照组发生自然流产的概率显著升高。这些研究推测这一现象与 *H. pylori* 抗体与胎盘组织发生交叉免疫反应造成受精卵的着床失败和 / 或胎盘的形成异常有关[46]。

## 四、孕期幽门螺杆菌感染的诊断与治疗

目前常用的 *H. pylori* 的检测方法包括侵入性和非侵入性两类,侵入性方法依赖胃镜下的活组织检查,包括快速尿素酶试验、胃黏膜直接涂片染色、胃黏膜组织切片染色、细菌培养以及基因检测。非侵入性检查主要包括 13C 或 14C- 尿素呼气试验(urea breath test,UBT)、*H. pylori* 粪便抗原(Helicobacter pylori stool antigen,HpSA)检测和血清 *H. pylori* 抗体检测。

妊娠虽然不是胃镜检查的绝对禁忌证,但是对孕妇实施胃镜检查必须遵循严格的指征[70],在十分必要的情况下进行。所以非侵入性检查更适合孕妇,也易于被患者接受。HpSA 和血清 *H. pylori* 抗体都可以作为首选的检测方法,但需要注意的是,因为血清 *H. pylori* 抗体检测的是 IgG,根除 *H. pylori* 后,抗体在血中会持续存在数月或数年,所以此项检查不适合用于复查根除治疗效果的患者。13C 或 14C-UBT 的检测方法具有准确、特异、快捷的特点。但国外研究者认为尽管 13C-UBT 具有良好的灵敏度和特异性,孕妇也可以使用,但是花费较高,需要专业的机器和工作人员,所以他们认为更适合在检测 - 治疗策略下使用,以及复查患者根除治疗的效果[71]。14C-UBT 使用同位素 14C 标记尿素,尽管其电离辐射的剂量仅是胎儿致畸剂量的几千分之一[72],但国内专家仍不建议用于孕妇[73]。

目前国内外均没有孕期根除 *H. pylori* 的指南和共识意见,有一些个案报道表明对于妊娠剧吐和先兆子痫的患者进行根除 *H. pylori* 的治疗可能会减轻临床症状[26,27,74-76]。临床医生和药理学家们进行了各种研究以评估孕妇使用根除药物的安全性,一项 meta 分析提示在孕早期应用质子泵抑制剂并不会增加自发性流产、早产、主要先天性缺陷的发病风险[77],但也有一些专家提出 *H. pylori* 根除治疗须在妊娠及哺乳期结束后进行[78]。

## 五、展望

众多研究已证实 *H. pylori* 感染与不孕不育症及多种妊娠相关疾病有相关性。血清 *H. pylori* 抗体阳性的男性、女性生殖系统内均存在 *H. pylori* 抗体,而 *H. pylori* 抗原肽与精子以及精子运动过程中的一些酶均具有同源性,会产生抗原模拟的作用,导致交叉免疫反应,使精子运动能力下降、精子和卵子的结合过程受阻;*H. pylori* 感染,尤其是 CagA 阳性感染者体内促炎性细胞因子会显著增高,如 TNF-α,可导致精子的破坏。所以,研究者建议将 *H. pylori* 感染考虑为不孕不育症的潜在因素,并对目标人群进行检测和治疗。尽管 *H. pylori* 感染大多发生在孕前,但是孕期激素和免疫反应的变化可以使 *H. pylori* 感染激活,导致孕妇和胎儿的损伤,甚至对产后长期的健康状态产生影响。*H. pylori* 感染与许多妊娠相关疾病均存在相关性,但绝大多数医生认为应该避免在孕期和哺乳期进行根除 *H. pylori* 的治疗。目前 *H. pylori* 与生殖及妊娠相关疾病的研究多集中在欧美国家,国内的研究较少、样本例数较少,且多属于回顾性分析,由于 *H. pylori* 感染在不同的地区和种族之间有着一定的差异,所以国内研究者还需要进行大样本高质量的临床研究以及机制研究才能获得

更可靠的证据。

（黄 煌 郑鹏远）

# 参 考 文 献

［1］ Figura N, Franceschi F, Santucci A, et al. Extragastric manifestations of Helicobacter pylori infection. Helicobacter, 2010, 15 (Suppl 1): 60-68.

［2］ Roubaud Baudron C, Franceschi F, Salles N, et al. Extragastric diseases and Helicobacter pylori. Helicobacter, 2013, 18 (Suppl 1): 44-51.

［3］ Figura N, Piomboni P, Ponzetto A, et al. Helicobacter pylori infection and infertility. Eur J Gastroenterol Hepatol, 2002, 14: 663-669.

［4］ Kurotsuchi S, Ando H, Iwase A, et al. The plausibility of Helicobacter pylori-related infertility in Japan. Fertil Steril, 2008, 90: 866-868.

［5］ 杜久伟，许克义，陶欣荣，等. 幽门螺杆菌感染与不孕不育症的血清学研究. 第四军医大学学报, 2006, 27 (6): 527-529.

［6］ Moretti E, Collodel G, Mazzi L, et al. CagA-positive Helicobacter pylori infection and reduced sperm motility, vitality, and normal morphology. Dis Markers, 2013, 35: 229-234.

［7］ Yavasoglu I, Kucuk M, Cildag B, et al. A novel association between polycystic ovary syndrome and Helicobacter pylori. Am J Med Sci, 2009, 338: 174-177.

［8］ Collodel G, Moretti E, Campagna MS, et al. Infection by CagA-positive Helicobacter pylori strains may contribute to alter the sperm quality of men with fertility disorders and increase the systemic levels of TNF-alpha. Dig Dis Sci, 2010, 55: 94-100.

［9］ Moretti E, Collodel G, Mazzi L, et al. CagA-positive Helicobacter pylori infection and reduced sperm motility, vitality, and normal morphology. Dis Markers, 2013, 35: 229-234.

［10］ Holcombe C. Helicobacter pylori: the African enigma. Gut, 1992, 33: 429-431.

［11］ Mitchell HM, Ally R, Wadee A, et al. Major differences in the IgG subclass response to Helicobacter pylori in the first and third worlds. Scand J Gastroenterol, 2002, 37: 517-522.

［12］ Elshal MF, Elsayed IH, Kady IM, et al. Role of concurrent S. mansoni infection in H. pylori-associated gastritis: a flow cytometric DNA-analysis and oxyradicals correlations. Clin Chim Acta, 2004, 346: 191-198.

［13］ D'Elios MM, Andersen LP, Del Prete G. Inflammation and host response. Curr Opin Gastroenterol, 1998, 14: 15-19.

［14］ Bamford KB, Fan X, Crowe SE, et al. Lymphocytes in the human gastric mucosa during Helicobacter pylori have a T helper cell 1 phenotype. Gastroenterology, 1998, 114: 482-492.

［15］ Broussard CN, Richter JE. Nausea and vomiting of pregnancy. Gastroenterol Clin North Am, 1998, 27: 123-151.

［16］ Golberg D, Szilagyi A, Graves L. Hyperemesis gravidarum and Helicobacter pylori infection: a systematic review. Obstet Gynecol, 2007, 110: 695-703.

［17］ Verberg MF, Gillott DJ, Al-Fardan N, et al. Hyperemesis gravidarum, a literature review. Hum Reprod Update, 2005, 11: 527-539.

［18］ Hod M, Orvieto R, Kaplan B, et al. Hyperemesis gravidarum. A review. J Reprod Med, 1994, 39: 605-612.

［19］ Guven MA, Ertas IE, Coskun A, et al. Serologic and stool antigen assay of Helicobacter pylori infection in hyperemesis gravidarum: which test is useful during early pregnancy？ Taiwan J Obstet Gynecol, 2011, 50: 37-41.

［20］ Frigo P, Lang C, Reisenberger K, et al. Hyperemesis gravidarum associated with Helicobacter pylori seropositivity. Obstet Gynecol, 1998, 91: 615-617.

［21］ Kazerooni T, Taallom M, Ghaderi AA. Helicobacter pylori seropositivity in patients with hyperemesis gravidarum. Int J Gynaecol Obstet, 2002, 79: 217-220.

［22］ Salimi-Khayati A, Sharami H, Mansour-Ghanaei F, et al. Helicobacter pylori seropositivity and the incidence of hyperemesis gravidarum. Med Sci Monit, 2003, 9: CR12-CR15.

［23］ Cevrioglu AS, Altindis M, Yilmazer M, et al. Efficient and non-invasive method for investigating Helicobacter pylori in gravida with hyperemesis gravidarum: Helicobacter pylori stool antigen test. J Obstet Gynaecol Res, 2004, 30: 136-141.

［24］ Koçak I, Akcan Y, Ustün C, et al. Helicobacter pylori seropositivity in patients with hyperemesis gravidarum. Int J Gynaecol Obstet, 1999, 66: 251-254.

［25］ 党彤, 孟宪梅, 任丽梅, 等. 幽门螺杆菌感染与妊娠剧吐的相关性研究. 中国实用内科杂志, 2010, 30 (1): 64-65.

［26］ El Younis CM, Abulafia O, Sherer DM. Rapid marked response of severe hyperemesis gravidarum to oral erythromycin. Am J Perinatol, 1998, 15: 533-534.

［27］ Jacoby EB, Porter KB. Helicobacter pylori infection and persistent hyperemesis gravidarum. Am J Perinatol, 1999, 16: 85-88.

［28］ Tanriverdi HA, Ustundag Y, Tekin IO, et al. Dyspeptic complaints after 20 weeks of gestation are not related to Helicobacter pylori seropositivity. Med Sci Monit, 2005, 11: CR445-CR448.

［29］ McKenna D, Watson P, Dornan J. Helicobacter pylori infection and dyspepsia in pregnancy. Obstet Gynecol, 2003, 102: 845-849.

［30］ 王小榕, 张为远. 幽门螺杆菌感染与妊娠期血小板计数减少及呕吐关系观察. 人民军医, 2012, 55 (10): 989-990.

［31］ 裴洁松, 于松. 幽门螺杆菌感染与妊娠期血小板减少及妊娠剧吐的相关性研究. 现代中西医结合杂志, 2012, 21 (17): 1857-1858.

［32］ Todros T, Vasario E, Cardaropoli S. Preeclampsia as an infectious disease. Exp Rev Obstetr Gynecol, 2007, 2: 735-741.

［33］ Redman CW, Sargent IL. Latest advances in understanding preeclampsia. Science, 2005, 308: 1592-1594.

［34］ Conde-Agudelo A, Villar J, Lindheimer M. Maternal infection and risk of preeclampsia: systematic review and meta-analysis. Am J Obstet Gynecol, 2008, 198: 7-22.

［35］ Rustveld LO, Kelsey SF, Sharma R. Association between maternal infections and preeclampsia: a systematic review of epidemiologic studies. Matern Child Health J, 2008, 12: 223-242.

［36］ Ponzetto A, Cardaropoli S, Piccoli E, et al. Pre-eclampsia is associated with Helicobacter pylori seropositivity in Italy. J Hypertens, 2006, 24: 2445-2449.

［37］ UstUn Y, Engin-UstUn Y, Ozkaplan E, et al. Association of Helicobacter pylori infection with systemic inflammation in preeclampsia. J Matern Fetal Neonatal Med, 2010, 23: 311-314.

［38］ Aksoy H, Ozkan A, Aktas F, et al. Helicobacter pylori seropositivity and its relationship with serum malondialdehyde and lipid profile in preeclampsia. J Clin Lab Anal, 2009, 23: 219-222.

［39］ 李桂清, 刘珺, 刘焕玲, 等. 孕妇幽门螺杆菌感染与产科并发症的关系. 现代妇产科进展, 2013, 22 (5): 432.

［40］ Cardaropoli S, Rolfo A, Piazzese A, et al. Helicobacter pylori's virulence and infection persistence de-fine pre-eclampsia complicated by fetal growth retardation. World J Gastroenterol, 2011, 17: 5156-5165.

［41］ Pinheiro MB, Martins-Filho OA, Mota AP, et al. Severe preeclampsia goes along with a cytokine network disturbance towards a systemic inflammatory state. Cytokine, 2013, 62: 165-173.

［42］ Collodel G, Moretti E, Campagna MS, et al. Infection by CagA-positive Helicobacter pylori strains may contribute to alter the sperm quality of men with fertility disorders and increase the systemic levels of TNF-alpha. Dig Dis Sci, 2010, 55: 94-100.

［43］ Perri F, Clemente R, Festa V, et al. Serum tumour necrosis factor-alpha is increased in patients with Helicobacter pylori infection and CagA antibodies. Ital J Gastroenterol Hepatol, 1999, 31: 290-294.

［44］ Xia HH, Lam SK, Chan AO, et al. Macrophage migration inhibitory factor stimulated by Helicobacter pylori increases proliferation of gastric epithelial cells. World J Gastroenterol, 2005, 11: 1946-1950.

［45］ Macey MG, Bevan S, Alam S, et al. Platelet activation and endogenous thrombin potential in preeclampsia. Thromb Res, 2010, 125: e76-e81.

［46］Franceschi F, Di Simone N, D'Ippolito S, et al. Antibodies anti-CagA cross-react with trophoblast cells: a risk factor for pre-eclampsia？ Helicobacter, 2012, 17: 426-434.

［47］Eslick GD, Yan P, Xia HH, et al. Foetal intrauterine growth restrictions with Helicobacter pylori infection. Aliment Pharmacol Ther, 2002, 16: 1677-1682.

［48］Aksoy H, Ozkan A, Aktas F, et al. Helicobacter pylori seropositivity and its relationship with serum malondialde-hyde and lipid profile in preeclampsia. J Clin Lab Anal, 2009, 23: 219-222.

［49］Cardenas VM, Mulla ZD, Ortiz M, et al. Iron deficiency and Helicobacter pylori infection in the United States. Am J Epidemiol, 2006, 163: 127-134.

［50］Malfertheiner P, Megraud F, O'Morain C, et al. Current concepts in the management of Helicobacter pylori infection: the Maastricht Ⅲ Consensus Report. Gut, 2007, 56: 772-781.

［51］Caselli M, Zullo A, Maconi G, et al. "Cervia Ⅱ Working Group Report 2006": guidelines on diagnosis and treatment of Helicobacter pylori infection in Italy. Dig Liver Dis, 2007, 39: 782-789.

［52］Malfertheiner P, Megraud F, O'Morain CA, et al. Management of Helicobacter pylori infection-the Maastricht Ⅴ/Florence Consensus Report. Gut, 2017, 66 (1): 6-30.

［53］中华医学会消化病学分会幽门螺杆菌和消化性溃疡学组，全国幽门螺杆菌研究协作组. 第五次全国幽门螺杆菌感染处理共识报告. 胃肠病学, 2017, 22 (6): 346-360.

［54］Weyermann M, Rothenbacher D, Gayer L, et al. Role of Helicobacter pylori infection in iron deficiency during pregnancy. Am J Obstet Gynecol, 2005, 192: 548-553.

［55］Mulayim B, Celik NY, Yanik FF. Helicobacter pylori infection detected by 14C-urea breath test is associated with iron deficiency anemia in pregnant women. J Obstet Gynaecol Res, 2008, 34: 980-985.

［56］Bezircioğlu I, Elveren HB, Baloğlu A, et al. The positivity of Helicobacter pylori Stool Antigen in patients with Hyperemesis gravidarum. J Turkish German Gynecol Associ, 2011, 12: 71-74.

［57］Malik R, Guleria K, Kaur I, et al. Effect of Helicobacter pylori eradication therapy in iron deficiency anaemia of pregnancy-a pilot study. Indian J Med Res, 2011, 134: 224-231.

［58］Muhsen K, Cohen D. Helicobacter pylori infection and anemia. Am J Trop Med Hyg, 2013, 89: 398.

［59］Mulayim B, Celik NY, Yanik FF. Helicobacter pylori infection detected by 14C-urea breath test is associated with iron deficiency anemia in pregnant women. J Obstet Gynaecol Res, 2008, 34: 980-985.

［60］Fukui O, Shimoya K, Shimizu T, et al. Helicobacter pylori infection and platelet counts during pregnancy. Int J Gynaecol Obstet, 2005, 89: 26-30.

［61］Epstein A, Wing DA, Ouzounian JG, et al. Helicobacter pylori and thrombocytopenia in the pregnant hispanic population. J Matern Fetal Neonatal Med, 2012, 25: 2588-2590.

［62］Pollack RN, Divon MY. Intrauterine growth retardation: definition, classification, and etiology. Clin Obstet Gynecol, 1992, 35: 99-107.

［63］谢幸，苟文丽. 妇产科学. 8版. 北京：人民卫生出版社, 2013.

［64］Lin CC, Santolaya-Forgas J. Current concepts of fetal growth restriction: part I. Causes, classification, and pathophysiology. Obstet Gynecol, 1998, 92: 1044-1055.

［65］Eslick GD, Yan P, Xia HH, et al. Foetal intrauterine growth restrictions with Helicobacter pylori infection. Aliment Pharmacol Ther, 2002, 16: 1677-1682.

［66］Rossi G, Romagnoli S, Lauretti L, et al. Helicobacter pylori infection negatively influences pregnancy outcome in a mouse model. Helicobacter, 2004, 9: 152-157.

［67］Franceschi F, Di Simone N, D'Ippolito S, et al. Antibodies anti-CagA cross-react with trophoblast cells: a risk factor for pre-eclampsia？ Helicobacter, 2012, 17: 426-434.

［68］Hajishafiha M, Ghasemi-Rad M, Memari A, et al. Effect of Helicobacter pylori infection on pregnancy rates and early pregnancy loss after intracytoplasmic sperm injection. Int J Womens Health, 2011, 3: 329-335.

[ 69 ] Cardaropoli S, Piazzese A, Piccoli E, et al. Is Helicobacter pylori infection a risk factor for miscarriage ? Placenta, 2013, 34: A37-A38.

[ 70 ] Winbery SL, Blaho KE. Dyspepsia in pregnancy. Obstet Gynecol Clin North Am, 2001, 28: 333-350.

[ 71 ] Braden B. Methods and functions: Breath tests. Best Pract Res Clin Gastroenterol, 2009, 23: 337-352.

[ 72 ] Bentur Y, Matsui D, Koren G. Safety of $^{14}$C-UBT for diagnosis of Helicobacter pylori infection in pregnancy. Can Fam Physician, 2009, 55: 479-480.

[ 73 ] 胡伏莲, 周殿元. 幽门螺杆菌感染基础与临床. 3 版. 北京: 中国科学技术出版社, 2013.

[ 74 ] Wu CY, Tseng JJ, Chou MM, et al. Correlation between Helicobacter pylori infection and gastrointestinal symptoms in pregnancy. Adv Ther, 2000, 17: 152-158.

[ 75 ] Hayakawa S, Nakajima N, Karasaki-Suzuki M, et al. Frequent presence of Helicobacter pylori genome in the saliva of patients with hyperemesis gravidarum. Am J Perinatol, 2000, 17: 243-247.

[ 76 ] Strachan BK, Jokhi RP, Filshie GM. Persistent hyperemesis gravidarum and Helicobacter pylori. J Obstet Gynaecol, 2000, 20: 427.

[ 77 ] Gill SK, O'Brien L, Einarson TR, et al. The safety of proton pump inhibitors (PPIs) in pregnancy: a meta-analysis. Am J Gastroenterol, 2009, 104: 1541-1545.

[ 78 ] Mahadevan U. Gastrointestinal medications in pregnancy. Best Pract Res Clin Gastroenterol, 2007, 21: 849-877.

# 第五篇

# 儿童幽门螺杆菌感染

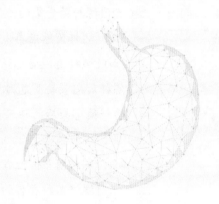

第六十八章

# 儿童幽门螺杆菌感染的流行病学、转归及对策

## 一、儿童幽门螺杆菌感染的流行病学

### （一）幽门螺杆菌感染率

幽门螺杆菌（*H. pylori*）在世界范围内感染率为 50% 左右，发达国家感染率低，发展中国家感染率高。发达国家儿童中，冰岛感染率仅为 3.4%，波兰为 16.05%，澳大利亚为 21.5%[1]。而发展中国家儿童 *H. pylori* 感染率高达 50%，如秘鲁为 50%，哥伦比亚为 69%。我国 1999 年的一项血清学调查显示 14 岁以下 *H. pylori* 感染率为 40.9%[2]。2016 年的研究显示上海地区儿童感染率为 36.3%，其中小学生感染率为 27.4%，初中生为 33.6%，高中生为 45.1%，感染率随年龄的增长而升高[3]。Dondi 等[4]于爱尔兰的研究显示：儿童感染多发生于 5 岁之前，多为 2~4 岁，中位年龄 3.6 岁。

### （二）幽门螺杆菌传播途径

*H. pylori* 的传染源和传播途径尚不清楚，自然界中也无其确定的宿主。现认为传播途径主要分为直接传播（direct transmission）和间接传播（indirect transmission），其中直接传播又分为口 - 口传播、胃 - 口传播、粪 - 口传播，间接传播则是来自于环境如实物、水源、动物的 *H. pylori* 传播。口 - 口传播为通过口腔 *H. pylori* 定植菌传播。研究已在牙菌斑及唾液中检出 *H. pylori*，且与 *H. pylori*

胃内感染状态无关。通常通过某些特殊的饮食习惯,例如母亲咀嚼食物后喂养子女、中国使用筷子及共餐的进食模式等将口腔内定植的 *H. pylori* 带出进行传播。胃 - 口模式为通过胃内容物反流或呕出进行传播。*H. pylori* 阳性者呕吐时呕吐物内含大量具有传播力的 *H. pylori*,且周围空气样本中也可检测到 *H. pylori* 的存在[5]。粪 - 口传播通过粪便中的 *H. pylori* 进行传播,既往研究认为通过胆汁杀菌作用,*H. pylori* 在粪便中并不常见。病例报道显示在直肠黏膜中发现具有活性的 *H. pylori* 定植。冈比亚地区儿童粪便中可分离培养出 *H. pylori* 菌株,且发现当宿主同时伴有胃肠道疾病时,*H. pylori* 更易随粪便排出体外[6]。

## 二、幽门螺杆菌感染的高危因素

*H. pylori* 感染的高危因素主要与年龄、性别、种族与遗传、家庭内传播、社会经济学因素及家庭成员密度有关。年龄越大,感染率越高。成年人男性 *H. pylori* 感染率高于女性,而儿童中未发现明显差异。包括西班牙语裔和非裔美国人在内的某些族群的 *H. pylori* 感染率高于白种人,且不能完全用社会经济地位差异来解释。在不同家庭分开抚养的单卵双胞胎感染 *H. pylori* 的一致性较双卵双胞胎高。家庭内传播被认为是当下儿童感染 *H. pylori* 的主要因素。多为成人传染儿童,尤其母子传播多见。Konno 等[7]通过对 44 个儿童 5 年追踪发现,其中 5 人感染了和母亲胃内 *H. pylori* 同基因的菌株。且家庭规模越大,家中儿童感染 *H. pylori* 概率越高。地区社会经济水平越高,*H. pylori* 感染率越低。发达国家中,瑞士感染率仅为 9.7%,而孟加拉国感染率高达 92%。家庭拥挤、同床共居和家庭接触增多已被确定为感染 *H. pylori* 的危险因素。Torres 等[8]在一项基于社区的大型研究中指出,生活条件的密度是获得 *H. pylori* 的主要决定因素。在儿童时期,拥挤的生活环境可增加 *H. pylori* 的感染率。Bastos 等[9]针对出生于 1990 年的青少年进行研究,*H. pylori* 感染率为 66.2%,且父母教育程度越高,感染率越低,家中有兄弟姐妹或者吸烟者,感染率增高。综合而言,以上因素可对 *H. pylori* 感染率产生影响。

## 三、幽门螺杆菌感染后的临床转归

### (一)幽门螺杆菌与消化性溃疡

幽门螺杆菌阳性患者发生消化性溃疡(peptic ulcer,PU)的终生风险在 10%~20%。一项我国的流行性研究显示:成人胃镜检查中 *H. pylori* 阳性率为 73.3%,而其中 92.6% 合并消化性溃疡[10]。Nomura 等[11]收集 1967—1970 年 5 443 个日裔美国人体检血清标本,并随访长达 20 年。其中 20 年间 65 人发生十二指肠溃疡(duodenal ulcer,DU),而他们预留的血清中均已经可以检测出 *H. pylori* IgG 阳性。而未发生 DU 者,*H. pylori* IgG 阳性比例为 78%,比值比(odd ratio,OR)为 4.0。Leoci 等[12]追踪了 1978—1982 年行胃十二指肠镜检查未发现胃十二指肠溃疡的患者直至 1992 年,结果显示 *H. pylori* 阳性患者较 *H. pylori* 阴性患者发生 DU 的比值比为 5.0。以上实验证明 *H. pylori* 感染者较 *H. pylori* 阴性者更易发生十二指肠溃疡,发生率约为 *H. pylori* 阴性者 4~5

倍。8.1%的欧洲儿童有消化性溃疡或糜烂[13]。Tam等[14]在对619名接受上消化道内镜检查的中国儿童进行回顾性分析后发现,6.9%的儿童存在消化性溃疡,其中53.5%的患儿 H. pylori 阳性。

目前临床上对 H. pylori 阳性的 PU,均会予以 H. pylori 根除治疗。20 世纪多篇文章发现,H. pylori 灭菌治疗可大幅降低溃疡复发率。Hopkins 等[15]通过 meta 分析显示 H. pylori 彻底根除的患者十二指肠溃疡复发率为 6%,而未杀灭 H. pylori 患者的复发率为 67%。胃溃疡复发率则分别为 4% 及 59%。而儿童中 H. pylori 阳性的溃疡年复发率为 5.2%[14]。

(二) 幽门螺杆菌与慢性胃炎

慢性幽门螺杆菌胃炎累及世界上 2/3 的人口,是人类最常见的慢性炎症性疾病之一。儿童幽门螺杆菌胃炎具有独特的特点,如胃窦结节状,胃炎多以胃窦为主,胃萎缩和肠上皮化生的诊断少见。结节性胃炎胃镜下表现为胃黏膜上的鹅肉样或鹅卵石样斑纹。内镜下可见窦腔结节,组织学上与炎症细胞浸润和淋巴滤泡有关。Zhang 等[16]将 213 例具有上消化道症状行胃镜检查的儿童纳入研究,在 H. pylori 感染的 58 人中 33 人(56.9%)存在结节性胃炎,而 H. pylori 阴性 155 人中仅 5 人存在结节性胃炎(3.2%)。说明 H. pylori 可导致儿童结节性胃炎的发生。

(三) 幽门螺杆菌与黏膜相关淋巴组织淋巴瘤和胃癌

H. pylori 感染可导致黏膜相关淋巴组织淋巴瘤(MALT 淋巴瘤)和胃癌的发生,但在儿童中的发生率研究过少。Cohen 等[17]在 H. pylori 感染儿童的胃壁中发现了不完全肠化生,表明它甚至可以在儿童时期发生,并在成人中进化为完全肠化生。Guarner[18]等报道儿童胃萎缩的发生率为 42%~55%、肠上皮化生为 13%~21%。针对胃癌高发人群根除 H. pylori 可降低胃癌发生的潜在风险。且有报道示患有 H. pylori 引起的 MALT 淋巴瘤患儿即使未进行化疗,H. pylori 根除后仍能成功治愈[19,20]。H. pylori 可能与儿童恶性肿瘤有关,然而,但这种风险比成年人要低得多。


四、幽门螺杆菌根除后的复发

在成人中,每年不足 2% 的成人会出现 H. pylori 复发,与发展中国家成人 H. pylori 感染率 3%~10% 相近。这说明成年期感染风险低,也可能与初次感染后的获得性免疫有关。

H. pylori 复发分为前次感染菌的再燃以及感染其他类型 H. pylori 菌种,属于再感染。近年可通过 PCR 进行菌群 DNA 分析,明确是否为同种细菌再感染,但较多研究并未能区分再燃与再感染的区别。考虑治疗短期内复发多为治疗欠佳引起的再燃,时间较长后的复发为再感染。Hu 等[21]于 2017 年进行的一项针对全球成人研究的系统回顾和 meta 分析,将治疗后小于 6 个月复发或者 PCR 技术明确为同种菌群认为是再燃,治疗后大于 6 个月复发或 PCR 显示为不同菌群感染为再感染。对 132 项研究,包括 53 934 例患者的分析得出,全球每年 H. pylori 的总复发率为 4.3%,再感染率为 3.1%,再燃率为 2.2%。复发率与人类发展指数(human development index)成反比,复发率超过 5% 的包括美国阿拉斯加、墨西哥、中美洲许多国家、哥伦比亚、秘鲁、智利、爱尔兰、希腊、土耳其、伊朗、也门、巴基斯坦、印度、不丹、中国、泰国、马来西亚和韩国。H. pylori 复发仍然是一个问题,这与社会经济地位和卫生条件密切相关。

虽然据推测,儿童、发展中国家及社会经济地位较低的人群中,复发率较高,但我国一项研究得出的再感染率与西方研究相当,年复发率为1.08%[22]。Rowland等[23]研究发现:无论社会经济地位如何,5岁以上儿童的年再感染率均较低(2%)。但多项研究显示,*H. pylori*复发与年龄、性别、居住环境、家中儿童数量、共用床铺、水源、家人患有消化道疾病有关。除年龄外,其余影响因素与患*H. pylori*高危因素类似。而复发率与年龄则呈负相关。一项越南的研究显示,儿童年复发率3~4岁为14.3%,5~6岁为5.4%,7~9岁为2.6%,大于9岁则小于1%[24]。相比年复发率,5年复发率较高,布鲁塞尔的研究为48.6%,考虑多为再感染[25]。

## 五、幽门螺杆菌的自发清除

*H. pylori*感染后可引发宿主免疫反应,血清学可检出*H. pylori*抗体存在。现有研究对健康儿童*H. pylori*感染情况进行追踪研究,也发现存在自发清除的情况。以色列一项*H. pylori*感染与生长发育的研究中显示53名*H. pylori*阳性的患儿中1名患儿在半年后未经治疗自行转阴,自发清除率为1.89%[26]。而巴西的研究则对比133名儿童2000年及2008年$^{13}$C-尿素呼气试验结果,发现其中6%的儿童试验结果由阳性转为阴性[27]。多项研究显示婴儿期自发清除率高。O'Ryan等[28]认为*H. pylori*存在两种感染模式:短暂感染和长期感染。该研究对智利8~15个月婴儿共313名每3个月收集一次粪便标本,通过ELISA法检测*H. pylori*,定义短暂感染为1~3个非连续粪便样本ELISA阳性后粪便样本持续阴性,长期感染为至少连续3次粪便阳性。发现1/3的儿童3岁前至少有一次*H. pylori*阳性,20%研究对象长期感染,其余均为一过性感染。而孟加拉国作为全球*H. pylori*高感染国家,研究显示1~3个月龄婴儿61%*H. pylori*阳性,该比例随月龄逐渐下降,10~15个月龄阳性率为33%。但儿童期则上升,5~8岁时阳性率为84%[29]。

根据现有研究分析,与自发清除有关的因素主要有:①检查手段灵敏度不足,尿素呼气试验对于儿童敏感性为95.9%,特异性为95.7%。其中6岁以上的儿童其敏感性为96.6%,特异性为97.7%,6岁以下敏感性为95%,特异性为93.5%[30]。而血清学检查在儿童中特异性及敏感性较低,其中ELISA敏感性仅91.4%[31]。②婴儿体内携带母体抗体。③首次感染后局部胃黏膜细菌密度低,机体通过一些成人不存在的机制将其清除。

## 六、幽门螺杆菌的预防对策

### (一)改善公共卫生环境

**1. 预防家庭内感染**

(1)餐桌上用公用筷,用餐后餐具流水冲洗且烘干。

(2)对婴幼儿的喂养要卫生,大人不要把食物咀嚼后再喂给孩子,也不要大人孩子同筷同碗同时进餐;提倡母亲不要与孩子同床。

(3)改变生活习惯,减少或阻断*H. pylori*传播:避免大量吸烟、高盐饮食、腌制食物。

(4)对已感染者除治疗外,生活方面要注意隔离,避免 *H. pylori* 通过接触而传播。

2. 管理好粪便,防止水源污染。

### 3. 控制医院内部 *H. pylori* 传播与感染

(1)减少或避免患者就医过程中被 *H. pylori* 感染:目前纤维胃十二指肠镜检引起的交叉感染经限制性内切酶 DNA 分析已经确定,所以患者可通过行胃镜检查感染 *H. pylori*。对内镜进行严密消毒,术者操作要熟练、轻巧、准确,避免器械过多地接触胃黏膜或轻微地损伤黏膜;另外,也要减少不必要的胃镜检查。

(2)避免医护人员通过给患者诊治过程被 *H. pylori* 感染。调查显示,消化科医生中 *H. pylori* 感染率(51%)显著高于消化科护士(19%)、普通临床医生(28%)和献血员(21.5%)(*P*>0.01)[32]。应建立和加强相应的职业防护意识及保护措施,阻断医患接触过程中的 *H. pylori* 感染。

**4. 口腔治疗和口腔健康教育**　加强口腔卫生保健,积极治疗口腔疾病,阻断或减少 *H. pylori* 感染。口腔治疗包括龈上洁治、龈下刮治、龋齿的及时充填、牙周病的防治、黏膜病的根治,且建议 *H. pylori* 阳性的胃病患者在全身"三联"用药的同时进行口腔局部治疗,例如含漱剂含漱、高压氧治疗牙周病等;保健教育包括刷牙方法的示范、口腔卫生知识的宣传教育等。

### (二) 幽门螺杆菌疫苗研究

在多数人中,如果不经治疗,*H. pylori* 感染会终生携带。现有的三联疗法和四联疗法可治疗 *H. pylori* 感染,但随着抗生素耐药率的不断,*H. pylori* 根除的成功率逐渐下降。*H. pylori* 疫苗可作为新方法治疗及预防 *H. pylori* 感染。*H. pylori* 疫苗研发主要分为三个方面:抗原、佐剂和给药途径。

**1. 抗原的选择**　细胞溶解产物或甲醛溶液灭活的胞膜完整的细菌与霍乱毒素(cholera toxin,CT)、热不稳定肠毒素(LT)或者它们的去毒突变产物一起口服,小鼠体内 *H. pylori* 的抗体成倍数增加。这证明了黏膜免疫的可行性。如果在 *H. pylori* 疫苗中包含细菌裂解液制剂等粗抗原,由于批次间把控困难且难以提出准确的质控标准,因此很难通过监管机构的审查。裂解液制剂的优势在于,它含有所有已知的免疫显性和保护性抗原,如 Cag A、*H. pylori* aA、尿素酶、Vac A 等。然而,裂解液制剂还含有高浓度的病原相关分子模式(pathogen-associated molecular patterns,PAMPs),如脂多糖(LPS)、鞭毛蛋白和未甲基化的胞嘧啶鸟嘌呤二核苷酸(CpG DNA),当与强黏膜佐剂一起使用时,可能会引发炎症反应。

*H. pylori* 的脂多糖上 O 抗原组分中表达有 Lewis 和血型抗原。全球 80%~90% 的 *H. pylori* 均已验证表达 Le$^X$ 和 Le$^Y$ 抗原。尽管存在争议,裂解液和灭活细菌中存在 LPS 的抗原,混合佐剂可诱导机体对 Le$^X$ 和 Le$^Y$ 抗原产生抗体,这些抗体可以产生交叉反应并与宿主上皮表达的 Le$^X$ 和 Le$^Y$ 结构结合,从而触发宿主免疫。如果要将全细胞细菌或裂解物作为疫苗用于人类,可能需关注的是脂多糖含量的减少,并密切关注接种个体的 Le$^X$ 和 Le$^X$ 抗体效价。

将抗原传递给宿主的细菌载体也被用来将幽门螺杆菌抗原传递给宿主,特别是尿素酶。例如,减毒伤寒沙门菌、乳酸菌、脊髓灰质炎病毒都被用作载体来传递尿素酶抗原。这种方法并不需要黏膜佐剂。口腔和鼻内给药研究中,减毒沙门菌作为载体研究最多。Aebischer 等[33]使用已通过许可的伤寒疫苗菌株 Ty21a 作为载体,该菌株是一种化学诱导的肠浆液性伤寒链球菌无毒突变体,能够在黏膜部位诱导广泛的细胞和体液免疫。结果显示,尽管表达尿素酶的沙门菌疫苗在小鼠中效果良好,但在进行临床试验时,志愿者对尿素酶的反应较弱,不能提供保护作用。

最后,通过幽门螺杆菌的重组抗原单独或联合使用可使部分疫苗诱导机体产生自我保护。许多研究已经使用不同的佐剂和免疫途径测试尿素酶作为保护抗原的有效性。在小鼠实验中,其他天然或重组抗原如休克蛋白、VacA、CagA、NapA、过氧化氢酶和 *H. pylori* aA 等也可产生预防或治疗 *H. pylori* 感染的效果。重要的是,当两种抗原 *H. pylori* aA 和 UreB 与 CT 或大肠杆菌的双突变热不稳定毒素(dmLT)联合作为佐剂时,与单独使用两种抗原进行免疫接种相比存在协同作用[34,35]。

**2. 佐剂的选择** 因黏膜免疫时蛋白质的抗原性差,黏膜免疫途径需要强佐剂的协助。最强的佐剂是细菌毒素,如 CT 和 LT,但它们都可引起严重的腹泻,限制了其应用。两者都属于 AB5 类毒素,其特征是 A1 亚基通过 A2 片段连接到 B 亚基形成五聚体。B 亚基负责与所有有核细胞上存在的 GM1 结合,A1 亚基是促进兴奋性鸟嘌呤核苷结合蛋白(G 蛋白)腺苷二磷酸核苷酸基化的核糖转移酶(核糖转移酶),导致细胞内 cAMP 水平升高,促进体液分泌和腹泻。在过去的 20 年里,人们一直致力于开发毒性降低但适应性较好的分子。譬如,采用基因位点定向诱导突变的方法改变 A1 亚基内的单个或两个氨基酸,导致酶活性降低或消除,如(LTK63、LTR192G 和 dmLT)[36,37]。另一种降低 CT 毒性的方法是将含酶活性的 CTA1 亚基与金黄色葡萄球菌 A(CTA1-dd)的细胞结合部分连接[38]。这些无毒的突变分子已经在小鼠模型、灵长类动物和人类临床试验中作为黏膜佐剂或幽门螺杆菌抗原进行了实验。

现已初步研究了以 CT 为佐剂的 *H. pylori* 疫苗在小鼠胃内促进免疫、降低细菌负荷的原理。现已发现了一系列可用于预防或治疗的黏膜接种抗原。现有研究大多使用 CT 作为黏膜佐剂,因此 CT 已作为评估其他黏膜佐剂有效性的“金标准”。LT 也常作为黏膜佐剂应用于动物实验中。现已发现 LT、LTK63、LTR72 和 dmLT 的无毒衍生物可增强各种肠外和黏膜给药途径的免疫反应,研究前途广阔。最后,CTA1-DD 已被证明在小鼠体内可作为佐剂,但在鼻内或舌下给药时不起作用[39]。

**3. 预防途径的选择** 由于 *H. pylori* 定植在胃黏膜层,位于细胞外,因此通过胃肠道进行免疫接种更受到重视。由于胃内酸性环境可破坏抗原和佐剂的稳定性,因此多个研究寻求替代胃内免疫途径的方法。Sjökvist Ottsjö 等[40]研究示鼻内和舌下的免疫途径与胃内的免疫途径相比能够对 *H. pylori* 感染产生更强的保护作用,可使细菌负荷减少 100~200 倍,而胃内免疫途径仅减少 5~10 倍。除此之外,GM1 结合佐剂(如 CT)通过鼻内免疫佐剂可到达大脑嗅球,这也限制了鼻内免疫的应用。

根据现有报道舌下免疫途径在小鼠中是安全的。通过舌下免疫,颈淋巴结中的 CD4+ T 细胞可迁移到外周淋巴器官,并进一步迁移到黏膜组织,如肺、胃、肠和阴道,并对 H1N1 流感、幽门螺杆菌和生殖器乳头瘤病毒感染提供保护。

第三种途径是通过凝集素 UAE1 将灭活菌株凝集,小鼠口服后与小肠 M 细胞结合,内吞或胞饮作用选择性地吸收抗原,并激活抗原呈递细胞。而使用凝集素的疫苗作用与灭活菌株合并 CT

口服接种效果相当。

最后一种是黏膜启动和系统促进策略，特别是对可能具有弱免疫原性的纯化抗原。这一策略要求抗原和佐剂通过黏膜和全身途径给予是安全的。且这一方法可有效提高增加黏膜免疫诱导的 T 细胞。鼻内接种表达尿素酶的沙门菌，皮下注射纯化重组尿素酶及明矾较单一黏膜免疫或肠外免疫 H. pylori 可引起更强的免疫反应[41]。这一方法复杂且可增加疫苗成本，现难以实行，研究较少。

4. **现有临床试验** 第一个 H. pylori 疫苗临床试验采用尿素酶作为抗原，LT 作为佐剂。结果显示，无论抗原剂量大小，H. pylori 负荷减低但均未被根除，相反 63.5% 的试验者出现腹泻，多发生于服用首剂后 12h 之内，持续 24h 以上。且发现腹泻发生的概率与严重程度与尿素酶的剂量无关，而与 LT 的剂量具有正相关性[42]。而降低 LT 的剂量后，免疫效果则相应减低。联合无毒突变 LT（LTR192G）和灭活细菌的疫苗分别用于 H. pylori 阳性及阴性志愿者，均可引起黏膜 IgA 反应，但仅有 H. pylori 阴性的志愿者可引发 T 细胞分泌 IFN-γ[43,44]。但这种疫苗仍不能根除 H. pylori。

而活疫苗中，接种表达尿素酶的伤寒杆菌 Ty21a 也取得了部分成功。当患者感染的 H. pylori 可分泌尿素酶 A 及尿素酶 B 时，Ty21a 可诱导产生较弱的 B 细胞应答。但如果患者曾接触过沙门菌，则会诱发较强的 T 细胞反应[45,46]。

而其他多项试验，使用多种疫苗及佐剂组合，可见 B 细胞及 T 细胞的免疫应答，但都未达到清除 H. pylori 的作用。而目前仅有一项研究报道临床试验成功。2015 年邹全明团队[47]于 Lancet 发表论文称，针对 4 403 名健康且 H. pylori 阴性 6~12 岁的儿童口服尿素酶 B 作为抗原及 LTB 作为佐剂的疫苗共 3 剂后，1 年疫苗有效率为 71.8%，2 年为 55.0%，3 年为 55.8%。这个三期临床试验第一次证实了预防疫苗的有效性，是 H. pylori 疫苗研究上的里程碑。但同样有学者对此提出质疑。Sutton[48]认为该试验存在以下三项问题：①疫苗接种者接种前均禁食 2h 并予小苏打溶液口服在商品化试剂中不易实现；②结合 GM1 神经节苷元 LTB 的使用可能会引起监管机构的质疑，已有研究显示，鼻内免疫时 LTB 的神经节黏附性[49]会导致沿轴突逆行转运，可能会到达面神经，即使佐剂已证明无毒都可能导致特发性面神经麻痹（贝尔麻痹）；③在保护水平层面，这款疫苗保护水平在第 2 年就开始出现明显的下降，然而，H. pylori 感染主要发生在童年，所以理想的疫苗需要保护 10~15 年或者更长。但这款疫苗并不能达到，这就需要后期加强免疫，使得儿童疫苗接种更加复杂。这款疫苗是否具有治疗作用尚不清楚。尽管存在以上争议，但不可否定这一临床试验的意义，以及对 H. pylori 疫苗研究的推动作用。

（黄 瑛 何春萌）

# 参 考 文 献

[ 1 ] Abdul Rahim NR, Benson J, Grocke K, et al. Prevalence of Helicobacter pylori infection in newly arrived refugees attending the Migrant Health Service, South Australia. Helicobacter, 2017, 22 (2) doi: 10. 1111/hel. 12360.

[ 2 ] 许春娣，周建元，薛英 . 无症状儿童人群中幽门螺杆菌感染的血清流行病学 . 中华儿科杂志 , 1999, 37 (7): 412.

[ 3 ] Huang J, Zhou Y, Huang Y, et al. Prevalence of Helicobacter pylori infection among children aged 7 to 18

years old: a school-based cross-sectional study in Minhang district of Shanghai in 2014. Zhonghua Er Ke Za Zhi, 2016, 54 (7): 496-499.

[4] Dondi E, Rapa A, Boldorini R, et al. High accuracy of noninvasive tests to diagnose Helicobacter pylori infection in very young children. J Pediatr, 2006, 149 (6): 817-821.

[5] Parsonnet J, Shmuely H, Haggerty T. Fecal and oral shedding of Helicobacter pylori from healthy infected adults. JAMA, 1999, 282 (23): 2240-2245.

[6] Thomas JE, Gibson GR, Darboe MK, et al. Isolation of Helicobacter pylori from human faeces. Lancet, 1992. 340 (8829): 1194-1195.

[7] Konno M, Fujii N, Yokota S, et al. Five-year follow-up study of mother-to-child transmission of Helicobacter pylori infection detected by a random amplified polymorphic DNA fingerprinting method. J Clin Microbiol, 2005, 43 (5): 2246-2250.

[8] Torres J, Leal-Herrera Y, Perez-Perez G, et al. A community-based seroepidemiologic study of Helicobacter pylori infection in Mexico. J Infect Dis, 1998, 178 (4): 1089-1094.

[9] Bastos J, Peleteiro B, Pinto H, et al. Prevalence, incidence and risk factors for Helicobacter pylori infection in a cohort of Portuguese adolescents (EpiTeen). Dig Liver Dis, 2013, 45 (4): 290-295.

[10] Li Z, Zou D, Ma X, et al. Epidemiology of peptic ulcer disease: endoscopic results of the systematic investigation of gastrointestinal disease in China. Am J Gastroenterol, 2010, 105 (12): 2570-2577.

[11] Nomura A, Stemmermann GN, Chyou PH, et al. Helicobacter pylori infection and the risk for duodenal and gastric ulceration. Ann Intern Med, 1994, 120 (12): 977-981.

[12] Leoci C, Ierardi E, Chiloiro M, et al. Incidence and risk factors of duodenal ulcer. A retrospective cohort study. J Clin Gastroenterol, 1995, 20 (2): 104-109.

[13] Kalach N, Bontems P, Koletzko S, et al. Frequency and risk factors of gastric and duodenal ulcers or erosions in children: a prospective 1-month European multicenter study. Eur J Gastroenterol Hepatol, 2010, 22 (10): 1174-1181.

[14] Tam YH, Lee KH, To KF, et al. Helicobacter pylori-positive versus Helicobacter pylori-negative idiopathic peptic ulcers in children with their long-term outcomes. J Pediatr Gastroenterol Nutr, 2009, 48 (3): 299-305.

[15] Hopkins RJ, Girardi LS, Turney EA. Relationship between Helicobacter pylori eradication and reduced duodenal and gastric ulcer recurrence: a review. Gastroenterology, 1996, 110 (4): 1244-1252.

[16] Zhang J, Li ZL, Sui J, et al. Relationship between Helicobacter pylori infection and histopathological features of nodular gastritis in children. Zhongguo Dang Dai Er Ke Za Zhi, 2014, 16 (3): 225-229.

[17] Cohen MC, Rúa EC, Balcarce N, et al. Sulfomucins in Helicobacter pylori-associated chronic gastritis in children: is this incipient intestinal metaplasia？ J Pediatr Gastroenterol Nutr, 2000, 31 (1): 63-67.

[18] Guarner J, Bartlett J, Whistler T, et al. Can pre-neoplastic lesions be detected in gastric biopsies of children with Helicobacter pylori infection？ J Pediatr Gastroenterol Nutr, 2003, 37 (3): 309-314.

[19] Al Furaikh SS. Remission of high-grade B-cell lymphoma in a pediatric patient following Helicobacter pylori eradication. Pediatr Int, 2011, 53 (1): 105-107.

[20] Blecker U, McKeithan TW, Hart J, et al. Resolution of Helicobacter pylori-associated gastric lymphoproliferative disease in a child. Gastroenterology, 1995, 109 (3): 973-977.

[21] Hu Y, Wan JH, Li XY, et al. Systematic review with meta-analysis: the global recurrence rate of Helicobacter pylori. Aliment Pharmacol Ther, 2017, 46 (9): 773-779.

[22] Mitchell HM, Hu P, Chi Y, et al. A low rate of reinfection following effective therapy against Helicobacter pylori in a developing nation (China). Gastroenterology, 1998, 114 (2): 256-261.

[23] Rowland M, Kumar D, Daly L, et al. Low rates of Helicobacter pylori reinfection in children. Gastroenterology, 1999, 117 (2): 336-341.

［24］ Nguyen TV, Bengtsson C, Nguyen GK, et al. Age as risk factor for Helicobacter pylori recurrence in children in Vietnam. Helicobacter, 2012, 17 (6): 452-457.

［25］ Vanderpas J, Bontems P, Miendje Deyi VY, et al. Follow-up of Helicobacter pylori infection in children over two decades (1988-2007): persistence, relapse and acquisition rates. Epidemiol Infect, 2014, 142 (4): 767-775.

［26］ Muhsen K, Goren S, Cohen D. Helicobacter pylori Infection in Early Childhood and Growth at School Age. Helicobacter, 2015, 20 (6): 410-417.

［27］ Queiroz DM, Carneiro JG, Braga-Neto MB, et al. Natural history of Helicobacter pylori infection in childhood: eight-year follow-up cohort study in an urban community in northeast of Brazil. Helicobacter, 2012, 17 (1): 23-29.

［28］ O'Ryan ML, Lucero Y, Rabello M, et al. Persistent and transient Helicobacter pylori infections in early childhood. Clin Infect Dis, 2015, 61 (2): 211-218.

［29］ Sarker SA, Mahalanabis D, Hildebrand P, et al. Helicobacter pylori: prevalence, transmission, and serum pepsinogen II concentrations in children of a poor periurban community in Bangladesh. Clin Infect Dis, 1997, 25 (5): 990-995.

［30］ Leal YA, Flores LL, Fuentes-Pananá EM, et al. $^{13}$C-urea breath test for the diagnosis of Helicobacter pylori infection in children: a systematic review and meta-analysis. Helicobacter, 2011, 16 (4): 327-337.

［31］ Khanna B, Cutler A, Israel NR, et al. Use caution with serologic testing for Helicobacter pylori infection in children. J Infect Dis, 1998, 178 (2): 460-465.

［32］ Mitchell HM, Lee A, Carrick J. Increased incidence of Campylobacter pylori infection in gastroenterologists: further evidence to support person-to-person transmission of C. pylori. Scand J Gastroenterol, 1989, 24 (4): 396-400.

［33］ Aebischer T, Bumann D, Epple HJ, et al. Correlation of T cell response and bacterial clearance in human volunteers challenged with Helicobacter pylori revealed by randomised controlled vaccination with Ty21a-based Salmonella vaccines. Gut, 2008, 57 (8): 1065-1072.

［34］ Nystrom J, Svennerholm AM. Oral immunization with HpaA affords therapeutic protective immunity against H. pylori that is reflected by specific mucosal immune responses. Vaccine, 2007. 25 (14): 2591-2598.

［35］ Flach CF, Svensson N, Blomquist M, et al. A truncated form of HpaA is a promising antigen for use in a vaccine against Helicobacter pylori. Vaccine, 2011, 29 (6): 1235-1241.

［36］ Giuliani MM, Del Giudice G, Giannelli V, et al. Mucosal adjuvanticity and immunogenicity of LTR72, a novel mutant of Escherichia coli heat-labile enterotoxin with partial knockout of ADP-ribosyltransferase activity. J Exp Med, 1998, 187 (7): 1123-1132.

［37］ Norton EB, Lawson LB, Freytag LC, et al. Characterization of a mutant Escherichia coli heat-labile toxin, LT (R192G/L211A), as a safe and effective oral adjuvant. Clin Vaccine Immunol, 2011, 18 (4): 546-551.

［38］ Agren LC, Ekman L, Löwenadler B, et al. Genetically engineered nontoxic vaccine adjuvant that combines B cell targeting with immunomodulation by cholera toxin A1 subunit. J Immunol, 1997, 158 (8): 3936-3946.

［39］ Akhiani AA, Stensson A, Schön K, et al. The nontoxic CTA1-DD adjuvant enhances protective immunity against Helicobacter pylori infection following mucosal immunization. Scand J Immunol, 2006, 63 (2): 97-105.

［40］ Sjökvist Ottsjö L, Flach CF, Clements J, et al. A double mutant heat-labile toxin from Escherichia coli, LT (R192G/L211A), is an effective mucosal adjuvant for vaccination against Helicobacter pylori infection. Infect Immun, 2013, 81 (5): 1532-1540.

［41］ Londoño-Arcila P, Freeman D, Kleanthous H, et al. Attenuated Salmonella enterica serovar Typhi expressing urease effectively immunizes mice against Helicobacter pylori challenge as part of a heterologous mucosal priming-parenteral boosting vaccination regimen. Infect Immun, 2002, 70 (9): 5096-5106.

［42］ Michetti P, Kreiss C, Kotloff KL, et al. Oral immunization with urease and Escherichia coli heat-labile enterotoxin is safe and immunogenic in Helicobacter pylori-infected adults. Gastroenterology, 1999, 116 (4): 804-812.

［43］ Kotloff KL, Sztein MB, Wasserman SS, et al. Safety and immunogenicity of oral inactivated whole-cell

Helicobacter pylori vaccine with adjuvant among volunteers with or without subclinical infection. Infect Immun, 2001, 69 (6): 3581-3590.

[44] Losonsky GA, Kotloff KL, Walker RI. B cell responses in gastric antrum and duodenum following oral inactivated Helicobacter pylori whole cell (HWC) vaccine and LT (R192G) in H pylori seronegative individuals. Vaccine, 2003, 21 (5-6): 562-565.

[45] Bumann D, Metzger WG, Mansouri E, et al. Safety and immunogenicity of live recombinant Salmonella enterica serovar Typhi Ty21a expressing urease A and B from Helicobacter pylori in human volunteers. Vaccine, 2001, 20 (5-6): 845-852.

[46] Metzger WG, Mansouri E, Kronawitter M, et al. Impact of vector-priming on the immunogenicity of a live recombinant Salmonella enterica serovar typhi Ty21a vaccine expressing urease A and B from Helicobacter pylori in human volunteers. Vaccine, 2004, 22 (17-18): 2273-2277.

[47] Zeng M, Mao XH, Li JX, et al. Efficacy, safety, and immunogenicity of an oral recombinant Helicobacter pylori vaccine in children in China: a randomised, double-blind, placebo-controlled, phase 3 trial. Lancet, 2015, 386 (10002): 1457-1464.

[48] Sutton P. At last, vaccine-induced protection against Helicobacter pylori. Lancet, 2015, 386 (10002): 1424-1425.

[49] Lewis DJ, Huo Z, Barnett S, et al. Transient facial nerve paralysis (Bell's palsy) following intranasal delivery of a genetically detoxified mutant of Escherichia coli heat labile toxin. PLoS One, 2009, 4 (9): e6999.

# 幽门螺杆菌与消化系统疾病

---

---

幽门螺杆菌(*H. pylori*)感染已被认为是慢性胃炎(chronic gastritis,CG)、消化性溃疡(PU)重要的致病因素,且与胃癌(gastric cancer,GC)及胃黏膜相关淋巴组织(MALT)淋巴瘤的发生发展有关。

## 一、儿童幽门螺杆菌感染的特点

### (一) 儿童幽门螺杆菌感染的流行病学特点

目前认为大多数患者在儿童期就已感染 *H. pylori*,且一旦感染,除非进行根除治疗,多数感染者将持续终生[1]。流行病学资料显示发达国家儿童 *H. pylori* 感染率较低,而许多发展中国家儿童感染率较高,如欧洲各国 *H. pylori* 感染率 7%~33%,南美洲 48%~78%,亚洲 37.5%~66%,而南非高达 87%[2]。

*H. pylori* 感染者是唯一传染源,常通过粪 - 口或口 - 口途径传播,家庭成员间水平传播或亲子间垂直传播是 *H. pylori* 的主要传播途径,幼托中心中儿童间互相传染少见。家庭成员中存在 *H. pylori* 感染患者、低收入家庭、家庭人口数众多、不洁饮用水、年龄 <10 岁是 *H. pylori* 感染的高危因素,如果母亲是感染者则孩子感染风险更高[3]。

目前关于 *H. pylori* 感染年龄、不同年龄感染率及定植模式的研究不多。*H. pylori* 感染率随年龄逐年增加,大多数发展中国家儿童在 10 岁前感染 *H. pylori*。Ertem 等[4]报道 <4 岁儿童感染率

为 18.2%，4~6 岁为 41%，6~8 岁为 48.6%，8~10 岁为 50%，11~12 岁为 63%。国内学者报道[5]，3~7 岁儿童 *H. pylori* 感染率为 39.5%，8~12 岁为 41.0%，13~16 岁为 54.5%。

随着社会经济状况的改善、家庭聚居人数减少及人口出生率下降，成人及儿童 *H. pylori* 感染率均呈下降趋势，爱沙尼亚儿童感染率由 1991 年的 42% 降至 2002 年的 28%，俄罗斯的数据也显示儿童感染率由 1995 年的 44% 下降至 2005 年的 13%。古巴 7~14 岁儿童的感染率 1990 年为 78.5%，2000 年为 66.3%，2008 年为 30.9%。

**（二）儿童幽门螺杆菌感染的临床表现特点**

儿童 *H. pylori* 感染主要表现为腹痛、呕吐，甚至呕血，约半数为急性发作；不同年龄临床表现有所不同。

新生儿期：以突发上消化道出血或穿孔为主要特征，常急性起病，以呕血、便血、腹胀及腹膜炎表现为主，易被误诊，此期多为应激性溃疡，生后 24~48h 发病最多。

婴幼儿期：此期患儿以急性起病多见，烦躁不安，食欲差，突然吐血、黑便，前期可能有食欲减退、反复呕吐和腹痛，生长发育迟缓等。

学龄前期：此期腹痛症状明显，多位于脐周，呈间歇性发作，与饮食关系不明确，恶心、呕吐、反酸，贫血与上消化道出血也较常见。

学龄期：随着年龄递增临床表现与成人接近，症状以上腹痛、脐周痛为主，有时有夜间痛、反酸、嗳气或慢性贫血，少数人表现为无痛性黑便、晕厥甚至休克。

**（三）幽门螺杆菌感染与儿童生长发育**

*H. pylori* 感染与儿童生长发育的关系是目前研究的热点之一，发育迟缓、身材矮小、生长速度减慢等可能与 *H. pylori* 感染相关[6]。*H. pylori* 可通过感染本身诱发的炎症或感染后相关的厌食、肠道渗透性改变、吸收不良、腹泻等影响儿童生长发育，目前机制未明。

*H. pylori* 感染损伤胃黏膜酸屏障，增加胃肠道获得性感染机会[7]，从而引起腹泻、贫血，进而影响生长发育。另外 *H. pylori* 感染常因消化不良而减少食物的摄入、减少营养物质与维生素的吸收，也可以导致生长发育受损[8]。德国学者 Richter 研究发现，5~7 岁 *H. pylori* 感染儿童身高明显低于非感染者。关于 *H. pylori* 感染对生长发育速度影响的研究显示，3~6 个月龄即感染者，生长速度明显落后于非感染儿童，但到 5~8 岁时，生长速度的区别不明显。另外，也有研究表明长期持续感染者生长发育明显落后于新近感染者。


## 二、幽门螺杆菌与胃食管反流病

目前对 *H. pylori* 与胃食管反流病（gastroesophageal reflux disease，GERD）之间的关系有三种观点，但究竟 *H. pylori* 与 GERD 的发生、发展有无关系，尚待进一步研究。

**1. 第一种观点认为 *H. pylori* 感染是 GERD 的保护因素[9]** Yaghoobi 等[10]进行的一项 meta 分析研究发现，*H. pylori* 根除可能是 GERD 的危险因素，认为根除 *H. pylori* 能够导致 GERD 的加重。其可能机制为：① *H. pylori* 能促进胃泌素的释放，使食管下括约肌的压力升高，从而减少胃食管反流的症状;②胃体部 *H. pylori* 感染会造成胃壁细胞损伤甚至引起或加重萎缩性胃炎而引起酸分泌减少,*H. pylori* 被根除后,壁细胞又可重新恢复功能,使胃内 pH 降低,提示这一机制可能是 *H. pylori* 根除后促使反流性食管炎发生率增加的重要因素;③ *H. pylori* 产生的尿素酶分解尿素产生氨,氨中和胃酸,提高了胃内 pH,减少胃蛋白酶原的激活,使反流物对食管的损伤减轻,阻止反流性食管炎的进展;④ *H. pylori* 产生具有抑制壁细胞质子泵活性的脂肪酸,抑制 $H^+/K^+$ ATP 酶的表达,从而降低胃酸的分泌;⑤有 *H. pylori* 的存在能提高质子泵抑制剂抑酸的效果,使抑酸药物疗效提高,减少反流物对食管的损伤。

**2. 第二种观点认为 *H. pylori* 能够诱导 GERD 的发生** 根除 *H. pylori* 能够很好地控制 GERD 的症状。侯成刚[11]对 18 篇国内关于 *H. pylori* 与 GERD 发生关系的文献进行 meta 分析,证实 *H. pylori* 感染与 GERD 发病的相关性。Polat 等[12]对 17~70 岁的 1 307 例女性和 1 135 例男性进行临床统计调查发现,约有 82.5% 的 GERD 患者存在不同程度的 *H. pylori* 感染,且 GERD 食管炎级别高者明显较级别低者 *H. pylori* 感染率要高。发生机制为:LES 的紧张性收缩可以阻止胃内容物进入食管,LES 功能受神经支配,其反射弧的传入神经可能起源于胃底。胃底和贲门部的炎症或 *H. pylori* 感染,可通过迷走神经调节这一区域的牵张感受器,使短暂性 LES 松弛频率增加,导致 GERD。贲门部 *H. pylori* 感染时可产生大量的炎症递质、细胞因子及一氧化氮等,可直接促进局部的炎症反应,导致黏膜损伤及破坏,直接影响 LES 的功能,但是目前还缺乏直接的证据。

**3. 第三种观点认为 *H. pylori* 与 GERD 之间没有因果关系** Xue 等[13]进行的一项多中心随机对照试验发现,*H. pylori* 根除者与 *H. pylori* 阴性者相比,反流性食管炎愈合率及反流症状严重程度的改善均无显著差异,认为 *H. pylori* 感染对反流性食管炎无显著影响,并认为根除 *H. pylori* 与否对反流性食管炎的治疗无明显影响。

## 三、幽门螺杆菌与慢性胃炎

慢性胃炎是由多种因素引起的胃黏膜的慢性炎症性病变,导致慢性胃炎的原因有很多,而 *H. pylori* 在慢性胃炎的发生和发展中具有十分重要的地位。研究表明,*H. pylori* 的出现与慢性活动性胃炎之间具有较为显著的相关性[14],但是其与非活动性胃炎的关系尚不清楚。*H. pylori* 的致病与下列因素相关:

**1. 菌体动力和黏附作用** *H. pylori* 呈螺旋形,具有鞭毛结构,可在黏液层中自由活动,并与胃黏膜细胞紧密接触,直接侵袭胃黏膜。

**2. 抗酸能力和免疫保护** *H. pylori* 产生多种酶及代谢产物,如:尿素酶、热休克蛋白、胃酸分泌抑制蛋白、过氧化物歧化酶、过氧化氢酶等。抵抗胃内低酸度,使菌体能在酸性环境中生存,并能使其免于受中性粒细胞所产生的自由基的攻击而对胃黏膜构成损害。

**3. 损害胃黏膜屏障** *H. pylori* 具有空泡细胞毒素,可使上皮细胞发生空泡变性,促进胃黏膜炎症形成。

**4. 炎症反应和免疫反应** *H. pylori* 感染后,各种炎症细胞释放的细胞因子相继被激活和趋化,从固有层移行至上皮内,造成炎症反应。炎症细胞释放的细胞因子、氧化自由基、水解酶、溶菌酶造成胃黏膜的损伤。慢性 *H. pylori* 感染造成 T 细胞和浆细胞浸润,刺激这两种细胞产生特异性抗体,参与体液免疫反应。*H. pylori* 感染还能诱发机体的自身免疫反应。在分子水平上,Yoshida 等[15]对 78 例健康志愿者(其中 41 例 *H. pylori* 阳性)进行研究发现,*H. pylori* 相关性活动性胃炎能够导致相关基因 CpG 岛的甲基化,结果显示胃黏膜的 DNA 甲基化水平的改变与 *H. pylori* 相关性胃炎的活动性呈正相关。

## 四、幽门螺杆菌与消化性溃疡

导致消化性溃疡(PU)的病因较多,包括遗传、饮食、生活习惯、药物等,PU 与 *H. pylori* 感染关系密切。周文斌等[16]通过对 1 280 例上消化道疾病患者 *H. pylori* 感染情况调查研究发现,消化性溃疡的 *H. pylori* 感染率最高,达 86.1%,其感染率在十二指肠溃疡(duodenal ulcer,DU)和胃溃疡(gastric ulcer,GU)中分别达 94.7% 和 72.1%,而复合性溃疡则达 100%。Ford 等[17]研究发现,根除 *H. pylori* 有利于 PU 的愈合,减少 PU 复发及并发症的发生。使用胃镜观察溃疡形态、大小发现,PU 的发生不仅与高 *H. pylori* 感染率相关,且溃疡面积越大,*H. pylori* 检出率越高,活动性消化性溃疡 *H. pylori* 检出率远高于非活动性消化性溃疡[18]。

*H. pylori* 进入胃内后,首先通过菌膜表面的尿素酶分解尿素产生氨,在菌体周围形成氨云,并分泌酸性抑制蛋白降低胃部的 pH,以利于自身的存活,然后借助菌体一端的鞭毛运动穿过黏膜层。*H. pylori* 感染使胃上皮表面 pH 升高,干扰了正常的胃酸对胃泌素的反馈作用,使胃酸分泌增加,胃部的高酸度极易使感染 *H. pylori* 后损伤的胃黏膜形成溃疡。胃部的高酸度引起的十二指肠胃上皮化生,菌体分泌的细胞毒素及炎症介质,机体的持续免疫反应等共同造成十二指肠溃疡。

## 五、幽门螺杆菌与胃癌

*H. pylori* 早在 1994 年即被世界卫生组织国际癌症研究机构(IARC)列为 I 类致癌物。第四次和第五次 Maastricht 共识指出目前有力的证据表明根除 *H. pylori* 可以降低胃癌发生的风险[19,20]。Ford 等[21]发现中等级别的有限证据表明 *H. pylori* 根除可降低亚洲人群无症状带菌者胃癌的发生率,但对其他人群无明确证据。Shiotani 等[22]对 100 例行内镜黏膜下剥离(ESD)术的早期胃癌患者进行根除 *H. pylori* 治疗,根除组、未根除组和阴性组异时性胃癌的发生率分别为 11.1%、9.1%、11.2%,差异无统计学意义($P>0.05$);但在根除 *H. pylori* 前对胃体小弯萎缩的评分表明,胃癌组全部为重度萎缩,与无癌组相比,差异有统计学意义($P=0.03$),说明胃体部萎缩与胃癌的发生关系密切。

一般认为胃癌的发生与多因素有关,包括感染的细菌类型、胃炎类型、环境因素和其他因素等,而 *H. pylori* 的存在明显增加了胃癌的发生率。*H. pylori* 感染与胃癌发生的确切机制尚不清楚,近年研究结果的可能机制总结如下:

1. **_H. pylori_ 引起胃黏膜上皮细胞增殖加速** Meine 等[23]对 29 例胃癌组和 58 例非胃癌组进

行研究发现,胃癌组与非胃癌组 CagA 阳性 *H. pylori* 感染率分别为 62.1% 和 29.3%,认为 CagA 阳性 *H. pylori* 感染是胃癌的危险因素。*H. pylori* 感染时可刺激胃黏膜炎症细胞释放 C-X-C 族的炎症因子,这些炎症因子多肽中的 ELR(Glu-Leu-Arg)片段有促进血管生成和刺激细胞分裂增生作用。胃癌的发生与端粒、端粒酶活性也有关,*H. pylori* 感染促进端粒酶活化,在肠化生过程中启动"干细胞"增殖。*H. pylori* 感染还能促使细胞生长因子及受体(EGF 和 EGFR)的过表达,引起胃黏膜的增生和癌变。

2. **H. pylori 引起胃黏膜上皮细胞凋亡增加** 细胞凋亡在肿瘤发生中的重要地位已经得到学术界的认可。研究显示 *H. pylori* 不仅在体外可诱导胃黏膜上皮细胞凋亡,呈时间和剂量依赖性,而且在体内也能诱导胃黏膜上皮细胞凋亡。*H. pylori* 分泌的尿素酶也可促进胃上皮细胞的凋亡,且尿素酶活性与胃上皮细胞的凋亡呈正相关,尿素酶活性的增加常伴凋亡细胞数量增多。*H. pylori* 感染不仅可引起胃黏膜上皮细胞增生加速,增生带可向胃黏膜表层和腺体深部扩展,而且可加速细胞凋亡。

3. **基因及表达的异常** 肿瘤发生涉及癌基因、抑癌基因、细胞黏附分子、端粒及遗传基因等多方面的表达异常,胃癌的发生也不例外。*H. pylori* 感染可诱导细胞有丝分裂增加,导致细胞 DNA 损伤和非整倍体的危险性增高,而且可引起细胞的癌基因突变,活化或过度表达,使细胞恶变。

4. **H. pylori 促进致癌代谢物的形成** *H. pylori* 感染促使亚硝酸类致癌代谢物的形成。亚硝酸盐是亚硝酰胺(NAD)合成的主要前体之一,NAD 是不需要酶促活化的直接致癌物。*H. pylori* 感染可导致胃内亚硝酸盐浓度水平升高,在胃内可能影响 NAD 的合成,也可使胃酸分泌减少,并能长期抑制黏膜分泌维生素 C。*H. pylori* 感染可活化乙酰转移酶(NAT),参与致癌代谢物的形成,NAT在结肠癌等多种肿瘤的癌变过程中起重要作用。*H. pylori* 感染产生大量自由基,不仅通过细胞毒作用导致细胞损伤,还可通过生长信号的转导参与上皮细胞的生长,增殖以调控炎症的发展。同时自由基具有强烈的破坏作用,可使细胞膜溶解、核酸解链、碱基降解和氢键破坏,引起蛋白分子内和分子间交联并导致 DNA 断裂,在体内产生致癌或促癌作用。

## 六、幽门螺杆菌与胃黏膜相关淋巴组织淋巴瘤

正常的胃黏膜无淋巴组织,*H. pylori* 定植胃黏膜后可通过慢性直接抗原刺激导致 B 细胞异常克隆,导致获得性胃黏膜相关淋巴组织淋巴瘤(MALT 淋巴瘤)[24]。Gong 等[25]调查发现 MALT 淋巴瘤患者 91.9% 感染 *H. pylori*,根除 *H. pylori* 后淋巴瘤缓解率在 *H. pylori* 阳性人群中大于 *H. pylori* 阴性人群,分别为 84.5% 和 57.1%,差异显著,根除 *H. pylori* 可作为所有 MALT 淋巴瘤治疗的首选。

与 *H. pylori* 阳性者的慢性胃炎和 MALT 组织相比较,MALT 淋巴瘤的 Cdc2 和细胞周期蛋白 B1 平均标记指数显著增高。在初期,MALT 阶段淋巴瘤的生长依赖于一种刺激,其来源于 *H. pylori* 特异性的肿瘤浸润 T 细胞与 B 细胞的接触、相互作用,在这个阶段通过根除 *H. pylori* 可以很好地消退肿瘤。到了后期,肿瘤细胞会逐渐不再依赖于 B 细胞和被浸润 T 细胞相互作用产生

的刺激,此时即使根除了 *H. pylori*,也不能对肿瘤的生长有所抑制。虽然 *H. pylori* 感染者的数量很多,但胃 MATL 淋巴瘤的发病率却很低,因此可以肯定,还有其他因素参与胃 MATL 淋巴瘤的形成。

## 七、幽门螺杆菌与结肠息肉

有关 *H. pylori* 感染与结直肠息肉发生的关系,国内外已有学者开展了相关研究,研究结果各异,结果差异的可能与研究群体、种族、*H. pylori* 检查方法和诊断差异有关。Lin 等[26]的病例对照研究认为 *H. pylori* 感染是发生肠息肉的危险因子,meta 分析也得出相同的结论。Cheng 等[27]研究显示 *H. pylori* 感染可能是儿童发现肠息肉的一个危险因素。鉴于腺瘤 - 腺癌的衍变关系,Wang 等[28]通过 meta 分析研究 *H. pylori* 感染与结直肠腺瘤性息肉和结直肠癌(CRC)的关系,结果显示,*H. pylori* 感染与直肠癌具有显著相关性,研究还认为 *H. pylori* 感染可能通过早期阶段——腺瘤性息肉阶段影响肿瘤的发生。但是,也有研究认为,*H. pylori* 感染与结肠息肉的发生风险间没有相关性,Abbass 等[29]通过病例对照研究认为 *H. pylori* 感染与发生结肠腺瘤性息肉间没有相关性。Robertson 等[30]进行的一项队列研究显示,血清 *H. pylori* 抗体阳性人群,其腺瘤再发的风险没有明显增高,表明 *H. pylori* 感染与肠息肉发生风险间没有显著相关性。

*H. pylori* 感染造成肠息肉发生的机制尚不清楚。目前研究大多认为与胃泌素及环氧合酶 -2(COX-2)有关。有研究认为胃黏膜感染 *H. pylori* 时会引起血清胃泌素水平升高,胃泌素不但具有调节胃酸分泌和促进消化道黏膜上皮增殖的作用,而且具有促消化道肿瘤细胞增殖和转移的作用。*H. pylori* 的定植会激活促炎因子(如细胞因子、白细胞介素 -8、肿瘤坏死因子 -α、表皮生长因子等),促进 G 细胞分泌胃泌素[31]。升高的胃泌素对胃黏膜有营养作用,可刺激黏膜的增生,或者通过自分泌方式调节肿瘤的发生,导致息肉的形成。COX-2 是一个非常重要的肿瘤相关基因,40%~90% 的结肠腺瘤性息肉和 90%CRC 患者都存在 COX-2 的高表达,高表达的 COX-2 可以从多方面、多步骤促进肿瘤的发生、发展。*H. pylori* 是诱导 COX- 表达的重要因素,在 *H. pylori* 感染相关慢性胃炎中存在 COX-2 的高表达[32]。郑荣娟等[33]研究结肠息肉、CRC 患者 *H. pylori* 感染与 COX-2 的相关性发现,在结肠息肉组和 CRC 组中,*H. pylori* 阳性者的 COX-2 阳性表达率高于 *H. pylori* 阴性者,差异有统计学意义,说明 *H. pylori* 感染可能通过影响 COX-2 的水平在结肠息肉与 CRC 的发病过程中起一定作用。

## 八、幽门螺杆菌与肠易激综合征

肠易激综合征(irritable bowel syndrome,IBS)是一种功能性肠病,是一组包括长期的腹痛、腹部不适并伴有排便习惯和大便性状改变的症候群。目前普遍认为该疾病发病机制复杂,可能与多种因素共同作用有关。相关的流行病学调查发现,肠道感染与其有关[34]。*H. pylori* 感染作为一种常见的消化道感染,IBS 之间的关系一直存在争议。

根除 *H. pylori* 治疗可明显改善功能性消化不良患者上腹部症状,有利于功能性消化不良症状整体改善,其主要原因可能为 *H. pylori* 持续感染可增加胃和脊髓中降钙素、血管活性肠肽、P 物质等基因相关肽免疫反应神经元的数量,而肽免疫反应神经元的增多可促进近端胃容受限扩张不良、胃排空延缓及疼痛的产生,因此,*H. pylori* 根除治疗可消退胃黏膜刺激,显著改善患者的临床症状。此外,使用抗生素也能缓解或控制肠易激的症状,其机制可能是抑制了肠道细菌,这其中是否包括 *H. pylori*,同样值得探讨。

(梁翠萍　许朝晖　耿岚岚　龚四堂)

## 参 考 文 献

[1] Everhart JE. Recent developments in the epidemiology of Helicobacter pylori. Gastroenterol Clin North Am, 2000, 29: 559-578.

[2] Ford AC, Axon AT. Epidemiology of Helicobacter pylori infection and public health implications. Helicobacter, 2010, 15 (Suppl 1): 1-6.

[3] Weyermann M, Rothenbacher D, Brenner H. Acquisition of Helicobacter pylori infection in early childhood: independent contributions of infected mothers, fathers, and siblings. Am J Gastroenterol, 2009, 104: 182-189.

[4] Ertem D, Harmanci H, Pehlivanoglu E. Helicobacter pylori infection in Turkish preschool and school children: role of socioeconomic factors and breast feeding. Turk J Pediatr, 2003, 45: 114-122.

[5] Zhang Y, Li JX. Investigation of current infection with Helicobacter pylori in children with gastrointestinal symptoms. Zhongguo Dang Dai Er Ke Zazhi, 2012, 14: 675-677.

[6] Franceschi F, Annalisa T, Teresa DR, et al. Role of Helicobacter pylori infection on nutrition and metabolism. World J Gastroenterol, 2014, 20: 12809-12817.

[7] Soli KW, Maure T, Kas MP, et al. Detection of enteric viral and bacterial pathogens associated with paediatric diarrhoea in Goroka, Papua New Guinea. Int J Infect Dis, 2014, 27: 54-58.

[8] Taye B, Enquselassie F, Tsegaye A, et al. Effect of early and current Helicobacter pylori infection on the risk of anaemia in 6. 5-year-old Ethiopian children. BMC Infect Dis, 2015, 15: 270.

[9] 郑森元, 李可, 刘芳. 胃食管反流病与幽门螺杆菌感染的关系探讨. 胃肠病学和肝病学杂志, 2012, 21 (8): 711-714.

[10] Yaghoobi M, Farrokhuar F, Yuan Y, et al. Is there an increased risk of GERD Helicobacter pylori eradication？ A meta-analysis. Am J Gastroenterol, 2010, 105 (5): 1007-1013.

[11] 侯成刚. 幽门螺杆菌与食管反流病关系的 Meta 分析. 中国保健营养: 下半月, 2012 (9): 3694-3695.

[12] Polat F, Polat S. The effect of Helicobacter pylori on gastroesophageal reflux disease. JSLS, 2012, 16 (2): 260-263.

[13] Xue Y, Zhou L, Lu J, et al. Effect of Helicobacter pylori eradication on reflux esophagitis therapy: a multi-center randomized control study. Chin Med J, 2015, 128 (8): 995-999.

[14] 杨伶俐, 徐帆, 李全秀. 幽门螺旋杆菌所致消化性溃疡治疗研究进展. 中国医药导报, 2009, 6 (7): 7-9.

[15] Yoshida T, Kato J, Maekita T, et al. Altered mucosal DNA methylation in parallel with highly active Helicobacter pylori-related gastritis. Gastric Cancer, 2013, 16 (4): 488-497.

[16] 周文斌, 李志英. 上消化道疾病患者幽门螺杆菌感染情况分析. 中华医院感染杂志, 2012, 22 (5): 962-963.

[17] Ford AC, Gurusamy KS, Delaney B, et al. Eradication therapy for peptic ulcer disease in Helicobacter pylori-positive people. Cochrane Database Syst Rev, 2016, 4: CD003840.

[18] 龚磊, 张雪, 梅进, 等. 消化性溃疡与幽门螺杆菌关系的内窥镜探查. 现代生物医学进展, 2012, 12 (17): 3305-3307.

[19] Malfertheiner P, Megraud F, O'morain CA, et al. Management of helicobacter pylori infection-the Maastricht Ⅳ/

Florence Consensus Report. Gut, 2012, 61 (5): 646-664.

［20］ Malfertheiner P, Megraud F, O'Morain CA, et al. Management of Helicobacter pylori infection-the Maastricht Ⅴ / Florence Consensus Report. Gut, 2017, 66 (1): 6-30.

［21］ Ford AC, Forman D, Hunt R, et al. Helicobacter pylori eradication for the prevention of gastric neoplasia. Cochrane Database Syst Rev, 2015, 22 (7): CD005583.

［22］ Shiotani A, Uedo N, Lishi H, et al. Predictive factors for metachronous gastric cancer in high risk patients after successful Helicobacter pylori eradication. Digestion, 2008, 78: 113-119.

［23］ Meine G, Rota C, Dietz J, et al. Relationship between cagA-positive Helicobacter pylori infection and risk of gastric cancer: a case control study in Porto Alegre, RS, Brazi. Arq Gastroenterol, 2011, 48 (1): 41-45.

［24］ Kuo SH, Yeh KH, Chen LT, et al. Helicobacter pylori-related diffuse large B-cell lymphoma of the stomach: a distinct entity with lower aggressiveness and higher chemosensitivity. Blood Cancer J, 2014, 4: 220.

［25］ Gong EJ, Ahn JY, Jung HY, et al. Helicobacter pylori eradication therapy is effective as the initial treatment for patients with H. pylori-negative and disseminated gastric mucosa-associated lymphoid tissue lymphoma. Gut Liver, 2016, 15, 10 (5): 706-713.

［26］ Lin YL, Chiang JK, Lin SM, et al. Helicobacter pylori infection concomitant with metabolic syndrome further increase risk of colorectal adenomas. World J Gastroenterol, 2010, 16: 3841-3846.

［27］ Cheng H, Zhang T, Gu W, et al. The presence of Helieobacter pylori in colorectal polyps detected by immunohisto-chemical methods in children. Pediatr Infect Dis J, 2012, 31: 364-367.

［28］ Wang F, Sun MY, Shi SL, et al. Helicobacter pylori infection and normal colorectal mucosa—adenomatous poly padenocareinoma sequence: a meta-analysis of 27 case-control studies. Colorectal Dis, 2014, 16: 246-252.

［29］ Abbass K, Gul W, Markert R, et al. Association of Helicobacter pylori infection with the development of colorectal polyps and colorectal carcinoma. South Med J, 2011, 1: 473-476.

［30］ Rohertson DJ, Sandier RS, Ahnen DJ, et al. Gastrin, Helicobacter pylori, and colorectal adenomas. Clin Gastroen-terol Hepat, 2009, 7: 163-167.

［31］ Konturek PC, Konturek SJ, Brzozowski T. Helicobacter pylori infection in gastric cancerogenesis. J Physiol Phar-macol, 2009, 60: 321.

［32］ Sierra JC, Hobbs S, Chaturvedi R, et al. Induction of COX-2expression by Helicobacter pylori is mediated by activation of epidermal growth factor receptor in gastric epithelial cells. Am J Physiol Gastrointest Liver Physiol, 2013, 305: 196-203.

［33］ 郑荣娟, 胡爱萍, 李海英, 等. 结肠息肉、结肠癌患者幽门螺杆菌感染与血浆胃泌素 -17 及环氧合酶 -2 的相关性. 天津医药, 2012, 44: 734-735.

［34］ Rhodes DY, Wallace M. Post-infectious irritable bowel syndrome. Curr Gastroenterol Rep, 2006, 8 (4): 327-332.

# 第七十章

# 儿童幽门螺杆菌感染与胃肠道外疾病

一、概述

二、儿童幽门螺杆菌感染相关胃肠道外疾病表现

三、幽门螺杆菌感染相关疾病的发病机制

四、展望

## 一、概述

随着研究的深入,发现幽门螺杆菌(*H. pylori*)感染还可能与某些胃肠道外疾病相关,在成人病例中已报道的相关疾病包括:血液系统疾病、营养性疾病、心脑血管疾病、皮肤自身免疫病、结缔组织病或血管炎、口鼻及耳部与眼部疾病、内分泌代谢疾病、神经系统疾病(表 70-1)。但是由于各疾病本身特点及 *H. pylori* 感染在成人及儿童内产生的机体免疫反应不同,故相关的疾病也可能不同(表 70-2)。

表 70-1　成人幽门螺杆菌感染相关的胃肠道外疾病

| 系统分类 | 报道较多的疾病 | 报道较少的疾病 |
| --- | --- | --- |
| 血液系统疾病 | 特发性血小板减少性紫癜<br>缺铁性贫血 | 急性白血病<br>血友病 |
| 消化系统疾病及<br>营养性疾病 | 胆结石<br>胆囊炎 | 肝脏:原发性胆汁性肝硬化、硬化性胆管炎<br>胰腺:特发性慢性胰腺炎、自身免疫性胰腺炎、胰腺癌 |
| 呼吸系统疾病 | 慢性支气管炎<br>支气管哮喘 | 支气管扩张<br>肺癌 |
| 心脑血管疾病 | 冠状动脉粥样硬化性心脏病<br>脑卒中<br>偏头痛<br>高血压 | 心房颤动<br>心肌梗死<br>原发雷诺现象<br>血管内皮功能紊乱 |
| 口腔、耳鼻及眼<br>部疾病 | 牙周炎、口臭、复发性口腔溃疡<br>鼻炎<br>分泌性中耳炎 | 青光眼<br>唾液腺黏膜相关淋巴组织淋巴瘤 |
| 皮肤自身免疫<br>病、结缔组织病<br>或血管炎 | 慢性荨麻疹<br>特应性皮炎<br>多形性红斑<br>瘙痒<br>酒渣鼻<br>干燥综合征<br>过敏性紫癜 | 银屑病<br>自身免疫性大疱病<br>斑秃<br>硬皮病<br>白塞病 |

| 系统分类 | 报道较多的疾病 | 报道较少的疾病 |
|---|---|---|
| 内分泌代谢疾病 | 高甘油三酯血症 | 胰岛素抵抗、糖尿病<br>自身免疫性甲状腺炎 |
| 泌尿系统疾病 | 肾囊肿<br>IgA 肾病 | 膜性肾病 |

表 70-2　儿童幽门螺杆菌感染相关的胃肠道外疾病

| 系统分类 | 报道较多的疾病 | 报道较少的疾病 |
|---|---|---|
| 血液系统疾病 | 缺铁性贫血<br>特发性血小板减少性紫癜 | |
| 消化系统疾病及营养性疾病 | 儿童生长迟缓、胎儿生长受限<br>食物过敏 | |
| 呼吸系统疾病 | 支气管哮喘 | |
| 口、咽及耳部疾病 | 口臭、牙髓炎、扁桃体炎<br>分泌性中耳炎 | |
| 皮肤自身免疫病或血管炎 | 慢性荨麻疹<br>过敏性紫癜<br>自身免疫性皮炎(特应性皮炎) | |
| 内分泌代谢疾病 | | 糖尿病 |

## 二、儿童幽门螺杆菌感染相关胃肠道外疾病表现

1. **血液系统疾病**　最常见的为缺铁性贫血,其次是特发性血小板减少性紫癜。

(1)缺铁性贫血:以往研究表明,*H. pylori* 感染可造成机体铁营养不良,与缺铁性贫血密切相关。2012 年第 4 届 Maastricht(马斯特里赫特)Ⅳ共识会议报告指出:在排除其他原因引起的缺铁性贫血后,应积极寻找 *H. pylori* 感染因素并行根除治疗[1]。

(2)特发性血小板减少性紫癜:目前已有文献表明,*H. pylori* 感染可能在其发病机制中起一定作用,因为在 *H. pylori* 根除后,这些患者的血小板减少症得到了部分甚至完全缓解[2]。

2. **营养性疾病**　现有的研究发现,*H. pylori* 感染作为慢性感染,可能影响儿童生长发育。在一项研究中,对进行 *H. pylori* 成功根除治疗的患儿随访 1 年,发现患儿血清胃促生长素(ghrelin)水平升高至恢复正常,同时生长发育得以改善[3]。但目前对 *H. pylori* 感染、消化不良及生长迟缓三者间的因果关系仍存在争议。

3. **皮肤自身免疫病、结缔组织病或血管炎**

(1)慢性荨麻疹(chronic urticaria,CU):近年来,有关慢性荨麻疹与 *H. pylori* 感染两者之间的相关性研究较多,在一项对慢性自发性荨麻疹患儿的研究中发现[4],*H. pylori* 阳性率为31.2%,年龄均在 8 岁以上,大龄患儿 *H. pylori* 感染率明显大于低龄患儿,对患儿进行 *H. pylori*

根除治疗后,患儿症状可得到有效缓解,表明 *H. pylori* 感染可能为导致慢性自发性荨麻疹发生的重要因素。

(2)过敏性紫癜(Henoch-Schonlein purpura):一项研究表明[5],在以首发症状为单纯皮肤型过敏性紫癜患儿中,患儿 *H. pylori* 感染率显著高于健康对照组(*P*<0.05),随访半年,*H. pylori* 感染组过敏性紫癜复发率高于非 *H. pylori* 感染组(*P*<0.05)。表明过敏性紫癜患儿 *H. pylori* 感染率显著高于健康儿童,*H. pylori* 感染与过敏性紫癜的发病密切相关。此外,一项对过敏性紫癜患儿的研究显示,存在消化道症状的患儿其 *H. pylori* 感染率较无消化道症状患儿高[6]。另有研究证实 *H. pylori* 根除治疗可以减少过敏性紫癜的复发[7]。

(3)特应性皮炎(atopic dermatitis,AD):AD 是一种复杂的多因素疾病,其特点是主要发生在婴儿期及儿童期的慢性瘙痒性皮肤炎症。一项研究发现[8],存在 *H. pylori* 感染的患儿发生食物过敏及相关消化道症状的概率较对照组高;在仅有特应性皮炎表现的食物过敏患儿中,其发病与 *H. pylori* 感染呈正相关。

**4. 支气管哮喘** 目前有关 *H. pylori* 感染与哮喘等过敏性疾病的相关性逐渐被重视。有证据表明 *H. pylori* 感染对哮喘等过敏性疾病(喘息、鼻炎等)的发病没有明确保护作用,根除治疗并不会使疾病发生或导致症状加重。但亦有研究表明,*H. pylori* 感染的儿童其哮喘发病率较正常儿童低,其复发与 *H. pylori* 感染呈负相关[9]。两者间的因果关系尚有待进一步研究。

**5. 儿童口咽部、耳部疾病**

(1)口咽部疾病:Krajden 等首次从胃炎患者牙菌斑中培养出 *H. pylori*,此后许多学者从牙菌斑、唾液、牙周袋内等部位检测出 *H. pylori*,推测口腔可能是 *H. pylori* 的第 2 个重要储存库。在一项研究中已提出 *H. pylori* 感染可能与牙周炎、复发性口腔溃疡及口臭等有关。Ogaya 等[10]在一项对 *H. pylori* 检测阳性的牙周炎患儿炎性牙髓标本及唾液标本进行聚合酶链反应(PCR)检测发现,*H. pylori* 在炎性牙髓标本中的检出率为15%,而唾液标本中无阳性反应,表明感染的根管可能才是 *H. pylori* 的第 2 个重要储存库。但 Cai 等[11]研究结果显示,儿童口腔采集的 *H. pylori* 与胃 *H. pylori* 菌株基因同源性较差,认为口腔并不是胃 *H. pylori* 的重要来源和储存库。

(2)分泌性中耳炎(secretory otitis media):分泌性中耳炎是儿童常见病和多发病,其发病因素包括过敏、咽鼓管功能障碍、病毒细菌感染等。有学者提出,*H. pylori* 感染与其可能存在一定关系。一项对患有双侧分泌性中耳炎的患儿的研究中发现,*H. pylori* 感染组患儿的治愈率较非 *H. pylori* 感染组低,而根除 *H. pylori* 能提高治愈率[12]。

(3)扁桃体炎:一项对行扁桃体切除术患儿的研究发现,扁桃体可能是 *H. pylori* 胃外的重要储存库[13]。

**6. 糖尿病** 糖尿病的发病与遗传因素、饮食、运动等生活习惯密切相关,目前有研究表明糖尿病的发病可能与 *H. pylori* 感染相关。但也有研究对儿童 1 型糖尿病的代谢控制情况及 *H. pylori* 感染相关性进行研究,发现患病组患儿及对照组儿童的糖尿病病程及糖化血红蛋白值与 *H. pylori* 感染无明显相关性,患病儿童的 *H. pylori* 感染率同正常儿童相似,并与血糖控制无明显相关性[14]。

因此 *H. pylori* 感染与糖尿病之间的关系还存在较大争议。

## 三、幽门螺杆菌感染相关疾病的发病机制

**1. *H. pylori* 感染与血液系统疾病**

(1)缺铁性贫血：儿童缺铁性贫血的发病与铁摄入不足、铁吸收障碍、铁丢失或消耗增加以及铁需要量增多有关。而 *H. pylori* 感染导致缺铁性贫血的可能机制有[15-17]：

1)铁吸收减少：*H. pylori* 感染可损伤胃黏膜壁细胞，减少胃酸分泌，影响三价铁还原为二价铁，阻碍铁的跨膜转运，从而减少肠道铁吸收；*H. pylori* 感染可导致维生素 C 减少，间接影响铁的吸收；*H. pylori* 感染引起肝脏合成和分泌大量铁调素，导致小肠铁吸收下降，还使巨噬细胞中铁释放减少。

2)铁丢失或消耗增加：*H. pylori* 感染使胃和十二指肠黏膜上皮细胞渗透性增高，引起铁和含铁蛋白从胃和十二指肠黏膜中丢失；铁是 *H. pylori* 必需的生长因子，*H. pylori* 通过外膜蛋白从人类乳蛋白中获得铁来维持和促进自身生长，*H. pylori* 感染使铁消耗增加。

3)铁需要量增多：*H. pylori* 感染使胃十二指肠组织中人类乳铁蛋白含量增加，增加了机体对铁的需求。

4)干扰铁代谢：*H. pylori* 细胞膜外侧存在铁抑制蛋白，可干扰正常的铁代谢；*H. pylori* 使一氧化氮合成酶活性增强，可抑制血红蛋白合成。

(2)血小板减少性紫癜：*H. pylori* 导致血小板减少性紫癜的可能机制有：①抗细胞表面或细胞外基质抗原的自身抗体介导的组织损伤：*H. pylori* 和血小板抗原之间的分子结构相似，*H. pylori* 毒素相关基因 CagA 蛋白与血小板抗原(膜蛋白结构)间可产生交叉反应，从而导致血小板破坏；多数 *H. pylori* 可表达 Lewis 抗原，诱导机体产生的 Lewis 抗体，可非特异性和血小板结合，导致血小板破坏。②宿主遗传易感性：宿主人类白细胞抗原Ⅱ(HLA-Ⅱ)类系统与 *H. pylori* 相关血小板减少性紫癜的遗传易感性有关。③其他：慢性 *H. pylori* 感染可刺激自身反应性 B 细胞克隆性增生，从而产生血小板相关抗体，导致血小板破坏。

**2. 生长迟缓** *H. pylori* 感染引起胃酸分泌减少及消化不良，其可能导致生长迟缓的机制有[18]：①营养素吸收减少：*H. pylori* 感染后胃酸减少，影响营养素的吸收，特别是铁和维生素 $B_{12}$ 的吸收；*H. pylori* 感染易引起肠道炎症，导致腹泻甚至消化不良，影响微量元素吸收。②铁消耗增加：*H. pylori* 感染本身增加了铁的消耗。③肠道菌群失调：慢性 *H. pylori* 感染可导致肠道慢性炎症，进而引起肠道菌群失调。④影响机体激素的分泌及释放：*H. pylori* 感染后机体血清胃促生长素水平降低，而血清瘦素水平升高[19]。

**3. 皮肤自身免疫病或血管炎**

(1)慢性荨麻疹：荨麻疹是皮肤科常见病，是由于皮肤、黏膜小血管反应性扩张及渗透性增加而产生的一种局限性水肿反应。其可能的诱发机制有[20-22]：① *H. pylori* 感染破坏胃黏膜屏障，导致进入肠道的抗原或其他促炎性细胞因子更易吸收，并暴露于免疫系统而诱发或加重免疫反应。

②*H. pylori* 产生的细胞毒素或其成分作为超抗原,或在体内形成抗原抗体复合物可诱发或加重免疫反应。③*H. pylori* 模拟抗原(Lewis 抗原、唾液酸糖基结合物和层粘连蛋白及其残基)可作为交叉抗原引起免疫反应。④产生特异性 IgE 抗体引起免疫反应。

(2)过敏性紫癜:过敏性紫癜是一种急性小血管炎,临床特征是非血小板减少性紫癜性皮疹、非损伤性关节炎、消化道症状以及肾炎,以儿童多见。*H. pylori* 感染可能致病的机制有:

1)炎症反应:*H. pylori* 感染后产生的细胞毒素、酶对黏膜的损伤及局部炎症和免疫反应,使胃肠黏膜屏障作用削弱;机体与消化系内变应原接触的机会亦增多,引起小血管炎性损伤,从而过敏性紫癜的发生概率也随之增加。

2)免疫反应:交叉抗原引起的免疫反应:*H. pylori* 的菌体、鞭毛以及产生的细胞毒素、尿素酶、脂多糖、热休克蛋白 60、过氧化氢酶、过氧化物歧化酶等致病因子,可刺激机体产生炎症和免疫反应,释放炎症介质、细胞因子等,造成组织及血管内皮损伤,这是过敏性紫癜的发病基础,并能加重消化系统症状;自身反应性 T 细胞介导的组织炎性损伤:*H. pylori* 感染可通过刺激 T 淋巴细胞分化,从而促使白细胞介素、肿瘤坏死因子等炎症介质的产生,而这些炎症介质与过敏性紫癜发病具有密切联系。

(3)特应性皮炎:其发病机制可能为 *H. pylori* 感染破坏了胃黏膜,触发了食物过敏反应;而血清 IgE 增加导致细胞因子合成及释放,最终引起皮肤持续的慢性过敏性炎症。

4. **支气管哮喘** 哮喘是一种气道慢性炎症性疾病,目前认为 *H. pylori* 感染与哮喘等过敏性疾病的发生存在一种弱的反向关系。其可能的机制如下:①免疫调节异常:*H. pylori* 感染可诱发 Th1 细胞介导的免疫反应,从而抑制 Th2 细胞介导的免疫反应;而缺乏足够 Th1 细胞的刺激,将导致 Th2 细胞诱导的免疫反应过度表达,产生严重过敏反应。②*H. pylori* 可诱导调节性 T 细胞产生,能有效降低严重过敏反应发生。

5. **儿童糖尿病** *H. pylori* 感染可能增加糖尿病发病风险的机制包括:①炎症反应:*H. pylori* 感染与 C 反应蛋白(CRP)、白细胞介素 -6(IL-6)及肿瘤坏死因子 -α(TNF-α)等炎性标志物升高有关,进而导致胰岛素受体底物丝氨酸残基磷酸化,可防止其与胰岛素受体的相互作用,抑制胰岛素作用。②*H. pylori* 感染可增加脂多糖产生,激活内源性炎症反应,抑制胰岛素作用。③胃排空延迟:*H. pylori* 感染引起胃排空延迟,导致胰岛素依赖性儿童糖尿病血糖控制不佳。

## 四、展望

综上所述,*H. pylori* 感染不仅是胃十二指肠疾病的重要致病因素,而且可能与一些胃肠道外疾病的发生相关。但目前对 *H. pylori* 感染与胃肠道外疾病之间的关系尚存在争议,且儿童相关报道较少,发病机制也不甚明了,有待进一步研究探讨两者间的因果关系及机制,为临床治疗和预防提供证据。

(李慧雯　耿岚岚　龚四堂)

# 参 考 文 献

［1］ Malfertheiner P, Megraud F, O'Morain CA, et al. Management of Helicobacter pylori infection-the Maastricht Ⅳ/ Florence Consensus Report. Gut, 2012, 61 (5): 646-664.

［2］ Brito HS, Braga JA, Loggetto SR, et al. Helicobacter pylori infection & immune thrombocytopenic purpura in children and adolescents: a randomized controlled trial. J Platelets, 2015, 26 (4): 336-341.

［3］ Yang YJ, Sheu BS, Yang HB, et al. Eradication of Helicobacter pylori increases childhood growth and serum acylated ghrelin levels. World J Gastroenterol, 2012, 18 (21): 2674-2681.

［4］ Akelma AZ, Cizmeci MN, Mete E, et al. A neglected cause for chronic spontaneous urticaria in children: Helicobacter pylori. Allergol Immunopathol, 2015, 43 (3): 259-263.

［5］ 秦涛, 陈辉军, 王玲. 幽门螺杆菌感染与儿童过敏性紫癜预后关系的临床分析. 中国中西医结合肾病杂志, 2015, 16 (2): 165-166.

［6］ 星学花. 儿童过敏性紫癜与幽门螺旋杆菌感染的相关性及临床治疗. 世界华人消化杂志, 2014, 22 (27): 4200-4204.

［7］ Xiong LJ, Tong Y, Wang ZL, et al. Is Helicobacter pylori infection associated with Henoch-Schonlein purpura in Chinese children？ a meta-analysis. World J Pediatr, 2012, 8 (4): 301-308.

［8］ Corrado G, Luzzi I, Pacchiarotti C, et al. Helicobacter pylori seropositivity in children with atopic dermatitis as sole manifestation of food allergy. Pediatr Allergy Immunol, 2000, 11 (2): 101-105.

［9］ Amberbir A, Medhin G, Abegaz WE, et al. Exposure to Helicobacter pylori infection in early childhood and the risk of allergic disease and atopic sensitization: a longitudinal birth cohort study. Clin Experimental Allergy, 2014, 44 (4): 563-571.

［10］ Ogaya Y, Nomura R, Watanabe Y, et al. Detection of Helicobacter pylori DNA in inflamed dental pulp specimens from Japanese children and adolescents. J Med Microbiol, 2015, 64 (Pt 1): 117-123.

［11］ Cai H, Li W, Shu X, et al. Genetic variation of Helicobacter pylori in the oral cavity and stomach detected using thymine adenine cloning in children with chronic gastritis. Pediatr Infect Dis J, 2014, 33 (1): 1-6.

［12］ Mel-Hennawi D, Ahmed MR. Outcome evaluation of clarithromycin, metronidazole and lansoprazole regimens in Helicobacter pylori positive or negative children with resistant otitis media with effusion. J Laryngol Otol, 2015, 129 (11): 1069-1072.

［13］ Kraus J, Nártová E, Pavlík E, et al. Prevalence of Helicobacter pylori in adenotonsillar hypertrophy in children. Acta Oto-laryngol, 2014, 134 (1): 88-92.

［14］ Chobot A, Bak-Drabik K, Skała-Zamorowska E, et al. Helicobacter pylori infection in type 1 diabetes children and adolescents using $^{13}$C urea breath test. Polish J Microbio, 2014, 63 (1): 63-67.

［15］ Harris PR, Serrano CA, Villagran A, et al. Helicobacter pylori-associated hypochlorhydria in children, and development of iron deficiency. J Clin Pathol, 2013, 66 (4): 343-347.

［16］ Duque X, Moran S, Mera R, et al. Effect of eradication of Helicobacter pylori and iron supplementation on the iron status of children with iron deficiency. Arch Med Res, 2010, 41 (1): 38-45.

［17］ Pacifico L, Anania C, Osborn JF, et al. Consequences of Helicobacter pylori infection in children. World J Gastroenterol, 2010, 16 (41): 5181-5194.

［18］ Dehghani SM, Karamifar H, Raeesi T, et al. Growth parameters in children with dyspepsia symptoms and Helicobacter pylori infection. Indian Pediatr, 2013, 50 (3): 324-326.

［19］ Franceschi F, Annalisa T, Teresa DR, et al. Role of Helicobacter pylori infection on nutrition and metabolism. World J Gastroenterol, 2014, 20 (36): 12809-12817.

［20］ 杨婧, 梁碧华, 李润祥, 等. 慢性自发性荨麻疹发病机制的研究进展. 皮肤性病诊疗学杂

志, 2012, 19 (6): 393-395.

[21] 袁华刚, 陈韬, 王小琼, 等. 幽门螺杆菌感染与慢性荨麻疹的临床相关性研究. 检验医学与临床, 2014, 11 (19): 2738-2740.

[22] 唐路得, 张沿君, 高晓萌, 等. 幽门螺杆菌感染与慢性荨麻疹相关性的 Meta 分析. 中华流行病学杂志, 2014, 35 (3): 317-321.

第七十一章

# 儿童幽门螺杆菌感染的检测及诊断

## 一、儿童幽门螺杆菌感染的检测方法和特点

幽门螺杆菌（*H. pylori*）常用检测方法包括侵入性和非侵入性两类。侵入性方法依赖胃镜检查及胃黏膜组织活检，包括快速尿素酶试验（rapid urease test，RUT）、胃黏膜组织切片染色和胃黏膜*H. pylori*培养、核酸检测等。非侵入性检测方法包括尿素呼气试验（UBT）、*H. pylori*粪便抗原检测（stool antigen test，SAT）和血清*H. pylori*抗体检测等。除了血清抗体检查，其他检测方法在检查前均需停用质子泵抑制剂（proton pump inhibitor，PPI）至少2周、抗生素和铋剂至少4周。临床常用的*H. pylori*诊断技术的敏感性与特异性见表71-1。

表71-1　常用幽门螺杆菌检测方法的敏感性及特异性[10]

| 检测项目 | 敏感性/% | 特异性/% |
|---|---|---|
| 现症感染的诊断方法 | | |
| 　快速尿素酶试验 | 75~100 | 84~100 |
| 　组织学检查（Warthin-Starry银染或改良Giemsa染色） | 66~100 | 94~100 |
| 　细菌培养 | 55~96 | 100 |
| 　尿素呼气试验 | 75~100 | 77.5~100 |
| 　粪便抗原试验 | 96.6~98 | 94.7~100 |
| 曾经感染的诊断方法 | | |
| 　血清*H. pylori*抗体 | 50~100 | 70~98 |

1. **快速尿素酶试验** *H. pylori* 可产生丰富的尿素酶,尿素酶可分解尿素产生氨,使 pH 升高,使指示剂颜色发生改变。胃镜检查时,取胃黏膜活检标本置于 RUT 试剂中,通过颜色变化判定结果。传统的 RUT 试剂由 2% 尿素和酚红组成。Mclntosh 等[1]优化了尿素的浓度和指示剂种类,发现 5% 尿素和溴甲酚紫可以改善猪胃黏膜尿素酶活性的可视性。RUT 操作简便、费用低、省时,但检测结果易受试剂 pH、取材部位、组织大小、细菌量及分布、观察时间、环境温度和胃炎严重程度等因素影响,故存在结果假阴性和假阳性的情况。Roma-Giannikou 等[2]研究证实 RUT 检出的阳性率与细菌密度、活动性、患者年龄、胃炎严重程度及胃窦结节等因素相关,其灵敏度和特异性较组织学检测低(83.4%、99% vs 93.5%、100%)。Hsu 等[3]研究认为同时取 2 块组织进行检测(胃窦和胃体各 1 块),可以提高检测敏感性。

2. **组织学检测** 一般将通过内镜钳取的活检标本立即用 10% 甲醛固定,然后进行常规包埋、切片、染色、水洗等操作,最后镜检。显微镜下 *H. pylori* 可呈稍弯曲状、S 状、短弧状、杆状、海鸥状。常用的染色方法有 Warthin-Starry 银染、改良 Giemsa 染色、HE 染色、免疫组织化学染色等,其中 Warthin-Starry 银染阳性率最高,可检出极少量 *H. pylori*。组织学检查检测 *H. pylori* 的同时,可对胃黏膜病变进行诊断(HE 染色),是唯一能确诊 *H. pylori* 感染同时判断黏膜损伤程度的方法,但 *H. pylori* 在胃内呈灶性分布,其检出率易受取材部位及大小、细菌数量及一些疾病(如消化道出血、胃黏膜萎缩等)的影响;病理医生的经验也影响 *H. pylori* 的检出率;胃镜前使用抗生素或 PPI 可使 *H. pylori* 由典型的螺旋状转变为球形,从而影响其在显微镜下的检出。

3. ***H. pylori* 培养** 一般用脑心浸液(或哥伦比亚琼脂或布氏琼脂)添加一定量的血清或全血、选择性抗生素做培养基,微需氧条件培养 3~7 天,根据菌落特征、涂片镜检、三酶(尿素酶、氧化酶、过氧化氢酶)试验判定为 *H. pylori* 阳性或阴性。*H. pylori* 培养是诊断 *H. pylori* 现症感染的"金标准",培养可进行药敏试验和细菌学研究,但复杂、耗时,需一定实验室条件,标本转送培养需专门的转送液并保持低温,常规开展该检查的临床实验室相对较少。

4. **尿素呼气试验** 哺乳动物细胞中不存在尿素酶,而 *H. pylori* 是胃内具有产高活性尿素酶的细菌。胃内 *H. pylori* 产生的尿素酶催化尿素迅速分解为 $NH_4^+$ 和 $H^{13}CO_3^-$,后者吸收入血液经肺以 $^{13}CO_2$ 形式呼出,收集呼气标本并测量 $^{13}CO_2$ 可以间接检测 *H. pylori*。

检查前患儿需空腹 2h 以上。患儿维持正常呼气,将气体吹进气袋,直至气袋饱满,并立即扭紧气袋盖,此收集的为 0min 呼气。患儿用 80~100ml 凉饮用水送服尿素 $^{13}C$ 颗粒,30min 后用同样的方法收集呼气,此为 30min 呼气。将收集的 0min、30min 呼气气袋在红外光谱仪上进行检测,$^{13}C$-UBT 结果判断超基准值(delta over baseline,DOB)≥ 4 判断为 *H. pylori* 阳性。

既往认为 $^{14}C$ 半衰期长达 5000 年,对环境可造成放射性污染,虽使用剂量小于 1μCi,但仍禁用于儿童和孕妇,成年人也不宜反复使用。近年来有研究显示 $^{14}C$ 虽然有一定的放射性,但能很快从呼出的气体或尿中排出,其辐射剂量相当于胸透的 1/7、钡餐的 1/1 000,所以认为 $^{14}C$ 是安全的[4]。

尿素呼气试验可反映全胃 *H. pylori* 感染状况,可以避免因细菌灶性分布而造成的假阴性结果。$^{13}C$- 尿素呼气试验($^{13}C$-UBT)无放射性,适用于儿童,可用于诊断 *H. pylori* 现症感染,还可用于治疗后的复查。meta 分析结果显示[5]：年龄 >6 岁的儿童的 $^{13}$C-UBT 的敏感性为 96.6%，特异性为 97.7%；年龄 ≤ 6 岁的儿童 $^{13}$C-UBT 敏感性为 95%，特异性为 93.5%，结果提示 $^{13}$C-UBT 对于 6 岁以上儿童 H. pylori 感染有很好的临床价值。胃内存在其他产尿素酶的微生物可导致检测结果假阳性，胃内 H. pylori 呈球形变时可致检测结果假阴性。

5. **粪便抗原试验**　SAT 是建立在单克隆或多克隆抗体基础上的检验 H. pylori 粪便抗原（HpSA）的一种检测方法。检查时不需要口服任何试剂，是唯一一项检测准确性不受患儿年龄影响的无创性检测方法。该方法的准确性可与尿素呼气试验相当[6]。有研究提示 H. pylori 治疗后细菌负荷量降低，可导致检测结果假阴性[7]。Zhou 等[8]通过 45 个研究包括 5 931 名患儿进行的 meta 分析对 SAT 准确性进行评价，结果显示单克隆抗体和多克隆抗体在 H. pylori 治疗前后的总体敏感性和特异性分别为 92.1%、94.1%；其中 43 个研究纳入 5 777 名患儿对单克隆抗体和多克隆抗体在 H. pylori 治疗前进行评估，敏感性和特异性分别为 92.6%、93.8%。7 个研究纳入 380 名患儿对单克隆抗体和多克隆抗体在 H. pylori 治疗后进行评估，敏感性和特异性分别为 80.9%、97.2%。单克隆抗体和多克隆抗体的敏感性及特异性分别为 96.2%、94.7% 和 88%、93%，单克隆抗体检测方法其敏感性和特异性不受治疗因素的影响，可用于 H. pylori 治疗前诊断和治疗后复查。

6. **血清抗体检测**　血清 H. pylori 抗体主要是对血清中存在的 H. pylori 特异性 IgM、IgA 和 IgG 抗体进行检测，其敏感性和特异性具有明显的年龄依赖性，幼儿的抗体平均水平明显低于大龄儿童和成人。血清学 H. pylori IgA 抗体检测仅能发现 20%~50% 受感染的儿童，不建议在临床检测中单独使用[9]。血清 H. pylori 抗体检测阳性不能用于诊断现症感染，多用于流行病学调查[10]。血清 H. pylori 抗体阳性不能作为患儿抗 H. pylori 治疗的指标，必须结合临床和胃镜等进一步检查的结果综合考虑。H. pylori IgG 在 H. pylori 根除后能持续阳性数月甚至数年，因此也不能用于治疗后复查。但血清 H. pylori 抗体检测不受 H. pylori 负荷量的影响，因此在下述情况下：如消化性溃疡急性出血、MALT 淋巴瘤、近期使用抗生素和质子泵抑制剂（PPI），其他方法可能存在假阴性时，可用血清学检测协助诊断。

7. **分子生物学检测**　可用于检测粪便或胃黏膜组织等标本，其中聚合酶链反应（PCR）应用较为广泛，此外，通过检测 H. pylori 23S rRNA 基因突变位点，可明确有无克拉霉素耐药。常见的克拉霉素耐药的突变位点包括 A2143G、A2142G、A2142C 和 A2144G。PCR 方法主要用作分子生物学及分子流行病学研究，尤其适用于菌株的 DNA 分型、耐药基因突变的检测，通过检测克拉霉素等抗生素耐药基因突变位点还可指导临床治疗和评估治疗效果[11]。通过收取粪便 PCR 检测克拉霉素耐药基因突变位点判断细菌是否耐药，这种方法较常规胃黏膜培养方便、快速、可重复性好、不受细菌负荷量的影响[12]。目前已有商业化的试剂盒通过粪便标本实时聚合酶链反应（real-time PCR）检测 H. pylori 对克拉霉素有无耐药性，其特异性达 100%，敏感性稍低（63%[13]、89.2%[14]、83.3%[15]），敏感性低可能与粪便解冻过程中 DNA 破坏、儿童胃肠排空时间短有关。在没有条件行胃黏膜培养的情况下，可尝试这种非侵入性方法进行细菌耐药性检测。

## 二、关于检测方法的临床研究

埃及一项前瞻性研究中,研究者比较了 3 种非侵入性检测方法(快速尿素酶试验、组织学检查、胃黏膜培养)和血 H.pylori IgG 抗体检测的准确性,结果显示联合快速尿素酶试验、组织学检查和 H.pylori 抗体检测可提高 H.pylori 感染检测的准确性[16]。组织学检查对于评估黏膜病变的严重程度非常重要。

Seo 等[17]对同一患儿同时取 1 块和 3 块胃窦黏膜行尿素酶试验,结果显示 0~9 岁患儿中后者阳性率明显高于前者。胃黏膜的病变程度、H.pylori 在胃窦的密度和尿素酶试验的阳性率随年龄增长而增加。增加标本量并不缩短尿素酶试验阳性的反应时间,提示儿童较成人,H.pylori 定植的密度更低,分布更为分散。

Pacheco 等[18]对研究对象同时行胃镜和 $^{13}$C- 尿素呼气试验检查,研究者减少 $^{13}$C 量(25mg 溶于 100ml 苹果汁,标准量为 50mg),并且采集不同时间呼出的气体(收集 0min、10min、20min、30min),胃黏膜培养阳性或组织学检查和尿素酶试验同时阳性诊断 H.pylori 感染。结果显示 $^{13}$C- 尿素呼气试验 10min、20min、30min 的敏感性为 94.7%、96.8%、96.2%,特异性为 96.1%、96.2%、94.7%,提示减少 $^{13}$C 量并缩短检查时间仍能准确检测 H.pylori,可以减少临床检测成本和操作时间。

$^{13}$C- 尿素呼气试验存在假阳性情况,人体内很多螺旋菌(如 H.canis、H.felis 和 H.heilmannii)和非螺旋菌(如 Proteus mirabilis、Staphylococcus saprophyticus 等)也会导致 UBT 阳性。有研究对 UBT 阳性的患儿和他们的狗进行 PCR 检测 H.pylori,结果均为阴性,提示这些患儿感染了其他细菌,而这些细菌可导致 UBT 阳性。因此国外有学者建议对三联治疗后 UBT 仍阳性,但临床症状缓解的患儿在再次治疗前应行胃黏膜 PCR 检测[19]。

UBT 灵敏性和特异性高,但无法检测 H.pylori 的毒力基因和 H.pylori 培养,而胃黏膜培养具有一定的创伤性,因此近年来国外出现了 Entero-test,儿童的检测装置包括一个小塑料胶囊连接一根长 90cm 的线。检查前先测量线插入的长度(鼻尖至耳垂再到胸骨剑突的距离),然后吞入胶囊,调整线的长度,以免线进入十二指肠。将线在胃中留置 30~60min,取出后将线吸收的液体行 pH 检测,再取线远端 5cm 部分行 H.pylori 培养和 PCR 检测毒力基因。结果显示其灵敏性为 74%、特异性为 87%,研究者建议在胃癌高发地区对无症状儿童可尝试用该方法行 H.pylori 培养和 PCR 检测,明确菌株类型[20]。

## 三、儿童幽门螺杆菌感染的检测指征

### (一) 检测指征
1. 消化性溃疡。
2. 胃黏膜相关淋巴组织淋巴瘤(MALT 淋巴瘤)。
3. 慢性胃炎。
4. 一级亲属中有胃癌的患儿。

5. 不明原因的难治性缺铁性贫血。

6. 计划长期服用非甾体抗炎药（NSAID）（包括低剂量阿司匹林）。

7. **不建议常规检测** 目前尚无足够的证据显示 *H. pylori* 感染与中耳炎、牙周疾病、食物过敏、特发性血小板减少性紫癜和生长发育迟缓有关[9,21,22,23]。临床检查的目的是寻找潜在的病因，而不是检测是否存在 *H. pylori* 感染。因此对于功能性腹痛患儿不建议行 *H. pylori* 检测。

（二）存在争议的问题

"治疗所有 *H. pylori* 阳性者，但无意治疗，就不要进行检测"，这是世界胃肠病组织制定的发展中国家 *H. pylori* 感染临床指南中提出的良好实践要点（good practice point）[24]。儿科医生应该根据适应证进行 *H. pylori* 检测，不应任意扩大检测对象。功能性腹痛、胃食管反流病等疾病是否具有检测指征尚存争议。

功能性腹痛的腹部症状如腹痛、恶心或其他消化不良症状均无特异性，可由全身各个脏器器质性病变引起。如果非侵入性检查提示 *H. pylori* 感染并进行根除，可能延误其他器质性疾病的诊断和治疗。1990 年起多项研究采用不同非侵入性方法检测 *H. pylori*，比较其与复发性腹痛之间的关系，发现两者间无显著性联系[25]。meta 分析也提示 *H. pylori* 感染与腹痛无关[26]。因此功能性腹痛患儿不建议常规行 *H. pylori* 检测，除非进行内镜检查以探寻器质性疾病。

胃食管反流病（GERD）也是大家争论比较多的疾病。研究提示 *H. pylori* 感染与胃食管反流病症状的严重性、复发性，以及治疗的有效性无相关性[27]。对于腹痛疑似胃食管反流病的患儿进行胃镜检查和药物治疗，随着反流病的治疗患儿腹痛症状缓解，根除 *H. pylori* 后患儿症状改善不明显[28]。根除 *H. pylori* 是否增加 GERD 发生的危险也有争议，且东、西方国家的研究结果存在差异。在西方国家，根除 *H. pylori* 不增加 GERD 发生危险性，也不加重已存在的 GERD[29]。但在东方国家（中国、日本和韩国等），根除 *H. pylori* 可能会增加 GERD 发生的危险性[30]。

目前有研究认为慢性特发性血小板减少性紫癜（chronic idiopathic thrombocytopenic purpura，CITP）与 *H. pylori* 感染有关，部分成人患者根除 *H. pylori* 后 CITP 得到部分缓解或完全治愈[31,32]。但儿童 CITP 的疾病过程不同于成人，1/3 的患儿在诊断明确后数月至数年可自行缓解，而成人只有 5% 可缓解[33]。因此对于 CITP 患儿是否进行 *H. pylori* 根除目前还存在争议。相关的研究样本量较小，基本上都是回顾性研究，不同研究报道复查血小板计数的随访时间也不同，研究结果之间很难比较。而且不同研究地区 *H. pylori* 的感染率不同，诊断 *H. pylori* 感染的方法也不一样。大多数研究采用血清学检查、尿素呼气试验、粪便抗原试验检测 *H. pylori*，很少用内镜检查评估是否有 *H. pylori* 感染。因此仍需大规模的随机对照研究来探讨两者之间的关系及其作用机制。


## 四、儿童幽门螺杆菌感染的诊断标准

符合下述四项之一者可判断为 *H. pylori* 现症感染[34]：①细菌培养阳性；②组织病理学检查和尿素酶试验均阳性；③若组织病理学检查和尿素酶试验结果不一致，需进一步行非侵入性检测，如尿素呼气试验或粪便抗原试验；④消化性溃疡出血时，组织病理学或快速尿素酶试验中任一项阳性。

国外资料提示,儿童 *H. pylori* 感染者中组织病理学的敏感性为 66%~100%,快速尿素酶试验的敏感性为 75%~100%[10]。随着 *H. pylori* 感染率的下降,这些诊断性试验的预测值也随之降低。目前除了胃黏膜培养,没有任何一种单一的检测方法可作为 *H. pylori* 诊断的金标准[9,35],因此需要两种不同的诊断方法结果一致时,才可诊断 *H. pylori* 感染。

尿素呼气试验或粪便抗原试验阳性可诊断 *H. pylori* 感染,但是单凭这些检查尚不足于说明患儿的消化道症状是由 *H. pylori* 感染引起的。对于儿童非常强调胃镜在诊断 *H. pylori* 相关性胃肠疾病中的价值,除了检测 *H. pylori*,还可以同时对胃黏膜病变进行评估。如果胃镜组织病理学检查和黏膜快速尿素酶试验结果不一致,需进一步行非侵入性检测,如尿素呼气试验或粪便抗原试验。临床检测的目的是寻找潜在的病因,而不是单纯检测 *H. pylori* 存在与否。目前国内大多数基层医院还未开展儿童内镜检查,对于有诊断需要的患儿,可先行非侵入性的尿素呼气试验或粪便抗原试验,阳性者建议进一步到儿童专科医院进行胃镜等检查,以决定是否行 *H. pylori* 根除治疗。

"检测和治疗(test and treat)"策略是指对于患者先用非侵入性方法检测 *H. pylori*,如阳性即行根除治疗。这一策略的益处是可以减少消化不良处理中的内镜检测、降低医疗费用。国外的成人指南指出,该策略适用于 *H. pylori* 感染率大于 20% 地区的消化不良患者[6]。但该方案存在漏诊上消化道肿瘤的风险,可能适合于国外胃镜检查预约周期长、胃镜检查费用高,而上消化道肿瘤发生率低的特点,但是不一定适合于中国,更不适合于中国的儿童。欧洲儿科胃肠病学、肝病学和营养协会(ESPGHAN)指南非常明确地指出儿童进行 *H. pylori* 检测的目的是诊断引起临床症状的原因。这一策略不能为患儿的疾病提供信息,因此不支持对儿童实施该策略。

五、展望

为了避免抗生素广泛使用,儿童 *H. pylori* 的诊断标准较成人更为严格,并非常强调胃镜的诊断价值。近年来 *H. pylori* 的耐药问题日益严重,影响 *H. pylori* 的治疗效果。在治疗前行抗生素药敏试验,根据药敏试验结果进行治疗可提高 *H. pylori* 根除率。但胃黏膜培养复杂、耗时,需一定实验室条件,PCR 费用较贵,目前国内儿童中缺乏多中心的耐药率的研究。能否有新的检测方法适用于基层医院行 *H. pylori* 耐药率的监测有待临床工作中进一步探索。

附1 2011 年北美/欧洲儿童胃肠病、肝病和营养学会共识(检测诊断部分)[36]

1. 临床检查的目的是寻找症状潜在病因而不是仅仅检测是否存在 *H. pylori* 感染。对于功能性腹痛患儿不建议 *H. pylori* 检测。多项病例对照研究和 meta 分析显示 *H. pylori* 感染与反复腹痛无明确关联。部分研究显示 *H. pylori* 治疗后症状得到改善,但这些研究多缺乏对照组,随访时间只有几周,而 30%~70% 功能性腹痛患者在诊断后 2~8 周可自行缓解。

2. 一级亲属中有胃癌的患儿和难治性缺铁性贫血排除其他原因,可考虑 *H. pylori* 检查。父亲或母亲患胃癌的儿童是胃癌的高危人群,其受基因、相似的生活环境、同一菌株影响,危险性大大提高。MALT 淋巴瘤在 20 岁以内很少见,在儿童中已有部分报道,根除 *H. pylori* 可以使 70% 患儿得到治愈。早期(病变局限于黏膜和黏膜下层)、低级别胃 MALT 淋巴瘤根除 *H. pylori* 后可获得完全应答,但病灶深度超过黏膜下层者疗效降低。

3. 目前没有充足的依据显示 *H. pylori* 感染与中耳炎、反复上呼吸道感染、牙周病、食物过敏、婴儿猝死综合征(SIDS)、特发性血小板减少性紫癜和生长发育迟缓有关。

4. 胃镜检查时建议取胃窦和胃体黏膜行组织学检查是否存在 *H. pylori* 感染,多点活检可提高检测的敏感性。组织学检查和尿素酶试验同时阳性或胃黏膜培养阳性可诊断 *H. pylori* 感染,若组织学检查和尿素酶试验结果不一致,需进一步行尿素呼气试验或粪便抗原试验。消化性溃疡出血情况下,组织病理学或尿素酶试验只要 1 个阳性就可以诊断 *H. pylori* 感染。

5. 尿素呼气试验和有效的 ELISA 方法进行 *H. pylori* 抗原检测作为非侵入检测方法可用于 *H. pylori* 治疗后的复查。

6. 血清、全血、尿液和唾液检测 *H. pylori* 抗体(IgG、IgA)不适用于临床检测。

7. PPI 停药至少 2 周,抗生素停药至少 4 周后才可复查 *H. pylori*,如胃黏膜检查或非侵入性检查(尿素呼气试验和粪便抗原试验)。

### 附2　2016 年北美 / 欧洲儿童胃肠病、肝病和营养学会共识(检测诊断部分)[37]

1. 对于胃肠道症状临床调查的首要目标是明确症状的根本原因,而不是仅限于发现 *H. pylori* 感染。

2. 2a　在内镜检查时,建议仅在确定患儿需要接受 *H. pylori* 根除治疗时,可以进行 *H. pylori* 快速尿素酶试验及细菌培养检测。

2b　如果只是在内镜检查时偶然发现 *H. pylori* 感染,在决定是否进行根除治疗之前,应当与家长 / 患儿充分沟通治疗 *H. pylori* 感染的风险及获益情况。

2c　不建议将 *H. pylori* 的"检测和治疗"策略用于儿童。

3. 对于胃或十二指肠溃疡的患儿,建议进行 *H. pylori* 检测,如果确定其存在 *H. pylori* 感染,建议进行根除治疗,治疗后应对细菌是否根除进行评估。

4. 不建议对功能性腹痛患儿进行 *H. pylori* 感染检测。

5. 5a　对于缺铁性贫血患儿,不建议把 *H. pylori* 感染检测作为初步筛查的检测项目。

5b　对于难治性缺铁性贫血患儿,当已经排除其他病因可能时,在进行消化内镜检查时可以考虑进行 *H. pylori* 感染检测。

6. 对于慢性特发性血小板减少性紫癜(CITP),建议可以考虑将 *H. pylori* 非侵入性检测用于病因的筛查。

7. 对于生长发育迟缓患儿,不建议将 *H. pylori* 感染检测用于其病因筛查。

8. 在进行 *H. pylori* 感染检测前,需停用质子泵抑制剂(PPI)至少 2 周,停用抗生素至少 4 周。

9. 感染的诊断应基于:细菌培养阳性,或组织病理学提示 *H. pylori* 胃炎且至少 1 项其他基于活检方法的检测阳性。由于没有一种检测方法可以百分之百地确诊或不漏诊儿童的 *H. pylori* 感染,因此建议对于儿童 *H. pylori* 感染的诊断需基于至少 2 种检测方法均阳性,而不能仅仅根据单纯组织学检查阳性就诊断 *H. pylori* 感染;细菌培养结果直接决定了后续治疗方案的选择;因此,组织活检和细菌培养是最重要的 *H. pylori* 感染的检测手段。

10. 不建议将血清、全血、尿液、唾液 *H. pylori* 抗体检测（IgG、IgA）用于临床检测，这些抗体依赖的检测方法，无法判断患儿是否存在现症感染。

11. 建议进行 *H. pylori* 抗生素敏感性检测，并根据检测结果制定具体的治疗方案。

（黄　瑛　周　颖）

## 参考文献

［1］ McIntosh KA, Krakowka S, Ringler SS, et al. In situ detection of urease-positive Helicobacter pylori-like organisms on swine gastric mucosa. Can J Vet Res, 2010, 74 (3): 237-240.

［2］ Roma-Giannikou E, Roubani A, Sgouras DN, et al. Endoscopic tests for the diagnosis of Helicobacter pylori infection in children: Validation of rapid urease test. Helicobacter, 2010, 15 (3): 227-232.

［3］ Hsu WH, Wang SS, Kuo CH, et al. Dual specimens increase the diagnostic accuracy and reduce the reaction duration of rapid urease test. World J Gastroenterol, 2010, 16 (23): 2926-2930.

［4］ Pathak CM, Kaur B, Khanduja KL. [14]C-urea breath test is safe for pediatric patients. Nucl Med Commun, 2010, 31 (9): 830-835.

［5］ Leal YA, Flores LL, Fuentes-Panana EM, et al. [13]C-urea breath test for the diagnosis of Helicobacter pylori infection in children: a systematic review and meta-analysis. Helicobacter, 2011, 16 (4): 327-337.

［6］ Malfertheiner P, Megraud F, O'Morain CA, et al. Management of Helicobacter pylori infection-the Maastricht Ⅳ/Florence Consensus Report. Gut, 2012, 61 (5): 646-664.

［7］ Onal lk, Gokcan H, Benzer E, et al. What is the impact of Helicobacter pylori density on the success of eradication therapy: a clinico-histopathological study. Clin Res Hepatol Gastroenterol, 2013, 37 (6): 642-646.

［8］ Zhou X, Su J, Xu G, et al. Accuracy of stool antigen test for the diagnosis of Helicobacter pylori infection in children: A meta-analysis. Clin Res Hepatol Gastroenterol, 2014, 38 (5): 629-638.

［9］ Koletzko S, Jones NL, Goodman KJ, et al. Evidence-based guidelines from ESPGHAN and NASPGHAN for Helicobacter pylori infection in children. J Pediatr Gastroenterol Nutr, 2011, 53 (2): 230-243.

［10］ Guarner J, Kalach N, Elitsur Y, et al. Helicobacter pylori diagnostic tests in children: review of the literature from 1999 to 2009. Eur J Pediatr, 2010, 169 (1): 15-25.

［11］ Francavilla R, Lionetti E, Castellaneta S, et al. Clarithromycin-resistant genotypes and eradication of Helicobacter pylori. J Pediatr, 2010, 157 (2): 228-232.

［12］ Xiong LJ, Tong Y, Wang Z, et al. Detection of clarithromycin-resistant Helicobacter pylori by stool PCR in children: a comprehensive review of literature. Helicobacter, 2013, 18 (2): 89-101.

［13］ Lottspeich C, Schwarzer A, Panthel K, et al. Evaluation of the novel Helicobacter pylori ClariRes real-time PCR assay for detection and clarithromycin susceptibility testing of *H. pylori* in stool specimens from symptomatic children. J Clin Microbiol, 2007, 45 (6): 1718-1722.

［14］ Vecsei A, Innerhofer A, Binder C, et al. Stool polymerase chain reaction for Helicobacter pylori detection and clarithromycin susceptibility testing in children. Clin Gastroenterol Hepatol, 2010, 8 (3): 309-312.

［15］ Scaletsky IC, Aranda KR, Garcia GT, et al. Application of real-time PCR stool assay for Helicobacter pylori detection and clarithromycin susceptibility testing in Brazilian children. Helicobacter, 2011, 16 (4): 311-315.

［16］ Abdulqawi K, EI-Mahalaway AM, Abdelhameed A, et al. Correlation of serum antibody titres with invasive methods for rapid detection of Helicobacter pylori infection in symptomatic children. Int J Exp Pathol, 2012, 93 (4): 295-304.

［17］ Seo JH, Park JS, Yeom JS, et al. Correlation between positive rate and number of biopsy samples on urease test in childhood Helicobacter pylori infection. J Korean Med Sci, 2014, 29 (1): 106-109.

［18］ Pacheco SL, Ogata SK, Machado RS, et al. Diagnosis of Helicobacter pylori infection by means of reduced-dose $^{13}$C-urea breath test and early sampling of exhaled breath. J Pediatr Gastroenterol Nutr, 2013, 57 (5): 607-611.

［19］ Tormo R. Urea C-13 test is not enough to diagnose a Helicobacter pylori infection. J Pediatr Gastroenterol Nutr, 2013, 56 (6): e53.

［20］ Arboleda RN, Schneider BG, Bravo LE, et al. Use of the noninvasive entero-test in the detection of Helicobacter pylori in children in an endemic area in Colombia. J Pediatr Gastroenterol Nutr, 2013, 57 (2): 192-196.

［21］ Yilmaz MD, Aktepe O, Cetinkol Y, et al. Does Helicobacter pylori have role in development of otitis media with effusion？ Int J Pediatr Otorhinolaryngol, 2005, 69 (6): 745-749.

［22］ Treepongkaruna S, Sirachainan N, Kanjanapongkul S, et al. Absence of platelet recovery following Helicobacter pylori eradication in childhood chronic idiopathic thrombocytopenic purpura: a multi-center randomized controlled trial. Pediatr Blood Cancer, 2009, 53 (1): 72-77.

［23］ Bravo LE, Mera R, Reina JC, et al. Impact of Helicobacter pylori infection on growth of children: a prospective cohort study. J Pediatr Gastroenterol Nutr, 2003, 37 (5): 614-619.

［24］ Anon. World Gastroenterology Organisation Global Guideline: Helicobacter pylori in developing countries. J Clin Gastroenterol, 2011, 45 (5): 383-388.

［25］ Bode G, Rothenbacher D, Brenner H, et al. Helicobacter pylori and abdominal symptoms: a population-based study among preschool children in southern Germany. Pediatrics, 1998, 101 (4 Pt 1): 634-637.

［26］ Macarthur C. Helicobacter pylori infection and childhood recurrent abdominal pain: lack of evidence for a cause and effect relationship. Can J Gastroenterol, 1999, 13 (7): 607-610.

［27］ Scarpa M, Angriman I, Prando D, et al. Helicobacter pylori and gastroesophageal reflux disease: a cross sectional study. Hepatogastroenterology, 2011, 58 (105): 69-75.

［28］ Levine A, Milo T, Broide E, et al. Influence of Helicobacter pylori eradication on gastroesophageal reflux symptoms and epigastric pain in children and adolescents. Pediatrics, 2004, 113 (1Pt 1): 54-58.

［29］ Saad AM, Choudhary A, Bechtold ML. Effect of Helicobacter pylori treatment on gastroesophageal reflux disease (GERD): meta-analysis of randomized controlled trials. Scand J Gastroenterol, 2012, 47 (2): 129-135.

［30］ Nam SY, Choi IJ, Ryu KH, et al. Effect of Helicobacter pylori infection and its eradication on reflux esophagitis and reflux symptoms. Am J Gastroenterol, 2010, 105 (10): 2153-2162.

［31］ Arnold DM, Bernotas A, Nazi I, et al. Platelet count response to H. pylori treatment in patients with immune thrombocytopenic purpura with and without H. pylori infection: a systematic review. Haematologica, 2009, 94 (6): 850-856.

［32］ Stasi R, Sarpatwari A, Segal JB, et al. Effects of eradication of Helicobacter pylori infection in patients with immune thrombocytopenic purpura: a systematic review. Blood, 2009, 113 (6): 1231-1240.

［33］ Blanchette VS, Price V. Childhood chronic immune thrombocytopenic purpura: unresolved issues. J Pediatr Hematol Oncol, 2003, 25 (Suppl 1): S28-S33.

［34］ 中华医学会儿科学分会消化血组，《中华儿科杂志》编辑委员会. 儿童幽门螺杆菌感染诊治专家共识. 中华儿科杂志, 2015, 53 (7): 496-498.

［35］ Frenck RW Jr, Fathy HM, Sherif M, et al. Sensitivity and specificity of various tests for the diagnosis of Helicobacter pylori in Egyptian children. Ediatrics, 2006, 118 (4): e1195-e1202.

［36］ Koletzko S, Jones NL, Goodman KJ, et al. Evidence-based guidelines from ESPGHAN and NASPGHAN for Helicobacter pylori infection in children. J Pediatr Gastroenterol Nutr, 2011, 53 (2): 230-243.

［37］ Jones NL, Koletzko S, Goodman K, et al. Joint ESPGHAN/NASPGHAN Guidelines for the Management of Helicobacter pylori in Children and Adolescents (Update 2016). J Pediatr Gastroenterol Nutr, 2017, 64 (6): 991-1003.

第七十二章

# 儿童幽门螺杆菌感染的治疗

## 一、儿童幽门螺杆菌感染的治疗现状

1996年起国际指南建议将将质子泵抑制剂（PPI）联合2种抗生素的标准三联疗法（PPI+克拉霉素+阿莫西林或PPI+克拉霉素+甲硝唑）作为幽门螺杆菌（*H. pylori*）的一线根除治疗方案[1]。2000年儿童指南推荐将PPI联合2种抗生素作为一线治疗方案[2,3]。2001年首次随机双盲对照研究比较了儿童二联疗法（阿莫西林+克拉霉素）和标准三联疗法的疗效，两者*H. pylori*根除率分别为9.4%和74.2%[4]。随着*H. pylori*对克拉霉素耐药率的上升，耐药菌株的出现，标准三联疗法*H. pylori*根除率逐年下降，在发展中国家和发达国家儿童中平均根除率为65%和80%[5]。因此，近年来出现了一些新的治疗方案，如：

**1. 序贯疗法**

（1）标准序贯疗法（standard sequential therapy）：PPI+阿莫西林共5天，PPI+克拉霉素+甲硝唑

共 5 天。Francavilla 等[6]最早于 2005 年在儿童中开展关于序贯疗法的临床研究,该研究随机将 78 名患儿分为序贯疗法组和 7 天标准三联疗法组,前者效果明显优于后者(97.3%,75.3%)。2011 年欧洲儿童多中心研究显示序贯疗法 10 天,*H. pylori* 根除率仅 80%,对于敏感株其根除率为 86%,克拉霉素耐药株根除率为 74%,甲硝唑耐药株根除率 74%,双重耐药株根除率仅 29%[7]。近年一项 meta 分析研究纳入了 857 名 3~18 岁患儿,序贯疗法和三联疗法的 *H. pylori* 根除率分别为 78% 和 71%,序贯疗法优于 7 天标准三联疗法(*RR* 1.17,95% CI 1.07~1.28),但并不显著优于 10 天或 14 天标准三联疗法[8]。这些研究结果提示疗程影响治疗效果,序贯疗法未明显减少治疗相关的不良反应,也未能减轻患儿的临床症状,两组间的依从性相似。国内一项多中心前瞻性随机对照研究纳入 360 名患儿,采用粪便抗原试验评估 *H. pylori* 感染状态,结果显示 10 天序贯疗法的根除率(81.4%)显著优于 7 天、10 天标准三联疗法[9][意向性分析(ITT):81.4%,61.9%,67.7%,*P*<0.05;PP:89.7%,70.8%,77.8%,*P*<0.05],三组间不良反应的发生无显著差异。

(2)改良序贯疗法(modified sequential therapy):包括含四环素的序贯疗法和含喹诺酮类药物的序贯疗法。

(3)14 天序贯疗法:我国台湾地区成人中的研究显示如果将序贯疗法的疗程延长至 14 天,*H. pylori* 根除率可达 90.7%,显著高于 14 天标准疗法(*H. pylori* 根除率为 82.3%),且两者不良反应的发生率无统计学差异[10]。在克拉霉素耐药率为 25.7% 的土耳其地区,儿童 14 天的序贯疗法和 14 天的标准三联疗法 *H. pylori* 的根除率分别为 93.7% 和 46.4%,二者有显著差异[11]。

2. **含铋剂的治疗方案** 欧洲儿童中的研究显示,作为一线治疗方案,含有铋剂的三联疗法(阿莫西林 + 甲硝唑 + 枸橼酸铋钾)较标准三联疗法更有效(根除率分别为 77%、64%),而且价格便宜[12]。伊朗的研究显示儿童中关于含有铋剂的四联疗法(PPI+ 阿莫西林 + 甲硝唑 + 胶体铋)和标准三联治疗 14 天,根除率分别为 91.9% 和 82.1%。韩国的研究显示标准三联治疗 14 天 *H. pylori* 根除率为 67.7%,铋剂四联治疗 7 天 *H. pylori* 根除率为 83.9%,两者有显著差异[13]。关于铋剂治疗效果分析的研究较少,而且由于样本量、用药剂量、用药疗程不同,这些研究结果并不一致[14]。铋剂最常见的不良反应是黑便。铋剂存在神经毒性并可少量被人体吸收,不宜长期服用以免导致铋剂相关性脑病。

3. **不含铋剂的四联疗法(即伴同疗法,concomitant therapy)** PPI+ 阿莫西林 + 克拉霉素 + 甲硝唑。伴同疗法需同时服用 3 种抗菌药物,可能增加抗生素的不良反应,如果治疗失败,后续治疗抗菌药物的选择余地减小。因此,除非铋剂使用有禁忌,一般不推荐首选伴同疗法。

4. **杂合疗法(序贯伴同疗法,hybrid therapy)** PPI+ 阿莫西林前 7 天,PPI+ 阿莫西林 + 克拉霉素 + 甲硝唑后 7 天。杂合疗法也需要服用 3 种抗生素,一旦治疗失败,后续治疗可供选择的药物有限,其是否适合于我国儿童还需要进一步的研究。

关于儿童抗 *H. pylori* 治疗的疗程,亚太共识[15]指出标准三联方案疗程从 7 天延长至 14 天,提高疗效作用有限。但 Maastricht IV 共识[16]指出从 7 天延长至 10 天或 14 天,根除率可提高 5%。标准三联疗法合用铋剂疗程 7 天与 14 天的对比研究表明,2 周根除率较 1 周高约 14%;对克拉霉素敏感菌株两者根除率差异很小,但对克拉霉素耐药菌株,两者根除率有显著差异[17]。此结果提示铋剂四联疗法延长疗程可提高疗效,从而克服了克拉霉素高耐药率地区应用克拉霉素的问题。国际 *H. pylori* 研究的权威专家发表评述肯定了这一研究结果的意义[18]。儿童中的研究结果各不一致,Oderda 等[19]提示延长治疗时间并无益处,系统分析提示延长治疗时间可提高根除率[5]。因此国内儿童幽门螺杆菌感染诊治专家共识建议儿童抗 *H. pylori* 治疗的疗程为 10 天或 14 天,同时需考虑费用、患儿依从性和药物的不良反应等因素[20]。

## 二、儿童幽门螺杆菌的耐药研究

我们希望首次治疗 *H. pylori* 感染的根除率可以达到 90% 以上,初始根除率高可减少抗生素耐药和耐药菌株的产生。但研究显示目前欧洲儿童 *H. pylori* 根除治疗的根除率仅为 65.6%[12],原因与细菌对抗生素耐药有关,最主要是对克拉霉素耐药,而 *H. pylori* 对阿莫西林、呋喃唑酮和铋剂很少产生耐药。

国内陈洁等[21]2004 年的研究提示 *H. pylori* 对克拉霉素、阿莫西林、甲硝唑的耐药率分别为 18%、9% 和 31.82%。2011 年北京儿童中的研究显示 *H. pylori* 对克拉霉素、阿莫西林、甲硝唑的耐药率分别为 84.9%、0、61.6%[22]。2014 年上海儿童中的研究提示 *H. pylori* 对克拉霉素、阿莫西林、甲硝唑的耐药率分别为 34.9%、6.2% 和 49.2%[23]。韩国一项研究汇总 2002—2010 年间 10 个国家有关儿童 *H. pylori* 耐药率的调查,结果显示克拉霉素、阿莫西林、甲硝唑的耐药率分别为 13.9%~84.9%、0~59% 和 7.4%~95%[24]。

目前国内儿童中缺乏多中心的耐药流行病学研究,随着 *H. pylori* 多重耐药菌株增多,需要对治疗方案作出新的评价,应尽可能在治疗前行抗生素药敏试验。由于不同地区 *H. pylori* 对药物的耐药率不同,不同的地区应选择不同的治疗方案。研究显示根据药敏试验结果进行治疗,根除率可达 93%[25]。进行地区耐药率监测,有助于了解人群中感染 *H. pylori* 耐药率变迁并指导 *H. pylori* 根治方案,有助于提高首次治疗的根除率,避免耐药菌株的产生。比利时一项长达 12 年的研究显示,首次治疗失败的 87 名患儿中有 39 名产生继发性耐药,提示继发性耐药在儿童中很常见,对首次治疗失败的患儿应尽可能在二次治疗前行胃黏膜培养[26]。

耐药菌株的产生除了和社区获得性肺炎抗生素的普遍使用有关,部分研究显示菌株的毒力基因可能与耐药菌株有关。Karabiber 等[27]研究同时对儿童胃黏膜培养检测药敏和胃黏膜 PCR 检测毒力基因,结果显示 *cagE*[+]、*iceA1*[+]、*babA2*[+]、*vacAs1c*[+] 菌株更易产生克拉霉素耐药。甲硝唑耐药菌株中,*vacAs1* 和 *vasAs1c* 更常见。

## 三、儿童幽门螺杆菌感染的治疗指征和抗生素治疗方案

### (一)幽门螺杆菌感染根除治疗指征
见表 72-1。

表 72-1　幽门螺杆菌感染根除治疗指征

| | 必须根治 | 可考虑根治 |
|---|---|---|
| 消化性溃疡 | √ | |
| 胃 MALT 淋巴瘤 | √ | |
| 慢性胃炎 | | √ |
| 胃癌家族史 | | √ |
| 不明原因的难治性缺铁性贫血 | | √ |
| 计划长期服用非甾体抗炎药(包括低剂量阿司匹林) | | √ |
| 监护人、年长儿强烈要求治疗 | | √ |

(二)幽门螺杆菌感染的根除治疗

1. **根除 H. pylori 的常用药物**　见表 72-2。

表 72-2　根除 H. pylori 的常用药物

| | 药物及剂量 |
|---|---|
| 抗生素 | 阿莫西林　50 mg/(kg·d),分 2 次(最大剂量 1g,b.i.d.) |
| | 甲硝唑　20mg/(kg·d),分 2 次(最大剂量 0.5g,b.i.d.) |
| | 替硝唑　20mg/(kg·d),分 2 次 |
| | 克拉霉素 15~20mg/(kg·d),分 2 次(最大剂量 0.5,b.i.d.) |
| 铋剂 | 枸橼酸铋钾(>6 岁),6~8mg/(kg·d),分 2 次(餐前口服) |
| 质子泵抑制剂 | 奥美拉唑,0.6~1.0mg/(kg·d),分 2 次(餐前口服) |

2. **根除 H. pylori 的治疗方案**

(1)一线方案(首选方案):适用于克拉霉素耐药率较低(< 20%)地区方案是,PPI+ 克拉霉素 + 阿莫西林,疗程 10 天或 14 天;若青霉素过敏,则换用甲硝唑或替硝唑。克拉霉素耐药率较高(>20%)的地区,含铋剂的三联疗法(阿莫西林 + 甲硝唑 + 枸橼酸铋钾)、含铋剂的四联疗法(PPI+ 阿莫西林 + 甲硝唑 + 枸橼酸铋钾)以及序贯疗法(前 5 天 PPI+ 阿莫西林,后 5 天 PPI + 克拉霉素 + 甲硝唑)可作为一线疗法。

(2)二线方案:用于一线方案失败者,PPI+ 阿莫西林 + 甲硝唑(或替硝唑)+ 枸橼酸铋钾或伴同疗法(PPI+ 克拉霉素 + 阿莫西林 + 甲硝唑),疗程 10 天或 14 天。

3. **根除 H. pylori 的个体化治疗**　"个体化治疗"是针对 H. pylori 根除治疗失败的患儿,分析其失败原因和提出处理方法。具体建议如下:

(1)了解患儿既往治疗时用药的依从性,判断治疗失败的原因。

(2)有条件者根据药敏试验结果选择有效抗生素,无条件者用分子检测方法(如原位免疫荧光杂交)检测克拉霉素的耐药性[16]。

(3)无条件行药敏试验,再次治疗时应尽量避免重复使用初次治疗时的抗生素或加用铋剂,对青霉素过敏的患儿可供选择的药物有限,能否选用氟喹诺酮类等药物,需根据儿童的年龄来考虑使用。

(4)延长治疗时间或加大药物剂量(建议不超过药物说明书用量)。研究显示对于甲硝唑和克拉霉素耐药的菌株,提高儿童埃索美拉唑、阿莫西林和甲硝唑剂量,其根除率可达66%,而成人中常规三联治疗的根除率仅33%[28]。

(5)抑酸剂在根除治疗中起重要作用,但PPI代谢的CYP2C19基因多态性会影响根除效果。CYP2C19表型可以分为快代谢型(EM)、中间代谢型(IM)和慢代谢型(PM)。Settin等对100名*H. pylori*相关性胃炎患儿行CYP2C19表型检测,所用患儿*H. pylori*治疗2周(兰索拉唑+阿莫西林+克拉霉素)。其中EM检出率65%,IM检出率26%,PM检出率9%,三组*H. pylori*根除率分别为69.2%、84.6%、77.8%,IM和PM总根除率达82.9%[29]。另外,CYP2C19对不同类型PPI的影响不一,可选择作用稳定、疗效高、受CYP2C19基因多态性影响较小的PPI,如埃索美拉唑,可提高根除率。埃索美拉唑为奥美拉唑的S异构体,在同等剂量情况下,其抑制胃壁细胞分泌胃酸的能力较第1代PPI更强,起效更快,持续时间也更长,且不良反应并未增加。有研究采用埃索美拉唑,联合阿莫西林、克拉霉素(或甲硝唑)三联7天方案治疗儿童*H. pylori*感染,结果显示其根除率>90%,除胃肠道反应外,未见其他不良反应[25]。

(6)对多次治疗失败者,可考虑停药3个月或半年,使细菌恢复一定的负荷量,以便提高下一次治疗时*H. pylori*的根除率。

(7)根除治疗失败,但症状缓解者,可暂缓再次根除治疗。

## 四、儿童幽门螺杆菌感染的微生态治疗

*H. pylori*抗感染治疗过程中可出现腹胀、纳呆、腹泻、便秘等不良反应,部分患儿因此中断治疗,导致*H. pylori*根除率降低,耐药菌株增多。治疗*H. pylori*过程中抗生素可杀灭肠道正常菌群,肠道对致病菌抗定植能力减弱。各种过路菌及耐药菌株乘机形成优势菌群,增多的致病菌株再次造成肠道定植菌减少。PPI使胃内pH升高,过路菌大量繁殖。*H. pylori*治疗后超广谱β-内酰胺酶(ESBLs)阳性耐药菌增加,该酶由质粒携带,容易在细菌间通过质粒介导进行传递和扩散,导致对抗生素的耐药性在细菌之间广泛传播。

国内外成人*H. pylori*共识和meta分析均指出联合应用微生态制剂可辅助治疗*H. pylori*感染[16,30,31,32],减少*H. pylori*根除过程中的不良反应,提高患者的依从性。益生菌制剂抗*H. pylori*的作用机制:与*H. pylori*竞争结合位点;减轻和抑制*H. pylori*所致的炎症反应及调节免疫反应;产生抑制*H. pylori*的物质;减少细菌定植。微生态制剂是否可以提高儿童*H. pylori*的根除率,目前没有明确的结论。

(一)单独使用益生菌对根除率和预防感染的作用

研究将格氏乳杆菌(~$10^8$CFU)混入奶酪给无症状学龄前儿童服用1年,评估其是否能根除*H. pylori*或预防*H. pylori*感染[33]。共有440名儿童纳入研究,粪便抗原试验提示132名*H. pylori*阳性,308名*H. pylori*阴性。132名*H. pylori*阳性儿童中82名服用混有格氏乳杆菌的奶酪,6名摄入普通奶酪作为安慰剂组,28名儿童不愿食用奶酪退出研究(其中18名1年后愿意复查粪便抗原试验作为对照组)。1年后复查粪便抗原试验,82名服用混有格氏乳杆菌的奶酪的儿童中有24名

转阴性($H. pylori$ 根除率达 29.3%),安慰剂组无人转阴性,对照组有 1 人转阴性($H. pylori$ 自发根除率为 5.6%)。24 名转阴的患儿中 12 名愿意在 6 个月后再次复查粪便抗原试验,其中 5 名又转阳性,因此最终总 $H. pylori$ 根除率约为 17%。308 名 $H. pylori$ 阴性患儿中,123 名完成服用 1 年混有格氏乳杆菌的奶酪,99 名儿童完成服用 1 年普通奶酪,两组 $H. pylori$ 感染率分别为 4.1% 和 8.1%,尽管服用益生菌减少 50% 感染率,两组间差异未达统计学意义。提示益生菌可减少 $H. pylori$ 定植密度,降低胃黏膜致病菌的负荷,但益生菌单独应用很难根除 $H. pylori$。

(二)三联疗法联合益生菌对幽门螺杆菌根除率的影响

益生菌治疗儿童幽门螺杆菌的临床试验研究显示:86 例 $H. pylori$ 感染的儿童随机分为两组,治疗组给予奥美拉唑、阿莫西林、克林霉素,并加用含有干酪乳杆菌 DN-114001 株 $10^{10}$ CFUs 的发酵乳,对照组用安慰剂,疗程均为 14 天,在治疗后 4 周通过检测粪便中幽门螺杆菌抗原来评价其疗效,研究结果显示两组的根除率分别为 84.6% 和 57.5%,两者有显著差异[34]。儿童中关于益生菌对 $H. pylori$ 标准三联疗法效果影响的 meta 分析纳入 7 项研究共 508 名患儿,其中益生菌组 256 名,对照组 252 名,结果显示益生菌组和对照组 ITT 分析及 PP 分析,根除率的 $OR$ 值分别为 1.96 和 2.25,益生菌组的不良反应发生率明显降低($OR$=0.32),添加益生菌可明显减少腹泻的发生[32]。

(三)减少幽门螺杆菌根除治疗过程中的不良反应,提高患者依从性

意大利学者将 $H. pylori$ 感染患儿随机分为两组,A 组采用标准三联疗法,B 组采用标准三联疗法 + 益生菌,治疗结束后评估患儿的依从性,停药 4 周后复查尿素呼气试验,结果显示治疗结束后 A 组患儿腹痛、恶心、呕吐和腹泻的发生率较 B 组高,但这些不良反应具有自限性,一旦停药症状即消失,B 组患儿的 $H. pylori$ 根除率较 A 组高[35]。

(四)幽门螺杆菌感染对肠道微生态和免疫反应的影响

Yang 等[36]纳入 38 名 $H. pylori$ 感染的患儿和 38 名未感染儿童,试验前和服用含有益生菌的酸奶 4 周后收集血清和粪便标本。结果显示感染患儿其粪便双歧杆菌计数、双歧杆菌 / 大肠杆菌、血清 IgA 滴度、胃蛋白酶原 I / II 明显低于对照组。摄入含有益生菌的酸奶可减少 IL-6 的分泌和 $H. pylori$ 负荷量,提高 IgA 和胃蛋白酶原 II 含量,提高粪便中双歧杆菌 / 大肠杆菌比值。

(五)根除幽门螺杆菌对肠道微生态环境的影响

楼金圻等[37]研究显示"奥美拉唑 + 阿莫西林 + 克拉霉素"三联疗法抗 $H. pylori$ 治疗 7 天后患儿肠道菌群状态发生了明显的改变,出现不同程度的菌群失调,其中肠道原籍菌——双歧杆菌、乳杆菌和拟杆菌数量明显下降,而肠杆菌数量明显增加。B/E 值在治疗后亦明显下降,肠道定植能力下降。而且,酵母菌和产气荚膜梭菌的检出率亦有不同程度的增加,其原因可能是三联疗法抗 $H. pylori$ 治疗后,肠道有益的厌氧菌数量下降,对条件致病菌的抑制作用下降,导致检出率明显提高,需引起高度重视。

Wang 等[38]同样进行了类似的研究(A 组:三联治疗 + 乳杆菌 + 双歧杆菌,B 组:三联治疗),益生菌共用 6 周。治疗前、治疗后 2 周和 6 周收取新鲜粪便,对肠道菌群采用实时聚合酶链反应(real-time PCR)法进行检测,治疗 2 周时粪便中双歧杆菌 A 组显著高于 B 组,治疗 6 周时双歧杆菌 A 组稍升高,B 组恢复到治疗前水平。治疗 2 周时乳杆菌水平 2 组均减低,但 A 组仍显著高于

B组。治疗6周时2组乳杆菌基本恢复至治疗前水平。A组大肠杆菌治疗2周和6周时稍增多,B组在治疗2周时大肠杆菌明显增加,显著高于A组。治疗6周时恢复至治疗前水平。

同样,成人的研究将 H. pylori 感染的患者分为2组(A组:抗生素组;B组:抗生素+益生菌组),治疗前后收取粪便标本,对16S rRNA进行焦磷酸测序。结果显示两组间 H. pylori 根除率和不良反应的发生率无显著差异,治疗后两组人群粪便中菌群改变的趋势一样(厚壁菌门菌减少,变形菌增多),抗生素组的变化更为明显。治疗后抗生素组对克拉霉素和阿莫西林耐药的细菌增多。结果提示补充益生菌可减少抗生素导致的肠道菌群失平衡,从而限制抗生素耐药细菌的生长,提高 H. pylori 的根除率[39]。

(六)微生态治疗中益生菌的选择

益生菌必须能耐受胃酸、胆汁的作用才能在胃内定植,因此对益生菌的选择必须是那些能耐受胃酸及胆汁并能成功定植的细菌。目前符合这样条件的细菌主要是乳杆菌、双歧杆菌、酵母菌等。同时并不是每种益生菌均有抗 H. pylori 的活性,具有这一活性的益生菌也主要是乳杆菌属的乳杆菌和双歧杆菌及某些酵母菌。抗生素对于微生态制剂中的活菌有杀灭作用,两者一般不宜同时使用。可选用不受抗生素影响的微生态制剂或尽可能将两类药物的服用时间间隔延长些。

Zhang 等[40]的研究纳入194名 H. pylori 感染患儿,分为研究组(三联治疗+布拉氏酵母菌共102名)和对照组(三联治疗,共92名),结果显示研究组腹泻发生率11.76%,持续时间3.17天±1.08天,对照组腹泻发生率28.26%,持续时间4.05天±1.11天,两组 H. pylori 根除率分别为71.4%和61.9%。布拉氏酵母菌可明显减少腹泻的发生,减轻腹泻的症状和持续时间,由于提高患者的依从性,H. pylori 根除率可提高10%。

一项 meta 研究纳入25项 RCT 研究共3 769名成人和儿童,评估单一菌株益生菌对常见 H. pylori 治疗方案的影响(其中标准三联疗法占89%),结果显示布拉氏酵母菌(CNCM,I-745)可显著提高 H. pylori 根除率和减少治疗相关不良反应。布拉氏酵母菌和鼠李糖乳杆菌可显著减少 H. pylori 治疗中抗生素相关性腹泻的发生[41]。

同样也有 meta 研究纳入19项 RCT 研究共2 730名成人和儿童,评估多种菌株对常见 H. pylori 治疗方案的影响(其中标准三联疗法占75%)。其中多种菌株包括嗜酸乳杆菌和动物双歧杆菌混合物,嗜酸乳杆菌、鼠李糖乳杆菌、植物乳杆菌、罗伊乳杆菌、唾液乳杆菌、芽孢杆菌、婴儿双歧杆菌、长双歧杆菌8种益生菌混合物可显著提高 H. pylori 根除率,预防不良反应的发生,减少抗生素相关性腹泻[42]。

对于如何选择益生菌菌株目前仍没有一致的意见,需要更多的研究为临床提供更多的循证证据。选择单个菌种还是多个菌种没有共识,一般认为多菌种可能有更好的疗效[43]。另外,对于益生菌使用的时机有不同的报道,是在根除方案前还是在根除方案同时或之后仍没有一致的意见。

五、根除幽门螺杆菌的疗效判断

应在根除治疗结束后至少4周后进行根除疗效的判断,即使患儿症状消失也建议复查,首选尿素呼气试验。

符合下述三项之一者可判断为 *H. pylori* 根除：①尿素呼气试验阴性；②粪便抗原试验阴性；③基于胃窦、胃体两个部位取材的快速尿素酶试验均阴性。

## 六、影响幽门螺杆菌治疗效果的因素

除了抗生素的耐药性、抑酸剂的代谢，患者对治疗的依从性也影响治疗的效果。治疗方案完成 <80% 的患者容易治疗失败，产生继发细菌耐药[44]。成人研究提示阿莫西林的给药次数也影响 *H. pylori* 的治疗效果，阿莫西林每日 3 次或 4 次口服效果优于 2 次给药，3 次或 4 次给药两者效果无差异[45]。*H. pylori* 定植密度影响三联治疗，但不影响四联治疗的效果[46]。其他因素如疾病的类型、BMI 等也影响治疗的效果。

## 七、展望——幽门螺杆菌疫苗

*H. pylori* 复发和再感染成为胃病反复发作的主要原因。理想状态下，通过免疫学方法，既可运用预防性疫苗也可使用治疗型疫苗来防治 *H. pylori* 感染。在 *H. pylori* 流行区域，儿童适合接种预防性疫苗，而胃癌高发地区成人则适合接种治疗性疫苗。即使疫苗缺少完全的保护性，它仍可缩短治疗周期，提高传统疗法的效果，防止再感染。

国内陆军军医大学研制的重组 *H. pylori* 分子内佐剂疫苗已开展了临床 3 期研究[47]。该技术能产生胃肠道黏液中的 sIgA，不同于血清 IgG 抗体，可阻断 *H. pylori* 感染。2004—2005 年共 4 464 名 6~15 岁未感染 *H. pylori* 儿童纳入研究，研究前所有患儿均检测 cagA 和 HSP58 抗体，抗体阴性者再行 $^{13}C$- 尿素呼气试验，两者均阴性确认未感染 *H. pylori*。疫苗口服时间为 0、14、28 天。接种结束后第 4、8、12、24 个月和 36 个月复查 $^{13}C$- 尿素呼气试验，阳性者进一步行血清学检查，两者均阳性考虑 *H. pylori* 感染。疫苗组（2 024 名）和安慰剂组（2 059 名）完成了 1 年的随访，其中分别有 14 名和 50 名儿童感染 *H. pylori*。疫苗组 *H. pylori* 发生率明显低于安慰剂组，疫苗的有效率达71.8%。3 014 名儿童（68%）完成了 2 年的随访，1 946 名（44%）完成了 3 年的随访。2 年随访时，新发 *H. pylori* 感染 32 例（疫苗组 10 名，安慰剂组 22 名），疫苗有效率 55%。3 年随访，新发 *H. pylori* 感染 19 例（疫苗组 6 名，安慰剂组 13 名），疫苗有效率 55.8%。共有 869 名儿童参与免疫学研究。口服疫苗前和 3 剂疫苗结束后 1、6、12、24、36 个月收集血液和唾液标本。结果显示接种前两者抗尿素酶 B 亚单位 IgG 水平相似，接种后 1 个月疫苗组明显产生免疫反应，平均抗体水平达 389.4，血清转化率为 86.1，安慰剂组抗体水平 72.2，血清转化率 4.6%。随访 2 年和 3 年，尽管抗体水平降低，但疫苗组抗体水平仍明显高于安慰剂组。疫苗组中 157（7%）名儿童和安慰剂组中 161（7%）名儿童在接种后 3 天内发生不良反应，主要表现为呕吐伴随发热、头痛，这些症状较轻微，24h 内可缓解，两组间不良反应的发生率无显著差异。随访 1 年时，疫苗组中 5 名（<1%）和安慰剂组中 7 名（<1%）发生严重不良事件，其中 1 名发生致死性溺水，其他不良事件经住院治疗都得到恢复，这些

严重不良事件与疫苗无关。

## 附1 2011年北美/欧洲儿童胃肠病、肝病和营养学会共识摘译(治疗部分)[48]

1. 一线治疗方案包括:标准三联疗法(PPI+阿莫西林+咪唑类或PPI+阿莫西林+克拉霉素)、铋剂+阿莫西林+咪唑类、序贯疗法。

2. 在克拉霉素耐药率>20%的地区,在使用含有克拉霉素的三联治疗方案前应对克拉霉素行药敏试验。建议治疗时间7~14天,需考虑价格、依从性和药物不良反应。

3. 药物剂量:PPI,1~2mg/(kg·d);阿莫西林,50mg/(kg·d),最大量2 000mg/d;甲硝唑,20mg/(kg·d),最大量1 000mg/d;克拉霉素,20mg/(kg·d),最大量1 000mg/d;次水杨酸铋或枸橼酸铋,8mg/(kg·d)。每天2次用药,疗程10~14天。

4. 治疗失败后有3种选择:①胃镜行胃黏膜组织细菌培养和药敏试验;②再次治疗前若无条件行胃黏膜组织细菌培养,可采用FISH方法检测甲醛溶液浸泡的胃黏膜标本;③改良治疗方案:使用不同的抗生素、加用铋剂、加大药物剂量、延长治疗时间。

5. 如果无法行药敏试验,建议以下方案作为二线治疗或补救治疗:①含有铋剂的四联疗法:PPI+甲硝唑+阿莫西林+铋剂;②三联疗法:PPI+左氧氟沙星(莫西沙星)+阿莫西林,该方案儿童中相应的研究很少,成人研究显示其和四联疗法同样有效,但需考虑喹诺酮类药物耐药率上升。如果患儿之前接受过喹诺酮类治疗,则不建议使用该方案。二线治疗疗程目前没有定论,但一般建议14天。

(黄瑛　周颖)

## 参 考 文 献

[1] Current European Concepts in the Management of Helicobacter pylori Infection. The Maastricht Consensus Report. European Helicobacter Pylori Study Group. Gut, 1997, 41 (1): 8-13.

[2] Drumm B, Koletzko S, Oderda G, et al. Helicobacter pylori infection in children: a consensus statement. European Paediatric Task Force on Helicobacter pylori. J Pediatr Gastroenterol Nutr, 2000, 30 (2): 207-213.

[3] Gold BD, Colletti RB, Abbott M, et al. Helicobacter pylori infection in children: recommendations for diagnosis and treatment. J Pediatr Gastroenterol Nutr, 2000, 31 (5): 490-497.

[4] Gottrand F, Kalach N, Spyckerelle C, et al. Omeprazole combined with amoxicillin and clarithromycin in the eradication of Helicobacter pylori in children with gastritis: a prospective randomized double-blind trial. J Pediatr, 2001, 139 (5): 664-668.

[5] Khurana R, Fischbach L, Chiba N, et al. Meta-analysis: Helicobacter pylori eradication treatment efficacy in children. Aliment Pharmacol Ther, 2007, 25 (5), 523-536.

[6] Francavilla R, Lionetti E, Castanella SP, et al. Improved efficacy of 10-day sequential treatment for Helicobacter pylori eradication in children: a randomized trial. Gastroenterology, 2005, 129 (5): 1414-1419.

[7] Schwarzer A, Bontems P, Urruzuno P, et al and ESPGHAN Working group on Helicobacter pylori. Sequential therapy as first line treatment in children with new diagnosed symptomatic Helicobacter pylori infection. Helicobacter, 2011, 16 (Suppl 1): 85.

[8] Horvath A, Dziechciarz P, Szajewska H. Meta-analysis: sequential therapy for Helicobacter pylori eradication in children. Aliment Pharmacol Ther, 2012, 36 (6): 534-541.

［9］ Huang J, Zhou L, Geng L, et al. Randomised controlled trial: sequential vs. standard triple therapy for Helicobacter pylori infection in Chinese children-a multicentre, open-labelled study. Aliment Pharmacol Ther, 2013, 38 (10): 1230-1235.

［10］ Liou JM, Chen CC, Chen MJ, et al. Sequential versus thriple therapy for the first-line treatment of Helicobacter pylori: a multicentre, open-label, randomised trial. Lancet, 2013, 381 (9862): 205-213.

［11］ Erdur B, Ozturk Y, Gurbuz ED, et al. Comparison of sequential and standard therapy for Helicobacter pylori eradication in children and investigation of clarithromycin resistance. J Pediatr Gastroenterol Nutr, 2012, 55 (5): 530-533.

［12］ Oderda G, Shcherbakov P, Bontems P, et al. Results from the pediatric European register for treatment of Helicobacter pylori (PERTH). Helicobacter, 2007, 12 (2): 150-156.

［13］ Hong J, Yang HR. Efficacy of proton pump inhibitor-based triple therapy and bismuth-based quadruple therapy for Helicobacter pylori eradication in Korean children. Pediatr Gastroenterol Hepatol Nutr, 2012, 15 (4): 237-242.

［14］ Pacifico L, Osborn JF, Anania C, et al. Review article: bismuth-based therapy for Helicobacter pylori eradication in children. Aliment Pharmacol Ther, 2012, 35 (9): 1010-1026.

［15］ Fock KM, Katelaris P, Sugano K, et al. Second Asia-Pacific Consensus Guidelines for Helicobacter pylori infection. J Gastroenterol Hepatol, 2009, 24 (10): 1587-600.

［16］ Malfertheiner P, Megraud F, O'Morain CA, et al. Management of Helicobacter pylori infection-the Maastricht Ⅳ/Florence Consensus Report. Gut, 2012, 61 (5): 646-664.

［17］ Sun Q, Liang X, Zheng Q, et al. High efficacy of 14-day triple therapy-based, bismuth-containing quadruple therapy for initial Helicobacter pylori eradication. Helicobacter, 2010, 15 (3): 233-238.

［18］ Malfertheiner P. Infection: Bismuth improves PPI-based triple therapy for H. pylori eradication. Nat Rev Gastroenterol Hepatol, 2010, 7 (10): 538-539.

［19］ Oderda G, Rapa A, Bona G. A systematic review of Helicobacter pylori eradication treatment schedules in children. Aliment Pharmacol Ther, 2000, 14 (Suppl 3): 59-66.

［20］ 中华医学会儿科学分会消化学组,《中华儿科杂志》编辑委员会. 儿童幽门螺杆菌感染诊治专家共识. 中华儿科杂志, 2015, 53 (7): 496-498.

［21］ 陈洁, 陈飞波, 余金丹, 等. 幽门螺杆菌对克拉霉素、阿莫西林、甲硝唑体外耐药性和敏感性的初步分析. 中华儿科杂志, 2004, 42 (10): 769-771.

［22］ Liu G, Xu X, He L, et al. Primary antibiotic resistance of Helicobacter pylori isolated from Beijing children. Helicobacter, 2011, 16 (5): 356-362.

［23］ 王玉环, 黄瑛, 王传清, 等. 儿童结节性胃炎幽门螺杆菌耐药性分析. 临床儿科杂志, 2014, 32 (10): 903-906.

［24］ Seo JH, Woo HO, Youn HS, et al. Antibiotics resistance of Helicobacter pylori and treatment modalities in children with H. pylori infection. Korean J Pediatr, 2014, 57 (2): 67-71.

［25］ Arenz T, Antos D, Russmann H, et al. Esomeprazole-based 1-week triple therapy directed by susceptibility testing for eradication of Helicobacter pylori infection in children. J Pediatr Gastroenterol Nutr, 2006, 43 (2): 180-184.

［26］ Bontems P, Devaster JM, Corvaglia L, et al. Twelve years observation of primary and secondary antibiotic-resistant Helicobacter pylori strains in children. Pediatr Infect Dis J, 2001, 20 (11): 1033-1038.

［27］ Karabiber H, Selimoglu MA, Otlu B, et al. Virulence factors and antibiotic resistance in children with Helicobacter pylori gastritis. J Pediatr Gastroenterol Nutr, 2014, 58 (5): 608-612.

［28］ Schwarzer A, Urruzuno P, Iwanczak B, et al. New effective treatment regimen for children infected with a double-resistant Helicobacter pylori strain. J Pediatr Gastroenterol Nutr, 2011, 52 (4): 424-428.

［29］ Settin A, Abdalla AF, AI-Hussaini AS, et al. Cure rate of Helicobacter pylori infection in Egyptian children related to CYP2C19 gene polymorphism. Indian J Gastroenterol, 2014, 33 (4): 330-335.

［30］ 中华医学会消化病学分会. 中国慢性胃炎共识意见. 胃肠病学, 2013, 18 (1): 24-29.

［31］ Wang ZH, Gao QY, Fang JY. Meta-analysis of the efficacy and safety of Lactobacillus-containing and Bifidobacterium-containing probiotics compound preparation in Helicobacter pylori eradication therapy. J Clin Gastroenterol, 2013, 47 (1): 25-32.

[ 32 ] Li S, Huang XL, Sui JZ, et al. Meta-analysis of randomized controlled trials on the efficacy of probiotics in Helicobacter pylori eradication therapy in children. Eur J Pediatr, 2014, 173 (2): 153-161.

[ 33 ] Boonyaritichaikij S, Kuwabara K, Nagano J, et al. Long-term administration of probiotics to asymptomatic pre-school children for either the eradication or the prevention of Helicobacter pylori infection. Helicobacter, 2009, 14 (3): 202-207.

[ 34 ] Sykora J, Valeckova K, Amlerova J, et al. Effects of a specially designed fermented milk product containing probiotic Lactobacillus casei DN-114 001 and the eradication of H. pylori in children: a prospective randomized double-blind study. J Clin Gastroenterol, 2005, 39 (8): 692-698.

[ 35 ] Tolone S, Pellino V, Vitaliti G, et al. Evaluation of Helicobacter Pylori eradication in pediatric patients by triple therapy plus lactoferrin and probiotics compared to triple therapy alone. Ital J Pediatr, 2012, 38: 63.

[ 36 ] Yang YJ, Sheu BS. Probiotics-containing yogurts suppress Helicobacter pylori load and modify immune response and intestinal microbiota in the Helicobacter pylori-infected children. Helicobacter, 2012, 17 (4): 297-304.

[ 37 ] 楼金玕, 黄晓磊, 陈洁. 抗幽门螺杆菌感染治疗后患儿肠道菌群的变化. 中国实用儿科杂志. 2007, 22 (1): 43-46.

[ 38 ] Wang YH, Huang Y. Effect of Lactobacillus acidophilus and Bifidobacterium bifium supplementation to standard triple therapy on Helicobacter pylori eradication and dynamic changes in intestinal flora. World J Microbiol Biotechnol, 2014, 30 (3): 847-53.

[ 39 ] Oh B, Kim BS, Kim JW, et al. The effect of probiotics on gut microbiota during the Helicobacter pylori eradication: randomized controlled trial. Helicobacter, 2016, 21 (3): 165-174.

[ 40 ] Zhang B, Xu YZ, Deng ZH, et al. The efficacy of Saccharomyces boulardii CNCM I-745 in addition to standard Helicobacter pylori eradication treatment in children. Pediatr Gastroenterol Hepatol Nutr, 2015, 18 (1): 17-22.

[ 41 ] McFarland LV, Peter M, Ying H, et al. Meta-analysis of single strain probiotics for the eradication of Helicobacter pylori and prevention of adverse events. World J Meta-Anal, 2015, 3 (2): 97-117.

[ 42 ] McFarland LV, Huang Y, Wang L, et al. Systematic review and meta-analysis: Multi-strain probiotics as adjunct therapy for Helicobacter pylori eradication and prevention of adverse events. United European Gastroenterol J, 2016, Aug, 4 (4): 546-561.

[ 43 ] Chapman CM, Gibson GR, Rowland I. Health benefits of probiotics: are mixtures more effective than single strains？ Eur J Nutr, 2011, 50 (1): 1-17.

[ 44 ] Vakil N, Vaira D. Treatment for H. pylori infection: new challenges with antimicrobial resistance. J Clin Gastroenterol, 2013, 47 (5): 383-388.

[ 45 ] Furuta T, Sugimoto M, Yamade M, et al. Effect of dosing schemes of amoxicillin on eradication rates of Helicobacter pylori with amoxicillin-based triple therapy. J Clin Pharmacol, 2014, 54 (3): 2582-66.

[ 46 ] Onal IK, Gokcan H, Benzer E, et al. What is the impact of Helicobacter pylori density on the success of eradication therapy: a clinio-histopathological study. Clin Res Hepatol Gastroenterol, 2013, 37 (6): 642-646.

[ 47 ] Zeng M, Mao XH, Li JX, et al. Efficacy, safety, and immunogenicity of an oral recombinant Helicobacter pylori vaccine in children in China: a randomized, double-blind, placebo-controlled, phase 3 trial. Lancet, 2015, 386 (10002): 1457-1464.

[ 48 ] Koletzko S, Jones NL, Goodman KJ, et al. Evidence-based guidelines from ESPGHAN and NASPGHAN for Helicobacter pylori infection in children. J Pediatr Gastroenterol Nutr, 2011, 53 (2): 230-243.

# 第六篇

# 幽门螺杆菌感染的检测

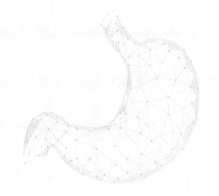

第七十三章

# 幽门螺杆菌感染的检测概述

一、幽门螺杆菌感染常用检测方法

二、幽门螺杆菌感染检测中应注意的问题

自 1982 年澳大利亚学者 Warren 和 Marshall 首次从胃黏膜活检组织中成功分离培养出幽门螺杆菌（*H. pylori*）以来，已明确 *H. pylori* 感染与多种上消化道疾病密切相关，并与一些胃肠外疾病具有相关性，准确地检测 *H. pylori* 是规范化治疗 *H. pylori* 感染的前提。*H. pylori* 是一种革兰氏染色阴性螺旋状细菌，其感染人体后定植于胃型上皮（胃和有胃化生的十二指肠黏膜），当环境不适合时细菌可发生球形变。*H. pylori* 可产生相对特异的尿素酶，后者可分解尿素产生氨和二氧化碳。部分 *H. pylori* 可随胃型上皮代谢脱落而失去定植，从粪便排出。*H. pylori* 可激发机体免疫反应，产生相应抗体。针对 *H. pylori* 的这些生物学特性，已开发出多种用于 *H. pylori* 感染检测的方法，每一种检测方法都具有其各自的特点，合理地结合各种方法的特点及患者个体情况进行检测有利于提高检测和诊断的准确性。

## 一、幽门螺杆菌感染常用检测方法

1. **常用的侵入性及非侵入性检测方法**　根据检测方法是否需要通过内镜检查，可以将 *H. pylori* 的检测方法分为侵入性和非侵入性，前者主要包括胃黏膜标本直接涂片染色检菌、组织学染色、快速尿素酶试验（RUT）、细菌培养、基于 *H. pylori* 特定基因检测（包括 PCR 检测、real time PCR 检测和基因芯片检测）等；后者主要包括 $^{13}$C/$^{14}$C- 尿素呼气试验（UBT）、粪便抗原试验（SAT）、血清学检测等（表 73-1）[1,2]。

表 73-1　常用幽门螺杆菌感染检测方法

| | 侵入性 / 非侵入性 | 是否可行抗生素耐药性检测 |
| --- | --- | --- |
| 组织学染色 | 侵入性 | 否 |
| 快速尿素酶试验 | 侵入性 | 否 |
| 细菌培养 | 侵入性 | 是 |
| 内镜 | 侵入性 | 否 |
| 分子学方法 | 侵入性 / 非侵入性 | 是 |
| 血清学 | 非侵入性 | 否 |
| 尿素呼气试验 | 非侵入性 | 否 |
| 粪便抗原试验 | 非侵入性 | 是 |

随着内镜技术的不断发展,以及放大窄波长内镜、共聚焦显微内镜在临床的应用,使得在体观察 *H. pylori* 感染的内镜下征象(汇集小静脉不规则排列和结节状胃炎等)成为可能,但该方法需要相关的检测设备,检测医师需经过培训,其检测 *H. pylori* 的特异性／敏感性不够理想,因此在临床未普遍开展。

2. **不同检测方法的原理** 根据检测方法的原理,可将 *H. pylori* 检测方法分为微生物学方法、形态学方法、尿素酶依赖方法、血清学方法和分子检测方法等。微生物学方法主要为细菌分离培养,该方法是诊断 *H. pylori* 感染的"金标准";形态学方法主要包括组织病理染色、涂片染色等;尿素酶依赖方法主要包括 UBT、RUT 等;血清学方法主要包括 ELISA 法、酶免疫测定、乳胶凝集试验、Western 印迹法等;分子检测可通过胃黏膜组织、胃液、粪便等进行。

随着分子生物学技术的迅猛发展,分子生物学检测方法在 *H. pylori* 感染检测中的应用也越来越多,并显示出良好的发展前景。特别是由于分子生物学技术的高通量特性,可以在做出 *H. pylori* 感染诊断的同时,给出有关 *H. pylori* 对常用抗生素(特别是对大环内酯类和喹诺酮类等)的药物敏感性等重要信息;也由于分子生物学技术具有所用样品量少和检测敏感性高等特点,使原来的许多侵入性检测方法转变为了非侵入性检测方法。

## 二、幽门螺杆菌感染检测中应注意的问题

1. 不同检测试剂的准确度存在差异,任何检测方法本身都存在假阴性或假阳性可能,临床检测中所应用的试剂和方法应经过验证。

*H. pylori* 是已知所有病原菌中菌株间差异最大的一种细菌,由于不同地域、不同人群感染菌的菌株可能在基因特征和抗原表型等方面具有明显的差异,从而影响到相关检测方法应用结果的一致性。因此,当一种新的 *H. pylori* 检测方法被引入一个新的人群时,需要进行充分的方法学评价,必要时还会根据特定人群中检测方法评价中发现的问题,进行针对性方法学改进。不同检测方法、不同生产企业产品、不同用户对检测方法的应用都会影响 *H. pylori* 检测的效果。

2. **影响 *H. pylori* 检测结果的相关临床因素**

(1)药物因素:抗生素、铋剂和某些有治疗 *H. pylori* 作用的中药(还包括含有黄连、大黄等清热解毒成分的中成药或者汤药)的应用可导致 *H. pylori* 检测出现假阴性结果,尤其对于尿素酶依赖试验,应在停用上述药物至少 4 周后进行检测,而服用抑酸剂者应在至少停药 2 周后进行检测[3,4]。

质子泵抑制剂(PPI)具有抗 *H. pylori* 活性作用,并可以降低细菌负荷量,从而导致尿素酶依赖试验、SAT 检测出现假阴性结果。$H_2$ 受体拮抗剂对 UBT 的敏感性也存在轻度的影响,而抗酸剂对 UBT 或者 SAT 检测的敏感性没有影响[5]。

药物可致 *H. pylori* 变形(球形变),当组织学检查发现有中性粒细胞浸润时,大多数这种球样菌是 *H. pylori*,结合 *H. pylori* 抗体检测可以明确证实是否感染 *H. pylori*。

(2)不同临床疾病对检测结果影响:消化性溃疡活动性出血、胃恶性肿瘤、伴有弥漫性肠化生的重度萎缩性胃炎、胆汁反流性胃炎,由于胃内细菌负荷量减少,可能会导致检测结果假阴性。

活动性消化性溃疡患者排除 NSAID 和/或阿司匹林因素后，*H. pylori* 感染的可能性 >95%，在这种情况下，如 *H. pylori* 检测阴性，要高度怀疑假阴性可能，在不同时间或采用多种方法检测可取得更可靠结果。

胃动力异常可能导致 UBT 检测结果不准确，尿素试剂经尿素酶分解产生的 $HCO_3^-$ 需在胃肠道吸收，胃动力较强者 UBT 的峰值提前，胃动力减弱者 UBT 的峰值延迟（如存在幽门梗阻及胃轻瘫），从而导致 UBT 假阴性的结果。

残胃者采用 UBT 检测 *H. pylori* 结果不可靠，由于受肠道其他产尿素酶细菌的影响可能出现假阳性结果，宜采用 RUT、组织学染色或者 SAT 等方法检测。

对于因消化不良症状而接受内镜检查的患者，有研究显示当内镜下观察没有发现明显的可见病变时，其 *H. pylori* 的感染率与内镜下有可见病变患者无明显差异，因此对于内镜检查没有发现明显病变的消化不良患者也应当进行 *H. pylori* 感染的相关检测[5]。

**3. 临床常用不同检测方法的应用特点**

（1）RUT：因病情而需要接受内镜活检的患者，建议首选 RUT 方法进行 *H. pylori* 感染检测，该方法价格便宜、可快速获得检测结果，如果分别从胃窦和胃体取材进行检测，可以提高检测的敏感性，但对于治疗后复查的患者，不建议应用 RUT 方法进行根除治疗结果的判断。对于质量合格的 RUT 检测试剂，其检测结果的假阴性发生率远高于假阳性率，当 RUT 检测阴性时并不能排除 *H. pylori* 感染；应注意一些其他产尿素酶的细菌可能导致 RUT 检测假阳性的结果。

（2）组织学染色：多数感染者可以通过胃黏膜组织学染色的方法进行诊断。当胃黏膜组织学检查提示炎症反应明显尤其是伴有活动性而 HE 染色切片未找见 *H. pylori* 时，可采用特殊辅助染色。肠化生黏膜表面通常无 *H. pylori* 定植，宜在非化生处寻找。取自溃疡底部（苔）、肿瘤的组织亦无 *H. pylori* 定植。研究显示，镜下观察到的 *H. pylori* 样微生物，经 *H. pylori* 抗体染色检测，95% 以上是 *H. pylori*。

（3）UBT：是检测 *H. pylori* 感染最好的非侵入性方法，可反映全胃 *H. pylori* 感染状况，可克服细菌"灶性"分布的差异，一定程度上避免了 RUT 活检取材的点的局限性。在治疗后判断 *H. pylori* 是否根除时，建议首选 UBT 方法。应注意 UBT 检测值接近临界值附近时结果不可靠，检测结果可能为假阴性或者假阳性，需择期再次检测或采用其他方法检测。近期韩国的一项研究，对根除治疗后患者同时采用 UBT 和组织学染色方法进行根除结果的判断，发现使用同一试剂和仪器，当分别以不同的 UBT 临界值作为根除判断标准时（DOB 自 2.5‰~10‰），UBT 检测均可出现假阳性情况[6]。

（4）血清抗体检测：可以反映一段时间内 *H. pylori* 感染状况；是唯一不受近期用药和胃内局部病变影响的检测方法。只有在被检测地区经过临床验证的试剂盒才能够用于该地区人群 *H. pylori* 感染的检测。血清抗体定性检测不能用于治疗后的复查。另外，血清抗体检测可能与其他细菌抗原有交叉反应，对于患病率低的地区血清抗体检测阴性预测值高，患病率高的地区检测阳性预测值高。血清学方法在消化性溃疡活动性出血、胃黏膜相关淋巴组织淋巴瘤、伴有弥漫性肠化生的重度萎缩性胃炎情况下可作为现症感染的诊断手段，尤其当其他检测方法检测结果阴性时。

**4. 细菌耐药性检测**　在有条件的情况下，如能够在患者首次治疗之前即进行细菌耐药性检测,有利于减少耐药抗生素的不适当应用,减少耐药菌的产生。而对于反复治疗失败的患者,细菌耐药性检测有助于指导患者的个体化治疗。

Maastricht Ⅴ共识[7]中建议,在克拉霉素高耐药地区(耐药率 >15%),当一线治疗准备应用含有克拉霉素的方案时,建议在治疗前先进行细菌对克拉霉素的耐药性检测,可以采用通过细菌培养进行的耐药性检测或者分子生物学检测等方法。当首次治疗失败后,对于不准备接受含铋剂标准四联疗法(四环素、甲硝唑方案)的患者,如患者因病情需要接受内镜检查,建议同时进行细菌耐药性检测以指导进一步的治疗。

**5. 根除治疗后疗效的判断** 感染者根除治疗后应明确细菌是否被根除。中国人群既是 *H. pylori* 高感染率群体,同时也是一个对根除 *H. pylori* 感染常用抗生素高耐药率群体,由于 *H. pylori* 对常用抗生素的耐药导致一线根除治疗的成功率逐年降低,因此感染者根除治疗后,无论其相关临床症状是否缓解,均应再次进行相关检测,以明确细菌是否被成功根除。

国内外共识[3,4,7]均建议首选 UBT 检测判断治疗后细菌根除情况,应在患者停用根除治疗药物至少 4 周后进行相关检测。有些患者,在停用根除治疗药物后,由于病情需要可能还会继续服用一些治疗药物,如 PPI、黏膜保护剂、中药等,应注意 UBT 检测前患者是否停用了这些药物及停用时间是否足够,以避免假阴性结果的出现。

对于停用所有药物至少 4 周后进行检测结果阴性的患者,仍有可能出现检测结果假阴性情况,可以建议患者间隔一段时间重复检测,进一步明确细菌根除情况,尤其对于患有具有强烈根除治疗指征的 *H. pylori* 感染相关疾病(如消化性溃疡、胃黏膜相关淋巴组织淋巴瘤)患者。

*H. pylori* 感染的检测方法是在该菌的基础研究,如流行病学、致病性和致病机制、分型与基因结构等研究中发展和不断完善起来的,后述各章将详细介绍这些研究技术和方法。

(成虹)

## 参 考 文 献

[ 1 ] Wang YK, Kuo FC, Liu CJ, et al. Diagnosis of Helicobacter pylori infection: Current options and developments. World J Gastroenterol, 2015, 21 (40): 11221-11235.

[ 2 ] Mentis A, Lehours P, Mégraud F. Epidemiology and Diagnosis of Helicobacter pylori infection. Helicobacter, 2015, 20 (Suppl 1): 1-7.

[ 3 ] 中华医学会消化病学分会幽门螺杆菌学组, 全国幽门螺杆菌感染研究协作组. 第四次全国幽门螺杆菌感染处理共识报告. 中华内科杂志, 2012, 51 (10): 832-837.

[ 4 ] 中华医学会消化病学分会幽门螺杆菌和消化性溃疡学组, 全国幽门螺杆菌感染研究协作组. 第五次全国幽门螺杆菌感染处理共识报告. 胃肠病学, 2017, 22 (6): 346-360.

[ 5 ] Lahner E, Esposito G, Zullo A, et al. Gastric precancerous conditions and Helicobacter pylori infection in dyspeptic patients with or without endoscopic lesions. Scand J Gastroenterol, 2016, 51 (11): 1294-1298.

[ 6 ] Kwon YH, Kim N, Lee JY, et al. The Diagnostic Validity of Citric Acid-Free, High Dose (13) C-Urea Breath Test After Helicobacter pylori Eradication in Korea. Helicobacter, 2015, 20: 159-168.

[ 7 ] Malfertheiner P, Megraud F, O'Morain CA, et al. Management of Helicobacter pylori infection—the Maastricht Ⅴ/Florence Consensus Report. Gut, 2017, 66 (1): 6-30.

第七十四章

# 幽门螺杆菌分离培养技术

## 一、概述

　　幽门螺杆菌（H. pylori）自分离培养成功后的 30 余年里，因其感染所造成的疾病负担（特别是所引起的胃癌负担）巨大引起越来越多的关注[1,2]，而成功获得 H. pylori 菌株不但是研究 H. pylori 生物学特性和致病机制的基础，也是发展诊断技术、研发抗菌药物和获得用于指导临床个体化根除治疗的 H. pylori 药物敏感谱的基础；因此，H. pylori 培养的技术地位尤其重要和特殊。由于 H. pylori 是一种对营养要求较为苛刻的微需氧菌，加之生长较为缓慢，对培养的要求高并易受污染等因素影响，在国际范围内还很少能实现对临床治疗和公共卫生措施实施真正普遍的 H. pylori 培养技术支持。

## 二、幽门螺杆菌分离培养用临床标本的采集与运送

### （一）胃黏膜标本采集

　　用于细菌分离培养，胃黏膜标本采集时要注意患者近期应无抗生素使用史（4 周内）和无质子泵抑制剂（PPI）使用史（2 周内）。胃黏膜标本的采集按临床及研究要求的部位和条件进行。活检组织块不宜过小；将活检组织块从活检钳无菌操作取下并装入保存管中，组织块要完全浸入保存液中，避免活检组织块脱离保存液。

### （二）胃黏膜标本采集后的保存与运送方法

　　**1. 标本保存**　将临床取出的胃黏膜标本放入 0.5~1ml 无菌含 20% 甘油脑心浸液（brain heart infusion,BHI)肉汤保存液中,尽快送检;或冻于冰箱或液氮中备用。标本在保存液中在 0~8℃ 置 1~2 天,或在 −20℃ 保存 1~2 个月,或在 −80℃ 保存 2~5 年,不会明显影响 *H. pylori* 分离培养的阳性率。

2. **标本运送**　新鲜采集胃黏膜活检组织建议在 0~8℃ 运送,不能超过 1 天;冻存标本在运送过程中要确保冻存液不出现融化现象,冻存标本在短时间运输时若出现融化现象,标本送达后应立即接种并进行 *H. pylori* 分离培养[3]。

## 三、培养基及培养条件选择

常用的基础培养基包括弯曲菌琼脂基础(Karmali)(CM0935)、脑心浸液琼脂(BHIA)和布氏琼脂(Brucella agar)等,部分实验室会根据 *H. pylori* 的分离培养需要自行配制所用基础培养基; *H. pylori* 的初次培养选用半固体培养基,不用液体培养基;标本分离培养前进行液体增菌培养无助于提高 *H. pylori* 的分离培养率。

进行标本分离培养时,先用巴氏吸管将上述保存管中的胃黏膜标本及保存液全部吸至研磨器中,进行充分研磨后,用吸管吸出置于上述血平板中,每板约 100μl,均匀涂开后置 37℃ 微需氧培养箱培养(相对湿度 90%,气体环境为 $CO_2$ 10%、$O_2$ 5% 和 $N_2$ 85%)48~72h 进行初次培养结果观察;珍贵标本的培养可延长至 6~20 天,其间可多次进行培养效果观察。

*H. pylori* 对培养的条件要求较高,一般应用布氏琼脂或脑心浸液琼脂中加入 5%~10% 的羊血和马血(脱纤维或肝素抗凝均可),在 85% $N_2$、10% $CO_2$ 和 5% $O_2$(或 $H_2$)的混合气体条件下,37℃ 培养 3~7 天,即可长成针尖状或直径 1mm 以下的半透明菌落,在营养丰富的培养基(如 Karmali 培养基等)中的稀少菌落直径可达 1~2mm[4]。

## 四、培养菌落的鉴定

1. **菌落特征**　水滴样半透明,边缘整齐,扁平小菌落,菌苔呈油亮半透明状。

2. **生化鉴定**　*H. pylori* 具有大量高活性的尿素酶,该酶可以分解胃中尿素产生氨以中和胃酸,保护 *H. pylori* 在传播过程中有效突破胃酸屏障。可生长于含 0.5% 甘氨酸和 0.04% 氯化三苯四氮唑的培养基中。触酶和氧化酶阳性,具有碱性磷酸酶和 γ- 谷氨酰转肽酶活性,硝酸盐还原试验阴性。三糖铁琼脂中不产生硫化氢,醋酸铅纸片法则不定。在菌落特征和镜检符合 *H. pylori* 的前提下,尿素酶、氧化酶和过氧化氢酶均阳性可判断为 *H. pylori*。

3. **革兰氏染色及镜检**　*H. pylori* 为螺旋形、弯曲或直的不分枝杆菌,在胃黏膜部位常常为弯曲、S 形或弧形,(0.3~1.0)μm×(1.5~5)μm,革兰氏阴性,顶端钝圆(图 74-1)。在陈旧培养物中可呈球形或类

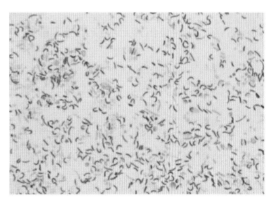

图 74-1　幽门螺杆菌革兰氏染色(1 000×)

球形。该菌两端有 4~8 根鞭毛。不产生芽孢。

**4. *H. pylori* 菌落的飞行质谱检测**　随着飞行质谱菌株鉴定技术的成熟和广泛应用,*H. pylori* 数据库在飞行质谱库中的信息已经足以支持对培养菌落的快速准确鉴定。此检测技术具有快速、准确和经济的特点,且可有效区分东方型菌株和西方型菌株[5]。

## 五、幽门螺杆菌菌株保存

保存液为含 20% 甘油的 BHI,菌株分别备份冻存于 −80℃ 冰箱和液氮中。

**1. 常用保存液配方**　*H. pylori* 保存液配方很多,曾有人使用过脱纤维绵羊全血、脱纤维马全血、脱纤维兔全血、脱脂牛奶、布氏肉汤、脱脂牛奶加 17% 甘油、布氏肉汤加 20% 甘油、Stuart 传送培养基、布氏肉汤加 10% 小牛血清、含 15% 甘油的 1% 蛋白胨、含 15% 甘油的大豆胨肉汤、心脑浸液、灭活血清等。

推荐使用蔗糖保存液 [用蒸馏水配制 20%(W/V)的蔗糖溶液,经 115℃,30min 灭菌后,将蔗糖溶液与经灭活的小牛血清按 1:1 比例混合即成]。具体方法是将冻存液约 0.2ml 分装在各 1.5ml 离心管或螺口冻存管中,放 −20℃ 冰箱保存备用。用于低温保存菌株时,无需在保存管中装入大量保存液,保存液体积的减小更便于提高菌株保存上的细菌浓度。

**2. 低温保存**　用前将保存液取出,室温溶化,用取菌环直接刮取少许新鲜培养的 *H. pylori*,放入保存液中(达 $10^9$ CFU/ml 浓度或更高),并直接放入 −60℃ ~−86℃ 环境保存,每株细菌保存多支。预先将菌株放入普通低温冰箱(−20℃ 左右)预冻后,再转入深低温环境保存与将菌株直接放入 −60℃ ~−85℃ 环境相比无明显差别,对小体积保存液而言反而增加了操作难度,稍不注意,在菌株转移时出现部分溶化,将明显降低菌株保存效果。每年取出备份的保存菌株,接种含 10% 羊血的布氏琼脂平板后,置 37℃ 混合气体(10% $CO_2$、5% $O_2$ 和 85% $N_2$)环境培养三天,检测细菌存活情况。

对 *H. pylori* 采用液氮保存也可取得满意效果。保存时可将装入 *H. pylori* 菌液的液氮冻存管(耐深低温冻存的外螺口管),在低温预冻后放入液氮中保存。

**3. 冻干保存**　在 *H. pylori* 菌株的冻干过程中,以蔗糖血清为主的冻干保护液在菌株冻干中具有良好的保护效果。*H. pylori* 在冻干过程中对冻干条件的要求特别严格,特别是不能耐受各种不同程度的溶化现象出现。脱脂奶粉不能作为 *H. pylori* 冻干保护剂。

## 六、生物安全要求

在《人间传染的病原微生物名录》中,*H. pylori* 按其危害程度分类归为第三类,大量活菌操作和样品检测相关的实验活动所需生物安全实验室级别为生物安全 Ⅱ 级实验室(BSL-2),感染性动物试验需要在动物二级生物安全(ABSL-2)条件下进行。其他相关非感染性材料操作在生物安全 Ⅰ 级实验室(BSL-1)中进行。*H. pylori* 的运输包装分类为 B 类(UN 编号为 UN 3373)。

## 七、展望

近年来,由于 *H. pylori* 耐药率不断增加带来的根除困难问题,使临床和人群干预中对菌株耐药水平的检测重视度越来越高,在浙江等地,依赖 *H. pylori* 分离培养技术的耐药检测及其相关的个体化治疗(精准医学)已经被普遍采用[6]。相信在不久的将来,随着 *H. pylori* 培养技术的规范推广,对 *H. pylori* 感染疾病的防控将发挥重要的支撑作用。

(张建中)

参 考 文 献

［1］Marshall BJ, Warren JR. Unidentified curved bacilli in the stomach of patients with gastritis and peptic ulceration. Lancet, 1984, 1 (8390): 1311-1315.

［2］Casper C, Fitzmaurice C. Infection-related cancers: prioritising an important and eliminable contributor to the global cancer burden. The Lancet Global health, 2016, 4 (9): e580-e581.

［3］何利华, 张茂俊, 刘国栋, 等. Karmali 和 Columbia 培养基初次分离幽门螺杆菌效果的比较. 世界华人消化杂志, 2011, 19 (1): 98-101.

［4］Gong YN, Li YM, Yang NM, et al. Centralized isolation of Helicobacter pylori from multiple centers and transport condition influences. World Journal of Gastroenterology, 2015, 21 (3): 944-952.

［5］Xiao D, Zhang H, He L, et al. High natural variability bacteria identification and typing: Helicobacter pylori analysis based on peptide mass fingerprinting. Journal of Proteomics, 2014, 98: 112-122.

［6］杨天敢, 黎宏章, 陈娇娥, 等. 浙江省台州地区 2010~2013 年幽门螺杆菌常用抗生素耐药监测. 中华流行病学杂志, 2014, 35 (6): 704-707.

第七十五章

# 幽门螺杆菌的组织病理学技术

通过胃镜或其他途径从胃黏膜取材，包埋切片染色镜检，进行组织学和幽门螺杆菌（*H. pylori*）检测，对有经验者来说是诊断该菌感染的"金标准"之一。人和动物胃内的螺旋样细菌最早就是通过组织学方法发现的，*H. pylori* 的致病性主要也是通过这种方法确定的。该方法用于诊断 *H. pylori* 的主要不足是创伤性较大，操作也较复杂。目前应用于 *H. pylori* 研究的主要优势有三：①在胃镜取材时可以明确胃部的大体病变如溃疡和胃癌；②在明确 *H. pylori* 感染状态的同时可以观察伴发炎症的程度及预测其自然病程；③在根除 *H. pylori* 后观察胃十二指肠病变的转归情况[1-6]。

## 一、组织切片制作

### (一) 标本取材

1. **内镜活检标本** ①要应用尽量大的活检钳(但要避免出血和穿孔),活检时用足够大的压力,尽量取到胃黏膜的全层包括表面上皮、胃腺和黏膜肌层。②部位及数目[7-9]:自然感染情况下 *H. pylori* 定植以胃窦部最常见,但少数情况下尤其是应用质子泵抑制剂治疗后,细菌可由胃窦向胃体部迁移。悉尼系统推荐在胃窦(前后壁各一,距幽门 2cm 以上)和胃体(前后壁各一)部各取材 2 块,作者发现在这两个部位各取材 1 块已能诊断 98% 以上的 *H. pylori* 感染。国外有少数作者为了明确胃黏膜萎缩的范围和肠上皮化生情况,主张在胃角处加取 1 块。首先,此处准确部位不好规定,胃镜操作不便;其次,此处黏膜属于移行黏膜,又是肠腺化生的常见部位,不利于 *H. pylori* 定植;最后,此处取材对提高 *H. pylori* 诊断率无大帮助,故不作推荐。如为了评价炎性病变的范围,在胃内的其他部位取材也是需要的。③组织定向:诊断 *H. pylori* 感染胃活检组织需要垂直切片,因此,活检取材后组织块定向非常重要。以前有用印度墨水染黑黏膜面的,但在胃镜检查床边进行很不方便,故国内大多数单位未能开展定向包埋。胃镜活检后用滤纸片黏取组织块在空气中干燥 15~20s 后即可黏牢,避免浸入固定液时漂浮,因此建议应用一滤纸条黏取活检组织,滤纸条一端剪开做标记,从标记端开始每隔几毫米放置一块从胃近端到远端钳取的组织块,黏膜面朝上,在空气中放至干燥后置入甲醛溶液中固定。

2. **手术切除标本** 因肿瘤或溃疡切除的胃大体标本充分固定后推开,剥切 0.1~0.3cm 宽的胃小弯全长黏膜一条,观察大体病变后选点切下或全部包埋切片。

### (二) 组织切片制作

包括组织固定、脱水、包埋和切片。

1. 胃活检组织用 4% 中性缓冲甲醛溶液固定至少 6h,手术切除标本固定 24h 以上。

2. 可用自动脱水机脱水。人工脱水时 70%~100% 乙醇每步 10min。文献报道每步需 30min,作者用 10min 效果满意。为便于透明,可在 100% 乙醇中放置时间长一些。

3. 用二甲苯透明 5min,重复 1 次。

4. 浸蜡 1h。应根据天气情况选择石蜡的种类,气温高相应选用熔点较高的石蜡。

5. 包埋:如果胃镜取材时未作定向,则包埋时应尽可能进行定向,以保证垂直切片。

6. 切片:厚度 3~5pm,至少要切两份,一份作细菌学染色,另一份组织学染色(HE)。注意捞片时组织编号一定不能混乱;如需作免疫组织化学染色,还要应用涂有防脱片胶的玻片。

## 二、病理切片染色

### (一) 常规病理染色方法

组织学评价最常用的是苏木精 - 伊红(HE)染色,油镜下也可观察到 *H. pylori*,但苏木精配制质量不稳定可影响细菌着色。细菌着色淡时,常易漏诊,即使染色好时,非熟练的病理医师对该菌的诊断准确性也很低。

专用于 *H. pylori* 的染色方法很多,各有优点。Warren 和 Marshall 最早应用的是 Warthin-Starry 银染,银染颗粒沉淀在细菌上,与组织对比极为明显,照片效果好且诊断准确性很高,作者单位和国内多数研究单位都采用过该方法,但存在耗时(>1h)、昂贵(银染液为一次性)、操作不够简便(液体配制量大、需要水浴等)、染色技术要求高(可出现染色过深或过浅)等不足,试剂配制不稳定时可严重影响实验结果,现在有许多单位已摒弃不用;Giemsa 染色简便、价廉(配制一次可染片 >1 000 张)、准确(>94%),值得推广,其缺点是不能长期保存;改良甲苯胺蓝染色比 Giemsa 染色需时更短而染色效果稳定,且可长期保存。此外,还有吖啶橙及阿的平荧光染色等方法,准确性高,但因需荧光显微镜观察,已很少使用。

免疫组织化学染色不能作为常规的诊断手段,主要用于鉴别 *H. pylori* 球形体,目前已有商业化的多抗供应。原位杂交和原位 PCR 等分子病理技术除用于鉴别 *H. pylori* 球形体外,还可用于研究 *H. pylori* 的致病机制(如 *H. pylori* 致病基因在胃黏膜上皮中的整合情况等),但也不是常规技术。现将常用染色方法介绍如下。

1. **Warthin-Starry 银染**

(1)石蜡切片按同一方向装入染色架,60℃烤片 10min 以上或用电吹风使切片上的石蜡溶化。

(2)入二甲苯中脱蜡 2~5min,重复 1 次,夏天脱蜡时间短一些,冬天则相反。

(3)100%、100%、95%、90%、80%、70% 乙醇依次各 1min,入自来水,流水放置约 3min,至切片清晰。

(4)入醋酸缓冲液洗 1 次。

(5)切片置染色缸中,1% 硝酸银液、55℃孵育 30min;5% 明胶液室温下呈胶冻样,此时也需放55℃溶化。

(6)先混合明胶和对苯二酚液,加入 2% 硝酸银液后立即倒入染色缸中,5% 明胶、3% 对苯二酚和 2% 硝酸银的比例为 15∶1∶2。

(7)55℃孵育,观察切片上组织块颜色变化情况。

(8)数分钟后组织变黄棕色后,立即倾去显色液,用 55℃温水洗 2 次,应注意,正确掌握中止显色的时间非常重要,稍有延迟,组织即可能染色过深,过早中止则细菌可能不着色;染液 pH 低时着色时间长,高时着色时间短;显影试剂主要是明胶的质量对着色时间影响很大,故难以规定一个确切时间。

(9)醋酸缓冲液洗 1 次。

(10)70%~100% 乙醇脱水,每步 1min;用或不用二甲苯透明,中性树胶封片。

结果:细胞核和 *H. pylori* 着棕黑色,胞质和黏液着浅黄色。

2. **改良 Giemsa 染色**

(1)组织切片脱蜡充分复水,步骤同 Warthin-Starry 银染的第 1~3 步。

(2)直接入 2% Giemsa 染液中染色 30min(染液可反复使用)。

（3）自来水洗去染液。

（4）直接入 100% 乙醇中脱水。

（5）常规脱水、透明、封片。

结果：组织和细菌均呈紫红色,但细菌形态明显。

### 3. 甲苯胺蓝染色

（1）组织脱蜡复水,自来水洗 5min。

（2）蒸馏水洗 2 次。

（3）0.1% 甲苯胺蓝染液（配方见本章附 1）染色 10min。

（4）水洗去染液。

（5）常规脱水、透明、封片。

结果：细菌着蓝色。

### 4. HE 染色

（1）如前切片脱蜡复水。

（2）入苏木精液中染色 15min,有报道认为 Mayers 苏木精染 *H. pylori* 效果较好。

（3）流水洗去染液。

（4）1% 盐酸酒精分化（提插两下）,分化的目的是除去非特异着色的苏木精,分化过度则染色浅,反之则深,对初学者而言,最好在显微镜下控制分化时间。

（5）流水冲洗 15min 以上,以除去切片中的酸性物质。

（6）伊红染色 5min。

（7）常规脱水、透明、封片。

结果：细胞核染成蓝色,胞质和 *H. pylori* 均染成淡红色。

## （二）细菌和组织学观察[10-15]

在低倍（5× 或 10×）和高倍（40×）镜下,*H. pylori* 为小的短杆菌,很难见到 S 状弯曲,HE 染色时细菌轮廓更不清楚,故一般仅用高倍镜扫描全视野大致确定观察部位,然后换油镜仔细观察。镜下 *H. pylori* 可呈典型的 S 状或海鸥状弯曲、稍带弯曲的短杆菌或球形体,位于黏液层表面,可侵入胃腺窝深部、上皮细胞连接处,突破基底膜侵入组织内者很少见。胃黏膜表面有时可见各种形态的杂菌污染,但这些细菌一般不出现于胃腺窝深部,故易于鉴别；侵袭能力较强的杂菌常见的只有一种短小杆菌（可能是韦荣球菌）,菌体一端有一根特征性的长鞭毛,长度是菌体的 10~20 倍,据此可与 *H. pylori* 鉴别。

细菌定植的密度主要根据其累及的范围判定。悉尼系统规定的重度定植为大量细菌累及 2/3 活检材料中的胃腺窝；轻度为单个细菌或少量细菌,累及范围少于 1/3 的活检材料；中度介于两者之间。治疗后细菌数量可减少或发生球形变；而应用质子泵抑制剂后细菌可由胃窦部向体部迁移[16-18],均需要进行详尽的观察。*H. pylori* 在胃内肠上皮化生区不定植,但在十二指肠的胃上皮化生区可以发现。自然感染菌量大时和治疗后,可在胃腺窝内发现大量球形菌,多数情况下尚可见到少量的典型菌,易于判断,但在只有球形菌存在时,需用免疫组织化学等方法鉴定。

至于胃炎的组织学特征[19-24]，主要观察粒细胞浸润的种类和程度，分为急性、慢性和特殊类型如结节型、嗜酸性等。急性胃炎主要是中性粒细胞浸润伴或不伴糜烂、出血等病变，一般不多见；慢性胃炎是 H. pylori 感染的主要特点，淋巴细胞和浆细胞浸润，可形成淋巴滤泡，如伴有中性粒细胞浸润则判断为慢性活动性胃炎；同时累及胃窦和胃体的慢性胃炎称为全胃炎，仅累及胃窦者称胃窦炎。全胃炎发生胃溃疡、萎缩和肠上皮化生的可能性较大，而胃窦炎，发生十二指肠球部溃疡的可能性更大。单纯胃体炎伴萎缩是自身免疫性胃炎的特征，常无 H. pylori 感染。

悉尼系统推荐的胃活检组织病理学观察表包括 H. pylori 状态、慢性炎症、活动度、萎缩及肠上皮化生等五项及其分级。作者认为进行研究时记录还应细致一些，包括 H. pylori 感染状态，范围(+～+++)，炎症程度(+～+++：表浅散在或密集深入黏膜下层的单个核细胞)，炎症活动度(+～+++：散在间质；伴上皮内浸润；密集或形成隐窝脓肿)，其他病变如糜烂程度(核上皮或腺上皮脱落)、腺体改变(增生或萎缩)、分泌上皮(低下或亢进)、肠化生(局灶或弥漫)及淋巴滤泡形成、嗜酸性粒细胞浸润情况等，这些均有助于明确 H. pylori 感染致病的特征和机制。

## 三、免疫组织化学方法检测幽门螺杆菌[25-27]

是根据抗原抗体反应原理，利用抗 H. pylori 抗体在组织中检测 H. pylori 的方法，根据标记和检测系统的不同可分为 ABC 法、免疫组化 - 非标记免疫酶(PAP)法、免疫荧光和免疫金染色等多种，H. pylori 抗体则有多抗和单抗两类。下面介绍特异性好、敏感性高的 ABC 法。

**1. 材料**

(1)抗 H. pylori 抗体(一抗)：兔抗 H. pylori 多抗、单抗，前者国外已有商品出售，国内也有多家单位制备，后者国内生产单位有上海第二医科大学微生物教研室等。

(2)生物素标记二抗：羊抗兔 IgG 等。

(3)ABC 复合物[生物素与辣根过氧化物酶(HRP)偶联后与亲和素结合]。ABC 复合物与二抗上的生物素结合后，用 HRP 的底物 DAB 显色镜检。

**2. 方法**

(1)切片脱蜡复水：由于免疫组织化学染色操作过程中漂洗步骤多而易造成切片脱落(飞片)，故在切片制作捞片时，载玻片上应预涂以多聚赖氨酸或其他黏片剂。

(2)pH 7.4、1mol/L PBS 洗 2 次，每次 5min。

(3)抑制细胞的内源生物素，用 0.3% 过氧化氢 - 甲醇液处理 20min(或 0.28% 高碘酸 50s)。

(4)PBS 洗 3 次，每次 5min。

(5)用正常马血清封闭 15min(37℃，湿盒孵育)，以封闭组织中的非特异蛋白结合位点。

(6)倒掉封闭血清，擦干组织周边的血清。

(7)滴加一抗，每块组织上约加 30μl，37℃，湿盒孵育 60min，为了节省用量，每次加抗体前均要用滤纸等擦干组织周围的液体，使抗体加至组织上时不四处乱溢，但组织任何时候都不能干燥。

(8)PBS 洗 3 次，每次 5min。

(9)加入生物素标记的二抗(如羊抗兔),37℃,湿盒孵育 30min。

(10)PBS 洗 3 次,每次 5min。

(11)加 ABC 复合物,37℃,湿盒孵育 30min。

(12)PBS 洗 3 次,每次 5min。

(13)加入 DAB 液,显色 7~14min;应注意:DAB 系致癌剂,不要用手直接接触。具体显色时间需显微镜下控制。

(14)流水冲洗,除去 DAB。

(15)入苏木精液中复染 1min,复染细胞核,使对比更明显,在 1% 盐酸酒精中提插一下分化,以除去多余的苏木精。

(16)常规脱水、透明、封片。

结果:*H. pylori* 位于胃腺窝中,着棕黄色,组织中应无非特异染色。

## 四、黏液组织化学染色

胃黏膜肠上皮化生是一种癌前病变,而十二指肠胃型上皮化生又是 *H. pylori* 可能的致溃疡机制之一,*H. pylori* 可特异性定植于后者的胃型上皮区,而不在胃黏膜的肠化生区定植。为了探讨 *H. pylori* 与溃疡和胃癌发生的关系,常需同时明确胃十二指肠的上皮化生情况,这需要根据胃肠上皮分泌黏液的成分不同,作特殊的黏液组织化学染色进行鉴别。

（一）AB-PAS 染色

需配制 AB(阿尔新蓝)液和 Schiff 试剂,方法见本章附 1。

1. 常规脱蜡复水至 70% 酒精。

2. 滴加 AB 液染色 30min。

3. 流水冲洗 5min。

4. 1% 过碘酸氧化 10min。

5. 流水冲洗 5min。

6. 滴加 Schiff 液染色 15min。

7. 流水冲洗 10min。

8. 必要时复染,常规脱水、透明、封片。

结果:酸性黏液呈蓝色,中性黏液呈红色。

（二）HID/AB 染色

需配制高铁二胺液(HID),见本章附 1。

1. 石蜡切片脱蜡复水。

2. 置入 HID 染液中 13~24h,室温。

3. 流水冲洗 5min。

4. 用 AB 液复染 15~30min。

5. 流水冲洗 5min。

6. 常规脱水、透明、封片。

结果：硫酸黏液呈棕黑色、涎酸黏液呈蓝色。

可以根据黏液着色情况判断化生的种类和上皮来源。AF-CF-PAS 套染试剂盒，全过程仅需 1h 左右，硫酸黏液呈紫色、涎酸黏液呈蓝色而中性黏液呈红色，效果与上述 AB-HID-PAS 染色相仿而操作简便，值得在常规工作中推广。

## 五、胃黏膜增殖的研究方法[28-34]

细胞的增殖周期一般分为 4 个期：M——分裂期，$G_1$——合成前期，S——DNA 合成期和 $G_2$——合成后期；$G_0$ 即静止期不在正常的周期之内。胃黏膜从正常向癌或癌前病变转变过程中常伴有增殖活性异常（增高），为了探讨 *H. pylori* 感染与胃癌和癌前病变发生的关系，常需检测胃黏膜上皮的增殖速率。

目前文献中报道的测定方法有多种，分别测定 4 个增殖周期中的不同期：$^3$H 标记胸苷可在 DNA 合成期内被细胞利用，测定其放射性即可评价细胞的 S 期合成速率，该方法被认为是测定细胞增殖的"金标准"，但操作复杂，仪器要求高且有放射污染，不易推广；免疫组织化学方法如测定细胞核增殖抗原（proliferating cell nuclear antigen，PCNA）、Ki-67 抗原等细胞固有抗原可确定细胞多个期的增殖速度，人工将 DNA 合成中所需的胸苷类似物溴脱氧尿苷（bromodeoxyuridine，BrDU）掺入细胞后，再用抗体测定单链 DNA 中的 BrDU 抗原，也是测 S 期增殖；组织化学方法如核仁组成区嗜银蛋白染色（silver staining nucleolar organizer region，AgNOR）主要反映 DNA 合成后、分裂前期（$G_2$ 期）细胞内与 DNA 合成及有丝分裂有关的蛋白量。这些方法的比较见表 75-1，并将操作方法介绍于后。

表 75-1　测定细胞增殖的 4 种组织化学方法比较

| 方法 | BrDU | PCNA | Ki-67 | AgNOR |
|---|---|---|---|---|
| 增殖周期 | S 期 | $G_1$、$G_2$、S 期 | 除 $G_0$ 外 4 期 | $G_2$ 期为主 |
| 组织要求 | 新鲜 | 无特殊 | 冰冻 | 无特殊 |
| 热敏感 | 无 | 有 | 无 | 无 |
| 孵育 | 需 | 不需 | 不需 | 不需 |
| 微波 | 不需 | 不需 | 需 | 不需 |
| 固定剂影响 | 无 | 有 | 无 | 有 |
| 胞液染色 | 无 | 有 | 无 | 无 |
| 操作 | 复杂 | 一般 | 一般 | 简单 |
| 准确性 | 好 | 一般 | 一般 | 较差 |

（一）PCNA 免疫组织化学技术

1. 方法与前述 ABC 法相同，仅将 *H. pylori* 特异一抗改为 PCNA 单抗（PC10）。

2. 显色复染后随机计数阳性细胞数,并如后计算 PCNA 标记指数(PCNAL1)。

结果:PCNA 阳性细胞核染成黄褐色,阴性者被苏木精复染成蓝色。

## (二) BrDU 掺入免疫组织化学法

1. 取材保存液(改良 Weymouth 液)和掺入液(含 BrDU)的配制见本章附 1。

2. 胃镜下常规活检,每例患者取 3~4 块组织。

3. 组织立即置入保存液中,2h 内处理。

4. 在超净工作台上无菌操作将组织转入含掺入液的培养瓶内。

5. 将组织培养瓶置入前述的细菌培养罐内,充入 2 个大气压的含 95% $O_2$、5% $CO_2$ 的混合气中;37℃孵育 1h。

6. 用 Carnoy 固定液(乙醇、冰醋酸和氯仿)固定过夜、石蜡包埋。

7. 如前述 ABC 免疫组织化学法步骤检测组织中掺入的 BrDU 抗原;在正常血清封闭前用 1mol/L 的盐酸 60℃处理 1h 以解开组织中的 DNA 双链。

注:BrDU 单抗的稀释度见厂家说明并凭预实验确定。

结果:S 期细胞核染成黄褐色,阴性者被复染成蓝色。

PCNA 和 BrDU 结果观察与解释:评价上皮细胞增殖的指标有两个。一个是评价整个胃腺的细胞增殖,另一个是评价胃腺窝的上皮增殖;前者需要计算随机多个高倍视野胃腺上皮的增殖活性,后者则需计算垂直切开的胃腺窝腺上皮的增殖指数,需时较多,对组织的包埋和切片方向要求较高,但结果更客观和有代表性,故也应用较多。

每一个患者或胃内一个部位要同时计算多张切片的平均增殖活性。寻找沿纵向切开、周边有 100 个以上上皮细胞的胃腺窝,计数阳性细胞数,每张切片至少要找到 10 个这样的胃腺窝,计算增殖指数:

增殖指数(LI)%= 阳性细胞数 / 胃腺窝细胞总数 ×100%

由于胃腺窝存在正常上皮增殖带(胃腺窝下部),故要评价患者的胃上皮增殖是否亢进,还要分区计算增殖指数,一个胃腺窝从顶部(腔面)至底部(组织远端)可分为 5 个区。

正常情况下,底部增殖活性可较高,亢进时,增殖带可向顶部偏移或扩展。

每区的 LI%= 该区的阳性细胞数 / 该区细胞总数 ×100%

向胃癌或癌前病变转变的胃黏膜(如早期感染 *H. pylori* 者),上皮细胞增殖活性常升高且胃腺窝的细胞增殖带向顶部扩散或偏移。描述实验结果时应同时注明正常黏膜的增殖指数。

## (三) AgNOR 染色

1. 石蜡切片如前脱蜡复水。

2. 蒸馏水洗 1 次。

3. AgNOR 银染液(配方见本章附 1)避光染 1h。

4. 自来水洗去染液。

5. 常规脱水、透明、封片。

结果:增殖上皮细胞核内出现数目不等的银染颗粒,如 PCNA 和 BrdU 的计数方法,统计 100

个胃黏膜上皮细胞每核的银染颗粒数,计算平均值。

## 六、细胞凋亡的研究方法[35-42]

在活组织中,单个细胞受其内在基因编程的调节,通过主动的生化过程而自杀死亡的现象,称程序化细胞死亡(programmed cell death PCD),病理学上又将其称为凋亡(apoptosis)。早在1972年,Kerr等从形态学上详细描述了细胞凋亡是一种不同于坏死的死亡方式,然而直到近年才发现它的发生机制由基因调控,并与细胞识别和信号传递有关。在正常情况下,为了清除衰老、异常的细胞及控制细胞数量和体积,总有部分细胞在机体的总调控下发生增殖、分化、凋亡,胃黏膜上皮细胞应处于增殖/凋亡动态平衡中。幽门螺杆菌感染诱导胃黏膜上皮细胞凋亡可能是其参与胃癌发生、发展的重要机制之一。

目前文献报道测定细胞凋亡方法也很多,对癌基因和抑癌基因及其蛋白产物表达已有较深入的研究,例如发现 *p53*、*c-myc*、*c-fos*、*TGF-β*、*INF-α* 等基因表达可促进程序化凋亡,而 *Bcl-2* 基因表达则可阻止程序化死亡。现将胃黏膜上皮细胞凋亡观察方法介绍如下。

### (一) 普通光镜观察

包括石蜡切片 HE 染色法和甲基绿 - 派洛宁染色法,HE 染色方法同前所述,现重点介绍甲基绿 - 派洛宁染色法。

1. 新鲜取材组织置组织固定液中 4℃固定 36h。

2. 直接转入 95% 乙醇脱水和无水乙醇脱水,二甲苯透明,石蜡包埋。

3. 切片经二甲苯脱蜡,梯度乙醇水化至蒸馏水。

4. 置染色液中室温下染色 1h。

5. 取出切片,不经水洗,用滤纸吸干多余染液。

6. 插入丙酮中迅速分化。

7. 转入丙酮二甲苯(1:1)稍洗。

8. 二甲苯透明 2~3 次。

9. 中性树胶封固。

结果:光学显微镜下凋亡细胞固缩,细胞核呈绿色或蓝色着染;坏死细胞只有固缩细胞核呈绿色着染。观察时可用凋亡指数进行计数,即随机选择约 10~20 个视野(每张切片约 1 000~2 500 个细胞),计数凋亡细胞百分率。

### (二) 透射电镜观察

1. 常规制备电镜超薄切片。

2. 取一干净载玻片,其上滴一小滴 2% 丙酮,将切片标本放在丙酮液滴上。

3. 在一快热板或火焰上慢慢加热载玻片,使切片展平,干燥。

4. 在切片上加一滴染液,小心加热 0.5~2.0min,不要让染液沸腾。染液的配制是用 1% 硼砂溶液配制 1% 甲苯胺蓝和 1 % 天青Ⅱ(azur Ⅱ)染液。

5. 倾去多余染液,用蒸馏水洗片,吹干。

6. 电子显微镜观察。

结果:电子显微镜是观察细胞形态最好的方法。细胞核和细胞器亚微结构易辨。凋亡细胞染色质固缩,常聚集于核膜,呈境界分明块状或月形小体,细胞质浓缩或裂解成质膜包绕的碎片。细胞质可见完整的细胞器。单纯坏死细胞也可出现核固缩,但染色质分布无规律,边界不清,没有膜被核碎片的出现。细胞质肿胀明显,细胞器常有结构破坏。

（三）流式细胞仪观察

细胞凋亡时,流式细胞仪检测可呈亚二倍体核型峰特征。此外,根据细胞光散射特点,应用碘化丙啶(PI)染色可使之与坏死相区别。

1. 每个石蜡块切 50μm 厚,切片 3~4 张,置玻璃试管中。

2. 加 5ml 的二甲苯脱蜡,37℃,10min,重复 3 次。

3. 再依次经 100%、95%、80%、70% 和 50% 乙醇水化,每步 10min。

4. 蒸馏水洗 2 次。

5. 加 2ml 0.5% 胃蛋白酶(pH 1.6)水溶液,振荡 30min。

6. 用 2ml PBS 终止消化。

7. 用 200 目筛网过滤 2 次。

8. 用碘化丙啶(PI)染色液(配法见本章附 1,4℃保存)进行荧光染色。

结果:细胞凋亡时,G1 峰左侧出现亚二倍体细胞群的峰型。在光散射图谱上,前向光散射低于正常,侧向光散射高于正常。细胞坏死时,细胞周期中的细胞均出现不同程度的减少,亚二倍体细胞量多少不等。在光散射图谱上,前向光散射和侧向光散射均高于正常。

（四）原位末端标记法

石蜡包埋的切片组织用蛋白酶消化后在 DNA 聚合酶 I 或 Klenow 聚合酶的作用下将生物素标记的核苷酶原位掺入 DNA 缺口,再用辣根酶标记的抗生素蛋白抗体作用后,经 DAB 显色可使凋亡细胞呈阳性着染。由于阳性反应的坏死细胞有 DNA 降解,在形态上与凋亡细胞明显不同,故在光镜下容易区分。应用这一方法,可对常规制备的病理标本进行凋亡细胞形态和计量观察。

1. 常规石蜡切片。

2. 切片用二甲苯脱蜡,逐级乙醇至复水化。

3. 将切片组织置 2× 柠檬酸钠缓冲液(SSC 液)中 80℃,20min。

4. 蒸馏水冲洗 2 次。

5. 胃蛋白酶消化 60min,不时摇动,流水冲洗终止反应。

6. 组织切片用 Buffur A 液漂洗 5min。

7. 滤纸拭干组织周边液体,放温盒内。

8. 滴加标记液约 50μl,覆盖切片组织,25℃,1h。

9. PBS 漂洗 2 次,各约 5min。

10. 组织切片置内源酶阻断剂内 15min。

11. PBS 洗 2 次,各 5min。

12. 温盒内用辣根过氧化物酶标记生物素(HRP-avidin)点片,室温 30min。

13. PBS 洗 2 次,各 5min。

14. DAB-H$_2$O$_2$ 显色,约 10min(可镜下控制时间)。

15. 流水冲洗后,常规脱水、透明、封片。

结果:阳性凋亡细胞表现为细胞呈棕褐色着染,部分细胞质也可因核 DNA 碎片的逸出呈阳性着染。组织切片酶消化处理过强或聚合酶浓度过高时,可出现微弱背景染色。少量坏死细胞可呈阳性反应,但位于坏死灶内可资鉴别。

## 附1 各种染色试剂的配制方法

### 1. Warthin-Starry 银染试剂

(1)醋酸盐缓冲液:无水醋酸钠 8.2g,醋酸 12.5ml,蒸馏水 1 000ml,pH 应在 3.6~3.8。使用时可稀释 250 倍,但应保证 pH 不变,且与配制下述液体的稀释倍数相同。

(2)1% 硝酸银:硝酸银 0.5g,溶于醋酸盐缓冲液 50ml 中。

(3)显影液

A 液:对苯二酚 300mg 溶于醋酸盐缓冲液 10ml 中(3%)

B 液:明胶 10g 溶于醋酸盐缓冲液 200ml 中(5%)

C 液:硝酸银 2g 溶于醋酸盐缓冲液 100ml 中(2%)

临用前配制,A、B、C 液的比例为 1:15:3,先混合 A 和 B 液,后加入 C 液,以免显色过快。

### 2. 2% Giemsa 染液　　6g Giemsa 试剂加蒸馏水 300ml,溶解后倒入染色缸中室温备用。

### 3. 0.1% 甲苯胺蓝染液

A 液:0.1mol/L 构橼酸(C$_6$H$_8$O$_7$·H$_2$O)　　　　2.1g/100ml

B 液:0.2mol/L 磷酸氢二钠(12 水)　　　　7.16g/100ml

甲苯胺蓝 0.1g,加 A 液 48ml、B 液 52ml,完全溶解,室温放置 5 天后使用。

### 4. HE 染色试剂

(1)苏木精液配制

| 苏木精 | 2.5g |
|---|---|
| 纯乙醇 | 25.0ml |
| 钾明矾 | 2.5g |
| 氧化汞 | 1.25g |
| 冰醋酸 | 20.0ml |
| 蒸馏水 | 500.0ml |

配制方法:先将苏木精溶于乙醇中(稍加热),将预先已溶解明矾的蒸馏水加入苏木精乙醇液中,使溶液尽快沸腾后,熄灭火焰,缓慢加入氧化汞,防止溶液溅出,继续煮沸 2min,将烧瓶立即浸入冷水中,至染液冷却后,加入醋酸,室温保存,用前过滤。

（2）伊红 Y 染色液配制

| 伊红 Y | 0.5~1.0g |
|---|---|
| 蒸馏水 | 75ml |
| 95% 乙醇 | 25ml |
| 冰醋酸 | 1~2 滴 |

先取少许蒸馏水加入用玻棒研碎的伊红,加入全部蒸馏水,溶解后加入乙醇。

（3）盐酸乙醇分化液:盐酸 0.5ml,75% 乙醇 100ml。

### 5. 免疫组织化学显色液（DAB 液）

| DAB（常用四盐酸盐） | 50mg |
|---|---|
| 0.05mol/L Tris-Cl | 100ml（pH 7.6） |
| 3% $H_2O_2$ | 30~40μl |

配制方法:先以少量的 Tris-Cl 液溶解 50mg DAB,然后加入余量的 Tris-Cl,充分混匀,使 DAB 终浓度为 0.05%,过滤后显色前加入 $H_2O_2$,使其终浓度为 0.01%。

### 6. 黏液染色试剂

（1）AB 液

| 阿尔新蓝（Alcian blue） | 1g |
|---|---|
| 冰醋酸 | 3ml |
| 蒸馏水 | 97ml |

混合后最终溶液 pH 应为 2.5。

（2）Schiff 试剂

| 碱性复红 | 1g |
|---|---|
| 1mol/L 盐酸 | 20ml |
| 偏重亚硫酸钠 | 2g |
| 活性炭 | 2g |
| 蒸馏水 | 100ml |

蒸馏水煮沸后,冷却至 80℃,加入碱性复红,溶解后过滤。冷却至约 25℃时加入偏重亚硫酸钠,储存于棕色瓶中,密封过夜或数日,待溶液红色基本消退后加入活性炭除去黄色杂质,过滤后 4℃保存备用。

（3）高铁二胺液

| 二甲基间苯二胺盐酸盐 | 120mg |
|---|---|
| 二甲基对苯二胺盐酸盐 | 20mg |
| 蒸馏水 | 50ml |

将两种二铁盐同时置入蒸馏水中溶解,溶解后加入 60% 的氯化铁（$FeCl_2$）水溶液 1.4ml 即可。

### 7. BrDU 免疫组织化学液

（1）BrDU 掺入液:由 10ml Weymouth 液、100ml BrDU 贮备液、20ml FdU 贮备液于活检标本孵

育前临时配制。各种配方如下：

改良 Weymouth 液：由不含谷氨酸的 Weymouth 培养基 500ml，灭活胎牛血清 50ml，庆大霉素（200mmol/L）5ml，L-谷氨酸 10ml 配制备用。

BrDU 贮备液：30.7mg BrDU+10ml 无菌 PBS，用 0.4mm 和 0.2mm 醋酸纤维素膜过滤，分装 -20℃保存。

5-氟 -2-脱氧尿苷（FdU）贮备液：12.0mg FdU+ 无菌 PBS 10ml，同上过滤分装贮存。

（2）Carnoy 固定剂：由 600ml 无水乙醇，100ml 冰醋酸，300ml 氯仿配制备用。

### 8. AgNOR 银染液

1% 甲酸

2% 明胶

50% 硝酸银

溶于蒸馏水中。

### 9. 细胞凋亡染色液

（1）甲基绿 - 派洛宁染色液

| | |
|---|---|
| 甲基绿贮存液 | 5ml |
| 5% 派洛宁溶液 | 1ml |
| 蒸馏水 | 12ml |
| 0.2mol 醋酸钠 | 18ml |

临用现配制，滤纸过滤。

（2）碘化丙啶（PI）染色液

| | |
|---|---|
| 碘化丙啶（PI） | 1mg |
| 核糖核酸酶（RNase） | 10mg |
| 0.9% NaCl | 10ml |

避光 4℃保存。

（周殿元　王继德　张振书）

## 参 考 文 献

［1］Calabrese C, Di-Febo G, Brandi G, et al. Correlation between endoscopic features of gastritic antrum, histology and Helicobacter pylori infection in adults. Ital J Gastroenterol Hepatol, 1999, 31 (5): 359-365.

［2］Palatka K, Altorjay I, Szakali S, et al. Detection of Helicobacter pylori in tissue sample of stomach cancer. Orv Hetil, 1999, 140 (36): 1985-1989.

［3］Yamamura F, Yoshikawa N, Akita Y, et al. Relationship between Helicobacter pylori infection and histologic features of gastritis in biopsy specimens in gastroduodenal disease. J Gastroenterol, 1999, 34 (4): 461-466.

［4］Munoz E, Corcuera MT, Roldan M, et al. Comparative study of microbiological and histopathological techniques used for the detection of Helicobacter pylori Eur J Histochem, 1998, 42 (4): 297-302.

［5］Grove PI, Koutsouridis G, Gumins AG. Comparison of culture, histopathology and urease testing for the diagnosis of Helicobacter pylori gastritis and susceptibility to amoxycillin, carithromycin, metronidazole and tetracycline. Pathology, 1998, 30 (2): 183-187.

[6] Yamatoto E. Semiquntitative evaluation for diagnosis of Helicobacter pylori infection in relation to histological changes. Am J Gastroenterol, 1998, 93 (1): 26-29.

[7] Manes G, Mosca S, Laccetti M, et al. Helicobacter pylori infection, pattern of gastritis and symptoms in erosive and nonerosive gastroesophageal reflux disease. Scand J Gastroentwerol, 1999, 34 (7): 658-662.

[8] Gur G, Boyacioglu S, Pemirhamn B. The importance of increasing the number of gastric biopsies in the diagnosis of Helicobacter pylori. Hepatogastroenterology, 1998, 45 (24): 2219-2223.

[9] Honchar MH, Kuchirk I, Deltsova OI. Morphological changes in the stomach and duodenum in ulcer disease with Helicobacter pylori infection. Klin Khir, 1998, 12 (1): 5-6.

[10] Lam SK, Talley NJ. Report of the 1997 Asia Pacific consensus conference on the management of Helicobacter pylori infection. J Gastroenterol Hepathol, 1998, 13 (1): 1-12.

[11] Genta RM. Atrophy and atrophic gastritis, one step beyond Sydney system. Ital J Gastroenterol Hepathol, 1998, 30 (s3): 273-275.

[12] Mertz H, Kovacs T, Throson M, et al. Gastric metaplasia of the duodeum indentification by an endoscopic selective mucosal staining technique. Gastrointest Endosc, 1998, 48 (1): 32-38.

[13] Toulaymat M, Marconi S, Garb J, et al. Endoscopic biopsy pathology of Helicobacter pylori gastritis comparison of bacterial detection by immunohistochemistry and Genta stain. Arch Pathol Lab Med, 1999, 123 (9): 778-781.

[14] Shirahase H, Yamatoto E, Gouda Y, et al. Semi-Quantitative detection of Helicobacter pylori using immunohistochemical staining. Rinsho Byori, 1998, 4 (12): 1258-1263.

[15] Jonkers P, Stobberingh E, Bruine A, et al. Evaluation of immunohistochemistry for the detection of Helicobacter pylori in gastritis mucosal biopsies. J Infect, 1997, 35 (2): 149-154.

[16] Misra SP, Misra V, Pwivedi M. Diagnosis Helicobacter pylori by imprint cytology: can the same biopsy specimen ve used for histology? Diag Cytopathol, 1998, 18 (5): 330-335.

[17] Dixon MF, Genta RM, Vardley JH, et al. Classification and grading of gastritis, the updated Sydney system, international workshop on the histopathology of gastritis. Am J Surg Pathol, 1996, 20 (10): 1161-1181.

[18] Cohen H, Laine L. Endoscopic methods for the diagnosis of Helicobacter pylori. Aliment Pharmacol Ther, 1997, 11 (s1): 3-9.

[19] Faller G, Ruff S, Keichi N, et al. Mucosal production of antigastric autoantibodies in Helicobacter pylori gastritis. Helicobacter, 2000, 5 (3): 129-134.

[20] Yoshimura T, Shimoyama T, Tanaka M, et al. Gastric mucosal inflammation and epithelial cell turnover are associated with gastric cancer in patients with Helicobacter pylori infection. J Clin Pathol, 2000, 53 (7): 532-536.

[21] Anim JT, Al Subkie N, Prasal A, et al. Assessment of different methods for staining Helicobacter pylori in endoscopic gastric biopsies. Acta Histochem, 2000, 102 (2): 129-137.

[22] Rino Y, Imada T, Shiozaura M, et al. Helicobacter pylori of the remnant stomach and its eradication. Hepatogastroentology, 1999, 46 (27): 2069-2073.

[23] Metion K, Michand L, Guimber D, et al. Characteristics and prevalence of Helicobacter Heilmanii infection in children undergoing upper gastrointestinal endoscopy. J Pediatre Gastroenterol Nutr, 1999, 29 (5): 533-539.

[24] Lopez Bartolome O, Moran Vasallo A, Ramirez A, et al. Microbiologic diagnosis of Helicobacter pylori and its resistance to antibiotics. Rev Clin Esp, 1998, 198 (7): 420-423.

[25] Anti M, Armuzzi A, Jascone E. Epithelial cell apoptosis and proliferation in Helicobacter pylori related chronic gastritis. Ital J Gastroenterol Hepathol, 1998, 30 (2): 153-159.

[26] Faigel, DO, Furth EE, Childs M, et al. Histological predictor of active Helicobacter pylori infection. Dig Dis Sci, 1996, 41 (5): 937-943.

[ 27 ] Shimza T Akamatsu T Otat H, et al. Immunohistochemical detection of Helicobacter pylori in the surface mucous gel layer and its clinicopathological significance. Helicobacter, 1996, 1 (4): 197-206.

[ 28 ] Honing A, Witte F, Wireka J, et al. Helicobacter pylori-induced hyperproliferation: relevance for gastric cancer development in connection with mutagenic factors. Anticancer Res, 2000, 20 (3): 1641-1648.

[ 29 ] Janas B, Orkisz S, Bartel H, et al. Proliferative activity of gastric epithelial cell in Helicobacter pylori-induced children. Folia Histochem Cytobiol, 2000, 38 (2): 91-96.

[ 30 ] Takagi A, Watanable S, Igarashi G, et al. The effect of Helicobacter pylori on cell proliferation and apoptosis in gastric epithelial cell lines. Amiment Pharmacol Ther, 2000, 14 (S1): 1188-1192.

[ 31 ] Jang TJ, Kim JR. Proliferation and apoptosis in gastric antral epithelial cells of patients infected with Helicobacter pylori. J Gastroenterol, 2000, 54 (4): 265-271.

[ 32 ] Murakami K, Fojioka T, Okimoto, T et al. Analysis of P53 gene mutations in Helicobacter pylori associated gastritis mucosa in endoscopic biopsy specimens. Scand J Gastroenterol, 1999, 34 (5): 474-477.

[ 33 ] Lynch DA, Mapstone NP, Clarke AM. Correlation between epithelial cell proliferation and histological grading in gastric mucosa. J Clin Pathol, 1999, 52 (5): 367-371.

[ 34 ] Abdel Wahab M, Attallah AM, Elshal MF, et al. Cellular proliferation and ploidy of the gastric mucasa: the role of Helicobacter pylori. Hepatogastroenterology, 1997, 44 (15): 880-885.

[ 35 ] Shirin H, Sordillo EM, Kolevsko TK, et al. Chronic Helicobacter pylori infection induces an apoptosis-resistant phenotype associated with decreased expression of P27 (kipl). Infect Immun, 2000, 68 (9): 5321-5328.

[ 36 ] Yamaguchi T, Nakajima N, Kuwayama H, et al. Gastric epithelial cell proliferation and apoptosis in Helicobacter pylori infected mice. Amiment Pharmacol Ther, 2000, 14 (S1): 168-173.

[ 37 ] Tabata H, Fuchigami T, Kobayashi H, et al. Helicobacter pylori and mucosa atrophy in patients with gastric cancer: a special study regarding the methods for detecting Helicobacter pylori. Dig Dis Sci, 1999, 44 (10): 2027-2034.

[ 38 ] Von Herbay A, Rudi J. Role of apoptosis in gastric epithelial turnover. Microsc Res Tech, 2000, 42 (5): 303-311.

[ 39 ] Szabo I, Tarnawski AS. Apoptosis in the gastric mucosa molecular mechanisms basic and clinical implications. J Physiol Pharmacol, 2000, 35 (10): 1250-1258.

[ 40 ] Suzuki H, Ishii H. Role of apoptosis in Helicobacter pylori associated gastric mucosal injury. J Gastroenterol Hepatol, 2000, 15 (S1): 46-54.

[ 41 ] Satoh K, Kimura K, Taniguchi V, et al. Biopsy sites suitable for the diagnosis of Helicobacter pylori infection and assessment of the extent of atrophicgastritis. Am J Gastroenterol, 1998, 193 (4): 569-573.

[ 42 ] Sakai N, Tatsuta M, Hirasawa R, et al. Low prevalence of Helicobacter pylori infection in patients with hamartomatous fundic polyps. Dig Dis Sci, 1998, 43 (4): 766-772.

# 幽门螺杆菌快速尿素酶试验

---

---

## 一、概述

尿素酶为幽门螺杆菌($H.pylori$)产生的特征性酶(其活性在目前已知的细菌尿素酶中是最强的),尿素酶可分解胃酸中尿素(正常浓度为3~4mmol/L)产生 $NH_3$ 及 $CO_2$,$NH_3$ 可使局部的 pH 升高,中和胃酸便于细菌定植致病。根据这一发现,Marshall 等设计了快速尿素酶试验用于胃镜检查中检测 $H.pylori$ 感染,实验试剂含有尿素、pH 指示剂(酚红)、缓冲液和防腐剂,在酸性 pH(<6.8)条件下,酚红呈黄褐色,活检组织中的 $H.pylori$ 尿素酶分解尿素后产生氨,可使试剂的 pH 变为碱性(>8.4),酚红由黄色变为红色或紫红色。由于胃内环境仅适于 $H.pylori$ 大量定植,胃液中其他产生尿素酶的过路菌由于菌量太少或者其尿素酶活性低,其改变试剂中 pH 的能力被缓冲液所缓冲,不致使试剂变色出现假阳性结果[1-6]。

## 二、常用快速尿素酶试验方法

### (一) 液体尿素酶试验

1. **试剂配方** 国内应用的多为液体尿素酶试验试剂,已有多家公司的 $H.pylori$ 尿素酶试剂盒等出售,也可自行配制,其配方如下:

| | |
|---|---|
| 尿素 | 5~10g |
| 酚红 | 0.2g |
| 磷酸二氢钠(一水) | 0.218g |
| 磷酸氢二钠 | 0.51g |
| 叠氮钠 | 0.1g |

2. **配制方法**

(1)称取准确量的两种磷酸盐和尿素、酚红等,加水450ml。

(2)调整pH至6.0,定容至500ml。

(3)加入叠氮钠,分装后-20℃保存。

(4)注意事项:酚红应用粉剂时应注意研磨,为防止出现不溶性颗粒,一般预先配成0.5%(w/v)的溶液,过滤后备用;叠氮钠是防腐剂,可防止试剂解冻后杂菌生长,一般也配5%的母液;也可加入庆大霉素、*H. pylori*培养的选择性抗生素等,甚至应用过滤除菌方法保证试剂免受杂菌污染而失效;也可用蒸馏水替代PBS液。

3. **试验方法**

(1)96孔板每孔加入尿素酶试剂2滴,每两孔为一组,一个为反应孔,另一个为对照孔;也可将尿素酶试剂加入小离心管中使用。

(2)放置胃镜活检组织入反应孔中,为防止交叉污染,滴加试剂的反应孔行列之间均应有间隔,或放置活检组织时保证不让液体溅出;取材的小镊子应备数把交替使用,用后在酒精灯上充分消毒。

(3)登记检查号及患者情况,观察并记录结果。

4. **结果判断** 置于室温下观察,强阳性者组织放入后即变色,其后溶液全变为红或紫红色,活检组织出血者,放入试剂中时也会变红,但由于缓冲液的作用,其后颜色不加深或消失,应注意鉴别;尿素酶试剂的变色时间与组织中所含的菌量多少呈正相关,试验结果的判定时间根据试剂质量及室温高低可长至24h。

(二)半固体尿素酶试验

1. **试剂配制方法** 液体尿素酶试剂加入1%浓度的琼脂粉,加热使溶解,趁热时倾倒至96孔板或特制的小孔中,冷却后即成为半固体尿素酶试剂,使用时将组织置入并用透明胶封口,观察颜色变化。

2. **CLO试验** 在国际间广泛使用的CLO试剂盒即属于半固体尿素酶试验[7,8],CLO代表弯曲菌样微生物(campylobacter like organisms),CLO试剂盒内含2%尿素,单独包装,一份只能检查一个人,其优点是不同标本间无交叉污染,封口后放置观察方便,缺点是增加了成本。

3. **结果判断** 置于室温下观察,显著阳性者5~10min即可判断结果,30min才可初步判断阴性结果,对于阴性者建议尽可能观察至24h。

(三)试纸法尿素酶试验

将液体试剂浸泡滤纸晾干后即可制成尿素酶试纸,使用时将湿的活检组织置于试纸上,观察颜色变化,其优点也是可避免交叉污染。

## 三、检测中应注意的问题

快速尿素酶试验是临床内镜检查时最常用的检测方法,具有简便、快速、价廉的特点,对于因病情而需要接受内镜活检的患者,建议首选快速尿素酶试验的方法进行 *H. pylori* 感染的检测[9,10]。有经验的观察者应用本法诊断 *H. pylori* 感染的准确性也可达 90% 以上,但其检测结果受试剂 pH、取材部位、取材组织大小、取材组织中菌量和细菌形态(螺旋形或球形)、反应时间、环境温度等因素影响。

1. **试剂 pH**  由于快速尿素酶试验的主要原理是根据试剂 pH 变化引起颜色变化来判断 *H. pylori* 感染状态,故试剂 pH 的选择最为重要,国外文献报道的以 pH 6.0 为多,也有报道 pH 6.6 的。由于放入的活检组织本身即会引起试剂 pH 的波动,故 pH 越高,假阳性率就越高,而 pH 越低,反应时间就越长,但更准确。

2. **取材部位**  进行尿素酶试验均需行胃镜检查,同时采取 2 块组织进行检测(胃窦和胃体),可以提高检测的敏感性[11]。有研究者在检查时可分别在不同部位取材(包括幽门前胃窦大弯、胃角、中部胃体大弯等)进行检测,检测特异性可达 100%,阳性组在胃角可达 100%,幽门前胃窦、胃大弯可达 87%,胃体可达 84%,胃角和幽门前尿素酶阳性反应出现时间较胃体时间短[12]。

3. **其他影响因素**  已有研究表明,标本中要有 $10^4$ 以上的细菌时才能显示阳性[13],而标本的大小、反应时间、环境温度等均可影响尿素酶试验的结果。观察时间短,敏感性低,特异性高;观察时间长,敏感性高,特异性差;不同检测试剂,在不同时间内读取结果的敏感性和特异性存在差异[14]。由于结果判断是通过肉眼完成的,故检测结果易产生误差。同时应注意的是,在胃内有活动性出血时,因出血造成胃内 pH 的变化,可影响尿素酶试验的敏感性和特异性[15,16]。

4. **检测结果的假阴性和假阳性**  对于质量合格的检测试剂,其检测结果假阳性率明显低于假阴性率。试剂质量不稳定或观察时间不够长可严重影响结果判断,实际工作中应注意予以避免。由于抗 *H. pylori* 药物治疗后,胃窦黏膜细菌可向胃体移行而可出现假阴性,因此此法一般不宜单独作为 *H. pylori* 根除率检查的评价[17-20],如必须依靠此法判断 *H. pylori* 是否被根除,则需在胃窦和胃体 2 个部位取材均阴性方可判断为 *H. pylori* 根除[21]。近年国内外的相关诊疗共识均已不建议将该方法用于 *H. pylori* 根除治疗后疗效的判断[22,23]。

在临床应用中,可能会出现先接受胃镜检查的患者观察检测结果时间比较长,后接受检查的患者观察结果时间短,从而导致后者检测结果假阴性率增加,如果注意对每一例标本的观察时间都能够达到 1~2h,则可以明显减少快速尿素酶试验假阴性的发生率。肠化黏膜不适宜 *H. pylori* 定植,当活检标本取自于肠化黏膜时,可能会导致检测结果假阴性。此外,活动性出血时、胆汁反流性胃炎,由于胃内细菌负荷量减少,也会导致检测结果假阴性。

注意当快速尿素酶试验检测阴性时并不能排除 *H. pylori* 感染,一些其他产尿素酶的细菌还有可能导致检测结果出现假阳性。

(成 虹)

# 参 考 文 献

[1] Morais M, Macedo EP, Junior MR, et al. Comparison between in vasive tests for the diagnosis of Helicobacter pylori infection. Arq Gastroenterol, 1997, 34 (4): 207-211.

[2] Chu KM, Poon R, Tuen HH, et al. A prospective comparison of locally mode rapid urease test and histology for the

diagnosis of Helicobacter pylori infection. Gastrointest Endosc, 1997, 46 (6): 503-506.

[ 3 ] Lewis JD, Kroser J, Bevan J, et al. Urease based test for Helicobacter pylori gastritis accurate for diagnosis but poor correlation with disease severity. J Clin Gastroenterol, 1997, 25 (2): 415-420.

[ 4 ] Planco D, Carol A Rivera P, et al. Evaluation of a fast urease test for the detection of Helicobacter pylori. Acta Gastroenterol Latinoam, 1999, 29 (1): 17-20.

[ 5 ] Kamiya S, Taniguchi I, Yamamoto T, et al. Evaluation of rapid urease test for detection of Helicobacter pylori in gastric biopsy specimens. Eur J Epdemiol, 1993, 19 (9): 450-452.

[ 6 ] Nishikawa K, Sugiyama T, Kato M, et al. A prospective evaluation of new rapid urease tests before and after eradication treatment of Helicobacter pylori in comparison with histology culture and C-urea breath test. Gastrointest Endosc, 2000, 51 (2): 164-168.

[ 7 ] Lin CW, Wang HH, Chang YF, et al. Evolution of CLO test and polymerase chain reaction for biopsy dependent diagnosis of Helicobacter pylori infection. Wei Sheng Wu Ji Mian Yi Xue Za Zhi, 1997, 30 (4): 219-227.

[ 8 ] Arohimandritis A, Apostolopoulos P, sougioultzis S, et al. The CLO test is unreliable in diagnosis of Helicobacter pylori infection in post-surgical stomach is there any role of Helicobacter pylori in peptic ulcer recurrence. Eur J Gastroenterol Hepatol, 2000, 12 (1): 93-96.

[ 9 ] Wang YK, Kuo FC, Liu CJ, et al. Diagnosis of Helicobacter pylori infection: Current options and developments. World J Gastroenterol, 2015, 21 (40): 11221-11235.

[ 10 ] Mentis A, Lehours P, Mégraud F. Epidemiology and Diagnosis of Helicobacter pylori infection. Helicobacter, 2015, 20 (Suppl 1): 1-7.

[ 11 ] Hsu WH, Wang SS, Kuo CH, et al. Dual specimens increase the diagnostic accuracy and reduce the reaction duration of rapid urease test. World J Gastroenterol, 2010, 16: 2926-2930.

[ 12 ] Savarino V, Mela GS, Zentilin P, et al. 24-hour pH and extent of duodenal gastric metaplasia in Helicobacter pylori positive patients. Gastroenterol, 1997, 11 (3): 741-799.

[ 13 ] Mégraud F. Advantages and disadvantages of current diagnostic tests for the detection of Helicobacter pylori. Scand J Gastroenterol Suppl, 1996, 215: 57-62.

[ 14 ] Vaira D, Gatta L, Ricci C, et al. A comparison amongst three rapid urease tests to diagnose Helicobacter pylori infection in 375 consecutive dyspeptic. Intern Emerg Med, 2010, 5: 41-47.

[ 15 ] Colin R, Czernichow P, Baty V, et al. Low sensitivity of invasive tests for the detection of Helicobacter pylori infection in patients with bleeding ulcer. Gastroenterol Clin Biol, 2000, 24 (1): 31-35.

[ 16 ] Lee JM, Breslin NP, Fallon C, et al. Rapid urease tests lack sensitivety in Helicobacter pylori diagnosis when peptic ulcer disease presents with bleeding. Am J Gastroenterol 2000, 95 (5): 1166-1170.

[ 17 ] Urakami Y, Kjmura M, Seki H, et al. Gastric metaplasia and Helicobacter pylori. Am J Gastroenterol, 1997, 92 (5): 795-799.

[ 18 ] Mion F, Rousseau M. Diagnostic tests to document Helicobacter pylori eradication. Gastroenterol, 1996, 11 (2): 324-325.

[ 19 ] Dunn BE, Cohen H, Blaser MJ, et al. Helicobacter pylori. Clin Microbiol Rev, 1997, 10 (4): 720-741.

[ 20 ] Hirschl AM. Diagnosis of Helicobacter pylori infections. Acta Med Austriaca, 2000, 20 (4): 112-116.

[ 21 ] 中华医学会消化病学分会, 幽门螺杆菌学组 / 幽门螺杆菌科研协作组 . 第三次全国幽门螺杆菌感染若干问题共识报告 (2007 年 8 月庐山 ). 中华医学杂志 , 2008, 88 (10): 652-656.

[ 22 ] Malfertheiner P, Megraud F, O'Morain CA, et al. Management of Helicobacter pylori infection-the Maastricht V / Florence Consensus Report. Gut, 2017, 66 (1): 6-30.

[ 23 ] 中华医学会消化病学分会幽门螺杆菌和消化性溃疡学组 , 全国幽门螺杆菌感染研究协作组 . 第五次全国幽门螺杆菌感染处理共识报告 . 胃肠病学 , 2017, 22 (6): 346-360.

第七十七章

# 幽门螺杆菌血清学检测

　　幽门螺杆菌(*H. pylori*)感染后诱发全身免疫反应,感染者血清中出现抗 *H. pylori* IgG、IgA 和 IgM 抗体,通过检测这些抗体可检测是否有 *H. pylori* 感染。血清学检测是一种无创性诊断方法,具有快速简单、易于操作、重复性好的优点。随着 *H. pylori* 研究的深入,血清学检测方法有多种,如补体结合试验、细菌凝集试验、被动血凝试验(PHA)等[1]。

　　血清学检测为非侵入性检测方法,但由于 *H. pylori* 感染后数周血中才出现特异性抗体,*H. pylori* 阴性者血中也可存在抗体的交叉性反应(如空肠弯曲杆菌感染),并且 *H. pylori* 根除后血中抗体在半年至 1 年内仍可维持在阳性水平,故血清学阳性通常不能判断患者是否有现症感染,阴性也不能排除尚处于感染的初始阶段。因此,血清学抗体的检测主要用于流行病学筛检。

## 一、酶联免疫吸附试验[2,3]

　　酶联免疫吸附试验(enzyme linked immunosorbent assay,ELISA)是用酶标记抗体,将已知的抗原吸附在固相载体表面,使抗原抗体反应在固相载体表面进行。该方法是目前最常用的检测血清中 *H. pylori* 抗体的方法。可以活体细菌、甲醛溶液(福尔马林)处理过的细菌、酸性甘氨酸抽提物作为抗原,与其他细菌可发生交叉反应。近年,采用纯化尿素酶作为抗原,提高检测的特异性。以基因工程技术表达的 CagA 做抗原,检测血清中的抗 CagA 抗体,可检测出具有毒力因子的 *H. pylori* 感染。

　　随着技术的进步,人们不断探讨可诊断 *H. pylori* 现症感染的血清学检测方法。ASSURE Hp IgG 抗体快速检测试剂盒,应用现症感染条带(CIM)进行检测,CIM 其本质是 Hp 特异蛋白,它是从 cDNA 库中筛选出的一个创新的重组蛋白。采用试剂盒检测 CIM,诊断幽门螺杆菌现症感染,与 ¹³C- 尿素呼气试验比较,诊断 *H. pylori* 现症感染的敏感性为 88.2%,特异性为 75.4%;该试剂盒对半年前曾经接受 *H. pylori* 根除治疗者,诊断 *H. pylori* 现症感染的敏感性为 100%,特异性为

68.4%。该试剂盒适用于临床上患者的初次筛查,尤其适用于从未接受过 *H. pylori* 根除治疗的患者现症感染的诊断[4]。

Pyloriset-EIA 试剂盒可定量检测 *H. pylori* 感染患者治疗前后血清中抗 *H. pylori* IgG 水平,动态观察血清特异性抗 *H. pylori* IgG 效价变化,可作为判断抗 *H. pylori* 治疗效果的指标。有研究报道,用新的抗原(FemtoLab *H. pylori*)做 ELISA,49 份阳性标本中有 48 份阳性,30 份阴性标本中只有 1 例呈阳性,治疗结束后 4 周,32 例 *H. pylori* 根除者中,1 例出现假阳性;治疗结束后 6 周和 8 周未出现假阳性结果,提示采用该抗原检测的特异性和敏感性分别为 98.1% 和 98.2%,其不仅是一种好的诊断方法,还可用于治疗后随访的检测。

## 二、快速免疫色层法——库力斯伯法

快速免疫色层法——库力斯伯法,该法根据反向免疫色层法原理,快速、定性测定血清 *H. pylori* IgG 抗体,无需专门设备或仪器。该方法测定患者血清 *H. pylori* 抗体与组织学检查比较,其敏感性为 94.6%,特异性为 89.04%。该方法对血清 *H. pylori* 测定的敏感性和特异性均较高[5]。

## 三、血清可溶性幽门螺杆菌抗原的检测

*H. pylori* 感染人体后,释放可溶性抗原出现于外周循环血中,检测 *H. pylori* 可溶性抗原可用于 *H. pylori* 感染的诊断。采用超速离心和凝胶过滤等技术纯化 *H. pylori* 外膜蛋白,制备抗外膜蛋白抗体,对受试者血清行双抗体夹心法测定血清中 *H. pylori* 的可溶性抗原。该方法的优势是血清不必稀释,因此,操作简便、成本低廉。

## 四、斑点金免疫渗透试验

斑点金免疫渗透试验(DIGFA)方法是以胶体金为标记物的快速斑点免疫结合试验。以硝酸纤维素膜为载体,试剂及标本均滴在膜上,通过渗滤逐步反应,其微孔膜既能吸附蛋白质,又具有快速渗透及毛细管作用。当标本通过微孔滤膜时,其中的抗原或抗体成分不仅能与膜上的抗体或抗原结合,还能浓集于膜上加速免疫反应。此外,胶体金标记物为红色,结合后出现红色斑点,不需加入其他显色剂。该方法敏感性、特异性均较好,简便、快速,可在 2~3min 内出结果,且不需特殊设备。

## 五、Western 印迹法

免疫印迹技术是用聚丙烯酰胺凝胶电泳将 *H. pylori* 中分子量大小不同的蛋白组分分离,得到的不同区带与待检血清中相应抗体相结合,通过显色来判断患者 *H. pylori* 感染情况。该方法将高分辨率凝胶电泳和免疫化学分析技术相结合,具有较高的灵敏度,可一次性检测出血清 *H. pylori* 的

抗体谱,包括 CagA、VacA、UreA、UreB、鞭毛抗体等,因此在 *H. pylori* 的分型诊断中具有优势,适合于 *H. pylori* 感染的血清学诊断、健康普查和流行病学调查[6]。

## 六、蛋白质芯片技术

*H. pylori* 抗体蛋白质芯片检测系统利用基因重组技术包被 *H. pylori* 抗原,经微孔滤膜的渗滤、浓缩、凝集作用,使抗原抗体在固相膜上快速反应。目前蛋白质芯片包被的 *H. pylori* 抗原主要有 CagA、VacA、Ure、HSP60 及 RdxA 等蛋白,可同时检测针对它们的抗体。该技术是非常实用的能快速检测多重抗体血清样品的方法,它特别适用于 *H. pylori* 流行病学调查。

(王蔚虹)

## 参 考 文 献

[1] 陈玉丽,陈奕贵,吴婷,等.几种幽门螺杆菌检测方法比较.中国人兽共患病杂志,2001,17 (1): 56.

[2] 鄢盛恺,林其燧,宋耀虹,等.酶免疫法检测粪便幽门螺杆菌抗原.中华检验医学杂志,2000,23 (3): 150.

[3] Leung WK, Ng EK, Chan FK, et al. Evaluation of three commercial enzyme-linked immunosorbent assay kits for diagnosis of Helicobacter pylori in Chinese patients. Diagn Microbiol Infect Dis, 1999, 34 (1): 13-17.

[4] 董欣红,王蔚虹,张孝平,等.ASSURE 快速血清学检测试剂盒在北京地区诊断幽门螺杆菌现症感染的价值.中国医药导刊,2007,9 (2): 100-103.

[5] 邓会芬,何绍滔,叶玉清.快速免疫色层法——库力斯伯法测定血清幽门螺杆菌抗体(附 167 例检测结果).新医学,1998,9 (10): 518-519.

[6] Han FC, Li XJ, Jiang H, et al. Detection of H. pylori antibody profile in serum by protein array. World J Gastroenterol, 2006, 12 (25): 4044-4048.

第七十八章

# $^{13}$C- 尿素呼气试验

## 一、引言

$^{13}$C 作为稳定核素的一种,其不仅在大自然中以特定的比例天然存在,还因为其不具有放射性,对人体、对环境均无任何危害而在医学生物学领域得到越来越多的运用。以稳定核素 $^{13}$C- 尿素呼气试验进行人体内多种疾病的诊断是一类简便、快速、无痛苦、无创伤的方法。根据 $^{13}$C 标记的底物不同,可以诊断不同的疾病。

$^{13}$C- 尿素呼气试验就是特异性诊断人体内幽门螺杆菌（*H. pylori*）感染的一种试验,以稳定性核素 $^{13}$C 为标记物,对尿素进行标记后通过制剂技术制成检测 *H. pylori* 的诊断药物,受试者口服 $^{13}$C 标记尿素药物,并通过气体同位素比值质谱仪或红外光谱仪测定其服药前、后的呼气样本中 $^{13}CO_2/^{12}CO_2$ 浓度比的变化量,以确诊被检测者是否感染 *H. pylori*[1,2]。

13C- 尿素呼气试验方法是 1986 年由美国 Graham 和 Klein 两位博士首先报道的。该方法采用了稳定同位素以及质谱学等技术,不仅具有准确、特异、快捷的特点,而且根据国内及国际报道,该方法的灵敏度和特异性都在 95% 左右[1]。在检查时,受检查者无痛苦,无创伤,无放射性损伤,十分受临床的欢迎。因此目前在国际上发展很快,1996 年 9 月已通过美国食品药品管理局（FDA）的评审,可以在临床上普遍开展。

## 二、原理

由于 *H. pylori* 具有内源性、特异性的尿素酶,可将尿素分解为 $NH_3$ 和 $CO_2$,$CO_2$ 在小肠上端吸收后进入血液循环并随呼气排出。让受检查者口服 $^{13}C$ 标记的尿素后,如果胃中存在 *H. pylori* 感染,就可以将 $^{13}C$ 标记的尿素分解为 $^{13}C$ 标记的 $CO_2$。因此,通过用高精度的气体同位素比值质谱仪(gas isotopic ratio mass spectrometer,GIRMS)来探测呼气中的 $^{13}C\text{-}CO_2$ 即可诊断 *H. pylori* 的感染。由于口服的 $^{13}C$- 尿素到达胃后呈均匀分布,只要在 $^{13}C$- 尿素接触的部位存在着 *H. pylori* 感染,就可灵敏地检测到[3,4]。

## 三、适应证

由于 $^{13}C$ 没有放射性,尿素也是人体内正常成分,广泛存在于血液、脏器、乳汁中,无味,即使口服大于本检查所需剂量(100mg)的数倍,也不会有明显的副作用。因此,可适用于所有年龄和类型的受检查者,并可在短期内多次重复检查,无任何副作用[4]。

## 四、$^{13}C$- 尿素呼气试验检测过程[4-6]

$^{13}C$- 尿素呼气试验的检查要求受检查者在空腹状态下(通常要求空腹过夜或空腹达 2h 以上)进行,并在整个检查过程中保持安静(坐、卧位均可)的状态。试验开始时的步骤如下:

(1)收集给予 $^{13}C$- 尿素之前(零时)的呼气。

(2)口服 $^{13}C$- 尿素,并立即开始计时。

(3)收集第 20min 和 30min 时的呼气。

(4)在采用简便方法时,仅收集第 30min 时的呼气。

(5)样品邮寄或样品分析。

## 五、呼气样品的分析[7]

1. **分析精度和质谱仪检测** $^{13}C$ 是自然界存在的一种天然稳定同位素,大气 $CO_2$ 中的天然丰度为 1.1% 左右。在口服 100mg 的 $^{13}C$- 尿素以后,即使存在着 *H. pylori* 的感染,呼气中 $^{13}C\text{-}CO_2$ 含量的增加也非常微小,因此,为了精确测定呼气样品中 $^{13}C$ 的同位素丰度的增加,必须采用高精度的气体同位素比值质谱仪(GIRMS)为分析手段。这种仪器的分析精度通常在万分之一到十万分之一之间。为了保证测定的精度,仪器要求被测定的样品为纯净的 $CO_2$ 形式。这就要求对采集到的呼气样品首先进行纯化,即将呼气中除 $CO_2$ 以外的所有其他气体都除去。这意味着需采用另一套分离装置。这种分离装置通常指的是真空系统,是利用 $CO_2$ 在一定温度下可以冻结的原理来达到纯化的目的。这一纯化过程还需要一定的操作技能。这也是在既往时期,$^{13}C$- 尿素呼气试验的实际临床应用受到一定限制的因素之一。

2. **气相色谱 / 同位素比值质谱仪检测法** 由于 *H. pylori* 感染的严重性以及 $^{13}C$- 尿素呼气试验的优越性越来越被人们所认识,市场上出现了小型全自动专用仪器,称为气相色谱 / 同位素比值质谱仪。这种仪器实际上是专为 $^{13}$C-尿素呼气试验而设计的。它利用一个处于衡温状态下的气相色谱柱来分离呼气中的二氧化碳,再通过计算机控制下的一系列电磁阀的开启和关闭来依次将分离后的样品 $CO_2$ 和标准参比 $CO_2$ 气体轮流送入质谱仪的检测器之中进行分析。这种仪器的测量精度一般在万分之一到万分之二左右,完全可以满足常规 $^{13}$C-尿素呼气试验的要求,并均配有全自动进样装置,可以自动进行多个样品的分析。一次可达 100~200 个样品,每个样品的分析时间为 2~4min 左右。这种仪器的上市极大地简便了 $^{13}$C-尿素呼气试验的样品检测,也使得受检查者在呼气试验结束后的十余分钟里就可以得到结果。此外,在实际操作中,由于同位素丰度的变化都比较小,用同位素丰度来表示测定结果并不方便,故通常采用 δ‰ 来表示测定的结果,我们通常称为千分差值。其定义为:

$$\delta‰ = \frac{^{13}C\text{测定样品的同位素丰度} - ^{13}C\text{参比样品的同位素丰度}}{^{13}C\text{参比样品的同位素丰度}} \times 1\,000$$

3. **红外光谱法**　虽然同位素质谱仪检测法灵敏度较高,但价格昂贵,一般要求批量检测,不适合临床推广应用。红外光谱法是近年来针对质谱法缺点而开发的检测方法,可进行单样品或多样品的测定,利于临床推广使用。

红外光谱法的检测技术目前主要有微音薄膜技术和半导体技术。微音薄膜技术检测法,检测气体收集可以通过试管(10ml)或者气袋(120ml)收集,其检测的灵敏度可与质谱仪相媲美,可达到 0.1‰ 精度(测量样品 δ2‰10 次的平均值),检测结果具有很高的稳定性。半导体技术检测法,当检测尿素试剂低于 75mg 时,其检测灵敏度降低。

4. **本底和诊断误差的来源**[8]　$^{13}$C 是自然界存在的一种稳定核素,凡是含碳化合物就一定存在着 $^{13}$C,其天然丰度通常约为 1.1%。通常国际上大家都采用所谓的 PDB 标准,PDB(peedee belemnite,拟箭石化石)是一种石灰石的名字,其 $R\,(^{13}CO_2/^{12}CO_2)$ 的绝对比值为 0.011 237 2。国际上将它的 $^{13}$C δ‰ 值定义为零。由于自然界的种属不同,其 $^{13}$C 的丰度也有微细的变化。这种变化虽然不大,但对于分析精度在万分之一至十万分之一的分析仪器,特别是专用的 GIRMS 来说,这些微细的变化也可以被很灵敏地探测出来。例如,玉米在植物学中属 C4 植物,其 $^{13}$C 丰度较高,其 $^{13}$C δ‰ 值为 −11.9‰ 左右;而中国人绝大多数以 C3 植物为主要食物,其 $^{13}$C δ‰ 值为 −23.77‰ 左右。这就是通常我们测定的人体呼气中 $^{13}$C δ‰ 本底值的来源。地球上不同地区的经纬度不同,常年的日照不同,饮食、生活习惯等均不相同。所以呼气中 $^{13}$C δ‰ 也不同。如果不加分别地采用相同本底值会有可能导致诊断错误,甚至即使测量很准确,但对于一些 *H. pylori* 感染不严重,即细菌的数量少、尿素酶活力低的一些病例,则也有可能导致诊断错误。此外,由于 $^{13}$C δ‰ 的变化实际上是在很小范围内的变化,对于仪器的操作不当,参比样品的不准确、呼气样品保存不好、漏气、污染等都会导致误差。为了使这些人为因素降至最低,通常应该建立实验室内部的质控、实验室间的交叉考核甚至全国范围内的质量考核。

## 六、给药剂量和判断标准[9-13]

1. **给药剂量**　检测药品 $^{13}$C 尿素的含量直接影响检测的准确性,目前国际上已经批准用于临床的药品含量规格有：100mg、75mg、50mg、45mg 等，小剂量的 50mg 和 45mg 规格一般用于儿童，成人则使用 100mg 或 75mg 规格，降低 $^{13}$C- 尿素含量，则检测敏感度降低。

2. 诊断标准

（1）超基准值：判断 *H. pylori* 感染的状态通常以超基准值（delta over baseline，DOB）来表示，即以第 30min 时样品中所测 $^{13}$C-CO$_2$ 的 δ‰ 减去零时（baseline）呼气样品的 δ‰ 值之差：

$$DOB = δ‰(30min) - δ‰(0min)$$

（2）判断标准：在获得 DOB 后，判断 *H. pylori* 感染的标准在一些实验室并不相同。从理论上说，所给予的 $^{13}$C- 尿素（$^{13}$C 丰度相同）的剂量越大，判断值可以越高。

在我们的实验室中，在普通成人口服 100mg $^{13}$C- 尿素以及 12 岁以下儿童口服 60mg $^{13}$C 尿素（$^{13}$C 丰度大于 99%）时，以第 30min 时的测得的 δ‰ 值比零时增加了 6 个或 6 个以上 δ‰ 时即判断为感染。在口服 75mg $^{13}$C- 尿素时，判断标准为 DOB=5。事实上，在大多数情况下，感染与非感染之间的差别很大，很容易作出判断。我们做过一个统计，在 450 例年龄在 3~12 岁的儿童（口服 60mg $^{13}$C- 尿素，$^{13}$C 丰度 >99%）的 $^{13}$C- 尿素呼气试验中，仅有 3.09% 的值落在 5.5~6.5 的 DOB 范围之间（图 78-1）。在 5 456 例成人（口服 100mg $^{13}$C- 尿素，$^{13}$C 丰度 >99%）的 $^{13}$C- 尿素呼气试验中，仅有 3.68% 的结果落在这一范围内（图 78-2）。有人建议可将落在 5.5~5.9 范围内的值列为可疑阴性，在 6~6.5 之间的值定为可疑阳性。图 78-3 为一例典型的 *H. pylori* 感染者与一例无 *H. pylori* 感染者呼气中 $^{13}$C-CO$_2$ 的呼出情况。

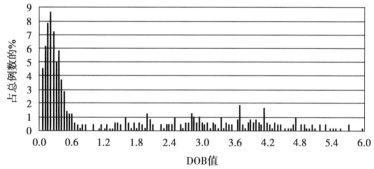

图 78-1　450 例儿童 DOB 的分布

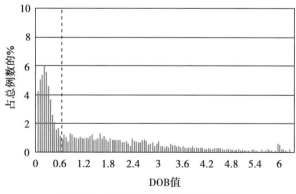

图 78-2　5 456 例成人 DOB 的分布

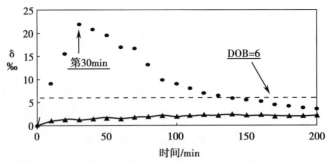

图 78-3　口服 $^{13}C$- 尿素以后呼气中 $^{13}C\text{-}CO_2$ 的呼出

在肺功能无显著异常以及无严重代谢性酸或碱中毒情况下,在口服足够量的 $^{13}C$- 尿素后的 50min 内几乎所有 H. pylori 感染者呼出的 $^{13}C\text{-}CO_2$ 都能呈现出显著性的增高。根据我们的观察以及国外的报道,一般在服药后第 30min 时可获得最高的峰值。

## 七、影响检测的因素及注意事项

1. **剧烈运动后不能进行 $^{13}C$- 尿素的检查**　由于本试验是根据呼气 $CO_2$ 中 $^{13}C$ 的呼出情况来判断感染,如果机体处在激烈的状态下有可能影响血中的酸碱度,进而有可能影响 $CO_2$ 的呼出。

2. **胃动力异常可能导致检测结果不准确**　尿素试剂经尿素酶分解产生的 $HCO_3^-$ 需在胃肠道吸收,胃动力较强者 UBT 的峰值提前,胃动力减弱者 UBT 的峰值延迟(如存在幽门梗阻及胃轻瘫),从而出现假阴性的检测结果。

3. **药物因素**　抗生素、抑酸药物(尤其质子泵抑制剂)、铋剂均可以在短时间内抑制 H. pylori,导致假阴性的检测结果。此外,一些具有抗菌作用的中草药,如黄连、大黄、黄芩等均有可能对 H. pylori 产生抑制而导致假阴性的检测结果。为避免此种情况的发生,应该在停药至少 4 周后再进行检查。

4. **残胃者呼气试验检测结果不可靠**　由于受肠道其他产尿素酶细菌的影响,可能出现假阳性结果,残胃者宜采用快速尿素酶试验、组织学染色或者粪便抗原试验等方法检测。

5. **呼气检测值在临界值附近时不可靠**[2]　呼气检测值在临界值附近时,检测结果可能为假阴性或者假阳性,需择期再次检测或采用其他方法检测。影响检测临界值的主要因素主要有:尿素剂量、检测仪器种类、试餐类型、气体收集时间。

6. **细菌定植数量**　当胃内定植的 H. pylori 数量明显减少时,可出现假阴性的检测结果。

7. **试餐中添加柠檬酸可以提高检测的准确性**　①避免或减少假阴性,细菌定植密度低、多次治疗后、严重胃黏膜萎缩 / 肠化、抑酸药物影响时,容易导致呼气试验假阴性,在试餐中添加柠檬可以避免或减少患者在这些状态时检测结果假阴性的发生;②避免或减少假阳性,当患者胃黏膜严重萎缩 / 肠化导致胃内 pH 显著上升时,胃内其他产尿素酶细菌生长活跃,可导致检测结果出现假阳性,柠檬酸可避免或减少检测结果假阳性的发生;③试餐中柠檬酸的作用:减慢胃排空、使口服的尿素与胃内细菌充分接触、增加尿素酶活性、减少口腔或食管中存在的某些可能分解尿素的弯曲菌类微生物(CLO)导致的本底升高从而影响检测结果的准确性。

## 八、临床应用[8,14-17]

尿素呼气试验是检测 *H. pylori* 感染最好的非侵入性方法，准确性高，易于操作。可反映全胃 *H. pylori* 感染状况，克服细菌"灶性"分布的差异和活检取材的影响，可以用于 *H. pylori* 感染治疗前的诊断和治疗后疗效的判断。目前国内外相关共识均推荐将尿素呼气试验首选用于 *H. pylori* 感染根除治疗后疗效的判断。

（江　骥　胡　蓓　成　虹　胡伏莲）

## 参 考 文 献

［1］ DY Graham, PD Klein, Evans DJ JR, et al. Campylorbacter pylori detected noninvasively by the $^{13}$C-urea breath test. Lancet, 1987, 23: 1174.

［2］ PD Klein, Malaty HM, Martin RF, et al. Noninvasive detection of Helicobacter pylori infection in clinical practice: $^{13}$C urea breath test. Am J Gastroenterology, 1996, 91 (4): 690.

［3］ Logan RPH, Polson RJ, Misiewicz JJ, et al. Simplified single sample $^{13}$Carbon urea breath test for Helicobacter pylori: compasion with histology, culture, and Elisa serology. Gut, 1991, 32: 1461.

［4］ DY Graham, PD Klein. What you should know about the methods, problems, interpretations, and use of urea breath tests. Am J gastroenteology, 1991, 86: 1118.

［5］ Klei PD, 江骥. $^{13}$C- 尿素呼气试验诊断幽门螺杆菌感染. 中华内科杂志, 1993, 32: 170.

［6］ 江骥, 王世真, 李晓明, 等. $^{13}$C- 尿素呼气试验的方法学改进. 中华核医学杂志, 1994, 14: 103.

［7］ Braden B, Caspary WF, Lembcke B. Nondispersive infrared spectrometry for $^{13}CO_2/^{12}CO_2$-measurements: A clinical feasible analyzer for stable isotope breath test in gastroenterology. Z Gastroentero, 1999, 37: 477-481.

［8］ Alberti H. Gastro-oesophageal reflux disease in general practice. Utility and acceptability of Infai C13-urea breath test has been shown. BMJ, 2002, 324: 485-486.

［9］ Granstrom M, Lehours P, Bengtsson C, et al. Diagnosis of Helicobacter pylori. Helicobacter, 2008, 13 (Suppl 1): 7-12.

［10］ Gisbert JP, Pajares JM. Review article: $^{13}$C-urea breath test in the diagnosis of Helicobacter pylori infection: a critical review. Aliment Pharmacol Ther, 2004, 20: 1001-1017.

［11］ Kwon YH, Kim N, Lee JY, et al. The Diagnostic Validity of Citric Acid-Free, High dose (13) C-urea breath test after Helicobacter pylori eradication in Korea. Helicobacter, 2015, 20: 159-168.

［12］ Wang YK, Kuo FC, Liu CJ, et al. Diagnosis of Helicobacter pylori infection: Current options and developments. World J Gastroenterol, 2015, 21 (40): 11221-11235.

［13］ Mentis A, Lehours P, Mégraud F. Epidemiology and Diagnosis of Helicobacter pylori infection. Helicobacter, 2015, 20 (Suppl 1): 1-7.

［14］ Malfertheiner P, Megraud F, O'Morain C, et al. Current concepts in the management of Helicobacter pylori infection: the Maastricht Ⅲ Consensus Report. Gut, 2007, 56: 772-781.

［15］ Malfertheiner P, Megraud F, O'Morain CA, et al. Management of Helicobacter pylori infection-the Maastricht Ⅴ/ Florence Consensus Report. Gut, 2017, 66 (1): 6-30.

［16］ 中华医学会消化病学分会幽门螺杆菌和消化性溃疡学组, 全国幽门螺杆菌感染研究协作组. 第五次全国幽门螺杆菌感染处理共识报告. 胃肠病学, 2017, 22 (6): 346-360.

［17］ Best LM, Takwoingi Y, Siddique S, et al. Non-invasive diagnostic tests for Helicobacter pylori infection. Cochrane Database Syst Rev, 2018, 3 (3): CD012080.

# $^{14}C$-尿素呼气试验

　　自从 Warren 和 Marshall 发现胃幽门螺杆菌(*H. pylori*)后,*H. pylori* 感染检测方法发展迅速,1988 年 Marshall 和 Surveyor[1]建立了一种无创性 $^{14}C$-尿素呼气试验($^{14}C$-UBT)。我们[2,3]结合国人特点对其进行了改进(低剂量以及胶囊微量法 $^{14}C$-UBT),以期使 *H. pylori* 感染的检测更准确、简便、快速、安全和经济。

## 一、$^{14}C$-尿素呼气试验的原理

　　当 $^{14}C$ 标记的尿素摄入胃内时,如果胃内存在 *H. pylori*,则同位素标记的尿素在 *H. pylori* 所产生的尿素酶作用下,分解为氨和 $^{14}CO_2$,同位素标记的 $CO_2$ 由肠道吸收后经呼气排出。因此通过分析呼气中 $^{14}CO_2$ 量即可判断胃内 *H. pylori* 的存在与否[4]。

## 二、低剂量 $^{14}C$-尿素呼气试验

### (一) 试剂配制

　　1. **尿素**　称分析纯尿素 5g 溶于 200ml 双蒸水,每次使用 1ml(含尿素 25mg)。

　　2. **$^{14}C$ 尿素**　取母液(1mCi/1.2ml)30µl 溶于 10ml 水中,制成浓度为 2.5µCi/ml 溶液,每次用 1ml。

　　3. **氢氧化海胺**　将浓度为 1mmol/µl 原液稀释 1 倍,即 0.5mmol/µl 工作液,每次用 1ml。

4. **闪烁液** 将 7g PPO（多酚氧化酶），0.5g POPOP［1，4-双（5-苯基-噁唑基）苯］溶于 1 000ml 二甲苯，每次用 5ml。

（二）操作步骤及具体方法

1. **第一阶段确定 $^{14}C$ 活性高峰期及其临界值** $^{14}C$-UBT 试验参照 Marshall 和 Surveyor 的方法并在试餐、$^{14}C$-尿素量和时间等方面进行了一些改良[2]。试验通过盲法处理，分为两个阶段进行。第一阶段以胃镜检查后 5 天内已明确的 *H. pylori* 阳性和阴性患者为预试验对象，以确定 $^{14}CO_2$ 呼出高峰期及其临界值。

方法：禁食 12h，漱口，收集呼气作为本底（即 0 时）；口服含 92.5kBq（2.5μCi）$^{14}C$-尿素 25mg，非标记尿素液体 20ml，嗽口。分别收集 5、10、15、20、25、30、35、45、60min 等时相的呼气各 2 瓶。

呼气收集方法：受试者通过 1 个长约 40cm 带滴球的一次性输液管直接向加有 1ml 氢氧化海胺的甲醇液（含氢氧化海胺 0.5mmol）、1ml 无水乙醇及 1% 酚酞 1 滴的闪烁瓶内液体吹气，使紫红色溶液正好变成无色为止，随即向瓶内加入闪烁液 5ml（含 0.7%PPO，0.05%POPOP 的二甲苯液），加盖旋紧，暗适应后用 LKB1217 型液闪计数仪测定，经淬灭校正后获得 dpm 值，减去本底后以各时相的 2 瓶平均值作为 $^{14}CO_2$ 的放射性活度（以 dpm/mmol $CO_2$ 表示）。

结果：$^{14}CO_2$ 活性高峰期在 20min 临界值为 1 100dpm（$^{14}CO_2$ 放射量均值 +3s）。

2. 第二阶段正式试验只收集 0 时及 20min 时 $^{14}CO_2$ 呼出高峰期值。第二阶段试验 $^{14}C$-UBT 正式测定在胃镜检查前或后 5 天内进行，只收集 0 时及 $^{14}CO_2$ 呼出高峰期（本试验显示在摄入 $^{14}C$-尿素后 20min）的呼气进行检测并与金标准对照以考核 $^{14}C$-UBT 对 *H. pylori* 检出的敏感性、特异性和诊断符合率。

结果：本试验的敏感性为 97.36%，特异性为 90.00%，诊断符合率为 95.83%，阳性预测值为 97.36%，阴性预测值为 90.00%。

（三）临床意义

随着 *H. pylori* 的发现，*H. pylori* 与消化性疾病的关系越来越受到重视。建立一种无创性且能避免交叉感染的 *H. pylori* 检测法十分重要。Graham 等[5]于 1987 年首先应用 $^{13}C$-UBT 检测 *H. pylori* 感染，由于 $^{13}C$ 测定设备和试剂昂贵而且费时，Marshall 在 1988 年改用 $^{14}C$-UBT。此后有关 $^{14}C$-UBT 的检查仍存在 $^{14}C$ 用量大、检测时间长且结果表达不甚理想等不足之处，我们在减少同位素用量、提高检测准确性和及时快捷方面进行了初步探索。

1. **$^{14}C$-尿素剂量** 文献报道的 $^{14}C$-尿素用量相差较大，一般采用 185~370kBq（5~10μCi）[19]，个别用 111kBq（3μCi）[6]。Graham 和 Klein[7]认为用较大底物量可以避免底物在与 *H. pylori* 反应前即排空或被口腔产尿素酶细菌耗竭，以及标本收集时间受到限制或缺乏定量测定尿素酶的能力。在选择同位素用量时，$^{14}C$ 既要考虑上述因素影响，还要考虑其安全性和费用。用量大不仅增加了患者射线照射剂量，且浪费试剂并延长检查时间。已用 370kBq（10μCi）$^{14}C$-尿素等资料也表明并非单纯增加底物量就能解决尿素酶的定量问题，盲目增加 $^{14}C$-尿素量是不足取的。我们结合国人特点，采用 92.5kBq（2.5μCi）$^{14}C$-尿素，并在方法上进行了改进。48 例受试者中 *H. pylori* 阳性 38 例，*H. pylori* 阴性 10 例。与细菌学和组织学比较，$^{14}C$-UBT 敏感性为 97.36%，特异性为 90.00%，阳性预测值为 97.36%，阴性预测值为 90.00%。因此我们认为 92.5kBq(2.5μCi)$^{14}$C- 尿素剂量仍可获得较满意的效果。

**2. 安全性** $^{14}$C-UBT 的射线剂量曾被 Marshall 和 Surveyor 计算过。在前 5h,75% 的 $^{14}$C 被呼出，余下 25% 的半排出期为 10~12 天，其中仅 3% 的半排期为 40 天。暴露在 $^{14}$C-UBT 的性腺和骨髓受照量比自然环境少许多倍。文献报道 2 天的自然源射线就超过 1 次 $^{14}$C-UBT 射线。故 $^{14}$C-UBT 产生的射线对人的影响是很低的。本试验中 $^{14}$C- 尿素量为国外的 1/4~1/2，其安全性更可靠。

**3. 试验前刷牙问题** Higazy 等[16]报道 168 例 $^{14}$C-UBT。74 例中 36 例(49%)不刷牙者 10min 收集呼气标本阳性，20min 标本即变为阴性；而 94 例刷牙者 10min 与 20min 呼气标本结果完全一致，说明试餐前刷牙是合理的。

**4. 试餐问题** 既往为延长同位素停留在胃内的时间，大多用营养性试餐延缓胃排空。Bell 等[8]和 Marshall 的试验表明试餐对 $^{14}$C-UBT 结果无影响，也与细菌负荷量和 $^{14}$C-CO$_2$ 呼气量无关。Rauws 等[9]发现用试餐 $^{14}$CO$_2$ 高峰期在摄入同位素后 60min，而未用试餐 $^{14}$CO$_2$ 高峰期在 20~30min。本组未用营养性试餐，未稀释的同位素可以完全暴露在胃黏膜尿素酶中，给予试餐稀释并包缚的 $^{14}$C- 尿素，减少了同位素与胃黏膜表面 *H. pylori* 的接触机会，故提出试餐是不必要的。

**5. 非标记尿素** 适量的非标记尿素是必要的。实验中我们发现未用非标记尿素的 $^{14}$C-UBT 可产生失真的胃尿素酶"急射"，CO$_2$ 产生量取决于 $^{14}$C 的比活度。在同等条件下，总体 CO$_2$ 产生量将减少。适量的非标记尿素可减少由于口腔或胃内杂菌分解较多 $^{14}$C- 尿素形成的假阳性，并能减少 $^{14}$C- 尿素的用量。

**6. 时相选择** 尽快作出诊断是检测与治疗 *H. pylori* 感染的重要环节，也对该技术用于临床有重要意义。Marshall 等[10]用 37kBq(1μCi)的 $^{14}$C- 尿素直接漱口测出 $^{14}$CO$_2$ 峰值在 2min 以前。采用 37kBq(1μCi)的 $^{14}$C- 尿素从胃管直接注入食管，*H. pylori* 阴性者，同位素 $^{14}$CO$_2$ 测定值在基线上一点，无峰值出现；而 *H. pylori* 阳性者 $^{14}$CO$_2$ 峰值出现在 8~20min；高胃尿素酶活性者，呼气高峰在 8min 并持续到 20min 以后；低胃尿素酶活性者在 20min。因此，选择 20min 是较合适的。本实验也证明了这一点。

**7. $^{14}$C- 尿素呼气试验结果表达** 大部分学者在测量胃尿素酶活性时用体重来校正内源性 CO$_2$ 的产生对 $^{14}$C-UBT 结果的影响。认为一个人可以产生更多的非标记 CO$_2$，从而引起 $^{14}$CO$_2$ 被稀释。Marshall 认为同位素与体表面积的相关性很低(v$_2$=0.013 7)，这一关系在 *H. pylori* 阳性者中不重要。

提出不用体重校正可以更好地划分 *H. pylori* 阳性和阴性，并认为 dpm 给予了一个确切的放射原子衰变数而 cpm 仅给了原子在液闪仪中的计数。由于化学和颜色淬灭，cpm 值可能很低。因而对 1 例患者的多个标本用 cpm 值相比较有困难。为了更好地全面反映 $^{14}$C-UBT 检查结果，划分 *H. pylori* 感染与否，我们应用 χ+3s 以下作为正常值，获得较满意的结果。

**8. 本试验的优点** $^{14}$C-UBT 与其他检测 *H. pylori* 方法比较，有着简单易行、敏感性高、特异性好且安全可靠等优点，避免了 *H. pylori* 培养需要微氧设备与技术、培养周期长、银染法烦琐费时、血清学不能表示现症感染及 $^{13}$C-UBT 设备复杂和费用昂贵等缺陷，并避免了胃镜活检局限性及交叉感染的可能,是一种很有前途的无创性 *H. pylori* 检测方法。我们认为 92.5kBq(2.5μCi)$^{14}$C- 尿素、无营养性试餐和 20min 收集呼气时间的检测可以获得满意的结果,有更好的实用价值[2]。

9. **适应证**  *H. pylori* 感染的检测,同位素法可精确测出标记物含量 $10^{-14}\sim10^{-18}$g 水平,对研究体内微量生物物质的含量有特别价值,它不受其他物理化学因素的影响,具有敏感性、特异性和准确性高等优点,且可用于 *H. pylori* 感染的动态检测。

10. **禁忌证**  孕妇不适用 $^{14}$C-UBT。随着胶囊微量法 $^{14}$C-UBT 将辐射量降至相当于自然环境中 24h 的暴露量,此项禁忌证或许会有所更改。Bell[17]认为 $^{14}$C-UBT 因剂量很小而适用于大多数的患者。

## 三、胶囊微量法 $^{14}$C- 尿素呼气试验

自 Graham 等[5]首次报道使用 $^{13}$C- 尿素呼气试验检测 *H. pylori* 以来,Marshall 等又建立了 $^{14}$C- 尿素呼气试验($^{14}$C-UBT),均属无创伤 *H. pylori* 感染检测法。前者由于设备和费用昂贵使用受限,后者因其可靠、经济、快速,在国外已广泛应用。我们[3,13-15]首创用胶囊微量法对 $^{14}$C-UBT 加以改进及完善。

(一) 试剂配制

取 $^{14}$C- 尿素母液(1μCi/1.2ml)10μl(含 $^{14}$C- 尿素 8μCi)溶于 4ml 无菌水中,加非标记尿素 80mg,配成浓度 2μCi/ml 溶液。每次用 0.5ml(含 $^{14}$C- 尿素 1μCi,非标记尿素 10mg)。将配制的溶液置于 –4℃冰箱中备用。

(二) 操作步骤及具体方法

1. **呼气收集方法**  受检者通过一长约 20cm 带滴球的一次性输液管向加有 1ml 氢氧化海胺甲醇液(含氢氧化海胺 0.5mmol)、1ml 无水乙醇、1% 酚酞 1 滴的闪烁瓶内液体吹气,当紫红色液体变为无色时,即提示 $CO_2$ 饱和。将 5ml 闪烁液(含 0.7%PPO,0.05%POPOP 的二甲苯液)加入,每份标本在 LKB1217 型液闪计数仪作计数测定,经淬灭校正后得 dpm 值,减去本底后以各时相点两瓶的平均值作为 $^{14}CO_2$ 的放射性活度(以 dpm/mmol $CO_2$ 表示)。

2. **具体方法**  患者在内镜检查同周内行呼气试验。参照 Marshall[10]方法,并在 2.5μCi $^{14}$C- 尿素,无营养性试餐方法[11]的基础上进一步完善、改进,首创胶囊微量法。为避免口腔尿素酶干扰及减少同位素放射量,将 $^{14}$C- 尿素从一般剂量 10μCi、5μCi,以及我们前一阶段用量 2.5μCi 再减少至 1μCi。试验通过盲法处理。

(1)第一阶段预试验:将胃镜检查 5 天内已确定 *H. pylori* 阳性者作为对象,确定 $^{14}CO_2$ 呼出高峰期及临界值。禁食 12h,收集呼气 2 瓶作为本底,取 $^{14}$C- 尿素溶液 0.5ml(含 1μCi,37kBq $^{14}$C- 尿素,10mg 非标记尿素),迅速注入零号空胶囊(明胶)中,嘱患者立即用 20ml 水吞服,从注入液体至胶囊吞入在 30s 内完成。收集 5、10、15、20、25、30、45、60min 的呼气各 2 瓶。

结果:$CO_2$ 活性高峰期在 25min 临界值为 280dpm($^{14}CO_2$ 放射量均值 +3s)。

(2)第二阶段正式测定:在胃镜检查后 5 天内进行,仅收集 0、10、25min 呼气标本各 2 瓶,结

果与金标准(细菌培养和/或组织病理学检查结果)对照。*H. pylori* 阳性患者指培养或活检标本 Giemsa、Warthin-Starry 染色发现 *H. pylori* 者。*H. pylori* 阴性者指上述检查未能发现 *H. pylori* 者。

结果:本试验的敏感性为 97.12%,特异性为 95.12%,阳性预检值为 97.06%,阴性预检值为 97.12%,诊断符合率为 96.33%。

(三) 临床意义

**1. 胶囊微量法的可靠性**　我们在原有 2.5μCi[14]C-UBT 基础上建立了胶囊微量法 [14]C-UBT,将 [14]C- 尿素从一般用量 10μCi、5μCi 减少至 1μCi 胶囊给药,以及目前临床应用的 0.75μCi 不仅减少了患者同位素负荷,且价廉、简便,消除了口腔尿素酶的干扰,还减少了环境污染的可能性。通过与金标准对比结果可靠。

Lerang 等[18]对连续 35 例患者(24 例 *H. pylori* 阳性,64%)进行评价如下:敏感性及特异性分别为:快速尿素酶试验 85%、99%;细菌培养 93%、100%;吖啶橙染色 81%、98%;实验室尿素酶试验 80%、100%;[14]C-UBT 95%、95%;血清学 IgG 99%、91%;IgA 88%、91%。结论:细菌培养、[14]C-UBT 及血清学 IgG 等优于其他方法。

**2. 优点**

(1)显著减少患者同位素负荷及环境污染的可能性:胶囊微量法用 1μCi[14]C- 尿素得到的 *H. pylori* 阳性患者 dmp 值 3 188(*H. pylori* 阴性为 42dmp)显示,底物与 *H. pylori* 能充分反应,以达到区别阳性和阴性的目的。现有的报道资料显示并未因 [14]C- 尿素用量大而解决尿素酶定量问题。因此单纯增加 [14]C- 尿素用量不仅增加患者射线内照射量,造成环境污染,而且浪费试剂。Munster 等[12]报道 [14]C- 尿素吸收后在体内长期潴留量很低。尽管如此,我们认为减少 [14]C- 尿素用量不仅能减少患者同位素负荷量,而且可以减少患者排泄物及 [14]C- 尿素容器造成的环境污染。

(2)避免口腔尿素酶干扰:Marshall 的研究已证明口腔细菌产生的尿素酶可分解 [14]C- 尿素产生 [14]CO_2 污染呼出气体。通过胶囊给药避免了 [14]C- 尿素与口腔尿素酶的接触,得到了与食管插管给药相同的结果,免除了食管插管的痛苦,也更为简便和节约时间。

(3)胃内酸化法可降低服用质子泵抑制剂引起的 [14]C-UBT 检测假阴性率:Chey 等[20]报道对服用质子泵抑制剂的患者在服用 [14]C- 尿素及服前 30min 给予 200ml 0.1mol/L 枸橼酸液可降低 30% 的假阴性率及 40% 的可疑率。众多文献表明,质子泵抑制剂和雷尼替丁可引起 [14]C-UBT 检测假阴性。

## 四、微量胶囊 [14]C- 尿素呼气试验的安全性

[14]C- 尿素呼气试验,虽有一定的放射性,但有资料显示其剂量仅相当于胸透照射剂量的 1/7,或 1/500 次钡餐,或者暴露于自然环境中 24h。美国核条例委员会(American Nuclear Regulation Commission)于 1997 年 12 月 2 日批准 [14]C- 尿素药盒的使用可豁免放射药品管理,"任何一个内科医生都可以在其办公室内对患者进行 [14]C- 尿素呼气试验"。我国国家环境保护总局 2002 年 5 月 20 日批文指出,含有 0.75 微居的 [14]C- 尿素胶囊用于幽门螺杆菌感染体内诊断,对环境、患者和医

生,其辐射影响都是非常微小的,从辐射防护角度判断都是安全的;在诊断过程产生的废物可作为普通废物处理。因此,含有 0.75 微居($\mu$Ci)的 $^{14}$C- 尿素胶囊用于幽门螺杆菌体内诊断,无须采取任何辐射防护措施。

$^{14}$C 的半衰期为 5680 年,这种放射性核素标记的试剂之所以十分安全,主要基于以下原因:

1. $^{14}$C 是天然产生和存在的同位素。地球上的碳元素由三种核素组成,它们分别是 $^{12}$C、$^{13}$C 和 $^{14}$C。宇宙射线每年在地球大气中产生的 $^{14}$C 活度为 $10^5$Bq,相当于 360 亿份 0.75$\mu$Ci 的 $^{14}$C 尿素胶囊的活性。地球环境中不断产生 $^{14}$C,已有的 $^{14}$C 又不断衰变而减少,达到一个平衡,这个值就是地球环境中碳的含 $^{14}$C 的天然丰度。

2. 只要有碳元素的地方就有 $^{14}$C 存在。由于 $^{14}$C 是天然存在的核素,因此地球中的任何生物在生命代谢中都会不断吸收 $^{14}$C,而后又不断排出 $^{14}$C(以有机物或二氧化碳的形式),使生命体中的 $^{14}$C 与环境达到平衡。正常成年人体内约含有 18kg 的碳,其中含的 $^{14}$C 约 30 000dpm。

3. 尿素形态的 $^{14}$C 在体内能迅速排出体外。由于尿素是人体生命代谢的终极产物,属于人体内的正常成分,且广泛存在于血液、脏器中,无味,口服尿素不会对人体产生副作用。口服同位素标记的尿素如果未被尿素酶分解则其将被以尿液的形式迅速排出体外,若被 *H. pylori* 产生的尿素酶分解,则以二氧化碳($^{14}$CO$_2$)的形式排出体外。因此,$^{14}$C- 尿素在体内停留时间极短。据文献报道,尿素从体内各部分排至膀胱的生物半衰期为 6h,做一次 $^{14}$C- 尿素呼气试验,对患者造成的辐射量仅相当于人生中一天受到的自然环境辐射剂量。

4. 一张纸即能将 $^{14}$C 的射线完全阻挡。由于 $^{14}$C 是纯 β 核素,其射线的穿透力极弱,0.3mm 的水或一张纸(胶囊)即可将其阻挡,因此对操作者无外照射危害。至于 *H. pylori* 检测仪(或液闪仪)中测到的 CPM 计数,是 $^{14}$C 的 β 射线被样品瓶中的闪烁液完全阻挡后,β 射线的能量转化成的光子计数,是光电倍增管测到的信号,而不是电离辐射。

5. 进行 $^{14}$C- 尿素呼气试验的患者呼出的气体不属于放射性废气,因此对操作者无内照射危害。由于患者服药后 1h 之内呼出的气体中的 $^{14}$C 平均浓度为 $5.41 \times 10^3$Bq/m$^3$,不属于放射性废气,只要保持正常、良好通风,对检查者无内照射危害。

6. 使用 $^{14}$C- 尿素呼气试验药盒基本不增加地球自然环境中的 $^{14}$C 含量。在有人类现代科学活动以前,地球中的 $^{14}$C 来源于宇宙射线照射大气层中的氮气。现代科学活动产生的 $^{14}$C 途径有核爆炸和核反应堆(主要是核电站),只要反应堆在运行就会产生 $^{14}$C,与是否使用 $^{14}$C- 尿素呼气试验药盒无关。因此,使用 $^{14}$C- 尿素呼气试验药盒不会对环境造成额外的影响。

(徐采朴　成虹　胡伏莲)

## 参 考 文 献

[1] Marshall BJ, Surveyor I. Carbon-14 urea breath test for the diagnosis of Campylobacter pylori associated gastritis. J Nucl Med, 1988, 29: 11.

[2] 徐采朴,徐辉,程绍钧,等 . $^{14}$C- 尿素呼气试验诊断幽门螺杆菌感染的研究 . 中华内科杂志 , 1995, 34 (4): 239.

[3] 陈洁平,徐采朴,程绍钧,等 . 胶囊微量法 $^{14}$C- 尿素呼气试验检测幽门螺杆菌感染的初步研究 . 中华消化杂

志, 1995, 15 (增刊): 244.

[ 4 ] Marshall BJ. Practical diagnosis of Helicobacter pylori//Marshall BJ. Helicobacter pylori in peptic ulceration and gastritis. Boston: Blackwell Scientific Publications, 1991: 139.

[ 5 ] Graham DY, Klein P, Evans DJ, et al. Campylobacter pylori detected noninvasively by the $^{14}$C-urea breath test. Lancet, 1987, 1: 1174.

[ 6 ] Henze E, Malfertheiner P, Clausen M, et al. Validation of a simplified Carbon-14-urea breath test for routine use for detecting Helicobacter pylori noninvasively. J Nucl Med, 1990, 31: 1940.

[ 7 ] Graham DY, Klein PD. What you should know about the methods, problems, interpretations, and uses of urea breath test. Am J Gastroenterol, 1991, 86: 1118.

[ 8 ] Bell GD, Weil J, Harrison G, et al. $^{14}$C-urea breath analysis: a noninvasive test for Campylobacter pylori in the stomach. Lancet, 1987, 1: 1367.

[ 9 ] Rauws EA, Royen EA, Langenberg W, et al. $^{14}$C-urea breath test in Campylobacter pylori gastritis. Gut, 1989, 30: 798.

[ 10 ] Marshall BJ, Plankey MW, Hoffman SR, et al. A 20 minutes breath test for Helicobacter pylori. Am J Gastroenterol, 1991, 86: 438.

[ 11 ] Lin SK, Lambert JR, Schember M, et al. A comparison of diagnostic tests to determine Helicobacter pylori infection. J Gastroenterol Hepatol, 1992, 7: 203.

[ 12 ] Munster DJ, Chapm BA, Burt MJ, et al. The fate of ingested $^{14}$C-urea in the breath test for Helicobacter pylori infection. Scand J Gastroenterol, 1993, 28: 661.

[ 13 ] 陈洁平, 徐采朴, 程绍钧, 等. 胶囊微量法 $^{14}$C- 尿素呼气试验诊断幽门螺杆菌感染. 第三军医大学学报, 1997, 19 (3): 210.

[ 14 ] Chen JP, Xu CP, Cheng SJ, et al. Microdose $^{14}$C-urea breath test to diagnose Helicobacter pylori infection. J M Coll PLA, 1997, 12 (1): 13.

[ 15 ] 陈洁平, 徐采朴, 徐辉, 等. $^{14}$C- 尿素呼气试验诊断幽门螺杆菌感染的实验与临床研究. 中华医学杂志, 1997, 73 (5): 403.

[ 16 ] Higazy E, Al-Aaeedi F, Loutfi I, et al. The impact of brushing teeth on carbon-14 urea breath test results. J Nucl Med Technol, 2000, 28 (3): 162.

[ 17 ] Bell GD. Clinical practice-breath tests. Br Med Bull, 1998, 54 (1): 187.

[ 18 ] Lerang F, Moum B, Mowinckel P, et al. Accuracy of seven different tests for the diagnosis of Helicobacter pylori infection and the impact of $H_2$-receptor antagonist on test results. Scand J Gastroenterol, 1998, 33 (4): 364.

[ 19 ] Abukhadir BA, Heneghau MA, Keans M, et al. Evaluation of a 20-minute $^{14}$C urea breath test for the diagnosis of Helicobacter pylori infection. Ir Med J, 1998, 91 (1): 23.

[ 20 ] Chey WD, Chathadi KV, Montagmee J, et al. Intragastric acidification reduces the occurrence of false-negative urea breath test results in patients taking a proton pump inhibitor. Am J Gastroenterol, 2001, 96 (4): 1028.

# 第八十章

# 幽门螺杆菌粪便抗原试验

---

一、概述

二、幽门螺杆菌粪便抗原试验方法

三、幽门螺杆菌粪便抗原试验特点

    （一）不同检测方法的准确性

    （二）粪便抗原试验与尿素呼气试验比较

四、临床应用粪便抗原试验中应注意的问题

---

## 一、概述

幽门螺杆菌（*H. pylori*）粪便抗原试验（stool antigen test，SAT），是一种非侵入性检测方法，不需要口服任何试剂，只需留取粪便标本即可检测受检者是否存在 *H. pylori* 感染，不需要昂贵的试剂或特殊的仪器，操作安全、简便、快速，因此本方法适用于所有年龄和类型的受检查者，如婴幼儿、精神障碍患者、胃术后患者等，无任何毒副作用[1]。目前国际上认为该方法的准确性可与尿素呼气试验相当。由于本法检测的是 *H. pylori* 抗原，因此可以反映现症感染情况，并可以用于治疗后复查，判断疗效，还可以用于大规模流行病学调查[2-4]。但在对患者进行检测时，需要选择适合于当地患者的商品化试剂盒。欧洲、日本以及国内共识均建议经过验证的单克隆抗体检测试剂，可以用于检测 *H. pylori* 现症感染及对根除治疗后结果的判断[5,6]。

## 二、幽门螺杆菌粪便抗原试验方法

由于 *H. pylori* 定植于胃黏膜上皮细胞表面，随着胃黏膜上皮细胞的快速更新脱落，*H. pylori* 也随之脱落，并通过胃肠道从粪便排出，从而可以通过粪便来检测受检者是否存在 *H. pylori* 感染。

SAT 检测方法主要有 2 种：酶免疫测定（enzyme immunoassay，EIA）和免疫层析法（immunochromatography assay，ICA），EIA 方法需要应用酶标仪进行检测。尽管应用这 2 种方法均可进行单克隆或多克隆抗体的 SAT 检测，且检测结果均具有较高的敏感性和特异性，但近年有些研究显示，基于 ICA 的检测其检测结果准确性略低于基于 EIA 的方法。但基于 ICA 的检测方法不需要特殊的设备，其可能更适合于发展中国家。

### 三、幽门螺杆菌粪便抗原试验特点

#### (一) 不同检测方法的准确性

早期的 SAT 应用基于多克隆抗体的 EIA 方法进行检测,对其检测结果的准确性评价存在一定争议,尤其对根除治疗后复查患者检测的假阳性率较高。此后开发了基于单克隆抗体的检查方法,其准确性高于基于多克隆抗体的检查方法,一项 meta 分析的结果显示基于单克隆抗体的 SAT 检测的特异性可以达到 97%[7]。在美国进行的一项研究中比较了 5 种 SAT 检测试剂,结果显示只有采用单克隆抗体 EIA 法的检测结果准确度超过 90%[8]。

#### (二) 粪便抗原试验与尿素呼气试验比较

UBT 被认为是准确性最高的非侵入性检测方法,需要患者在接受检查时服用同位素标记的尿素试剂,并需要特殊的设备进行检测。而 SAT 检测不需要昂贵的试剂及仪器设备,如采用基于 ICA 的检测方法,操作会更加简便,价格也更加便宜。

质子泵抑制剂(PPI)可通过影响 *H. pylori* 尿素酶活性而影响 UBT 检测结果的准确性,PPI 对 SAT 的检测结果也有一定的影响,但有文献显示有一些基于单克隆抗体的 SAT 检测结果不受 PPI 的影响,应用这些试剂对患者进行检测,可以让患者不停用 PPI,从而可以用于因病情暂时不能停用 PPI 的患者的检测(如胃食管反流患者、需要同时服用 PPI 和 NSAID/阿司匹林预防消化道出血的患者等)[9]。

SAT 由于只需要获得粪便标本即可进行检测,因此可用于婴幼儿的 *H. pylori* 感染检测,UBT 对于小婴儿的检测准确性可能低于 90%,而有文献结果显示对于 6~30 个月的婴幼儿,基于单克隆抗体的 SAT 法检测 *H. pylori* 感染可以获得可靠的检测结果,而且无论是对于 *H. pylori* 感染率高还是低的国家和地区进行检测,均可获得可靠的检测结果[10]。

对于接受了远端胃切除的患者,UBT 检测的准确性明显降低,一项在日本进行的研究结果显示,分别采用 SAT 和 UBT 对这类患者进行 *H. pylori* 检测,其特异性分别为 90.5% 和 59.1%[11]。

### 四、临床应用粪便抗原试验中应注意的问题

1. 由于不同 *H. pylori* 菌株抗原可能会影响检测结果的准确性,因此任何 SAT 检测试剂在应用于对某地区患者检测之前,均应经过当地的临床研究进行验证,证实其可以适用于当地的人群。

2. 受检查者如果在检查前服用过抗生素、铋剂或质子泵抑制剂等影响 *H. pylori* 检测的药物,由于 *H. pylori* 受到抑制可能会产生假阴性结果,为避免这种情况的发生,应在患者停药至少 4 周后进行检查。

3. 由于 SAT 检测的是粪便中的 *H. pylori* 抗原,当患者进行 *H. pylori* 根除治疗后,即便患者的 *H. pylori* 已经被根除,但在治疗结束 4 周时约有 6% 的患者粪便中仍然有可能被检测出 *H. pylori* 抗原,从而导致假阳性的结果,如果在采用本法进行疗效判断时,让患者在治疗结束后 6~8 周进行

检测,则可以明显降低检测的假阳性率。

4. 检测试剂须置于4℃冰箱冷藏,在检测时应当使试剂在室温下放置20min左右,以保证实验在室温下进行,如果试剂在室温中放置过久可能会导致假阴性结果;粪便性状对检测结果可能有一定的影响,不成形便或水样便样本由于稀释作用会降低检测的准确性,水样便标本最好不要留取,当粪便较稀时应注意挑取粪便中的有形成分,以免由于样品量不足导致假阴性结果;收到粪便标本后可以即刻检测,如不能立即对标本进行检测,应将标本贮存于-20℃冰箱(可以保存7天,如需要更长时间的保存,需要贮存于-80℃冰箱),检测时应使标本恢复到室温后再进行检测,否则可能导致假阴性结果;应当严格按照试剂的说明书读取检测结果,以减少检测结果的误差,如采用检测卡的方法检测时须严格按照观察的时间要求读取结果,提前读取结果可能导致假阴性率增加,错后读取结果可能导致假阳性率增加。

(成 虹)

## 参 考 文 献

［1］ Graham DY, Qureshi WA. Marks if infection//Mobley HL, Mendz GL, Hazell SL. Helicobacter pylori: Physiology and Genetics. Washington, DC: ASM Press, 2001: 499-510.

［2］ Vaire D, Vakil N, Menegatti M, et al. The stool antigen test for detection of Helicobacter pylori after eradicetion therapy. Ann Inter Med, 2002, 136: 280-287.

［3］ Odaka T, Yamaguchi T, Koyama H, et al. Evaluation of the Helicobacter pylori stool antigen test for monitoring eradication therapy. Am J Gastroenterol, 2002, 97: 594-599.

［4］ 成虹, 胡伏莲. 幽门螺杆菌粪便免疫卡在诊断幽门螺杆菌现症感染和判断其根除治疗中的价值. 中华医学杂志, 2004, 84 (14): 1166-1170.

［5］ Malfertheiner P, Megraud F, O'Morain CA, et al. Management of Helicobacter pylori infection-the Maastricht V / Florence Consensus Report. Gut, 2017, 66 (1): 6-30.

［6］ 中华医学会消化病学分会幽门螺杆菌和消化性溃疡学组, 全国幽门螺杆菌感染研究协作组. 第五次全国幽门螺杆菌感染处理共识报告. 胃肠病学, 2017, 22 (6): 346-360.

［7］ Gisbert JP, de la Morena F, Abraira V. Accuracy of monoclonal stool antigen test for the diagnosis of H. pylori infection: a systematic review and meta-analysis. Am J Gastroenterol, 2006, 101: 1921-1930.

［8］ Korkmaz H, Kesli R, Karabagli P, et al. Comparison of the diagnostic accuracy of five different stool antigen tests for the diagnosis of Helicobacter pylori infection. Helicobacter, 2013, 18: 384-391.

［9］ Kodama M, Murakami K, Okimoto T, et al. Influence of proton pump inhibitor treatment on Helicobacter pylori stool antigen test. World J Gastroenterol, 2012, 18: 44-44.

［10］ Shimoyama T. Stool antigen tests for the management of Helicobacter pylori infection. World J Gastroenterol, 2013, 19: 8188-8191.

［11］ Jekarl DW, An YJ, Lee S, et al. Evaluation of a newly developed rapid stool antigen test using an immunochromatographic assay to detect Helicobacter pylori. Jpn J Infect Dis, 2013, 66: 60-64.

# 第八十一章

# 幽门螺杆菌对抗生素药物敏感性检测

一、概述

二、常用抗生素药物敏感性检测方法

    (一）K-B 法

    (二）E-test 法

    (三）琼脂稀释法

    (四）分子生物学检测方法

三、抗生素药物敏感性检测的应用

四、展望

## 一、概述

幽门螺杆菌（*H. pylori*）临床根除率不断降低的一个最重要因素是细菌对抗生素的耐药性不断提高,中国大量人群对克拉霉素、左氧氟沙星和甲硝唑等常用抗生素的耐药水平已经远远超过了在临床 *H. pylori* 根除方案中直接选择药物的警戒线,这些人群需要在抗生素药物敏感性检测数据支持下用药,*H. pylori* 耐药性检测在中国已经成为临床急需普及的方法。

此外,*H. pylori* 根除方案更多关注了对临床诊疗个体的细菌根除率提升,普遍忽略了菌株耐药性积累对人群构成的重大威胁。可以这么说,当前三联治疗、四联治疗和序贯治疗方案与十几年前的二联治疗方案处境非常相似,在面临根除率的不断降低,直至难以接受;唯一不同的是伴随着治疗成本的不断增加,驯化出的耐药菌株再也不是只对单一抗生素耐药,而是出现越来越多的多耐药或泛耐药菌株,需高度关注并积极应对。对于高耐药人群,在药敏结果指导下的根除治疗是必要的。

我国幅员辽阔,各地与经济发展、医疗资源分配相关联的人群抗生素使用背景差异很大,与该菌感染相关的消化性溃疡、活动性胃炎及胃癌等的防治在新农合中虽已覆盖,但落后地区的耐药监测数字匮乏。文中数据不能代表欠发达地区（特别是农村）人群的耐药背景,更不能作为这些地区选择抗生素的依据。开展不同人群耐药性监测势在必行。

由于 *H. pylori* 感染普遍存在,约 50% 的人为现症持续感染,其耐药性水平可在一个侧面反映抗生素的使用背景;此菌检测具有地域代表性、人群普适性和方法可及性特征,其可能的拓展应用和潜在的公共卫生意义值得探讨;对不同人群连续进行 *H. pylori* 耐药性监测意义重大。

## 二、常用抗生素药物敏感性检测方法[1]

### (一) K-B法

抗生素药敏试验纸片琼脂扩散法(简称K-B法),此方法是将含药物的纸片贴在接种有 *H. pylori* 的固体培养基上,通过药物在培养基上的扩散,观察是否出现抑菌环,推断药物是否抑制细菌的生长。抑菌环直径越大,说明药物扩散到远距离(药物浓度越低)时仍有抑菌能力,因此可根据抑菌环的大小,判定药物对细菌的抑制作用强弱[2]。

*H. pylori* K-B法药敏试验一般采用pH 7.4的Mueller-Hinton琼脂(M-H培养基),在直径为90mm的平皿中,倾注含5%~7%脱纤维绵羊血的25ml M-H培养基,厚度约为4mm,临用前置50~60℃培养箱中烘烤30min,使表面干燥。

纸片中的抗生素含量必须按改良K-B法新规定量制备,多数情况下为采购市场化的合格产品,并按要求保存备用。

待检菌株应采用新鲜培养物(培养时间一般在36~72h),菌液制备后应尽快用于涂布平板和进行后续操作。接种好平板置室温片刻,待稍干后,用无菌镊子将抗生素纸片放入平皿中培养基表面,使其与培养基表面完全贴紧。各纸片之间的中心距不得少于24mm,距平板边缘不得少于15mm,以避免抑菌圈过度重叠而影响结果判读。一旦纸片接触琼脂面不可再移动,因此时药物已经开始扩散。

贴好纸片后立即置于微需氧环境中,37℃培养48~72h。观察结果时,在反射光下,用精度为0.1mm的卡尺测量,测量完全抑制或几乎全抑制 *H. pylori* 生长区带的直径。以毫米表示。

含药纸片的质量好坏是做药敏试验的关键,在用前必须检验纸片的片间差和准确度,只有质控都达到标准要求后才能使用。因纸片一般放低温下(−10℃或以下)保存,用前自低温处取出应在室温平衡至少10min以上再打开,避免冷凝水影响药效[2,3]。

### (二) E-test法

E-test法是采用商品化药敏测试纸条进行的耐药性检测,试纸条背面固定有预先制备的浓度呈连续指数增长的抗生素,目前常用于 *H. pylori* 耐药性测定的E-test纸条分别对应的抗生素有甲硝唑(MZ)、阿莫西林(AC)、克拉霉素(CH)、左氧氟沙星(LE)、莫西沙星(MX)、利福平(RI)、四环素(TC)和庆大霉素(GM)等[4]。以抛物线形抑菌环与E-test纸条交界点,读取 *H. pylori* 的最小抑菌浓度(MIC)。

### (三) 琼脂稀释法

稀释法药敏试验可用于定量测试 *H. pylori* 对抗菌药物的敏感性。实验时,抗菌药物的浓度通常经过倍比稀释,制备含不同抗菌药物浓度的琼脂稀释平板,再接种待测菌株,在85% $N_2$、10% $CO_2$ 和5% $O_2$ 的混合气体条件下,37℃培养72h后判读结果,以无 *H. pylori* 生长的平板药物最低浓度作为最小抑菌浓度(MIC)。每种抗菌药物的测试浓度范围应该包含解释性折点(敏感、中介和耐药)浓度,并包含质控参考菌株的MIC。

琼脂稀释法可获得准确的 MIC 水平,且适合于各种抗菌药物的测定;但由于测试条件苛刻,多用于科学研究,由于其结果与 E-test 法具有较好的一致性,在可获得相关药物 E-test 纸条的情况下,E-test 法便于临床检测应用。虽然 E-test 法可操作性较强,但成本较高是其主要问题,同时在对甲硝唑和克拉霉素耐药性分析时,往往得出明显高于琼脂稀释法的耐药率[3]。

目前 *H. pylori* 对抗生素耐药的折点判断有两种不同的体系,分别是美国临床实验室标准协会(CLSI)体系和欧洲临床微生物和感染病学会药敏委员会(EUCAST)体系,两者的差异较大。中国沿用的主要是参考 CLSI 标准,在判断各菌株 MIC 的基础上,按以下折点值判断菌株对抗生素的耐药性:CH ≥ 1mg/L(当用 E-test 法时,为 ≥ 0.5mg/L)、LE ≥ 1mg/L、MX ≥ 1mg/L、RI ≥ 4mg/L、MZ ≥ 8mg/L、AC ≥ 1mg/L、TC ≥ 4mg/L 和 GM ≥ 8mg/L,以 *H. pylori* 标准株 ATCC 43504 作为质控菌[5]。

### (四)分子生物学检测方法

**1. 耐药基因检测** 目前能够通过基因测定迅速判断 *H. pylori* 耐药状态的方法,主要包括对大环内酯类抗生素和喹诺酮类抗生素相关基因的检测。

通过测定 *H. pylori* 23S rRNA 基因在 A2142G、A2143G 或 A2144G 点突变来预测对克拉霉素的耐药性[6],以上三个突变位点可以用引物错配 PCR 直接进行检测,PCR 引物及相关资料见表81-1。

表 81-1 用于检测克拉霉素耐药株 23S rRNA 三个突变位点的 PCR 引物及相关信息

| 检测序列或检测目的 | 引物序列 | 扩增片段位置及产物长度(bp) | 退火温度(℃) |
|---|---|---|---|
| 23S rRNA | 5_-TCAGGGTGATGGACTGC-3_ <br> 5_-CACAGGCCAGTTAGCTA-3_ | 1027-2665(1639) | 56 |
| A2142 | 5_-TCAGGGTGATGGACTGC-3_ <br> 5_-AGGTCCACGGGGTCTTC-3_ | 1027-2530(1504) | 60 |
| A2143G | 5_-TCAGGGTGATGGACTGC-3_ <br> 5_-AAGGTCCACGGGGTCTC-3_ | 1027-2531(1505) | 59 |
| A2142C | 5_-TCAGGGTGATGGACTGC-3_ <br> 5_-AGTAAAGGTCCACGGGGTCTTG-3_ | 1027-2535(1509) | 65 |
| 测序 | 5_-TCAACCAGAGATTCAGT-3_ <br> 5_-CACAGGCCAGTTAGCTA-3_ | 2451-2665(215) | 50 |

通过测定相关 PCR 产物的序列,可准确判断以上位点的突变,但以上突变位点并不能覆盖全部的耐药位点,在中国菌株中,以上突变覆盖绝大多数的 *H. pylori* 克拉霉素耐药表型,但检测假阴性现象仍然存在[7];在今后的工作中还需要不断发现和补充更多的与耐药相关的高频突变位点。对于喹诺酮类抗生素相关基因的检测,主要是通过测定 *gyrA* 基因的特定位点突变来实现[8-10]。

但基因检测的主要问题还是无法准确推断出相关菌株的 MIC,更不易识别低丰度耐药菌株(异质性耐药现象)的存在[11]。随着实时聚合酶链反应(real time PCR)技术和数字 PCR 技术的应用,基于基因检测的 *H. pylori* 对克拉霉素和左氧氟沙星敏感性分析将会有效用于支持个体化治疗。

**2. 质谱表型检测** 利用飞行质谱技术对细菌耐药表型进行检测是近几年发展起来的一类快速高通量检测技术,起初人们希望通过蛋白质组方法分析 *H. pylori* 相关的耐药靶蛋白和酶类,虽然在耐药机制研究中发挥了重要作用,但并不能真正达到实用水平。近年来发展的针对抗生素代谢酶类的飞行质谱检测方法则给耐药表型的快速诊断带来了良好的解决方案[12]。

甲硝唑属于硝基咪唑类抗生素,其本身并无抑菌活性,需要在细菌内的硝基还原酶类代谢成为次级代谢产物才能发挥抑菌作用。如果 *H. pylori* 的相关硝基还原酶类失活,则细菌产生耐药,*H. pylori* 甲硝唑耐药基因编码的酶类主要是 RdxA 和 FrxA 等,多种点突变都有可能因降低酶的催化活性或引起酶失活从而引起耐药,因此,此类抗生素的敏感性检测特别适合采用飞行质谱技术进行检测。由于飞行质谱检测具有快速、准确和低成本的特点,结合 *H. pylori* 甲硝唑耐药基因突变多 SNP 相关的特征,具有良好的应用前景。

*H. pylori* 耐药测定中,目前最重要的三种抗生素为甲硝唑、克拉霉素和左氧氟沙星,应用以上两类分子生物学检测方法的组合,可以很好地满足今后临床快速检测和个体化治疗的需要[13]。

## 三、抗生素药物敏感性检测的应用

**1. 为 *H. pylori* 感染个体化根除治疗提供依据** 目前中国多数地区人群 *H. pylori* 经验治疗的根除率都在 80% 以下,并有越来越多的难治性病例出现。而基于药敏试验指导的个体化治疗可达到 90% 或更高的根除率。按照国际共识和中国相关临床共识内容,当甲硝唑耐药率超过 40% 或克拉霉素耐药率超过 15%~20% 时,这些抗生素是否应用应该参照药物敏感性试验结果;近年来的监测结果显示左氧氟沙星的耐药率升高令人惊讶,阿莫西林耐药也越来越不少见;越来越需要用药敏试验为 *H. pylori* 感染个体化根除治疗提供依据。

**2. 了解各地 *H. pylori* 对常用抗生素的敏感谱,为制定人群根除治疗药物选择提供指导** 由于 *H. pylori* 药敏试验的技术的可及性差,加之检测成本等原因,许多地区(特别是欠发达地区)无法获得耐药数据用于个体化治疗。虽然 *H. pylori* 感染率在世界范围内普遍很高,但其传播效率并不高,不同地区的耐药水平决定于相关人群的抗生素使用背景(包括使用强度和合理用药程度等),了解当地人群的耐药谱特征,能在一定时间段内用于指导当地人群制订 *H. pylori* 根除方案时的抗生素选择,其根除率的提升虽不及个体化治疗,但可显著优于传统经验治疗;如果能定期了解各人群的 *H. pylori* 抗生素敏感谱变化并予以更新,会取得更好的指导效果。

## 四、展望

近年来,随着抗生素的广泛使用,*H. pylori* 的耐药性问题日趋严重,根除率降低给临床带来了巨大压力,同时也为给予人群 *H. pylori* 感染干预策略的实施带来了困难,相信随着 *H. pylori* 抗生素药物敏感性检测技术的规范和普及,会带动中国 *H. pylori* 根除过程中抗生素的更合理使用和根除率的不断提升,会使 *H. pylori* 感染的个体化治疗和精准医疗成为可能;也将通过 *H. pylori* 抗生素药物敏感性检测技术的应用获得欠发达地区人群数据，为基于 *H. pylori* 抗生素耐药水平数据的人群干预方案的制订提供依据。

（张建中）

# 参 考 文 献

［1］ Mégraud F, Lehours P. Helicobacter pylori detection and antimicrobial susceptibility testing. Clin Microbiol Rev, 2007, 20 (2): 280-232.

［2］ McNulty C, Owen R, Tompkins D, et al. Helicobacter pylori susceptibility testing by disc diffusion. J Antimicrob Chemother, 2002, 49 (4): 601-609.

［3］ Midolo PD, Matthews D, Fernandez CD, et al. Validation of a modified Kirby-Bauer disk diffusion method for metronidazole susceptibility testing of Helicobacter pylori. Diagn Microbiol Infect Dis, 1995, 21 (3): 135-140.

［4］ 何利华, 周丽雅, 刘国栋, 等. 2008-2014 年间北京地区幽门螺杆菌耐药变迁分析. 疾病监测, 2018, 33 (4): 285-288.

［5］ Jorgensen JH, Hindler JF. New consensus guidelines from the Clinical and Laboratory Standards Institute for antimicrobial susceptibility testing of infrequently isolated or fastidious bacteria. Clin Infect Dis, 2007, 44 (2): 280-286.

［6］ Maeda S, Yoshida H, Matsunaga H, et al. Detection of clarithromycin-resistant helicobacter pylori strains by a preferential homoduplex formation assay. J Clin Microbiol, 2000, 38 (1): 210-214.

［7］ Shen J, Zhang JZ, Ke Y, et al. Formation of A2143G mutation of 23S rRNA in progression of clarithromycin resistance in Helicobacter pylori 26695. Microb Drug Resist, 2005, 11 (2): 100-106.

［8］ Nishizawa T, Suzuki H, Umezawa A, et al. Rapid detection of point mutations conferring resistance to fluoroquinolone in gyrA of Helicobacter pylori by allele-specific PCR. J Clin Microbiol, 2007, 45 (2): 303-305.

［9］ Kim JM, Kim JS, Kim N, et al. Distribution of fluoroquinolone MICs in Helicobacter pylori strains from Korean patients. J Antimicrob Chemother, 2005, 56 (5): 965-967.

［10］ Wang LH, Cheng H, Hu FL, et al. Distribution of gyrA mutations in fluoroquinolone-resistant Helicobacter pylori strains. World J Gastroenterol, 2010, 16 (18): 2272-2277.

［11］ Sun L, Talarico S, Yao L, et al. Droplet Digital PCR-Based Detection of Clarithromycin Resistance in Helicobacter pylori Isolates Reveals Frequent Heteroresistance. J Clin Microbiol, 2018, 56 (9): e00019-18.

［12］ Idelevich EA, Sparbier K, Kostrzewa M, et al. Rapid detection of antibiotic resistance by MALDI-TOF mass spectrometry using a novel direct-on-target microdroplet growth assay. Clin Microbiol Infect, 2018, 24 (7): 738-743.

［13］ Nisa S, Bercker C, Midwinter AC, et al. Combining MALDI-TOF and genomics in the study of methicillin resistant and multidrug resistant Staphylococcus pseudintermedius in New Zealand. Sci Rep, 2019, 9 (1): 1271.

目前已克隆成功的幽门螺杆菌（*H. pylori*）功能基因包括尿素酶（包括其 A、B 结构亚单位）、细胞毒素、几种黏附素、鞭毛素及热休克蛋白基因等，利用与这些基因互补的核酸片段设计 PCR 引物或探针，进行体外基因扩增或杂交，直接对该菌的 DNA 进行检测，临床诊断时可获得极高的灵敏度和特异性，基础研究中也可用于该菌蛋白表达、致病机制及分子流行病学调查等研究[1-12,18]。

## 一、聚合酶链反应检测幽门螺杆菌

作为一种高效的获得或放大特异基因信号的重要手段，聚合酶链反应（PCR）技术自 1985 年发明以来已被广泛应用于分子克隆、序列分析、基因突变、疾病诊断及法医学、考古学等诸多研究领域，许多具有一定竞争力的分子生物学实验室都已普及此项技术。本章将重点介绍 PCR 在 *H. pylori* 基因检测中的应用。

### （一）原理

PCR 是一种利用两条与靶 DNA 两端互补的寡核苷酸引物，经酶促反应合成特异 DNA 片段的

体外扩增技术,包括三个步骤:

(1)变性:加热使模板 DNA 双链解离成两条单链。

(2)退火:温度降低时,两个引物分别结合到两条模板的 3′ 端。

(3)延伸:在 DNA 聚合酶催化下,从引物的 3′ 端开始,结合单核苷酸,形成与模板链互补的新链。新合成的 DNA 链变性后,又可作为模板进入上述循环,如此反复即可使两引物 5′ 端限定的基因片段呈指数方式扩增,经 25~30 个循环后可扩增 $10^6$~$10^9$ 倍。

(二)操作方法

### 1. 模板 DNA 的制备

(1)刮取适量的培养菌(或胃黏膜活检组织、脱蜡后的组织切片、牙菌斑、去沉渣的粪便等标本)加入 400μl TE 液中,涡旋器振荡混匀。

(2)加 20μl 20%SDS(终浓度为 1%)以破坏细胞膜、8μl 5mg/ml 蛋白酶 K 溶液(终浓度 0.1mg/ml)以消化与核酸紧密结合的蛋白质,混匀。

(3)55~60℃水浴 30min。

(4)加入等体积预冷的苯酚,混匀呈乳状,10 000r/min 离心 5min。

(5)吸取上层水相,再加入等体积预冷的氯仿 / 异戊醇(24:1),混匀后 10 000r/min 离心 5min;酚和氯仿使蛋白质变性,异戊醇可防止振摇时起泡并促进水相和有机相分离。

(6)重复 4~5 步 1 次;脱蛋白完全时,水相和有机相的界面上应见不到白色沉淀物。

(7)吸取上层水相转入另一离心管中,加 1/10 体积 3mol/L 醋酸钠以促使 DNA 聚合成双链,继之加入 2.5 倍体积预冷的无水乙醇,–70℃放置 30min 或 –30℃放置 1h。

(8)12 000r/min 离心 20min。

(9)弃上清,沉淀中加 70% 乙醇洗 2 次,待乙醇挥发后重溶于小体积(如 50μl)去离子水或 TE 液中,–20℃保存备用。

(10)注意事项:上述为 *H. pylori* 染色体 DNA 的常规提取法。尽管 PCR 对模板的要求并不高,但很多快速提取法抽提的 DNA 样品因杂质过多,对 DNA 聚合酶可能有抑制作用,结果的重复性亦较差。

### 2. 扩增反应

(1)在一个 0.5ml Ep 管中依次加入下列成分(反应体积 50μl):

| | |
|---|---|
| 双蒸去离子水 | 27.0μl |
| 10×PCR 反应缓冲液 | 5.0μl |
| dNTP 混合液 | 4.0μl |
| 引物 1(5μmol/L) | 4.0μl |
| 引物 2(5μmol/L) | 4.0μl |
| 矿物油 | 40.0μl |
| 模板 DNA | 5.0μl |

(2)瞬时离心后 96℃预变性 5min,降至 80℃时加 Taq 酶 1.0μl(1 单位)。

注:传统 PCR 反应中各成分均是一次加全后进入循环,在温度由室温上升至高温的过程中,引物错配和二聚体形成将导致非特异产物的扩增。本法采用热启动方式,在 80℃时加 Taq 酶,使 PCR 反应一开始就在大于 70℃下进行,达到降低或消除非特异产物的作用。

(3)根据 *H. pylori* 特异引物的不同设定不同循环参数后进入循环。

以在 *H. pylori* 研究中相对重要的 4 种基因为例,循环条件举例如下:

*ureA* 基因:

引物 1(*H. pylori* U1):5'-GCCAATGGTAAATTAGTT-3'

引物 2(*H. pylori* U2):5'-CTCCTTAATTGTTTTTAC-3'

扩增片段:长 411bp(对应于 *ureA* 基因的 304~714nt)

循环参数: 变性　94℃　　1min

　　　　　　退火　45℃　　1min　　35 个循环

　　　　　　延伸　72℃　　1min

*cagA* 基因:

引物 1(D008):5'-ATAATGCTAAATTAGACAACTTGATCGA-3'

引物 2(R008):5'-TTAGAATAATCAACAAACATCACGCCAT-3'

扩增片段:长 298bp(对应于 *cagA* 基因的 1751~2048nt)

循环参数: 变性　94℃　　1min

　　　　　　退火　60℃　　1min　　35 个循环

　　　　　　延伸　72℃　　1min

*ureC* 基因:

引物 1(UC1):5'-AAAGCTTTTAGGGGTGTTAGGGGTTT-3'

引物 2(UC2):5'-AAGCTTACTTTCTAACACTAACGC-3'

扩增片段:长 294bp(对应于 *ureC* 基因的 1~294nt)

循环参数: 变性　94℃　　1min

　　　　　　退火　55℃　　1min　　35 个循环

　　　　　　延伸　72℃　　1min

*16S rRNA* 基因:

引物 1(*H. pylori*1):5'-TGGCAATCAGCGTCAGGTAATG-3'

引物 2(*H. pylori*2):5'-GCTAAGAGATCAGCCTATGTCC-3'

扩增片段:长 522bp(对应于 *16S rRNA* 基因的 219~740nt)

循环参数: 变性　94℃　　1min

　　　　　　退火　55℃　　1min　　35 个循环

　　　　　　延伸　72℃　　1min

(4)末次循环后,在延伸温度再延时 5min。

(5)反应结束后短暂离心,4℃保存备用。

（三）PCR 扩增产物的凝胶电泳分析

1. 制备含 0.5μg/ml 溴化乙锭（EB）的 1.0% 琼脂糖凝胶。

2. 取 8~10μl PCR 产物与 2μl 加样缓冲液混合后加样，根据扩增片段长短选择合适的分子量标准作参照。

3. 置凝胶于 1×TAE 缓冲液中，100V 电压电泳 30min。

4. 取胶于紫外灯下观察，用带橘红色滤光片的相机拍照记录。

5. **注意事项**

(1)电泳用与凝胶配制用缓冲液必须相同。

(2)加样缓冲液既可增加样品比重，又可根据色带位置估计电泳速度。

(3)EB 是 DNA 的强烈诱变剂，配制时要戴手套，器材用后彻底用水冲洗。

（四）结果与解释

特异扩增应在电泳中仅出现一条 DNA 条带，图 82-1 为 16S rRNA 基因的扩增结果，一般电泳阳性即可诊断 *H. pylori*，也可通过与扩增片段互补的探针杂交获得更确切的证明。有时阳性带较弱，或可能是因为靶 DNA 含量较少或扩增效率低。如果阳性带出现的位置异常，说明存在异源 DNA，如存在碱基缺失或非特异扩增等。

PCR 检测 *H. pylori* 的敏感性和特异性虽然很高，但并非总是 100%。如引物选择无误（建议选择文献已报道并经实验证实可行的引物），假阴性多由于模板量过少或反应中存在 Taq 酶抑制剂所致；后者多见于检测粪便、牙菌斑及组织切片等标本时；假阳性则主要由于污染特别是产物污染所致。

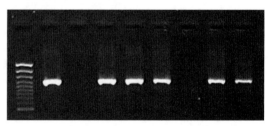

图 82-1　*H. pylori 16S rRNA* 基因
引物扩增产物电泳结果

（五）注意事项

1. 于超净台内操作，使用一次性手套、吸头和 Ep 管。

2. 准备专供自己使用的成套试剂，分装成小份，每次使用完后将这一小份舍弃。

3. 装有 PCR 试剂的 Ep 管打开之前，先作瞬时离心使液体沉于管底。

4. 加完所有其他反应成分（包括矿物油）后再吸加模板 DNA。

5. 拿过模板 DNA 管后更换手套。

6. 用于电泳加样的移液器与用于 PCR 操作的移液器分开。

7. 设置阳性对照以确认反应系统无误，对靶序列的稀释工作应于实验前在别处进行，且阳性对照浓度应低。

8. 设置不含模板 DNA 但含有 PCR 系统中所有其他成分的空白对照，此对照管须在准备好其他反应管后才进行吸加。

## 二、原位杂交技术[13-17,19]

在 *H. pylori* 的研究中尤其是用于治疗前后胃内 *H. pylori* 形态变异体的鉴定、研究细菌与胃黏膜的关系、明确 *H. pylori* 的致病基因如细胞毒素在胃上皮 DNA 中的整合情况时,需使用原位鉴定技术,除免疫组织化学外,还包括原位杂交或原位 PCR(PCR 与原位杂交相结合),下面介绍冰冻切片生物素和光敏生物素(streptoavidin)标记探针原位杂交技术。

原位杂交中可应用合成的寡核苷酸探针(如螺杆菌属特异探针)、从克隆 *H. pylori* 基因的质粒中提取并标记的特定基因探针、在 PCR 扩增中掺入标记单核苷酸(如 Bio-11-dUTP 和 Dig-11-dUTP 以 1∶4 代替混合 dNTPs 中的 ATP)等得到的产物探针等,一般而言,短探针穿透力强,但杂交信号弱,长探针则相反。由于 DNA 探针除可结合标本中的靶 DNA 外,还可结合 mRNA,故在所有杂交过程中应用的液体均需含有 0.04% 的 RNA 酶抑制剂——焦碳酸二乙酯(DEPC)以抑制环境中无处不在的 RNA 酶。

原位杂交技术对玻片质量要求较高。玻片需作如下处理:用热肥皂水洗刷,自来水清洗干净后,浓盐酸原液浸泡 10min,擦干。干净的玻片上滴一滴水并用另一玻片推开后,水珠应弥散而不回缩。

对组织标本的处理,要求组织在取材后直接置入液氮中,冰冻切片后浸入 4% 多聚甲醛中 10min,空气干燥后 –70℃保存(可达数月)。

原位杂交步骤如下:

1. **切片预处理**

(1)切片复温,烤片 15min。

(2)PBS 液洗 2 次,各 3min。

(3)浸入 0.02% 聚乙二醇辛基苯基醚(Triton X-100)(以 PBS 配制)内 15min,以增加组织通透性。

(4)用 PBS 洗 2 次,各 3min。

(5)0.25% 乙酸酐处理 10min。此步称之为酰化,可阻断组织蛋白中的碱性基团,防止探针与其静电结合,以降低背景。

(6)0.2mol/L HCl 10min 处理。使碱性蛋白变性,结合蛋白酶消化除去碱性蛋白。

(7)滴加蛋白酶 K 液,37℃孵育 15~30min。

(8)用含 0.2% 甘氨酸的 PBS 洗 3 次,各 5min,以终止消化。

(9)注意事项:消化可增加组织通透性并破坏包围靶 DNA 的蛋白质,提高杂交信号,但过度消化(蛋白酶浓度过高或消化时间过长)会引起细胞形态结构的破坏及靶核酸的减少,也易使标本从载玻片上脱落。

2. **预杂交和杂交** 探针杂交中的杂交步骤是阻断玻片和标本中可能与探针非特异性结合的位点,从而降低背景,预杂交也应在湿盒中进行。

(1)预杂交液(不含探针的杂交缓冲液)42℃孵育 2h。

(2)为抑制标记卵白素与组织标本间的非特异结合,用封闭液阻断 5min。

(3)载玻片加热至 90~95℃,5~10min,令靶 DNA 变性,如用双链 DNA 探针时,可将 10× 探针加热 95~100℃,5~10min,立即置冰浴中 5min。

(4)滴加含 0.5~5.0μg/ml 探针的杂交液,可用硅化的盖玻片或用小块封口膜浮于杂交液上防止其干燥;杂交液中的去离子甲酰胺可降低探针杂交的 Tm 值;杂交液的量以 20~30μl/ 片为宜,过多不仅造成浪费,还可致玻片滑动,影响杂交效果。

(5)42℃湿盒孵育过夜;杂交时间以 16~20h 为宜,不要超过 24h,时间过长杂交体会自动解链,降低杂交信号。

(6)0.2×SSC 液洗 2 次,各 5min,37℃。

(7)1×SSC 液洗 2 次,各 5min,37℃。

(8)2×SSC 液洗 2 次,各 5min,42℃。

3. **显色** 见 ABC 法免疫组织化学的显色步骤。

4. **结果** 细胞核内出现棕褐色颗粒。

5. **注意事项**

(1)上述各步液体中均需加 DEPC。

(2)每次杂交均需设立阳性和阴性对照切片。

(3)生物素标记探针也可用荧光检测(如异硫氰酸荧光素标记亲和素),荧光显微镜下观察,但不能持久保存。

## 三、细胞凋亡研究技术

细胞凋亡(apoptosis)或称程序性细胞死亡(programmed cell death,PCD),是受基因控制的一种细胞主动性自杀过程,与坏死共同组成细胞的死亡方式,但两者有明显的区别。它与有丝分裂相对,是生物细胞一种普遍存在的现象,与胚胎形成、衰老和损伤的细胞的清除以及肿瘤的发生、发展和转归等病理生理过程密切相关。由于 H. pylori 感染可引起胃黏膜上皮增殖失调及可能诱发胃癌的发生,对 H. pylori 及其组分与胃黏膜细胞凋亡的研究也是目前 H. pylori 研究的一个小热点及争论点。综合目前的研究设计,H. pylori 与细胞凋亡的研究思路主要有两类:①病理切片法。研究不同胃病变组织,尤其是不同的胃癌前病变,对病理切片中的细胞凋亡指数进行评估,以探讨 H. pylori 感染致病或致癌的机制。②应用体外培养细胞系,探讨 H. pylori 全菌或其组分对细胞凋亡的影响[20-29]。这里介绍几种常见的研究方法。

(一) **石蜡切片 HE 染色观察法**

1. **液体及配制** 见第七十五章附 1。

2. **染色方法同前述。**

3. **结果** 光学显微镜下细胞核呈蓝黑色,胞质呈淡红色。凋亡细胞在组织中单个散在分布,表现为核染色质致密浓缩、核碎裂等。坏死组织则呈均质红染的无结构物质,核染色消失。

## (二)原位末端标记法

石蜡包埋组织切片用蛋白酶消化后,在 DNA 聚合酶Ⅰ、Klenow 片段或末端脱氧核苷酸转移酶(terminal deoxynucleotidyl transferase,TdT)的作用下将生物素标记的核苷酸原位掺入 DNA 缺口,再与辣根过氧化物酶标记的抗生物素蛋白抗体结合,经 DAB 显色可使凋亡细胞呈阳性着染。由于阳性反应的坏死细胞有 DNA 的降解,在形态上与凋亡细胞明显不同,故在光镜下容易区分。应用这一方法,可对常规制备的病理学标本进行凋亡细胞的形态和计量观察。

1. **试剂**　见附3。

2. **方法**

(1)切片预处理

1)常规脱蜡、复水。

2)置 $2 \times SSC$ 液中,80℃,20min。

3)蒸馏水冲洗 2 次。

4)胃蛋白酶消化(增加组织细胞膜通透性)60min,不时摇动,流水冲洗终止反应。

(2)标记核酸掺入

1)组织切片用缓冲液 A 漂洗,5 min。

2)滤纸拭干组织周边液体,放湿盒内。

3)滴加标记液约 50μl,覆盖切片组织,25℃,1h。

4)PBS 漂洗 2 次,各 5min。

(3)显色

1)组织切片置内源酶阻断剂内 15min。

2)PBS 洗 2 次,各 5min。

3)湿盒内用辣根过氧化物酶标记生物素(HRP-avidin)点片,室温 30min。

4)PBS 洗 2 次,各 5min。

5)DAB 显色液显色,约 10min(镜下控制时间)。

6)流水冲洗,常规脱水,透明,封片。

3. **结果**　阳性凋亡细胞细胞核呈棕褐色着染,部分细胞质也可因核 DNA 碎片的逸出呈阳性着染。组织切片酶消化处理过强或聚合酶浓度过高时,可出现微弱的背景染色。少量坏死细胞可呈阳性反应,但位于坏死灶内可资鉴别。观察时可用凋亡指数进行计数,即随机选择约 10~20 个视野(每张切片约 1 000~2 500 个细胞),计数凋亡细胞百分率。

## (三)琼脂糖凝胶电泳法

培养或单细胞悬液用细胞裂解液消化细胞按常规法提取 DNA 后,置于含溴化乙锭的 1.5% 琼脂糖凝胶中进行电泳,细胞出现 PCD 时呈典型的"梯状"条带,而坏死时,呈模糊的弥散膜状条带(smear)。

1. **试剂**　见附3。

## 2. 方法

(1)约 $10^6$ 个细胞洗脱后,1 000r/min 离心 5min,去上清。

(2)用 4ml PBS 重新悬洗,同上离心去上清洗涤。

(3)置液氮中骤冷,5 min(此步骤可省略)。

(4)加 0.5~1ml 细胞裂解液重悬细胞,50℃、过夜,不时振摇。

(5)加等体积酚和氯仿/异戊醇各抽提 1 次,充分混匀,6 000r/min,离心 5min。

(6)取上清加入 1/10 体积的 3mol/L 醋酸钠和加入 2.5 倍体积预冷的无水乙醇,混匀。

(7)–70℃放置 30min 或 –30℃放置 1h,12 000r/min 离心 20min,弃上清,沉淀中加 70% 乙醇洗 2 次,真空抽干,溶入 500μl TE 缓冲液中。

(8)加入 25μl RNase,37℃水浴,30min。

(9)取所制备的样品经 1.5% 琼脂糖凝胶电泳(配制方法见 PCR 部分),紫外灯下观察。

3. **结果** 细胞凋亡时,在琼脂糖凝胶电泳带上呈现多个有一定间隔的梯状条带,细胞坏死时则呈模糊的片状条带(无间隔),阴性对照者仅在近电泳点样处出现基因组条带,见图 82-2。

### (四)培养细胞透射电镜观察法

1. **试剂及物品准备** 见附 3。

2. **方法**

(1)收集细胞,置离心管中,800~1 000r/min 离心 10min。

(2)用 0.01mol/L PBS 5ml 重悬细胞。

(3)将细胞悬液吸入有琼脂空槽的离心管中。

(4)800~1 000r/min 离心 10min。

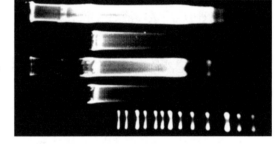

图 82-2 细胞凋亡者电泳出现梯状条带,阴性者仅出现基因组条带

(5)取出离心管内的琼脂,仔细切下尖槽内含细胞团的琼脂块。

(6)将含细胞团琼脂块投入含戊二醛固定液的小瓶中,4℃（可长期保存）。

(7)用 0.1mol/L PB 缓冲液洗 1 次。

(8)1% 锇酸后固定 30~60min。

(9)常规制备电镜样品,程序脱水、渗透、包埋、超薄切片,铀铅染色。

(10)透射电镜观察。

3. **结果** 电子显微镜是观察细胞形态最好的方法。细胞核和细胞器亚微结构清晰易辨。凋亡细胞染色质固缩,常聚集于核膜呈境界分明块状或新月形小体,细胞质浓缩或裂解成质膜包绕的碎片。细胞质可见较完整的细胞器。单纯坏死细胞也可出现核固缩,但染色质分布无规律,边界不清,没有膜被核碎片的出现。细胞质肿胀明显,细胞器常有结构破坏。

## 附 1 PCR 试剂

1. **10×PCR 反应缓冲液** 大部分随 Taq 酶提供给用户,自己配制时浓度如下:

500mmol/L KCl

100mmol/L Tris-Cl（pH 8.4）

15~25mmol/L MgCl$_2$

0.5% 吐温 -20（Tween-20）或 1% Triton X-100

1mg/L BSA

2. **dNTP 混合液**　4 种 dNTP 均为 10mmol/L，等量混合后浓度为 2.5mmol/L，50μl 反应体积需混合液 4μl（即终浓度为 0.2mmol/L）。

3. **引物**　商业合成引物的浓度一般以 OD 值计算，1OD=33μg/ml。首先将引物稀释成 10~50μmol/L 的贮备液，如配成 50μmol/L，需加去离子水的体积（μl）=（20 × 33 × OD 值 × 1 000）/（引物碱基 × 330）；稀释 10 倍成 5μmol/L 的使用液，50μl 反应体积中加使用液 4.0μl，即终浓度 0.4μmol/L（引物终浓度为 0.2~1.0μmol/L 时产物量基本相同）。

4. **凝胶加样缓冲液**　0.25% 溴酚蓝

0.25% 二甲苯青 FF

30% 甘油

## 附2　原位杂交试剂

1. **蛋白酶 K 液**　1μg/ml，用 0.1mol/L Tris-Cl pH 8.0，50mmol/L 乙二胺四乙酸（EDTA）pH 8.0 配制。

2. **封闭液**　2% BSA 溶于 0.1mol/L Tris-Cl pH 7.5，0.1mol/L NaCl，2mmol/L MgCl$_2$，0.05% Triton X-100 中。

3. **杂交液的配制方法**

|  | 加入量 | 终浓度 |
|---|---|---|
| 去离子甲酰胺 | 5ml | 50% |
| 20 × SSC | 2.5ml | 5 × |
| 加温至 50℃，再加硫酸葡聚糖 | 1.0g | 10% |
| 在 50℃混合，待聚合物溶解后再加入 |  |  |
| 100 × Denhardt 液 | 500μl | 5 × |
| 10%SDS | 500μl | 2% |
| 10mg/ml 变性鲱鱼精子 DNA | 100μl | 100μg/ml |
| 消毒双蒸水 | 400μl |  |

4. **100 × Denhardt 液的配制法**

| 聚蔗糖 | 10g |
|---|---|
| 聚乙烯吡咯烷酮 | 10g |
| 牛血清白蛋白 | 10g |
| 消毒双蒸水 | 定容至 100ml |

## 1. 原位末端标记法

（1）组织预处理液：2×SSC（pH 7.0）、0.5% 胃蛋白酶（pepsin），HCl 配至 pH 2.0。

（2）缓冲液 A（pH 7.5）：50mmol/L Tris-Cl、5mmol/L MgCl$_2$、10mmol/Lβ- 巯基乙醇、0.005% 的牛血清白蛋白。

（3）辣根过氧化物酶标记生物素（HRP-avidin）：使用前用含 1% BSA 和 0.5% Tween-20 的 PBS 稀释成 1∶100 浓度。

（4）标记液：0.01mmol/L dNTP（dATP、dCTP、dGTP）、0.01mmol/L 生物素 - 三磷酸去氧鸟苷（biotin-dUTP）、40~80U/ml Klenow DNA 酶片段。

（5）内源酶阻断剂：0.1% H$_2$O$_2$（0.01mol/L PBS 配）。

（6）DAB 显色液：配制同前述 ABC 免疫组织化学相关内容。

## 2. 琼脂糖凝胶电泳法

（1）缓冲液：0.01mol/L PBS pH 7.2、TE 液［10mmol/L Tris-Cl（pH 8.0）、0.2mol/L EDTA］。

（2）细胞裂解液：含 1mg/ml 蛋白酶 K、10mmol/L Tris-Cl（pH 8.0）、150mmol/L NaCl、10 mmol/L EDTA 和 0.4% SDS（最后加）。

（3）RNA 酶：溶于 TE 缓冲液中，10mg/ml，100℃加热 15min 灭活 DNase，自然冷却。

## 3. 透射电镜法及物品准备

（1）0.2mol/L 磷酸缓冲液（PB），0.1mol/L PB，0.01mol/L 磷酸盐缓冲液（PBS），pH 7.2~7.4。

（2）戊二醛固定液：取 25% 戊二醛原液 10ml，加 0.2mol/L PB 液 50ml，蒸馏水 40ml 混匀，4℃冰箱保存。

（3）锇酸固定液：将含有 1g 锇酸的小瓶浸入清洁液过夜，用双蒸馏水冲洗数遍，将小瓶放在盛有 50ml 双蒸水的 100ml 棕色磨口瓶内，破裂小瓶使其内锇酸溶于水。分装，避光 4℃冰箱保存。用时再稀释 1 倍成 1% 应用液浓度。

（4）琼脂离心管：选优质琼脂，用双蒸水配成 2% 浓度，加热溶解。在一个 10ml 的锥形离心管中央竖放一下端尖细的棒芯（可用有机塑料杆磨细自制），灌入溶化的琼脂，凝固后抽出棒芯，备用。

（陈　烨）

## 参 考 文 献

［1］ Bazin T, Nchare Mfondi A, Julie C, et al. Contribution of genetic amplification by PCR for the diagnosis of Helicobacter pylori infection in patients receiving proton pump inhibitors. United European Gastroenterol J, 2018, 6 (8): 1267-1273.

［2］ Bénéjat L, Ducournau A, Lehours P, et al. Real-time PCR for Helicobacter pylori diagnosis. The best tools available. Helicobacter, 2018, 23 (5): e12512.

［3］ Alikhani M, Shafaie E, Mirabzadeh Ardakani E, et al. The Inhibitory Effect of Mouse Gastric DNA on Amplification of Helicobacter pylori Genomic DNA in Quantitative PCR. Iran Biomed J, 2019, 23 (4): 297-302.

［4］ Sun L, Talarico S, Yao L, et al. Droplet Digital PCR-Based Detection of Clarithromycin Resistance in Helicobacter pylori Isolates Reveals Frequent Heteroresistance. J Clin Microbiol, 2018, 56 (9):: e00019-18.

［5］ Gonzalez-Hormazabal P, Musleh M, et al. Prevalence of clarithromycin resistance in Helicobacter pylori in Santiago, Chile, estimated by real-time PCR directly from gastric mucosa. BMC Gastroenterol, 2018, 18 (1): 91.

［6］ Talarico S, Korson AS, Leverich CK, et al. High prevalence of Helicobacter pylori clarithromycin resistance mutations among Seattle patients measured by droplet digital PCR. Helicobacter, 2018, 23 (2): e12472.

［7］ Liu Z, Yao C, Wang Y, Zheng W. Visual diagnostic of Helicobacter pylori based on a cascade amplification of PCR and G-quadruplex DNAzyme as a color label. J Microbiol Methods, 2018, 146: 46-50.

［8］ Redondo JJ, Keller PM, Zbinden R, et al. A novel RT-PCR for the detection of Helicobacter pylori and identification of clarithromycin resistance mediated by mutations in the 23S rRNA gene. Diagn Microbiol Infect Dis, 2018, 90 (1): 1-6.

［9］ Khadangi F, Yassi M, Kerachian MA. Review: Diagnostic accuracy of PCR-based detection tests for Helicobacter Pylori in stool samples. Helicobacter, 2017, 22 (6).

［10］ Peng X, Song Z, He L, Lin S, et al. Gastric Juice-Based Real-Time PCR for Tailored Helicobacter Pylori Treatment: A Practical Approach. Int J Med Sci, 2017, 14 (6): 595-601.

［11］ Beckman E, Saracino I, Fiorini G, et al. A Novel Stool PCR Test for Helicobacter pylori May Predict Clarithromycin Resistance and Eradication of Infection at a High Rate. J Clin Microbiol, 2017, 55 (8): 2400-2405.

［12］ Samareh-Fekri M, Hashemi Bajgani SM, Shafahi A, et al. Detection of Helicobacter pylori in the Bronchoalveolar Lavage of Patients with Lung Cancer Using Real-Time PCR. Jundishapur J Microbiol, 2016, 9 (11): e32144.

［13］ Yoshimura HH, Evans DG, Graham DY. DNA-DNA hybridization demonstrates apparent genetic differences between Helicobacter pylori from patients with duodenal ulcer and asymptomatic gastritis. Dig Dis Sci, 1993, 38: 1128-1131.

［14］ Li C, Ferguson DAJ, Ha T, et al. A highly specific and sensitive DNA probe derived from chromosomal DNA of Helicobacter pylori is useful for typing H. pylori isolates. J Clin Microbiol, 1993, 31: 2157-2162.

［15］ Ng LK, Stiles ME, Taylor DE. Classification of Campylobacter strains using DNA probes. Mol Cell Probes, 1987, 1: 233-243.

［16］ Ishiko H. Rapid identification of bacteria by PCR and hybridization. Nippon Rinsho, 1994, 52: 344-349.

［17］ Morotomi M, Hoshina S, Green P, et al. Oligonucleotide probe for detection and identification of Campylobacter pylori. J Clin Microbiol, 1989, 27 (12): 2652-2655.

［18］ 杨海涛, 周殿元, 张玉珍, 等. 用巢式聚合酶链反应在牙菌斑中检出幽门螺杆菌. 中华医学杂志, 1993, 73 (12): 750-753.

［19］ 王继德, 周殿元, 张万岱, 等. 原位杂交及原位 PCR 检测幽门螺杆菌. 中国微生态学杂志, 1997, 9 (1): 31.

［20］ Kerr JFR, Wyllie AH, Currie AR, et al. Apoptosis: a basic biological phenomenon with wide ranging implications in tissue kinetics. Br J Cancer, 1972, 26: 239-257.

［21］ Gorczyca W, Gong J, Darzynkiewicz Z, et al. Detection of DNA strand breaks in individual apoptotic cells by the in situ terminal deoxynucleotidyl transferase and nick translation assays. Cancer Res, 1993, 53: 1945-1951.

［22］ Gong J, Traganos F, Darzynkiewicz Z, et al. A selective procedure for DNA extraction from apoptotic cells applicable for gel electrophoresis and flow cytometry. Anal. Biochem, 1994, 218: 314-319.

［23］ 谭晓华, 张亚历, 姜泊, 等. 凋亡细胞中小片段 DNA 的简单快速提取方法. 第一军医大学学报, 1996, 16 (3): 227-228.

［24］ Oberhammer F, Wilson JW, Dive C, et al. Apoptotic death in epithelial cells: cleavage of DNA to 300 and/or 50 kb fragments prior to or in the absence of internucleosomal fragmentation. EMBO J, 1993, 12: 3679-3684.

［25］ Sestili P, Cattabeni F, Cantoni O, et al. Direct excision of 50 kb pair DNA fragments from megabase-sized fragments produced during apoptotic cleavage of genomic DNA. FEBS Lett, 1996, 396: 337-342.

［26］ Negoescu A, Lorimier P, Labat Moleur F, et al. In situ apoptotic cell labeling by the TUNEL method: improvement and evaluation on cell preparations. J Histochem Cytochem, 1996, 44: 959-968.

［27］ Ansari B, Coates PJ, Greenstein BD, et al. In situ end-labelling detects DNA strand breaks in apoptosis and other physiological and pathological states. J Pathol, 1993, 170: 1-8.

［28］ Gold R, Schmied M, Rothe G, et al. Detection of DNA fragmentation in apoptosis: application of in situ nick translation to cell culture systems and tissue sections. J Histochem Cytochem, 1993, 41: 1023-1030.

［29］ 谭晓华, 张亚历, 姜泊, 等. 常规组织切片凋亡细胞原位末端标记方法. 细胞生物学杂志, 1997, 19 (1): 48-50.

# 第七篇

# 幽门螺杆菌感染的治疗

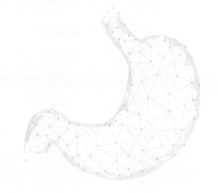

# 第八十三章

# 幽门螺杆菌感染的治疗概述

---

一、幽门螺杆菌感染的治疗是幽门螺杆菌研究领域中的重点

二、幽门螺杆菌感染治疗中的某些临床问题

三、治疗规范化，提高基层医生对幽门螺杆菌的诊治水平

四、探索幽门螺杆菌治疗新方法和实现其免疫防治

---

幽门螺杆菌（*H. pylori*）感染的治疗是临床医生最关注的问题，由于临床医生在 *H. pylori* 感染治疗中可能还存在某些困惑，特别是对某些反复治疗失败的患者的处理可能感到辣手，还有不少基层医生对国内外 *H. pylori* 感染处理若干问题的共识不甚了解或体会不深，因而造成诊断和治疗上的其些混乱，本章重点讨论 *H. pylori* 感染治疗的一些相关问题，希望能对读者有所裨益。

## 一、幽门螺杆菌感染的治疗是幽门螺杆菌研究领域中的重点

*H. pylori* 在全球自然人群的感染率超过 50%，几乎没有一种感染性疾病会使全球人口的感染率高达超过半数，且发展中国家高于发达国家。我国属发展中国家，*H. pylori* 感染率高。由中华医学会消化病学分会 *H. pylori* 学组所做的一个涉及全国 20 个省市 40 个中心的大规模 *H. pylori* 流行病学调查显示[1]：我国 *H. pylori* 感染率为 40%~90%，平均为 59%；我国 *H. pylori* 的现症感染率为 42%~64%，平均 55%，儿童 *H. pylori* 感染率平均每年以 0.5%~1% 的速度递增，而 *H. pylori* 感染不仅与上消化道疾病关系密切，还与某些胃肠道外疾病具有相关性，世界卫生组织国际癌症研究机构已经把 *H. pylori* 列为胃癌的 Ⅰ 类致癌物，所以 *H. pylori* 感染的治疗是 *H. pylori* 研究领域中的重点课题，也是临床医生最关注的问题。

## 二、幽门螺杆菌感染治疗中的某些临床问题

*H. pylori* 感染的治疗一直是胃肠病工作者最热门的研究课题，自从 1982 年 Marshall 和 Warren 分离出 *H. pylori* 以来，人们对 *H. pylori* 感染的治疗研究一直在不断深入和反复尝试，并从不断的研究和尝试中寻找到了一些治疗 *H. pylori* 感染的有效方案，目前推荐的主流治疗方案都已经有前瞻性、多中心、大样本、双盲、对照的临床研究，这些治疗方案已经有比较充实的研究材料和科学证据，符合循证医学的原则，因而也就达成了关于 *H. pylori* 治疗方案的某些共识。但是在 *H. pylori* 治疗研究中还存在许多问题，目前要彻底根除 *H. pylori* 仍然很困难。*H. pylori* 根除失败的主要原

因是 *H. pylori* 对抗生素产生抗药性。现在还没有单一种药物对 *H. pylori* 感染治疗有效,必须采用多种药物联合治疗才能有效,但联合的抗生素越多,副作用发生的频率越高,治疗费用也会越高。

目前 *H. pylori* 感染治疗中还存在许多临床问题,主要包括以下几个方面:①什么是最理想的治疗方案? ②如何克服 *H. pylori* 对抗生素的耐药性? ③在治疗 *H. pylori* 感染时应该注意哪些问题? 如:各地的经济条件及 *H. pylori* 菌株不同,特别是 *H. pylori* 耐药情况不同,如何根据当地 *H. pylori* 耐药况选择抗生素? 如何进行个体化治疗? 我国人口众多,*H. pylori* 感染率高,经济条件有限,什么是符合我国国情的治疗方案? 如何把治疗效果和降低费用统一起来? 多年来我国 *H. pylori* 学者对这些问题进行过反复论证,迄今为止,我国已发布了五次关于 *H. pylori* 感染处理中若干问题的共识意见,即 2000 年海南共识[2]、2003 年桐城共识[3]、2007 年庐山共识[4]、2012 年的第四次共识[5]和 2017 年的第五次共识[6],达成这些共识的背景及依据是什么? 如何更好地理解并在临床实践中贯彻这些共识意见? 本篇将对这些问题进行讨论。

## 三、治疗规范化,提高基层医生对幽门螺杆菌的诊治水平

治疗规范化不仅能提高 *H. pylori* 根除率,而且能有效地预防或降低在 *H. pylori* 治疗中所产生的细菌继发耐药性。使全国基层医生了解和接受我国对 *H. pylori* 感染处理中若干问题的共识意见,并在临床工作中实施并非容易之事,所以将 *H. pylori* 感染处理中若干问题的共识意见或 *H. pylori* 诊疗指南作为临床医师的继续教育项目很有必要,以期提高我国基层医生对 *H. pylori* 的诊治水平。

## 四、探索幽门螺杆菌治疗新方法和实现其免疫防治

抗生素是治疗 *H. pylori* 感染的主要药物,而 *H. pylori* 对抗生素的耐药性成为了导致 *H. pylori* 感染治疗失败的重要原因,除抗生素之外,是否还存在其他药物可以治疗 *H. pylori* 感染?

近年有关于某些抗溃疡药物或胃黏膜保护剂可以提高 *H. pylori* 根除率的研究报道[7-9],其治疗机制可能与此类药物有抑制 *H. pylori* 尿素酶活性或影响 *H. pylori* 的黏附机制有关[7]。对抗 *H. pylori* 的黏附机制和保护胃黏膜可能是治疗 *H. pylori* 感染的新思路,但今天的新思路也许成为明天治疗 *H. pylori* 感染的新手段。关于这类药物抑制 *H. pylori* 和影响 *H. pylori* 黏附定植的机制及其在抗 *H. pylori* 感染中的作用还有待作更多的深入细致的基础与临床研究,其治疗结果有待更多的符合循证医学要求的多中心临床研究来证实。还有研究证实某些微生态制剂(如双歧杆菌、乳杆菌等)也有抑制或杀灭 *H. pylori* 的作用[10,11]。我国中医药学以及中西医结合治疗也可能成为治疗 *H. pylori* 感染的新手段,国内在中医药治疗 *H. pylori* 方面已有许多基础和临床研究[12],并已有相关共识发布[13]。关于这些方面的详细内容在本篇内都分别有专章讨论。

*H. pylori* 的免疫防治一直是人们的研究热点,但由于其效果及安全性仍未明确,至今国内外尚无 *H. pylori* 疫苗产品上市,现在几乎没有一种传染病像 *H. pylori* 一样会感染全球一半以上人口,

因此有关 *H. pylori* 的免疫防治至关重要,相信在不久的将来人们也会像今天注射乙肝疫苗一样受益。

(成 虹 胡伏莲)

## 参 考 文 献

［1］ 胡伏莲.中国幽门螺杆菌研究现状.胃肠病学,2007,12 (9): 516-518.

［2］ 张万岱,萧树东,胡伏莲,等.幽门螺杆菌若干问题的共识意见.中华医学杂志,2000,80 (5): 394-395.

［3］ 中华医学会消化病学分会.对幽门螺杆菌若干问题的共识意见(2003·中国).中华医学杂志,2004,84 (6): 522-523.

［4］ 中华医学会消化病学分会,幽门螺杆菌学组／幽门螺杆菌科研协作组.第三次全国幽门螺杆菌感染若干问题共识报告(2007 年 8 月庐山).胃肠病学,2008,13 (1): 42-46.

［5］ 中华医学会消化病学分会幽门螺杆菌学组,全国幽门螺杆菌感染研究协作组.第四次全国幽门螺杆菌感染处理共识报告.中华内科杂志,2012,51 (10): 832-837.

［6］ 中华医学会消化病学分会幽门螺杆菌和消化性溃疡学组,全国幽门螺杆菌感染研究协作组.第五次全国幽门螺杆菌感染处理共识报告.胃肠病学,2017,22 (6): 346-360.

［7］ Kim HW, Kim GH, Cheong JY. H. pylori eradication: a randomized prospective study of triple therapy with or without ecabet sodium. World J Gastroenterol, 2008, 14 (6): 908-912.

［8］ Wang Y, Wang B, Lv ZF, et al. Efficacy and safety of ecabet sodium as an adjuvant therapy for Helicobacter pylori eradication: a systematic review and meta-analysis. Helicobacter, 2014, 19 (5): 372-381.

［9］ Tan B, Luo HQ, Xu H, et al. Polaprezinc combined with clarithromycin-based triple therapy for Helicobacter pylori-associated gastritis: A prospective, multicenter, randomized clinical trial. PLoS One, 2017, 12 (4): e0175625.

［10］ Zhang MM, Qian W, Qin YY, et al. Probiotics in Helicobacter pylori eradication therapy: a systematic review and meta-analysis. World J Gastroenterol, 2015, 21 (14): 4345-4357.

［11］ Feng JR, Wang F, Qiu X, et al. Efficacy and safety of probiotic-supplemented triple therapy for eradication of Helicobacter pylori in children: a systematic review and network meta-analysis. Eur J Clin Pharmacol, 2017, 73 (10): 1199-1208.

［12］ 马继征,冯硕,刘绍能,等.中医药抗幽门螺杆菌作用的机制研究进展.中国中西医结合杂志,2018,38 (07): 888-892.

［13］ 全国中西医整合幽门螺杆菌处理共识专家组.全国中西医整合治疗幽门螺杆菌相关"病-证"共识.中华医学杂志,2018,98 (26): 2066-2072.

# 抗幽门螺杆菌感染的药物及药理机制

幽门螺杆菌（*H. pylori*）感染与多种上消化道疾病密切相关,目前临床多采用三联或四联疗法对患者进行 *H. pylori* 根除治疗,*H. pylori* 对抗生素耐药是导致 *H. pylori* 根除治疗失败的重要原因,近年国内外共识均推荐在细菌耐药严重的地区,建议首选含铋剂四联疗法作为一线根除治疗方案。对 *H. pylori* 感染的治疗研究一直是 *H. pylori* 研究领域中的热点问题,本章将对临床常用的抗 *H. pylori* 药物进行介绍[1-10]。

## 一、阿莫西林[11,13,20]

1. **理化性状**　本品为白色或类白色结晶性粉末,味微苦,较不易溶于水,在乙醇中几乎不溶。室温的溶解度为 0.4%;易溶于 pH 为 3.0 的磷酸缓冲液中。温度在 37℃、pH 为 1.5(近似胃液 pH)时,其 1% 溶液的半衰期为 17h。

2. **药理作用**　本品为一种杀菌性抗生素,能杀灭多种革兰氏阳性和革兰氏阴性细菌,在体外对 *H. pylori* $MIC_{50}$ 为 0.12mg/L。本品杀菌作用较强与下列因素有关:①本品穿透细菌细胞壁的能力较强;②本品主要作用于细菌的糖苷酶,使细胞壁的合成受到抑制,使细菌迅速成为球形体而破裂溶解。

3. **吸收、分布和排泄**　阿莫西林口服吸收好,约 90% 药物被吸收,口服 500mg,1~2h 达高峰血浓度为 8~10mg/L。20min 后在胃窦部的黏膜处浓度达峰值,在胃酸环境下稳定,但其在胃内对 *H. pylori* 的杀菌作用受胃酸的影响较大,当胃内 pH 接近 7 时杀菌活性明显增加。本品与人血清蛋白结合率为 17%,Va2.4L,CLP 370ml/min,服药后 6h 内尿中排出量为给药量的 45%~68%;正常肾

功能 $t_{1/2}\beta 1.0L$,肾衰竭 $t_{1/2}p10\sim15L$ 部分药物经胆汁排出。

4. **药物不良反应** 药物不良反应发生率约为 5%~6%,腹泻、恶心、呕吐等胃肠道反应较为多见,占 3.1%;其次为皮疹,占 2%。

5. **临床应用** 阿莫西林是临床用于治疗 *H. pylori* 感染的唯一 β- 内酰胺类药物,也是各种三联或四联疗法中最常应用的抗生素,它对这种细菌的 MIC 非常低,通常 <0.03mg/L。尽管在过去的 20 多年阿莫西林广泛用于抗 *H. pylori* 治疗,但 *H. pylori* 对阿莫西林的耐药仍较少见。*H. pylori* 对阿莫西林耐药的产生主要与其青霉素结合蛋白 1(penicillin-binding protein 1,PBP1)的突变有关,而并非产生 β- 内酰胺酶,因此不需要使用含酶抑制剂的阿莫西林来治疗 *H. pylori* 感染。

6. **用药方法** 成人常规剂量,每次 1 000mg,每日 2 次;儿童体重低于 20kg 者,每日按 40~80mg 计。

7. **注意事项** 由于阿莫西林杀灭 *H. pylori* 的效果受胃酸影响很大,具有 pH 依赖作用,只有胃内 pH 增高,阿莫西林才具有抗 *H. pylori* 作用,因此在治疗 *H. pylori* 感染时需要联合质子泵抑制剂抑制胃酸的分泌。注意在用药之前询问患者的药物过敏史。

## 二、甲硝唑[12,15]

1. **理化性状** 白色或乳白色结晶性粉末,稍具苦咸味,略有臭味。略溶于乙醇,微溶于水和氯仿,在乙醚中极微溶解,水溶液的 pH 为 6.5 左右。熔点 159~163℃。

2. **药理作用** 属于硝基咪唑类抗生素,其杀菌活性不受胃内低 pH 的影响,且其在胃腔内浓度高,具有较强的抗 *H. pylori* 活性,是抗 *H. pylori* 感染的主要药物之一。对大多数厌氧菌的 MIC 为 0.78~6.25μg/ml。哺乳期的患者禁用,因能大量进入乳汁,对婴儿的血液外神经系统有一定的影响。

3. **吸收、分布和排泄** 口服后的生物利用度较完全(95% 以上),直肠给药的为口服给药的 80%。口服 500mg 1~3h 后达到 14μg/ml 的血浆峰浓度,仅 20% 的药物与血浆蛋白结合,$V_d$ 为 0.6~1L/kg,药物能透过血脑屏障和胎盘,易排泄至乳汁,血浆 $t_{1/2}$ 为 7~10h,48h 内有 70% 以上的药物主要以羟基和酸性代谢物从肾排出,<10% 以原型排出,代谢物的作用显著弱于原药。肾衰竭患者,药物的 $t_{1/2}$ 不变,但羟基代谢物的 $t_{1/2}$ 延长到 4 倍以上,苯巴比妥可增加其代谢率,西咪替丁可减低其代谢率。本品蛋白结合率在 15% 以下。

4. **药物不良反应** 口腔异味、恶心、腹痛,偶有暂时性白细胞减少,有金属异味、头痛、对酒精不能耐受、荨麻疹。个别可出现感觉性周围神经病,神经毒性反应如眩晕及抑制症状、共济失调及惊厥等。

5. **临床应用** 甲硝唑可用于三联或四联疗法治疗由 *H. pylori* 感染引起的消化道疾病,当 *H. pylori* 对甲硝唑不耐药时,甲硝唑是抗 *H. pylori* 最有效的药物之一。但 *H. pylori* 对硝基咪唑类的耐药呈现上升趋势,关于 *H. pylori* 对甲硝唑耐药的机制目前认为主要是由于 *H. pylori* 编码氧不敏感的 NADPH 硝基还原酶的 *rdxA* 基因的突变失活,另外,*H. pylori* 对甲硝唑耐药可能还存在其他机制,如:*rdxA* 和 *frxA* 基因表达调控、膜转运及 DNA 修复在某种程度上也可能导致其耐药。当

某地区 *H. pylori* 对甲硝唑的耐药率高于 40% 时,建议在该地区不要在一线治疗方案中选用甲硝唑。增加甲硝唑的给药剂量,可以在一定程度上克服细菌的耐药性。

6. **用药方法**　治疗 *H. pylori* 感染,常规剂量 400mg,1 日 2 次,7~14 日为一个疗程。对于耐药严重地区,可以 1 日 3~4 次,可以提高 *H. pylori* 根除率。

## 三、替硝唑[13,17]

1. **理化性状**　白色至淡黄色结晶性粉末。难溶于水,易溶于亚甲基砜,熔点 125~126℃。

2. **药理作用**　与甲硝唑相似。

3. **吸收、分布和排泄**　口服后几乎完全被吸收。用 2g 剂量后 2h 内达到 40μg/ml 的血浆峰浓度。口服后的生物利用度良好,但直肠或阴道内给药较差。药物在人体体液及组织内广泛分布,$V_d$ 为 0.6~1L/kg,血浆蛋白结合 <20%,血浆 $t_{1/2}$ 约为 13h,给药 72h 后,在尿中检到 37% 的摄入量,主要为原药,有少量羟甲基代谢物以及葡萄糖醛酸化物的结合物,前者其生物活性比原药差。

4. **药物不良反应**　与甲硝唑相似,但较轻。

5. **临床应用**　与甲硝唑相似。

6. **用药方法**　治疗 *H. pylori* 感染,1 次 500mg,每日 2 次,7~14 日为一个疗程。儿童 60mg/(kg·d)。

## 四、四环素[16,22]

1. **理化性状**　四环素碱为灰黄色结晶性粉末,微溶于水,略溶于乙醇,不溶于氯仿和乙醚。分子中有两个酸性基团(pKa=3.3 和 7.7)和一个碱性基团(pKa=9.7),易溶于稀酸或稀碱中,在碱液中迅速破坏。盐酸四环素为黄色结晶性粉末,有引湿性,受潮后颜色变深;溶于水,略溶于乙醇。1% 水溶液的 pH 为 1.8~2.8,有较强的刺激性,水溶液放置不断降解,效价降低,并变为浑浊。游离碱和盐酸盐遇日光均可逐渐变为深色。

2. **药理作用**　本品是广谱抗生素,主要抑制细菌生长,但在浓度较高时也有杀菌作用。其作用机制在于能特异性地和核糖体 30S 亚基的 A 位置结合,阻止氨基酰 -tRNA 在该位置上的连接,从而抑制肽键的增长和影响细菌蛋白质的合成。也有迹象表明四环素可引起细菌胞质膜通透性的改变,因而使细菌的核苷酸和其他重要物质外漏,使 DNA 的复制迅速被抑制。由于 20 世纪 80 年代初大量文献报道细菌对四环素耐药率不断上升,故临床逐渐不用四环素,最近几年发现,本品对治疗 *H. pylori* 感染的患者有显著疗效,临床上常用于抗 *H. pylori* 感染,疗效较好。

3. **吸收、分布和排泄**　口服吸收不全,约为 77%,口服盐酸盐 500mg,血药峰浓度约为 4μg/ml。每 6h 口服 500mg,需经 5 次给药可达稳态血浓度 4~5μg/ml,$t_{1/2}$ 约为 8h,$V_d$ 约为 0.15L/kg,蛋白结合率 65%,有 60% 的药物可在尿中回收,少部分药物在肝中代谢。药物在体内分布较广,在肝、肾、肺、前列腺等器官和尿中都可达治疗浓度。本品在胆汁中的浓度可达血清浓度的 5~20 倍。在脑脊液中仅为血清浓度的 10%~20%。本品可透过人胎盘和进入乳汁。

**4. 药物不良反应**　常见恶心、呕吐、中上腹不适、上腹痛和腹泻；食管溃疡、黄疸、呕血、便血、牙齿发黄、皮疹、药热、光感性皮炎、哮喘、菌群失调等，孕妇及 8 岁以下儿童禁用。在妊娠 24 周后用药可使乳牙呈黄褐色。大剂量甲硝唑，可透过血脑屏障，具有神经毒性，可引起癫痫发作和周围神经病变，如患者出现神经系统症状，应当停药、更换药物。

**5. 临床应用**　口服四环素最常用于与甲硝唑或者呋喃唑酮等组成的四联疗法，主要用于 *H. pylori* 根除的补救治疗，近年由于 *H. pylori* 对克拉霉素、左氧氟沙星抗生素的耐药率日益增高，国内外共识均推荐可将含四环素、甲硝唑的铋剂四联疗法用于 *H. pylori* 感染的一线根除治疗。目前国内 *H. pylori* 菌株对四环素的耐药率较低，其对四环素的耐药机制与 *H. pylori* 16S rRNA 序列中的突变有关。

**6. 用药方法**　根除 *H. pylori* 用法，成人口服 1 次 500mg，1 日 3~4 次，或者 1 次 750mg，1 日 2 次；8 岁以上儿童 1 日 30~40mg/kg，分 3~4 次服用。

## 五、克拉霉素[12,13,16]

**1. 理化性状**　本品为白色或类白色的结晶或粉末，无臭、味苦；微有引湿性。

**2. 药理作用**　本品为抑菌性药物，最近几年研究认为它也有杀菌作用，如果不耐药，克拉霉素是治疗 *H. pylori* 感染最有效的药物之一。克拉霉素属于大环内酯类，抗菌机制为抑制细菌蛋白质合成，细菌合成蛋白质过程中究竟是如何受到大环内酯类影响，其实至今并未最后搞清。早期认为是与细菌 50S 核蛋白亚单位结合，结合的部位在核蛋白体内的供位（D 位），该位点是蛋白质合成过程中肽链伸长阶段所必需，正在伸长中的肽链与肽链连接的 tRNA，每接受一个新的氨基酸都是在受位（A 位）接受后移至供位。20 世纪 60 年代的学说认为红霉素等与供位结合，阻止了肽链伸长的移位反应，此反应受移位酶催化。由于竞争到与供位结合就制止了肽链从"受位"移至"供位"，从而阻断了肽链伸长并由此中止了蛋白质的合成。近十几年来，又认为其穿透菌体细胞内，与核糖体紧密结合，作用于 23S rRNA V 区的多肽转移酶环，抑制多肽转移酶，影响核糖体的移位过程，阻止肽链延长，由此导致抑制蛋白质的合成。

另外，由于在细胞内很快形成高浓度，抑制蛋白质的合成，可能也会影响到细菌主动流出系统的复合蛋白质组成的流出泵的功能，使细菌不能很快驱出进入体内的药物，使药物离开组织与细胞非常缓慢。

**3. 吸收、分布与排泄**　本品口服吸收比较好，对胃液的稳定性比红霉素强 100 倍，体内消除半衰期比红霉素长。口服 200mg，血峰浓度 1.16mg/L，达峰 1.93h，$t_{1/2}\beta$4.04h，曲线下面积（AUC）8.98mg/（L·h），尿中排出率为 38.3%。组织内浓度 17.47mg/L，肺组织浓度 8.8mg/L，与血浆浓度比值为 6.2 与 5.2。

**4. 药物相互作用**　克拉霉素是肝脏 CYP3A4 的强抑制剂，其与他汀类药物合用时增加他汀导致的肌病／横纹肌溶解风险。洛伐他汀、辛伐他汀抑制肝脏代谢酶 CYP3A4，在服用克拉霉素期间需停用；氟伐他汀、瑞舒伐他汀主要经 CYP2C19 代谢，可以与克拉霉素合用；克拉霉素还可抑制

CYP2D6 介导的抗精神病药物匹莫齐特的代谢导致心脏毒性。

5. **药物不良反应** 恶心、腹泻、腹痛、消化不良,但比红霉素少。个别有头痛。可能诱发心律失常。

6. **临床应用** 克拉霉素被认为是在 *H.pylori* 的根除治疗中最有效的抗生素,曾有研究显示含克拉霉素的三联疗法比不含克拉霉素的三联疗法 *H.pylori* 的根除率可以提高 10%~20%。但由于 *H.pylori* 对克拉霉素的耐药率逐年上升,国际共识建议,对于 *H.pylori* 克拉霉素耐药率大于 15% 的地区,不建议应用含克拉霉素的三联疗法,可以应用含铋剂四联疗法,或者基于细菌耐药性检测判断是否可以选择应用克拉霉素。*H.pylori* 对克拉霉素的耐药机制主要是由于 *H.pylori* 的 23S rRNA 基因 V 区的 2144 位置(占大部分)或 2143 位置(占小部分)的位点有 A-G 的突变;其突变点可分别被 Bsal 和 Bbsl 识别或被酶切成两个片段,酶切产物可以通过 1.5% 琼脂凝胶电泳观察到。

7. **用药方法** 治疗 *H.pylori* 感染,成人:口服 500mg,每日 2 次。疗程 7~14 天。儿童 10~15mg/(kg·d),分 2~3 次服。

8. **注意事项** 肝功能不全患者、中度至重度肾功能不全患者、心脏疾病患者(如心律失常、心动过缓、QT 间期延长、心功能不全)应慎用克拉霉素。

## 六、左氧氟沙星[18,21]

1. **理化性状** 为淡黄色或黄白色结晶或结晶性粉末。无臭味苦。有各种制剂。

2. **药理作用** 本品为氧氟沙星的左旋体,其体外抗菌活性约为氧氟沙星的两倍。主要抑制 DNA 旋转酶和拓扑异构酶Ⅳ而产生抗菌活性。DNA 旋转酶使超螺旋的 DNA 松弛,并将负超螺旋引入 DNA,使细菌的染色体保持在负超螺旋状态。除此以外,该酶参与了 DNA 复制、重组和转录过程。

3. **吸收、分布和排泄** 口服吸收完全,相对生物利用度接近 100%。血消除半衰期($t_{1/2}\beta$)约为 5~5h。蛋白结合率约为 30%~40%。本品吸收后广泛分布至各组织、体液,在扁桃体、前列腺组织、痰液、泪液、妇女生殖道组织、皮肤和唾液等组织和体液中的浓度与血药浓度之比约在 1.1~2.1。本品主要以原型自肾排泄,在体内代谢甚少。口服 24h 内尿中排出量约为给药量的 70%~80%。本品以原型自粪便中排出少量。

4. **药物互相作用** 尿碱化剂可减低本品在尿中的溶解度,导致结晶尿和肾毒性;喹诺酮类抗菌药与茶碱类合用时可能由于与细胞色素 P450 结合部位的竞争性抑制,导致茶碱类的肝消除明显减少;与环孢素合用,可使环孢素的血药浓度升高;与抗凝药华法林合用时虽对后者的抗凝作用增强较小,但合用时也应严密监测患者的凝血酶原时间;丙磺舒可减少本品自肾小管分泌约 50%;可干扰咖啡因的代谢,导致咖啡因消除减少;含铝、镁的制酸药、铁剂均可减少本品的口服吸收;与非甾体抗炎药布洛芬合用时,偶有抽搐发生;与口服降血糖药合用可能会引起血糖失调。

5. **药物不良反应** ①胃肠道反应:腹部不适或疼痛、腹泻、恶心或呕吐。②中枢神经系统反应可有头昏、头痛、嗜睡或失眠。③过敏反应:皮疹、皮肤瘙痒,偶可发生渗出性多形性红斑及血管神经性水肿。光敏反应较少见。④偶可发生：癫痫发作、精神异常、烦躁不安、意识混乱、幻觉、震颤；血尿、发热、皮疹等间质性肾炎表现；静脉炎；结晶尿，多见于高剂量应用时；关节疼痛。⑤少数患者可发生血清氨基转移酶升高、血尿素氮增高及周围血象白细胞降低，多属轻度，并呈一过性。

**6. 临床应用** 用于组成 *H. pylori* 根除治疗的三联或四联疗法，近年国内外共识均不建议将含左氧氟沙星的方案用于 *H. pylori* 根除治疗的一线治疗方案。*H. pylori* 对喹诺酮类的耐药机制主要与其靶酶 DNA 旋转酶亚单位（gyrA、gyrB）喹诺酮类药物耐药决定区（QRDR）基因突变有关。

**7. 用药方法** 治疗 *H. pylori* 感染，1 次 500mg，每日 1 次，或 1 次 200mg，每日 2 次，疗程 10~14 天。18 岁以下儿童慎用。心律失常、脑血管病、高龄患者应慎用。

**8. 注意事项** 基于下述一些原因，2016 年美国 FDA 建议不要将氟喹诺酮类抗生素用于一线治疗，2017 年中国 FDA 也提出类似建议：①广泛耐药；②不良反应：难辨梭菌感染，肌腱病（肌腱炎、肌腱断裂），关节病，QT 间期延长（可诱发严重心律失常），视网膜病变，中枢和周围神经系统毒性（可能无法逆转或永久存在）。

在应用左氧氟沙星过程中应当注意：①避免阳光直射：阳光直射可能导致皮肤光敏反应，痒性红斑，水肿，水疱，严重引起皮肤脱落、糜烂。②多饮水：由于该类药物主要经肾脏排出，其在尿液中溶解度降低时可结晶析出，引起结晶尿、血尿，甚至诱发急性肾衰竭。③警示：当出现以下相关症状时应及时就医，如肌腱、关节、肌肉疼痛、皮肤针刺样痛或刺痛感，精神混乱和幻觉。

## 七、莫西沙星[19]

**1. 理化性状** 临床用其盐酸盐。片剂为浅黄色结晶性粉末，针剂为浅黄色溶液。室温中稳定。

**2. 药理作用** 莫西沙星是一种新型 8- 甲氧 - 氟喹诺酮类药。其中，8- 甲氧基和第 7 位碳原子上的氮唑取代基使莫西沙星在化学构成上与其他氟喹诺酮类不同。增加的 8- 甲氧基提高了抗厌氧菌活性，而后者则增加抗革兰氏阳性细菌活性，并维持抗革兰氏阴性微生物活性。

**3. 吸收、分布和排泄** 莫西沙星口服吸收完全。剂量与血药浓度呈线性关系。在体内广泛分布，其中鼻窦、肺、支气管、皮肤、唾液等组织的药物浓度高于同期的血浓度。清除半衰期 13~15h。主要在体内代谢，代谢物主要为与葡萄糖醛酸结合物。20% 原型从尿路排出。

**4. 药物互相作用** 与 1a 类（如奎尼丁、普鲁卡因）或Ⅲ类（如胺碘酮、索他洛尔）抗心律失常药、西沙必利、红霉素、抗精神病药物和三环类抗抑郁药合用不排除有延长 QT 间期的效应。与抗酸药、矿物质和多种维生素同时服用会由于与这些物质形成多价螯合物而减少莫西沙星的吸收。

**5. 药物不良反应** 常见不良反应包括胃肠道反应（恶心、腹泻、呕吐、便秘、腹痛、腹胀等）、中枢神经系统反应（头晕、头痛、失眠、嗜睡等）、过敏反应（皮疹、面部潮红等）、肝脏副作用（转氨酶升高）等。其他反应有关节痛、QT 间期延长等。

**6. 临床应用** 最近几年，莫西沙星被用于组成 *H. pylori* 根除的三联疗法，取得了较好的根除效果。可用于 *H. pylori* 根除治疗的一线或二线治疗。但 *H. pylori* 对莫西沙星的耐药流行情况目前并不乐观。

7. **用药方法** 治疗剂量为 400mg,每日一次,一般疗程 7~14 天。

8. **注意事项** 同左氧氟沙星。

## 八、呋喃唑酮[14,20,22]

1. **理化性状** 黄色结晶性粉末,无臭,味苦,极微溶于水与乙醇,遇碱分解,在光线下逐渐变色。

2. **药理作用** 本品具有广谱抗菌活性,其抗菌机制一般认为系干扰细菌体内氧化还原酶系统,使细菌代谢紊乱。

3. **吸收、分布和排泄** 口服后吸收较少,主要在胃肠道中起作用。口服吸收后的大部分在体内迅速破坏,部分以原型自尿中排出。

4. **药物不良反应** 常见有恶心、呕吐等胃肠道反应。另外,也有皮疹、药物热、哮喘,极个别可能发生多发性神经炎以及肺浸润、头痛、直立性低血压、低血糖等。药物过量时(如单日剂量超过 400mg),可发生多发性神经炎。服药期间同时服用维生素 $B_1$、$B_6$ 等,可能可以减少药物导致的不良反应。

5. **药物互相作用** ①有单胺氧化酶抑制作用,可抑制苯丙胺等药物的代谢而导致血压升高。使用本品期间食用含有大量酪胺的食物,也可有类似反应。②抑制乙醛脱氢酶,与乙醇合用可致双硫仑反应。

6. **临床应用** 主要用于 *H. pylori* 根除的补救治疗,*H. pylori* 的根除率可达 80%~90% 以上,但是剂量增大后药物不良反应也随之加重。目前 *H. pylori* 对呋喃唑酮的耐药率很低。

7. **用药方法** 常用量 1 次 100mg,1 日 2~3 次,疗程为 10~14 天。

## 九、枸橼酸铋钾[15,16,20,23]

1. **理化性状** 本品为白色粉末,味咸,有引湿性。主要成分为三钾二枸橼酸铋盐,在水中高度溶解,在 pH 1 时呈钻状结构;pH 1.5 时仅可见非结晶弱折光物质;pH 2 时呈麦秆或桑枝状复杂结晶结构;pH 4 时形成各种片状晶体;pH 中性或碱性时呈胶体悬液状态;于酸性环境时沉淀。

2. **药理作用** 在酸性环境时沉淀并与糖蛋白结合,致密地包裹于溃疡基底或黏膜缺损处,而在溃疡周围则很少,其形成保护屏障,抵御胃酸和蛋白酶的消化作用,有利于溃疡的愈合;并能够抑制胃蛋白酶的活力,与胆汁酸结合,刺激内源性前列腺素的释放,促进胃黏液的分泌,改善胃黏膜局部的微循环,促进上皮修复等保护细胞的作用;对 *H. pylori* 具有杀菌活性。

3. **吸收、分布和排泄** 口服本品仅有少量(<2%)吸收,但是吸收后的血清铋浓度都低于警告的阈值(0.48μmol/L 或 100μmol/L)。铋的分布在肾脏中浓度最高,少量在肺、脾、肝、大脑、心和骨骼肌。吸收后的铋从尿中排出,清除率为 50ml/min,其余大部分从大便排出。口服枸橼酸铋钾后,平

均每日从尿排出 2.6%，约需 60 天才能将吸收的铋全部排出。血液和尿液中铋的排泄一般要用三室模型来描述。

**4. 药物不良反应** 由于硫化铋的形成出现黑便，但便色不同于黑粪。其他主要表现为胃肠道的症状，如恶心、呕吐、便秘和腹泻。偶见一些轻度过敏反应。

本品不能与食物、牛奶、抗敏剂或钙剂同服，应间隔 30min~1h。

**5. 临床应用** 主要应用于 *H. pylori* 根除的四联疗法，在三联治疗方案中加入铋剂组成的四联疗法，可以明显提高 *H. pylori* 的根除率。

**6. 用药方法** 治疗 *H. pylori* 感染，每日早餐及晚餐前半小时各口服 240mg，1 日 2 次，疗程 7~14 天。用于胃黏膜保护剂治疗胃炎或消化性溃疡时，口服不得超过 2 个月；若需继续用药，在开始下一个疗程时，必须至少有 2 个月禁止口服任何铋制剂。

其他临床中应用的铋制剂与本药的作用类似。

（成 虹）

# 参 考 文 献

［1］中华医学会消化病学分会，幽门螺杆菌学组／幽门螺杆菌科研协作组 . 第三次全国幽门螺杆菌感染若干问题共识报告 (2007 年 8 月庐山 ). 中华医学杂志 , 2008, 88 (10): 652-656.

［2］Malfertheiner P, Megraud F, O'Morain C, et al. Current concepts in the management of Helicobacter pylori infection: the Maastricht Ⅲ Consensus Report. Gut, 2007, 56: 772-781.

［3］中华医学会消化病学分会幽门螺杆菌学组，全国幽门螺杆菌感染研究协作组 . 第四次全国幽门螺杆菌感染处理共识报告 . 中华内科杂志 , 2012, 51 (10): 832-837.

［4］Malfertheiner P, Megraud F, O'Morain CA, et al. Management of Helicobacter pylori infection-the Maastricht Ⅳ/Florence Consensus Report. Gut, 2012, 61 (5): 646-664.

［5］Malfertheiner P, Megraud F, O'Morain CA, et al. Management of Helicobacter pylori infection-the Maastricht V/Florence Consensus Report. Gut, 2017, 66 (1): 6-30.

［6］中华医学会消化病学分会幽门螺杆菌和消化性溃疡学组，全国幽门螺杆菌感染研究协作组 . 第五次全国幽门螺杆菌感染处理共识报告 . 胃肠病学 , 2017, 22 (6): 346-360.

［7］胡伏莲 . 重视幽门螺杆菌耐药株的研究 . 中华医学杂志 , 2000, 80 (11): 805-806.

［8］Gao W, Cheng H, Hu F, et al. The Evolution of Helicobacter pylori Antibiotics Resistance Over 10 Years in Beijing, China. Helicobacter, 2010, 15: 460-466.

［9］李家泰 . 治疗细菌感染的药物 // 李家泰 . 临床药理学 . 3 版 . 北京：人民卫生出版社 , 2007: 825-1093.

［10］Fock Km. Triple therapy in the eradication of Helicobacter pylori in patients with duodenal ulcer disease: results of a multicentre study in South-East Asia. Aliment Pharmacol Ther, 2000, 14 (2): 225-231.

［11］戴自英 . 青霉素类抗生素 // 戴自英 . 临床抗菌药物学 . 2 版 . 北京；人民卫生出版社 , 1993: 128-129.

［12］Dammann HG. Eradication of H. pylori with pantoprazole, clarithromycin, and metronidazole in duodenal ulcer patients: ahead-to-head comparison between two regiments of different duration. Helicobacter, 2000, 5 (1): 41-51.

［13］Calvet X. Four-day, twice daily, quadruple therapy with amoxicillin, clarithromycin, tinidazole and omeprazole to cure Helicobacter pylori infection: a pilot study. Helicobacter, 2000, 5 (1): 52-56.

［14］Liu WZ. Furazolidone—Containing short—term triplies are effective in the treatment of Helicobacter pylori infection. Aliment Pharmacol Ther, 1999, 13 (3): 317-322.

［15］POlafsson S. Spramycin is comparable. TO oxytetracychne in eradicating H. pylori when give with ranitifdine bismuth citrate and metronidazole. Aliment Pharmacol Ther, 1999, 13 (5): 651-659.

[16] Williams MP. Seven-day treatment for Hehcobacter pylori infection: ranitidine bismuth citrate plus clarithromycin and tetracy-chne hydrochloride. Aliment Pharmacol Ther, 1997, 11 (4): 705-710.

[17] Cammarote G. Three-day antibiotic therapy with azithromycin and tinidazole plus lansoprazole of pantoprazole to cure Helicobacter pylori infection a pilotstudy. Eur J Gastroenterol Hepatol, 1999, 11 (3): 247-250.

[18] Gisbert JP, Gisbert JL, Marcos S, et al. Third-line rescue therapy with levofloxacin is more effective than rifabutin rescue regimen after two Helicobacter pylori treatment failures. Aliment Pharmacol Ther, 2006, 24 (10): 1469-1474.

[19] Cheon JH, Kim N, Lee DH, et al. Efficacy of moxifloxacin-based triple therapy as second-line treatment for Helicobacter pylori infection. Helicobacter, 2006, 11 (1): 46-51.

[20] Cheng H, Hu F. Furazolidone, amoxicillin, bismuth and rabeprazole quadruple rescue therapy for the eradication of Helicobacter pylori. World Jurnal Gastroentero, 2009, 15 (7): 860-864.

[21] 成虹, 胡伏莲, 张国新, 等. 含左氧氟沙星三联疗法一线治疗幽门螺杆菌感染：多中心、随机、对照临床研究. 中华医学杂志, 2010, 90 (2): 79-82.

[22] Zhang Y, Gao W, Cheng H, et al. Tetracycline-and Furazolidone-containing Quadruple Regimen as Rescue Treatment for Helicobacter pylori Infection: A Single Center Retrospective Study. Helicobacter, 2014, 19: 382-386.

[23] Ko SW, Kim YJ, Chung WC, et al. Bismuth supplements as the first-line regimen for Helicobacter pylori eradication therapy: Systemic review and meta-analysis. Helicobacter, 2019, 24 (2):: e12565.

第八十五章

# 幽门螺杆菌治疗失败原因分析

## 一、概述

幽门螺杆菌（*H.pylori*）不但与多种上消化道疾病密切相关,还与难治性缺铁性贫血、特发性血小板减少性紫癜等胃外疾病相关,对 *H.pylori* 根除治疗的研究和探索一直是该研究领域的热点。Graham[1]曾经就 *H.pylori* 根除治疗的疗效提出了一个评分系统,该系统分 A、B、C、D、F 五个级别:A 级(excellent)是 ITT>95%;B 级(good)是 ITT 90%~94%;C 级(acceptable)是 ITT 85%~89%;D 级(poor)是 ITT 81%~84%;F 级(unacceptable)是 ITT<80%,即理想的 *H.pylori* 根除方案其根除率应超过 95%。但随着时间的变迁,*H.pylori* 根除率的降低问题日益严峻,即便给予补救治疗仍有部分患者根除治疗失败。导致 *H.pylori* 根除治疗失败的原因是多方面的,包括 *H.pylori* 菌株本身的因素、宿主因素、环境因素、不同临床疾病以及治疗方法等。

## 二、幽门螺杆菌治疗失败主要原因

### (一) 细菌因素

**1. *H.pylori* 对抗生素产生耐药是导致根除失败的最主要原因** *H.pylori* 通过其自身染色体

的突变,可对多种抗生素产生耐药,尤其是 *H.pylori* 对甲硝唑和克拉霉素耐药的广泛流行,是导致 *H.pylori* 根除治疗失败的重要因素[2]。我们在北京地区连续 10 年监测 *H.pylori* 对抗生素耐药研究结果显示,自 1999 年至 2009 年 *H.pylori* 对克拉霉素、甲硝唑和左氧氟沙星的耐药率均呈上升趋势[3]。但是即便是采用对 *H.pylori* 全部敏感的抗生素治疗,也仍然有部分患者治疗失败,在 *H.pylori* 根除治疗失败的患者中约有 50% 不能用 *H.pylori* 耐药解释,而是与其他原因有关[4]。

2. **_H.pylori_ 毒力因子对根除治疗的影响**　*H.pylori* 的主要毒力因子包括 VacA 和 CagA,这两种毒素在 *H.pylori* 的致病中起重要作用,与临床疾病的严重程度有密切关系,其对根除治疗也有一定的影响。一项荷兰的研究发现感染 cagA⁺/vacA s1 菌株的消化性溃疡患者 *H.pylori* 根除率明显增高[5];而另一项研究结果显示 CagA 阴性菌株是治疗失败的危险因素,其原因可能与菌株的复制速度低于阳性菌株,从而导致其对抗生素敏感性降低有关[6]。

3. **_H.pylori_ 定植部位对根除治疗的影响**　一项动物实验研究结果显示,存在于胃窦和胃体交界区的 *H.pylori* 可能会逃脱抗生素的作用,这可能是由于交界区的组织结构不同于胃窦或者胃体,使得定植于该部位的 *H.pylori* 的生物学行为亦与胃窦或者胃体的 *H.pylori* 不同,从而使其对抗生素不敏感,而导致治疗的失败。这项研究还发现,在单独使用抑酸剂治疗时,定植在胃窦的 *H.pylori* 数量明显降低,而胃体的 *H.pylori* 数量则明显升高,这种现象有可能与临床上患者在治疗前使用质子泵抑制剂(PPI)后再行根除治疗的疗效降低有关[4]。

进入黏液细胞内的 *H.pylori* 对抗生素的敏感性降低则更容易导致 *H.pylori* 根除治疗的失败。有研究资料表明进入胃黏膜上皮空泡内的 *H.pylori* 存活的半衰期约 24h,而且还有可能返回到细胞外重新定植[7]。

4. **细菌球形变**　在对 *H.pylori* 的治疗中,我们经常会发现用抗生素治疗过的慢性胃炎患者胃黏膜病理组织中存在大量球形变 *H.pylori*,这种球形变 *H.pylori* 对抗生素不敏感,目前认为球形变 *H.pylori* 以两种形式存在:一种是已经死亡或变性的 *H.pylori*,另一种是虽未死亡,但不能培养传代的非生长活跃期的 *H.pylori*。在停用抗生素 2~4 周或更长时间后就会恢复原来的活性,这种球形变 *H.pylori* 不仅是 *H.pylori* 根除失败的重要原因,而且还具有传染性[8]。

5. **细菌负荷量对根除治疗的影响**　当胃内定植的细菌负荷量过高时,容易导致患者治疗失败,这种巨大的细菌负荷会产生接种物效应,使 *H.pylori* 黏附于胃黏膜细胞并形成一层对其有保护作用的生物被膜,部分细菌会进入细胞内,因而 *H.pylori* 不能与抗生素接触而导致治疗失败[7]。大量的细菌负荷还会导致 *H.pylori* 表型耐药株的产生,这种表型耐药株为非复制期的休眠菌群,当抗生素治疗中断后这种表型类药株仍然可以复苏。¹³C- 尿素呼气试验的 DOB 可以半定量地反映细菌负荷量的高低[9],当其检测值高于正常值上限 10 倍时,提示细菌负荷量可能过高。

6. **不同基因型 _H.pylori_ 菌株的混合感染**　*H.pylori* 菌株具有广泛的异质性,通常情况下,不同患者总是感染基因型不同的菌株,现在越来越多的研究发现,同一患者也可感染一株以上的菌株,即存在 *H.pylori* 菌株的混合感染[10]。这种混合感染可以是菌株表型如黏附特异性、对抗生素的耐药性、空泡细胞毒素的产生等的不同,也可以是基因型的不同。菌株基因型的不同可以是基因型的完全不同,也可以是基因型的轻微差异或仅有某个基因的不同。运用各种先进的分子生物学方法,研究者发现混合感染不仅存在于胃内的不同部位,同一部位也可同时存在不同菌株的混合感染。在菌株表型的混合感染中,具有特别重要临床意义的就是细菌对抗生素的耐药性。甲硝唑耐药的混合感染很常见,这也是导致 *H. pylori* 根除失败的原因之一。

## (二) 宿主因素

1. **胃内 pH 对 *H. pylori* 根除治疗的影响** 胃内酸度的 pH 范围可以从 2 到 7.2,而 *H. pylori* 在胃内 pH 4~5 时还可以存活和增殖[11]。抗生素体外抑菌浓度与体内抗菌活性并非完全一致,多数抗生素在酸性环境下对 *H. pylori* 无明显抗菌活性,如阿莫西林和克拉霉素,其对 *H. pylori* 的最小抑菌浓度(MIC)都依赖于胃内的 pH,当 pH 降低时 MIC 增加,一般体外试验在测定抗生素的 MIC 时要求 pH 达到 7.0。因此,在治疗 *H. pylori* 感染的方案中须加入 PPI 以提高胃内 pH,从而提高抗生素对 *H. pylori* 的抗菌活性。

2. **宿主基因型对 *H. pylori* 根除治疗的影响** 细胞色素 P450(CYP)2C19 基因多态性影响含 PPI 的根除治疗方案的疗效,由于 PPI 的代谢主要通过 CYP2C19 途径,强代谢型者(野生型,wt/wt)PPI 清除率高,血药浓度明显低于弱代谢者(纯合子,mt/mt),除 *H. pylori* 对抗生素耐药以外,CYP2C19 的强代谢型也是导致 *H. pylori* 根除治疗失败的重要原因[12]。另外,P- 糖蛋白(MDR1)的基因多态性也与含 PPI 的治疗方案的疗效有关[13,14]。

3. **患者的依从性差是导致 *H. pylori* 根除失败的主要原因之一** 通常患者期望在治疗中服药时间短、品种少、剂量小、无药物副作用并且药价便宜等。但在应用常规的联合疗法过程中,相当一部分患者因服药后引起口苦、上腹不适、腹胀等不良反应而中断服药。在采用共识建议的标准方案治疗时,除了细菌对抗生素耐药影响患者的治疗效果外,患者依从性差也是治疗失败的一个常见原因[15,16]。一项临床研究显示,在接受治疗的患者中,有 10% 的依从性差的患者其服药量低于总体应服药量的 85%,从而导致了其根除率的降低。患者依从性差不但容易导致治疗失败,而且由于不规范服药,还容易导致 *H. pylori* 耐药,使得以后的治疗更加困难[17]。

4. **宿主免疫状态对 *H. pylori* 根除治疗的影响** 机体免疫状态对 *H. pylori* 根除治疗也有一定的影响。一项研究表明 *H. pylori* 根除治疗失败的患者血清白细胞介素 -4(IL-4)的水平,与成功根除 *H. pylori* 的患者或未治疗的 *H. pylori* 感染者相比明显降低,因此,如检测发现患者血清 IL-4 水平降低,有可能预示患者的 *H. pylori* 根除治疗更容易失败[18]。给予长期感染 *H. pylori* 的小鼠口服治疗性 *H. pylori* 疫苗,通过 TH2 活化介导的胃肠道黏膜免疫反应可以将 *H. pylori* 成功地根除[19]。

5. **性别及年龄对 *H. pylori* 根除治疗的影响** 一项美国的 meta 分析对 3 624 名患者进行了研究,发现女性患者对甲硝唑及克拉霉素的耐药率明显高于男性,从而导致治疗失败。

老年患者由于更容易对克拉霉素产生耐药,也是导致根除治疗失败的原因之一[20]。在日本的一项研究中显示,在采用兰索拉唑联合阿莫西林和克拉霉素三联疗法一线治疗时,年龄大于 50 岁的患者根除成功率高于年龄低于 50 岁的患者,分析其原因可能与老年患者萎缩性胃炎发生率高致胃酸分泌减少有关[21]。

6. **吸烟对 *H. pylori* 根除治疗的影响** 多数研究表明吸烟会降低 *H. pylori* 的根除率,一些研究提示吸烟的十二指肠溃疡(duodenal ulcer,DU)患者 *H. pylori* 根除率明显低于不吸烟患者[22]。

7. **口腔 *H. pylori* 问题** 1989 年 Krajden 等[23]首次和 Ferguson 等[24]相继从胃病患者的牙菌斑中成功分离培养出 *H. pylori*,他们推测口腔可能是 *H. pylori* 的另一个居留地。口腔 *H. pylori* 可能是 *H. pylori* 根除失败或复发的重要原因,并可能是 *H. pylori* 传播的重要途径。由于口腔菌斑中的微生物具有独特的"生物膜"结构,常规 *H. pylori* 根除治疗对口腔 *H. pylori* 治疗无效。我们既往的一项研究中,对 *H. pylori* 根除反复失败的患者采用雷贝拉唑 + 铋剂 + 阿莫西林 + 呋喃唑酮治疗 10 天,同时进行口腔洁治,其 *H. pylori* 根除率(85.9%)高于单用四联疗法的患者(75.0%),提示对多次 *H. pylori* 根除失败者在治疗同时进行口腔洁治有可能提高 *H. pylori* 根除率[25]。

**(三) 不同临床疾病对根除治疗的影响**

一般十二指肠溃疡(duodenal ulcer,DU)患者的 *H. pylori* 根除率高于非溃疡性消化不良(non-ulcer dyspeptic,NUD)的患者。在法国的一项 meta 分析研究中,对 2 751 例患者进行了分析,其中 25.8% 的患者根除失败,DU 患者的 *H. pylori* 根除失败率为 21.9%,明显低于 NUD 患者的失败率 33.7%($P<10^{-6}$),而药物敏感试验提示 DU 患者对克拉霉素的耐药率明显低于 NUD 患者,这可能是导致 NUD 患者 *H. pylori* 根除率降低的主要原因[26]。另外,如果患者表现为胃窦炎与胃体炎共存,则其感染的 *H. pylori* 容易被根除[27]。

一项纳入了 8 项研究 966 例患者的 meta 分析结果显示,糖尿病是 *H. pylori* 根除失败的危险因素,与非糖尿病患者相比,其治疗失败的危险比为 2.19(95%CI:1.65~2.90)($P<0.001$),提示对于糖尿病患者,在治疗 *H. pylori* 感染时可能需要延长疗程并有待开发出新的治疗方案[28]。

**(四) 环境因素**

一般建议在 *H. pylori* 根除治疗结束至少 4 周后再对患者进行检查,以确定其 *H. pylori* 是否被根除,但在患者等待复查期间,患者就有可能已经复发或者再感染。*H. pylori* 流行病学调查研究提示 *H. pylori* 感染主要与生活环境及生活习惯有关,显示出明显的人群或家庭的集聚性,提示 *H. pylori* 的重要传播途径是人 - 人的传播,而经济状况和卫生条件差、文化程度低、居住拥挤以及非自来水水源等因素都是 *H. pylori* 感染或者再感染的高危因素[29]。

**(五) 治疗方案的影响**

1. **抗生素的选择对 *H. pylori* 根除治疗的影响** 初次治疗时选择或复治时重复选择对 *H. pylori* 已经产生耐药的抗生素是导致治疗失败的重要原因之一,如在补救治疗中重复选择容易产生继发性耐药的抗生素(如克拉霉素、甲硝唑和左氧氟沙星)是导致补救治疗失败的重要原因[30]。任何一种抗生素的单独使用都很难达到根除效果,并且容易使 *H. pylori* 产生继发性耐药。由于 *H. pylori* 对抗生素易产生耐药性,因此对 *H. pylori* 感染的治疗须采取联合治疗的方案。PPI、铋制剂与抗生素联合应用不仅能减少 *H. pylori* 耐药菌株的产生,还能增加抗生素的活性以及抗生素在胃内的药物浓度,从而提高对 *H. pylori* 的根除疗效[31]。在患者首次治疗时如果选用阿莫西林和克拉霉素的组合,则在治疗失败后二次根除治疗的根除率要高于含甲硝唑的组合[32]。

2. **疗程对 *H. pylori* 根除治疗的影响** 在选择标准的 *H. pylori* 根除治疗方案时,疗程不足也是导致治疗失败的原因之一[33]。疗程足够或者适当地延长疗程,不但可以提高 *H. pylori* 的根除率,而且能够减少 *H. pylori* 对抗生素耐药性的产生。早在 2000 年 Maastricht Ⅱ共识意见中就已经建议无论是一线还是二线治疗方案疗程都不应少于 7 天,而随着时间的变迁,在国内外新的共识中均相继建议在细菌耐药严重地区可以通过延长疗程以提高疗效,目前建议的疗程由 7 天延长至 10 天,随后又延长至 14 天[30,34-36]。

**3. 药物不良反应对根除治疗的影响** 由于药物不良反应,如患者对药物过敏或者不能耐受,使患者被迫停药,不能完成治疗,也是导致 *H. pylori* 根除治疗失败的重要原因之一。

**4. 治疗方案不规范** 在 *H. pylori* 感染治疗中还存在一些临床问题,其中一个重要的问题是对 *H. pylori* 的非规范化治疗:包括药物的选择、剂量、疗程及服药方法等,不是按照国内外对 *H. pylori* 若干问题处理的共识意见进行处理,因而容易导致 *H. pylori* 球形变及其耐药菌株的产生。

## 三、如何提高幽门螺杆菌根除率

### (一)个体化合理选择治疗方案

在选择治疗方案时,注意询问患者既往抗生素的应用史,避免重复选择容易导致继发耐药的抗生素;对于连续治疗失败者宜间隔几个月之后再行 *H. pylori* 根除治疗,因反复治疗后会使 *H. pylori* 发生球形变而对抗生素失去敏感性;对于 2 次经正规方案治疗失败的患者,需重新进行评估,对于需要接受治疗的患者,可以考虑进行药物敏感试验,以选择敏感抗生素治疗;随着商品化试剂盒的开发和应用[37],如能够在患者初次治疗之前即进行细菌的药物敏感性检测,选择敏感抗生素,不但能够提高首次治疗的疗效,还可以减少抗生素的滥用及耐药菌株的蔓延。

### (二)提高患者依从性

在选择治疗方案时,应注意患者的年龄、合并疾病史、用药史、药物过敏史等,注意避免药物相互作用,个体化选择合理的治疗方案,以减少不良反应;在治疗之前,与患者进行充分的沟通,告知其详细的服药方法及其在治疗中可能出现的不良反应,可以提高患者的依从性,降低治疗失败的风险。

### (三)对其他方案的探索

**1. 不含铋剂的四联疗法** 如伴同疗法(PPI+ 三种抗生素)、序贯疗法(前 5 天,PPI+ 阿莫西林,后 5 天 PPI+ 克拉霉素和甲硝唑)、杂交疗法等,对于这些方案国内一些临床研究显示其疗效欠佳,所以我国相关新共识未推荐这些方案[35]。由于中国可以获得铋剂,因此目前含铋剂四联疗法还是中国共识中推荐的首选四联疗法[30,35]。

**2. 高剂量二联疗法** 其组成为 PPI+ 阿莫西林,疗程 14 天,该方案通过增加 PPI 和阿莫西林的给药频率和剂量,提高其根除率,有研究显示,该方案在亚洲地区可以获得较好的疗效,但疗效还需要更多样本的研究结果进一步明确。美国胃肠病学会(ACG)2017 年发表的关于 *H. pylori* 诊疗的临床指南中推荐了该方案[38]。

### (四)辅助治疗

随着 *H. pylori* 对抗生素的耐药问题日益严重,非抗生素辅助疗法开始受到研究者们的重视。

在治疗方案中加入益生菌，可以减少患者不良反应，尤其是腹泻的发生率，从而提高患者对治疗的依从性[39,40]。对抗菌植物药的开发，是近年的研究热点，已发现有多种植物成分对 *H. pylori* 具有抗菌活性，其与抗生素联合具有降低细菌对抗生素耐药性及协同抗菌作用。寻找新的非抗生素药物，以及疫苗的开发研究，以提高 *H. pylori* 根除疗效、降低 *H. pylori* 致病性或者减少治疗中的不良反应，是未来研究的一个趋势。

### （五）提高临床医生规范化诊治水平

如前所述，在 *H. pylori* 感染处理中存在某些临床问题，如何正确认识和处理这些问题对临床医生很重要，要强调对 *H. pylori* 感染治疗规范化，尤其是要提高基层医生对 *H. pylori* 感染的诊治水平。

（成 虹）

## 参 考 文 献

[ 1 ] Graham DY, Lu H, Yamaoka Y. A report card to grade Helicobacter pylori therapy. Helicobacter, 2007, 12: 275-278.

[ 2 ] 成虹, 胡伏莲, 谢勇, 等. 中国幽门螺杆菌耐药状况以及耐药对治疗的影响——全国多中心临床研究. 胃肠病学, 2007, 12: 525-530.

[ 3 ] Gao W, Cheng H, Hu F, et al. The Evolution of Helicobacter pylori Antibiotics Resistance Over 10 Years in Beijing, China. Helicobacter, 2010, 15: 460-466.

[ 4 ] van Zanten SJ, Kolesnikow T, Leung V, et al. Gastric Transitional Zones, Areas where Helicobacter Treatment Fails: Results of a Treatment Trial Using the Sydney Strain Mouse Model. Antimicrob Agents Chemother, 2003, 47 (7): 2249-2255.

[ 5 ] van Doorn LJ, Schneeberger PM, Nouhan N, et al. Importance of Helicobacter pylori cagA and vacA status for the efficacy of antibiotic treatment. Gut, 2000, 46: 321-326.

[ 6 ] Broutet N, Marais A, Lamouliatte H, et al. CagA Status and eradication treatment outcome of anti-Helicobacter pylori triple therapies in patients with nonulcer dyspepsia. J Clin Microbiol, 2001, 39: 1319-1322.

[ 7 ] Amieva MR, alama NR, Tompkins LS, et al. Helicobacter pylori enter and survive within multivesicular vacuoles of epithelial cells. Cell Microbiol, 2002, 4: 677-690.

[ 8 ] Rabelo-Roncalves EM, Nishimura NF, Zeitune JM. Acute inflammatory response in the stomach of BALB/c mice challenged with coccoidal Helicobacter pylori. Mem Inst Oswaldo Cruz, 2002, 97: 1201-1206.

[ 9 ] Perri F, Clemente R, Festa V, et al. Relationship between the results of pre-treatment urea breath test and efficacy of eradication of Helicobacter pylori infection. Ital J Gastroenterol Hepatol, 1998, 30: 146-150.

[10] 郑小丽, 王蔚虹, 胡伏莲. 幽门螺杆菌耐药机制及其混合感染研究. 中华医学杂志, 2002, 82 (8) 增刊 : 47.

[11] Meyer-Rosberg K, Scott DR, Rex D, et al. The effect of environmental pH on the proton motive force of Helicobacter pylori. Gastroenterology, 1996, 111: 886-900.

[12] Schwab M, Schaeffeler E, Klotz U, et al. CYP2C19 polymorphism is a major predictor of treatment failure in white patients by use of lansoprazole-based quadruple therapy for eradication of Helicobacter pylori. Clin Pharmacol Ther, 2004, 76 (3): 201-209.

[13] Gawronska-Szklarz B, Wrzesniewska J, Starzynska T, et al. Effect of CYP2C19 and MDR1 polymorphisms on cure rate in patients with acid-related disorders with Helicobacter pylori infection. Eur J Clin Pharmacol, 2005, 61 (5-6): 375-379.

[14] Ikewaki J, Nishizono A, Goto T, et al. Therapeutic oral vaccination induces mucosal immune response sufficient to eliminate long-term Helicobacter pylori infection. Microbiol Immunol, 2000, 44 (1): 29-39.

［15］ Wermeille J, Cunningham M, Dederding JP, et al. Failure of Helicobacter pylori eradication: is poor compliance the main cause?Gastroenterol Clin Biol, 2002, 26 (3): 216-219.

［16］ O'Connor JP, Taneike I, O'Morain C. Improving compliance with helicobacter pylori eradication therapy: when and how?Therap Adv Gastroenterol, 2009, 2 (5): 273-279.

［17］ Qasim A, O'Morain CA. Review article: treatment of Helicobacter pylori infection and factors influencing eradication. Aliment Pharmacol Ther, 2002, 16 (Suppl 1): 24-30.

［18］ Borody T, Ren Z, Pang G, et al. Impaired host immunity contributes to Helicobacter pylori eradication failure. Am J Gastroenterol, 2002, 97 (12): 3032-3037.

［19］ Ikewaki J, Nishizono A, Goto T, et al. Therapeutic oral vaccination induces mucosal immune response sufficient to eliminate long-term Helicobacter pylori infection. Microbiol Immunol, 2000, 44 (1): 29-39.

［20］ Meyer JM, Silliman NP, Wang W, et al. Risk factors for Helicobacter pylori resistance in the United States: the surveillance of H. pylori antimicrobial resistance partnership (SHARP) study, 1993-1999. Ann Intern Med, 2002, 136: 13-24.

［21］ Mamori S, Higashida A, Kawara F, et al. Age-dependent eradication of Helicobacter pylori in Japanese patients. World J Gastroenterol, 2010, 16 (33): 4176-4179.

［22］ Janssen MJ, Laheij RJ, Jansen JB, et al. The influence of pretreatment on cure rates of Helicobacter pylori eradication. Neth J Med, 2004, 62: 192-196.

［23］ Krajden S, Fuksa M, Anderson J, et al. Examination of human stomach biopsies, saliva, and dental plaque for Campylobacter pylori. J Clin Microbiol, 1989, 27: 1397-1398.

［24］ Ferguson DA Jr, Li C, Patel NR, et al. Isolation of Helicobacter pylorifrom saliva. J Clin Microbiol, 1993, 31: 2802-2804.

［25］ 高文，胡伏莲，王晓敏. 含呋喃唑酮的四联疗法联合口腔洁治对幽门螺杆菌根除多次失败的补救治疗. 中华医学杂志, 2011, 91 (12): 836-839.

［26］ Broutet N, Tchamgoue S, Pereira E, et al. Risk factors for failure of Helicobacter pylori therapy--results of an individual data analysis of 2751 patients. Aliment Pharmacol Ther, 2003, 17: 99-109.

［27］ Georgopoulos SD, Ladas SD, Karatapanis S, et al. Factors that may affect treatment outcome of triple Helicobacter pylori eradication therapy with omeprazole, amoxicillin and clarithromycin. Dig Dis Sci, 2000, 45: 63-67.

［28］ Horikawa C, Kodama S, Fujihara K, et al. High risk of failing eradication of Helicobacter pylori in patients with diabetes: a meta-analysis. Diabetes Res Clin Pract, 2014, 106 (1): 81-87.

［29］ Cheng H, Hu F, Zhang L, et al. Prevalence of Helicobacter pylori Infection and Identification of Risk Factors in Rural and Urban Beijing, China. Helicobacter, 2009, 14: 128-133.

［30］ 中华医学会消化病学分会幽门螺杆菌学组，全国幽门螺杆菌感染研究协作组. 第四次全国幽门螺杆菌感染处理共识报告. 中华内科杂志, 2012, 51 (10): 832-837.

［31］ 成虹，李江，胡伏莲. 枸橼酸铋钾对幽门螺杆菌耐药菌株体外抗菌活性研究. 胃肠病学和肝病学杂志, 2008, 17: 543-546.

［32］ Qasim A, O'Morain CA. Review article: treatment of Helicobacter pylori infection and factors influencing eradication. Aliment Pharmacol Ther, 2002, 16 (Suppl 1): 24-30.

［33］ Xia HH, Yu Wong BC, Talley NJ, et al. Alternative and rescue treatment regimens for Helicobacter pylori eradication. Expert Opin Pharmacother, 2002, 3: 1301-1311.

［34］ Malfertheiner P, Megraud F, O'Morain CA, et al. European Helicobacter Study Group. Management of Helicobacter pylori infection—the Maastricht Ⅳ/Florence Consensus Report. Gut, 2012, 61 (5): 646-664.

［35］ 中华医学会消化病学分会幽门螺杆菌和消化性溃疡学组，全国幽门螺杆菌感染研究协作组. 第五次全国幽门螺杆菌感染处理共识报告. 胃肠病学, 2017, 22 (6): 346-360.

［36］ Chey WD, Leontiadis GI, Howden CW, et al. ACG Clinical Guideline: Treatment of Helicobacter pylori Infection. Am J Gastroenterol, 2017, 112 (2): 212-239; Correction: Am J Gastroenterol, 2018, 113 (7): 1102.

[37] Malfertheiner P, Megraud F, O'Morain CA, et al. Management of Helicobacter pylori infection-the Maastricht V/ Florence Consensus Report. Gut, 2017, 66 (1): 6-30.

[38] Cambau E, Allerheiligen V, Coulon C, et al. Evaluation of a new test, genotype HelicoDR, for molecular detection of antibiotic resistance in Helicobacter pylori. J Clin Microbiol, 2009, 47: 3600-3607.

[39] Manfredi M, Bizzarri B, Sacchero RI, et al. Helicobacter pylori infection in clinical practice: probiotics and a combination of probiotics + lactoferrin improve compliance, but not eradication, in sequential therapy. Helicobacter, 2012, 17 (4): 254-263.

[40] Zhang MM, Qian W, Qin YY, et al. Probiotics in Helicobacter pylori eradication therapy: A systematic review and meta-analysis. World J Gastroenterol, 2015, 14, 21 (14): 4345-4357.

第八十六章

# 质子泵抑制剂基因多态性对幽门螺杆菌治疗的影响

## 一、概述

幽门螺杆菌(*H. pylori*)与胃炎、消化性溃疡、胃癌等疾病密切相关,且与多种胃肠道外疾病相关,迫切需要有效的根除方案以防治疾病的发生发展。目前国内外推崇的一线 *H. pylori* 治疗方案均以质子泵抑制剂(proton pump inhibitor,PPI)为基础。在 *H. pylori* 根除治疗过程中,根除成功患者胃内 pH>4 的时间明显长于根除失败者,PPI 在根除 *H. pylori* 治疗中起着非常重要作用。然而,*H. pylori* 根除率已逐年下降,在某些地区甚至低于 70%,远低于感染性疾病 80% 的起始治愈率[1]。Maastricht IV 指出宿主 PPI 代谢相关基因的多态性是根除率降低的重要原因之一[2]。

## 二、PPI 在根除幽门螺杆菌中的作用机制

PPI 是苯并咪唑衍生物,能迅速穿过壁细胞的胞膜而蓄积在强酸性的分泌小管中,然后转化为次磺酰胺类化合物,后者可与 $H^+/K^+$-ATP 酶 α 亚基中的半胱氨酸残基上的巯基形成共价结合的二硫键,由此使 $H^+/K^+$-ATP 酶失活、抑制其泌酸活性[3,4]。

PPI 抗 *H. pylori* 的作用表现在三个方面:①直接杀菌作用,PPI 可通过抑制细胞壁 ATP 酶活性而破坏细菌胞壁,发挥直接的抗 *H. pylori* 作用;② PPI 通过提高胃内 pH 从而抑制 *H. pylori* 的尿素酶分泌,破坏细菌的生长环境;③提高胃内抗生素浓度。许多抗生素在体外有很强的抗 *H. pylori* 能力,但不耐酸,在胃酸中易被降解,不能充分发挥作用,而 PPI 能够显著提高胃内 pH,为抗生素的杀菌作用提供了较好的 pH 环境[5]。

### 三、PPI 代谢途径

自 1988 年第一个 PPI 奥美拉唑上市以来，全球至今共上市了 8 个 PPI，其中已在国内上市的有 5 个（奥美拉唑、兰索拉唑、泮托拉唑、雷贝拉唑、埃索美拉唑）。下面分别从药理学特点及代谢方面介绍这 5 种 PPI。

1. **奥美拉唑**　是用于临床的第一个 PPI，与胃黏膜壁细胞上的 $H^+/K^+$-ATP 酶拥有 2 个结合部位，可以选择性、非竞争性地抑制 $H^+/K^+$-ATP 酶。奥美拉唑在体外并没有活性，然而进入壁细胞后在氢离子的作用下依次转化成螺环中间体、次磺酸和次磺酰胺等形态。次磺酰胺是奥美拉唑活性代谢物，能与 $H^+/K^+$-ATP 酶上的巯基共价结合形成二硫键，使 $H^+/K^+$-ATP 酶失活、产生抑酸作用。实际上，奥美拉唑是其活性形态次磺酰胺的前药。但是因为次磺酰胺的极性太大、不能被人体吸收，同时也不稳定，故不能直接作为药物使用。而壁细胞可蓄积奥美拉唑并使之转化为活性代谢物，这使奥美拉唑成了次磺酰胺的理想前药。

口服奥美拉唑后一般 1~3h 达到血浆峰浓度。单剂量口服奥美拉唑的生物利用度为 40%~50%，重复给药 7 天后的生物利用度增至 60%。奥美拉唑在血浆中的清除半衰期在 1h 之内。奥美拉唑经肝脏完全代谢后排出，约有 80% 的代谢物经尿排出，约 18% 由粪便排出。在人体中，奥美拉唑的主要代谢产物是磺基奥美拉唑和羟基奥美拉唑，另外，包括少量的硫醚、砜和羟基衍生物。在肝功能损害患者中，奥美拉唑的血浆清除半衰期延长到 2.09~3.52h；但在肾功能损害患者中，奥美拉唑的血浆清除半衰期无明显变化。食物会延迟奥美拉唑的吸收，所以奥美拉唑应空腹服用。奥美拉唑在慢、快代谢型患者中的 AUC 明显不同，说明其代谢主要依赖 CYP2C19[6]。

2. **兰索拉唑**　是继奥美拉唑后上市的第 2 个 PPI。兰索拉唑的化学结构中有氟取代的苯并咪唑侧链，生物利用度与奥美拉唑相比提高 30% 以上，且在 $H^+/K^+$-ATP 酶上拥有 3 个结合部位，亲脂性较强，可迅速透过壁细胞膜而转化为次磺酸和次磺酰衍生物，由此产生抑酸作用。兰索拉唑对 *H. pylori* 的抑菌活性也较奥美拉唑提高了 4 倍[7]。

3. **泮托拉唑**　是上市的第 3 个质子泵抑制剂，具有较高的生物利用度和选择性，在临床上因为安全性高从而得到了医生和患者的接受。泮托拉唑为二烷氧基吡啶衍生物，会在壁细胞小管中转化为嗜硫的环化次磺酰胺，然后与 $H^+/K^+$-ATP 酶结合并形成复合物，使 $H^+/K^+$-ATP 酶失活。泮托拉唑的生物利用度较奥美拉唑提高，对壁细胞的选择性更专一。泮托拉唑在肝脏内通过 Ⅱ 相代谢途径代谢，与 CYP 没有相互作用，不影响其他药物在肝脏内的代谢。泮托拉唑在弱酸性条件下的稳定性优于奥美拉唑和兰索拉唑[8]。

4. **雷贝拉唑**　是一个可逆性的 PPI，具有较高的解离常数，口服后会在壁细胞内快速活化而产生抑酸作用。雷贝拉唑的代谢没有特异性的 CYP 同工酶，与其他药物的相互作用很少[9]。

5. **埃索美拉唑**　是奥美拉唑的左旋异构体，其代谢与右旋异构体不同。右旋异构体绝大部分经 CYP2C19 代谢为 5- 羟基物，但是在埃索美拉唑的代谢产物中，5- 羟基物占 27%、5- 氧 - 去甲基物占 46%（两者均为 CYP2C19 的代谢产物）、砜物占 27%（是 CYP3A4 的代谢产物）。与奥美拉唑的右旋异构体相比,埃索美拉唑的肝固有清除率较低(分别为 42.5% 和 14.6%)。此外,埃索美拉唑通过 CYP3A4 代谢的比例明显增加,在快、慢代谢型人群中的药代动力学差异减少,保证了临床疗效的稳定性和可预测性[10]。国内进行的一项随机临床研究比较了埃索美拉唑、奥美拉唑、兰索拉唑和雷贝拉唑治疗胃食管反流病的症状缓解率和食管炎愈合率,结果显示埃索美拉唑 40mg 治疗组的症状缓解率达 93.1%、食管炎愈合率达 86.2%,疗效明显优于奥美拉唑、兰索拉唑和雷贝拉唑。

## 四、基因多态性

多态性是指在一个生物群体中,同时和经常存在两种或多种不连续的变异型或基因型或等位基因,亦称遗传多态性或基因多态性。从本质上来讲,多态性的产生在于基因水平上的变异,其对生物功能的改变有巨大的意义。

## 五、基因多态性影响 PPI 代谢

1. CYP2C19 基因多态性与各种 PPI 代谢的关系 以 PPI 为基础三联疗法是根除 *H. pylori* 治疗的一线方案,PPI 在不同个体中代谢的差异对 *H. pylori* 根除治疗存在着重要的影响。PPI 在肝脏中可以不同程度地被 CYP450 同工酶代谢,其中包括 CYP2C19 和 CYP3A4。CYP2C19 主要存在肝脏微粒体内,许多内源性底物、环境污染物以及临床药物,如奥美拉唑等都由其催化代谢[11]。其基因包含 9 个外显子,编码由 490 个氨基酸构成的酶蛋白。CYP2C19 酶活性存在显著的个体差异和种族差异,可影响到许多重要临床应用药物的代谢[12]。

根据 CYP2C19 的基因多态性可将 PPI 代谢分为快代谢型(EM)、中间代谢型(IM)及慢代谢型(PM)。CYP2C19*2 和 CYP2C19*3 分别是由于外显子 5(c681G>A)和外显子 4(c636G>A)单碱基突变所致,参与 PPI 慢代谢;CYP2C19*17(-806C>T)为最近新发现的突变位点,参与 PPI 的快代谢[13,14]。在中国人群中,EM、IM 和 PM 基因型的发生率分别为 43.3%、42.9% 及 13.8%。而 EM、IM 及 PM 患者 LCA(兰索拉唑 / 克拉霉素 / 阿莫西林)方案的根除率分别为 63%、87% 和 100%,提示 PM 患者的 *H. pylori* 总体根除率显著高于 EM 组[15]。

另外,CYP2C19 对不同类型 PPI 的影响不一。含奥美拉唑和兰索拉唑的三联根除方案依赖 CYP2C19 基因状态。埃索美拉唑的抑酸作用虽然受 CYP2C19 影响,但抑酸效果较泮托拉唑快且更加明显,而在所有 PPI 中,雷贝拉唑受 CYP2C19 影响最小,甚至有学者发现雷贝拉唑能克服 CYP2C19 基因多态性的影响。另外,CYP2C19 基因型基本不影响艾普拉唑的抑酸效果[16]。可见,CYP2C19 能通过调节 PPI 代谢影响 *H. pylori* 根除效果。需要根据其基因状态调整 PPI 剂量及剂型。

2. MDR1 基因多态性与各种 PPI 代谢的关系 人 *MDR1* 基因位于第 7 号染色体,含有 28 个外显子,全长 4.5kb,有一个可读框。*MDR1* 所编码的 P- 糖蛋白是 ABC 蛋白家族成员之一。该蛋白有 ATP 依赖性跨膜转运活性,可将药物转运至细胞外,使细胞获得耐药性。P- 糖蛋白不仅表达于肿瘤细胞表面,而且表达于正常组织,如肝脏、胃肠道、肾脏以及血脑屏障等细胞表面,执行不同的生理功能[17]。

MDR1 基因多态性可以直接影响 P- 糖蛋白的表达,影响多种药物代谢动力学。C3435T 为主要的点突变,研究发现,相比 CC 基因型,TT 基因型患者胃肠道 P- 糖蛋白表达水平较低,提示该基因型对药代动力学影响小,利于提高生物利用度,且 TT 型患者却根除率明显高于 CC 型[18]。但是韩国研究结果[19]表明 MDR1 C3435T 基因多态性对根除 *H. pylori* 的疗效无影响。同时德国研究结果[20]显示有研究发现 *H. pylori* 根除率在 MDR13435 C/C、C/T 和 T/T 基因型的患者分别为 82%、81% 以及 67%。可见,MDR 基因多态性和 *H. pylori* 根除率的关系尚存争议。可能与 MDR1 基因存在其他多态性有关。

## 六、展望

近年来,基因多态性与药物代谢及药效的相关性研究表明对患者进行基因分型检测,可作为制定 PPI 临床给药方案及预测 PPI 疗效的重要依据,临床医师可针对不同患者的基因分型制定适合的个体化治疗方案,为临床合理用药与个体化用药提供强有力的手段。但是应该看到,PPI 的代谢机制极其复杂,许多酶途径及非酶途径均参与其中,且受到多种因素,如疾病、性别、年龄及药物相互作用的影响。因此,对代谢酶基因多态性的进一步研究将有助于认识该酶系统在 PPI 代谢中的具体作用及阐明 PPI 代谢存在个体差异的分子基础,从而充分发挥药物功效,减少或避免不良反应的发生,为指导临床合理用药提供更科学的依据。

(张国新)

## 参 考 文 献

[ 1 ] Sugimoto M, Furuta T, Shirai N, et al. Evidence that the degree and duration of acid suppression are related to Helicobacter pylori eradication by triple therapy. Helicobacter, 2007, 12: 317-323.

[ 2 ] Malfertheiner P, Megraud F, O'Morain CA, et al. Management of Helicobacter pylori infection--the Maastricht Ⅳ/Florence Consensus Report. Gut, 2012, 61 (5): 646-664.

[ 3 ] Ward RM, Kearns GL. Proton pump inhibitors in pediatrics: mechanism of action, pharmacokinetics, pharmacogenetics, and pharmacodynamics. Paediatr Drugs, 2013, 15: 119-131.

[ 4 ] Hagymasi K, Mullner K, Herszenyi L, et al. Update on the pharmacogenomics of proton pump inhibitors. Pharmacogenomics, 2011, 12: 873-888.

[ 5 ] Li BZ, Threapleton DE, Wang JY, et al. Comparative effectiveness and tolerance of treatments for Helicobacter pylori: systematic review and network meta-analysis. BMJ, 2015, 351: h4052.

[ 6 ] Chong E, Ensom MH. Pharmacogenetics of the proton pump inhibitors: a systematic review. Pharmacotherapy, 2003, 23: 460-471.

[ 7 ] Wang X, Fang JY, Lu R, et al. A meta-analysis: comparison of esomeprazole and other proton pump inhibitors in eradicating Helicobacter pylori. Digestion, 2006, 73: 178-186.

[ 8 ] Pallotta S, Pace F, Marelli S. Rabeprazole: a second-generation proton pump inhibitor in the treatment of acid-related disease. Expert Rev Gastroenterol Hepatol, 2008, 2: 509-522.

［9］ Devault KR. Pantoprazole: a proton pump inhibitor with oral and intravenous formulations. Expert Rev Gastroenterol Hepatol, 2007, 1: 197-205.

［10］ McKeage K, Blick SK, Croxtall JD, et al. Esomeprazole: a review of its use in the management of gastric acid-related diseases in adults. Drugs, 2008, 68: 1571-1607.

［11］ Lee SJ. Clinical Application of CYP2C19 Pharmacogenetics Toward More Personalized Medicine. Front Genet, 2012, 3: 318.

［12］ Schwab M, Klotz U, Hofmann U, et al. Esomeprazole-induced healing of gastroesophageal reflux disease is unrelated to the genotype of CYP2C19: evidence from clinical and pharmacokinetic data. Clin Pharmacol Ther, 2005, 78: 627-634.

［13］ Okabe S, Shimosako K, Amagase K. Pharmacological regulation of gastric acid secretion in the apical membrane of parietal cells; a new target for antisecretory drugs. J Physiol Pharmacol, 2001, 52: 639-656.

［14］ Kawamura M, Ohara S, Koike T, et al. Cytochrome P4502C19 polymorphism influences the preventive effect of lansoprazole on the recurrence of erosive reflux esophagitis. J Gastroenterol Hepatol, 2007, 22: 222-226.

［15］ Xie HG. Genetic variations of S-mephenytoin 4'-hydroxylase (CYP2C19) in the Chinese population. Life Sci, 2000, 66: 1175-1181.

［16］ Dojo M, Azuma T, Saito T, et al. Effects of CYP2C19 gene polymorphism on cure rates for Helicobacter pylori infection by triple therapy with proton pump inhibitor (omeprazole or rabeprazole), amoxycillin and clarithromycin in Japan. Dig Liver Dis, 2001, 33: 671-675.

［17］ Dong Q, Xu B, Tan Y, et al. The genetic variability of MDR1 C3435T polymorphisms in four Southern Chinese populations. Biomed Pharmacother, 2009, 63: 658-662.

［18］ Omar M, Crowe A, Parsons R, et al. P-glycoprotein expression in Helicobacter pylori-positive patients: the influence of MDR1 C3435T polymorphism. J Dig Dis, 2012, 13: 414-420.

［19］ Oh JH, Dong MS, Choi MG, et al. Effects of CYP2C19 and MDR1 genotype on the eradication rate of Helicobacter pylori infection by triple therapy with pantoprazole, amoxycillin and clarithromycin. J Gastroenterol Hepatol, 2009, 24: 294-298.

［20］ Gawronska-Szklarz B, Wrzesniewska J, Starzynska T, et al. Effect of CYP2C19 and MDR1 polymorphisms on cure rate in patients with acid-related disorders with Helicobacter pylori infection. Eur J Clin Pharmacol, 2005, 61: 375-379.

# 幽门螺杆菌感染的微生态治疗

## 一、概述

　　研究表明,胃 *H. pylori* 感染是慢性胃炎、消化性溃疡、胃癌和胃黏膜相关淋巴组织(MALT)淋巴瘤的致病原因,世界卫生组织国际癌症研究机构将其列为Ⅰ类致癌物[1,2]。*H. pylori* 根除治疗方案主要为质子泵抑制剂(PPI)和／或铋剂加上两种抗生素的标准三联疗法,可获得 65%~90% 的根除率,但仍有 10%~35% 的患者的 *H. pylori* 不能被根除。抗生素联合应用的不良反应会影响患者依从性,加上耐药菌株的迅速增加,导致根除率下降[3]。寻求一种毒副作用小、患者容易接受的治疗方法成为目前医学研究中的热点。依据整合医学(holistic integrated medicine,HIM)的思想,*H. pylori* 感染相关疾病的治疗不能简单等同于应用抗生素等药物根除 *H. pylori*,将 *H. pylori* 孤立起来思考问题,难免把患者变成了器官,把疾病变成了症状,治疗起来顾此失彼,难以取得最佳的治疗效果。应当以整体的观念,综合考虑患者的胃肠道生理、病理状况,胃肠微生态环境,多学科交叉并有机整合,以建立更加适合人体健康的治疗方案。近年来,微生态学的兴起和研究的深入为此提供了新的可能。

微生态学是研究正常微生物群的结构、功能及其与宿主相互依赖和相互制约关系的一门新兴学科。微生态疗法即应用可拮抗病原菌活性的活菌制剂,维持正常菌群、提高正常菌群定植抗力、促进微生态平衡以治疗细菌感染。微生态制剂也称微生态调节剂,是指含活菌和死菌、包括菌体组分和产物或是仅含活菌体和死菌体的微生物制剂[4]。微生态制剂包括益生菌(probiotics)、益生元(prebiotics)、合生元(synbiotics)3 大类。益生菌是含有足够数量的非致病性的特定活菌制剂,通过改善宿主黏膜表面的微生物菌群来保持微生态平衡。主要有乳酸菌属(乳杆菌、双歧杆菌、粪肠球菌、粪链球菌、枯草杆菌);芽孢杆菌属(蜡样芽孢杆菌、地衣芽孢杆菌);非常驻菌属(丁酸梭菌、酪酸梭菌)等。益生元是一些不被消化的食物成分,可被正常细菌利用,能选择性地促进结肠内有益细菌的生长或增加其活性,改善肠道功能,主要包括果糖、乳果糖、低聚果糖和异麦芽糖等。合生元是益生菌与益生元的混合制剂,既可发挥益生菌的活性,又可选择性地增加这些菌的数量。微生态制剂根据所含细菌的存活与否分为活菌制剂和失活菌制剂。现在临床应用的大部分是活菌制剂。近年来对于益生菌拮抗 H. pylori 的研究报道逐渐增多,从体外抑菌试验、益生菌动物体内接种试验,到观察防治 H. pylori 感染的体内有效性试验研究各个层面进行了研究和报道,并取得了一定的效果。为治疗 H. pylori 提供了新的思路。

## 二、益生菌治疗幽门螺杆菌感染的可能机制

益生菌具有广谱抗菌活性,能提高某些有利于健康的细菌的数量和活性,预防和治疗某些胃肠道功能紊乱性疾病,如旅游者腹泻、H. pylori 胃肠炎、轮状病毒性腹泻等[5]。益生菌能通过产生有机酸、过氧化氢、细菌素等抑制物而抑制有害细菌代谢或毒素的产生;竞争性抑制有害细菌与肠道上皮细胞的结合位点;与病原菌竞争营养物质;降解肠黏膜细胞上的毒素受体;刺激宿主免疫反应等多种途径保护宿主免于发生胃肠道疾病。大量研究证实,益生菌对 H. pylori 有抑制作用,其可能的作用机制主要有以下几个方面:

### (一)产生抗幽门螺杆菌物质

益生菌可通过产生一些抗细菌物质来抑制 H. pylori 生长。有些乳酸菌菌株可以产生某些细菌素(乳酸链球菌肽、乳酸菌素和杆菌素等),对 H. pylori 产生抑制或杀伤作用,而细菌素的抑菌能力对各 H. pylori 菌株不尽相同。益生菌代谢产物:如乳酸、醋酸和过氧化氢等,能抑制 H. pylori 的黏附力和侵袭力。Midolo 等[6]精确量化了乳酸浓度与抑制 H. pylori 效果间的关系,采用平板打孔法观察了不同有机酸对 H. pylori NCTC11637 菌株生长的抑制效果,结果显示嗜酸乳杆菌和干酪乳杆菌鼠李糖亚种均可抑制 H. pylori,而这些菌株产生的乳酸浓度为 50~156mmol/L,且乳酸浓度和抑制 H. pylori 作用呈正相关。乳酸、醋酸和盐酸对 H. pylori 生长的抑制亦呈浓度依赖性,且在 0.5mol/L 时,乳酸较醋酸和盐酸的作用更强,提示益生菌的代谢产物中的乳酸是抑制 H. pylori 的重要因素。有机酸可能是通过三羧酸循环使 H. pylori 失去生长繁殖所必需的能量,从而达到抑制 H. pylori 的目的。另外,H. pylori 菌体表面的尿素酶可分解尿素产氨,中和胃内酸性环境,这是 H. pylori 能在胃内定植的一个重要条件。益生菌产生的乳酸可通过降低胃内的 pH,抑制 H. pylori 尿

素酶活性,从而抑制 *H. pylori* 的定植和繁殖。但不同的乳杆菌菌株对 *H. pylori* 有不同的抑制作用,例如:约氏乳杆菌 La10 与约氏乳杆菌 La1 产生同样多的乳酸,却没有抑制 *H. pylori* 的作用[7];其他一些菌株如嗜酸乳杆菌 LB、干酪乳杆菌、约氏乳杆菌 La1、乳酸乳杆菌通过乳酸和 pH 依赖机制对 *H. pylori* 发挥抑制作用[8]。然而,具有最有效抑制作用的乳杆菌菌株产乳酸量并非最大,说明乳杆菌还可能产生其他一些细胞外复合物,而对 *H. pylori* 发挥抑制作用,这些物质很可能是细菌素样蛋白。

### (二) 抑制幽门螺杆菌定植

*H. pylori* 定植是其致病的关键,而其定植的前提条件是黏附于胃黏膜上皮细胞表面。益生菌能抑制 *H. pylori* 的黏附,其可能机制是:①益生菌分泌的一些抗细菌物质有抗黏附的活性;②某些益生菌可与 *H. pylori* 竞争黏附结合位点;③益生菌可以通过胃上皮细胞和胃黏液素结合干扰 *H. pylori* 与胃上皮细胞的交互作用;④益生菌还可以通过与致病菌竞争肠上皮微绒毛上的脂质和蛋白质上的相同复合糖 (glycoconjugate) 受体来达到阻止致病菌的定植。研究显示,罗伊乳杆菌和 *H. pylori* 均能与糖脂结合蛋白结合,提示罗伊乳杆菌可与 *H. pylori* 竞争结合胃黏膜上皮细胞表面的糖脂蛋白结合位点,从而竞争性地抑制 *H. pylori* 的黏附[9]。体外研究显示,将植物乳杆菌和加氏乳杆菌与 *H. pylori* 共同培养,上述两种乳杆菌可降低 *H. pylori* 的活力,抑制 *H. pylori* 黏附于胃黏膜上皮细胞[10]。

### (三) 增强胃黏膜屏障

益生菌通过脂磷壁酸与肠黏膜上皮细胞相互作用而密切结合,与其他厌氧菌一起占据肠黏膜表面,共同形成一道生物学屏障,提高上皮细胞的防御能力;而其代谢产物如小分子酸、过氧化氢和细菌素等活性物质形成了一个化学屏障,阻止致病菌和条件致病菌的定植和入侵[11]。益生菌还可通过促进损伤上皮的修复,防止致病菌在肠道上皮间的移位。在 *H. pylori* 相关性胃炎损伤和增生上皮中,常常有胃黏液分泌的减少。已知 *H. pylori* 可以抑制人类胃上皮细胞内的小肠黏膜结合蛋白 1 (MUC1) 和小肠黏膜结合蛋白 A5 (MUCA5) 基因的表达。体外实验显示:植物乳杆菌可以通过增加 MUC1 和 MUC5A 基因的表达,从而使培养的结肠细胞黏液素的胞外分泌增加,这些特性可间接促进胃黏膜通透性的恢复,或阻止包括 *H. pylori* 在内的致病菌的黏附[12]。

### (四) 免疫调节作用

*H. pylori* 感染可以通过释放各种炎症介质引起胃黏膜的炎症反应,常见的炎症介质有 IL-6、IL-8、IL-17、TGF-β1 等,其黏膜水平与炎症的严重程度呈正相关。*H. pylori* 感染诱导的炎症反应涉及多种细胞及多种细胞因子的相互作用,而细胞因子持续的存在将进一步增强细胞对感染的反应,导致病变的加剧及延伸。益生菌可以通过调节抗炎细胞因子的分泌来调整宿主的免疫反应,从而减轻胃黏膜炎症细胞的浸润和黏膜的炎症程度[13]。Tamura 等[14] 将 *H. pylori*、MKN45 细胞、格氏乳杆菌共培养,结果显示格氏乳杆菌可降低 *H. pylori* 诱导的 IL-8 产生,而经过处理灭活的格氏乳杆菌没有此作用。赵东等[15] 的研究结果也表明,益生菌可降低 *H. pylori* 感染小鼠胃黏膜炎症因子 IL-8、INF-γ 的水平,并可促进抗炎因子 IL-4、IL-10 的生成。益生菌制剂通过阻碍 *H. pylori* 在胃黏膜上皮的黏附,从而减少因黏附刺激而致胃黏膜上皮产生 IL-8,间接抑制了 IL-8 产生的级联反应引起的上皮细胞黏附分子的活化,也抑制了随之而来的中性粒细胞的浸润和炎症。Sgouras 等[16] 给 *H. pylori* 感染的小鼠服用约氏乳杆菌 La1,虽然没有观察到 La1 对 *H. pylori* 定植量的抑制作用,但发现胃黏膜固有层中性粒细

胞和淋巴细胞炎症浸润明显减轻,血中的抗 *H. pylori* IgG 也明显降低。在治疗的早期就有血清和胃黏膜中的巨噬细胞炎症蛋白 2(MIP-2)和角质化细胞衍生因子(KC)明显降低。

## 三、益生菌抑制幽门螺杆菌的体外及动物实验研究

乳杆菌和双歧杆菌作为益生菌的主要成员,在抑制 *H. pylori* 的体外及动物试验中备受关注。多数研究集中于耐酸性较好的乳杆菌属。

### (一) 乳杆菌与幽门螺杆菌

Hsieh 等[17] 从发酵乳以及健康志愿者的粪便、阴道中分离出乳杆菌,并通过琼脂平板扩散法筛选出 6 种具有拮抗 *H. pylori* 的菌株,体外实验结果显示,约氏乳杆菌 MH-68、唾液乳杆菌 subsp、唾液乳杆菌 AP-32 均具有较强的抗 *H. pylori* 作用,可抑制 *H. pylori* 定植于胃黏膜上皮细胞,并可减少炎症趋化因子表达和淋巴细胞浸润,应用上述益生菌可减轻胃黏膜的炎症反应并可降低 *H. pylori* 感染的风险。Isobe 等[18] 研究发现,约氏乳杆菌 La1 培养上清液可以显著抑制 *H. pylori* 活性,并抑制 *H. pylori* 在人胃黏膜上皮细胞表面的黏附作用。王江滨等[19] 将嗜酸乳杆菌培养上清液加入 *H. pylori* 的培养基中,通过计数 *H. pylori* 菌落数和测定抑菌环大小及尿素酶活性来评价其对 *H. pylori* 的抑制作用,结果显示嗜酸乳杆菌 L4 和 L6 菌株对 *H. pylori* 具有较明显的抑制作用。Sgouras 等[20] 研究干酪乳杆菌对 *H. pylori* 感染小鼠的疗效,发现给予干酪乳杆菌的治疗组小鼠胃内 *H. pylori* 定植密度较未治疗组明显下降,并且炎症亦有所减轻。

### (二) 双歧杆菌与幽门螺杆菌

Wang 等[21] 在接种 *H. pylori* 的平板上接种双歧杆菌 Bb12 行体外抑制 *H. pylori* 的试验,结果显示 Bb12 在体外对 *H. pylori* 有抑制作用。Collado 等[22] 从人粪便中分离得到 24 株双歧杆菌,发现其中 6 株对 *H. pylori* 具有抑制作用,且此抑制作用与热稳定的蛋白复合物有关。Miki 等[23] 研究发现含有两歧双歧杆菌 BF-1 的发酵乳可以抑制 *H. pylori* 的活性与感染性。

### (三) 其他益生菌与幽门螺杆菌

Tsai 等[24] 分离婴儿粪便中的菌株,从中筛选具有抗 *H. pylori* 作用的菌株,发现粪肠球菌 TM39 的培养上清液在体外具有抑制 *H. pylori* 的活性。这种作用除依赖上清液中的乳酸和 pH,可能还有一些因素起主要作用。TM39 培养上清或细菌均可减少 *H. pylori* 与人胃癌细胞的结合。Pinchuk 等[25] 发现枯草芽孢杆菌 3 的培养上清液在体外对 *H. pylori* 具有抑制作用,且其抑制 *H. pylori* 活性的作用与 pH 和有机酸浓度无关。薄层色谱法检测并经高性能液相色谱分析证实,多种抗生素在枯草芽孢杆菌抗 *H. pylori* 活性中发挥作用,且具有叠加作用。

## 四、益生菌治疗幽门螺杆菌的临床研究

### (一) 益生菌对胃内幽门螺杆菌具有抑制作用

单独应用益生菌制剂虽然并不能根除 *H. pylori*,但是可以起到抑制 *H. pylori* 作用,减少

*H. pylori* 的定植量。益生菌可以不同方式应用于临床,如活菌制剂、培养上清液或菌悬液等。Wang 等[21] 给 *H. pylori* 感染患者服用含有 La5 和 Bb12 的发酵乳,发现与服用安慰剂的患者相比,治疗组患者 *H. pylori* 尿素酶活性显著下降,提示摄入含 La5 和 Bb12 的发酵乳有抑制人体 *H. pylori* 感染的作用。Francavilla 等[26] 将罗伊乳杆菌复合制剂(DSM 17938 和 ATCC PTA 6475)用于 *H. pylori* 阳性患者,并以尿素呼气试验检测患者 *H. pylori* 感染情况,结果显示与安慰剂相比益生菌治疗组 C-UBT δ‰ 下降更加明显,表明单用罗伊乳杆菌即可对 *H. pylori* 的生长产生抑制作用。Mehling 等[27] 应用喷雾干燥罗伊乳杆菌 DSMZ17648 细胞治疗 *H. pylori* 患者,并以尿素呼气试验检验治疗效果,发现治疗组 *H. pylori* 显著下降。由于喷雾干燥产物为死细胞成分,此研究表明罗伊乳杆菌抑制 *H. pylori* 并不依赖其细胞活性。

### (二)益生菌作为根除幽门螺杆菌的辅助用药

近年来益生菌抑制 *H. pylori* 的研究不断深入,欧洲的 Maastricht Ⅳ 共识(2012)和我国的第四次全国幽门螺杆菌感染处理共识(2012)均指出益生菌制剂可作为 *H. pylori* 根除的辅助用药[28,29]。在临床试验中,益生菌制剂作为 *H. pylori* 根除常规疗法的辅助用药,可以提高 *H. pylori* 根除率,并且平衡胃肠道正常菌群,减少抗生素相关副作用。Du 等[30] 将 *H. pylori* 阳性的患者随机分为 3 组,分别给予奥美拉唑 + 阿莫西林 + 克拉霉素(OAC)方案标准剂量给药 7 天,POAC 方案组先给予嗜酸乳杆菌 14 天再给予三联方案 7 天,OACP 方案组标准三联方案治疗 7 天后给予嗜酸乳杆菌 14 天,停药 4 周后复查尿素呼气试验。结果 POAC 组和 OACP 组与 OAC 组相比 *H. pylori* 根除率明显提高。Bekar 等[31] 将 *H. pylori* 阳性消化不良患者随机分组,实验组给予标准剂量兰索拉唑 + 阿莫西林 + 克拉霉素三联方案和含有益生菌的酸奶治疗,对照组给予三联方案和安慰剂,结果实验组 *H. pylori* 根除率明显高于对照组,并且实验组不良反应发生率较对照组明显更低。Song 等[32] 将 *H. pylori* 阳性患者随机分为 3 组,分别给予三联方案治疗 7 天、三联方案治疗 7 天 + 益生菌治疗 4 周和三联方案治疗 7 天 + 胃黏膜保护剂治疗 4 周,结果显示治疗过程中加用益生菌可以明显提高 *H. pylori* 根除率,并且可以降低不良反应发生率,提高患者的治疗依从性。Hauser 等[33] 在一项多中心随机对照研究中使用益生菌作为 14 天三联疗法根除 *H. pylori* 的辅助用药,在应用抗生素前或后至少 2h 服用益生菌胶囊,结果显示益生菌组与安慰剂组患者相比 *H. pylori* 根除率显著提高,并且益生菌组患者上腹痛、胃胀等不适症状与对照组相比也有改善。Srinarong 等[34] 在一项研究中采用 7 天或 14 天常规三联方案联合铋剂和含有乳酸双歧杆菌、嗜酸乳杆菌及副干酪乳杆菌的益生菌制剂根除 *H. pylori*。他们发现,与安慰剂组相比,加用益生菌制剂可以提高 *H. pylori* 的根除率,并且能减少抗生素治疗相关副作用。Dajani 等[35] 在研究中分别在常规三联方案前 2 周,三联方案同时和三联方案治疗后联合应用双歧杆菌,结果显示,益生菌作为 *H. pylori* 根除治疗的辅助用药在三种方案中均可以显著提高 *H. pylori* 的根除率。

### 五、展望

近年来,随着抗生素的广泛使用,*H. pylori* 的耐药性问题日趋严重,根除率也有所下降。微生态制剂具有增强黏膜屏障、维持肠道正常菌群和减轻抗生素治疗不良反应的作用，提高患者治疗的依从性，其用于 *H. pylori* 根除的辅助用药的可行性已得到许多研究的证实。但是，目前关于微生态制剂在抗 *H. pylori* 临床应用方面仍存在很多问题有待解决，如许多机制尚未阐明、益生菌的作用部位、究竟何种益生菌的 *H. pylori* 抑制效果最佳等，需要更多的临床研究以提供更确切的循证医学证据。未来微生态制剂有可能会成为预防及治疗 *H. pylori* 相关疾病的一项重要手段。

（杜奕奇　孙　涛）

## 参 考 文 献

［1］ Hatakeyama M, Brzozowski T. Pathogenesis of Helicobacter pylori infection. Helicobacter, 2006, 11 (Suppl 1): 14-20.

［2］ Leung WK, Ng EK, Lam CC, et al. Helicobacter pylori infection in 1st degree relatives of Chinese gastric cancer patients. Scand J Gastroenterol, 2006, 41 (3): 274-279.

［3］ Ermis F, Senocak Tasci E. Current Helicobacter pylori treatment in 2014. World J Methodol, 2015, 5 (2): 101-107.

［4］ Gorbach SL. Probiotics in the third millennium. Dig Liver Dis, 2002, 34 (Suppl 2): S2-7.

［5］ Teitelbaum JE. Probiotics and the treatment of infectious diarrhea. Pediatr Infect Dis J, 2005, 24 (3): 267-268.

［6］ Midolo PD, Lambert JR, Hull R, et al. In vitro inhibition of Helicobacter pylori NCTC 11637 by organic acids and lactic acid bacteria. J Appl Bacteriol, 1995, 79 (4): 475-479.

［7］ Michetti P, Dorta G, Wiesel PH, et al. Effect of whey-based culture supernatant of Lactobacillus acidophilus (johnsonii) La1 on Helicobacter pylori infection in humans. Digestion, 1999, 60 (3): 203-209.

［8］ Cats A, Kuipers EJ, Bosschaert MA, et al. Effect of frequent consumption of a Lactobacillus casei-containing milk drink in Helicobacter pylori-colonized subjects. Aliment Pharmacol Ther, 2003, 17 (3): 429-435.

［9］ Sakarya S, Gunay N. Saccharomyces boulardii expresses neuraminidase activity selective for alpha2, 3-linked sialic acid that decreases Helicobacter pylori adhesion to host cells. APMIS, 2014, 122 (10): 941-950.

［10］ Chen X, Liu XM, Tian F, et al. Antagonistic activities of lactobacilli against Helicobacter pylori growth and infection in human gastric epithelial cells. J Food Sci, 2012, 77 (1): M9-M14.

［11］ Madsen K, Cornish A, Soper P, et al. Probiotic bacteria enhance murine and human intestinal epithelial barrier function. Gastroenterology, 2001, 121 (3): 580-591.

［12］ Mack DR, Ahrne S, Hyde L, et al. Extracellular MUC3 mucin secretion follows adherence of Lactobacillus strains to intestinal epithelial cells in vitro. Gut, 2003, 52 (6): 827-833.

［13］ Gill HS. Probiotics to enhance anti-infective defences in the gastrointestinal tract. Best Pract Res Clin Gastroenterol, 2003, 17 (5): 755-773.

［14］ Tamura A, Kumai H, Nakamichi N, et al. Suppression of Helicobacter pylori-induced interleukin-8 production in vitro and within the gastric mucosa by a live Lactobacillus strain. J Gastroenterol Hepatol, 2006, 21 (9): 1399-1406.

［15］ 赵东, 徐桂芳, 邹晓平. 益生菌对感染幽门螺杆菌的 C57BL/6 小鼠胃黏膜 IL-8, IFN-γ 以及 IL-4, IL-10 的调节效应. 胃肠病学, 2012, 17 (5): 271-275.

［16］ Sgouras DN, Panayotopoulou EG, Martinez-Gonzalez B, et al. Lactobacillus johnsonii La1 attenuates Helicobacter pylori-associated gastritis and reduces levels of proinflammatory chemokines in C57BL/6 mice. Clin Diagn Lab Immunol, 2005, 12 (12): 1378-1386.

［17］ Hsieh PS, Tsai YC, Chen YC, et al. Eradication of Helicobacter pylori infection by the probiotic strains Lactobacillus johnsonii MH-68 and L. salivarius ssp. salicinius AP-32. Helicobacter, 2012, 17 (6): 466-477.

［18］ Isobe H, Nishiyama A, Takano T, et al. Reduction of overall Helicobacter pylori colonization levels in the stomach of Mongolian gerbil by Lactobacillus johnsonii La1 (LC1) and its in vitro activities against H. pylori motility and adherence. Biosci Biotechnol Biochem, 2012, 76 (4): 850-852.

［19］王江滨，李岩，张永贵，等.嗜酸乳杆菌对甲硝唑耐药幽门螺杆菌的抑制作用.世界华人消化杂志，2010,(30): 3231-3235.

［20］Sgouras D, Maragkoudakis P, Petraki K, et al. In vitro and in vivo inhibition of Helicobacter pylori by Lactobacillus casei strain Shirota. Appl Environ Microbiol, 2004, 70 (1): 518-526.

［21］Wang KY, Li SN, Liu CS, et al. Effects of ingesting Lactobacillus-and Bifidobacterium-containing yogurt in subjects with colonized Helicobacter pylori. Am J Clin Nutr, 2004, 80 (3): 737-741.

［22］Collado MC, Gonzalez A, Gonzalez R, et al. Antimicrobial peptides are among the antagonistic metabolites produced by Bifidobacterium against Helicobacter pylori. Int J Antimicrob Agents, 2005, 25 (5): 385-391.

［23］Miki K, Urita Y, Ishikawa F, et al. Effect of Bifidobacterium bifidum fermented milk on Helicobacter pylori and serum pepsinogen levels in humans. J Dairy Sci, 2007, 90 (6): 2630-2640.

［24］Tsai CC, Huang LF, Lin CC, et al. Antagonistic activity against Helicobacter pylori infection in vitro by a strain of Enterococcus faecium TM39. Int J Food Microbiol, 2004, 96 (1): 1-12.

［25］Pinchuk IV, Bressollier P, Verneuil B, et al. In vitro anti-Helicobacter pylori activity of the probiotic strain Bacillus subtilis 3 is due to secretion of antibiotics. Antimicrob Agents Chemother, 2001, 45 (11): 3156-3161.

［26］Francavilla R, Polimeno L, Demichina A, et al. Lactobacillus reuteri strain combination in Helicobacter pylori infection: a randomized, double-blind, placebo-controlled study. J Clin Gastroenterol, 2014, 48 (5): 407-413.

［27］Mehling H, Busjahn A. Non-viable Lactobacillus reuteri DSMZ 17648 (Pylopass) as a new approach to Helicobacter pylori control in humans. Nutrients, 2013, 5 (8): 3062-3073.

［28］Malfertheiner P, Megraud F, O'Morain CA, et al. Management of Helicobacter pylori infection--the Maastricht Ⅳ/Florence Consensus Report. Gut, 2012, 61 (5): 646-664.

［29］中华医学会消化病学分会幽门螺杆菌学组，全国幽门螺杆菌感染研究协作组.第四次全国幽门螺杆菌感染处理共识报告.胃肠病学，2012, 17 (10): 618-625.

［30］Du YQ, Su T, Fan JG, et al. Adjuvant probiotics improve the eradication effect of triple therapy for Helicobacter pylori infection. World J Gastroenterol, 2012, 18 (43): 6302-6307.

［31］Bekar O, Yilmaz Y, Gulten M. Kefir improves the efficacy and tolerability of triple therapy in eradicating Helicobacter pylori. J Med Food, 2011, 14 (4): 344-347.

［32］Song MJ, Park DI, Park JH, et al. The effect of probiotics and mucoprotective agents on PPI-based triple therapy for eradication of Helicobacter pylori. Helicobacter, 2010, 15 (3): 206-213.

［33］Hauser G, Salkic N, Vukelic K, et al. Probiotics for standard triple Helicobacter pylori eradication: a randomized, double-blind, placebo-controlled trial. Medicine (Baltimore), 2015, 94 (17): e685.

［34］Srinarong C, Siramolpiwat S, Wongcha-um A, et al. Improved eradication rate of standard triple therapy by adding bismuth and probiotic supplement for Helicobacter pylori treatment in Thailand. Asian Pac J Cancer Prev, 2014, 15 (22): 9909-9913.

［35］Dajani AI, Abu Hammour AM, Yang DH, et al. Do probiotics improve eradication response to Helicobacter pylori on standard triple or sequential therapy？ Saudi J Gastroenterol, 2013, 19 (3): 113-120.

第八十八章

# 幽门螺杆菌感染的免疫防治

## 一、概述

幽门螺杆菌(H. pylori)感染是人类最常见的慢性感染之一,是消化性溃疡和慢性胃炎的主要病因,与胃癌、胃黏膜相关淋巴组织(MALT)淋巴瘤的发生也密切相关。然而,目前临床上根除H. pylori需要多种抗生素联合应用,费用高、不良反应率高、依从性差,且该菌对抗生素的耐药率正在增加,导致根除治疗失败率的上升。随着现代免疫学理论和技术的发展,以疫苗为主的免疫学手段已成为最有潜力的防治 H. pylori 感染措施。自 20 世纪 90 年代初不少研究工作者就开始致力于H. pylori 疫苗的研究和开发,以期获得有效的预防性或治疗性疫苗,全世界科学家在 H. pylori 疫苗的研制上进行了不懈的努力,目前也取得了显著的进展,给控制 H. pylori 感染及相关疾病带来了希望。

H. pylori 疫苗研究涉及保护性抗原的筛选、H. pylori 感染动物模型的建立、黏膜免疫佐剂及接种途径、H. pylori 疫苗的保护性免疫机制以及疫苗人体临床试验等多方面的研究。

## 二、幽门螺杆菌疫苗免疫保护性抗原的筛选

疫苗研究的最终目标是用一种或多种特异性抗原以诱导宿主产生对病原高度特异的保护性免疫反应。因此对于疫苗研究来说,选择免疫保护性抗原就是最重要的前提条件。目前经筛选并在动物模型中得到验证的 H. pylori 保护性抗原有数种,包括尿素酶、热休克蛋白、空泡细胞毒素、毒素相关抗原、过氧化氢酶、黏附素及其他一些蛋白成分[1],其中以尿素酶最为重要。

1. **尿素酶(Ure)** 尿素酶分布在 H. pylori 的表面,占全菌蛋白的 5%~10%,几乎所有 H. pylori

菌株均能产生尿素酶。*H. pylori* 尿素酶既是定植因子又是毒力因子,对 *H. pylori* 的致病性具有重要意义。

1994 年,Velin 等[2]首次利用纯化的 *H. pylori* 尿素酶作为抗原免疫小鼠,显示对猫螺杆菌(*Hf*)感染有良好的保护作用,分别口服 *H. pylori* 尿素酶或其 A、B 亚单位,再加上霍乱毒素(CT)作为佐剂,结果证明起保护作用的是 B 亚单位(UreB)。1999 年 Myers 等以 100μg rUre 加 5μg LT 口服免疫小鼠。在免疫后第 4、10、20 及 40 周时,以细菌攻击 25 只免疫鼠与对照鼠,并于攻击后第 2 或 10 周杀死小鼠。结果在攻击后 2 周及 10 周时的保护率分别为 100% 及 88%,该研究显示,rUre 加 LT 接种可产生长效免疫力。

为了评估 rUre 疫苗的安全性和效力,Dubois 等[3]用 rUre 加 LT 免疫 60 只恒河猴,每次剂量为 8mg rUre 加 25μg LT,对照组每只接种安慰剂(25μg LT)。结果显示,实验期间,未发生严重不良反应。免疫组猴子血清和唾液中的特异性尿素酶 IgG 和 IgA 抗体均阳转,而对照组则未见阳转。免疫组的保护率为 81%。Theulaz 等应用 *H. pylori* 的 UreB DNA 免疫小鼠,特异性抗体的滴度无论大小,都降低了 *H. pylori* 的感染水平,获得了明显的免疫保护效果。据统计,目前选择尿素酶作为疫苗抗原的研究报道占 *H. pylori* 疫苗研究文献总数的 70% 以上,因此,尿素酶已成为 *H. pylori* 疫苗的首选亚单位抗原。

2. **热休克蛋白(HSP)** 热休克蛋白是 *H. pylori* 应激时所产生的一种蛋白分子,分 A 和 B 两个亚单位。它有独特的镍结合区,在镍参与尿毒酶的功能上起协同作用。动物实验表明应用重组 HSPA 和 HSPB 亚单位与 CT 一起经口免疫,可保护 70%~80% 的小鼠不受 *H. pylori* 的感染[4]。然而目前已证实正是由于 *H. pylori* 的 HSP 引起抗人胃上皮细胞的自身抗体,才造成了胃上皮组织的炎症反应和损伤,进而形成 MALT。因此,用 HSP 作为 *H. pylori* 疫苗保护性抗原的有效性和安全性尚需进一步研究。

3. **黏附素(adhesin)** 黏附素是由 *H. pylori* 产生于菌体表面并参与和胃上皮细胞发生特异性黏附而引起病理损害的一组蛋白分子。由于这些黏附素在 *H. pylori* 定植过程中发挥重要作用且均存在于外膜,建立针对这些抗原的免疫保护机制也是 *H. pylori* 疫苗的一个研究方向。其中 BabA 与 *H. pylori* CagA 毒力岛的存在相关性备受关注,采用 BabA 作疫苗可能会对高毒力的 I 型菌的感染产生更有效的保护作用。但是,目前的研究还多集中于 BabA 的分子学和致病机制方面,尚有待在动物模型中进行免疫学评价。

4. **其他抗原** 其他一些抗原,如过氧化氢酶(KatA)、空泡细胞毒素 A(VacA)、细胞毒素相关抗原(CagA)、中性粒细胞激活蛋白(NAP)等也展示出良好的动物免疫保护效果[5]。

## 三、幽门螺杆菌感染动物模型的建立

建立稳定有效的 *H. pylori* 感染动物模型是研究 *H. pylori* 相关疾病致病机制、新型药物及疫苗制剂的重要实验条件与基础。然而,由于多数动物的胃黏膜上皮细胞并不具备人类所特有的针对 *H. pylori* 的黏附受体,很难定居于动物胃内,人类是目前所知 *H. pylori* 唯一的自然感染宿主。目前尚无任何动物能够完全复制人类的 *H. pylori* 感染及疾病，这也成为本领域的研究热点与难点。20世纪 90 年代初以来，各国学者一直致力于 *H. pylori* 感染鼠类小型动物模型的研究，取得了实质性成果，并广泛应用于疫苗及药效学研究。

1. **蒙古沙鼠（*Mongolian gerbils*）** 1996 年日本学者 Hirayama 等[6]首先报道用人 *H. pylori* 感染蒙古沙鼠成功诱发胃溃疡及肠化生，继之 Honda 等报道用人 *H. pylori* 感染沙鼠后，所有实验动物均有 *H. pylori* 感染，并出现典型的慢性胃炎、溃疡等病理变化。感染 *H. pylori* 18 个月的 5 只沙鼠中有 2 只出现胃癌。Sawada 等[7]进行了 5 例胃溃疡手术患者病变组织与 *H. pylori* 感染沙鼠胃病变组织之间的比较研究，结果两者病变本质极为相似，认为沙鼠是 *H. pylori* 相关疾病研究的理想动物模型。作者团队[8]于 1997 年开始用临床 *H. pylori* 分离株感染蒙古沙鼠的研究，已建立稳定的 *H. pylori* 沙鼠模型。分别于接种 *H. pylori* 后的第 4、8、12、20、24 周处死动物，经分离培养、尿素酶试验、血清学试验表明，感染率达 100%，对照组感染率为 0%。病理学研究表明，实验沙鼠在第 4、8 周时，胃黏膜仅见轻微充血或炎症，第 12 周后部分沙鼠可见明显出血及溃疡病变，有时溃疡可深达肌层，至 24 周时出现严重活动性慢性胃炎和典型溃疡病理变化。以上结果与国内外同类报道相符合。

2. **小鼠、大鼠** Chen 和 Lee 等[9]于 1992 年首次报道利用猫螺杆菌（H. felis, Hf）感染 SPF 级 BALB/c 小鼠模型进行超声培养物免疫研究，但该模型感染菌不是人 *H. pylori*。随后有数位学者报道利用 *H. pylori* 临床分离株及小鼠适应株（SS1）建立了 *H. pylori* 感染小鼠模型。与此同时，亦见 *H. pylori* 感染大鼠模型报道。

作者团队先后对 BALB/c 小鼠、Wistar 大鼠、蒙古沙鼠、中国 I 号小型猪、家兔、猫等进行了筛选对比试验，其中，在 BALB/c 小鼠、Wistar 大鼠及蒙古沙鼠上取得了良好的实验结果。获得了长期稳定的 *H. pylori* 感染 BALB/c 小鼠及 Wistar 沙鼠模型。病理学、血清学等多种实验表明，*H. pylori* 感染小鼠出现了与人感染 *H. pylori* 相同或极为相似的病变。使用作者团队筛选出的高黏附 *H. pylori* 菌株（China Chongqing Strain 9803，CCS9803）较容易建立 *H. pylori* 感染模型，已应用于 *H. pylori* 小动物模型的研究。

3. **其他动物** 国内外研究者先后也在其他动物体内进行了 *H. pylori* 感染模型建立的研究，包括悉生小猪（gnotobiotic piglets）、豚鼠、猫、犬及灵长类动物如恒河猴等，虽有建模成功的报道，但均未普遍应用于 *H. pylori* 研究中。随着转基因技术的发展，也许通过转基因技术对常用动物进行改造，构建能表达人类 *H. pylori* 黏附相关受体的动物，从而获得适用于 *H. pylori* 疫苗和相关免疫保护机制研究的动物模型。


## 四、黏膜免疫佐剂及接种途径

大量研究表明，未来的 *H. pylori* 疫苗必须辅以能有效诱发黏膜免疫的佐剂，活化 Th2 免疫应答途径，才能产生大量的分泌型 IgA，从而获得有效的免疫保护效果。热不稳定肠毒素 B 亚单位（LTB）及霍乱毒素 B 亚单位（CTB）均是良好的黏膜免疫佐剂。Myers 等[10]报道 rUre 以 LT 作为佐剂进行接种可获得 80% 的免疫保护,而以 CT 作为佐剂则获得 70% 的保护率。Sjökvist Ottsjö 等[11]摸索了 LT 作为黏膜佐剂的用量,发现 100μg rUre 加上 5μg LT 接种小鼠可获得长期的抗感染免疫效果。

H. pylori 疫苗以不同方式和途径免疫接种会产生不同的免疫效果。在 H. pylori 感染的小鼠模型中,用 rUre 加上 LT 分别经口腔、鼻内和直肠途径免疫接种,均获得 >97% 的保护率。口腔和直肠途径可刺激产生大量的胃内 sIgA,口腔和鼻内途径可诱发产生大量唾液 sIgA。同时胃部组织出现大量的分泌 Ure 特异性抗体的细胞和 CD4$^+$T 细胞,而此时 CD8$^+$T 细胞水平较低,说明 sIgA 和 CD4$^+$T 细胞在抗 H. pylori 感染的保护性免疫应答中发挥着重要作用。目前,H. pylori 黏膜疫苗的接种途径主要以口腔、鼻内和直肠途径这三种途径为主,尤以口腔接种途径更优。研究亦证实,无论是 H. pylori 全菌破碎物还是重组亚单位抗原成分,结合黏膜佐剂(LT 或 CT)或其他投递方式经口腔或胃内黏膜接种后都可获得有效的保护性免疫。

迄今,国内外所报道的 H. pylori 疫苗均是将亚单位蛋白与佐剂按一定比例简单相加混合而成,不利于批次间疫苗质量的均一性及降低成本。而运用基因融合技术将佐剂(LTB)与亚单位嵌合在一起构建的分子内佐剂疫苗菌株能在体启动 Th2 型免疫应答途径,产生良好的黏膜免疫应答,为 H. pylori 疫苗研究的新方向。

## 五、幽门螺杆菌疫苗免疫接种的免疫保护机制

**1. H. pylori 感染引起的免疫炎症反应及宿主基因多态性**  H. pylori 感染后与宿主相互作用,介导机体对细菌的免疫反应而导致 IL-6、IL-8、TNF 等一系列细胞因子表达上调,这些细胞因子构成一个复杂的炎性免疫调节网络,并通过旁分泌、内分泌等途径作用于 B 淋巴细胞、NK 细胞、巨噬细胞,使其在胃黏膜局部增殖、分化、激活,产生特异性和非特异性免疫反应,损伤局部组织,导致胃肠疾病的发生。现有研究表明,H. pylori 感染后也可导致 Th17 细胞明显增高,通过调节 Th1 型细胞因子而促进胃炎的发生与发展[12]。

对 H. pylori 相关性胃炎与细胞因子多态性的研究发现,致炎因子 IL-1 多态性(IL-1RN*2/IL-1B-511T/-31C)与 IL-1B 表达增加、炎症加重及肠化生、萎缩性胃炎发生率有关。IL-10-1082G/-819C/-592C 等位基因(GCC 单倍体)携带者黏膜 IL-10 mRNA 水平高于 ATA 单倍体型携带者,并且与毒性更大的 CagA$^+$、VacAs1$^+$ 和 babA2$^+$ H. pylori 菌株建群有关。IL-1B-511T 增加胃酸和胃黏膜异常增生的危险性。同时也有研究显示,H. pylori 阳性携带者 TNF-α308G/G 的个体十二指肠溃疡发生率高于携带者 TNF-α308G/A 或 APA 的个体[13]。TNF-α 的基因多态性增加胃癌发生的危险。说明细胞因子多态性在 H. pylori 感染的发生及结局中起着作用。

HLA 基因多态性与 H. pylori 易感性及 H. pylori 感染的结局也有大量研究,认为不同宿主 H. pylori 感染危险性的变化与 HLA 等位基因有关,HLA 能够产生蛋白质,这些蛋白质能够影响炎症反应的严重程度,导致不同临床结果的产生。有研究显示,HLA-DQA1*0102 基因在 H. pylori 阳性萎缩性胃炎患者比 H. pylori 阳性浅表性胃炎及正常对照组低,其在 H. pylori 阳性肠型胃腺

癌中的分布也显著降低,提示 *HLA-DQA1\*0102* 基因可能与抵御 *H. pylori* 感染有关。我国的研究显示,HLA- Ⅰ类等位基因的多态性可能与山东临朐地区 *H. pylori* 感染有关,*CW\*15* 基因可能是 *H. pylori* 的易感基因,*A\*02*、*B\*15*、*CW\*08* 是保护基因,而与 HLA- Ⅱ类等位基因的多态性可能无关。对我国台湾地区胃癌患者研究发现 *HLA-DQB1\*0301* 基因可能是抵御 *H. pylori* 感染的保护性基因,*HLA-DQB1\*0602* 基因则可能是胃癌的易感基因。还有研究表明,*H. pylori* 阳性患者胃上皮 HLA-DR 抗原表达较 *H. pylori* 阴性患者更显著,*H. pylori* 定植密度与 HLA-DR 抗原表达程度呈正相关,感染 CagA⁺ 菌株患者较 CagA⁻ 菌株患者 HLA-DR 抗原表达更显著。

**2. *H. pylori* 疫苗的保护性免疫机制**　目前已证实,自然感染 *H. pylori* 机体的免疫反应并不能清除细菌,反而由于持续不断的抗原刺激导致免疫病理损害。但是在动物实验中应用保护性抗原进行免疫接种却可预防 *H. pylori* 感染。这说明在有效的疫苗接种后,可诱导机体产生不同于自然感染的保护性免疫反应,目前对其保护性免疫机制的研究主要集中于以下两方面:

(1)黏膜免疫反应:作为一种黏膜感染,黏膜免疫反应是一种重要的保护性反应,而这一保护作用来自于黏膜分泌型免疫球蛋白 A(sIgA)。大量实验证明单纯的 *H. pylori* 抗原免疫动物不能获得免疫保护,必须加上黏膜免疫佐剂才能诱导出保护性免疫;免疫后的个体在受到细菌攻击时胃黏膜可见较对照组多 2~8 倍的特异性 IgA⁺ B 细胞浸润,并伴 sIgA 增加。保护性 IgA 抗体并不通过对细菌毒性因子的中和作用发生效应,而可能是通过其与细菌结合后阻止细菌对易感染细胞的吸附,并随脱落的上皮细胞进入不利于其生长的下消化道而被清除。同时,也有部分研究提出了相反的观点。如 Ermak 等[14]发现 B 细胞缺乏的小鼠予尿素酶加 LT 免疫后仍可获得免疫保护,据此认为免疫保护不需抗体介导,而是由 CD4⁺T 细胞介导的细胞免疫发生作用。

(2)Th1 和 Th2 反应的平衡:自然感染 *H. pylori* 时主要表现为 Th1 型免疫反应,但在疫苗接种后的个体则观察到一种由 Th1 向 Th2 反应的转换,这也许是免疫保护作用的又一机制。Th2 反应据认为在清除 *H. pylori* 感染方面发挥更重要的作用,但 Th1 反应时产生的细胞因子如 IFN-γ 可诱导抗原呈递细胞 MHC Ⅱ类抗原表达增加,并使大量的免疫/炎症细胞聚集到胃黏膜,这在某种程度上也有利于细胞的清除,虽然同时也会造成炎性组织损伤。对 IL-4 基因剔除小鼠和 IFN-γ 受体缺陷小鼠的免疫接种研究也表明,在对 *H. pylori* 的保护性免疫中,Th1 和 Th2 反应均是必需的,既要达到免疫保护效果,又要避免炎症反应过于强烈导致组织损伤,则需要一种 Th1 和 Th2 反应的平衡。

## 六、幽门螺杆菌疫苗研究现状

人类与病原微生物长期斗争的历史表明,有效控制和彻底消灭某种传染病的最佳途径是疫苗接种。耐药苗株不断增多以及发展中国家 *H. pylori* 感染率不断增高的事实,使我们更寄希望于 *H. pylori* 疫苗。

早在 1991 年,Czinn 及 Nedrud 即获得了免疫接种具有保护性的实验结果,提示建立一种免疫接种方案以预防 *H. pylori* 感染及其相关疾病是有可能的。猫螺杆菌小鼠动物模型的建立使得验证这一假设成为可能。更有意义的是,*H. pylori* 疫苗不单具有预防作用,还同时具有显著的治疗效果。Doidge 等用粉碎的猫螺杆菌或 *H. pylori* 加 CT 经口接种小鼠能根除已感染的细菌。Corthesy-Theulas 等亦证实了这一发现,且均未观察到病变加重情况。这标志着选择有效的保护性抗原及佐剂在 *H. pylori* 感染的人群中施行治疗性免疫接种是能够成功的。

特别是随着 *H. pylori* 全基因组测序工作的完成,包括尿素酶在内的众多 *H. pylori* 保护性抗原得到应用,如黏附素、VacA、CagA、中性粒细胞激活蛋白(NAP)、过氧化氢酶、热休克蛋白 A(HSPA)及其他一些蛋白成分;加上 *H. pylori* 感染与免疫的机制逐渐被揭示,新型黏膜佐剂型疫苗、聚合物微粒疫苗或减毒沙门菌载体菌苗技术的发展,它们能将 *H. pylori* 的保护性抗原投递到机体黏膜表面,进而诱发机体特异的体液和细胞免疫。在接种途径方面,*H. pylori* 黏膜疫苗以口腔、鼻腔和直肠这 3 种途径为主,尤其是口服接种途径更优。许多研究表明,无论是 *H. pylori* 全菌破碎物还是重组亚单位抗原成分如 Ure、HSPA、VacA 或过氧化氢酶等,结合黏膜佐剂(热不稳定肠毒素或霍乱毒素及其亚单位)或其他投递方式经口腔或胃内黏膜接种后可获得有效的保护性免疫。

### 1. 国外 *H. pylori* 疫苗研究现状

(1)*H. pylori* 全菌疫苗:2001 年 Kotloff 等[15] 首次报道了 *H. pylori* 全菌疫苗的人体志愿者试验。该试验采用随机双盲设计,共有 41 名健康成年人志愿者参与,接种方式为口服,3 次,$2.5 \times 10^6$、$2.5 \times 10^8$、$2.5 \times 10^{10}$ 甲醛灭活的全菌 3 个剂量组均同时以 $25\mu g$ 热不稳定肠毒素(LT)的突变体(LTR192G)作为黏膜佐剂。结果:$10^{10}$CFU 的全菌免疫后,在唾液和粪便中可检测到 *H. pylori* 特异性的系统和黏膜局部抗体(包括 sIgA),同时在循环血液和胃活检组织中可检测到特异性抗体分泌细胞(antibody secretory cells),尤其是在 *H. pylori* 感染阴性者;另外,在 *H. pylori* 阳性志愿者未观察到 *H. pylori* 的根除,$25\mu g$ 的 LTR192G 可使 6 名志愿者发生腹泻。

HELIVAX 为一种灭活的多价全菌疫苗,用于预防和治疗 *H. pylori* 感染,2003 年美国 FDA 批准其进入 Ⅱ 期临床研究。Antex 计划进行两项临床试验对此疫苗进行评价,一项试验将评价疫苗的预防性作用,另一项临床试验将评价疫苗的疗效。在其临床前的预防性动物实验模型中,HELIVAX 显示出 100% 的预防 *H. pylori* 感染的作用。两项临床试验将探讨疫苗引起的黏膜免疫应答作用及减少被感染的受试患者体内 *H. pylori* 的生物负荷量。两项试验均是随机开放标签试验,共有 80 名患者在美国多个临床中心接受相关的研究。已完成的 Ⅰ 期安全性及免疫原性试验显示,疫苗不会引起严重不良反应,无论在未感染还是已感染的无症状患者体内,疫苗均可引起对 *H. pylori* 的免疫应答。有关 Ⅱ 期临床研究的结果未见后续报道。

(2)活载体的基因工程 *H. pylori* 疫苗:以沙门菌为载体的基因工程 *H. pylori* 疫苗目前仅有志愿者人体试验文献报道,未见获准进入临床研究的报道。

1999 年 Di Petrillo 等报道以表达 *H. pylori* 尿素酶的减毒沙门菌免疫志愿者,未观察到严重副作用,志愿者们获得了良好针对沙门菌抗原的黏膜免疫应答,但对 *H. pylori* 尿素酶没有应答。2000 年 Angelakopoulos 等用鼠伤寒杆菌为载体重复同样的研究,同样表明安全性良好,且 6 个志愿者中 3 人产生了抗 *H. pylori* 尿素酶抗体。Muhsen[16] 也进行了相似的人体志愿者试验。

(3)以尿素酶作为抗原制备的 *H. pylori* 疫苗:1999 年 *Gastroenterology* 报道了由 Michetti 等研

制的重组尿素酶(rUre)加 LT 的治疗性 H. pylori 疫苗的临床试验[17]。26 个志愿者(H. pylori 感染阳性)被随机进行双盲试验,每隔 1 周口服 rUre+LT,其剂量分别为 180mg、60mg 和 20mg rUre 和 5μg LT,共 4 次,同时设立 LT 组与安慰剂组。在免疫后各周进行毒副作用及免疫反应评估,分别于免疫后第 1 个月及第 6 个月使用内镜采集标本评估组织学及细菌定量培养试验。结果:试验组抗 rUre IgA 水平均显著增加,但在 LT 及安慰剂组未见任何变化;与安慰剂组比较,试验组抗 Ure IgA ASC 数量明显增加[$(38.9 \pm 13.6) \times 10^6$/L vs $(5.4 \pm 3.1) \times 10^6$/L,$P = 0.018$],免疫后可明显减少 H. pylori 菌落定植数,其中低剂量尿素酶组(20mg)细菌数量减少得更多,但未观察到完全清除 H. pylori 的效果。此外,66%(16/24)试验者发生因 LT 引起的腹泻。该研究的最后总结为重组 H. pylori 尿素酶 /LT 对于 H. pylori 感染者来讲具有良好的耐受性及免疫原性,但需进一步改进与调整抗原及佐剂配伍方式。

2008 年 Novartis 报道完成了 NAP、CagA 和 VacA 三亚单位(简称 H. pylori 3)的 I 期临床研究(NCT00613665),并开始开展有效性临床研究。另外,以尿素酶作为抗原制备的 H. pylori 疫苗也进入了 II 期临床阶段,应用靶控输注(target-controlled infusion,TCI)技术给药的 H. pylori 疫苗进入了 I 期临床阶段,但未见此两种产品相关公司的临床试验资料。

2018 年公布的一项临床试验(NCT00736476)结果表明,由 VacA、CagA 和 NAP 三个抗原组成的疫苗经肌注免疫并不能提高健康人群对 H. pylori 感染的保护作用[5]。

**2. 国内 H. pylori 疫苗研究现状**  我国作为 H. pylori 高感染率和胃癌高发区以及 H. pylori 疫苗最大的潜在市场,若成功研制具有自主知识产权的 H. pylori 疫苗,成为防治 H. pylori 感染的生物制剂,具有十分重大的社会效益和经济效益。

由于 H. pylori 大规模培养困难,粗制抗原中可能存在有潜在致癌物等有害成分,大大制约了全菌疫苗的研究进展。基因工程亚单位疫苗成分明确、安全,易于生产、质控及应用,是 H. pylori 疫苗的一个主攻方向。

原第三军医大学从 1995 年起开展 H. pylori 基因工程疫苗的研究。由于 H. pylori 在感染方式、免疫应答、致病机制等具有与众不同的特殊性,H. pylori 自然感染人体主要诱发以 Th1 型炎症反应为主的免疫应答,在血液中产生高水平 IgG 抗体,却无法防止 H. pylori 对人体的再感染,诱导以特异性 sIgA 抗体为主的 Th2 型黏膜免疫应答可以有效地预防 H. pylori 感染。本项目运用生物信息学表位预测、表位肽合成与步移、免疫 DC 细胞负载特异性抗原鉴定等技术从 H. pylori 的 1 600 余个候选疫苗抗原中筛选鉴定出了外膜蛋白 UreB 的免疫保护性抗原优势表位。在此基础上,提出了"分子内佐剂黏膜疫苗"设计原理及其技术体系,借助计算机辅助设计与疫苗学理论,综合分析黏膜佐剂 LTB 与疫苗抗原活性中心的空间构象,优化佐剂与疫苗相连接的接头(linker),避免空间位阻产生,确保所构建重组疫苗既具有良好免疫原性又有高效黏膜免疫佐剂活性,构建筛选获得了疫苗抗原(UreB)与佐剂(LTB)天然一体的重组 H. pylori 亚单位分子内佐剂疫苗工程菌株,具有易于质控、生产方便、成本低等优点。每一个疫苗抗原分子均有与之相连的分子内黏膜佐剂,从而特异性地高效激发 Th2 型局部黏膜免疫应答,产生特异性抗体,发挥预防 H. pylori 感染的功效。进一步完成了高密度发酵及疫苗蛋白的大规模纯化工艺,建立了长期、稳定的动物感染模型,按照 1 类新生物制品要求完成了相关的临床前研究，2003 年 5 月"口服重组 *H.pylori* 疫苗"获准进入 Ⅰ、Ⅱ 期临床试验（临床批件号 2003L01782）。2003 年 8 月—2004 年 3 月完成了 Ⅰ、Ⅱ 期临床研究，2004 年 12 月获准进入 Ⅲ 期临床试验（临床批件号 2004L04702 号）。2004 年 12 月—2006 年 9 月，对该制品完成了 Ⅲ 期临床试验[18]。2009 年，我国自主研制的口服重组 *H.pylori* 疫苗获国家食品药品监督管理总局颁布的新药证书，成为世界上首个获批的 *H.pylori* 疫苗。

## 七、展望[19,20]

1. *H.pylori* 对人体的侵害为一种慢性感染，可引起持久性免疫炎症性病理反应，机体对 *H.pylori* 的免疫反应处于耐受或麻痹状态。常规的治疗性抗原或疫苗可诱导机体产生新的免疫应答，但极难打破原有的免疫耐受和引发治疗性清除 *H.pylori* 的免疫反应。

2. 基础免疫研究与疫苗发展的经验昭示，免疫预防感染与免疫根治感染的机制是极不相同的，但就预防与治疗性疫苗研发的难易程度与效果方面，前者优于后者。因此，应积极鼓励与加大预防性 *H.pylori* 疫苗的研制。

3. 我国是 *H.pylori* 感染的高发区与预防性 *H.pylori* 疫苗的最主要市场，应当充分利用该区域优势积极开展具有自主知识产权的预防性 *H.pylori* 疫苗的研制。

4. 虽然 *H.pylori* 疫苗研究已取得了突破性进展，但其保护率仍有待进一步提高。未来研究将主要围绕几个方面进行：①充分利用已完成测序的 *H.pylori* 基因组信息和蛋白质组学以及生物信息学技术，挖掘和筛选特异性更高、保护性更强的抗原；②寻找安全性更高和更能激发人体胃肠道黏膜免疫应答的新型佐剂；③应用纳米等技术，研制靶向、缓释的疫苗投递方式，增加有效性维持时间；④从细菌、宿主两方面研究 *H.pylori* 感染与免疫的机制，为新一代 *H.pylori* 疫苗研制提供科学的理论基础。

（郭　刚　邹全明）

## 参 考 文 献

[1] Mirzaei N, Poursina F, Moghim S, et al. The study of H. pylori putative candidate factors for single-and multi-component vaccine development. Crit Rev Microbiol, 2017, 43 (5): 631-650.

[2] Velin D, Michetti P. Advances in vaccination against Helicobacter pylori. Expert Rev Gastroenterol Hepatol, 2010, 4 (2): 157-166.

[3] Dubois A, Lee CK, Fiala N, et al. Immunization against natural Helicobacter pylori infection in nonhuman primates. Infect-Immun, 2002, 66 (9): 4340-4346.

[4] Chionh YT, Arulmuruganar A, Venditti E, et al. Heat shock protein complex vaccination induces protection against Helicobacter pylori without exogenous adjuvant. Vaccine, 2014, 32 (20): 2350-2358.

[5] Malfertheiner P, Selgrad M, Wex T, et al. Efficacy, immunogenicity, and safety of a parenteral vaccine against Helicobacter pylori in healthy volunteers challenged with a Cag-positive strain: a randomised, placebo-controlled phase 1/2 study. Lancet Gastroenterol Hepatol, 2018, 3 (10): 698-707.

[6] Hirayama F, Takagi S, Yokoyama Y, et al. Establishment of gastric Helicobacter pylori infection in Mongolian

gerbils. J Gastroenterol, 1996, 31 (Suppl 9): 24-28.

［7］Sawada Y, Yamamoto N, Sakagami T, et al. Comparison of pathologic changes in Helicobacter pylori-infected Mongolian gerbils and humans. J Gastroenterol, 1999, 34 (Suppl 11): 55-60.

［8］郭刚, 王毅超, 邹全明, 等. 幽门螺杆菌长期感染蒙古沙鼠模型的建立. 中华微生物学和免疫学杂志, 2001, 21 (6): 683-684.

［9］Chen M, Lee A, Hazell S, et al. Immunisation against gastric helicobacter infection in a mouse/Helicobacter felis model. Lancet, 1992, 339 (8801): 1120-1121.

［10］Myers GA, Ermak TH, Georgakopoulos K, et al. Oral immunization with recombinant Helicobacter pylori urease confers long-lasting immunity against Helicobacter felis infection. Vaccine, 1999, 17 (11-12): 1394-1403.

［11］Sjökvist Ottsjö L, Flach CF, Clements J, et al. A double mutant heat-labile toxin from Escherichia coli, LT (R192G/L211A), is an effective mucosal adjuvant for vaccination against Helicobacter pylori infection. Infect Immun, 2013, 81 (5): 1532-1540.

［12］Shi Y, Liu XF, Zou QM, et al. Helicobacter pylori-induced Th17 responses modulate Th1 cell responses, benefit bacterial growth, and contribute to pathology in mice. J Immunol, 2010, 184 (9): 5121-5129.

［13］胡伏莲, 周殿元. 幽门螺杆菌感染的基础与临床. 3 版. 北京: 中国科学技术出版社, 2010.

［14］Ermak TH, Giannasca PJ, Nichols R, et al. Immunization of mice with urease vaccine affords protection against Helicobacter pylori infection in the absence of antibodies and is mediated by MHC class II-restricted responses. J Exp Med, 1998, 188 (12): 2277-2288.

［15］Kotloff KL, Sztein MB, Wasserman SS, et al. Safety and immunogenicity of oral inactivated whole-cell Helicobacter pylori vaccine with adiunant among volunteers with of without subclinical infection. Infect Immun, 2001, 69: 3581-3590.

［16］Muhsen K, Pasetti MF, Reymann M, et al. Helicobacter pylori Infection Affects Immune Responses Following Vaccination of Typhoid-Naive US Adults With Attenuated Salmonella Typhi Oral Vaccine CVD 908-htrA. The Journal of Infectious Diseases, 2014, 209 (9) .

［17］Michetti P, Kreiss C, Kotloff KL, et al. Oral immunization with urease and Escherichia coli heat-labile enterotoxin in safe and immunogenic in Helicobacter pylori-infected adults. Gastroenterology, 1999, 116 (4): 804-812.

［18］Zeng M, Mao X, Li J, et al. Efficacy, safety, and immunogenicity of an oral recombinant Helicobacter pylori vaccine in children in China: a randomised, double-blind, placebo-controlled, phase 3 trial. The Lancet, 2015, 386 (10002): 1457-1464.

［19］Stubljar D, Jukic T, Ihan A. How far are we from vaccination against Helicobacter pylori infection？ Expert Rev Vaccines, 2018, 17 (10): 935-945.

［20］Talebi Bezmin Abadi A, Kusters JG. Future of Helicobacter pylori and its feasibility. Expert Rev Anti Infect Ther, 2018, 16 (10): 733-735.

# 第八十九章

# 中医药在幽门螺杆菌治疗中的地位和作用

## 一、概述

幽门螺杆菌(H. pylori)的发现是消化系统疾病防治的革命性事件,H. pylori 感染被证实与慢性胃炎、消化性溃疡、胃癌等多种消化系统疾病相关[1],已被世界卫生组织国际癌症研究机构列为 I 类致癌物。全球普通人群中约 50% 感染 H. pylori,根除 H. pylori 是防治多种消化系统疾病的有效途径[2]。目前临床治疗 H. pylori 感染仍以标准三联或四联抗菌方案为主[3],随着标准抗菌方案应用的普及,原发耐药和多重耐药现象也日益严重[4],H. pylori 耐药成为导致 H. pylori 根除治疗失败的主要原因[5,6]。探索治疗 H. pylori 感染新路径是当前研究的热点问题[7]。

中医药是我国传统医学的重要组成部分,用于防治消化系统疾病已有上千年历史,迄今在临床中仍被广泛应用。近年围绕中医药治疗 H. pylori 感染开展了一系列基础和临床研究。基础研究方面,研究重点主要集中在筛选具有抗 H. pylori 活性的中药或其有效成分,以及探析中医药治疗 H. pylori 感染的机制。通过基础研究,不但发现了多种具有抗 H. pylori 活性的中药或其有效成分,还从不同角度阐释了中药治疗 H. pylori 感染的机制。临床方面,多种中医方药已在临床中被用于治疗 H. pylori 感染,初步积累了中医药治疗 H. pylori 感染的临床经验。临床中常见的治疗

*H. pylori* 感染的中药主要包括复方汤剂和中成药。除内服药物外,针灸、穴位注射等疗法也被用于 *H. pylori* 感染及其相关疾病的治疗。临床研究发现,中医药在发挥直接抗 *H. pylori* 作用的同时,还能促进 *H. pylori* 相关性消化系统疾病症状的缓解、病理损伤的修复,提高标准抗菌方案对 *H. pylori* 的根除率并减轻其不良反应。中医药在治疗 *H. pylori* 感染及其相关疾病方面显示出一定的优势,有望成为传统标准抗菌方案外,治疗 *H. pylori* 感染的新路径。

## 二、中医药治疗幽门螺杆菌感染的机制研究

中医药可通过多种途径发挥抗 *H. pylori* 作用,目前已初步阐明的机制主要有以下几方面:①直接抑杀 *H. pylori*:Ma 等[8]通过体外试验研究发现,黄连、黄芩、板蓝根等中药的水提液,对 *H. pylori* 活性均有显著的抑制作用。Cellini[9]研究发现,芦荟浸膏对敏感 *H. pylori* 菌株和耐药 *H. pylori* 菌株均具有同样的抑杀作用。②抑制 *H. pylori* 生物膜的合成:黄衍强等[10]研究发现,大黄素、小檗碱、苦参碱、黄芩苷等中药提取物,均能显著抑制耐药 *H. pylori* 菌株的生长,其抑菌机制主要通过抑制耐药 *H. pylori* 菌株的生物膜合成,即便其浓度低于 50% 的最低抑菌浓度(minimal inhibitory concentration,MIC)时,仍能显著抑制耐药 *H. pylori* 生物膜的合成。③抑制 *H. pylori* 毒力因子:赵梁等[11]研究发现,中医经典方剂半夏泻心汤不但对 *H. pylori* 菌株有直接的抑杀作用,还能通过抑制 CagA、VacA、γ-GGT 等 *H. pylori* 毒力因子的表达,发挥其抗 *H. pylori* 作用。④降低 *H. pylori* 对胃黏膜的黏附能力:O'Mahony 等[12]研究发现,姜黄、紫草、香菜等中药水提液,可通过促进胃黏膜细胞分泌 Lewis$^a$ 或 Lewis$^b$ 抗原与 *H. pylori* 的黏附素结合,降低 *H. pylori* 对胃黏膜的黏附力。⑤抑制 *H. pylori* 尿素酶释放:Matongo 等[13]发现,蜂蜜中的小分子提取物通过抑制 *H. pylori* 菌株 369C 和 ATCC 43526 分泌尿素酶,减轻 *H. pylori* 相关炎症反应。⑥调节免疫:莫莉等[14]研究发现,半夏泻心汤及其拆方可显著调节 *H. pylori* 感染小鼠胃黏膜细胞 $CD4^+$、$CD8^+$ 表达,提高 $CD4^+/CD8^+$ 比例,发挥抗 *H. pylori* 作用。⑦增强抗生素的抗菌活性:中成药荆花胃康胶丸,可通过增强甲硝唑或克拉霉素对 *H. pylori* 标准菌株和耐药菌株的抑菌活性,发挥抗 *H. pylori* 作用[15,16]。⑧抑制 *H. pylori* 相关炎症因子的释放:体外实验发现,甘草提取物(s-lico)能显著抑制由 *H. pylori* 感染诱导的 COX-2、iNOS、VEGF 和 IL-8 的高表达,缓解 *H. pylori* 介导的胃黏膜损伤及炎症[17]。⑨促进 *H. pylori* 相关胃黏膜损伤修复:牟方宏等[18]研究发现,中成药养胃舒、温胃舒对 *H. pylori* 上清液所致的小鼠胃黏膜损伤有显著的预防和治疗作用。⑩调节胃内微生态:蔡锐等[19]研究发现,与克拉霉素相比,中药戊己丸能显著增加 *H. pylori* 感染小鼠胃内益生菌数量,尤其以双歧杆菌、乳杆菌数量最为明显。

## 三、中医药治疗幽门螺杆菌感染的基础研究

中医药治疗 *H. pylori* 感染的基础研究除探讨其抗 *H. pylori* 感染的机制外,还集中在筛选具有抗 *H. pylori* 活性的中药方剂、单味中药或其有效成分,以及其他传统中医治法(如针灸等)。

## (一)抗幽门螺杆菌中药活性成分研究

Mahady 等[20]通过体外实验发现,由 6- 姜辣醇、8- 姜辣醇、10- 姜辣醇、6- 姜辣烯酮等活性成分组成的生姜提取物,对临床分离的 19 种不同 *H. pylori* 菌株活性,均有显著的抑制作用,尤其对 5 种 CagA+ 菌株,抑制作用最明显,MIC1.56μg/ml;当浓度达到 6.25μg/ml 时,对 5 种 CagA+ 菌株的抑制率达 100%。张云玲等[21]研究发现,吴茱萸有较强的体外抗 *H. pylori* 活性,并证实吴茱萸抗 *H. pylori* 的活性物质主要是柠檬苦素、吴茱萸次碱、1- 甲基 -2- 壬基 -4(1H)- 喹诺酮等。Bae 等[22]以主要成分为人参皂苷的高丽参提取物喂食蒙古沙鼠[200mg/(只·d)],6 周后发现,高丽参提取物对 *H. pylori* 诱导的小鼠胃黏膜损伤有预防作用,其机制可能是通过抑制小鼠胃黏膜炎症因子(KC、IL-1β、iNOS)释放,降低髓过氧化物酶(MPO)活性、脂质过氧化物(LPO)水平,从而减轻小鼠胃黏膜炎症。Yu 等[23]研究发现,广藿香提取物藿香醇在体外不但能选择性地抑杀 *H. pylori*,还能有效抑制 *H. pylori* 分泌尿素酶,且作用呈剂量依赖性。体外实验发现,大黄素、小檗碱、苦参碱、黄芩苷等中药活性成分,对耐药 *H. pylori* 菌株均有较强的抑杀作用,即便浓度低于 MIC₅₀,对耐药 *H. pylori* 生长仍有显著抑制作用[10]。Matongo 等[13]发现蜂蜜提取物对 *H. pylori* 尿素酶的抑制作用呈时间和剂量依赖性。Park[17]发现甘草提取物(s-lico)能显著抑制 *H. pylori* 诱导的炎症因子释放,减轻 *H. pylori* 介导的胃黏膜损伤,其疗效呈剂量依赖性。

## (二)抗幽门螺杆菌单味中药研究

Ma 等[8]通过对 50 种常用清热解毒类中药水提液筛查发现,黄连、黄芩、板蓝根三种中药的水提液,对 *H. pylori* 活性均有显著的抑制作用。研究发现,芦荟浸膏对 *H. pylori* 菌株的抑菌浓度和杀菌浓度相似,介于 6.25~800mg/ml。其抗菌活性不受 *H. pylori* 菌株抗生素药敏结果影响,无论是敏感菌还是耐药菌,其半数抑菌浓度均为 100mg/ml[9]。Boyanova[24]应用对比筛选法、琼脂孔扩散法、显微镜观察法等三种不同检测方法,观察绿茶、薄荷、甘菊、椴树花等植物水提液对多个 *H. pylori* 菌株的体外抗菌活性,发现上述药物均有不同程度的抗 *H. pylori* 活性作用,其中以绿茶的抗 *H. pylori* 活性最强。李江等[25]通过体外实验发现,大黄、黄连的乙醇提取液能显著抑制临床耐药 *H. pylori* 菌株的活性,两药的 MIC₅₀ 和 MIC₉₀ 均为 32mg/L、64mg/L。O'Mahony 等[12]分别对 25 种植物药水提液的抗 *H. pylori* 活性检测后发现,姜黄水提液对 *H. pylori* 抑杀作用最强,其次分别是小茴香、生姜、辣椒、紫草、甘草等。其中姜黄、紫草、香菜还可以促进胃黏膜细胞分泌 Lewisᵃ 或 Lewisᵇ 抗原,通过降低 *H. pylori* 对胃黏膜的黏附力,发挥其抗 *H. pylori* 作用。

## (三)抗幽门螺杆菌复方中药研究

半夏泻心汤(人参、黄连、黄芩、半夏、干姜、炙甘草、大枣等)是中医经典名方,研究发现,该方不但能直接抑杀 *H. pylori*,还能抑制 CagA、VacA、γ-GGT 等 *H. pylori* 的毒力因子释放[11]。另一项研究中发现,半夏泻心汤及其拆方(仅取该方中的部分药物),均能对 *H. pylori* 感染小鼠胃黏膜细胞的免疫功能发挥调节作用,通过提高胃黏膜细胞 CD4⁺/CD8⁺ 比例,发挥抗 *H. pylori* 作用[14]。Yan 等[26]研究发现,补中益气汤(黄芪、党参、白术、当归、升麻、柴胡、陈皮、炙甘草等)通过诱导小鼠胃黏膜分泌 IFN-γ,发挥抗 *H. pylori* 作用,体内和体外实验研究均证实,无论对抗生素敏感菌还是对耐药菌,均有相似的抑菌活性。Shih 等[27]通过体外实验发现,三黄泻心汤(大黄、黄连、黄芩等)及其主要成分黄芩苷,均有显著的抗 *H. pylori* 活性作用,其抗菌机制可能是通过抑制 *H. pylori* 诱导的 COX-2 合成和 NF-κB 降解,以及抑制 iNOS 和 IL-8 mRNA 表达,减少 NO 和 IL-8 合成。中药复方制剂 "HZJW"(炒白术、半枝莲、延胡索、郁金、徐长卿、高良姜、黄连、紫苏子、蒲公英、蒲黄、白花蛇舌草、佩兰等)在促进盐酸/乙醇和 NSAID 诱导的大鼠胃溃疡愈合的同时,还能有效根除 *H. pylori*[28]。在一项以克拉霉素为对照的研究中,戊己丸不但能显著增加 *H. pylori* 感染小鼠胃内益生菌数量,还对实验小鼠胃蛋白酶活性有抑制作用[19]。

### (四) 抗幽门螺杆菌其他中医疗法研究

除中药外,针灸疗法也是中医疗法的重要组成部分,在治疗 *H. pylori* 感染方面有一定效果。李学军等[29]以针刺大鼠足三里、中脘、内关等穴位,联合健脾解毒复方中药(党参、黄芪、白术、茯苓、黄连、蒲公英、陈皮、甘草等)灌胃,连续干预 4 周后发现,上述 "针药并用" 的方法对大鼠胃黏膜 *H. pylori* 感染的根除率约 70%,同时还能减少胃黏膜炎症因子释放,减轻胃黏膜炎症程度。彭艳等[30]研究发现,艾灸足三里、中脘、关元等穴位,能诱导大鼠血清热休克蛋白 72(HSP72)与免疫细胞表面的 TLR2 和 TLR4 受体结合,通过激活受体后下游的信号转导物质,增强 *H. pylori* 相关性胃炎大鼠单核细胞 IκBα 表达,抑制 NF-κB 表达,并抑制 *H. pylori* 相关性胃炎大鼠 CD14 mRNA、MyD88 mRNA 表达。


## 四、中医药治疗幽门螺杆菌感染的临床研究

### (一) 中医药治疗幽门螺杆菌感染的适应证

鉴于目前 *H. pylori* 感染的治疗主要基于标准的三联或四联抗菌方案,中医药用于防治 *H. pylori* 感染主要作为补充替代疗法,常用于以下几种情况:①不能耐受标准抗菌方案治疗的 *H. pylori* 感染者;②反复治疗失败的耐药 *H. pylori* 感染者,以及对常用抗生素耐药,对敏感抗生素不能耐受的 *H. pylori* 感染者;③高龄或者儿童 *H. pylori* 感染的治疗;④复杂病情特点的 *H. pylori* 感染者;⑤不愿意接受抗生素治疗的 *H. pylori* 感染者;⑥改善 *H. pylori* 相关疾病的临床症状;⑦与标准抗菌方案联用,提高抗菌方案的 *H. pylori* 根除率和/或减轻标准抗菌方案的不良反应。

### (二) 复方中药治疗幽门螺杆菌感染的临床研究

以复方中药治疗 *H. pylori* 感染是目前中医治疗 *H. pylori* 感染最常用的方法,或被单独用于治疗 *H. pylori* 感染,或与标准抗菌方案联合应用。药物选择方面,既有固定的专用经验方,也有动态的辨证施治处方。以往中医界把 *H. pylori* 的病理属性归入 "湿热毒邪" 范畴,主要基于 "清热解毒化湿" 的方法治疗 *H. pylori* 感染[31,32]。临床研究也证实,多个具有 "清热解毒" 作用的复方中药对 *H. pylori* 有较高的根除率[33-35]。随着研究的深入,发现部分患者尤其是中医辨证属 "脾胃虚弱证" 的 *H. pylori* 感染者,长期服用此类中药,容易引起消化系统相关症状,而且无法获得满意的根除率。对此,有学者将本病的治疗重点放在提高 *H. pylori* 宿主胃黏膜屏障功能方面,由抑杀 *H. pylori* 的 "驱邪" 法,转为提高宿主整体或胃黏膜局部抗损伤能力的 "扶正" 法,或 "驱邪" 与 "扶正" 联合应用。关勇建等[36]研究发现,补中益气汤在缓解 *H. pylori* 感染相关性胃病症状的同时,还有促进胃

黏膜病理修复、提高三联或四联方案对 *H. pylori* 的根除率、减少其不良反应等多重功效。一项针对感染 *H. pylori* 亚健康人群的研究发现,半夏泻心汤加减方与生活指导联合心理疏导相比,两种干预对 *H. pylori* 的根除率差异无统计学意义,但前者对改善 *H. pylori* 感染者的生活质量更有效[37]。有学者根据 *H. pylori* 感染者的证候特点,分型、分阶段"辨证施治",能获得较好的依从性和较高的 *H. pylori* 根除率[38-40]。刘志为[41]以四联疗法联合健脾清热化湿中药,作为 *H. pylori* 根除失败的补救治疗方案,*H. pylori* 根除率显著高于单纯四联方案治疗组,临床症状缓解明显,不良反应相对较轻。据报道目前临床治疗 *H. pylori* 感染常用的中医治法主要有清热化湿解毒法、健脾益气法、疏肝健脾法、健脾解毒法、辛开苦降法等[42]。越来越多的临床试验表明,复方中药制剂可通过直接抑杀 *H. pylori*、提高抗生素对 *H. pylori* 根除率、促进黏膜病理修复、减轻抗生素不良反应等途径,对 *H. pylori* 感染及其相关疾病发挥治疗作用[42-44]。

(三)中成药治疗幽门螺杆菌感染的临床研究

一项针对 *H. pylori* 相关慢性胃炎的多中心随机对照临床研究发现,荆花胃康胶丸联合三联疗法根除 *H. pylori* 的效果与含铋四联疗法相当,但前者在改善症状方面优于后者,而且不良反应相对较少[45]。中成药胃复春片不仅有抗 *H. pylori* 作用,对腺体萎缩及肠化也有一定的治疗作用[46-48]。对多重耐药的难治性 *H. pylori* 感染,胡伏连教授提出"分阶段治疗"的理念,根据患者的体质特点,选择相应中成药(荆花胃康胶丸、胃复春片、养胃舒等),制定个体化的抗菌方案,往往能取得理想的疗效[49,50]。郭丽坤等[51]研究发现奥美拉唑 + 阿莫西林 + 小檗碱三联方案根除 *H. pylori*,较奥美拉唑 + 阿莫西林 + 克拉霉素三联方案,*H. pylori* 根除率高,不良反应轻,成本低。陆俊[52]以枫蓼肠胃康联合三联方案治疗 *H. pylori* 相关性糜烂性胃炎,消化不良相关症状缓解率和 *H. pylori* 根除率均显著高于单纯三联抗菌方案组。一项多中心临床研究发现,三九胃泰可提高雷尼替丁三联疗法对消化性溃疡 *H. pylori* 感染的根除率和溃疡愈合率,疗效与加用铋剂相当[53]。

(四)其他中医疗法治疗幽门螺杆菌感染的临床研究

除中药外,有学者还对针灸、穴位注射等中医疗法防治 *H. pylori* 感染的临床疗效进行了观察。赵昕等[54]研究发现,针刺足三里、中脘两穴位,不但能缓解 *H. pylori* 相关性胃炎的临床症状,还可提高三联抗菌方案(奥美拉唑、甲硝唑、克拉霉素)对 *H. pylori* 的根除率。陈德成等[55]选择足三里、胃俞、肝俞等穴位,以黄芪注射液和当归注射液进行穴位注射,发现该疗法对慢性萎缩性胃炎合并的 *H. pylori* 感染有根除作用。


五、中医药治疗幽门螺杆菌感染的展望、问题及对策

如上所述,目前已发现多种中药或其有效成分有抗 *H. pylori* 作用,中医药抗 *H. pylori* 的机制涉及 *H. pylori* 致病的多个生理病理环节。部分研究提示,中药或其组分发挥抗 *H. pylori* 作用时,不影响胃肠道其他菌群[13];与抗生素发挥作用不同,一些中药抗 *H. pylori* 作用不受胃肠道 pH 影响[56],而且部分中药或其活性成分无论对抗生素敏感菌还是对耐药菌,均有明显的抑杀作用[15,16,57]。基础研究成果的不断丰富,有望为临床治疗 *H. pylori* 感染提供越来越多可供选择的中药品种,而临床经验的

总结,也将为基础研究提供新的方向和思路,中医药有望成为 *H. pylori* 治疗的新路径。另外,尽管基础研究已发现多种中药或其活性成分对 *H. pylori* 有确切的抑杀作用,但大多数是体外实验,研究成果并未广泛应用于临床。另外,截至目前,中医药治疗 *H. pylori* 感染及其相关疾病的多中心随机对照临床研究为数不多,获得高级别研究证据的抗 *H. pylori* 中药品种寥寥无几。尽管 2012 年《第四次全国幽门螺杆菌感染处理共识报告》[58]中,已对中药治疗 *H. pylori* 感染给予积极肯定,但中医药治疗 *H. pylori* 感染的适应证、方药、配伍、剂量、疗程等存在如何标准化的问题,至今尚未形成可供参考的中医药治疗 *H. pylori* 感染的诊治规范,一定程度上限制了中医药在 *H. pylori* 感染治疗领域的应用。

解决上述问题,需要在整合医学思想的指导下,继续开展深入研究:整合药理基础研究与中医临床研究:基础研究主要基于现代药理学理论,临床研究则基于传统的中医辨治思路。将药理研究的成果与临床辨证论治的经验相结合,推动实验室研究成果的临床转化;基于中医临床经验,开展抗 *H. pylori* 中药筛选及作用机制研究,促进抗 *H. pylori* 新药研发。整合个体化临床信息:关键是要扭转目前临床治疗 *H. pylori* 感染"千人一方、万人一药"的治疗模式。面对具体病例,需要综合评估宿主的免疫状态、*H. pylori* 的致病性、根除 *H. pylori* 获益和潜在的风险等,只有对上述信息进行充分的整合,指导临床决策,才能达到"精准治疗"的目的。整合中西医理念:在看待 *H. pylori* 感染的问题上,西医强调 *H. pylori* 的致病性,强调尽早根除 *H. pylori* 对相关疾病的预防作用;中医认为保持良好的"脾胃功能"是预防 *H. pylori* 致病的根本方法。中医认为"正气存内,邪不可干",中医治疗 *H. pylori* 的主要"靶点"是 *H. pylori* 宿主的"功能状态",基于调整机体的功能状态,恢复消化系统的黏液、黏膜、免疫、动力等屏障功能,增强胃黏膜局部和机体整体的防御修复能力,从根本上铲除 *H. pylori* 生存或致病的"土壤"。整合临床经验与现代技术:在筛选抗菌活性强、能够特异性抑制 *H. pylori* 活性的中药或其有效成分的同时,积极开展基于中医基础理论和临床经验指导下的抗 *H. pylori* 感染复方中药研究,开发疗效确切、稳定,且不易耐药的中药复方制剂,以及能够对三联或四联方案起增敏、减毒作用的中药制剂。整合胃肠道微生态研究新证据:*H. pylori* 与胃肠道其他菌群的关联作用有待更进一步的研究,根除 *H. pylori* 治疗同样也是把"双刃剑",如何客观评价 *H. pylori* 感染对其他菌群及个体生理病理状态的影响,需要整合多种微生态的研究证据,以便制定个体化的防治策略。

(马继征　刘绍能　冯　硕　胡伏莲)

# 参 考 文 献

[ 1 ] Blaser MJ. Epidemiology and pathophysiology of Campylobacter pylori infections. Rev Infect Dis, 1990, 12 (Suppl 1): S99-S106.

[ 2 ] Dunn BE, Cohen H, Blaser MJ. Helicobacter pylori. Clin Microbiol Rev, 1997, 10 (4): 720-741.

[ 3 ] Malfertheiner P, Megraud F, O'Morain CA, et al. Management of Helicobacter pylori infection-the Maastricht Ⅳ/Florence Consensus Report. Gut, 2012, 61 (5): 646-664.

[ 4 ] Zhang YX, Zhou LY, Song ZQ, et al. Primary antibiotic resistance of Helicobacter pylori strains isolated from patients with dyspeptic symptoms in Beijing: a prospective serial study. World J Gastroenterol, 2015, 21 (9): 2786-

2792.

［5］成虹, 胡伏莲, 谢勇, 等. 中国幽门螺杆菌耐药状况以及耐药对治疗的影响——全国多中心临床研究. 胃肠病学, 2007, 12 (9): 525-530.

［6］胡伏莲. 幽门螺杆菌根除失败的原因分析和处理策略. 现代消化及介入诊疗, 2010, 15 (2): 108-112.

［7］胡伏莲. 幽门螺杆菌感染治疗现状与展望. 胃肠病学和肝病学杂志, 2012, 21 (8): 687-690.

［8］Ma F, Chen Y, Li J, et al. Screening test for anti-Helicobacter pylori activity of traditional Chinese herbal medicines. World J Gastroenterol, 2010, 16 (44): 5629-5634.

［9］Cellini L, Di Bartolomeo S, Di Campli E, et al. In vitro activity of Aloe vera inner gel against Helicobacter pylori strains. Lett Appl Microbiol, 2014, 59 (1): 43-48.

［10］黄衍强, 黄干荣, 李晓华, 等. 中药提取物对耐药幽门螺杆菌生物膜形成的影响. 医药导报, 2013, 23 (9): 1407-1409.

［11］赵梁, 谭达全, 尹抗抗, 等. 半夏泻心汤对幽门螺杆菌毒力因子影响的实验研究. 湖南中医杂志, 2014, 30 (3): 114-116.

［12］O'Mahony R, Al-Khtheeri H, Weerasekera D, et al. Bactericidal and anti-adhesive properties of culinary and medicinal plants against Helicobacter pylori. World J Gastroenterol, 2005, 11 (47): 7499-7507.

［13］Matongo F, Nwodo UU. In vitro assessment of Helicobacter pylori ureases inhibition by honey fractions. Arch Med Res, 2014, 45 (7): 540-546.

［14］莫莉, 皮明钧, 伍参荣, 等. 半夏泻心汤及其拆方对幽门螺杆菌感染小鼠胃黏膜 CD4、CD8 表达的影响. 湖南中医学院学报, 2006, 26 (1): 8-10.

［15］Liu W, Liu Y, Zhang XZ, et al. In vitro bactericidal activity of Jinghua Weikang Capsule and its individual herb Chenopodium ambrosioides L. against antibiotic-resistant Helicobacter pylori. Chin J Integr Med, 2013, 19 (1): 54-57.

［16］黄星涛, 张学智, 李宁, 等. 荆花胃康胶丸对幽门螺杆菌耐药菌株体外抑菌作用的研究. 中国中西医结合消化杂志, 2010, 18 (5): 290-293.

［17］Park JM, Park SH, Hong KS, et al. Special Licorice Extracts Containing Lowered Glycyrrhizin and Enhanced Licochalcone A Prevented Helicobacter pylori-Initiated, Salt Diet-Promoted Gastric Tumorigenesis. Helicobacter, 2014, 19 (3): 221-236.

［18］牟方宏, 胡伏莲, 杨桂彬. 温胃舒、养胃舒预防幽门螺杆菌培养上清液所致小鼠胃黏膜损伤. 世界华人消化杂志, 2007, 15 (13): 1505-1509.

［19］蔡锐, 肖新云, 尹抗抗, 等. 戊己丸对幽门螺杆菌感染胃炎小鼠胃内微生物及酶的影响. 中国微生态学杂志, 2015, 27 (3): 249-252.

［20］Mahady GB, Pendland SL, Yun GS, et al. Ginger (Zingiberofficinale Roscoe) and the gingerols inhibit the growth of Cag A+ strains of Helicobacter pylori. Anticancer Res, 2003, 23 (5A): 3699-3702.

［21］张云玲. 吴茱萸抗幽门螺杆菌的物质基础研究. 重庆: 重庆理工大学, 2014.

［22］Bae M, Jang S, Lim JW, et al. Protective effect of Korean Red Ginseng extract against Helicobacter pylori-induced gastric inflammation in Mongolian gerbils. J Ginseng Res, 2014, 38 (1): 8-15.

［23］Yu XD, Xie JH, Wang YH, et al. Selective antibacterial activity of patchouli alcohol against Helicobacter pylori based on inhibition of urease. Phytother Res, 2015, 29 (1): 67-72.

［24］Boyanova L. Comparative evaluation of the activity of plant infusions against Helicobacter pylori strains by three methods. World J Microbiol Biotechnol, 2014, 30 (5): 1633-1637.

［25］李江, 成虹, 高文, 等. 不同中药提取物对幽门螺杆菌耐药菌株体外抗菌活性研究. 现代中医临床, 2015, 22 (2): 21-23.

［26］Yan X, Kita M, Minami M, et al. Antibacterial effect of Kampo herbal formulation Hochu-ekki-to (Bu-Zhong-Yi-Qi-Tang) on Helicobacter pylori infection in mice. Microbiol Immunol, 2002, 46 (7): 475-482.

［27］ Shih YT, Wu DC, Liu CM, et al. San-Huang-Xie-Xin-Tang inhibits Helicobacter pylori-induced inflammation in human gastric epithelial AGS cells. J Ethnopharmacol. 2007, 112 (3): 537-544.

［28］ Xie JH, Chen YL, Wu QH, et al. Gastroprotective and anti-Helicobacter pylori potential of herbal formula HZJW: safety and efficacy assessment. BMC Complement Altern Med, 2013, 13: 119.

［29］ 李学军, 刘礼梅, 龙小娜, 等. 脾胃培元法配合针刺对幽门螺杆菌相关性慢性胃炎大鼠的作用及机制研究. 中医药临床杂志, 2013, 25 (7): 575-577.

［30］ 彭艳, 易受乡, 封迎帅, 等. 艾灸对幽门螺杆菌胃炎大鼠血清免疫学作用研究. 中国针灸, 2014, 34 (8): 783-790.

［31］ 宋琳琳, 姜力, 朱婷婷, 等. 幽门螺杆菌根除效果与中医证型相关性研究. 中国中医药信息杂志, 2013, 20 (12): 7-9.

［32］ 潘慧人, 黄深荣, 邹铭斐. 600 例幽门螺杆菌感染者中医体质分析. 中医临床研究, 2014, 6 (4): 20-21.

［33］ 张文勤. 中药大黄治疗幽门螺杆菌相关性慢性胃炎疗效观察. 中国煤炭工业医学杂志, 2003, 6 (12): 1213.

［34］ 刘久法, 罗晓莎. 清热解毒法治疗幽门螺杆菌感染糜烂性胃炎 57 例. 湖南中医杂志, 2005, 21 (3): 70-71.

［35］ 黄菊萍, 邹海, 刘志军, 等. 荆花胃康胶丸对幽门螺杆菌抑制作用的临床观察. 实用中西医结合临床, 2012, 12 (4): 34-35.

［36］ 关勇建, 范海斌. 补中益气汤加味抗幽门螺杆菌的临床观察. 湖北中医杂志, 2010, 32 (3): 58-59.

［37］ 常少琼. 半夏泻心汤对感染幽门螺杆菌亚健康人群的作用. 广州: 广州中医药大学, 2010.

［38］ 苏文台, 孙薇. 中医辨证治疗对消化性溃疡并幽门螺杆菌感染患者的疗效影响. 陕西中医, 2011, 32 (10): 1318-1319.

［39］ 唐大军. 中医分阶段治疗慢性胃炎幽门螺杆菌阳性患者 30 例. 西部中医药, 2013, 26 (9): 66-67.

［40］ 李金臣. 中医分阶段治疗慢性胃炎幽门螺杆菌阳性患者的疗效及安全性评价. 中国中医药现代远程教育, 2013, 11 (15): 14-15.

［41］ 刘志为. 四联疗法联合中医药对幽门螺杆菌的补救治疗. 胃肠病和肝病杂志, 2012, 21 (8): 715-718.

［42］ 马继征, 冯硕, 白宇宁, 等. 幽门螺杆菌感染中医治法研究进展. 现代中西医结合杂志, 2015, 24 (6): 1822-1824.

［43］ 张存钧, 周萍, 蒋振民, 等. 中药复方根除幽门螺杆菌的疗效观察. 上海中医药杂志, 2001 (10): 24-25.

［44］ 车素云. 中西医结合治疗慢性胃炎并幽门螺杆菌感染的疗效. 实用临床医学, 2011, 12 (10): 8-9.

［45］ 张月苗, 王婷婷, 叶晖, 等. 荆花胃康胶丸联合三联疗法治疗幽门螺杆菌感染慢性胃炎疗效观察. 中国中西医结合消化杂志, 2013, 21 (11): 587-590.

［46］ 陈岩, 王杭勇, 严杰. 胃复春片对幽门螺杆菌抑制作用的实验研究. 浙江临床医学, 2008, 10: 907-908.

［47］ 赵敏, 吕宾, 黄宣, 等. 胃复春对肿瘤坏死因子诱导人胃上皮 GES-1 细胞炎症和肠化的影响. 中国中西医结合消化杂志, 2012, 20: 394-397.

［48］ 杨湘怡, 吴云林, 朱燕华, 等. 胃黏膜低级别上皮内瘤变的胃复春联用叶酸治疗及转归研究. 内科理论与实践, 2013, 8: 24-28.

［49］ 马继征, 冯硕, 胡伏莲. 分阶段治疗难治性幽门螺杆菌感染 1 例报告. 北京医学, 2015, 37 (4): 332, 342.

［50］ 冯硕, 马继征, 胡伏莲. 成功根除幽门螺杆菌胃内高负荷治疗反复失败 1 例报告. 北京医学, 2014, 36 (7): 612, 614.

［51］ 郭丽坤, 王志荣, 岑戎, 等. 黄连素治疗幽门螺杆菌感染的临床研究. 中国中西医结合消化杂志, 2013, 21 (3): 149-153.

［52］ 陆俊. 枫蓼肠胃康胶囊联合三联疗法治疗幽门螺杆菌阳性糜烂性胃炎 120 例. 2014, (34): 9.

［53］ 董欣红, 胡伏莲, 李世荣, 等. 三九胃泰四联疗法治疗消化性溃疡及根除幽门螺杆菌的多中心临床研究. 中国新药杂志, 2002, 11 (6): 476-479.

［54］ 赵昕, 周鸿飞. 针灸治疗小儿幽门螺杆菌相关性胃炎疗效观察. 中国中西医结合儿科学, 2015, 7 (1): 37-39.

［55］ 陈德成, 吴旭, 吴文忠, 等. 穴位注射对慢性萎缩性胃炎患者幽门螺杆菌感染的影响. 中国乡村医生杂

志, 1997, 11: 38-39.

[56] Kusters JG, Gerrits MM, Van Strijp JA, et al. Coccoid forms of Helicobacter pylori are the morphologic manifestation of cell death. Infect Immun. 1997, 65 (9): 3672-3679.

[57] Fan HY, Wang J, Yan GC, et al. Increasing gastric juice pH level prior to anti-Helicobacter pylori therapy may be beneficial to the healing of duodenal ulcers. Exp Ther Med, 2013, 5 (3): 912-916.

[58] 中华医学会消化病学分会幽门螺杆菌学组, 全国幽门螺杆菌研究协作组. 第四次全国幽门螺杆菌感染处理共识报告. 现代消化及介入诊疗, 2012, 17 (6): 358-363.

第九十章

# 中医药治疗幽门螺杆菌感染相关疾病的进展与思考

## 一、概述

1983 年,Marshall 与 Warren [1]首次提出幽门螺杆菌(*H. pylori*)感染与胃炎、消化性溃疡之间存在密切关系,此后,学术界一直致力于 *H. pylori* 的防治研究。现代研究证实:*H. pylori* 感染不仅与多种胃肠道疾病,如慢性胃炎、消化性溃疡、胃癌及胃黏膜相关淋巴组织淋巴瘤密切相关,而且还涉及胃肠道以外的多系统疾病,根除 *H. pylori* 则是防治这些疾病的重要措施。近年来随着 *H. pylori* 对抗生素耐药率的上升,标准三联疗法的根除率已低于或远低于 80%[2],即使标准三联疗法的疗程从 7 天延长到 10 天或 14 天,根除率也仅能提高约 5%[3]。目前由铋剂＋质子泵抑制剂(PPI)＋两种抗菌药物组成的四联疗法被推荐为首选方案[2]。然而从根本上,联合使用抗生素导致的耐药菌产生、药物不良反应等问题并没有得到解决。祖国医药在治疗 *H. pylori* 感染相关疾病中则显示出了独特的优势,其可提高 *H. pylori* 根除率、有效改善临床症状、减少不良反应、耐药性低以及避免肠道菌群失调[4]等。由此可见,从中医药寻求高效、低毒、价廉的抗 *H. pylori* 疗法,是一个值得思考与探索的新路径。

## 二、幽门螺杆菌感染相关疾病的病因病机特点

### (一) 邪气内侵是病机关键

中医无 "*H. pylori* 感染" 的病名,根据 *H. pylori* 的致病特点,大多数学者认为 *H. pylori* 应属中医 "邪气" 的范畴,多具有湿热邪气的性质[5,6]。*H. pylori* 侵袭人体,正邪交争,脾胃升降功能失常,气机停滞中焦,影响脾胃运化功能,脾失健运则水湿内生,湿邪内蕴,郁而化热,形成湿热之邪。当湿热之邪表现明显时,则是邪气较盛、邪正交争剧烈阶段,此阶段胃黏膜病理表现常常以急性充血、水肿或糜烂等炎症表现为主[7]。

### (二) 脾胃虚弱是病理基础

*H. pylori* 是一种广泛存在于人群的菌群,正常情况下不会致病。*H. pylori* 是否会感染致病,定植是其首要条件[8],当胃部组织损伤或微环境改变时,*H. pylori* 更容易定植感染而发病。这个过程正如中医所说的 "正气存内,邪不可干" "邪之所凑,其气必虚"。唯有在人体正气不足或六气太过之时,*H. pylori* 方才化为 "淫" 邪而致病,因此许多学者强调 *H. pylori* 这一外感邪气致病,主要以脾胃虚弱为病理基础[9,10]。其主要表现在两个方面:一方面,脾胃虚弱,正气不足,胃内微环境改变,胃黏膜屏障功能下降[11],邪气侵袭人体,不能及时抗邪外出,从而导致 *H. pylori* 定植感染而致病;另一方面,*H. pylori* 感染后,正邪交争,会进一步损伤正气,使脾胃亏虚,生化乏源。

### (三) 湿阻、热郁、气滞、血瘀是重要的病理环节

*H. pylori* 侵袭人体,正邪交争,使脾胃受损,脾虚失运则湿邪内生,郁久化热;气虚则血运无力而致瘀滞,从而产生气滞、湿阻、热郁、血瘀的一系列复杂的病理变化。而气滞、湿阻、热郁、血瘀等病理变化又进一步损伤脾胃,致脾胃亏虚,为 *H. pylori* 附着、繁殖、致病提供了客观条件[12]。临床研究发现,绝大部分的感染者在 "虚" 的病理基础上,常常伴随湿阻、热郁、气滞、血瘀等标实证候,因而在疾病过程中的某些阶段以标实为主要表现[13]。

## 三、幽门螺杆菌感染相关疾病的证候特点

证候是中医理论与临床治疗的桥梁,正确把握证候是中医治疗的关键。一项针对 *H. pylori*

感染相关性慢性胃炎证候的回顾性分析[14]显示：*H. pylori* 阳性慢性胃炎患者的中医证候分布与 *H. pylori* 阴性慢性胃炎患者的中医证候分布存在着明显差异。可见，*H. pylori* 感染确有其独特的中医证候表现。

## (一) 幽门螺杆菌感染相关疾病证候总体分布

近年来许多学者虽对 *H. pylori* 感染与证候的关系进行了研究，但对证候分型的报道却不尽相同。为了进一步明确 *H. pylori* 感染相关疾病的证候特点，我们对 *H. pylori* 感染相关疾病的证候分布特点进行了文献研究。

系统检索中国知网（CNKI）、万方数据库、中文科技期刊数据库（VIP），收集 2005—2015 年所有有关 *H. pylori* 感染相关疾病证候研究的文献资料。各数据库检索文章数分别为 CNKI 检索文章 336 篇、万方数据库检索文章 168 篇、VIP 检索文章 41 篇，总计 545 篇。根据纳入、排除标准进行筛选与评价，最终纳入文献 69 篇，报道病例数共计 14 398 例。

根据统计结果（表 90-1），文献报道 *H. pylori* 感染相关疾病的证候有 14 种，其中以脾胃湿热证、肝胃不和证及脾胃虚弱证最为多见，这三种证候出现的频率约占所有证候的 80%。

表 90-1　幽门螺杆菌感染相关疾病证候分布统计表

| 编号 | 证候 | 例数 | 比例 /% |
|---|---|---|---|
| 1 | 脾胃湿热 | 4 087 | 28.4 |
| 2 | 肝胃不和 | 3 928 | 27.3 |
| 3 | 脾胃虚弱 | 3 248 | 22.6 |
| 4 | 胃阴不足 | 811 | 5.6 |
| 5 | 胃络瘀阻 | 712 | 4.9 |
| 6 | 脾虚湿困 | 417 | 2.9 |
| 7 | 肝郁脾虚 | 338 | 2.3 |
| 8 | 寒热错杂 | 272 | 1.9 |
| 9 | 脾虚气滞 | 182 | 1.3 |
| 10 | 痰气郁结 | 169 | 1.2 |
| 11 | 脾虚湿热 | 116 | 0.8 |
| 12 | 饮食停滞 | 80 | 0.6 |
| 13 | 寒邪客胃 | 33 | 0.2 |
| 14 | 阴虚郁热 | 5 | 0.0 |
| 总计 | | 14 398 | 100.0 |

大多数学者认为，*H. pylori* 感染者脾胃湿热证、肝胃不和证、脾胃虚弱证最多见，反之脾胃湿热证、肝胃不和证、脾胃虚弱证患者的 *H. pylori* 检出率也较高[14-20]。如郑惠虹[15]对 342 例慢性胃炎患者不同证候 *H. pylori* 感染率进行研究，发现脾胃湿热证、肝胃不和证慢性胃炎患者的 *H. pylori* 感染率较高，感染率分别是 73.2%、50.9%。李宝山[16]等对 208 例慢性浅表性胃炎患者不同证候 *H. pylori* 感染率进行统计，发现 *H. pylori* 感染率以脾胃虚弱证最高（71.8%），其次为脾胃湿热证

(67.6%)、肝胃不和证(52.4%)、胃络瘀阻证(52.0%),胃阴不足证最低(45.5%)。*H. pylori* 感染相关疾病脾胃湿热证、肝胃不和证、脾胃虚弱证最为多见这一结果,与前面论述的病机特点是吻合的,也与我们文献研究的结果是一致的。

**(二)不同幽门螺杆菌感染相关疾病证候分布特点**

*H. pylori* 感染与多种疾病相关,研究选择的疾病不同,其证候分布也存在差异。我们对文献中不同 *H. pylori* 感染相关疾病的证候进行了统计分析。

1. ***H. pylori* 感染相关性慢性胃炎与消化性溃疡证候分布比较** 结果(表90-2)显示,*H. pylori* 感染相关性慢性胃炎与消化性溃疡证候分布存在差异(*P*<0.05),*H. pylori* 感染相关性慢性胃炎脾胃湿热证出现的比例较消化性溃疡偏低,而脾胃虚弱证出现的比例偏高。

表 90-2 *H. pylori* 感染相关性慢性胃炎与消化性溃疡证候分布统计表[例数(百分比)]

| 病名 | 脾胃湿热证 | 肝胃不和证 | 脾胃虚弱证 | 胃阴不足证 | 胃络瘀阻证 |
|---|---|---|---|---|---|
| 慢性胃炎 | 2 311(26.6%) | 2 300(26.5%) | 2 052(23.6%) | 544(6.3%) | 455(5.2%) |
| 消化性溃疡① | 711(42.3%) | 455(27.1%) | 254(15.1%) | 56(3.3%) | 89(5.3%) |

注:①两组比较 *P*<0.05。

2. ***H. pylori* 感染相关性慢性非萎缩性胃炎与慢性萎缩性胃炎证候分布比较** 结果(表90-3)显示,*H. pylori* 感染相关性慢性非萎缩胃炎与慢性萎缩性胃炎证候分布存在差异(*P*<0.05)。*H. pylori* 感染相关性慢性非萎缩性胃炎肝胃不和证出现的比例较高,而慢性萎缩性胃炎脾胃虚弱证出现的比例较高。

表 90-3 *H. pylori* 感染相关性慢性非萎缩性胃炎与慢性萎缩性胃炎证候分布统计表[例数(百分比)]

| 病名 | 脾胃湿热证 | 肝胃不和证 | 脾胃虚弱证 | 胃阴不足证 | 胃络瘀阻证 |
|---|---|---|---|---|---|
| 慢性非萎缩性胃炎 | 758(24.9%) | 1 137(37.4%) | 673(22.1%) | 119(3.9%) | 125(4.1%) |
| 慢性萎缩性胃炎① | 442(21.8%) | 459(22.6%) | 562(27.7%) | 178(8.8%) | 248(12.2%) |

注:①两组比较 *P*<0.05。

3. ***H. pylori* 感染相关性胃溃疡与十二指肠溃疡证候分布比较** 结果(表90-4)显示,*H. pylori* 感染相关性胃溃疡与十二指肠溃疡证候分布无统计学差异(*P*>0.05),两者脾胃湿热证出现的比例均较高,接近 50%。

表 90-4 *H. pylori* 感染相关性胃溃疡与十二指肠溃疡证候分布统计表[例数(百分比)]

| 病名 | 脾胃湿热证 | 肝胃不和证 | 脾胃虚弱证 | 胃阴不足证 | 胃络瘀阻证 |
|---|---|---|---|---|---|
| 胃溃疡 | 212(47.9%) | 137(31.0%) | 67(15.1%) | 5(1.1%) | 21(4.7%) |
| 十二指肠溃疡 | 237(46.2%) | 125(24.4%) | 110(21.4%) | 3(0.6%) | 25(4.9%) |

由上述结果可以看出,不同 *H. pylori* 感染相关疾病的证候分布是不尽相同的。*H. pylori* 感染相关性消化性溃疡脾胃湿热证比例较高,*H. pylori* 感染相关性慢性胃炎尤其是慢性非萎缩性胃炎肝胃不和证比例较高,而 *H. pylori* 感染相关性慢性萎缩性胃炎则以脾胃虚弱证比例最高。有研究

也得出了相似的结论[21]：H. pylori 感染相关性慢性萎缩性胃炎患者脾胃虚弱证出现比例较消化性溃疡、慢性非萎缩性胃炎高。

H. pylori 感染相关的消化性溃疡脾胃湿热证比例较高，这可能与消化性溃疡病程一般较短，邪气较盛，正邪交争剧烈，湿热蕴积有关。慢性萎缩性胃炎多由慢性非萎缩性胃炎发展而来，病程绵长，病情迁延反复难愈，中医认为"久病多虚"，慢性萎缩性胃炎病程日久，正气耗损，病多转虚[19]，因此脾胃虚弱证比例最高。

### （三）不同地域幽门螺杆菌感染相关疾病证候分布特点

中医辨证与治疗讲究"三因制宜"，即"因时、因地、因人制宜"。为了明确不同地域 H. pylori 感染相关疾病证候的分布特点，我们根据地域的不同进行了统计分析，结果（表 90-5）显示，我国北方地区、南方地区及西部地区 H. pylori 感染相关疾病证候分布均存在差异（$P<0.01$）。

表 90-5　不同地区 H. pylori 感染相关疾病证候分布统计表 [ 例数（百分比）]

| 病名 | 脾胃湿热证 | 肝胃不和证 | 脾胃虚弱证 | 胃阴不足证 | 胃络瘀阻证 |
|---|---|---|---|---|---|
| 北方地区② | 2 033（26.6%） | 2 438（31.9%） | 1 583（20.7%） | 468（6.1%） | 447（5.8%） |
| 南方地区① | 1 699（29.7%） | 1 369（23.9%） | 1 312（22.9%） | 257（4.5%） | 236（4.1%） |
| 西部地区①② | 355（34.3%） | 121（11.7%） | 353（34.1%） | 86（8.3%） | 29（2.8%） |

注：①与北方地区比较 $P<0.01$，②与南方地区比较 $P<0.01$。

地域不同，气候、饮食习惯存在不同，相同疾病患者表现的证候也会因此产生差异。根据文献研究结果，我国北方地区肝胃不和证出现比例较高，南方地区脾胃湿热证出现比例较高，而西部地区脾胃湿热证、脾胃虚弱证出现比例最高。与北方相比，南方夏季炎热，雨水绵绵，气候潮湿，湿、热之邪易夹杂致病[22]，故脾胃湿热型多见。西部地区则气候干燥，夏季炎热，且少数民族多，饮食多喜肉食，最易损伤脾胃，酿生湿热[23]，故脾胃虚弱证、脾胃湿热证出现比例较高。

## 四、中医药治疗幽门螺杆菌感染相关疾病的临床研究

中药治疗 H. pylori 感染，以整体调整为辨证治疗理念，结合辨病及现代药理遣方用药，不仅可以有效提高 H. pylori 根除率，还可以有效改善临床症状，同时在减毒增效以及避免或延缓西药耐药等方面也发挥了独特的优势[24]。一项中西医结合治疗 H. pylori 阳性慢性萎缩性胃炎的 meta 分析[4]结果显示：中西医结合治疗组 H. pylori 感染转阴率更高，临床总有效率、病理改善总有效率、临床症状改善情况均优于对照组，而复发率（0~33.4%）低于对照组（10%~63.4%）。因而有学者提出中药联合西药有可能成为治疗 H. pylori 感染的一线方案或者根除失败的补救治疗新途径[25,26]。

### （一）中医辨证论治

1. **脾胃湿热证**　脾胃湿热证主要临床表现：胃脘部灼痛或痞胀，泛吐酸水，口苦口臭，恶心欲吐，大便黏滞，小便黄赤，舌质红，苔黄腻或黄厚，脉滑数或濡数。治以清热化湿、和中醒脾。根据文

献报道,治疗 *H. pylori* 感染相关疾病脾胃湿热证常用的中药复方有连朴饮[27]、左金丸[28,29]、香连丸[30]、黄连解毒汤、五味消毒饮[31]等。此外,许多中医学者根据 *H. pylori* 感染相关疾病的病因病机特点,结合自己的临床经验,总结出许多有效的经验方,如自拟灭幽汤[32]、自拟黄连汤[33]、自拟胃溃疡 1 号方[34]等,临床疗效确切。

(1)连朴饮:连朴饮出自《霍乱论》,是治疗中焦湿热的代表方剂。连朴饮加减治疗 *H. pylori* 感染相关疾病可以有效提高 *H. pylori* 根除率,改善临床症状。田光芳[27]等对 79 例 *H. pylori* 感染相关性胃炎脾胃湿热证患者应用连朴饮加减联合标准四联疗法治疗,西药组 39 例予标准四联疗法治疗,疗程均为 2 周,结果显示中西药组 *H. pylori* 清除率(97.5%)明显高于西药组(87.2%)(*P*<0.05),中西药组脾胃湿热证各项症状改善均明显优于西药组(*P*<0.05)。

(2)左金丸:左金丸出自《丹溪心法》,由黄连、吴茱萸组成。左金丸抗 *H. pylori* 感染疗效显著,并且随着黄连成分的增加、吴茱萸成分的减少,抑菌效果亦随之增强[35]。多项临床研究显示,左金丸加减治疗 *H. pylori* 感染不仅可提高 *H. pylori* 根除率,而且在初次 *H. pylori* 根除失败后的补救治疗中疗效显著。潘涛[29]等对初次 *H. pylori* 根除失败的 49 例患者予加味左金丸＋序贯疗法10 天(前 5 天埃索美拉唑 20mg、阿莫西林 1 000mg、加味左金丸;后 5 天埃索美拉唑 20mg、克拉霉素 500mg、呋喃唑酮 100mg),48 例西药组予含铋剂四联疗法治疗 10 天。结果中药组和西药组的 *H. pylori* 根除率分别为 91.8% 和 77.1%(*P*<0.05),显示加味左金丸联合序贯疗法在 *H. pylori* 根除失败后补救治疗中的疗效优于铋剂四联疗法。

(3)自拟灭幽汤:自拟方多针对 *H. pylori* 感染与湿热之邪密切相关的病机特点,多采用清热燥湿类中药,如黄连、黄芩、黄柏等。胡文英[32]采用自拟灭幽汤(由大黄、黄连、黄芩、蒲公英、白花蛇舌草、海螵蛸、白芍、三七及甘草等组成)28 天配合三联(兰索拉唑、阿莫西林、克拉霉素)根治疗法7 天治疗 *H. pylori* 感染相关性慢性萎缩性胃炎或消化性溃疡患者 60 例,西药组予三联疗法治疗 7 天,结果显示灭幽汤联合三联法治疗组幽门螺杆菌根治率高于西药组(*P*<0.05)。

**2. 肝胃不和证**　肝胃不和证临床主要表现为胃脘胀痛或痛窜两胁,多因情志因素而发作,或伴有嗳气频繁,胸闷喜太息,不思饮食,精神抑郁,舌质淡红,苔薄白,脉弦。治以疏肝理气、和胃降逆。临床上多以柴胡疏肝散为基础方加减治疗。

柴胡疏肝散治疗 *H. pylori* 感染相关性胃病具有较好的临床疗效[36,37]。徐燕琴[37]将 180 例 *H. pylori* 相关性慢性胃炎肝胃不和证患者分为三组,单纯中药组予柴胡疏肝散加减治疗 4 周,中西医结合治疗组予胡疏肝散加减治疗 4 周联合标准三联疗法治疗 10 天,单纯西药组予标准三联疗法治疗 10 天。结果 *H. pylori* 根除率中西医结合治疗组(73.7%)＞单纯西药组(60.0%)＞单纯中药组(45.0%),有统计学差异(*P*<0.05);同时中西医结合治疗组在改善临床症状、提高患者的生存质量、减轻胃黏膜的炎症反应等方面均显示了明显优势。

**3. 脾胃虚弱证**　脾胃虚弱证临床主要表现为胃脘部隐痛不适,喜温喜按,空腹痛甚,受凉或劳累后易发作或加重,伴神疲乏力,纳呆少食,大便稀溏,舌淡苔白,边有齿痕,脉细。治以益气健脾、和胃止痛,常用六君子加减治疗。根据文献报道,治疗 *H. pylori* 感染相关疾病脾胃虚弱证常用的中药复方有香砂六君子汤[38]、黄芪建中汤[39]等。

(1)香砂六君子汤:香砂六君子汤可以消除黏膜水肿、充血及淤血,达到保护胃黏膜、促进胃黏膜修复,从而抑制 *H. pylori* 的功效[40]。张智勇[38]等应用香砂六君子汤加减治疗 *H. pylori* 相关性胃炎患者 55 例,疗程为 6 周;西药组 54 例则予标准三联疗法 7 天＋奥美拉唑或兰索拉唑配合胃黏膜保护剂 5 周。结果显示中药组总有效率(92.73%)明显优于西药组(75.93%)(*P*<0.05);中药组 *H. pylori* 清除率(90.91%)明显优于西药组(72.22%)(*P*<0.05);中药组不良反应发生率(3.64%)明显低于西药组(18.52%)(*P*<0.05)。

(2)黄芪建中汤:黄芪建中汤[41]可清除氧自由基,达到抗氧化作用,进而保护胃黏膜。临床研究表明,黄芪建中汤可以促进溃疡的愈合,有效改善腹痛症状。李学军[39]对 46 例 *H. pylori* 阳性的十二指肠溃疡 A1 期患者应用黄芪建中汤治疗 14 天配合三联疗法治疗 7 天,对照组 40 例应用三联疗法治疗 7 天配合奥美拉唑肠溶胶囊治疗 7 天,停药后 4~6 周复查内镜并检测 *H. pylori*。结果治疗组溃疡愈合率(93.5%)、腹痛缓解率(71.7%)均高于对照组(82.5%、37.5%)(*P*<0.05),但 *H. pylori* 根除率无统计学意义(*P*>0.05)。

**4. 寒热错杂证** 寒热错杂证临床主要表现为胃脘部不适,喜温喜按,口干而苦,胸脘烦热,大便稀溏。治疗应以扶正祛邪、平调寒热为基本治则,临床以半夏泻心汤为基础方加减治疗。

半夏泻心汤辛开苦降,可补虚去实、平调寒热、调畅气机,可针对 *H. pylori* 感染相关疾病本虚标实的病机特点进行治疗。本方常用于治疗 *H. pylori* 感染相关的胃肠道疾病,临床疗效已得到认可。许多的临床研究[42-45]显示,半夏泻心汤加减治疗 *H. pylori* 感染不仅可以提高 *H. pylori* 根除率,而且在改善临床症状及不良反应等方面显示出了明显的优势。巩阳等[42]应用加味半夏泻心汤联合西药标准三联疗法治疗 *H. pylori* 阳性的慢性非萎缩性胃炎 42 例,对照组 42 例则予标准三联疗法,疗程 14 天,结果治疗组 *H. pylori* 根除率(92.2%)明显高于对照组(76.2%)(*P*<0.05),而且治疗组能更好地改善临床症状。林裕强等[45]对慢性胃炎合并 *H. pylori* 感染患者 54 例予半夏泻心汤 4 周联合含铋剂四联疗法 14 天,对照组 53 例予含铋剂四联疗法,14 天后改用多潘立酮治疗 14 天。结果治疗后,总有效率治疗组(90.56%)明显高于对照组(79.62%)(*P*<0.05),治疗组 *H. pylori* 根除率明显高于对照组(*P*<0.05)。

## (二)中成药治疗

许多中成药具有很好的提高 *H. pylori* 根除率、改善临床症状及降低复发率的作用,如荆花胃康[46,47]、温胃舒[48]、养胃舒、胃复春[49,50]、蒲地蓝消炎口服液[51]等。

**1. 荆花胃康** 荆花胃康治疗 *H. pylori* 感染相关疾病,疗效确切,不仅可以提高 *H. pylori* 根除率,改善临床症状,而且可以降低感染复发率。一项荆花胃康联合三联疗法治疗 *H. pylori* 感染的多中心临床研究[46],采用分层随机方法分别将 299 例十二指肠溃疡患者分为荆花胃康联合标准三联组、含铋四联组和标准三联组;将 266 例胃炎患者分为荆花胃康联合标准三联组和含铋四联组。结果荆花胃康联合三联疗法,无论治疗 *H. pylori* 相关性胃炎还是十二指肠溃疡,其 *H. pylori* 根除率均明显高于标准三联疗法;与含铋标准四联疗法相比,荆花胃康联合三联疗法可以与之相媲美,且对临床症状的缓解优于标准三联和含铋四联疗法。进一步比较荆花胃康胶丸联合三联疗法与铋剂四联疗法根除治疗幽门螺杆菌后患者远期消化不良症状改善和感染复发情况,发现荆花胃康组

*H. pylori* 感染复发率(1.8%)低于铋剂四联组(3.4%),同时荆花胃康组患者症状改善程度优于铋剂四联组[47]。

**2. 温胃舒、养胃舒** 一项温胃舒、养胃舒联合三联疗法治疗 *H. pylori* 阳性消化性溃疡及慢性胃炎的多中心临床研究[48],设 PCM(潘托洛克、克拉霉素、甲硝唑)222 例、PCM+ 温胃舒 196 例、PCM+ 养胃舒 224 例三组,结果 *H. pylori* 根除率、溃疡愈合率、腹痛缓解率分别为 62.25%、70.11%、65.22%;61.9%、100.0%、86.36%;72.67%、93.20%、82.93%,表明 PCM 三联疗法疗效低于加中药的两组,特别是 PCM+ 温胃舒的效果显著($P<0.01$)。

**3. 胃复春** 胃复春是临床上治疗慢性胃炎常用的中成药,胃复春联合西药可以提高 *H. pylori* 的根除率,而且对临床症状、病理的改善效果明显。马松炎等[49]对 36 例 *H. pylori* 阳性胃癌前病变(萎缩性胃炎伴肠化或不典型增生)患者给予铋剂三联(果胶铋、阿莫西林、克拉霉素)2 周,后予胃复春、叶酸口服 3 个月;32 例对照组仅给予铋剂三联 2 周。3 个月后复查结果表明,铋剂三联加胃复春组的临床、病理有效率和 *H. pylori* 转阴率分别为 94.44%、83.33%、63.88%,均明显高于单纯铋剂三联对照组的 75%、56.25%、40.65%($P<0.01$)。周庆丰等[50]对 35 例确诊为慢性糜烂性胃炎伴 *H. pylori* 感染的患者给予胃复春联合三联疗法根除 *H. pylori* 治疗 2 周,后继续给予胃复春 2 周;35 例对照组则予三联疗法根除 *H. pylori* 治疗 2 周,后予兰索拉唑继续治疗 2 周。结果治疗组 *H. pylori* 根除率、临床有效率分别为 82.9%、91.4%,明显高对照组的 45.7%、77.1%($P<0.05$);治疗组患者 1 周内临床症状缓解的发生率(97.1%)明显高于对照组(77.1%)($P<0.05$)。随访 6 个月,治疗组的复发率明显低于对照组($P<0.05$)。而且经计算,每增加一个单位效果,观察组比对照组少投入 2.86 元。

**4. 蒲地蓝消炎口服液** 蒲地蓝消炎口服液由蒲公英、板蓝根、苦地丁、黄芩四味药物组成,具有清热解毒、消肿止痛的作用。刘华一等[51]对 63 例 *H. pylori* 感染阳性的患者予蒲地蓝消炎口服液联合三联疗法治疗,65 例对照组则给予三联疗法治疗,疗程均为 14 天。停药 30 天后,评估两组疗效,结果显示:按意向性分析(ITT)和符合治疗方案分析(PP),治疗组 *H. pylori* 根除率分别为 71.4%、73.8%,均明显高于对照组的 51.5%、55.7%($P<0.05$);症状改善方面,治疗组明显高于对照组($P<0.05$);不良反应发生方面两组间差异无统计学意义。提示蒲地蓝消炎口服液联合三联药物根除 *H. pylori* 效果明显,可以提高症状改善率,而且不增加不良反应的发生。

## 五、中药抑杀幽门螺杆菌的基础研究

### (一)单味中药抑杀幽门螺杆菌的体外抑菌实验

研究证实许多中药具有较强的抑制和杀灭 *H. pylori* 的作用。张万岱等[52]采用两种药敏方法(纸片法、打孔法)反复试验,从 38 种中药中筛选出 18 种对 *H. pylori* 有不同程度的抑杀作用,发现黄连、黄芩、大黄、连翘、乌梅、木棉素、归尾、乌药、延胡索、三七、桂枝、白芍等抑菌环直径在 11~20mm,作用较强;秦皮、黄柏、丹参、五味子、甘草、白头翁等抑菌环直径在 1.5~7mm,作用较弱。Ma[53]等对 50 种传统中草药抗 *H. pylori* 活性进行评估,结果发现黄连、黄芩及板蓝根的水提物具

有较强的抗 *H. pylori* 作用。黄浩然等[54]通过检索文献,对多种常用中药进行了筛选,初步筛选出了30余味经体外抑菌实验证实对 *H. pylori* 有抑杀作用的中药,发现这些中药多集中在清热解毒类药物[55],其中黄连、大黄、黄芩、黄柏的抑菌作用最明显[56,57]。

## (二)中药复方抑杀幽门螺杆菌的体外抑菌实验

徐艺等[35]根据高等医药院校《方剂学》组方和剂量,对多种常用中药复方抑杀 *H. pylori* 的作用进行了检测,结果发现左金丸高度敏感,MIC 为 1:320;香连丸、自拟清幽养胃方(黄芪、党参、白术、炙甘草、仙鹤草、枳壳、白芍等)中度敏感,MIC 分别为 1:80、1:20。刘波等[58]实验研究发现,逍遥散、黄芪建中汤制剂处理浓度分别在40、50、55mg/ml 时,对 *H. pylori* 均有一定的抑杀作用,且随着浓度增加抑菌作用增强,在 55mg/ml 时,其杀菌率分别为 99.3%、98.5%。曲智威等[59]研究显示半夏泻心汤对从胃黏膜标本中分离、鉴定出的8种耐药菌株均有较强的抑菌效果,其对耐药分离株平均 MIC 为(0.20±0.09)mg/ml。

## (三)中药抑杀幽门螺杆菌的可能机制

中药抗 *H. pylori* 的作用机制尚不完全清楚。药理研究显示,中药抗 *H. pylori* 可能通过直接抑制或杀灭 *H. pylori*,降低 *H. pylori* 的毒力,抑制 *H. pylori* 的黏附能力,改变 *H. pylori* 的生存环境等多方面起作用[60]。

**1. 直接抑制或杀灭幽门螺杆菌** 黄连是直接抗 *H. pylori* 作用的代表中药,主要有效成分是小檗碱。其杀菌机制可能是通过抑制细菌生长与呼吸,抑制细菌的葡萄糖及糖代谢中间产物的氧化过程,特别是脱氧反应,从而达到杀灭细菌的作用[61]。头花蓼可通过影响 *H. pylori* 的抗氧化系统、能量代谢系统以及参与应激反应相关蛋白使细菌的生长代谢受到显著的影响,从而起到抗 *H. pylori* 的功效[62]。

**2. 降低 *H. pylori* 的毒力因子** CagA 和 VacA 是 *H. pylori* 致病机制中的两个重要毒力因子,在 *H. pylori* 的致病过程中起重要作用。研究发现半夏泻心汤对体外培养的 *H. pylori* 中毒力因子 CagA、VacA 的 mRNA 表达量有下调作用,且呈浓度相关性[63]。槟榔、厚朴具有抑制或干扰 *H. pylori* 分泌毒力因子 VacA,从而显著抑制细胞空泡化,达到降低 *H. pylori* 毒力的作用[55]。

**3. 抑制 *H. pylori* 的黏附能力** 定植是 *H. pylori* 致病的关键环节,而其定植的前提条件是黏附于胃黏膜上皮细胞表面。研究显示茵陈蒿和人参中的酸性多糖可抑制 *H. pylori* 对胃腺癌上皮细胞的黏附,且呈剂量相关性[64]。

**4. 改变 *H. pylori* 的生存环境** 研究发现中药不仅可以抑制尿素酶的活性,直接破坏 *H. pylori* 的保护屏障[60],而且可以通过促进胃黏膜血流,调整胃肠激素分泌,重建受损的胃黏膜屏障[65],以及调整胃内微生态环境等改变 *H. pylori* 的生存环境,从而发挥抑杀 *H. pylori* 的作用。如荆花胃康胶丸对大鼠胃黏膜具有保护作用[66]。六君子汤可以通过扶植胃内正常菌群、改善胃内微生态环境,调整胃黏膜局部的屏障功能来有效地阻止 *H. pylori* 在胃内定居或增殖[67]。

## (四)中药抗耐药性幽门螺杆菌感染的可能机制

中药在抗耐药性 *H. pylori* 感染中显示了其独特的优势。多项临床研究显示中药联合西药可有效提高 *H. pylori* 耐药菌的根除率[68,69]。现代药理研究表明:众多的中草药如黄连、黄芩、穿心莲、大黄、吴茱萸、板蓝根、乌梅等可抑制对抗生素耐药的 *H. pylori* 生长或减少耐药菌株的产生[70]，但其作用机制尚不完全清楚。体外实验研究发现[71]大黄素、黄芩苷、五味子素和小檗碱可以有效抑制阿莫西林和四环素耐药的 *H. pylori* 菌株，其机制可能与降低 *hefA* mRNA 的表达有关。荆花胃康胶丸原料药和土荆芥原料药对临床耐药 *H. pylori* 具有较明显的体外抗菌作用，其抗菌效果随剂量和时间增加而增强。其作用机制可能与下调耐药 *H. pylori* 外排泵 *hefA*、*hefB*、*hefC* 基因有关[72]。

## 六、中医药研究存在的不足

### (一) 幽门螺杆菌感染相关疾病的证候诊断标准尚未完全统一

目前对于 *H. pylori* 感染与证候关系的研究没有取得一致性的结果，证候分型尚无统一的、权威的、定量或定性的规范化标准，这种现状导致了研究结果的科学性和可靠性不高[6]。导致这种状况原因可能是：①由于证候诊断标准不统一，在不同的研究中，研究者采用了不同的辨证分型标准，最终得到的证候结果也因此不尽相同。② *H. pylori* 感染与多种疾病相关，研究对象的疾病不同，疾病的轻重程度不同，感染的 *H. pylori* 菌株不同，其所得出的证候结果也会存在差异。③中医辨证客观性不强，辨证结果与各自的辨证经验有密切关系。④目前研究的样本量较小，病例多来自单一地区，研究结果难以避免产生偏倚。

### (二) 幽门螺杆菌感染相关疾病的中医治疗方案尚未完全规范

中医药在治疗 *H. pylori* 感染相关疾病方面显示出一定优势，尤其中西医结合方案可进一步提高 *H. pylori* 的根除率。但目前尚未形成成熟的中医治疗方案，临床应用仍存在诸多不足与问题。目前临床上应用的方药种类多样，剂型也各不相同，并未对各方药、各剂型之间的优缺点进行比较研究；治疗 *H. pylori* 感染相关疾病的中医治疗方案多采用中药联合西药的治疗方法，对单纯中药治疗 *H. pylori* 感染的研究较少，对其临床疗效及治疗优势尚不不明确；在中西医联合治疗方案中，中药与西药的联合应用方式也不尽相同，中药治疗或先于西药应用，或同时应用，或西药应用结束后再应用，对其之间临床疗效的差异并不清楚；应用中药的疗程也尚未达成共识，临床上使用中药的疗程长短不一，短则与西药疗程一致，长则 1 个月。这些问题均制约了中药治疗方案的规范与优化，不利于临床推广应用。

### (三) 中药抑杀幽门螺杆菌的机制尚不明确

大量研究显示中药及中药复方具有抗 *H. pylori* 的作用，但目前大多数的研究集中在对现象的研究，对其内在机制研究明显不足。中药抗 *H. pylori* 的研究多采用体外抑菌实验方法，简单筛选具有抑菌作用的中药或复方，或比较其抑菌作用的强弱，对其在体内的抑菌机制研究不够系统、深入。中药是如何通过对机体的整体调节，来提高机体自身免疫力和胃黏膜局部的屏障功能；中药通过何种机制改变 *H. pylori* 寄居的微环境，使之不利于 *H. pylori* 定居或繁殖；中药在胃内高酸环境以及黏液屏障等因素作用下是否同样能够发挥抑菌、杀菌作用；中药通过何种途径对耐药性 *H. pylori* 产生抑菌、增敏效果等，这些环节的作用机制目前尚不明确。

## 七、展望

近年来，H. pylori 对抗生素耐药性问题日渐严重，受到了越来越多学者的关注，许多学者开始探索治疗 H. pylori 感染的新路径。中医药治疗 H. pylori 感染相关疾病具有可以提高 H. pylori 根除率、有效改善临床症状、不良反应小、耐药性低等特色与优势，并已得到许多研究的证实，这为治疗 H. pylori 感染相关疾病提供了新的思路与方法。

但是目前中医药治疗 H. pylori 感染的研究仍面临着许多挑战，许多关键问题急待解决。如需要在全国范围内开展针对真实事件的大规模流行病学研究，为制定统一规范的证候诊断标准提供有力依据；需要进行更多高质量、大样本的临床研究，规范与优化中药治疗方案，筛选出临床更加有效的方药，探讨中医或中西医联合治疗的最佳时点；需要开展涉及体内、体外多层次的机制研究，深入探索中药抑杀 H. pylori 的作用机制，对中药抗 H. pylori 作用机制的研究需要扩大思路，不仅要揭示中药直接抑杀 H. pylori 的作用机制，更应把重点放在中药治疗 H. pylori 感染的优势环节上，着力于研究中药改善胃黏膜局部微环境及提高屏障功能的作用机制，调节机体自身免疫功能的作用机制，改变胃内微生物环境的作用机制以及抗耐药性 H. pylori 的作用等。未来，从中医药中寻求治疗 H. pylori 感染相关疾病的有效疗法是一个值得深入探索的新路径。

（张声生　李培彩）

## 参 考 文 献

［1］ Warren R, Marshall B. Unidentified curved bacilli on gastric epithelium inactive chronic gastritis. Lancet, 1983, 1 (8336): 1273-1275.

［2］ 中华医学会消化病学分会幽门螺杆菌学组，全国幽门螺杆菌感染研究协作组. 第四次全国幽门螺杆菌感染处理共识报告. 胃肠病学，2012, 17 (10): 618-625.

［3］ Malfertheiner P, Megraud F, O'Morain CA, et al. Management of Helicobacter pylori infection: the Maastricht IV/ Florence Consensus Report. Gut, 2012, 61 (5): 646-664.

［4］ 刁鹏，夏李明，廖纬琳，等. 中西医结合治疗幽门螺杆菌阳性慢性萎缩性胃炎的 Meta 分析. 现代中西医结合杂志，2015, 11: 1161-1164.

［5］ 林根友，肖兆群，陆维宏. 中西医结合补救治疗幽门螺杆菌感染的临床研究. 中国现代医生，2013, 18: 93-96.

［6］ 吴琼，周宁，李琦. 中医药治疗幽门螺杆菌相关性胃病研究进展. 中华中医药杂志，2012, 1: 152-155.

［7］ 张闽光，朱国曙. 糜烂性胃炎中医分型与幽门螺杆菌感染的相关研究. 现代中西医结合杂志，2002, 1: 7-8.

［8］ 张杰，佘菲菲. 幽门螺杆菌侵袭研究进展. 中外医学研究，2012, 7: 146-148.

［9］ 向志平. 中医治疗 Hp 感染性慢性胃炎组方初探. 四川中医，2010, 5: 29-30.

［10］ 梁雪. 幽门螺杆菌毒力因子诱导胃炎的机制及中医防治的研究现状. 广西中医药大学学报，2013, 4: 51-53.

［11］ 王胜英，刘悦明，陈鹏，等. 消幽颗粒治疗幽门螺杆菌相关性慢性胃炎 40 例临床研究. 中医杂志，2005, 12: 907-909.

［12］ 周正华，杨强，陈大权. 清胃合剂治疗幽门螺杆菌感染相关胃病湿热壅滞型的临床研究. 中华中医药杂志，2006, 21 (8): 504-505.

［13］ 黄穗平，余绍源，罗云坚，等. 中药治疗幽门螺杆菌相关性胃炎的随机对照试验. 广州中医药大学学报，2001, 1: 38-42.

［14］ 陈润花，刘敏，陈亮，等.幽门螺杆菌相关性慢性胃炎中医证候分布特点文献研究.中华中医药杂志，2013，6：1878-1881.

［15］ 郑惠虹.慢性胃炎中医辨证分型与幽门螺杆菌感染的相关性研究.福建中药，2011，3：37.

［16］ 李宝山，程峻立，李岚，等.浅表性胃炎与幽门螺杆菌感染关系探讨.现代中西医结合杂志，2002，9：816.

［17］ 叶晖，张学智.幽门螺杆菌阳性慢性胃炎脾胃湿热证中西医结合研究进展.中国中医药信息杂志，2014，9：134-136.

［18］ 陈晓伟.中医辨证论治联合标准三联疗法治疗 Hp 相关性慢性胃炎的临床研究.北京：北京中医药大学，2013.

［19］ 陈瑶，刘庆义，叶晖，等.幽门螺杆菌相关性胃病中医证型及证候要素演变规律的多中心研究.现代中医临床，2015，2：12-16.

［20］ 宗湘裕，王万卷，刘宝珍，等.慢性萎缩性胃炎中医证型与幽门螺杆菌感染、病理分级的相关性研究.现代中西医结合杂志，2015，4：370-372.

［21］ 丁成华，李晶晶，方芳，等.慢性萎缩性胃炎中医病机与证候分布规律研究.中华中医药杂志，2011，3：582-586.

［22］ 吴耀南，黄墩煌.厦门地区慢性浅表性胃炎的中医证型与发病季节及幽门螺杆菌感染的关系探讨.光明中医，2009，12：2234-2236.

［23］ 陈英，丁国宁，杨宇玲.新疆昌吉地区 Hp 相关性慢性胃炎中医证型与 Hp 感染相关研究.实用中医内科杂志，2015，4：13-14.

［24］ 姚希贤，姚冬奇.中西医结合对幽门螺杆菌感染治疗价值的研究.医学与哲学，2012，33（10）：14-16.

［25］ 张万岱.探索治疗幽门螺杆菌感染的新路径.大连医科大学报，2012，5：417-423.

［26］ 胡伏莲.幽门螺杆菌感染治疗现状与展望.胃肠病学和肝病学杂志，2012，8：687-690.

［27］ 田光芳，刘敏.连朴饮加减联合四联疗法治疗幽门螺杆菌相关性胃炎脾胃湿热证临床研究.中国中医药信息杂志，2015，3：32-35.

［28］ 潘涛，顾兴平，刘芙成，等.加味左金丸在幽门螺杆菌根除失败后补救治疗中的疗效评价.时珍国医国药，2014，7：1681-1683.

［29］ 潘涛，顾兴平，刘芙成，等.左金丸联合三联与铋剂四联疗法在幽门螺杆菌根除失败后补救治疗中的疗效评价.西部医学，2013，10：1516-1518.

［30］ 张霖.香连丸联合三联方案治疗幽门螺杆菌相关消化性溃疡的临床研究.陕西中医，2015，3：296-297.

［31］ 金颖，顾春生.五味消毒饮联合西药治疗胃溃疡 50 例.陕西中医，2014，7：842-843.

［32］ 胡文英.自拟灭幽汤加三联根治疗法治疗幽门螺杆菌感染的疗效观察.临床合理用药杂志，2013，2：65-66.

［33］ 平丽红.自拟黄连汤治疗幽门螺杆菌感染并发胃溃疡的效果观察.云南中医中药杂志，2014，2：26-27.

［34］ 徐奔，谭远忠，魏文斌，等.自拟胃溃疡 1 号方联合序贯疗法治疗幽门螺杆菌阳性消化性溃疡 35 例.中国中西医结合消化杂志，2012，8：377-378.

［35］ 徐艺，叶柏，单兆伟，等.中草药单味与复方对幽门螺杆菌抑菌作用研究.中国中西医结合脾胃杂志，2000，5：292-293.

［36］ 江冠亚，邹立华.加味柴胡疏肝散治疗幽门螺杆菌相关性慢性胃炎的疗效观察.实用中西医结合临床，2015，1：75-76，79.

［37］ 徐燕琴.柴胡疏肝散联合"标准三联疗法"治疗幽门螺杆菌相关性慢性胃炎临床观察.武汉：湖北中医药大学，2012.

［38］ 张智勇，阎清海.香砂六君子汤加减治疗 55 例幽门螺杆菌相关性胃炎的疗效观察.中医临床研究，2013，5：99-100.

［39］ 李学军.黄芪建中汤配合西药与单纯西药治疗十二指肠溃疡的愈合率及幽门螺杆菌根除率的比较.中国医药指南，2012，18：266-267.

［40］ 黄建东，韦安暄.香砂六君子汤治疗慢性萎缩性胃炎 30 例临床观察.中医药导报，2011，17（5）：104-105.

［41］ 谢晶日，尤俊方，李贺薇．中医药治疗幽门螺杆菌感染研究进展．中华中医药学刊，2013，9：1831-1833．

［42］ 巩阳，魏玮．辛开苦降法合"标准三联"治疗幽门螺杆菌阳性慢性非萎缩性胃炎临床研究．世界中西医结合杂志，2014，4：379-381，385．

［43］ 杜坤庭，杨伟捷，葛勤利，等．中西医结合治疗幽门螺杆菌感染慢性胃炎疗效观察．现代中西医结合杂志，2014，13：1414-1415．

［44］ 吴勇惠，方明亮，张武林．常规西药三联疗法联合半夏泻心汤治疗胃溃疡的临床效果观察．中国中西医结合消化杂志，2014，2：102-103．

［45］ 林裕强，陈海霞，孙晓敏．半夏泻心汤联合含铋剂四联疗法治疗慢性胃炎合并幽门螺杆菌感染的疗效评价．现代消化及介入诊疗，2015，2：110-112．

［46］ 胡伏莲，成虹，张学智，等．多中心临床观察荆花胃康联合三联疗法治疗幽门螺杆菌相关性十二指肠溃疡和胃炎疗效及耐药分析．中华医学杂志，2012，92（10）：679-684．

［47］ 张月苗，叶晖，王婷婷，等．荆花胃康胶丸联合三联疗法治疗幽门螺杆菌感染的1年随访研究．现代中医临床，2015，2：8-11．

［48］ 胡伏莲，王蔚虹，胡品津，等．温胃舒、养胃舒治疗幽门螺杆菌相关慢性胃炎和消化性溃疡的全国多中心临床研究．中华医学杂志，2010，90（2）：75-78．

［49］ 马松炎．联合叶酸、胃复春治疗幽门螺杆菌（Hp）阳性胃癌前期病变36例．临床和实验医学杂志，2006，5（7）：942-943．

［50］ 周庆丰，储凌伟．胃复春联合三联疗法治疗幽门螺杆菌相关性糜烂性胃炎的临床分析．中国中西医结合消化杂志，2015，4：283-285．

［51］ 刘华一，张滨，姜立根．蒲地蓝消炎口服液联合三联药物根除幽门螺杆菌63例．世界华人消化杂志，2013，18：1780-1784．

［52］ 张万岱，张秀荣，黄钲华，等．中药对Hp杀抑作用的筛选试验．现代消化及介入诊疗，2001，2：55-56．

［53］ Ma F, Chen Y, Li J, et al. Screening test for anti Helicobacter pylori activity of traditional Chinese herbal medicines. World J Gastroenterol, 2010, 16 (44): 5629-5634.

［54］ 黄浩然，陈蔚文，徐晖．中药及其有效成分抑制幽门螺杆菌的研究进展．中药新药与临床药理，2008，6：508-511．

［55］ 范建华，吴瑾，张羽，等．抗幽门螺杆菌感染的中药治疗价值探索．中国中西医结合消化杂志，2013，5：234-237．

［56］ 杨小红，陆锦，骆询，等．黄芩、黄连和大黄对幽门螺杆菌抑菌作用的研究进展．中国药房，2015，14：2014-2016．

［57］ 李江，成虹，高文，等．不同中药提取物对幽门螺杆菌耐药菌株体外抗菌活性研究．现代中医临床，2015，2：21-23，28．

［58］ 刘波，李雪驼，徐和利，等．5种中药制剂杀灭幽门螺杆菌的实验研究．中国新药杂志，2002，6：457-459．

［59］ 曲智威，温春阳，于明俊，等．半夏泻心汤及7种单味中药对幽门螺杆菌耐药菌株的体外抑菌实验研究．中国中西医结合消化杂志，2015，8：543-546．

［60］ 张北华，唐旭东，王凤云，等．中药抗幽门螺杆菌作用机制研究进展．中华中医药学刊，2015，3：555-557．

［61］ 杨宏静，杨志波，蒲东升．临床中药抗感染作用机制探讨．中国中医药现代远程教育，2011，9（8）：80-81．

［62］ 张姝，罗昭逊，莫非，等．头花蓼对幽门螺杆菌抗菌作用分析．中国医院药学杂志，2015，2：113-118．

［63］ 赵粱，谭达全，尹抗抗，等．半夏泻心汤对幽门螺杆菌毒力因子影响的实验研究．湖南中医杂志，2014，3：114-116．

［64］ Lee JH, Park EK, Uhm CS, et al. Inhibition of Helicobacter pylori adhesion to human gastric adenocarcinoma epithelial cells by acidic polysaccharides from Artemisia capillaris and Panax ginseng. Planta Med, 2004, 70 (7): 615-619.

［65］ 叶晖，张学智．中西医结合治疗耐药幽门螺杆菌感染策略初探．现代中西医结合杂志，2014，8：891-892，906．

［66］ 朱国琴，施瑞华，沈健，等.荆花胃康胶丸对大鼠胃黏膜的保护机制.世界华人消化杂志，2007, 5: 505-508.

［67］ 王平，田维毅，何光志，等.六君子汤对幽门螺杆菌感染小鼠胃内微生态环境的影响.时珍国医国药，2011, 2: 379-380.

［68］ 陈明.健脾清化汤结合西药治疗耐药幽门螺杆菌相关性溃疡的临床观察.北京中医，2006, 3: 135-138.

［69］ 贺东黎.中西医结合治疗耐药幽门螺杆菌相关消化性溃疡 66 例临床观察.国医论坛，2011, 3: 31-32.

［70］ 吴明慧，黄衍强，黄赞松，等.黄连素、大黄素、五味子及黄芩苷对幽门螺杆菌多重耐药株的体外抑菌作用.世界华人消化杂志，2013, 30: 3247-3251.

［71］ Huang YQ, Huang GR, Wu MH, et al. Inhibitory effects of emodin, baicalin, schizandrin and berberine on hefA gene: treatment of Helicobacter pylori-induced multidrug resistance. World J Gastroenterol, 2015, 21 (14): 4225-4231.

［72］ 刘宇.荆花胃康胶丸及其拆方抗耐药幽门螺杆菌作用和机制研究.北京：北京中医药大学，2014.

第九十一章

# 幽门螺杆菌根除治疗新药研发的现状与展望

## 一、概述

近年来,人们对幽门螺杆菌(*H. pylori*)感染与一些疾病的关系有了更深入的了解,随之而来的是对 *H. pylori* 根除适应证的不断扩展。根据中国专家 2017 年发表的《第五次全国幽门螺杆菌感染处理共识报告》[1],*H. pylori* 根除适应证从强烈推荐的消化性溃疡、胃黏膜相关淋巴组织淋巴瘤,到推荐的早期胃癌术后、胃癌家族史等共十余项。不同的适应证对根除治疗的风险与收益比的承受能力不一样,因而有必要根据新的适应证对现有的根除疗法重新进行评估。据推算,2008 年全球癌症新发病例的 16.1% 由各种感染引起,其中 *H. pylori* 感染是最主要的致癌因子,占所有由感染引起癌症的 32.5%[2],在我国,由感染引起的癌症在所有癌症新发病例中占比更高,为 25.9%,其中 35.5% 与 *H. pylori* 感染相关[3],大范围根除 *H. pylori* 可能成为预防胃癌的有效策略。然而,现有的根除疗法用药复杂、安全耐受性较差,很难满足大范围根除 *H. pylori* 预防胃癌的需求。同时,伴随细菌对抗生素耐药性的产生和发展,现有根除疗法的疗效有逐年下降的趋势,迫切需要开发新一代抗菌药物来满足 *H. pylori* 根除治疗的需求。

本章将首先针对 *H. pylori* 治疗上尚未满足的医疗需求以及新一代根除药物应具备的特性进行讨论,接下来对临床研发阶段的抗 *H. pylori* 新药进行总结,并对将来的新药研发方向进行展望。

## 二、幽门螺杆菌根除治疗方面尚未满足的临床需求

*H. pylori* 的根除需要多药物联合使用，通常包括一种质子泵抑制剂（PPI）降低胃酸，加上 2 种或 2 种以上的抗生素防止耐药性的产生，才能达到预期的治疗效果。所谓的标准三联疗法由 PPI、克拉霉素和阿莫西林或甲硝唑组成，成为 *H. pylori* 感染治疗的一线方案，在全球得到了广泛应用。但是近年来由于细菌抗生素耐药性的产生，标准三联疗法的治愈率逐年下降，克拉霉素是标准三联疗法的基石，*H. pylori* 对其耐药是导致三联疗法失败的关键因素[4]。目前，克拉霉素的耐药率在我国已高达 20%~38%，标准三联疗法在我国大部分地区已无法达到专家共识中建议的 80% 以上意向性分析（ITT）根除率[1]。为了解决细菌耐药性问题，国际上推荐了几种其他组合疗法（如铋剂四联疗法、序贯疗法、伴同疗法和左氧氟沙星三联疗法等）来取代标准三联疗法[5]。我国在 *H. pylori* 感染的流行与对抗生素耐药方面具有特殊性，一些新的根除疗法在我国并不一定适用。因此，《第五次全国幽门螺杆菌感染处理共识报告》建议在克拉霉素耐药高发地区（>15%~20%）使用铋剂四联疗法作为一线方案取代标准三联疗法[1]。

由于不同感染者携带的菌株的耐药情况不同，共识报告建议对 *H. pylori* 感染者，特别是复治患者，因人而异进行个体化治疗[1]。实现个体化治疗最好的方法是首先对患者进行药敏试验，然后根据耐药情况对症下药。然而，现阶段的个体化治疗主要是经验疗法，根据不同地区耐药情况及患者的用药史等因素决定治疗方案，与药敏结果指导下的个体化治疗不同。至今还没有简单快速的分子水平的 *H. pylori* 药敏检测手段，因而实现药敏结果指导下的个体化治疗还存在一定的困难[6]。

*H. pylori* 根除疗法的基本元素是抗生素，共识报告推荐使用的常用抗生素有 6 种，分别是克拉霉素（clarithromycin）、左氧氟沙星（levofloxacin）、甲硝唑（metronidazole）、阿莫西林（amoxicillin）、呋喃唑酮（furazolidone）和四环素（tetracycline），这些药物都是临床上使用了几十年的老药，起初并非专门针对 *H. pylori* 根除的特殊需求开发，已大量用于治疗其他适应证，*H. pylori* 长期暴露于这些药物的选择压力下，对它们的耐药性已经普遍存在。这些抗生素的抑菌活性通常受 pH 影响，在酸性条件下治疗效果较差。另外，所有 6 种抗生素都有很高的口服吸收，系统暴露量较高，因此导致一些不必要的毒性和不良反应。表 91-1 是对 6 种 *H. pylori* 根除药物的基本情况，包括它们的作用机制、耐药率、口服吸收以及胃酸对其活性影响等方面的简要总结。

表 91-1　共识报告推荐使用的用于根除幽门螺杆菌的 6 种抗生素概况

| 名称 | 药物类别 | 分子靶标 / 作用机制 | 耐药率 | 口服吸收 | 受胃酸影响 |
|------|----------|---------------------|--------|----------|------------|
| 克拉霉素 | 大环内酯 | 23S rRNA/ 抑制蛋白质合成 | 20%~38% | 约 50% | 大 |
| 左氧氟沙星 | 氟喹诺酮 | GyrA/ 抑制 DNA 复制、转录 | 30%~38% | 近 100% | 大 |
| 甲硝唑 | 硝基咪唑 | RdxA、FrxA/ 生物还原 | 60%~70% | 超 95% | 小 |
| 阿莫西林 | β- 内酰胺 | PBP1A/ 抑制细胞壁合成 | 1%~5% | 约 90% | 大 |
| 呋喃唑酮 | 硝基呋喃 | 硝基还原酶 / 生物还原 | 1%~5% | 超 40% | 小 |
| 四环素 | 四环素 | 16S rRNA/ 抑制蛋白质合成 | 1%~5% | 约 77% | 中 |

用于根除 *H. pylori* 的抗生素中,克拉霉素、左氧氟沙星和甲硝唑使用广泛,它们对 *H. pylori* 的根除效果显著,但耐药率相对较高;而阿莫西林、呋喃唑酮和四环素对 *H. pylori* 的疗效较差,耐药率相对较低,这种现象符合自然选择的基本规律。除了这 6 种抗生素外,枸橼酸铋钾作为铋剂四联疗法的重要组成部分,在 *H. pylori* 的根除上也起到了重要作用,这个化合物几乎没有口服吸收,属于局部活性药物,体外试验表明它可以有效抑制 *H. pylori* 的生长[7],在与质子泵抑制剂和其他抗菌药物联合使用时,枸橼酸铋钾可以进一步提高 *H. pylori* 的根除效果[8]。然而长期服用铋剂存在器官毒性的风险,在许多国家已被禁止使用。

综上所述,现阶段 *H. pylori* 的根除疗法是建立在使用几十年的抗生素的基础上,耐药情况已经十分严重,并且不断扩展,药效有逐年下降趋势,ITT 治愈率难以达到共识报告建议的 80% 的要求。我国广泛使用的铋剂四联疗法用药复杂、不良反应率高、依从性差,容易导致治疗失败与耐药性的产生,形成恶性循环。因此在 *H. pylori* 根除治疗方面还存在许多未满足的需求,迫切需要一个高效、安全和便捷的根除手段,而研发具有独特作用机制且安全有效的新药是解决治疗 *H. pylori* 方面尚未满足临床需求的关键。


## 三、抗幽门螺杆菌新药应具备的一些特征

根据未来 *H. pylori* 根除治疗的需求,理想的抗 *H. pylori* 新药应具备以下特征:

### (一)独特作用机制

*H. pylori* 对现有抗生素的耐药性已经普遍存在,而且有越来越严重的趋势,导致药效的不断下降[9]。耐药性的产生不仅来源于治疗 *H. pylori* 感染的过程,更大的可能性是在使用广谱抗生素治疗其他适应证时,定植于胃黏膜中的 *H. pylori* 长期暴露于各种抗生素的选择压力下,产生基因突变并导致耐药性。*H. pylori* 的耐药性,不仅局限于用于 *H. pylori* 根除的 6 种药物,同类抗生素通常存在交叉耐药性,例如对左氧氟沙星耐药的菌株同时会对其他氟喹诺酮类化合物如环丙沙星耐药,因而对某一抗生素的耐药通常会导致对整个系列抗生素的耐药[10]。鉴于以上原因,现阶段可供选择的根除药物越来越少,研发具有独特作用机制的抗菌新药是克服抗生素耐药、提高药效的关键。

### (二)提高药效

现有抗生素对 *H. pylori* 的根除效果并不理想,即使是在多药组合的条件下使用也很难达到 ITT 根除率 80% 的目标[11]。除了耐药因素外,影响 *H. pylori* 根除效果的主要因素还有两个:第一,根除药物是否可以到达 *H. pylori* 的定植部位。不同的抗菌药物具有不同的理化性质,在体内的分布区别很大,特别是一些具有很高系统吸收和暴露量的药物,在 *H. pylori* 定植的胃黏膜中分布较低,达不到杀菌所需的药物浓度。还有一些药物抗菌活性受胃酸影响较大,在弱酸性条件下基本处于质子化状态,无法通过细胞膜进入细菌内达到灭菌的目的。第二,根除药物是否对体内微环境下的 *H. pylori* 拥有灭菌活性。生长于胃黏膜中的 *H. pylori* 通常处于缓慢生长或休眠状态,大多数抗生素对在这一状态下生长的菌株活性降低,另外,在抗生素或其他外界因素影响下,*H. pylori* 还可能转变为对抗生素耐药的球形菌[12]。这些现象同属于所谓的表征耐药,是造成许多抗生素在体内

药效差的重要因素。例如,阿莫西林在体外试验中对 *H. pylori* 具有很高的抗菌活性,耐药率也相对较低,但在临床中的药效并不明显,这很有可能与表征耐药现象相关[13]。

在新药研发过程中,我们应该从以上两方面入手来寻找药效更好的抗菌新药。

### (三) 简化疗程

抗生素耐药性的产生导致 *H. pylori* 根除效果下降,为了提高药效,一些新的疗法得到了重视。然而,这些新疗法变得越来越复杂,从标准三联疗法到铋剂四联疗法、序贯疗法、复合疗法,乃至更复杂的个体化治疗,治疗依从性降低,往往需要在专家指导下进行,很难大规模推广。这一趋势与 *H. pylori* 根除适应证的不断扩展,对治疗难易程度要求越来越高的趋势背道而驰,复杂的治疗方案是实现大范围根除 *H. pylori* 预防胃癌策略的重大障碍[14-16]。

为了简化疗程,我们需要重点解决以下两个方面的问题:第一,寻找在弱酸性环境下保持较高活性的抗菌新药以解决现有疗法对 PPI 的依赖;第二,寻找药效更高并且耐药频率更低的新药,通过使用一个抗生素来达到两个抗生素的治疗效果,同时防止耐药性的产生。

### (四) 提高安全耐受性

现有根除疗法依赖 3 个或 3 个以上药物的多药组合,存在不良反应叠加,安全耐受性相对较差的问题[17]。从收益与风险比的角度考虑,过多的不良反应是实现根除适应证扩展的重要障碍。提高根除治疗的安全耐受性可以从以下三个方面入手:第一,开发安全性、耐受性更好的抗菌新药;第二,简化疗程,减少药物的使用数量并缩短治疗周期,从而降低不良反应率;第三,开发具有消化道局部活性的抗菌新药,防止药物的系统吸收,从而减少与系统暴露量相关的一些安全耐受性问题,包括由于 QT 间期延长导致的心脏毒性、中枢神经系统毒性、肝脏毒性以及对 P450 代谢酶的诱导或抑制导致的药物之间的相互作用等。

## 四、临床研发阶段的抗幽门螺杆菌新药

为了解决 *H. pylori* 根除抗生素耐药问题,现阶段的研究重点是对现有抗生素重新进行组合并对它们的使用剂量、顺序和周期等进行优化。尽管一些新的药物组合在药效上有所改进,但疗法变得越来越复杂。随着对 *H. pylori* 致病机制的深入了解和根除适应证的扩展,对根除疗法也提出了更高的要求,仅仅对现有药物组合进行优化已无法解决根本问题,迫切需要研发新一代抗生素来满足当前 *H. pylori* 根除领域的医疗需求。十多年前,人类第一次完成了 *H. pylori* 的全基因测序,为发现新作用靶标和开发具有独特作用机制的抗 *H. pylori* 新药打下了基础[18]。然而,针对一些新作用靶标所进行的高通量筛选和研究工作并没有得到人们所预期的结果[19,20],至今还没有一个具有独特作用机制、专门针对 *H. pylori* 开发的抗菌新药上市。以下将重点对已经进入临床研发阶段的抗 *H. pylori* 新药进行分析总结。至于微生态治疗、免疫治疗和中医治疗等非抗生素疗法以及一些专利或文献报道的对 *H. pylori* 具有活性的早期化合物已见一些综述报道[21,22]。这些早期化合物还缺乏完整的成药性、安全性、药效学等方面的数据,对它们在 *H. pylori* 根除方面的应用前景还难以预测,因而将不在本章讨论范围之内。

目前,针对 *H. pylori* 的抗菌新药的研发管道相对薄弱,只有较少的一些化合物进入临床研发阶段,这些药物大体可以归纳为已上市药物的适应证扩展和未上市新药两大类。

## (一)已上市药物的适应证扩展

除了我国专家共识推荐使用的 6 种抗生素外,它们的同类药物在临床上也得到了一些应用,如与左氧氟沙星同属于喹诺酮类的环丙沙星(ciprofloxacin)、莫西沙星(moxifloxacin)和西他沙星(sitafloxacin),与克拉霉素同属于大环内酯类的阿奇霉素(azithromycin),与甲硝唑同属于硝基咪唑类的替硝唑等。尽管这些化合物在药物吸收、分布、代谢、排泄,以及安全耐受性等方面与共识推荐使用的抗生素有所不同,但它们具有同样的抗菌机制并存在交叉耐药问题。这里我们将重点讨论与这 6 类抗生素具有不同作用机制的药物在 *H. pylori* 根除上的应用。

利福昔明(rifaximin),化学结构式见图 91-1,是一个几乎没有口服吸收、具有消化道局部活性的利福霉素类化合物,具有较高的安全耐受性,其作用靶标是细菌的 RNA 聚合酶,适应证为感染性痢疾、肝性脑病和腹泻型肠易激综合征。利福昔明对 *H. pylori* 临床菌株的抑菌活性相对较弱,抑制 50% 菌株的最低抑菌浓度($MIC_{50}$)和抑制 90% 菌株的最低抑菌浓度($MIC_{90}$)值分别为 1~4 和 2~8μg/ml[23]。与其他利福霉素一样,*H. pylori* 对利福昔明的耐药现象临床上还相对少见。由于其耐药机制与其他用于 *H. pylori* 根除的抗生素不同,因而不存在交叉耐药

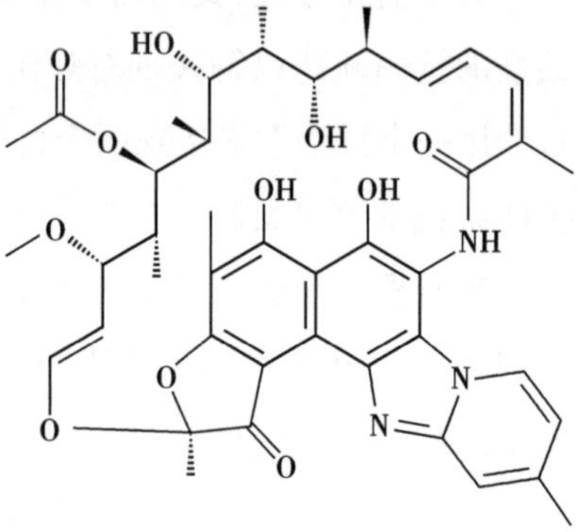

图 91-1　利福昔明化学结构式

问题。在大肠杆菌中,利福昔明的耐药频率介于 $10^{-8}$ 和 $10^{-6}$ 之间,与更常用的利福平相当,通常 *rpoB* 的单基因突变便可以导致对利福昔明的高耐药性,很难通过提高药物浓度的方式来防止耐药性的产生,因而利福昔明在临床上应当尽可能避免单独使用[24]。

临床试验表明,利福昔明单独使用对 *H. pylori* 的根除率在 30% 左右,尽管与克拉霉素和埃索美拉唑(esomeprazole)联合使用的治愈率可以达到 60%~70%,但仍低于 ITT 治愈率 80% 的要求。导致利福昔明根除率较低的原因可能与其在胃黏膜中的分布达不到必要的灭菌浓度有关,但也可能与治疗过程中产生对利福昔明的耐药性有关[25]。由于利福昔明不存在与其他一线、二线根除药物的交叉耐药问题,它的最大优势可能是用于治疗多次治疗失败的患者方面[26]。

利福布汀(rifabutin),化学结构见图 91-2,与利福昔明同属利福霉素类抗生素,通过抑制 RNA 聚合酶达到抗菌作用,但与利福昔明不同,利福布汀可以通过肠胃吸收,适应证为鸟分枝杆菌感染和结核杆菌感染。利福布汀对 *H. pylori* 具有很强的体外抑菌活性,$MIC_{90}$ 值为 0.007 8μg/ml[27]。临床上 *H. pylori* 对利福布汀的耐药现象也比较罕见,一项 meta 分析表明利福布汀在 *H. pylori* 中的耐药率只有 1.3% 左右[28]。

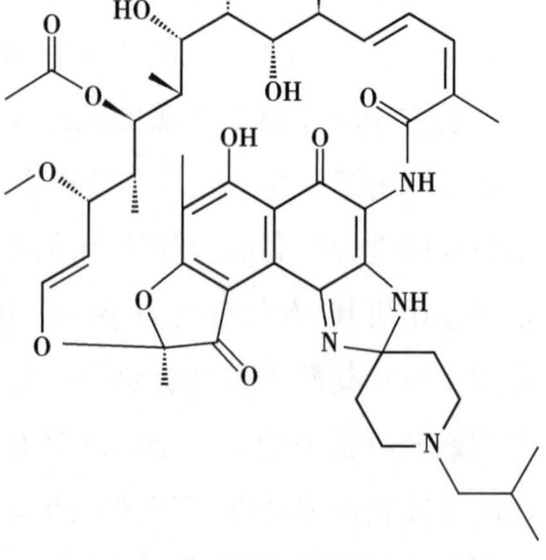

临床研究显示,一个含有利福布汀、阿莫西林和埃索美拉

图 91-2　利福布汀化学结构式

唑的三联疗法的治愈率达到88.6%[26]，而作为三线和四线疗法使用，含有利福布汀药物组合的治愈率分别为66%和70%，在使用剂量上，每天300mg剂量的药效明显优于每天150mg剂量[28]。目前，一种含有利福布汀、阿莫西林和奥美拉唑（omeprazole）的固混胶囊制剂RHB-105正处于临床研发阶段，其目的是作为一线疗法来治疗 H. pylori 阳性的消化不良患者。然而由于利福布汀具有较高的口服吸收和系统暴露量，在治疗过程中会伴随虽不常见但严重的骨髓毒性。

硝唑尼特（nitazoxanide），化学结构式见图91-3，是一个硝基噻唑水杨酰胺类化合物，用于治疗隐孢子虫、贾第鞭毛虫、阿米巴原虫引起的原虫性腹泻。其抗原虫活性与干扰丙酮酸-铁氧化还原蛋白酶（pyruvate-ferredoxin oxidoreductase，PFOR）的电子转移反应相关。硝唑尼特具有很高的口服吸收，系统暴露量受进食影响很大，作为前药，它在体内迅速水解成去乙酰基化合物替唑尼特[29]。研究结果表明，硝唑尼特和替唑尼特对 H. pylori 的抗菌活性相当，$MIC_{50}$ 和 $MIC_{90}$ 值分别为 1μg/ml 和 4μg/ml，并对甲硝唑耐药菌株具有抗菌活性[30]，它们对 H. pylori 的抑菌活性也与抑制PFOR的电子转移过程相关[31,32]。

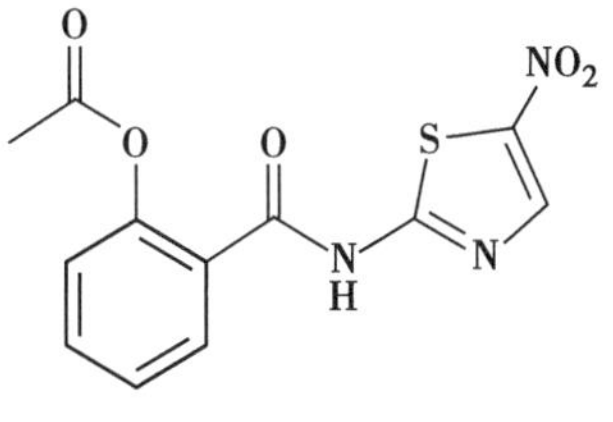

图 91-3　硝唑尼特化学结构式

临床试验表明，单独使用硝唑尼特，1 000mg剂量，每日2次，治疗10天后，所有受试者的 $^{14}C$-尿素呼气试验结果依然保持阳性，没有达到根除 H. pylori 的效果[33]。但另一项研究表明，在与奥美拉唑联合使用的情况下，同样的剂量和给药频率，治疗7天的治愈率达到了83%[30]。这两项研究结果的明显差异可能与胃部的微环境相关，在使用质子泵抑制剂的情况下，胃内酸性较弱并因而减缓了硝唑尼特向替唑尼特的转化，影响药物在胃黏膜中的分布。另外一些研究表明，一些含有硝唑尼特的多联疗法，如包含硝唑尼特、左氧氟沙星、多西环素和奥美拉唑的四联疗法的药效优于标准三联疗法[34]。

小檗碱（berberine）又名黄连素，化学结构见图91-4，是几种传统中药的有效成分，用于治疗痢疾杆菌、大肠杆菌等引起的肠道感染和腹泻。小檗碱的抑菌机制还不是十分清晰，有研究表明其抑菌活性可能与抑制细菌分裂蛋白FtsZ相关[35,36]，也有研究表明，小檗碱通过抑制细菌毒素导致的炎症免疫反应达到治疗效果[37]。小檗碱的口服吸收少于1%，属于消化道局部活性药物[38]，对 H. pylori 的体外活性相对较弱，最低抑菌浓度（MIC）在 8~200μg/ml[39,40]。

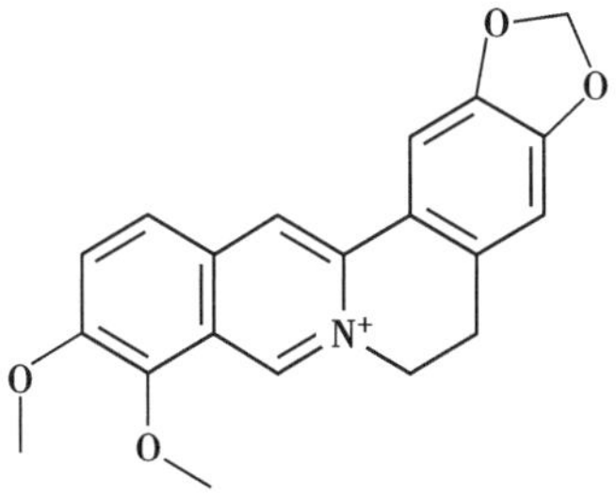

图 91-4　小檗碱化学结构式

临床试验表明，小檗碱单独使用时的药效与呋喃唑酮相当[41]，在与铋剂和质子泵抑制剂联合使用时，其药效优于左氧氟沙星[42]，对2型糖尿病合并 H. pylori 感染的患者，在标准三联疗法的基础上添加小檗碱可进一步提高 H. pylori 的根除率[43]。

乙酰唑胺（acetazolamide），化学结构见图91-5，是一个磺酰胺类化合物，口服极易吸收，可通过抑制碳酸酐酶的功能减少房水生成，降低眼内压，用于治疗青光眼。早期人们曾用乙酰唑胺进行抑制胃酸分泌、治疗消化性溃疡方面的研究[44]。近期研究结果表明，碳酸酐酶可能对 H. pylori 在弱酸环境下的生存起到重要作用[45-47]，而乙酰唑胺对从 H. pylori 中分离出的

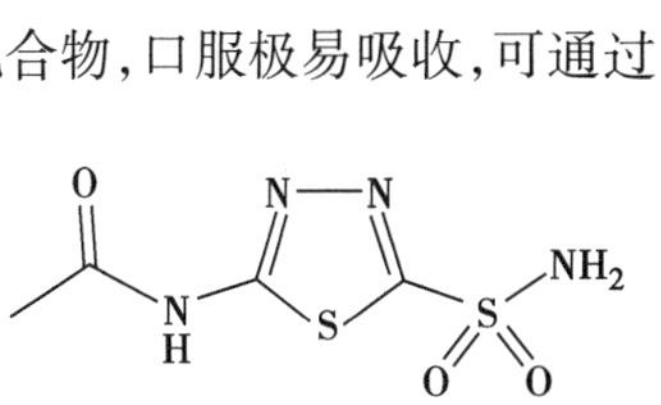

图 91-5　乙酰唑胺化学结构式

α 和 β 两种碳酸酐酶都有较强的抑制作用[48-50]。尽管在体外测试条件下乙酰唑胺对 *H. pylori* 没有抑制作用，但理论推测和一些证据表明乙酰唑胺可能在体内对 *H. pylori* 具有抗菌活性。然而，一项小规模、短期的临床试验结果未能证明乙酰唑胺对 *H. pylori* 有根除作用[51]。

## （二）未上市新药

专门针对 *H. pylori* 开发的抗菌新药的数量极其有限，并且大多处于早期研发阶段，缺乏相关临床数据来对它们的应用前景进行合理地评估。这里将主要对一些在临床试验网（www. clinicaltrials. gov）上公布的针对 *H. pylori* 研发的抗菌新药进行归纳。可能有一些处于临床阶段的抗 *H. pylori* 新药还没有公开发表，因而出现遗漏在所难免。

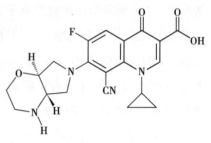

图 91-6　非那沙星化学结构式

非那沙星（finafloxacin），化学结构见图 91-6，是一个 8- 氰基氟喹诺酮，与其他氟喹诺酮类抗生素相同，通过抑制细菌的 DNA 拓扑异构酶的功能达到杀菌目的。它的混悬型滴耳液已于近期获批上市，用于治疗由铜绿假单胞菌和金黄色葡萄球菌引起的急性外耳道炎症[52]。非那沙星的一个主要特点是在弱酸性条件下仍然保持较好的抗菌活性，因而可能在治疗弱酸性环境下生长的细菌感染方面有长处[53]。非那沙星对氟喹诺酮敏感 *H. pylori* 临床菌株的 $MIC_{50}$ 和 $MIC_{90}$ 值分别为 0.125μg/ml 和 0.5μg/ml，活性基本不受 pH 影响；对氟喹诺酮耐药的临床菌株，在 pH 7.3 时，非那沙星的 $MIC_{50}$ 和 $MIC_{90}$ 值分别为 8μg/ml 和 16μg/ml，而在 pH 5.3 时，其 $MIC_{50}$ 和 $MIC_{90}$ 值则降为 2μg/ml 和 4μg/ml[54]。同其他氟喹诺酮类抗生素类似，非那沙星具有很高的口服吸收和系统暴露量[55]。

两项评价非那沙星对 *H. pylori* 根除效果的临床试验已于近期完成，第一项单独使用，第二项与阿莫西林或埃索美拉唑联用，研究结果尚未发表。这两项试验都未与其他氟喹诺酮进行直接比较，因而很难确定非那沙星是否比左氧氟沙星或其他氟喹诺酮具有优势。另外，*H. pylori* 对氟喹诺酮的耐药问题已经相当普遍，非那沙星与其他氟喹诺酮存在交叉耐药问题，其在 *H. pylori* 根除上的应用前景不容乐观。

SQ109，化学结构见图 91-7，是一个乙二胺类化合物，最早针对结核病开发并为此完成了几项早期临床研究[56]。SQ109 的作用机制还不是十分清晰，有研究表明在结核分枝杆菌中 SQ109 可能通过抑制通道蛋白 MmpL3 对分枝菌酸的传递功能，从而抑制细胞外膜的形成并达到杀菌目的，然而 MmpL3 蛋白或其同系物只存在于结核菌等分枝杆菌中，这一作用机制无法解释 SQ109 对 *H. pylori* 或其他细菌的抗菌活性。近期研究对 SQ109 的作用机制提出了一个更全面合理的解释，即 SQ109 通过消耗细胞膜的质子动力势的方式达到杀菌目的[57]。动物实验表明，SQ109 的口服吸收较少，人体试验也表明口服 SQ109 的系统暴露量很低，因而在治疗消化道感染方面可能存在一定优势[58]。SQ109 对 *H. pylori* 的 MIC 区间为 2.5~15μg/ml，并且对耐药菌株有活性[59]。小样本量的临床实验表明，SQ109 单独使用或与质子泵抑制剂联合使用对 *H. pylori* 没能起到根除作用，SQ109 与质子泵抑制剂和另一个抗生素联合使用的临床试验已于近期完成，但试验结果尚未见报道。

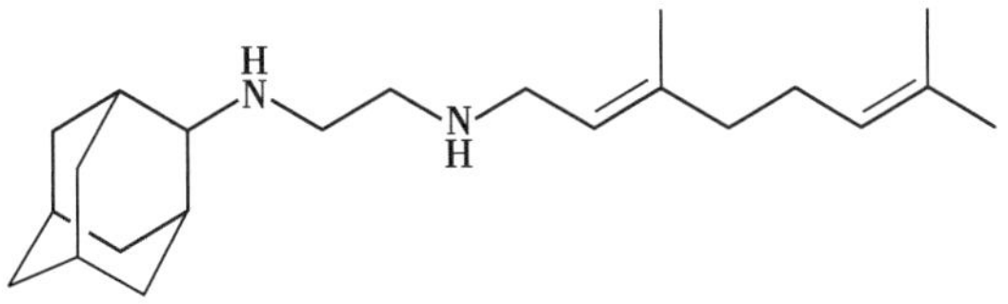

图 91-7　SQ109 化学结构式

月桂酸(lauric acid)又称为十二烷酸,化学结构见图 91-8,是一种饱和脂肪酸,具有抗菌活性,其抗菌作用优于碳链更长或更短的饱和脂肪酸[60]。月桂酸对 *H. pylori* 具有杀菌作用,最低杀菌浓度(MBC)为 200μg/ml 左右[61,62],迄今为止尚未对月桂酸的作用机制进行深入的研究,有证据表明它的杀菌作用很可能与其干扰细胞膜的功能相关。最近完成的一项临床试验表明,在与 N- 乙酰半胱氨酸和奥美拉唑联合使用时,月桂酸在每天 150~300mg 剂量下没有起到对 *H. pylori* 根除的效果。

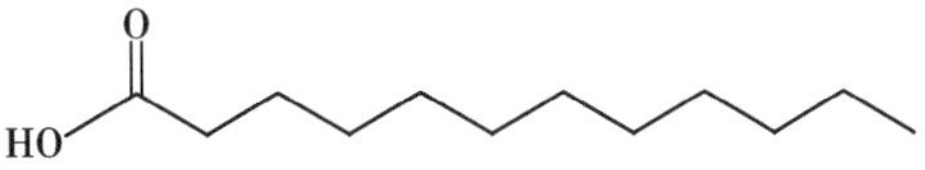

图 91-8　月桂酸化学结构式

TNP-2092,原名 CBR-2092,化学结构见图 91-9,是一个由利福霉素药效团和喹喏酮药效团通过稳定共价键构成的双靶标分子,通过抑制 DNA 旋转酶和 RNA 聚合酶的双靶标活性来达到杀菌目的[63]。体外试验表明,TNP-2092 对多种需氧和厌氧革兰氏阳性或革兰氏阴性菌具有良好的抗菌活性。与利福平和环丙沙星相比,TNP-2092 具有更长的抗生素后效应、亚抑菌浓度效应和抗生素后亚抑菌浓度效应,以及更低的自发性耐药频率、更快的杀菌速度和更好的防止产生耐药基因突变的能力[64]。在通过静脉注射给药的 I 期单剂量和多剂量临床试验中,TNP-2092 表现出良好的安全性和药代动力学特性。体外药效学试验表明,TNP-2092 对 *H. pylori* 的临床分离菌株,包括耐药菌株有显著杀菌作用,且其抗菌活性不受环境 pH 的影响。对大量初治患者临床菌株的 $MIC_{50}$ 和 $MIC_{90}$ 值分别为 0.125μg/ml 和 0.5μg/ml。在小鼠模型中,TNP-2092 在胃黏膜中高度富集,单独使用便可以达到标准三联疗法的治疗效果。TNP-2092 口服几乎没有吸收,是一个消化道局部活性药物,因而具有很高的安全耐受性,有望成为一个安全、有效、简单的 *H. pylori* 根除新药。

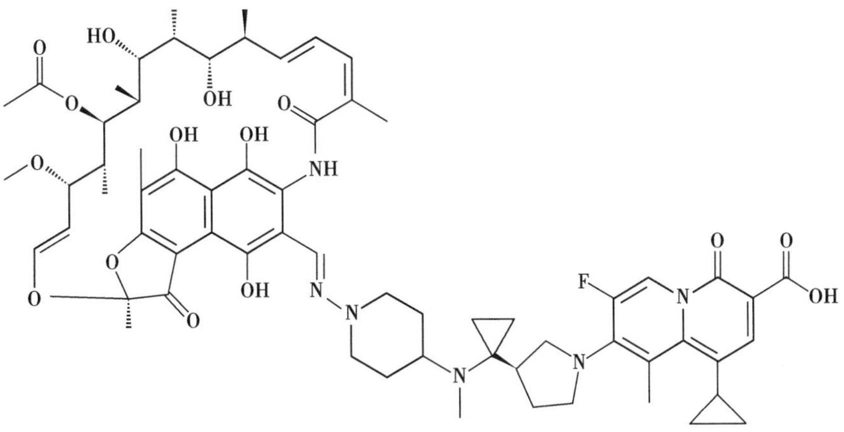

图 91-9　TNP-2092 化学结构式

## 五、抗幽门螺杆菌药物研发的新思路

当前抗菌新药的研发,包括抗 *H. pylori* 方面的新药研发,是一个被忽略的领域,基本上处于停滞不前的状态,同时抗生素的耐药问题变得越来越严重,出现某些细菌感染无药可治的现象,如果这一趋势不能得到逆转,人类将面临步入"后抗生素时代"的风险[65]。为了改变这种危险局面,除了政府部门需要增大投入、提供政策和资金方面的支持外,新药研发人员也应当采用新的研发策略来开发更安全有效、低耐药频率的抗菌新药。以下是作者就如何针对目前的医疗需求,研发新一代抗 *H. pylori* 新药的一些想法。

1. **针对 *H. pylori* 进行先导化合物的高通量筛选**　当前用于 *H. pylori* 根除的抗生素没有一个是专门针对 *H. pylori* 开发的,大多具有广谱抗菌活性,在治疗过程中,对消化道的微生态会产生影响,并有导致在其他细菌中产生耐药的风险,因而抗 *H. pylori* 新药研发领域的一个重要方向是专门针对 *H. pylori* 进行高通量筛选来发现新的先导化合物。通过这种方式,人们有希望找到过去使用其他细菌筛选没能发现的对 *H. pylori* 具有高度选择性的分子结构。在此基础上,利用基因学方法找到先导化合物的独特作用靶标,并针对这些靶标开发对 *H. pylori* 具有更高选择性的抗菌新药,从而减少抗生素对正常菌群的破坏,并降低产生交叉耐药的风险。

2. **针对体内微环境下生长的 *H. pylori* 进行结构的优化**　许多抗生素对 *H. pylori* 具有很高的体外抗菌活性,但在体内却无明显的治疗效果。造成这种现象的原因主要有两个:第一,抗生素由于吸收、分布、代谢或排出的原因没能到达 *H. pylori* 的定植部位;第二,抗生素对体内微环境下生长的处于不同代谢状态的 *H. pylori* 没有足够的抗菌活性。体外抗菌试验通常是在细菌的最佳生长状态、并且是在其指数生长期进行的,在这种状态下,细菌对抗生素十分敏感,而在体内生长的细菌则处于完全不同的微环境下和不同的代谢状态,对抗生素的敏感程度通常大大降低[12]。因而在对先导化合物进行优化的过程中,不但要考虑到化合物的药代动力学特性,保证它们可以到达 *H. pylori* 的定植部位,还要建立适当的体外、体内模型,模拟 *H. pylori* 在胃黏膜中的生长环境,用以指导化合物构效关系的研究和结构优化。

3. **针对 *H. pylori* 感染部位进行药物的靶向投送**　*H. pylori* 主要定植于胃黏膜中,导致消化道局部感染。然而,现在推荐使用的 6 种抗生素均有很高的口服吸收和系统暴露量,给药后迅速进入循环系统,只有少量药物到达并保留在胃黏膜中,这是一些抗生素在体内药效差的重要原因。同时,由于系统暴露量高,导致一些不必要的毒性和不良反应。特别是一些抗生素的缓释剂型,药物在通过胃部后才能释放,严重影响药物在胃黏膜中的分布,大大降低 *H. pylori* 的根除效果。因而抗 *H. pylori* 新药研发的一个方向是对口服吸收较少并且在胃黏膜中高度富集的化合物进行重点开发,同时在制剂方面,应该保障药物在胃内的快速释放和胃内保留时间。

4. **寻找降低耐药频率、解决耐药问题的新途径**　抗生素耐药是一个世界难题,研发具有独特作用机制的抗菌新药的路程艰难,即使成功也只能提供一个临时的解决方案,新的抗生素在使用过程中会逐渐产生耐药并失去效力,因而有必要探索解决抗生素耐药问题的新途径。临床实践证明,减缓抗生素耐药的一个最有效的途径是抗生素的联合使用,例如结核病的治疗、*H. pylori* 的治疗都必须通过多药联用来实现,然而组合用药会带来疗程复杂、不良反应叠加和治疗依从性差等问题。近年来,人们通过开发固定剂量复合制剂的方式来解决联合用药中疗程复杂的问题并取得一些进展,同时双靶标分子抗菌新药的开发为解决抗生素耐药问题、简化疗程和减少不良反应提供了一个崭新的途径[63,64]。

## 六、展望

*H. pylori* 的根除疗法是建立在上市几十年的抗生素的基础上,耐药情况严重,药效有逐年下降趋势,ITT 治愈率很难达到专家共识建议的 80% 的要求。我国使用的一线铋剂四联疗法用药复杂、不良反应率高、患者依从性差,容易导致治疗失败与耐药性的产生,形成恶性循环。在 *H. pylori* 治疗方面还存在很多尚未满足的医疗需求,迫切需要一个高效、安全和便捷的根除手段。为了解决 *H. pylori* 根除上的耐药性问题,现阶段的研究重点是对现有药物组合和使用方法进行优化,尽管一些新疗法在药效上有所改进,但疗程变得越来越复杂。针对 *H. pylori* 的新药研发方向主要有两个:已上市药物的适应证扩展和全新药物的研发。当前,抗 *H. pylori* 的新药研发管道十分薄弱,只有少数几个药物处于临床阶段。为了改变这种局面,除了政府部门需要增大投入、提供政策和资金支持外,研发人员也必须采取新的研发策略来开发更安全有效、低耐药频率的抗菌新药。

(马振坤　王晓梅)

## 参 考 文 献

[ 1 ] 中华医学会消化病学分会幽门螺杆菌和消化性溃疡学组,全国幽门螺杆菌感染研究协作组.第五次全国幽门螺杆菌感染处理共识报告.胃肠病学,2017,22 (6): 346-360.

[ 2 ] de Martel C, Ferlay J, Franceschi S, et al. Global burden of cancers attributable to infections in 2008: a review and synthetic analysis. Lancet Oncol, 2012, 13 (6): 607-615.

[ 3 ] Xiang W, Shi JF, Li P, et al. Estimation of cancer cases and deaths attributable to infection in China. Cancer Causes Control, 2011, 22: 1153-61.

[ 4 ] Mégraud F. The challenge of Helicobacter pylori resistance to antibiotics: the comeback of bismuth-based quadruple therapy. Therapeutic Advances in Gastroenterology, 2012, 5 (2): 103-109.

[ 5 ] Malfertheiner P, Megraud F, O'Morain CA, et al; European Helicobacter Study Group. Management of Helicobacter pylori infection-the Maastricht Ⅳ/Florence Consensus Report. Gut, 2012, 61 (5): 646-664.

[ 6 ] 王蔚虹,滕贵根.新共识指导下的幽门螺杆菌个体化治疗.临床药物治疗杂志,2014,(2): 7-8.

[ 7 ] 成虹,李江,胡伏莲.枸橼酸铋钾对幽门螺杆菌耐药菌株体外抗菌活性研究.胃肠病学和肝病学杂志,2008,17 (7): 543-546.

[ 8 ] 牟方宏,胡伏莲,杨桂彬,等.质子泵抑制剂四联疗法作为幽门螺杆菌根除治疗一线方案的临床研究.胃肠病学,2007,12: 531-534.

[ 9 ] De Francesco V, Giorgio F, Hassan C, et al. Worldwide H. pylori antibiotic resistance: a systematic review. J Gastrointestin Liver Dis, 2010, 19 (4): 409-414.

[ 10 ] Wang LH, Cheng H, Hu FL, et al. Distribution of gyrA mutations in fluoroquinolone-resistant Helicobacter pylori

strains. World J Gastroenterol, 2010, 16 (18): 2272-2277.

[11] Venerito M, Krieger T, Ecker T, et al. Meta-analysis of bismuth quadruple therapy versus clarithromycin triple therapy for empiric primary treatment of Helicobacter pylori infection. Digestion, 2013, 88 (1): 33-45.

[12] Rabelo-Goncalves EMA, Nishimura NF, Zeitune JMR. Acute inflammatory response in the stomach of BALB/c mice challenged with coccoidal Helicobacter pylori. Mem Inst Oswaldo Cruz, 2002, 97: 1201-1206.

[13] Almeida N, Romãozinho JM, Donato MM, et al. Triple therapy with high-dose proton-pump inhibitor, amoxicillin, and doxycycline is useless for Helicobacter pylori eradication: a proof-of-concept study. Helicobacter, 2014, 19 (2): 90-97.

[14] Wang F, Meng W, Wang B, et al. Helicobacter pylori-induced gastric inflammation and gastric cancer. Cancer Lett, 2014, 345 (2): 196-202.

[15] Asaka M, Kato M, Sakamoto N. Roadmap to eliminate gastric cancer with Helicobacter pylori eradication and consecutive surveillance in Japan. J Gastroenterol, 2014, 49 (1): 1-8.

[16] Shiotani A, Cen P, Graham DY. Eradication of gastric cancer is now both possible and practical. Semin Cancer Biol, 2013, 23 (6 Pt B): 492-501.

[17] Venerito M, Krieger T, Ecker T, et al. Meta-analysis of bismuth quadruple therapy versus clarithromycin triple therapy for empiric primary treatment of Helicobacter pylori infection. Digestion, 2013, 88 (1): 33-45.

[18] Tomb JF, White O, Kerlavage AR, et al. The complete genome sequence of the gastric pathogen Helicobacter pylori. Nature, 1997, 388 (6642): 539-547.

[19] Loughlin MF. Novel therapeutic targets in Helicobacter pylori. Expert Opin Ther Targets, 2003, 7 (6): 725-735.

[20] Duckworth MJ, Okoli AS, Mendz GL. Novel Helicobacter pylori therapeutic targets: the unusual suspects. Expert Rev Anti Infect Ther, 2009, 7 (7): 835-867.

[21] 刘青，王明伟. 抗幽门螺杆菌药物的研究进展. 生命科学, 2005, 17 (3): 211-217.

[22] Fiorini G, Zullo A, Gatta L, et al. Newer agents for Helicobacter pylori eradication. Clin Exp Gastroenterol, 2012, 5: 109-112.

[23] Cottreau J, Baker SF, DuPont HL, et al. Rifaximin: a nonsystemic rifamycin antibiotic for gastrointestinal infections. Expert Rev Anti Infect Ther, 2010, 8 (7): 7477-60.

[24] Ruiz J, Mensa L, Pons MJ, et al. Development of Escherichia coli rifaximin-resistant mutants: frequency of selection and stability. J Antimicrob Chemother, 2008, 61 (5): 1016-1019.

[25] Gasbarrini A, Gasbarrini G, Pelosini I, et al. Eradication of Helicobacter pylori: are rifaximin-based regimens effective? Digestion, 2006, 73 (Suppl 1): 129-135.

[26] Song M, Ang TL. Second and third line treatment options for Helicobacter pylori eradication. World J Gastroenterol, 2014, 20 (6): 1517-1528.

[27] Kunin CM. Antimicrobial activity of rifabutin. Clin Infect Dis, 1996, 22 (Suppl 1): 3-14.

[28] Gisbert JP, Calvet X. Review article: rifabutin in the treatment of refractory Helicobacter pylori infection. Aliment Pharmacol Ther, 2012, 35 (2): 209-221.

[29] Fox LM, Saravolatz LD. Nitazoxanide: a new thiazolide antiparasitic agent. Clin Infect Dis, 2005, 40 (8): 117311-80.

[30] Mégraud F, Occhialini A, Rossignol JF. Nitazoxanide, a potential drug for eradication of Helicobacter pylori with no cross-resistance to metronidazole. Antimicrob Agents Chemother, 1998, 42 (11): 2836-2840.

[31] Sisson G, Goodwin A, Raudonikiene A, et al. Enzymes associated with reductive activation and action of nitazoxanide, nitrofurans, and metronidazole in Helicobacter pylori. Antimicrob Agents Chemother, 2002, 46 (7): 2116-2123.

[32] Hoffman PS, Sisson G, Croxen MA, et al. Antiparasitic drug nitazoxanide inhibits the pyruvate oxidoreductases of Helicobacter pylori, selected anaerobic bacteria and parasites, and Campylobacter jejuni. Antimicrob Agents Chemother,

2007, 51 (3): 868-876.

［33］ Guttner Y, Windsor HM, Viiala CH, et al. Nitazoxanide in treatment of Helicobacter pylori: a clinical and in vitro study. Antimicrob Agents Chemother, 2003, 47 (12): 3780-3783.

［34］ Basu PP, Rayapudi K, Pacana T, et al. A randomized study comparing levofloxacin, omeprazole, nitazoxanide, and doxycycline versus triple therapy for the eradication of Helicobacter pylori. Am J Gastroen-terol, 2011, 106 (11): 1970-1975.

［35］ Boberek JM, Stach J, Good L. Genetic evidence for inhibition of bacterial division protein FtsZ by berberine. PLoS One, 2010, 5 (10): e13745.

［36］ Sun N, Chan FY, Lu YJ, et al. Rational design of berberine-based FtsZ inhibitors with broad-spectrum antibacterial activity. PLoS One, 2014, 9 (5): e97514.

［37］ Chu M, Ding R, Chu ZY, et al. Role of berberine in anti-bacterial as a high-affinity LPS antagonist binding to TLR4/MD-2 receptor. BMC Complement Altern Med, 2014, 14: 89.

［38］ Godugu C, Patel AR, Doddapaneni R, et al. Approaches to improve the oral bioavailability and effects of novel anticancer drugs berberine and betulinic acid. PLoS One, 2014, 9 (3): e89919.

［39］ Mahady GB, Pendland SL, Stoia A, et al. In vitro susceptibility of Helicobacter pylori to isoquinoline alkaloids from Sanguinaria canadensis and Hydrastis canadensis. Phytother Res, 2003, 17 (3): 217-221.

［40］ Bae EA, Han MJ, Kim NJ, et al. Anti-Helicobacter pylori activity of herbal medicines. Biol Pharm Bull, 1998, 21 (9): 990-992.

［41］ 胡伏莲，贾博琦，高慧珍，等. 酸和幽门螺杆菌在十二指肠溃疡形成中重要性的比较. 中华医学杂志, 1993, 73 (4): 217-219.

［42］ 李斌. 盐酸小檗碱治疗消化性溃疡的临床研究. 药物与临床, 2011, 18 (24): 62-63.

［43］ 邹华兰，谢才德，王琼英，等. 黄连素佐治 2 型糖尿病并 HP 感染性消化性溃疡的临床观察. 现代生物医学进展, 2013, 13 (9): 1745-1747.

［44］ Buzás GM, Supuran CT. The history and rationale of using carbonic anhydrase inhibitors in the treatment of peptic ulcers. In memoriam Ioan Puşcaş (1932-2015). J Enzyme Inhib Med Chem, 2015: 1-7.

［45］ Sachs G, Weeks DL, Wen Y, et al. Acid acclimation by Helicobacter pylori. Physiology (Bethesda), 2005, 20: 429-438.

［46］ Marcus EA, Moshfegh AP, Sachs G, et al. The periplasmic alpha-carbonic anhydrase activity of Helicobacter pylori is essential for acid acclimation. J Bacteriol. 2005; 187 (2): 729-38.

［47］ Bury-Moné S, Mendz GL, Ball GE, et al. Roles of alpha and beta carbonic anhydrases of Helicobacter pylori in the urease-dependent response to acidity and in colonization of the murine gastric mucosa. Infect Immun, 2008, 76 (2): 497-509.

［48］ Nishimori I, Minakuchi T, Morimoto K, et al. Carbonic anhydrase inhibitors: DNA cloning and inhibition studies of the alpha-carbonic anhydrase from Helicobacter pylori, a new target for developing sulfonamide and sulfamate gastric drugs. J Med Chem, 2006, 49 (6): 2117-2126.

［49］ Nishimori I, Onishi S, Takeuchi H, et al. The alpha and beta classes carbonic anhydrases from Helicobacter pylori as novel drug targets. Curr Pharm Des, 2008, 14 (7): 622-630.

［50］ Modakh JK, Liu YC, Machuca MA, et al. Structural Basis for the Inhibition of Helicobacter pylori α-Carbonic Anhydrase by Sulfonamides. PLoS One, 2015, 10 (5): e0127149.

［51］ Shahidzadeh R, Opekun A, Shiotani A, et al. Effect of the carbonic anhydrase inhibitor, acetazolamide, on Helicobacter pylori infection in vivo: a pilot study. Helicobacter, 2005, 10 (2): 136-138.

［52］ McKeage K. Finafloxacin: first global approval. Drugs, 2015, 75 (6): 687-693.

［53］ Stubbings W, Leow P, Yong GC, et al. In vitro spectrum of activity of finafloxacin, a novel, pH-activated fluoroqui-nolone, under standard and acidic conditions. Antimicrob Agents Chemother, 2011, 55 (9): 4394-4397.

［54］ Buissonnièrel A, Bergeyl B, Megraud F, et al. Antimicrobial Activity of Finafloxacin (FIN) against Helicobacter pylori In Vitro and In Vivo. 48th ed. Washington DC: ICAAC, 2008: F1-2038.

［55］ Patel H, Andresen A, Vente A, et al. Human pharmacokinetics and safety profile of finafloxacin, a new fluoroquinolone antibiotic, in healthy volunteers. Antimicrob Agents Chemother, 2011, 55 (9): 4386-4393.

［56］ Sacksteder KA, Protopopova M, Barry CE 3rd, et al. Discovery and development of SQ109: a new antitubercular drug with a novel mechanism of action. Future Microbiol, 2012, 7 (7): 823-837.

［57］ Li W, Upadhyay A, Fontes FL, et al. Novel insights into the mechanism of inhibition of MmpL3, a target of multiple pharmacophores in Mycobacterium tuberculosis. Antimicrob Agents Chemother, 2014, 58 (11): 6413-6423.

［58］ Jia L, Noker PE, Coward L, et al. Interspecies pharmacokinetics and in vitro metabolism of SQ109. Br J Pharmacol, 2006, 147 (5): 476-485.

［59］ Makobongo MO, Einck L, Peek RM Jr, et al. In vitro characterization of the anti-bacterial activity of SQ109 against Helicobacter pylori. PLoS One, 2013, 8 (7): e68917.

［60］ Anon. Final Report on the Safety Assessment of Oleic Acid, Lauric Acid, Palmitic Acid, Myristic Acid, and Stearic Acid. International Journal of Toxicology, 1987, 6: 321-401.

［61］ Petschow BW, Batema RP, Ford LL. Susceptibility of Helicobacter pylori to bactericidal properties of medium-chain monoglycerides and free fatty acids. Antimicrob Agents Chemother, 1996, 40 (2): 302-306.

［62］ Sun CQ, O'Connor CJ, Roberton AM. Antibacterial actions of fatty acids and monoglycerides against Helicobacter pylori. FEMS Immunol Med Microbiol, 2003, 36 (1-2): 9-17.

［63］ Robertson GT, Bonventre EJ, Doyle TB, et al. In vitro evaluation of CBR-2092, a novel rifamycin-quinolone hybrid antibiotic: studies of the mode of action in Staphylococcus aureus. Antimicrob Agents Chemother, 2008, 52 (7): 2313-2323.

［64］ Robertson GT, Bonventre EJ, Doyle TB, et al. In vitro evaluation of CBR-2092, a novel rifamycin-quinolone hybrid antibiotic: microbiology profiling studies with staphylococci and streptococci. Antimicrob Agents Chemother, 2008, 52 (7): 2324-2334.

［65］ Nathan C, Cars O. Antibiotic resistance--problems, progress, and prospects. N Engl J Med, 2014, 371 (19): 1761-1763.

# 幽门螺杆菌治疗新路径进展

---

---

## 一、概述

随着对幽门螺杆菌（*H. pylori*）研究的深入，*H. pylori* 对抗生素的耐药率越来越高，而根除率越来越低，如何提高根除率是当前 *H. pylori* 研究的聚焦问题[1]。幽门螺杆菌治疗新路径[2]是指中医药、益生菌、黏膜保护剂及其他一些非抗生素类药物在治疗 *H. pylori* 中的作用。在 2011 年 8 月北京召开的"第六届全国幽门螺杆菌感染及消化疾病诊治临床论坛"上，曾以"幽门螺杆菌治疗新路径"为专题进行讨论，这一专题得到了与会者的极大关注。近年来在幽门螺杆菌治疗新路径方面又有很多进展。在当前 *H. pylori* 耐药情况下，如何提高 *H. pylori* 根除率，如何处理"难治性幽门螺杆菌感染"[3]是临床医生最关注的问题，所以探索 *H. pylori* 治疗新路径是提高 *H. pylori* 根除率的必由之路。

## 二、幽门螺杆菌治疗现状与挑战

近 20 余年来，*H. pylori* 治疗方案从三联变为四联，疗程从 7 天、10 天延长到 14 天；相继推出了序贯疗法、伴同疗法等方案，抗生素的种类和剂量不断增加，但其疗效提高有限，且副作用可能随之增加，不少患者治疗反复失败，距离理想的 *H. pylori* 根除率相差甚远，当前治疗现状面临着挑战[3]。*H. pylori* 根除失败的原因主要是由于 *H. pylori* 对常用的抗生素耐药[4]。*H. pylori* 对阿莫西林和呋喃唑酮的耐药率较低[5]，对甲硝唑总体耐药率为 83.7%；对克拉霉素总体耐药率为 20.8%，以平均每年 0.9% 的速度增长[6]，并且近年来有多重耐药的趋势[7]。因此，如何提高 *H. pylori* 根除率,如何寻找 *H. pylori* 感染治疗的新路径、新方法,如何找到一个符合国情的有效的 *H. pylori* 感染治疗方案是广大临床医生最关注和最感兴趣的话题。

### 三、幽门螺杆菌感染治疗新策略

根除 *H. pylori* 有两种途径:一是通过抗生素直接杀灭;二是非抗生素疗法的治疗作用。幽门螺杆菌治疗新路径[2]就属于非抗生素类药物治疗。

(一) 中医药在幽门螺杆菌治疗中是较好的新选择[8]

中医药可能是根除 *H. pylori* 的一种新选择,国内在中医药治疗 *H. pylori* 方面已有许多基础和临床研究。基础研究首先是中药的体外抑菌试验,包括中药单体、复方、药剂有效成分分析等,已有多个研究证实黄连、黄芩、板蓝根、吴茱萸等都具有较好的抗菌活性,作用机制可能是通过破坏 *H. pylori* 细胞完整性,抑制 *H. pylori* 毒性,降低黏附作用等[9]。在临床研究方面,已有多项研究证实在三联或四联疗法基础上加用中药可以明显提高 *H. pylori* 根除率。国内几项大型的全国多中心研究显示三联疗法联合中药能使 *H. pylori* 根除率提高 8%~12%[10,11]。在二线治疗中,三联疗法或四联疗法配合使用中药后也能取得良好的根除率,而且能减少三联或四联疗法的药物不良反应[12]。此外,全国多中心临床研究显示铋剂四联使用 10 天后继续使用中药,在补救治疗中能获得很好的疗效,不仅减少了抗生素用量,而且获得了非常理想的 *H. pylori* 根除率(90.0%)[13]。

我国于 2018 年 7 月发布了《全国中西医整合治疗幽门螺杆菌相关"病 - 证"共识》,将西医的"病"与中医的"证"进行整合,提出了"难治性幽门螺杆菌感染"处理的基本原则和策略,强调了个体化治疗,根据症状进行辨证,给出了推荐方案,符合我国国情并体现了中医特色[8]。

(二) 益生菌在幽门螺杆菌治疗中的作用[14]

近年来,随着微生态医学的兴起,微生态制剂或益生菌在临床的广泛应用也为 *H. pylori* 感染防治提供了新思路。国内外已有大量关于益生菌对 *H. pylori* 有抑制或杀灭作用的研究报道,并已被多个系统评价或 meta 分析证实[15-17]。体外实验显示多种益生菌(如乳杆菌和双歧杆菌等)对 *H. pylori* 有抑制作用,动物实验和临床研究显示益生菌可以影响 *H. pylori* 在胃内的定植,联合益生菌的三联疗法可以提高 *H. pylori* 的根除率。有研究证实,已有耐药趋势的克拉霉素三联疗法联合格氏乳杆菌,能够增加耐药菌的根除率,对克拉霉素耐药 *H. pylori* 的根除率能达到 40%[18]。在三联疗法或伴同疗法的基础上加用益生菌,能够减轻治疗过程中抗生素的不良反应[19]。

关于益生菌对 *H. pylori* 的抑制作用、能否提高 *H. pylori* 根除率还需要更多设计严谨的多中心临床研究来证实。何种益生菌最有效,在抗 *H. pylori* 感染中如何合理使用益生菌,由于益生菌通常不宜与抗生素同时使用,在联合三联疗法时应该在三联疗法之前还是其后使用,在临床应用中还有许多关键性问题都值得研究和探索。在当今三联疗法 *H. pylori* 根除率越来越低的形势下,我们必须去寻找更好的治疗 *H. pylori* 感染的新方法或新方案,在三联(或四联)疗法基础上联合益生菌治疗 *H. pylori* 可能有助于提高 *H. pylori* 的根除率,这是 *H. pylori* 感染治疗的新思路或新路径,也许今天的新思路会成为明天治疗 *H. pylori* 感染的新手段[14]。

**（三）黏膜保护剂在幽门螺杆菌治疗中的作用[8]**

*H. pylori* 依靠其特有的黏附性牢固地定植于人类的胃黏膜，引起胃黏膜炎症反应，逐渐启动向胃癌转化的过程[20]；*H. pylori* 毒素对胃黏膜直接造成一系列病理损伤和免疫损伤[21,22]。而有些胃黏膜保护剂可以预防或修复这种损伤。基础研究发现，硫糖铝、三九胃泰颗粒对 *H. pylori* 所致的小鼠胃黏膜损伤具有一定的保护作用[23]。胃铋镁颗粒能减少小鼠胃内 *H. pylori* 的数量[24]，抑制炎症介质和降低黏膜炎症反应[25]。含复方尿囊素的四联疗法治疗首次 *H. pylori* 感染的慢性胃炎，可获得较高的根除率和症状缓解率[26]。聚普瑞锌联合含克拉霉素的标准三联疗法与单纯三联疗法比较其根除率前者能提高 18%[27]。替普瑞酮[28]以及某些中药温胃舒、养胃舒能预防 *H. pylori* 培养液所致的小鼠胃黏膜损伤的实验研究结果[29]，其效果已被临床研究予以证实[10,11]。有研究报道某些抗溃疡药物或胃黏膜保护剂如依卡倍特钠可以提高 *H. pylori* 根除率[30]，可能通过增强胃黏膜防御因子[31]、降低尿素酶活性[32]、加速细胞凋亡[33]等途径有关，对抗 *H. pylori* 的黏附机制和保护胃黏膜等。

**（四）其他非抗生素类药物在幽门螺杆菌治疗中的作用**

国内外学者对其他可能有抗菌作用的药材、食材及其化学成分等进行了相关的探索。一些天然药物或食物中可能会含有一些抗 *H. pylori* 的成分，如生姜、大蒜等[34]。研究发现，饮食中含有黄花蒿、绿茶等提取物，可以使感染 *H. pylori* 的胃黏膜恢复活性，预防肿瘤的发生[35]，蜂胶提取物能抑制 *H. pylori* 产生尿素酶和细菌增殖[36]。乳铁蛋白是存在于人和哺乳动物乳汁中的转铁蛋白，能改变 *H. pylori* 细胞膜的通透性，从而发挥抗菌作用[37]，与标准三联或四联联合使用后提高 *H. pylori* 根除率[38]。壳聚糖能破坏 *H. pylori* 外膜的结构、功能和通透性，使 *H. pylori* 破裂，扰乱其代谢[39]。抗菌肽可诱导哺乳动物宿主防御系统在感染后产生一些肽类和蛋白质，可以发挥抑制和杀灭 *H. pylori* 的作用[40]。目前 *H. pylori* 非抗生素疗法正在探索之中，有待更多设计严谨的基础和临床研究来证实。

# 四、小结

1. 探索"幽门螺杆菌治疗新路径"是当前 *H. pylori* 耐药情况下，提高 *H. pylori* 根除率的必由之路。

2. "幽门螺杆菌治疗新路径"不仅是"难治性幽门螺杆菌感染"的重要治疗策略，也是对 *H. pylori* 耐药的挑战。

3. "幽门螺杆菌治疗新路径"中的某些中医药疗法在 *H. pylori* 治疗中的地位、作用在某些方面已达成新的共识——《全国中西医整合治疗幽门螺杆菌相关"病-证"共识》[14]，已正式发布。

4. "幽门螺杆菌治疗新路径"的研究虽然任重而道远，但是坚信非抗生素疗法是 *H. pylori* 治疗的一种必然选择。

（胡伏莲　冯　硕）

# 参 考 文 献

［1］ 胡伏莲. 幽门螺杆菌研究聚焦和进展. 胃肠病学, 2015, 20 (12): 705-707.

［2］ 胡伏莲. 幽门螺杆菌感染治疗的新路径. 中华医学杂志, 2012, 92 (10): 649-651.

［3］ 胡伏莲. 难治性幽门螺杆菌感染处理原则和策略. 中华医学杂志, 2017,(10): 721-723.

［4］ Papastergiou V, Georgopoulos SD, Karatapanis S. Treatment of Helicobacter pylori infection: meeting the challenge of antimicrobial resistance. World J Gastroenterol. 2014, 20 (29): 9898-9911.

［5］ Shao Y, Lu R, Yang Y, et al. Antibiotic resistance of Helicobacter pylori to 16 antibiotics in clinical patients. Journal of clinical laboratory analysis, 2018, 32 (4): e22339.

［6］ 韩一凡, 于新娟, 王莉莉, 等. 中国幽门螺杆菌耐药情况研究. 胃肠病学和肝病学杂志, 2017 (6): 664-669.

［7］ Bai P, Zhou LY, Xiao XM, et al. Susceptibility of Helicobacter pylori to antibiotics in Chinese patients. J Dig Dis, 2015, 16 (8): 464.

［8］ 全国中西医整合幽门螺杆菌处理共识专家组. 全国中西医整合治疗幽门螺杆菌相关"病 - 证"共识. 中华医学杂志, 2018, 98 (26): 2066-2072.

［9］ 马继征, 冯硕, 刘绍能, 等. 中医药抗幽门螺杆菌作用的机制研究进展. 中国中西医结合杂志, 2018, 38 (07): 888-892.

［10］ "温胃舒或养胃舒治疗幽门螺杆菌相关性慢性胃炎和消化性溃疡"全国多中心临床研究协作组. 温胃舒或养胃舒治疗幽门螺杆菌相关性慢性胃炎和消化性溃疡的全国多中心临床研究. 中华医学杂志, 2010, 90: 75-78.

［11］ 陈世耀, 高虹, 李锋, 等. 三联方案联合温胃舒或养胃舒根除幽门螺杆菌治疗胃溃疡疗效评价. 中华消化杂志, 2011, 31 (2): 126-129.

［12］ Lin J, Huang WW. A systematic review of treating Helicobacter pylori infection with Traditional Chinese Medicine. World J Gastroenterol, 2009, 15 (37): 4715-4719.

［13］ 成虹, 胡伏莲, 盛剑秋, 等. 荆花胃康胶丸联合含呋喃唑酮三联或四联疗法补救治疗幽门螺杆菌感染的多中心随机对照研究. 中华医学杂志, 2016, 96 (40): 3206-3212.

［14］ 胡伏莲. 以菌制菌——益生菌对幽门螺杆菌抑制作用的探讨. 中华医学杂志, 2011, 91 (29): 2017-2018.

［15］ Zou J, Dong J, Yu X. Meta-analysis: Lactobacillus containing quadruple therapy versus standard triple first-line therapy for Helicobacter pylori eradication. Helicobacter, 2009, 14 (5): 97-107.

［16］ Feng JR, Wang F, Qiu X, et al. Efficacy and safety of probiotic-supplemented triple therapy for eradication of Helicobacter pylori in children: a systematic review and network meta-analysis. Eur J Clin Pharmacol, 2017, 73 (10): 1199-1208.

［17］ Zhang MM, Qian W, Qin YY, et al. Probiotics in Helicobacter pylori eradication therapy: a systematic review and meta-analysis. World J Gastroenterol, 2015, 21 (14): 4345-4357.

［18］ Deguchi R, Nakaminami H, Rimbara E, et al. Effect of pretreatment with Lactobacillus gasseri OLL2716 on first-line Helicobacter pylori eradication therapy. J Gastroenterol Hepatol, 2012, 27 (5): 888-892.

［19］ Jung JH, Cho IK, Lee CH, et al. Clinical Outcomes of Standard Triple Therapy Plus Probiotics or Concomitant Therapy for Helicobacter pylori Infection. Gut Liver, 2018, 12 (2): 165-172.

［20］ Lamb A, Chen LF. Role of the Helicobacter pylori-induced inflammatory response in the development of gastric cancer. J Cell Biochem, 2013, 114 (3): 491-497.

［21］ Tsai HF, Hsu PN. Modulation of tumor necrosis factor-related apoptosis-inducing ligand (TRAIL)-mediated apoptosis by Helicobacter pylori in immune pathogenesis of gastric mucosal damage. J Microbiol Immunol Infect, 2017, 50 (1): 4-9.

［22］ Tohidpour A. CagA-mediated pathogenesis of Helicobacter pylori. Microb Pathog, 2016, 93: 44-55.

［23］ 崔梅花, 胡伏莲, 董欣红. 胃黏膜保护剂预防幽门螺杆菌培养上清液所致小鼠胃黏膜损伤. 世界华人消化杂

志, 2004,(2): 355-358.

[24] Li L, Meng FD, Zhu ST, et al. Efficacy and Safety of Wei Bi Mei, a Chinese Herb Compound, as an Alternative to Bismuth for Eradication of Helicobacter pylori. Evidence-Based Complementary and Alternative Medicine, 2018, 2018: 4320219.

[25] Li Q, Wang NN, Hu FL, et al. Study of compound bismuth and magnesium granules on clearance of Helicobacter pylori infection in KM mice. Int J Clin Exp Med, 2016, 9 (7): 12888-12895.

[26] 崔梅花, 魏红, 雷晓燕, 等. 含复方尿囊素四联疗法治疗幽门螺杆菌感染慢性胃炎的疗效. 中华消化杂志, 2014, 34 (5): 297-301.

[27] Tan B, Luo HQ, Xu H, et al. Polaprezinc combined with clarithromycin-based triple therapy for Helicobacter pylori-associated gastritis: A prospective, multicenter, randomized clinical trial. PLoS One, 2017, 12 (4): e0175625.

[28] Saita H, Murakami M. Effect of teprenone on gastric mucosal injury induced by Helicobacter pylori in rats. Arzneimittelforschung, 2000, 50 (12): 1110-1114.

[29] 牟方宏, 胡伏莲, 杨桂彬. 温胃舒、养胃舒预防幽门螺杆菌培养上清液所致小鼠胃黏膜损伤. 世界华人消化杂志, 2007 (13): 1505-1509.

[30] Wang Y, Wang B, Lv ZF, et al. Efficacy and safety of ecabet sodium as an adjuvant therapy for Helicobacter pylori eradication: a systematic review and meta-analysis. Helicobacter, 2014, 19 (5): 372-381.

[31] 陈艳, 庄则豪. 非抗生素类药物在幽门螺杆菌根除中的应用. 胃肠病学和肝病学杂志, 2017, 26 (06): 649-652.

[32] Ito Y, Shibata K, Hongo A, Kinoshita M. Ecabet sodium, a locally acting antiulcer drug, inhibits urease activity of Helicobacter pylori. Eur J Pharmacol, 1998, 345 (2): 193-198.

[33] Kusumoto K, Kawahara T, Kuwano Y, et al. Ecabet sodium inhibits Helicobacter pylori lipopolysaccharide-induced activation of NADPH oxidase 1 or apoptosis of guinea pig gastric mucosal cells. Am J Physiol Gastrointest Liver Physiol, 2005, 288 (2): G300-307.

[34] Takeuchi H, Trang VT, Morimoto N, et al. Natural products and food components with anti-Helicobacter pylori activities. World J Gastroenterol, 2014, 20 (27): 8971-8978.

[35] Jeong M, Park JM, Han YM, et al. Dietary Intervention of Artemisia and Green Tea Extracts to Rejuvenate Helicobacter pylori-Associated Chronic Atrophic Gastritis and to Prevent Tumorigenesis. Helicobacter, 2016, 21 (1): 40-59.

[36] Baltas N, Karaoglu SA, Tarakci C, et al. Effect of propolis in gastric disorders: inhibition studies on the growth of Helicobacter pylori and production of its urease. J Enzyme Inhib Med Chem, 2016, 31 (sup2): 46-50.

[37] 熊伍军, 刘菲, 邱德凯. 乳铁蛋白抗幽门螺杆菌感染研究进展. 胃肠病学, 2006, 11 (6): 367-369.

[38] 邹健, 董洁, 于晓峰. 乳铁蛋白联合标准疗法根除幽门螺杆菌的荟萃分析. 世界华人消化杂志, 2009, 17 (9): 918-926.

[39] 谢勇, 谢正兴, 周南进, 等. 壳聚糖体外抗幽门螺杆菌机制研究. 中华消化杂志, 2004, 24 (11): 655-658.

[40] Hase K, Murakami M, Iimura M, et al. Expression of LL-37 by human gastric epithelial cells as a potential host defense mechanism against Helicobacter pylori. Gastroenterology, 2003, 125 (6): 1613-1625.

第九十三章

# 《全国中西医整合治疗幽门螺杆菌相关"病-证"共识》解读

幽门螺杆菌(*Helicobacter pylori*,*H. pylori*)与慢性胃炎、消化性溃疡、胃癌及胃黏膜相关淋巴组织(MALT)淋巴瘤的发生发展密切相关。1994年幽门螺杆菌被世界卫生组织国际癌症研究机构列为胃癌发生的Ⅰ类致癌物,胃癌发生与幽门螺杆菌感染密切相关,根除幽门螺杆菌可降低胃癌的发生率。中国是幽门螺杆菌高感染率国家,同时也是胃癌高发国家,幽门螺杆菌感染不仅是一个临床问题,更是一个公共卫生层面的健康管理大问题,因此本共识对我国幽门螺菌相关疾病防治具有重大现实意义。

随着幽门螺杆菌治疗的广泛开展,其耐药性增加,根除率逐渐降低,有效治疗幽门螺杆菌感染面临着挑战。近20多年来,幽门螺杆菌治疗方案从三联变成四联,疗程不断延长,某些抗生素剂量不断增加,但是疗效提高有限,且副作用却随之增加,不少患者反复治疗失败。当前幽门螺杆菌治疗已经进入瓶颈时期,寻求符合中国特色的幽门螺杆菌治疗方案,开创幽门螺杆菌治疗新路径是幽门螺杆菌治疗必由之路。近10多年来,国内已有一系列中西医整合治疗幽门螺杆菌的多中心临床研究,取得了很好的疗效,得到了广泛交流和应用,这些研究为制定《全国中西医整合治疗幽门螺杆菌相关"病-证"共识》(下称"共识")奠定了基础,提供了理论依据。

本共识已酝酿和讨论2年之久。2年来,对共识草案经过大小十余次讨论,广泛征求意见,反复修订,并两次召集中西医专家书面征集意见。最终于2018年4月1日由共识专家组表决通过。本共识具有四个特点:符合整合医学理念;具有循证医学证据;强调个体化治疗;体现中国特色。本共识共包含18个临床问题,每个临床问题下面有一条相应陈述。每条陈述有3个选项(完全同意、基本同意及反对)供专家组选择,每条陈述完全同意+基本同意超过80%为达成共识。

本共识结合了现代西医的治疗手段和传统中医的辨证施治理念,将西医的"病"和中医的"证"整合处理,提出了"难治性幽门螺杆菌感染"处理的基本原则和策略及"幽门螺杆菌治疗新路径",其治疗策略体现了中国特色,并强调了个体化治疗。鉴于本共识是第一个整合医学共识,不可能做到尽善尽美,需要不断更新、完善,我们期待全国中西医专家做更多的基础研究和多中心临床研究,为共识提供更多更好的证据。

## 一、中国幽门螺杆菌治疗现状与挑战

临床问题 1:疗程为 14 天的铋剂四联疗法是目前国内外推荐的主要幽门螺杆菌根除方案,临床实践中如何理解和合理应用这一方案?

疗程为 14 天的铋剂四联疗法是当前首选推荐方案[1,2],但抗生素的选择和疗程必须根据当地幽门螺杆菌耐药情况,因人因地而异[3-5]。若联合中药治疗,不仅能提高幽门螺杆菌根除率,而且有利于缓解症状,减少治疗中的不良反应,还有可能缩短抗生素疗程周期[6,7](临床问题 10~14)。

临床问题 2:幽门螺杆菌根除率逐渐下降的原因是什么?

幽门螺杆菌根除失败的原因是多方面的,包括治疗不规范、治疗方案不适合该患者、患者依从性差以及幽门螺杆菌耐药性等[8-12]。其中幽门螺杆菌耐药性是导致幽门螺杆菌根除率越来越低的主要原因[13,14]。所以,如何避免幽门螺杆菌耐药性是提高幽门螺杆菌根除率的关键[15]。从群体角度,规范抗生素应用,是减少抗生素耐药的关键;从个体角度,选择敏感抗生素,进行"个体化整体治疗"是提高根除率的关键。

临床问题 3:通过延长疗程和增加药物剂量可以提高幽门螺杆菌根除率吗?

为了提高幽门螺杆菌根除率,幽门螺杆菌治疗方案的疗程已经从 7 天逐渐延至 10 天、14 天,是否还能继续延长? 目前无论国内外幽门螺杆菌治疗共识,其疗程都 ≤ 14 天,但在补救治疗中,对甲硝唑可以优化剂量(增至 1.6g/d)以克服其耐药性[16-18]。但无论延长疗程或增加药物剂量,不良反应都会随之增加[19-20]。

临床问题 4:幽门螺杆菌反复治疗是否对肠道菌群产生影响?

在反复治疗的患者中,有些患者由于抗生素的反复应用,有可能导致敏感细菌逐渐减少,耐药菌逐渐增加,肠道各类细菌数量比例发生变化而导致肠道菌群失调[21-24],其中有些患者的消化道症状可能与肠道菌群失调有关。

## 二、"难治性幽门螺杆菌感染"问题

临床问题 5:如何正确理解和运用幽门螺杆菌相关共识?

共识对临床医生具有重要指导作用,但具体应用时必须因人因地而异,强调个体化治疗[15,25],对反复治疗失败者应根据当地幽门螺杆菌耐药监测及患者具体的情况来选择相应的治疗方案[26]。如何正确理解和运用幽门螺杆菌相关共识,请参考图 93-1。

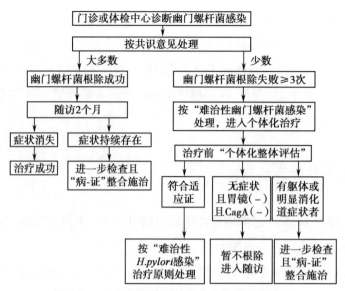

图 93-1 幽门螺杆菌相关疾病处理策略流程图

临床问题 6：如何理解"难治性幽门螺杆菌感染"？

共识的基本原则是符合大多数患者，但并不涵盖所有患者，有可能少部分患者虽然按照共识治疗，但还是反复失败，这些按共识处理反复失败者可归属为"难治性幽门螺杆菌感染"[27]。

临床问题 7：如何界定"难治性幽门螺杆菌感染"？

鉴于地区和个体差异，难治程度有所不同，所以"难治性幽门螺杆菌感染"很难下一个确切定义，但整体而言必须遵循以下原则[27]：①在 3 年内连续按"共识"中的"铋剂四联疗法"治疗失败 ≥ 3 次；②每次疗程 10~14 天（其中 14 天疗程 ≥ 1 次）；③每次治疗都按共识要求完成全疗程；④符合治疗适应证。

根据幽门螺杆菌共识，初次治疗一般选用根除率高、安全性好的，符合多数人的方案；第 2 次治疗为补救治疗，更换抗生素，疗程增至 14 天；第 3 次治疗强调个体化处理，根据药敏试验选择敏感抗生素。3 次治疗失败之后，抗生素调整空间有限，疗程已经延长到极限，治疗非常困难。因此，我们将"难治性幽门螺杆菌感染"界定为治疗失败 ≥ 3 次，

临床问题 8："难治性幽门螺杆菌感染"处理基本原则是什么？

实施个体化治疗，遵照以下基本原则[13,27]：

①首先选择不易产生耐药性或耐药率低的敏感抗生素，如阿莫西林、呋喃唑酮、四环素，敏感抗生素的选择因人因地而异。

②但对曾经同时使用上述 3 种抗生素，或其中任 2 种仍然失败者，建议于治疗之前做药敏试验来选择敏感抗生素。

③反复失败的患者，需要继续治疗时，必须首先对该患者进行"个体化整体评估"。

临床问题 9：对多次幽门螺杆菌治疗失败的患者如何进行"个体化整体评估"？

对多次幽门螺杆菌治疗失败患者的"个体化整体评估"，是经验治疗的前提，也是再次治疗策略的选择依据。评估内容包括：

①是否存在慢性萎缩性胃炎、肠化、不典型增生等明显的胃黏膜病变；②根除幽门螺杆菌治疗失败原因，如耐药、患者依从性差、对常用抗生素过敏、不良生活习惯等；③是否存在抗衡因素，如高龄、有严重躯体疾病等；④是否存在由于反复治疗而导致的胃肠道菌群失衡；⑤是否存在青霉素过敏；⑥是否存在明显消化道症状而影响依从性等；⑦既往治疗方案、治疗时机是否恰当；⑧是否存在幽门螺杆菌生物学行为的改变（幽门螺杆菌定植在胃体时引起胃体黏膜萎缩，酸分泌减少，细菌球形变，因而其生物学行为发生改变而不容易被根除[28,29]）；⑨其他因素，如宿主 CYP2C19 基因多态性对质子泵抑制剂（PPI）代谢的影响、幽门螺杆菌菌株类型及毒力的影响、药物相互作用、不良生活习惯等。

### 三、中西医整合治疗幽门螺杆菌感染的优势

临床问题 10：是否有基础研究证实中医药对幽门螺杆菌的抑菌或杀菌作用？其可能作用机制是什么？

已有基础研究证实某些中药、单体[30]以及含中药的黏膜保护剂[31]在体外或动物在体实验有确切的抑菌或杀菌作用，而且对耐药菌株也有杀灭作用。研究其机制可能是抑制幽门螺杆菌功能蛋白合成[32]、破坏细胞结构[33]、抑制生物膜合成[34,35]、抑制毒力因子释放[32]、降低黏附力[36]、调节免疫反应[37,38]、抑制炎症因子释放[39-41]、调节胃内微生态[42]、增强抗生素抗菌活性[43]等途径。

临床问题 11：是否有临床研究证实中医药对幽门螺杆菌的根除作用及临床症状的缓解效果？

已有全国多中心随机平行对照的临床研究显示三联或四联疗法联合中药可以明显提高幽门螺杆菌根除率，而且能减少三联或四联疗法的药物不良反应[44-48]，对幽门螺杆菌治疗失败的患者也能取得较好的疗效，包括根除率、症状等[49-51]。在当前幽门螺杆菌耐药情况下，联合中医药治疗是当前治疗幽门螺杆菌感染相关疾病的新手段。

临床问题 12：中药四联疗法（中药 +PPI 三联）是否与铋剂四联疗法一样有效？

已有随机平行对照的全国多中心临床研究显示，在慢性胃炎患者首次和补救治疗中，某些中药四联疗法与铋剂四联疗法的幽门螺杆菌根除率相当，但中药四联疗法在改善消化不良症状方面具有优势，同时联合中药治疗组不良反应明显减少[52-55]。

临床问题 13：中西医整合治疗幽门螺杆菌相关疾病可以缩短抗生素治疗的疗程吗？

中西医整合治疗幽门螺杆菌相关疾病可缩短抗生素的疗程，减少治疗中不良反应。已有全国多中心临床研究[56]显示铋剂四联 10 天疗法联合中药在幽门螺杆菌相关疾病的补救治疗中获得很好的疗效，不仅减少了抗生素用量，而且获得了非常理想的幽门螺杆菌根除率。

临床问题 14：疗程 14 天的铋剂四联疗法在联合中药治疗幽门螺杆菌相关疾病时，其根除率是否优于单用疗程 14 天的铋剂四联疗法？

目前已有临床研究证实疗程 14 天的铋剂四联疗法联合中药治疗，不仅幽门螺杆菌根除率可以优于铋剂四联疗法，而且不良反应明显减少[57-61]，这对幽门螺杆菌治疗反复失败的患者是较好的选择。

## 四、反复治疗失败患者的"个体化整体评估"

临床问题 15：对反复治疗失败的患者，应暂停抗幽门螺杆菌治疗（即"踩刹车"），如何理解和处理？

由于幽门螺杆菌在抗生素作用下自我保护而球形变，导致根除失败，为了使其恢复活性，通常停抗幽门螺杆菌治疗 3~6 个月，即所谓的"踩刹车"。但除了暂时停止抗幽门螺杆菌治疗之外，对这些反复治疗失败的患者同时还应该进行"个体化整体评估"（临床问题 4、临床问题 9）和整体治疗（临床问题 8），首先应该做好下一次根除幽门螺杆菌的治疗前准备[25,27,62]（临床问题 16），然后进行标准的抗幽门螺杆菌治疗。

临床问题 16：如何实现"难治性幽门螺杆菌感染"相关疾病的个体化整体治疗"

对"难治性幽门螺杆菌感染"的经验治疗是"标本兼治的分阶段综合疗法"[61]，具体分为以下 3 个阶段：①治疗前准备的个体化治疗，此阶段治疗目的是梳理患者不利于接受标准治疗的状况，如患者有肠道菌群失调应调整菌群，有明显消化道症状者，应缓解症状，以便增加患者接受标准治疗时的依从性。也可服用中药辨证论治。在准备阶段虽然用药时间和药物因人而异，但一律不可使用抗生素及任何对幽门螺杆菌有抑制作用的药物。患者症状缓解后停药至少 2 周，于治疗前必须重复 $^{13/14}$C-UBT 检测，确定为阳性者才能进入第 2 阶段的根除幽门螺杆菌治疗。②含抗生素的个体化杀菌治疗。③巩固疗效的个体化治疗，对有明显症状者可对症治疗，对治疗过程中发生过肠道菌群失调者可服用益生菌 2 周。

临床问题 17：如何理解和运用"幽门螺杆菌治疗新路径"——幽门螺杆菌感染的非抗生素疗法？

治疗幽门螺杆菌感染有两个途径[6]：①抗生素直接杀灭作用；②非抗生素药物的作用：通过影响炎症因子、加强黏膜屏障、改变胃内微环境以及影响幽门螺杆菌在胃内黏附与定植，从而抑制或清除幽门螺杆菌的非抗生素作用。"幽门螺杆菌治疗新路径"是指中药、益生菌、黏膜保护剂等非抗生素类药物在幽门螺杆菌感染相关疾病治疗中的合理应用[6]。有研究显示（临床问题 12~14），中药在治疗幽门螺杆菌及其相关疾病方面具有较好疗效，具有一定的临床应用前景[63-66]。已有临床研究证实，对幽门螺杆菌相关"病 - 证"具有治疗作用的药物有荆花胃康、温胃舒、养胃舒、胃复春、摩罗丹等[55,67,68]。目前临床研究显示不仅中药（临床问题 10~14），而且还包括某些益生菌（如乳杆菌、布拉氏酵母菌等）[69-71]和黏膜保护剂[40,72-75]联合含抗生素的标准三联或四联疗法能提高幽门螺杆菌根除率，减少治疗中的不良反应。其有效性和作用机制需要将来更多、更深入、更细致的基础和临床研究来证实。

## 五、幽门螺杆菌相关疾病治疗的中西医整合、"病 - 证"整合、标本兼治

临床问题 18：如何进行"病 - 证"整合，标本兼治？

"证"是中医基础与临床的连接，也是中医治疗的关键环节。"病 - 证"结合、辨证论治是当今

中医药治疗幽门螺杆菌相关疾病的基本原则。辨证论治是一种个体化治疗,就是根据每个患者症状、体征、舌脉特点,四诊合参,确定中医的证型,然后根据不同的证型给予不同的方药(包括中成药)治疗。中医药治疗主要是通过整体调节[47],同时也有一定的直接抑杀幽门螺杆菌的作用[30]。中医药治疗能够改善幽门螺杆菌患者的临床症状、提高生活质量。中医药辨证论治方案、"难治性幽门螺杆菌感染"中西医结合治疗和评价推荐方案详见本章附1、附2。

## 附1　中医药辨证论治方案[76]

### (一)治疗原则

　　幽门螺杆菌属中医"邪气"范畴,"邪之所凑,其气必虚""正气存内,邪不可干",扶正祛邪是幽门螺杆菌相关病证的基本治则。根据其虚、实分治,实则泻之,虚者补之,虚实夹杂者补泻并用。实者以湿热为主,祛邪重在清热祛湿。虚者以脾虚为主,扶正重在健脾和胃,补中益气。

### (二)证治分类(主症必备,次症 ≥ 2 项,参考舌象)

#### 1. 脾胃湿热证

主症:①上腹痞满或疼痛;②口干或口苦。

次症:①口干不欲饮水;②食欲减退;③恶心或呕吐;④小便黄。

舌象:舌红,苔黄厚腻(图 93-2A)。

治法:清热化湿,理气和中。

主方:连朴饮[77,78](《霍乱论》)。

药物:厚朴 10g、黄连 5g、石菖蒲 10g、法半夏 9g、淡豆豉 10g、栀子 10g、芦根 15g。

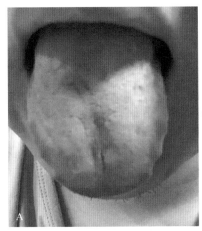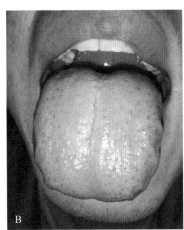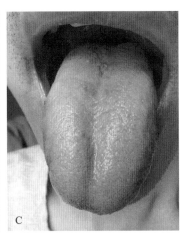

图 93-2　舌象参考图
A:舌红,苔黄厚腻;B:舌淡边有齿痕,苔白;C:舌淡,苔黄。

#### 2. 脾胃虚弱(寒)证

主症:①上腹隐痛或痞满;②喜温喜按。

次症:①口吐清水;②食欲减退;③疲乏;④手足不温;⑤大便溏泻。

舌象：舌淡边有齿痕,苔白(图 93-2B)。

治法：健脾益气,和胃安中。

主方：香砂六君子汤[79](《古今名医方论》)。

药物：木香 6g、砂仁 3g(后下)、陈皮 10g、法半夏 9g、党参 15g、白术 10g、茯苓 10g、炙甘草 6g。

3. 寒热错杂证

主症：①上腹痞满或疼痛,遇冷加重；②口干或口苦。

次症：①食欲减退；②恶心或呕吐；③肠鸣；④大便溏泻。

舌象：舌淡,苔黄(图 93-2C)。

治法：辛开苦降,和胃消痞。

主方：半夏泻心汤[80](《伤寒论》)。

药物：法半夏 9g、黄芩 10g、黄连 5g、干姜 10g、炙甘草 6g、党参 15g、大枣 6g。

## 附2 "难治性幽门螺杆菌感染"中西医结合治疗和评价推荐方案

治疗方案：①辨证口服中药治疗 14 天,之后标准四联西药根除幽门螺杆菌治疗 14 天；②辨证口服中药治疗 14 天,之后标准四联西药根除幽门螺杆菌和辨证口服中药同时治疗 14 天；③辨证口服中药治疗 14 天,之后标准西药根除幽门螺杆菌治疗 14 天,之后辨证口服中药治疗 14 天(行标准四联西药根除幽门螺杆菌治疗前后,辨证口服中药的疗程推荐为 14 天,但临床应根据患者具体情况酌情确定)。

评价指标：①检测幽门螺杆菌是否根除；②消化道症状改善情况；③全身症状改善情况。

(胡伏莲　张声生)

## 参 考 文 献

［1］中华医学会消化病学分会幽门螺杆菌和消化性溃疡学组,全国幽门螺杆菌感染研究协作组.第五次全国幽门螺杆菌感染处理共识报告.中国实用内科杂志,2017,37 (6): 509-524.

［2］Malfertheiner P, Megraud F, O'Morain CA, et al. Management of Helicobacter pylori infection-the Maastricht Ⅴ/Florence Consensus Report. Gut, 2017, 66 (1): 6-30.

［3］Papastergiou V, Georgopoulos SD, Karatapanis S. Treatment of Helicobacter pylori infection: meeting the challenge of antimicrobial resistance. World J Gastroenterol, 2014, 20 (29): 9898-9911.

［4］Hu Y, Zhu Y, Lu NH. Novel and Effective Therapeutic Regimens for Helicobacter pylori in an Era of Increasing Antibiotic Resistance. Front Cell Infect Microbiol, 2017, 7: 168.

［5］Ierardi E, Giorgio F, Losurdo G, et al. How antibiotic resistances could change Helicobacter pylori treatment: A matter of geography？ World J Gastroenterol, 2013, 19 (45): 8168-8180.

［6］胡伏莲.幽门螺杆菌感染治疗的新路径.中华医学杂志,2012,92 (10): 649-651.

［7］胡伏莲.幽门螺杆菌感染治疗现状与展望.胃肠病学和肝病学杂志,2012,21 (8): 687-690.

［8］Kotilea K, Mekhael J, Salame A, et al. Eradication rate of Helicobacter Pylori infection is directly influenced by adherence to therapy in children. Helicobacter, 2017, 22 (4). doi: 10. 1111/hel. 12383.

［9］Gao W, Cheng H, Hu F, et al. The evolution of Helicobacter pylori antibiotics resistance over 10 years in Beijing, China. Helicobacter, 2010, 15 (5): 460-466.

［10］ Sun QJ, Liang X, Zheng Q, et al. Resistance of Helicobacter pylori to antibiotics from 2000 to 2009 in Shanghai. World J Gastroenterol, 2010, 16 (40): 5118-5121.

［11］ Hu Y, Zhu Y, Lu NH. Primary Antibiotic Resistance of Helicobacter pylori in China. Dig Dis Sci, 2017, 62 (5): 1146-1154.

［12］ De Francesco V, Giorgio F, Hassan C, et al. Worldwide H. pylori antibiotic resistance: a systematic review. J Gastrointestin Liver Dis, 2010, 19 (4): 409-414.

［13］ 胡伏莲 . 幽门螺杆菌根除失败的原因分析和处理策略 . 现代消化及介入诊疗 , 2010, 15 (2): 108-112.

［14］ Hu Y, Zhang M, Lu B, et al. Helicobacter pylori and Antibiotic Resistance, A Continuing and Intractable Problem. Helicobacter, 2016, 21 (5): 349-363.

［15］ 胡伏莲 . 重视幽门螺杆菌感染根除治疗中的几个问题 . 中华医学杂志 , 2013, 93 (44): 3489-3490.

［16］ Sugano K, Tack J, Kuipers EJ, et al. Kyoto global consensus report on Helicobacter pylori gastritis. Gut, 2015, 64 (9): 1353-1367.

［17］ Fallone CA, Chiba N, van Zanten SV, et al. The Toronto Consensus for the Treatment of Helicobacter pylori Infection in Adults. Gastroenterology, 2016, 151 (1): 51-69.

［18］ Jones NL, Koletzko S, Goodman K, et al. Joint ESPGHAN/NASPGHAN Guidelines for the Management of Helicobacter pylori in Children and Adolescents (Update 2016). J Pediatr Gastroenterol Nutr, 2017, 64 (6): 991-1003.

［19］ Li BZ, Threapleton DE, Wang JY, et al. Comparative effectiveness and tolerance of treatments for Helicobacter pylori: systematic review and network meta-analysis. BMJ, 2015, 351: h4052.

［20］ Tong YF, Lv J, Ying LY, et al. Seven-day triple therapy is a better choice for Helicobacter pylori eradication in regions with low antibiotic resistance. World J Gastroenterol, 2015, 21 (46): 13073-13079.

［21］ Yap TW, Gan HM, Lee YP, et al. Helicobacter pylori Eradication Causes Perturbation of the Human Gut Microbiome in Young Adults. PLoS One, 2016, 11 (3): e0151893.

［22］ Ladirat SE, Schols HA, Nauta A, et al. High-throughput analysis of the impact of antibiotics on the human intestinal microbiota composition. J Microbiol Methods, 2013, 92 (3): 387-397.

［23］ Bartlett JG. Clinical practice. Antibiotic-associated diarrhea. N Engl J Med, 2002, 346 (5): 334-339.

［24］ Bühling A, Radun D, Müller WA, et al. Influence of anti-Helicobacter triple-therapy with metronidazole, omeprazole and clarithromycin on intestinal microflora. Aliment Pharmacol Ther, 2001, 15 (9): 1445-1452.

［25］ 胡伏莲 . 论幽门螺杆菌感染的 "共识" 意见与 "个性化治疗". 中华医学杂志 , 2016, 96 (4): 241-243.

［26］ 刘文忠 .《幽门螺杆菌感染的处理 : Maastricht Ⅴ/Florence 共识报告》解读 . 胃肠病学 , 2016, 21 (10): 577-584.

［27］ 胡伏莲 . 难治性幽门螺杆菌感染处理原则和策略 . 中华医学杂志 , 2017, 97 (10): 721-723.

［28］ El-Omar EM, Oien K, El-Nujumi A, et al. Helicobacter pylori infection and chronic gastric acid hyposecretion. Gastroenterology, 1997, 113 (1): 15-24.

［29］ Citterio B, Casaroli A, Pierfelici L, et al. Morphological changes and outer membrane protein patterns in Helicobacter pylori during conversion from bacillary to coccoid form. New Microbiol, 2004, 27 (4): 353-360.

［30］ 李江 , 成虹 , 高文 , 等 . 不同中药提取物对幽门螺杆菌耐药菌株体外抗菌活性研究 . 现代中医临床 , 2015,(2): 21-23, 28.

［31］ Li L, Meng F, Zhu S, et al. Efficacy and Safety of Wei Bi Mei, a Chinese Herb Compound, as an Alternative to Bismuth for Eradication of Helicobacter pylori. Evid Based Complement Alternat Med, 2018, 2018: 4320219.

［32］ Liu S, Sun Y, Li W, et al. The antibacterial mode of action of allitridi for its potential use as a therapeutic agent against Helicobacter pylori infection. FEMS Microbiol Lett, 2010, 303 (2): 183-189.

［33］ 李玉红 . 乳香胶抗幽门螺杆菌成分活性评价与作用机理研究 . 重庆 : 第三军医大学 , 2007.

［34］ 黄衍强 , 黄干荣 , 李晓华 , 等 . 中药提取物对耐药幽门螺杆菌生物膜形成的影响 . 医药导报 , 2013, 32 (11): 1407-1409.

［35］ 胡玢婕, 赵付菊, 赵虎. 幽门螺杆菌生物膜形成与其耐药机制的相关性. 检验医学, 2014,(8): 865-870.

［36］ O'Mahony R, Al-Khtheeri H, Weerasekera D, et al. Bactericidal and anti-adhesive properties of culinary and medicinal plants against Helicobacter pylori. World J Gastroenterol, 2005, 11 (47): 7499-7507.

［37］ 莫莉, 皮明钧, 伍参荣, 等. 半夏泻心汤及其拆方对幽门螺杆菌感染小鼠胃黏膜 CD4、CD8 表达的影响. 南中医学院学报, 2006, 26 (1): 8-10, 15.

［38］ Yan X, Kita M, Minami M, et al. Antibacterial effect of Kampo herbal formulation Hochu-ekki-to (Bu-Zhong-Yi-Qi-Tang) on Helicobacter pylori infection in mice. Microbiol Immunol, 2002, 46 (7): 475-482.

［39］ Shih YT, Wu DC, Liu CM, et al. San-Huang-Xie-Xin-Tang inhibits Helicobacter pylori-induced inflammation in human gastric epithelial AGS cells. J Ethnopharmacol, 2007, 112 (3): 537-544.

［40］ Li Q, Wang N, Hu F, et al. Study of compound bismuth and magnesium granules on clearance of Helicobacter pylori infection in KM mice. Int J Clin Exp Med, 2016, 9 (7): 12888-12895.

［41］ 牟方宏, 胡伏莲, 杨桂彬. 温胃舒、养胃舒预防幽门螺杆菌培养上清液所致小鼠胃黏膜损伤. 世界华人消化杂志, 2007, 15 (13): 1505-1509.

［42］ 蔡锐, 肖新云, 尹抗抗, 等. 戊己丸对幽门螺杆菌感染胃炎小鼠胃内微生物及酶的影响. 中国微生态学杂志, 2015, 27 (3): 249-252.

［43］ Liu W, Liu Y, Zhang XZ, et al. In vitro bactericidal activity of Jinghua Weikang Capsule and its individual herb Chenopodium ambrosioides L. against antibiotic-resistant Helicobacter pylori. Chin J Integr Med, 2013, 19 (1): 54-57.

［44］ 陈世耀, 高虹, 李锋, 等. 三联方案联合温胃舒或养胃舒根除幽门螺杆菌治疗胃溃疡疗效评价. 中华消化杂志, 2011, 31 (2): 126-129.

［45］ Lin J, Huang WW. A systematic review of treating Helicobacter pylori infection with Traditional Chinese Medicine. World J Gastroenterol, 2009, 15 (37): 4715-4719.

［46］ 李玉锋, 姜巍, 王垂杰, 等. 中药与三联疗法对照治疗幽门螺杆菌相关性胃部疾病随机对照试验 Meta 分析. 辽宁中医药大学学报, 2014, 16 (2): 77-79.

［47］ 李玉锋, 张晓军, 姜巍, 等. 中药联合三联疗法与三联疗法对照治疗幽门螺杆菌相关性胃部疾病随机对照试验的 Meta 分析. 中国中西医结合消化杂志, 2014, 22 (2): 86-89.

［48］ 邓天好, 谭达全, 龙承星, 等. 半夏泻心汤治疗幽门螺杆菌相关性胃炎与消化性溃疡的 Meta 分析. 湖南中医杂志, 2015, 31 (10): 134-136, 139.

［49］ 洪海洲, 刘天易. 加味三仁汤对慢性胃炎首次根除幽门螺杆菌失败后的治疗. 中国实验方剂学杂志, 2015, 21 (23): 164-167.

［50］ 潘涛, 顾兴平, 刘芙成, 等. 加味左金丸在幽门螺杆菌根除失败后补救治疗中的疗效评价. 时珍国医国药, 2014, 25 (7): 1681-1683.

［51］ 查安生, 石美雅, 章小平, 等. 健胃冲剂联合西药对幽门螺杆菌初次根除失败后的疗效影响. 南京中医药大学学报, 2006 (5): 328-329.

［52］ 张月苗, 王婷婷, 叶晖, 等. 荆花胃康胶丸联合三联疗法治疗幽门螺杆菌感染慢性胃炎疗效观察. 中国中西医结合消化杂志, 2013, 21 (11): 587-590.

［53］ 韩玉山, 杨强, 王东旭, 等. 荆花胃康三联疗法治疗幽门螺杆菌阳性慢性胃炎临床疗效的多中心随机双盲临床研究. 中国全科医学, 2011, 14 (31): 3639-3642.

［54］ 胡伏莲, 成虹, 张学智, 等. 多中心临床观察荆花胃康联合三联疗法治疗幽门螺杆菌相关性十二指肠溃疡和胃炎疗效及耐药分析. 中华医学杂志, 2012, 92 (10): 679-684.

［55］ 刘绍能, 刘正新, 孟森, 等. 摩罗丹配合雷贝拉唑三联疗法治疗幽门螺杆菌相关慢性胃炎疗效观察. 现代中西医结合杂志, 2017, 26 (7): 749-751.

［56］ 成虹, 胡伏莲, 盛剑秋, 等. 荆花胃康胶丸联合含呋喃唑酮三联或四联疗法补救治疗幽门螺杆菌感染的多中心随机对照研究. 中华医学杂志, 2016, 96 (40): 3206-3212.

［57］ 汪楠, 王垂杰, 李玉锋. 中药联合"四联疗法"治疗 Hp 阳性慢性胃炎疗效观察. 中国中西医结合杂志, 2017, 37 (4): 406-409.

［58］ 刘志为. 四联疗法联合中医药对幽门螺杆菌的补救治疗. 胃肠病学和肝病学杂志, 2012, 21 (8): 715-718.

［59］ 王冬. 中药三仁汤联合"四联疗法"治疗幽门螺杆菌感染的疗效分析. 中国处方药, 2015, 13 (8): 83-84.

［60］ 王同单. 加味泻心颗粒治疗脾胃湿热型幽门螺杆菌相关性非萎缩性胃炎的临床研究. 郑州: 河南中医药大学, 2015.

［61］ 关春峰, 袁志荣. 中药合四联疗法治疗幽门螺旋杆菌相关性胃溃疡观察. 陕西中医学院学报, 2008, 31 (2): 14-15.

［62］ 马继征, 冯硕, 胡伏莲. 分阶段综合治疗难治性幽门螺杆菌感染 63 例临床观察. 中国中西医结合杂志, 2018, 38 (1): 20-24.

［63］ 澹台新兴, 杨龙宝, 卜翔, 等. 荆花胃康联合 PPI 三联疗法治疗幽门螺杆菌相关慢性胃炎或消化性溃疡有效性和安全性的 Meta 分析. 中国循证医学杂志, 2017, 17 (2): 172-179.

［64］ "温胃舒或养胃舒治疗幽门螺杆菌相关性慢性胃炎和消化性溃疡"全国多中心临床研究科研协作组. 温胃舒或养胃舒治疗幽门螺杆菌相关性慢性胃炎和消化性溃疡的全国多中心临床研究. 中华医学杂志, 2010, 90 (2): 75-78.

［65］ 董欣红, 胡伏莲, 李世荣, 等. 三九胃泰四联疗法治疗消化性溃疡及根除幽门螺杆菌的多中心临床研究. 中国新药杂志, 2002, 11 (6): 476-479.

［66］ 李淑红, 刘华一, 唐艳萍. 香砂六君子汤联合四联疗法治疗幽门螺杆菌感染致脾胃虚弱型消化性溃疡 48 例临床观察. 中医杂志, 2016, 57 (21): 1854-1857, 1863.

［67］ 唐燕锋, 邵君, 俞庆宪. 胃复春胶囊联合四联疗法治疗幽门螺杆菌感染慢性胃炎 70 例. 河南中医, 2017, 37 (10): 1811-1813.

［68］ Tang XD, Zhou LY, Zhang ST, et al. Randomized double-blind clinical trial of Moluodan for the treatment of chronic atrophic gastritis with dysplasia. Chin J Integr Med, 2016, 22 (1): 9-18.

［69］ Zou J, Dong J, Yu X. Meta-analysis: Lactobacillus containing quadruple therapy versus standard triple first-line therapy for Helicobacter pylori eradication. Helicobacter, 2009, 14 (5): 97-107.

［70］ Feng JR, Wang F, Qiu X, et al. Efficacy and safety of probiotic-supplemented triple therapy for eradication of Helicobacter pylori in children: a systematic review and network meta-analysis. Eur J Clin Pharmacol, 2017, 73 (10): 1199-1208.

［71］ Zhang MM, Qian W, Qin YY, et al. Probiotics in Helicobacter pylori eradication therapy: a systematic review and meta-analysis. World J Gastroenterol, 2015, 21 (14): 4345-4357.

［72］ 崔梅花, 魏红, 雷晓燕, 等. 含复方尿囊素四联疗法治疗幽门螺杆菌感染慢性胃炎的疗效. 中华消化杂志, 2014, 34 (5): 297-301.

［73］ Tan B, Luo HQ, Xu H, et al. Polaprezinc combined with clarithromycin-based triple therapy for Helicobacter pylori-associated gastritis: A prospective, multicenter, randomized clinical trial. PLoS One, 2017, 12 (4): e0175625.

［74］ Liang J, Li J, Han Y, et al. Helicobacter pylori eradication with ecabet sodium, omeprazole, amoxicillin, and clarithromycin versus bismuth, omeprazole, amoxicillin, and clarithromycin quadruple therapy: a randomized, open-label, phase Ⅳ trial. Helicobacter, 2012, 17 (6): 458-465.

［75］ 方洒, 盛剑秋, 金鹏, 等. 标准三联及经典四联方案联合铝碳酸镁对部队官兵根除幽门螺杆菌的疗效研究. 胃肠病学和肝病学杂志, 2017, 26 (6): 678-681.

［76］ 陈润花, 刘敏, 陈亮, 等. 幽门螺杆菌相关性慢性胃炎中医证候分布特点文献研究. 中华中医药杂志, 2013, 28 (6): 1878-1881.

［77］ 谭亚云. 连朴饮加减治疗幽门螺杆菌阳性慢性胃炎疗效观察. 四川中医, 2016, 34 (5): 142-144.

［78］ 王捷虹, 刘力, 汶明琦, 等. 连朴饮加味治疗幽门螺杆菌相关性胃炎. 实用中医内科杂志, 2013, 27 (6): 114-115.

[79] 金永星.香砂六君子汤加减联合一线三联疗法治疗幽门螺杆菌慢性胃炎 ( 脾胃气虚证 ) 的疗效观察.黑龙江医药 , 2017, 30 (1): 132-133.

[80] 刘余 , 龚后武 , 谭达全.半夏泻心汤治疗 Hp 相关胃炎疗效和安全性的系统评价.新中医 , 2014, 46 (10): 207-210.

# 附录

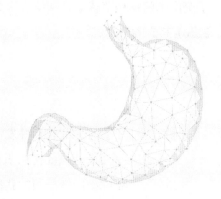

# 第五次全国幽门螺杆菌感染处理共识报告内容简介

中华医学会消化病学分会幽门螺杆菌和消化性溃疡学组和全国幽门螺杆菌感染研究协作组关于全国幽门螺杆菌感染处理第五次共识报告于 2017 年发表于《胃肠病学》杂志［胃肠病学,2017, 22(6):346-360］。

## 幽门螺杆菌根除指征

［陈述 1］不管有无症状和并发症,幽门螺杆菌胃炎是一种感染性疾病。

证据质量:高;推荐强度:强;共识水平:100%。

［陈述 2］根除幽门螺杆菌的获益在不同个体之间存在差异。

证据质量:中;推荐强度:强;共识水平:100%。

附表 1-1　第五次全国幽门螺杆菌感染处理共识推荐的根除指征

| 幽门螺杆菌阳性 | 强烈推荐 | 推荐 |
|---|:---:|:---:|
| 消化性溃疡(无论是否活动和有无并发症史) | √ | |
| 胃 MALT 淋巴瘤 | √ | |
| 慢性胃炎伴消化不良症状 | | √ |
| 慢性胃炎伴胃黏膜萎缩、糜烂 | | √ |
| 早期胃肿瘤已行内镜下切除或胃次全手术切除 | | √ |
| 长期服用质子泵抑制剂(PPI) | | √ |
| 胃癌家族史 | | √ |
| 计划长期服用非甾体抗炎药(NSAID)(包括低剂量阿司匹林) | | √ |
| 不明原因的缺铁性贫血 | | √ |
| 特发性血小板减少性紫癜 | | √ |
| 其他幽门螺杆菌相关性疾病(如淋巴细胞性胃炎、增生性胃息肉、Ménétrier 病) | | √ |
| 证实有幽门螺杆菌感染 | | √ |

［陈述 3］幽门螺杆菌"检测和治疗(test and treat)"策略对未经调查消化不良(uninvestigated dyspepsia)的处理是适当的。这一策略的实施应取决于当地上消化道肿瘤发病率、成本 - 效益比和患者意愿等因素。它不适用于年龄 >35 岁、有报警症状、有胃癌家族史或胃癌高发区患者。

证据质量:中;推荐强度:条件;共识水平:100%。

［陈述4］幽门螺杆菌胃炎可在部分患者中引起消化不良症状。

证据质量：高；推荐强度：强；共识水平：100%。

［陈述5］在做出可靠的功能性消化不良诊断前，必须排除幽门螺杆菌相关消化不良。

证据质量：高；推荐强度：强；共识水平：100%。

［陈述6］幽门螺杆菌胃炎伴消化不良症状的患者。根除幽门螺杆菌后可使部分患者的症状获得长期缓解。是优选选择。

证据质量：中；推荐强度：强；共识水平：100%。

［陈述7］幽门螺杆菌感染是消化性溃疡的主要病因，不管溃疡是否活动和是否有并发症史。均应该检测和根除幽门螺杆菌。

证据质量：高；推荐强度：强；共识水平：100%。

［陈述8］根除幽门螺杆菌是局部阶段胃MALT淋巴瘤的一线治疗。

证据质量：中；推荐强度：强；共识水平：100%。

［陈述9］服用阿司匹林或非甾体抗炎药（NSAID）增加幽门螺杆菌感染患者发生消化性溃疡风险。

证据质量：高；推荐强度：强；共识水平：100%。

［陈述10］长期服用PPI会使幽门螺杆菌胃炎分布发生改变。增加胃体胃炎发生风险，根除幽门螺杆菌可降低这种风险。

证据质量：中；推荐强度：强；共识水平：100%。

［陈述11］有证据显示幽门螺杆菌感染与不明原因的缺铁性贫血、特发性血小板减少性紫癜、维生素 $B_{12}$ 缺乏症等疾病相关。在这些疾病中，应检测和根除幽门螺杆菌。

证据质量：低；推荐强度：条件；共识水平：100%。

［陈述12］幽门螺杆菌胃炎可增加或减少胃酸分泌，根除治疗可逆转或部分逆转这些影响。

证据质量：高；推荐强度：强；共识水平：100%。

［陈述13］幽门螺杆菌与若干胃十二指肠外疾病呈正相关或负相关，但这些相关的因果关系尚未证实。

证据质量：中；推荐强度：条件；共识水平：90.4%。

［陈述14］根除幽门螺杆菌可显著改善胃黏膜炎症反应，阻止或延缓胃黏膜萎缩、肠化生发生和发展，部分逆转萎缩，但难以逆转肠化生。

证据质量：中；推荐强度：强；共识水平：100%。


## 幽门螺杆菌感染的诊断


［陈述1］临床应用的非侵入性幽门螺杆菌检测试验中，尿素呼气试验是最受推荐的方法，单克隆粪便抗原试验可作为备选，血清学试验限于一些特定情况（消化性溃疡出血、胃MALT淋巴瘤和严重胃黏膜萎缩）。

证据质量：中；推荐强度：条件；共识水平：100%。

［陈述2］若患者无活组织检查（以下简称活检）禁忌。胃镜检查如需活检，推荐快速尿素酶试验作为幽门螺杆菌检测方法。最好从胃窦和胃体各取1块活检。不推荐快速尿素酶试验作为根除治疗后的评估试验。

证据质量：中；推荐强度：条件；共识水平：100%。

［陈述3］因消化不良症状行胃镜检查无明显胃黏膜病变者也应该行幽门螺杆菌检测，因为这些患者也可能有幽门螺杆菌感染。

证据质量：中；推荐强度：强；共识水平：100%。

［陈述4］多数情况下，有经验的病理医师采用胃黏膜常规染色（HE染色）即可做出幽门螺杆菌感染诊断。存在慢性活动性胃炎而组织学检查未发现幽门螺杆菌时。可行特殊染色检查。

证据质量：中；推荐强度：条件；共识水平：100%。

［陈述5］如准备行幽门螺杆菌药物敏感试验，可采用培养或分子生物学方法检测。

证据质量：中；推荐强度：强；共识水平：95.2%。

［陈述6］随着内镜新技术的发展，内镜下观察幽门螺杆菌感染征象已成为可能。但这些方法需要相应设备，检查医师需经过相关培训，其准确度和特异度也存在较大差异，因此目前不推荐常规应用。

证据质量：低；推荐强度：强；共识水平：100%。

［陈述7］除血清学和分子生物学检测外，幽门螺杆菌检测前必须停用PPI至少2周。停用抗菌药物、铋剂和某些具有抗菌作用的中药至少4周。

证据质量：低；推荐强度：条件；共识水平：100%。

［陈述8］幽门螺杆菌根除治疗后，应常规评估其是否被根除。

证据质量：中；推荐强度：强；共识水平：100%。

［陈述9］评估根除治疗效果的最佳方法是尿素呼气试验。粪便抗原试验可作为备选。评估应在治疗完成不少于4周后进行。

证据质量：高；推荐强度：强；共识水平：100%。

## 幽门螺杆菌的根除治疗

［陈述1］幽门螺杆菌对克拉霉素、甲硝唑和左氧氟沙星的耐药率（包括多重耐药率）呈上升趋势，耐药率有一定的地区差异。

证据质量：中；推荐强度：强；共识水平：100%。

［陈述2］目前幽门螺杆菌对阿莫西林、四环素和呋喃唑酮的耐药率仍很低。

证据质量：中；推荐强度：强；共识水平：100%。

［陈述3］幽门螺杆菌对克拉霉素和甲硝唑双重耐药率>15%的地区，经验治疗不推荐含克拉霉素和甲硝唑的非铋剂四联疗法。

证据质量:高;推荐强度:强;共识水平:100%。

[陈述 4] 目前推荐铋剂四联(PPI+ 铋剂 +2 种抗菌药物)作为主要的经验性治疗根除方案(推荐 7 种方案)。

证据质量:低;推荐强度:强;共识水平:100%。

附表 1-2　第五次全国幽门螺杆菌感染处理共识推荐的治疗方案

| 方案 | 抗菌药物 1 | 抗菌药物 2 |
|---|---|---|
| 1 | 阿莫西林 1 000mg,2 次 /d | 克拉霉素 500mg,2 次 /d |
| 2 | 阿莫西林 1 000mg,2 次 /d | 左氧氟沙星 500mg,1 次 /d 或 200mg,2 次 /d |
| 3 | 阿莫西林 1 000mg,2 次 /d | 呋喃唑酮 100mg,2 次 /d |
| 4 | 四环素 500mg,3 次 /d 或 4 次 /d | 甲硝唑 400mg,3 次 /d 或 4 次 /d |
| 5 | 四环素 500mg,3 次 /d 或 4 次 /d | 呋喃唑酮 100mg,2 次 /d |
| 6 | 阿莫西林 1 000mg,2 次 /d | 甲硝唑 400mg,3 次 /d 或 4 次 /d |
| 7 | 阿莫西林 1 000mg,2 次 /d | 四环素 500mg,3 次 /d 或 4 次 /d |

注:标准剂量的质子泵抑制剂和铋剂(2 次 /d,餐前半小时口服)+2 种抗菌药物(餐后口服);标准剂量质子泵抑制剂为艾司奥美拉唑 20mg、雷贝拉唑 10mg(或 20mg)、奥美拉唑 20g、兰索拉唑 30mg、泮托拉唑 40mg、艾普拉唑 5mg(以上选一);标准剂量铋剂为枸橼酸铋钾 220mg(果胶铋标准剂量待确定)。

[陈述 5] 除含左氧氟沙星的方案不作为初次治疗方案外,根除方案不分一线、二线,应尽可能将疗效高的方案用于初次治疗。初次治疗失败后,可在其余方案中选择一种方案进行补救治疗。方案的选择需根据当地的幽门螺杆菌抗菌药物耐药率和个人药物使用史进行。权衡疗效、药物费用、不良反应和可获得性。

证据质量:中;推荐强度:强;共识水平:100%。

[陈述 6] 含左氧氟沙星的方案不推荐用于初次治疗,可作为补救治疗的备选方案。

证据质量:很低;推荐强度:强;共识水平:95.2%。

[陈述 7] 补救方案的选择应参考以前用过的方案,原则上不重复原方案。如方案中已应用克拉霉素或左氧氟沙星。则应避免再次使用。

证据质量:低;推荐强度:强;共识水平:100%。

[陈述 8] 推荐经验性铋剂四联治疗方案疗程为 10 天或 14 天。

证据质量:低;推荐强度:强;共识水平:100%。

[陈述 9] 无论初次治疗还是补救治疗,如需选择含克拉霉素、甲硝唑或左氧氟沙星的三联方案,应进行药物敏感试验。

证据质量:低;推荐强度:强;共识水平:95.2%。

[陈述 10] 抑酸剂在根除方案中起重要作用。选择作用稳定、疗效高、受 CYP2C19 基因多态性影响较小的 PPI,可提高根除率。

证据质量:低;推荐强度:条件;共识水平:100%。

［陈述 11］青霉素过敏者推荐的铋剂四联方案中抗菌药物组合为：①四环素＋甲硝唑；②四环素＋呋喃唑酮；③四环素＋左氧氟沙星；④克拉霉素＋呋喃唑酮；⑤克拉霉素＋甲硝唑；⑥克拉霉素＋左氧氟沙星。

证据质量：低；推荐强度：条件；共识水平：100%。

## 幽门螺杆菌感染与胃癌

［陈述 1］目前认为幽门螺杆菌感染是预防胃癌最重要的可控危险因素。

证据质量：高；推荐强度：强；共识水平：95.2%。

［陈述 2］胃黏膜萎缩和／或肠化生发生前实施幽门螺杆菌根除治疗可更有效地降低胃癌发生风险。

证据质量：中；推荐强度：强；共识水平：100%。

［陈述 3］血清胃蛋白酶原和幽门螺杆菌抗体联合检测可用于筛查有胃黏膜萎缩的胃癌高风险人群。

证据质量：低；推荐强度：强；共识水平：95.2%。

［陈述 4］根除幽门螺杆菌预防胃癌在胃癌高发区人群中有成本 - 效益比优势。

证据质量：中；推荐强度：强：共识水平：100%。

［陈述 5］在胃癌高发区人群中，推荐幽门螺杆菌"筛查和治疗"策略。

证据质量：中；推荐强度：强；共识水平：95.2%。

［陈述 6］推荐在胃癌高风险个体筛查和根除幽门螺杆菌。

证据质量：中；推荐强度：强；共识水平：100%。

［陈述 7］根除幽门螺杆菌后有胃黏膜萎缩和／或肠化生者需要随访。

证据质量：低；推荐强度：强；共识水平：100%。

［陈述 8］应该提高公众预防胃癌的知晓度。

证据质量：低；推荐强度：强；共识水平：100%。

［陈述 9］有效的幽门螺杆菌疫苗将是预防感染的最佳措施。

证据质量：低；推荐强度：强；共识水平：100%。

## 特殊人群幽门螺杆菌感染

［陈述 1］不推荐对 14 岁以下儿童常规检测幽门螺杆菌。推荐对消化性溃疡儿童行幽门螺杆菌检测和治疗，因消化不良行内镜检查的儿童建议行幽门螺杆菌检测与治疗。

证据质量：低；推荐强度：强；共识水平：100%。

［陈述 2］老年人根除幽门螺杆菌治疗，药物不良反应风险增加。因此对老年人根除幽门螺杆菌治疗应该进行获益 - 风险综合评估，个体化处理。

证据质量:低;推荐强度:强;共识水平:100%。

# 幽门螺杆菌感染与胃肠道微生态

[陈述1]幽门螺杆菌根除治疗可短期影响肠道菌群,其远期影响尚不明确。

证据质量:低;推荐强度:条件;共识水平:95.2%。

[陈述2]某些益生菌可在一定程度上减少幽门螺杆菌根除治疗引起的胃肠道不良反应。

证据质量:中;推荐强度:强;共识水平:95.2%。

[陈述3]益生菌是否可提高幽门螺杆菌根除率尚待更多研究证实。

证据质量:低;推荐强度:条件;共识水平:100%。

(董锦沛)

# 幽门螺杆菌感染的处理：Maastricht Ⅴ共识报告简介

欧洲幽门螺杆菌学组关于幽门螺杆菌感染的处理 Maastricht Ⅴ共识于 2017 年在 *Gut* 杂志发表［*Gut*，2017，66（1）：6-30］，共识的主要撰写者有 Malfertheiner P、Megraud F、O'Morain CA 等。

## 一、指征 / 相关性

［陈述 1］无论是否存在症状和并发症，幽门螺杆菌胃炎都是一种传染病。

证据水平：1b（高）；推荐级别：A（强）。

［陈述 2］对未经检查的消化不良患者，采用"检测和治疗"的策略是适当的。这一策略取决于该地区的幽门螺杆菌感染率和成本 - 效益考虑。不适用于有报警症状者或老年患者。

证据水平：高；推荐级别：强。

［陈述 3］在有消化不良症状的患者中，基于内镜的策略应被考虑，尤其是在幽门螺杆菌感染率很低的人群中。

证据水平：很低；推荐级别：弱。

［陈述 4］幽门螺杆菌胃炎可增加或减少胃酸分泌。根除治疗可逆转或部分逆转这些影响。

证据水平：高；推荐级别：高。

［陈述 5］幽门螺杆菌胃炎是一种独特的疾病，在一些患者中可产生消化不良症状。与安慰剂和抑酸治疗相比，根除幽门螺杆菌可使约 10% 的消化不良患者获得长期的症状缓解。

证据水平：中等；推荐级别：强。

［陈述 6］在作出可靠的功能性消化不良诊断前，必须排除幽门螺杆菌胃炎。

证据水平：高；推荐级别：高。

［陈述 7］服用阿司匹林和非甾体抗炎药增加幽门螺杆菌感染患者发生溃疡病风险。抗凝药物（阿司匹林、香豆素类、新口服抗凝血剂）增加消化性溃疡患者的出血风险。

证据水平：高；推荐级别：强。

［陈述 8］有消化性溃疡病史的阿司匹林和非甾体抗炎药服用者，应检测幽门螺杆菌。

证据水平：中等；推荐级别：高。

［陈述 9］长期服用质子泵抑制剂（PPI）治疗会使幽门螺杆菌胃炎的分布发生改变。根除幽门螺杆菌可治愈长期服用 PPI 患者的胃炎。

证据水平：低；推荐级别：强。

［陈述 10］有证据显示，幽门螺杆菌感染与不明原因的缺铁性贫血、特发性血小板减少性紫癜和维生素 $B_{12}$ 缺乏症相关。在这些患者中，应检测和根除幽门螺杆菌。

证据水平：很低；推荐级别：弱。

［陈述 11］幽门螺杆菌与一些胃十二指肠外疾病呈正相关或负相关，但这些相关性的因果关系未被证实。

证据水平：中等；推荐级别：中等。

［陈述 12］根除幽门螺杆菌是局部阶段胃黏膜相关淋巴组织（MALT）淋巴瘤的一线治疗。

证据水平：中等；推荐级别：强。

## 二、诊断

［陈述 1］在"检测和治疗"策略中，尿素呼气试验是研究最多和最受推荐的检测方法。单克隆粪便抗原试验也可应用。血清学试验仅在经过校验后才可以应用。应避免使用采用全血进行的快速血清学试验方法。

证据水平：2a；推荐级别：B。

［陈述 2］检测幽门螺杆菌前必须停用 PPI 至少 2 周，停用抗菌药物和铋剂至少 4 周。

证据水平：2b；推荐级别：B。

［陈述 3］在临床实践中，当有内镜检查指征而无活检禁忌时，推荐快速尿素酶试验作为一线检查，如试验结果阳性，可立即开始治疗。必须从胃窦和胃体各取 1 块活检。不推荐快速尿素酶试验作为根除治疗后的评估检查。

证据水平：2b；推荐级别：B。

［陈述 4］评估幽门螺杆菌胃炎的最低活检要求是：胃窦 2 块（距幽门 3cm 的大、小弯各 1 块），胃体中部 2 块。推荐额外在胃角取 1 块活检以检查癌前病变。

证据水平：2b；推荐级别：B。

［陈述 5］在多数情况下，幽门螺杆菌感染仅根据胃黏膜活检标本进行组织学染色即可诊断。存在慢性（活动性）胃炎而组织学检查未发现幽门螺杆菌时，免疫组织化学染色可作为辅助检查。在组织学正常的情况下，无须行免疫组织化学染色。

证据水平：2b；推荐级别：A。

［陈述 6］当一线治疗中考虑使用含克拉霉素的标准方案时，推荐行克拉霉素药敏试验，除非已有充分证据显示该地区人群中克拉霉素耐药率 <15%。克拉霉素药敏试验可采用标准培养的方法，也可采用分子生物学方法直接对胃黏膜活检标本进行检测。

证据水平：很低；推荐级别：弱。

［陈述 7］初次治疗失败后，如进行内镜检查，推荐行培养和药敏试验，以利于个体化治疗，除非考虑使用含铋剂四联疗法。

证据水平：低；推荐级别：强。

［陈述 8］经过当地验证高度准确的血清学试验可用于非侵入性幽门螺杆菌感染诊断。

证据水平：2a；推荐级别：B。

[陈述9] 现有资料显示，胃蛋白酶原（PG）血清学检查是探查胃黏膜状态（非萎缩和萎缩）最有效的非侵入性试验。PG Ⅰ／Ⅱ比值决不能被假定为胃肿瘤生物学标记物。

证据水平：2a；推荐级别：A。

[陈述10] 根除幽门螺杆菌治疗后，尿素呼气试验是最佳评估选择，单克隆粪便抗原试验是一种替代检查。应在治疗完成后至少4周进行。

证据水平：高；推荐级别：强。

[陈述11] 根除幽门螺杆菌可显著改善胃炎和萎缩，但不改善肠化生。

证据水平：中等；推荐级别：强。

## 三、治疗

[陈述1] 全球多数地区幽门螺杆菌对抗菌药物的耐药率在逐渐增加。

证据水平：中等；推荐级别：强。

[陈述2] 当地区克拉霉素耐药率＞15%的地区，如不进行药敏试验，应放弃含PPI-克拉霉素的三联疗法。

证据水平：低；推荐级别：弱。

[陈述3] 如果知道人群中的幽门螺杆菌耐药率以及敏感菌株和耐药菌株根除率，就能预测任何方案的根除率。尽管人群中抗菌药物耐药率低，但个体既往应用过任何一种建议的关键抗菌药物，都有可能造成耐药。基于药敏试验的结果可同时提供人群和个体结果。

证据水平：低；推荐级别：强。

[陈述4] 在克拉霉素高耐药（>15%）地区，推荐铋剂四联疗法或非铋剂四联伴同疗法（PPI＋阿莫西林＋克拉霉素＋甲硝唑）。在克拉霉素和甲硝唑高双重耐药率地区，推荐铋剂四联方案作为一线疗法。

证据水平：低；推荐级别：强。

[陈述5] 铋剂四联方案的疗程应延长至14天，除非10天疗法在当地被证明有效。

证据水平：低；推荐级别：弱。

[陈述6] 克拉霉素耐药降低三联疗法和序贯疗法的根除率，甲硝唑耐药降低序贯疗法的根除率，克拉霉素和甲硝唑双重耐药降低序贯疗法、混合疗法和伴同疗法的根除率。

证据水平：中等；推荐级别：强。

[陈述7] 当前，优选的非铋剂四联方案是伴同疗法（同时服用PPI、阿莫西林、克拉霉素和甲硝唑），因为研究显示其克服抗菌药物耐药最为有效。

证据水平：中等；推荐级别：强。

[陈述8] 推荐的非铋剂四联方案（伴同疗法）的疗程是14天，除非10天疗法在当地被证明有效。

证据水平：很低；推荐级别：弱。

[陈述9] 在克拉霉素低耐药率地区，推荐三联疗法作为一线经验治疗。铋剂四联方案作为

替代。

证据水平：高；推荐级别：强。

[陈述10]应用高剂量PPI每日2次可增加三联疗法的根除率。在欧洲、北美这些PPI快代谢者占比较高的地区，可优先使用埃索美拉唑和雷贝拉唑。

证据水平：低；推荐级别：弱。

[陈述11]基于PPI-克拉霉素的三联疗法疗程应延长至14天，除非更短疗程的治疗在当地被证明有效。

证据水平：中等；推荐级别：强。

[陈述12]含铋剂的四联疗法失败后，可推荐含氟喹诺酮类药物的三联疗法或四联疗法。在氟喹诺酮类药物高耐药率情况下，可选择铋剂与其他抗菌药物或利福布汀组合的方案。

证据水平：很低；推荐级别：弱。

[陈述13]PPI-克拉霉素-阿莫西林三联疗法失败后，推荐铋剂四联疗法或含氟喹诺酮类药物的三联疗法或四联疗法作为二线治疗。

证据水平：低；推荐级别：弱。

[陈述14]非铋剂四联疗法失败后，推荐铋剂四联疗法，或含氟喹诺酮类药物的三联或四联方案。

证据水平：很低；推荐级别：弱。

[陈述15]二线治疗失败后，推荐行幽门螺杆菌培养药敏试验或分子生物学检测确定耐药基因型以指导治疗。

证据水平：很低；推荐级别：弱。

[陈述16]一线治疗(基于克拉霉素)和二线治疗(铋剂四联方案)失败后，推荐含氟喹诺酮类药物的方案，在已知氟喹诺酮类药物高耐药率地区，可考虑铋剂与不同抗菌药物或利福布汀组合的补救治疗。

证据水平：很低；推荐级别：弱。

[陈述17]一线治疗(三联疗法或非铋剂四联疗法)和二线治疗(含氟喹诺酮类药物方案)失败后，推荐铋剂为基础的四联方案。

证据水平：很低；推荐级别：弱。

[陈述18]一线治疗(铋剂四联疗法)和二线治疗(含氟喹诺酮类药物方案)失败后，推荐使用基于克拉霉素的三联或四联疗法。铋剂与不同抗菌药物组合是另外的选择。

证据水平：很低；推荐级别：弱。

[陈述19]对青霉素过敏的患者，在克拉霉素低耐药率地区，使用PPI、克拉霉素和甲硝唑组合，在克拉霉素高耐药率地区，优先使用铋剂四联疗法。

证据水平：很低；推荐级别：弱。

[陈述20]补救方案：青霉素过敏时，含氟喹诺酮类药物的方案可作为经验性二线补救方案的选择。

证据水平:很低;推荐级别:弱。

## 四、预防/公共卫生

[陈述1]幽门螺杆菌感染已被认为是胃癌的主要病因。

证据水平:1a;推荐级别:A

[陈述2]只要恰当排除食管和/或胃食管连接处腺癌,幽门螺杆菌感染也是近端胃癌的危险因素。

证据水平:2c;推荐级别:B。

[陈述3]根除幽门螺杆菌可降低胃癌发生风险。

证据水平:低;推荐级别:中等。

[陈述4]环境因素的影响次于幽门螺杆菌感染。

证据水平:2a;推荐级别:A。

[陈述5]根除幽门螺杆菌消除炎症反应。早期根除可阻止向癌前病变进展。

证据水平:1b;推荐级别:B。

[陈述6]无肠化生时根除幽门螺杆菌可逆转胃萎缩,并可阻止部分患者由萎缩性胃炎向胃癌发展。

证据水平:1b;推荐级别:A。

[陈述7]萎缩和肠化生发生前实施根除治疗可更有效地降低胃癌发生风险。

证据水平:2b;推荐级别:B。

[陈述8]在胃癌高风险地区通过根除幽门螺杆菌预防胃癌有成本-效益优势。

证据水平:中等;推荐级别:强。

[陈述9]根除幽门螺杆菌除预防胃癌外还有其他临床和经济益处,应在所有地区加以考虑。

证据水平:低;推荐级别:弱。

[陈述10]在胃癌高风险地区,推荐幽门螺杆菌"筛查和治疗"策略。

证据水平:中等;推荐级别:强。

[陈述11]考虑在胃癌中-低风险地区实施"筛查和治疗"幽门螺杆菌胃炎策略。

证据水平:低;推荐级别:弱。

[陈述12]推荐在胃癌风险增加的个体中筛查和根除幽门螺杆菌。

证据水平:中等;推荐级别:强。

[陈述13]在胃癌风险增加的地区和个体中应考虑基于内镜检查的筛查作为选择。

证据水平:很低;推荐级别:弱。

[陈述14]根据内镜分期的进展期癌前病变(萎缩/肠化生)需要随访。

证据水平:很低;推荐级别:中等。

[陈述15]让公众知晓预防胃癌的活动应该鼓励。

证据水平:D;推荐级别:中等。

[陈述16]采取"筛查和治疗"策略,使用常用抗菌药物大规模根除幽门螺杆菌可能会增加幽门螺杆菌以外病原菌选择耐药的压力。

证据水平:1b;推荐级别:A。

[陈述17]有效的抗幽门螺杆菌疫苗将是预防幽门螺杆菌感染最佳的公共卫生措施。

证据水平:4;推荐级别:D。


## 五、幽门螺杆菌和胃微生物群

[陈述1]胃内微生物群除幽门螺杆菌以外,还有其他微生物。

证据水平:2c;推荐级别:B。

[陈述2]健康的胃微生物群组成和幽门螺杆菌如何影响胃微生物群尚未完全确定。

证据水平:5;推荐级别:D。

[陈述3]胃微生物群的组分可能在幽门螺杆菌相关疾病的发生中起作用。

证据水平:低;推荐级别:弱。

[陈述4]非幽门螺杆菌族螺杆菌能引起人类胃病。

证据水平:2c;推荐级别:B。

[陈述5]根除幽门螺杆菌治疗能影响健康的胃肠道菌群,导致短期临床后果。

证据水平:2c;推荐级别:B。

[陈述6]为避免长期临床后果,胃肠道微生物群不成熟或不稳定者行根除幽门螺杆菌治疗需谨慎。

证据水平:2c;推荐级别:B。

[陈述7]根除幽门螺杆菌应用的抗菌药物可使肠道菌群的部分细菌产生选择性耐药。

证据水平:2c;推荐级别:B。

[陈述8]尚需额外研究才能阐明根除幽门螺杆菌对胃肠道微生物群的长期影响。

证据水平:5;推荐级别:D。

[陈述9]仅某些益生菌被证明可有效降低根除幽门螺杆菌治疗所引起的胃肠道不良反应。特定菌株必须基于已显示的临床效果进行选择。

证据水平:中等;推荐级别:强。

[陈述10]某些益生菌可能有助于幽门螺杆菌根除。

证据水平:很低;推荐级别:弱。

(董锦沛)

# 2016年多伦多共识简介：成人幽门螺杆菌感染的治疗

加拿大多伦多关于成人幽门螺杆菌感染的治疗的共识于2016年发表于 *Gastroenterology* 杂志［Gastroenterology,2016,151(1):51-69］,参加共识制定的主要学者有 Fallone CA、Chiba N、van Zanten SV 等。

1. 推荐幽门螺杆菌感染的患者采用14天疗法。

GRADE:强烈推荐。证据等级:PAC,中等;PBMT、PAMC、PAL,很低。

2. 在对幽门螺杆菌感染的患者进行根除时,要考虑当地抗生素耐药的类型和根除率。

GRADE:强烈推荐;证据等级:低。

3. 在对幽门螺杆菌感染的患者进行根除时,推荐传统含铋剂四联疗法(PBMT)14天作为一线方案。

GRADE:强烈推荐。证据等级:有效性,中;疗程,很低。

4. 在对幽门螺杆菌感染的患者进行根除时,推荐不含铋剂四联疗法(PAMC)14天作为一线方案。

GRADE:强烈推荐。证据等级:有效性,中;疗程,很低。

5. 在对幽门螺杆菌感染的患者进行根除时,在克拉霉素低耐药地区(<15%)或已知的根除率较高地区(>85%)有限制的使用 PPI 三联疗法(PAC 或 PMC 14天)。

GRADE:强烈推荐。证据等级:有效性,中;疗程,低。

6. 在对幽门螺杆菌感染的患者进行根除时,不推荐含左氧氟沙星三联疗法作为一线方案(PAL)。

GRADE:强烈推荐;证据等级:很低。

7. 在对幽门螺杆菌感染的患者进行根除时,不推荐采用不含铋剂四联序贯疗法(PA 序贯 PMC)作为一线方案。

GRADE:强烈推荐;证据等级:中。

8. 在既往根除失败的幽门螺杆菌患者中,推荐含铋剂四联疗法(PBMT)14天作为补救治疗的一种选择。

GRADE:强烈推荐;证据等级:低。

9. 在既往根除失败的幽门螺杆菌患者中,推荐含左氧氟沙星14天方案作为补救治疗的一种选择。

GRADE:有条件的推荐;证据等级:低。

10. 在既往使用过含克拉霉素方案治疗失败的患者中,不推荐后续的治疗中再次使用含克拉霉素方案。

GRADE:强烈推荐;证据等级:低。

11. 在既往使用过含左氧氟沙星方案治疗失败的患者中,不推荐后续的治疗中再次使用含左氧氟沙星方案。

GRADE:强烈推荐;证据等级:低。

12. 在既往根除失败的幽门螺杆菌患者中,不推荐使用不含铋剂四联序贯疗法(PA 序贯 PMC)作为补救方案。

GRADE:强烈推荐;证据等级:很低。

13. 在既往根除失败至少 3 次的患者中,推荐有限制地使用含利福布汀方案。

GRADE:强烈推荐;证据等级:很低。

14. 在幽门螺杆菌感染患者中,不推荐出于减轻副作用的目的常规使用益生菌。

GRADE:强烈推荐;证据等级:很低。

15. 在幽门螺杆菌感染患者中,不推荐出于增加根除率的目的常规使用益生菌。

GRADE:强烈推荐;证据等级:很低。

备注:

PAC:PPI+ 阿莫西林 + 克拉霉素

PAL:PPI+ 阿莫西林 + 左氧氟沙星

PAMC:PPI+ 阿莫西林 + 甲硝唑 + 克拉霉素

PBMT:PPI+ 铋剂 + 甲硝唑 + 四环素

PMC:PPI+ 甲硝唑 + 克拉霉素

PPI: 质子泵抑制剂

（董锦沛）

# 2017 年美国胃肠病学会临床指南简介：幽门螺杆菌感染的治疗

美国胃肠病学会（ACG）关于幽门螺杆菌感染的治疗的临床指南于 2017 年发表于《美国胃肠病学杂志》[ Am J Gastroenterol, 2017, 112 (2): 212-239 ]。

**问题 1：幽门螺杆菌感染在北美地区的流行情况如何？ 高危群体有哪些？**

幽门螺杆菌感染是一种慢性感染，通常发生于儿童时期，感染的确切途径尚不清楚。其发病率和患病率通常在北美之外出生的人群中高于北美地区出生的人群。在北美地区，幽门螺杆菌感染的患病率在特定的种族和少数民族、社会弱势群体和移民到北美的人群中更高（事实陈述；低质量证据）。

**问题 2：幽门螺杆菌感染检测和治疗的指征是什么？**

由于所有幽门螺杆菌活动性感染检测阳性的患者都应该接受治疗，因此关键问题是哪些患者应接受感染检测（强烈推荐；证据质量：不适用）。

所有活动性消化性溃疡（PUD）、既往有 PUD 病史（除非已成功根除幽门螺杆菌）、低级别胃黏膜相关淋巴组织（MALT）淋巴瘤或者有内镜下早期胃癌（EGC）切除术病史的患者，都应接受幽门螺杆菌感染检测，阳性者应进行根除治疗。（强烈推荐；证据等级：活动性或者既往有 PUD 病史证据等级高；MALT 淋巴瘤、EGC 切除证据等级低）。

小于 60 岁且无报警症状的不明原因消化不良患者，可考虑非内镜的方法检测幽门螺杆菌。阳性的患者应进行根除治疗（有条件的推荐；证据质量：疗效高，年龄划界低）。

当对消化不良患者进行上消化道内镜检查时，应同时进行胃黏膜活检以检测幽门螺杆菌感染。阳性的患者应接受根除治疗（强烈推荐，高质量证据）。

无 PUD 病史、但有典型症状的胃食管反流病（GERD）患者不需要进行幽门螺杆菌感染检测，然而对于那些接受检测发现被感染的患者，应对其进行治疗，根除后对这些患者的 GERD 症状的影响不明确（强烈推荐，证据质量，高）。

对于长期服用低剂量阿司匹林的患者，检测幽门螺杆菌可降低溃疡出血的风险，阳性的患者需要接受根除治疗（有条件的推荐，中等质量证据）。

开始使用非甾体抗炎药（NSAID）进行慢性治疗的患者应进行幽门螺杆菌感染检测。阳性的患者应进行根除治疗（强烈推荐，中等质量证据）。

对于已服用 NSAID 的患者进行幽门螺杆菌检测和治疗的益处尚不清楚（有条件的推荐，低质量证据）。

不明原因缺铁性贫血的患者应对幽门螺杆菌感染进行适当评估，阳性的患者应进行根除性治疗（有条件的推荐，高质量证据）。

患有特发性血小板减少性紫癜（ITP）的成人患者应检测幽门螺杆菌感染，阳性的患者应该进行根除治疗（有条件的推荐，极低质量证据）。

没有充分证据支持对有胃癌家族史的无症状个体及淋巴细胞性胃炎、增生性胃息肉和妊娠剧吐的患者进行幽门螺杆菌常规检测与治疗（不推荐；极低质量证据）。

**问题 3：北美地区基于循证的一线治疗策略是什么？**

1. 当选择幽门螺杆菌治疗方案时，应询问患者之前的抗生素使用史（有条件的推荐；中等质量证据）。

2. 在幽门螺杆菌克拉霉素耐药率 <15% 的地区及未使用过大环内酯类药物的患者，仍然推荐使用由一种质子泵抑制剂（PPI）、克拉霉素、阿莫西林或甲硝唑组成的克拉霉素三联疗法进行 14 天治疗（有条件的推荐；低质量证据。治疗持续时间：中等质量证据）。

3. 由一种 PPI、铋剂、四环素和一种硝基咪唑组成的铋剂四联疗法进行 10～14 天治疗，是推荐的一线治疗方案之一。对于有任何大环内酯类抗生素暴露史的或者对青霉素过敏的患者，是一种较好的治疗方案（强烈推荐；低质量证据）。

4. 使用由一种 PPI、克拉霉素、阿莫西林和一种硝基咪唑组成的联合疗法进行 10～14 天治疗，是推荐的一线治疗方案之一（强烈推荐；低质量证据。治疗持续时间：极低质量证据）。

5. 先使用一种 PPI 和阿莫西林进行 5～7 天治疗，再使用一种 PPI、克拉霉素和一种硝基咪唑进行 5～7 天治疗的贯序疗法是推荐的一线治疗方案之一（有条件的推荐；低质量证据。治疗持续时间：极低质量证据）。

6. 先使用一种 PPI 和阿莫西林进行 7 天治疗，再使用一种 PPI、阿莫西林、克拉霉素和一种硝基咪唑进行 7 天治疗的嵌合疗法是推荐的一线治疗方案之一（有条件的推荐；低质量证据。治疗持续时间：极低质量证据）。

7. 使用由一种 PPI、左氧氟沙星和阿莫西林组成的左氧氟沙星三联疗法进行 10～14 天治疗是推荐的一线治疗方案之一（有条件的推荐；低质量证据。治疗持续时间：极低质量证据）。

8. 使用一种 PPI 和阿莫西林进行 5～7 天治疗，再使用一种 PPI、氟喹诺酮和硝基咪唑进行 5～7 天治疗的氟喹诺酮序贯疗法是推荐的一线治疗方案之一（有条件的推荐；低质量证据。治疗持续时间：极低质量证据）。

**问题 4：哪些是幽门螺杆菌成功根除治疗的预测因素？**

幽门螺杆菌根除治疗成功的决定因素是治疗方案的选择、患者对治疗方案的依从性（由于方案中药物种类较多，因此经常发生副作用）及幽门螺杆菌对于联合使用抗生素的敏感性（事实陈述，中等质量证据）。

**问题 5：北美地区幽门螺杆菌耐药情况如何？**

北美地区幽门螺杆菌菌株耐药性数据仍然十分缺乏。需要有组织的协作调研，了解局部地区、区域和国家的幽门螺杆菌耐药模式，以指导根除幽门螺杆菌的治疗方案（强烈推荐；低质量证据）。

**问题 6：有哪些方法可用来检测幽门螺杆菌抗生素耐药性，何时检测？**

虽然幽门螺杆菌抗生素耐药性可通过培养和 / 或分子检测来确定（强烈推荐；中等质量证据），

但是这些检测方法目前在美国并未被广泛应用。

**问题 7：在进行幽门螺杆菌根除治疗后，我们是否应检测治疗已成功？**

幽门螺杆菌感染一旦被确诊并且治疗，在抗生素治疗结束 4 周后以及 PPI 治疗停止 1～2 周后，应使用尿素呼气试验、粪便抗原试验或基于活检的方法评价根除治疗效果（强烈推荐；低质量证据。根治检测方法的选择：中等质量证据）。

**问题 8：初次治疗失败后，如何进行补救治疗？**

对于持续幽门螺杆菌感染的患者，应尽量避免使用既往用过的抗生素（与之前 ACG 指南一致）（强烈推荐；中等质量证据）。

如患者既往使用过含克拉霉素的一线治疗，优选铋剂四联疗法或左氧氟沙星的补救疗法。最佳的补救治疗方案需要结合当地的抗生素耐药数据以及患者既往抗生素暴露史来制定（有条件的推荐；证据质量见以下个别陈述）。

如果患者既往接受过铋剂四联一线治疗，优选包含克拉霉素或者左氧氟沙星的补救治疗方案。最佳补救治疗方案需要结合当地的抗生素耐药数据以及患者既往抗生素暴露史来制定（有条件的推荐；证据质量见以下陈述）。

以下治疗方案可以考虑用作补救治疗：

推荐 14 天铋剂四联疗法作为补救治疗方案（强烈推荐，低质量证据）。

推荐 14 天左氧氟沙星三联疗法作为补救治疗方案（强烈推荐；中等质量证据。治疗持续时间：低质量证据）。

推荐 10～14 天的伴同疗法作为补救治疗方案（有条件的推荐；极低质量证据）。应该避免使用含克拉霉素三联疗法作为补救治疗方案（有条件的推荐；低质量证据）。

推荐使用一种 PPI、阿莫西林和利福布汀组成的三联疗法作为补救治疗方案（有条件的推荐；中等质量证据。治疗持续时间：极低质量证据）。

推荐使用一种 PPI 和阿莫西林进行 14 天治疗的大剂量二联疗法作为补救治疗方案（有条件的推荐；低质量证据。治疗持续时间：极低质量证据）。

**问题 9：何时考虑对幽门螺杆菌感染的患者做青霉素皮试？**

大部分青霉素过敏的患者并非存在真正的青霉素超敏反应。在一线治疗失败后，这类患者应该考虑进行皮试，因为绝大多数患者最终可安全地使用含阿莫西林的补救治疗方案（强烈推荐；低质量证据）。

（董锦沛）

附录5

# 欧洲儿科胃肠病学、肝病学和营养协会／北美小儿胃肠病、肝脏病和营养学会指南：儿童和青少年幽门螺杆菌感染的管理

欧洲儿科胃肠病学、肝病学和营养协会（ESPGHAN）／北美小儿胃肠病、肝脏病和营养学会（NASPGHAN）关于儿童和青少年幽门螺杆菌感染的管理的指南，于 2017 年发表于《儿童胃肠营养杂志》[J Pediatr Gastroenterol Nutr,2017,64(6):991-1003]。

1 对于胃肠道症状临床调查的首要目标是明确症状的根本原因，而不是仅限于发现幽门螺杆菌感染。

2a 在内镜检查时，建议仅在确定患儿需要接受幽门螺杆菌根除治疗的情况下，可以进行幽门螺杆菌快速尿素酶试验及细菌培养检测。

2b 如果只是在内镜检查时偶然发现幽门螺杆菌感染，在决定是否进行根除治疗之前，应当与家长／患儿充分沟通治疗幽门螺杆菌感染的风险及获益情况。

2c 不建议将幽门螺杆菌的"检测和治疗"策略用于儿童。

3 对于胃或十二指肠溃疡的患儿，建议进行幽门螺杆菌的检测，如果确定其存在幽门螺杆菌感染，建议进行根除治疗，治疗后应对细菌是否根除进行评估。

4 不建议对功能性腹痛患儿进行幽门螺杆菌感染的检测。

5a 对于缺铁性贫血患儿，不建议把幽门螺杆菌感染检测作为初步筛查的检测项目。

5b 对于难治性缺铁性贫血患儿，当已经排除其他病因可能时，在进行消化内镜检查时可以考虑进行幽门螺杆菌感染的检测。

6 对于慢性特发性血小板减少性紫癜，可以考虑将幽门螺杆菌非侵入性检测用于病因的筛查。

7 对于生长发育迟缓患儿，不建议将幽门螺杆菌感染检测用于其病因筛查。

8 在进行幽门螺杆菌感染检测前，需停用质子泵抑制剂（PPI）至少 2 周，停用抗生素至少 4 周。

9a 幽门螺杆菌感染的诊断应基于：细菌培养阳性，或组织病理学提示幽门螺杆菌胃炎且至少 1 项其他基于活检方法的检测阳性。

9b 在进行内镜检查时，建议至少采取 6 块活检组织进行幽门螺杆菌感染的诊断：2 块胃窦、2 块胃体用于胃炎诊断；1 块胃窦和 1 块胃体用于细菌培养或 1 块胃窦用于其他检测（如分子检测）。

10 不建议将血清、全血、尿液、唾液幽门螺杆菌抗体检测（IgG、IgA）用于临床检测。

11 建议进行幽门螺杆菌抗生素药敏检测，并根据检测结果制定具体的治疗方案。

12 建议在不同国家和地区对一线治疗方案开展多中心的疗效评估研究。

13 建议医生在根除幽门螺杆菌治疗前，与患儿家庭充分沟通，强调依从性对提高治疗成功率

的重要性。

14 推荐的一线治疗方案

附表 5-1 ESPGHAN/NASPGHAN 指南：儿童和青少年幽门螺杆菌感染的管理推荐的治疗方案

| 幽门螺杆菌药敏情况 | 推荐的一线治疗方案 |
|---|---|
| 幽门螺杆菌药敏结果已知 | |
| 克拉霉素和甲硝唑均敏感 | PPI+ 阿莫西林 + 克拉霉素 14 天或序贯治疗 10 天 |
| 克拉霉素耐药，甲硝唑敏感 | PPI+ 阿莫西林 + 甲硝唑 14 天或含铋剂方案 |
| 甲硝唑耐药，克拉霉素敏感 | PPI+ 阿莫西林 + 克拉霉素 14 天或含铋剂方案 |
| 甲硝唑和克拉霉素双耐药 | PPI+ 大剂量阿莫西林 + 甲硝唑 14 天或含铋剂方案或伴同疗法（PPI+ 阿莫西林 + 甲硝唑 + 克拉霉素） |
| 未知 | 大剂量 PPI+ 阿莫西林 + 甲硝唑 14 天或含铋剂方案 |

15 建议在根除治疗结束至少 4 周后评估幽门螺杆菌是否根除，建议采用尿素呼气试验的方法或者单克隆粪便抗原试验方法进行评估。

16 根除治疗失败后，建议补救治疗应根据抗生素敏感性、患儿的年龄及抗生素的可获得性，采用个体化的治疗方案。

（董锦沛）